HANDBUCH DER MEDIZINISCHEN RADIOLOGIE

ENCYCLOPEDIA OF MEDICAL RADIOLOGY

HERAUSGEGEBEN VON · EDITED BY

L. DIETHELM — MAINZ
O. OLSSON — LUND
F. STRNAD — FRANKFURT/M.
H. VIETEN — DÜSSELDORF
A. ZUPPINGER — BERN

BAND/VOLUME XI

TEIL/PART 1

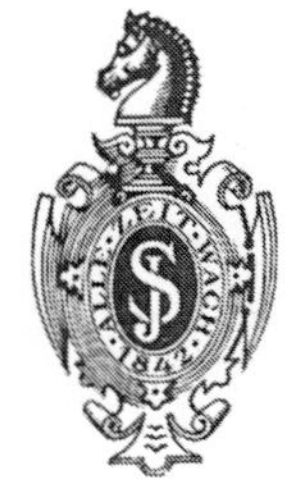

SPRINGER-VERLAG BERLIN · HEIDELBERG · NEW YORK · 1969

RÖNTGENDIAGNOSTIK DES DIGESTIONSTRAKTES UND DES ABDOMEN

TEIL 1

ROENTGEN DIAGNOSIS OF THE DIGESTIVE TRACT AND ABDOMEN

PART 1

VON · BY

J. BÜCKER · H. CASPER · W. FRIK · S. VĚŠÍN · W. WENZ

REDIGIERT VON · EDITED BY

F. STRNAD
FRANKFURT/M.

MIT 577 ABBILDUNGEN
WITH 577 FIGURES

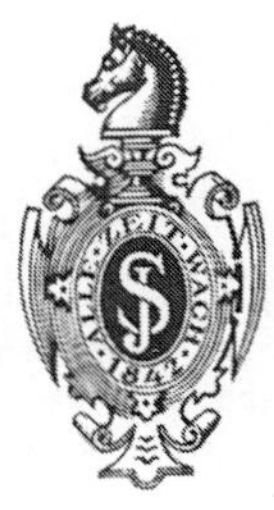

SPRINGER-VERLAG BERLIN · HEIDELBERG · NEW YORK · 1969

Softcover reprint of the hardcover 1st edition 1969

Library of Congress Catalog Card Number 62-22437

ISBN 978-3-642-95108-4 ISBN 978-3-642-95107-7 (eBook)
DOI 10.1007/978-3-642-95107-7

Titel-Nr. 5852

Druck der Universitätsdruckerei H. Stürtz AG., Würzburg

Vorwort

Blickt man auf die Entwicklung der Röntgendiagnostik des Digestionstraktes und des Abdomens zurück, empfindet man unweigerlich, wie mit der laufenden Verbesserung der Stromerzeuger, der Diagnostikröhren, der Untersuchungsgeräte, gemeinsam mit der Verbesserung der Kontrastmittel und des Aufnahmemateriales, eine stetige Steigerung des diagnostischen Aussagewertes der einzelnen Untersuchungsverfahren einhergeht. War in den Anfängen der Röntgendiagnostik des Digestionstraktes und des Abdomens knapp nach der Jahrhundertwende etwa bis zum Ersten Weltkrieg die Durchleuchtung die Domäne dieser Diagnostik, hat sich im Laufe der Jahre die Aufnahmetechnik in einem Maße entwickelt, daß es dem Röntgendiagnostiker heute möglich wird — um nur ein Beispiel heranzuziehen —, auch die diffizilsten Schleimhautveränderungen im Bereich des Magen-Darmkanales röntgenographisch zu fixieren und zu differenzieren. Wer daraus geschlossen hatte, daß damit die Röntgendiagnostik ein gewisses Endstadium bezüglich der technischen Fortentwicklung erreicht hatte, ging fehl. Denn gerade in der Gegenwart befindet sich auch die Röntgendiagnostik im Bereich des Digestionstraktes in einem Stadium eines revolutionierenden Umbruches. Die Bildverstärker-Fernsehtechnik findet auch in diesem Bereich immer mehr Anwendung, und das Angebot an Bildinformation und damit an diagnostischen Details ist so gewaltig geworden, daß man fast wieder mit der reinen Durchleuchtung auskommen könnte. Mit der wesentlich besseren und schnelleren Analyse der morphologischen Veränderungen haben wir auch die Möglichkeit des Studiums von Funktionsabläufen an einzelnen Abschnitten des Magen-Darmkanals erreicht, ebenfalls ein besonderer Gewinn dieses großen Angebotes an diagnostischen Details. Die graphische Fixierung der morphologischen Veränderungen und dieser funktionellen Vorgänge, deren tastende Anfangsversuche etwa knapp 3 Jahre nach der Entdeckung der Röntgenstrahlen liegen, sind heute als gelöstes Problem zu betrachten.

Neben der Möglichkeit, mittels Filmaufnahmen bei Verwendung des Bildverstärkers vorzugehen, steht die elektronische Bildbandspeicherung. Schwierige Entscheidungen können somit im kollegialen Gespräch durch mehrere Betrachter getroffen werden. Kinofilm und elektronische Bandspeicher wurden ferner zu wertvollen Helfern des Unterrichtes und der Fortbildung in der Röntgendiagnostik.

Es ist verständlich, daß im Laufe der Jahre ein heute unübersehbares Schrifttum entstanden ist. Zahlreiche, mitunter ausgezeichnete Lehrbücher sind in fast allen Kultursprachen der Welt erschienen, und eine große Zahl von Zeitschriften in allen Ländern orientieren den Röntgenologen über die neuesten Erkenntnisse in der Röntgendiagnostik.

Der Digestionstrakt und das Abdomen werden in Band XI des Handbuches abgehandelt. Die Fülle des Stoffes machte es notwendig, zwei Teilbände zu schaffen. Der erste Teil leitet entsprechend der anatomischen Gliederung des Digestionstraktes und des funktionellen Ablaufes des Verdauungsvorganges mit der Besprechung des Oesophagus und der Pars cardiaca des Magens ein. Magen und Bulbus duodeni bilden einen weiteren funktionell zusammengehörenden Abschnitt. Es hat sich als notwendig erwiesen, auch die Entwicklungsgeschichte des Magens, die Anatomie desselben, vor allem aber Lageanomalien und sonstige Entwicklungsstörungen vorher zu besprechen. Vor die Abhandlung der mit organischen Veränderungen einhergehenden Erkrankungen von Magen und Bulbus duodeni wird bewußt eine ausführliche Diskussion über die Physiologie und über funktionell pathologische Störungen mit Hinweisen auf die Funktionsdiagnostik des Magens gesetzt. Der erste Teil des Bandes schließt mit der Besprechung der Fremdkörper im Magen ab und mit einer eingehenden Diskussion über den operierten Magen und die Möglichkeit der röntgenologischen Diagnostik postoperativer Zustände.

Der zweite Teil des Bandes XI wird mit den Dünndarmerkrankungen eingeleitet. Die Herausgeber begrüßen es außerordentlich, daß sich beste Kenner der Dünndarmpathologie zur Mitarbeit entschlossen haben. In einem besonderen Kapitel werden wiederum die Lage- und Formanomalien des Dünndarmes besprochen, und es folgt dann als besonderer Abschnitt die Diskussion über die Duodenalschlinge und ihre Beziehung zu den im rechten Oberbauch gelegenen Organen, da bekanntlich auf Grund der engnachbarschaftlichen Beziehungen zu diesen an der Duodenalschlinge Veränderungen auftreten können, welche Rückschlüsse auf ursächliche Prozesse an diesen Organen im rechten Oberbauch ziehen lassen.

Als ein weiteres Kapitel folgt die Ileocöcalregion, ein besonders wichtiger Abschnitt des Digestionstraktes, nicht zuletzt der Sitz des Wurmfortsatzes. Auch hier wird wiederum die Pathologie dieses Gebietes mit entwicklungsgeschichtlichen Vorbemerkungen eingeleitet.

Der nach der Abfassung des Manuskriptes leider verstorbene schwedische Autor LINDBLOM hatte sich die Aufgabe gestellt, die Dickdarmerkrankungen und die Rectumveränderungen zu bearbeiten. Die Überprüfung der Fahnenkorrektur und der Vorlagen wurde darum von seinen schwedischen Mitarbeitern übernommen. Das akute Abdomen ist ebenfalls von einer bekannten Autorität bearbeitet, die gerade auf diesem Gebiete internationalen Ruf genießt. Bewußt wurde an das Ende dieses Bandes die Röntgendiagnostik des Magen-Darm-Traktes bei Neugeborenen und Säuglingen gesetzt, da gerade in diesem Lebensalter differentialdiagnostisch vielseitige, mitunter akute lebensbedrohliche Ereignisse eintreten können, deren frühzeitige Diagnose besonders wichtig ist.

F. STRNAD, Frankfurt a.M.

Preface

If one looks back at the development of X-ray diagnosis of the digestive tract and of the abdomen, one can not avoid noticing that a constant increase in the diagnostic contribution of individual examination procedures goes hand in hand with the continual improvement of power sources, examination devices, contrast media and negative material. In the early stages of X-ray diagnosis of the digestive tract and the abdomen, shortly after the turn of the century until about World War I, transillumination was the domain of this type of diagnosis. Since then X-ray picture technique has developed to a great extent. Thus it is possible today for an X-ray diagnostician — to cite an example — to locate and differentiate even the most difficult changes in mucous membrane in the region of the stomach and the intestinal canal using X-ray pictures. Anyone who assumes from this that the technical development of X-ray diagnosis has reached a certain end-stage is in error. For particularly at the present time, X-ray diagnosis in the region of the digestive tract as well is in a stage of a revolutionary breakthrough. The technique of image amplification and television is being used more and more in this area, and the supply of picture information and thus of diagnostic detail has become so great that one could almost get along again only with pure transillumination. With better and quicker analysis of morphological changes there is also the possibility of studying function processes of individual segments of the stomach and intestinal canal. This is likewise a particular product of this vast supply of diagnostic detail. With this one has glimpses of the normal and pathological functions of individual organs or of segments of organs to an extent which the radiologist could hardly have dreamed possible years ago. The graphic determination of morphological changes and of these functional processes had its first tangible attempts about three short years after the discovery of X-rays; today this may be regarded as a problem which has been solved. Along with the possibility of using X-ray pictures together with the image amplifier, images may also be stored electronically on tape recordings. Difficult decisions can be reached by several observers in consultation in this manner. In addition, motion picture film and electronic tape recordings became valuable aids for instruction and further training in X-ray diagnosis.

It is understandable that in the course of years a vast amount has been written on the subject. Numerous, sometimes excellent textbooks have been published in almost all civilized languages, and a great number of periodicals in all lands orient the radiologist concerning the most recent findings in X-ray diagnosis.

The digestive tract and the abdomen are discussed in Volume XI of the handbook. The quantity of material made it necessary to divide this into two parts. According to the anatomical arrangement of the digestive tract and the functional procedure of digestion, the first part begins with discussion of the esophagus and the pars cardiaca of the stomach. The stomach and bulbus duodeni are also functionally related and form the second section. It also became necessary to discuss beforehand the development of the stomach, its anatomy, and above all positional anomalies and other developmental disturbances. An extensive discussion of the physiology and functionally pathological disturbances with references to the functional diagnosis of the stomach was intentionally placed before the discussion of diseases of the stomach and bulbus duodeni which are coupled with organic changes. The first part of the volume closes with a discussion of foreign bodies in the stomach and with a detailed discussion of the surgically treated stomach and the possibility of X-ray diagnosis of postoperative conditions.

The second part of Volume XI begins with the diseases of the small intestine. The editors are most grateful that the best specialists in pathology of the small intestine have agreed to collaborate with us. Again the positional and shape anomalies of the small intestine are discussed in a special chapter. The discussion of the duodenal loop and its relation to the organs of the right side of the upper abdomen form the next special section, since it is known that changes can occur because of the close relationships of the latter to the duodenal loop. These relationships allow one to draw conclusions about causative processes in these organs in the right side of the upper abdomen.

The ileocoecal region forms another chapter, for it is a particularly important part of the digestive tract and is the location of the appendix. Here again the pathology of this area is introduced with remarks concerning the development of the organs.

The Swedish author, LINDBLOM, unfortunately died after he had written the manuscript where he discussed the subject of diseases of the large intestine and changes in the rectum. The correction of the galley proofs and the checking of the reproductions therefore were taken over by his Swedish co-workers. The acute abdomen is likewise discussed by a well-known authority in this field who is internationally famous. X-ray diagnosis of the stomach and intestinal tract in newborn and infants was intentionally placed at the end of this volume, since particularly at this age events occur which from the differential diagnostic viewpoint are quite various and which are sometimes acute and can endanger life. Their early diagnosis is especially important.

F. STRNAD, Frankfurt a. M.

Inhaltsverzeichnis

Inhaltsübersicht zu Band XI/2

Mitarbeiter von Band XI/1 — Contributors to Volume XI/1

Professor Dr. J. Bücker, Röntgenabteilung des Allgemeinen Krankenhauses Heidberg, 2 Hamburg 69, Bergstedter Markt 9

Dr. H. Casper, Facharzt für Röntgen- und Strahlenheilkunde, 6 Frankfurt a. M. 70, Gartenstraße 8

Professor Dr. W. Frik, Abteilung Radiologie der Medizinischen Fakultät an der Rhein.-Westf. Technischen Hochschule, 51 Aachen, Goethestraße 27/29

Professor Dr. S. Věšín, Röntgenklinik des Institutes für ärztliche Fortbildung, Praha, Bulovka (Tschechoslowakei)

Privatdozent Dr. W. Wenz, Röntgenabteilung der Chirurgischen Universitätsklinik, 69 Heidelberg, Kirschnerstraße 1

A. Oesophagus

Von

W. Wenz

Mit 88 Abbildungen

1. Allgemeines

Der Magen-Darmkanal ist eine funktionelle Einheit. Seine Glieder wirken zwangsläufig zusammen und sind so aufeinander angewiesen, daß eine gröbere Störung an einem Teil sich auf das gesamte Organsystem auswirken kann (Hoff 1954). Naturgemäß stehen oft Störungen an einem Einzelorgan des Verdauungstraktes im Vordergrund, die auch röntgenologisch ein mehr oder weniger charakteristisches Gepräge aufweisen. Diese Veränderungen hängen mit den speziellen physiologischen Aufgaben der einzelnen Organe zusammen.

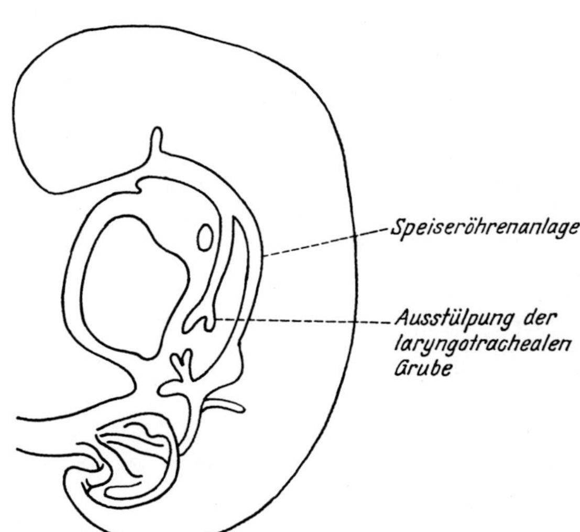

Abb. 1. Embryo mit Speiseröhrenanlage und Ausstülpung der laryngo-trachealen Grube (nach Schinz u. Mitarb. 1952)

Der Oesophagus hat im wesentlichen nur den mechanischen Transport der Speise vom Schlund in den Magen zu übernehmen. Demgemäß handelt es sich bei seinen Krankheiten vorwiegend um mechanische Hindernisse wie Stenosen und Motilitätsstörungen, aber auch um Unregelmäßigkeiten des Zusammenspiels zwischen Oesophaguskontraktion und Öffnung des Magenmundes. Daneben spielen Sekretionsstörungen und entzündliche Erkrankungen der Schleimhaut eine untergeordnete Rolle, denn das widerstandsfähige Plattenepithel, das nur wenige Schleimdrüsen enthält, hat keine besonders differenzierten Aufgaben.

Entwicklungsgeschichtlich geht das Epithel der Speiseröhre aus dem Entoderm hervor, während die übrigen Schichten der muskulären Hohlorgane des Verdauungstraktes dem mittleren Keimblatt entstammen. Die Speiseröhre entwickelt sich aus demjenigen Teil des metabranchialen Vorderdarmes, aus dem sich die Lungenrinne abgeschnürt hat. Die Abgrenzung der embryonalen Speiseröhre gegenüber dem Magen erfolgt bereits bei 4 mm langen Keimlingen in Höhe der obersten Brustwirbel (Abb. 1). Im Verlauf des allgemeinen Descensus viscerum verlängert sich auch die Speiseröhre. Ihre untere Begrenzung erreicht bei 20 mm langen Embryonen die endgültige Position in Höhe des 12. Brustwirbels dicht unterhalb des Zwerchfelles. Zeitlich entspricht dies etwa dem 2. Schwangerschaftsmonat. Die Längsfalten der Schleimhaut entstehen durch starkes Längenwachstum des Epithelrohres etwa im 4. Schwangerschaftsmonat.

2. Anatomie

a) Makroskopische Anatomie

Die Speiseröhre beschreibt in ihrem Verlauf vom hinteren unteren Rande des Cricoidknorpels bis zum Übergang in den Magen teils sagittale, durch die Form der Wirbelsäule bedingte, teils transversale Krümmungen. So weicht sie nach kurzem, geradem Verlauf nach links aus, erreicht auf Höhe des Arcus aortae wieder die Medianlinie und tritt dann erneut mehr auf die linke Seite, bevor sie durch den Hiatus verläuft.

Der durchschnittliche Abstand zwischen den oberen Schneidezähnen und der Cardia beträgt beim Erwachsenen 40 cm und kann bei sehr langen Personen bis zu 43 cm betragen. Zwischen Zahnreihe und Oesophagusmund ist die Distanz im Mittel 16 cm.

Bei einer durchschnittlichen Gesamtlänge von 25 cm beim Erwachsenen erstreckt sich das Hohlorgan zwischen dem 6. Halswirbel bis zum 12. Brustwirbel. Die orale Abgrenzung gegenüber dem Pharynx erfolgt durch die schlingenförmige Portion der Pars cricopharyngea des unteren Schlundschnürers, die eng mit einem verstärkten Ringfaserbündel der Oesophagusmuskulatur verflochten ist (HOLMGREN 1946). Die Bezeichnung Oesophagusmund stammt von KILLIAN (1908). So sehr die Muskelschichten sich an dieser Stelle präparatorisch differenzieren lassen, so wenig ist eine Grenze an der darüberliegenden Schleimhaut zu beobachten. In Höhe der Cardia allerdings ist diese Grenzregion unschwer bei der Reliefdarstellung auszumachen.

Tabelle 1. *Länge der Speiseröhre beim Kind* (nach T. VON LANZ u. W. WACHSMUTH 1955)

Alter	Abstand des Beginnes von der Zahnreihe cm	Länge der ganzen Speiseröhre cm
9 Tage	7	10
$3^1/_2$ Monate	8	12
14 Monate	10	12
21 Monate	10	13
2 Jahre	10	13,5
3 Jahre	10	14
4 Jahre	10	15
5—9 Jahre	10	16
11—12 Jahre	10	18
14 Jahre	11	19
15 Jahre	14	20

Infolge der Druckwirkung benachbarter Organe ist das Lumen der Speiseröhre im Brustteil säbelscheidenartig abgeflacht, so daß nur dicht unterhalb des Oesophaguseinganges eine annähernd runde Form resultiert. Pathologische Veränderungen, insbesondere raumfordernde Prozesse, können das Innere des Hohlorgans weiter schlitzförmig zusammenpressen, eine Beobachtung, die auch physiologischerweise bei tiefer Inspiration gemacht werden kann. TESCHENDORF (1928) nimmt — unter Bezug auf Untersuchungen von PRATJE (1926) — an, daß der Oesophagus in der Pars thoracica eine vollständige Achsendrehung erfährt, die in Höhe des Aortenbogens schon 90° beträgt (FRIK 1966). NETTER (1959) gibt den Durchmesser des leeren Oesophagus, gemessen zwischen der Basis zweier gegenüberliegender Faltentäler, im Mittel mit 2 cm an. In Erschlaffungsphasen kann das Lumen eine Weite von 3 cm annehmen. Diese Werte sind zur Differenzierung der lokalisierten und generalisierten Oesophaguserweiterungen von ganz besonderer Wichtigkeit. Anatomische Angaben (MOUTON 1874) schwanken zwischen 7 und 22 mm, wobei allerdings berücksichtigt werden muß, daß die Maße aus Gipsabgüssen gewonnen wurden und so keineswegs mit den Verhältnissen beim Lebenden identisch sein müssen.

Auf Grund solcher Messungen wurden jedoch schon frühzeitig jene physiologischen Engen der Speiseröhre bekannt, die an folgenden Stellen nahezu regelmäßig gefunden werden: Am Übergang des Pharynx in die Speiseröhre in Höhe des 6. Halswirbelkörpers (obere Enge); hinter der Bifurkation der Trachea, bedingt durch den Arcus aortae in Höhe des 4. Brustwirbelkörpers (mittlere Enge); im Hiatus oesophageus in Höhe des 9. Brustwirbelkörpers (untere Enge).

Diesen engeren Oesophagusabschnitten ist wahrscheinlich bisher eine zu große Bedeutung beigemessen worden, nachdem hier immer wieder steckengebliebene Fremdkörper zur Beobachtung kamen. Gegen eine echte Enge im anatomischen Sinne spricht jedoch die röntgenologische Erfahrung, daß sich der Megaoesophagus in Höhe der Trachealbifurkation keineswegs weniger weit darstellt als in den übrigen Abschnitten. Es dürfte sich vielmehr im Falle der verschluckten Fremdkörper um eine mechanische Behinderung der Passage durch härtere Nachbarorgane handeln. Am terminalen Oesophagus kann beispielhaft gezeigt werden, daß hier die Dehnbarkeit nicht durch die Speiseröhrenmuskulatur behindert ist, sondern durch die Weite des Hiatusringes begrenzt wird (FRIK 1966).

Unabhängig von der natürlichen Weite des Oesophaguslumens sind an der Speiseröhrenschleimhaut durchschnittlich fünf anatomisch präformierte Längsfalten vorhanden. Sie sind in der Füllungsphase nicht zu erkennen, da sie vollständig verstreichen. Erst nachdem das Kontrastmittel abgelaufen ist und nur zarte Reste in den Schleimhautfalten zurückgeblieben sind, werden die Längsfalten sichtbar. Sie bilden sich bei jeder neuen Kontraktionsphase immer wieder an der gleichen Stelle. Im Querschnitt der Speiseröhre zeigt die Schleimhautfältelung in allen Abschnitten eine charakteristische Sternform.

In der anatomischen Nomenklatur wird die Speiseröhre in die Pars cervicalis, thoracica und abdominalis eingeteilt. Der orale Abschnitt wird vom Oesophagusmund bis zur Incisura jugularis sterni in Höhe des 2.—3. Brustwirbels gerechnet. Zwischen dieser und dem Hiatus oesophagicus erstreckt sich die Pars thoracica, an die sich der abdominale Teil anschließt.

Die Unterscheidung zwischen der thorakalen und abdominalen Oesophagusregion entspricht jedoch nicht mehr den heutigen Vorstellungen über die Funktion des Vestibulum gastro-oesophageale (LERCHE 1950), das nach ZAINO u. Mitarb. (1963) bis 1—3 cm oberhalb des Hiatus oesophageus reicht. In der röntgenologischen Literatur findet man durchweg als untere Grenze der Pars thoracica oesophagi den oberen Rand des Vestibulums angegeben. Die Pars abdominalis ist heute identisch mit dem Vestibulum gastro-oesophageale; sie wird im Folgenden, weil sich der Ausdruck auch in der Klinik fest eingebürgert hat, als Cardiaregion bezeichnet.

Während die Pars cervicalis von der Pars thoracica weder makroskopisch noch histologisch zu differenzieren ist, also einer rein topographischen Begrenzung entspricht, muß am Oesophagusmund auf eine Besonderheit aufmerksam gemacht werden, die für die Divertikelentstehung von besonderer Bedeutung ist. Die Längsmuskelschicht entspringt an der Hinterfläche des Ringknorpels läßt dorsal eine dreiseitige Fläche zwischen den beiden Abschnitten der Pars cricopharyngea des unteren Schlundschnürers frei (Laimersches Dreieck) und ist erst unterhalb davon vollständig zirkulär ausgebildet.

Die Ringmuskulatur verläuft nach LERCHE (1936) im größten Teil der Pars cervicalis und thoracica oesophagi schräg elliptisch oder spiralig, zeigt jedoch in der Mitte des Brustteiles einen kurzen Abschnitt mit rein zirkulärer Anordnung der Ringmuskelfasern.

b) Histologie

Die embryonale Speiseröhre wird von einem Flimmerepithel ausgekleidet, das erst allmählich durch das geschichtete Pflasterepithel verdrängt wird, so daß noch beim Neugeborenen oberflächlich Flimmerzellinseln im Pflasterepithel gefunden werden.

Im Oesophagus sind bereits alle Schichten der Darmwand ausgebildet. In das hohe, geschichtete Pflasterepithel ragen zahlreiche Papillen vor. Auf die Lamina propria folgt eine aus längsverlaufenden, glatten Muskelbündeln geprägte Muscularis mucosae. Die innere, zirkuläre wie die äußere, longitudinale Muskelschicht bestehen im Anfangsteil der Speiseröhre noch aus Skeletmuskelfasern, die weiter aboralwärts in zunehmendem Maße durch glatte Muskelfasern ersetzt werden. Die bindegewebige Adventitia stellt die Verbindung mit den Nachbarorganen her.

In der Submucosa liegen die meist spärlichen Schleimdrüsen, um deren Ausführungsgänge es im Bereich der Lamina propria gewöhnlich zu einer knötchenartigen Lymphocytenansammlung kommt.

Außer den in der Submucosa liegenden Schleimdrüsen gibt es noch die sog. cardialen Oesophagusdrüsen; sie gleichen den cardianahen Drüsen des Magens, liegen in der Lamina propria und bestehen aus stark gewundenen und verzweigten Schläuchen. Als obere, cardiale Oesophagusdrüsen kommen sie inkonstant auch im oralen Oesophagus vor. Das Epithel kann gelegentlich dort dem Magenepithel gleichen, man spricht dann von Magenschleimhautinseln.

Gegenüber seinen Nachbarorganen ist der Oesophagus nur durch eine lockere Adventitia abgegrenzt, es fehlt demnach eine Serosa im Sinne des Peritoneums oder der Pleura.

c) Topographie

In seinem langen Verlauf vom Hals bis zur Einmündung in den Magen kommt die Speiseröhre in nahe topographische Beziehungen zu zahlreichen Nachbarorganen (Abb. 2). Die *Pars cervicalis* liegt der prävertebralen Fascie, welche die vordere Fläche der Hals- und Brustwirbelkörper überzieht, an. Die Wand des Oesophagus steht mit der Fascie in

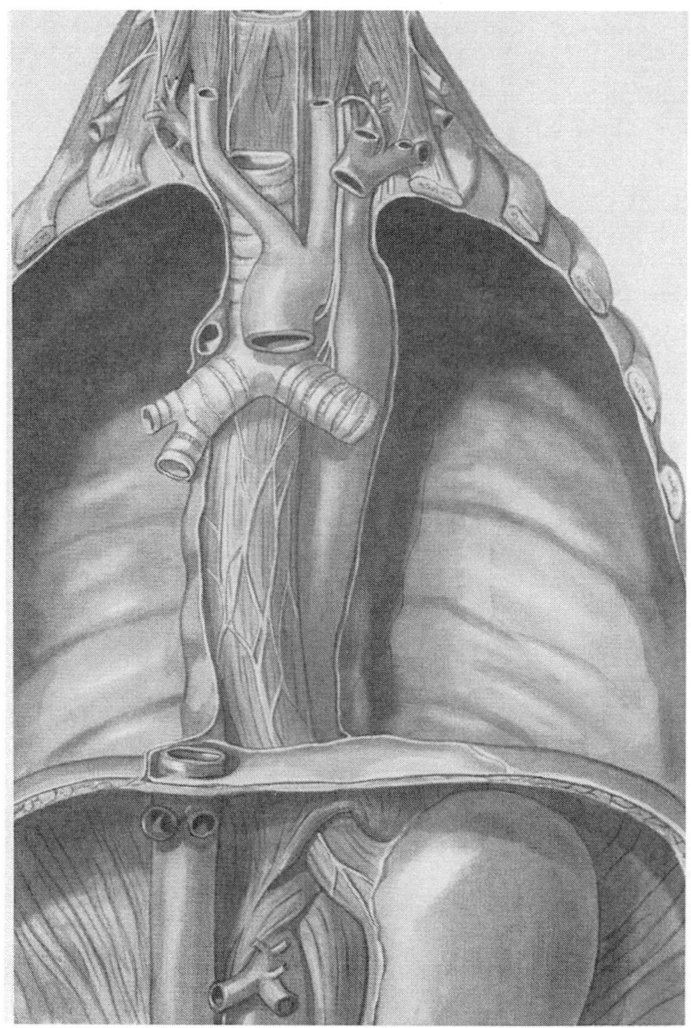

Abb. 2. Topographie des Oesophagus (nach Netter, 1959)

lockerer Verbindung, so daß seitliche Verschiebungen bis zu einem gewissen Grad möglich sind. Ventral liegt die Trachea, deren stark elastischer Paries membranaceus mit dem vorderen Umfang des Oesophagusrohres durch Bindegewebe in Zusammenhang steht. In den durch Oesophagus und Trachea gebildeten Rinnen verlaufen beiderseits die Nn. recurrentes, außerdem liegen die Seitenlappen der Schilddrüse dem cervicalen Teil der Speiseröhre dicht an. Die linke A. carotis communis kreuzt den Oesophagus in Höhe des 2. Brustwirbels. Beide Carotiden entfernen sich vom Oesophagus jedoch cranialwärts immer mehr. Auch der Sympathicusgrenzstrang hat keine unmittelbare Berührung zu diesem Abschnitt der Speiseröhre.

Die *Pars thoracica* liegt bis zur Höhe des 8. oder 9. Brustwirbels dem vorderen Umfang der Wirbelkörper an und entfernt sich dann allmählich ventralwärts um das Foramen oesophagicum des Zwerchfells zu erreichen, dessen Entfernung von der Wirbelsäule 2 bis 3 cm beträgt. Zwischen Wirbelsäule und Oesophagus schiebt sich in diesem Bereich die thorakale Aorta von der linken Seite her. Die aus der Aorta entspringenden Aa. intercostales dextrae verlaufen quer an der vorderen Fläche der Wirbelkörper und kommen in enge Berührung mit dem thorakalen Oesophagus. In der Rinne zwischen diesem und der Aorta verläuft als weiteres, wichtiges Gefäß der Ductus thoracicus, der cranialwärts zwischen Oesophagus und A. subclavia sin. in den Angulus venosus sin. einmündet.

Ventral wird die Pars thoracica bis zur Höhe des 4. Brustwirbels von der Trachea überlagert; sie hat außerdem enge Beziehung zum Arcus aortae an der linken Seite sowie etwas weiter cranial zur A. carotis sin. und A. subclavia sin. Unterhalb der Trachealbifurkation berührt die Speiseröhre das Perikard in Höhe des linken Vorhofs; hier schließen sich auch die Stämme der Nn. vagi an, nachdem sie dorsal die Hauptbronchien gekreuzt haben. Der N. vagus dexter führt zur dorsalen Zirkumferenz des Oesophagus und verläuft durch das Foramen oesophagicum zur Hinterfläche des Magens. Der linke Vagusanteil zieht nach links und ventral und ist am Aufbau des *Plexus gastricus* ventralis beteiligt.

Daneben besteht auch ein enger Kontakt zu den Nodi lymphatici tracheobronchiales inferiores, z.T. auch zu linksseitigen bronchopulmonalen Lymphknoten. Unterhalb der Lungenwurzel wird der Oesophagus eine Strecke weit — rechts mehr als links — von der Pleura mediastinalis überzogen und zwar in erster Linie da, wo er sich unterhalb des linken Vorhofs vom Herzen entfernt; hier wird der unterste, thorakale Abschnitt außerdem von den Unterlappen beider Lungen mantelartig überlagert. Während der Oesophagus unterhalb des Arcus an seiner linken Kante von der Aorta begleitet wird, verläuft rechts die A. azygos.

Die arterielle Gefäßversorgung ist uneinheitlich. Zur Pars cervicalis gehen vornehmlich Äste des Truncus thyreocervicalis, zur Pars thoracalis Bronchial- und Intercostalarterien und die nicht segmentären aus der Aorta. An der Cardia bestehen ausgedehnte Anastomosen zu Ästen der A. gastrica sin. und A. phrenica abdominalis.

Die Venen bilden einen Plexus, welcher nach unten zur V. gastrica dextra et sinistra Abflüsse hat, also in das Gebiet der Pfortader, nach cranial zur V. azygos, V. hemiazygos und über die V. thyreoidea wiederum zur oberen Hohlvene. Die Speiseröhrenwand enthält ein reiches Netzwerk lymphatischer Gefäße, das sich bevorzugt in der Lamina propria mucosae aber auch in allen anderen Schichten ausbreitet. In verschiedener Höhe liegende regionäre Lymphknoten erhalten ihre Lymphe nicht aus entsprechenden Segmenten. Für die Pars cervicalis und einen Teil des thorakalen Oesophagus sind supraclaviculäre Lymphknoten zuständig, andere Lymphgefäße erreichen die tracheobronchialen Lymphknoten oder — in den tiefen Abschnitten — die cardianahen Lymphonodi gastrici craniales.

Die Nerven des Oesophagus stammen überwiegend aus den Vagusstämmen, im Halsbereich allerdings durch Vermittlung der Nn. recurrentes (CORNING 1946). Die sympathische Innervation erfolgt über Fasern der Cervicalganglien und der thorakalen Sympathicuskette. Histologisch findet sich entsprechend dem Aufbau des übrigen Magen-Darmkanals zwischen Längs- und Ringmuskulatur der Plexus myentericus, nicht selten liegen die Ganglienzellansammlungen auch submukös.

3. Physiologie

Die primäre Funktion der Speiseröhre besteht im Transport flüssiger und fester Speisen vom Rachen zum Magen. Sekundäre Bedeutung hat die Vermeidung einer Regurgitation ebenso wie das Hinzufügen geringer Sekretmengen in das Oesophaguslumen.

Nach VINEBERG u. KOMAROV (1933) handelt es sich um maximal 3 ml/h bei Hunden während Vagusstimulation mit Wechselstrom. Das pH schwankt zwischen 7,5 und 8,3. Chemisch finden sich Chloridkonzentrationen ähnlich denen im Magen. Die moderne Druckmessung über dünne Katheter oder drahtlose Endosonden erlaubt die Registrierung des Druckablaufs nicht nur innerhalb des Oesophagusrohres, sondern auch gezielt vor dem Sphincter.

CODE u. Mitarb. (1958) haben am Pharynx-Oesophagus Übergang eine 2—3 cm lange Zone mit einem Druck von 20—30 cm H_2O ermittelt, während sich im mittleren Oesophagus ein Wert von —5,5 cm H_2O — bezogen auf den atmosphärischen Druck — ergab. Respiratorisch bedingte Schwankungen zwischen 4 und 12 cm H_2O wurden von HIGHTOWER (1955) ermittelt. Der Druck stieg im distalen Abschnitt der Speiseröhre wieder deutlich an.

Diese Druckverhältnisse ändern sich schlagartig während des Schluckens. Während die Werte in den Hochdruckzonen fallen, läuft eine Druckwelle bis zu 100 cm H_2O über den Oesophagus und demonstriert den klassischen Ablauf einer Peristaltik, wie sie für den Magen-Darmkanal charakteristisch ist.

Während des Schluckaktes erschlafft der Sphinctermechanismus am Ein- und Ausgang der Speiseröhre, eine Veränderung, die in der Druckkurve deutlich zum Ausdruck kommt. Allerdings ist der Mechanismus gerade des oesophago-gastrischen Übergangs noch keineswegs eindeutig geklärt (Abb. 3).

Traditionsgemäß wird der Schluckakt in drei Phasen eingeteilt: oral, pharyngeal und oesophageal. Die erste Phase wird durch die willkürliche Bewegung der Zunge eingeleitet, während die beiden folgenden Abschnitte reflektorisch ablaufen. In der pharyngealen Phase wird die Mundhöhle durch die Zunge, den Gaumen und die Rachenwand verschlossen. Der Nasenrachenraum wird durch Anhebung des weichen Gaumens abgeschirmt und der Kehlkopf wird unter die Zunge gehoben und gleichzeitig vom Kehldeckel bedeckt; echte und falsche Stimmbänder nähern sich einander. RAMSAY u. Mitarb. (1955) konnten kinematographisch feststellen, daß die Epiglottis zwar festen Speisen den Weg zu verlegen vermag, nicht aber Flüssigkeiten.

In der pharyngealen Phase kommt es zu einer kräftigen Kontraktion des Constrictor pharyngis, welcher den Bolus in aboraler Richtung in das Oesophaguslumen vortreibt.

Im letzten, dem oesophagealen Abschnitt des Schluckaktes, wird die Geschwindigkeit des Bolustransportes wesentlich von der Position des Patienten und der Art des Bissens beeinflußt. Die primäre peristaltische Welle läuft mit einer Geschwindigkeit von 2 bis 3 cm/sec ab. In aufrechter Haltung kann Flüssiges eher den Mageneingang erreichen als die Peristaltik. In Kopftieflage erfolgt der Transport langsamer, beim Gesunden jedoch in typischer Weise.

Die primäre Peristaltikwelle wird durch das Schlucken ausgelöst und entsteht im Pharynx. Ihre Hauptaufgabe ist es, einen günstigen Druckgradienten für den Transport in aboraler Richtung hervorzurufen. Werden Schluckbewegungen in rascher Folge erzeugt, dann wird nur der letzte Bolus eine primäre Peristaltik auslösen.

Dehnt der Speisebrocken den Oesophagus, dann entsteht in Höhe des Aortenbogens eine sekundäre Peristaltik, die sich von der primären Welle durch das Fehlen eines auslösenden Schluckens unterscheidet (TURANO 1959). Tertiäre Wellen sind von Physiologen nach Vagotomie beschrieben worden und werden den autonomen intramuralen Nervenplexus zugeordnet. Im radiologischen Schrifttum laufen solche funktionellen Äußerungen des Oesophagus im Sinne unregelmäßiger Wellen im distalen Drittel unter der Bezeichnung „Korkzieheroesophagus“. Der Eindruck, daß es sich hier um normale Varianten der Oesophagusperistaltik handelt, wird aber immer mehr in Frage gestellt, seit solche unkoordinierten Abläufe bei degenerativen Veränderungen und bei Patienten mit Hiatushernie gehäuft zur Beobachtung kommen (BROOKS 1963).

Bei der Betrachtung der Oesophagusphysiologie verdient die Problematik der nervösen Kontrollfunktionen besondere Aufmerksamkeit. Obwohl die pharyngeale Schluckphase gewöhnlich reflektorisch gesteuert wird, können Schwertschlucker, aber auch Laryngektomierte mit Oesophagussprache, willkürlich die Funktion des oberen Oesophagus bestimmen. Als Zentrum des Schluckreflexes wird die Gegend dorso-lateral der Ala cinerea der Medulla angesehen. Im Tierversuch verlaufen die afferenten Bahnen über Trigeminus, Vagus und Glossopharyngeus. Efferente Bahnen gehen über Hypoglossus, Glossopharyngeus und Vagus. Im Hundeversuch wurde die Oesophagusfunktion durch Resektion des gesamten thorakalen Sympathicusgrenzstranges in keiner Weise beeinflußt.

Notwendig sind vielmehr das intramurale Gangliensystem und die cholinergische Innervation. Vagustrennung bedingt eine deutliche Tonussenkung. Über die Funktion des gastrooesophagealen Sphincters wird weiter unten zu berichten sein.

Eine radiologische Methode zur quantitativen Beurteilung der Oesophagusfunktion haben HEUCK u. JACOBSEN (1966) angegeben. Mit Hilfe eines Cinelix-Bildwandlers (Fa. Oude Delft, Holland) und einer Askania-Kamera haben sie röntgenkinematogra-

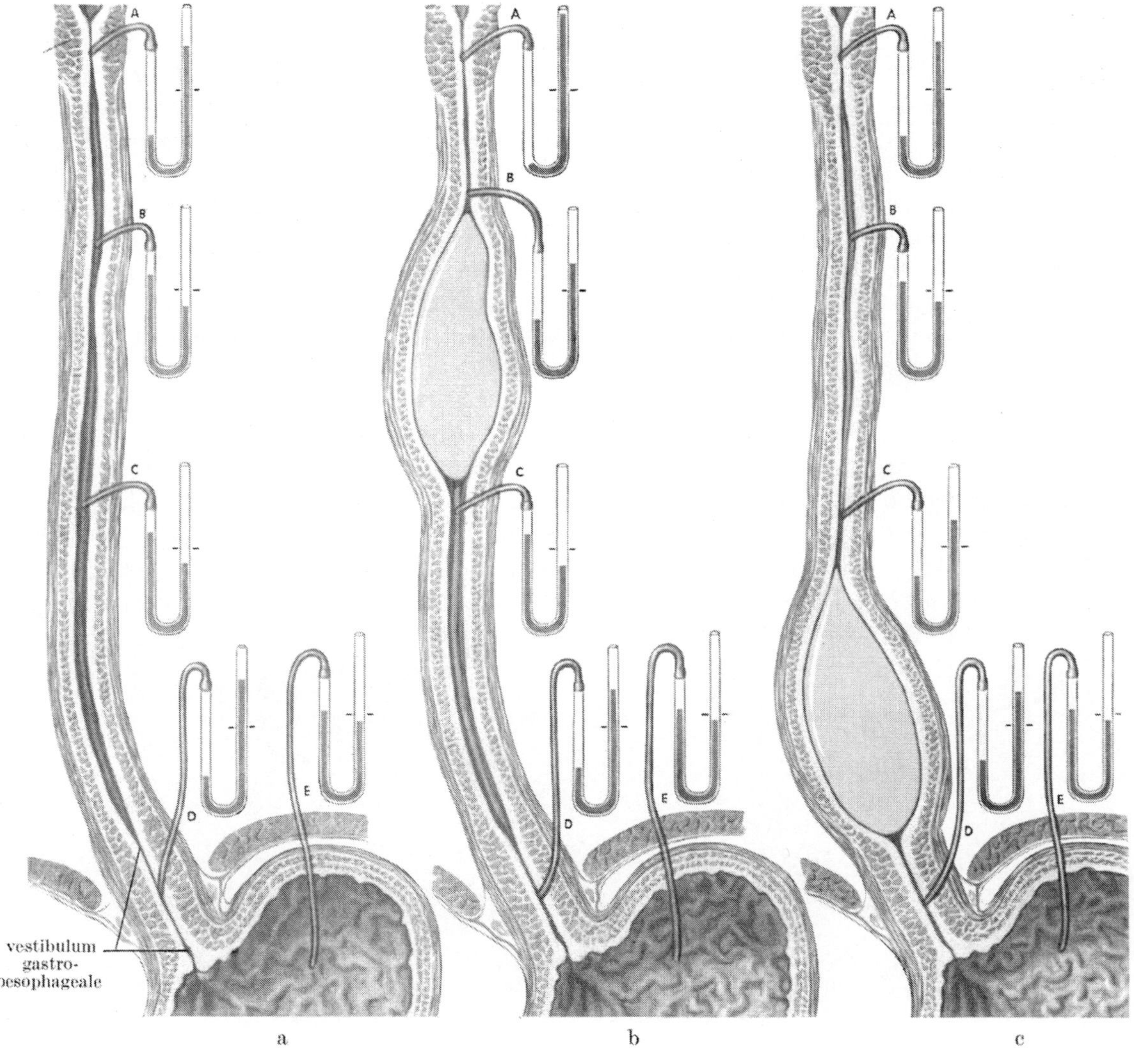

Abb. 3a—c. Oesophagusfunktion (nach NETTER 1959). a Oesophagus in Ruhe. M. cricopharyngeus und Vestibulum gastro-oesophageale in tonischer Kontraktion (erhöhter Druck in *A* und *D*). Druck im Oesophagus niedriger als im Magenfundus. Der intraventriculäre Druck ist beim stehenden Patienten etwas niedriger als der atmosphärische, im Liegen und in Kopftieflage jedoch höher. b Bolus im oralen Drittel des thorakalen Oesophagus. M. cricopharyngeus nach Passage des Bissens in kräftiger Kontraktion (erhöhter Druck in *A*). Peristaltische Kontraktionswelle verursacht ansteigenden Druck in *B*. Vestibulum beginnt zu erschlaffen; Druck jedoch immer noch höher als in der übrigen Speiseröhre und im Magen. c Bolus unmittelbar vor dem Vestibulum. Drucke in *A* und *B* nähern sich dem Ruhewert. Peristaltik erreicht unteren Oesophagus und verursacht ansteigenden Druck. Vestibulum erschlafft; Druck jedoch immer noch groß genug, um die weitere Passage kurzfristig zu verhindern. Fundusdruck unverändert

phische Aufnahmen mit einer Frequenz von 24 Bildern/sec von der Speiseröhrenpassage angefertigt und auf eine Leinwand projiziert, die über ihre ganze Höhe durch horizontale Meßlinien in Abständen von 2 cm unterteilt wurde. Jedes einzelne, stehende Filmbild wurde in der Art ausgewertet, daß der Durchmesser des Speiseröhrenlumens in allen

Abschnitten ausgemessen und graphisch aufgetragen wurde. Es wird also die Schattenbreite, und damit die funktionsbedingte Weiteänderung des Lumens der Speiseröhre festgehalten. Diese Messungen sind nur möglich, weil Kamera, Patient und Film während der Untersuchung keinerlei Veränderung erfahren. Die graphische Darstellung der gemessenen Werte ergibt in ihrer Gesamtzahl das ,,wahre Abbild der funktionsbedingten Änderungen der Lumenweite der Speiseröhre''.

4. Untersuchung ohne Kontrastmittel

Die normale Speiseröhre kommt auf den Standardaufnahmen des Thorax ebensowenig zur Darstellung wie bei der Durchleuchtung. Sie ist in nüchternem Zustand luftleer und ihre in schmalen Längszügen verlaufenden Schleimhautfalten berühren sich mit ihren Kämmen, so daß ein sternförmiges Lumen resultiert. Durch Verschlucken größerer Luftmengen (Aerophagie) läßt sich gerade beim Kleinkind der Oesophagusverlauf für den Augenblick des Luftdurchtritts erkennen. Schattengebende Einlagerungen innerhalb der Oesophaguswand, wie sie von der Arteriosklerose der Gefäße oder der Kalkeinlagerung in der Trachealwand bei älteren Patienten bekannt sind, fehlen am Oesophagus. Trotzdem wird die Übersichtsaufnahme ohne Zuhilfenahme von Kontrastmitteln in manchen Situationen diagnostisch aufschlußreich sein können.

a) Fremdkörper

Bei der Suche nach verschluckten Fremdkörpern gilt die übliche Übersichtsdurchleuchtung der Lokalisation insbesondere in Höhe der physiologischen Engen. Beim Kinde handelt es sich vorwiegend um Münzen, Knöpfe, kleinere Spielsachen, die in den Mund gesteckt und dann reflektorisch verschluckt werden. Im Erwachsenenalter verhaken oder verklemmen sich meist Nadeln, Nägel und Reißbrettstifte. In manchen Berufszweigen (Tapezierer, Dachdecker) häufen sich solche Zwischenfälle.

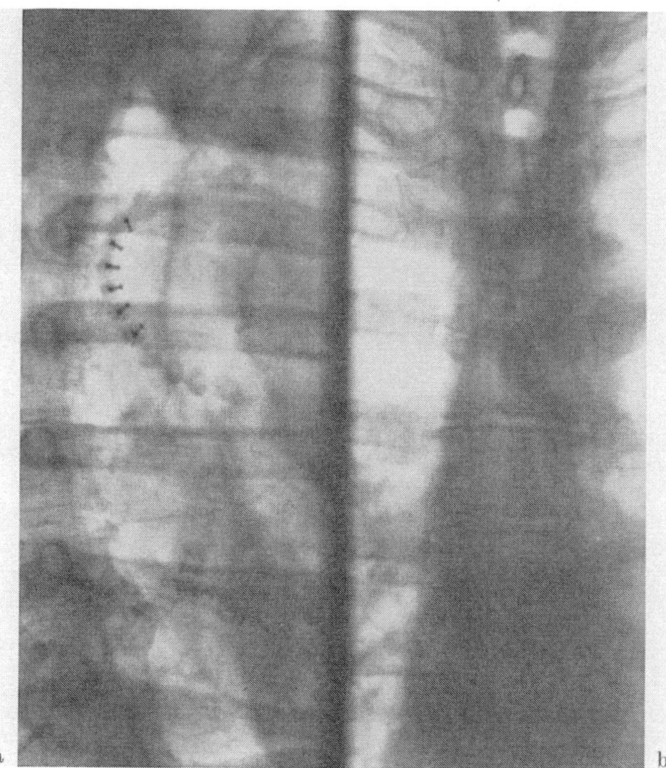

Abb. 4a u. b. Verschluckte Zahnprothese in Höhe des Aortenknopfes. (Durch Thorakotomie entfernt.) a Seitlich, b a.p.

Die meisten Fremdkörper bleiben im Halsteil der Speiseröhre stecken (PRÉVÔT u. LASSRICH 1959), weil sie hier von der kräftigen Hypopharynxmuskulatur festgehalten werden. Infolge direkter Druckwirkung auf die anliegenden Organe wie Kehlkopf und Luftröhre oder indirekt durch das Auftreten eines entzündlichen Ödems kann es besonders bei Kleinkindern zu Atemstörungen kommen, die klinisch an eine Fremdkörperaspiration denken lassen. Andererseits kann selbst ein verschlucktes Geldstück übersehen werden, wenn keinerlei klinische Symptome bestehen. Lungenübersicht und Abdomenleeraufnahme genügen nicht. Erst Durchleuchtung oder zusätzliche Aufnahmen der Halsregion erlauben die Lokalisation des Fremdkörpers, der meist frontal gestellt im Bereich des Oesophagusmundes liegt und sofort endoskopisch entfernt werden muß.

Fremdkörper in den tieferen Oesophagusabschnitten erwecken nicht nur bei Kindern Verdacht auf Anomalien, wie von HOLINGER u. Mitarb. (1949) berichtet wird. Die histologische Untersuchung an der umschriebenen Stenose im untersten Oesophagus ergab keine entzündlichen Wandveränderungen, so daß eine kongenitale Stenose mäßigen Grades angenommen werden muß.

Verschluckte Fremdkörper lassen sich ohne Kontrastmittel besonders dann leicht lokalisieren, wenn sie Metall enthalten (Abb. 4). Gegenüber dem natürlichen Luftgehalt der Trachea läßt sich die Diagnose bevorzugt in den Schrägdurchmessern stellen. Nichtschattengebende Fremdkörper müssen mit einer dünnen Kontrastschicht bedeckt werden.

b) Perforation

Als Folge eines verschluckten Fremdkörpers, gelegentlich aber auch beim Versuch einen solchen zu entfernen, kann es zur Perforation des Oesophagusrohres kommen. Während sich eine Perforation eines beliebigen Abschnittes im Magen-Darmtrakt durch

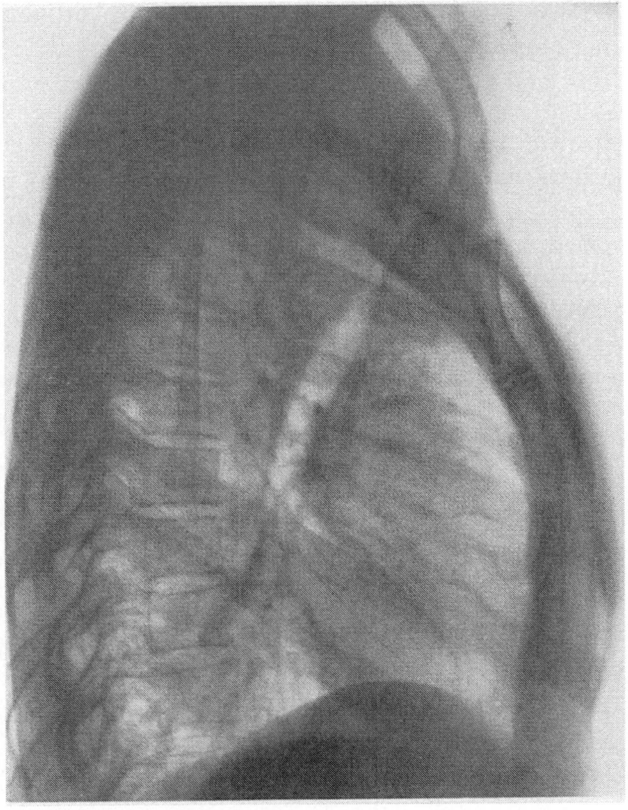

Abb. 5. Lokalisierte Mediastinitis oberhalb der Aortenbogenhöhe nach instrumenteller Perforation des Halsoesophagus. Hochgradige Ventralabdrängung der Trachea mit Stenosierung des Lumens. Kleinfleckige Aufhellungen innerhalb der Mediastinalverschattung als Ausdruck der bestehenden phlegmonösen Entzündung mit Luftblasen. Heilung nach Mediastinotomie

Luftansammlung in der freien Bauchhöhle bemerkbar macht, führt der Austritt von Luft in den Mittelfellraum zum Mediastinalemphysem.

Die sofort einsetzende und sich rasch ausbreitende Entzündung innerhalb des lockeren Bindegewebes verursacht röntgenologisch eine umschriebene oder generalisierte Verbreiterung des unscharf begrenzten Mediastinalbandes. Finden sich bei entsprechender klinischer Progredienz des Befundes zunehmende Aufhellungen innerhalb des Mediastinalbandes, dann ist mit einer Infektion aerogener Erreger oder mit perakuter Abscedierung zu rechnen, Komplikationen, die sich selbst unter massivstem Einsatz von Antibiotika oft nicht beherrschen lassen. Über spontane Oesophagusruptur berichtet O'Connell (1967).

Neben dieser glücklicherweise sehr seltenen, foudroyanten Verlaufsform einer Perforationsmediastinitis hatten wir Gelegenheit, im Anschluß an eine durch Oesophagoskopie verursachte Perforation der Speiseröhre, einen ungewöhnlich protrahierten Verlauf einer Mediastinitis zu beobachten (Abb. 5).

Die 43jährige Patientin war wegen eines Cardiacarcinoms oesophagoskopiert worden und klagte im Anschluß an diese Untersuchung über ein leichtes Druckgefühl im Hals und oberen Thoraxbereich. Im Laufe von einer Woche stellte sich zunehmende Atemnot ein, ohne daß auf der Übersichtsaufnahme der Lunge oder bei der Auskultation ein krankhafter Befund zu erheben war. Die Laryngoskopie erbrachte ebenfalls keine Besonderheiten. Bei der Einlieferung in die Klinik bot sie das Bild einer schwersten Ruhedyspnoe, deren Ursache bei der Durchleuchtung im frontalen Strahlengang schnell klar wurde. Es bestand eine hochgradige Einengung der Trachea im Halsbereich und im oberen thorakalen Anteil durch eine lokalisierte Mediastinitis, die sich glücklicherweise nicht caudalwärts ausgebreitet hatte. Durch die sofortige Mediastinotomie konnte der bedrohliche Zustand innerhalb kurzer Zeit beherrscht werden.

c) Oesophagusdilatation

Durch seine versteckte Lage im dorsalen Halsabschnitt und im dorsalen Mediastinum kommt die Speiseröhre normalerweise in den üblichen Durchleuchtungsprojektionen nicht als weichteildichte Randbegrenzung zur Darstellung, wie dies etwa vom Herzrand oder den Schatten der großen Gefäße bekannt ist. Erst wenn dieses Hohlorgan eine wesentliche Vergrößerung seines Durchmessers erfährt und möglicherweise schattengebenden Inhalt, wie retinierte Speisereste, aufweist, kann schon die informatorische Lungendurchleuchtung oder -aufnahme wesentliche diagnostische Aufschlüsse bringen (Abb. 6a und b).

Diese Nativdiagnostik erfolgt nicht selten bereits beim Neugeborenen, das die angebotene Nahrung nicht zu schlucken vermag. Wenn die vorsichtig transnasal eingeführte Sonde auf ein hohes Hindernis stößt, wird im allgemeinen die Verdachtsdiagnose einer Oesophagusatresie gestellt. Die röntgenologische Lungenkontrolle ist wegen der häufigen Kombination mit einer Atelektase oder Pneumonie Voraussetzung für jeden operativen Eingriff. Da sich der obere Oesophagusblindsack je nach Art und Höhe der Atresie nicht selten mit Luft weit aufbläht, ist die Diagnostik schon mit dieser Kenntnis weitgehend abgeschlossen; die Kontrastmittelapplikation kann unterbleiben, und damit wird eine mögliche Aspiration vermieden.

Ebenfalls als lokale Oesophaguserweiterung können Divertikel eine derartige Größe erlangen, daß sie bereits auf der Nativaufnahme der Lunge als rundliche Verschattung imponieren. In die differentialdiagnostischen Erwägungen bei unklarem Befund im rechten Oberfeld gehört daher auch die Berücksichtigung selten vorkommender Überlagerung durch ein großes pharyngo-oesophageales Divertikel. Die Divertikel in Höhe der Bifurkation werden selten so ausgedehnt, daß sie auf der Übersichtsaufnahme erkannt werden können; hingegen wird sich ausnahmsweise ein epiphrenisches Divertikel im Füllungszustand als rundherdverdächtige Verschattung auf Schrägaufnahmen oder im Seitbild des hinteren, unteren Mediastinums nachweisen lassen.

Der Mittelfellschatten wird bei der generalisierten Oesophaguserweiterung nicht selten in seiner Breite und Tiefe durch das pathologisch veränderte Speiseröhrenband bestimmt. Das oft über Armdicke erweiterte Hohlorgan führt in den meisten Fällen zu einer geradlinig begrenzten Verbreiterung des rechten Mediastinalrandes und verrät sich in typischen

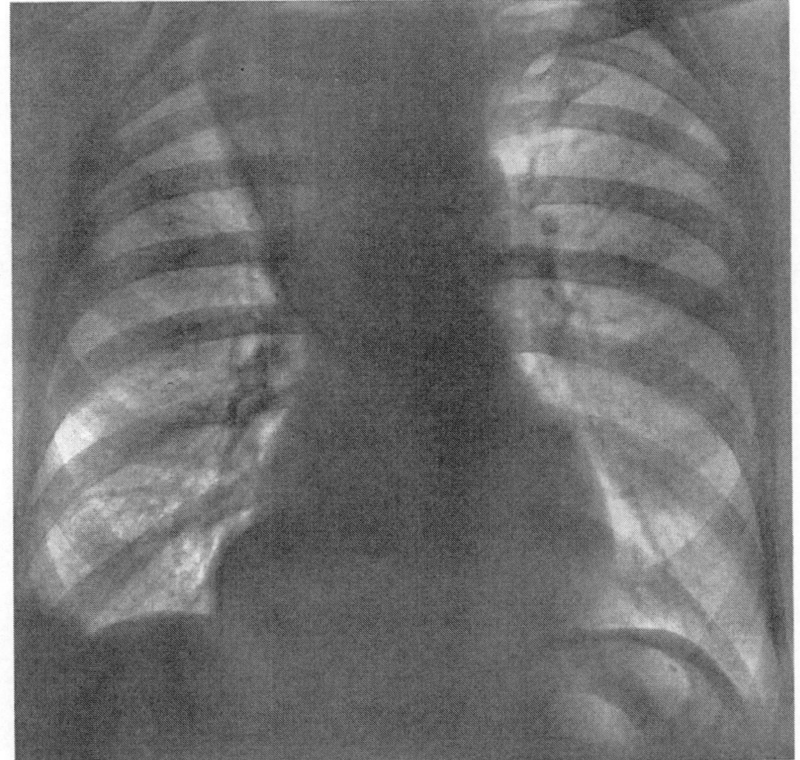

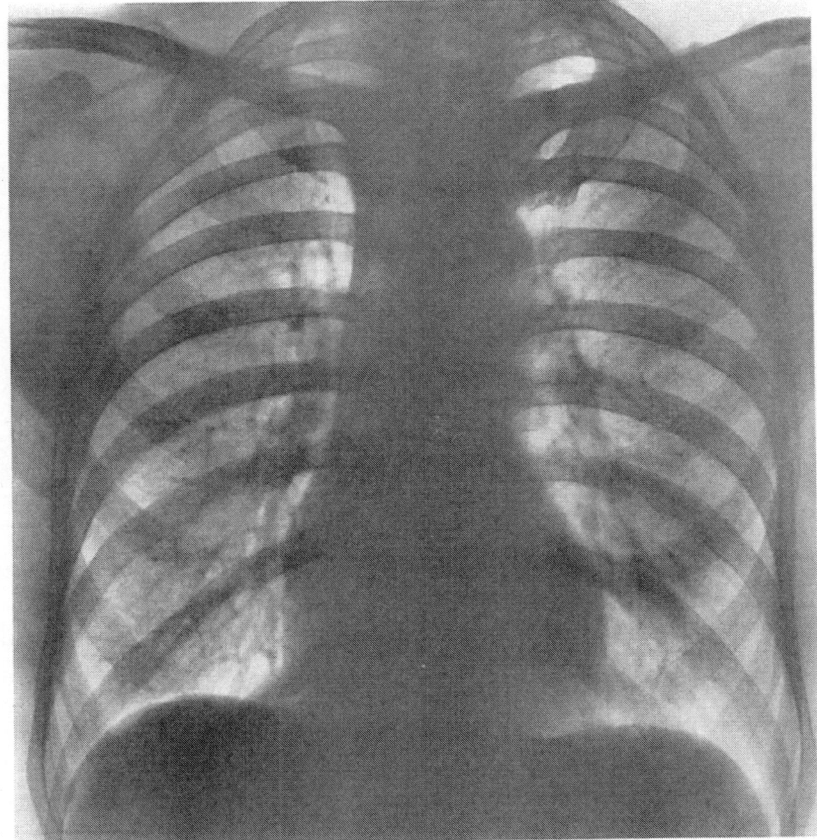

Abb. 6a u. b. Lungenübersicht bei Megaoesophagus. Erhebliche Verbreiterung des Herzgefäßbandes nach rechts unter Verschattung des rechten Oberfeldes (a). Weitgehende Normalisierung 6 Monate nach Oesophago-Gastrostomie wegen Achalasie (b)

Fällen durch die Spiegelbildung innerhalb des Mediastinums, so daß die röntgenologische Untersuchung des Oesophagus mit Kontrastmittel nur noch der Bestätigung eines Megaoesophagus dient.

d) Tumoren

Wenngleich die Röntgensymptomatologie des Oesophagustumors im Kontrastbild sehr detailliert bekannt ist und die bestehende Dysphagie den Kliniker bald auf die wahrscheinliche Diagnose eines mechanischen Hindernisses im oberen Verdauungstrakt hinzuweisen vermag, kann ausnahmsweise auch hier die gewöhnliche Übersichtsaufnahme wegweisend für die weitere Abklärung sein.

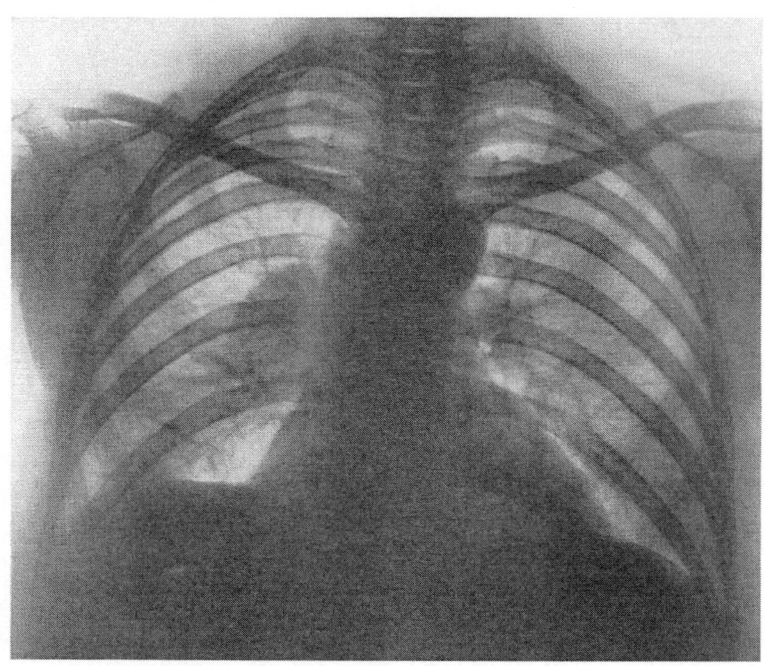

Abb. 7. Oesophaguscarcinom. Der Primärtumor imponiert auf der Lungenübersichtsaufnahme als zentrales Bronchialcarcinom

Wir haben bei einer Patientin mit seit Monaten bestehenden, geringen Schmerzen im linken, unteren Thorax auf den Übersichtsaufnahmen eine halbkugelartige Verschattung feststellen können, die dem hinteren, unteren Mediastinalband breitbasig aufsaß. Erst bei der Routineuntersuchung des Oesophagus im Rahmen der klinisch-röntgenologischen Abklärung dieses „Rundherdes" fand sich eine Tumoraussparung im distalen Teil der thorakalen Speiseröhre infolge eines Leiomyoms, das keinerlei dysphagische Beschwerden verursacht hatte.

Die zweite Beobachtung ähnlicher Art — mit einer Tumorverschattung am rechten Hilus — konnten wir bei einem 51jährigen Patienten machen, der unter der Diagnose eines rechtsseitigen, hilusnahen Bronchialcarcinoms zur stationären Aufnahme kam. Klinisch bestanden Dyspnoe, blutiger Auswurf, erhebliche Gewichtsabnahme, und bei näherem Befragen wurden auch Schmerzen beim Schlucken fester Speisen angegeben. Die Probeexcision aus der Trachealbifurkation ergab ein primäres Oesophaguscarcinom mit Durchbruch in das Bronchialsystem (Abb. 7).

5. Untersuchung mit Kontrastmittel

Knapp 3 Monate, nachdem RÖNTGEN vor der physikalischen Gesellschaft in Würzburg über seine Entdeckung berichtet hatte, beschrieb BECHER (1896) die Anwendung von Bleiacetat zur Darstellung der Eingeweide bei toten Meerschweinchen. Für das Kontrastmittel forderte der Autor in seiner kurzen Publikation, daß es sehr schattengebend und nicht toxisch sei. Zur selben Zeit findet sich bereits im "Notebook on experiments performed in 1896 and 1897" des Studenten an der Harvard Medical School, CANNON, die erste röntgenologische Demonstration eines Schluckaktes bei Gänsen und Hunden. CANNON benutzte Wismutsubnitrat. Diese Substanz wurde von da ab (RUMPEL 1897) zur Oesophaguspassage auch beim Patienten verwandt.

BOAS u. LEVY-DORN empfahlen 1898 zur Lokalisation und näheren Diagnostik stenosierender Prozesse im Magen-Darmkanal Wismut-gefüllte Kapseln, und schon 1900 konnte HOLZKNECHT als junger Assistent an der Wiener Medizinischen Klinik die ersten Resultate bei insgesamt 22 Oesophagusstenosen mit Wismut in verschiedenen Anwendungsformen veröffentlichen. Auf ihn geht die Durchleuchtungstechnik, insbesondere im rechten vorderen Schrägdurchmesser, zurück.

1910 haben BACHEM u. GÜNTHER, ein Pharmakologe und ein Internist, das teuere und nicht ungefährliche Wismut durch Bariumsulfat ersetzt. Die Einführung der Zielaufnahmen zur Fixation wichtiger Durchleuchtungsbefunde ergänzte die röntgenologische Untersuchungstechnik der Speiseröhre (BERG 1923).

Erst Anfang der 50iger Jahre wurde die bis dahin weitgehend standardisierte und kaum veränderte Untersuchungstechnik der Speiseröhre durch die Anwendung des Bildverstärkers und die dadurch auch in der Praxis möglich gewordene Kinematographie vorangetrieben. Allerdings muß hier erwähnt werden, daß bereits 1912 von F. KRAUS über röntgenkinematographische Untersuchungen der Bewegungen des Oesophagus berichtet worden war. Bildverstärker-Kinematographie und Bildverstärker-Fernsehdurchleuchtung mit Bandspeicherung haben in den letzten Jahren zusammen mit der kombinierten Druckmessung das Schwergewicht der Röntgenuntersuchung von den morphologischen Veränderungen im Oesophagus in Richtung auf Funktionsstörungen, insbesondere am Übergang zum Magen, verlagert.

Ähnlich der Untersuchung ohne Kontrastmittel beginnt die Durchleuchtung bei der Oesophagus-Breipassage im I. schrägen Durchmesser. Der Patient bekommt den Becher mit der Bariumaufschwemmung in die linke Hand oder einen Löffel Paste in den Mund und wird aufgefordert zu schlucken. Der Durchtritt des Kontrastmittels in das obere Speiseröhrendrittel erfolgt in der Regel außerordentlich schnell, so daß eine Orientierung über diesen Teil bei der Untersuchung im Stehen nur sehr schwer möglich ist. Hier bewährt sich bei entsprechender klinischer Fragestellung die Röntgenkinematographie mit einer Bildfolge von etwa 24/sec (HEUCK u. Mitarb. 1966). Da dünnere Kontrastmittel an der schlüpfrigen Oberfläche abgleiten, ohne einen Wandbeschlag zu hinterlassen, hat S. HAASTERT (1965) die in der Literatur empfohlenen Substanzen zur Röntgenuntersuchung der Speiseröhre einer kritischen, klinisch-röntgenologischen Prüfung unterworfen. Seine Ergebnisse seien im Folgenden kurz rekapituliert (Tabelle 2):

Tabelle 2. *Vorschläge zur Kontrastmittelwahl bei Oesophagusuntersuchungen* (nach HAASTERT 1965)

Autor	Kontrastmittel
HOLZKNECHT	Dickflüssige Paste aus 15 g Milchzucker, 30 g Wismut und wenig Wasser
BEUTEL	Reine Bariumpaste mit anschliessendem Trinken eines dünnflüssigen Bariumbreies
ROBERT u. HOFFMANN	Viscöser, kolloidaler Carboxymethylcellulose-Bariumbrei bei Oesophagusvaricen
SCHATZKI u.a.	Verlängerung des Kontrastbeschlages durch Atropinisierung
G. WOLF	Dünnflüssiger Kontrastbrei
PRÉVÔT, SWART	Sahneartiger Magenkontrastbrei

„Pastenartige Kontrastmittel erbringen für die Oesophagus-Schleimhautdiagnostik keinen Vorteil. Ebensowenig haben Carboxymethylcellulose-Zusätze zur Erzielung einer besseren Breihaftung zu einem Fortschritt geführt. Tween-Zusätze (Tween 80 = Netzmittel in Form des Polyäthylen-(20)sorbitmonooleat, das in 0,1 bis 5%iger Konzentration als Lösungsvermittler und Emulgator verwandt wird) sind nicht zu empfehlen, weil die Breihaftung nicht gefördert wird und der bittere Tween-Geschmack kaum zumutbar ist.

Einen Vorteil bietet das Mikrotrast. Dieses Präparat ist nach unseren Erfahrungen den handelsüblichen Kontrastmitteln etwas überlegen; dies ist weniger auf eine bessere Haftung als vor allem auf einen stärkeren Kontrast — bedingt durch hohe Bariumkonzentration — zurückzuführen (Mikrotrast: Hersteller Damaney & Co., England, besteht aus einer stabilisierten 50%igen Mikro-Dispersion von reinem Bariumsulfat mit einer besonders kleinen Größe der Einzelpartikel, die zwischen 0,1 und 1,0 Mikron schwankt" (HAASTERT 1965).

Keines der getesteten Kontrastmittel und der kombinierten Substanzen scheint demnach entscheidende Vorteile gegenüber der üblichen Bariumsuspension für die Kontrastmahlzeit aufzuweisen. Um die Passagezeit zu verkürzen, empfiehlt sich (unter Umgehung einer dickeren Paste zur Ausschaltung der Schwerkraft) die Untersuchung in Horizontal- oder Kopftieflagerung durchzuführen. In Kopftieflage stellt sich dann die thorakale Oesophaguspartie in voller Ausdehnung dar und kann unter fließender Rotation auf krankhafte Befunde abgeleuchtet werden. Da das Organ einer direkten Palpation nicht zugänglich ist, läßt sich die Elastizität der Wandung nur auf indirektem Wege beurteilen. Bei tiefer In- und Exspiration beobachtet man daher den Ablauf der Peristaltik, die Dehnbarkeit des Hohlorgans beim Schlucken größerer Breimengen oder Luftblasen und schließlich die Verformung unter der Pulsation der Aorta und der anliegenden Teile des linken Herzens.

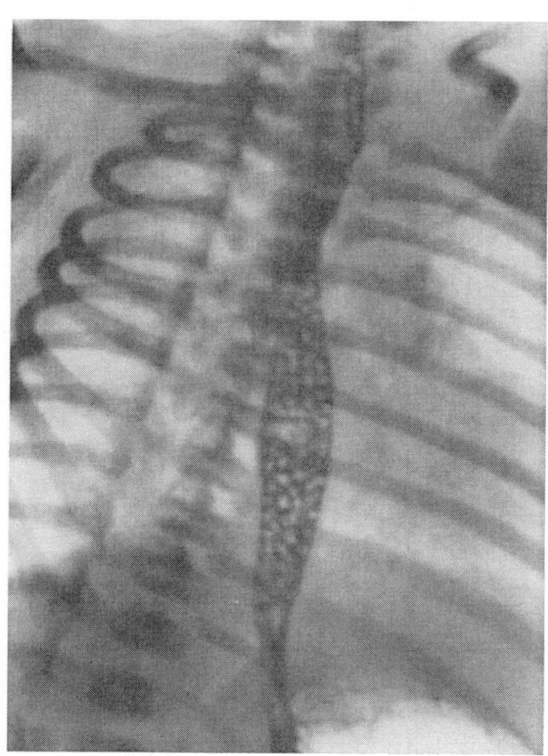

Abb. 8. Multiple Luftblasen bei Untersuchung mit Gastrografin nach Operation einer Oesophagusatresie. 11 Tage altes Kind. Anastomose an der sanduhrförmigen Einengung des Lumens im oralen Drittel der thorakalen Speiseröhre erkennbar

Nach Abfließen des überschüssigen Kontrastmittels bleibt in den Faltentälern des nunmehr kollabierten Muskelschlauches ein Wandbeschlag zurück, der den gestreckten Verlauf längsgerichteter Schleimhautfalten deutlich erkennen läßt.

Die Breite der Falten beträgt etwa 2 mm (PRÉVÔT u. LASSRICH 1959). Die gleichen Autoren empfehlen bei Säuglingen ein relativ dünnes Kontrastmittel, das durch ein enges Saugerloch hindurchgeht und mit der Flasche gefüttert werden kann. Bei älteren Säuglingen und Kleinkindern ist die löffelweise Verabreichung eines normalen Bariumbreies möglich, da „alle Bariumpräparate von Kindern gerne genommen werden".

Viele Radiologen werden hier gegenteilige Erfahrungen gesammelt haben. Selbstverständlich wird man die Verabreichung von Barium per Löffel oder mit der Tasse bei all jenen kleinen Patienten vornehmen, denen diese Applikation zugemutet werden kann. Grundsätzlich geben wir an der Röntgenabteilung der Chirurgischen Universitätsklinik in Heidelberg beim Neugeborenen und Säugling die dünne Kunststoff-Ernährungssonde, führen sie mit einem Gleitmittel transnasal zum Rachen oder Oesophagusmund und verwenden wegen der Gefahr der Aspiration ein jodhaltiges Kontrastmittel (Gastrografin-Schering). Da es sich in der Mehrzahl um den Ausschluß eines mechanischen Hindernisses handelt, kommt der Prallfüllung der Speiseröhre und der funktionellen Analyse kaum eine Bedeutung zu, so daß auf Barium weitgehend verzichtet werden kann. Allerdings neigt dieses Gastrografin zu schaumiger Durchmischung mit gleichzeitig geschluckter Luft (Abb. 8).

Auf eine originelle Kontrastmitteluntersuchung zur Prüfung der Oesophagus-Durchgängigkeit hat TESCHENDORF 1965 aufmerksam gemacht. Er benutzt mit Bariumbrei gefüllte Gelatinekapseln zum Nachweis organischer und spastischer Stenosen. Die Kapseln bleiben an den physiologischen Engen im allgemeinen kurze Zeit stecken und werden vom Muskelschlauch der Speiseröhre klammerartig umfaßt. Mit ihrer Hilfe sollen sich in erster Linie beginnende Stenosen nachweisen lassen. Bleiben die Kontrastkügelchen längere Zeit liegen, dann werden sie aufgelöst, so daß keine Gefahr der Verlegung des Oesophaguslumens besteht.

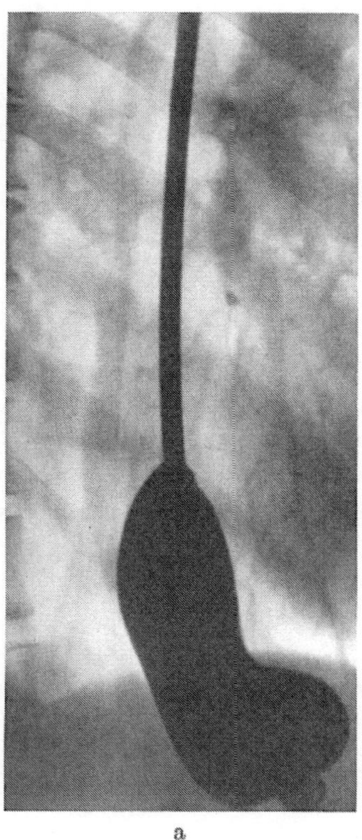

a

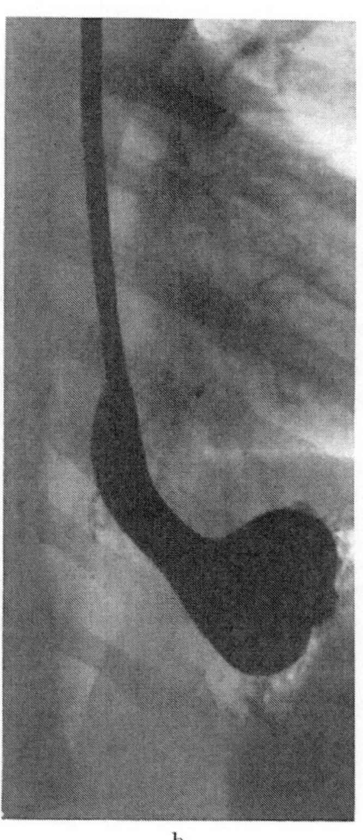

b

Abb. 9a u. b. Untersuchung des Oesophagus mit der kontrastmittelgefüllten Ballonsonde zur Prüfung der Elastizität der Speiseröhrenwand. (Prof. YIANNAKOPOULOS und Dr. K. KOTULAS, Athen, Univ.-Röntgeninstitut)

Zweifellos haben sich die mit Bariumbrei gefüllten Gelatinekapseln bei der Aufdeckung organischer und spastischer Stenosen bewährt. Sie haben allerdings den Nachteil, nur an den physiologischen und pathologischen Engen mit deutlicher Lumeneinengung hängenzubleiben.

Der Wunsch, die Oesophaguswand Schritt für Schritt passiv auf ihre Elastizität zu prüfen und dadurch frühzeitig eine Tumordiagnose zu stellen, führte zur Anwendung einer Ballonsonde, die ebenfalls mit Bariumbrei gefüllt wird und sich relativ leicht in die Speiseröhre einführen läßt. Die Sonde läßt sich beliebig dirigieren.

1964 haben ALMÁSSY u. GALAMB erstmals über Ergebnisse mit Hilfe dieser Untersuchungsmethode bei der Abklärung benigner und maligner Oesophagusstenosen berichtet und im gleichen Jahr eine Arbeit über den Wert dieser Technik beim Studium der Cardiafunktion veröffentlicht.

Unabhängig von diesen Autoren haben YIANNAKOPOULOS u. KOTULAS (persönliche Mitteilung, 1967) diese Untersuchungsmethode routinemäßig in Athen eingeführt. Sie sind dadurch in der Lage, durch stufenweise Verschiebung des Ballons, umschriebene Wandveränderungen am Elastizitätsausfall bereits früher aufzudecken als dies im Rahmen der üblichen Oesophaguskontrastpassage möglich ist (Abb. 9).

Neuerdings haben die griechischen Autoren begonnen, diese Untersuchungen mit der Kinematographie zu kombinieren und dadurch ihre Ergebnisse besonders bei der Frühdiagnose des Carcinoms weiter zu verbessern.

Als außerordentlich einfach zu handhabende Funktionsuntersuchung hat sich das Polygramm mit dreimaliger Filmbelichtung während des Schluckaktes ebenso bewährt wie die Oesophaguskymographie (Strnad 1954; Kraus u. Strnad 1955) besonders zur Abklärung mediastinaler Metastasen (Mele u. Mitarb. 1960).

Das Pneumomediastinum hat sich hingegen nur an wenigen Röntgeninstituten eingebürgert, obwohl die Möglichkeit, auch die äußere Wand der Speiseröhre und ihre Beziehungen zur Nachbarschaft darzustellen, eigentlich eine ideale Ergänzung zur Kontrastierung des Innenreliefs bietet. Svoboda (1964) hat diese Untersuchung routinemäßig bei 50 Patienten durchgeführt, bei denen ein chirurgischer Eingriff oder die Radiotherapie geplant waren.

Die Gefäßversorgung der Speiseröhre ist außerordentlich kompliziert und stammt aus verschiedenen Quellgebieten, und zwar aus den Aa. thyreoidea inf., Aa. bronchiales, aus der Aorta thoracica und A. gastrica sin. In der Hälfte der Fälle kommen hierzu noch Äste aus beiden Aa. subclaviae, den Aa. intercostales dorsales und der A. phrenica abdominalis (Gloor 1953).

Eine vollständige arteriographische Darstellung aller Oesophagusgefäße ist demnach in einem einzigen Untersuchungsgang kaum durchzuführen; damit entfällt auch die Möglichkeit einer selektiven Organangiographie. Übersichtsarteriographien, wie z.B. in Form der thorakalen Katheteraortographie sind wegen der zahlreichen Überlagerungseffekte durch größere Arterienäste kaum geeignet, zur Diagnostik Entscheidendes beizutragen.

Gleiches gilt in der Praxis auch wegen der weit divergierenden Abflußgebiete für Venographie und Lymphographie. Eine Sonderstellung nimmt die Kontrastfüllung des Pfortaderkreislaufes ein. Hier steht als Untersuchungsmethode der Wahl zur Darstellung von Oesophagusvaricen die Splenoportographie (s. Kap. Oesophagusvaricen) zur Verfügung.

a) Kongenitale Fehlbildungen

α) Embryologie und Klassifikation

Die zahlreichen angeborenen Fehlbildungen der Speiseröhre sind in erster Linie für den pädiatrisch tätigen Röntgenologen interessant. Sie umfassen eine Vielzahl möglicher Kombinationen, die nur durch die für den Oesophagus spezifische Organentwicklung verständlich werden.

Embryologisch haben Pharynx, Trachea und oberer Verdauungstrakt einen gemeinsamen Ursprung. Die Anlage des Atmungssystems besteht zunächst in einer Rinne ventral am vorderen Urdarm. Dieser Abschnitt wird vom dorsalen Anteil, dem Vorläufer der Speiseröhre, durch zwei longitudinale und laterale Leisten getrennt; sie wachsen gegeneinander und trennen dadurch den ventralen (Respirations-) Teil vom dorsalen (Oesophagus-) Abschnitt. Knospen aus dem caudalen Ende des ventralen Schlauches entwickeln sich zur Lunge. Unvollständige Trennung zwischen ventralen und dorsalen Partien führen zur fistelförmigen Verbindung zwischen Respirationstrakt und Oesophagus, einer der häufigsten Anomalien, die in Verbindung mit der Oesophagusatresie vorkommt.

Bei der Oesophagusatresie unterbleibt die Entwicklung der mittleren Abschnitte. Oesophagus und Trachea, die zunächst ein gemeinsames Rohr bilden, trennen sich erst im 2. intrauterinen Monat.

Aus diesen embryologischen Gegebenheiten läßt sich bereits eine Klassifikation der möglichen Fehlbildungen ableiten.

Für die Röntgendiagnostik der Oesophagusmißbildungen spielen die außerordentlich seltenen Formen der Aplasie oder fehlenden Kanalisierung keine Rolle. Beim doppelt angelegten Oesophagus sind Fälle von partieller Duplikatur über eine kurze Strecke oder Verzweigung mit Vereinigung des untersten Endes beschrieben worden, ebenso die totale Doppelung über den ganzen Verlauf der Speiseröhre (Feldman 1938).

Tabelle 3. *Oesophagusfehlbildungen* (nach BROOKS 1963)

1. Aplasie des Oesophagus	6. Kongenitale Stenose
2. Anlage eines soliden Stranges (fehlende Kanalisierung)	7. Kongenitale Dilatation (meist des unteren Drittels)
3. Doppelter Oesophagus	8. Divertikel: pharyngo-oesophageal und oesophageal
4. Atresia oesophagi	9. Oesophaguscysten
5. Tracheo- u. Bronchooesophagealfistel ohne Atresie	10. Brachyoesophagus

Dagegen soll die häufigste Form der Oesophagusfehlbildung, die Atresie, mit den verschiedenen Erscheinungs- und Kombinationsformen eingehend geschildert werden. Gleiches gilt für die Fistelverbindungen zwischen oberem Verdauungs- und Respirationstrakt und die kongenitalen Stenosen. Kongenitale Dilatation, Divertikel, Oesophaguscysten und Brachyoesophagus werden in den entsprechenden Kapiteln beschrieben.

β) Duplikaturen

Verdoppelungen der Speiseröhre sind außerordentlich selten. FRANK und PAUL stellten röntgenologisch bei einem Kind zwei parallele Bariumkontrastsäulen im mittleren Oesophagus fest, die sich noch vor dem Magen vereinigten. GJÖRUP (1934) fand bei der Obduktion eines Säuglings eine doppelt angelegte Speiseröhre mit einem Doppelmagen. BUTLER und ENDE berichteten 1950 über ein Carcinom in einem solchen Doppeloesophagus. Dagegen beanspruchen Duplikaturen des thorakalen Oesophagus größere Aufmerksamkeit. Es handelt sich in der Regel um Cysten mit einer aus 1—3 Muskelschichten aufgebauten Wandung mit Schleimhautauskleidung. Die Schleimhaut muß keineswegs mit der Höhe der Cystenlokalisation innerhalb des Magen-Darmtraktes identisch sein.

In der Nomenklatur dieser Gebilde haben sich amerikanische Autoren in den letzten Jahren durchgesetzt (BREMER 1944; R. E. GROSS u. Mitarb. 1952; ELWOOD 1959), die von Duplikaturen sprechen, während ältere Bezeichnungen, wie enterogene Cysten, Enterocystome, gastroenterogene Cysten, Mediastinalcysten und Riesendivertikel, nicht mehr gebräuchlich sind (Abb. 65).

GROSS fand unter 68 Duplikaturen 13 im Bereich des Thorax. Sie sind an den kindlichen Mediastinaltumoren mit einem beachtlichen Prozentsatz beteiligt.

Für die Entstehung dieser Duplikaturen hatte BREMER (1944) inkomplette Rekanalisationsvorgänge angenommen. Die gleichzeitige Beobachtung von Spalt- bzw. Halswirbelfehlbildungen haben Zusammenhänge mit dem Canalis neurentericus (NEUHAUSER u. Mitarb. 1958) wahrscheinlich gemacht. Dafür sprechen auch die nicht seltenen strangförmigen Verbindungen zwischen Duplikatur und Wirbelsäule, die in die Spaltbildungen hineinziehen können (H. WOLF 1965).

Klinisch machen diese Duplikaturen nur sehr selten Beschwerden und werden in der Mehrzahl als Zufallsbefund anläßlich einer Thoraxaufnahme entdeckt. Beschrieben sind Symptome durch Druck auf den Oesophagus (Dysphagie, Erbrechen) oder die Trachea (Dyspnoe, Cyanose). Die seltene Vereinigung mit der Speiseröhre kann zu Oesophagitis und Hämatemesis führen, sofern Magenschleimhaut als Auskleidung der Duplikatur vorliegt.

Bestimmende diagnostische Maßnahme ist die Röntgenuntersuchung, bei welcher glatt begrenzte, runde, weichteildichte Gebilde im hinteren Mediastinum, meist rechts von der Wirbelsäule, zu finden sind (SINGLETON 1959). Die Speiseröhre wird durch die Duplikatur nach lateral und meist auch ventralwärts verlagert. Bei Kommunikation mit dem Oesophaguslumen verteilt sich das Kontrastmittel innerhalb der Cyste, eine Situation, die unbedingt zur Verdachtsdiagnose einer Duplikatur führen sollte. In der Mehrzahl der Fälle kann röntgenologisch nur die Diagnose eines benignen Tumors des hinteren Mediastinums gestellt werden, so daß erst durch die histologische Untersuchung die endgültige Abklärung einer Fehlbildung des Vorderdarmes möglich wird (Abb. 10).

Peritonitis bei einer Duplikatur, die vom 3. Halswirbel aus bis zum terminalen Ileum reichte und hier infolge einer Perforation zum Tode eines 2 Monate alten Frühgeborenen führte, wurde 1959 von NATHAN beschrieben. Histologisch zeigte die Duplikatur einen der Magenschleimhaut ähnlichen Aufbau. Auf Grund von fünf eigenen Beobachtungen plädiert auch dieser Autor für den neurenterischen Ursprung dieser Anomalien.

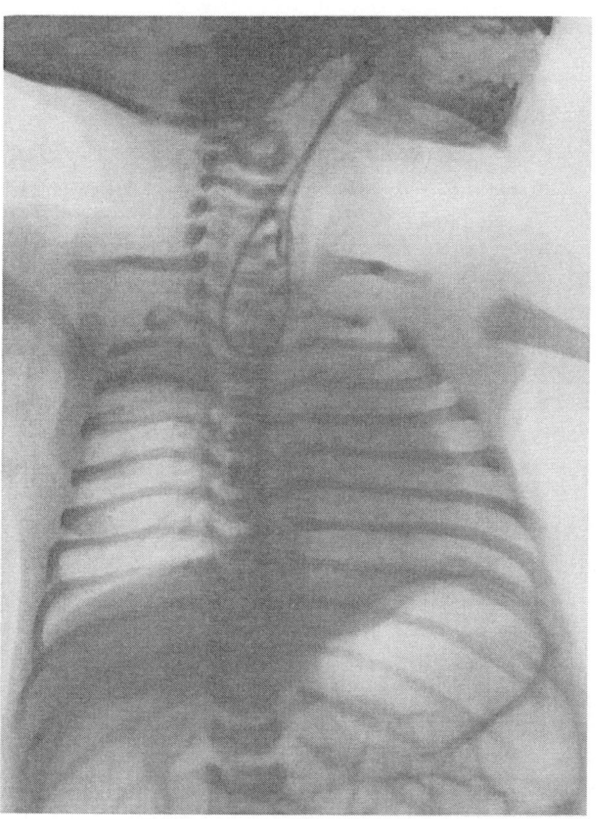

Abb. 10. Oesophagusatresie. Neugeborenes. Die umgeschlagene Ernährungssonde markiert den oberen Oesophagusblindsack. Verschattung des rechten Oberfeldes infolge Aspirationspneumonie. Stenosierung der Trachea durch den Oesophagusblindsack. Luft im Magen-Darmkanal als Hinweis für das Bestehen einer Oesophago-Trachealfistel

γ) *Oesophagusatresie*

Die kongenitale Oesophagusatresie kann in so verschiedenen Formen auftreten, daß eine Klassifikation, die alle Varianten erfassen würde, für den praktischen Gebrauch unübersichtlich bliebe. Alle Unterteilungen, die bisher getroffen wurden, berücksichtigen deshalb nur die herkömmlichsten Formen.

Das am häufigsten gebrauchte Schema geht auf VOGT (1928) zurück (Tabelle 4).

Tabelle 4. *Einteilung der Oesophagusatresie* (nach VOGT 1928)

Typ I	Agenesie des Oesophagus
Typ II	Oesophagusatresie ohne Oesophagotrachealfistel
Typ III	Atresie mit Oesophagotrachealfistel
	a) Fistel vom proximalen Segment ausgehend
	b) Fistel vom distalen Segment ausgehend
	c) Fistel vom proximalen und distalen Segment

Da diese Einteilung von rein anatomischen Gesichtspunkten ausgeht und der Häufigkeit aller Fehlbildungen nicht Rechnung trägt, gaben LADD (1950), ROBERTS (1958) und

GROSS (1953) weitere Klassifizierungen an, die von RUTTEN (1962) durch seltene Varianten vermehrt und von DAUM (1967) weiter ergänzt wurden (Abb. 11).

Im Hinblick auf die Häufigkeit der einzelnen Atresieformen sei eine Sammelstatistik der Mitglieder der Surgical Section of the American Academy of Pediatrics (HOLDER, CLOUD, LEWIS u. PILLING 1964) angeführt, die in der Unterteilung nach R. E. GROSS (1953) folgendermaßen aussieht (Tabelle 5).

Tabelle 5. *Einteilung der Oesophagusatresie* (nach GROSS 1953)

Oesophagusatresie ohne Fistel	82	=	7,7%
Oesophagusatresie mit oberer Fistel	9	=	0,8%
Oesophagusatresie mit distaler Fistel	916	=	86,5%
Atresie mit Doppelfistel	7	=	0,7%
Kongenitale Stenose	44	=	4,2%
Total	1058	=	100,0%

Klinisch muß die Oesophagusatresie in den ersten Lebensstunden dann vermutet werden, wenn plötzliches Ausstoßen von Speichel aus dem Munde des Neugeborenen beobachtet wird, und/oder wenn es zu Husten und Cyanose nach dem Schlucken kommt.

Die Röntgenuntersuchung beginnt grundsätzlich mit einer Übersichtsaufnahme von Thorax und Abdomen, da die nicht seltene Begleitpneumonie das Risiko einer chirurgischen Intervention außerordentlich erhöht. Der fehlende Nachweis von Luft im Abdomen ist nahezu pathognomonisch für das Bestehen einer Oesophagusatresie. Im Falle der häufigsten Atresieform mit unterer Fistelbildung ist allerdings reichlich Luft innerhalb des Magen-Darmtraktes zu erwarten (Abb. 10).

Im rechten oder linken Oberlappen gelegene Verschattungen entsprechen entweder Aspirationspneumonien oder Atelektasen.

GASTELBLUM (1962) erwähnt jedoch die seltenen Fälle einer engen unteren Fistel, die kaum Luft in den Magen übertreten läßt.

Im Anschluß an die Untersuchung ohne Kontrastmittel erfolgt die Darstellung der Speiseröhre mit wasserlöslichem, jodhaltigem Kontrastmittel, die grundsätzlich mit einem weichen Gummi- oder Kunststoffkatheter vorgenommen wird, wie er als Nährsonde in verschiedenen Kaliberstärken Verwendung findet. Das Kontrastmittel sollte nicht in hohen Konzentrationen appliziert werden, um einen Hustenreiz und damit den vorzeitigen Übertritt in die Trachea zu vermeiden. Bariumsulfat — auch in dünnen Aufschwemmungen — und Jodöle sind kontraindiziert.

Da weder die Höhe der Atresie noch das Ausmaß der Fistelbildung zur Trachea vorher bekannt sind, kann es im Verlaufe der Kontrastmittelfüllung zu erheblicher Atemnot im Gefolge einer Aspiration und schwerer Cyanose kommen. Die Kontrastmitteluntersuchung der oberen Verdauungs- und Atemwege sollte deshalb grundsätzlich nur mit bereitliegendem Notfallbesteck, bestehend aus einer Absaugevorrichtung und der Möglichkeit zur Sauerstoffbeatmung, durchgeführt werden.

Vorsichtsmaßnahmen sind insbesondere bei den außerordentlich seltenen Kurzschlußverbindungen im Niveau des Larynx mit Spaltbildung zu erwarten, wie sie von DAUM u. Mitarb. (1965) an der Chirurgischen Universitätsklinik Heidelberg beobachtet werden konnten (Abb. 12).

Die Untersuchung wird am hängenden Kinde erst dann durchgeführt, wenn die Vorbereitungen eine schnellstmögliche Kontrastmittelapplikation und Röntgenuntersuchung gewährleisten. Hierzu gehört im Rahmen der modernen Röntgendiagnostik auch der Einsatz der Röntgenkinematographie oder des Magnetbandgerätes, um die außerordentlich schnell ablaufenden Vorgänge mehrmals reproduzieren zu können. Nur auf diese Weise sind flüchtige Kontrastmittelübertritte durch kleine oder sehr hoch sitzende Fistelöffnungen zum Tracheobronchialbaum sichtbar zu machen.

Die Kontrastmittelmenge muß so klein wie möglich gehalten werden. Im allgemeinen reichen 1—3 ml, um den Blindsack darzustellen. Dieser liegt meist in der Mitte zwischen

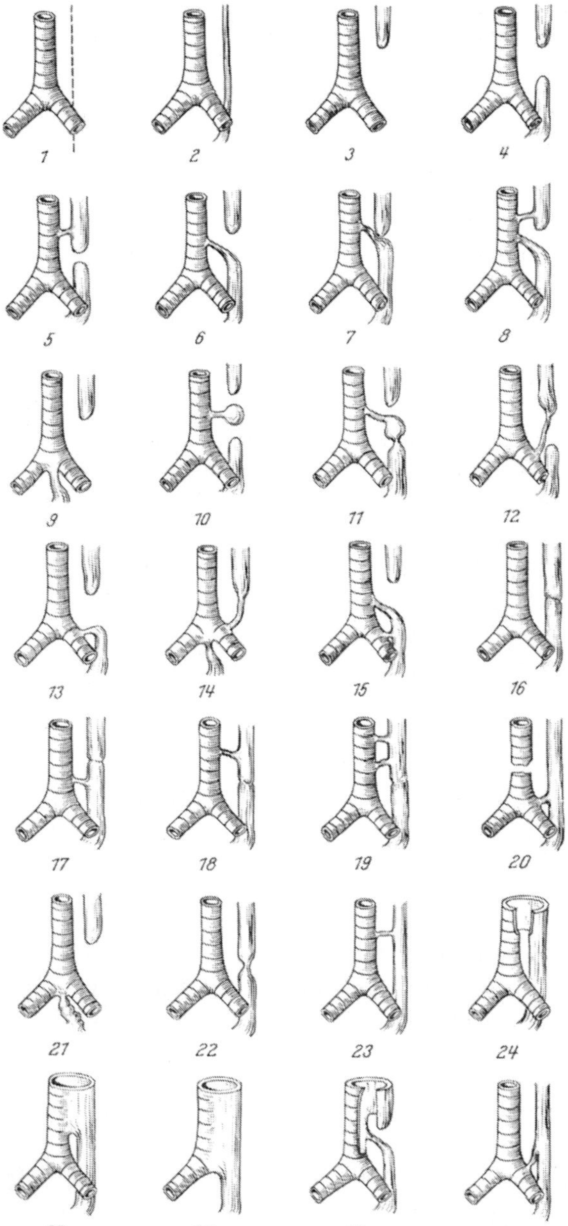

Abb. 11. Formen der Oesophagusatresie und seltene Varianten. *1* Agenesie des Oesophagus (Sonderland; Cooper; Lozach). *2* Totale Obliteration (Parsons). *3* Partielle Agenesie (Cleaver; Durston). *4* Oesophagusatresie ohne Fistel (Vogt II). *5* Oesophagusatresie mit Fistel vom proximalen Segment (Vogt IIIa). *6* Oesophagusatresie mit Fistel vom distalen Segment (Vogt IIIb). *7* Oesophagusatresie mit Fistel vom distalen Segment mit ungewöhnlicher Überlappung (Yahr et al.; Dafoe u. Ross; Roe u. Nobis). *8* Oesophagusatresie mit Fistel vom proximalen und distalen Segment (Vogt IIIc). *9* Oesophagusatresie mit distaler Fistel, direkte Kommunikation in die Bifurkation (Leven). *10* Oesophagusatresie mit proximalem und distalem Blindsack, Oesophago-Trachealfistel von einer dazwischenliegenden Oesophaguscyste (Chirurg. Univ.-Klinik Heidelberg, eigene Beobachtung). *11* Oesophagusatresie mit distaler Fistel, zusätzliche Stenose des distalen Segmentes (Tuqan). *12* Oesophagusatresie mit Oesophago-Bronchialfistel vom proximalen Segment. *13* Oesophagusatresie mit Oesophago-Bronchialfistel vom distalen Segment (Levy; Haight). *14* Oesophagusatresie mit Oesophago-Bronchialfistel vom proximalen Segment und Oesophago-Trachealfistel vom distalen Segment (Ellerbroek). *15* Oesophagusatresie mit Oesophago-Bronchialfistel vom distalen Segment und Oesophago-Trachealfistel vom distalen Segment (Devens). *16* Membranatresie des Oesophagus (Rossi; Tenon; Schwartz). *17* Membranatresie des Oesophagus mit Oesophago-Trachealfistel vom distalen Abschnitt (Lister; Holcomb u. Daniel). *18* Membranverschluß des Oesophagus und hohe Oesophago-Trachealfistel (Schwartz u. Dale; Minnis; Burko u. Brevetti). *19* Membranverschluß des Oesophagus und Doppelfistel (Goldenberg). *20* Trachealatresie mit Oesophago-Bronchialfistel (Devenis). *21* Oesophagusatresie mit Oesophago-Trachealfistel vom distalen Segment ohne kontinuierliches Lumen (Humphreys). *22* Oesophagusstenose (membranös und filiform) (Vinson; Findlay; Vagras et al.; St. Eckerström; R. H. Adler; Goldenberg; Soave; Greenough; Thibault; Bonilla; Haag; Paulino et al.; Grob; Ebel; Hasse; Imdahl). *23* Oesophago-Trachealfistel ohne Atresie (H-Form) (Lamb; Pinard; Tarnier; Haight; Ware u. Gross; Imperatori; Linder; Giedion). *24* Oesophago-Laryngealfistel ohne Atresie (Daum, Hecker et al.; Harrison et al.; Plattner; Crooks; Findlay). *25* Partielle Aplasie des Septums (Sandegard; Pettersson; Blumberg; Helmsworth; Ferguson; Lynn; Luomanen). *26* Totale Aplasie des Septums (Richter; Welch; Triboletti; Zachary; Griscom). *27* Oesophagusatresie mit Oesophago-Trachealfistel vom distalen Segment und Larynxspaltung (Daum; Hecker et al.). *28* Kongenitale Oesophago-Bronchialfistel ohne Atresie (German; Mullard; Clerf; Moersch; Abrams; Frater et al.). *29* Oesophagusduplikatur (partiell) (Blasius). *30* Partielle Oesophagusduplikatur mit Oesophago-Trachealfistel vom distalen Segment (Minnis; Burko u. Brevetti; B. S. Wolf; Duncan; Pate) (nach Daum 1967)

oberer Thoraxapertur und Bifurkation und ist plump-sackförmig oder geht spitz-konisch zu. Die detaillierte Abklärung des zu Grunde liegenden Bildungsfehlers ist durch die Untersuchung mit Kontrastmittel nicht weiter abzuklären, wenn nicht die Form der oberen Blindsacktasche gewisse Hinweise auf zusätzliche Fisteln ergibt.

Tritt Kontrastmittel in die Luftwege über, so muß differenziert werden zwischen Verschlucken, einer oesophago-laryngealen, -trachealen oder -bronchialen Fistel. Mit Hilfe des in den Pharynx eingeführten Kunststoff- oder Gummikatheters gelingt es nicht selten, durch vorsichtiges Vorschieben der Sondenspitze nach Kontrastmittelgabe unter Fernsehkontrolle die genaue Lage der Fistelöffnung zu eruieren.

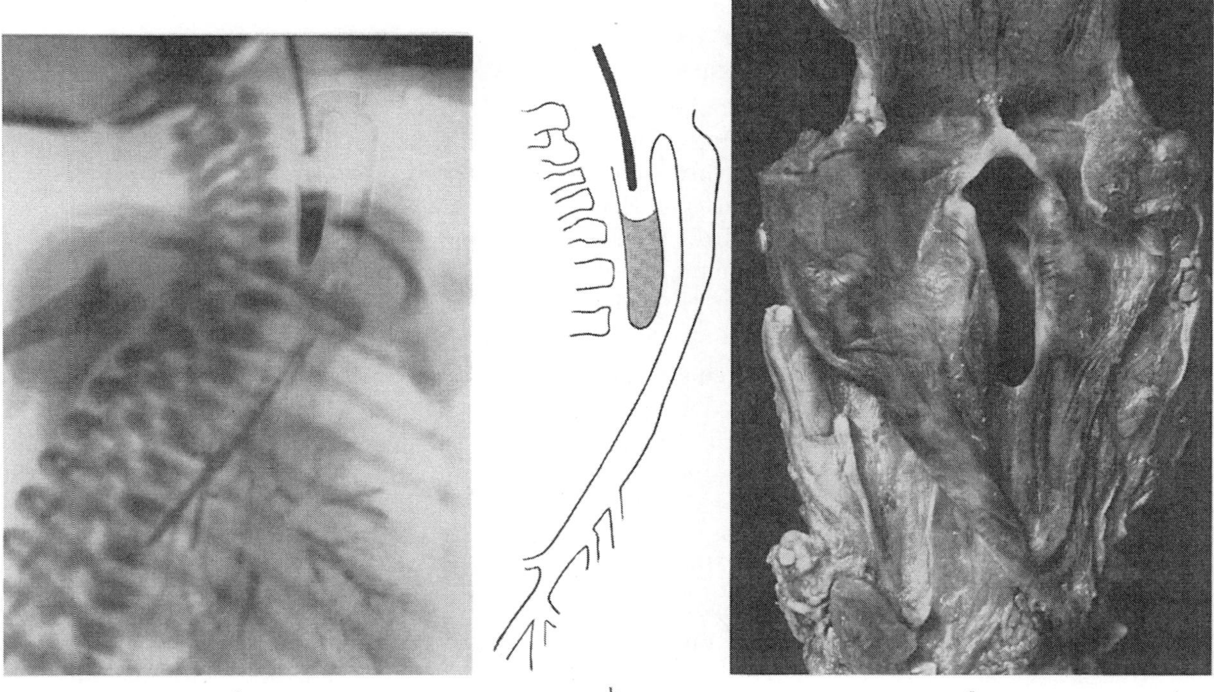

Abb. 12a—c. Oesophagusatresie mit oesophago-laryngealer Fistel. Keine Kurzschlußverbindung zwischen Oesophagus und Trachea (a und b). Der Überlauf des Kontrastmittels in Höhe des Kehlkopfes ohne Kontrastierung des Larynx deutet auf eine Fistel zwischen Oesophagus und unterem Kehlkopf. Obduktionspräparat (c): Breite konnatale Spaltung der Kehlkopfhinterwand in Verlängerung der Incisura interarytaenoidea. (Nach DAUM, HECKER, ROSSNER u. WENZ 1965)

Der Nachweis einer Oesophagusatresie darf den Röntgenologen nicht von der weiteren Suche nach zusätzlichen Mißbildungen abhalten. Im Falle der am häufigsten vorkommenden Oesophagusatresie mit unterer Oesophagotrachealfistel genügt das negative Kontrastmedium Luft in den Darmschlingen, gelegentlich weitere Stenosen oder Atresien röntgenologisch abzuklären. Die Kombination eines Oesophagusverschlusses mit einer Anal- und Rectumatresie konnte chirurgisch korrigiert werden. KOLB berichtete 1963 über einen ebenfalls erfolgreich operierten Fall, bei dem zusätzlich eine Duodenalstenose und multicystische Nierendegeneration bestanden.

COHEN (1965) hält bei der häufigsten Form der Oesophagusatresie mit unterer Fistel eine Kontrastdarstellung des Blindsackes für überflüssig und bedient sich lediglich eines schattengebenden Katheters, den er bis zum Blindsack vorsichtig weiterführt. Wird keine Luft im Magen oder Darm nachgewiesen, dann soll von einer Witzelfistel aus das Kontrastmittel unter Kompression des Pylorus in den Magen injiziert werden. Durch Reflux wird alsdann versucht, das aborale Oesophagusende darzustellen. Die Länge dieses untersten Segmentes entscheidet über die einzuschlagende chirurgische Therapie. In Fällen ohne

Atresie mit Oesophagotrachealfistel empfiehlt der Autor die Einführung eines nicht zu weichen Katheters in die Speiseröhre, dessen Ende unter Wasser liegt. Gelangt die Sondenspitze in die unmittelbare Nähe der Fistel, so entweicht aus dem Schlauch Luft und die Fistel läßt sich dadurch lokalisieren.

Bei doppelter Fistelbildung findet sich nicht selten eine Pneumonie. Meist kommt bei der Kontrastmittelgabe nur die obere Fistel zur Darstellung und die Situation wird erst bei der Operation geklärt (MONTAGNANI 1964).

δ) *Oesophagotrachealfistel ohne Atresie*

Kurzschlußverbindungen zwischen Oesophagus und Trachea sind nach MELDOLESI u. CAMPETI (1962) zu 98% mit einer Oesophagusatresie vergesellschaftet. Die reine Oesophagotrachealfistel ist demnach ein seltenes Ereignis (BRUNNER 1961; REHBEIN 1964).

Die Diagnostik der reinen Oesophagotrachealfistel erfolgt im allgemeinen wesentlich später als die der Atresie, da klinische Erscheinungen erst mit der Aufnahme fester Nahrung auftreten. Offensichtlich löst erst der kompakte Speisebolus eine wesentliche Peristaltik aus, wodurch der Eintritt von Speiseteilen in den Respirationstrakt erleichtert oder überhaupt erst ermöglicht wird. Als Folge eines oder mehrerer solcher Speiseübertritte kommt es zur Aspirationspneumonie, so daß nicht selten eine Lungenverschattung dem Röntgenologen erstmals einen Hinweis für das Bestehen einer angeborenen Kurzschlußverbindung gibt (DOR 1964; SACKS u. Mitarb. 1967).

Das klinische Bild ist durch eine Trias (HELMSWORTH u. PRYLES 1951) recht gut umschrieben: durch Nahrungsaufnahme provozierte Hustenattacken, starke Blähung des Abdomens und rezidivierende Pneumonie vor allem des rechten Oberlappens. Beim Neugeborenen kann gleichzeitige exzessive Schleimproduktion zunächst zur Annahme einer Atresie führen. Die Blähung des Abdomens ist besonders auffallend; schon LAMB (1873) schreibt von einer „flatulence which was abundant and very painful" (zit. nach H. WOLF 1965). Oft ist die Angst größerer Kinder vor flüssiger Nahrung besonders eindrucksvoll.

Der direkte Nachweis des Fistelganges stößt besonders beim Kleinkind auf Schwierigkeiten, da nicht selten längere, schräg von dorsal unten nach ventral oben verlaufende Fistelgänge vorliegen. Sie lassen sich am besten in Seit- oder Bauchlage mit leichter Kopftieflage nachweisen. Das enge Gangsystem kommt meist mit wasserlöslichen Kontrastmitteln besser zur Darstellung als mit Bariumaufschwemmungen, die für den Eintritt in das Respirationssystem — wie oben angeführt — ungeeignet und damit kontraindiziert sind.

Die Übersichtsaufnahme der Lunge mit dem Nachweis pneumonischer oder gar einschmelzender Veränderungen ermöglicht nicht selten bereits vor der Anwendung von Kontrastsubstanzen eine grobe Höhenlokalisation der Fistel. Aboral der Fistel findet sich in den meisten Fällen eine mäßige tubuläre Stenose ohne klinische Symptomatologie.

Trotz genauester Untersuchung kann der direkte Fistelnachweis mit Kontrastmittel in seltenen Fällen unmöglich sein. Die Fistel liegt im allgemeinen höher als bei Atresien, im mittleren Drittel der Trachea, in Höhe der Clavicula oder im Halsbereich. Unter Umständen muß bei unklarem Röntgenbefund die Endoskopie entscheiden. Hierbei gibt die Bronchoskopie bessere Resultate als die endoskopische Untersuchung der Speiseröhre (HERWEG u. OGURA 1955).

Am bekanntesten ist das röntgenologische Erscheinungsbild der sog. H-Fistel (Abb. 13). Doppelte Fistelbildungen ohne Atresie sind ausgesprochene Raritäten (HÜBNER 1943; ASTLEY 1956; BABBITT 1957). Eine größere Zusammenstellung über insgesamt 63 Fälle von Oesophagotrachealfisteln findet sich bei CORNU, GAILLARD u. DELPHIN (1961).

Weniger bekannt sind hochgelegene, spaltförmige Verbindungen zwischen Speise- und Luftröhre bzw. Kehlkopf, die infolge ihrer Lokalisation meist einen pathologischen Schluckakt ohne organische Veränderungen vortäuschen. Die irrtümliche Annahme einer

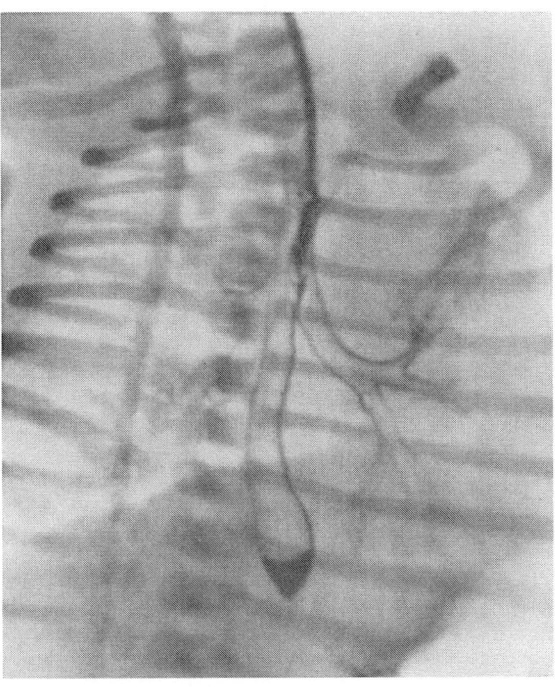

Abb. 13. Kongenitale Oesophago-Trachealfistel, sog. H-Fistel bei 2 Tage altem Kind. Füllung des Tracheobronchialbaumes während der Oesophagusdarstellung mit Gastrografin

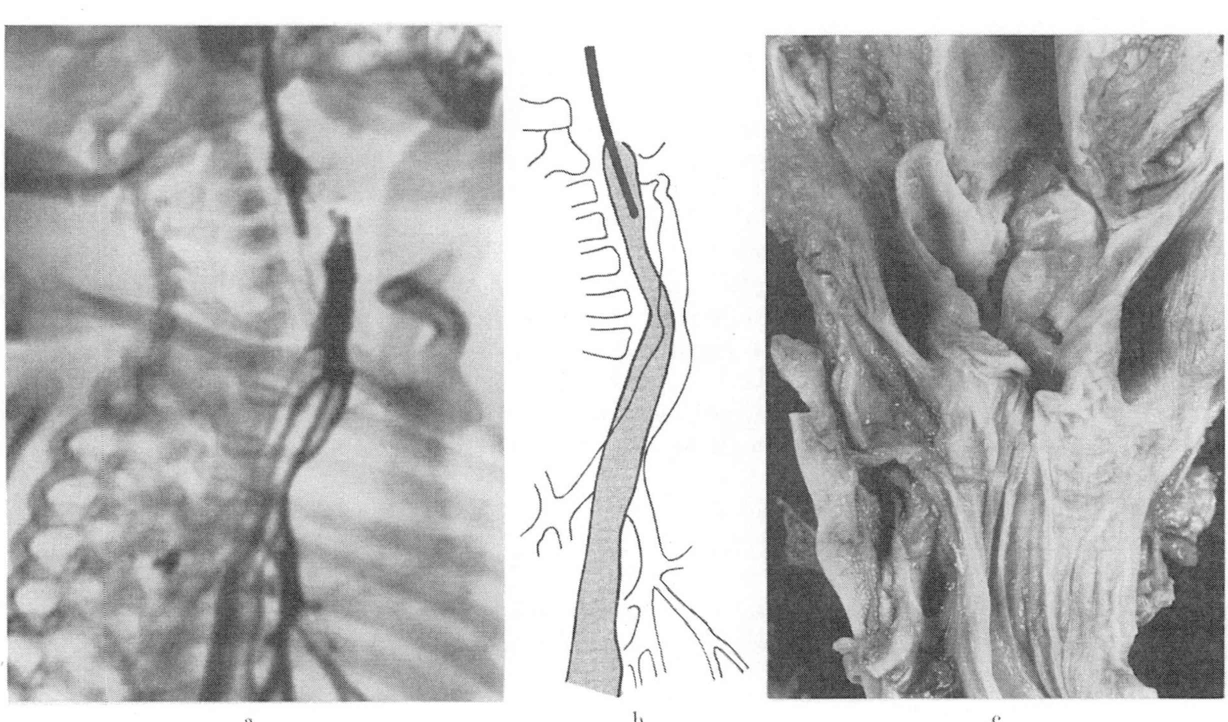

Abb. 14a—c. Kongenitale oesophago-laryngeale Fistel. 10 Wochen alter Säugling mit rezidivierenden Aspirationspneumonien und pathologischem Schluckmechanismus. Die Kontrastuntersuchung über eine Ernährungssonde (Spitze in Höhe des 4. Halswirbelkörpers) zeigt dicht unterhalb des Oesophagusmundes Kontrastmittelübertritt in die Trachea (a und b). Tod an Aspirationspneumonie. Sektionspräparat (c): Scheinbare Verlängerung der Incisura interarytaenoidea infolge Aplasie der Lamina cartilaginis cricoideae. (Nach DAUM, HECKER, ROSSNER u. WENZ 1965)

funktionellen Störung des Schluckaktes beruht darauf, daß die Kommunikation im Bereich des Ringknorpels und der caudalen Hinterwand des Larynx lokalisiert ist und der Übertritt der Nahrung in die Trachea zu Beginn des Schluckaktes erfolgt.

Wir hatten an der Röntgenabteilung der Chirurgischen Universitätsklinik Heidelberg Gelegenheit, einen 10 Wochen alten, schwerkranken Säugling zu untersuchen, der seit Geburt ständig aspirierte und schwere Pneumonien durchgemacht hatte. Bei der minutiösen Untersuchung des obersten Oesophagus mit einer dünnen Ernährungssonde unter fortlaufender, vorsichtiger Kontrastmittelgabe konnte zwar die Kommunikation zwischen Oesophagus und oberstem Respirationstrakt in die Larynxhöhe lokalisiert werden, erst die Obduktion ergab jedoch später eine Anomalie im Sinne einer Aplasie der Lamina cartilaginis cricoideae und damit eine leichte Verlängerung der Incisura interarytaenoidea (Abb. 14) (DAUM u. Mitarb. 1965).

ε) *Kongenitale Oesophagusstenosen*

αα) *Innere Stenosen*

H. WOLF (1965) unterscheidet zwischen inneren und äußeren kongenitalen Einengungen der Speiseröhre. Äußere Oesophagusstenosen sind durch mechanische Kompression infolge von Gefäßanomalien oder Strängen bedingt, innere durch mehr oder weniger hochgradige Einengung des Lumens infolge fehlerhafter Rekanalisation. Von ganz besonderer Bedeutung ist die Abgrenzung der inneren Stenosen gegenüber jenen Verengungen, die durch Entzündung (Refluxoesophagitis) bei funktionellen oder organischen Veränderungen des Hiatus zustande kommen.

Angeborene Oesophagusstenosen sind ausgesprochen selten, jedenfalls kommen sie weniger häufig vor als Atresien. Sie liegen meist im mittleren oder unteren Drittel. Nach ihrer Konfiguration unterscheiden GROB, STOCKMANN u. BETTEX (1957) sanduhrförmige Einengungen des Oesophagus auf einer kurzen Strecke, membranartige Verschlüsse mit zentraler oder exzentrischer Öffnung, lokalisierte fibröse oder fibromuskuläre Verdickung der Speiseröhrenwand mit Einengung des Lumens. Unter der Bezeichnung einer Adenomyosis oesophagi haben SPATH u. RATZENHOFER (1959) eine geschwulstartige Fehlbildung beschrieben und BELTZ (1962) eine Stenose mit Bronchialwandauskleidung.

Klinische Leitsymptome bei der kongenitalen Stenose sind Dysphagie und Regurgitation. Das Ausmaß der Beschwerden hängt ab vom Schweregrad der Einengung, wobei der Beginn der Symptomatologie meist im 2. Lebenshalbjahr — beim Übergang von flüssiger zu breiiger Kost — liegt. Bei hochgradigen Stenosen wird gelegentlich schaumiger Speichel wie bei der Atresie hochgewürgt. Die Stenose führt zur chronischen Unterernährung mit Untergewicht und Kleinwuchs. Symptomfreie Intervalle werden durch eine spastische Begleitkomponente wechselnden Ausmaßes erklärt (WOLF 1965). Durch Aspiration können Pneumonien entstehen, und wenn eine prästenotische Oesophagusdilatation auftritt, können respiratorische Beschwerden mit Dyspnoe, Stridor und Cyanose resultieren.

Während der Röntgenuntersuchung finden sich in der Regel röhrenförmige Stenosen mit einer Länge von 1—2 cm, höhergradige Stenosen kommen meist im mittleren Drittel der pars thoracica oesophagi vor. Liegen bei der Untersuchung bereits Zeichen einer pneumonischen Infiltration vor, so sollte die Passage wegen der möglichen Aspirationsgefahr nicht mit Bariumbrei sondern mit einem wasserlöslichen Kontrastmittel durchgeführt werden.

Außerordentlich selten kommen membranartige Stenosen mit konzentrischer oder exzentrischer Öffnung zur Darstellung, wie sie z.B. sehr eindrucksvoll von FRIK (1966) demonstriert worden sind (Abb. 15), sog. intraoesophageale Divertikel.

Handelt es sich nur um eine geringgradige Stenose, so verursacht diese manchmal erst im Kindes- oder gar erst Erwachsenenalter Beschwerden. Beim alten Menschen kann das Nachlassen der Kaufähigkeit und das dadurch bedingte Verschlucken größerer Speisebrocken klinische Symptome hervorrufen.

Die Differentialdiagnose der Erwachsenenstenose im mittleren und distalen Oesophagusdrittel hat in jedem Falle das Carcinom mit submuköser Ausbreitung und Stenosierung zu berücksichtigen. Erst die endoskopische und histologische Sicherung solcher Veränderungen erlaubt den sicheren Ausschluß eines Malignoms. Für die kongenitale Genese spricht — neben entsprechenden anamnestischen Angaben — die Unveränderlichkeit der Stenose in der Verlaufsbeobachtung.

Trotz der Schwierigkeit, gewisse stenosierende Veränderungen am Oesophagus im Hinblick auf ihre kongenitale Entstehung einzuordnen, lassen sich folgende anatomische Gegebenheiten nach LEFEBVRE u. SAUVEGRAIN (1964) verwerten:

1. Schleimhautmembran, die röntgenologisch als feine, ringförmige Aussparung erscheint.

2. Fibröse, fibro-muskuläre oder muskuläre Verdickung unter dem Bild der umschriebenen Einengung des Lumens, meist im unteren und mittleren Drittel lokalisiert.

Voraussetzung für die Diagnose kongenitaler Veränderungen ist der Ausschluß einer Hiatushernie oder eines Refluxes aus dem Magen.

KUMAR hat 1962 als Ursache einer konstanten Stenose des präcardialen Oesophagus erst durch Resektion und histologische Untersuchung unter dem Plattenepithel einen Knorpelring nachweisen können. Der Autor nimmt an, daß sich einige viscerale Mesenchymzellen, welche den späteren Trachealknorpel bilden, in Richtung auf die Speiseröhrenanlage losgelöst haben, bevor die beiden Hohlraumsysteme getrennt waren.

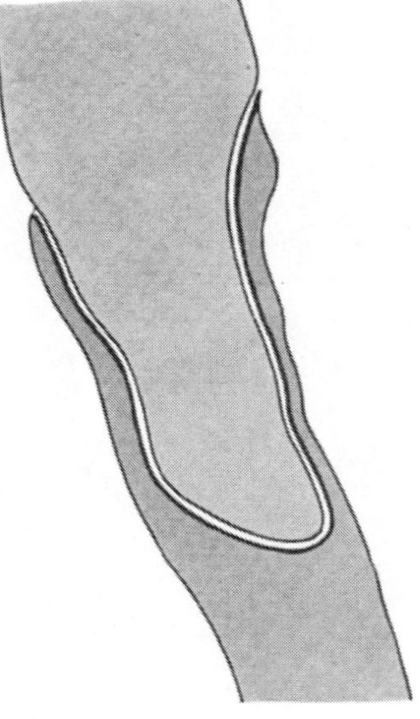

Abb. 15. „Intraoesophageales Divertikel" (nach FRIK 1966)

ββ) Äußere Stenosen

Ähnlich den angeborenen inneren Stenosen verlaufen die Stenosen durch Kompression von außen lange Zeit symptomlos oder verursachen — neben der Dysphagie — auch Symptome von Seiten der oberen Luftwege in Form von in- und exspiratorischem Stridor und Dyspnoe. Sie sind in erster Linie durch Gefäßanomalien bedingt und daher in der Regel in Höhe der Aorta lokalisiert (WILLICH 1963).

Impressionen am Oesophagus durch die Aorta oder atypisch verlaufende Äste können in folgenden Fällen auftreten:

1. Aberrierende, rechte A. subclavia (Arteria lusoria),
2. Rechtslage des Aortenbogens,
3. Arcus aortae circumflexus,
4. Verdoppelung des Aortenbogens.

Röntgenologisch ergibt sich bei beiderseits gleichstark entwickelten Aortenbögen eine fast symmetrische Einengung der Speiseröhre von lateral im a.p. Bild, bei ungleich entwickelter Größe der Aortenschenkel entspricht die tiefere Eindellung dem größeren Bogen. Deszendiert die Aorta links, so verursacht der rechte Schenkel die größere Impression und umgekehrt. Da sich beim Kinde die Aorta röntgenologisch noch nicht als Schattenband darstellt, läßt sich beim Vorliegen eines Arcus aortae duplex die Seite der Aortendeszension auch aus dem Verlauf der Impression entnehmen (Abb. 16).

Abb. 17 demonstriert die für den Röntgenologen bedeutsamsten Möglichkeiten vasculärer Kompressionen der Speiseröhre. DIVELEY u. Mitarb. (1963) erwähnen noch das Kuriosum einer atypisch weit distal abgehenden linken A. carotis mit Kompression des Oesophagus neben einer Anzahl weiterer Mißbildungen, die im Kapitel über den Aortenbogen und seine Entwicklungsstörungen ausführlich dargestellt sind.

Die endgültige Diagnose ist nur angiographisch möglich; trotzdem erlaubt schon die eingehende Durchleuchtung — kombiniert mit der Kontrastmahlzeit — nicht selten eine wegweisende Verdachtsdiagnose. Die rundliche, scharf abgesetzte Kompression der hinteren Oesophaguswand ist ein verläßlicher Hinweis auf ein atypisches, komprimierendes Gefäß. Ein kaliberstarkes Gefäß, das etwa in der Mittellinie die Speiseröhre von dorsal einengt, verlagert diese ventralwärts. Bei genauer Untersuchung und ganz besonders, wenn Magnetoskopie oder Kinematographie zu Hilfe herangezogen werden, wird sich durchwegs auch eine deutliche Pulsation am Ort der Kompression nachweisen lassen.

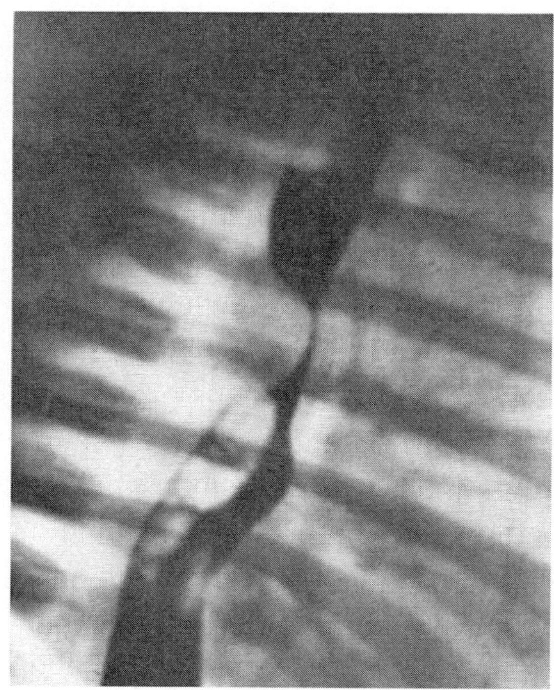

Abb. 16. Ausgeprägte Oesophaguskompression durch Gefäßring (operativ verifiziert)

Die wichtigste Untersuchungsposition zur Aufdeckung dieser anomalen Gefäßverläufe ist zweifellos das Seitbild, das dorsoventrale Impressionen einwandfrei differenzieren läßt. Erst wenn die Röntgenuntersuchung der Speiseröhre abgeschlossen ist, sollte man sich bei gleichzeitigen Beschwerden im oberen Verdauungstrakt zur Darstellung der Trachea entschließen, da Gefäßringe nicht selten sowohl Anlaß zur Dysphagie als auch zur Trachealkompression geben (Abb. 16). Im Krankengut von DIVELEY u. Mitarb. (1963) fanden sich unter 10 Patienten, die an Oesophagus- und Trachealkompression litten, 5 mit doppeltem Aortenbogen, von denen 2 einen offenen Ductus Botalli aufwiesen. Ein Arcus aortae dexter mit linkem Ligamentum arteriosum war bei 3 Kranken, eine retro-oesophageale Arteria subclavia bei einem Kranken und ein atypisch entspringender Truncus brachiocephalicus bei einem weiteren

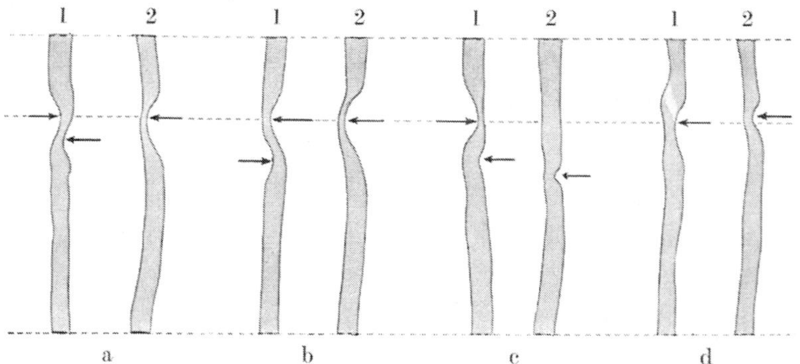

Abb. 17a—d. Typische Oesophagusimpressionen im sagittalen (*1*) und frontalen (*2*) Strahlengang durch: a doppelten Aortenbogen mit größerem rechten Bogen und links descendierender Aorta, b doppelten Aortenbogen mit größerem linken Bogen und rechts descendierender Aorta, c rechtsliegenden Aortenbogen, rechts descendierende Aorta. Ringbildung durch Ligamentum arteriosum, d Arteria subclavia lusoria dextra. (Nach HEBERER u. Mitarb. 1966)

Patienten Ursache einer Trachealkompression; 5 Kinder zeigten Aortenbogenanomalien mit anderen Mißbildungen, besonders im Herzen.

Auf die gekrümmt verlaufende Aorta (kinking aorta) und ihre möglichen Impressionen an der Speiseröhre hat BROMBART (1956) aufmerksam gemacht. In sehr seltenen Fällen beginnt die Knickung der Aorta descendens unmittelbar über dem Zwerchfell. Sie verwirklicht so die tiefe Rechtslage der Aorta descendens mit entsprechender Impression der distalen, thorakalen Oesophagushälfte von rechts her mit mehr oder weniger stark ausgeprägter Verlagerung der Speiseröhre nach links über die Mittellinie hinaus (Abb. 18).

In sehr eindrucksvoller Weise hat AGATI (1962) die Impression einer Arteria lusoria am Oesophagus durch die simultane Kontrastfüllung der Aorta und der Speiseröhre dargestellt.

Als bisher noch nicht beschrieben, schildern MUSTARD u. Mitarb. (1962) eine aberrierende linke A. subclavia, die über ein linkes Lig. arteriosum zu einem Gefäßring vervollständigt wurde und Kompressionserscheinungen verursacht hatte.

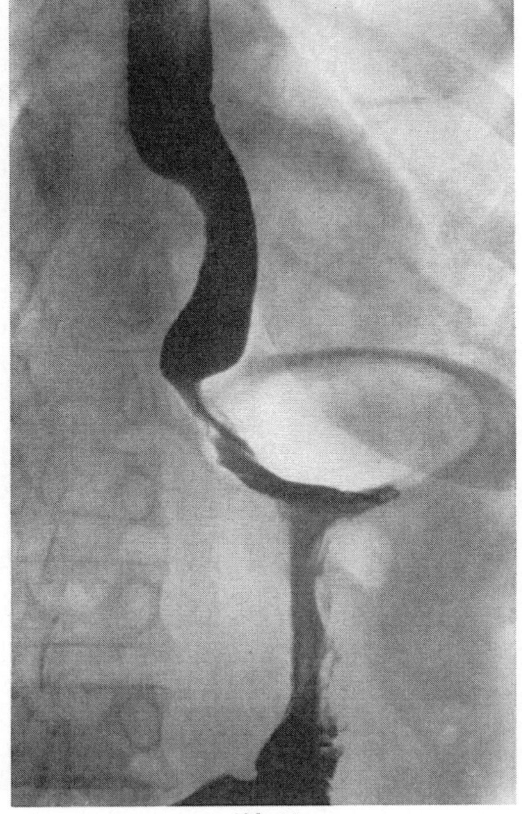

Abb. 18

Abb. 18. „Kinking" der descendierenden Aorta. Oesophagusimpression wie bei tiefer Rechtslage. Verlagerung der Speiseröhre nach links über die Mittellinie hinaus

b) Nicht schattengebende Fremdkörper

Fast alle Fremdkörper in der Speiseröhre verursachen dysphagische Beschwerden. Nicht selten kommt es zu Erstickungsanfällen, insbesondere wenn der verschluckte Fremdkörper am Oesophagusmund steckenbleibt oder aber seine Größe zur Kompression der Trachea führt. In solchen Fällen besteht ein pfeifendes Atemgeräusch bis zu schwerer Atemnot (PIMPINELLA 1964). Schmerzen werden von fast allen Patienten angegeben. Sie sind bei Lokalisation oberhalb des Cricoidknorpels für Fremdkörper im Hypopharynx ebenso typisch wie die Schmerzangabe unterhalb davon bei Fremdkörpern, die bereits das Oesophaguslumen erreicht haben.

Die Beschwerden verstärken sich, wenn der Kranke aufgefordert wird, zu schlucken. Dabei wird gewöhnlich über ein Fremdkörpergefühl in Höhe der Passagestörung geklagt. Es soll jedoch nach ROTH (1963) vorkommen, daß Fremdkörper im unteren thorakalen Drittel der Speiseröhre zum Nacken ausstrahlende Schmerzen auslösen. Normalerweise führt der Bolus im Oesophagus erst nach langer Liegedauer zu Ulcerationen. Nur scharfe Gegenstände wie Glassplitter können eine der außerordentlich seltenen Perforationen hervorrufen. In der Umgebung bilden sich sofort entzündliche Barrieren, welche dem Fortschreiten der Perforationsfolgen in das Mediastinum Einhalt gebieten können.

Als gefürchtete Komplikation kann eine Fistelbildung zum Tracheobronchialsystem auftreten und ein Empyem verursachen. Ähnliches gilt für den Einbruch in einen größeren Gefäßstamm mit der Gefahr der massiven Hämorrhagie. JACKSON hat 1950 einen Jungen beschrieben, bei dem sich im Anschluß an längeres Verweilen einer Münze in der Speiseröhre ein Empyem und zusätzlich eine oesophago-cutane Fistel entwickelte.

ROTH (1963) unterscheidet 5 Faktoren, die das Verschlucken von Fremdkörpern fördern:

1. Festhalten ungenießbarer Objekte mit dem Mund (Spielsachen bei Kindern; Nadeln, Nägel usw. im Berufsleben bei Polsterern, Tischlern, Schneidern). 2. Herabsetzung der Fähigkeit, einen Fremdkörper im Mund zu erkennen (Menschen mit künstlichem Gebiß). 3. Sorglosigkeit bei der Bereitung von Speisen, insbesondere beim Zurücklassen von Knochenstückchen. 4. Reduzierte Aufmerksamkeit gegenüber Fremdkörpern durch den Patienten (Kleinkinder, Debile, alte Leute, Rekonvaleszenten). 5. Sorgloses Hinabschlingen oder -würgen der Speisen mit der Gefahr des Verschluckens von Münzen, Nadeln, Nägeln, Knochen oder gar Teilen des künstlichen Gebisses.

Wenngleich Fremdkörper im Oesophagus bei Patienten jeder Altersstufe vorkommen, so ist das sog. Spielalter des Kindes bevorzugt betroffen (H.WOLF 1965). BOGAARS (1962) konnte innerhalb von 6 Jahren unter 100 solcher Patienten 31 Kinder zwischen dem 1. und 6. Lebensjahr beobachten. Beim Säugling ist die Einklemmung eines Fremdkörpers in der Speiseröhre ein sehr seltenes Ereignis, anders verhält es sich mit Kindern nach Operation einer Oesophagusatresie (Abb. 74) oder nach einer Verätzungsverletzung. Hier wirkt sich die im allgemeinen funktionell sonst unauffällige Stenose in Höhe der Anastomose bzw. Narbe beim Verschlucken größerer Bissen oder Fremdkörper ungünstig aus.

Ähnliches wird auch immer wieder einmal nach Oesophagusoperationen des Erwachsenen beobachtet. Hier gilt jedoch als Regel, daß nach einer Zeit unbeschwerten Schluckens der röntgenologische Nachweis eines Fremdkörpers als Ursache einer akuten Dysphagie immer den Verdacht auf ein Tumorrezidiv lenken muß, wenn der operative Eingriff — wie meist erforderlich — wegen eines Malignoms durchgeführt worden ist (WENZ 1962).

Schon bald nach der Einklemmung des Fremdkörpers tritt nach SCHLEMMER (1929) eine reaktive hyperämische Schwellung der Mucosa auf. Durch den Reiz bzw. die Schleimhautalteration kommt es zur Kontraktion der Oesophagusmuskulatur, einem Oesophagospasmus. Bei längerer Verweildauer bildet sich in der Regel ein entzündlicher Randwall, der den Fremdkörper fixiert. Der gleiche Autor berichtete über entsprechende Beobachtungen von 3 Wochen bis zu 16 Jahren (!).

Ziel der Röntgenuntersuchung ist nicht nur die Entdeckung des Fremdkörpers, sondern die genaue Lokalisation und Nachkontrolle nach oesophagoskopischer Entfernung. Liegt der Fremdkörper längere Zeit innerhalb der Speiseröhre, so wird infolge Fortschreitens des lokal-entzündlichen Prozesses gelegentlich eine Narbenstenose zu beobachten sein. Sie muß durch regelmäßige Nachkontrollen gegenüber einer malignen Infiltration abgegrenzt werden.

Die Diagnose eines verschluckten Fremdkörpers ist zwar dann leicht, wenn entsprechende Angaben von seiten des Patienten oder Umstehender gemacht worden sind, läßt sich aber erst sicherstellen durch den röntgenologischen oder endoskopischen Nachweis desselben.

Bei der Röntgenuntersuchung sollte mit der Seitaufnahme des Halses begonnen werden, da sich hier nicht selten kleinere Fremdkörper wie Knochenstückchen recht gut gegenüber den Halsweichteilen differenzieren lassen, während dies für die Aufnahme im sagittalen Strahlengang nicht zutrifft. Routinemäßig sollte dann entweder eine Durchleuchtungskontrolle der Thoraxorgane angeschlossen werden oder aber die Zeit bis zur Durchleuchtung mit einer Lungenübersicht in 2 Ebenen ausgenützt werden.

Erst nach dieser Orientierung (s. Kapitel 4b) kommt die Kontrastmitteluntersuchung zu ihrem Recht. Nicht wenige Autoren (TESCHENDORF 1965) versprechen sich mehr von bariumgefüllten Gelatinekugeln als vom üblichen Kontrastbrei, weil dieser den Fremdkörper so verdecken kann, daß er übersehen wird.

Als originellen Beitrag zum Nachweis der außerordentlich schmerzhaften Fischgräten in der Speiseröhre, die nur mit großer Mühe im Röntgenbild zu erkennen sind, hat ROTH (1963) kleine Wattestückchen, die vorher in Kontrastmittel getaucht wurden, schlucken lassen und dabei durch Verhaken dieser schattengebenden Watteteilchen an den Gräten eine Lokalisation erreichen können.

Läßt sich auch durch solche Maßnahmen der Fremdkörper nicht sichtbar machen, so sollte 24 Std zugewartet werden bis zur Wiederholung der Röntgenuntersuchung. Falsch ist in jedem Falle das blinde Vorstoßen eines verschluckten Gegenstandes mit einem Magenschlauch, das Essenlassen harter Speisen oder die Verordnung von Emetica. Besteht die Möglichkeit der Oesophagoskopie, so sollte diese so früh wie möglich zur Erkennung und Extraktion der Fremdkörper herangezogen werden.

Es ist die ausschließliche Aufgabe der Röntgendiagnostik, nicht nur die leicht nachweisbaren metall- oder kalkdichten Fremdkörper zu erkennen, sondern gerade im Falle der nicht schattengebenden Objekte mit einer subtilen Durchleuchtungstechnik bei fließender Rotation genaue Angaben über den Sitz des Fremdkörpers zu machen und Komplikationen frühzeitig aufzudecken.

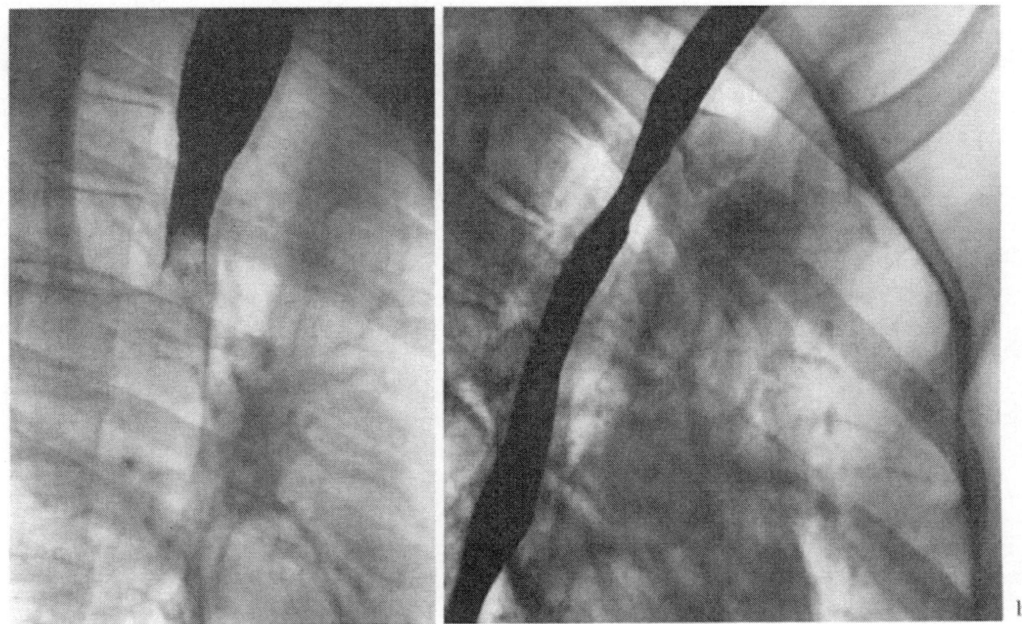

Abb. 19a u. b. Totalstop in Höhe des Aortenbogens durch steckengebliebenes Fleischstück. a Haubenförmige Begrenzung des Fremdkörpers in einer Oesophagusenge. b Nach Extraktion freie Passage, aber deutlich sichtbare, etwa 3 cm lange Stenose. Da seit Kindheit gelegentlich Schluckbeschwerden bestehen, möglicherweise kongenitale Stenose

Die im Anschluß an die Halsaufnahme anzufertigende Thoraxübersichtsaufnahme sollte die obere Thoraxapertur so weit wie möglich in cranialer Richtung einbeziehen, weil hier selbst größere schattengebende Objekte innerhalb des Wirbelsäulenschattens manchmal schwer zu erkennen sind. Münzen und ähnliche Gegenstände stellen sich im obersten Abschnitt der Speiseröhre im allgemeinen in die Frontalebene ein, während sie in der Trachea oder im Larynx sagittal liegen bleiben. Fremdkörper im Halsbereich können in seltenen Fällen röntgenologisch bereits durch den Nachweis perioesophagealer Schwellungen mit Lufteinschlüssen vermutet werden.

Die Endoskopie sollte erst nach der Röntgenuntersuchung vorgenommen werden. Dabei ermöglichen dünne Bariumlösungen bei sorgfältiger Durchleuchtungstechnik bereits die Entdeckung kleinerer Fremdkörper. Subtotale Fremdkörperverlegungen erscheinen im Kontrastbild als umschriebene Füllungsdefekte, während die vollständige Obturation durch den typischen Bolus als konkav begrenzter Kontrastmittelstop nicht zu übersehen ist (Abb. 19).

Bei allen verschluckten und im Oesophagus hängengebliebenen Fremdkörpern muß nach der Möglichkeit einer vorbestandenen Striktur der Speiseröhre gefahndet werden. Oft besteht eine solche Einengung des Lumens, ohne daß sich der Kranke an eine zurückliegende Oesophagitis erinnert.

Schon zu Beginn der Kontrastmitteluntersuchung sollte genauestens nach Luftblasen in den Halsweichteilen und Hinweisen für das Bestehen einer Mediastinitis gesucht werden, um keine größeren Schäden mit dem Bariumbrei bei möglichen Perforationen anzurichten (wäßriges Kontrastmittel!).

Bei der Diagnose einer narbigen Stenose nach Fremdkörperextraktion wird gelegentlich ein Carcinom übersehen, das infolge einer beginnenden Stenosierung des Lumens Anlaß zur Passagebehinderung gab (WELIN 1952; HAMMER 1952).

c) Funktionsstörungen

α) Schluckstörungen

Im Neugeborenenalter und bei Säuglingen werden Schluckstörungen meist nach geburtstraumatischer Hirnschädigung angetroffen. Nicht selten treten sie auch bei schweren Allgemeinerkrankungen mit Soorinfektion auf (PRÉVÔT u. LASSRICH 1959). Diese Veränderungen können als Koordinationsstörungen des Pharynx, des Oesophagus und infolge einer verminderten Aktivität des Oesophagus auftreten (EBEL 1967).

Solche Koordinationsstörungen des Rachens sind bei Atelektasen und Pneumonien nicht selten und sind charakterisiert durch effektloses, schwaches Saugen und längeres Verweilen des Kontrastmittels im Munde und im Pharynx, bevor der Schluckreflex erfolgt. Dabei wird nur ein Teil der Nahrung in die Speiseröhre befördert, der andere fließt in den Mund zurück oder gelangt über den Epipharynx in die Nase oder über den Larynx in die Trachea.

Ähnlich manifestiert sich die durch ihren bösartigen Verlauf gefürchtete generalisierte Glykogenspeicherkrankheit in der Regel schon in den ersten Lebenstagen und zwar infolge Befalls der glatten Muskulatur in einer Trink- und Schluckschwäche, wobei sich der Speichel im Mund ansammelt (KELLER u. WISKOTT 1961).

Bei Koordinationsstörungen des Oesophagus findet sich ein verlangsamter Transport und ein Breipendeln mit gelegentlicher Aspiration. Pendelbewegungen allein sind auch bei gesunden Neugeborenen nichts Ungewöhnliches, so daß hier die Grenzen zum Pathologischen fließend sein können (PRÉVÔT u. LASSRICH 1959).

Beim Erwachsenen wird im allgemeinen die Schlucklähmung durch Schädigung der motorischen Kerne der Medulla oblongata hervorgerufen. Man wird das Krankheitsbild deshalb antreffen bei der progressiven Bulbärparalyse, amyotrophischen Lateralsklerose, gelegentlich bei der multiplen Sklerose und bei der Pseudobulbärparalyse (Abb. 20). Manchmal ruft eine Schädigung der chemischen Erregungsübertragung ein ähnliches Bild hervor (Myasthenia gravis pseudoparalytica).

Asymmetrische Störung des Schluckaktes deutet auf Schädigung der peripheren Pharynxinnervation infolge Trauma oder Tumor. Anamnese und klinischer Befund lassen hier im allgemeinen schon eine Differenzierung zu.

Schluckstörungen spielen auch im Rahmen angeborener Anomalien der Speiseröhre eine große Rolle. So haben Kinderchirurgen immer wieder beobachtet, daß nach operativer Beseitigung einer angeborenen Oesophagotrachealfistel die gestörte Oesophagusfunktion zu erheblichen Schwierigkeiten in der Nachbehandlung solcher Kinder führte.

Die Annahme, daß es sich bei dieser Form der Dysphagie um die Folge einer Anastomosenstenose (HAIGHT 1957; SWENSON 1962) handele, wurde in mehreren experimentellen Untersuchungen widerlegt. HALLER u. Mitarb. (1966) konnten an 9 neugeborenen Hunden zeigen, daß sich nach typischer Resektion eines kleinen Oesophagussegmentes im oberen thorakalen Drittel und End-zu-End-Vereinigung weder kinematographisch noch manometrisch eine Schluckstörung ergab. Nur die primäre Peristaltik wurde in Höhe der Operationsstelle unterbrochen. Trauma und Devascularisation konnten demnach bei der Entstehung dieser Dysphagie keine Rolle spielen. Vielmehr wird die Theorie von CARVETH u. Mitarb. (1962) gestützt, nach welcher der Dysfunktion des Oesophagus eine kongenitale, neuromuskuläre Schädigung zugrunde liegt. Die Verfasser lokalisieren diese Störung in das distale Oesophagussegment.

Aufgabe der Röntgenuntersuchung ist es, in der Diagnostik von Schluckstörungen einen Hypopharynxtumor als Ursache auszuschließen. Daneben erlaubt die Analyse der Kontrastmittelverteilung eine Aussage über das Ausmaß der pathologischen Funktion, im Zusammenhang mit einer Therapie auch die objektive Verlaufsbeobachtung z.B. bei der Myasthenie.

Gerade für diesen Abschnitt der Oesophagusuntersuchung ist die Erhebung eines Röntgenbefundes während der Kontrastmittelpassage auf ein oder zwei Zielaufnahmen ungenügend. Die genaue Analyse wird erst durch mehrmalige Wiedergabe einer Magnetspeicherserie oder eines Bewegungsfilmes möglich (EBEL 1967). Als frühes röntgenologisches

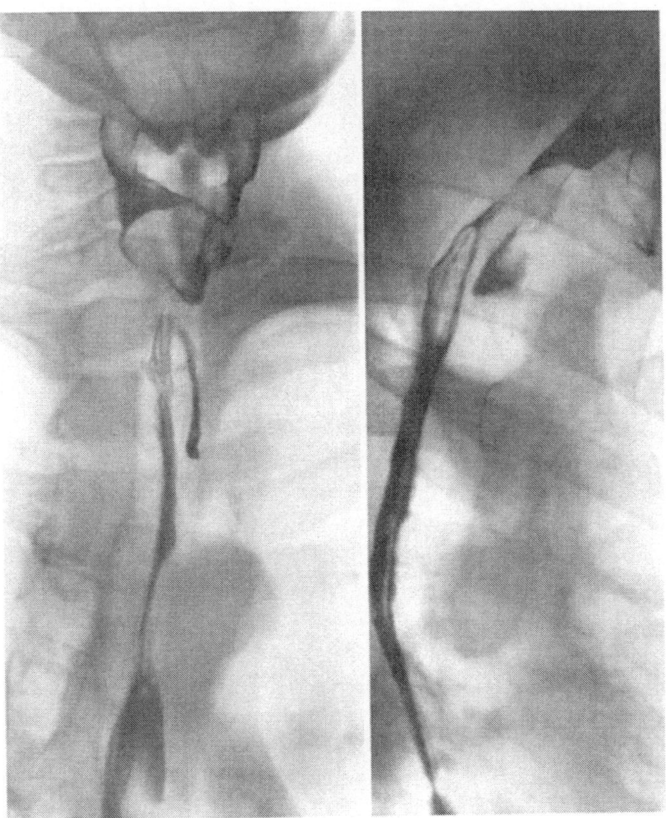

Abb. 20. Schluckstörung bei Bulbärparalyse. Überfließen des Kontrastmittels beim Schluckakt in die Trachea

Zeichen wird die symmetrische Weitstellung des Pharynx mit entsprechend starker Auffüllung der Valleculae epiglotticae sowie der Recessus piriformes, d.h. also eine mehr oder weniger starke Herabsetzung des Tonus der Pars laryngea pharyngis, die Störung des Schluckaktes anzeigen (FRIK 1966).

Die verlangsamte Entleerung des Pharynx haben wir bei 5 von insgesamt 13 Patienten mit myotonischer Dystrophie gesehen (KUHN, SCHAAF, WENZ u. STEIN 1965). In den Valleculae epiglotticae zeigten sich noch Minuten später Kontrastmittelreste, die auch nach mehrfachem Nachschlucken nicht vollständig entleert wurden.

Bei keinem dieser Patienten kam es jedoch zu einem Übertritt von Kontrastmittel in die Trachea. Ein solches Ereignis deutet auf unvollkommenen Kehlkopfabschluß hin und wird praktisch nur bei schweren Formen der Schluckstörung angetroffen. Als isolierte Bewegungsstörung der Epiglottis hat WELIN (1939) auf eine verzögerte Aufrichtung des Kehldeckels am Ende des Schluckaktes hingewiesen.

Eine ausführliche röntgenologische Studie über insgesamt 25 Fälle von pharyngooesophagealen Funktionsstörungen haben PIFFARETTI u. TODOROV (1966) durchgeführt und bei 80% ihrer Kranken unter Fernsehdurchleuchtung und Röntgenkinematographie charakteristische Motilitätsveränderungen der Speiseröhre entdeckt. Hervorstechendes Symptom war eine ausgeprägte Tonusstörung durch völlige Aperistaltik des Pharynx und Oesophagus. Damit konnte der Nachweis erbracht werden, daß auch die glatte Muskulatur dieser Organe bei der myotonen Dystrophie beteiligt ist.

Schwieriger zu deuten ist der röntgenologische Nachweis einer asymmetrischen Passage des Kontrastmittels durch den Hypopharynx, da dieser gelegentlich schon bei Schräghaltung des Kopfes während des Schluckens beobachtet werden kann. Andererseits wird die einseitige Aufweitung eines Sinus piriformis, wenn sie sich konstant nachweisen läßt, auf eine partielle Schluckstörung meist im Zusammenhang mit neurologischen Ausfallserscheinungen, wie Bulbärparalyse usw., hinweisen.

β) Motilitätsstörungen

Jeder Reizzustand in der Nachbarschaft (CODIAS u. FARES 1963) oder in der Wand des Oesophagus kann zu einem Krampf dieses Hohlorgans führen, also zu sekundären Spasmen (Oesophagismus) bei chemischen, thermischen oder toxischen Einflüssen, ebenso bei Entzündungen, Ulcera, Divertikeln oder Fremdkörpern. Unter dem Begriff der Tonusstörung sollen hier jedoch nur jene Prozesse abgehandelt werden, die ohne erkennbare organische Ursache auftreten.

In der Kinderheilkunde beobachtet man nicht selten Spasmen, die als primär oder funktionell bezeichnet werden und vorwiegend bei neuropathischen Kindern affektbedingt, etwa als Ausdruck eines Unlustgefühls bei unerwünschten Speisen oder als anderweitige Protestreaktion, vorkommen. Sie sind meist schmerzhaft, jedoch flüchtig, und verursachen heftiges Erbrechen, während das klinische Bild der sekundären Spasmen wegen der Überlagerung mit den Symptomen der Grundkrankheit weniger eindeutig erscheint (URBAN 1965).

Die Diagnose wird röntgenologisch gestellt entweder durch den Nachweis ringförmiger Einschnürungen oder einer Engerstellung des Lumens über eine gewisse Strecke. Allerdings kann sich der Spasmus im Augenblick der Untersuchung gelöst haben und muß dann bei einer erneuten Kontrastmahlzeit sichtbar gemacht werden. Das Wechselspiel seiner Erscheinungsform garantiert die Abgrenzung gegenüber organischen Spasmen. Ein langdauernder, rezidivierender Spasmus an immer gleicher Stelle ist meist verdächtig auf Fremdkörper, Verätzungen, Ulcus sowie mechanische oder thermische Reize (großer Bissen!).

Eine Gruppe von Motilitätsstörungen, für die bisher keine histologische Ursache gefunden worden ist, befindet sich zweifellos an der Grenze zwischen Normalem und Pathologischem. BROMBART (1956) hat sog. sekundäre Kontraktionen beschrieben, die offensichtlich pathologisch sind. Auf einen unbekannten Reiz hin, möglicherweise durch den Dehnungsreiz des Speiseröhreninhaltes, kommt es hierbei zu einer zirkulären Kontraktion, die sich von der Mitte der Pars thoracica nach oral und aboral fortsetzt, bis der gesamte Oesophagus kontrahiert ist. Wenig später folgt dann meist wieder die Erschlaffung. Die Kontraktionen breiten sich nach beiden Seiten aus und werden gelegentlich als Retroperistaltik fehlgedeutet, da der Speiseröhreninhalt oralwärts transportiert wird. Es fehlt jedoch die typische Erweiterung vor der Kontraktionswelle als Ausdruck einer echten Peristaltik.

Zirkuläre Kontraktionen größerer Oesophagusabschnitte setzen eine erhöhte Reizansprechbarkeit der Speiseröhre voraus, die wiederum auf den verschiedenen Ursachen, wie psychische Faktoren, organische Nervenerkrankungen, Erkrankungen von Nachbarorganen, beruhen kann. Rückschlüsse auf die Grundkrankheit können aus diesen Kontraktionen wohl in keinem Falle gezogen werden (Abb. 21) (E. F. MCNALLY u. KATZ 1967).

Einige Autoren haben diese zirkulären Kontraktionen als Spasmen gedeutet (z.B. BUDDE 1925; TESCHENDORF 1928; BUCHTALA u. FUCHS 1952). DREYFUSS u. WILCOX (1960) bezeichnen dieses Verhalten der Oesophagusmotilität als Fahrstuhlphänomen.

Vornehmlich bei älteren Leuten beobachtet man nicht selten tertiäre Oesophaguskontraktionen in Form unregelmäßiger Einkerbungen der Speiseröhrenwand während der Kontrastmahlzeit. Im Gegensatz zur normalen Peristaltik bleiben diese Kontraktionen lokalisiert und haben nicht die Tendenz, in aboraler Richtung fortzuschreiten. Das Ausmaß der Funktionsstörung kann außerordentlich variieren, wodurch eine Reihe verschiedener Bezeichnungen für diese Veränderungen Eingang in die Literatur gefunden haben. Neben dem „Korkzieheroesophagus“ findet sich der Begriff der multiplen Pseudodivertikel oder des „Rosenkranzoesophagus“. Im Zusammenhang mit Dysphagie und substernalen Schmerzen sprechen einige Autoren vom klinischen Syndrom des diffusen

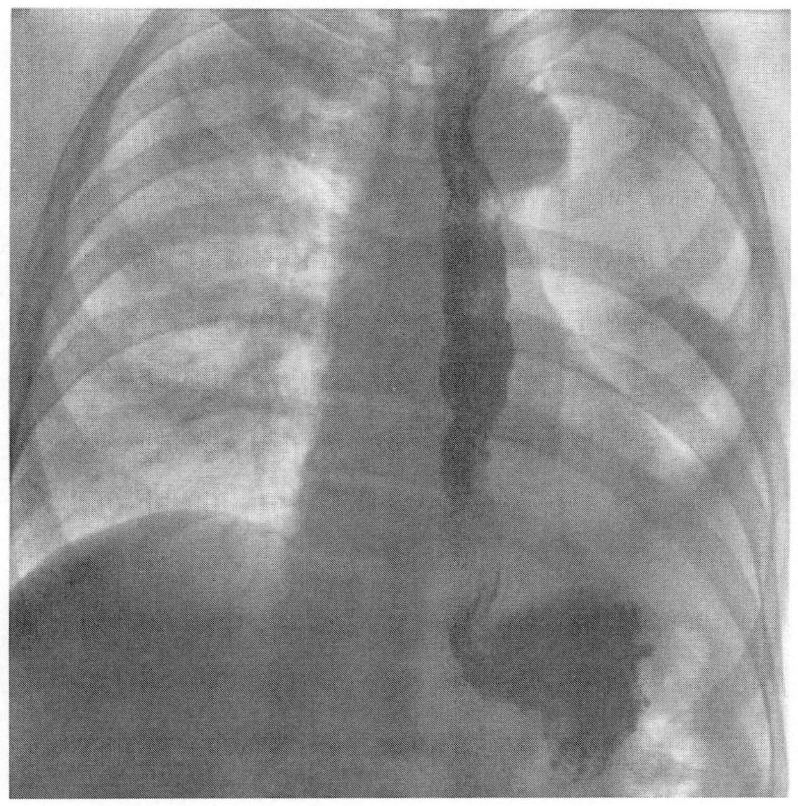

Abb. 21. Ungeordnete Kontraktionen (Kräuselung) des Oesophagus mit Verziehung nach links bei Zustand nach Pneumonektomie

Oesophagospasmus (Kramer u. Mitarb. 1962) (Abb. 22). Die Kontraktionen können an mehreren Stellen simultan auftreten, außerordentlich kräftig und von einer oder mehreren Einschnürungen gefolgt sein. Die Röntgenuntersuchung vermag jedoch nicht allein zu unterscheiden, warum bei der einen Gruppe von Patienten diese eindeutigen Funktionsstörungen mit Dysphagie und substernalen Schmerzen einhergeht und bei anderen nicht. Roth u. Fleshler (1964) haben deshalb die Röntgenuntersuchung in Form der Standarddurchleuchtung und Röntgenkinematographie mit Druckmessungen kombiniert und bei insgesamt 16 Patienten folgende Befunde erhoben: Unter 9 Patienten mit diffusen Spasmen und 7 Personen ohne klinische Symptome bestand kein Unterschied im röntgenologischen Bild und den manometrischen Daten. Allerdings waren beim Spasmus die Kontraktionen im allgemeinen kräftiger und von nachfolgenden Einschnürungen häufiger gefolgt als bei beschwerdefreien Patienten. Die Schmerzen wurden bei besonders lange anhaltenden Kontraktionen beobachtet.

Die außerordentlich seltene Trachealkompression bei umschriebenem Oesophagospasmus hat Denecke 1960 beschrieben. Es handelte sich um eine 61jährige Patientin mit sog. Cardiospasmus, bei welcher Spasmen im Halsteil des Oesophagus zu massiver prästenotischer Ausweitung des Oesophaguslumens und zur Kompression der Trachea führten. Durch Bougierungsbehandlung der spastisch enggestellten Oesophagusabschnitte und später der Kardia wurde die Kranke vollständig beschwerdefrei.

TURANO hat diese Motilitätsstörungen des Oesophagus 1959 als Abschnittskontraktionen bezeichnet. Dieser Begriff ist mit den Bezeichnungen tertiäre Kontraktion, Kräuselung, Pseudodivertikel, Korkenzieheroesophagus und spasmes étagés identisch. Es handelt sich um die Zusammenziehung einzelner Ringmuskelbündel, vorwiegend in der unteren Hälfte der Pars thoracica oesophagi, die nicht nach aboral fortschreiten und dementsprechend auch keinen Fördereffekt aufweisen.

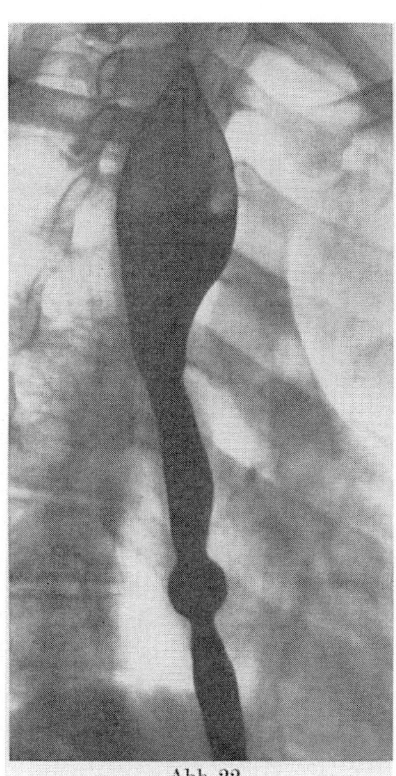
Abb. 22

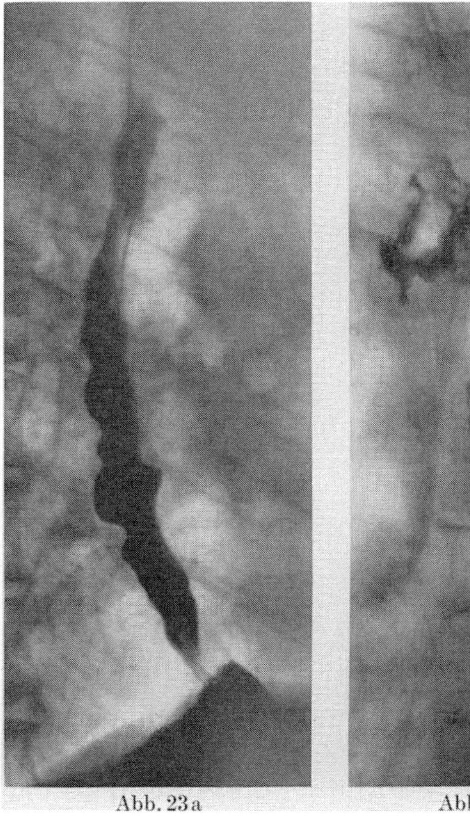
Abb. 23a

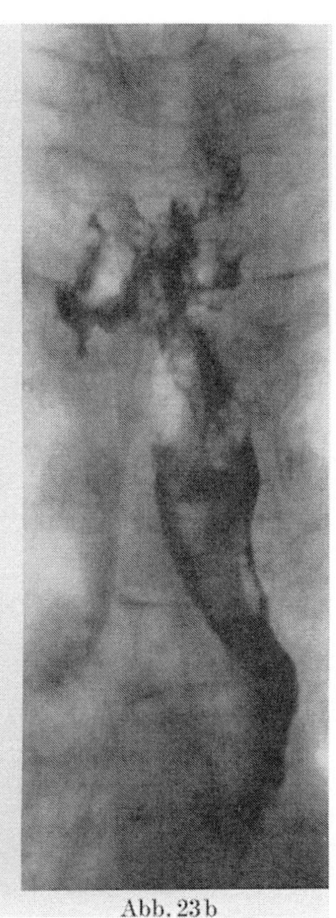
Abb. 23b

Abb. 22. Oesophagospasmus bei Megaoesophagus auf dem Boden eines sog. Cardiospasmus. 38jähriger Mann. Mehrfache Dehnung der Cardia mittels der Starckschen Sonde. Cardiomyotomie vor 3 Jahren. Jetzt Refluxoesophagitis mit Striktur im terminalen Oesophagusdrittel. Oberhalb der Stenose und der kugeligen Aufweitung des Lumens spastische Engstellung der Speiseröhre als Ausdruck einer Hypertonie der Oesophagusmuskulatur infolge der bestehenden Oesophagitis

Abb. 23a u. b. „Etagenspasmen" bei 59jährigem Patienten. Röntgenologisch wegen Wandstarre und tumorverdächtiger Verschattung in der Umgebung des oberen thorakalen Oesophagusabschnittes Verdacht auf Neoplasma (a). Endoskopische Abklärung vom Patienten verweigert. 3 Monate später Einweisung wegen ausgedehntem, zerfallendem Carcinom zur Witzelfistel (b)

Form und Zahl der Kontraktionen hängen von der individuell unterschiedlichen Struktur der Ringmuskulatur ab. Hieraus ergibt sich eine mehr oder weniger kleinwellige Konturierung der Speiseröhre mit Impressionen an den Längsfalten. Sie verschwinden bei der Nahrungsaufnahme und lassen sich auf diese Weise gegenüber Oesophagusvaricen differentialdiagnostisch abgrenzen. Kommt es zwischen den Kontraktionsringen zu einer stärkeren Erschlaffung der Oesophagusmuskulatur, so entsteht das Bild der Pseudodivertikel (BÁRSONY u. POLGAR 1927) oder der spasmes étagés (HILLEMAND u. Mitarb. 1949). Nach BROMBART (1956) handelt es sich um verschiedene pathophysiologische Vorgänge, die sich voneinander abgrenzen lassen.

Besonders bei älteren Patienten kommt dieser eigenartigen röntgenologischen Symptomatologie kaum klinische Bedeutung zu. Wir haben in unserem Heidelberger Krankengut allerdings den Eindruck, daß sich diese Spasmen bevorzugt bei Patienten nachweisen lassen, bei denen Zeichen einer mehr oder weniger fortgeschrittenen Arteriosklerose vorliegen. Bei jüngeren Menschen sollte man nicht nachlassen, nach einer organischen Ursache dieses merkwürdigen Verhaltens der distalen Speiseröhre zu fahnden. Man wird dann nicht selten auf pathologische Veränderungen im Cardiabereich treffen. Gelegentlich

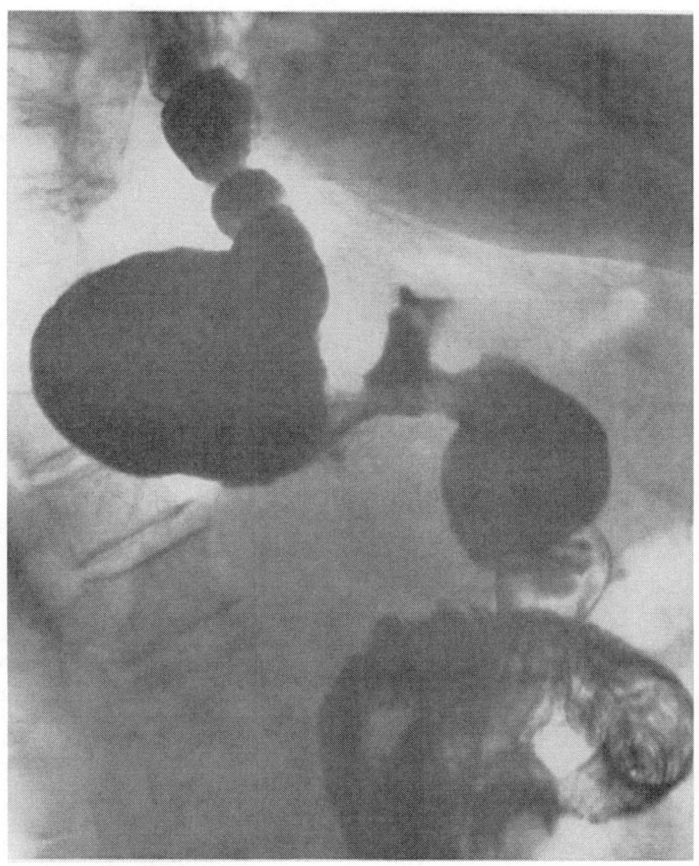

Abb. 24. „Etagenspasmen" des Oesophagus bei stenosierend wachsendem Magencarcinom, Hiatusgleithernie und erheblichem Reflux von Mageninhalt in die Speiseröhre

manifestiert sich ein Carcinom röntgenologisch erstmals in Form einer spastisch veränderten Speiseröhre (Abb. 23). Kinematographische Untersuchungen wurden 1963 von Perron, Fraisse u. Mazauric zur Dokumentation der Etagenspasmen publiziert. In ähnlicher Weise haben Olsen, Code u. Clagett (1960) auf Grund von drei entsprechenden klinischen Beobachtungen Motilitätsstudien an der Speiseröhre vorgenommen und abnorme Kontraktionen bei Achalasie, Hiatushernie und einem Divertikel nachgewiesen (Abb. 24). Funktionsstörungen bei Diabetes wurden 1967 von Mandelstam u. Lieber publiziert.

Weniger aufwendig als die Röntgenkinematographie ist die kymographische Funktionsanalyse der Speiseröhre, die erstmals von R. Kraus (1958) monographisch abgehandelt wurde. Auf Grund der vorgestellten neurohistologischen Untersuchungen scheint es, daß eine Schädigung der sensiblen wie vegetativen Nervenfasern für eine Störung der vegetativen Reflexe verantwortlich zu machen ist. Dieser Befund läßt sich im Oesophaguskymogramm nach Strnad graphisch registrieren und soll die Verbreitung von Metastasen im Mediastinum anzeigen.

Teilweise als Motilitätsstörung, aber gemischt mit Tonusstörungen, geht die Sklerodermie des Oesophagus einher (s. Kapitel Oesophagitis). Als röntgenologisches Frühzeichen dieser Manifestation an der Speiseröhre sieht ZECCOLINI (1962) eine Weitstellung des distalen Oesophagus und eine deutlich verzögerte Transportfähigkeit des Bolus, der — auf Serienaufnahmen leicht nachweisbar — längere Zeit vor der Cardia verweilt.

γ) Tonusstörungen

Im Gegensatz zu den zahlreichen Formen spastischer Oesophagusveränderungen zählen zu den Tonusstörungen die lokalisierte oder generalisierte Hypotonie oder Atonie. Sie wurden lange Zeit gleichgesetzt mit Erkrankungen, bei denen eine mehr oder weniger

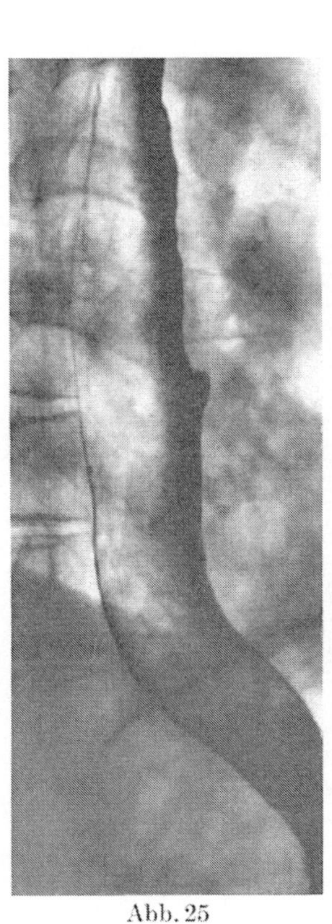

Abb. 25

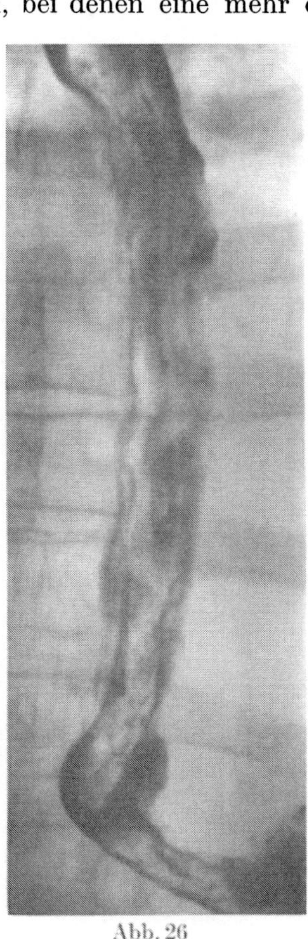

Abb. 26

Abb. 25. Hypotonie des Oesophagus mit kleinem Bifurkationsdivertikel bei 85jährigem Patienten

Abb. 26. Schwere hypotone Dyskinesie des Oesophagus bei konsumierender Krankheit. (Dr. H. M. KUHN, Medizinische Univ.-Klinik Heidelberg)

ausgedehnte Schädigung der intramuralen Ganglienzellen in der Pars thoracica oesophagi mit gleichartiger Schädigung im Vestibulum gastro-oesophageale vorkam. Die hierzu zählende Achalasie wird im Kapitel über die Cardiaregion abgehandelt.

Die rein funktionelle Tonusherabsetzung ist nicht mit Passagestörungen an der Cardia kombiniert. Charakteristikum für die röntgenologische Beurteilung ist — neben der Weitstellung des Oesophaguslumens — die fehlende Auslösung einer Peristaltikwelle durch den Dehnungsreiz der Ingesta. Infolgedessen beobachtet man auch in vermehrtem Maße mitgeschluckte Luft, die im allgemeinen zu sehr auffälligen Doppelkontrastbildern Anlaß gibt. Das Faltenrelief der Speiseröhrenschleimhaut ist durch die Überdehnung vollständig verstrichen, ohne daß hier von pathologischer Schleimhautoberfläche gesprochen werden könnte (Abb. 25).

Im chirurgischen Untersuchungsgut kommen solche diffusen, hypotonen Zustände nicht selten bei Frischoperierten und Schwerkranken vor. BASTENIE (1949) hat sie im Gefolge von Schilddrüsenerkrankungen beschrieben und SGALITZER (1921) infolge mechanischer Beeinflussung des Vagus durch eine Struma (Abb. 26).

Nach FRIK (1966) beträgt der Durchmesser des Oesophagus in der atonischen Füllungsphase im Durchschnitt nur 3—4 cm. Segmentäre Hypotonien rein funktioneller Art werden an der Speiseröhre im Brustteil kaum beobachtet, sondern finden sich lediglich oberhalb organischer Stenosen.

Prototyp einer vollständigen Erschlaffung des thorakalen Oesophagus im Sinne eines praktisch atonischen, sackartigen Hohlorganes ist die von einigen Autoren als idiopathische Oesophagusdilatation bezeichnete Veränderung, die aber im Rahmen des sog. Cardiospasmus bzw. der Achalasie im Kapitel Cardiaregion diskutiert werden wird.

Die Kaliberschwankung besonders im Hinblick auf regionäre Weitstellung der Speiseröhre spielt bei der Röntgenuntersuchung von Kindern im 1. Lebensjahr eine große Rolle. Einzelaufnahmen vermitteln hier im allgemeinen völlig unzutreffende Informationen. Erst Durchleuchtung oder kinematographische Kontrollserien erfassen den Funktionsablauf, wobei in erster Linie während des Trinkens ein häufiger Wechsel zwischen erweiterten und kontrahierten, distalen Abschnitten sichtbar wird. LASSRICH (1959) hat diese Form der Deglutition bei ruhigen und unruhigen, ruhig und hastig trinkenden Säuglingen beobachtet. Kaliberschwankungen sind demnach für die Diagnose einer hypertonisch-atonischen Dysphagie nicht beweisend, weil sie auch bei gesunden Säuglingen gefunden werden. Peristaltik und Tonus verhalten sich während dieser frühen Altersstufen offenbar infolge eines noch mangelhaften Zusammenspiels aller am normalen Ablauf und Transport beteiligten nervösen und muskulären Mechanismen ungeordnet und unreif. Passive Änderungen des Speiseröhrenlumens und -verlaufes entstehen bei Säuglingen und Kleinkindern auch während der Atmung, weil die dünnwandige Speiseröhre dem Druck und Sog der Lungen folgt und dabei sowohl gestreckt als auch gestaucht wird. Nur an der Zwerchfellzwinge findet während der Inspiration eine Verengung statt, weil hier beim Tiefertreten des Zwerchfelles das Lumen abgeklemmt wird, so daß physiologischerweise eine Stauung des Kontrastbreies resultiert (PRÉVÔT u. LASSRICH 1959).

δ) *Aerophagie*

Zu den funktionellen Störungen der Speiseröhre, die nicht genügend bekannt sind und oft recht qualvoll sein können, gehört die Aerophagie, das krankhafte Luftschlucken. Normalerweise findet sich im Magenfundus eine gewisse Luftmenge, die sich als Resultat reflektorischer Vorgänge kaum vermehrt. Erhöht sich die Spannung im Magen, z.B. durch eine ausgiebige Mahlzeit, dann entweicht Luft durch Aufstoßen. Beim gesunden Säugling ist dies eine häufige Erscheinung nach dem Trinken. Bei manchen Völkern verlangt die Höflichkeit, nach der Mahlzeit dem Gastgeber durch lautes Aufstoßen Zufriedenheit und Dank auszudrücken. Bei uns ist dieser Reflex durch gesellschaftliche Sitte verpönt und weitgehend unterdrückt.

Die Aufnahme von Luft in den Magen kommt mit dem normalen Schlucken von Speisen und Speichel zustande. Außerdem gibt es ein reflektorisches, unbewußtes Luftschlucken, das auch beim Normalen mehr oder weniger häufig beobachtet werden kann. Oft ist der Reflex beim Aufrichten aus liegender Stellung zu beobachten, wenn der untere Magenpol sich nach caudal verlagert. Vielfach wird dieser Vorgang unrichtig als Aufstoßen gedeutet, da er mit einem ähnlichen Geräusch vor sich geht. Es entweicht jedoch keine Magenluft in oraler Richtung, sondern es wird Luft mit einer schnappenden Bewegung bei geöffnetem Mund unter heftiger Aspiration verschluckt. Hierdurch kommt eine ruckartige Kontraktion des Zwerchfells zustande, so daß Beziehungen zum Singultus bestehen. Die Aerophagie ist nur eine krankhafte Steigerung und häufige, unbewußte Wiederholung des Reflexes, so daß eine weit über das Zweckmäßige hinausgehende Luftmenge im Magen angesammelt wird.

Durch bewußten oder unbewußten Zug der Mundbodenmuskulatur wird dabei der oberste Abschnitt des Oesophagus eröffnet, die durch Inspirationsbewegung in den oralen Oesophagus eintretende Luft von der unwillkürlichen Peristaltik erfaßt und in den Magen befördert. Die Aerophagie kommt bei psychopathischen und nervös übererregbaren Personen vor, gelegentlich auch in manchmal quälendem Ausmaß reflektorisch nach Bauchoperationen und bei Peritonitis. Es können sehr unangenehme Sensationen durch Spannungsgefühl im Oberbauch und Angina pectoris-ähnliche Zustände entstehen (Hoff 1954).

Die Röntgendiagnose bereitet hier kaum Schwierigkeiten. Schon mit dem ersten Schluck Bariumbrei sieht man mehr oder weniger große Luftblasen den Oesophagus passieren, die sich im Magenfundus in Form einer großen „Magenblase" ansammeln. Nicht selten wird durch Luftansammlung größeren Ausmaßes das Zwerchfell links nach cranial verdrängt und ist während der Atemexkursionen weniger weit verschieblich als die Gegenseite.

d) Verlagerung und Impression

Auf ihrem Weg zwischen der Höhe des 6. Halswirbelkörpers und den untersten thorakalen Wirbeln tritt die Speiseröhre in enge topographische Beziehung zu zahlreichen Nachbarorganen. Raumfordernde Veränderungen in ihrer Nachbarschaft machen sich deshalb nicht selten schon frühzeitig durch Impressionen, Verlagerung oder gar maligne Infiltration bei der Beobachtung der Passage von Kontrastmittel durch den Oesophagus bemerkbar.

Im Gegensatz zum Geschwulstwachstum bewirken schrumpfende Prozesse eine Verziehung zur kranken Seite. Der Entstehungsmechanismus ähnelt in solchen Fällen dem der Traktionsdivertikel. Ein entsprechendes Beispiel vermittelt die posttraumatisch entstandene, divertikelartige Ausziehung an der rechten Wand des thorakalen Oesophagusabschnittes in Abb. 53.

Der Oesophagus folgt normalerweise vorgegebenen Krümmungen der Wirbelsäule in der Sagittalebene, zeigt jedoch auch zwei lateral gerichtete Kurven, von denen die obere links-konvex, die untere rechts-konvex gerichtet ist. Diese anatomische Situation wird dann verändert, wenn innerhalb einer Linie, die den kürzesten Abstand zwischen Pharynx und Mageneingang markiert, Abweichungen infolge Druck oder Zug entstehen (Abb. 27).

Im Halsbereich wird die Verlagerung am häufigsten durch Kolloid-Knotenstrumen hervorgerufen. Der retrotracheale Anteil der Geschwulst vermag das Lumen der Speiseröhre weitgehend zu verlegen, so daß im a.-p.-Strahlengang nicht selten ein Pelotteneffekt erkennbar wird (Schinz u. Mitarb. 1952). Besonders das papilläre Adenocarcinom der Schilddrüse soll nach Netter (1959) zur Kompression des Oesophagushalsteiles führen.

Tumormetastasen verlagern die Speiseröhre oft schon recht frühzeitig. Auch die Ausbreitung in das Mediastinum kann durch recht charakteristische Verlaufsänderungen der Speiseröhre sichtbar werden. Lymphogranulomatose, Lymphosarkom und Leukämie sind hierfür typische Beispiele. Andererseits sind intrathorakal gelegene Strumen und Dermoidcysten in der Regel ventral im Mittelfell lokalisiert, so daß sie keine direkten Druckerscheinungen an der Speiseröhre hervorrufen.

Netter (1959) erwähnt als Rarität die langsam wachsenden Tumoren des Glomus caroticum, die hoch vom Hals her in caudaler Richtung wachsend ebenfalls an der cervicalen Speiseröhre Veranlassung zu Impression und Verlagerung geben.

In gleicher Weise ist das große pharyngo-oesophageale Divertikel besonders im gefüllten Zustand Ursache einer Abdrängung der Speiseröhre nach der Gegenseite (Abb. 28).

Die thorakale Speiseröhre bietet bei der Röntgenuntersuchung wertvolle Hinweise bei kongenitalen und erworbenen Herzfehlern und Anomalien der großen Gefäße (s. Kapitel 5 a ε). Neben der bekannten Abdrängung der Speiseröhre durch den vergrößerten linken Vorhof bei Mitralstenose und -insuffizienz sind die Druckerscheinungen von seiten eines Aneurysmas oder der dilatierten thorakalen Aorta besonders eindrucksvoll.

Die Verlagerung der Speiseröhre erfolgt meist nach rechts und dorsal, wenn es sich um Aussackungen im Arcus oder in der Aorta descendens handelt. Eine Ventraldislokation ist in Abb. 17 demonstriert. Tumoren des hinteren Mediastinums verlagern die Speiseröhre nach Erreichen einer bestimmten Größe nach ventral und der Gegenseite, ähnlich wie bronchogene Cysten, aber auch nach dorsal wachsende benigne Tumoren und Duplikaturen der Speiseröhre selbst. Die Glattwandigkeit der Geschwülste und ihre dorsale Lage läßt in den meisten Fällen kaum einen Zweifel über ihren Charakter.

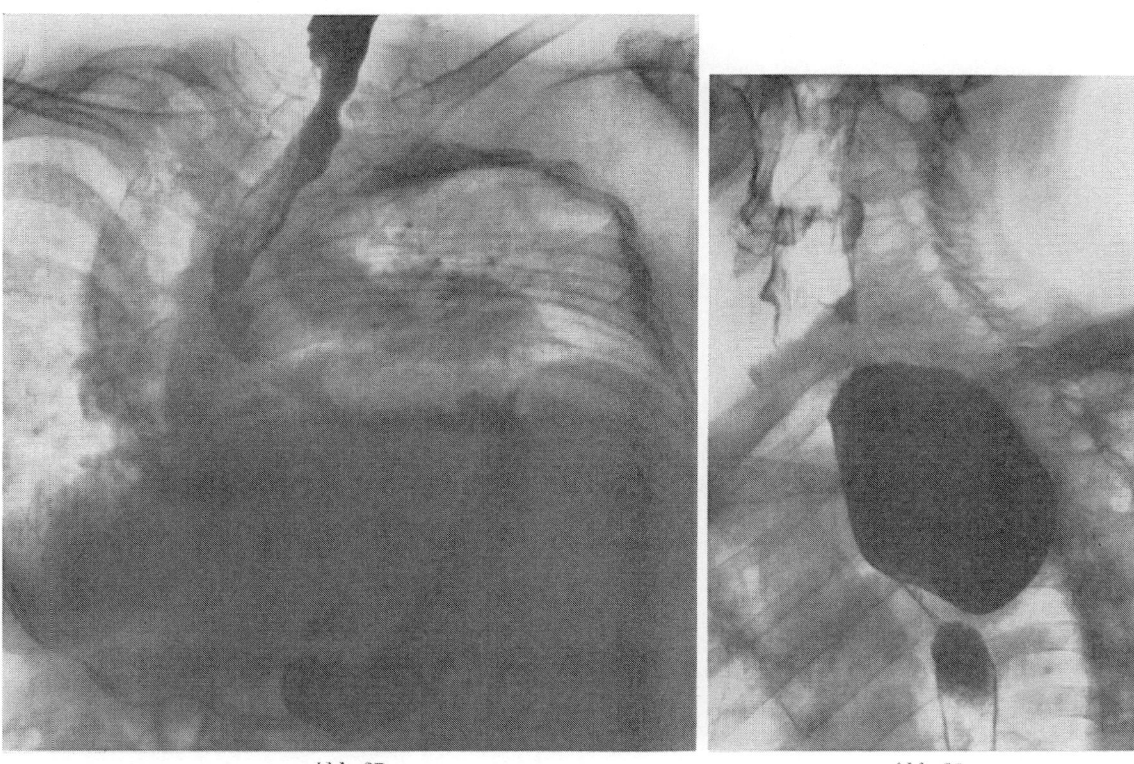

Abb. 27 Abb. 28

Abb. 27. Oesophagusverlagerung bei rachitischer Kyphoskoliose

Abb. 28. Ventralverlagerung des Oesophagus mit Kompression bei großem pharyngo-oesophagealem Divertikel

Alle diese raumfordernden Prozesse, soweit sie nicht direkt auf den Oeosphagus übergreifen und seine Innenwand infiltrieren, rufen nur Pelottensymptome (Druckeffekte) hervor. Infolgedessen werden bei der Durchleuchtung entsprechend ihrer Ausdehnung randständig mehr oder weniger scharf begrenzte Eindellungen, Abplattungen und Verlagerungen oder aber bei axialer Betrachtung unscharf begrenzte, zentrale Aufhellungen ohne gröbere Veränderungen des Innenreliefs beobachtet. Bei stärkerer Kompression kann die Faltenzeichnung im Bereich der Pelotte völlig verschwinden, um dicht unter- oder oberhalb davon wieder zum Vorschein zu kommen. Das Übergreifen destruierender Tumoren macht dagegen auch am Innenrelief gröbere Veränderungen, die jedoch wegen des meist desolaten Zustandes der Kranken bisher relativ selten beobachtet oder studiert worden sind. Stärke und Grad der Beschwerden sollen keineswegs abhängig vom anatomischen Befund sein (Prévôt u. Lassrich 1959) (Abb. 31).

Im Falle des Bronchuscarcinoms mit regionären Absiedelungen kommt es nicht nur zur Abdrängung der Speiseröhre, sondern frühzeitig schon zur Infiltration, die nach den Erfahrungen an der Röntgenabteilung der Chirurgischen Univ.-Klinik Heidelberg durch das Oesophaguspolygramm früher als durch die routinemäßige Kontrastdarstellung mit Standardzielaufnahmen zu erfassen ist.

(Über die Rolle der Oesophagusdarstellung bei pathologischen Mittelfellveränderungen findet sich Näheres im Kapitel „Mediastinum".)

Im terminalen Oesophagusabschnitt wird die Verlagerung entweder beim epiphrenischen Divertikel oder aber bei der paraoesophagealen Hiatushernie, insbesondere beim sog. Thoraxmagen beobachtet, seltener beim Aneurysma der absteigenden Aorta (Abb. 29).

Die Verziehung eines Oesophagusabschnittes zur kranken Seite findet sich hauptsächlich bei vernarbenden Schrumpfungsproze, sseninsbesondere der cirrhotischen Lungentuberkulose. Wenn diese im Spitzenfeld mit starker Verschwielung einhergeht, kann die

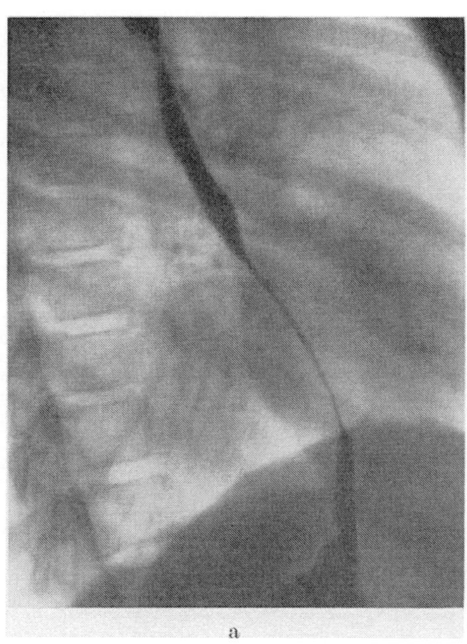

a

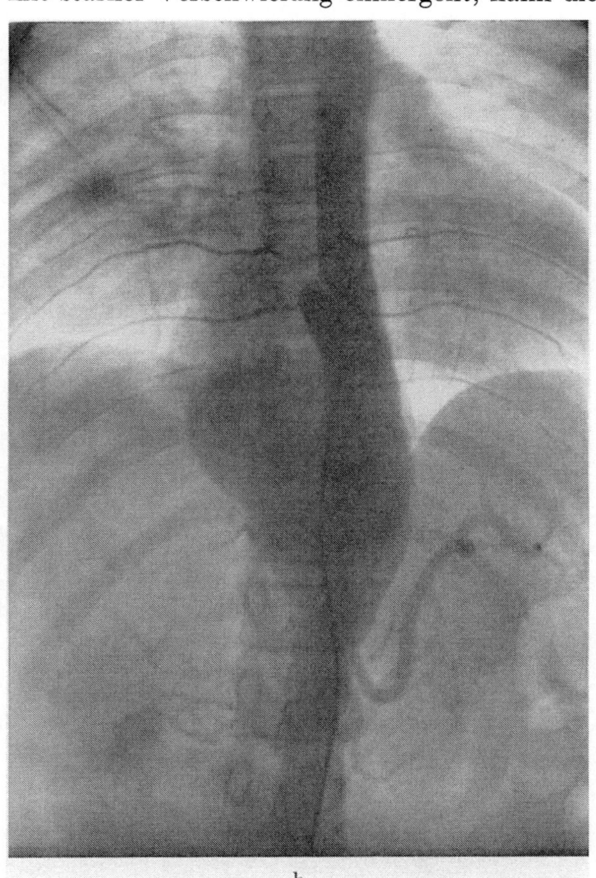

b

Abb. 29a u. b. Abdrängung des distalen Oesophagus ventralwärts infolge kongenitalem, thorako-abdominalem Aortenaneurysma bei 12jährigem Jungen

Speiseröhre nahezu spitzwinklig abgeknickt werden. Dies gilt in hohem Maße für die linksseitige Spitzentuberkulose mit Oesophagusverziehung oberhalb der Aorta. Auch bei ausgedehnten interlobären Schwielen und Schrumpfungsprozessen in den unteren Abschnitten finden sich Dislokationen. Sie können ein exzessives Ausmaß nach Lungenresektionen annehmen.

Während nach Segment- und Lappenresektion nur selten eine stärkere Schrumpfung des Operationsgebietes bemerkt wird, kommt es nach Pneumonektomie nicht nur zum Zwerchfellhochstand, sondern infolge der erheblichen Verschwartung zur Verlagerung des Herzgefäßbandes und zu einer nach der gesunden Thoraxseite konvexen Skoliose der Brustwirbelsäule. Mitbeteiligt ist in solchen Fällen auch die thorakale Speiseröhre, bei welcher Abknickungen und Funktionsstörungen auftreten können (Abb. 30).

Auch Deformierungen der Wirbelsäule führen zu Verlaufsänderungen der Speiseröhre. So spannt sich beim Gibbus der Oesophagus wie eine Sehne zwischen den beiden Endpunkten mehr oder weniger geradlinig aus. Bei Kyphoskoliose dagegen verursacht die relative Elongation spiralige oder S-förmige Abbiegungen. Nach SCHINZ u. Mitarb. (1952) kann es in solchen Fällen zur Invagination der Speiseröhre kommen (Abb. 27).

Erhebliche Spangenbildung bei Spondylosis deformans kann zur Eindellung der dorsalen Speiseröhrenwand und damit zur sog. spondylogenen Dysphagie Veranlassung geben.

Im Krankengut von MESSER u. SIELAFF (1960) zeigten sich bei 87 von 135 Patienten mit cervicaler Osteochondrose Tonusstörungen, die im Test mit der Glissonschlinge eindeutig extensionsabhängig waren. Hypotonien werden von den Autoren als Folge eines

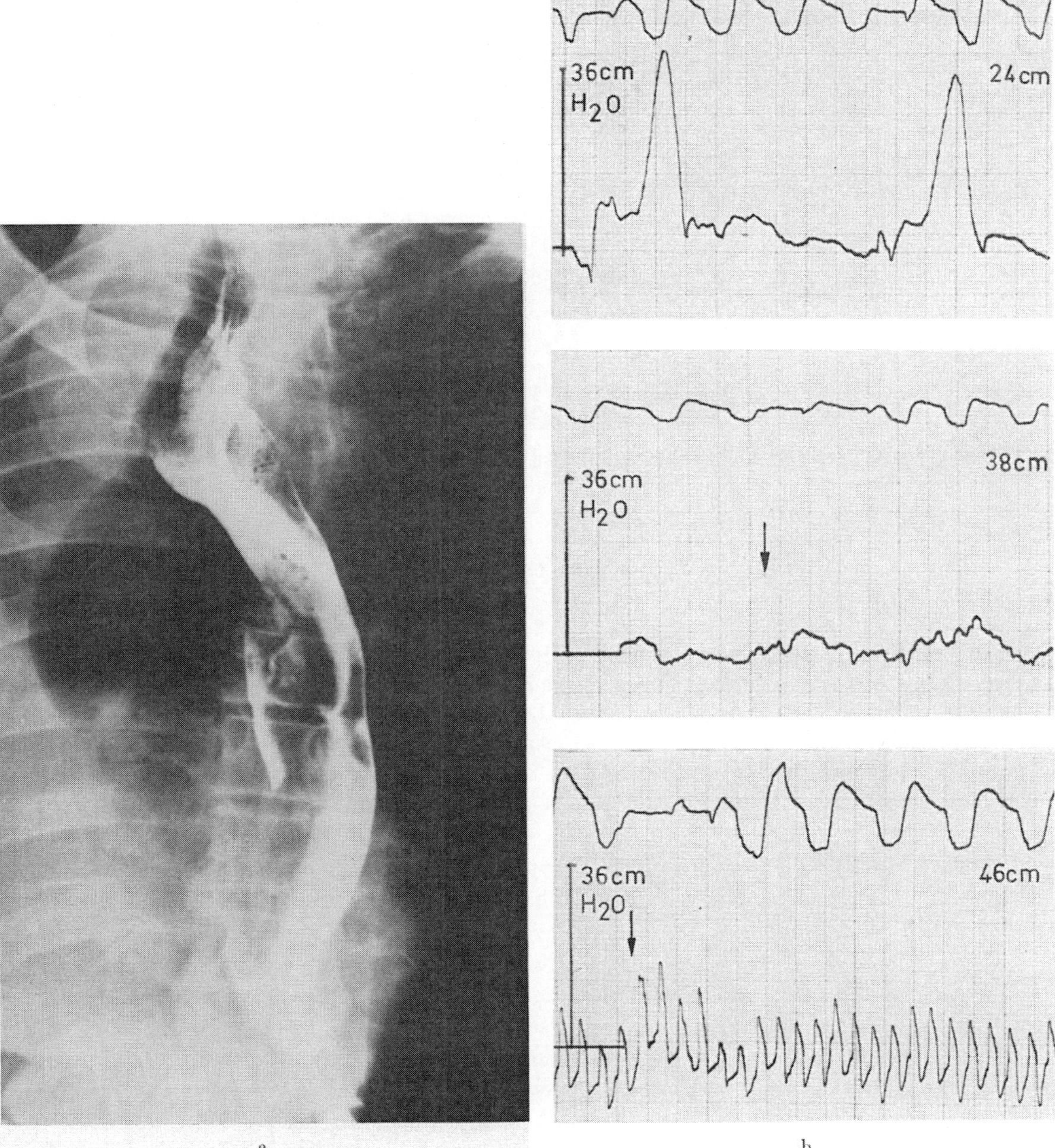

Abb. 30a u. b. Oesophagusverlagerung nach Pneumonektomie rechts vor 2 Jahren: Fibrothorax rechts mit erheblicher Schrumpfungsneigung. Mediastinalemphysem. Verziehung des oberen und unteren thorakalen Oesophagusdrittels nach der operierten Seite, während das mittlere Drittel in der Medianebene adhärent sich scheinbar von seiner rechten Wand entfernt hat (a). Die zugehörige Druckkurve (Dr. med. J. VOGT-MOYKOPF) zeigt im oberen Drittel noch einen regelrechten Peristaltikablauf, während im anschließenden Abschnitt nur völlig ungeordnete Kontraktionen frustraner Art sichtbar sind (b)

sympathischen Reizes im Bereich der kleinen Wirbelgelenke betrachtet, während hypertone Störungen praktisch nur bei schweren degenerativen Veränderungen der Halswirbelsäule gefunden wurden.

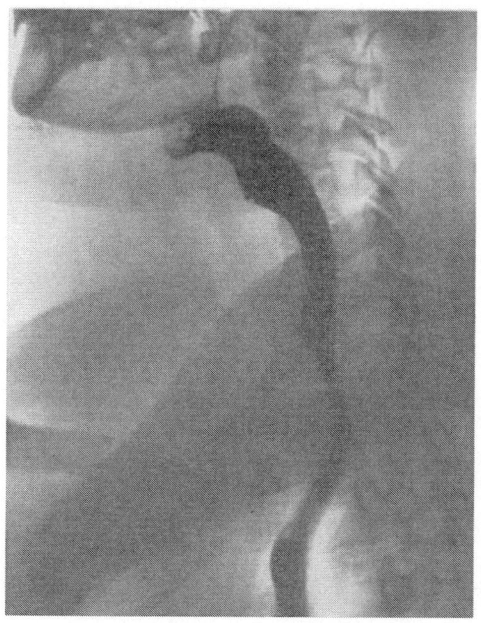

Abb. 31. Oesophagusverlagerung und -kompression durch Struma maligna mit großem retrotrachealen Tumoranteil

e) Erworbene Stenosen

α) Verätzungsstriktur

Am häufigsten ist die Verätzung der Speiseröhre Folge einer unbeabsichtigten Einnahme kaustischer Substanzen durch Kinder. Im Erwachsenenalter werden solche Oesophagusläsionen mit ganz seltenen, meist beruflich bedingten Ausnahmen, bei Suicidversuchen angetroffen. Unter der großen Anzahl von chemischen Stoffen, die zur Verätzung Veranlassung geben können, stehen in erster Linie Säuren (Schwefelsäure, Chlorverbindungen) sowie Alkalien (Natron-, Kalilauge, Ammoniumhydroxyd), Phenol und Lysol.

ATKINS (1963) sah die schwersten Verätzungen nach Schwefelsäure. Sie sind allerdings glücklicherweise selten, während Unfälle mit starken Laugen wesentlich häufiger zur Beobachtung kommen.

Wenngleich die Veränderungen am Oesophagus schwerer sind als im Bereich der Mundhöhle und des Rachens, wird man dennoch in der Regel bei Oesophagusverätzungen im akuten Stadium auch Zeichen der frischen Entzündung bei der Betrachtung der Mundschleimhaut und des Rachens erkennen können. TERRACOL u. SWEET (1958) sind der Meinung, daß die Schwere des Gewebsschadens weniger durch den normalen Schluckakt, als durch reflektorisches Regurgitieren hervorgerufen wird. Gleiches gilt auch für den aboral folgenden Abschnitt der Speiseröhre, die nicht selten durch Zurückfließen der Chemikalien ein zweites Mal der schädigenden Noxe ausgesetzt wird (Abb. 32).

1952 hat PALMER die Faustregel aufgestellt, daß saure Substanzen im Magen tiefergreifende Veränderungen hervorrufen als Laugen, die vorwiegend innerhalb der Speiseröhre wirksam werden. Als Erklärung führt der Autor an, daß Alkalien im Magen weitgehend neutralisiert werden. Nur wenn sehr große Mengen Lauge aufgenommen werden, soll eine Pylorusstenose auftreten.

Am Krankengut der Chirurgischen Univ.-Klinik Heidelberg können wir diese Beobachtung nicht bestätigen. Von den letzten 10 zur Behandlung gekommenen Oesophagusverätzungen waren 8 durch Laugen bedingt. Bei insgesamt 6 Patienten mußte wegen einer Antrumstenose die Billroth II-Resektion des Magens durchgeführt werden.

Über pathologische Veränderungen nach kaustischer Verätzung des Oesophagus haben HALLER u. BACHMAN (1964) berichtet. Sie benutzten als Versuchstiere Katzen, deren histologischer Oesophagusaufbau dem kleiner Kinder am ähnlichsten ist. Bei oesophagoskopisch gezielter Applikation einer Laugenverbrennung wurden innerhalb weniger Stunden kleine Ulcerationen mit Randödem und histologischer Nekrose nachgewiesen. Nach Ablauf von 48—72 Std kam es zu einer beginnenden Einengung des Oesophaguslumens in Höhe der Verätzung, die später in narbige Stenose überging.

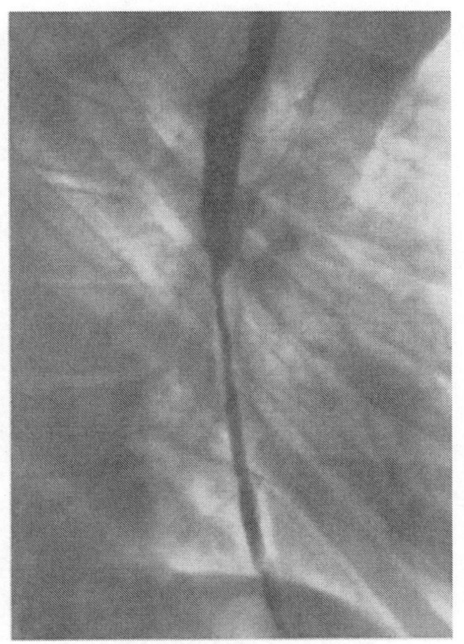

Abb. 32. Acht Tage nach Laugenverätzung der Speiseröhre bei 18jährigem Mann (Suicidversuch). Hochgradige röhrenförmige Stenose des thorakalen Oesophagus. Unregelmäßige Begrenzung der Kontrastmittelsäule durch massive Schleimhautschwellung. An der Hinterwand in Bifurkationshöhe mehrere Nischen als Hinweis auf Ulcerationen

Klinisch treten unmittelbar nach der Aufnahme kaustischer Stoffe heftige Schmerzen mit Schluckbeschwerden und Ödem der betroffenen Partien auf. Ulcera werden nach etwa 24 Std beobachtet; dabei kann die Ausdehnung der Nekrose auf die Schleimhaut beschränkt bleiben, aber auch sämtliche Schichten der Speiseröhre bis zur Mediastinalbeteiligung durchsetzen. In solchen Fällen finden sich sehr frühzeitig Fieber, retrosternaler Schmerz und nicht selten ein schwerer Schockzustand. Das Auftreten einer eitrigen Mediastinitis im Rahmen der Verätzung ist jedoch außerordentlich selten.

TERRACOL u. SWEET (1958) haben bei den meisten Verätzungspatienten Schockzustände gesehen. Innerhalb von 5—6 Tagen klingt das Schleimhautödem normalerweise ab, und das Schlucken wird wieder erträglich. Etwa 2—3 Wochen sind notwendig, bis auch die Veränderungen an der Mund- und Rachenschleimhaut abgeklungen sind. In dieser Zeit kann sich der Schluckakt völlig normalisieren. Im allgemeinen tritt in der 8. Woche erneut eine Dysphagie auf und markiert die Entwicklung einer narbigen Striktur. Zu diesem Zeitpunkt kann in schwereren Fällen das Lumen vollständig obliterieren.

Die Rolle der Röntgenuntersuchung erschöpft sich nicht in der Diagnose, sondern dient auch der Kontrolle der medikamentösen Therapie mit Antibiotica und Corticosteroiden (HALLER u. BACHMAN 1964), der Dilatationsbehandlung (AUGUSTE 1962) und des chirurgischen Eingriffs (BECKER 1964; TALA u. MERIKALLIO 1962).

Das Röntgenbild der benignen Oesophagusstriktur wechselt je nach Ätiologie und Krankheitsphase. Die frische Verätzung kommt nur selten zur Untersuchung, obwohl keinerlei Kontraindikation besteht, mit wasserlöslichen Kontrastmitteln oder aber mit dünnem Bariumbrei zu untersuchen.

Im Stadium der frischen Verätzung, wenn Ödem und Exsudation vorherrschen, haftet das Kontrastmittel sehr schlecht an der Schleimhaut. Dadurch erscheint die Kontrastmittelsäule oft aufgefasert, schlierig. Im Verlauf des ersten Tages nach der Verätzung findet sich meist eine gewisse Weitstellung der Pars thoracica mit Bewegungsarmut, die durch das Wandödem verursacht wird. Die Schleimhautfalten sind verbreitert und wulstig. PRÉVÔT u. LASSRICH (1959) haben in diesem Stadium bei weniger ausgeprägtem Ödem Spasmen gesehen, die einen vollständigen Verschluß vorzutäuschen vermögen.

Den Unterschied zwischen Säure- und Laugenverätzung hat BEUTEL (1938) untersucht und fand bei der letzteren oft eine granuläre Verschorfung mit kleinfleckigen Aufhellungen im Kontrastbild. Im Falle der Laugenverätzung stehen ödematös-infiltrative Veränderungen der Submucosa als Vorstufe der Kolliquationsnekrose im Vordergrund (Abb. 32).

Nach L. S. FINKELSTEIN (1963) kann das Ausmaß der Einengung des Oesophaguslumen infolge Ödem, Exsudation und Spasmus in weiten Grenzen variieren. Die Stenosierung

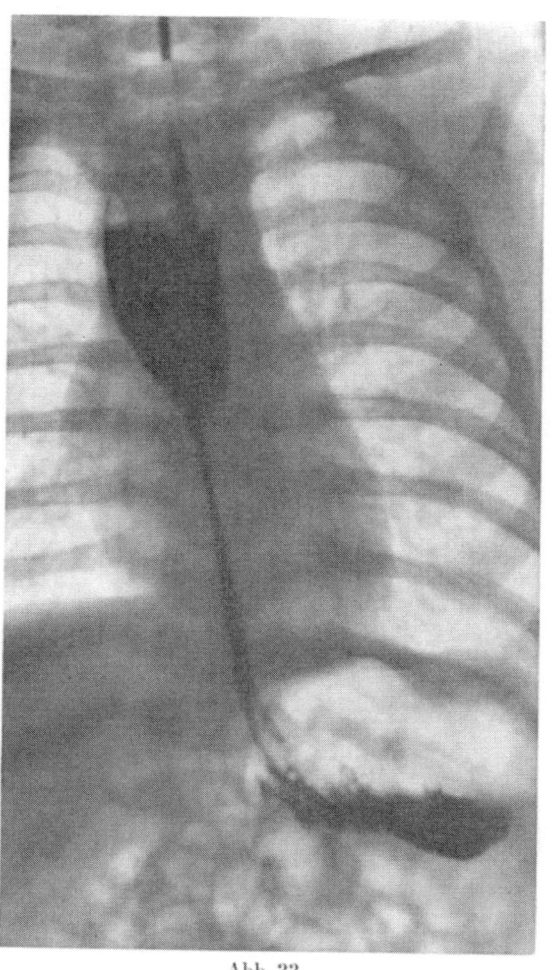

Abb. 33

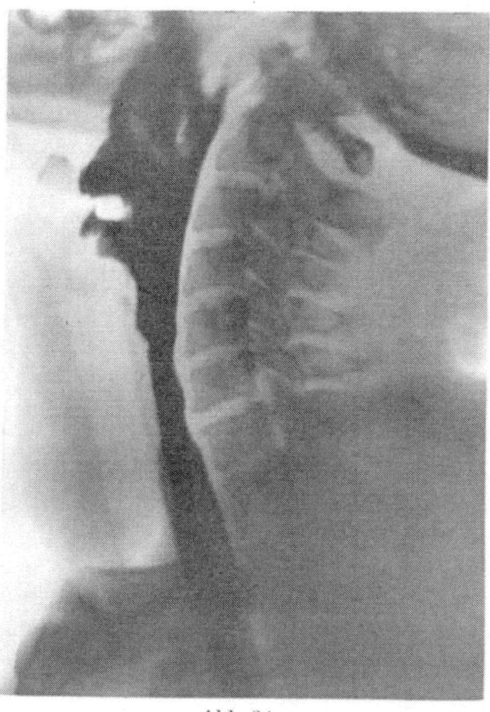

Abb. 34

Abb. 33. Röhrenförmige Striktur des distalen thorakalen Oesophagus mit ausgeprägter prästenotischer Dilatation nach Salzsäureverätzung bei einem 2jährigen Kinde

Abb. 34. Einengung des cervicalen Oesophagus infolge narbiger Veränderungen nach Strumaresektion

kann sich nach Abklingen der akuten Erscheinungen bessern oder schon frühzeitig weiter verschlechtern. Nie ist das eingeengte Segment scharf von der gesunden Umgebung abgegrenzt. Die pathologischen Veränderungen im Sinne der Schleimhautzerstörung, der unregelmäßigen Kontur und der Funktionsstörung entwickeln sich kontinuierlich und führen nicht selten bei umschriebener Stenose zu einer oft erheblichen, prästenotischen Dilatation (Abb. 33).

Das narbige Endstadium präsentiert sich röntgenologisch in Form der ring- oder röhrenförmigen Stenose, wobei die Ringstrikturen meist in Höhe der Bifurkation gelegen sind. Selten gelingt es, weiter aboral liegende, zusätzliche Ringstenosen mit Kontrastmittel darzustellen, da die Menge der Bariummahlzeit nicht genügt, das distale Oesophaguslumen völlig zu entfalten. Die Untersuchung in Kopftieflage (PALUGYAY 1931) kann hier diagnostisch weiterhelfen. Zwar sind die narbigen Ringstenosen meist scharf abgegrenzt und durch die besonders stark ausgeprägte prästenotische Dilatation gut gegen ein Malignom abzugrenzen. Trotzdem wird es nicht immer möglich sein, rein röntgenologisch die Differentialdiagnose gegenüber einem Malignom zu stellen (Abb. 62).

Gleiches gilt auch für die röhrenförmigen Stenosen, die in der Regel im aboralen Drittel der Speiseröhre lokalisiert sind. Der Übergang vom Gesunden in den stenosierten Abschnitt ist im allgemeinen konisch, die Oberfläche der meist langen tubulären Strecke ist faltenlos und gekörnelt (FRIK 1966), wodurch die Differentialdiagnose gegenüber einem Carcinom erleichtert wird (BERG 1930).

Schwieriger kann die Unterscheidung gegenüber einem sog. unteren Oesophagusring oder einer membranösen Stenose im Rahmen eines sog. Plummer-Vinson-Syndroms sein, die deshalb anschließend ausführliche Erwähnung finden.

Daneben gilt es, die gutartigen Oesophagusstrikturen gegenüber Einengungen außerhalb des Oesophagus abzugrenzen. Hierher gehören die Impressionen von seiten der Aorta und der Aortenbogenäste bei kongenitalen Anomalien oder Aneurysmen, die Eindrücke entzündlicher oder neoplastischer Veränderungen im hinteren Mediastinum oder die differentialdiagnostisch gelegentlich sehr schwierig abzugrenzenden, extramucösen, intramuralen Oesophagustumoren, die zu einer asymmetrischen und nur selten konzentrischen Einengung des Oesophaguslumens führen. Auch postoperative narbige Einengungen nach Eingriffen an benachbarten Organen (Strumaresektion) können eine Oesophagusstriktur infolge Verätzung imitieren (Abb. 34).

β) Plummer-Vinson-Syndrom

Eine eigenartige, umschriebene Einengung am Hypopharynx oder im Halsteil der Speiseröhre beschrieb 1922 VINSON im Zusammenhang mit Dysphagie und Anämie und nicht seltenem Milztumor. Der Autor verwies in seiner Arbeit auf PLUMMER, der 1914 als erster dieses Syndrom publiziert hatte. Da es sich vorwiegend um Frauen mit psychischer Überlagerung handelte, nannten sie den Symptomenkomplex „hysterische Dysphagie". B. BROWN u. D. R. PATERSON (1919) veröffentlichten in England zwei Krankengeschichten, in denen auf die Kombination mit einer Glossitis, Schleimhautveränderungen im Mund, Pharynx und oberstem Oesophagus hingewiesen wurde. Auf Grund dieser Schleimhautläsionen wurden Spasmen als Ursache der Dysphagie angesehen und die Bezeichnung „spasmodic dysphagia" gewählt (nach GOLDSTEIN 1963).

Etwa zur gleichen Zeit machte — ebenfalls in England — KELLY (1919) die Erfahrung, daß sich als Ursache der Schluckbeschwerden bei den Patienten zirkuläre Membranstenosen ausgebildet hatten, bei deren Durchtrennung sich die Dysphagie schlagartig besserte.

In Skandinavien wird die Bezeichnung „sideropenische Dysphagie" (WALDENSTRÖM u. KJELLBERG 1939), im amerikanischen Schrifttum „dysphagia with iron deficiency" (GOLDSTEIN 1963) gebraucht und in britischen Arbeiten in Anlehnung an die Erstbeschreiber vom „Kelly-Paterson-Syndrom" gesprochen.

Leitsymptom der Eisenmangel-Dysphagie sind die Schluckbeschwerden, die nicht selten ganz plötzlich beim Schlucken eines größeren Bissens einsetzen. Die Schmerzen bleiben anschließend konstant und führen dazu, daß die Kranken außerordentlich lange kauen und reichlich Flüssigkeit zu den Mahlzeiten trinken, oft nehmen sie überhaupt nur Breiiges oder Flüssiges zu sich. Gewichtsverlust, allgemeine Schwäche, Glossitis, Mundrhagaden, atrophische Zungenpapillen, rotes Aussehen der glatten Zunge und atrophische Veränderungen an der Schleimhaut des oralen Verdauungstraktes vervollständigen das klinische Bild. Sehr häufig besteht eine hypochrome Anämie und in 20—30% der Fälle ist die Milz palpabel (WITTS 1931). WYNDER u. FRYER haben 1958 auf Zahnlosigkeit, brüchiges Haar und Heiserkeit als weitere klinische Erscheinungen hingewiesen. Betroffen sind durchwegs Frauen im Alter zwischen 30 und 50 Jahren. Die meisten Fälle wurden in ländlichen Gegenden Schwedens, Englands und den USA angetroffen.

Die Diagnose stützt sich auf den Nachweis einer Anämie, Splenomegalie und der typischen Epithelveränderungen an den obersten Verdauungswegen. Der Serumeisenspiegel ist erniedrigt und in den Fällen, in denen eine Magensaftuntersuchung möglich ist, läßt sich eine An- oder Hypacidität nachweisen.

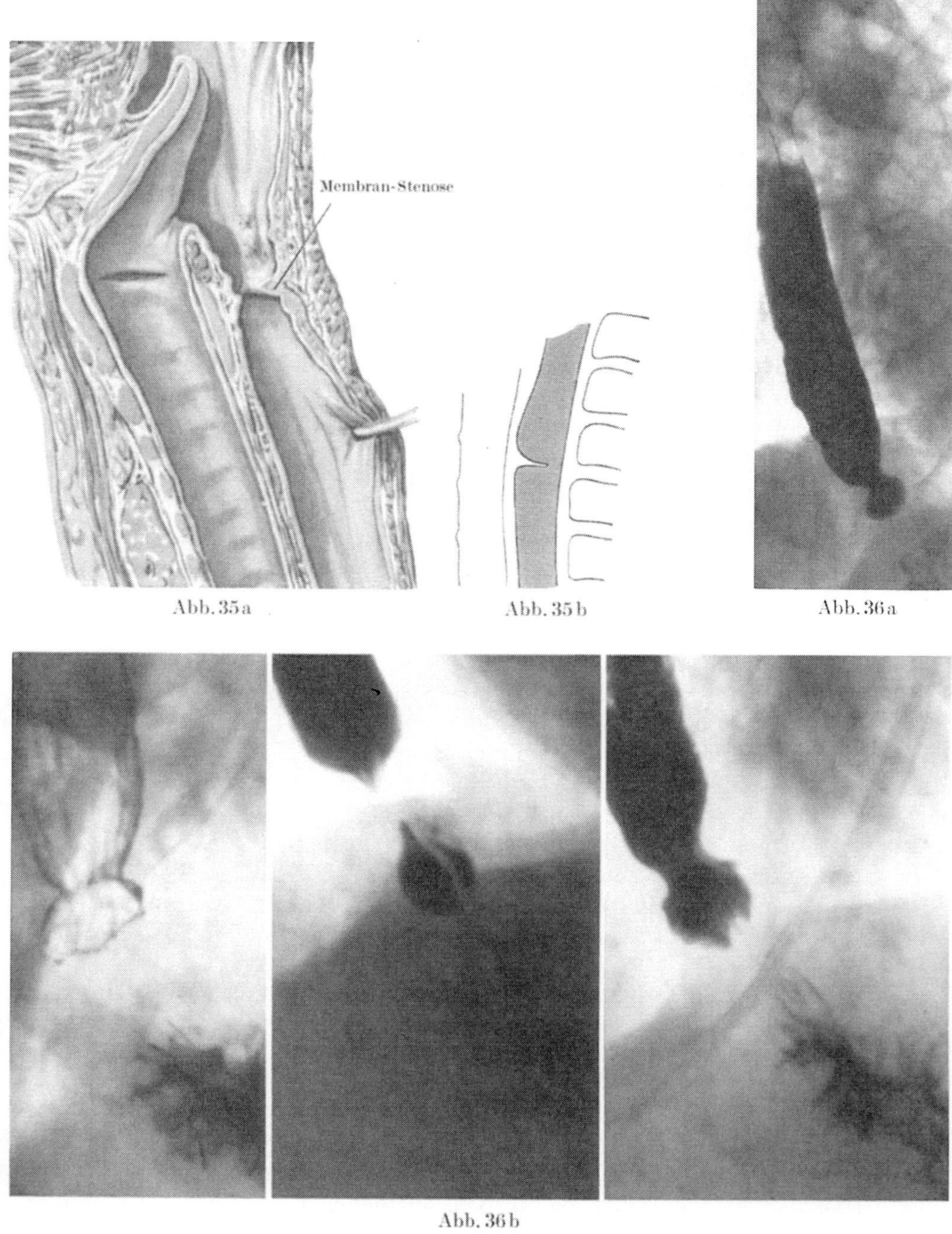

Abb. 35a u. b. Plummer-Vinson-Syndrom. Typische, von der Vorderwand ausgehende Membran des cervicalen Oesophagus. a Anatomische Skizze (nach NETTER 1959). b Schematische Darstellung der membranbedingten Aussparung bei der Kontrastmahlzeit im seitlichen Strahlengang

Abb. 36a u. b. Tiefe Oesophagusmembran. 54jähriger Mann. Rente wegen Megaoesophagus infolge Benzinverätzung im Krieg. Endoskopisch ringförmige Membran, die durchtrennt wurde. Nach dem Eingriff keine Beschwerden mehr. a Übersicht des dilatierten Oesophagus. b Verschiedene Funktionsphasen, wobei das mittlere Bild völligen spastischen Verschluß in Höhe der Membranstenose zeigt

Der röntgenologische Nachweis der meist von der Vorderwand ausgehenden Membranen ist außerordentlich schwierig. Bei der Durchleuchtung werden die zarten Aufhellungen innerhalb des Kontrastbandes meist übersehen. Sie sollten bei kurzen Belichtungszeiten auf Zielaufnahmen festgehalten werden (WALDENSTRÖM u. KJELLBERG 1939). Die Aufnahmen müssen im lateralen Strahlengang angefertigt werden und sollten den Hypopharynx und den obersten Oesophagus erfassen. Die Membranen können schon unmittelbar unterhalb der Cartilago cricoidea vorkommen und sind praktisch noch nie aboral der Höhe des Aortenbogens gefunden worden.

In typischer Weise findet man eine incisurähnliche Aussparung der ventralen Oesophaguswand bei der Prallfüllung in Höhe des Oesophagusmundes. In einem Fall von TEMPLETON (1944) wurde bei einer Nachuntersuchung $1^1/_2$ Jahre nach Einsetzen einer Eisentherapie ein weitgehender Rückgang der „Schwimmhaut“ gesehen (Abb. 35).

Die Differentialdiagnose bereitet normalerweise keine Schwierigkeiten. Die von der Pars cricopharyngica herrührende Impression geht von dorsal aus (PITTMAN u. FRASER 1965). Nur wenn die Membran unregelmäßig begrenzt erscheint, asymmetrisch ist oder durch einen Fremdkörper bedingte Aussparungen zeigt, läßt sich gelegentlich ein Malignom nicht mit Sicherheit ausschließen.

Im Krankengut von SHAMMA'A u. BENEDICT (1958) fand sich in 16% der insgesamt 58 Patienten mit Plummer-Vinson-Syndrom ein Carcinom des Oropharynx oder Oesophagus, weshalb alle Patienten in regelmäßigen und nicht zu langen Abständen röntgenologisch kontrolliert werden sollten.

Die endgültige Sicherung der Diagnose ist erst durch die Oesophagoskopie mit Probeexcision und den histologischen Nachweis einer Hyperkeratose, Desquamation des Epithels und atrophischer Veränderungen an der darunterliegenden Muskelschicht möglich.

Als besonders seltene Beobachtung sind die beiden Fälle von R. H. ADLER (1963) zu betrachten, der bei über 70jährigen Frauen angeblich kongenitale Membranen im Halsteil der Speisreöhre nachweisen konnte.

In fortgeschrittenen Stadien können narbig-schrumpfende Wandveränderungen auftreten, die nach MOUTIER (1951) wahrscheinlich eine Präcancerose darstellen. Sehr ausgedehnte Stenosen hat MOLNAR (1963) bei seinen 3 Patientinnen demonstriert, wobei sich besonders im 3. Fall eine erhebliche prästenotische Dilatation ausgebildet hatte.

Tiefer im Oesophagus liegende Membranen sind außerordentlich selten und werden im amerikanischen Schrifttum als „lower esophageal webs“ (web = Schwimmhaut) bezeichnet. Sie haben mit dem Plummer-Vinson-Syndrom nur die stenosierende Membran gemeinsam. In einem Fall von SHAMMA'A u. BENEDICT (1958) handelte es sich um eine Frau ohne Anämie oder andere Zeichen des Plummer-Vinson-Syndroms und beim zweiten Patienten war einige Jahre vorher eine Verätzung vorangegangen.

Bei einer eigenen Beobachtung erhielt ein 54jähriger Patient eine Rente wegen Oesophagusstenose und Megaoesophagus nach Einnahme von Benzin im Wehrdienst, als er versuchte, den Treibstoff in einen Schlauch zu saugen. Bei der gutachtlichen Untersuchung fand sich unmittelbar vor dem Vestibulum eine zirkuläre, ringartige Einschnürung, die oesophagoskopisch als Schwimmhaut identifiziert und beseitigt werden konnte. Der Patient wurde völlig beschwerdefrei, so daß die Höhe der Rente erheblich herabgesetzt werden mußte (Abb. 36).

γ) Der untere Oesophagusring

Unabhängig voneinander haben 1953 SCHATZKI u. GARY sowie INGELFINGER u. KRAMER einen Symptomenkomplex beschrieben, bei dem klinisch eine Dysphagie mäßigen Grades, röntgenologisch eine ringförmige Einengung des untersten Oesophagussegmentes bestehen. Die Dysphagie ist keineswegs konstant, sondern tritt intermittierend und praktisch nur bei festen Speisen auf. Nicht selten kommt es nach Perioden völliger Beschwerdefreiheit unvermittelt zum Gefühl, als ob die Speisen vor dem Mageneingang steckenbleiben.

Die meisten Patienten gewöhnen sich deshalb bereits frühzeitig an intensives Kauen und reichliche Flüssigkeitsaufnahme während der Mahlzeiten. Sodbrennen ist selten, dagegen klagen manche der Kranken über leichte retrosternale Schmerzen.

Die Dysphagie wird von den amerikanischen Autoren auf die Einengung des untersten Oesophagussegmentes zurückgeführt. Der sog. Schatzkische Ring ist mehr oder weniger symmetrisch, dünn und läßt gegen das Lumen eine Membran erkennen. Sie steht meist im rechten Winkel zur Längsachse der Speiseröhre, gewöhnlich 3—5 cm oberhalb der Zwerchfellgrenze. Elastizität und Dehnbarkeit des Ringes sind eingeschränkt.

Das Ausmaß der Beschwerden wird offensichtlich bestimmt durch den Innendurchmesser der Ringöffnung. In einer größeren Untersuchungsserie von 85 Patienten fanden SCHATZKI u. GRAY (1956) klinische Symptome bei allen Untersuchten mit einem Durchmesser von weniger als 13 mm. Bei 13 bis 25 mm Durchmesser bestanden nur vereinzelt Beschwerden, und eine Lumenweite von 25 mm und mehr war praktisch als klinisch bedeutungsloser Nebenbefund zu betrachten (Abb. 37).

Daß solche tiefsitzenden Ringbildungen nicht allzu selten vorkommen, dokumentiert eine Untersuchungsreihe von P. KRAMER aus dem Jahre 1956, in welcher bei 100 Oesophaguspassagen in sechs Fällen der sog. „lower-ring" nachgewiesen werden konnte, ohne daß davon herrührende Beschwerden bestanden. Die Zahl solcher Veränderungen erhöht sich bei kinematographischer Untersuchung (GOLDSTEIN 1963); allerdings dürften hierbei manche muskulären Kontraktionen ohne pathologisch-klinische Bedeutung miterfaßt und fehlgedeutet worden sein.

In den letzten Jahren wurde mancher Zweifel laut, ob es sich bei dem tiefen Oesophagusring tatsächlich um ein Krankheitsbild eigener Art handele. SCHATZKI selbst ist in seiner „Caldwell-Lecture" 1964 (publiziert 1965) von seiner ursprünglichen Meinung zurückgetreten und sieht in der Ringbildung lediglich die Grenze zwischen Oesophagus- und Magenschleimhaut. Er glaubt, daß es sich um eine oralwärts gerichtete Verschiebung des Gastrointestinaltraktes handelt, mit anderen Worten, um den Ausdruck einer Hiatushernie.

Die Fragen, die hier noch offen stehen, betreffen die relative Seltenheit eines solchen Ringes bei der Hiatushernie, d.h. den auslösenden Faktor zur Ringbildung. Weiterhin ist ungeklärt, warum im Gegensatz zur Hiatushernie beim tiefen Ring kaum einmal Sodbrennen beobachtet wird, und daß praktisch nie eine Oesophagitis vorkommt.

Während im deutschsprachigen Schrifttum insbesondere HAFTER (1961, 1963) die Bedeutung der kleinen axialen Hernie hervorhebt, haben BUDGEN u. DELMONICO (1965) in zwei Fällen eine mit Plattenepithel überzogene, ringförmige Membran nachweisen können. Darüber hinaus haben ZAINO u. Mitarb. (1963) bewiesen, daß ein tiefsitzender Oesophagusring nicht nur einer Schleimhautverdickung am Übergang zum Vestibulum gastrooesophageale entspricht, sondern daß eine ringförmige Muskelhypertrophie am oberen Ansatz der Membrana phreno-oesophagealis ausgebildet sein kann (CIMMINO 1967).

Die Röntgenuntersuchung zur Erfassung solcher Oesophagusringe geht auf die Arbeit von SCHATZKI u. GRAY (1953) zurück. Sie fanden die Veränderung am ehesten bei Patienten in Bauchlage mit leichter Rechtsdrehung. Der untere Oesophagus soll so weit wie möglich gestreckt sein; d.h. der Bolus aus dicker Bariumpaste sollte die Höhe des Diaphragmas in tiefer Inspiration erreichen. Der Durchmesser des Ringes kann entweder auf Zielaufnahmen ausgemessen oder aber durch kontrastgefüllte Kapseln oder Kugeln bestimmt werden. Bei der Routineuntersuchung der Speiseröhre im Stehen sind die Ringe außerordentlich leicht zu übersehen.

Bei der Differentialdiagnose sind intermittierende Kontraktionen des untersten Oesophagussegmentes zu berücksichtigen; daneben können anuläre Strikturen und membranartige, kongenitale Stenosen ein röntgenologisch sehr ähnliches Bild hervorrufen. Die Abgrenzung gegenüber einem Malignom sollte wohl in der überwiegenden Zahl der Fälle schon durch die Röntgenuntersuchung allein möglich sein. FRIK (1966) sieht die Bedeutung des tiefsitzenden Oesophagusringes darin, daß dem älteren Patienten, der wegen dysphagischer Beschwerden den Arzt aufsucht, die Angst vor einem bösartigen Tumor genommen werden kann.

Der eindeutige Röntgenbefund sollte durch Oesophagoskopie ergänzt werden, und zwar vorwiegend aus therapeutischen Gründen. Die Dehnung des Ringes oder die Durchtrennung einer Membran vermag die bestehende Dysphagie sehr günstig zu beeinflussen. Daß die Oesophagoskopie bei der Diagnostik des tiefsitzenden Ringes gegenüber der Röntgenuntersuchung im Nachteil ist, hat HOLYOAKE (1963) betont. Unter seinen vier wegen Oesophagusring operierten Patienten war kein einziger Befund bei der Endoskopie

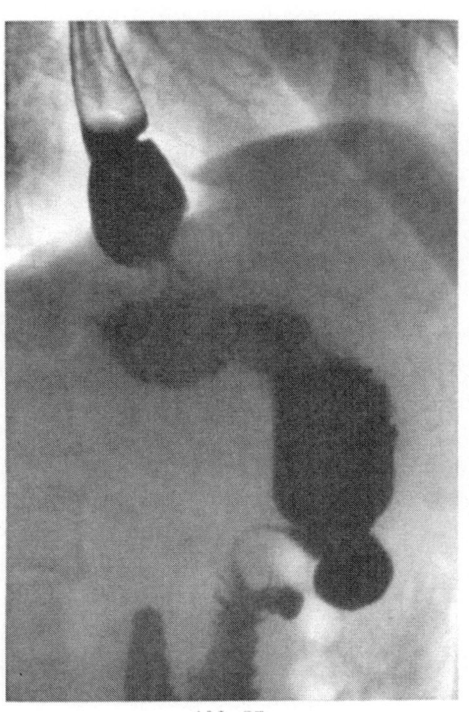

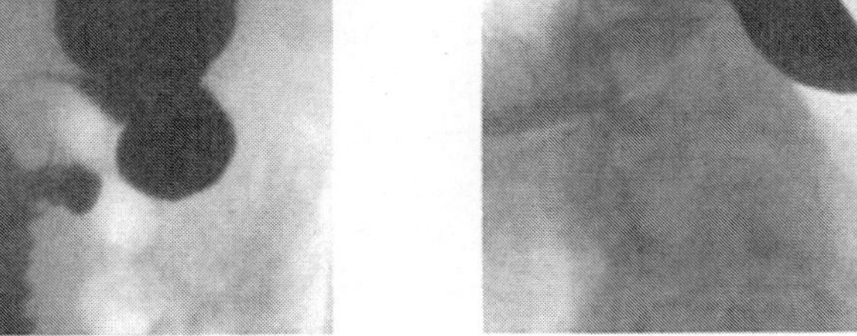

Abb. 37 Abb. 38

Abb. 37. Asymmetrischer, unterer Oesophagusring an der Grenze zwischen Oesophagus- und Magenschleimhaut bei Hiatushernie und Brachyoesophagus

Abb. 38. Megaoesophagus bei Achalasie und konstanter Ringbildung im terminalen Oesophagus. Endoskopisch glatt begrenzter Schleimhautwulst bei mäßiger Oesophagitis

positiv trotz typischer Röntgenbefunde. Alle Patienten hatten eine kleine Hiatusgleithernie und nur einer hatte die röntgenologischen Zeichen einer Refluxoesophagitis. Auffällig war histologisch eine entzündliche Infiltration der Submucosa, die der Autor für die schnabelartige Einengung des Oesophaguslumens verantwortlich macht.

KLEINFELDER u. LONGIN (1961) haben unter ihren vier Fällen mit unterem Oesophagusring einen 40jährigen Mann mit ausgedehnter Sklerodermie untersucht. Hier imponierte der Oesophagus bis zur ringförmigen Einschnürung als starres Rohr. Der Abschnitt unterhalb des Ringes, der auch nach seinem Relief mehr der Magenschleimhaut entsprach, verfügte dagegen über eine normale Motilität. Da bei der Sklerodermie die Speiseröhre häufig, der Magen jedoch selten in das krankhafte Geschehen einbezogen ist, deuteten die Autoren die Lage des Ringes als Grenze zwischen Oesophagus- und Magenschleimhaut im Sinne der von SCHATZKI (1965) angegebenen Theorie (Abb. 38).

STIENNON hat 1963 eine sehr diskutable Theorie zur Entstehung des tiefen Oesophagusringes aufgestellt, die sich dem Autor nach kritischer Durchsicht der bestehenden Erklärungsversuche aufdrängte. Folgende Fragen ließen sich bis dahin nicht einwandfrei beantworten: 1. Warum ist der Ring nur bei Erweiterung der Speiseröhre zu sehen? 2. Wodurch ist der nächtliche Beginn der Beschwerden zu erklären? 3. Warum wird keine Progression des Krankheitsbildes beobachtet? 4. Warum entsteht der Ring stets am oesophagogastralen Übergang?

Für die Beantwortung setzt der Autor eine Verkürzung der Speiseröhre um 1—3 Zoll voraus. Alle Wandschichten können sich der neuen Situation beispielsweise im Rahmen einer Hiatushernie durch Kontraktion anpassen. Nur die eigentliche Schleimhaut, der es an Muskulatur ermangelt, vermag sich nicht zusammenzuziehen und wölbt sich als „Kontraktionsring“ in das Lumen vor. Durch die Schubwirkung des Speisebolus wird die Falte besonders am Übergang zwischen Oesophagus und Magen entweder als Einzelring oder in Form ziehharmonikaähnlicher Fältelung bei der Kontrastdarstellung sichtbar.

Die Theorie vermag in der Tat zwanglos die häufige Beobachtung der Hiatushernie beim tiefen Oesophagusring zu erklären, andererseits aber auch Zusammenhänge mit Oesophagitis, Achalasie und der Refluxkrankheit. Symptomatische Membranen im mittleren Oesophagus werden von KELLEY u. FRAZER (1966) beschrieben.

δ) Striktur an heterotoper Magenschleimhautgrenze („columnar lined oesophagus“)

Entwickelt ein Patient mit Hiatushernie und Refluxoesophagitis eine Striktur, so ist diese immer am Übergang zwischen Oesophagus und Magen lokalisiert. Ausnahmsweise wird eine solche Striktur an der Schleimhautgrenze viel höher, im oberen thorakalen Drittel, angetroffen. Da der Oesophagus als jener Teil des Gastrointestinaltraktes definiert ist, welcher zwischen der Pars cricopharyngea und dem Mageneingang ausgespannt ist, handelt es sich in solchen Fällen um eine Cylinderepithelauskleidung der distalen Speiseröhre und nicht um eine Verlagerung des Magens in oraler Richtung, da Muskelschlauch und Gefäßversorgung regelrecht sind. Auch histologisch bestehen typische Eigenschaften oesophagealer Herkunft mit hierfür typischen Schleimdrüsen.

PIERCE u. CREAMER (1963) unterscheiden einen solchen „columnar lined oesophagus“ gegenüber versprengten Magenschleimhautinseln in einem sonst völlig typischen Plattenepithel. Diese können gelegentlich Anlaß zur Ulcusbildung (Abb. 43) geben (s. Abschnitt „Oesophagitis und Ulcus“; Literatur s. Kapitel „Cardiaregion“).

Die Ursache der eigenartigen Verschiebung der Schleimhautgrenze in oraler Richtung ist unbekannt. Sie kann kongenital oder erworben sein. Entscheidend für dieses Krankheitsbild, das häufig zur Striktur führt und bis dahin oft jahrelang unentdeckt bleibt, ist die Lokalisation der Stenose am Übergang zwischen Platten- und Cylinderepithel, die unter Umständen noch oberhalb der Höhe des Aortenbogens beobachtet werden kann.

Nach R. H. ADLER (1963) handelt es sich durchweg um ältere Patienten, die wegen dysphagischer Beschwerden den Arzt aufsuchen. Nicht selten wird röntgenologisch eine Hiatushernie verifiziert.

Die röntgenologische Verdachtsdiagnose auf eine oesophaguswärts erfolgte Verschiebung von Magenschleimhaut wird am besten kinematographisch gestellt. Entsprechende Untersuchungen von PIERCE u. CREAMER (1963) ergaben folgende Symptomatologie: Aussehen und Funktion der Speiseröhre oberhalb der Striktur sind unauffällig. Die Striktur ist in den verschiedenen Abschnitten des thorakalen Oesophagus — meist im terminalen Drittel — lokalisiert; ihre Größe schwankt zwischen einer gerade erkennbaren Ringbildung und hochgradiger Einengung des Lumens mit Retention von Speiseresten. Gelegentlich sieht man eine bürstensaumartige Begrenzung (Abb. 39).

Der stenosierte Bezirk erweist sich als elastisch. Die Bewegungen der Oesophaguswand unterhalb davon sind verstärkt. Gelegentlich wird eine kräftige Kontraktion des mit Cylinderepithel ausgekleideten Oesophagusabschnittes beobachtet. Er ist in der Regel jedoch etwas weiter gestellt als der Abschnitt oberhalb der Schleimhautgrenze. Dies führt zu einer frühzeitigen Erschlaffung des Vestibulum gastro-oesophageale mit kinematographisch nachweisbarem Reflux auch ohne sichtbare Hiatushernie (MISSAKIAN u. Mitarb. 1967).

Röntgenologisch allein ist die Diagnose nicht zu stellen. Druckmessungen können unterhalb der Striktur den oesophagealen Charakter der Peristaltik erbringen und zeigen, daß der Sphinctermechanismus zwischen Oesophagus und Magen defekt ist.

Da die Magenschleimhaut gegenüber dem Plattenepithel der Speiseröhre röntgenologisch nicht zu differenzieren ist, wird nur durch systematisches Funktionsstudium des Segmentes unterhalb der Striktur eine röntgenologische Verdachtsdiagnose ermöglicht.

Die Sicherung der für Ulcusentstehung und Striktur gleichermaßen bedeutsamen Cylinderepithelauskleidung des unteren Oesophagusabschnittes erfolgt oesophagoskopisch bzw. durch Probeexcision.

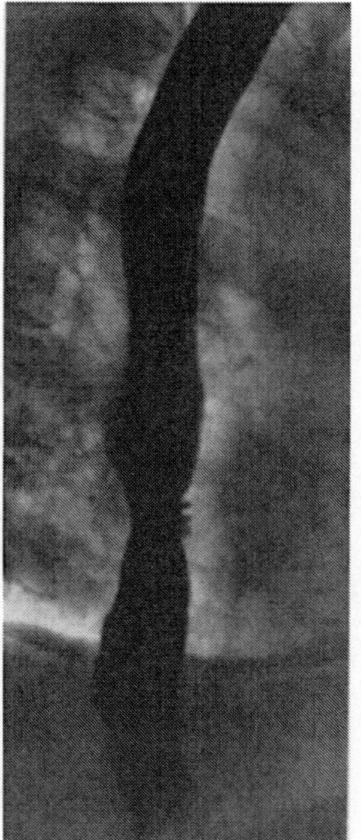

Abb. 39. Umschriebene Stenose im distalen thorakalen Oesophagus bei versprengter Magenschleimhautinsel, kenntlich an dem charakteristischen „Bürstensaum" an der Vorderwand in Höhe der Stenose. (Prof. Dr. D. v. KEISER, Zentral-Röntgeninstitut, Klinikum Mannheim)

f) Oesophagitis und Ulcus

α) *Unspezifische und peptische Oesophagitis*

Über die Häufigkeit der Oesophagitis gibt es keine verläßlichen Angaben, obwohl es sich keineswegs um eine seltene Erkrankung handelt. Sie wird dann diagnostiziert, wenn die Beschwerden zur Röntgenuntersuchung und zur Oesophagoskopie führen. WINKELSTEIN hat 1953 den Begriff der peptischen Oesophagitis eingeführt, als er auf die Zusammenhänge mit gleichzeitig bestehenden Ulcera duodeni hinwies.

Man unterscheidet eine akute und eine chronische Form der Oesophagitis, deren vielfältige Ursachen Tabelle 6 zu entnehmen sind. Im akuten Fall kann sich eine Entzündung des Pharynx, der Tonsillen oder des oberen Atemtraktes auf die Speiseröhre fortsetzen. Hämatogen ist eine Entstehung im Rahmen von Pneumonie, Peritonitis oder Pyelonephritis möglich (ROTH 1963). Zur akuten Oesophagitis zählen auch Verätzungen durch Lauge, Benzin und andere Chemikalien, zu kalte oder heiße Speisen und nicht zuletzt auch Irritationen durch Verweilsonden oder nach Bestrahlung.

Auch die chronische Oesophagitis kann sich per continuitatem im Anschluß an eine Nasopharyngitis, Sinusitis, Plaut-Vincent-Angina, Diphtherie, Moniliasis oder Fungusinfektion entwickeln. In seltenen Fällen entsteht sie im Anschluß an eine chronische Tracheobronchitis, Mediastinitis oder als pseudomembranöse Entzündung im Rahmen der Agranulomatose. Eine exfoliative, hyperämische oder „katarrhalische" Form der Oesophagitis erscheint nicht selten im Anschluß an konzentrierte alkoholische Getränke, Kautabakgenuß, chronisch-venöse Stauung bei Herzinsuffizienz, Eisen- und Vitamin B-Mangel. ACHENBACH u. Mitarb. haben 1956 eine idiopathische, ulcerative Oesophagitis beschrieben, die in vielen Dingen der Colitis ulcerosa mit Begleitsymptomen wie Arthritis, Iritis und Pyodermie ähneln soll.

Die zahlenmäßig weitaus häufigste Form der Oesophagusentzündung ist bedingt durch pathologische Refluxmechanismen aus dem Magen, die im Kapitel „Refluxoesophagitis" ausführlich dargelegt werden wird.

Der röntgenologische Beitrag zur Diagnostik entzündlicher Oesophaguserkrankungen ist außerordentlich bedeutsam, darf aber ebensowenig überbewertet werden wie bei der Gastritiserkennung. Die moderne Tendenz bei der Diagnostik der Oesophagitis ist die einer vorsichtigen Beurteilung, die sich der Grenzen dieser Methode — besonders bei den

Tabelle 6. *Ursachen der Oesophagitis* (nach ROTH, 1963)

I. Akute Oesophagitis
- A. Bakteriell
  1. Pharyngitis, Tonsillitis, Laryngitis
  2. Masern, Scharlach
  3. Pneumonie, Peritonitis, Pyelonephritis
- B. Chemisch
  1. Laugenverätzung
  2. Peptischer Reflux
- C. Physikalische Faktoren
  1. Ernährungssonde
  2. Heiße und kalte Speisen
  3. Rasches Verschlucken großer Bissen
  4. Röntgen- oder Radiumtherapie
  5. Vasodilatierende, schmerzstillende Substanzen

II. Chronische Oesophagitis
- A. Bakteriell
  1. Nasopharyngitis, Sinusitis, Stomatitis, Moniliasis, Diphtherie
  2. Tracheobronchitis, Mediastinitis, Agranulocytose
- B. Chemisch
  1. Refluxoesophagitis
     a) Saurer-peptischer Reflux
     b) Gallen-Pankreassaft-Reflux
  2. Kontakt mit Porzellan- oder Metallstaub
- C. Physikalische Faktoren
  1. Lokale Irritation (Alkohol, Tabak, heiße, kalte und stark gewürzte Speisen)
  2. Passagebehinderung (Narbenstenose, Tumor, Achalasie)
  3. Aortenaneurysma
- D. Chronische Venenstauung
  1. Kardiale Dekompensation
  2. Pulmonale Sepsis
  3. Portale Hypertension
- E. Andere Ursachen
  1. Idiopathische ulcerative Oesophagitis (ACHENBACH)
  2. Eisen- und Vitamin B-Mangel (Plummer-Vinson-Syndrom)

akuten, sog. katarrhalischen Formen — bewußt ist. Pathologisch-anatomisch ist in den Frühstadien solcher Veränderungen im allgemeinen das Epithel intakt (LAMBLING u. Mitarb. 1955). Es findet sich nur in der Submucosa ein Ödem, später fibrotische Umwandlung. Zu einem fortgeschrittenen Zeitpunkt erst ist auch eine Ulceration der Schleimhaut mit Blutungen möglich. Es dürfte sich demnach weniger um primäre peptische Schleimhautveränderungen handeln als um Permeabilitätsstörungen auf Grund der Gefäßverlagerungen und -abknickungen bei Hernienbildung.

BLAHA hat 1961 gegen die Annahme einer peptischen Genese eingewandt, daß nur ein geringer Teil erwachsener Patienten mit Hiatushernien derartige Veränderungen aufweisen.

Ebensowenig geklärt ist das bereits weiter oben erwähnte Krankheitsbild der peptischen Oesophagitis in Kombination mit einem Ulcus duodeni. BROMBART (1956) hat hierbei Konturunregelmässigkeiten mit spiculaähnlichen Bildern beschrieben, Querstellung der Falten und eine reticuläre Zeichnung der Schleimhautoberfläche bei verminderter Wandelastizität. Nach WINKELSTEIN (1956) sollen Ulcera selten vorkommen, dagegen findet sich meist eine tubuläre Stenose.

Akute entzündliche Veränderungen sind infolge der großen Reaktionsbereitschaft der Oesophagusschleimhaut beim Kinde besonders leicht auch röntgenologisch zu erkennen. Im Kindesalter betreffen sie meist den unteren Speiseröhrenabschnitt und manifestieren sich anstelle der zarten, längsverlaufenden Falten als unregelmäßige Wulstungen, die zu einer Einengung des Lumens führen.

Röntgenologische Kriterien der chronischen Oesophagitis sind Faltenverbreiterung und Atonie, die gelegentlich — kombiniert mit Retroperistaltik — zu einer Verzögerung des Entleerungsmechanismus führen. Später treten Erosionen und Ulcera und — nach deren Abklingen — narbige Stenosen und Retraktionen auf (BRET u. Mitarb. 1967).

Klinisch macht sich die Oesophagitis bemerkbar mit einem tiefen, retrosternalen Schmerz, ausstrahlend in Nacken, Rücken oder beide Arme. Die Schmerzen treten meist unmittelbar nach dem Schlucken auf und verstärken sich beim Vorwärtsneigen und im Liegen. Saures Aufstoßen wird häufig beobachtet, und nicht selten kommt es zu Blutungen geringeren Ausmaßes. Erst Röntgendiagnostik und Endoskopie sind in der Lage, die Veränderungen zu lokalisieren, ihr Ausmaß zu bestimmen und die mögliche Ursache zu klären. Die Differentialdiagnose hat folgende Erkrankungen zu berücksichtigen: Angina pectoris, Gallenkolik, Gastroduodenalulcus, Carcinom, Oesophagusvaricen und peptisches Oesophagusulcus.

Tabelle 7. *Oesophagitis und Begleiterkrankungen* (Krankengut von CROSS u. GEREIN 1962)

Hiatushernie	153
Gastroduodenalulcus	24
Megaoesophagus	13
Oesophagusdivertikel	12
Akutes Erbrechen	7
Zustand nach Cardioplastik	5
Zustand nach Magenresektion	3
Cholecystitis	2
Sklerodermie	1
Oesophaguscyste	1
Ohne Begleiterkrankung	10
	231

Neben den beschriebenen Schleimhautveränderungen im Röntgenbild, die erst erscheinen, wenn der Prozeß von der Submucosa auf die Mucosa übergegriffen hat, weist ROTH (1963) auf die Funktionsuntersuchung der Speiseröhre durch den Röntgenologen hin. Funktionelle Veränderungen sind oft das erste Hinweiszeichen auf eine Oesophagitis und werden am sichersten in liegender Position des Patienten erkannt. Normalerweise treibt die primäre Peristaltik den Bissen in den thorakalen Oesophagusabschnitt, während im Falle der Oesophagitis der Patient sehr rasch das Gefühl einer Passagebehinderung angibt. Der Bissen wird erst weitertransportiert, wenn der 2. Schluck Kontrastbrei eingenommen wird. In anderen Fällen treibt die Peristaltik den Bolus zwar ordnungsgemäß bis zum Vestibulum gastro-oesophageale, die Speiseröhre kollabiert aber nicht mehr hinter dem Bissen, wodurch ein Großteil des Kontrastmittels im thorakalen Abschnitt liegen bleibt. Sekundäre und tertiäre Kontraktionen werden in solchen Fällen nicht nachgewiesen.

Im Stehen wird das Kontrastmittel — im allgemeinen auch bei vorhandener Oesophagitis — regelrecht transportiert. Dennoch scheint ein größerer Kontrastmittelrest als üblicherweise registriert wird, im Oesophagus zurückzubleiben. Untersuchungen dieser Art in größerem Ausmaß sind nach ROTH (1963) noch nicht durchgeführt, sind aber nach Meinung des Autors beweiskräftiger als Schleimhautveränderungen, die in Frühstadien röntgenologisch irrelevant sind.

β) Spezifische Oesophagitis

αα) Tuberkulose

Die Tuberkulose der Speiseröhre ist ein relativ seltener Befund, selbst wenn benachbarte Organe befallen sind. Umfassende Statistiken, wie z.B. die von LOCKARD (1913) und von CARR u. SPAIN (1942) zeigen, daß spezifische Läsionen des Oesophagus nur bei 0,14% von 18049 Obduktionen tuberkulöser Patienten gefunden wurden. PALMER (1952) führt die Seltenheit dieser Läsionen auf die anatomo-physiologischen Bedingungen der normalen Speiseröhre zurück, in der sich Tbc-Bacillen offensichtlich nicht lange halten können.

In der neueren Literatur findet sich eine Beschreibung der Oesophagustuberkulose bei KESZTELE (1963).

Die typische Manifestation der Oesophagustuberkulose ist das Geschwür. Es ist flach, schmierig belegt und zeigt überhängende, zerklüftete Ränder. Meist handelt es sich um eine Inoculationsinfektion oder eine hämatogene Metastase, seltener um den Einbruch eines tuberkulös infizierten Lymphknotens oder ein Übergreifen von der Mundhöhle aus. In jedem Falle muß das Bestehen einer konstanten Dysphagie bei Lungentuberkulose den klinischen Verdacht auf eine spezifische Speiseröhrenaffektion lenken.

Als besondere Rarität ist die Kombination einer Oesophagustuberkulose mit malignen Neubildungen anzusprechen. Die erste Mitteilung stammt von ZENKER (1891). Wenige Jahre später (1897) haben PEPPER u. EDSALL eine ähnliche Beobachtung publiziert. 1893 hat CORDUA bei der Obduktion eines 60jährigen Mannes, der an Lungentuberkulose gestorben war, ein Carcinom der Speiseröhre gefunden, in dessen Mitte eindeutige Tuberkel zu sehen waren. Nahezu identisch waren die Fälle von CARR u. SPAIN (1942) und von PAHLKE (1963).

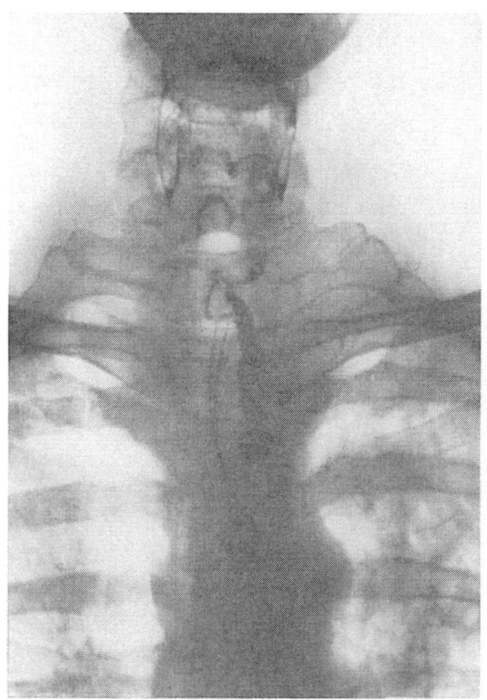

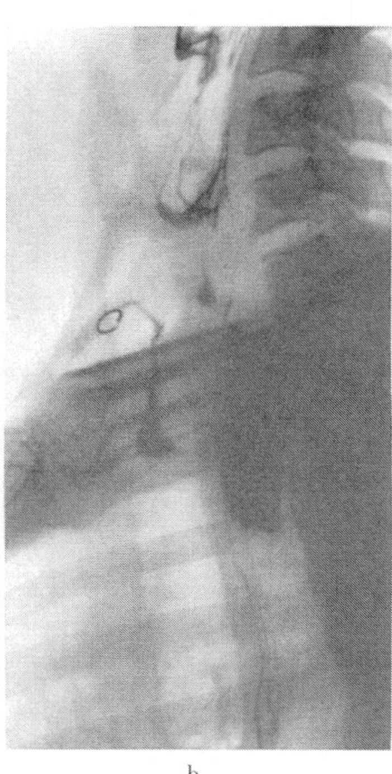

a b

Abb. 40a u. b. Oesophagustuberkulose. Striktur des cervicalen Oesophagus. Cutane Fistel in die linke Supraclaviculargrube (a). Im Seitbild Zenkersches Divertikel (b)

Die röntgenologische Differenzierung dieser beiden Erkrankungen ist naturgemäß nicht möglich. Es ist aber immerhin interessant, daß der letztgenannte Autor Röntgenaufnahmen einer sanduhrförmigen Stenose des unteren Oesophagusdrittels demonstriert mit umgebendem, weichteildichtem, spindelförmigem Tumorschatten und intakter Schleimhaut. Erst histologisch fand sich nach Resektion des terminalen Oesophagus — neben einem spinocellulären Carcinom — eine chronische Entzündung mit umschriebener Schleimhautulceration, in welcher tuberkulöse Veränderungen nachgewiesen werden konnten.

Da sowohl der maligne Oesophagustumor als auch die meisten Formen der Tuberkulose im Magen-Darmtrakt zu Ulcerationen der Mucosa führen, wird die Röntgendiagnostik kaum über die Vermutungsdiagnose eines Tumors — noch seltener zur Verifizierung beider Erkrankungen — kommen. LAUF (1965) fand bei einer 65jährigen Frau im oberen thorakalen Drittel Aussparungen wie bei einem Tumor mit Ulceration. Auch der endoskopische Befund ließ eine Klärung zwischen Tumor und Entzündung nicht zu. Erst die Histologie ergab eine Oesophagustuberkulose. Bei einem Patienten des Heidelberger Krankengutes mit den Zeichen einer im Halsteil der Speiseröhre lokalisierten Oesophagitis bei kleinem Zenkerschen Pulsionsdivertikel wurde die Diagnose einer Tuberkulose erst aus einem Ausstrich nach spontaner Fistelbildung an der linken Halsseite gestellt. Die Fistel heilte nach intensiver tuberkulostatischer Behandlung innerhalb weniger Wochen ab (Abb. 40).

Als ausgesprochene Rarität sei noch eine Kombination von Carcinom, Syphilis und Tuberkulose der Speiseröhre erwähnt, die 1917 von DEAN u. GREGG veröffentlicht worden ist.

ββ) Syphilis

Luische Veränderungen der Speiseröhre wurden in früheren Jahren häufiger publiziert. Die letzte größere Zusammenstellung in der Literatur findet sich bei HUDSON u. HEAD (1950) über insgesamt 75 Fälle. Es handelt sich durchweg um tertiäre Syphilisfälle mit Oesophaguslaesionen: chronische Oesophagitis ohne nachweisbaren, anderen ätiologischen Faktor als Folge einer luischen Periarteriitis mit Verschluß der nutritiven Gefäße und Schleimhautschädigung; tiefe Ulceration nach Zerstörung eines größeren, zugehörigen Gefäßes; Oesophagusstenose infolge syphilitischer, submucöser Fibrose. In ganz seltenen Fällen wurden Gummen beschrieben, die sich auf antiluische Therapie zurückbildeten. Und schließlich haben BOCKUS und BANK (1929) auf achalasieähnliche Veränderungen am distalen Oesophagus hingewiesen, die sie auf syphilitische Infiltration der Auerbachschen Plexus zurückführten.

Die Komplikationen der Oesophagussyphilis bestehen in spontaner Ruptur (zwei Fälle von GLASS u. FREEMAN 1935) und fibrosebedingter Stenose der Speiseröhre.

Die Rolle der Röntgenuntersuchung in der Diagnose der Speiseröhrenlues beschränkt sich im Nachweis einer Oesophagitis, Ulceration, Stenose oder eines Tumors, und zwar bevorzugt in den mittleren zwei Vierteln der Speiseröhre. Bei bereits bekannter Lues muß im Falle einer Dysphagie schon klinisch der Verdacht auf eine spezifische Läsion geäußert werden. Trotzdem kann auch bei bestehender Lues eine geschwulstartige, röntgenologische Symptomatologie auf ein Carcinom hindeuten. Schnell auftretende Fistelbildung spricht für einen gummösen Prozeß.

γγ) Pilzerkrankungen

Die Moniliasis (Candida albicans) des gesamten oberen Verdauungstraktes ist bei Patienten in schlechtem Allgemeinzustand und im Stadium der chronischen Unterernährung nicht selten. Das Krankheitsbild mit ausgedehnten Pilzrasen der Mundhöhle, des Rachens und Oesophagus wurde als unerwünschte Nebenerscheinung der Behandlung mit Breitspektrumantibiotica und neuerdings auch mit Corticosteroiden genauer bekannt.

Dysphagische Beschwerden während intensiver Antibioticabehandlung lenken solange den Verdacht auf eine Moniliasis, bis das Gegenteil erwiesen ist. Die Diagnose ist dann klinisch einfach zu stellen, wenn sich — neben den Erscheinungen einer banalen Erkältung der oberen Luftwege — typische Pilzveränderungen an der Mundschleimhaut erkennen lassen. Oesophagoskopisch sind dicke, gelbliche Pseudomembranen, Nekroseinseln und Nekrosebezirke sichtbar. Die Diagnose wird histologisch und bakteriologisch gestellt.

Die erste Beschreibung röntgenologischer Veränderungen geht auf ANDRÉN u. THEANDER (1956) zurück, die an zwei Fällen eine unregelmäßige Begrenzung des Lumens feststellten. S. A. KUFMAN u. G. LEVENE (1958) beobachteten — neben der unregelmäßigen Konturierung — Einengung des Lumens, Verlust der Schleimhautfaltenzeichnung und Wegfall der Peristaltik. Die Soorerkrankung der Speiseröhre ist zwar schon in früheren Arbeiten (SCHULZ 1929) beschrieben worden, wurde jedoch meist fälschlicherweise der Grundkrankheit zur Last gelegt (Literatur s. UTHGENANNT 1961).

Die erste größere Übersicht über insgesamt 17 Fälle aus der Literatur hat SVOBODA (1964) vorgelegt und dabei zehnmal eine schwere hämatologische Grundkrankheit vorgefunden.

Folgt man dieser Arbeit, so ist eine gewisse Engstellung der Speiseröhre mit Bewegungsarmut charakteristisch und im aboralen Drittel am stärksten ausgeprägt. Wegen der eingeschränkten Elastizität der Wandung gelingt es im akuten Stadium meist nicht, ein verwertbares Reliefbild der Schleimhaut bei der Röntgenuntersuchung zu erzielen. Deshalb gilt als Leitsymptom bei der Prallfüllung die außerordentlich unregelmäßige Konturierung des Kontrastmittelschattens, die zum Teil durch ulceröse Veränderungen, vorwiegend aber durch die Imbibition der ausgedehnten mykotischen Pseudomembranen mit Kontrastmittel hervorgerufen wird. Unterminierung der Pseudomembranen kann zu Doppelkonturierungen des Kontrastschattens führen. Wenn durch antimykotische Therapie eine

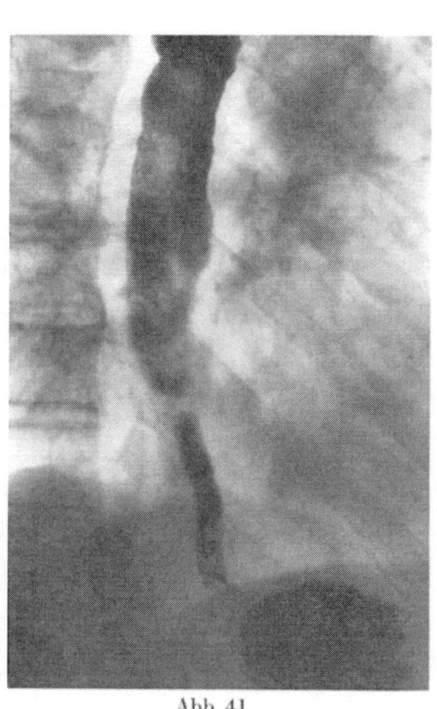

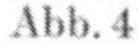

Abb. 41

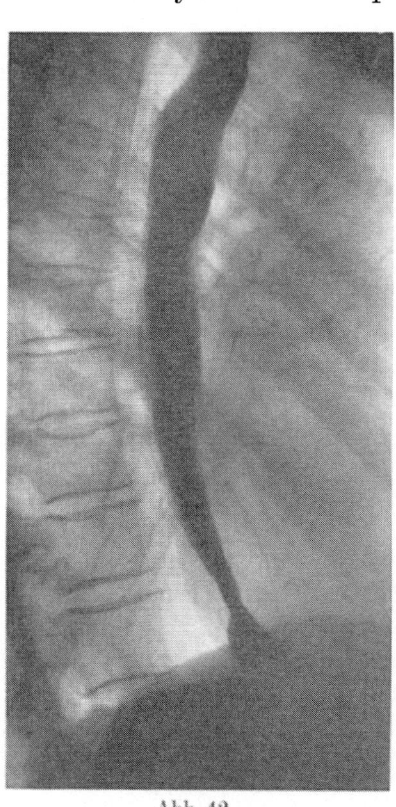

Abb. 42

Abb. 41. Moniliasis. Tubuläre Stenose des terminalen Oesophagus mit ringförmiger Einziehung vor dem erweiterten mittleren und proximalen thorakalen Drittel. Unregelmäßige Konturierung des Kontrastbandes mit erheblicher Verzögerung der Passage. Das Kontrastmittel „klebt" regelrecht an der mykotisch veränderten Innenwand und erscheint in einigen Randpartien wie von feinsten Polypen durchlöchert

Abb. 42. Oesophagus bei Sklerodermie. Präcardiale Stenosierung. Flache, pelottenartige Füllungsdefekte als Ausdruck fibröser Veränderungen in der Submucosa. Ähnliches Bild wie bei der peptischen Oesophagitis

Säuberung der Geschwürsflächen gelungen ist, kann die Innenwand polygonal oder grobwarzig gefeldert sein. Nach Uthgenannt (1961) kann dann ein der Varicosis ähnliches Bild entstehen. Nach völliger Abheilung der Geschwüre resultiert bisweilen eine tubuläre Stenosierung wie bei der Verätzung (Weiss u. Epstein 1962) (Abb. 41).

Neben der Moniliasis können auch andere Pilzerkrankungen, wie Aktinomykose, Blastomykose und Histoplasmose in seltenen Fällen den Oesophagus befallen (Shepherd u. L. L. Rhea 1911) und sogar zur oesophago-tracheal-Fistel führen (Vinson u. Sutherland 1926); für die Röntgendiagnostik spielen diese Pilzformen jedoch praktisch keine Rolle.

Zweifellos wurden früher manche Oesophagusveränderungen, die als direkter Ausdruck einer malignen Bluterkrankung angesehen wurden, fehlgedeutet und die zu Grunde liegende Pilzerkrankung übersehen. Daß es trotzdem auch eine Infiltration der Oesophaguswand, z.B. im Rahmen einer Lymphogranulomatose gibt, zeigt Abbildung 31 im Kapitel ‚Cardiaregion'.

δδ) Sklerodermie

LEINWALD u. Mitarb. haben 1954 insgesamt 150 Fälle von Sklerodermie zusammengefaßt und neben die Hautveränderungen den Begriff der Kollagenose im Sinne einer Systemerkrankung gestellt. Die Ätiologie ist unbekannt. Hervorstechendes klinisches Symptom ist eine von Patient zu Patient wechselnd harte, steife Haut, eine generalisierte Pigmentation, Sklerodaktylie, Arthritis, Fingerkontrakturen, Myalgie, Atrophie und Schwäche der Skeletmuskeln. Daneben finden sich nicht selten Raynaud-Syndrom, Husten und Dyspnoe infolge Lungenfibrose, subcutane Kalkablagerungen, Herzvergrößerung sowie Oesophagus- und gastrointestinale Symptome (TREACY u. Mitarb. 1963).

Befallen sind vorwiegend weibliche Patienten im Alter von 20—50 Jahren, die über Schluckbeschwerden, retrosternales Brennen und epigastrische Beschwerden klagen. Bei mehr als $^{2}/_{3}$ aller Kollagenosen sollen sich nach PFISTER u. NAEGELE (1956) Veränderungen am Magen-Darmtrakt nachweisen lassen. Am besten untersucht sind dabei die Oesophagusveränderungen.

Der Zusammenhang zwischen Sklerodermie und Dysphagie konnte schon 1916 von R. SCHMIDT und 1918 von HELM nachgewiesen werden. Die Speiseröhre ist weitgestellt, und durch diese Dilatation kommt es zum Verstreichen der Schleimhautfalten; gleichzeitig haftet das Kontrastmittel länger als gewöhnlich an der Schleimhautoberfläche. Pathologisch-anatomisch läßt sich eine fibröse Induration der Tela submucosa mit gleichzeitiger Degeneration der elastischen Fasern sowie teilweiser fibröser Umwandlung der Tunica muscularis nachweisen (MATSUI 1924; KURÉ u. Mitarb. 1936).

FESSLER u. POHL konnten 1932 erstmalig eine Stenosierung des Oesophagus am Cardiaübergang in einem etwa 2 cm langen Bezirk nachweisen; sie geht ebenfalls auf fibröse Veränderungen mit anschliessender Schrumpfung zurück (Abb. 42). Eine solche narbige Verkürzung soll nach FRIK (1966) sogar zur Hiatushernienbildung Anlaß geben können. In der Umgebung der Stenose lassen sich nicht selten flache, plattenartige Füllungsdefekte nachweisen, bei denen es sich um die direkte Darstellung fibröser Veränderungen in der Submucosa handelt; sie rufen ein Röntgenbild hervor, das kaum von der länger bestehenden peptischen Oesophagitis abzugrenzen ist (ZECCOLINI 1962; LORBER u. ZARAFONETIS 1963). Röntgenologisch erfaßbare Veränderungen am Oesophagus bei der Darierschen Krankheit hat G. STEIN (1962) beschrieben. Nach 11jährigem Bestehen einer Sklerodermie haben MATZNER, TRACHTMAN u. MANDELBAUM 1963 bei einer 54jährigen Frau ein Plattenepithelcarcinom des untersten Oesophagusabschnittes diagnostiziert.

Es steht demnach fest, daß die Sklerodermie als Kollagenose recht häufig auch den Oesophagus befällt. Die Veränderungen an diesem Hohlorgan müssen jedoch keineswegs parallel mit der Ausdehnung der Hautschäden einhergehen. Die röntgenologische Symptomatologie ist recht charakteristisch und beginnt in der Regel mit einem atonischen Stadium, für das VANDENDORP u. DU BOIS (1960) die Bezeichnung „Wasserrohr-Oesophagus" gebraucht haben. Erst sehr viel später erscheinen die bereits oben geschilderten Stenosen.

Die folgende Tabelle soll die organischen Veränderungen an der im Rahmen der Sklerodermie erkrankten Speiseröhre und ihr röntgenologisches Äquivalent demonstrieren:

Tabelle 8. *Oesophagus und Sklerodermie* (nach VANDENDORP u. DU BOIS 1960)

Pathologisch-anatomische Veränderung	Röntgenologisches Äquivalent
Schleimhautatrophie	Verschwinden des Faltenreliefs
Submucöse Sklerose ± Ödem	Elastizitätsverlust der Wand und Atonie: „Wasserrohr-Bild"
Muskeldegeneration	Anomalie der Längs- und Querkontraktion mit Fehlen einer typischen Peristaltik
Komplikationen	Refluxkrankheit
infektiös	Stenose
peptisch und mechanisch	Oesophagitis, Ulcus, Brachyoesophagus

γ) *Ulcus pepticum oesophagi*

Das peptische Oesophagusulcus ist nach Roth (1963) eine typische Erkrankung des Erwachsenen. Das bisher größte klinische Krankengut hat H. W. Schmidt (1954) an der Mayo-Clinic zusammengestellt. Bei insgesamt 170 Patienten fand er folgende Symptome:

Tabelle 9. *Klinische Symptome bei 170 Patienten mit Oesophagusulcus* (nach H. W. Schmidt 1954)

Symptom	Zahl der Fälle	Symptom	Zahl der Fälle
Schluckbeschwerden	101	Sodbrennen	19
Retrosternales Brennen	72	Blähungen	13
Epigastrischer Schmerz	54	Schluckschmerz	11
Hämatemesis	38	Gewichtsabnahme	10
Erbrechen	37	Nausea	7
Regurgitation	27	Schluckauf	1
Melaena	20		

Zu Beginn der Erkrankung ist die Dysphagie zweifellos durch Spasmen bedingt. Wenn sich die akute Entzündung zurückbildet, lassen die Beschwerden gewöhnlich rasch nach, werden aber im Laufe mehrerer Rezidive durch Narbenbildung und Stenose anhaltend. Der Schmerz tritt im allgemeinen wenige Sekunden nach dem Schlucken auf und kann so auf den Oberbauch lokalisiert werden, daß eine Differenzierung gegenüber dem cardianahen Ulcus nicht möglich ist.

Blutungen aus dem Ulcus sind nicht selten und äußern sich in Form von Teerstühlen, seltener als Hämatemesis. In etwa 15% kommt es zur Penetration eines Speiseröhrengeschwürs in die Muskelwand; dagegen scheint die freie Perforation in das Mittelfeld extrem selten zu sein.

Die Diagnostik des Ulcus pepticum oesophagi stützt sich seit der ersten Beschreibung durch Brunetti (1925) auf die röntgenologische Kontrastdarstellung. Im Gegensatz zu der oben genannten Sammelstatistik von Schmidt (1954) sind die röntgendiagnostischen Berichte über das Oesophagusgeschwür eher spärlich. Thomsen hat 1949 über 21 Beobachtungen berichtet. Prévôt u. Lassrich (1959) sowie Brombart (1956) haben in ihrem Krankengut einen Prozentsatz von unter 1 angegeben. Frik (1966) erklärt die geringere Zahl von Oesophagusulcerationen im röntgenologischen Schrifttum gegenüber pathologisch-anatomischen Arbeiten (Buckstein 1953) mit einer zehnmal größeren Häufigkeit aus der unterschiedlichen Definition des Ulcusbegriffes. In der Röntgenologie gelte als Ulcus der typische runde bis ovale, oft wie ausgestanzt erscheinende Schleimhautdefekt, während pathologisch-anatomisch auch unscharf begrenzte, oberflächliche Ulcerationen als Ulcus pepticum bezeichnet würden.

Das Ulcus der Speiseröhre hat eine sehr typische Lokalisation in der unteren Hälfte des thorakalen Anteiles, meist dicht oberhalb der Cardia. Oral der Bifurkation werden Geschwüre auch auf dem Sektionstisch praktisch nie gefunden. Die flachen Begleitulcera bei Infektionskrankheiten werden zweifellos oft deshalb röntgenologisch nicht nachgewiesen, weil die Grundkrankheit keine Röntgenuntersuchung zuläßt; oder aber sie sind wegen der zu geringen Tiefenausdehnung im Kontrastbild nicht zu erkennen.

Röntgenologisches Leitsymptom ist die Ulcusnische. Sie ist häufig an der Vorderwand und hier eher rechts als links zu finden. Ähnlich dem Gastroduodenalulcus zeigt die Nische eine bikonkave Begrenzung als Ausdruck des entzündlichen Randwalles. Spasmen in Nähe der Nische sind häufig.

Als Komplikation der Ulcuskrankheit am Oesophagus haben Prévôt u. Lassrich (1959) bei zwei Kranken Fistelbildungen zum Tracheobronchialsystem gesehen. Nischen im Bereich des Vestibulum gastro-oesophageale sind solange als Malignom zu betrachten — insbesondere wenn sie mit einem Cardiospasmus-ähnlichen Bilde einhergehen — bis durch

Verlaufskontrollen oder endoskopische Gewebsentnahme die Gutartigkeit erwiesen ist. Untersuchungen bei fließender Rotation, Zuhilfenahme von Doppelkontrastmethode, Pharmacoradiographie oder Kinematographie sollten zur Klärung dieser oft entscheidenden Diagnose herangezogen werden (MAILLARD 1963).

Die Differentialdiagnose des cardianahen Oesophagusulcus hat neben dem Carcinom auch das epiphrenische Divertikel zu berücksichtigen. Während der Divertikelsack im Allgemeinen an der Peristaltik teilnimmt, ist der Ulcuskrater starr. Seine Begrenzung ist bikonkav, und die entzündliche Schwellung kann auch in der weiteren Umgebung Kontur- und Elastizitätsveränderungen hervorrufen. Schließlich reagiert auch das Ulcus oesophagi im allgemeinen auf eine konsequent durchgeführte Behandlung, verkleinert sich und heilt in günstigen Fällen vollständig aus.

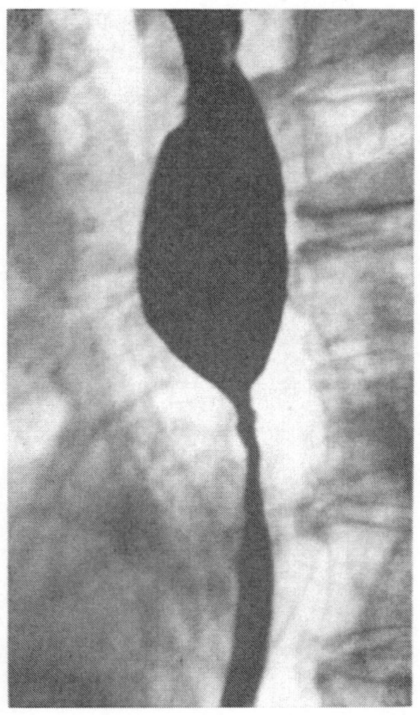

Abb. 43. Ulcus pepticum oesophagi bei Striktur der terminalen Speiseröhre infolge Refluxoesophagitis

Auf Grund der Lokalisation, der Refluxtheorie und der dem Magengeschwür gleichen makroskopischen und mikroskopischen Struktur, wird eine peptische Genese des Ulcus von vielen Autoren für wahrscheinlich gehalten. Im Kapitel über die Refluxkrankheit wird über die verschiedenen Ansichten zur Ulcusentstehung noch ausführlich zu diskutieren sein.

Es darf jedoch bereits hier auf experimentelle Ergebnisse von LIPPA u. THAL (1966) hingewiesen werden, die versucht haben, bei sieben Hunden eine Refluxoesophagitis hervorzurufen. Dies gelang durch die alleinige künstliche Schaffung einer Hiatushernie zunächst nicht. Erst durch gleichzeitige Längsspaltung des oesophago-gastrischen Überganges kam es zu einem röntgenkinematographisch erfaßbaren Refluxmechanismus, dem die Autoren durch eine Fundoplicatio therapeutisch zu begegnen suchten. Nach ihrer Meinung sind die Versuche Beweis für das Bestehen eines oesophago-gastrischen Sphincters, den man bei Fehlen oder Schädigung durch eine Fundusplastik nahezu vollständig funktionell ersetzen kann.

Die Kombination peptische Oesophagitis, Ulcus und hochgradige Stenosierung hat CASE (1959) beschrieben und auf die chirurgischen Probleme der Behandlung (abdominothorakale Cardiaresektion) aufmerksam gemacht (Abb. 43).

Bei der Besprechung des Oesophagusulcus darf die Sonderstellung im Kindesalter nicht vergessen werden. Sind Gastroduodenalulcera bei Kindern schon relativ selten, so gilt dies in besonderem Maße für die Lokalisation in der Speiseröhre. Trotzdem scheint hier eine Zunahme in den letzten Jahren vorzukommen, wenn man die Angaben von RIECHERS, JUNTKE u. REINHOLD (1966) in Betracht zieht. In der Strahlenklinik Magdeburg fanden diese Autoren in den Jahren 1952—1962 unter 11000 Patienten mit Veränderungen des oberen Verdauungstraktes 13 Knaben und zwei Mädchen, darunter ein Ulcus oesophagi mit Hiatushernie, Oesophagitis und Weitstellung der Speiseröhre, 12 Duodenalulcera sowie bei zwei Kindern ein Ulcus ventriculi et duodeni.

FONTAINE u. Mitarb. (1962) sind im Gegensatz zu BROMBART (1956) der Auffassung, daß die Nische ein sehr verläßliches Röntgensymptom bei der Diagnose des Oesophagusulcus sei. Sie konnte nur einmal unter acht Kranken nicht mit Sicherheit ausgemacht werden. Als ebenso wertvoll haben diese Autoren auch spastische Einziehungen in der Nachbarschaft der Ulceration bezeichnet, während der für das Magenulcus typische Faltenstern praktisch immer fehlte. In zwei Fällen wurde eine Stenose mit Megaoesophagus als Komplikation des Ulcusleidens nachgewiesen.

Während sich bei allen acht Patienten die Diagnose eines Oesophagusulcus einwandfrei röntgenologisch stellen ließ, konnten endoskopisch nur drei Nischen bestätigt werden. Die Oesophagoskopie hat sich jedoch in jenen Fällen bewährt, bei denen als Ursache des peptischen Geschwürs eine versprengte Magenschleimhautinsel vorlag.

Für die Röntgendiagnostik sei zum Schluß noch ein langjähriger Streit aus dem angloamerikanischen Schrifttum zwischen BARRETT (1958) und ALLISON u. JOHNSTONE (1953) erwähnt. Es drehte sich um die Meinung BARRETTs, daß sich die tiefen Ulcera mit den röntgenologisch einwandfrei nachweisbaren Nischen praktisch nur in einem zum Magen gehörenden Teil des Vorderdarmes fänden. ALLISON u. JOHNSTONE konnten 1953 jedoch feststellen, daß sich solche Ulcera in mit Magenschleimhaut ausgekleideten Oesophagussegmenten bilden können, die als echter Bestandteil der Speiseröhre weder einen peritonealen Überzug aufwiesen, noch äußerlich gegenüber dem Oesophagus abzugrenzen waren. Die Blutversorgung war ebenfalls für die Speiseröhre typisch.

BARRETT hat sich 1958 dieser Meinung angeschlossen und folgende Unterscheidung zwischen den beiden Typen der Oesophagusulceration gefunden:

Tabelle 10. (Nach WRIGHT 1965)

	Ulcus bei peptischer Oesophagitis	„Barretts Ulcus“
Häufigkeit	häufig	selten
Lokalisation	Übergang zum Plattenepithel	In Magenschleimhaut innerhalb des Oesophagus
Pathologie	Oberflächliche Desquamation	Tief penetrierendes Ulcus
Röntgensymptome	Striktur, entzündliche Schleimhautveränderungen	Ulcusnische und Bariumrestfleck
Klinik	Dysphagie	Schwere, oft tödliche Blutung

δ) Ulcus in ektopischer Magenschleimhaut

1966 haben DELUCCA u. LEE ein ungewöhnlich hochsitzendes Oesophagusulcus nachgewiesen, das sich in einer Magenschleimhautinsel im mittleren Drittel der thorakalen Speiseröhre entwickelt hatte. Neben den oben erwähnten Theorien über die Entstehung eines peptischen Geschwürs im Oesophagus kommt solchen embryonal versprengten Gewebeinseln eine ganz besondere Bedeutung zu.

Der primitive, noch undifferenzierte Magen liegt etwa in Höhe der mittleren Halsregion. Es ist deshalb durchaus verständlich, daß beim Tiefertreten des Magens einige für die Magenschleimhaut bestimmte Zellgruppen im Oesophagus liegen bleiben und sich zu Inseln mit typischer Magenschleimhaut entwickeln. Ihr Sitz hängt davon ab, wie weit sie im Laufe der Verlängerung der Speiseröhre schließlich in aboraler Richtung descendieren (Abb. 44).

RECTOR u. CONNERLYE haben 1941 die Speiseröhre von 1000 Kleinkindern und Kindern untersucht und fanden ektopische Magenschleimhaut in 118 Fällen. Häufigste Lokalisation war das obere Drittel (51 %), während im mittleren Drittel 41 % beobachtet wurden. Die meisten zur Ulceration mit klinischer Symptomatologie führenden Magenschleimhautinseln liegen jedoch im Endabschnitt der Speiseröhre. Sie gehen nicht selten mit einer massiven Stenosierung des Speiseröhrenlumens einher, so daß im Falle von DELUCCA u. LEE (1966) zunächst ein Carcinom diagnostiziert wurde.

Im deutschen Schrifttum haben sich zuletzt GREWE u. DELFINO (1964) und GEMSENJÄGER (1966) mit den Magenschleimhautinseln im Oesophagus beschäftigt. Offensichtlich gibt es keine allgemeingültige Erklärung für das Auftreten der Magenschleimhautheterotopie. Sie wird größtenteils als angeboren angesehen. Während RECTOR u. CONNERLEY (1941) sie als verbliebene Magenreste nach Herabwandern von der ursprünglichen Halsregion — wie bereits erwähnt — ansprachen, hielt SCHAFFER (1904) sie für heterotop im Oesophagus entstandene Bildungen.

Magenschleimhaut im unteren Oesophagusdrittel kann auch dadurch erklärt werden, daß das Plattenepithel durch die Magensäure zerstört und von cylindrischem Epithel ersetzt wird. Auch könnte die schnellere Wachstumstendenz der Magenschleimhaut gegenüber dem Plattenepithel als weniger widerstandsfähigere Deckschicht für die Auskleidung des cardianahen Speiseröhrenabschnittes diskutiert werden.

Von klinischer Bedeutung werden die ektopischen Gewebspartien dann, wenn sich entzündliche Veränderungen und Ulcerationen einstellen.

Auf die Häufigkeit geschwüriger Veränderungen in solchen Magenschleimhautinseln haben Barrett (1950) und Allison u. Johnstone (1953) aufmerksam gemacht. Neben den Komplikationsmöglichkeiten eines solchen Ulcus durch Blutung oder Perforation droht im Ausheilungsstadium die Gefahr einer narbigen Stenose. Seltener führen versprengte Magenschleimhautinseln zu gutartigen, cystischen Tumoren. Außer

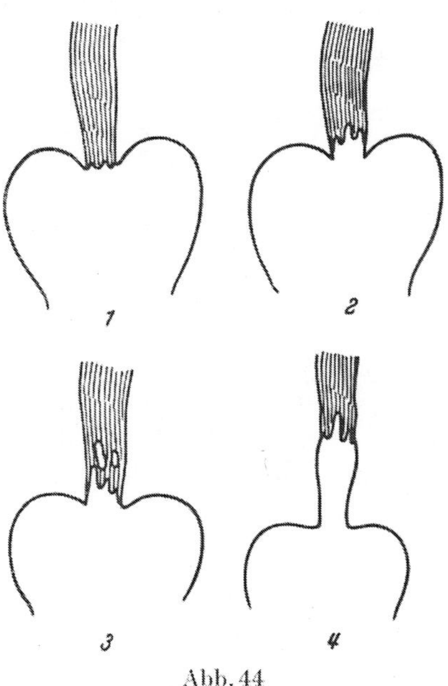

Abb. 44

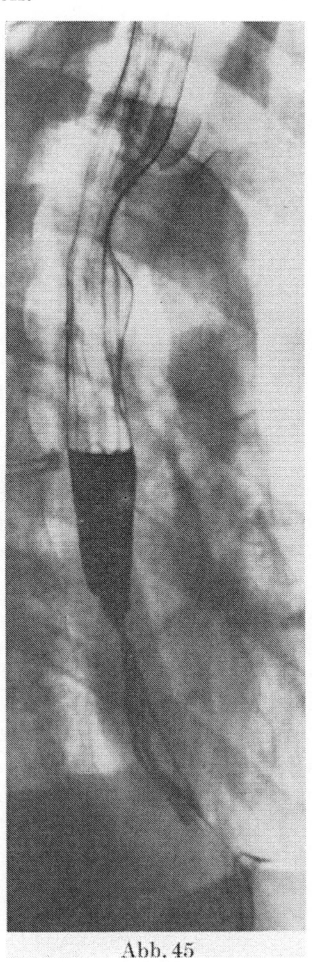

Abb. 45

Abb. 44. Varianten der Magenschleimhautgrenze gegenüber dem Plattenepithel des Oesophagus (Rossetti 1966). *1* Normalzustand. *2* Magenschleimhaut in den Oesophagus reichend. *3* Unregelmäßige Begrenzung mit getrennten Magenschleimhautinseln. *4* Endobrachyoesophagus

Abb. 45. Polsterartige Schleimhautschwellung mit winzigem Ulcus bei mit Magenschleimhaut ausgekleidetem terminalen Oesophagus

Adenomen sind Cysten beschrieben worden, die im Gegensatz zu den mit Flimmerepithel versehenen Hohlräumen in Höhe der Bifurkation von Magenschleimhaut ausgekleidet sind (Winkelbauer 1955).

Als schwerwiegendste Komplikation gilt die maligne Entartung (Armstrong 1959). Die Zusammenhangsfrage ist nicht immer leicht zu klären, besonders dann, wenn es sich um Adenocarcinome des unteren Oesophagusdrittels handelt.

Die verschiedenen Krankheitsbilder infolge versprengter Magenschleimhautinseln machen es verständlich, daß es klinisch keine einheitliche Symptomatologie gibt. Oft werden diese Veränderungen im Rahmen der Endoskopie als Nebenbefund erhoben. Im distalen Drittel ist auch oesophagoskopisch die Unterscheidung zwischen echter Heterotopie und Dystopie als Folge einer Refluxoesophagitis nicht immer leicht. Eine Heterotopie wird man dann annehmen müssen, wenn unterhalb der Magenschleimhaut der Oesophagus bis zur Cardia durch Plattenepithel ausgekleidet ist.

Die verschiedenartige klinische Symptomatologie gilt auch für die Röntgendiagnostik. Je nach der im Vordergrund des klinischen Bildes stehenden Komplikation wird man eine Ulcusnische, eine Begleitoesophagitis oder eine Perforation in die Nachbarschaft nachweisen können (Abb. 45). Allen Spätstadien dürfte jedoch eine mehr oder weniger ausgeprägte Stenosierung des Oesophaguslumens gemeinsam sein, die in allen vier Fällen von GREWE u. DELFINO (1964) bestand. Es ist bezeichnend, daß weder röntgenologisch noch endoskopisch ein eindeutiger Befund erhoben worden war, sondern daß alle vier Patienten unter der Verdachtsdiagnose eines Oesophaguscarcinoms operiert wurden.

Die röntgenologische Verdachtsdiagnose ist jedoch dann zu stellen, wenn sich (Abb. 39) neben einer Striktur benigner Art ein flacher, wenig ausgedehnter Füllungsdefekt nachweisen läßt, dessen Oberfläche eine bürstenartige Begrenzung aufweist. Der Befund wird weitgehend gesichert, wenn die Veränderungen zwischen mittlerem und distalem Oesophagusdrittel vorkommen und eine Hiatushernie oder ein Reflux fehlen (MISSAKIAN u. Mitarb. 1967).

g) Perforation und Ruptur

Die Oesophagusperforation kann verschiedene Ursachen haben:

1. durch Instrumente oder Fremdkörper,
2. durch Tumoren oder lange bestehende andere Erkrankungen,
3. spontan (R. L. ANDERSON 1952).

Nahezu jede Oesophagusveränderung kann zur Perforation führen. Daneben besteht auch von außen her bei mediastinalen Prozessen die Gefahr eines Durchbruchs in das Hohlorgan. Die Spontanruptur erfolgt ohne nachweisbare Vorschädigung der Muskel- oder Schleimhauthülle. Die seltenste Ursache einer Oesophagusverletzung dürfte das von außen kommende Trauma sein. Nach ATKINS (1963) ist der Grund hierfür in der außerordentlich versteckten Lage der Speiseröhre zu suchen, die auch dann noch intakt bleibt, wenn die Trachea, ein Stammbronchus oder gar ein großes Gefäß des Mediastinums verletzt worden sind. Da die isolierte Oesophagusruptur bei schneller operativer Hilfe günstig zu beeinflussen ist, gewinnt der röntgenologische Nachweis dieser Veränderung an Bedeutung (WORMAN u. Mitarb. 1962).

Die Mitteilung von HOOD (1957) über eine traumatische Oesophagusruptur durch komprimierte Kohlensäure dürfte in der Literatur einmalig sein.

Dagegen ist die häufigste Verletzung der Speiseröhre wohl die durch fehlerhafte Manipulation bei der Oesophagoskopie, und zwar besonders in Höhe der Cartilago cricothyreoidea. Hier ist die Hinterwand des Muskelschlauches so dünn, daß forcierte Bewegungen mit dem Oesophagoskop oder einer Bougie leicht zu einer Durchspießung in die retrooesophagealen Weichteile führen können. Scharfe Knochenvorsprünge oder Deformationen an der Halswirbelsäule können hierfür prädisponierende Faktoren sein. Die zweite Gefahrenzone für die instrumentelle Untersuchung der Speiseröhre ist die Gegend vor der Cardia. Hier kann durch plötzliche Hustenstöße infolge abrupter Zwerchfellbewegungen eine Verletzung eintreten.

70% der Verletzungen sollen in der Pars cervicalis, 10% am Vestibulum gastrooesophageale vorkommen (TERRACOL u. SWEET 1958).

Eine solche Ruptur wird gelegentlich auch bei der blinden Bougierung beobachtet und hier seltener bei lange bestehenden Verätzungsstrikturen als bei Stenosen und Strikturen in der Nachbarschaft maligner Veränderungen. Neuerdings muß mit einer vermehrten Zahl instrumenteller Verletzungen der Speiseröhre gerechnet werden, da diese durch die Corticosteroidtherapie offensichtlich begünstigt werden. Seltener wird eine Ruptur im

Gefolge einer Fremdkörperverletzung der Speiseröhre entstehen, wenn Emetika in zu hohen Dosen verabfolgt werden und der unnachgiebige Fremdkörper die Oesophaguswand durchspießt. Klinisch werden unmittelbar nach der Perforation im Halsbereich Dauerschmerzen angegeben, die in ausgesprochenem Gegensatz zu den sonst üblichen, leichten Schluckschmerzen nach unkomplizierter Oesophagoskopie auftreten. Es entwickelt sich bald eine Art Nackensteifigkeit, und wenn die Perforationsöffnung eine bestimmte Ausdehnung erreicht hat, tritt auch ein Hautemphysem auf. Noch vor dem Auftreten von Fieber findet sich meist eine Leukocytose. Später kommen ausstrahlende Schmerzen in Rücken und oberes Mediastinum hinzu.

Röntgenologisch kann die seitliche Übersichtsaufnahme des Halsbereiches mit dem Nachweis von Luft in den Weichteilen bereits von entscheidender Bedeutung sein und die Therapie in die richtigen Wege leiten. Sie macht nicht selten den direkten Nachweis der Perforation mit wasserlöslichen Kontrastmitteln überflüssig, da die Prädilektionsstelle in Höhe des Cricoidknorpels bekannt ist.

Die Symptomatologie der Perforation im thorakalen Speiseröhrenabschnitt ist weitaus dramatischer und die Prognose schlechter. Zunächst tritt heftiges Erbrechen ein, bevor sich Schmerzen in der Brust und im Oberbauch bemerkbar machen. Übliche Dosen von Narcotica vermögen den Schmerz kaum wirksam zu bekämpfen. Schnell kommt es zur Dyspnoe unter dem Bild des Mediastinalemphysems, zum Pleuraerguß und Seropneumothorax. Der Allgemeinzustand verschlechtert sich zusehends und nicht selten tritt — unbehandelt — der Tod innerhalb von Stunden oder wenigen Tagen ein.

Aufgabe der Röntgendiagnostik ist es, schon im früh-akuten Stadium die Mediastinitis an der Verbreiterung des Mittelfellschattens und die drohende phlegmonöse Entzündung, charakterisiert durch kleine Aufhellungen mit Spiegelbildungen, das Pneumomediastinum und die Pleurareaktion zu erkennen. Damit keine Zeit verloren geht, wird mit Hilfe wasserlöslicher Kontrastmittel — Gastrografin (Schering) —, evtl. unter Zuhilfenahme einer dünnen Ernährungssonde, die Perforationsstelle lokalisiert. Den Chirurgen interessiert nicht nur die Höhe der Perforationsöffnung, sondern auch die Seite, die für das Vorgehen bei der Thorakotomie maßgebend ist. Im allgemeinen verteilt sich das Kontrastmittel im Mediastinum in Form kleiner Pfützen, zeigt aber gelegentlich freie Verbindung zum Pleuraraum oder fließt in das Spatium retroperitoneale ab (Abb. 46).

Pate u. Mitarb. haben 1957 knapp 200 Fälle von spontaner Oesophagusruptur in der Weltliteratur gesammelt, von denen nur 50 überlebten. In ihrem eigenen Krankengut von sieben Rupturen konnten nur zwei Patienten geheilt werden. Ätiologisch kommen folgende Möglichkeiten einer *Ruptur der Speiseröhre* in Frage:

Tabelle 11. *Ursachen der Oesophagusruptur*

Trauma	Verbrennung
Tumor	Aneurysmaarrosion
Entzündung	Intraabdominelle Druckerhöhung
Verätzung	Spontan (Mallory-Weiss-Syndrom)

Nicht selten ist nach Meinung dieser Autoren die Ruptur eine Begleiterscheinung einer schon längere Zeit bestehenden Oberbaucherkrankung bei reduziertem Allgemeinzustand. Klinisch steht im Vordergrund meist ein akutes Abdomen, schwerer Schockzustand, Cyanose, Dyspnoe und subcutanes Emphysem (Greenwald u. Heimlich 1963; Messerklinger 1962).

Ohne Zuhilfenahme von Kontrastsubstanzen lassen sich röntgenologisch praktisch immer ein Hydropneumothorax, ein Mediastinalemphysem und basale Atelektasen nachweisen. Für den Patienten ist zumeist das Denken des erstbehandelnden Arztes an die Möglichkeit einer solchen Komplikation lebensentscheidend (Heiss u. Karnbaum 1962).

Gelegentlich weist erst die Punktion von Mageninhalt aus der Pleurahöhle nach schwerem Thoraxtrauma auf die Oesophagusruptur hin, wie Germain (1959) an einem sehr instruktiven Beispiel eines 26jährigen Studenten demonstrieren konnte. Die rechtzeitige Kontrastdarstellung der Perforationsstelle dient der sofort einzuleitenden chirurgischen Versorgung.

Eine spezielle Methode zur röntgenologischen Lokalisation einer Perforationsöffnung in der Speiseröhre hat Kerr (1962) angegeben. Er hat bei insgesamt fünf entsprechenden Beobachtungen einen weichen Magenschlauch mit schattengebender Spitze durch den Oesophagus bis zum Magen vorgeschoben und dann langsam unter dauernder Kontrastmittelgabe zurückgezogen. Erst in Höhe der Perforation wurde das Kontrastmittel außerhalb des Speiseröhrenlumens sichtbar.

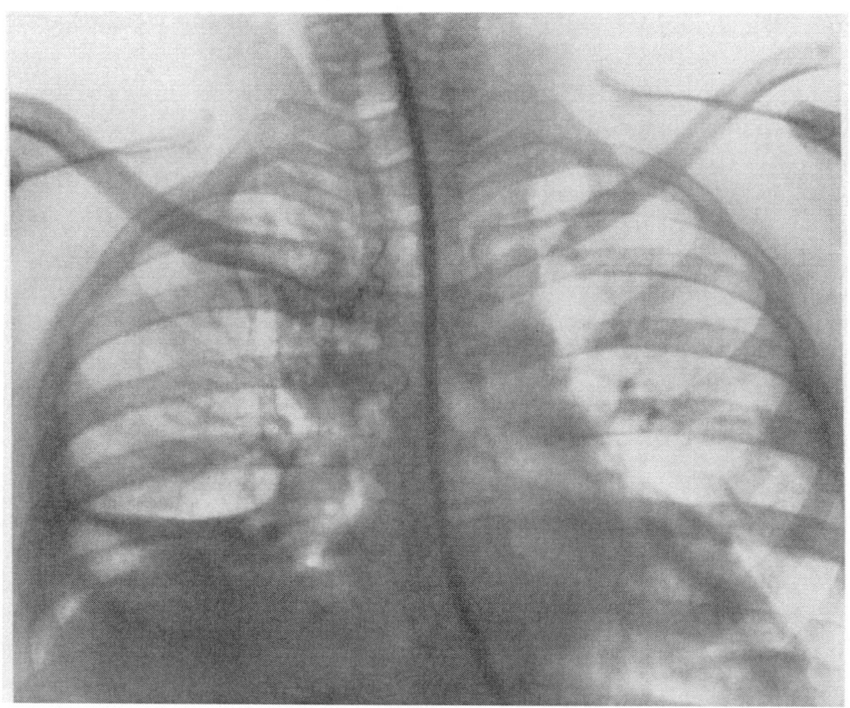

Abb. 46. Abscedierende Mediastinitis infolge Perforation einer verschluckten Zahnbrücke. Der metallische Halteapparat der Brücke projiziert sich paramedian auf das Mediastinum in Höhe des Jugulums. Schattengebende Sonde im Oesophagus. Verbreiterung des Mediastinums, das mit zahlreichen Luftblasen und kleinen Flüssigkeitsspiegeln durchsetzt ist. Luftnachweis auch in den Halsweichteilen rechts. Interlobär- und Randwinkelerguß rechts. Perakuter Verlauf einer abscedierenden Mediastinitis, die trotz sofortiger Thorakotomie innerhalb von 24 Std ad exitum führte

1929 beschrieben Mallory u. Weiss die autoptischen Befunde bei vier Alkoholikern, die nach längerem Erbrechen infolge einer schweren Hämatemesis ad exitum kamen. Mucosa und Submucosa des unteren Oesophagus waren eingerissen und hatten eine profuse Blutung aus submucösen Arterien verursacht.

Die röntgenologische Diagnostik auf dem üblichen Wege der Kontrastmahlzeit mißlingt in den meisten Fällen (McPhedran 1958). Die Klärung erfolgt auf dem Operationstisch oder gar erst bei der Sektion.

Eine grundlegende Änderung und Bereicherung der röntgenologischen Diagnostik hat sich hier mit der Angiographie der Eingeweidearterien in den letzten Jahren angebahnt. So ist es erstmals Baum u. Mitarb. (1967) gelungen, mit Hilfe der selektiven Coeliacographie eine okkulte Blutungsquelle in der Nachbarschaft der Cardia zu lokalisieren und präoperativ die Diagnose eines G. K. Mallory-S. Weiss-Syndroms zu verifizieren.

Zu den extrem seltenen Folgen einer traumatischen Schädigung der Speiseröhre gehören auch Kurzschlußverbindungen zu den Nachbarorganen, insbesondere zu den Atemwegen. So konnte Warsch (1965) eine Fistel zwischen Oesophagus und linkem Haupt-

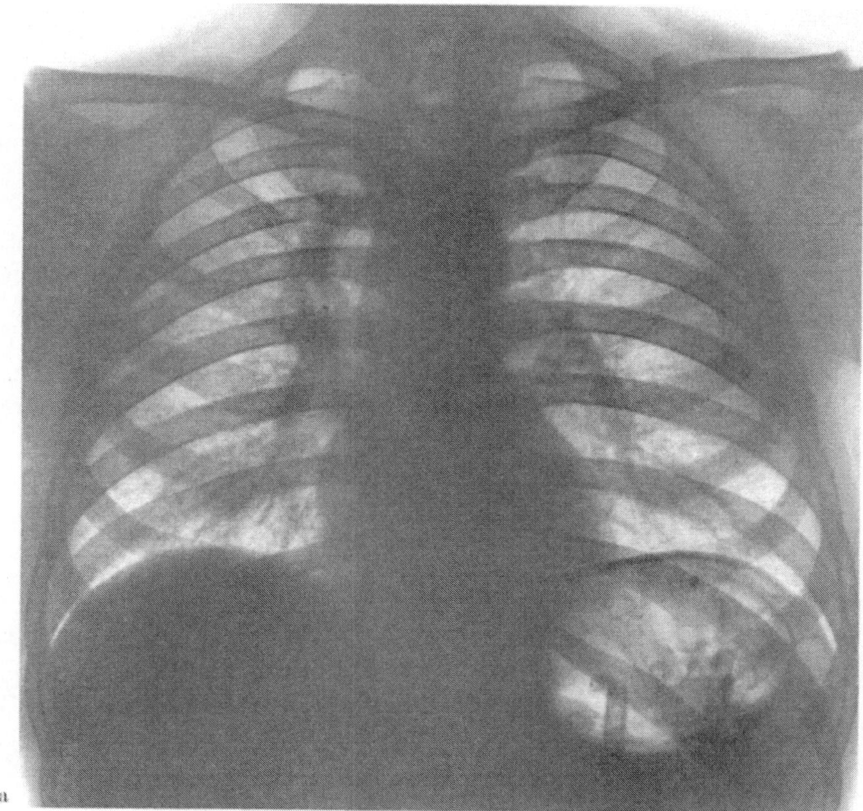

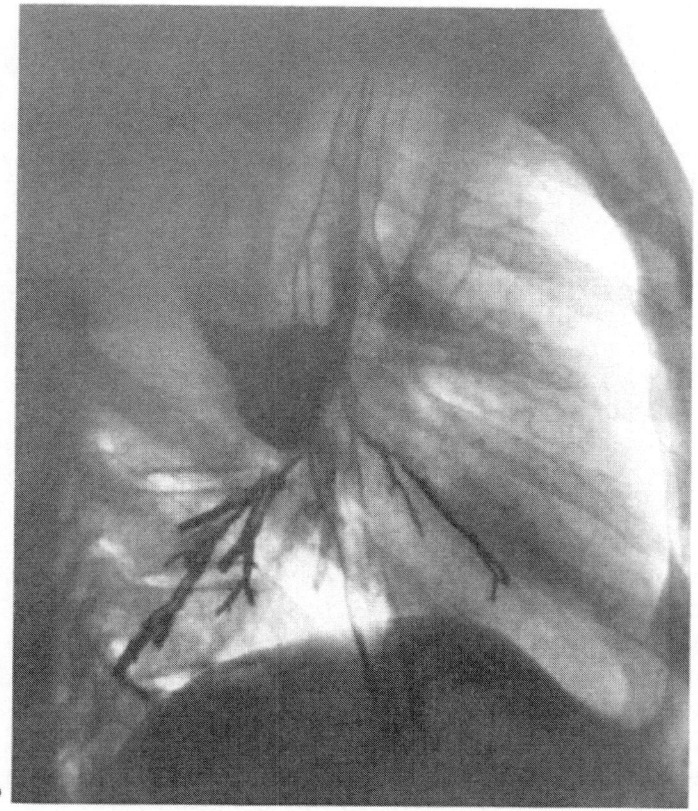

Abb. 47a u. b. Oesophaguscarcinom. Während der Strahlentherapie Perforation in das Tracheobronchialsystem mit nachfolgendem Lungenabsceß. a Lungenübersicht mit parahilärem Absceßschatten. b Gastrografinschluck mit simultaner Darstellung von Oesophagus, Tracheobronchialbaum und Lungenabsceß

bronchus beobachten, die sich im Anschluß an einen Verkehrsunfall unter Ausbildung von Bronchiektasen im linken Unterlappen gebildet hatte. Die Diagnose wurde erst Monate nach dem Trauma gestellt. Leitsymptom war ein deutlicher Hustenreiz bei der Nahrungsaufnahme, der schließlich auch zur röntgenologischen Oesophagusuntersuchung und dabei zum Nachweis einer Fistelverbindung zum simultan dargestellten linksseitigen Bronchialsystem führte.

Während einer Strahlenbehandlung des Oesophaguscarcinoms wird der Radiotherapeut immer wieder einmal mit einer iatrogenen Perforation als Komplikation rechnen müssen. Unter 157 Fällen fanden BABINI u. SASSI (1966) bei konventioneller Bestrahlung in 14,8% und bei Supervolttherapie in 15,4% eine Oesophagusperforation. Bei drei Patienten bildete sich eine Oesophago-Trachealfistel wenige Monate nach Einleitung der Behandlung mit einer außerordentlich kurzen Überlebenszeit. Offensichtlich ist die Höhe der applizierten Strahlendosis nicht ausschlaggebend für das Auftreten der Perforation oder Fistelbildung (Abb. 47).

h) Divertikel

α) Allgemeines

Divertikel sind sackförmige Ausstülpungen des Oesophaguslumens, die nach C. v. ROKITANSKY (1840) in Pulsions- und Traktionsdivertikel eingeteilt werden. Neben dieser Klassifikation findet sich die Bezeichnung des echten und falschen Divertikels (TERRACOL u. SWEET 1958) und des angeborenen und erworbenen Blindsackes (McGREGOR 1932).

Da sich der Begriff des Divertikels weder pathogenetisch noch pathologisch-anatomisch einheitlich definieren läßt, hat BROMBART (1956) vorgeschlagen, die Einteilung nach ihrer Lokalisation vorzunehmen, ein Vorschlag, der sich noch nicht allgemein durchgesetzt hat. Folgt man seiner weitgehend auf röntgenologischen Kriterien aufgebauten Definition, so handelt es sich beim Oesophagusdivertikel um eine zentrifugale, umschriebene Ausweitung der Speiseröhrenwand mit konstanter Lokalisation. Größe, Form und Richtung der Ausweitung können sich regelmäßig verändern, sowohl auf Grund der eigenen Elastizität und Kontraktilität als auch unter dem Einfluß der Peristaltik. Die Erscheinungsform des Divertikels muß sich unter gleichen Bedingungen immer wieder reproduzieren lassen.

Im Krankengut von PETTINARI (1961) betrug die Gesamtzahl der Oesophagusdivertikel 44, davon waren pharyngo-oesophageal 8, bifurkal (parabronchial) 31, epiphrenisch 5 gelegen.

Einer alten Statistik von STARCK (1900) zufolge werden Speiseröhrendivertikel bei ca 5% aller Sektionen beobachtet. BROMBART (1956) fand in 3% seiner Röntgenuntersuchungen Blindsackbildungen an der Speiseröhre. In amerikanischen Arbeiten wird die Häufigkeit des Zenkerschen Divertikels mit 0,11% (WHEELER 1947), 0,07% (SHALLOW u. CLERF 1948) und 1,8% (MACMILLAN 1932) angegeben. Das Durchschnittsalter in dieser letzten Untersuchungsreihe betrug 63 Jahre. Im Krankengut von HARRINGTON (1949) waren unter 140 Fällen 107 Männer und nur 33 Frauen, während FRIK (1966) eine gleichmäßige Geschlechtsverteilung hier angibt.

Bei den meisten Röntgenuntersuchungen der Speiseröhre stellt das Divertikel einen harmlosen Nebenbefund dar ohne klinische Beschwerden. Eine chirurgische Behandlung im Sinne der endoskopischen Erweiterung des Divertikeleinganges (HOLINGER u. JOHNSTON 1961) oder der operativen Abtragung des Blindsackes ist nur dann notwendig, wenn es infolge der Größe des Divertikels oder seiner besonderen Lage zu Retention von Speisen, Kompression des Oesophagus, Verlagerung oder Motilitätsstörungen kommt.

Die Pathogenese ist nicht allein durch den Hinweis auf Pulsion (Ausstülpung durch erhöhten Innendruck) oder Traktion (Zug durch adhärente Nachbarorgane) erklärt, zumal seit OEKONOMIDES (1882) und STARCK (1900) auch Mischformen, sog. Traktions-Pulsions-Divertikel beschrieben wurden und hier manchmal eine scharfe Abtrennung unmöglich ist. FRIK (1966) fordert deshalb zum Verständnis der verschiedenartigen Pathogenese einen sog. determinierenden und manifestierten Faktor. Als determinierende Faktoren nennt er: traumatische Schädigung der Oesophaguswand (Fremdkörper), angeborene Wandschwächen oder Muskellücken (Laimersches Dreieck), strangartige oder flächenhafte Residuen embryonaler Verbindungen zu Nachbarorganen und intravital entstandene, meist entzündliche Adhäsionen an Nachbarorganen.

Auf dem Boden der determinierenden Faktoren werden die Divertikel nach Meinung dieses Autors durch folgende Vorgänge manifest: Peristaltische Kontraktionen der Speiseröhre, Erhöhung des Innendruckes (Pulsion), Abstandsvergrößerung zwischen Oesophagus und adhärenten Organen infolge Schrumpfung oder Verlagerung (Traktion).

Es unterliegt keinem Zweifel, daß eine gewisse Anzahl von Divertikeln kongenitaler Natur sind, z.B. in Form der kommunizierenden Duplikationscysten, die durch eine Pulsion vergrößert werden können. Gleiches gilt von vielen Traktionsdivertikeln. So konnte SCHMUCK (1962) bei einem 50jährigen Patienten mit seit 3 Jahren zunehmendem Druckgefühl hinter dem Brustbein ein zapfenförmiges Divertikel in Bifurkationshöhe nachweisen. Bei der Operation fand sich eine obliterierte, kongenitale Oesophagotrachealfistel. Als kongenitale Fehlentwicklung soll diesen Strängen zwischen Speiseröhre und Respirationstrakt eine besondere Bedeutung bei der Entwicklung der bifurkalen Divertikel zukommen.

In ähnlicher Weise läßt sich auch die Beobachtung von WEISSMAN u. Mitarb. (1966) deuten. Hier wurde als Ursache einer rezidivierenden Hämoptyse mit Dysphagie ein kleines Traktionsdivertikel knapp unterhalb der Bifurkation nachgewiesen, von dem aus sich der rechte Unterlappenbronchus und retrograd die Trachea bei der Röntgenuntersuchung mit Kontrastmittel gefüllt hatten. Histologisch fand sich im entzündlich veränderten Fistelgang sowohl Plattenepithel als auch Cylinderepithel ohne Hinweis für spezifische Veränderungen.

Schließlich muß in diesem Zusammenhang noch eine Häufung eindeutig kongenitaler Befunde bei einem 16jährigen Jungen erwähnt werden, der 1956 von DAVIDSON operiert wurde. Neben einem großen Divertikel des distalen Oesophagus bestand ein akzessorischer linker Lungenunterlappen mit aberrierender Arterie und Oesophago-Bronchialfistel im Sinne multipler embryologischer Fehlbildungen.

Die klinische Symptomatologie des Oesophagusdivertikels ist nicht einheitlich. Es sind im wesentlichen die Divertikel am pharyngo-oesophagealen Übergang, die stärkere Beschwerden verursachen können und dann operativer Behandlung bedürfen.

Das erste Stadium mit Reizerscheinungen im Halsbereich wird meist begleitet von vermehrtem Speichelfluß und einem Fremdkörpergefühl in Höhe der Ausstülpung. Außerdem hört man nicht selten nach Flüssigkeitsaufnahme ein Plätschergeräusch über dem Hohlraum. Gelegentlich kommt es auch zu Reizhusten. Hat der Blindsack eine gewisse Größe erreicht, dann ist die Regurgitation größerer Mengen Speichel oder vorher eingenommener Speisen während der Nachtruhe nicht ungewöhnlich. Dabei ist charakteristisch, daß die regurgitierten Speisen im Hinblick auf Farbe und Geschmack unverändert sind.

Vereinzelt verursacht das Divertikel eine Vorwölbung an der Halsseite, die sich während der Mahlzeit stärker füllt und vom Patienten regelrecht ausmassiert werden kann. Divertikel solcher Ausdehnung können auch mit Nackenschmerzen einhergehen. Die Dauer der klinischen Symptome wird von WILLARD (1963) zwischen einigen Monaten bis zu mehreren Jahren angegeben.

Die Divertikel der tieferen Oesophagusregionen machen nur in seltenen Fällen Beschwerden und sind im allgemeinen Nebenbefunde bei der Oesophaguspassage im Rahmen der Magen-Darmuntersuchung.

β) Pharyngo-oesophageales Divertikel

Unter den sog. Pulsionsdivertikeln steht in seiner klinischen Bedeutung das Zenkersche Divertikel (Grenzdivertikel nach ROSENTHAL 1902; pharyngo-oesophageales Divertikel nach STARCK 1900) an erster Stelle. Es geht von der unteren Begrenzung der Hinterwand der Pars laryngea pharyngis, dem zwischen beiden Faserbündeln der Pars cricopharyngea des unteren Schlundschnürers gelegenen sog. Laimerschen Dreieck, aus. In der Monographie von BROMBART (1956) findet sich eine Stadieneinteilung dieser Divertikel: I. Dornförmiges Divertikel, II. keulenförmiges Divertikel, III. sackförmiges Divertikel, IV. großes, sackförmiges Divertikel mit Kompression des Oesophagus.

Es überrascht, daß bisher praktisch in keinem einzigen Falle ein Divertikel von seiner Entstehung bis zum großen Sack röntgenologisch zweifelsfrei nachgewiesen wurde. Auch die Stadieneinteilung von BROMBART (1956) stützt sich auf Beobachtungen bei mehreren Patienten und nicht bei einem einzigen Individuum.

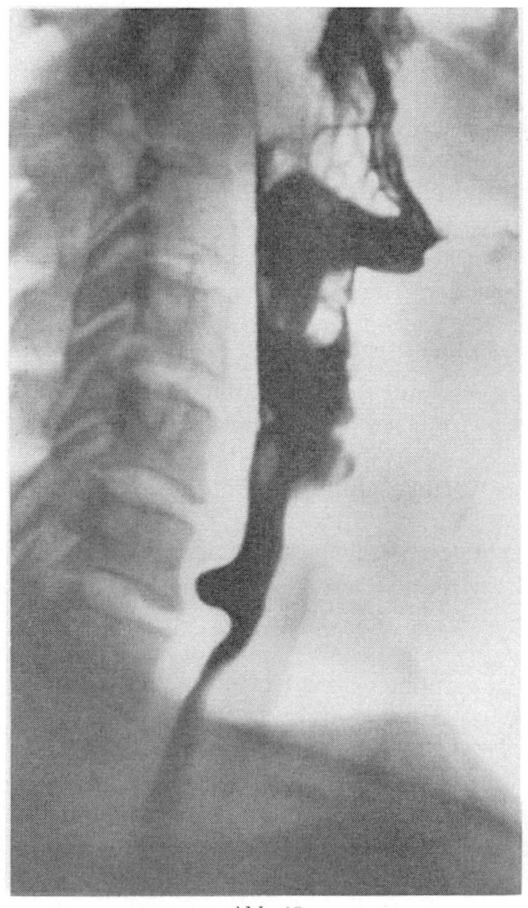

Abb. 48

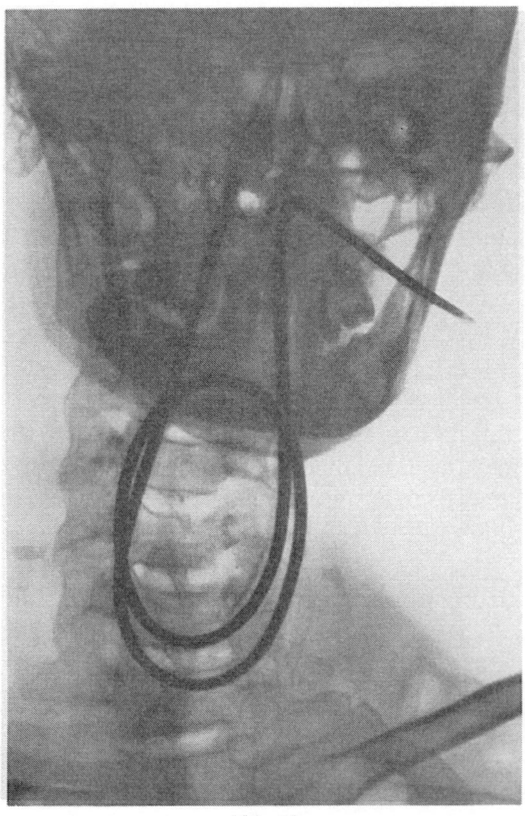

Abb. 49

Abb. 48. Kleines, dornförmiges pharyngo-oesophageales Divertikel (Zufallsbefund)

Abb. 49. Pharyngo-oesophageales Divertikel. Ernährungssonde im Divertikelsack aufgespult

FRIK (1966) glaubt deshalb, daß man die von vielen Autoren beobachtete Koordinationsstörung des Kontraktionsablaufes als maßgebenden, auslösenden Faktor für die klinische Manifestation eines Zenkerschen Divertikels ansehen müsse. Hierfür sei die Annahme erforderlich, daß Existenz, Grundform und Größenordnung des Divertikels kongenital bedingt sind. Der Divertikelhals sei aber in jedem Falle so eng, daß lange Zeit keine Ingesta eindringen.

Erst eine Koordinationsstörung im Kontraktionsablauf würde zur Erweiterung der Öffnung und damit zur klinischen Manifestation führen.

Das Zenkersche Divertikel kommt bevorzugt im 6. Lebensjahrzehnt vor. Dieses Alter gilt nicht nur für die großen Blindsäcke, sondern auch für kleine, beginnende Ausziehungen, die den Stadien I und II nach BROMBART (1956) entsprechen (Abb. 48).

Die relative Seltenheit dieser Divertikel wird durch die Beobachtungen am Krankengut der Röntgenabteilung an der Chirurgischen Universitäts-Klinik Heidelberg bestätigt. Wir haben von 1940—1963 unter insgesamt 391 Oesophagusoperierten 38 Divertikel beobachtet, das entspricht einer etwas höheren Relation als der, die COCCHI (1949) an dem umfangreicheren Krankengut des Zürcher Strahleninstitutes feststellen konnte.

Die Röntgenuntersuchung erlaubt unter Umständen schon mit Hilfe der seitlichen Leeraufnahme des Halses die Verdachtsdiagnose, nämlich dann, wenn der retrotracheale Weichteilschatten verbreitert ist, und sich ein Flüssigkeitsspiegel abgrenzt. Die Differentialdiagnose gegenüber dem retrotrachealen Absceß wird dann mit Kontrastmittel geklärt. In seltenen Fällen kann sich eine Ernährungssonde im Divertikelsack aufspulen (Abb. 49).

Da das Divertikel in der Regel von der hinteren Wand des pharyngo-oesophagealen Überganges ausgeht, kommt der Untersuchung im lateralen Strahlengang die wichtigste Aussagekraft im Hinblick auf den Divertikelhals zu. Nicht selten ist auch die Schrägaufnahme geeignet, Aufschlüsse über den Divertikeleingang zu geben. Ist der Sack relativ klein, so wird er im sagittalen Strahlengang vom Kontrastmittel überlagert. Die Entleerung des Divertikels kann so rasch vor sich gehen, daß die Fixation des Befundes mit Hilfe der Aufnahme zu spät erfolgt; hier läßt sich im Liegen die Divertikelsituation meist ohne Schwierigkeiten darstellen.

Solange der Bissen im Mund ist oder den Pharynx passiert ist der Divertikeleingang weitgestellt, er verengt sich aber im Moment der Boluspassage. Der Sack kann seine Größe bzw. seinen Durchmesser um mehrere Millimeter bis mehrere Zentimeter ändern. Die Begrenzung ist erfahrungsgemäß völlig glatt, und Speisereste werden erst retiniert, wenn eine bestimmte Größe erreicht ist. Unregelmäßige Aussparungen in solchen Divertikeln entsprechen im allgemeinen retinierten Speiseresten.

Die Darstellung des Divertikels gelingt am besten kurz nach Vorbeifließen des Kontrastmittels (RUCKENSTEINER 1937), da nur im Stadium III und IV eine Kontrastmittelretention über längere Zeit zu erwarten ist. Bei der Untersuchung ist die Funktion des distal liegenden Oesophagus und seine Kompression durch das Divertikel zu beobachten. Präoperativ sollte die Divertikelöffnung genau lokalisiert und der Eingang zum Blindsack durch orthograde Darstellung ebenfalls bekannt sein.

Auf technisch einwandfreien Bildern sieht man die lippenförmige Duplikatur zwischen der Divertikelvorderwand und der Hinterwand des Oesophagus und den Verlagerungseffekt, den der prallgefüllte Blindsack auf die Hinterwand der Speiseröhre ausübt.

Kleinste, dornförmige Trichter in der Hypopharynxgegend sind von einigen Autoren als Vorstufen des Zenkerschen Divertikels angesehen worden (GRAY 1932, zit. nach PRÉVÔT u. LASSRICH 1959). BROMBART (1956) vermutet, daß ein fließender Übergang zwischen diesen Ausziehungen und den konstanten Divertikeln besteht. Der Beweis für die Ausbildung eines Grenzdivertikels aus einer solchen Vorstufe ist bisher jedoch noch nie — trotz Beobachtungszeiten von 6 Jahren — erbracht worden.

Malignome im Divertikelsack wurden bisher relativ selten beschrieben. M. J. TURNER fand bis 1962 insgesamt 45 Fälle in der Literatur und fügte zwei weitere Beobachtungen hinzu (Abb. 50). Das Röntgenbild ist gekennzeichnet durch unregelmäßige Füllungsdefekte nicht nur innerhalb des Blindsackes, sondern auch an der Divertikelwand der unteren zwei Drittel mit Okklusion des Divertikelhalses oder des benachbarten Oesophagus. Ist der Füllungsdefekt nach manueller Entleerung (Ausmassieren) oder bei einer Kontrolluntersuchung identisch, so ist die Diagnose einer Neubildung im Divertikel nahezu sicher (SCHLORHAUFER u. MELLAUNER 1947) (Abb. 51).

Wird ein Divertikel vermutet und läßt sich der unklare Durchleuchtungsbefund durch Serienaufnahmen in tangentialen Einstellungen nicht eindeutig darstellen, so ist die Magnetoskopie oder die Röntgenkinematographie zu empfehlen. Bei der Entleerungsprüfung ist darauf zu achten, daß durch Formänderungen des Divertikels während des Schluckaktes (Anhebung, Streckung und Kompression) auch eine teilweise passive Entleerung erfolgen kann (DAHM 1941). Gerade die Kinematographie ermöglicht sehr eindrucksvoll den Nachweis einer Koordinationsstörung im Bewegungsablauf von Hypopharynx und Oesophagusmund.

γ) *Bifurkationsdivertikel*

Als häufigster Lokalisationsort des Divertikels am Oesophagus gilt die Pars thoracica und hier in erster Linie der Abschnitt in Höhe der Bifurkation. Schon C. v. ROKITANSKY (zit. nach WILLARD 1963) hat 1840 die Entwicklung des sog. Traktionstyps der Oesophagusdivertikel am Beispiel der krankhaften Veränderungen in der Umgebung von Trachea und Bronchusverzweigung abgehandelt. Gewöhnlich finden sich Ausziehungen der Speise-

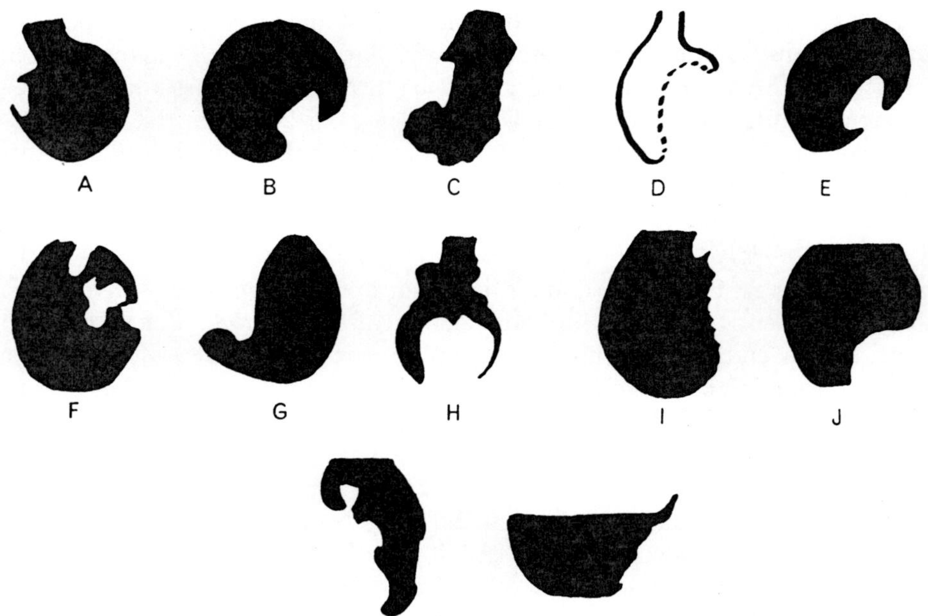

Abb. 50. Röntgenologische Symptomatologie bei 12 Fällen von Carcinom im Zenkerschen Divertikel. *A* VINSON, 1927; *B* SPARKS, 1933; *C* GRÉGOIRE, 1934; *D* HOOVER, 1945; *E* DUNHILL, 1950; *F* LAHEY u. WARREN, 1954; *G* LINDSKOG u. STERN, 1954; *H* WELTI u. ROTH, 1956; *I* PIQUET u. BENOIT, 1958; *J* LIBERSON u. RIESE, 1960; 2 Fälle von TURNER. (Nach TURNER 1963)

röhrenwand in unmittelbarer Nachbarschaft der Bifurkation oder des linken Hauptbronchus infolge narbiger Schrumpfung entzündlich veränderter Lymphknoten. Die Fixation der Oesophaguswand an umschriebener Stelle führt im Verlaufe der Streckung des Muskelschlauches während des Schluckens zu einer divertikelartigen Ausziehung.

Einige Autoren sind sogar der Auffassung, daß solche Verklebungen Reste einer Lymphknotenperforation in die Speiseröhre darstellen (TERRACOL u. SWEET 1958). Als Beweis führen sie an, daß nach Aushusten eines Bronchialsteines gelegentlich eine Oesophago-Bronchialfistel beobachtet wird. Die Tuberkulose der tracheobronchialen Lymphknoten wird als Hauptursache solcher Komplikationen angeschuldigt.

WILLARD (1963) gibt als weiteren Grund zur Ausbildung eines Traktionsdivertikels Wirbelsäulenerkrankungen an und demonstriert eine schwere Kyphoskoliose nach tuberkulöser Spondylitis mit einem allerdings ebenfalls ventralwärts gerichteten Traktionsdivertikel.

Die meisten Traktionsdivertikel sind nach ventral oder ventrolateral gerichtet. Die Divertikelspitze liegt manchmal höher als die meist breit klaffende Öffnung. Ein Halsteil im eigentlichen Sinne fehlt beim typischen Traktionsdivertikel. Dadurch wird die rasche Füllung und Entleerung ohne Kontrastmittelrest erklärt. Selten überschreiten die Blindsäcke die Größe von 2 cm Durchmesser.

Als Ausnahme wird in Abb. 53 die Entstehung eines Divertikels mit einer mehr als 6 cm breiten Basis in dorsaler Richtung vorgestellt. Die 38jährige Frau hatte beim Ankleben von Kino-Reklameplakaten einen Reißbrettstift zwischen den Lippen festgehalten und nach einem Fehltritt auf der Leiter verschluckt. Beim Versuch, den Fremdkörper zu extrahieren, wurde in einem auswärtigen Krankenhaus die Speiseröhre im mittleren thorakalen Drittel an der rechten Hinterwand perforiert. Es bildete sich sofort ein ausgedehntes Pleuraempyem, so daß bei der Einlieferung eine primäre Übernähung der Perforationsstelle nicht möglich war. Nach insgesamt 7monatigem Krankenhausaufenthalt hatte

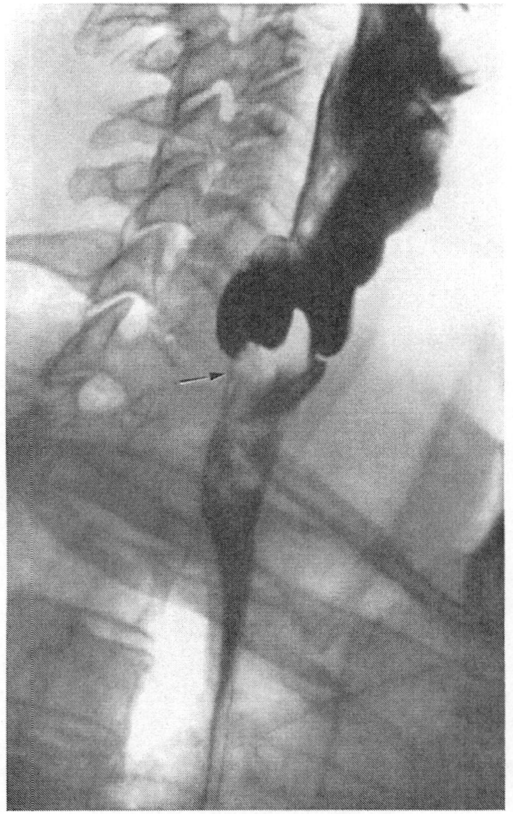

Abb. 51

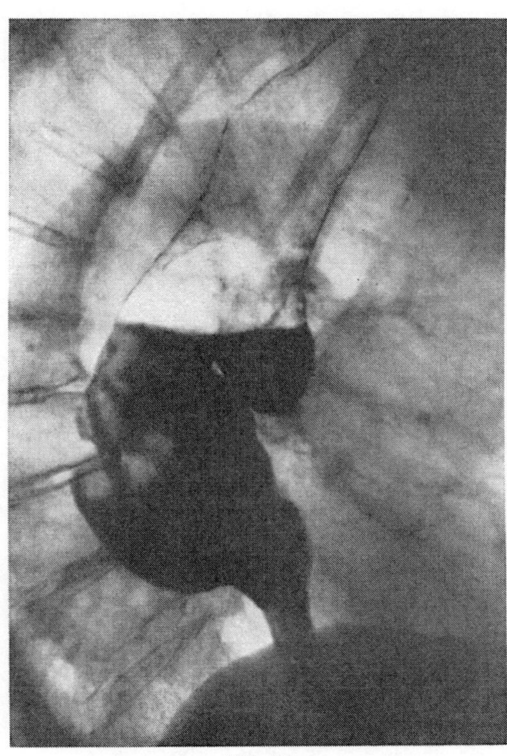

Abb. 52

Abb. 51. Tumor im pharyngo-oesophagealen Divertikel. 66jähriger Mann. Füllungsdefekt unregelmäßige Begrenzung am Boden des Divertikels und infiltrative Veränderungen an der gegenüberliegenden Oesophaguswand. Operation verweigert

Abb. 52. Bifurkationsdivertikel bei Megaoesophagus. (Prof. Dr. D. v. KEISER, Röntgenologisches Zentralinstitut, Klinikum Mannheim)

sich die Öffnung geschlossen und das Empyem war unter erheblicher Schwartenbildung abgeheilt. Als Folge der narbig-schrumpfenden Veränderungen in der Umgebung der Perforationsstelle hat sich in der Folgezeit ein breitbasiges Divertikel gebildet.

Unter den Komplikationen sind Mediastinalabsceß oder oesophagotracheale Fisteln bekannt geworden. Als ausgesprochene Rarität gelten Perforationen eines exulcerierten Divertikels in Oesophagus, Trachea, Bronchus, Lunge oder Mediastinum (WILLARD 1963).

Ungewöhnlich ist auch die Entdeckung einer fistelnden Verbindung zwischen einem Divertikel des mittleren Oesophagus und der Vena cava superior (CHEITLIN u. Mitarb. 1961).

Die Röntgenuntersuchung des Bifurkationsdivertikels bereitet keine Schwierigkeiten, wenn während der Kontrastmittelpassage die Speiseröhre tangential abgesucht wird. Gerade in dieser Region wird die Erfassung des Divertikels auf einem Film nicht immer gelingen, da sich kleine, zipfelförmige Ausziehungen ebenso schnell entleeren, wie sie sich im Verlauf des Schluckaktes füllen. Wegen der flüchtigen Füllung des Divertikels und der Schnelligkeit, in welcher der Kontrastbrei die Speiseröhre passiert, sollte man den Oesophagus grundsätzlich auch im Liegen untersuchen.

Diese Divertikel stellen sich als kleine, trichterförmige, konisch zulaufende oder zeltförmige Ausziehungen dar, seltener kommt eine Spindelform vor. Sie sind keineswegs immer solitär und können auch mit anderen Oesophaguserkrankungen — wie einem Megaoesophagus — kombiniert sein (Abb. 52).

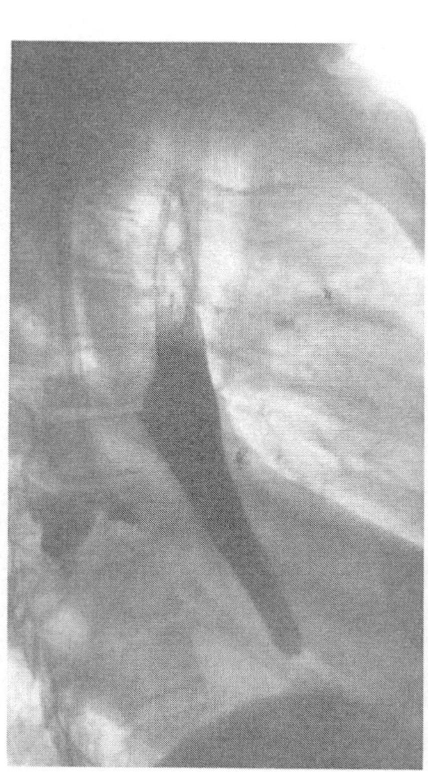

Abb. 53a

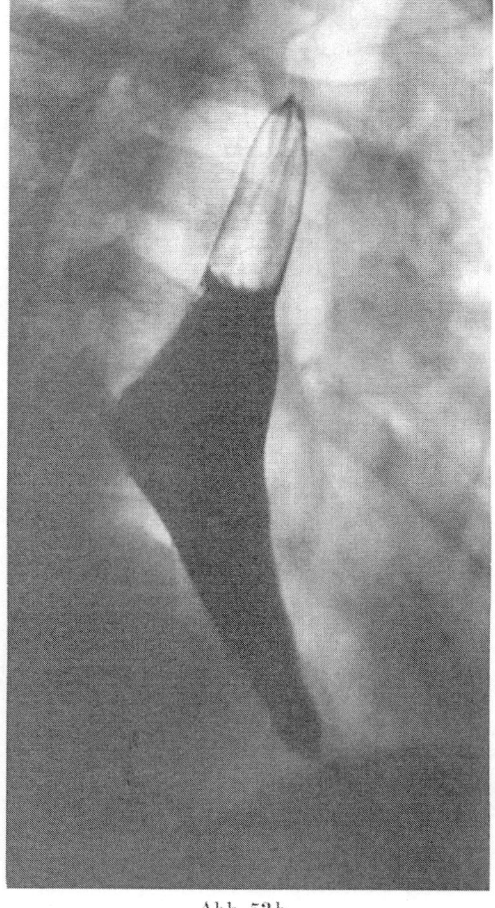

Abb. 53b

Abb. 53a—c. Bildung eines posttraumatischen Oesophagusdivertikels nach instrumenteller Perforation. a Pleuraempyem 1 Woche nach Perforation. b Segelförmige Ausziehung des Oesophagus 8 Wochen später. c Divertikelartige Ausbuchtung 18 Monate nach Perforation. Klinisch bestehen zu diesem Zeitpunkt keinerlei Beschwerden

Mehr noch als bei den beiden anderen Prädilektionsstellen der Oesophagusdivertikel muß das Augenmerk des Röntgenologen auf die Umgebung der Speiseröhre, auf die Verhältnisse am Hilus, den Bifurkationswinkel, auf spezifische Residuen in der Lunge oder Kalkeinlagerungen in der Nachbarschaft der Speiseröhre gerichtet werden, da solche Veränderungen für die Ätiologie des krankhaften Geschehens an der Speiseröhre bedeutsam sein können.

Die Differentialdiagnose kann bei winzigen Divertikeln gegenüber einem Ulcus oesophagi schwierig werden. Durch die fehlende Schleimhautreaktion sowie den klinischen Befund sollte die Klärung der Situation jedoch schnell möglich sein. Nach HERRNHEISER (1928) ist der Divertikelgrund faltenlos, in den Divertikelhals strahlen dagegen kräftige Schleimhautfalten ein.

δ) *Epiphrenisches Divertikel*

Als dritter Prädilektionsort der Oesophagusdivertikel gelten die letzten 10 cm der Pars thoracica, weshalb die Bezeichnung epiphrenisches Divertikel Eingang in die klinische und röntgenologische Literatur gefunden hat; von der Ätiologie her werden diese Ausstülpungen der Oesophaguswand schon seit den Erstbeschreibungen vorwiegend als Mischtypus aufgefaßt und als Traktions-Pulsionsdivertikel bezeichnet (OEKONOMIDES 1882, zit. nach MACMILLAN 1932).

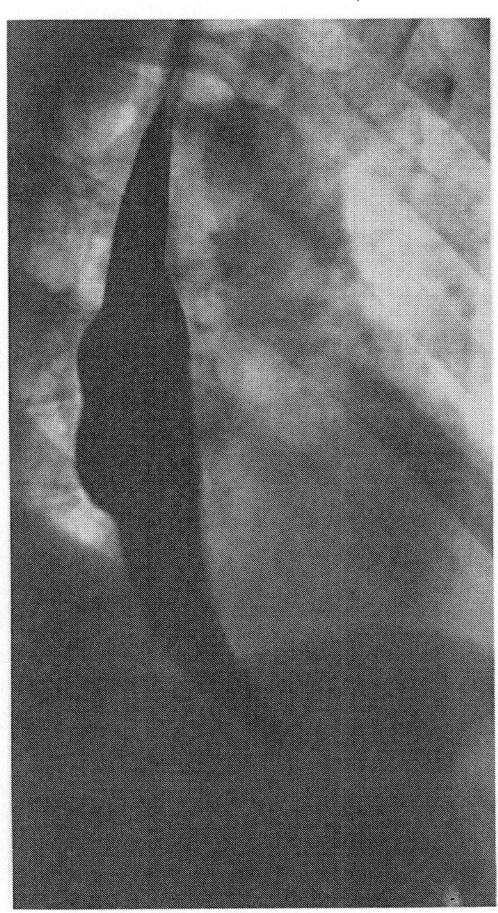

Abb. 53c

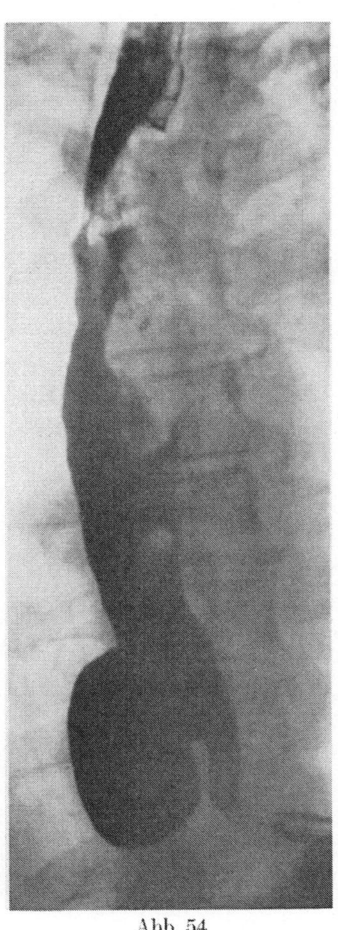

Abb. 54

Abb. 54. Epiphrenisches Divertikel bei großem, polypösem Carcinom des mittleren Oesophagusdrittels

EFFLER u. Mitarb. (1959) berichten, daß 65% ihrer Patienten mit epiphrenischem Divertikel entweder an einem sog. Cardiospasmus litten oder an einem diffusen Oesophagospasmus. Auch gleichzeitiges Auftreten mit einer Hiatushernie sei nicht ungewöhnlich. Schließlich hat KAY (1953) auf die Kombination mit einer Hypertrophie des M. constrictor inf. aufmerksam gemacht. Zusammenfassende Arbeiten über das Divertikel des terminalen Oesophagus finden sich bei GOODMAN u. PARNES (1952) über 126 Fälle und bei HABEIN u. Mitarb. (1956) über 201 Fälle, die innerhalb eines Jahrzehntes an der Mayo-Clinic beobachtet worden waren. Auch mehrfache Divertikelbildung ist in diesem Bereich der Speiseröhre beschrieben worden (HIRD u. HORTENSTINE 1959). Sie fanden sich in einer Familie bei Vater, Sohn und Tochter, außerdem wurde bei einem Enkel eine Tracheo-Oesophagealfistel festgestellt. Die Verff. haben deshalb auf die Möglichkeit einer genetischen Defektbildung aufmerksam gemacht.

Ähnlich den Bifurkationsdivertikeln führt auch die epiphrenische Lokalisation nur ganz selten zu Beschwerden und noch seltener zur chirurgischen Behandlung.

Der röntgenologische Aspekt des epiphrenischen Divertikels ist charakterisiert durch eine halbkugelige Ausstülpung des Oesophaguslumens, 2—4 cm oberhalb des Zwerchfellniveaus. Der Halsteil ist weit und kurz. Der Durchmesser des Divertikels beträgt meist zwischen 1 und 3 cm (Abb. 54). Ein Divertikel von 13 cm Durchmesser hat RUBAY (1962) beschrieben und die chirurgische Abtragung durchgeführt. Die Weite des Divertikels kann sich während der Kontrastmittelpassage verändern. Der benachbarte Oesophagus zeigt normale Konturen und ein unauffälliges Schleimhautrelief. Durch diese Gegebenheiten läßt sich ein Divertikel relativ leicht gegenüber einem Ulcuskrater abgrenzen. Die Differenzierung ist aber im Fall einer bestehenden Oesophagitis, möglicherweise als Refluxoesophagitis bei Hiatushernie, außerordentlich erschwert. In solchen Fällen muß unter Umständen der endoskopische Befund mit histologischer Sicherung die Sachlage klären. PALMER (1951) ist jedoch der Auffassung, daß die exakte Röntgenuntersuchung in der überwiegenden Mehrzahl der Fälle eine eindeutige Klärung zuläßt, da die Endoskopie durch die Möglichkeit einer Verletzung des dünnen Divertikelsackes zu schweren Komplikationen Anlaß geben könne.

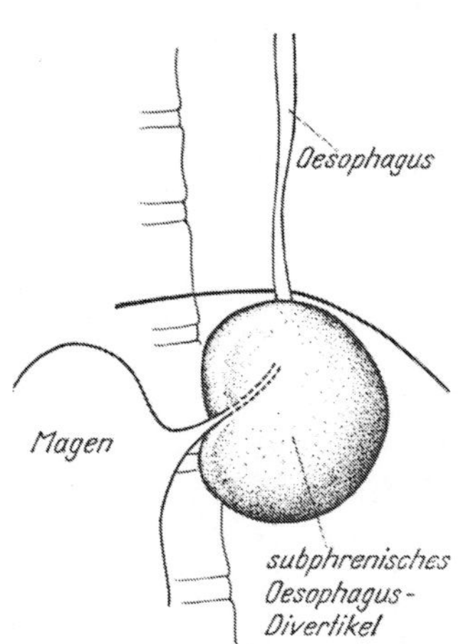

Abb. 55. Subphrenische Lage eines Oesophagusdivertikels. (RETTIG 1962)

Das epiphrenische Divertikel ist meist symptomlos; bereitet es Beschwerden, dann sollte es vordringlichste Aufgabe des Röntgenologen sein, Begleitkrankheiten zu entdecken und zwar in erster Linie die Hiatushernie mit der komplizierenden Refluxoesophagitis, die Achalasie oder das Oesophaguscarcinom. In solchen Fällen bessert sich die Dysphagie im allgemeinen nach Beseitigung der Begleitkrankheit.

Bei der Abgrenzung des epiphrenischen Divertikels gegenüber einer Hiatushernie kann nach PRÉVÔT u. LASSRICH (1959) der Nachweis von Oesophagusschleimhautfalten von entscheidender Bedeutung sein. Daneben sprechen Form und Größenänderung der Ausstülpung bei Lagewechsel des Patienten für eine Hernie.

Als besonders schwieriges differentialdiagnostisches Problem gilt das vom abdominalen Anteil der Speiseröhre ausgehende Divertikel, das in seltenen Fällen durch den Hiatus oesophageus prolabieren kann und röntgenologisch eine echte Hiatushernie vortäuscht. RETTIG konnte 1962 eine solche Situation bei einem 44jährigen Kranken röntgenologisch klären und chirurgisch verifizieren, während die drei Fälle von BROMBART (1956) nicht operiert worden sind (Abb. 55).

Die sog. funktionellen Divertikel (BARSONY 1926) sind im Kapitel über die Funktionsstörungen abgehandelt.

ε) Intramurale Oesophagusdivertikel

Neben den bisher geschilderten Lokalisationen von Divertikeln wurde 1960 erstmals von MENDL u. Mitarb. auf eine intramurale Anordnung kleiner Blindsäcke der Speiseröhre hingewiesen. Es handelte sich um einen 56jährigen Mann, der das Gefühl hatte, die Speisen würden hinter dem Brustbein stecken bleiben; seine 8 Monate anhaltende Dysphagie besserte sich merkwürdigerweise bei der Neigung des Körpers nach vorn.

Die Bariumpassage zeigte ungezählte, nagelkopfgroße Kontrastansammlungen über die ganze Länge der Speiseröhre von der Höhe des 2. Brustwirbelkörpers abwärts parallel und etwa 2 mm außerhalb der Lumenbegrenzung. Die meisten Divertikel besaßen einen sehr engen Halsteil und ähnelten röntgenologisch auffallend dem Bild der Rokitansky-Aschoffschen Sinus der Gallenblase, d.h. einer hernienartigen Ausstülpung der Schleimhaut durch Lücken der Muscularis in die Adventitia. Die cystische Dilatation der Blindsäcke erinnerte an Pulsionsdivertikel auf dem Boden einer intraluminalen Druckerhöhung. Während der Durchleuchtung wurden in der distalen Oesophagushälfte unregelmäßige Divertikelkontraktionen festgestellt. Oesophagoskopisch konnten entzündliche oder ulceröse Veränderungen ausgeschlossen werden.

1966 beobachtete HODES u. Mitarb. einen zweiten, ähnlich gelagerten Fall bei einem 52jährigen Mann, der seit 5 Jahren über rezidivierende Beschwerden in Form einer Passagebehinderung klagte. Es kam jedesmal zu spontaner Besserung (Abb. 56).

Während der Röntgenuntersuchung mit bariumgefüllten Kapseln fand sich ein erhöhter Tonus mit Hyperperistaltik. Mit Bariumbrei kamen zahlreiche intramurale Divertikel zum Vorschein und zwar vorwiegend in der oralen Hälfte des thorakalen Anteils. Die Blindsäcke waren breiter als tief und zeigten wechselnde Form. Oesophagoskopisch war die Schleimhaut intakt, es mußte jedoch vorher ein Fremdkörper am Oesophagusmund entfernt werden.

Während MENDL u. Mitarb. (1960) eine chronische Perioesophagitis mit nachfolgender Fibrose pathogenetisch anschuldigen, weisen HODES u. Mitarb. (1966) auf den bestehenden Hypertonus der Oesophaguswand hin, analog den Aschoff-Rokitansky Sinus, die ebenfalls im kontrahierten Zustand der Gallenblase am besten demonstriert werden können.

Bei diesem Krankheitsbild drängen sich Vergleiche mit den bronchographisch gelegentlich nachzuweisenden cystischen Erweiterungen bei chronischen Bronchialerkrankungen auf. Damit käme den mucösen Drüsen der Speiseröhre, insbesondere den tiefgelegenen, die als winzige Öffnungen schon mit bloßem Auge erkennbar sind, ätiologisch eine besondere Bedeutung zu, wenn eine Irritation im Sinne einer Entzündung mit nachfolgender Dilatation oder Hypertrophie vorausgesetzt wird.

Als weiteren pathogenetischen Faktor diskutieren die britischen Autoren eine unbemerkt abgelaufene Moniliasis, da diese gelegentlich diffuse Ulcerationen, Granulationen und einen Reizzustand des Muskelschlauches verursacht.

Der Röntgenuntersuchung mit dem Nachweis zahlreicher intramuraler Blindsackbildungen kommt bei der Erkennung dieses seltenen Krankheitsbildes entscheidende Bedeutung zu (Abb. 56) (CULVER u. CHAUDHARI 1967).

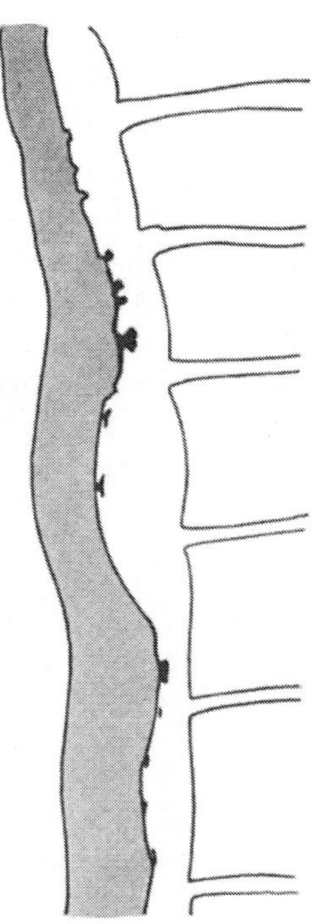

Abb. 56. Intramurale Oesophagusdivertikel (nach HODES u. Mitarb. 1966)

i) Oesophagustumoren

α) Oesophaguscarcinom

Unter den Krebstodesfällen in den USA betrug der Anteil des Oesophaguscarcinoms etwa 4% (WATSON u. GOODNER 1957). An der Gesamtzahl maligner Erkrankungen des Gastrointestinaltraktes ist dieser Tumor etwa zu einem Zehntel beteiligt. In Deutschland starben im Jahre 1960 bei einer Gesamteinwohnerzahl in der Bundesrepublik von 53,38 Millionen 116317 an einem Carcinom, davon waren 1825 in der Speiseröhre lokalisiert (KREBS u. SCHÖNING 1965).

Am häufigsten sind Männer zwischen dem 50. und 70. Lebensjahr und Frauen zwischen dem 50. und 60. Lebensjahr betroffen. Das männliche Geschlecht überwiegt mit 70—80%. BIRZEL (1963) hat ein Oesophaguscarcinom bei einem Zwölfjährigen beobachtet.

Innerhalb der pathologischen Speiseröhrenveränderungen steht das Oesophaguscarcinom zahlenmäßig weit an der Spitze. 60% aller Stenosen sollen nach OSMOND (1925) durch Carcinome hervorgerufen sein.

Die Ätiologie dieser im Hinblick auf den Verlauf besonders ungünstigen Krebsform ist noch unklar. Immerhin gibt es einige pathogenetische Hinweise, die auch für die Röntgenuntersuchung von einiger Bedeutung sind. So wird die gesteigerte Häufigkeit des Oesophaguscarcinoms bei den Bantus in Afrika auf eine carcinogene Substanz in einer häufig genossenen Brühe zurückgeführt (BURRELL 1957). Die zahlreichen Krebsfälle bei schottischen Frauen, Chinesen, Japanern und in einigen Gegenden Rußlands werden mit dem Genuß besonders heißer Flüssigkeiten (YOUNG 1963) in Zusammenhang gebracht. Laugenverätzungen disponieren zum Oesophaguskrebs in einem früheren Alter als bei einer Vergleichsbevölkerung (BIGELOW 1953). BENEDICT (1941) fand unter 220 Patienten mit Oesophaguskrebs in 5,5% eine benigne Striktur als prädisponierenden Faktor zur Geschwulstentwicklung.

Im Krankengut von SWEET (1957) betrug die Häufigkeit der Kombination Achalasie und Oesophaguscarcinom 4%. WILLIAMS (1956) konnte insgesamt 27 Fälle aus der Literatur sammeln mit einer Carcinomverteilung von 6:1 zu Gunsten der Männer, wobei über 80% der Carcinome im mittleren Drittel des thorakalen Oesophagus lokalisiert waren. Nach seiner Auffassung ist die Achalasie keine krebsdisponierende Erkrankung.

Das Oesophaguscarcinom kommt in mehr als 10% bei Oesophagusdivertikeln vor (YOUNG 1963), eine Zahl, die im Vergleich zu den Erfahrungen an der Röntgenabteilung der Chirurgischen Universitäts-Klinik Heidelberg (38 Divertikel bei 391 Operierten der Jahre 1940—1963) zu hoch erscheint. Als häufige Komplikation im Rahmen des Plummer-Vinson-Syndroms wurde das Carcinom bereits in einem früheren Abschnitt erwähnt (5, e, β).

JACKSON machte 1925 wohl als erster auf eine bevorzugte Lokalisation des malignen Oesophagustumors an den drei physiologischen Engen aufmerksam. Inzwischen haben größere Statistiken eindeutig ausgewiesen, daß sich eine derart starre Einteilung nicht aufrechterhalten läßt. Unter 253 Fällen von Plattenepithelkrebs des Oesophagus fanden POSTLETHWAIT u. Mitarb. (1957) 50% im mittleren Drittel und je 25% im oberen und unteren Drittel. Unter insgesamt 416 Fällen aus den chirurgischen Universitäts-Kliniken der Freien Universität Berlin und der Universität Heidelberg betrug die Verteilung oberes—mittleres—unteresDrittel 20%:40%:40% (KREBS u. SCHÖNING 1965). Bei TERRACOL u. SWEET (1958) waren — in der gleichen Reihenfolge — die absoluten Zahlen 266:556:700. Daraus geht hervor, daß es keine feste Verteilungsquote der malignen Oesophagustumoren gibt, und man darf BROMBART (1956) zustimmen, daß alle Abschnitte der Speiseröhre mit gleicher Wahrscheinlichkeit maligne entarten können.

Makroskopisch erscheint das Oesophaguscarcinom in drei verschiedenen Formen:

1. Polypöser, gegen das Lumen wachsender Tumor mit frühzeitiger Obstruktion.
2. Schüsselförmig ulcerierende Geschwulst mit meist einseitigem Wachstum in der Oesophaguswand, gelegentlicher Blutung und meist früh einsetzender Metastasierung und Perforation.
3. Scirrhöser, die Wand infiltrierender Tumor mit zirkulärer Ausbreitung, Wandstarre und Stenosierung.

Nur selten ist die Speiseröhre Sitz von Metastasen, deren Primärtumor in Hypopharynx, Bronchus, Larynx, Magen, Brustdrüse, Hoden, Pankreas, Mediastinum oder Prostata gefunden wurde (THOREK 1952).

Histologisch handelt es sich bei den Oesophaguscarcinomen in mehr als 90% um Plattenepitheltumoren. Die Adenocarcinome nehmen ihren Ausgang von dystopischen Magenschleimhautinseln oder von Schleimdrüsen des Oesophagus (ARMSTRONG u. Mitarb. 1959) (Abb. 57). Es wurde auch der Zusammenhang zwischen Resten von Respirationsepithel im Oesophagus mit der Carcinomentstehung in der Speiseröhre diskutiert (BERGMANN u. CHARNAS 1958). Auch der sog. Brachyoesophagus mit in den Thorakalraum reichender Magenschleimhaut kann Veranlassung zu einem Adenocarcinom der Speiseröhre geben; diese Tumoren kommen deshalb überwiegend im unteren Drittel der Speiseröhre vor und sind meist nicht gegenüber einem Cardiacarcinom zu differenzieren (SMITHERS 1956).

Es ist außerordentlich schwer zu entscheiden, ob ein Oesophaguscarcinom bereits Metastasen gesetzt hat. In einer Serie von 100 Fällen fanden MERENDINO u. MARK (1952) nur 26 lokal begrenzte Tumoren, alle anderen hatten bereits regionale Tumorabsiedlungen (oberes Drittel: Larynx, Trachea, Schilddrüse; mittleres Drittel: Lungenhilus; unteres

Drittel: Lymphknoten entlang der A. gastrica sin.) oder Fernmetastasen, bevorzugt in Lunge und Leber. Die intramural-longitudinale Ausbreitungsform ist zusammen mit der makroskopisch nicht zu diagnostizierenden Lymphangiosis carcinomatosa die Ursache, daß die sichere Grenze des bösartigen Tumors selbst bei der operativen Freilegung nicht zu verifizieren ist. Das dichte, intramucös verlaufende Lymphsystem wird für die rasche Ausbreitung von Geschwulstzellen verantwortlich gemacht.

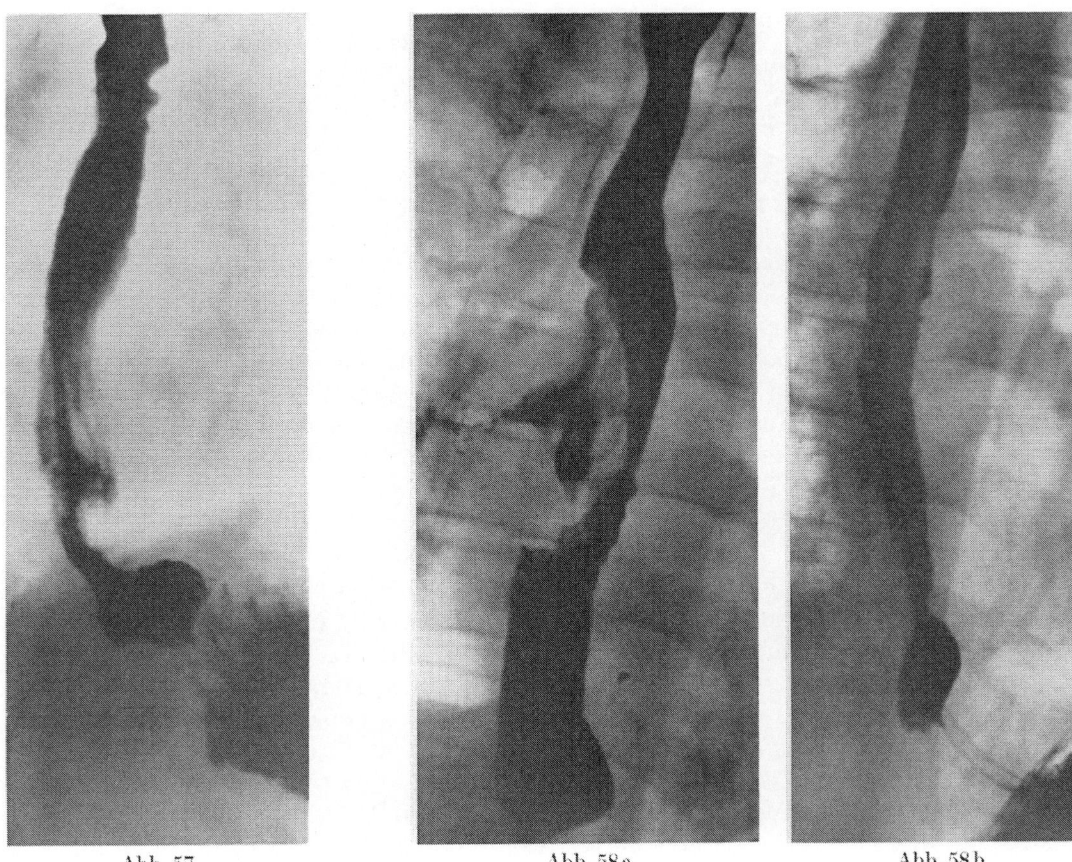

Abb. 57 Abb. 58a Abb. 58b

Abb. 57. Adenocarcinom des terminalen Oesophagus. Polypöse Aussparung mit unregelmäßiger Begrenzung des umschriebenen Füllungsdefektes und Faltenabbruch. Bei der Operation kein Zusammenhang mit dem Magen

Abb. 58. a Ulcerös zerfallendes Plattenepithelcarcinom mit Perforation ins Mediastinum. b Zustand nach Bestrahlungsbehandlung. Freie Passage, keine Tumorveränderungen mehr nachweisbar. (Dr. H. M. KUHN, Medizinische Univ.-Klinik Heidelberg)

Der frühzeitige Einbruch in benachbarte lebenswichtige Organe der Thoraxhöhle ist ein weiterer Grund für die hohe klinische Malignität. Träger eines Oesophaguscarcinoms können deshalb noch vor Ausbildung von Fernmetastasen aufgrund lokaler Komplikationen zugrunde gehen. Im Krankengut der Chirurgischen Universitäts-Klinik Erlangen waren unter 201 Patienten mit Oesophaguscarcinom 129 inoperabel: 38 % wegen schlechtem Allgemeinzustand, 1 % wegen supraclaviculärer Metastasen, 35 % wegen Absiedlungen im Bauchraum und insgesamt 26 % wegen Infiltration des Tumors in Nachbarorgane (HEGEMANN u. GELDMACHER 1962) (Abb. 58).

Klinisches Leitsymptom ist die Dysphagie. Da die ersten Beschwerden nicht selten flüchtiger Art sind, und das Oesophaguscarcinom im allgemeinen ein langsam wachsender Tumor ist, wird die Diagnose meist erst spät gestellt. Unter Umständen kann der Schluckakt bei einer Einengung des Lumens bis auf 5 mm noch subjektiv ungestört sein (KREBS u. SCHÖNING 1965). Nicht selten sind die ersten Symptome bereits Folgen der Infiltration in benachbarte Organe oder durch Metastasen bedingt. Nach NISSEN (1954) kann der Dysphagie oft schon monatelang eine gesteigerte Salivation als Frühzeichen des malignen Oesophagustumors vorausgehen. Die Symptomatologie des Oesophaguscarcinoms ist an Hand von 131 Fällen der Chirurgischen Universitäts-Klinik Heidelberg in der folgenden Tabelle dargestellt:

Tabelle 12. *Symptomatik des Oesophaguscarcinoms bei 131 Fällen* (nach KREBS u. SCHÖNING 1965)

Dysphagie	124	Substernaler Druck	11
Erbrechen, Regurgitation	40	Schmerzen im Rücken	8
Schmerzen im Thorax	26	Schmerzen beim Schlucken	5
Schmerzen im Oberbauch	19	Atemnot	5
Husten	12	Heiserkeit	5
Aufstoßen	11		

Im vorliegenden Krankengut betrug die durchschnittliche Dauer der Anamnese bis zum Beginn der klinischen Behandlung zwischen 4 und 7 Monaten; sie wird von MERENDINO u. MARK (1952) mit einem Mittelwert von 108 Tagen zwischen der ersten ärztlichen Untersuchung und dem Beginn einer endgültigen Behandlung angegeben.

Heiserkeit infolge Recurrensparese, Zwerchfellähmung durch Einwachsen des Tumors in den N. phrenicus und Husten nach Nahrungsaufnahme durch direkte Tumorperforation in die Atemwege oder Schluckstörung sind ausgesprochene Spätsymptome, die dem Chirurgen Inoperabilität anzeigen. Gleiches gilt für den Nachweis von Lungen- und Mediastinalmetastasen sowie Absiedlungen in der Leber.

So bedeutsam die präoperative endoskopisch-histologische Sicherung des Befundes ist, die Kontrastmahlzeit bleibt für die Suche nach dem Oesophaguscarcinom und seine Verlaufskontrolle insbesondere während der Strahlentherapie (Abb. 58) die diagnostisch wichtigste Untersuchungsmethode. Dabei liegt eine besondere Tragik in der Tatsache, daß es röntgenologisch ohne weiteres möglich ist, bereits bei einem Tumordurchmesser von 0,5 bis 1 cm eine Frühdiagnose zu stellen (FRIK 1966), daß aber die spät auftretenden klinischen Symptome eine rechtzeitige Erfassung solcher Tumoren bis auf ganz wenige Ausnahmen verhindern. PETTIT (1957) sowie WATSON u. GOODNER (1957) behaupten, daß der Tumor schon inoperabel sei, wenn eine Dysphagie bestehe, und DEMLING (1964) ergänzt diese Feststellung, daß eine auf ein Carcinom verdächtige Schluckstörung erst dann auftrete, wenn die Geschwulst mehr als die Hälfte der Circumferenz erfaßt habe.

Bei der Durchleuchtung zeigt der polypöse oder papilläre Tumor eine breite Basis und ist knollig-lappig oder warzenförmig-beetartig gebaut. Dies dokumentiert sich in zahlreichen verschieden großen, rundlichen bis ovalären Füllungsdefekten innerhalb der Kontrastmittelsäule. Daneben wird sich in der Regel eine Stenosierung des Lumens bemerkbar machen. Im Krankengut von HOLSTEN u. STENDER (1964) bildet das polypöse Oesophaguscarcinom mit 43% die stärkste Gruppe; bei BUSCHMANN u. KERK (1965) nimmt diese Tumorform unter 209 Patienten mit 33% den 2. Platz ein (Abb. 59).

Die schüsselförmig ulcerierende Geschwulst entspricht dem medullären Carcinom, das in größerer Ausdehnung blumenkohlartig in das Lumen vorwächst und sehr rasch an der Oberfläche zerfällt. Die Kontrastmittelpassage deckt neben einer Wandstarre im neoplastischen Bezirk ring- oder bandförmige Füllungsdefekte auf, die durch den erhabenen Tumorrand gebildet werden. Unter Umständen kann statt der relativ seltenen Stenosierung des Lumens eine durch ulceröse Kraterbildung vorgetäuschte Verbreiterung des Innenraumes sichtbar werden (Abb. 58). Das medulläre Carcinom kommt prozentual am seltensten vor (19% nach BUSCHMANN u. KERK 1965).

Der ulceröse Tumorzerfall äußert sich in unregelmäßig geformten, nischenähnlichen Ausbuchtungen meist im Zentrum der Krebsgeschwulst. In Höhe des Tumors kann im Rahmen eines solchen Zerfalls Kontrastmittel aus der Speiseröhre in das Bronchialsystem übertreten und markiert damit eine der wichtigsten lokalen Komplikationen des Oesophaguscarcinoms, die Perforation in Nachbarorgane. Eine solche Fistel auf maligner Grundlage kann, besonders bei schlechtem Allgemeinzustand der Patienten, gelegentlich — ohne daß klinisch ein diesbezüglicher Verdacht besteht — festgestellt werden. Bei der

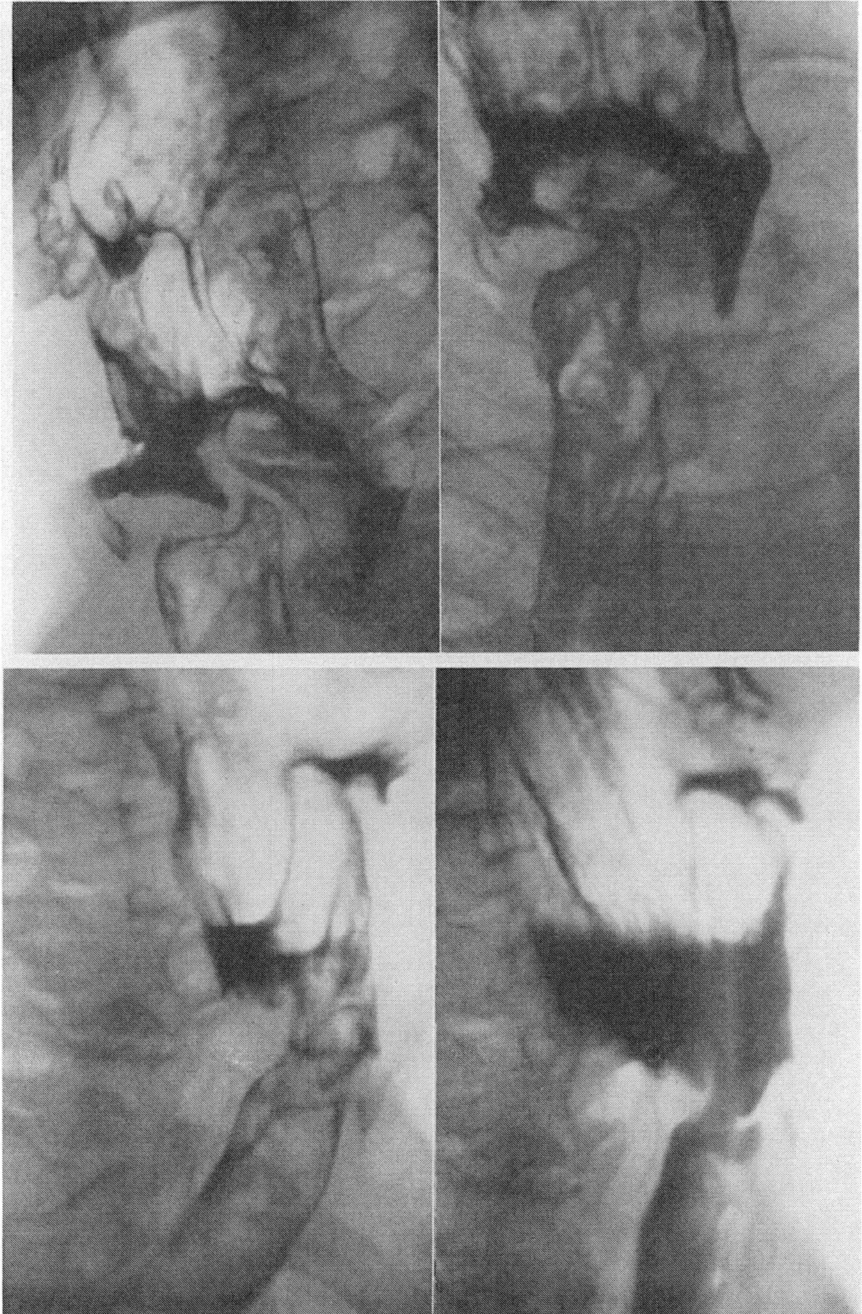

Abb. 59. Polypös wachsendes Hypopharynxcarcinom mit Übergreifen auf den Oesophaguseingang, der nach links und ventral unter deutlicher Stenosierung verlagert ist

Diagnose einer Oesophago-Tracheal- oder Bronchialfistel ist allerdings sorgfältig ein Überlaufen von Kontrastmittel über den Larynx infolge einer Schluckstörung auszuschließen.

Das Schleimhautrelief kann beim Scirrhus der Speiseröhre lange Zeit völlig intakt bleiben. Dieses Carcinom nimmt seinen Ausgang von plattenförmigen Infiltrationen der Submucosa oder Muscularis. Die trichterförmige Einengung des Lumens ist durch frühzeitig einsetzendes, zirkuläres Wachstum zu erklären. Die Stenosierung kann nach mehr oder weniger langer Zeit zur kompletten Verlegung der Speiseröhre führen (Bret u. Mitarb. 1967).

Im Gegensatz zu benignen Strikturen führen Carcinomstenosen oft nur zur geringen prästenotischen Dilatation. Immer wieder kommen vorwiegend ältere Patienten erstmals wegen akuter Verlegung der Speiseröhre infolge Retention von Speisebrocken vor der Tumorstenose zur Aufnahme. In solchen Fällen ist die Darstellung der Stenose ebenso wie

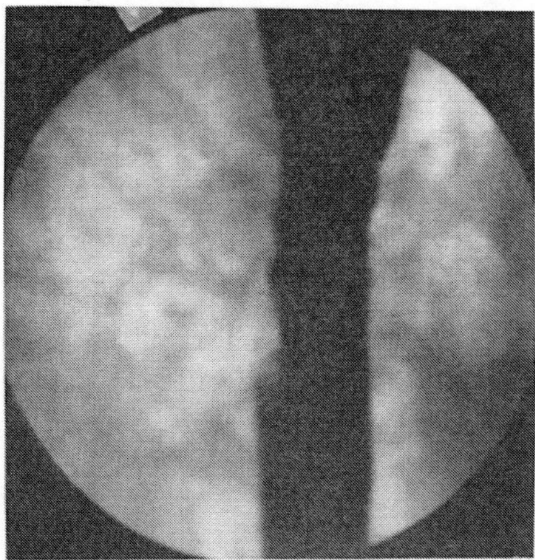

Abb. 60

Abb. 60. Kleines Oesophaguscarcinom. Beetförmige Infiltration der Schleimhaut, Wandstarre. (Vergrößerung einer Zielaufnahme)

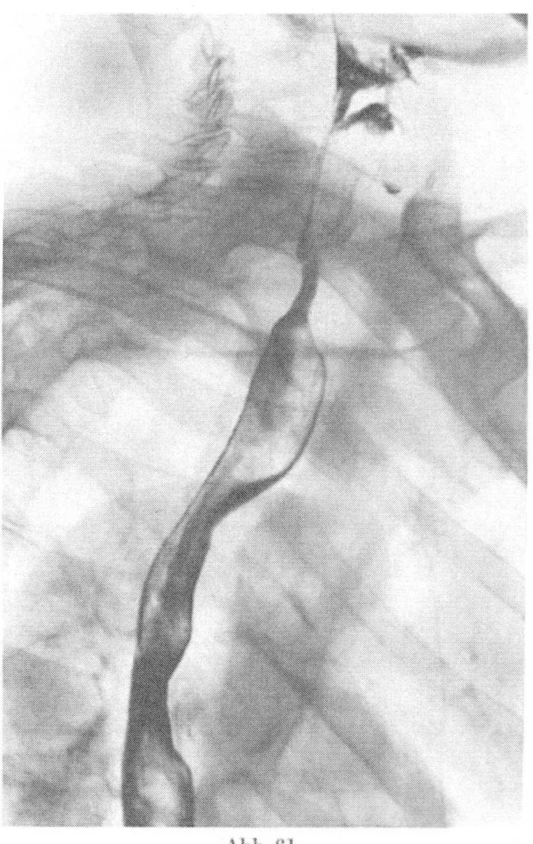

Abb. 61

Abb. 61. Zirkulär stenosierend wachsendes, cirrhöses Carcinom des Oesophagus am cervico-thorakalen Übergang

die Beurteilung der Tumorausdehnung oft erst nach endoskopischer Entfernung des Fremdkörpers möglich. Spontane Besserung der Schluckfähigkeit ist durch das Abbröckeln zerfallender Tumormassen infolge oberflächlicher Ulceration möglich.

In diesem Stadium ist die röntgenologische Diagnostik leicht und die maligne Ursache kaum zu übersehen. Da intraoesophageale Tumormassen fehlen, gilt das Augenmerk vordringlich dem lokalisierten Peristaltikausfall in Höhe der Wandinfiltration (Abb. 60). Er ist bei der Routinedurchleuchtung meist schwierig zu erfassen. Hilfsmittel sind hier in der Reihenfolge des technischen Aufwandes das Polygramm, Kymogramm, die Magnetoskopie und Röntgenkinematographie. Die scirrhös-stenosierenden Carcinome des Oesophagus standen mit 48% im Krankengut von Buschmann u. Kerk (1965) an erster Stelle (Abb. 61).

Die gleichen Autoren geben aus der Literatur interessanterweise eine Fehlerquote der Oesophagoskopie bei der Diagnostik des Carcinoms mit 10—20% und im eigenen Krankengut mit 15% an. Die falsch-negativen Ergebnisse resultieren dann, wenn bei einem submucös wachsenden Tumor die Probeexcision nicht tief genug entnommen wird und aus der darüberliegenden gesunden Schleimhaut erfolgt.

Neben den für die verschiedenen Carcinomtypen charakteristischen Röntgenbefunden gilt es für alle Oesophagustumoren, präzise Angaben über die tatsächliche Größe der

Geschwulst, über Tumorzerfall und die Beziehungen zu den Nachbarorganen zu gewinnen. Für die Einleitung der chirurgischen oder strahlentherapeutischen Maßnahmen ist eine solche Beurteilung Voraussetzung und für die Prognose unerläßlich. ROSENSTRAUKH u. DEMIN (1964) empfehlen gerade beim Oesophaguscarcinom die Parietographie.

Der Röntgenbefund muß jedoch außerordentlich kritisch interpretiert werden: Füllungsdefekt und Faltenabbruch, Wandstarre und Stenose können zwar scharf abgegrenzt sein, schließen aber keineswegs eine submucöse Ausdehnung des Tumors in Abschnitten mit normaler Reliefgestaltung aus. Die Röntgenuntersuchung läßt erst recht keine bindenden Schlüsse auf das Vorhandensein einer — makroskopisch nicht erkennbaren — Lymphangiosis carcinomatosa zu.

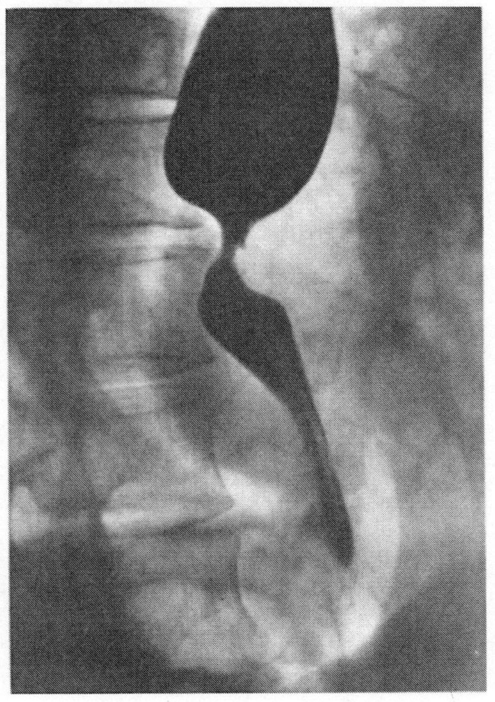

Abb. 62. Plattenepithelcarcinom des mittleren thorakalen Abschnittes auf dem Boden einer langjährigen benignen Striktur mit prästenotischer Dilatation. Malignitätszeichen: Winziger randständiger Füllungsdefekt an der Vorderwand der Ringstenose und apfelgroßer Tumorschatten, der sich dorsal gegenüber dem lufthaltigen Lungengewebe gut abhebt

Nur in wenigen Fällen (Abb. 62) läßt sich die Ausdehnung eines Oesophaguscarcinoms nach außen durch eine umschriebene Verschattung innerhalb des mediastinalen Bandes abgrenzen. Da in der Umgebung des Carcinoms entzündliche Infiltrationen und Adhäsionen auftreten können, verbessert auch die Anlage eines Pneumomediastinums nur in seltenen Fällen die sichere Beurteilung der Tumorgröße (FRIK 1966).

Als besonders heikel gilt die Suche nach dem Oesophaguscarcinom auf dem Boden einer benignen Striktur. Tumorbedingte Wandveränderungen sind bei längerem Bestehen kaum von der Grundkrankheit zu unterscheiden. Hier dürfte in der Mehrzahl der Fälle nur die frühzeitige histologische Untersuchung die Differenzierung zwischen gut- und bösartig ermöglichen. Wichtig ist der vom Röntgenologen ausgesprochene Verdacht auf maligne Entartung, um eine Verzögerung der Behandlung zu vermeiden (Abb. 62).

In ähnlicher Weise verantwortungsvoll ist der Nachweis eines Carcinoms im Megaoesophagus (s. Cardiaregion). Stenosierung und Wandstarre können hier fehlen. Am leichtesten ist in solchen Fällen der Nachweis eines Tumors im mittleren thorakalen Drittel. Außerordentlich mühsam ist jedoch die Suche im terminalen Anteil. Sie erfordert eine sorgfältige — meist recht zeitraubende — Spülung und Entleerung der dilatierten Speiseröhre mit subtiler Durchleuchtung in Kopftieflage.

Die röntgenologische Differentialdiagnose wird zwar im „typischen Fall" allein wegen der Häufigkeit des Oesophaguscarcinoms kaum andere Veränderungen zu berücksichtigen haben. Trotzdem wird immer erst mit der histologischen Untersuchung die sehr ähnliche Röntgensymptomatologie des seltenen Sarkoms, der extrem seltenen Tuberkulose und Syphilis der Speiseröhre abzugrenzen sein.

Eine vom Mediastinum auf die Speiseröhre übergreifende Geschwulst kann ein intramural wachsendes Carcinom vortäuschen. Hier sind Verlagerung der Speiseröhre und der im Tomogramm nicht selten nachweisbare weichteildichte Tumorschatten wichtige Hinweise auf den extraoesophagealen Ursprung.

Umschriebene Stenosen kongenitaler Art, nach Verätzung oder Oesophagitis können — zumal wenn Vergleichsaufnahmen fehlen — mit röntgenologischen Mitteln allein gegenüber dem scirrhösen Carcinom nicht abgegrenzt werden. Steckengebliebene Fremdkörper mit umgebender Entzündung erschweren zusätzlich die Deutung der Oesophaguspassage.

Als ergänzende röntgenologische Maßnahme zur Klärung einer Oesophagusstriktur vornehmlich bei Lage im terminalen, thorakalen Abschnitt empfehlen BERRIDGE u. GREGG (1958) die Kinematographie. Sie konnten unter sieben Patienten in fünf Fällen trotz negativen, oesophagoskopischen Befunden die maligne Genese nachweisen. Als Kriterien für Malignität im kinematographischen Untersuchungsgang stellen sie folgende Punkte heraus: 1. absolute Wandstarre beim Malignom. 2. Keine Kontraktion der Oesophaguswand an der engsten Stelle während der Kontrastmittelpassage beim bösartigen Tumor. 3. Längeres Verweilen des Kontrastmittels vor der malignen Striktur. 4. Verwischtes, unscharfes Schleimhautrelief, bei bösartigen Veränderungen stärker ausgeprägt als bei Achalasie oder Oesophagitis. 5. Intensivere Übertragung der Herz-Gefäß-Pulsationen auf das distale Oesophagusende beim Carcinom.

Operativ gesetzte Stenosen (s. Abschnitt 5k) mit narbiger Verziehung und entzündlichen Veränderungen in der Umgebung lassen sich nur durch wiederholte Verlaufskontrollen gegenüber Rezidivtumoren abgrenzen. Gleiches gilt für das wechselnde Bild während und nach der Strahlentherapie des Oesophaguscarcinoms. Die Kontrastmahlzeit erweist sich hier als Methode der Wahl zur Beurteilung des Therapieerfolges und zeigt nicht selten eine vollständige Rückbildung der Geschwulst (BERNARD u. Mitarb. 1956; FRISCHBIER u. Mitarb. 1963; BAUER 1965) (Abb. 58).

Der glatt begrenzte polypöse, u. U. gestielte Speiseröhrenkrebs (CALENOFF 1962) kann sich bei der Durchleuchtung mit einer völlig glatten Oberfläche und gut abgegrenzt präsentieren. Fehlen Kriterien der Malignität mit Wandstarre und randständigen Füllungsdefekten, so kann ein gutartiger Tumor vorgetäuscht werden.

Oesophagusmalignome mit histologisch nachweisbaren carcinomatösen und sarkomatösen Anteilen (Carcino-Sarkome) unterscheiden sich röntgenologisch in keiner Weise von den reinen Carcinomen, können aber ausnahmsweise in polypöser Form vorkommen und dann einen benignen Tumor imitieren (YOUNG u. GARDNER 1964) oder sogar gestielt sein (MARC u. Mitarb. 1960; KENNEWEG u. CIMMINO 1967).

Die außerordentlich schwierige Differentialdiagnose des Carcinoms im terminalen Oesophagusabschnitt wird im Kapitel über das Cardiacarcinom abgehandelt.

β) *Oesophagussarkom*

Nur 0,5% aller malignen Oesophagusneubildungen sind nach YOUNG (1963) sowie GOODNER u. Mitarb. (1963) Sarkome. FRIK (1966) gibt eine Beteiligung von Sarkomen und Carcinosarkomen von etwa 10% bei den Malignomen der Speiseröhre an. Im Krankengut der Chirurgischen Universitäts-Klinik Heidelberg kamen zwischen 1940 und 1965 auf 358 Oesophaguscarcinome drei Sarkome (∼ 1%) (KREBS 1966).

Bis 1950 haben THOREK u. NEIMAN mehrere histologische Sarkomtypen in der Literatur gefunden (Tabelle 13).

Tabelle 13. *Histologie publizierter Oesophagussarkome bis 1950* (nach THOREK u. NEIMANN)

Fibrosarkom	30
Leiomyosarkom	8
Lymphosarkom	5
Melanosarkom	5
Rhabdomyosarkom	3
unklassifiziert	7
total	58

Folgende Autoren haben in später erschienenen Arbeiten weitere Beiträge zum Thema Oesophagussarkom geleistet: LIPSCHULTZ u. FISHER (1954) 10 Fälle von Leiomyosarkom; MARTIN u. GRISAMORE (1958) 20 Fälle von Leiomyosarkom; BORRIE (1959) 19 Fälle von Fibro-, Leiomyo- und Rhabdomyosarkomen, die chirurgisch entfernt werden konnten; BARTSCH (1961) 28 Fälle von primärem malignem Melanom mit einer eigenen Beobachtung und kritischer Durchsicht der Literatur. BICHEL (1951) berichtete über die seltene Beobachtung einer Lymphogranulomatose des Oesophagus, ebenso CROIZAT u. Mitarb. (1962).

BETANELI (1964) beschrieb ein Doppelsarkom der Speiseröhre; POLACHEK (1964), die Beteiligung des Oesophagus an einer gastrointestinalen Sarkoidosis, BURCKHARDT u. SCHUSTER (1963) ein Retothelsarkom.

Alters- und Geschlechtsverteilung des Oesophagussarkoms unterscheiden sich kaum von der des Carcinoms. Auch die klinische Symptomatologie ist im wesentlichen identisch. Die Diagnose wird endgültig weder durch die Röntgenuntersuchung noch durch die Endoskopie geklärt. Entscheidend ist der Befund der Probeexcision.

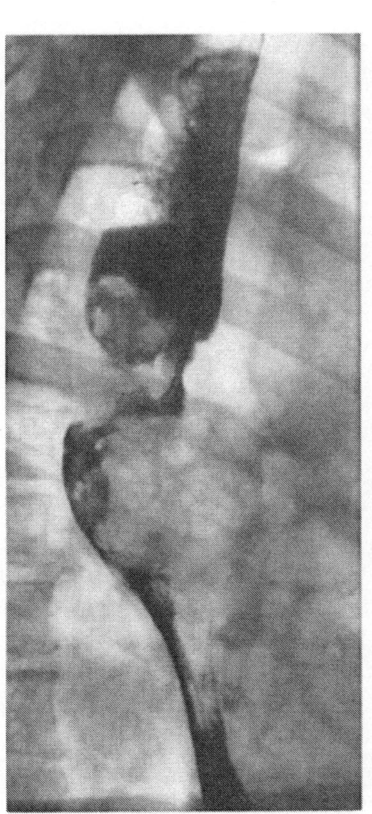

Abb. 63

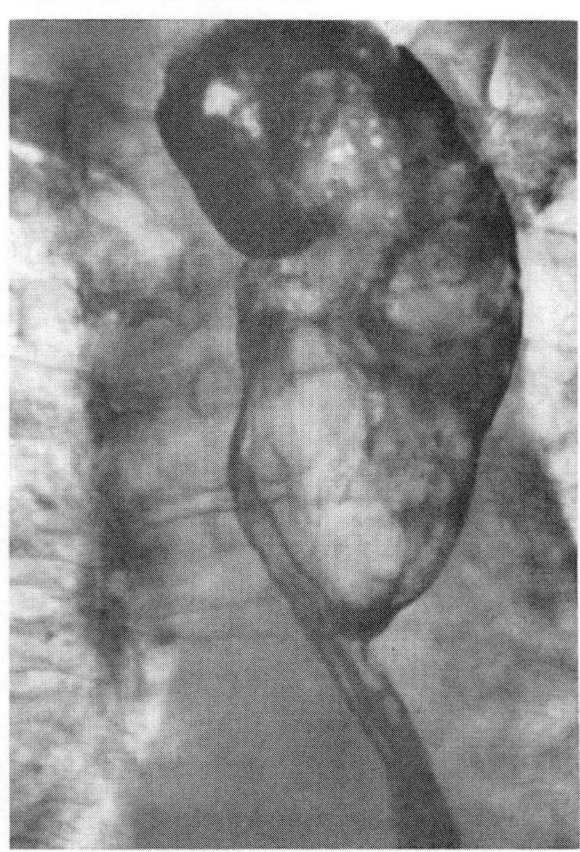

Abb. 64

Abb. 63. Polymorphzelliges Sarkom des Oesophagus (operativ entfernt)

Abb. 64. Intraoesophageales Fibrosarkom (operativ entfernt)

Es gibt demnach keine für das Sarkom typische Röntgensymptomatologie. Trotzdem kann ein solches Malignom vermutet werden, da einige Kriterien auf das Sarkom hinweisen.

Das Oesophagussarkom zeigt praktisch immer ein ausgesprochen polypös-expansives Wachstum in das Lumen. Die Füllungsdefekte übertreffen in der Regel die der polypös wachsenden Carcinome. Gelegentlich sieht man den erst bei einiger Größe zu klinischen Beschwerden führenden Tumor in das Hohlorgan prolabieren. Seine Basis zeigt alle Zeichen infiltrativen Wachstums, während die Oberfläche des Tumors meist unregelmäßig facettiert erscheint. Nischenförmige Kontrastmittelreste deuten auf die nicht seltenen Nekrosen und Ulcerationen an der Tumorperipherie hin. Es ist auffällig, wie wenig selbst unförmige Tumormassen innerhalb des Lumens zu Stenoseerscheinungen Anlaß geben (Abb. 63 und 64).

Die noch selteneren polypösen, benignen Fibrome weichen röntgenologisch in ihrer Symptomatologie von den geschilderten Veränderungen nicht ab, so daß auch hier nur die Histologie letzte Klarheit bringt. Allerdings bezweifeln A. P. STOUT u. R. LATTES (zitiert von YOUNG 1963) die pathologisch-anatomische Richtigkeit mancher Sarkomdiagnose am Oesophagus.

Buschmann u. Kerk (1965), die selbst ein Spindelzellsarkom des unteren Oesophagusdrittels und ein großes Leiomyosarkom des unteren Mediastinums, ausgehend vom Muskelschlauch der Speiseröhre, beobachten konnten, machen auf die Ähnlichkeit der Röntgenbefunde bei gutartigen Oesophagustumoren und -sarkomen aufmerksam. Erst im fortgeschrittenen Stadium sei die Diagnose bei Zerstörung der Schleimhaut und vorliegender Wandinfiltration auch röntgenologisch in Richtung eines malignen Tumors möglich. Ähnlich den benignen Geschwülsten ist auch bei Sarkomen ein intra- oder extraoesophageales Wachstum nach den Erfahrungen dieser Autoren möglich.

Röntgenologisch bedeutungslos sind die Metastasen des Oesophagus. Nur bei bekanntem Primärtumor, wird anläßlich der röntgenologischen Untersuchung der Speiseröhre eine Tochtergeschwulst zu vermuten sein. Die Seltenheit solcher Absiedlungen wird dadurch dokumentiert, daß nach Bartsch (1961) erst drei Fälle isolierter Melanommetastasen in der Speiseröhre beschrieben worden sind.

γ) Benigne Tumoren

Ähnlich den Sarkomen sind auch die gutartigen Oesophagustumoren relativ selten. In der Monographie von Thorek sind bis 1952 insgesamt 350 Fälle gesammelt. Unter 7459 Obduktionen fanden Moersch u. Harrington (1954) 44 gutartige Geschwülste der Speiseröhre. Zwischen 1940 und 1965 kamen an der Chirurgischen Universitäts-Klinik Heidelberg neben 358 Oesophaguscarcinomen und drei Sarkomen nur fünf gutartige Tumoren der Speiseröhre zur Behandlung (Krebs 1966). 1956 haben Storey u. Adams insgesamt 236 Leiomyome aus der Weltliteratur zusammengestellt. Dieser Tumor scheint in der Häufigkeit an erster Stelle zu stehen, nachdem Lewis u. Maxfield (1954) angaben, daß 77% der benignen, intramuralen Oesophagustumoren den Myomen zuzuordnen seien.

Histologisch handelt es sich bei den bisher beschriebenen gutartigen Oesophagusgeschwülsten um Leiomyome (Wirbatz u. Matew 1967), Cysten (Wagner u. Schaaf 1960), Fibrome (Chi u. Adams 1950), Polypen, Hämangiome, Lipome (Nora 1964), Neurofibrome (Grinberg 1963), Fibromyxome und Papillome (Young 1963; Johansson u. Silander 1963). Manche dieser Tumoren kommen multipel vor. So wurde im Rahmen eines Peutz-Jeghers-Syndroms eine oesophageale Polyposis beschrieben (André 1966), außerdem eine Neurofibromatosis (Grinberg 1963), eine Myomatosis (Lortat-Jacob 1950) und multiple Schleimcysten (Abb. 65).

Einige dieser Tumoren wölben sich als ausgesprochen polypöse Gebilde in das Lumen vor (Fibrolipome, Fibromyome, Polypen und Papillome), während andere auf die Oesophaguswand beschränkt sind und vornehmlich eine Impression bei der Kontrastpassage verursachen. Cysten haben im allgemeinen keinen Zusammenhang mit der Oesophagusschleimhaut und dem Inneren des Hohlorganes (Boyd u. Hill 1957). Manche Cysten sind mit Cylinderepithel ausgekleidet, so daß die Herkunft dieser mediastinal gelegenen Neubildungen im Hinblick auf Oesophagus oder Bronchus oft nicht in ausreichender Weise geklärt werden kann. Wagner u. Schaaf (1960) bezeichnen als Oesophaguscysten angeborene, unilokuläre, meist einkammerige, haselnuß- bis doppelfaustgroße Mißbildungen, die ihre Entstehung einer embryonalen Differenzierungsstörung verdanken. Unter der Bezeichnung Oesophagusduplikatur (Bremer 1944; R. E. Gross u. Mitarb. 1952; Singleton 1959) sind sie im Kapitel über die angeborenen Fehlbildungen besprochen (Abb. 65).

Unter 155 Leiomyomen, die Lewis u. Maxfield (1954) ausgewertet haben, waren 47 bei der Operation gefunden worden, der Rest autoptisch. 143 dieser Geschwülste kamen in der Einzahl vor, 12 wurden multipel angetroffen. Rund die Hälfte der Neubildungen wurde im oberen Oesophagusdrittel, ein Drittel in der Mitte und nur etwa ein Zehntel aboral beobachtet.

Röntgenologische Arbeiten über das Leiomyom der Speiseröhre liegen vor von Pape u. Spitznagel (1931), Schatzki u. Hawes (1942), Buckstein (1953), Green u. Mitarb. (1959), Manevick u. Litvakovskaya (1961), Cillo u. Gamba (1963).

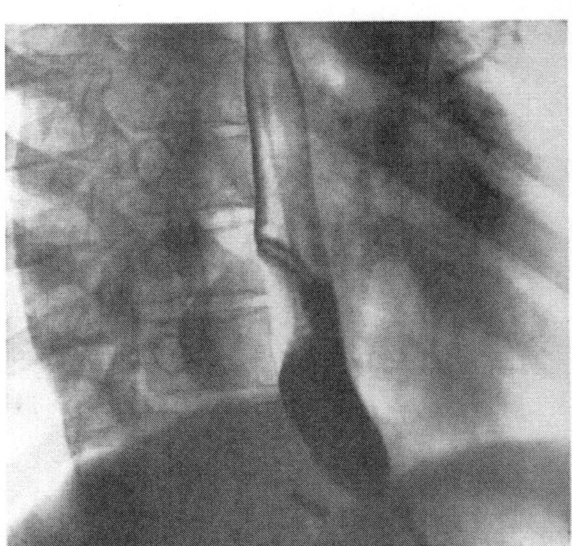
a

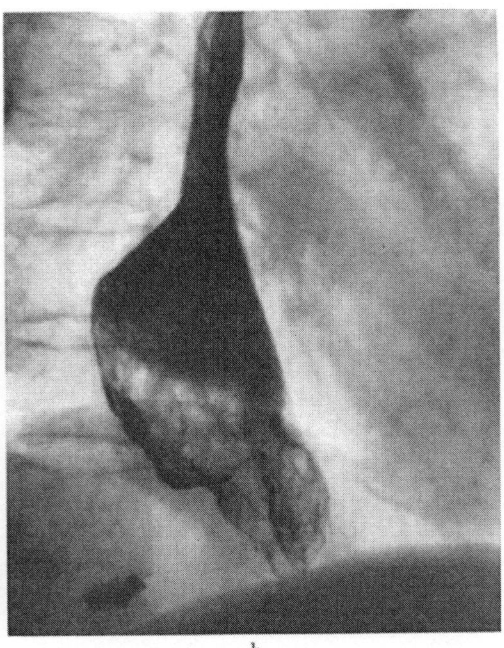
b

Abb. 65a u. b. Oesophaguscyste, dorsal, im unteren Drittel (a). Neun Jahre nach Exstirpation hat sich an der Operationsstelle eine divertikelartige Aussackung gebildet. Röntgenologisch und endoskopisch schwere Oesophagitis (b)

Demnach werden in der Speiseröhre sowohl gutartige Tumoren epithelialen als auch mesodermalen Ursprungs gefunden. FRIK (1966) weist auch auf kleine Adenome mit pankreasartiger Lappung hin, bei denen es sich aber wahrscheinlich um Pankreasheterotopien handelt (Abb. 66). Unter den zur Blutung neigenden papillären Fibroepitheliomen sollen die mesodermalen Anteile überwiegen. Auch an der Zahl der gestielten polypösen Tumoren, die bisweilen das gesamte Oesophaguslumen in einer Länge von 10 cm und mehr ausfüllen, sind meist Fibrome, seltener Lipome beteiligt (ZEHBE 1924; HAENISCH 1924; PALUGYAY 1932; TAMIYA u. NOSAKI 1934). Der gestielte Tumor erscheint innerhalb der Kontrastsäule als wurstförmiger Füllungsdefekt mit Prädilektionsort im thorakalen Anteil der Speiseröhre. Die Oberfläche muß nicht vollständig glatt sein, sondern weist infolge Ulcerationen nach längerem Bestehen kleine Unebenheiten auf. Nicht immer gelingt es, den Stiel frei zu projizieren.

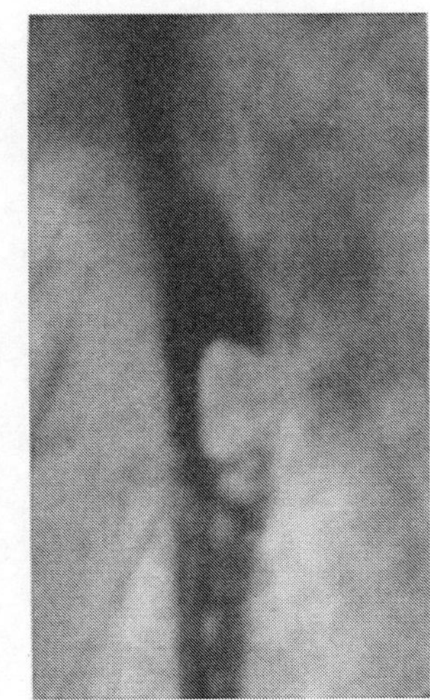
Abb. 66. Kleines Oesophagusadenom (Vergrößerung einer Zielaufnahme). Basislänge 8 mm. Aboral kleine Luftblasen. (Dr. M. GEORGI, Röntgenabteilung, Univ.-Strahlenklinik Heidelberg)

Die klinische Symptomatologie ist praktisch von der eines Malignoms nicht zu unterscheiden. Auch hier steht im Vordergrund die Dysphagie, wenngleich die Beschwerden im allgemeinen länger bestehen, bis erstmals eine klinische und röntgenologische Untersuchung einsetzt (5 Jahre bei 31 Patienten von LEWIS u. MAXFIELD 1954) (Tabelle 14).

Die Beschwerden von seiten des Respirationstraktes sind durch ungewöhnlich große Geschwülste mit Druckerscheinungen auf die Nachbarorgane verursacht, während Polypen und Hämangiome gelegentlich zu Blutungen Anlaß geben (BOYD u. HILL 1957). Ein gestielter Polyp kann infolge Regurgitation oder durch Hustenstöße oralwärts verlagert werden und eine Asphyxie verursachen (CHITTY 1938).

Das röntgenologische Erscheinungsbild (Horst 1965) des gutartigen Oesophagusschleimhauttumors ist oft recht charakteristisch. Während der Durchleuchtung findet sich eine Teilung der Kontrastmittelsäule, die in der Aufsicht einen scharf begrenzten, rundlichen oder ovalären Füllungsdefekt umfließt. Im Seitbild hingegen ist der Übergang zwischen normaler und neoplastisch veränderter Mucosa scharf abgesetzt und die Peristaltik zieht ungehindert über diesen Bezirk hinweg. Die Schleimhautzeichnung ist in den Nachbargebieten und an der Gegenseite des Tumors regelrecht, während sich selten Falten auf der Geschwulstoberfläche nachweisen lassen; sie sind hier in der Regel abgeflacht oder völlig verstrichen (Abb. 67).

Tabelle 14. *Klinische Symptome bei 85 Leiomyomen des Oesophagus* (Storey u. Adams 1956)

Dysphagie	44 Patienten
Substernalschmerz	42 Patienten
Oberbauchbeschwerden	26 Patienten
Atembeschwerden	10 Patienten
Hämatemesis	1 Patient
Melaena	1 Patient
Hämoptyse	1 Patient
Beschwerdefrei	11 Patienten

Das polypöse Neoplasma kann breitbasig der Wand aufsitzen, aber auch gestielt vorkommen. Im letzteren Fall ist der Tumor beweglich, wobei seine Lageänderung während des Schluckaktes oder infolge Positionswechsel des Patienten während der Durchleuchtung von der Länge des Stieles abhängig ist.

Der erwähnte Tumor von Chitty (1938), der sich beim Husten bis in eine Höhe von 15 cm hinter der Zahnreihe nachweisen ließ, sollte bei aller Seltenheit solcher langstieligen

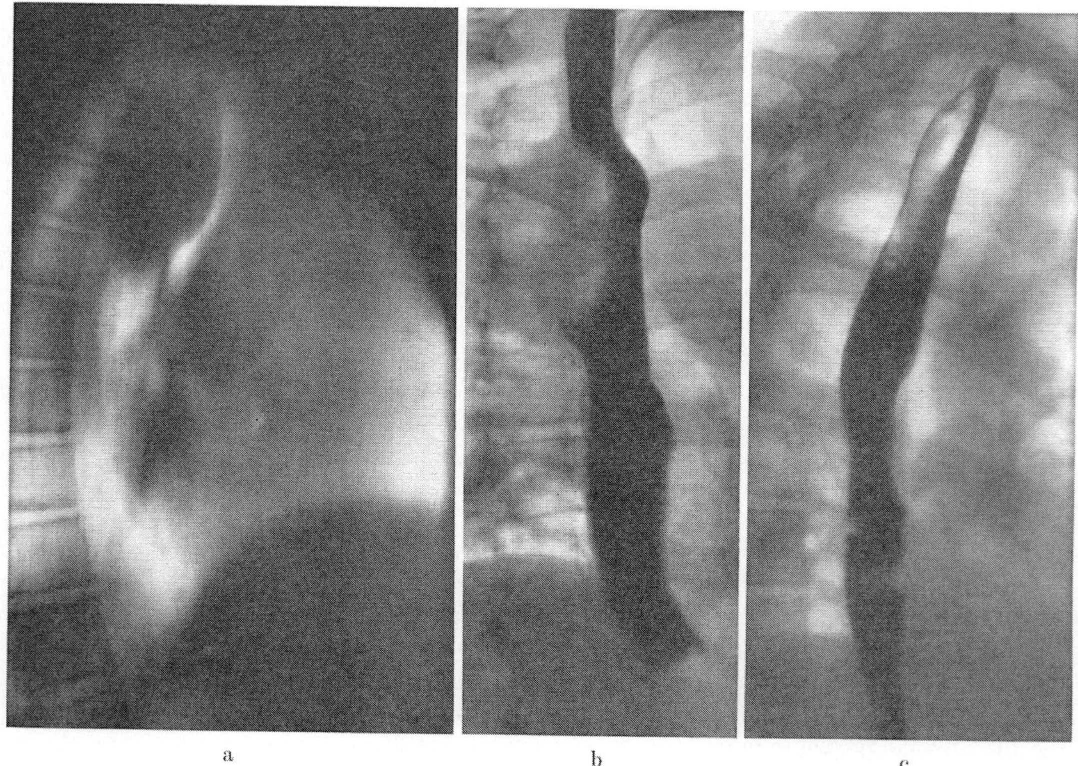

Abb. 67a—c. Leiomyom. a Seitliches Tomogramm mit ovalärem Tumorschatten. Impression der Trachea von dorsal. b Glattbegrenzter Füllungsdefekt bei der Oesophaguspassage. c Postoperative Kontrolle nach Tumorexstirpation

Neubildungen vor Fehlinterpretationen warnen, wenn sich unklare „Luftblasen“ bei Verdacht auf Oesophagustumor in den obersten Anteilen der Speiseröhre oder gar im Hypopharynx darstellen. Die Diagnose eines zur Geschwulst führenden Stieles und seine genaue Lokalisation am Oesophagus gelingt praktisch nur durch Anfertigung zahlreicher Zielaufnahmen oder durch Magnetoskopie oder Kinematographie. Gelegentlich ist auch eine umschriebene furchenartige Einziehung der Oesophaguswand als Ursprung des Schleimhauttumors nachzuweisen.

Die differentialdiagnostische Abgrenzung gegenüber einem Malignom kann praktisch nie durch röntgenologische Maßnahmen allein erfolgen. Nachdem einige Fälle von gestielten, polypösen Carcinomen bekannt geworden sind (L. S. FINKELSTEIN 1963), ist auch der Nachweis eines im Oesophaguslumen beweglichen, gestielten Tumors mit allen anderen erwähnten Zeichen der Benignität nicht mehr ausreichend. Andererseits kann ein Neurinom

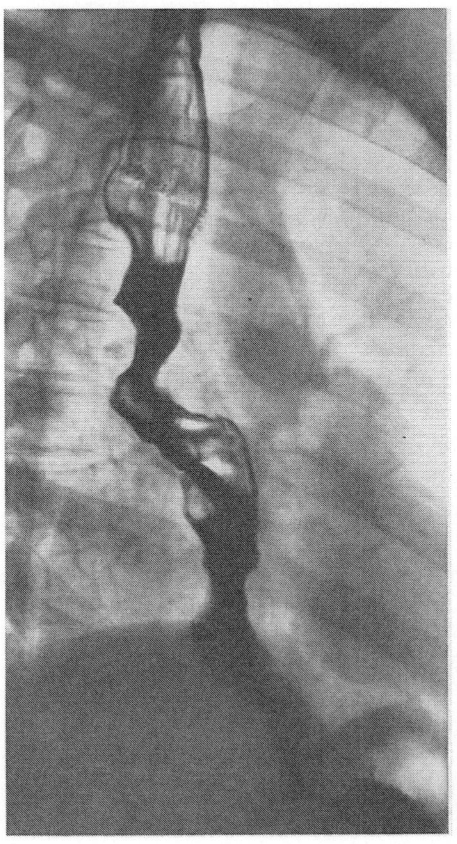

a

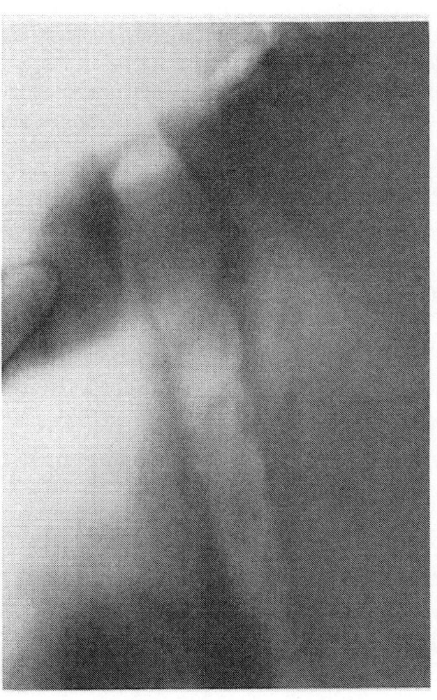

b

Abb. 68a u. b. Leiomyomatosis oesophagi. 34jähriger Patient mit nur geringer Dysphagie. Rundliche Impressionen entlang des gesamten thorakalen Oesophagus ohne Schleimhautbeteiligung, jedoch deutlicher Verlagerung der Speiseröhre vorwiegend im terminalen Drittel (a). Ähnliche Impressionen am Paries membranaceus tracheae im Tomogramm (b)

oder Myom mit oberflächlicher Ulceration wegen der Konturveränderungen irrtümlich als Carcinom angesprochen werden. In praktisch allen Fällen kann nur durch die Biopsie zwischen einem Schleimhautpolypen und einem extramucösen benignen oder malignen Tumor unterschieden werden.

Im distalen Oesophagus kann ein Varixknoten gelegentlich mit einem kleinen, gutartigen Polypen verwechselt werden. Zwar kommen die Varicen in der Regel als multiple Aussparungen zur Darstellung; trotzdem muß zu Beginn einer Varicosis auch mit einzelnen Knoten gerechnet werden. Besteht klinisch kein Hinweis für eine Lebererkrankung, dann muß die wiederholte Röntgenuntersuchung mit Anfertigung vergleichbarer Zielaufnahmen Aufschluß geben. Varicen verändern ihre Größe und können während einer peristaltischen Kontraktion völlig verschwinden.

Speisereste oder nicht schattengebende Fremdkörper können dann einen gutartigen Tumor imitieren, wenn im terminalen Oesophagus eine Striktur vorliegt, die bislang ohne klinische Symptome bestand. Die Untersuchung in Kopftieflage wird die Situation jedoch rasch klären.

Wächst ein gutartiger Tumor ausnahmsweise intramural-zirkulär, so kann ein Megaoesophagus resultieren, wie er von VIERECK (1954) am Beispiel eines faustgroßen Myoms demonstriert werden konnte.

Submucös liegende, gutartige Geschwülste der Speiseröhre sind gegenüber polypös wachsenden Carcinomen praktisch nie abzugrenzen (GOCKEL 1959). Breiten sich solche Tumoren in Richtung auf das Mediastinum aus, so ist selbst die Klärung des Ausgangsorgans in manchen Fällen nicht möglich (GRIFF u. COOPER 1967).

An der Röntgenabteilung der Chirurgischen Universitäts-Klinik Heidelberg haben wir 1967 einen 34jährigen Patienten beobachtet, bei dem seit Monaten leichte Schluckbeschwerden bestanden. Die klinische Untersuchung ergab keinen krankhaften Befund, es war zu keiner Gewichtsabnahme gekommen.

Bei der Röntgenuntersuchung war das Mediastinum nach beiden Seiten nur unwesentlich verbreitert, aber die Kontrastmahlzeit zeigte zahlreiche muldenförmige Impressionen am Oesophagus besonders von ventral. Die Tomographie im lateralen Strahlengang deckte identische Impressionen am paries membranaceus der Trachea auf. Zahlreiche Probeexcisate aus dem Oesophagus und eine Mediastinoskopie ergaben keinen Tumorbefund. Auf den Oesophagus als Ausgangsorgan der eigenartigen Aussparungen wies lediglich dessen deutliche Weitstellung ohne erkennbare Stenose hin. Bei der Operation war die gesamte Oesophaguswand durchsetzt mit knolligen Massen, die sich histologisch (Prof. Dr. W. DOERR, Direktor des Pathologischen Institutes der Universität Heidelberg) als Leiomyomatosis oesophagi herausstellten. Der Befund war so ausgedehnt, daß der gesamte thorakale Oesophagus entfernt und durch ein Kolontransplantat ersetzt werden mußte (Prof. Dr. F. LINDER) (Abb. 68).

Trotz röntgenologisch und endoskopisch gesicherter Diagnose eines gutartigen Oesophagustumors gilt es, Begleitkrankheiten oder gar maligne Zweiterkrankungen zu beachten. So hat NESE (1958) unter 10 Fällen gutartiger Geschwülste der Speiseröhre zusätzlich ein Divertikel und ein Magencarcinom bei einem Kranken nachgewiesen. Über das Nebeneinander von benignen und malignen Tumoren der Speiseröhren haben 1963 auch LU u. Mitarb. berichtet. Die Kombination Leiomyom und Divertikel der Speiseröhre findet sich in einer Arbeit von KÖLE u. SUCHANEK (1964) beschrieben.

j) Oesophagusvaricen

Oesophagusvaricen sind das Ergebnis einer kollateral bedingten Weitstellung von Ästen der V. azygos bei Druckerhöhung im Pfortaderkreislauf. Nur in relativ seltenen Fällen haben varicöse Venenerweiterungen innerhalb der Speiseröhre eine davon abweichende Pathogenese. Die portale Hypertension kann auf dem Boden einer prä-, intra- oder posthepatischen Abflußbehinderung entstehen, wird aber auch durch eine arterio-portale Kurzschlußverbindung hervorgerufen (WENZ 1965).

Häufigste Ursache einer Drucksteigerung im portalen System ist die Lebercirrhose, es folgen die Pfortader- und Milzvenenthrombose, Leberparasiten und -tumoren (HYUN, SINGER u. SHARETT 1964) sowie andere, seltenere Leber-Milzerkrankungen und gelegentlich eine chronische Herzinsuffizienz (PALMER u. BRICK 1954).

Das Durchschnittsalter der Patienten mit Oesophagusvaricen entspricht in etwa dem der Patienten mit Lebercirrhose und beträgt rund 50 Jahre (ATKINS 1963).

Die Diagnose der Oesophagusvaricen wird im allgemeinen gestellt

1. bei bekannter Lebererkrankung,
2. zur Lokalisation einer unklaren Hämatemesis oder Melaena,
3. als Nebenbefund bei Oesophagitis,
4. als Zufallsbefund bei Endoskopie oder röntgenologischer Untersuchung.

Die entscheidende klinische Bedeutung der Oesophagusvaricen liegt in der Gefahr einer lebensbedrohenden Blutung. Nach BOGOCH (1963) sind 5—10% aller Fälle von Hämatemesis und Melaena in den großen amerikanischen Stadtkrankenhäusern durch Oesophagusvaricen bei Lebercirrhose bedingt. Andererseits sind einer Aufstellung von

Brick u. Palmer (1953) zufolge, endoskopisch und autoptisch in 60—80% aller Lebercirrhosen Oesophagusvaricen nachgewiesen worden. Sie finden sich auch beim Milzvenenverschluß (Monauni 1937) und bei der Schistosomiasis Mansoni (Valencia-Parparcen u. Misrahi 1951).

Bei intrahepatischer Abflußbehinderung gelangt das Pfortaderblut in erster Linie über die V. gastrica sinistra in den submucösen Plexus der Speiseröhre, während die Kollateralisation beim Milzvenenverschluß über die Vv. gastricae breves erfolgt. Der Abtransport des Blutes verläuft bei portalem Hochdruck aus den Oesophagusvaricen über perforierende Venen (Calabresi u. Abelmann 1957) in die Vv. oesophagicae und von dort zum größten Teil in die V. azygos, zum kleineren Teil in die V. hemiazygos, also zur oberen Hohlvene.

Der auslösende Mechanismus zur Blutung aus den Varicen ist bisher noch nicht ausreichend geklärt. Möglicherweise liegt eine plötzliche venöse Druckerhöhung bei Anstrengung, Husten oder Erbrechen zugrunde; auch harte Speisen oder Fremdkörper werden angeschuldigt. Nicht zuletzt besteht die Möglichkeit kleiner Erosionen im Rahmen einer Oesophagitis, die zur Ruptur der Venenwand führen können.

Varicenblutungen können auch bei Anomalien des Pfortaderkreislaufes, z.B. einer angeborenen, varicösen Weitstellung der Pfortader entstehen. Anlaß zu einer solchen Röntgenuntersuchung gab in einem eigenen Fall eine Hämatemesis im Alter von 5 Jahren mit der Feststellung von Varicen und dem splenoportographischen Nachweis der Pfortadermißbildung (Wenz 1966). Schon im Neugeborenen- und Säuglingsalter können solche Mißbildungen der V. portae zu Erweiterungen der oesophagealen Venenplexus führen (Hansson 1944; Fomin 1960).

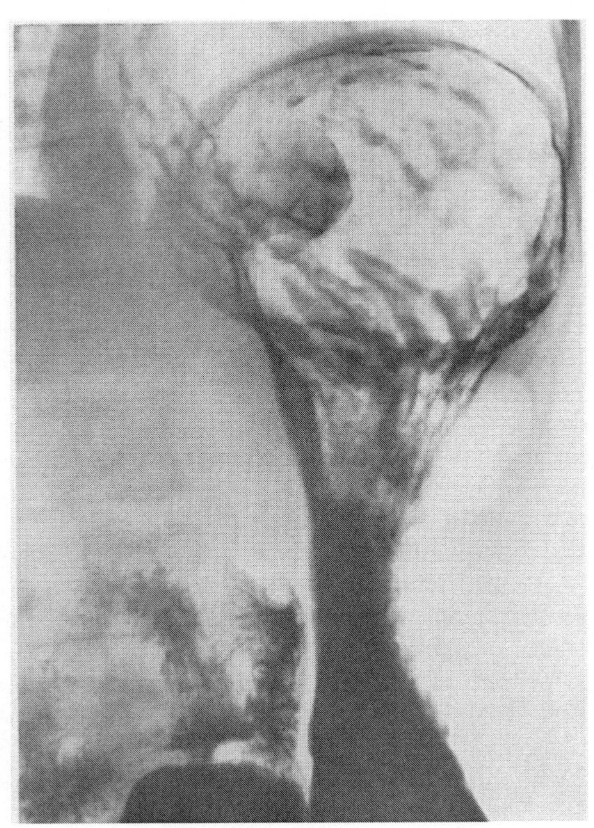

Abb. 69. Cardiacarcinom mit Varicen infolge tumorbedingter Abflußbehinderung im terminalen Oesophagus

Die seltenen, idiopathischen Oesophagusvaricen werden von Frik (1966) als angiomatöse Mißbildungen angesehen, wie sie 1948 von Jorup beschrieben worden sind. Die Häufigkeit wird von Rossetti (1963) mit 10—20% bei Erwachsenen und Kindern angegeben.

Varicen in den oralen Anteilen des thorakalen Oesophagus können durch Kompression der V. cava superior verursacht sein (Rex u. Richter 1967). Mikkelsen (1963) hat sie bei acht Patienten beschrieben und das Kollateralgebiet mit Hilfe der transossalen Venographie teilweise darstellen können. Besonders starke Ausprägung erfahren solche hochsitzenden Oesophagusvaricen bei langsam wachsenden, lange bestehenden Mediastinaltumoren mit Druck auf die obere Hohlvene. In gleicher Weise kann neben der V. cava auch die V. azygos durch Neubildung komprimiert sein, wodurch Oesophagusvaricen hervorgerufen werden (Prévot 1940; Templeton 1947; Buchtala 1950; Stolze 1964; Düx u. Mitarb. 1967). In diesem Zusammenhang müssen auch die sog. idiopathischen Mediastinalfibrosen erwähnt werden, die nach Barrett (1958) ebenfalls mit Oesophagusvaricen einhergehen können und die durch lokales Tumorwachstum bedingten Varicen in der Umgebung der Cardia (Abb. 69).

Schließlich seien noch teleangiektatisch bedingte Varicen im mittleren Drittel der Pars thoracica erwähnt, die bei älteren Leuten vorkommen sollen (Kaufmann 1956) und auf die 1931 bereits Schatzki von röntgenologischer Seite hingewiesen hat.

Die Röntgenuntersuchung zur Diagnostik von Oesophagusvaricen wurde 1928 erstmals von Wolf mit Erfolg durchgeführt. Er erkannte schon damals ihre Bedeutung für die Erkennung von Lebererkrankungen insbesondere der Cirrhose. Brdiczka u. Tschakert haben wenig später (1932) von perlschnurartigen, durch die Varicen hervorgerufenen Defekten gesprochen.

Damals wie heute ist der Bariumbrei zur Erkennung der Varicen als Kontrastmittel der Wahl anzusprechen, obwohl die verschiedensten Zusätze wie Carboxymethylcellulose oder die kombinierte subcutane Injektion von Atropinsulfat (Nelson 1957) propagiert worden sind. In ausgeprägten Fällen finden sich verbreiterte Schleimhautfalten mit zahlreichen, wurmartigen Windungen und zeitweise polypoiden Aussparungen sowie randständigen, muldenförmigen Füllungsdefekten. Solche Varicen sind selbst in der Prallfüllung kaum zu übersehen, meist auf den ersten Blick bei der Durchleuchtung erkennbar und finden sich über den gesamten thorakalen Abschnitt bis oberhalb des Aortenbogens verteilt.

In der Regel gilt jedoch, daß Oesophagusvaricen bei portalem Hochdruck vorwiegend in der unteren und bei Verlegung der V. cava superior in der oberen Hälfte nachweisbar sind (Beutel 1932; Prévôt 1940). Gerade die varicösen Erweiterungen im Beginn einer Lebercirrhose sind jedoch in der überwiegenden Mehrzahl nur mit Hilfe einer optimalen Untersuchungstechnik zu erfassen. Swart (1963) hat darauf hingewiesen, daß Füllungsgrad und sichtbare Ausdehnung vom hydrostatischen Druck, von der Respirationsphase, dem Druck innerhalb des Thorax und vom Zwerchfellstand abhängen. Diese pathophysiologischen Überlegungen gilt es bei der gezielten Suche nach Oesophagusvaricen auszunützen: Die Varicen sind in Rücken- oder leichter Kopftieflage am stärksten gefüllt (hoher hydrostatischer Druck), außerdem im Exspirium (Reduzierung des Thoraxinnendruckes und Entspannung der Speiseröhre durch das hochgetretene Zwerchfell) (Abb. 70).

Unter Umständen gelingt der Nachweis erst mit Hilfe des Valsalva-Versuches (Schatzki, 1933) oder durch ein tiefes Inspirium (Buckstein 1953; Brombart 1956; Atkins, 1963). In jedem Falle werden Varicen geringeren Grades nur bei Relieftechnik und außerordentlich kurzen Belichtungszeiten zur Herabsetzung der Bewegungsunschärfen erkennbar. Frik (1966) betont neben der Bedeutung der Untersuchung in verschiedenen Atemphasen, daß bereits leichte Schlängelungen und Kaliberschwankungen der Falten den Verdacht auf varicöse Erweiterungen des submucösen Oesophagusplexus erwecken können. Die Diagnose wird entweder durch Verlaufskontrollen oder Endoskopie gesichert.

Die röntgenologischen Befunde an der Schleimhaut der Speiseröhre sind bei der Varicosis zahlreichen Änderungen unterworfen, unter denen die Dehnung der Speiseröhre durch Kontrastbolus und Peristaltik im Vordergrund stehen. Der Durchleuchtungsbefund genügt deshalb unter keinen Umständen. Er muß entweder durch mehrere Zielaufnahmen im gleichen Strahlengang (Leger u. Mitarb. 1962), kinematographisch oder durch die Magnetbandspeicherung fixiert und in den einzelnen Phasen verglichen werden.

Schon in der Erstbeschreibung von G. Wolf (1928) findet sich ein Hinweis auf funktionelle Störungen der Speiseröhre im Sinne einer Weitstellung, Tonusherabsetzung und eines gestörten Peristaltikablaufs. Sie gelten jedoch praktisch nur für stark ausgeprägte Varicen und spielen keine Rolle in der Frühdiagnostik. An elf Patienten haben Ciarpaglini u. Iannaccone (1958) röntgenkinematographische Studien vorgenommen und folgende Befunde erhoben: 1. Phasen von Hypo- und Atonie. 2. Verzögerte oder unvollständige „Säuberung" der Oesophagusschleimhaut. 3. Abnorme Kontraktionen der Oesophagusmuskulatur, die als tertiäre Peristaltik betrachtet werden.

Im Hinblick auf die Treffsicherheit der Röntgendiagnostik scheinen sich zwei außerordentlich divergierende Meinungen gegenüberzustehen. So berichtet L. S. Finkelstein (1963) als Röntgenologe, daß die Genauigkeit der Röntgenuntersuchung gemessen an Patienten mit endoskopisch oder durch andere Verfahren (Splenoportographie!) gesicherten Varicen zwischen 15 und 50% variiere. In ähnlicher Höhe liegen die Zahlenangaben der endoskopisch ermittelten Oesophagusvaricen im Vergleich zu Röntgenuntersuchungen im Krankengut von BRICK u. PALMER (1953).

Diesen amerikanischen Angaben steht auf europäischer Seite die Feststellung von BROMBART (1956) gegenüber, daß bei gesicherter Lebercirrhose und fehlendem röntgenologischem Varicennachweis auch endoskopisch in keinem einzigen Falle Varicen gefunden worden seien. Unter 100 histologisch gesicherten Fällen von Lebercirrhose war im Krankengut von SWART (1963) der Röntgenbefund 72mal eindeutig positiv.

Die Treffsicherheit der Röntgenkontrastuntersuchung bei den Oesophagusvaricen sinkt jedoch signifikant, wenn im akuten Stadium einer Varicenblutung untersucht wird. Die früher weithin verbreitete Scheu vor einer Kontrastuntersuchung bei der frischen Gastrointestinalblutung ist trotzdem nicht angebracht (WENZ 1967). Selbst wäßrige Kontrastmittel, die zu Lufteinschlüssen neigen und dadurch zu Verwechslungen Anlaß geben können, sind bei der akuten Blutung keineswegs notwendig. Nur bei Verdacht auf freie Perforation in die Nachbarschaft oder Fistelbildung (Oesophago-Trachealfistel) ist Barium kontraindiziert.

Nur in ganz wenigen Fällen verbietet der schlechte Allgemeinzustand eine vorsichtige röntgenologische Oesophagusuntersuchung im Liegen. An der Röntgenabteilung der Chirurgischen Universitäts-Klinik Heidelberg haben wir auf diese Weise bei 100 schweren Gastrointestinalblutungen der Jahre 1965/66 die Untersuchung mit laufender Infusion oder Transfusion durchgeführt und dabei nur in zehn Fällen eine falsche oder keine Blutungsquelle nachweisen können (BEDUHN 1967). Entscheidend für die Überlegung, ob dem Schwerkranken die mühsame Untersuchung zugemutet werden sollte, ist bei Fehlen jeglicher anamnestischer oder klinischer Hinweise die Notwendigkeit, den Chirurgen zu orientieren, ob die Blutungsquelle thorakal (Oesophagusvaricen, -tumor oder dergleichen) anzugehen ist, oder ob eine Laparotomie (Gastrointestinalulcus usw.) vorgenommen werden muß. In einigen Fällen wurde unmittelbar im Anschluß an die Röntgendiagnostik die operative Behandlung angeschlossen (Abb. 70).

Auch R. KRAUS u. Mitarb., haben sich 1959 für die röntgenologische Oesophagusuntersuchung zur möglichst schnellen Feststellung der Blutungsquelle ausgesprochen. Der negative Röntgenbefund ist allerdings nicht beweisend, da ausgeblutete Varicen kollabiert sein können und dadurch dem Nachweis entgehen. Die konservative Therapie mit der Druckballonsonde nach R. W. SENGSTAKEN erlaubt häufig eine vorübergehende Stillung der Blutung. Im Intervall ist es dann nicht allzu schwierig, die Varicen eindeutig darzustellen (ESSER u. KOCH 1964).

Sehr kritisch mit der Röntgenuntersuchung der Speiseröhre bei blutenden Varicen hat sich BURGMANN (1967) auseinandergesetzt. Er lehnt die Auffassung ab, daß „leergeblutete Varicen“ so stark kollabieren, daß man sie im Röntgenbild nicht sehe. Nach seiner Erfahrung erscheinen die Varicen bereits wieder kurz nach schwerer Blutung, wenn eine subtile Untersuchungstechnik angewandt wird. Die Venen sollen so lange gefüllt bleiben, wie das Reservoir des Pfortaderblutes durch Einströmen arteriellen Blutes in die Bauchorgane neu aufgefüllt wird. Erst mit dem tödlichen Herzversagen kollabieren sie zu unscheinbaren dünnen Streifen, die man bei der Obduktion sieht und die einen so merkwürdigen Gegensatz zu den Röntgenbildern mit manchmal kirschgroßen Varixknoten bilden.

BURGMANN (1967) glaubt auch nicht, daß Varicen verschwinden und nach einiger Zeit wieder auftreten können. Sie können sich nur dann zurückbilden, wenn sich im Falle der Milzvenenthrombose der Thrombus organisiert und die V. lienalis wieder durchgängig wird oder wenn eine Entlastungsoperation durchgeführt wurde. Der Autor konnte unter 7000 Speiseröhrenuntersuchungen in 10 Jahren in über 70 Fällen die Varicen-Entstehung vom glatten Oesophaguslumen bis zu groben Wülsten verfolgen.

Unter 100 Splenoportographien haben wir an der Röntgenabteilung der Chirurgischen Universitäts-Klinik Heidelberg in fünf Fällen die Kontrastdarstellung bei liegender

Sengstakensonde ohne jede Komplikation durchgeführt. Bei nachgewiesener offener Milzvene bzw. Pfortader wurde sofort die entlastende Shuntoperation (portocavale oder splenorenale Verbindung zum Systemkreislauf) angeschlossen.

Die Frage nach dem Wert der Splenoportographie für die Suche nach Oesophagusvaricen wird nicht einhellig beantwortet. FIGLEY u. Mitarb. (1955) haben von einem

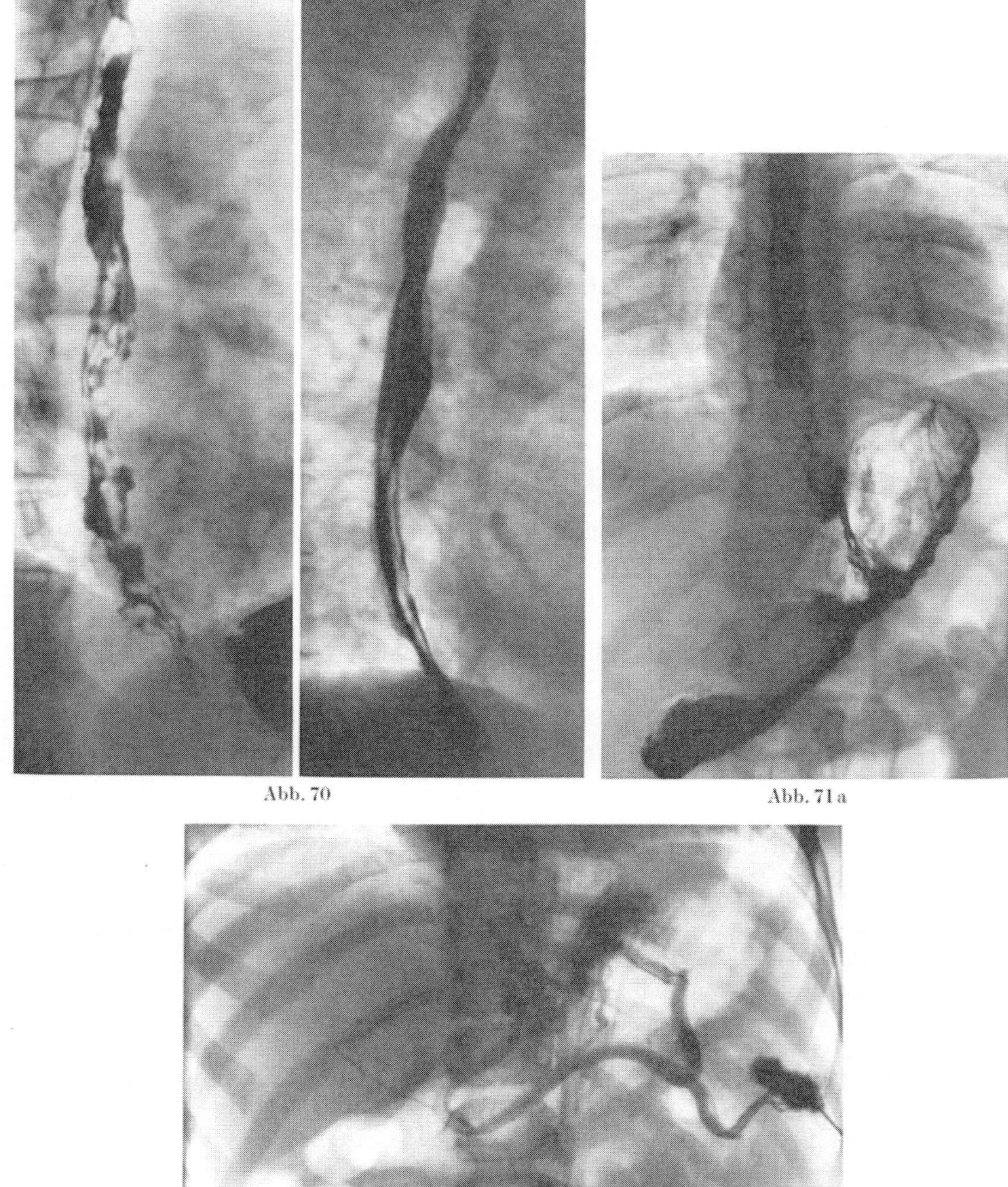

Abb. 70 Abb. 71a

Abb. 71b

Abb. 70. Oesophagusvaricen. Rückbildung nach porto-cavaler Shuntoperation

Abb. 71a u. b. Varicen der Cardiaregion und im terminalen Oesophagus. b Splenoportographie: Kongenitaler Pfortaderverschluß bei 7jährigem Jungen mit Kontrastdarstellung der Umgehungskollateralen zum Oesophagus

Patienten mit enormer Varicenfüllung bei der Splenoportographie berichtet. Das Röntgenbild hatte dagegen nur ganz geringe Veränderungen des Schleimhautreliefs ergeben. Auch DÜX u. Mitarb. (1962) sowie RÖSCH (1964) halten die Kontrastdarstellung des Pfortadersystems für die sicherste röntgenologische Methode zum Nachweis von Varicen. BERGSTRAND (1961) konnte mit der Splenoportographie bei portalem Hochdruck etwa im gleichen Prozentsatz Varicen nachweisen wie SWART (1963) bei der röntgenologischen Oesophagusuntersuchung (Abb. 71).

Diese Ansicht von Autoren, die teilweise über Erfahrungen an tausenden von Splenoportographien verfügen, sollten jedoch nicht ohne weiteres verallgemeinert werden. Zunächst ist die Splenoportographie mit einem größeren technischen Aufwand verknüpft, sie ist mit einem gewissen Risiko für den Patienten verbunden und wird auch in der Hand des sehr Geübten im Hinblick auf die Füllung des Pfortadersystems nicht immer optimal ausfallen. Gerade in solchen Fällen ist es auch bei Anfertigung zahlreicher Serienaufnahmen keineswegs immer möglich, das Vorhandensein von Oesophagusvaricen zu bestätigen. Es ist deshalb nicht verwunderlich, wenn DOPPMAAN u. SHAPIRO (1961) über blutende Oesophagusvaricen bei normalem Splenoportogramm berichtet haben.

Die röntgenologische Oesophagusuntersuchung wird deshalb als einfaches und diagnostisch unentbehrliches Suchverfahren, aber auch zur Verlaufskontrolle einmal festgestellter varicöser Veränderungen im Oesophagus als Diagnosticum der Wahl zu gelten haben. Ist jedoch ein operativer Eingriff am Pfortaderkreislauf vorgesehen, dann ist die Splenoportographie absolut überlegen, da sie bei der Direktpunktion mit der außerordentlich wertvollen Venendruckmessung im Milzinneren kombiniert werden kann und erschöpfende Auskunft über Anatomie und funktionell wirksame Kollateralbahnen erlaubt. Außerdem werden neben den submucösen auch die paraoesophagealen Varicen erfaßt und die häufig schlecht erkennbaren Varicen am Mageneingang mit dargestellt.

Die Differentialdiagnose ist in typischen Fällen nicht schwierig. Wir wurden jedoch bei einigen meist älteren Patienten in schlechtem Allgemeinzustand mit unklarer Gastrointestinalblutung durch mitgeschluckte Luftblasen und mangelnde „Säuberung" des Oesophagus in Richtung einer falsch positiven Diagnose irregeführt.

Wichtig ist die richtige Interpretation von Magenschleimhautfalten innerhalb einer Hiatushernie gegenüber Varicen des untersten Speiseröhrendrittels. Jeder röntgenologischen Oesophagusuntersuchung zum Ausschluß von Varicen muß deshalb die Fahndung nach dem Vorhandensein einer Gleithernie angeschlossen werden. Das röntgenologische Bild kann in solchen Fällen so täuschend ähnlich sein, daß klinischer Befund und Endoskopie zur weiteren Klärung mit herangezogen werden müssen.

Ähnliches gilt für die Unterscheidung gegenüber infiltrativen, meist malignen Veränderungen des terminalen Oesophagus. Auf der einen Seite können dicke Varicenknäuel durch die polypoiden Aussparungen, die Bewegungsarmut der Oesophaguswand und den geringen oder gar fehlenden Konfigurationswechsel einem Tumor sehr ähnlich sehen, während andererseits oberflächliche, nicht in die Tiefe vorgedrungene Tumoren vorübergehend varicenähnliche Aussparungen hervorrufen können. Daß Venenerweiterungen beim Tumor am Mageneingang nicht ungewöhnlich sind und deshalb auch diese Möglichkeit differentialdiagnostisch in jedem Falle von Oesophagusvaricen zu prüfen ist, wurde von LEICHNER-WEIL (1965) betont.

Weder endoskopisch noch röntgenologisch ist eine Differenzierung zwischen Oesophagusvaricen und einer Hämangiomatose der Speiseröhre möglich. Die folgende Krankengeschichte gibt hierzu ein instruktives Beispiel.

Die 37jährige Frau kommt im 8. Schwangerschaftsmonat mit einer profusen Gastrointestinalblutung zur Aufnahme. Röntgenologisch finden sich varicöse Aussparungen im Bereich des gesamten thorakalen Oesophagus. Oesophagoskopisch gelingt es nur, den obersten Teil der durch strotzend gefüllte, bläulich schimmernde Gefäßknäuel eingeengten Speiseröhre einzusehen. Da die Blutung nicht zum Stehen kommt, wird die Schnittentbindung vorgenommen. Dabei finden sich zahlreiche kleine Hämangiome vorwiegend in der Wand des Dünndarmes, so daß eine generalisierte Hämangiomatose angenommen wird bei normalem Leberbefund. Die Blutungen aus dem Gastrointestinaltrakt sistieren nach der Geburt des gesunden Kindes schlagartig und die hämangiomatösen Aussparungen innerhalb der Speiseröhre bilden sich teilweise zurück. Die Patientin hatte bei einer Nachuntersuchung 1 Jahr später keinerlei Beschwerden (Abb. 72).

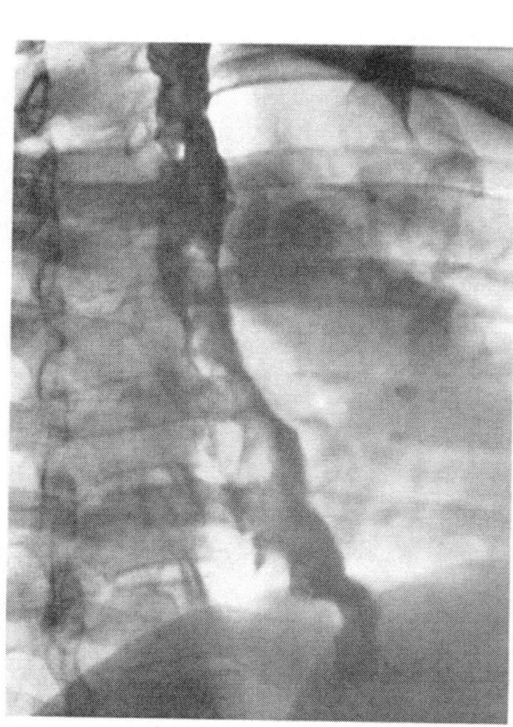

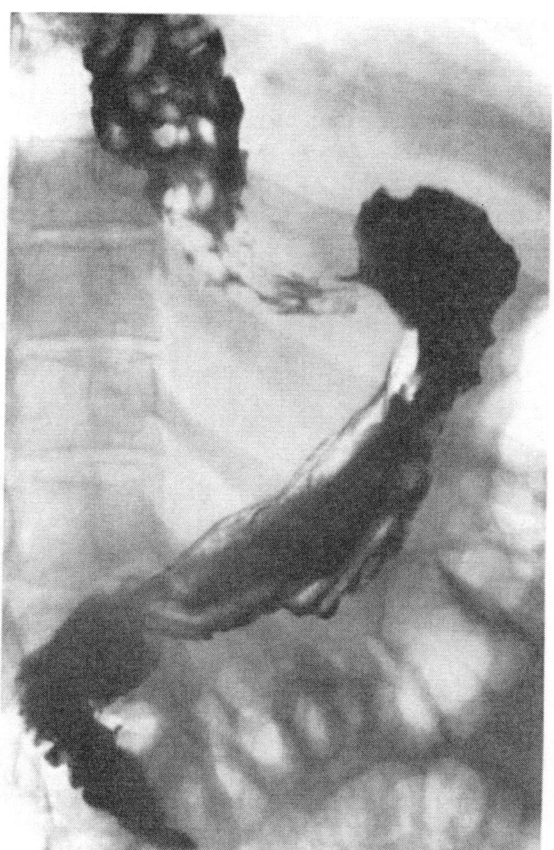

Abb. 72. Hämangiomatose des Oesophagus. 37jährige Frau im 8. Schwangerschaftsmonat. Bei Schnittentbindung wegen schwerster Gastrointestinalblutung Feststellung einer generalisierten Hämangiomatose. Sistieren der Hämangiomblutungen post partum

Die röntgenologische Kontrastdarstellung des Oesophagus ist außerdem als der entscheidende objektive Maßstab zur Beurteilung eines chirurgischen Therapieerfolges anzusehen. Die Rückbildung der Varicen läßt sich an Hand prä- und postoperativer Vergleichsaufnahmen verifizieren. Die richtige Interpretation ist aber nur bei Kenntnis des vorangegangenen, operativen Eingriffes möglich (Tabelle 15).

Tabelle 15. *Operative Behandlung der portalen Hypertension* (nach G. BÖRGER 1957)

1. Lokale Blutstillung (Not- oder Palliativmaßnahme)
   a. Varicenverödung durch sklerosierende Lösungen
   b. Venenligatur nach Oesophagotomie
   c. Oesophagusdissektion
2. Ligatur der A. hepatica (indirekte Drucksenkung)
3. Verminderung des venösen Zuflusses (direkte Drucksenkung)
   a. Splenektomie
   b. Spleno-renale Kurzschlußverbindung
   c. Porto-cavale Kurzschlußverbindung

Bei erfolgreich wegen portaler Hypertension durchgeführter Shuntoperation können die Oesophagusvaricen bereits 2 Wochen nach dem Eingriff röntgenologisch vollständig zurückgebildet sein (Abb. 70).

k) Der operierte Oesophagus

α) *Allgemeines*

Auf manchen Gebieten der Oesophaguschirurgie sind im Verlauf der letzten Jahrzehnte hervorragende Erfolge zu verzeichnen, trotzdem ist der operative Eingriff bis heute unpopulär geblieben (NISSEN 1954). Die Ursache mancher enttäuschender Resultate ist

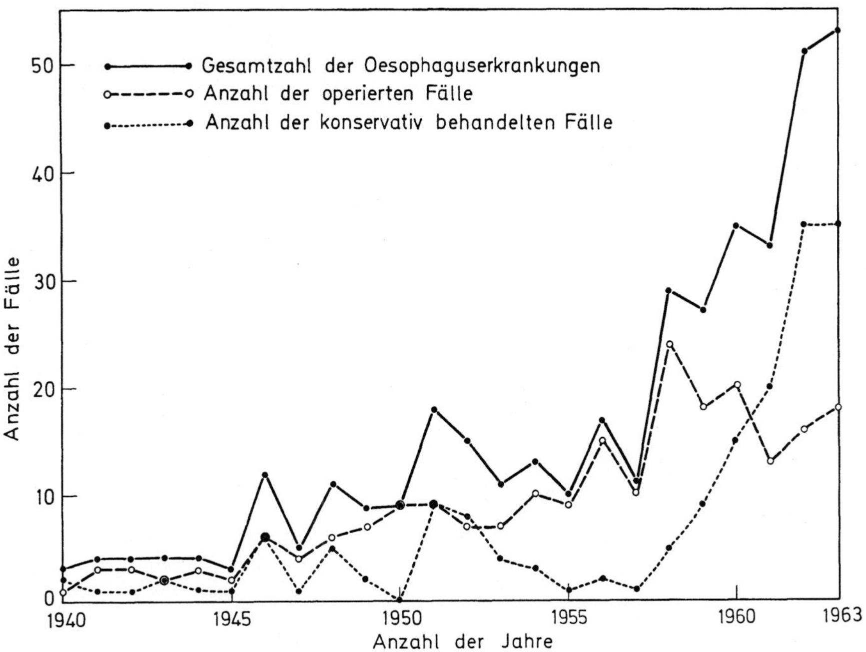

Abb. 73. Zunahme der Oesophagusoperationen an der Chirurgischen Univ.-Klinik Heidelberg 1940—1963. (Nach RADECK 1965)

nicht allein in der hohen Rezidivhäufigkeit der malignen Tumoren zu suchen, sondern in besonderen Komplikationen, die nach Eingriffen am übrigen Magen-Darm-Trakt selten oder überhaupt nicht beobachtet werden.

Die Zahl der Oesophagusoperationen nimmt nach übereinstimmenden Mitteilungen deutlich zu (Abb. 73). Dadurch wird auch der Röntgenologe immer häufiger mit der Problematik der operierten Speiseröhre konfrontiert. Die Kenntnis der normalen Anatomie und Physiologie ist bei der Beurteilung nach chirurgischen Interventionen nicht mehr ausreichend.

Das folgende Kapitel beschäftigt sich deshalb mit den typischen Operationen und den röntgenologischen Besonderheiten bei der Nachuntersuchung. Eingehende Erwähnung finden die postoperativen Komplikationen und die Probleme des künstlichen oder Ersatz-Oesophagus. Im röntgenologischen Schrifttum finden sich hierüber nur kurze Hinweise und kasuistische Mitteilungen. Eine Ausnahme bildet die Monographie von ROSSETTI (1963).

Tabelle 16. *Oesophaguserkrankungen im Krankengut der Chirurgischen Universitäts Klinik Heidelberg 1940—1963* (nach RADECK 1965)

Maligne Tumoren	134
Atresie	55
Megaoesophagus und Kardiospasmus	49
Oesophagusvaricen	47
Divertikel	38
Strikturen	33
Verletzungen	10
Oesophagitis	10
Benigne Tumoren	6
Verschiedene	9

β) *Kurze historische Darstellung der Oesophaguschirurgie*

Nach NISSEN 1954 u. 1955; ROSSETTI 1963

Die moderne Oesophaguschirurgie beginnt erst kurz vor der Jahrhundertwende. Zwar gelingt es schon in der Mitte des vorigen Jahrhunderts, Fremdkörper durch Eröffnung des Halsteiles der Speiseröhre zu entfernen, aber erst 1872 wird durch TH. BILLROTH die Resektion am cervicalen Abschnitt vorgenommen.

Der ältere Bircher versucht später die Speiseröhre auf künstlichem Wege in den Magen zu leiten. Ihm glückt es erstmals 1894, den Oesophagus durch einen antethorakalen Hautschlauch zu ersetzen. Seine Methode wird anschließend vielfach ergänzt, modifiziert und ausgebaut. Durch die Entwicklung des Druckdifferenzverfahrens von Sauerbruch im Jahre 1904 werden die Voraussetzungen geschaffen, den intrathorakalen Oesophagusabschnitt transpleural zu operieren.

1913 entfernt Enderlen ein verschlucktes Gebiß, nachdem er den Oesophagus paravertebral und extrapleural freigelegt hatte. P. Torek operiert im gleichen Jahr transpleural ein Oesophaguscarcinom im thorakalen Speiseröhrenabschnitt, indem er nach vorher angelegter Gastrostomie die Speiseröhre reseziert. Die Cardia verschließt er blind und stellt mit dem oberen Oesophagusstumpf eine Halsfistel her.

11 Jahre später beweist C. Henschen, daß auch beim Menschen eine primäre Vereinigung zwischen serosaloser Speiseröhrenwand und Magen möglich ist, als er erstmals transpleural eine Oesophagogastrostomie erfolgreich durchführt. Die japanischen Chirurgen Ohsawa und Seon beschreiben völlig unabhängig voneinander 1933 Resektionen, die sie im thorakalen Abschnitt durchgeführt haben.

Bis zu diesem Zeitpunkt nimmt man bei Oesophagusatresien nur eine Palliativoperation vor. Als einzige und unbefriedigende Behandlungsmethode dieser Erkrankung wird eine Gastrostomie angelegt. Haight kann 1941 über seine erste, geglückte Operation einer Oesophagusatresie berichten. 1 Jahr danach nimmt J. H. Garlock zunächst die Resektion des mittleren thorakalen Oesophagusabschnittes vor und einige Jahre später, 1948, gelingt ihm die Entfernung des gesamten thorakalen Abschnittes. Die Überbrückung wird durch eine cervicale Oesophagogastrostomie gewährleistet. Diese Operation wird später auch von C. A. Brewer, S. Willey und R. Nissen erfolgreich durchgeführt und vervollkommnet.

Um den weiteren Ausbau der Oesophaguschirurgie machen sich in den letzten Jahren Nakayama, Linder, Nissen u.a. verdient, da sie zeigen können, daß auch Dünndarm und Dickdarm als Oesophagusersatz verwendet werden können.

γ) Die typischen Oesophagusanastomosen

αα) Oesophago — Oesophagostomie

Als einzige Indikation zur Teilresektion der Speiseröhre mit End-zu-Endvereinigung gilt die kurzstreckige Atresie an typischer Stelle am Übergang zwischen dem cervicalen und thorakalen Abschnitt. Die Anastomose ist immer an einer zirkulären, mehr oder weniger ausgeprägten Einengung des Lumens zu erkennen und kann bereits 8—10 Tage nach dem Eingriff über eine Sonde mit wasserlöslichem Kontrastmittel dargestellt werden (Abb. 74). Funktionstüchtige Anastomosen sind bei der röntgenologischen Nachuntersuchung allerdings in manchen Fällen kaum mehr zu differenzieren.

Zur Beurteilung der postoperativen Oesophagusfunktion nach Operation einer kurzstreckigen Atresie haben wir an der Chirurgischen Universitäts-Klinik Heidelberg 22 Kinder im Alter von 2—13 Jahren röntgenkinematographisch und manometrisch untersucht (Daum u. Wenz, im Druck). Bei sämtlichen Kindern übereinstimmend wird eine durch die 2. Phase des Schluckaktes reflektorisch ausgelöste primäre peristaltische Kontraktionswelle vermißt. Durch den Schluckakt wird das Kontrastmittel in die Speiseröhre gepreßt und ein ganz geringer Teil innerhalb von 7—10 sec ohne jegliche Peristaltik lediglich durch die vis a tergo in den Magen entleert.

Der weitaus größte Teil des Bolus bleibt im intrathorakalen Oesophagus liegen, wobei im distalen Drittel ein Kontrastmittelstop wie bei einer organischen Verlegung zur Darstellung kommt. Das Niveau des Kontrastmittelstops variiert individuell und kann meist in Höhe des 7., 8. oder 9. Brustwirbelkörpers lokalisiert werden.

Traumatisierung als Ursache für den Funktionsausfall aboral der Anastomose wird von Daum (1967) abgelehnt; vielmehr wird ein kongenitaler Defekt in der Vagusinnervation als wahrscheinlich angenommen.

ββ) Oesophago-Gastrostomie

Da die direkte Vereinigung der Oesophagusstümpfe nur bei den kurzstreckigen Atresien möglich ist, wird besonders bei tumorbedingten Resektionen meist der Magen zur Wiederherstellung der Kontinuität des Verdauungsweges herangezogen. Bei der abdominothorakalen Cardiaresektion (Cardiatumoren, Geschwülste des terminalen Oesophagus) wird nach Laparotomie und ausgiebiger Mobilisation des Magens die Thorakotomie angeschlossen. Distaler Oesophagus und oraler Magen werden im Gesunden reseziert und der so entstandene Defekt durch den in die Thoraxhöhle heraufgezogenen Restmagen überbrückt.

Die Operationsmortalität der höher gelegenen malignen Oesophagustumoren ist relativ hoch, die Rezidivquote nicht weniger, so daß postoperative Röntgenuntersuchungen nach Totalersatz des thorakalen Oesophagus durch den hochgezogenen Magen selten sind. Die röntgenologischen Veränderungen nach einer solchen Oesophago-Gastrostomie oberhalb des Aortenbogens sind jedoch besonders eindrucksvoll:

Weitgehende Aufhebung der Zähnelung an den lang ausgezogenen Kurvaturen; einseitige Betonung der Längsfalten im intrathorakalen Magen; Impressionen durch die Zwerchfellmuskulatur beim Durchtritt durch das Diaphragma; Verlust der natürlichen

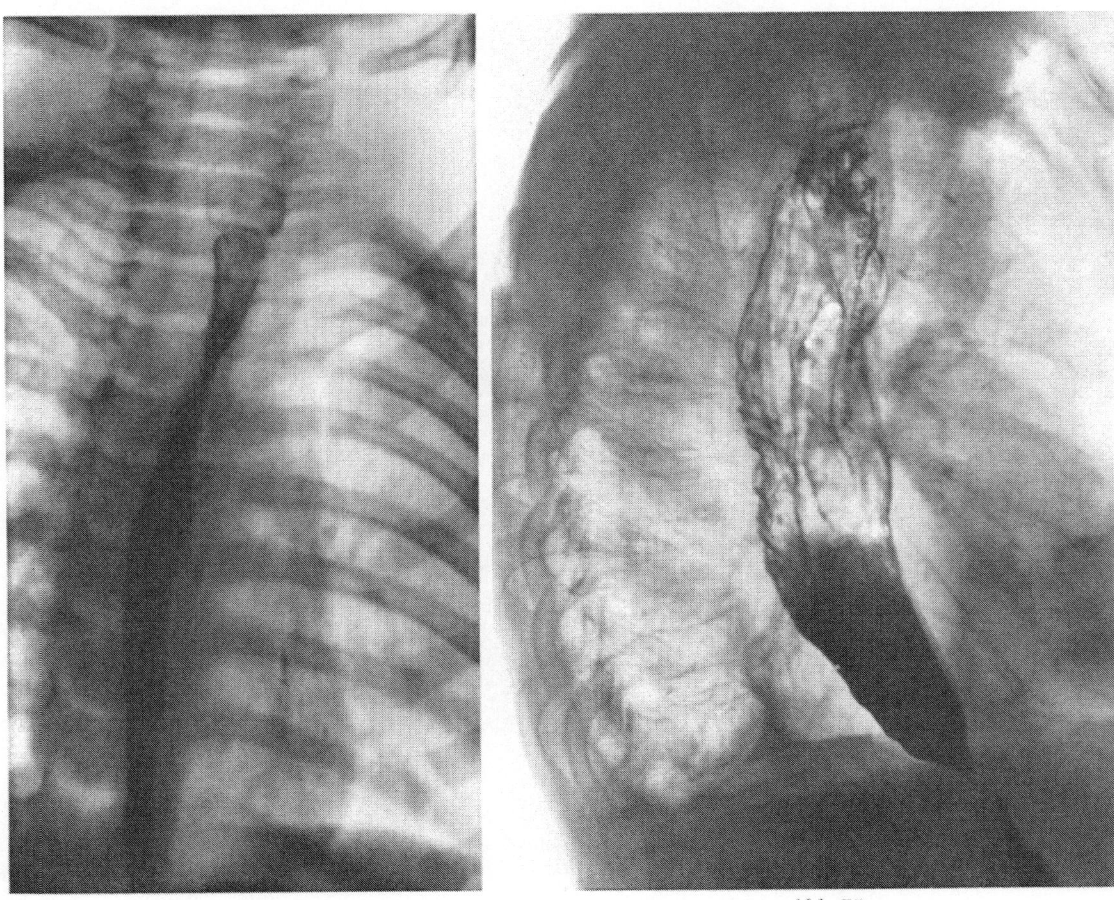

Abb. 74 Abb. 75

Abb. 74. Umschriebene, geringgradige Einengung des Lumens nach Operation einer Oesophagusatresie. End-zu-End-Anastomose 1 Jahr nach Operation (Pfeil)

Abb. 75. Supraaortale Oesophagusresektion mit Oesophago-Gastrostomie. Unregelmäßige Konturierung der Anastomose, die relativ weit erscheint. Angedeutete Zähnelung der Hinterwand des hochgezogenen Magenschlauches, der von ventral her eingestülpt ist (s. Metallklammern der Petzschen Nahtreihe). Pylorus im Zwerchfellniveau

Peristaltik infolge der Vagusdurchtrennung; kräftige mitgeteilte Pulsationen durch den benachbarten Herz-Gefäßstamm und Beeinflussung des Kontrastmitteltransportes infolge der Atemtätigkeit (Abb. 75).

Erhöhte Aufmerksamkeit gilt der Beobachtung des Pylorus und seiner Funktion, da sich ohne prophylaktische Pyloromyotomie nahezu gesetzmäßig nach solchen Eingriffen ein Pylorospasmus mit entsprechender Entleerungsverzögerung einstellt. Das Duodenum ist analog der Magenverlagerung cranialwärts verzogen und nimmt die Form eines Angelhakens an.

Oesophagusersatz mit Hilfe des Magens ist auch retrosternal und antethorakal möglich (LORTAT-JACOB 1949). Die häufigen und schlecht heilenden Fisteln in Höhe des Jugulums gaben jedoch Veranlassung, diese Technik weitgehend zu verlassen.

γγ) Oesophago-Jejunostomie

Die intrathorakale Verlagerung von Jejunum zum Oesophagusersatz wird ausnahmsweise dann angestrebt, wenn gleichzeitig ein sehr großer Magenanteil mitreseziert werden muß. Die Veränderungen am anastomosierten Dünndarm sind praktisch die gleichen, wie sie auch nach der Billroth II-Resektion gesehen werden: Weitstellung im Sinne einer

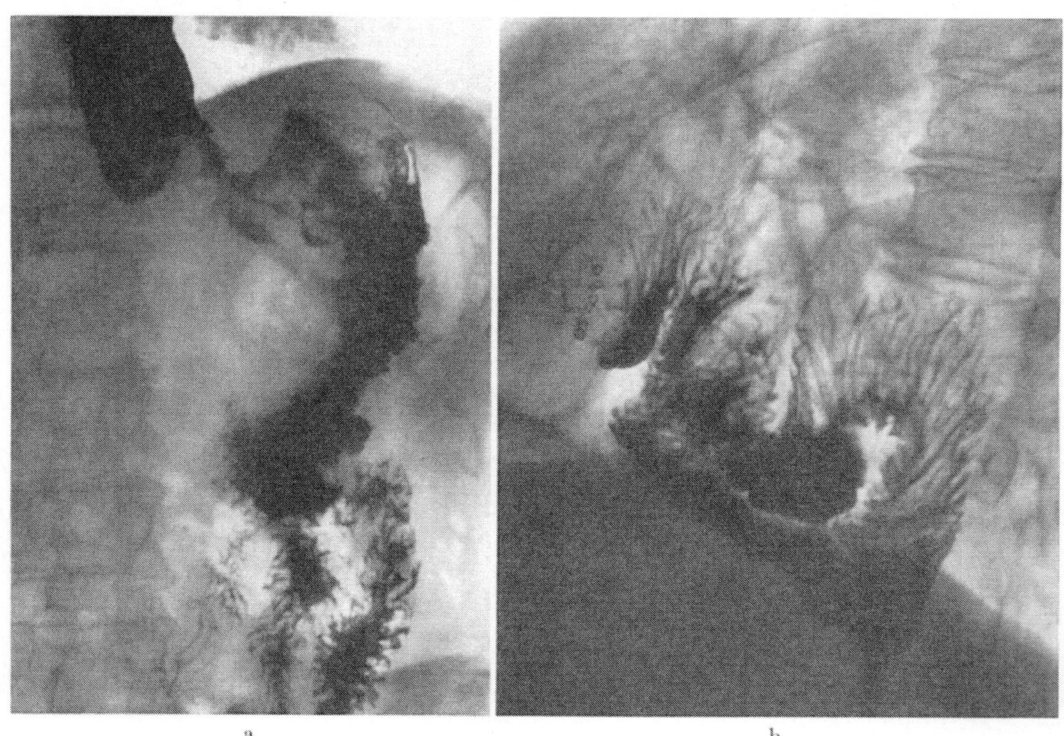

a b

Abb. 76a u. b. Faustgroßes Carcinom im Billroth II-Magen mit Übergreifen auf den Oesophagus und Oesophagusdilatation (a). Totale Gastrektomie und Resektion des distalen Oesophagusdrittels. Wiederherstellung der Kontinuität durch Oesophago-Jejunostomie (b). Als Kuriosität: Prolaps mehrerer Jejunumschlingen durch den Hiatus. Patient beschwerdefrei. Nachbeobachtungszeit 6 Jahre!

Reservoirfunktion, verbreiterte Querfalten, Hyperperistaltik, beschleunigte Entleerung (klinisch oft verbunden mit einem Dumping-Syndrom) und in ganz seltenen Fällen kombiniert mit einer Herniation von Dünndarmschlingen in den Thorax (Abb. 76).

Bekannter als die intrathorakale Oesophago-Jejunostomie ist die antethorakale Verlagerung insbesondere zur Überbrückung zwischen einer Hautplastik und dem Magen. An einer eigenen Beobachtung (Abb. 77) kann gezeigt werden, wie eine solche Jejunumplastik hervorragend funktioniert. Es ist zu vermerken, daß der künstliche Oesophagus im Kindesalter wegen einer Striktur der Speiseröhre angelegt worden ist. Die natürliche Passage wurde jedoch im Laufe der Jahre wieder frei, so daß der Patient jetzt auf zwei Wegen zu schlucken vermag.

In einer größeren Operationsserie hat YUDIN (1954) über insgesamt 256 Patienten berichtet, bei denen er eine gestielte Jejunumschlinge vorwiegend in Fällen von Korrosionsstenose bei einer Mortalität von nur 9 % benutzte. Das Verfahren mit seiner retrosternalen Modifikation ist technisch jedoch außerordentlich schwierig, da der Mesenterialstiel oft nicht bis zur Überbrückung des Defektes ausreicht. Außerdem soll die Gefahr peptischer

Ulcera an der Vereinigungsstelle zwischen Dünndarmtransplantat und Magen groß sein (ROSSETTI 1963).

Für den Ablauf der Peristaltik am antethorakalen und am retrosternalen Jejunumtransplantat gilt das beim Magen Gesagte: Die Speisen werden der Schwere nach transportiert. Eine geordnete Peristaltik fehlt. Maßgebend hierfür ist nicht nur die operativ gesetzte Schädigung der intramuralen Plexus, sondern auch die nicht unerhebliche Spannung, unter welcher die Dünndarmschlinge steht und die Umgebung, zu welcher naturgemäß enge Verwachsungen resultieren.

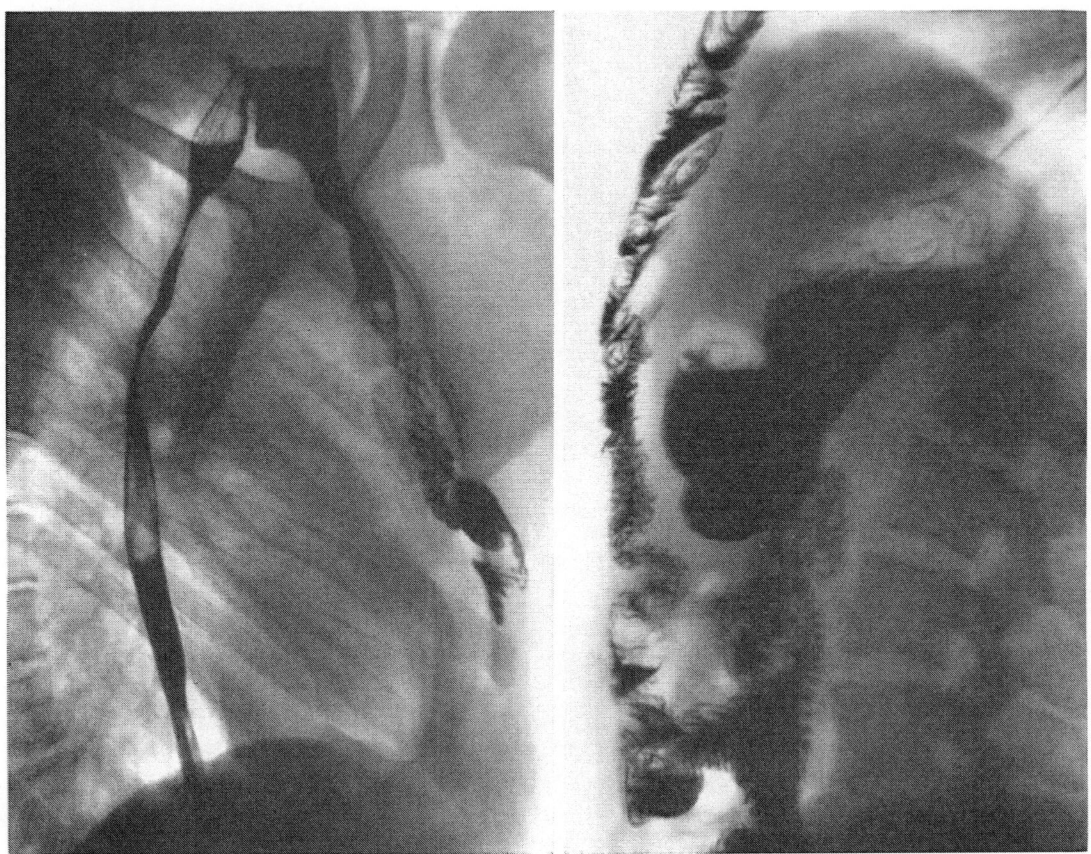

Abb. 77. Zustand nach antethorakaler Jejunumplastik wegen Oesophagusstriktur im Alter von 7 Jahren. Inzwischen ist auch der „richtige" Oesophagus wieder frei durchgängig. Der Patient schluckt über 2 Wege!

δδ) Oesophago-Colostomie

Die ersten Versuche zur Colonersatzplastik reichen bis zum Jahre 1911. Aber erst seit 1950 erlangte die Verwendung von Dickdarmsegmenten größere Verbreitung. Experimentelle Untersuchungen über die Gefäßverteilung und Resistenz gegenüber der Säurewirkung des Magens haben gezeigt, daß sich dieser Teil des Gastrointestinaltraktes am besten für die Überbrückung eines großen Speiseröhrendefektes verwenden läßt (HECKER u. LINDER 1961).

Der retrosternale Weg gilt als kürzeste Verbindung und wird in erster Linie bei der langstreckigen Atresie aber auch bei Strikturen und malignen Tumoren gewählt.

Der interponierte Colonabschnitt besteht entweder aus dem rechten oder linken Colon oder dem Colon transversum evtl. in Zusammenhang mit einer Flexur und ist bei der Röntgenkontrolle durch die immer sichtbare Haustrierung auf den ersten Blick zu identifizieren. Gelegentlich weiten sich die Haustren etwas aus, so daß divertikelartige Aussakkungen entstehen. In typischer Weise tritt das Kontrastmittel zunächst durch den Halsoesophagus und folgt diesem nach links in Höhe der Clavicula. Hier liegt die erste Anastomose (Abb. 78).

Der weitere Weg der Kontrastmahlzeit ist dann entweder im ersten schrägen Durchmesser, noch besser in der rein seitlichen Projektion zu verfolgen. Beim Durchtritt durch das Zwerchfell findet sich eine zwingenartige Einschnürung, deren Öffnung von der Atemphase beeinflußt wird, und von hier gelangt das interponierte Colonsegment auf kurzem Wege an die Vorderwand des Magens. Die Untersuchung darf jedoch hier nicht haltmachen, sondern sollte die Magenentleerung ebenso prüfen wie die Anastomose am Colon, die infolge der Segmentresektion zur Wiederherstellung der Dickdarmkontinuität notwendig war.

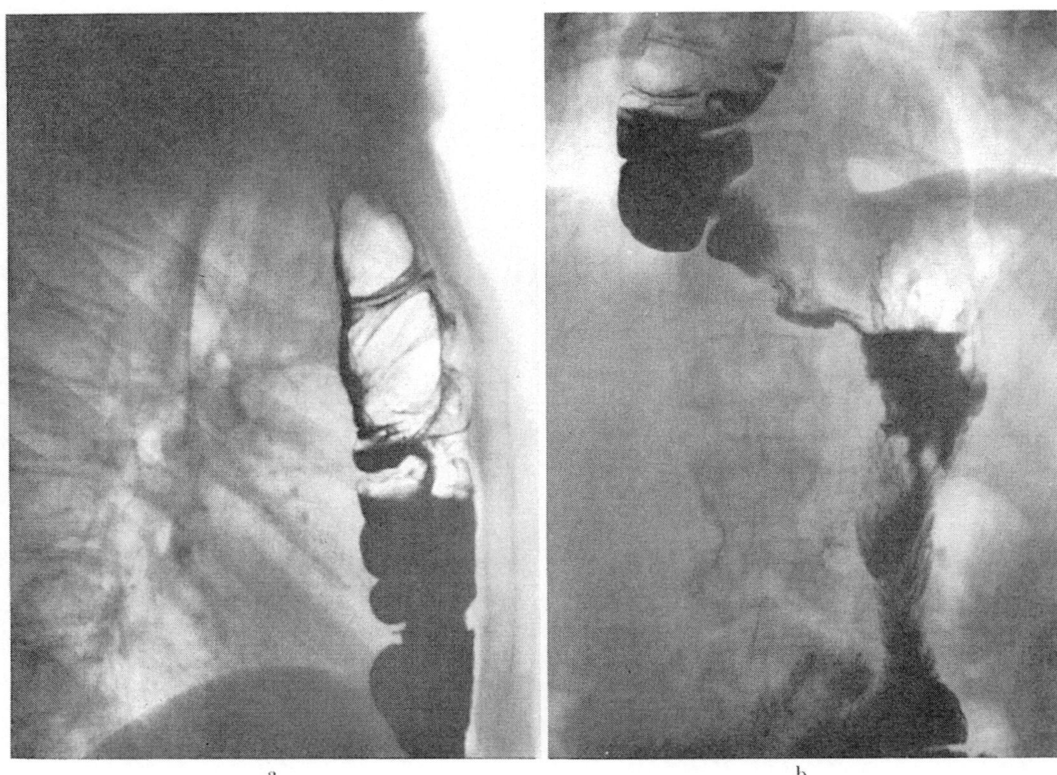

a b

Abb. 78a u. b. Zustand nach retrosternaler Colonplastik zum Oesophagusersatz. a Seitbild zur Darstellung des retrosternalen Verlaufes. b ap-Aufnahme mit der Einmündung des interponierten Colonabschnittes in den Magen

Kinematographische Kontrollen bei insgesamt elf Patienten mit interponiertem, retrosternal verlagertem Colon zum Oesophagusersatz erbrachten keinen Hinweis für das Bestehen einer echten Peristaltik (LINDER, HECKER u. WENZ 1965). Vielmehr läßt sich das Kontrastmittel rein seiner Schwere nach innerhalb des überbrückenden Dickdarmabschnittes hin und her bewegen. Peristaltische Bewegungen können allerdings vorgetäuscht werden durch mitgeteilte Pulsationen des Herz-Gefäßbandes sowie die Atemexkursionen von Zwerchfell und knöchernem Thorax (Abb. 79).

εε) Oesophagus-Hautplastik

Die bisher erwähnten Operationsverfahren sind im Bereich der Halspartie nicht zu verwenden. In geeigneten Fällen ist beim früh erkannten Malignom oder nach traumatischen Veränderungen nur ein kurzer Defekt zu überwinden. Hier gelingt es, die Passage mit einem aus der Cutis des Halses gebildeten und versenkten Hautschlauch wiederherzustellen (Abb. 80).

Die Verwendung eines Hautschlauches zum Oesophagusersatz ist durch BIRCHER (1894) bekannt geworden, als er das collare Oesophagostoma mit einer Magenfistel über einen antethorakalen, langen Hautschlauch verband. Dieses theoretisch geniale Verfahren hat aber seine Grenzen: Die Herstellung einer zuverlässig dichten Anastomose zwischen Hautschlauch und visceralem Stoma erwies sich als sehr schwierig. Nahtdehiszenz und Fistelbildung sind fast die Regel. Trotzdem begegnet man immer wieder Patienten, die mit einer solchen neugeschaffenen Speiseröhre jahrelang gut ausgekommen sind (Abb. 81).

Bei der Röntgenuntersuchung füllt sich meist ein Oesophagusblindsack knapp oberhalb des Jugulums wie beim Divertikel. Das Kontrastmittel tritt dann links über das sternale Ende der Clavicula und ist im Seitbild dicht ventral des Sternumschattens, subcutan zu

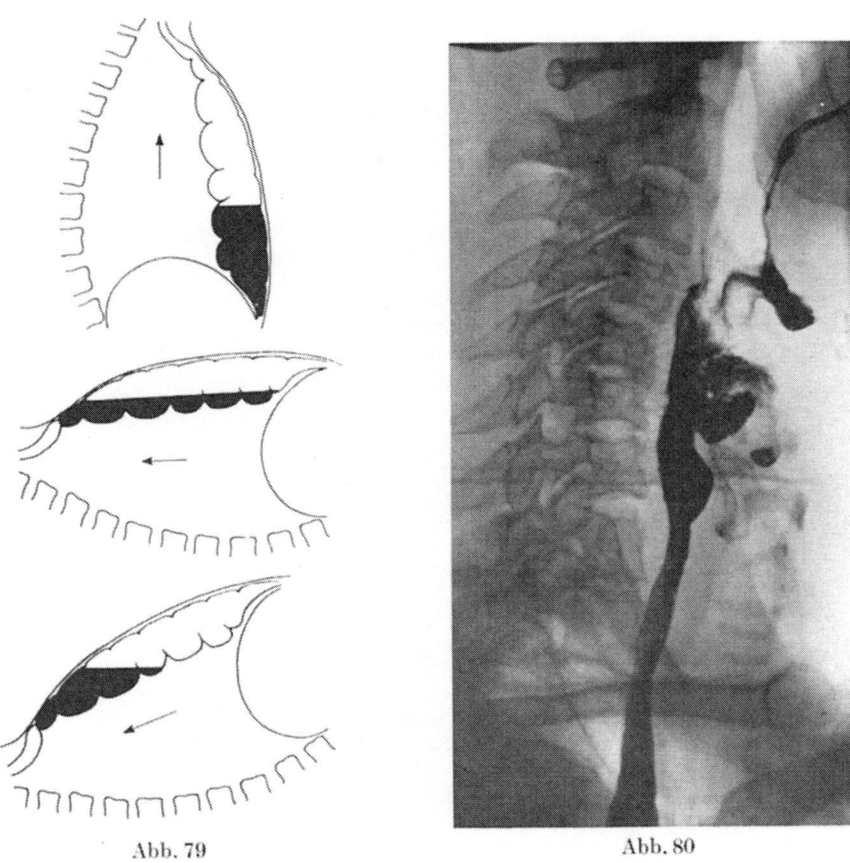

Abb. 79. Verhalten des Kontrastmittels im interponierten Colonsegment bei Lageänderung: aufrecht, liegend und in Kopftieflage. Kein aktiver Kontrastmitteltransport im interponierten Dickdarm. (Nach LINDER, HECKER u. WENZ 1965)

Abb. 80. Ersatz des cervicalen Oesophagus durch Hautschlauch. Die interponierte Ersatzspeiseröhre ist an der relativen Engstellung und der gleichweiten, glatten Kontur zwischen Hypopharynx und dem thorakalen Oesophagusabschnitt, etwa in Projektion auf die Clavicula, zu erkennen

erkennen. Die Verbindung zum Magen erfolgt in der Regel über eine interponierte Dünndarmschleife. Die Aufmerksamkeit wird in solchen Fällen erstens auf die Blindsackbildung am Oesophagusstumpf, die obere Anastomose und schließlich auf die Verbindung zwischen Hautschlauch und Jejunum, sowie Dünndarm und Magen zu richten sein. Der Kontrastmitteltransport erfolgt rein der Schwere nach.

Die postoperativen Komplikationen nach antethorakalem Hautschlauch seien hier vorweggenommen. Sie bestehen in überwiegendem Maße in außerordentlich lästigen und schlecht heilenden Fisteln besonders am collaren Teil der Plastik. Ihre Diagnostik ist klinisch ohne Zuhilfenahme der Kontrastmahlzeit möglich und wird für den Röntgenologen interessant, wenn es um die Frage einer malignen Entartung innerhalb des Hautschlauches geht.

Es existieren bisher nur spärliche Mitteilungen über die Carcinomentstehung im antethorakalen Hautschlauch (Tabelle 17), denen eine eigene Beobachtung hinzugefügt werden soll.

Tabelle 17. *Krebsentstehung im antethorakalen Hautschlauch zum Oesophagusersatz*

Autor	Latenzzeit Jahre	Histologie
Decker u. Francioli (1954)	42	Plattenepithel-Ca
Lebsche u. Schopp (1957)	32	Plattenepithel-Ca
G. von Axhausen (1952)	30	Papillomatose
Fogh-Andersen (1961)	34	Plattenepithel-Ca
Jayes (1957)	23	Plattenepithel-Ca
Petrov (1954)	30	Tumor ohne Histologie
Wenz (eigene Beobachtung) (1966)	35	Plattenepithel-Ca

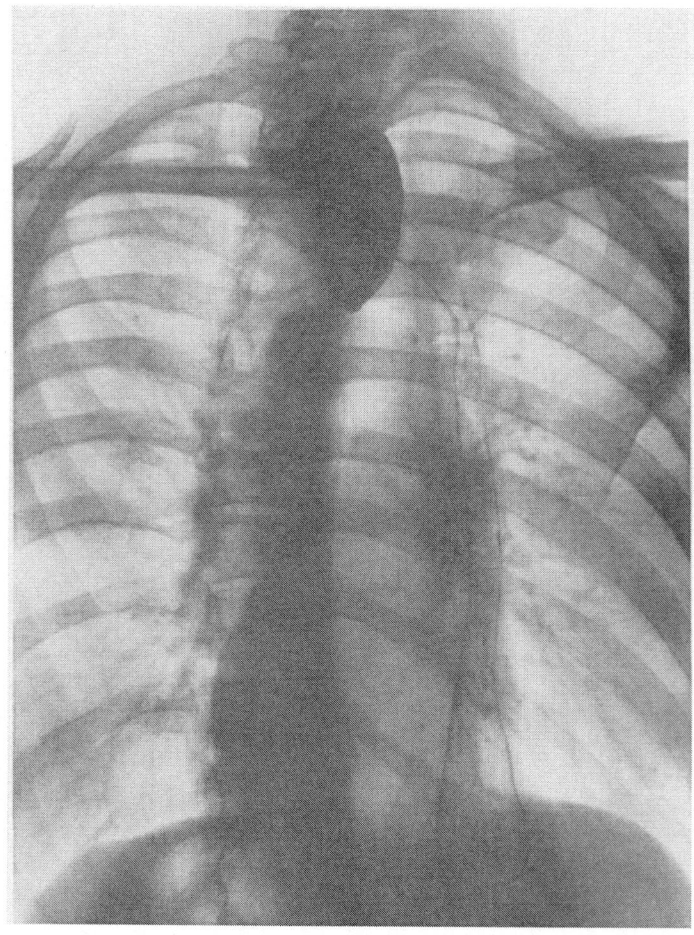

Abb. 81. Antethorakaler Oesophagusersatz nach Säureverätzung der Speiseröhre. Die Operation liegt 25 Jahre zurück. Patient weitgehend beschwerdefrei. Blindsackbildung dicht unterhalb der Anastomose zwischen Halsoesophagus und Hautschlauch. Völlig glatte Konturen ohne Strukturierung. Einmündung des Hautschlauches in eine interponierte Dünndarmschleife, die zum Magen führt

Bei der 58jährigen Frau war 35 Jahre vorher ein antethorakaler Hautschlauch wegen Oesophagusstriktur (Suicidversuch mit HCl im Alter von 17 Jahren!) angelegt worden. Die Plastik hat so gut funktioniert, daß selbst der Ehemann über die wahre Natur der Narbe vor dem Sternum keine Ahnung hatte. Aufnahme in unsere Klinik erfolgte 1963 wegen einer Fistel in der Nähe der Anastomose zwischen aboralem Hautschlauchende und interponierter Dünndarmschleife. Bei der Kontrastmitteluntersuchung war eine konstante Einengung des Lumens im Sinne eines glatt begrenzten Füllungsdefektes nachweisbar. Wir hatten den Verdacht auf einen Tumor im antethorakalen Hautschlauch. Histologisch wurde aber nur eine chronisch-granulierende Entzündung festgestellt. Nach mehreren Korrekturoperationen wurde die Patientin wieder beschwerdefrei, bis wiederum Schmerzen bei der Nahrungsaufnahme auftraten und die Speisen vor einem Hindernis in gleicher Höhe steckenblieben. Diesmal (1966) fand sich eine hochgradige Stenosierung des Hautschlauchlumens durch einen raumverdrängenden Prozeß, der zottenartig prolabierte und sich bei der Operation als Plattenepithelcarcinom erwies. Die Latenzzeit bis zur Entstehung des Tumors im Transplantat muß deshalb mit 35 Jahren angegeben werden (Abb. 82). Die Patientin ist 2 Jahre nach einer retrosternalen Colon-Ersatzplastik beschwerdefrei.

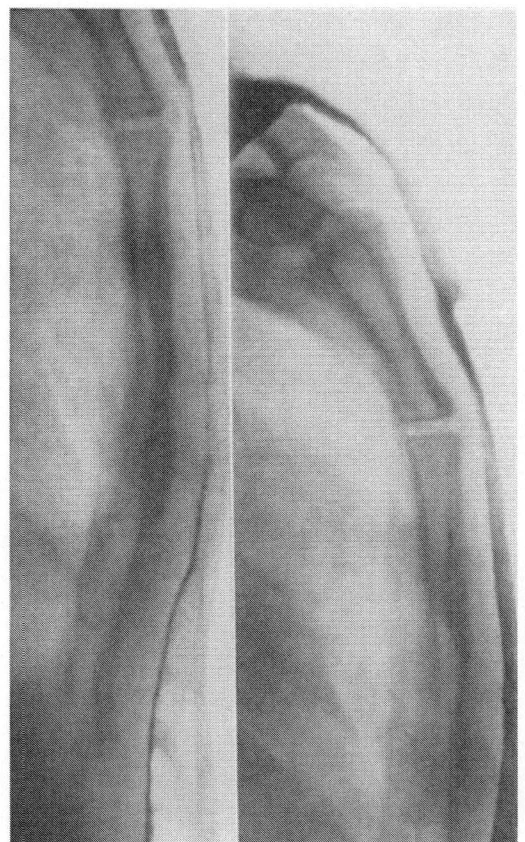

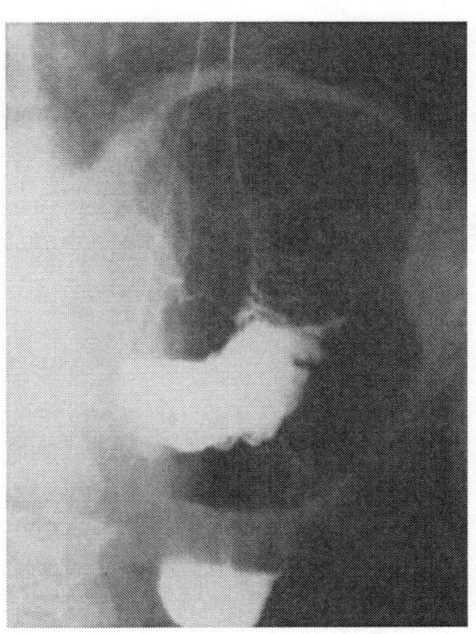

zu Abb. 81

δ) *Komplikationen an der operierten Speiseröhre*

αα) *Nahtinsuffizienz*

Von allen Organen des Verdauungstraktes hat die Speiseröhre die schlechteste Heilungstendenz. Der fehlende Serosaüberzug, die relativ schlechte Versorgung mit Blutgefäßen und die Zerreißlichkeit des Gewebes sind die Hauptfaktoren, mit denen sich der Chirurg auseinandersetzen muß und durch welche Komplikationen an der Nahtstelle ihren Ausgang nehmen.

Der Oesophagus besitzt die Tendenz zur Längsschrumpfung, so daß die Muskelnähte leicht einreißen und eine Nahtdehiszenz resultiert. Es kommt zur lokalen Entzündung mit Abscedierung und schneller Ausbreitung in das Mediastinum mit allen schweren Folgen einer Mediastinitis, begünstigt durch die fehlende Schutzschicht einer Serosa. Steht die Anastomose unter Zug oder tritt eine mangelnde Gefäßversorgung des Anastomosenstumpfes wegen zu ausgiebiger Mobilisation auf, so wird die Nahtinsuffizienz von dieser Seite gefördert. Selten läßt sich die Cardia erhalten, so daß Verdauungssekrete aus dem Magen — bei totaler Gastrektomie (z.B. Oesophagoduodenostomie) — und aus dem Dünndarm einer Dehiszenz durch Andauung noch Vorschub leisten.

Bei günstigem Ausgang kommt es nur zur Fistelbildung, die spontan ausheilen kann und keine stärkeren klinischen Erscheinungen macht. Man wird sie gelegentlich bei der Röntgenkontrolle als Zufallsbefund entdecken. In Abb. 83 ist ein Einbruch in das Bronchialsystem unter Bildung einer Oesophago-Bronchialfistel dargestellt. Obstruktionsatelektase, Bronchiektasie, Pneumonie und Lungengangrän mit infauster Prognose sind dann die Folge. Eine spontane, große Dehiszenz führt unweigerlich zum Exitus. Das Ileum ist wegen seiner relativ schlechten Gefäßversorgung erfahrungsgemäß für Nahtinsuffizienzen prädestiniert.

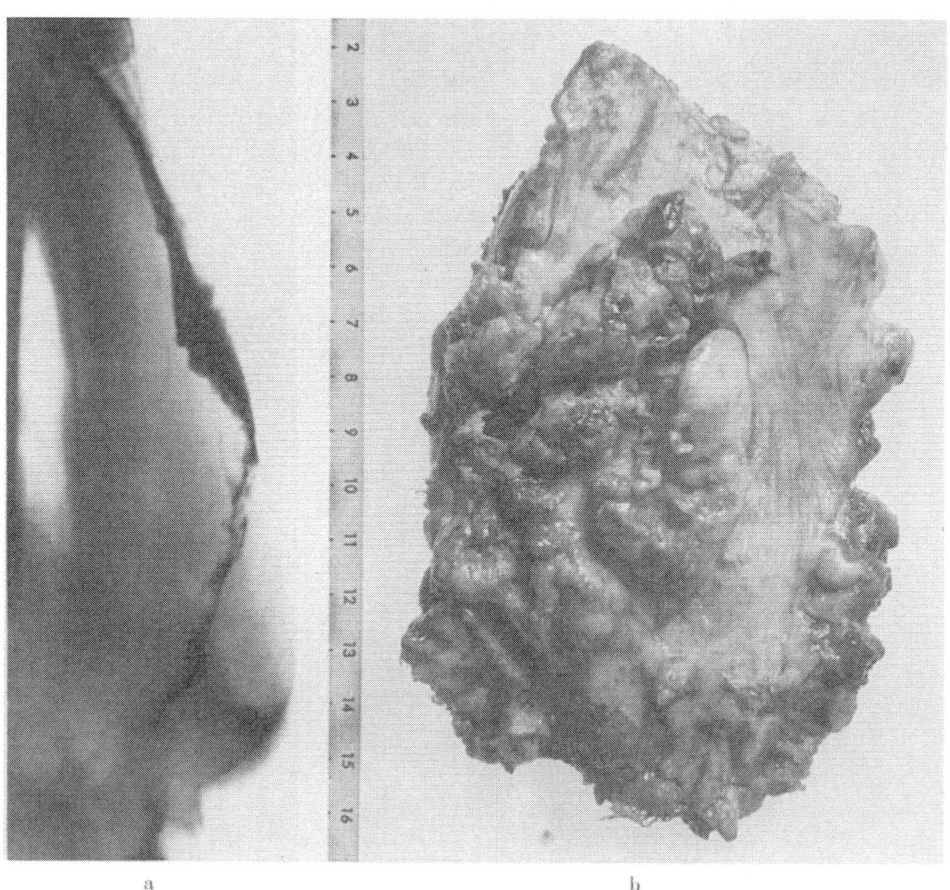

Abb. 82a u. b. Plattenepithelcarcinom im antethorakalen Ersatzoesophagus nach 35 Jahren. Seitaufnahme bei der Breipassage mit Abdrängung des antethorakalen Hautschlauches und typischem Tumorrelief in Projektion auf den Mammaschatten. b Operationspräparat

Zum Schutz der Anastomose wird in den ersten 4—5 Tagen nach der Operation eine Sonde zum Absaugen der Verdauungssekrete gelegt. Sie kann allerdings ebenfalls Anlaß zu Decubitalulcera und Wandperforationen werden. Bei der Röntgenuntersuchung stellen sich die Fisteln als umschriebene Kontrastmittelstreifen dar, die im allgemeinen von der Anastomose in caudaler Richtung verlaufen. Nicht selten füllen sich kleine Abscesse innerhalb des Mediastinalbandes oder es kommt zur offenen Verbindung mit dem Pleuraraum und damit zum Begleitempyem.

Während kleine, canaliculäre oder sackförmige Hohlräume nach ROSSETTI (1963) in etwa 20% der oesophagealen Anastomosen vorkommen, also recht häufig vom Röntgenologen entdeckt werden, ist die Zahl der zu klinischen Beschwerden führenden Leckbildungen an der Anastomose wesentlich geringer. Man wird deshalb den Nachweis einer kleinen Fistel an der Anastomose erst dann als echte Komplikation werten, wenn die Klinik auf eine Absceßbildung hindeutet. Alarmzeichen sind in jedem Fall die Größenzunahme der Hohlräume und Einbrüche in den Pleuraraum und das Bronchialsystem.

Zur Untersuchung sollte man prinzipiell kein Bariumsulfat benutzen, sondern wasserlöslichen Jodkontrastmitteln den Vorzug geben.

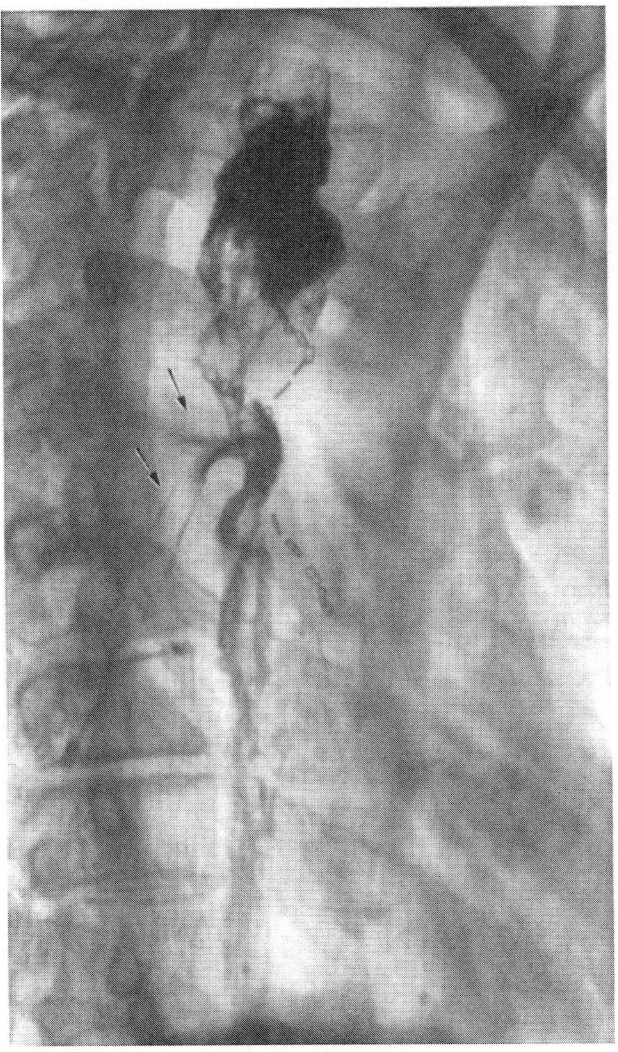

Abb. 83. Zustand nach hoher Oesophagusresektion und Oesophagogastrostomie vor 8 Wochen. Fistelbildung an der Anastomose dicht unterhalb der Bifurkation mit Verbindung zum Bronchialsystem

ββ) Anastomosenstenose

Rossetti (1963) hat die postoperativen Stenosen (s. Abb. 84) am Oesophagus in drei Gruppen eingeteilt:

a) die reversible Frühstenose,

b) die narbige Spätstriktur,

c) die Stenose durch Tumorrezidiv.

Dieses Schema erleichtert im Einzelfall nicht selten die situationsgerechte Beurteilung, die als besonders verantwortliche Aufgabe dem Röntgenologen obliegt, und die anzuwendende Therapie maßgeblich beeinflußt.

Die Frühstenose ist durch das lokal gesetzte Trauma bedingt. Es kommt zur oedematösen Schwellung in der Gegend der Anastomose, die ihre Ätiologie nicht zuletzt im ungehinderten Reflux von Magensaft hat. Die Muskulatur der Speiseröhre reagiert auf ein

Trauma leicht mit einem Spasmus. Bei günstiger Prognose bildet sich diese Frühstenose in 2—3 Wochen zurück. Röntgenologisch findet sich eine konzentrische, seltener exzentrische, unscharf begrenzte Einbuchtung des Oesophaguslumens als Ausdruck des bestehenden Ödemkissens.

Über die klinisch bedeutsamere Spätstriktur wird im Kapitel „Refluxoesophagitis" zu berichten sein. Die Stenose entsteht durch chronische Entzündung sämtlicher Wandschichten in Anastomosenhöhe und deren fibröse Umwandlung mit nachfolgender narbiger Schrumpfung. Sie kann nach Wochen oder erst nach Jahren auftreten. Im Röntgenbild zeigt sie ein typisches Bild gegenüber der reversiblen Frühstenose. Es bildet sich eine spitz zulaufende, keilförmige Striktur mit starren, scharf abgesetzten Konturen. Die Elastizität der benachbarten Wand ist eingeschränkt.

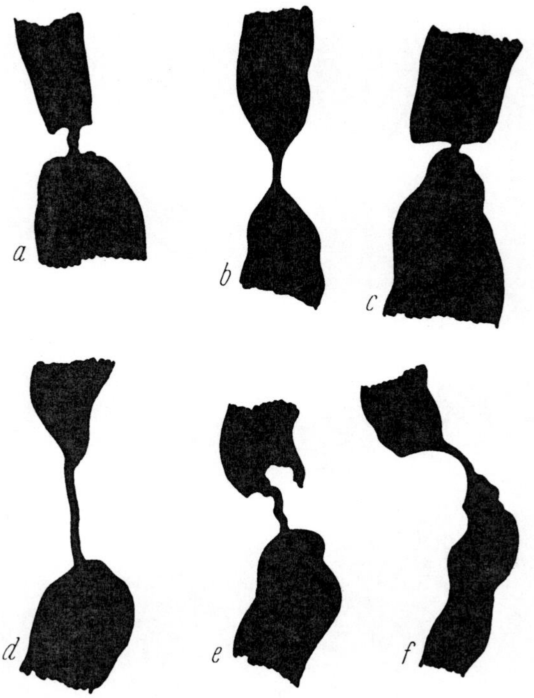

Abb. 84. Schematische Darstellung der verschiedenen Formen der Anastomosenstenosen (nach ROSSETTI 1963)

Dieser Elastizitätsverlust im Sinne einer zunehmenden Wandstarre mit unregelmäßigen Füllungsdefekten und progredienten Zeichen des infiltrierenden Tumorwachstums sind recht auffällige Zeichen des Tumorrezidivs, der malignen Anastomosenstenose. Abb. 85 zeigt den Verlauf einer solchen Tumor-bedingten Stenosierung über 3 Jahre hindurch von der für einen Daumen durchgängigen, elastischen Öffnung zwischen Oesophagus und intrathorakal verlagertem Magenrest über eine mehrere Zentimeter lange starre Umwandlung dieser Region bis zur filiformen Einengung. Sie führte schließlich im Rahmen eines auffallend langsam wachsenden Rezidivcarcinoms zur Anlage einer Witzelfistel, um die Ernährung zu gewährleisten.

Die Enge an der operativen Nahtstelle zwischen Oesophagus und dem als Ersatz transplantierten Abdominalorgan muß nicht ausschließlich durch ein intramurales Rezidiv bedingt sein, sondern wird gelegentlich auch durch Lymphknotenmetastasen in der Nachbarschaft hervorgerufen. Hier steht dann im Vordergrund der Röntgenkontrastdarstellung des Oesophagus der Nachweis von Impressionen und Verlagerungen, vornehmlich in der Umgebung der Nahtstelle. Leider ist nur in Ausnahmefällen wegen der raschen lymphogenen Ausbreitung maligner Tumoren noch eine Therapie des stenosierenden Tumorrezidives möglich.

γγ) Die postoperative Refluxoesophagitis

Oesophagusstenosen werden gelegentlich auch durch die postoperativ auftretende Refluxkrankheit verursacht. Sie entsteht durch den ungehinderten Übertritt von Magen- und Duodenalsekreten bei Fehlen des Cardia-Verschlußmechanismus. Der Rückfluß folgt der thorako-abdominellen Druckdifferenz und dem Lagewechsel des Körpers. Die pathophysiologischen Voraussetzungen, unter welchen der Reflux nach oesophagogastraler Resektion eintritt, sind andere als beim Nichtoperierten: Als fördernder Einfluß gilt neben dem Ausfall des Sphincters die gestörte Entleerung des Magens infolge der nicht zu vermeidenden Vagusdurchtrennung (s. „Denervationssyndrom").

Die Refluxgefahr ist bei der limitierten Resektion größer als bei ausgedehnter Entfernung des thorakalen Speiseröhrenanteils, da durch Fehlen der abdomino-thorakalen Druckdifferenz ein wesentlicher kausaler Faktor wegfällt. Die Folgen des Cardiaausfalles sind auch nach Oesophago-Enterostomie bekannt. Die Oesophagusschleimhaut wird in diesen Fällen durch alkalische Verdauungssekrete angegriffen. Obwohl der Reflux quantitativ meist gering ist, können die alkalischen Sekrete im unmittelbar an die Anastomose anschliessenden Speiseröhrensegment Narbenstenosen hervorrufen.

Die Refluxoesophagitis ist während der Untersuchung im Liegen, besser in Kopftieflage, durch den Nachweis zurückfließenden Kontrastmittels im allgemeinen leicht zu diagnostizieren. Besonders wertvoll kann in fraglichen Fällen die Röntgenkinematographie

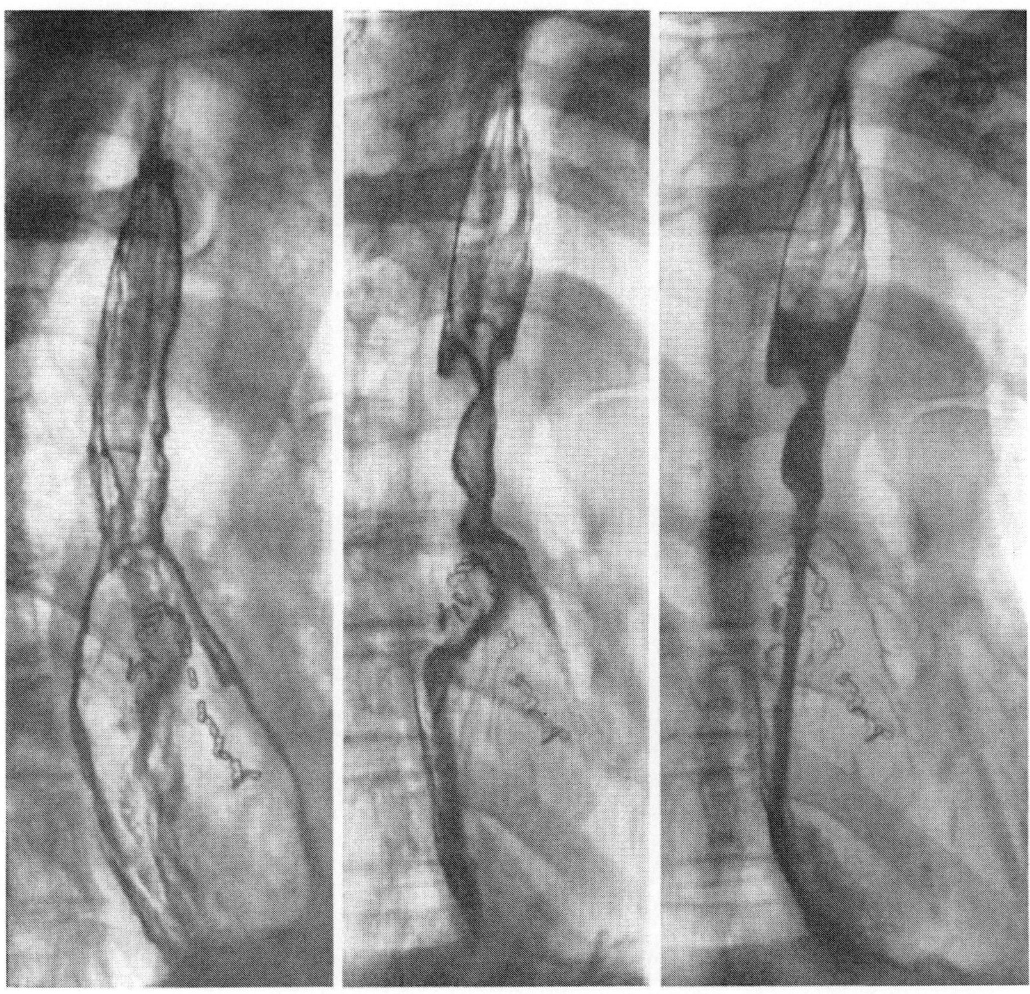

Abb. 85. Anastomosenstenose nach Teilresektion des Oesophagus wegen Carcinom. Oesophagogastrostomie. Langsam wachsendes Rezidiv, das innerhalb von knapp $1^1/_2$ Jahren zur zirkulären Stenosierung der Anastomose geführt hat

sein, welche die diagnostische Ausbeute signifikant zu erhöhen vermag. Darüber hinaus kann die zusätzliche Druckmessung (Imdahl 1963) u. U. auch die pH-Bestimmung mit der Endoradiosonde winzige, bei der Routinedurchleuchtung nicht sichtbare Rückflußmengen registrieren. Als Ausdruck der Oesophagitis findet sich eine wesentliche Verbreiterung der Oesophagusschleimhautfalten, verbunden mit einer gewissen Beeinträchtigung der Elastizität. Oberflächliche Ulcerationen sind nicht selten. Bei längerem Bestehen des krankhaften Rückflußes von Magen- oder Darminhalt kommt es zur Vernarbung und Stenose.

Zu den typischen postoperativen Komplikationen nach Oesophagusresektion zählt die peptische Läsion im intrathorakal verlagerten Magen. Geschwüre im transponierten Magen sind aber nur in Ausnahmefällen beobachtet worden (Rapant 1953). Bedeutsam für die Klinik, weniger für den Röntgenologen, ist die Beobachtung gelegentlicher Blutungen aus Erosionen oder oberflächlichen Ulcera im intrathorakal verlagerten Magen oder als direkte Folge der Refluxoesophagitis in der Nähe der Anastomose.

δδ) Das „Denervationssyndrom"

Die Sonderstellung der Speiseröhre in der Chirurgie des Verdauungstraktes kommt in einem postoperativen Syndrom zum Ausdruck, das mit der bei einer Resektion nicht zu vermeidenden Vagusdurchtrennung zusammenhängt. Nur im cervicalen Abschnitt gelingt es bei einer kurzstreckigen Resektion, den hier getrennt verlaufenden Vagus zu schonen. Bei allen tiefer gelegenen, mit einer Durchtrennung einhergehenden Oesophagusoperationen können Ausfallserscheinungen auftreten, die in erster Linie den Fortfall einer vom Vagus gesteuerten ordnungsgemäßen Peristaltik zur Folge haben. Am Magen macht sich die bilaterale Vagotomie mit Tonusstörungen (Hyper- oder Hypotonus) bemerkbar, mit Pylorospasmus, atonischer Ausweitung und Sekretüberfüllung. Diese Funktionsstörungen sind nach Oesophagusresektion und Defektüberbrückung mit dem mobilisierten Magen besonders ausgeprägt.

Röntgenologisch findet sich meist ein schlaffer, ektatischer Magen ohne geordnete Peristaltik. Gelegentlich laufen asymmetrische, frustrane Wellen über den Magen hinweg. Rossetti (1963) beschreibt daneben einen segmentalen Gastrospasmus, der in seinen Bildbeispielen auffallend häufig in Höhe des Zwerchfellniveaus zu finden ist und von dem andere Autoren (Wenz 1959) behaupten, daß es sich in den meisten Fällen um eine muskuläre Impression beim Durchtritt durch das Diaphragma handelt.

Die Entleerung des Magensackes erfolgt allein entsprechend der Schwerkraft und wird durch den Pylorospasmus erheblich verzögert. Dieser Zustand der Dystonie und Dyskinesie führt zur hochgradigen Stauung und chronischen Überfüllung.

Schon bei der Durchleuchtung ist das Denervationssyndrom, wie das Zustandsbild von Rossetti (1963) bezeichnet wurde, zu diagnostizieren mit Mediastinalverbreiterung und Flüssigkeitsspiegel, ähnlich dem Megaoesophagus. Bei der Kontrastmitteluntersuchung ist sehr rasch die zu Grunde liegende Funktionsstörung zu erkennen. Zunächst verteilt sich das Kontrastmittel unter grobfleckiger Entmischung in der Sekretschicht und sammelt sich allmählich in den aboralen Magenabschnitten. Kontrastmittelreste sind infolge der außerordentlich langsamen Entleerung oft noch nach Tagen im Magen nachweisbar. Die Untersuchung in Kopftieflage ergänzt die Symptomatologie durch den Nachweis eines deutlichen Refluxes infolge des Fortfalls der Cardia.

Durch Zurückfließen des Mageninhaltes besteht die Gefahr der Aspiration in die Luftwege. Bedroht sind besonders alte und reflexschwache Patienten. Bei der Röntgenuntersuchung ist deshalb sehr aufmerksam nach pneumonischen Veränderungen zu fahnden. Zum Glück sind die Patienten nicht selten trotz schwerer röntgenologisch nachweisbarer Veränderungen weitgehend beschwerdefrei. Die Passage der Ingesta vollzieht sich in genügendem Ausmaß und ernste Störungen der Herztätigkeit durch mediastinale Raumverdrängung und Druckerhöhung sind recht selten.

Neben diesem „Postvagotomie-Syndrom" lassen sich am postoperativen Oesophagus nach Rossetti (1963) noch folgende funktionelle Störungen mit einer gewissen Regelmäßigkeit beobachten:

- vorwiegend dystonische Zustandsbilder:
  - segmentale Hypotonie,
  - diffuse Hypotonie,
  - vereinzelte oder multiple segmentale Spasmen,
  - diffuse Spasmen,
  - postoperativer Cardiospasmus;
- vorwiegend dyskinetische Zustandsbilder:
  - segmentale Dyskinesie,
  - generalisierte Dyskinesie.

Bei Narben am Oesophagus findet sich meist eine Unterbrechung der peristaltischen Welle, welche caudal des Hindernisses wieder einsetzt. Die Passage wird dadurch kaum behindert. Die segmentale Hypotonie besteht in umschriebener Schlaffheit und Ausweitung der Speiseröhre mit Verlangsamung der Peristaltik und Verweilen des Kontrastmittels. Sie wird am häufigsten nach Oesophagotomien im mittleren Drittel des thorakalen Abschnittes beobachtet. Spasmen oder eine feine Zähnelung der Kontur, so als ob die Muskelwand flimmern würde, wurden von TURANO (1959) als „fremito" bezeichnet. Die Erscheinungen sind auf operativ bedingte Innervationsstörungen zurückzuführen.

Häufiger als die segmentale Form ist die diffuse Hypotonie oder gar die Atonie der Speiseröhre, die wahrscheinlich als Ausdruck eines entzündlichen Reizzustandes aufzufassen ist. Postoperative Spasmen sind ebenfalls nicht selten und kommen als exzentrische oder konzentrische Einschnürungen vor. Klinische Bedeutung erlangt der Pylorospasmus, der nach verschiedenen Speiseröhreneingriffen auftreten kann. Einige Resektionsverfahren sehen heute die routinemäßige Kombination mit der Pyloroplastik vor, um eine Passagebehinderung im Gefolge der Vagusdurchtrennung zu vermeiden.

Die postoperativen Dyskinesien zeichnen sich durch lebhafte Peristaltik aus, wobei oft ein Stop der peristaltischen Welle durch Oesophaguswandveränderungen beobachtet wird. Nach Art eines Wellenbrechers kann dann die an Ort und Stelle hervorgerufene Kontraktion zurückgestoßen werden. Der Reizzustand führt nicht selten zu einer Reihe von Ringen, dem Bild des sog. Korkzieheroesophagus mit vorübergehender Organverkürzung.

εε) Zwerchfellkomplikationen

Im postoperativen Verlauf nach Eingriffen an der Speiseröhre kann die Zwerchfellfunktion durch entzündliche, pleurale Komplikationen erheblich beeinträchtigt werden. Pleuraerguß, Anastomosenfistel, Empyem und organisierte Hämatome können Veranlassung zu Schwartenbildung sein. Weniger häufig wird im Verlauf der Oesophagusresektion der N. phrenicus geschädigt, so daß nur selten eine Relaxatio diaphragmatica erwartet werden muß.

Als typische und wichtige Komplikation nach operativer Zwerchfellspaltung ist die sekundäre Dehiszenz der Nahtstelle zu nennen. Sie verursacht gelegentlich den Prolaps von Baucheingeweiden in die Thoraxhöhle unter ähnlichen Erscheinungen wie bei der traumatischen Zwerchfellruptur (Abb. 86). Im akuten Fall kann es zur Incarceration und damit zum Ileus kommen. Durchtrittsöffnung ist entweder die insuffiziente Zwerchfellnaht oder ein erweiterter Hiatus. ROSSETTI (1963) sah diese Komplikation unter 200 Eingriffen achtmal. Er gibt folgende Prädilektionsstellen an:

1. Prolaps durch die insuffiziente Zwerchfellnaht neben dem Hiatus.
2. Prolaps durch eine vom Hiatus getrennte, umschriebene Lückenbildung in der alten Phrenotomienarbe.
3. Prolaps durch eine Dehiszenz neben dem zur Überbrückung hochgezogenen Organ nach Oesophagusresektion.

Es ist Aufgabe des Röntgenologen, diese Zwerchfellkomplikation aufzuklären. Nach vorausgegangenen Eingriffen mit Phrenotomie müssen akute und chronische Passagestörungen auch an die Möglichkeit eines Eingeweideprolapses in die Brusthöhle erinnern (GRÖZINGER, SCHMITZ, WENZ 1964). Der Magenvolvulus mit starker intrathorakaler Aufblähung vermag einen Pneumothorax vorzutäuschen. Die akute Insuffizienz einer Oesophagusanastomose kann zu einem solchen Pneumothorax führen. Luftansammlungen im linken unteren Thorax sind differentialdiagnostisch oft schlecht einzuordnen. In Frage kommen operativ intrathorakal verlagerte, geblähte Organe, Absceßbildungen in Zwerchfellnähe und der abgekapselte Restseropneumothorax.

Durch Kontrastmitteluntersuchung ist oft sehr schnell die Situation zu klären. Beim Magenvolvulus findet sich ein Stop oberhalb der Cardia oder eine verlangsamte Passage. Mit Hilfe eines Colonkontrasteinlaufes lassen sich die Verhältnisse an der linken Flexur am besten darstellen. Abb. 86 zeigt einen Prolaps der linken Colonflexur, wobei neben der retrograden Kontrastdarstellung des Dickdarms auch der Magen durch Kontrastmittel simultan dargestellt worden ist.

Die zum Oesophagusersatz durch das Zwerchfell hochgezogenen Organe wie Magen, Dick- und Dünndarm zeigen an der Durchtrittsstelle stets eine Impression durch die anliegenden Muskel- bzw. Sehnenpartien. Bei der Kontrastmitteluntersuchung entsteht

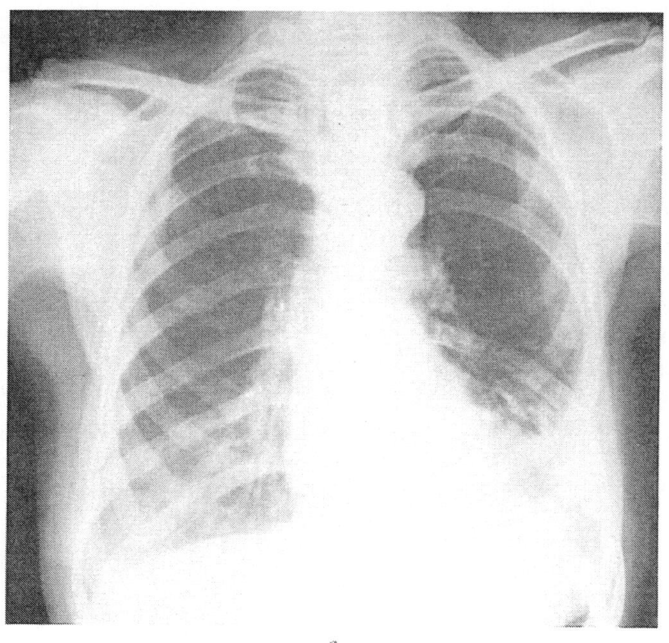

a

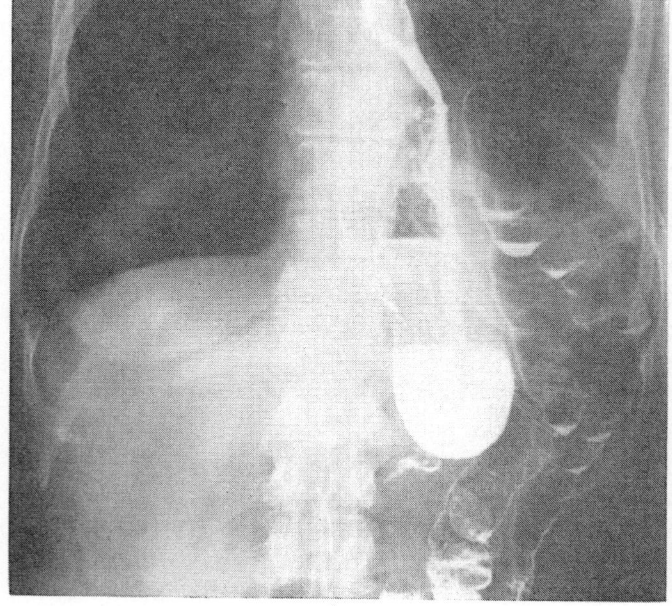

b

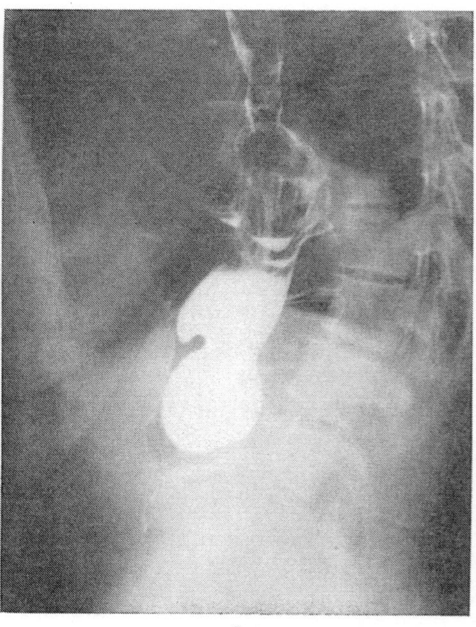

c

Abb. 86a—c. Zustand nach abdomino-thorakaler Cardia-Oesophagusresektion vor 2 Jahren wegen Carcinom. Seit der Operation Druckgefühl im linken Oberbauch und gelegentlich Atemnot. Lungenübersicht: Verschleierung des linken Unterfeldes, Zwerchfellschatten nicht abgrenzbar, Pleuraschwarte lateral. Zustand nach Teilresektion der linken 7. Rippe (a). Kombinierte Untersuchung von Magen und Colon: unauffällige Lage des intrathorakal verlagerten Magenrestes bei gut funktionierender Anastomose (b). Im gleichen Zwerchfellschlitz ist die linke Colonflexur in die linke Thoraxhöhle prolabiert: postoperative Zwerchfellruptur (c)

deshalb meist eine mehr oder weniger ausgeprägte konzentrische Einschnürung, die selten zu einer Passagebehinderung Anlaß gibt. ROSSETTI (1963) hat einen Patienten mit hochgradiger Magenstenose infolge Schrumpfung der diaphragmalen Durchtrittsöffnung gesehen, der zur Wiederherstellung einer normalen Passage nochmals operiert werden mußte.

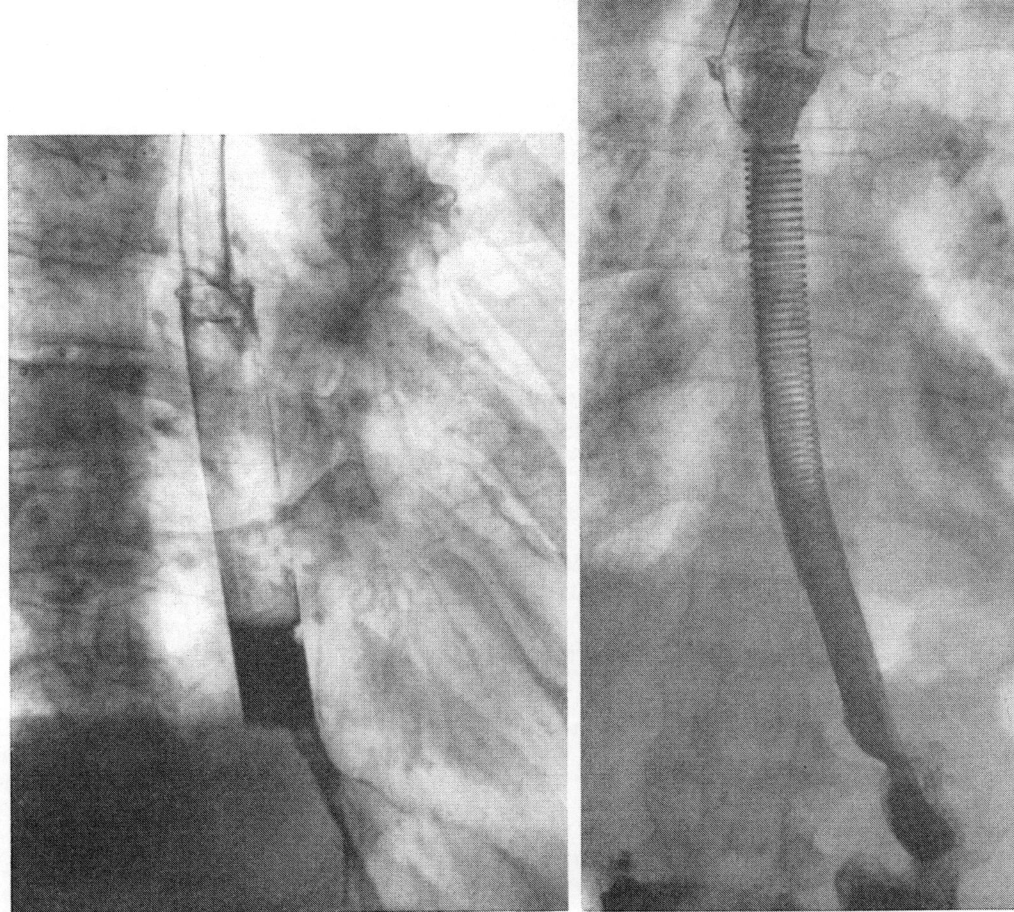

Abb. 87 Abb. 88

Abb. 87. Ersatz der distalen, thorakalen Speiseröhrenhälfte durch ein Kunststoffrohr. Operation 1953

Abb. 88. Rüsch-Tubus bei Carcinom im oberen thorakalen Oesophagusdrittel. Die trichterförmige Erweiterung des Tubus verhindert das Durchgleiten

ε) *Kunststoffprothesen als Oesophagusersatz*

Das große Problem, dem sich die Chirurgie der Speiseröhre gegenübersieht, ist die Überwindung einer Lumenverlegung. Zur Aufrechterhaltung der Nahrungszufuhr ist die Umgehung des Hindernisses durch Gastrostomie oder Jejunumfistel möglich. Beide Verfahren haben aber den Nachteil einer hohen Mortalität und vor allem ist der psychische Palliativeffekt außerordentlich gering. Dazu kommt, daß die Magenfistel beim Oesophaguscarcinom nicht zu einer signifikanten Lebensverlängerung führt.

Die wesentlichen operativen Verfahren zum Oesophagusersatz mittels Direktvereinigung, Interposition von Magen, Jejunum, Colon und Hautplastik wurden bereits erwähnt. Es bleiben die Versuche, mit Hilfe körperfremder Stoffe eine Passage aufrecht zu erhalten.

Große Aufmerksamkeit schenkte man 1952 den Versuchen von BERMAN zur Überbrückung eines Oesophagusdefektes nach Resektion mittels einer Kunststoffprothese. Verwendung fanden Polyäthylenschläuche, ein Material, das sich gut vernähen läßt. Es trat allerdings wohl in allen Fällen eine Nekrose des Oesophagusstumpfes mit Dehiszenz der Verbindungsstelle und nachfolgender Mediastinitis ein, so daß die Methode verlassen wurde. Abb. 87 zeigt eine solche, an der Chirurgischen Universitäts-Klinik Heidelberg eingesetzte Kunststoffprothese.

1924 wurde von SOUTTAR, einem Londoner Chirurgen, zur Überwindung einer Tumorstenose ein flexibles, aus rostfreiem Material bestehendes Rohr angegeben. Endoskopisch wurden auf diese Weise mehrfach tumorbedingte Einengungen des Speiseröhrenlumens überwunden. Oft gelingt es jedoch nicht, die Stenose zu überwinden, so daß die Einführung bei offenem Thorax vorgenommen werden muß. Wegen der hierbei auftretenden Komplikationen ist die Technik weitgehend verlassen worden.

In abgewandelter Form ist diese Methode in Gestalt des sog. Endotubus zurückgekehrt (GREWE u. BIRKS 1963/64). Im Gegensatz zum Metallrohr SOUTTARs handelt es sich um ein im proximalen Anteil trichterförmig erweitertes Kunststoffrohr, das endoskopisch über die Stenose hinweggeführt wird. Feine Drahtspiralen dienen der Festigkeit des Rohres gegenüber dem Druck der Tumorstenose und der besseren Flexibilität. Bei der röntgenologischen Kontrolle muß die korrekte Lage des Rohres ebenso geprüft werden wie mögliche Decubitalulcera durch Druck des Rohrendes auf die Magenwand (Abb. 88). Nach HONKOMP u. SASSE (1968) sind Zweitoperationen bei prothesenbedingten Komplikationen möglich und im allgemeinen technisch nicht schwierig.

Literatur

ACHENBACH, H., J. P. LYNCH, and R. W. DWIGHT: Idiopathic ulcerative esophagitis. New Engl. J. Med. **255**, 450—455 (1956).

ADLER, D. C., B. J. HAVERBACK, and H. I. MEYERS: Cineradiography of esophageal varices. J. Amer. med. Ass. **189**, 77—80 (1964).

ADLER, R. H.: Congenital esophageal webs. J. thorac. cardiovasc. Surg. **45**, 175—185 (1963).

AGATI, G.: L'arteriografia associata ad opacizzazioni dell'esofago nella diagnosi radiologica di arteria lusoria. Minerva fisioter. **7**, 1—11 (1962).

ÅKERLUND, Å.: Hernia diaphragmatica hiatus oesophagei vom anatomischen und röntgenologischen Gesichtspunkt. Acta radiol. (Stockh.) **6**, 3—22, 49—68 (1926).

ALBOT, G., et F. POILLEUX: L'oesophage. Paris: Masson & Cie. 1957.

ALLISON, P. R.: Peptic ulcer of the oesophagus. Thorax **3**, 20—42 (1948).

— Reflux-esophagitis, sliding hiatal hernia and anatomy of repair. Surg. Gynec. Obstet. **92**, 419—431 (1951).

— Bleeding from gastro-oesophageal varices. Ann. roy. Coll. Surg. Engl. **25**, 298—305 (1959).

—, and A. S. JOHNSTONE: The oesophagus lined with gastric mucous membrane. Thorax **8**, 87—101 (1953).

ALMÁSSY, G., u. B. GALAMB: Über die Röntgenuntersuchung der Ösophagusstenosen mittels Ballonfüllung. Radiol. diagn. (Berl.) **5**, 453—457 (1964).

— — Neuere Angaben über die Kardiafunktion. Radiol. diagn. (Berl.) **5**, 581—585 (1964).

ANDERSON, R. L.: Rupture of the esophagus. J. thorac. Surg. **24**, 369—382 (1952).

ANDRÉ, R.: Peutz-Jeghers syndrom with esophageal polyposis. Bull. Soc. méd. Hôp. Paris **117**, 505—510 (1966).

ANDRÉN, L., and J. THEANDER: Roentgenographic appearances of esophageal moniliasis. Acta radiol. (Stockh.) **46**, 571—574 (1956).

ARMSTRONG, R. A., G. M. CARRERA, and J. B. BLALOCK: Adenocarcinoma of middle third of the esophagus arising from ectopic gastric mucosa. J. thorac. Surg. **37**, 398—401 (1959).

ARROYAVE, R., H. W. CLATWORTHY, and O. H. WANGENSTEEN: Experimental production of esophagitis and esophageal ulcers in dogs. Proc. Forum Session 36, Clin. Congr. Amer. Coll. Surg. Philadelphia: W. B. Saunders Co. 1951.

ASTLEY, R.: Radiology of the alimentary tract in infancy. London: E. Arnold Publ. 1956.

ATKINS, J. P.: Anomalies and the esophagus, esophageal stenosis and stricture. In: H. L. BOCKUS, Gastroenterology, vol. I. Philadelphia and London: W. B. Saunders Co. 1963.

ATKINSON, M.: Mechanisms protecting against gastro-oesophageal reflux: a review. Gut **3**, 1—15 (1962).

AUERBACH, L.: Über einen Plexus myentericus. Breslau: Morgenstern 1862.

AUGUSTE, C.: Traitement des sténoses bénignes de l'oesophage par la dilatation. Acta méd. Belg. **25**, 906—914 (1962).

AXHAUSEN, G. v.: Über Spätresultate der totalen Oesophagusplastik. Chirurg **23**, 162—163 (1952).

BABBITT, D. P.: Double tracheoesophageal fistula without atresia. Report of a case. New Engl. J. Med. **257**, 713—718 (1957).

BABINI, L., e P. SASSI: Perforazioni e fistole in corso di radioterapia dei tumori maligni dell' esofago. Radiobiol. Radioter. Fis. med. **21**, 55—71 (1966).

BACHEM, C., u. H. GÜNTHER: Bariumsulfat als schattenbildendes Kontrastmittel bei Röntgenuntersuchungen. Z. Röntgenk. **12**, 369—376 (1910).

BAENSCH, W. E.: Speiseröhre: In: H. R. SCHINZ, W. E. BAENSCH, E. FRIEDL u. E. UEHLINGER, Lehrbuch der Röntgendiagnostik, 5. Aufl., Bd. IV. Stuttgart: Georg Thieme 1952.

BAILEY, P.: A case of thoracic stomach. Anat. Rec. **17**, 107—109 (1919).

BARCLAY, A. E.: Origin of Zenker pouch of pharynx. Acta radiol. (Stockh.) **13**, 87—90 (1932).

— The digestive tract. A radiological study of its anatomy, physiology and pathology, 2. ed. Cambridge: Cambridge University Press 1936.

BARRETT, N. R.: Chronic peptic ulcer of the esophagus and "oesophagitis". Brit. J. Surg. **38**, 175—182 (1950).

— The lower esophagus lined by columnar epithelium. Surgery **41**, 881—894 (1957).

— Modern trends in gastroenterology, ed. by A. JONES, 2nd series. London: Butterworth & Co. Ltd. 1958.

BÁRSONY, TH.: Funktionelle Speiseröhrendivertikel. Wien. klin. Wschr. **39**, 1363—1364 (1926).

— Über die Hiatushernie. Fortschr. Röntgenstr. **38**, 629—641 (1928).

—, u. F. POLGAR: Symptomlose und funktionelle Speiseröhrendivertikel. Fortschr. Röntgenstr. **36**, 593—602 (1927).

BARTH, G., W. BRICHZY u. H. JAXTHEIMER: Ergebnisse der Strahlenbehandlung des Ösophaguskarzinoms an der Med. Universitätsklinik Erlangen (1946—1955). Strahlentherapie **106**, 523—537 (1958).

—, u. R. HESSE: Eine einfache röntgenologische Funktionsprüfung karzinomatöser Ösophagusstenosen. Ärztl. Wschr. **11**, 590—591 (1956).

BARTSCH, W. M.: Primäre maligne Melanome des Ösophagus. Bruns' Beitr. klin. Chir. **202**, 427—440 (1961).

BASTENIE, P. A.: Les troubles digestifs de l'hypothyroidie. Lille chir. **4**, 6—19 (1949).

BAUER, R.: Die Strahlenbehandlung der Oesophaguscarcinome. Langenbecks Arch. klin. Chir. **313**, 332—342 (1965).

BAUM, S., M. NUSBAUM, H. R. CLEARFIELD, K. KURODA, and H. J. TUMEN: Angiography in the diagnosis of gastrointestinal bleeding. Arch. intern. Med. **119**, 16—24 (1967).

BECHER, W.: Zur Anwendung des Röntgen'schen Verfahrens in der Medizin. Dtsche. med. Wschr. **1896**, 202—203, 432.

BECKER, TH.: Die Korrektur der narbigen Stenosen in der oesophagojejunalen Anastomose. Chirurg **35**, 506—507 (1964).

BEDUHN, D.: Die Röntgenuntersuchung beim blutenden Magen. Röntgen-Bl. **20**, 435—439 (1967).

BELSEY, R. H. R.: Oesophageal obstruction in childhood. Gastroenterologia (Basel) **86**, 301—304 (1956).

BELTZ, L.: Zur Pathogenese der angeborenen Ösophagusstenose, Ösophagusatresie und Ösophagotrachealfistel. Zbl. allg. Path. path. Anat. **104**, 49—62 (1962).

BENEDICT, E. B.: Carcinoma of the esophagus developing in benign stricture. New Engl. J. Med. **224**, 408—412 (1941).

—, and G. L. NARDI: The esophagus. Medical and surgical management. Boston: Little & Brown 1958.

BERG, H. H.: Über den Nachweis des Zwölffingerdarmgeschwürs mit Röntgenstrahlen. Klin. Wschr. **1923**, 675—682.

— Röntgenuntersuchungen am Innenrelief des Verdauungskanals. Leipzig: Georg Thieme 1930.

— Über die verborgenen Brüche und die Insuffizienz des Hiatus oesophageus. Röntgenpraxis **3**, 443—455 (1931).

BERGMANN, M., and R. M. CHARNAS: Tracheobronchial rests in the esophagus. Their relation to some benign strictures and certain types of cancer of the esophagus. J. thorac. Surg. **35**, 97—104 (1958).

BERGSTRAND, J.: Splenoportography. In: Angiography. Boston: Brown 1961.

BERMAN, E. F.: The plastic esophagus. J. int. Coll. Surg. **18**, 695 (1952).

BERNARD, PH., X. GELLÉ, C. LALANNE, F. LOISILLIER, P. MARKOVITS, J.-D. PICARD et B. PIERQUIN: Étude de 229 cas de cancer de l'oesophage thoracique suivis à l'Institut Gustave-Roussy de 1948 à 1955. Bull. Cancer **43**, 296—330 (1956).

BERNING, H.: Die Hiatus-Brüche. Ergebn. inn. Med. Kinderheilk. **53**, 523—585 (1937).

BERRIDGE, F. R., and D. McC. GREGG: The value of cinematography in the diagnosis of malignant strictures of the oesophagus. Brit. J. Radiol. **31**, 465—471 (1958).

BETANELI, A. M.: A case of double sarcoma of the esophagus and stomach. Khirurgiya (Mosk.) **40**, 123—124 (1964) [Russisch].

BEUTEL, A.: Oesophagusvarizen. Acta radiol. (Stockh.) **13**, 527—532 (1932).

— Röntgenologische Beobachtungen bei frischen Ösophagusverätzungen. Fortschr. Röntgenstr. **58**, 223—227 (1938).

BICHEL, J.: Hodgkins disease of the oesophagus. Acta radiol. (Stockh.) **35**, 371—377 (1951).

BIGELOW, N. H.: Carcinoma of the esophagus developing at the site of lye stricture. Cancer (Philad.) **6**, 1159—1162 (1953).

BIRCHER, E.: Zit. nach M. ROSSETTI 1963.

BIRZEL, H.: Ösophaguskarzinom bei einem Zwölfjährigen. Fortschr. Röntgenstr. **98**, 495—498 (1963).

BLAHA, H.: Die Hiatus-Hernien der Erwachsenen. Bruns' Beitr. klin. Chir. **202**, 441—468 (1961).

BOAS, I., and M. LEVY-DORN: Zur Diagnostik von Magen- und Darmkrankheiten mittels Röntgenstrahlen. Dtsch. med. Wschr. **1898**, 18—19.

BOCKUS, H. L.: Gastroenterology, 2. ed. Philadelphia: W. B. Saunders Co. 1963.

—, and J. BANK: Upper gastrointestinal disease associated with syphilis. Amer. J. Syph. **13**, 30—37 (1929).

BÖRGER, G.: Portaler Hochdruck. In: H. HELLNER, R. NISSEN u. K. VOSSSCHULTE, Lehrbuch der Chirurgie. Stuttgart: Georg Thieme 1957.

Bogaars, A. H.: Survey of 100 cases of corpora aliena in the oesophagus. Pract. oto-rhino-laryng. (Basel) **24**, 125—133 (1962).
Bogoch, A.: Hematemesis and melena. In: H. L. Bockus, Gastroenterology. Philadelphia and London: W. B. Saunders Co. 1963.
Borrie, J.: Sarcoma of esophagus; surgical treatment. J. thorac. Surg. **37**, 413—416 (1959).
Botha, G. S. M.: Radiological localisation of diaphragmatic hiatus. Lancet **1957 I**, 662—664.
Boureau, M., et G. Laurence: L'atrésie de l'oesophage. Atlas Radiol. clin. Presse méd. **70**, 1—4 (1962).
Boyd, D. P., and L. D. Hill: Benign tumors and cysts of the esophagus. Amer. J. Surg. **93**, 252—257 (1957).
Brdiczka, I. G., u. J. Tschakert: Die röntgenologische Diagnostik der Ösophagusvarizen. Fortschr. Röntgenstr. **46**, 156—163 (1932).
Bremer, J. L.: Diverticula and duplication of intestinal tract. Arch. Path. **38**, 132—140 (1944).
— Dorsal intestinal fistula; accessory neurenteric canal, diastematomyelia. Arch. Path. **54**, 132—138 (1952).
Bret, P. M., M. Croisille et Mlle Servonnat: La radiologie des sténoses peptiques de l'oesophage chez l'adulte. A propos de 13 oesophagites peptiques et de 8 cancers. Ann. Radiol. (Paris) **10**, 361—373 (1967).
Brick, I. B.: Incidence of hiatus hernia and associated lesions diagnosed by roentgenray. Arch. Surg. **58**, 419—427 (1949).
—, and E. D. Palmer: Incidence and diagnosis of esophageal varices in cirrhosis of the liver: an esophagoscopic study. Gastroenterology **25**, 378—384 (1953).
Brintnall, E. S., and W. W. Kridelbaugh: Congenital diverticulum of the posterior hypopharynx simulating atresia of the esophagus. Amer. J. Surg. **131**, 564—574 (1950).
Brombart, M.: Les dysphagies d'origine extra-oesophagienne. Acta gastro-ent. belg. **15**, 573—588 (1952).
— La radiologie clinique de l'oesophage. Paris: Masson & Cie. 1956.
— Die Speiseröhre in den angeborenen und erworbenen Krankheiten der Aorta und der großen Herzgefäße. Röntgen-Europ. **1**, 44—56 (1959).
— Clinical radiology of the oesophagus. Translated by S. Kenny, p. 383 Bristol: John Wright & Sons, Ltd., 1961.
— Atlas de radiologie clinique du tube digestif. Paris: Masson & Cie. 1964.
—, et J. Schuermans: Pathologie méconnue de l'oesophage. Acta oto-rhino-laryng. belg. **5**, 5—45 (1951).
Brooks, F. P.: Applied anatomy and physiology of the esophagus. In: H. L. Bockus, Gastroenterology. Philadelphia and London: W. B. Saunders Co. 1963.
Brown, P.: American martyrs to science through the roentgen rays, p. 276. Springfield, Ill.: Ch. C. Thomas 1936.
Brunetti, L.: Die Röntgendiagnose des Ulcus pepticum oesophagi. Fortschr. Röntgenstr. **33**, 750—763 (1925).
Brunner, A.: Oesophago-bronchiale Fisteln. Münch. med. Wschr. **103**, 2181—2184 (1961).
Buchtala, V.: Ösophagusvarizen bei sehr großer Struma und gleichzeitigem Magenvolvulus. Fortschr. Röntgenstr. **73**, 585—588 (1950).
—, u. K. H. Fuchs: Fernspasmen am Ösophagus (postoperativ und beim Magenulkus). Radiol. clin. (Basel) **21**, 190—201 (1952).
Buckstein, J.: The digestive tract in roentgenology, 2. ed. Philadelphia and Montreal: J. B. Lippincott Co. 1953.
Budde, W.: Über Cardio-oesophagospasmus beim Ulcus ventriculi. Mitt. Grenzgeb. Med. Chir. **38**, 525—537 (1924/25).
Bugden, W. F., and J. E. Delmonico, jr.: Lower esophageal web. J. thorac. Surg. **31**, 1—18 (1956).
Bull, P. N.: So-called idiopathic dilatation of the oesophagus. Treatment and report of cases. Amer. J. Surg. **81**, 59—93 (1925).
Bullock, W. K., and E. N. Snyder: Carcinoma in situ occurring in a pharyngeal diverticulum. Cancer (Philad.) **5**, 737—739 (1952).
Burckhardt, G., u. H. Schuster: Das Retothelsarkom des Ösophagus. Med. Mschr. **17**, 237—241 (1963).
Burgmann, W.: Röntgendarstellung von Ösophagusvarizen. In: H. Kalk, Speiseröhre-Magen. 4. Bad Mergentheimer Stoffwechseltagg, S. 44—55. Stuttgart: Georg Thieme 1967.
Burrel, R. J.: Oesophageal cancer in the Bantu. S. Afr. med. J. **31**, 401 (1957).
Buschmann, O., u. L. Kerk: Zur Röntgendiagnostik von Ösophagustumoren. Fortschr. Röntgenstr. **103**, 42—53 (1965).
Butler, C. L., and M. Ende: Double esophagus with carcinoma in one; report of case with autopsy. Arch. Path. **49**, 605—611 (1950).
Caffey, J.: Pediatric x-ray diagnosis, 4. ed. Chicago: Year Book Medical Publ. 1961.
Calabresi, P., and W. H. Abelmann: Porto-caval and portopulmonary anastomoses in Laennecs cirrhosis and in heart failure. J. clin. Invest. **36**, 1257—1265 (1957).
Calas, E.: Poikilodermatomyositis, with esophageal onset. Bull. Soc. franç. Derm. Syph. **70**, 654—655 (1963).
Calenoff, L.: Pedunculated epidermoid carcinoma of the midesophagus. Amer. J. Roentgenol. 88, 733—735 (1962).
Cannon, W. B.: Notebook on experiments performed in 1896 and 1897. Boston, Mass.: Harvard Medical Library
Carr, D. T., and D. M. Spain: Tuberculosis in a carcinoma of the esophagus. Amer. Rev. Tuberc. **46**, 346—349 (1942).
Carré, I. J.: The natural history of the partial thoracic stomach (hiatus hernia) in children. Arch. Dis. Childh. **34**, 344—353 (1959).
Carveht, S. W., J. F. Schlegel, C. F. Code, and F. H. Ellis: Esophageal motility after vagectomy, phrenicotomy, myotomy and myomectomy in dogs. Surg. Gynec. Obstet. **114**, 31—49 (1962).
Case, T. C.: Peptic esophagitis complicated by esophageal ulcer and obstruction. J. int. Coll. Surg. **32**, 613—617 (1959).

Chagas, C.: Processos patogênicos da tripanosomiase americana. Mem. Inst. Osw. Cruz 8, 5—36 (1916).
Chaumerliac, H. J.: Diverticule géant de l'oesophage thoracique. Arch. Mal. Appar. dig. 41, 83—86 (1952).
Cheitlin, M. D., E. J. Kamin, and D. J. Wilkes: Midesophageal diverticulum. Report of a case with fistulous connection with the superior vena cava. Arch. intern. Med. 107, 252—259 (1961).
Cheng, Wen-Huei, and Ts'ao, Chin-Ni: Spontaneous rupture of the esophagus. Chin. med. J. 83, 248—254 (1964).
Chi, P. S. H., and W. E. Adams: Benign tumors of esophagus; report of case of leiomyoma. Arch. Surg. 60, 92—94 (1950).
Chitty, E. C.: Esophageal polypus accompanied by tumor of accessory thyroid gland. Brit. J. Surg. 26, 193—195 (1938).
Ciarpaglini, L., u. G. Iannaccone: Dynamische Veränderungen des varikösen Ösophagus. Röntgenkinematographische Untersuchung mit dem Bildverstärker. Fortschr. Röntgenstr. 89, 551—557 (1958).
Cignolini, P.: A propos du diagnostic differentiel des varices oesophagiennes. J. Radiol. Électrol. 31, 413 (1950).
Cillo, L., e A. Gamba: Leiomioma dell'esofago. Acta chir. ital. 19, 561—580 (1963).
Cimmino, C. V.: The nature of the lower esophageal ring. Amer. J. Roentgenol. 99, 250—251 (1967).
Cocchi, U.: Traktionsdivertikel am Ösophagusmund und Spondylosis deformans der Halswirbelsäule. Radiol. clin. (Basel) 17, 199—206 (1948).
— Das Grenzdivertikel als Folge der Spondylosis deformans. Radiol. clin. (Basel) 18, 225—231 (1949).
— Das Ösophagusdivertikel im Röntgenbild. Fortschr. Röntgenstr. 71, 59—66 (1949).
Code, C. F., B. Creamer, J. F. Schlegel, A. M. Olsen, F. E. Donoghue, and H. A. Andersen: An atlas of esophageal motility in health and disease, p. 134. Springfield (Ill.): Ch. C. Thomas 1958.
—, M. L. Kelley jr., J. F. Schlegel, and A. M. Olsen: Detection of hiatal hernia during esophageal motility tests. Gastroenterology 43, 521—531 (1962).
Codias, G., e C. Fares: Disturbi esophagei in soggetti cifoscoliotici. Arch. Ist. osped. S. Corona 28, 151—159 (1963).
Cohen, B. R., and B. S. Wolf: Roentgen localization of physiologically determined esophageal hiatus. Gastroenterology 43, 43—50 (1962).
Cohen, S. J.: Unusual types of esophageal atresia and tracheoesophageal fistulae. Diagnostic aids and procedures. Clin. Pediat. (Philad.) 4, 271—275 (1965).
Conchillo Teruel, F., y J. Bueno Gómez: Alteraciones esofagicos en la colagenosis. Rev. Med. Univ. Navarra 8, 202—207 (1964).
Cordua, A.: Ein Fall von krebsig tuberkulösem Geschwür des Ösophagus. Arb. Göttinger path. Inst. 34, 147—150 (1893).
Corning, H. K.: Lehrbuch der topographischen Anatomie. Berlin: Springer 1946.
Cornu, P., L. Gaillard et D. Delphin: Les fistules trachéo-oesophagiennes congenitales sans atrésie de l'oesophage chez l'enfant. Arch. franç. Pédiat. 18, 736—747 (1961).
Creamer, B., F. E. Donoghue, and C. F. Code: Pattern of esophageal motility in diffuse spasm. Gastroenterology 34, 782—796 (1958).
— G. K. Harrison, and J. W. Pierce: Further observations on gastro-oesophageal junction. Thorax 14, 132—137 (1959).
Croizat, P., J. Papillon, L. Revol, J.-L. Chassard et J. Quinard: Deux cas de localisation oesophagienne de la lymphogranulomatose maligne. J. Radiol. Électrol. 43, 223 (1962).
Cross, F. S., and A. N. Gerein: Esophagitis. A critical reappraisal of diagnosis and treatment. Ann. Otol. (St. Louis) 71, 1—14 (1962).
Culver, G. J., and K. R. Chaudhari: Intramural esophageal diverticulosis. Amer. J. Roentgenol. 99, 210—211 (1967).
Dahm, M.: Schluckstörungen und Schlucklähmungen. Röntgenuntersuchungen zur Abgrenzung normaler und pathologischer Schluckvorgänge im Bereich des oberen Schluckweges (glossopharyngeale Phase). Fortschr. Röntgenstr. 64, 167—202, 241—281, 309—353 (1941).
Daum, R.: Die operierte Speiseröhre bei Atresia oesophagi unter besonderer Berücksichtigung funktioneller Untersuchungen. Habil.-Schr. Universität Heidelberg 1967.
— W. Ch. Hecker, J. A. Rossner u. W. Wenz: Kongenitale oesophago-laryngo-tracheale Kommunikationen, ein Beitrag zur Differentialdiagnose der oberen Oesophagotrachealfisteln. Z. Kinderchir. 2, 314—325 (1965).
Davidson, J. S.: A case of congenital oesophageal diverticulum, lower accessory lobe, and oesophagobronchial fistula. Brit. J. Surg. 43, 417—421 (1956).
— Ulceration of the esophagus in association with a tumor of the pancreas. J. thorac. cardiov. Surg. 48, 200—204 (1964).
Dean, L. W., and J. B. Gregg: Report of a case of coexistent carcinoma, tuberculosis and syphilis of the esophagus. Ann. Otol. (St. Louis) 26, 619—625 (1919).
Decker, P., u. P. Francioli: Oesophagus-Plastiken bei Narbenverengung. Thoraxchirurgie 2, 155—159 (1954/55).
Demling, L.: Früherkennung bösartiger Geschwülste der Verdauungsorgane. Therapiewoche 14, 306—311 (1964).
Denecke, H. J.: Luftnot bei Trachealkompression durch Etagenspasmen im Bereich der oberen Speiseröhre. HNO (Berl.) 8, 300—302 (1960).
Diethelm, L.: Zur Behandlung des Ösophaguskarzinoms. Strahlentherapie 109, 268—294 (1959).
Diveley, W. L., P. N. Symbas, H. W. Scott, and R. A. Daniel: Compression of the trachea and esophagus by congenital vascular anomalies. Sth. med. J. (Bgham, Ala.) 56, 1—10 (1963).
Doesel, H.: Im Röntgenbild verifizierte Ösophagusdivertikel bei Kindern und Jugendlichen mit Tuberkulose. Tuberk.-Arzt 14, 732—744 (1960).
Doppmaan, J. L., and R. Shapiro: Bleeding esophageal varices in the presence of a normal splenoportogram. Amer. J. Roentgenol. 86, 1103 (1961).

DOR, J. et V.: Les fistules oeso-aériennes benignes. I. J. franç. Méd. Chir. thor. **18**, 377—423 (1964).
DREYFUSS, J. R., and R. G. WILLOCX: The elevator esophagus. A. fluoroscopic clue to possible organic disease. Radiology **75**, 914—918 (1960).
DÜX, A., E. BÜCHELER, M. DOHNEN u. R. FELIX: Die direkte retrograde Azygographie. Fortschr. Röntgenstr. **107**, 309—328 (1967).
— P. THURN u. H. SCHREIBER: Der Kollateralkreislauf bei intra- und extrahepatischem Block im Serien-Splenoportogramm. Fortschr. Röntgenstr. **97**, 255—286 (1962).
DUNHILL, TH.: Pharyngeal diverticulum. Brit. J. Surg. **37**, 404—415 (1940/50).
EADIE, M. J.: Radiological abnormalities of the upper part of the alimentary tract in Parkinsonism. Aust. Ann. Med. **14**, 23—27 (1965).
EBEL, KL.-D.: Die Röntgenkinematographie des Schluckaktes im Kindesalter. Fortschr. Röntgenstr. **107**, 794—798 (1967).
EFFLER, D. B., D. W. BARR, and L. L. GROVES: Epiphrenic diverticulum of the esophagus, surgical treatment. Arch. Surg. **79**, 459—463 (1959).
EGEBLAD, M.: Moniliasis of the oesophagus diagnosed radiologically. Dan. med. Bull. **8**, 163—165 (1961).
ELWOOD, J. ST.: Mediastinal duplication of the gut. Arch. Dis. Childh. **34**, 474—481 (1959).
ESSER, G., u. W. KOCH: Die Anwendung der Doppelballonsonde bei der akuten Varizenblutung des Ösophagus und Magens. Handhabung, Nutzeffekt und Komplikationen. Med. Welt **1964**, 2228—2231.
FELDMAN, M.: Clinical roentgenology of the digestive tract. Baltimore: Wm. Wood & Co. 1938.
FESSLER, A., u. R. POHL: Stenosierender Prozeß des Ösophagus bei Sklerodermie. Derm. Z. **63**, 164—169 (1932).
FIGLEY, M. N., W. J. FRY, J. E. OREBAUGH, and H. M. POLLARD: Percutaneous splenoportography. Gastroenterology **28**, 153 (1955).
FINKELSTEIN, L. S.: Roentgenologic diagnosis of caustic burns and stricture. In: H. L. BOCKUS, Gastroenterology, vol. I. Philadelphia and London: W. B. Saunders Co. 1963.
FLEISCHNER, F.: Die Divertikel der Speiseröhre. Haft- oder Adhäsionsdivertikel. Fortschr. Röntgenstr. **45**, 627—664 (1932).
FOGEL, M.: Die Refluxösophagitis. Fortschr. Röntgenstr. **96**, 379—386 (1962).
— Inflammatory strictures of the oesophagus. Radiol. clin. (Basel) **33**, 190—197 (1964).
FOGH-ANDERSEN, P.: Reconstruction after cancer in an antethoracic skin tube esophagus. Acta chir. scand., Suppl. **280**, 298—302 (1961).
FOMIN, G. B.: The possibilities of x-ray diagnosis of varicose veins of the esophagus and stomach in hepatolienal syndrom of children. Vestn. Rentgenol. Radiol. **35**, 34—37 (1960).
FONTAINE, R., P. WARTER, F. WEILL et J. WEBER: L'ulcère de l'oesophage. (Étude radiologique a propos de 8 cas.) J. Radiol. Électrol. **43**, 699—705 (1962).
FORSTER, E., O. BEUGNET et R. PETER: Les modifications de l'oesophage chez les pneumonectomisés. Ann. Chir. **17**, 1366—1385 (1963).
FOSTER, J. H., P. C. JOLLY, J. C. SAWYERS, and R. A. DANIEL: Esophageal perforation. Diagnosis and treatment. Ann. Surg. **161**, 701—709 (1965).
FRANK, R. C., and L. W. PAUL: Congenital reduplication of the esophagus. Radiology **53**, 417—425 (1949).
FRIK, W.: Zur Röntgenuntersuchung der Speiseröhre. In: Diagnostik und Therapie der Erkrankungen des Magen-Darm-Kanals. Basel u. New York: S. Karger 1962.
— In: H. R. SCHINZ, W. E. BAENSCH, W. FROMMHOLD, R. GLAUNER, E. UEHLINGER u. J. WELLAUER, Lehrbuch der Röntgendiagnostik, Bd. V. Stuttgart: Georg Thieme 1966.
—, u. D. HÜMMER: Die Ösophagus-Dilatation beim Kardiospasmus und beim kardianahen Karzinom. Med. Welt (Stuttg.) **1961**, 1461—1463.
FRISCHBIER, H. J., H. KUTTIG u. R. KRAUS: Ergebnisse und Erfahrungen im Vergleich zur konventionellen Röntgen- und Co^{60}-Kontakttherapie. Strahlentherapie **120**, 191—201 (1963).
FROBESE, A. S., G. N. STEIN, and H. R. HAWTHORNE: Hiatal hernia as a complication of the Heller-operation. Surgery **79**, 599—605 (1961).
FRYFOGLE, J. D., G. A. CYROWSKI, D. ROTHWELL, G. RHEAULT, and T. CLARKE: Replacement of the middle third of the esophagus with a silicone rubber prosthesis. Dis. Chest **73**, 464—475 (1963).
GASTELBLUM, A.: Atrésie congénitale de l'oesophage. Bull. Soc. roy. belge Gynéc. Obstét. **32**, 273—289 (1962).
GAUL, M., u. H. K. PARCHWITZ: Über das Auftreten von Karzinomen im Bereich der intrathorakal verlagerten Kardia. Fortschr. Röntgenstr. **96**, 750—759 (1962).
GEMSENJÄGER, E.: Magenschleimhautinseln im Ösophagus. Münch. med. Wschr. **108**, 1990 (1966).
GERMAIN, A.: Un cas de rupture traumatique de l'oesophage. Poumon **15**, 195—201 (1959).
GESSNER, J.: Die traumatische Perforation der Ösophaguswand. Zbl. Chir. **87**, 801—806 (1962).
GJÖRUP, E.: Un cas d'oesophage double et estomac double. Acta paediat. (Uppsala) **15**, 82—89 (1933).
GLASS, W. E., and W. FREEMAN: Spontaneous ruptur of the esophagus in syphilis. Amer. J. med. Sci. **189**, 80—84 (1935).
GLENK, M.: Varizen in der oberen Ösophagushälfte. Fortschr. Röntgenstr. **74**, 725—726 (1951).
GLOOR, F.: Die Gefäßversorgung der Speiseröhre. Thoraxchirurgie **1**, 146—167 (1953).
GOCKEL, H. P.: Zur Röntgendiagnostik „benigner" Ösophagustumoren. Radiol. clin. (Basel) **28**, 1—19 (1959).
GOLDMAN, A., and H. MASTERS: Leiomyoma of the esophagus. Arch. Surg. **60**, 559—574 (1950).
GOLDSTEIN, F.: Dysphagia with iron deficiency, esophageal webs and esophageal rings. In: H. L. BOCKUS, Gastroenterology, vol. I. Philadelphia and London: W. B. Saunders Co. 1963.
GOODMAN, H. I., and I. H. PARNES: Epiphrenic diverticula of the esophagus. J. thorac. Surg. **23**, 145—419 (1952).
GOODNER, J. T., T. R. MILLER, and W. L. WATSON: Sarcoma of the esophagus. Amer. J. Roentgenol. **89**, 132—139 (1963).
GREEN jr., A. E., B. G. BROGDON, N. E. CROW, and A. E. SWEARINGEN: Leiomyoma of the esophagus. Amer. J. Roentgenol. **82**, 1058—1062 (1959).

GREENWALD, E. S., and H. J. HEIMLICH: Spontaneous perforation of the esophagus. Report of a case. Amer. J. Gastroent. **39**, 614—618 (1963).

GREGORIO, G.: Possibilità diagnostiche dell'esame radiologico nella tuberculosis esophagea. Radiologia (Roma) **13**, 857—867 (1957).

GREWE, H. E., u. W. BIRKS: Palliativbehandlung durch Endoprothese beim inop. Oesophagus-Cardia-Carcinom. Thoraxchirurgie **11**, 328—338 (1963/64).

—, u. A. J. DELFINO: Benigne Ösophagusstenose mit Magenschleimhaut. Ein Beitrag zur Ätiologie, Klinik und Therapie. Langenbecks Arch. klin. Chir. **307**, 303—318 (1964).

GRIFF, L. C., and J. COOPER: Leiomyoma of the esophagus presenting as a mediastinal mass. Amer. J. Roentgenol. **101**, 472—481 (1967).

GRIMES, O. F.: Replacements of the esophagus. Amer. J. Surg. **100**, 278—292 (1960).

GRINBERG, S. A.: A rare case of neurofibromatosis. Vop. Neirokhir. **27**, 52—53 (1963) [Russisch].

GROB, M., M. STOCKMANN u. M. BETTEX: Lehrbuch der Kinderchirurgie. Stuttgart: Georg Thieme 1957.

GRÖZINGER, K. H., W. SCHMITZ u. W. WENZ: Der Eingeweideprolaps in die Brusthöhle bei Zwerchfellrupturen. Langenbecks Arch. klin. Chir. **306**, 229—242 (1964).

GROSS, P., and L. J. FREEDMAN: Obstructing secondary carcinoma of the esophagus. Arch. Path. **33**, 361—364 (1942).

GROSS, R. E.: Treatment of short stricture of the esophagus by partial esophagectomy and end-to-end esophageal reconstruction. Surgery **23**, 735—744 (1948).

— The surgery of infancy and childhood. Philadelphia and London: W. B. Saunders Co. 1953.

—, G. W. HOLCOMB, and U. S. FABER: Duplications of the alimentary tract. Pediatrics **2**, 449—468 (1952).

GÜTGEMANN, A.: Zur Frage der radikalen und palliativen Operation des Oesophagus-Karzinoms. Langenbecks Arch. klin. Chir. **276**, 357—364 (1953).

GUTHRIE, K.: Congenital malformations of the esophagus. J. Path. Bact. **57**, 363—373 (1945).

GUYOT, R.: La syphilis de l'oesophage en particulier au point de vue anatomo-pathologique. Ann. Otolaryng. (Paris) **5**, 505—526 (1931).

GUZZON, A., E. SALVINI e R. ZUCALI: Studio radiocinematografico di due casi di leiomyoma esofago. Con proiezione di film. Minerva radiol. fisioter. radiobiol. **9**, 323—326 (1964).

HAASTERT, S.: Zur Kontrastmittelwahl bei Ösophagusuntersuchungen. Fortschr. Röntgenstr. **102**, 563—566 (1965).

HABEIN, H., I. W. KIRKLIN, O. T. CLAGETT, and H. J. MOERSCH: Surgical treatment of lower esophageal pulsion diverticula. Arch. Surg. **72**, 1018—1023 (1956).

HACKER, V. v.: Über Oesophagusplastik im allgemeinen und über den Ersatz der Speiseröhre durch antethorakale Haut-Dickdarmschlauchbildung im besonderen. Langenbecks Arch. klin. Chir. **105**, 973—1018 (1914).

—, u. G. LOTHEISSEN: Chirurgie der Speiseröhre. In: Neue Deutsche Chirurgie, Bd. 34. Stuttgart: Ferdinand Enke 1926.

HAENISCH, F.: Beitrag zur Röntgendiagnostik des Ösophagus — benigner Ösophagustumor. Fortschr. Röntgenstr. **32**, 432—435 (1924).

HÄRING, R.: Eine neue Ösophagusprothese als Palliativmaßnahme beim inoperablen Ösophagus- und Kardiacarcinom. Chirurg **35**, 549—551 (1964).

—, u. S. DRESSLER: Palliative Behandlung des stenosierenden Ösophagus- und Kardiakarzinoms mit einer Ösophagus-Endoprothese. Med. Klin. **62**, 484—488 (1967).

HAFFERL, A.: Lehrbuch der topographischen Anatomie, 2. Aufl. Berlin-Göttingen-Heidelberg: Springer 1957.

HAFTER, E.: Röntgendiagnose der Hiatushernie. Radiologe **1**, 141—147 (1961).

— Praktische Gastroenterologie, 2. Aufl. Stuttgart: Georg Thieme 1962.

— Der sogenannte untere Ösophagusring. Dtsch. med. Wschr. **89**, 2338—2342 (1964).

HAIGHT, C.: Some observations on esophageal atresia and tracheo-esophageal fistulas of congenital origin. J. thorac. Surg. **34**, 141—145 (1957).

HALLER, J. A., and K. BACHMAN: The comparative effect of current therapy on experimental caustic burns of the esophagus. Pediatrics **34**, 236—245 (1964).

—, A. F. BROOKER, J. L. TALBERT, O. BAGHDASSARIAN, and J. VANHOUTTE: Esophageal function following resection. Ann. thorac. Surg. **2**, 180—187 (1966).

HAMMER, G.: Ösophagusstenosen durch verschluckte Fremdkörper. Vortr. 4. Tagg Bayer. Röntgenvergg, Ref. Fortschr. Röntgenstr. **78**, 754 (1952).

HANSSON, C. J.: Varices of the oesophagus in children. Acta radiol. (Stockh.) **25**, 507—513 (1944).

HARPER, R. A. K., and E. TISCENCO: Benign tumour of the oesophagus and its differential diagnosis. Brit. J. Radiol. **18**, 99 (1945).

HARRINGTON, S. W.: Pulsion diverticulum of the hypopharynx at pharyngo-esophageal junction. Surgery **18**, 66—69 (1945).

HEBERER, G., G. RAU u. H.-H. LÖHR: Aorta und große Arterien. Berlin-Heidelberg-New York: Springer 1966.

HECKER, W. CH., u. F. LINDER: Zum Speiseröhrenersatz bei langstreckiger Ösophagusatresie. Langenbecks Arch. klin. Chir. **298**, 572—577 (1961).

HEGEMANN, G.: Resektion und Rekonstruktion der Speiseröhre. Chirurg **30**, 501—506 (1959).

—, u. J. GELDMACHER: Zur Diagnose, Indikation und Behandlung des Ösophaguskarzinoms. Zbl. Chir. **87**, 621—631 (1962).

HEISS, W. H., u. S. KARNBAUM: Spontanrupturen des Oesophagus. Med. Bild-Dienst (Roche) **1**, 8—11 (1962).

HELLER, E.: Extramuköse Kardiaplastik beim chronischen Kardiospasmus mit Dilatation des Ösophagus. Mitt. Grenzgeb. Med. Chir. **27**, 141—149 (1914).

HELLMANN, J.: Das Ulcus pepticum oesophagi. Bruns' Beitr. klin. Chir. **115**, 449—460 (1919).

HELM, F.: Seltene Röntgenbilder des Ösophagus. Med. Klin. **14**, 665—667 (1918).

HELMSWORTH, J. A., and CH. V. PRYLES: Congenital tracheooesophageal fistula without esophageal atresia. J. Pediat. **38**, 610—614 (1951).

Henning, N.: Erfahrungen mit dem flexiblen Gastroskop nach Wolf-Schindler. Münch. med. Wschr. **79**, 1269—1270 (1932).
— Ein neues Dilatationsinstrument für Speiseröhre und Kardia. Dtsch. med. Wschr. **60**, 1915—1916 (1934).
— Lehrbuch der Verdauungskrankheiten, 2. Aufl. Stuttgart: Georg Thieme 1956.
Herrnheiser, G.: Beitrag zum Adhäsionsnachweis im Bruchsack der Hernia hiatus oesophagei. Epikardiales Traktionsdivertikel. Fortschr. Röntgenstr. **36**, 814—817 (1928).
Herweg, J. C., and J. H. Ogura: Congenital tracheoesophageal fistula without esophageal atresia. An endoscopic diagnostic technique. J. Pediat. **47**, 293—297 (1955).
Hess, W. R., u. O. A. M. Wyss: Die Analyse der physikalischen Atem-Regulierung anhand des Aktionsstrom-Bildes des Phrenicus. Pflügers Arch. ges. Physiol. **237**, 761—770 (1936).
Heuck, F., u. U. Jacobsen: Röntgenkinematographische Funktionsanalysen am Ösophagus. Méd. Andiovision **5**, 106—113 (1966).
Higgins jr., W. H.: Esophageal varix. Amer. J. med. Sci. **214**, 436—441 (1947).
Hightower, N. C.: Esophageal motility in health and disease. Dis. Chest **28**, 150 (1955).
Hill, W.: Pharyngeal and oesophageal diverticula. Brit. med. J. **1926**, No 3441, 1163—1169.
Hillemand, P., R. Viguié, G. Brulé et B. Wolmant: Les spasmes étagés de l'oesophage. Lille chir. **4**, 59—64 (1949).
Hird, W. E., and C. B. Hortenstine: Familial esophageal epiphrenic diverticula. J. Amer. med. Ass. **171**, 1924—1929 (1959).
His jr., W.: Studien an gehärteten Leichen über Form und Lagerung des menschlichen Magens. Arch. Anat. Physiol. **27**, 345—367 (1903).
Hitzenberger, K.: Das Zwerchfell im gesunden und kranken Zustand. Wien: Springer 1927.
Hodes, P. J., J. P. Atkins, and B. L. Hodes: Esophageal intramural diverticulosis. Amer. J. Roentgenol. **96**, 411—413 (1966).
Hoff, F.: Klinische Physiologie und Pathologie. Stuttgart: Georg Thieme 1954.
Hoffmann, V.: Erfahrungen mit der Operation des Kardia-Fundus-Karzinoms und der totalen Gastrectomie. Langenbecks Arch. klin. Chir. **293**, 571—587 (1960).
Holder, E., u. H. Grimsehl: Kardiospasmus und Megaoesophagus. Langenbecks Arch. klin. Chir. **293**, 623—634 (1960).
Holder, Th. M., D. T. Cloud, E. Lewis, and G. P. Pilling: Esophageal atresia and tracheooesophageal fistula. A survey of its members by the surgical section of the american academy of pediatrics. Pediatrics **34**, 542 (1964).
Holinger, P. H., and K. C. Johnston: Endoscopic surgery of Zenker's diverticula. Experience with the Dohlman technique. Ann. Otol. (St. Louis) **70**, 1117—1123 (1961).
— —, and J. Greegard: Congenital anomalies of the esophagus related to esophageal foreign bodies. Amer. J. Dis. Child. **78**, 467 (1949).
Holmgren, B. S.: Inkonstante Hypopharynxdivertikel. Eine röntgenologische Untersuchung. Acta radiol. (Stockh.), Suppl. **61** (1946).
Holsten, D. R., u. H. St. Stender: Erfahrungen mit der Orthovolt- und Telekobalttherapie bei 207 Ösophaguskarzinomen. Strahlentherapie **123**, 323—338 (1964).
Holyoake, Y.: Dysphagia due to the lower oesophageal ring. Clin. Radiol. **14**, 158—162 (1963).
Holzknecht, G.: Zur Diagnose der Oesophagusstenose. Dtsch. med. Wschr. **1900**, 573—576.
Honkomp, J., u. W. Sasse: Die Indikationen der endoösophagealen Kunststoffprothese. Bruns' Beitr. klin. Chir. **216**, 29—42 (1968).
Hood, R. M.: Rupture of the esophagus by compressed carbon dioxide. U.S. armed Forces med. J. **8**, 587—591 (1957).
Hoover, W. B.: The syndrome of anemia, glossitis and dysphagia. New Engl. J. Med. **213**, 394—398 (1935).
Horst, H.: Value of radiological tests in benign tumors of the esophagus. Pol. Arch. Med. wewnet **35**, 1215—1222 (1965).
Hudson, T. R., and J. R. Head: Syphilis of the esophagus. J. thorac. Surg. **20**, 216—221 (1950).
Hübner, O.: Doppelte angeborene Ösophagotrachealfistel ohne Ösophagusatresie. Zbl. allg. Path. Anat. **80**, 358—367 (1943).
Hurst, A. F.: Achalasia of the cardia. Quart. J. Med. **8**, 300—308 (1915).
Hyun, B. H., E. P. Singer, and R. H. Sharett: Esophageal varices and metastatic carcinoma of liver. A report of three cases and review of the literature. Arch. Path. **77**, 292—298 (1964).
Imdahl, H.: Der terminale Ösophagus. Stuttgart: Schattauer 1963.
Ingelfinger, F. J.: Esophageal motility. Physiol. Rev. **38**, 533—584 (1958).
—, and P. Kramer: Dysphagia produced by a contractile ruig in the lower esophagus. Gastroenterology **23**, 419—423 (1953).
Jackson, C.: Carcinoma and sarcoma of the esophagus: a plea for early diagnosis. Amer. J. med. Sci. **169**, 625 (1925).
— Peptic ulcer of the esophagus. J. Amer. med. Ass. **92**, 369—372 (1929).
— Diseases of the esophagus: angioneurotic edema, urticaria, serum disease and herpes. Arch. Otolaryng. **11**, 397—402 (1930).
—, and C. L. Jackson: Bronchoesophagoscopy. Philadelphia: W. B. Saunders Co. 1950.
—, and T. A. Shallow: Diverticula of the esophagus; pulsion, traction, malignant and congenital. Ann. Surg. **83**, 1—19 (1926).
Jacobsson, F.: The Paterson-Kelly (Plummer-Vinson) syndrome and carcinoma of the cervical oesophagus. In: D. W. Smithers, Neoplastic disease at various sites, vol. IV. Edinburgh and London: E. & S. Livingstone Ltd. 1961.
Jayes, P. H.: Carcinoma in a reconstructed oesophagus Brit. J. plast. Surg. **10**, 212—217 (1957/58).
Jezioro, Z., Z. Zimmer, and S. Piegza: Cancer of the artificial esophagus: partial resection and esophageal replacement by transplant from ileum. Surgery **48**, 828—837 (1960).

JÖNSSON, G.: Notes on roentgen picture of the so-called oesophagus lip. Acta radiol. (Stockh.) **18**, 452—459 (1937).

JOHANSSON, L., and T. SILANDER: Benign oesophageal tumours. Acta chir. scand. **126**, 573—578 (1963).

JOHNSTONE, A. S.: Diffuse spasm and diffuse muscle hypertrophy of lower oesophagus. Brit. J. Radiol. **33**, 723—735 (1960).

JORUP, S.: Congenital varices of the esophagus. Acta paediat. (Uppsala) **35**, 247—257 (1948).

JURICA, E. J.: Studies on the motility of the denervated mammalian esophagus. Amer. J. Physiol. **77**, 371—384 (1926).

JUTRAS, A., P. LEVRIER et M. LONGTIN: Étude radiologique de l'oesophage paradiaphragmatique et du cardia. J. Radiol. Électrol. **30**, 373—414 (1949).

JUZBAŠIĆ, D.: Ösophagus. In: Klinische Chirurgie für die Praxis, Bd. II, hrsg. von O. DIEBOLD, H. JUNGHANS u. L. ZUKSCHWERDT. Stuttgart: Georg Thieme 1961.

KAINSBERGER, F.: Die Häufigkeit der Hiatushernie und die Häufigkeit ihrer Beschwerden. Acta austriaca **17**, 59 (1967).

KARNBAUM, S., u. M. PÖSCHL: Röntgenologisches zur spontanen Ösophagusruptur. Fortschr. Röntgenstr. **93**, 131—132 (1960).

KATSURA, S., ISCHIKAWA, and G. OKAYAMA: Transplantation of the partially resected middle esophagus with jejunal graft. Ann. Surg. **147**, 146—156 (1958).

KAUFMANN, E.: Lehrbuch der speziellen pathologischen Anatomie, 11. u. 12. Aufl., Bd. I/2, hrsg. von M. STAEMMLER. Berlin: W. de Gruyter & Co. 1950.

KAY, E. B.: The inferior esophageal constrictor in relation to lower esophageal disease. J. thorac. Surg. **25**, 1 (1953).

KEGARIES, D. L.: Venous plexus of the esophagus: its pathologic and clinical significance. Proc. Mayo Clin. **8**, 160—165 (1933).

KELLER, W., u. A. WISKOTT: Lehrbuch der Kinderheilkunde. Stuttgart: Georg Thieme 1961.

KELLEY, M. L., and J. P. FRAZER: Symptomatic mid-esophageal webs. J. Amer. med. Ass. **197**, 143—146 (1966).

KELLING, G.: Ösophagusplastik mit Hilfe des Quercolon. Zbl. Chir. **38**, 1209—1212 (1911).

KELLY, A. B.: Spasm at the entrance to the esophagus. J. Laryng. **34**, 285—291 (1919).

KENNEWEG, D. J., and C. V. CIMMINO: Carcinosarcoma of the esophagus. Amer. J. Roentgenol. **101**, 482—484 (1967).

KERR, J. H.: A method of demonstrating the site of a perforation of the oesophagus. Brit. J. Radiol. **35**, 255—260 (1962).

KESZTELE, V.: Oesophagustuberkulose. Wien. med. Wschr. **113**, 430—432 (1963).

KILLIAN, G.: Über den Mund der Speiseröhre. Z. Ohrenheilk. **55**, 1—41 (1908).

KILLIAN, H.: Die Chirurgie der Speiseröhre. In: M. KIRSCHNER u. O. NORDMANN, Die Chirurgie, Bd. V. Berlin u. Wien: Urban & Schwarzenberg 1941.

KINCHI, S.: Radiographic studies on functional esophageal diverticula. Otolaryngology (Tokyo) **37**, 469—473 (1965).

KING, H. A., and T. A. KOERNER: Carcinosarcoma of the esophagus. Surgery **42**, 389 (1957).

KLEINFELDER, H., u. F. LONGIN: Der untere Ösophagusring. Fortschr. Röntgenstr. **95**, 610—623 (1961).

KOEBERLE, F.: Die Chagas-Krankheit, ihre Pathogenese und Bedeutung als Volksseuche. Z. Tropenmed. Parasit. **10**, 236—268 (1959).

—, u. P. D. PENHA: Chagas-Mega-oesophagus. Z. Tropenmed. Parasit. **10**, 291—295 (1959).

KÖLE, W., u. E. SUCHANEK: Leiomyom und Divertikel der Speiseröhre. Wien. med. Wschr. **114**, 312—314 (1964).

KOLÁŘ, J., P. TEISINGER u. J. ŠTÁVA: Die Speiseröhre bei den Dermosklerosen. Čs. Radiol. **18**, 387—396 (1964).

— — — Esophagus in dermosclerosis. Amer. J. Roentgenol. **93**, 972—974 (1965).

KOLB, E.: Kombination von Oesophagusatresie, Duodenalstenose, Anusatresie mit multicystischer Niere. Helv. paediat. Acta **18**, 240—245 (1963).

KRAMER, P.: Frequency of the asymptomatic lower esophageal contraction ring. New Engl. J. Med. **254**, 692—701 (1956).

—, B. FLESHLER, and E. MCNALLY: The pathophysiology of symptomatic "curling" or so-called "diffuse spasm". In: Proc. Sec. World Congr. Gastroenterol. 1962, vol. I, p. 57—59. Basel and New York: S. Karger 1963.

KRAMER, PH., F. J. INGELFINGER, and M. ATKINSON: The motility and pharmacology of the esophagus in cardiaspasm. Gastroenterologia (Basel) **68**, 174—178 (1956).

KRAUS, F.: Die Erkrankungen der Speiseröhre. In: H. NOTHNAGEL, Specielle Pathologie und Therapie, Bd. 16/I, 2. Hälfte. Wien: Alfred Hölder 1902.

— Über die Bewegungen der Speiseröhre unter normalen und pathologischen Verhältnissen (auf Grund röntgenkinematographischen Untersuchungen). Dtsch. med. Wschr. **38**, 393—395 (1912).

KRAUS, R.: Funktionelle Röntgendiagnostik des Mediastinums am Beispiel des Bronchial-Karzinoms demonstriert. Stuttgart: Georg Thieme 1958.

—, u. F. STRNAD: Hat die Oesophaguskymographie eine präoperative Bedeutung für den Thoraxchirurgen? Thoraxchirurgie **3**, 319—333 (1955).

—, E. UNGEHEUER u. F. STRNAD: Zur Röntgendiagnostik bei akuten Blutungen des oberen Digestionstraktes. Dtsch. med. Wschr. **84**, 106—109 (1959).

KREBS, H.: Benigne Tumoren des Oesophagus. Chirurg **37**, 252—255 (1966).

—, u. F. SCHÖNING: Das Ösophaguskarzinom. Chir. Praxis **9**, 69—81 (1965).

KÜHLMAYER, R., W. LORBECK u. G. WENSE: Zum Problem der Refluxoesophagitis. Bruns' Beitr. klin. Chir. **192**, 459—467 (1956).

KÜHNE, H., u. K. LEIMSNER: Verätzungen an Ösophagus und Magen. Früh- und Spätschäden. Stuttgart: Ferdinand Enke 1960.

KUFMAN, S. A., and G. LEVENE: Esophageal moniliasis: report of a case with roentgenographic findings. Ann. intern. Med. **41**, 1003—1005 (1954).

Kuhn, E., J. Schaaf, W. Wenz u. W. Stein: Untersuchungen am Verdauungstrakt bei myotonischer Dystrophie. Schweiz. med. Wschr. **95**, 1263—1266 (1965).

Kumar, R.: A case of congenital oesophageal stricture due to a cartilaginous ring. Brit. J. Surg. **49**, 533—534 (1962).

Kuré, K., K. Tamagata, S. Tsukada u. J. Hiyoshi: Passagestörung des Ösophagus bei Sklerodermie und Dystrophia musculorum progressiva. Klin. Wschr. **15**, 516—520 (1936).

Ladd, W. E.: Congenital anomalies of the esophagus. Pediatrics **6**, 9—23 (1950).

Lafargue, P., R. Dufour, H. Cabanié et J. Chavannaz: Oesophagoplastie préthoracique à l'aide du côlon droit et de l'iléon terminal. Mém. Acad. Chir. **77**, 362—372 (1951).

Laimer, E.: Beitrag zur Anatomie des Ösophagus. Med. Jahrbücher (Wien) 333—388 (1883).

Lambling, A., J.-P. Bader et R. Rivoal: Le péristaltisme oesophagien; enregistrement électromanométrique à l'état normal et pathologique en particulier dans le méga-oesophage (cardiospasme) et la hernie hiatale. Gastroenterologia (Basel) **86**, 151—161 (1956).

—, R. Cheli, C. Richir et J.-J. Bernier: Aspects histologiques de l'oesophage au cours du pyrosis. Arch. Mal. Appar. dig. **44**, 1054—1058 (1955).

Lanz, T. v., u. W. Wachsmuth: Praktische Anatomie, 2. Teil: Hals, S. 352. Berlin-Göttingen-Heidelberg: Springer 1955.

La Pava, S. de, and J. W. Picksen: Ectopic sebaceous glands in the esophagus. Arch. Path. **73**, 397—399 (1962).

Lassrich, M. A.: Zur Entwicklung der motorischen Funktionen des oberen Verdauungstraktes. In: Die physiologische Entwicklung des Kindes, hgsr. von F. Linneweh. Berlin-Göttingen-Heidelberg: Springer 1959.

— Anomalien der Speiseröhre. Radiologe **7**, 1—12 (1967).

—, R. Prévôt u. K. H. Schäfer: Pädiatrischer Röntgenatlas. Stuttgart: Georg Thieme 1955.

Lauf, E.: Über den Nachweis einer Ösophagustuberkulose. Röntgen-Bl. **18**, 62—63 (1965).

Lebsche, M., u. R. Schopp: Carcinoma der antethorakalen Speiseröhre. Thoraxchirurgie **5**, 430—439 (1957/58).

Lefebvre, J., et J. Sauvegrain: Le stenosi congenite dell'esofago nel neonato. Roentgen-Europ, No 5, pp. 45—70. Paris: Publ. Delachaux & Niestle 1964.

Leger, L., M. Fourestier et Ch. Proux: Varices oesophagiennes d'après le film. Presse méd. **70**, 2339—2342 (1962).

Leichner-Weil, Z.: Venen- und Lymphgefäßerweiterungen im Oesophagus bei Tumor der Kardia. Fortschr. Röntgenstr. **102**, 102—103 (1965).

Leinwald, J., A. W. Duryee, and M. N. Richter: Scleroderma (based on study of 150 cases). Ann. intern. Med. **41**, 1003—1006 (1954).

Lenz, H.: Zur Pathophysiologie der nichtperistaltischen tertiären Kontraktionen des Ösophagus. Fortschr. Röntgenstr. **105**, 222—226 (1966).

Lenz, H.: Zur Physiologie der Ösophagusperistaltik und des vestibulären Funktionsmechanismus. Fortschr. Röntgenstr. **105**, 527—536 (1966).

— Zur Pathophysiologie der pharyngoösophagealen Phase des Schluckaktes. Fortschr. Röntgenstr. **105**, 717—727 (1966).

Lerche, W.: The muscular coat of the esophagus and its defects. J. thorac. Surg. **6**, 1—19 (1936).

— The esophagus and pharynx in action. Springfield (Ill.): Ch. C. Thomas 1950.

Le Roux, B. T.: An analysis of 700 cases of carcinoma of the hypopharynx, the oesophagus, and the proximal stomach. Thorax **16**, 226—255 (1961).

Lewis, B., and R. G. Maxfield: Leiomyoma of the esophagus. Int. Abstr. Surg. **99**, 105 (1954).

Linder, F., W. Ch. Hecker u. W. Wenz: Spätergebnisse nach retrosternaler Colon-Oesophagus-Plastik. Langenbecks Arch. klin. Chir. **310**, 320—333 (1965).

Lippa, F. H., and A. P. Thal: Experimental reflux esophagitis. Arch. Surg. **93**, 148—153 (1966).

Lippert, G., and G. Riby: Esophageal varices in children. Canad. med. Ass. J. **87**, 541—544 (1962).

Lipschultz, B. M., and S. Fisher: Leiomyosarcoma of the esophagus. Gastroenterology **27**, 661 (1954).

Lockard, L. B.: Esophageal tuberculosis: a critical review. Laryngoscope (St. Louis) **23**, 561—584 (1913).

Lodmell, L. A.: Giant benign esophageal polyp. Gastroenterology **29**, 1077—1079 (1955).

Lorber, St. H., and Ch. J. D. Zarafonetis: Esophageal transport studies in scleroderma. Amer. J. med. Sci. **245**, 654—667 (1963).

Lortat-Jacob, J. L.: Un procédé d'oesophagoplastie utilisant l'estomac. Presse méd. **57**, 1259 (1949).

— Myomatoses localisées et myomatoses diffuses de l'oesophage. Arch. Mal. Appar. dig. **39**, 519—523 (1950).

— Chirurgie de l'oesophage. Paris: Flammarion 1951.

—, S. N. Maillard, and F. Fekete: La prévention du reflux après résection oesophagogastrique par un procédé d'anastomose continente. Mém. Acad. Chir. **84**, 840—849 (1959).

— — — A procedure to prevent reflux after esophagogastric resection: experience with 17 patients. Surgery **50**, 600—611 (1961).

Lu, Y. K., Y. N. Li, and C. C. Keng: The coexistence of benign and malignant tumors of the esophagus. Chin. med. J. **82**, 805—807 (1963).

Lucca, V. C. de, and B. Y. Lee: Ulceration in ectopic gastric mucosa causing esophageal obstruction. Int. Surg. **45**, 561—566 (1966).

Ludlow, A.: A case of obstructed deglutition, from a preternaturel dilatation of a bag formed in the pharynx, in a letter from Mr. Ludlow, Surgeon at Bristol to Dr. William Hunter, Read August 27, 1764. Medical Observations and Inquiries **3**, 85 (1769).

Lüdin, M.: Röntgenbefunde bei Ösophagustuberkulose. Schweiz. Z. Tuberk. **4**, 267—272 (1947).

MacLean, C. D. T.: Radiological diagnosis of oesophageal tumours. In: D. W. Smithers, Neoplastic disease at various sites, vol. IV. Edinburgh and London: E. & S. Livingstone Ltd. 1961.

MacMahon, H. E., R. Schatzki, and F. J. Gary: Pathology of lower esophageal ring: report of case with autopsy, observed for nine years. New Engl. J. Med. **259**, 1—8 (1958).

MacMillan, A. S.: Pouches of the pharynx and esophagus. J. Amer. med. Ass. **98**, 964—969 (1932).

Mahoney, E. B., and C. D. Sherman jr.: Total esophagoplastic using thoracic right colon. Surgery **35**, 937—946 (1954).

Maillard, J. N.: Ulcère de l'oesophage. Presse méd. **71**, 2303—2304 (1963).

Mallory u. Weiss (1929): Zit. von Baum et al. 1967.

Mandelstam, P., and A. Lieber: Esophageal dysfunction in diabetic neuropathy-gastroenteropathy. J. Amer. med. Ass. **201**, 582—587 (1967).

Manevick, L. V., and G. A. Litvakovskaya: A case of leiomyoma of the esophagus. Vestn. Rentgenol. Radiol. **36**, 69—70 (1961).

Mann, C. V., R. V. Greenwood, and F. H. Ellis: Esophagogastric junction. Surg. Gynec. & Obstet. **118**, 853—862 (1964).

Marc, R., M. Le Guiffant, A. Le Treut et J. Chambry: Observation d'une tumeur maligne pédiculée de l'oesophage. J. Radiol. Électrol. **41**, 478—480 (1960).

Mark, J. B. D., and H. C. Briggs: Segmental replacement of the thoracic esophagus with woven teflon. J. surg. Res. **4**, 400—402 (1964).

Martin, J. D., and J. M. Grisamore: Leiomyosarcoma of the esophagus. Surg. Gynec. Obstet. **107**, 238—241 (1958).

Matsui, S.: Über die Pathologie und Pathogenese von Sklerodermia universalis. Mitt. med. Fak. Univ. Tokyo **31**, 55—116 (1924).

Matzner, M. J., B. Trachtman, and R. A. Mandelbaum: Coexistent carcinoma and scleroderma of esophagus. Amer. J. Gastroent. **39**, 31—42 (1963).

Maurer, H. J.: Vergleichende Röntgenuntersuchung zur Funktion nach totaler Gastrektomie und oberer Teilresektion des Magens. Gastroenterologia (Basel) **101**, 268—278 (1964).

McGregor, A. L.: A synopsis of surgical anatomy; the anatomy of congenital errors. New York: Wm. Wood & Co. 1932.

McNally, E. F., and W. del Gaudio: The radiopaque esophageal marshmallow bolus. Amer. J. Roentgenol. **101**, 485—489 (1967).

—, and I. Katz: The roentgen diagnosis of diffuse esophageal spasm. Amer. J. Roentgenol. **99**, 218—222 (1967).

McPhedran, N. T.: Massive upper gastrointestinal bleeding from spontaneous laceration of the lower oesophagus (Mallory-Weiss syndrome). Canad. J. Surg. **2**, 103—105 (1958).

Mégerand, R.: Les diverticules de l'esophage. Rev. méd. Suisse rom. **83**, 832—839 (1963).

Meldolesi, U., e F. L. Campeti: La diagnosi delle fistole tracheo-esofagee congenite senza atresia dell'esofago. Riv. Radiol. (Roma) **11**, 714—724 (1962).

Mele, M., G. de Simone, and C. Colagrande: The movements transmitted to the esophagus by the aorta and by the left auricle. (Roentgen-kymographical contribution.) Radiol. med. (Tor.) **46**, 941—962 (1960).

Mellins, H. Z.: Esophageal ulcer in infancy. Amer. J. Roentgenol. **68**, 634—638 (1952).

Meltzer, S. J.: On the causes of the orderly progress of the peristaltic movements in the oesophagus. Amer. J. Physiol. **2**, 266—272 (1899).

Mendl, K., and C. Evans: Incomplete lower oesophageal diaphragm. Brit. J. Radiol. **35**, 165—171 (1962).

—, J. M. McKay, and C. H. Tanner: Intramural diverticulosis of oesophagus and Rokitansky-Aschoff sinuses in gall-bladder. Brit. J. Radiol. **33**, 496—501 (1960).

Merendino, K. A., and V. H. Mark: An analysis of one hundred cases of squamous cell carcinoma of the esophagus, part I. Cancer (Philad.) **5**, 52 (1952).

Messer, B., u. H. J. Sielaff: Über Zusammenhänge zwischen zervikaler Osteochondrose und Tonusstörungen des Ösophagus. Fortschr. Röntgenstr. **92**, 85—97 (1960).

Messerklinger, W.: Ein Beitrag zur Diagnose der spontanen Ösophagusruptur. Mschr. Ohrenheilk. **96**, 263—267 (1962).

Metyš, R., u. J. Krysl: Das Oesophagusdivertikel in der Differentialdiagnostik der expansiven Prozesse des Mittelfellraumes. Z. ges. inn. Med. **18**, 363—365 (1963).

Miglietta, M., G. Noll e A. Rollandi: L'esplorazione funzionale del megaesofago operato. Studi cinesigrafici e radiologici. Rass. ital. Chir. Med. **1**, 385—416 (1952).

Mikkelsen, W. J.: Varices of the upper esophagus in superior vena cava obstruction. Radiology **81**, 945—948 (1963).

Mikulicz, J. v.: Zur Pathologie und Therapie des Kardiospasmus. Dtsch. med. Wschr. **30**, 1908 (1904).

Milewicz, Z.: Künstliche Speiseröhre im Röntgenbild. Pol. Przegl. radiol. **29**, 41—60 (1965).

Missakian, M. M., H. C. Carlson, and H. A. Andersen: The roentgenologic features of the columnar epithelial-lined lower esophagus. Amer. J. Roentgenol. **99**, 212—217 (1967).

Moersch, H. J., and A. C. Broders: Adenoma of the esophagus. Arch. Otolaryng. **21**, 168—175 (1935).

—, and S. W. Harrington: Benign tumors of the esophagus. Ann. Otol. (St. Louis) **53**, 800—804 (1954).

Molnar, J.: Diaphragmaartige Verengung der Speiseröhre bei Plummer-Vinson-Syndrom. Z. ges. inn. Med. **18**, 805—808 (1963).

Monauni, J.: Die Bedeutung des röntgenologischen Nachweises der Ösophagusvarizen für die Diagnose der Milzvenenthrombose und die Frage der tuberkulös-rheumatischen Ätiologie derselben. Dtsch. Arch. klin. Med. **180**, 327—332 (1937).

Monges, H.: Considérations sur le rôle du diaphragme dans la physiologie et la continence gastro-oesophagienne et sur la projection radiologique de l'hiatus oesophagien. Gastroenterologia (Basel) **85**, 232—241 (1956).

Montagnani, C. A.: Atresia of the esophagus with double esophago-tracheal fistula. Riv. Clin. pediat. **74**, 511—519 (1964).

Mosebitsch, W.: Die Darstellung des Ösophagus unter Berücksichtigung morphologischer und funktioneller Momente. Fortschr. Röntgenstr. **99**, 589—599 (1963).

MOSHER, H. P.: X-ray study of movements of the tongue, epiglottis and hyoid bone in swallowing. Laryngoscope (St. Louis) **37**, 235—262 (1927).

MOUTIER, F.: La dysphagie sidéropénique: du syndrome de Kelly-Patterson (ex-syndrome de Plummer-Vinson) au cancer hypopharyngé. Arch. Mal. Appar. dig. **40**, Suppl. zu H. 5, 53—87 (1951).

MOUTON, L.: Du calibre de l'oesophage et du cathéterisme oesophagien. Thèse de Paris 1874.

MOYNIHAN, B.: Harveian lecture on diverticula of the alimentary canal. Lancet **212**, 1061—1066 (1927).

MÜLLY, K., u. F. DEUCHER: Zur chirurgischen Behandlung der gutartigen Oesophagusstenose. Thoraxchirurgie **3**, 271—283 (1955/56).

MUSTARD, W. T., A. W. TRIMBLE, and G. A. TRUSLER: Mediastinal vascular anomalies causing tracheal and esophageal compression and obstruction in childhood. Canad. med. Ass. J. **87**, 1301—1305 (1962).

NAKAYAMA, K., u. F. YANAGISAWA: Die Ergebnisse der chirurgischen Behandlung des Oesophaguscarcinoms. Chirurg **28**, 241—250 (1957).

NATHAN, M. T.: Cysts and duplications of neurenteric origin. Pediatrics **23**, 476—484 (1959).

NELSON, S. W.: The roentgenologic diagnosis of esophageal varices. Amer. J. Roentgenol. **77**, 599—603 (1957).

NEMIR jr., P., and A. S. FROBESE: The modified Heller operation for achalasia of the esophagus (Symposium). Surg. Clin. N. Amer. **42**, 1407—1418 (1962).

NESE, G.: Benign tumors and cysts of the esophagus. Acta chir. scand. **114**, 165—171 (1958).

NETTER, F. H.: Lower digestive tract, part II, vol. 3. In: The Ciba collection of medical illustrations. New York: Photo Engraving Co. Inc. 1959 and 1962.

NEUHAUSER, E. B., and W. BERENBERG: Cardioesophageal relaxation as a cause of vomiting in infants. Radiology **48**, 480—483 (1947).

— G. B. N. HARRIS, and A. BARRETT: Roentgenographic features of neurenteric cysts. Amer. J. Roentgenol. **79**, 235—240 (1958).

NEUHOF, H.: Acute infections of the mediastinum with special reference to mediastinal suppuration. J. thorac. Surg. **6**, 184—189 (1936).

NEUMANN, R.: „Hiatusinsuffizienzen" und sogenannte „Hiatushernien". Anatomische Untersuchungen und mechanische Prüfungen im Gebiet des Hiatus oesophageus des Zwerchfells. Virchows Arch. path. Anat. **289**, 270—300 (1933).

NISSEN, R.: Operationen am Oesophagus. Stuttgart: Georg Thieme 1954.

— Chirurgisch-klinische Erfahrungen mit der Röntgenologie des pathologisch veränderten und operierten Oesophagus. Schweiz. med. Wschr. **85**, 669—675 (1955).

— Eine einfache Operation zur Beeinflussung der Refluxösophagitis. Schweiz. med. Wschr. **86**, 590—592 (1956).

— Die operative Behandlung von Divertikeln des mittleren Ösophagus. Medizinische **1958**, 549—550.

— Speiseröhre. In: E. DERRA, Handbuch der Thoraxchirurgie, Bd. III, S. 882ff. Berlin-Göttingen-Heidelberg: Springer 1958.

NORA, P. F.: Lipoma of the esophagus. Amer. J. Surg. **108**, 353—356 (1964).

O'BANNON, R. P.: Congenital partial atresia of the esophagus. Radiology **47**, 471—477 (1946).

O'CONNELL, N. D.: Spontaneous rupture of the esophagus. Amer. J. Roentgenol. **99**, 186—203 (1967).

OBERNIEDERMAYR, A.: Lehrbuch der Chirurgie und Orthopädie des Kindesalters. Berlin-Göttingen-Heidelberg: Springer 1959.

OEKONOMIDES, G.: Über chronische Bronchialdrüsenaffektionen und ihre Folgen. Diss. Basel 1882.

OHSAWA, K., S. KISHI, H. MISAKI, and T. TERANISHI: Reconstruction of the cervical esophagus with an isolated revascularized segment of the transverse colon after the resection for carcinoma. Arch. jap. Chir. **33**, 434—438 mit engl. Zus.fass. (1964).

OLSEN, A. M., C. F. CODE, and O. T. CLAGETT: Role of motility patterns in the diagnosis of esophageal disease. J. Amer. med. Ass. **172**, 319—324 (1960).

OLSHANEZKY, A.: On the combination of oesophagus diverticula with stomach tumours. Vop. Onkol. **9**, No 4, 24—29 (1963) [Russisch].

OSMOND, J. D.: Obstruction of the esophagus. Radiology **5**, 312—321 (1925).

PAHLKE, M.: Carcinom und Tuberkulose des Oesophagus. Z. World Congr. Gastroenterol. München 1962, Bd. I, S. 123—127. Basel u. New York: S. Karger 1962.

PALMER, E. D.: The esophagus and its diseases. New York: Hoeber, Inc. 1952.

— An attempt to localize the normal esophagogastric junction. Radiology **60**, 825—831 (1953).

— Mucosal prolapse at the esophagogastric junction. Amer. J. Gastroent. **23**, 530—537 (1955).

— Esophageal varices associated with hiatus hernia in the absence of portal hypertension. Amer. J. Med. **235**, 677—681 (1958).

— Subacute erosive ("peptic") esophagitis associated with achlorhydria. New Engl. J. Med. **262**, 927—930 (1960).

—, and I. B. BRICK: Esophageal varices in noncirrhotic patients. Amer. J. Med. **17**, 641—644 (1954).

PALUGYAY, J.: Röntgenuntersuchung und Strahlenbehandlung der Speiseröhre. In: Handbuch der theoretischen und klinischen Röntgenkunde, Bd. III, hrsg. von G. HOLZKNECHT. Wien: Springer 1931.

—, u. G. PEŠEK: Gestörter Ablauf der Ösophagusperistaltik mit Pseudodivertikelbildungen. Röntgenpraxis **6**, 417—420 (1934).

PANNEWITZ, G. v.: Partielle Schlucklähmung als Röntgensymptom bei Erkrankungen des Ösophagus. Fortschr. Röntgenstr. **44**, 170—177 (1931).

PAPE, R., u. K. SPITZNAGEL: Über Ösophagusmyome. Fortschr. Röntgenstr. **44**, 616—625 (1931).

PATE, J. W., F. A. HUGHES, and T. B. PATTON: Spontaneous rupture of the esophagus. Amer. J. Surg. **24**, 385—394 (1958).

PATERSON, D. R.: A clinical type of dysphagia. J. Laryng. **34**, 289—295 (1919).

PATTINSON, J. N., G. OSBORNE, and B. C. MORSON: Hiatus hernia with adenocarcinoma arising in the region of the cardia. J. Fac. Radiol. (Lond.) **7**, 90—101 (1955).

PEPPER, W., and D. L. EDSALL: Tuberculous occlusion of the esophagus with partial cancerous infiltration. Amer. J. med. Sci. **114**, 44—63 (1897).

PERRON, R., H. FRAISSE et F. X. MAZAURIC: Spasmes étagés de l'oesophage. Documents radiocinématographiques. J. franç. Oto.-rhino-laryng. **12**, 878—884 (1963).

PETROV, B. A.: Retrosternal artificial esophagus from jejunum and colon. Surgery **45**, 890—898 (1959).

PETTINARI, V.: Die Ösophagusdivertikel. Bruns' Beitr. klin. Chir. **203**, 131—141 (1961).

PETTIT, H. S.: Carcinoma of the esophagus; a statistical study. Amer. J. Roentgenol. **77**, 818—831 (1957).

PFISTER, R., u. E. NAEGELE: Die progressive Sklerodermie. Ergebn. inn. Med. Kinderheilk., N. F. **7**, 244—277 (1956).

PIFFARETTI, P.-G., et A. TODOROV: Les troubles de la motilité pharyngo-oesophagienne dans la maladie de Steinert. Etude radiologique de 25 cas. Rev. méd. Suisse rom. **86**, 666—690 (1966).

PIMPINELLA, R. J.: Airway obstruktion due to foreign body in esophagus. Arch. Otolaryng. **79**, 606—608 (1964).

PITTMAN, R. G., and G. M. FRASER: The post-cricoid impression on the oesophagus. Clin. Radiol. (Edinb.) **16**, 34—39 (1965).

PLUMMER, H. S. (1914): Zit. nach F. GOLDSTEIN 1963.

POHLANDT, K.: Ösophagusvarizen oder Karzinom? Röntgenpraxis **3**, 889—895 (1931).

POLACHEK, A. A.: Gastrointestinal sarcoidosis. Report of a case involving the esophagus. Amer. J. dig. Dis. **9**, 429—433 (1964).

POSTLETHWAIT, R. W., and W. C. SEALY: Surgery of the esophagus. Springfield (Ill.): Ch. C. Thomas 1961.

— —, J. R. EMLET, and J. J. ZAVERTNIK: Squamous cell carcinoma of the esophagus. Surg. Gynec. Obstet. **105**, 465—469 (1957).

PRATJE, A.: Form und Lage der Speiseröhre des lebenden Menschen, ein Beitrag zur Topographie des Mediastinum. Z. Anat. Entwickl.-Gesch. **81**, 269—358 (1926).

PRESSER, K.: Fall aus der Ösophagus-Diagnostik. Fortschr. Röntgenstr. **50**, 202—203 (1934).

PRÉVÔT, R.: Die Röntgendiagnostik der Ösophagusvarizen als Frühdiagnose der Pfortaderstauung. Röntgenpraxis **12**, 85—90 (1940).

—, u. M. A. LASSRICH: Röntgendiagnostik des Magen-Darmkanals. Stuttgart: Georg Thieme 1959.

RADECK, R.: Oesophagusersatzoperation im Röntgenbild. Med. Diss. Heidelberg 1965.

RAINER, W. G., and R. BRUS: Leiomyosarcoma of the esophagus; review of the literature and report of 3 cases. Surgery **58**, 343—350 (1965).

RAKE, G. W.: Pathology of achalasia of cardia. Guy's Hosp. Rep. **77**, 141—150 (1927).

RAMSEY, G. H., J. S. WATSON, R. GRAMIAK, and S. A. WEINBERG: Cinefluorographic analysis of the mechanism of swallowing. Radiology **64**, 498—509 (1955).

RAPANT, V.: Chirurgische Behandlung massiver Blutung aus oesophagealen Varizen. Thoraxchirurgie **4**, 414—419 (1957).

RAPANT, V.: Die intrathorakale Speiseröhrenplastik mit Hilfe des Magens. Thoraxchirurgie **7**, 256—274 (1959/60).

RECTOR, L. E., and M. L. CONNERLEY: Aberrant mucosa in the esophagus in infants and in children. Arch. Path. **31**, 285—294 (1941).

REHBEIN, F.: Oesophagusatresie mit oberer und unterer Oesophago-Tracheal-Fistel. Thoraxchirurgie **12**, 1—9 (1964).

RETTIG, J.: Diverticulum of the abdominal portion of the esophagus. Gastroenterology **42**, 781—783 (1962).

REX, J., u. K. RICHTER: Ösophagusvarizen und Dilatation der Azygosvenen bei Obstruktion der Vena cava cranialis. Fortschr. Röntgenstr. **106**, 885—887 (1967).

RIBBERT, H.: Traktionsdivertikel der Speiseröhre. Virchows Arch. path. Anat. **167**, 16—29 (1902).

RIECHERS, F., CH. JUNTKE u. H. REINHOLD: Ulcera des Ösophagus, Magens und Duodenums im Kindesalter. Mschr. Kinderheilk. **114**, 523—527 (1966).

ROBERT, F., and TH. HOFFMANN: Zur Frage der Hiatusanomalien und des Kardiarefluxes. Fortschr. Röntgenstr. 81, 255—270 (1954).

ROBERTS, K. D.: Congenital oesophageal atresia and tracheo-oesophageal fistula. A review of 36 patients. Thorax **13**, 66—121 (1958).

RÖSCH, J.: Splenoportographie im Kindesalter. Fortschr. Röntgenstr. **96**, 61—75 (1962).

— Splenoportographie. In: Ergebnisse der medizinischen Strahlenforschung, N. F., Bd. I. Stuttgart: Georg Thieme 1964.

ROESSLER, W.: Über Ulcus pepticum oesophagi. Dtsch. Z. Chir. **245**, 333—358 (1935).

ROKITANSKY, C.: Zit. von J. H. WILLARD 1963.

ROKITANSKY, C. v.: Handbuch der pathologischen Anatomie, Bd. 3. Wien: Braumüller & Seidel 1842.

ROSENHEIM, TH.: Über Spasmus und Atonie der Speiseröhre. Dtsch. med. Wschr. **25**, 740—743, 756—759, 781—784 (1890).

ROSENSTRAUKH, L. S., and V. A. DEMIN: Parietography in oesophagus carcinoma. Vop. Onkol. **10**, 3—6 (1964) [Russisch].

ROSENTHAL, V.: Die Pulsionsdivertikel des Schlundes. Leipzig: Georg Thieme 1902.

ROSSELET, A., et E. SCHINZ: Un cas rare de tumeur de l'oesophage. Schweiz. med. Wschr. **54**, 1015—1017 (1924).

ROSSETTI, M.: Der postoperative Oesophagus im Röntgenbild. Thoraxchirurgie **4**, 379—413 (1956/57).

— Cardia-Carcinome bei chronischer Reflux-Oesophagitis. Langenbecks Arch. klin. Chir. **296**, 361—368 (1960).

— Die operierte Speiseröhre. Stuttgart: Georg Thieme 1963.

— Die Refluxkrankheit des Oesophagus. Stuttgart: Hippokrates 1966.

ROTH, H. P., and B. FLESHLER: Diffuse esophageal spasm. Clinical, radiological and manometric observations. Ann. intern. Med. **61**, 914—923 (1964).

ROTH, J. L. A.: Esophagitis and peptic ulcer of the esophagus. In: H. L. BOCKUS, Gastroenterology. Philadelphia and London: W. B. Saunders Co. 1963.

Roux, J.: Le segment cardio-oesophagien. Diss. Montpellier 1938.

Rubay, J.: Les diverticules oesophagiens. Acta chir. belg. **61**, 1021—1030 (1962).

Rubinstein, B. M., T. Pastrana, and H. G. Jacobson: Tuberculosis of the esophagus. Radiology **70**, 401—403 (1959).

Ruckensteiner, E.: Über das Vorkommen kleiner, klinisch erscheinungsfreier Divertikel am Speiseröhrenmund. Fortschr. Röntgenstr. **56**, 2. Beih., 38—39 (1937).

Rumpel, T.: Die klinische Diagnose der spindelförmigen Speiseröhrenerweiterung. Münch. med. Wschr. **44**, 383—386 (1897).

Rutten, A. P. M.: Oesophageal atresia. A critical study of the literature and report of sixteen cases. Amsterdam: H. J. Koersen en Zonen 1962.

Sacks, R. P., J. J. Du Bois, J. P. Geiger, and R. C. Severance: The esophagobronchial fistula. Amer. J. Roentgenol. **99**, 204—209 (1967).

Schäfer, H., u. B. Weber: Pneumomediastinum und passagere Ösophagusdivertikel. Fortschr. Röntgenstr. **104**, 664—669 (1966).

Schaffer, J.: Die oberen cardialen Ösophagusdrüsen und ihre Entstehung nebst Bemerkungen über Epithelmetaplasie. Virchows Arch. path. Anat. **177**, 181—205 (1904).

Schatzki, R.: Die Röntgendiagnose der Ösophagus- und Magenvarizen und ihre Bedeutung für die Klinik. Fortschr. Röntgenstr. **44**, 28—39 (1931).

— Die Hernien des Hiatus oesophageus. Dtsch. Arch. klin. Med. **173**, 85—103 (1932).

— Reliefstudien an der normalen und krankhaft veränderten Speiseröhre. Acta radiol. (Stockh.,) Suppl. **18** (1933).

— Roentgen demonstration of esophageal varices; its clinical importance. Arch. Surg. **41**, 1084—1100 (1940).

— The lower esophageal ring. Long term follow-up of symptomatic and asymptomatic rings. Amer. J. Roentgenol. **90**, 805—810 (1963).

— Esophagus: Progress and problems. The Caldwell lecture, 1964. Amer. J. Roentgenol. **94**, 523—540 (1965).

— Non-malignant conditions of the esophagogastric junction. Symposion on the stomach and its sphincters. Philadelphia 14.—16. 2. 1965.

—, J. E. Gary: Dysphagia due to diaphragmlike localized narrowing in lower esophagus ("Lower esophageal ring"). Amer. J. Roentgenol. **70**, 911—922 (1953).

—, and L. E. Hawes: The roentgenological appearance of extramucosal tumor of the esophagus. Amer. J. Roentgenol. **48**, 1—15 (1942).

Scheibe, O.: Maligne Entartung am Hautschlauch einer antethorakalen Ösophagusplastik. Thoraxchirurgie **5**, 240—243 (1957/58).

Schinz, H. R.: Divertikelbildungen der Speiseröhre. Verh. dtsch. Röntg.-Ges. **15**, 9—12 (1924).

— E. Baensch, E. Friedl u. E. Uehlinger: Lehrbuch der Röntgendiagnostik, 5. Aufl., Bd. IV. Stuttgart: Georg Thieme 1952.

Schlegel, J. J.: Hiatus oesophageus, Hiatushernie und ihre chirurgische Behandlung. Ergebn. Chir. Orthop. **41**, 350—427 (1958).

Schlemmer, F.: Ösophagusfremdkörper. In: Handbuch der Hals-Nasen-Ohrenheilkunde. Berlin: Springer 1929.

Schlorhaufer, W., u. A. Mellauner: Der Krebs des Zenkerschen Grenzdivertikels. Krebsarzt **2**, 155—164 (1947).

Schmidt, C. D., H. D. Jones, J. C. Hunt, C. F. Code, M. W. Anderson, and H. A. Andersen: Value of esophageal motility test in evaluation of thoracic pain problems. Dis. Chest. **41**, 303—314 (1962).

Schmidt, H. W.: Regurgitant ulceration at the esophagogastric junction. Proc. Mayo Clin. **29**, 153—159 (1954).

Schmidt, R.: Sklerodermie mit Dysphagie. Med. Klin. **12**, 460 (1916).

Schmitzer, Gh., et J. Zissa: La valeur de l'examen radiologique conventionel dans le diagnostic des troubles fonctionnels oesophagiens. J. Radiol. Électrol. **46**, 438 (1965).

Schmuck, J. A.: Zur Ätiologie des bifurkalen Ösophagusdivertikels. Zbl. Chir. **87**, 705—708 (1962).

Schulz, W.: Über einen Fall von Agranulocytose mit Lokalisation im Ösophagus. Klin. Wschr. **33**, 1530—1532 (1929).

Selecman, F. A., and R. A. McCall: Spontaneous rupture of the esophagus. Amer. J. Surg. **28**, 333—334 (1962).

Sgalitzer, M.: Zur Röntgendiagnostik der Speiseröhrenerkrankungen, speziell des Speiseröhrenkrebses. Langenbecks Arch. klin. Chir. **116**, 53—83 (1921).

Shallow, T. A., and L. H. Clerf: One stage pharyngeal diverticulectomy. Surg. Gynec. Obstet. **86**, 317—319 (1948).

Shamma'a, M. H., and E. B. Benedict: Esophageal webs. New Engl. J. Med. **259**, 378—381 (1958).

Sheinmel, A., C. A. Priviteri, and M. D. Poppel: Study of effect of certain drugs on curling of esophagus; preliminary report. Amer. J. Roentgenol. **62**, 807—813 (1949).

Shepherd, F. J., and L. L. Rhea: A fatal case of blastomycosis. J. cutan. Dis. **29**, 588—591 (1911).

Singleton, E. B.: X-ray diagnosis of the alimentary tract in infants and children. Chicago: Year Book Publ. 1959.

Smithers, D. W.: Association of cancer of gastric cardia with partial thoracic stomach, short esophagus and peptic ulceration. Brit. J. Radiol. **32**, 261—269 (1950).

— The association of cancer of the stomach and oesophagus with herniation at the oesophageal hiatus of the diaphragm. Brit. J. Radiol. **28**, 554—559 (1955).

— Adenocarcinoma of the oesophagus. Thorax **11**, 257—267 (1956).

— Achalasia, Hiatus hernia, muscular hypertrophy, columnarcell oesophageal mucosa and their association with oesophageal tumors. In: D. W. Smithers, Neoplastic disease at various sites, vol. IV. Edinburgh and London: E. & S. Livingstone, Ltd. 1961.

Sotirov, N.: Foreign body in the esophagus simulating esophageal cancer. Khirurgiya (Sofiya) **18**, 494—497 (1965).

SPATH, F., u. H. CESUIK: Über gutartige Ösophagusstenosen. Wien. klin. Wschr. **75**, 133—135 (1963).
—, u. M. RATZENHOFER: Über die angeborene Ösophagusstenose. Wien. klin. Wschr. **71**, 723—726 (1959).
SOUTTAR (1914): Zit. von M. ROSSETTI 1963.
STARCK, H.: Die Divertikel der Speiseröhre. Leipzig: F. C. W. Vogel 1900.
— Ösophaguserkrankungen. In: Neue deutsche Klinik, Bd. VIII, hrsg. von G. KLEMPERER u. F. KLEMPERER. Berlin u. Wien: Urban & Schwarzenberg 1931.
— Das Cardiagebiet im Röntgenbild. Fortschr. Röntgenstr. **73**, 90—100 (1950).
— Die Krankheiten der Speiseröhre. Darmstadt: Dr. Dietrich Steinkopff 1952.
STEIN, G.: Röntgenologisch erfaßbare Veränderungen am Ösophagus bei der Darrierschen Krankheit. Radiol. diagn. (Berl.) **3**, 483—485 (1962).
STEIN, G. N., and A. FINKELSTEIN: Hiatus hernia, Roentgen incidence and diagnosis. Amer. J. dig. Dis. **5**, 77—87 (1960).
STIENNON, O. A.: The anatomic basis for the lower esophageal contraction ring; plication theory and its applications. Amer. J. Roentgenol. **90**, 811—822 (1963).
STOLZE, TH.: Die „atypisch" in den oberen zwei Dritteln des Ösophagus auftretenden Varizen. Radiologe **4**, 232—236 (1964).
STOREY, C. F., and W. C. ADAMS: Leiomyoma of the esophagus. Amer. J. Surg. **91**, 3—9 (1956).
STRNAD, F.: Zur Frage der Mitbeteiligung des Mediastinums beim Bronchialcarcinom. Fortschr. Röntgenstr. **80**, 427—438 (1954).
SVOBODA, M.: The oesophagus in pneumomediastinography. Radiol. clin. (Basel) **27**, 161—169 (1958).
— Röntgenologische Symptomatologie der Candida-Ösophagitiden. Fortschr. Röntgenstr. **100**, 334—341 (1964).
SWART, B.: Die Technik der Varizendarstellung am Ösophagus. Radiologe **3**, 65—75 (1963).
SWEET, R. H.: End results in cancer of the esophagus. Proc. 3rd. Nat. Cancer Conf., p. 890. Philadelphia: J. P. Lippincott & Co. 1957.
SWENSON, O.: Repair and complications of esophageal atresia and T. E. fistula. New Engl. J. Med. **267**, 960—966 (1962).
TABOGA, V.: Il leiomioma dell'esofago. Acta chir. ital. **19**, 907—933 (1963).
TALA, P., u. E. MERIKALLIO: Über Strikturen der Speiseröhre. Zbl. Chir. **87**, 1873—1883 (1962).
TAMIYA, C., u. S. NOSAKI: Diagnose und Therapie gestielter Ösophagustumoren. Fortschr. Röntgenstr. **49**, 481—498 (1934).
TATELMAN, M.: Esophageal motility in systemic lupus erythematosus, rheumatoid arthritis and scleroderma. Radiology **86**, 1041—1046 (1966).
TAUBERT, E.: Zur Klinik und Therapie der Oesophagusperforationen. Chirurg **34**, 489—493 (1963).
TAVERNIER, C.: Radiocinematography of esophageal dyskinesies. New conception. Arch. Mal. Appar. dig. **54**, 110—117 (1965).
TEMPLETON, F. E.: X-ray examination of the stomach. A description of the roentgenologic anatomy, physiology and pathology of the esophagus, stomach and duodenum. Chicago: Chicago University Press 1947.
TEMPLETON, F. E.: Movements of the esophagus in the presence of cardiospasm and other esophageal disease; a roentgenologic study of muscular action. Gastroenterology **10**, 96—101 (1948).
TERRACOL, J., and R. H. SWEET: Diseases of the esophagus. Philadelphia: W. B. Saunders Co. 1958.
TESCHENDORF, W.: Die Röntgenuntersuchung der Speiseröhre. Ergebnisse der medizinischen Strahlenforschung, Bd. III. Leipzig: Georg Thieme 1928.
— Prüfung der Ösophagus-Durchgängigkeit. Röntgen-Bl. **18**, 250—262 (1965).
TEXTER, E. C., H. W. SMITH, J. H. STICKLEY, and C. J. BARBORKA: The nature of achalasia. Gastroenterologia (Basel) **86**, 187—199 (1956).
THOMAS, H.: Das klinische Bild der Ösophagusmißbildungen beim Neugeborenen. Z. Kinderheilk. **75**, 465—495 (1959).
THOMSEN, G.: Peptic ulcer of the oesophagus. Acta radiol. (Stockh.) **32**, 193—209 (1949).
— Congenital hernia of the diaphragm in infancy and childhood. Radiologe **1**, 128—140 (1961).
THOREK, P.: Diseases of the esophagus. Philadelphia: J. B. Lippincott Co. 1952.
—, and B. H. NEIMAN: Rhabdomyosarcoma of the esophagus. J. thorac. Surg. **20**, 77—81 (1950).
TORESON, W. E.: Secondary carcinoma of the esophagus as a cause of dysphagia. Arch. Path. **38**, 82—84 (1944).
TREACY, W. L., A. H. BAGGENSTOSS, C. H. SLOCUMB, and CH. F. CORDE: Scleroderma of the esophagus. A correlation of histologic and physiologic findings. Ann. intern. Med. **59**, 351—356 (1963).
TURANO, L.: Radiologische Physiologie des Ösophagus. Fortschr. Röntgenstr. **90**, 527—546 (1959).
—, e E. SALOMONI: Fisioradiologia dell' esofago. Normale e Pathologica. Roma: Soc. Editrice „Univero" 1959.
TURNER, G. G.: Injuries and diseases of the esophagus. London: Cassel & Co. 1946.
TURNER, M. J.: Carcinoma as a complication of pharyngeal pouch. Brit. J. Radiol. **36**, 206—210 (1963).
ULLMANN, A. S., K. J. SHIER, and R. C. HORN jr.: Aorto-esophageal fistula: an unusual complication of esophagogastrostomy following resection for carcinoma of esophagus. Canad. med. Ass. J. **85**, 27—31 (1961).
UNGERECHT, K.: Ösophagus. In: Hals-Nasen-Ohrenheilkunde, hrsg. von J. BERENDES, Bd. II, Teil 1. Stuttgart: Georg Thieme 1963.
URBAN, N.: Ösophaguserkrankungen. In: H. OPITZ u. F. SCHMID, Handbuch der Kinderheilkunde, Bd. IV, S. 883ff. Berlin-Heidelberg-New York: Springer 1965.
UTHGENANNT, H.: Die Candida-Oesophagitis. Fortschr. Röntgenstr. **94**, 600—604 (1961).
VALDONI, P.: Traitément radical des stenoses oesophagiennes. La prévention de l'oesophagitis peptique postopératoire. Presse méd. **59**, 1216—1218 (1951).
VALENCIA-PARPARCEN, J., y C. H. MISRAHI: Las varices de esofago en la bilharziosis hepatoesplencia. Revista G. E. N. Caracas 1951.

Vandendorp, F., et R. du Bois: Radiologie de l'oesophage dans la sclérodermie. J. Radiol. Électrol. **41**, 705—711 (1960).
Vantrappen, G.: Slokdarmmotiliteit. Brüssel: Aracia Uitgaven 1961.
—, M. D. Liemer, J. Ikeya, E. C. Texter jr., and C. J. Barborka: Simultaneous fluorocinematography and intraluminal pressure measurements in study of esophageal motility. Gastroenterology **35**, 592—602 (1958).
—, E. C. Texter jr., C. J. Barborka, and J. Vanderbroucke: Closing mechanism at gastroesophageal junction. Amer. J. Med. **28**, 564—577 (1960).
Velde, G.: Die Hernien des Hiatus oesophageus. Z. ärztl. Fortbild. **30**, 527—528 (1933).
Vennet, K. R. V.: Epidermoid carcinoma of the esophagus. Review of 150 cases. Amer. Surg. **31**, 487—492 (1965).
Viereck, H. J.: Zirkulär wachsendes Myom des Ösophagus. Thoraxchirurgie **1**, 309—315 (1954).
Vinson, P. P.: Hysterical dysphagia. Minn. Med. **5**, 107 (1922).
— The diagnosis and treatment of diseases of the esophagus. Springfield (Ill.): Ch. C. Thomas 1940.
—, and C. G. Sutherland: Esophago-bronchial fistula resulting from actinomycosis; report of a case. Radiology **6**, 63—64 (1926).
Vogt, E. C.: Congenital esophageal atresia. Amer. J. Roentgenol. **22**, 463—479 (1929).
Vorpahl, F.: Über Melaena neonatorum. Dtsch. med. Wschr. **38**, 245 (1912).
Vossschulte, K.: Dissektionsligatur des Ösophagus bei Varizen der Speiseröhre infolge Pfortaderhypertonie. Chirurg **28**, 186—189 (1957).
— Mediastinitis. In: E. Derra, Handbuch der Thoraxchirurgie, Bd. III, S. 777ff. Berlin-Göttingen-Heidelberg: Springer 1958.
Wagner, A., u. J. Schaaf: Über Ösophaguscysten. Beitrag zur klinischen und röntgenologischen Symptomatik. Dtsch. Arch. klin. Med. **206**, 601—629 (1960).
Waldenström, J., and S. R. Kjellberg: The roentgenologic diagnosis of sideropenic dysphagia. Acta radiol. (Stockh.) **20**, 618—638 (1939).
Wanke, R., u. W. Schüttemeyer: Kritische Bemerkungen zum sogenannten Kardiospasmus; Sklerosis cardiae. Chirurg **20**, 266—273 (1949).
Warsch, W. G.: Traumatische Ösophago-Bronchial-Fistel. Röntgen-Bl. **18**, 181—182 (1965).
Watson, W. L.: Carcinoma of the oesophagus. Surg. Gynec. Obstet. **66**, 884—897 (1933).
—, and J. T. Goodner: Carcinoma of the esophagus. Amer. J. Surg. **93**, 259—271 (1957).
Weisel, W., and F. Raine: Surgical treatment of traumatic esophageal perforation. Surg. Gynec. Obstet. **94**, 337—346 (1952).
Weiss, J., and B. Epstein: Esophageal moniliasis. Amer. J. Roentgenol. 88, 718—720 (1962).
Weissman, I. L., M. Hursh, J. C. Cooley, and T. O. Vechinski: Benign bronchoesophageal fistula associated with a traction diverticulum of esophagus. Illinois med. J. **129**, 127—131 (1966).
Welin, S.: Deglutition anomaly simulating hypopharyngeal cancer. Acta radiol. (Stockh.) **20**, 452—456 (1939).
Welin, S.: A contribution to the roentgen diagnosis of limited esophagitis. Acta radiol. (Stockh.) **27**, 461—471 (1946).
— Hypopharynx und Larynx. In: H. R. Schinz, W. E. Baensch, E. Friedl u. E. Uehlinger, Lehrbuch der Röntgendiagnostik, 5. Aufl., Bd. IV. Stuttgart: Georg Thieme 1952.
— Fremdkörper der Speiseröhre. In: H. R. Schinz, W. E. Baensch, E. Friedl u. E. Uehlinger, Lehrbuch der Röntgendiagnostik, 5. Aufl., Bd. IV. Stuttgart: Georg Thieme 1952.
— The roentgenologie diagnosis and follow-up of hypopharyngeal cancer. Amer. J. Roentgenol. **69**, 796—804 (1959).
Wenz, W.: Die Röntgenuntersuchung nach Kardiaresektion und Gastrektomie. Bruns' Beitr. klin. Chir. **198**, 237—248 (1959).
— Quadratische Fremdkörperaussparung beim Anastomosenrezidiv. Fortschr. Röntgenstr. **96**, 161—163 (1962).
— Darstellung der V. portae über die Arteria coeliaca und Arteria mesenterica superior. Ber. 46. Tagg Dtsch. Röntgenges., A, S. 70—74. Stuttgart: Georg Thieme 1966.
— Zur Röntgendiagnostik des akuten Abdomens in der Chirurgie. Radiologe **7**, 61—71 (1967).
Wheeler, D.: Diverticula of the foregut. Radiology **49**, 476—481 (1947).
Wilcox, R. S.: Cardiospasm following vagotomy. Amer. J. Surg. **79**, 843—847 (1950).
Willard, J. H.: Esophageal diverticulum. In: H. L. Bockus, Gastroenterology. Philadelphia and London: W. B. Saunders Co. 1963.
Williams, J. L.: Carcinoma of the esophagus as a complication of achalasia of the cardia. Thorax **11**, 268—275 (1956).
Willich, E.: Kongenitale oder Reflux-bedingte Ösophagus-Stenose? Dtsch. med. Wschr. **86**, 509—513 (1961).
— Die angeborenen und erworbenen Verengungen der Speiseröhre im Kindesalter. Pädiat. Prax. **2**, 51—66 (1963).
Wilson, C. P.: Pharyngeal diverticula, their cause and treatment. J. Laryng. **76**, 151—180 (1962).
Winkelbauer, A.: Chirurgie des Oesophagus. Berlin: W. de Gruyter & Co. 1955.
Winkelstein, A.: Peptic esophagitis, a new clinical entity. J. Amer. med. Ass. **104**, 906—909 (1935).
— Peptic esophagitis, marginal ulceration and peptic ulcer of the esophagus. Gastroenterologia (Basel) **86**, 268—272 (1956).
Wirbatz, W., u. B. Matew: Gutartige Oesophagustumoren. Radiol. diagn. (Berl.) **8**, 33—46 (1967).
Witts, L. J.: The syndrome of glossitis, dysphagia and anaemia. Guy's Hosp. Rep. **81**, 193 (1931).
Wolf, B. S.: Roentgen features of normal and herniated esophagogastric region; problems in terminology. Amer. J. dig. Dis. **5**, 751—769 (1960).
— R. H. Marshak, and M. L. Som: Peptic esophagitis and peptic ulceration of esophagus. Amer. J. Roentgenol. **79**, 741—759 (1958).
Wolf, G.: Die Erkennung von Ösophagusvarizen im Röntgenbilde. Fortschr. Röntgenstr. **37**, 890—893 (1928).

WOLF, H.: Ösophagus. In: H. OPITZ u. F. SCHMID, Handbuch der Kinderheilkunde, Bd. IV, S. 849ff. Berlin-Heidelberg-New York: Springer 1965.

WORMAN, L. W., J. D. HURLEY, A. H. PEMBERTON, and B. G. NARODICK: Rupture of the esophagus from external blunt trauma. Arch. Surg. **85**, 333—338 (1962).

WRIGHT, J. T.: Allison and Johnstones anomaly. Amer. J. Roentgenol. **94**, 308—320 (1965).

WYNDER, E. L., and J. H. FRYER: Etiologic considerations of Plummer-Vinson (Platterson-Kelly) syndrome. Ann. intern. Med. **49**, 1106—1112 (1958).

YASARGIL, E. C., R. HESS, F. ENDERLIN u. K. MEINARDUS: Experimentelle Untersuchungen zum Ersatz des thorakalen Oesophagus. Thoraxchirurgie **4**, 474—489 (1956/57).

YIANNAKOPOULOS, A., u. K. KOTULAS: Ösophagusuntersuchung mittels Ballonsonde. Persönliche Mitteilung 1967.

YOUNG, B., and D. L. GARDNER: Polypoidal carcinosarcoma of oesophagus. Brit. J. Surg. **51**, 584—586 (1964).

YOUNG, J. F.: Tumors of the esophagus. In: H. L. BOCKUS, Gastroenterology. Philadelphia and London: W. B. Saunders Co. 1963.

YUDIN, S. S.: The modern methods of reconstructive operations of the strictured oesophagus. Khirurgiya (Mosk.) **1**, 95 (1954).

ZAINO, C., H. M. POPPEL, H. G. JACOBSON, and H. LEPOW: The lower esophageal vestibular complex. Springfield (Ill.): Ch. C. Thomas 1963.

ZBORALSKE, F. F., J. R. AMBERG, and K. H. SOERGEL: Presbyesophagus: cineradiographic manifestations. Radiology **82**, 463—467 (1964).

ZDANSKY, E.: Die anatomischen und funktionellen Grundlagen des gastro-oesophagealen Refluxes im Röntgenbild. Dtsch. med. Wschr. **84**, 1325—1328 (1959).

ZECCOLINI, L.: Aspetti radiologici precoci dell'esophago nella sclerodermia. Riv. Radiol. **2**, 257—272 (1962).

ZEHBE, M.: Ösophagusstenose durch gutartigen Tumor (Polyposis). Fortschr. Röntgenstr. **32**, 430—432 (1924).

ZENKER, F. A., u. H. v. ZIEMSSEN: Krankheiten des Ösophagus. In: Handbuch der speziellen Pathologie und Therapie, Bd. VII, hrsg. von H. v. ZIEMSSEN. Leipzig: F. C. W. Vogel 1877.

ZENKER, K.: Carcinom und Tuberkulose im selben Organ. Dtsch. Arch. klin. Med. **47**, 191—198 (1891).

B. Cardiaregion

Von

W. Wenz

Mit 32 Abbildungen

I. Allgemeines

Die Bezeichnung „Cardia“ für den Übergang zwischen Speiseröhre und Magen ist schon sehr lange in Gebrauch. GALEN soll erstmals diesen Ausdruck erwähnt haben, da bestimmte Symptome in diesem Abschnitt des Gastrointestinaltraktes auftreten können, die Herzaffektionen außerordentlich ähnlich sind (ZAINO u. Mitarb. 1963).

Die gesonderte Besprechung der Cardiaregion ergibt sich im wesentlichen aus zwei Gründen: Erstens herrscht im modernen Schrifttum noch eine erhebliche Verwirrung im Hinblick auf die Definition; sie ist historisch zu verstehen und wird deutlich aus den geschichtlichen Daten der Tabelle 1. Die gebräuchlichen Synonyma sind deshalb in Abb. 1 dargestellt.

Der zweite Grund für die Sonderstellung der Cardia ist die Verflechtung funktioneller und anatomischer Varianten und Anomalien zu einer Reihe von Krankheitszuständen, die nur am Oesophagus-Magen-Übergang vorkommen und deshalb als spezifisch für diese Region bezeichnet werden müssen. Sie sind zum Teil erst in den letzten Jahren genauer erforscht und differenziert worden, wobei der funktionellen Röntgendiagnostik, aber auch der Manometrie erhebliche Bedeutung zukamen.

Der Cardiaregion kommt klinisch-röntgenologisches Interesse nicht nur beim Erwachsenen zu, sondern erhöhte Beachtung beim Neugeborenen und Kleinkind. Im Zustand

Tabelle 1. *Cardiaregion: Historischer Überblick.* (Nach ZAINO u. Mitarb. 1963)

200	C. GALEN: Bezeichnung „Cardia“
1674	TH. WILLIS: Schräg verlaufende Faserzüge an der Cardia
1719	M. HELVETIUS: Ringförmige Muskelfasern am Oesophagusende
1815	F. MAGENDIE: Schleimhautfalten als Verschlußmechanismus
1838	F. A. ARNOLD: Beschreibung des sog. „Vormagens“
1857	H. v. LUSCHKA: Antrum cardiacum
1883	LAIMER: Membrana phreno-oesophagealis
1886	A. v. GUBAROFF: Klappen am Oesophagus-Magenübergang
1901	H. SCHREIBER: Epicardia
1905	C. HASSE u. F. STRECKER: Ampulla phrenica
1906	SAUERBRUCH u. P. VAN HOCKER: Einengende Wirkung des Hiatus auf den terminalen Oesophagus
1908	CANNON: Säuretheorie zum Verschluß der Cardia
1925	HIS: Hisscher Winkel
1933	H. E. ANDERS u. E. BAHRMANN: Epiphrenische Glocke
1937	F. LENDRUM: U-förmige Muskelschlinge an der Cardia
1950	LERCHE: Oesophago-gastrisches Austreibungssegment
1951	ALLISON: Schlingenartige Wirkung des rechten Zwerchfellpfeilers
1955	B. DONNELLY: Klappentheorie
1955	P. M. PETERS: Interne und externe Faktoren-Theorie
1958	P. BLONDET, J. GAILLARD u. P. MICHAUD: Oesophago-phrenische Verbindung
1958	G. S. H. BOTHA: Muscularis mucosae als „intrinsic-sphincter“, welcher die Schleimhaut in Form einer Klappe zusammenbringt
1959	E. F. TEMPLETON: „one or two pouch“-Theorie
1960	ZAINO u. Mitarb.: Der untere Oesophagus-Vestibular-Komplex

der „werdenden Funktion“ besitzen nicht alle Organsysteme schon ihre volle funktionelle Reife, so daß auch die Sphincterwirkung der Cardia noch unzureichend ist und der gastro-oesophageale Reflux im ersten Trimenon ein häufig zu beobachtender, bedingt physiologischer Vorgang ist (WILLICH 1965). Damit öffnet sich dem Untersucher ein weites Gebiet physiologischen und pathologischen Geschehens mit oft außerordentlich schwierig zu deutenden, fließenden Übergängen (HOLTHUSEN 1966).

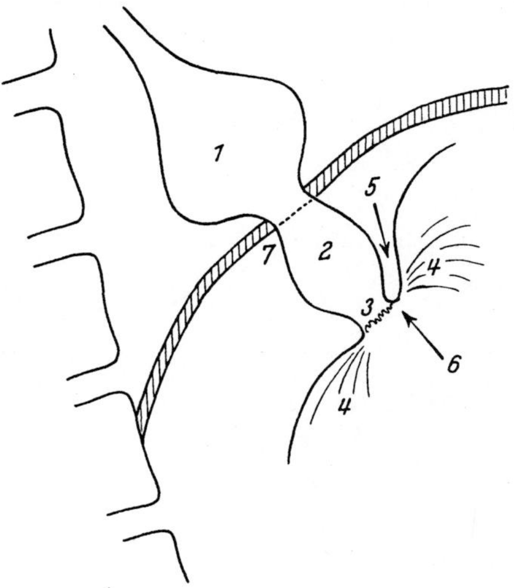

Abb. 1. *1* Ampulla epiphrenica, Vormagen, epiphrenische Glocke; *2* Vestibulum, Antrum cardiacum, Epicardia; *3* oesophago-gastrischer Übergang, Epithelgrenze, Z-Linie, Ora serrata; *4* Halsband des Helvetius, Constrictor cardiae, U-Fasern, schräg verlaufende Magenfasern, Schweizer Knoten, untere Arnoldsche Furche, unteres Ostium cardiacum; *5* Incisura cardiaca, Hisscher Winkel; *6* Gubaroffsche Klappe, Huntsche Klappe; *7* unterer Oesophagussphincter, obere Arnoldsche Furche, oberes Ostium cardiacum. (Nach ZAINO u. Mitarb. 1963)

II. Anatomie

1. Makroskopische Anatomie

Die Cardiaregion (Vestibulum gastro-oesophageale nach LERCHE 1950) entspricht dem terminalen Oesophagus und erlaubt die funktionelle Unterteilung in die unmittelbar oberhalb des Hiatus liegende epiphrenische Ampulle und das sich aboral anschließende Antrum cardiacum. Während die epiphrenische Ampulle nur funktionell nach oral gegenüber der Ampulla oesophagea abgegrenzt werden kann, reicht das Antrum cardiacum caudalwärts bis zur Incisura cardiaca. Diese beiden Segmente innerhalb des terminalen Oesophagus unterscheiden sich voneinander dadurch, daß außerhalb des Schluckaktes während der Exspiration im Bereich der epiphrenischen Ampulle ein erhöhter Druck gemessen wird, der sich während der Inspiration in das Antrum cardiacum verlagert (DAUM 1967).

Die Beziehungen zum Zwerchfell sind für die Funktion des Übergangsgebietes zwischen Speiseröhre und Magen von erheblicher Bedeutung. Der Oesophagus verläßt die Thoraxhöhle durch einen muskulären Tunnel von 2—2,5 cm Länge, den Hiatus oesophageus. Dieser wird durch starke Muskelfasern aus dem Crus lumbale dextrum gebildet und umrahmt. Die inspiratorische Kontraktion und Caudalverlagerung des Hiatus führt zur Knickung der Speiseröhre auf Höhe dieser Zwerchfellzwinge und zum vorübergehenden Verschluß. Zweck dieses Mechanismus ist die Verhinderung des Refluxes von Mageninhalt in die Speiseröhre sowie einer Verlagerung des Magenfundus bei der tiefen Inspiration.

Die Speiseröhre wird durch die Membrana phreno-oesophagealis (LAIMER 1883) mit dem Zwerchfell innig verbunden. Diese fibröse und teilweise elastische Hülle geht aus dem Hiatusrand direkt zum perioesophagealen Gewebe in unmittelbaren Kontakt des Muskelmantels über. Sie trägt zur Abdichtung zwischen Brust- und Bauchhöhle bei.

Die Rolle der Membrana phreno-oesophagealis als Stabilisator der Gleitbewegungen zwischen Oesophagus und Zwerchfell wird nicht einheitlich beurteilt (ROSSETTI 1963); mittels kineröntgenologischer Untersuchungen nach Anlegung eines Pneumoperitoneums haben ZAINO u. Mitarb. (1963) die wichtige Bedeutung dieser Membran bei der Verankerung der Cardiaregion nachweisen können (Abb. 2). Die Membran entspringt von der abdominellen Zwerchfellfascie und teilt sich in einen kürzeren und dickeren, zum Ostium cardiacum ziehenden Abschnitt sowie einen längeren und dünneren Abschnitt, der durch den Hiatus nach oben hindurchtritt (MICHELSON u. SIEGEL 1964).

Die wichtigsten Aufhängebänder am Oesophagus-Magenübergang sind nach MONGES (1956) die bindegewebigen Hinterwandverbindungen zwischen Speiseröhre, Magenfundus und Retroperitoneum. Angeborene Atrophie und Fettinfiltration scheinen die Hauptfaktoren zu sein, welche zur erhöhten Beweglichkeit und zur Entstehung der Hiatusgleithernie Anlaß geben (DANIELS 1965).

Die Längsmuskelschicht des Oesophagus findet ihre aborale Fortsetzung in der äußeren Längsmuskelschicht des Magens. Auch die sog. innere Ringmuskulatur der Speiseröhre, die in Höhe des Vestibulum gastro-oesophageale ausgesprochen spiralig angeordnet ist, verläuft weiter zum Magen, teilt sich aber in Höhe des Mageneinganges in die innere Ring- und innere Schrägmuskelschicht. Dabei formen die schrägverlaufenden Muskelfasern über der Incisura cardiaca eine Muskelschlinge, überkreuzen die mehr horizontal verlaufenden Faserzüge der Ringmuskulatur und sind an einer Muskelschleife beteiligt, die auch als Halsband des Helvetius bezeichnet wird (NETTER 1959).

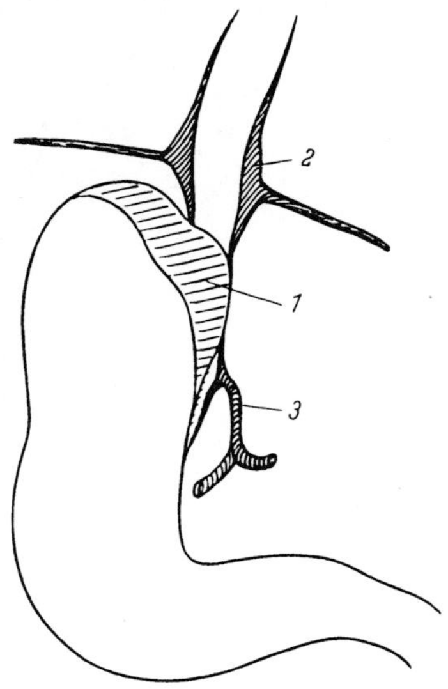

Abb. 2. Anatomie der Cardiaregion nach ROSSETTI (1966) mit Darstellung der wichtigsten Stabilisatoren (Ansicht von hinten). *1* Retroperitoneale Verbindung, gleichzeitig obere Umrandung der Bursa omentalis; *2* Lig. oesophagophrenicum; *3* Schleife der A. gastrica sin. (= Moynihanscher Anker)

Weder makroskopisch noch mikroskopisch ist je ein eigentlicher, muskulärer Sphincter dargestellt worden. Trotzdem besteht kein Zweifel, daß während des Schluckaktes ein funktioneller oder physiologischer Sphincter an der Grenze zwischen Speiseröhre und Magen besteht. Dagegen findet sich schon etwa 1—2 cm oberhalb des Hiatus eine mäßige Verdickung der zirkulär und längs verlaufenden Muskelfasern bis zur Cardia. Das Gebiet entspricht dem Vestibulum oesophago-gastricum (LERCHE 1950). Die Muskulatur vermag sich hier vollständig zu contrahieren, wodurch die Bezeichnung eines unteren Oesophagus-Sphincters wenigstens von der Funktion her eine gewisse Berechtigung erhält.

Die Kontraktion des Vestibulums wird zusammen mit dem Winkel zwischen distalem Oesophagus und Magen sowie einer rosettenförmigen Anordnung cardianaher Magenschleimhautfalten als wichtiger Faktor zur Verhinderung einer Regurgitation von Mageninhalt in den Oesophagus angesehen. Daneben kommt auch der komprimierenden Wirkung der Zwerchfellzwinge besonders bei tiefer Inspiration eine gewisse Bedeutung für den Verschlußmechanismus am Oesophagusende zu. An der dorso-lateralen Umrandung finden die Anatomen eine nach A. v. GUBAROFF benannte Plica semilunaris, welche die innere Spitze des Hisschen Winkels darstellt und ebenfalls den Magen abdichtet, indem sie sich vor die Einmündung des Oesophagus legt.

Die Grenze zwischen Oesophagus und Magen entspricht nicht genau der Trennlinie zwischen der etwas heller erscheinenden Oesophagusschleimhaut gegenüber der gröberen, schrägen Fältelung des Magenreliefs.

Durch die schräge Einmündung der Speiseröhre in den Magen entsteht mit der medialen Konvexität des Fundus ventriculi ein normalerweiser spitzer Winkel (HIS 1903), dessen Konfiguration und Beständigkeit zur Wirksamkeit des cardialen Sphincters wesentlich beiträgt (DITTRICH 1965).

Gegenüber den proximalen Oesophaguspartien ist die Blutversorgung des Vestibulums als besonders gut anzusprechen. Die Arterien stammen im wesentlichen aus der A. gastrica sin., aus Ästen der Zwerchfellarterien und den Aa. oesophagicae propriae.

Der venöse Abfluß erfolgt zur V. azygos und hemiazygos und über breite Verbindungen zur V. gastrica sin. et dextra. Seine große klinische Bedeutung besteht in der Möglichkeit einer Kurzschlußverbindung zwischen portalem und Hohlvenensystem, so daß es beim

Pfortaderhochdruck zur Bildung von Oesophagusvaricen mit der Gefahr lebensbedrohender Blutungen kommen kann.

Das Lymphsystem ist wie in den oralen Abschnitten reich an Bahnen und Anastomosen, wodurch die flächenhafte Infiltration eines Cardiacarcinoms in die Submucosa weitab der makroskopisch vom Lumen aus erkennbaren Grenzen erklärt wird. Das regionäre Abflußgebiet erstreckt sich über retro- und infracardiale Lymphknoten, diaphragmale Lymphknoten über die Lymphonodi gastrici craniales an der kleinen Kurve bis hin zu den coeliacalen Lymphknoten.

Für die Innervation gelten ähnliche Verhältnisse wie am übrigen Oesophagus. Sie erfolgt vornehmlich über die Nn. vagi und durch die autonomen, intramuralen Plexus (Meissner- und Auerbach-Plexus).

2. Histologie

Der feingewebliche Aufbau der Cardiaregion unterscheidet sich in weiten Bereichen nicht von dem des Oesophagus (s. Abschnitt A. 2b): Der kräftige Muskelmantel, eine äußere. für die Längskontraktion verantwortliche Längsschicht und eine innere, den phasischen Lumenverschluß hervorrufende Ringschicht, ist teilweise quergestreift, teilweise glatt. Die glatte Muskulatur überwiegt und nimmt praktisch den gesamten Oesophagus-Magenübergang ein. Nach innen folgt die Muscularis mucosae, dann die Schleimhaut aus Pflasterepithel.

Innerhalb der Oesophagusschleimhaut sind zwei verschiedene Typen von Drüsen verteilt. Die eigentlichen Glandulae oesophagicae finden sich unregelmäßig über das gesamte Organ verstreut und bestehen aus kleinen Schleimdrüsen mit racemöser Verteilung. Ihre Ausführungsgänge perforieren die Epithelschicht, während die verzweigten Tubuli in der Submucosa angetroffen werden.

Gegenüber diesen tiefen Schleimdrüsen sind die oberflächlichen oder cardialen Drüsen, die den cardianahen Magenschleimhautdrüsen ähneln, nur in der Umgebung des Oesophagusmundes und an der terminalen Speiseröhre anzutreffen. Ihre Ausführungsgänge verlaufen nicht durch die Muscularis mucosae, und ihre verzweigten Tubuli sind nur in der Lamina propria, nicht in der Submucosa gelegen.

Die Cardiadrüsen entwickeln sich zeitlich vor den mucösen Oesophagusdrüsen (Reding 1966) und sind ab 7. Fetalmonat nachweisbar. Es hat nach Meinung dieses Autors den Anschein, als ob diese Drüsen denen der Magenschleimhaut entsprechen, die im Grenzkampf zwischen Platten- und Cylinderepithel von ersterem überdeckt wurde. Durch Produktion eines Mucoids bilden die Cardiadrüsen eine Art alkalischer Barriere gegen die Einwirkung des sauren Magensaftes.

Die wegen der lockeren Submucosa gegenüber dem Muskelmantel leicht verschiebliche Oesophagusschleimhaut kann in Höhe des Mageneinganges um etwa 4 cm nach oral oder aboral verlagert sein (Turano 1959), wodurch die topographische Lokalisation der Cardia außerordentlich erschwert wird. Gleiches gilt für das Hinaufsteigen von Magenschleimhaut als Variante des Brachyoesophagus (Endobrachy-oesophage, Lortat-Jacob 1957; columnar-lined esophagus, Pierce u. Creamer 1963). Daneben kommen ektopische Magenschleimhautinseln oberhalb der Cardia vor und sind manchmal Ursache einer Ulcusbildung innerhalb der Speiseröhre.

Die Sonderstellung des Vestibulum gastro-oesophageale geht daraus hervor, daß die Zahl der Ganglienzellen des Auerbachschen Plexus in diesem Abschnitt größer als in der Pars cervicalis und thoracica oesophagi ist (Koeberle u. Penha 1959). Eine scharfe Grenze ist allerdings nicht festzustellen.

Als weitere Besonderheit des Vestibulum gastro-oesophageale gilt der Serosaüberzug, der in den Abschnitten nahe dem Mageneingang vom Peritoneum gebildet wird, während die übrigen Abschnitte der Speiseröhre gegenüber den Nachbarorganen nur durch eine lockere Adventitia abgegrenzt sind.

III. Physiologie

Die Hauptaufgabe des cardialen Sphincters, der sich unter dem Einfluß des N. vagus synchron zur peristaltischen Welle öffnet und den Inhalt der Speiseröhre hindurchläßt, ist die Abdichtung in gastro-oesophagealer Richtung. Er verhindert das Rückfließen des Mageninhaltes, welches als Folge des physiologischen abdomino-thorakalen Druckabfalles, der Überfüllung des Magens, einer plötzlich gesteigerten abdominellen Druckerhöhung, der thorakalen Saugwirkung oder eines Wechsels der Körperlage auftreten könnte (ROSSETTI 1963).

Am Abschlußmechanismus sind zweifellos mehrere Komponenten beteiligt:

1. Die inspiratorische Knickung der distalen Speiseröhre durch die Kontraktion der hiatalen Zwerchfellzwinge verstärkt den Verschluß im Augenblick einer erhöhten Saugwirkung von seiten des Thoraxraumes.

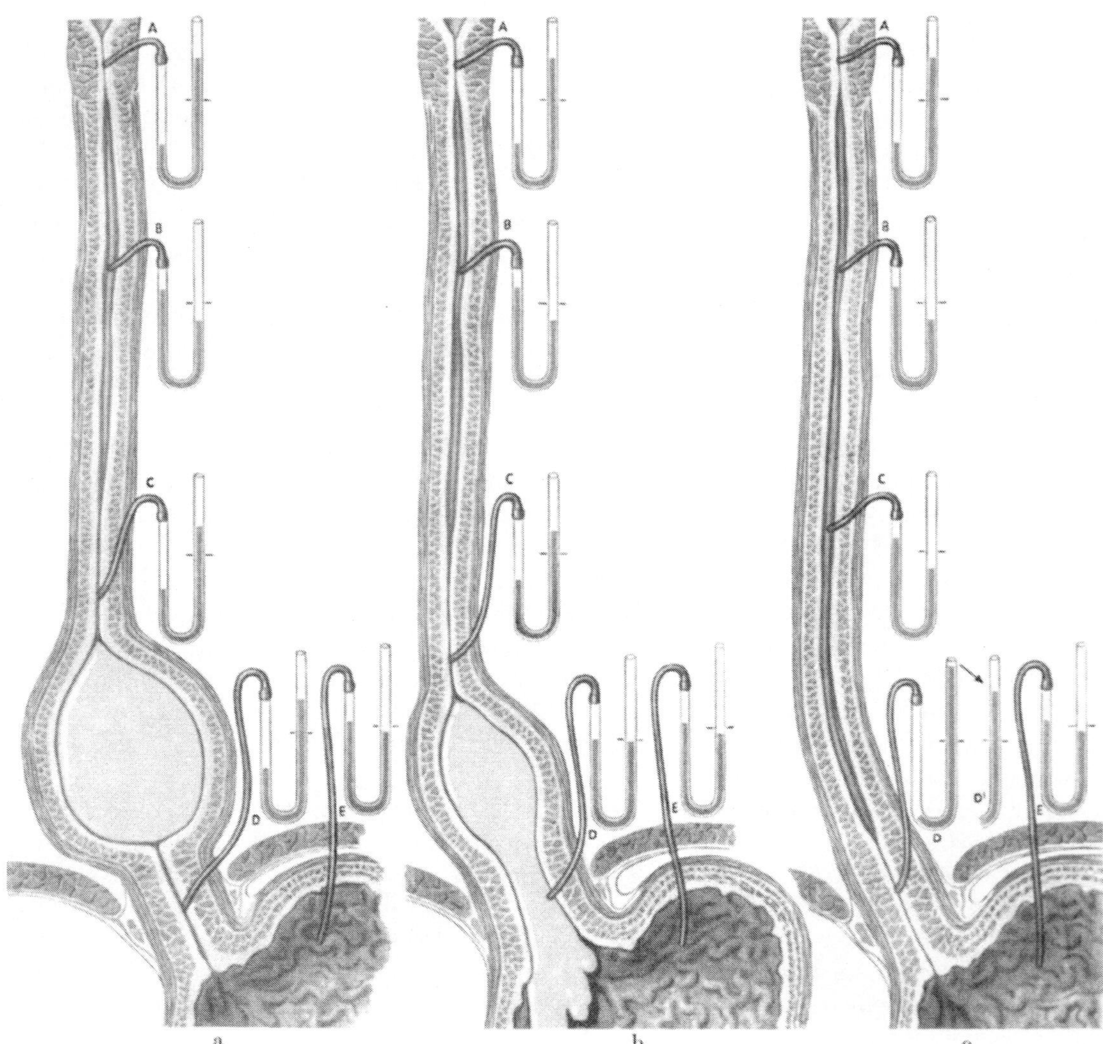

Abb. 3a—c. Kardiafunktion nach NETTER (1959). a Bolus dicht vor dem Vestibulum. Die peristaltische Kontraktionswelle tritt tiefer und verursacht eine Ausweitung des distalen Oesophagus durch den Bolus. Vestibulum noch nicht so weit erschlafft, daß die Passage vonstatten gehen könnte. b Durchtritt des Bolus in den Magen. Vollständige Erschlaffung des Vestibulums (Druckabfall in D) auf intraventriculäre Werte. Boluspassage durch ansteigenden Druck im terminalen Oesophagus. Fundusdruck ändert sich trotz des Boluseintritts nicht infolge kompensatorischer Erschlaffung der Magenwand. c Phase nach dem erfolgten Schluckakt. Unmittelbar nach Beendigung des Schluckaktes kontrahiert sich das Vestibulum für wenige Sekunden sehr kräftig, um wieder in den Ausgangsdruck zurückzukehren. Wird in dieser Phase ein zweiter Bissen geschluckt, so verharrt dieser länger vor dem Vestibulum als vorher beschrieben

2. Bei vermehrtem Druck oder Inhalt im Magenfundus wird der Magenmund abgeplattet, so daß bei stabilem, spitzem Hisschen Winkel ein Ventileffekt resultiert.

3. Der unter physiologischen Umständen wichtigste Faktor ist ein anatomisch umstrittener, radiologisch und manometrisch aber einwandfrei nachgewiesener, distaler Sphinctermechanismus. LERCHE (1950) ist der Auffassung, daß sowohl an der oberen, als auch an der unteren Begrenzung des Vestibulums ein Sphinctermechanismus vorliegt, und ZAINO u. Mitarb. (1963) glauben auf Grund röntgenologischer Beobachtungen und anatomischer Studien, daß die Muskulatur des gesamten Vestibulums einen funktionell einheitlichen Sphincter darstellt. Druckmessungen (IMDAHL 1963) lassen vermuten, daß im Vestibulum zwei funktionell verschiedene Abschnitte bestehen: eine supradiaphragmatische epiphrenische Ampulle mit einem höchsten Druck in der Exspirationsphase und ein infradiaphragmatisches Antrum cardiacum mit einem Druckmaximum während der Inspiration (DILLARD 1964).

Im Vergleich zur übrigen Speiseröhre besteht im Vestibulum ein stark erhöhter Ruhetonus. Es erschlafft beim Schluckakt reflektorisch, wobei IMDAHL (1963) die Meinung vertritt, daß nur der obere Abschnitt durch den Schluckakt beeinflußt werde, während Kontraktion und Erschlaffung des infradiaphragmatischen Anteils von der Atemphase abhängig seien. Die Seltenheit des unstreitig vorkommenden physiologischen Refluxes wird durch die Notwendigkeit einer streng zeitlichen Koordination zwischen Schluckreflex und Exspirium erklärt.

Die Funktion des Vestibulums kann unter pathologischen Bedingungen in zweierlei Richtung gestört werden: beim sog. Cardiospasmus ist dieser Teil des Oesophagus krampfartig und kontinuierlich kontrahiert; bei der Cardiainsuffizienz versagt hingegen der Verschlußmechanismus.

Der röntgenologische Beweis für die Sphincterwirkung einer Kontraktion des Vestibulums ist bei Patienten mit Hiatusgleithernie zu erbringen. In Kopftieflage gelingt es im allgemeinen ohne Schwierigkeiten, den Herniensack oberhalb des Zwerchfelles zu füllen, das Kontrastmittel tritt jedoch nicht in den Oesophagus. Der maximale Grenzdruck zur Überwindung dieser Barriere beträgt unter solchen pathologischen Verhältnissen allerdings nur 20 cm Wasser, während bei typischer Lage des Oesophagus-Magenüberganges unterhalb des Hiatus ein Druck bis zu 120 cm Wasser aufgewendet werden muß, um Mageninhalt in die Speiseröhre zu pressen (NETTER 1959; JOHNSTONE 1959) (Abb. 3).

Die besonderen funktionellen Verhältnisse in der Cardiaregion sind maßgebend für die zur Erfassung der Pathologie am terminalen Oesophagus durchzuführende röntgenologische Untersuchungstechnik mittels Kontrastmitteln, die sich in mehreren Punkten von der routinemäßigen Untersuchung der übrigen Oesophagusabschnitte unterscheidet (LENZ 1967).

IV. Röntgenuntersuchungstechnik

Für die röntgenologische Darstellung der Cardiaregion gelten die im Kapitel über den Oesophagus dargelegten Grundsätze. Die Besonderheiten des Überganges zwischen Speiseröhre und Magen mit den nur hier zu beobachtenden pathologischen Veränderungen, insbesondere den verschiedenen Formen der Hiatushernie, fordern jedoch eine Erweiterung der Untersuchungstechnik.

Im Vordergrund steht auch hier die Durchleuchtung möglichst unter Einsatz der Fernsehbildverstärkerkette und des Bildbandspeichers. Wegen des schnellen funktionellen Ablaufes in der Umgebung der Cardiaregion sind zahlreiche Zielaufnahmen (Schirmbildkamera nach BUCHHEIM u. MAURER 1961) oder die Röntgenkinematographie zur Dokumentation des Befundes empfehlenswert. Die Umgebung des Hiatus oesophageus kann ebenso wie die kontrastmittelgefüllte Cardia bei Verdacht auf einen raumfordernden Prozeß mittels Schichtaufnahmen weiter abgeklärt werden. Die dabei zu erhebenden Befunde sind in Tabelle 2 dargestellt.

HAFTER (1960) hat die Kriterien zur günstigsten Darstellung des Hiatus-Cardiabereiches aus einer großen persönlichen Erfahrung herausgearbeitet. Sie haben inzwischen allgemeine Gültigkeit erhalten, müssen aber für eine Gruppe von Patienten ergänzt werden, bei welchen Erkrankungen des terminalen Oesophagus quantitativ und qualitativ eine besondere Rolle spielen: die Neugeborenen und Kleinkinder.

Der Unterschied zum Erwachsenen besteht in den erheblichen Größenunterschieden, der divergierenden Funktion und Anatomie, dem ernsten Problem der Strahlenbelastung durch die höhere Gefährdung der Keimdrüsen infolge ihrer Nähe zum untersuchten Abdominalbereich und der fehlenden Mitarbeit der jungen Patienten. Die Untersuchungstechnik soll deshalb im folgenden ausführlicher geschildert werden, wobei wir uns im wesentlichen an die Empfehlungen von WILLICH (1965) halten.

Als Kontrastmittel verwendet dieser Autor bei den meisten Säuglingen eine sterile Suspension von einem Teil Bariumsulfat (Neobar) und zwei Teilen Wasser mit Süßstoff versetzt. Von der 4. Lebenswoche an ist die Verwendung von Barium beim gut trinkenden Säugling unbedenklich. Bei Trinkschwierigkeiten oder beim Neugeborenen muß wasserlösliches Kontrastmittel unter Umständen statt mit der Flasche durch Einträufeln verabreicht werden. Die hierbei mögliche Aspiration verbietet die Applikation von Bariumsulfat. Dyspepsien habe WILLICH nie beobachtet. An der Röntgenabteilung der Chirurgischen Univ.-Klinik Heidelberg sind wir von dieser Gabe des Kontrastmittels im Neugeborenen- und Säuglingsalter ganz abgekommen und verabreichen Gastrografin oder dünne Bariumsuspensionen grundsätzlich über eine transnasal eingeführte Ernährungssonde, die eine vom Kinde völlig unabhängige Applikation in jeder beliebigen Höhe des Oesophagus oder Magens und in jeder Position des Patienten erlaubt.

Die Schwierigkeiten, ohne aktive Mithilfe die kleinen Patienten in die verschiedenen, für die Durchleuchtung günstigsten Ebenen zu drehen, hat zu einer ganzen Reihe spezieller Vorrichtungen für die Röntgendiagnostik von Säuglingen geführt. Sehr verbreitet ist die Verwendung von Cellonhüllen (Babix), die am Durchleuchtungsgerät aufgehängt werden. Einfacher ist die sehr billige und praktische Anfertigung kleiner Hängesäckchen verschiedener Größe, in denen die kleinen Patienten außerordentlich leicht zu bewegen und mit Gurten oder Klebestreifen am Untersuchungsgerät zu fixieren sind.

Für die Untersuchung bei Untertischdurchleuchtung empfiehlt WILLICH (1963) eine Holzwanne mit Plastikfolie zur Vergrößerung des Fokus-Haut-Abstandes. Dadurch läßt sich die Hautdosis bei sonst gleichen Untersuchungsbedingungen um 74 % senken. Daneben reicht der Durchleuchtungsschirm bis dicht an den Säugling heran, wodurch Unschärfen vermieden werden können, und schließlich ist das Kind in der Mulde besser zu drehen oder zu fixieren als auf einer glatten Unterlage. HARTUNG (1959) verwendet anstelle einer solchen Wanne aus den gleichen Gründen einen Aufsatztisch. Die Vorteile der Holzwanne und der Cellonhülle sind in einem von L. SCHALL (zit. nach WILLICH 1963) entwickelten Gerät, dem Paidoskop miteinander kombiniert. Da die Schale nach vorn offen ist, erlaubt das Gerät auch eine manuelle Palpation während der Röntgenuntersuchung.

Vor Beginn der Kontrastmittelfütterung informiert ein kurzer Blick über die Luftverteilung im Abdomen. Bei paraoesophagealen Hernien wird in Überschneidung mit dem rechten Herzrand ein Ringschatten erkennbar. Durchleuchtet wird so kurz, aber trotzdem so sorgfältig wie möglich.

Im Hängen wird — meist seitlich — die erste Zielaufnahme angefertigt, wenn das Kontrastmittel die Cardia passiert. Die 2. und 3. Zielaufnahme wird im umgekehrten ersten schrägen Durchmesser, also in rechter schräger Bauchlage angefertigt. Während die beiden ersten Aufnahmen reine Schleimhautdarstellungen beabsichtigen, erfolgt die 3. Aufnahme erst nach Prallfüllung des Magens, die nach 50—100 ml erreicht ist.

Viele Hiatushernien lassen sich erst in tiefem Inspirium darstellen, weshalb das Kind bei Verdacht auf eine Hernie zum Schreien provoziert werden sollte. Hierbei kann das Inspirium während des Schreiens und damit die Phase der sichtbaren Hernie so kurz sein, daß die Zeit zur Auslösung einer Aufnahme zu knapp wird. Hier muß dann der Durchleuchtungsbefund entscheiden oder eine Kinematographie angeschlossen werden.

Zur Prüfung der Schlußfähigkeit der Cardia wird das Kind anschließend in horizontale Rückenlage zurückgedreht, kommt es hierbei schon zum Reflux, so wird der Befund auf einer 4. Zielaufnahme festgehalten. Reicht der Neigungswinkel des Tisches nicht aus, eine Hernie zu verifizieren, dann wird das Kind entweder um 180° gedreht und in extremer Kopftieflage durchleuchtet oder aber manuell durch Kompression der Magengegend versucht, den intraabdominellen Druck zu erhöhen.

Die abschließende Zielaufnahme gilt im Bereich der Cardiaregion der Darstellung des Hisschen Winkels durch eine Aufnahme im sagittalen Strahlengang. Der angefertigte Film gibt gleichzeitig Aufschluß über die Entleerungsfunktion des Magens. Diese ist deshalb so besonders wichtig, weil Hiatushernie und Pylorusstenose gelegentlich kombiniert vorkommen (Roviralta-Syndrom).

Mit dieser, von Willich (1963) beschriebenen Technik sollte sich eine Röntgenuntersuchung des terminalen Oesophagus einschließlich des Magens in 2 bis maximal 6 min Durchleuchtungszeit durchführen lassen, wobei für die gesamte Untersuchung einschließlich Fütterung 5—10 min veranschlagt werden. Die Technik vermittelt alle notwendigen Aussagen (s. Tabelle 2) und kann bei einwandfreiem Befund verkürzt auf 1 oder 2 Aufnahmen reduziert werden. Komplizierte Fragestellungen verlangen selbstverständlich eine subtilere Untersuchung und die Anfertigung einer größeren Zahl von Zielaufnahmen.

V. Funktionsstörungen

1. Chalasie (Refluxkrankheit)

a) Pathophysiologie

Die physiologische Funktion der Cardia im Hinblick auf den Sphinctermechanismus zwischen Speiseröhre und Magen kann im Sinne der Schlußunfähigkeit gestört sein. Es handelt sich um eine rein funktionelle Störung, bei der die Cardia an normaler Stelle unterhalb des Zwerchfells liegt, wodurch eine begriffliche Abgrenzung gegenüber den ebenfalls mit Cardiainsuffizienz einhergehenden, gleitenden Hiatushernien möglich ist.

Für die vorübergehende Schlußunfähigkeit der Cardia sind verschiedene Synonyma in Gebrauch (Wolf 1965): Chalasia cardiae, Cardiooesophageal relaxation, gastrooesophageal incompetence, lax oesophagus, malfonctions cardio-tubérositaires, cardiofundale Fehlanlage. Rossetti (1966) bezeichnet das Krankheitsbild einfach als „Refluxkrankheit“.

Erste Berichte über den pathologischen Refluxmechanismus am Oesophagusende sind erst verhältnismäßig spät publiziert worden. Catel (1937) beschrieb die hypertonisch-atonische Dysphagie als funktionelles Krankheitsbild durch mangelhaftes Zusammenspiel des Schluckreflexes. Erst 1947 bezeichneten Neuhauser u. Berenberg die reine Atonie von Speiseröhre und klaffender Cardia als Relaxatio cardiooesophagea oder Chalasia cardiae. Seitdem sind zahlreiche Publikationen erschienen, die sich vor allem auch mit den Fragen der Differenzierung funktioneller Störungen gegenüber den morphologisch definierten Anomalien der Hiatusregion beschäftigen. Die Ergebnisse dieser Untersuchungen einer großen Reihe anderer Autoren aus dem Fachgebiet der Röntgenologie, Chirurgie, Physiologie, Anatomie usw. sind in der Monographie von Rossetti (1966) zusammengefaßt.

Das Zurückfließen von Mageninhalt in die Speiseröhre wird dann als oesophagealer Reflux bezeichnet, wenn keine aktive Kontraktion der Magenwand wie bei Erbrechen und Regurgitation den Vorgang einleitet. Voraussetzungen sind: 1. Anstieg des abdominothorakalen Druckgefälles, bis die Schwelle der physiologischen Cardiaabdichtung überschritten wird; 2. Abschwächung oder Aufhebung des Sphinctermechanismus durch pathologische Veränderungen angeborener oder erworbener Art.

α) *Reflux bei gesteigertem abdomino-thorakalem Druckgefälle*

Erhöhung des intraabdominellen Druckes oder Steigerung der thorakalen Saugkraft beeinflussen die Druckdifferenz, und zwar thorakal durch forcierte, maximale Inspiration bei tiefer Atmung einerseits und abdominal infolge Schlages gegen die Bauchwand, bei der Bauchpresse, Bücken nach vorn u. a. Die Erhöhung des intraabdominellen Druckes ist pathogenetisch der wesentlich wichtigere Faktor. Er kann begünstigt werden durch Überfüllung des Magens, Körperlage, Tragen von Korsetts und allgemeine abdominelle Druckerhöhung wie bei raumfordernden Prozessen, Adipositas und Schwangerschaft. Die Faktoren sind nach Rossetti (1966) belanglos, solange ein intakter Cardiamechanismus vorliegt, sie können allerdings klinische Erscheinungen wesentlich beeinflussen.

β) *Reflux bei gestörter Cardiafunktion*

Der Sphinctermechanismus der Cardia kann entweder durch anatomische Veränderung der Sphinctergebilde oder durch funktionelle Komponenten einzeln oder gemeinsam beeinträchtigt werden.

Isolierte Störungen der dem Zwerchfell zuzuordnenden Anteile des Cardiaverschlusses sind selten. Auffallenderweise kommt der Weite des Hiatuskanals keine überragende pathogenetische Rolle zu. Rossetti (1966) fand in 50% der operativ verifizierten Hiatushernien einen makroskopisch normalen Hiatus. Auch die respiratorische Verschieblichkeit des Zwerchfells ist nicht beeinträchtigt. Bei großen Zwerchfellbrüchen ist eine Ausweitung des Bruchringes erkennbar. Hier fällt die abdichtende Wirkung des Zwerchfells im Inspirium aus, da die verschiebliche Cardia bei Erhöhung des intraabdominellen Druckes in die Thoraxhöhle verlagert wird. Die Hiatuszwinge führt in diesen Fällen nicht zur Drosselung des terminalen Oesophagus; sie kann hingegen den Magen abschnüren und dessen Inhalt in die Speiseröhre zurückbefördern.

Als Ausnahmefall ist die große paraoesophageale Hiatushernie zu bezeichnen. Der Hernienring ist oft für eine Männerfaust durchgängig, ein großer Teil des Magens ist supradiaphragmatisch verlagert worden, und trotzdem wird auch bei extremster Kopftieflage kein Reflux beobachtet. Dies liegt aber zweifellos an der Unversehrtheit des Hisschen Winkels, der im Gegensatz zu den Verhältnissen bei der Gleithernie betont spitz verläuft und dazu noch mit einer regelrechten Sphincterhypertonie kombiniert ist.

Auch die linksseitige Zwerchfellähmung ist meist nicht von einer Cardiainsuffizienz begleitet, weil die nachgiebige linke Hälfte des Diaphragmas die Druckwelle abfängt und durch Höhertreten (paradoxe Atmung) abschwächt. Dadurch wird der abdomino-thorakale Druckgradient nicht entscheidend verändert. Hinzu kommt die häufige Beobachtung, daß der Magen zunächst in Form des Kaskadenmagens höhertritt und schließlich als Magenvolvolus imponiert. Die zusätzliche Verkleinerung des Hisschen Winkels kommt einer abnorm gesteigerten Sphincterwirkung gleich, wodurch die oft sehr ausgeprägte Luftretention im oralen Magen unter Umständen mit Völlegefühl und funktionellen Herzstörungen (Roemheld-Syndrom) seine plausible Erklärung findet. Neben den diaphragmalen Anteilen des Verschlußmechanismus spielt das Verhalten des sog. parietalen Sphincters (Brombart 1956; Allison 1951 u. a.) eine wichtige Rolle. Röntgenkinematographie und Manometrie haben bei der Cardiainsuffizienz eine Herabsetzung des parietalen Tonus am distalen Oesophagus ergeben. Wird der Mageninhalt einem Druck von 5—15 cm H_2O unterzogen, dann wird er, in Ermangelung einer Cardiasperre, in das Lumen des Oesophagus durch dessen niedrigeren Ruhe-Innendruck aspiriert. Diese Wandhypotonie wird auch gelegentlich beim Gesunden beobachtet, kommt aber häufiger beim Säugling und beim sehr alten Menschen vor. Bei der klinisch manifesten Cardiainkontinenz wird eine Herabsetzung des parietalen Tonus praktisch konstant nachgewiesen.

Oft besteht eine Hypotonie des gesamten Oesophagus. Er kann durch massiven Reflux in geeigneter Untersuchungsposition regelrecht dilatiert werden.

Der Schlußmechanismus kann des weiteren durch eine *Beeinträchtigung des Ventilmechanismus* gestört sein. Gemeint ist das Höhertreten der oesophago-gastralen Verbindung zusammen mit einer trichterförmigen Umbildung der Cardia, welche zuerst zur Abschwächung, dann zum völligen Versagen des Ventilmechanismus führt. Anatomisches Substrat ist nach ROSSETTI (1966) eine Lockerung der Cardiaverbindungen, ein Versagen der Stabilisatoren (Abb. 2).

Die trichterförmige Umbildung der Cardia kann bereits beim Säugling als angeborene Anomalie zur schweren Refluxkrankheit Veranlassung geben. Sie ist in den meisten Fällen mit einer Hiatusgleithernie oder einem kongenitalen Brachyoesophagus kombiniert. Reine Cardiainsuffizienz soll nach WOLF (1965) doppelt so häufig im Kindesalter vorkommen als Hiatushernien. Dabei muß berücksichtigt werden, daß selbst ein röntgenologisch nachgewiesener Reflux nicht unbedingt mit klinischen Erscheinungen einhergehen muß. Bei 32 von 70 normalen Neugeborenen haben BLANK u. PEW (1956) röntgenologisch einen Reflux ohne klinische Symptome beobachten können. Andererseits berichtet ROSSETTI (1966), daß bei 75% seiner Fälle mit Refluxkrankheit die ersten Symptome im Alter zwischen 30 und 50 Jahren aufgetreten seien. Versagt der Ventilmechanismus erst im Senium, dann verläuft die Cardiainkontinenz meist symptomlos, weil die peptische Aktivität, ähnlich der Ulcuskrankheit, im fortgeschrittenen Alter allmählich verlischt.

γ) *Trichterförmige Umwandlung der Cardia*

Findet sich bei hoher Einmündung des Oesophagus in den Magen statt des spitzen Hisschen Winkels ein offener oesophago-gastrischer Angulus mit klinisch und röntgenologisch eindeutiger Sphincterinkontinenz, so resultieren drei Krankheitsbilder, die sich nur graduell unterscheiden:

1. cardio-fundale Fehlanlage;
2. Hiatusgleithernie;
3. Brachyoesophagus.

Gleithernie und Brachyoesophagus werden in einem späteren Abschnitt ausführlich abgehandelt, so daß zunächst nur die cardio-fundale Fehlanlage erörtert werden soll (Abb. 4).

LORTAT-JACOB hat 1953 erstmals auf eine solche „malposition cardio-tubérositaire" aufmerksam gemacht. Man unterscheidet zwei Varianten, die angeborene cardio-fundale Trichterbildung ohne verstärkte Verschieblichkeit der Cardia und die cardio-fundale Trichterbildung infolge Lockerung des vorher offensichtlich normalen Bandapparates als Vorstufe der Hiatusgleithernie.

Bei der angeborenen Form beobachtet man während der Inspiration und während heftigen Schreiens mehr oder weniger ausgeprägten Reflux, der eigentümlicherweise nur selten zur Refluxoesophagitis führt. POLK u. BURFORD (1964) erklären diese Beobachtung damit, daß der Reflux überwiegend während des Essens, also vermischt mit der Nahrung auftritt, und daß entweder der Mageninhalt sofort erbrochen wird oder sogleich wieder zurückfließt.

Die Annahme einer funktionellen Entwicklungsverzögerung bei solchen Fehlanlagen wird dadurch erhärtet, daß die klinischen und röntgenologischen Erscheinungen nach einigen Jahren sistieren. Übergänge zu echten Hiatushernien dürften jedoch möglich sein.

Klinisches Leitsymptom ist rezidivierendes Erbrechen, meist in Form des Ausfließenlassens der Nahrung von Geburt an. Meist ist keine Galle beigemengt, wenn nach dem Trinken und Zurücklegen des Kindes die Nahrung ohne spastische Komponente zurückkommt. Nur selten wird im Erbrochenen Blut nachgewiesen. Gelegentlich führt das häufige Erbrechen zur Aspiration. Fast alle Kinder gedeihen schlechter.

Die röntgenologische Symptomatologie ist eindeutig. Im typischen Falle ist der Reflux schon in Horizontallage nicht zu übersehen, wenn der Magen mit einigen Schlucken Gastrografin oder Bariumbrei aufgefüllt wurde. Die Untersuchung in Kopftieflage ist nur dann notwendig, wenn es sich um leichtere Formen der Cardiainsuffizienz handelt.

Von ausschlaggebender Bedeutung ist der röntgenologische Nachweis einer unterhalb des Zwerchfells gelegenen Cardia, wodurch die therapeutisch bedeutsame Differenzierung gegenüber der Hiatushernie gegeben ist.

Die Röntgenuntersuchung hat auch ihren festen Stammplatz bei der Beurteilung des Therapieerfolges (kleine und häufige Mahlzeiten mit eingedickter Nahrung und aufrechte Haltung nach dem Essen). Schon nach wenigen Wochen kann es zu einer weitgehenden Normalisierung der Verhältnisse an der Cardia kommen (DITTRICH 1965).

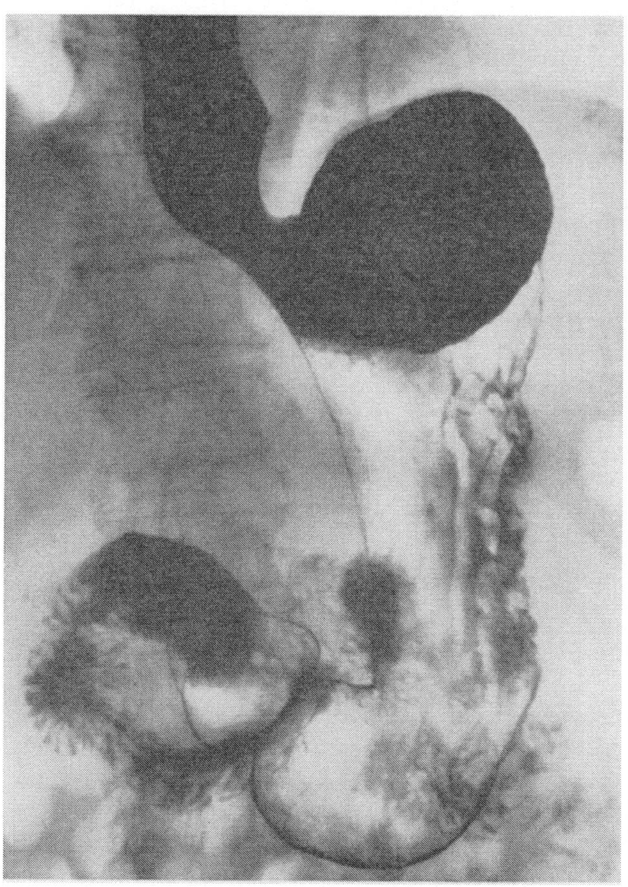

Abb. 4. Cardiainsuffizienz: Klaffender Hiatus, stumpfer Hisscher Winkel = cardio-fundale Fehlanlage

ROSSETTI (1966) konnte in mehreren Fällen die Umwandlung der Fehlanlage in eine Gleithernie, aber auch die Entwicklung eines Brachyoesophagus aus einer cardio-fundalen Fehlanlage ohne die Zwischenstufe einer Gleithernie beobachten. Es kann sich aus der schweren, fortschreitenden Refluxkrankheit durch entzündliche Schrumpfung der Speiseröhre ein solcher, sekundärer Brachyoesophagus entwikkeln. Interessanterweise ist der Operationsbefund bei der cardiofundalen Fehlanlage in den meisten Fällen völlig unauffällig. Weite und Tonus des Hiatus sind normal, und man findet höchstens sekundär entzündliche Veränderungen durch die Refluxkrankheit.

Der Hissche Winkel muß nicht in jedem Falle, wenn er durch Veränderungen in seiner Umgebung stumpf wird, Anlaß zur Cardiainsuffizienz geben. So beobachtet man zwar nach der typischen Magenresektion praktisch stets eine trichterförmige Umbildung des Mageneinganges, welche durch die operativ bedingte Verziehung und Raffung des oberen Magenabschnittes bedingt ist. Nur in 2 Fällen beobachtete ROSSETTI (1966) jedoch eine klinisch, röntgenologisch und endoskopisch gesicherte Refluxoesophagitis nach Magenresektion. Ähnliches gilt für die Schrumpfungsneigung der Speiseröhre beim hochsitzenden Oesophaguscarcinom oder die Deformation des Winkels beim Magencarcinom ohne Einbeziehung des Cardiaabschnittes. Hier kann allerdings die Grundkrankheit durch Aufstoßen und Regurgitation übelriechenden Materials vor allem im Liegen überlagert werden, wenn es zur Inkontinenz der Cardia kommt.

Die Funktion der Cardia kommt vollständig in Fortfall, wenn untere Speiseröhre und angrenzende Magenpartien (Cardiaresektion) oder der gesamte Magen (totale Gastrektomie) reseziert werden müssen. Anlaß zu derartigen, eingreifenden Operationen sind zumeist ein hochsitzendes Magencarcinom, Tumoren der Cardia und des terminalen Oesophagus. Die postoperativen, durch den Ausfall der Cardia bedingten Refluxstörungen sind außerordentlich gefürchtet und sind im Kapitel über den operierten Oesophagus ausführlich dargestellt.

b) Pathologische Anatomie und Klinik

Die Wirkung der chemisch-aktiven Verdauungssekrete auf die Oesophagusschleimhaut äußert sich in recht charakteristischen Formen, wenn diese auch keineswegs stets den klinischen Symptomen entsprechen. Die cardianahe Lokalisation des Prozesses mit gradueller Abnahme in oraler Richtung ist dabei typisch für die refluxbedingte Entzündung. ROSSETTI (1966) fand bei systematischer Untersuchung der Schleimhaut folgende Reihenfolge pathologischer Läsionen (Tabelle 2).

Tabelle 2. *Schleimhautveränderungen bei Refluxkrankheit* (nach ROSSETTI 1966)

Intakte Schleimhaut	Erosive Oesophagitis
Hyperämische Oesophagitis	Ulceröse Oesophagitis
Ödematöse Oesophagitis	Narbig-stenosierende Oesophagitis
Fibrinöse Oesophagitis	Maligne Entartung
Pseudomembranöse Oesophagitis	

Trotz klinisch, röntgenologisch und endoskopisch gesicherter Cardiainsuffizienz konnte J. GAILLARD in 50% der Fälle an der Schleimhaut keine krankhaften Veränderungen nachweisen. Dagegen kamen hyperämische, ödematöse, fibrinöse und pseudomembranöse Formen oft gemischt vor. Für das umschriebene Ödem auf dem Boden der Refluxkrankheit, das unter Umständen im Röntgenbild tumorähnliche Symptome hervorzurufen vermag, prägte ROSSETTI (1966) den Begriff der pseudotumoralen Oesophagitis, da sie sich nicht nur auf die Schleimhaut, sondern auch auf die tieferen Wandschichten erstreckt.

Eine Sonderstellung nimmt die erosive Oesophagitis — meist unmittelbar vor dem Mageneingang gelegen — ein, da sie zu massiven, lebensbedrohlichen Blutungen Anlaß geben kann. Die Erosionen sind oft flüchtig und intermittierend, so daß rezidivierende Blutungen resultieren. Sie sind besonders als postoperative Refluxkomplikation nach Resektion an der Cardia gefürchtet.

Die Refluxkrankheit als wichtigste Ursache des Ulcus oesophagi wurde bereits im Abschnitt A 5f „Oesophagitis und Ulcus“ erwähnt. Das Geschwür entwickelt sich bevorzugt an der Grenze zwischen Oesophagusepithel und Magenschleimhaut. Hier ist die peptische Aktivität am stärksten, und die empfindliche Oesophagusschleimhaut ist den zurückfließenden Sekreten unmittelbar ausgesetzt. Im Gegensatz zur erosiven Oesophagitis hat das typische Ulcus der Cardia ausgesprochen chronischen Charakter ohne spontane Heilungstendenz. Die Ulcusnische, meist mit stark ausgeprägtem, callösem Randwall, neigt zur Penetration durch alle Wandschichten hindurch. Der Prozeß wird aber meist durch Pleura, Zwerchfell oder Lunge abgeriegelt; dadurch wird die offene Perforation nur sehr selten möglich. ROSSETTI (1966) beobachtete eine Perforation in das Pericard mit tödlicher, eitriger Pericarditis und einen Durchbruch ins Mediastinum mit ebenfalls letalem Mediastinalabsceß. In diesem Zusammenhang muß auch das Ulcus an einer Anastomose (Magen, Duodenum, Colon) erwähnt werden.

Die verschiedenen Ulcusformen, die in pathogenetischer oder zufälliger Kombination mit der Refluxkrankheit auftreten, hat ROSSETTI (1966) folgendermaßen zusammengefaßt:

1. Chronisches Cardiaulcus: refluxbedingt, an der Epithelgrenze; Neigung zu Stenose, Penetration, gedeckter, seltener offenen Perforation.

2. Ulcus in ektopischer Magenschleimhaut: im terminalen Oesophagussegment, bei unregelmäßiger Epithelgrenze oder Endobrachyoesophagus; meist mit Cardiainkontinenz und Refluxkrankheit. Entspricht wahrscheinlich dem Barrett-Ulcus.

3. Ulcus im thorakalen Oesophagus: meist bei Endobrachyoesophagus.

4. Ulcus am Schnürring: bei allen Formen der Hiatushernie an der Durchtrittsstelle durch das Zwerchfell ohne direkte Beziehung zur Refluxkrankheit.

Als häufigste und wichtigste Komplikation der Refluxkrankheit entsteht neben dem Ulcus die oesophagitische Stenose als kurze Cardia- oder langgestreckte Oesophagusstenose. Die distale Lokalisation erleichtert die Differentialdiagnose zu anderen, gutartigen Stenoseformen. Die Striktur ist als Spätfolge anzusehen und durch Übergreifen des entzündlichen Prozesses auf Submucosa und Muscularis zu verstehen. In späteren Stadien werden die Muskelfasern allmählich durch fibrös-narbiges Gewebe ersetzt.

Als Folgeerscheinung kommt es zur Längsschrumpfung des Oesophagus mit absoluter Cardiainkontinenz. Nur sehr selten findet sich die Kombination mit einem sog. Cardiospasmus. In typischer Weise werden durch die Trichterbildung mit intrathorakal verlagerter Cardia und die narbige Wandinfiltration alle Sphincterelemente ausgeschaltet. Im Krankengut von ROSSETTI (1966) fanden sich unter 28 Fällen von schwerem erworbenem Brachyoesophagus 5mal eine Stenose allein und 7mal eine Stenose mit Ulcus der Cardia kombiniert.

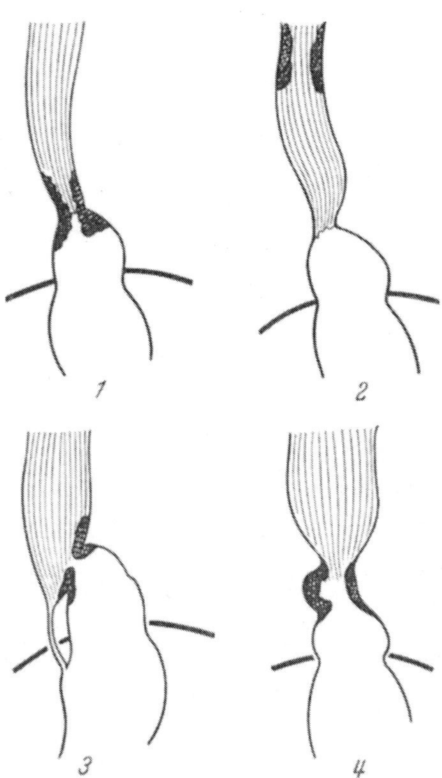

Abb. 5. Carcinom und Refluxkrankheit (ROSSETTI 1966). Folgende Krebsformen werden im Zusammenhang mit langdauernder Refluxoesophagitis beobachtet: *1* Cardia-Carcinom; *2* Oesophagus-Carcinom bei Brachyoesophagus; *3* Anastomosen-Carcinom nach Umgehungsanastomose; *4* Entartung eines chronischen Cardiaulcus

Die Entstehung von Carcinomen auf dem Boden einer Refluxkrankheit ist selten. ROSSETTI (1966) zitiert im einzelnen sieben Beispiele und bezeichnet die entzündlichen Veränderungen der Refluxkrankheit mit ihren Folgen als Präcancerose. Folgende Kriterien sollten allerdings erfüllt sein, um einen ätiologischen Zusammenhang zwischen Carcinom und Refluxkrankheit zu konstruieren (Abb. 5):

1. Jahre- bis jahrzehntelange Refluxkrankheit in der Anamnese.

2. Auftreten von Symptomen, die nicht zur Refluxkrankheit gehören, und bei denen die Dysphagie im Vordergrund steht.

3. Tumorlokalisation in Cardianähe (meist Adenocarcinom!). Plattenepithelcarcinome sind nur dann in Verbindung mit der Refluxkrankheit zu bringen, wenn zwischen Tumor und Cardia Entzündungszeichen nachzuweisen sind oder ein Carcinoma ex ulcere vorliegt.

Die *Klinik* der Refluxkrankheit ist in der typischen Form unverkennbar, und die Diagnose läßt sich schon durch die Anamnese stellen. Ähnlich der Symptomatologie beim Säugling steht beim Erwachsenen das brennende Gefühl im Epigastrium ganz im Vordergrund; es kann übergehen in eine bohrende oder stechende Schmerzempfindung, die ebenfalls epigastrisch oder retrosternal lokalisiert wird. Zunahme der Schmerzempfindung mit Ausstrahlung in den Rücken deutet auf ein cardiales Ulcus hin. Auffallenderweise stehen bei der hämorrhagischen Form häufig die subjektiven Beschwerden in einem Mißverhältnis zu der Schwere der klinischen Erscheinungen, da eine Blutung die oesophagitischen Beschwerden lindert (VAYRE und HUREAU 1967).

Eine Parallelität zwischen Magensäurewerten und Intensität der Refluxbeschwerden ist bisher nicht nachgewiesen worden. Sie kann bei Norm -und Hyperacidität ebenso lästig verlaufen wie bei hypaciden Patienten.

Das Refluxsyndrom kann ausgelöst oder verstärkt werden durch Fettleibigkeit, Schwangerschaft, lange Bettlägerigkeit und bei bestimmten Berufsarten wie Gärtnern, Bauern, Putzfrauen, Fliesenlegern usw.

Auf Komplikationen weisen — wie bereits kurz erwähnt — folgende Symptome hin: Dauerschmerz, Blutung und Dysphagie. Diese Erscheinungen gilt es ganz besonders auch nach operativen Eingriffen in der Nähe der Cardia zu beachten, da sich nicht selten unter dem Bild der Refluxoesophagitis Ulcus und Carcinom entwickeln können.

Die frühzeitige Diagnostik der Refluxkrankheit und hier in erster Linie ihrer Komplikationen ist zweifellos Sache der Klinik, wird aber in entscheidendem Maße getragen von der Röntgendiagnostik, die der Endoskopie in vielen Bereichen dieses Krankheitsbildes eindeutig überlegen ist.

c) Röntgenuntersuchung

Von der Röntgenuntersuchung erwartet der Kliniker eine umfassende morphologische und funktionelle Beurteilung. Darüber hinaus benötigt der Chirurg Auskünfte, die zur operativen und methodischen Indikation, zur Auswahl des Zugangsweges, zur Einschätzung des Operationsrisikos wertvoll sind.

Diese Fragen sind nur zu lösen, wenn während der Röntgenuntersuchung die Sphincterfunktion eingehend geprüft wird. Dazu gehört die Durchleuchtung im Stehen und Liegen, in Kopftieflage, Schräg-, Rücken- und Bauchlage, das Verhalten während des Schluckens und die Beobachtung der Beeinflussung durch die Respirationsphase. Schwierig zu deutende Befunde oder Grenzfälle sollten möglichst kinematographisch oder mittels Bandspeicher kontrolliert werden.

Die Diagnostik betrifft in erster Linie den Nachweis einer Cardiainkontinenz, der cardio-fundalen Fehlanlage, einer Hiatusgleithernie, eines Brachyoesophagus oder vorangegangener chirurgischer Eingriffe. Organische Komplikationen wie Stenose, Ulcus, Malignom sind ebenso auszuschließen wie wichtige Begleiterscheinungen, von denen der sog. Cardiospasmus, das gastro-duodenale Ulcus und Neubildungen unterhalb der Cardia von besonderer Bedeutung sind (Abb. 6).

Die Röntgenuntersuchung sollte zunächst die Morphologie der Kardia und ihre Beweglichkeit auf Grund des Verhaltens des Hisschen Winkels in den verschiedensten Projektionen prüfen. Dadurch ergibt sich bereits eine günstige Voraussetzung zur Beurteilung des Ventilmechanismus.

Die Symptomatologie der Cardiainkontinenz besteht im Nachweis des Kontrastmittelrefluxes aus dem Magen in den entleerten Oesophagus, in der Erschlaffung der Cardia und einer hypotonischen Dyskinesie der gesamten Speiseröhre. Außerdem findet sich eine fakultative oder irreversible Trichterbildung an der Oesophaguseinmündung.

Nicht selten muß der Reflux durch bestimmte Provokationsmanöver erzwungen werden: Untersuchung in Kopftieflage unter Schräglage oder Bauchlage oder Oberbauchkompression. Die Gefahr solcher Maßnahmen liegt in der möglichen Cardiainkontinenz Gesunder durch die unphysiologischen Bedingungen. In gar nicht allzu seltenen Fällen läßt sich der Reflux trotz eindeutiger cardio-fundaler Fehlanlage oder festgestellter Hiatushernie nicht nachweisen, zumal die Schlußunfähigkeit auch klinisch intermittierenden Charakter aufweisen kann.

Die Schwere der Cardiainsuffizienz läßt sich offensichtlich am Verweilen des Kontrastmittels im terminalen Oesophagusdrittel beurteilen. Beim Reflux ruft der retrograd beförderte Inhalt peristaltische Bewegungen im Sinne einer sekundären Peristaltik hervor, die den Bolus nochmals in den Magen treiben. Auf diese Weise kann gelegentlich am liegenden Patienten während der Durchleuchtung ein Hin- und Her-pendeln der Ingesta zwischen Oesophagus und Magen beobachtet werden. Am längsten weilt der Kontrastbrei unmittelbar oberhalb der eigentlichen Sphincterzone, die dadurch ständig mit Kontrastmittel (d. h. analog mit Mageninhalt) benetzt wird. Durch den dauernden Reflux kann beim liegenden Patienten der gesamte Oesophagusinhalt niemals vollständig nach aboral befördert werden.

Die Abgrenzung der reinen Cardiainsuffizienz gegenüber der Hiatusgleithernie und dem Brachyoesophagus wird in den entsprechenden Abschnitten noch eingehend erörtert

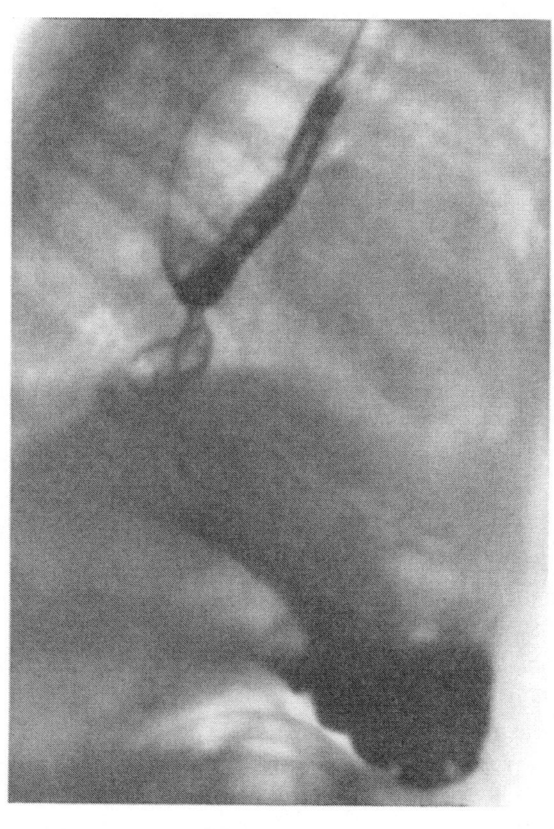

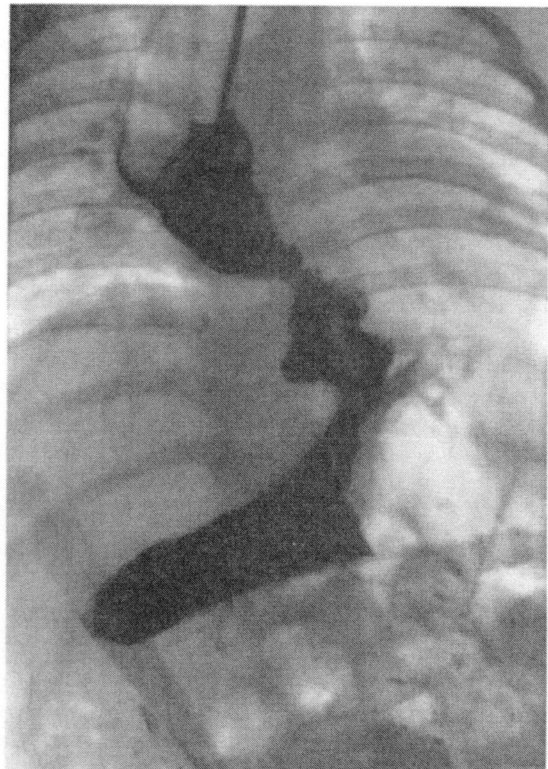

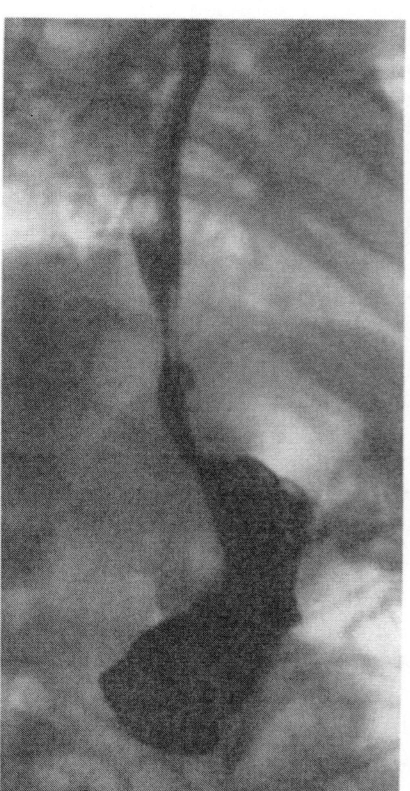

Abb. 6a—c. Hiatusgleithernie mit Ringstenose und sekundärem Brachyoesophagus durch Refluxoesophagitis (a). ♂ 7 Monate. Postoperatives Hernienrezidiv und schwere ulcerierende Refluxoesophagitis mit Stenose und prästenostischer Dilatation (b). Nach erneuter thorakaler Operation der Hiatushernie Normalisierung. Kind völlig beschwerdefrei (c)

werden. Es darf jedoch vorausgeschickt werden, daß Übergangsformen erhebliche Schwierigkeiten bei der Einordnung bereiten können. Insbesondere kann es in entsprechenden Fällen unmöglich sein, die intraabdominelle Trichterbildung (cardio-fundale Fehlanlage) gegenüber der erworbenen, intrathorakalen Trichterbildung des Brachyoesophagus zu unterscheiden. Auch die Beziehungen zwischen Cardia und Hiatus sind nach MONGES (1956) keineswegs leicht zu beurteilen.

Unter den Komplikationen der Cardiainkontinenz zeigt der fortgeschrittene Brachyoesophagus mit fibröser Perioesophagitis eine mangelhafte Peristaltik, mäßige Hypotonie und oft eine diffuse Dyskinesie mit Korkzieher-Oesophagus oder segmentalen Spasmen.

Die meist tubuläre, narbige Stenose, kenntlich an der Wandstarre und fehlenden Beteiligung bei der Peristaltik sowie konstanter Lumeneinengung, ist nicht zu übersehen und im allgemeinen auch leicht gegenüber dem Malignom abzugrenzen. Oft muß ein winziger Füllungsdefekt (s. Abb. 62 im Kapitel „Oesophagus") Hinweis für die maligne Umwandlung der Stenose sein.

Noch schwieriger als der Übergang zum Carcinom kann die Diagnose des Cardiaulcus sein, da die kleine Nische oder der diskrete Faltenstern durch den offensichtlich eindrucksvollen Befund einer Hiatushernie überlagert sein kann. Auch bei intensivem Suchen wird der röntgenologische Nachweis in ungünstigen Fällen außerordentlich schwer sein.

2. Achalasie („Cardiospasmus")

a) Definition, Ätiologie und Pathogenese

Achalasie oder „Cardiospasmus" bezeichnet eine generalisierte Störung der Oesophagusmotilität mit Ausbleiben der den normalen Schluckakt begleitenden Erschlaffung des Verschlußapparates gegenüber dem Magen. Die Ursache der Erkrankung ist bisher noch unbekannt, obwohl morphologische Untersuchungen des intramuralen Ganglienzellapparates und physiologische Studien der Oesophagusmotilität in den letzten Jahren viel zur Klärung der Pathogenese beigetragen haben.

Seit HURST (1914) ist bekannt, daß die das Krankheitsbild kennzeichnende Dysphagie nicht auf einen Spasmus der Cardia zurückzuführen ist, sondern dem fehlenden Öffnungsreflex zugeschrieben werden muß. HURST hat deshalb die Bezeichnung Achalasie vorgeschlagen. Motilitätsstörungen und Nachuntersuchungsergebnisse operativ oder durch Dilatation behandelter Patienten haben außerdem gezeigt, daß die dem Krankheitsbild zugrunde liegende Motilitätsstörung nicht nur den neuromuskulären Verschlußmechanismus der Cardia, sondern den gesamten Oesophagus betrifft und durch die Therapie nicht beeinflußt wird.

Die Auffassung von REITTER (1959), das anatomische Substrat der Erkrankung bestehe in einem tonischen Krampf der Muskelschlinge des Hiatus oesophagicus, dürfte überholt sein. Pathogenetisch würde der sog. Cardiospasmus nach dieser Deutung zu den Zwerchfellerkrankungen zählen, wogegen allerdings die physiologischen und pharmakologischen Untersuchungen ganz eindeutig sprechen (Abb. 7).

Die Achalasie muß heute als generalisierte, oesophageale Motilitätsstörung definiert werden, die durch das Fehlen koordinierter, parasympathischer Reize einen Tonusverlust der Muskulatur, eine ungeordnete, aperistaltische Motilität des thorakalen Oesophagusabschnittes, eine funktionelle Obstruktion der Cardia infolge unzureichender Erschlaffung beim Schluckakt und durch eine verschiedengradige Dilatation der Speiseröhre gekennzeichnet ist. Da das Vestibulum gastro-oesophageale als distalstes Segment physiologischerweise eine Sphincterfunktion zu erfüllen hat und durch eine Zone erhöhten Ruhedruckes gekennzeichnet ist, führt die Schädigung der cholinergischen Innervation am Oesophaguskörper zu unkoordinierten spastischen Kontraktionen, während sie im distalen Segment eine konisch zulaufende Enge nach sich zieht. Thorakaler Oesophagus und Vestibulum gastro-oesophageale reagieren demnach auf Grund ihrer unterschiedlichen physiologischen Funktion in verschiedener Weise auf den gleichen Schädigungsmechanismus — die cholinerge Innervationsstörung.

Für einen solchen generalisierten Innervationsausfall spricht die Überempfindlichkeit gegenüber parasympathico-mimetischen Substanzen. Diffuse, spastische Kontraktionen der Speiseröhre auf Gabe von Mecholyl — einem Acetylcholinderivat — sollen für die Achalasie typisch sein und können als differentialdiagnostisches Kriterium Verwendung finden. In gleicher Weise reagiert auch der Megaoesophagus bei der Chagaskrankheit auf Methacholine 2 mg (BÜHLER-VIEIRA 1963). Die Ursache der cholinergischen Innervationsstörung ist nicht geklärt (KRAMER u. INGELFINGER 1949; KRAMER u. ATKINSON 1951). Diese Überempfindlichkeit läßt sich durch die Beobachtung erklären, daß autonom gesteuerte, denervierte Organe auf humoral-nervöse Beeinflussung stärker reagieren (Gesetz von CANNON). Außerdem wurden inzwischen bei Patienten mit Achalasie eindeutig degenerierte Nervenzellen in intramuralen Plexus nachgewiesen (DAMIANI 1954).

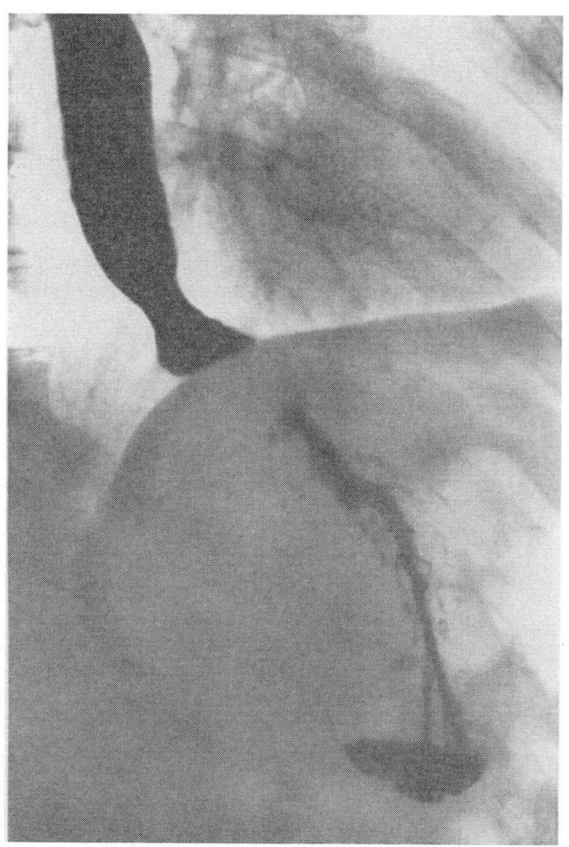

Abb. 7. Achalasie. Mäßige Oesophaguserweiterung. Als Ausdruck einer Hypotonie des Vestibulum gastrooesophageale querverlaufende Impression durch die linke Zwerchfellhälfte in Höhe des Hiatus

PIERANDOZZI u. RITTER (1966) fanden nach abdominaler Vagotomie eine Dysphagie unter dem Bild der Achalasie. Innerhalb von 7—18 Tagen besserte sich der Zustand, so daß keine Dehnungsbehandlung erforderlich wurde.

WANKE u. ALNOR (1963) haben im Tierversuch histologisch eine isolierte Schädigung des ganglionären Apparates der Cardia gefunden und diese Veränderungen nach lokaler Hypoxydose hervorrufen können. Sie schließen daraus, daß die Unterentwicklung oder erworbene Erkrankung des Gefäßsystems in diesem Grenzbereich zwischen A. oesophagea propria inf. und A. gastrica sin. ein ätiologischer Faktor sein könnte, der die Entwicklung der Achalasie einleitet.

Synonyma: Megaoesophagus, Oesophagusdilatation, Oesophagusdystonie, Aperistaltik der Speiseröhre, hiataler Oesophagismus, funktionelle Hiatusstenose, Oesophagusektasie. ROTH schlägt 1963 die Bezeichnung „oesophageale Dyssynergie" vor, da über die fehlende Erschlaffung der Cardia (Achalasie) hinaus die Funktionsstörung des gesamten Oesophagus als Koordinations- und Motilitätsstörung der Speiseröhrensegmente und ihrer Verbindung zum Magen angesprochen werde.

Der 2. Weltkongreß für Gastroenterologie 1963 hat sich für die Beibehaltung der Bezeichnung „Achalasie" entschieden, bis ein besserer, der bis jetzt noch unbekannten Ätiologie adäquater Ausdruck gefunden sei. DEBRAY (1963) hat manometrisch diese patho-physiologische Meinung neben zahlreichen anderen Autoren bestätigen können. Sehr skeptisch im Hinblick auf die zitierten manometrischen Untersuchungen bei der Achalasie äußerte sich jedoch INGELFINGER auf dem gleichen Kongreß. Die Druckmessungen an drei verschiedenen Stellen der Speiseröhre mit simultaner Drucksteigerung bedeute in dem offenen, langen Speiseröhrenschlauch keineswegs, daß es sich um die Auslösung von drei simultanen Kontraktionen handeln müsse. Aus diesen kritischen Äußerungen geht bereits hervor, daß die funktionelle Röntgendiagnostik bei der Achalasie ihre besondere Aufgabe hat.

b) Der endemische, südamerikanische Megaoesophagus

Die Ätiologie der Achalasie ist noch nicht aufgeklärt. Es gibt aber im endemischen, südamerikanischen Megaoesophagus eine Parallele, die klinisch-röntgenologisch eine nahezu identische Symptomatologie bietet; hier handelt es sich um eine Trypanosomenerkrankung, bei welcher zwei grundsätzlich verschiedene Krankheitsprozesse zu unterscheiden sind:

α) Die Chagaskrankheit

ist eine durch das Trypanosoma cruzi hervorgerufene Infektionskrankheit, die über eine akute, septicaemische Phase in eine chronische übergeht mit zahlreichen Parasiten in Blut und Geweben. In der akuten Krankheitsphase kommt es bei massivem Parasitenbefall der Gewebe — nach Platzen der parasitären Pseudocysten — zum Zerfall der Leishmaniaformen und damit zur Freisetzung einer neurotoxischen Substanz, wodurch Ganglienzellen in der Umgebung schwer geschädigt oder völlig zerstört werden (Köberle 1956).

β) Das Chagasleiden

ist Ausdruck einer Spätmanifestation. Das Leiden entwickelt sich im Laufe der Zeit auf Grund der Ganglienzellzerstörungen des zentralen und peripheren Nervensystems. Zu den häufigsten peripheren Chagasleiden gehören nach einer Aufstellung von Köberle (1963):

Organmanifestation bei 400 obduzierten, chronischen Chagasfällen (Köberle 1963)

Cardiopathie	332 Patienten	Megaduodenum	8 Patienten
Megacolon	105 Patienten	Megavesicula	2 Patienten
Megaoesophagus	88 Patienten	Megajejunum	1 Patient
Bronchiektasie	24 Patienten	Megaureter	1 Patient
Megagaster	10 Patienten	Megacystitis	1 Patient

Die Pathogenese der Ausweitung muskulärer Hohlorgane ist einheitlich: Durch weitgehende Zerstörung des intramuralen Nervensystems kommt es zum Verlust oder schwerer Störung der Peristaltik und zur Übererregbarkeit der denervierten Muskelelemente. In diesem Zustand der Aperistalsis (Brasil 1955) ist der geordnete Transport des Oesophagusinhaltes nicht mehr gewährleistet; es kommt zur Verzögerung der Passage, Stagnation und Retention und somit zur Dilatation. Diese ist mit Distention der Muskulatur verbunden und führt deshalb zur Hypertrophie bzw. Hyperplasie der Muskulatur. Über diesen „Circulus vitiosus" entstehen im Laufe der Zeit die gigantischen Ausweitungen der muskulären Hohlorgane.

Eine Sphincterachalasie ist für die Entstehung dieser neurogenen Hypertrophien und Dilatationen nicht erforderlich. Der achalasische Sphincter stellt lediglich ein zusätzliches Hindernis für das motilitätsgestörte Hohlorgan dar.

Köberle (1963) hat bei 300 Fällen von Chagas-Megaoesophagus histologische Untersuchungen durchgeführt und quantitative Untersuchungen der Ganglienzellen des Plexus myentericus vorgenommen. Er fand in der normalen Speiseröhre eine allmähliche Abnahme der Ganglienzellen von oral nach aboral. Die Ganglienzellen nehmen auch mit zunehmendem Alter ab. Bei Chagasfällen ohne Megaoesophagus ist eine deutliche Verminderung der Ganglienzellen im gesamten Oesophagus festzustellen, während bei der gleichen Krankheit die Patienten mit Megaoesophagus eine über 90%ige Denervierung aufweisen. Zum Vergleich hierzu sei erwähnt, daß nach den Untersuchungen des gleichen Autors schon eine Reduktion der Ganglienzellen im Colon auf 60% zum Megacolon führt.

c) Klinik

Das klinische Erscheinungsbild der Achalasie ist keineswegs einheitlich. Es hat deshalb nicht an Versuchen gefehlt, verschiedene Stadien zu unterscheiden oder gar isolierte Krankheitsbilder abzutrennen. Zweifellos gibt es einerseits den geringgradig dilatierten

Oesophagus mit dissoziierter, aber vorhandener Motilität und funktionell geschlossener Cardia und auf der anderen Seite den sackartig erweiterten, schlaffen Speiseröhrenschlauch mit oft klaffendem gastro-oesophagealem Vestibulum. Während eine Reihe europäischer Autoren (GRIESSMANN 1956/57) diese Trennung streng vornimmt, wird sie von den meisten amerikanischen Autoren abgelehnt (ELLIS 1963).

Eine eigene Einteilung hat SWEET (1956) angegeben. Die Fälle mit klinisch manifestem Megaoesophagus werden als Achalasie Typ I herausgestellt und bei diesen Patienten die Dysphagie als beherrschendes Symptom hervorgehoben. Kranke mit einer Achalasie

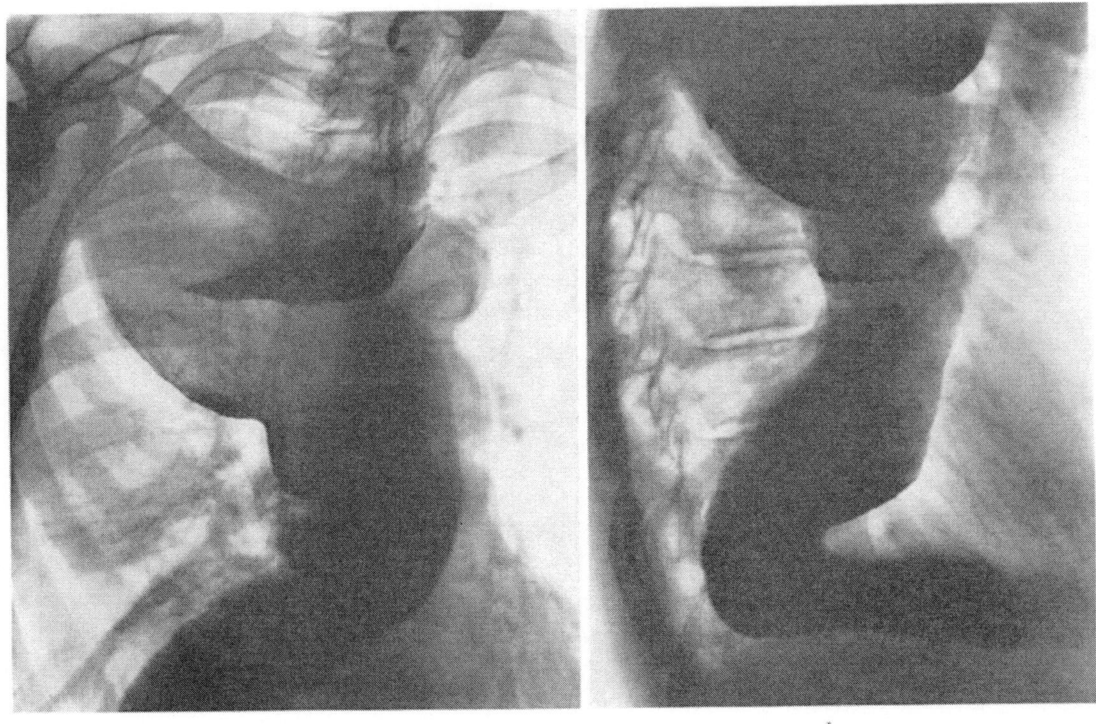

Abb. 8. Extreme Erweiterung des Oesophagus bei Achalasie. Der mehrfach abgeknickte Megaoesophagus führt zur Verschattung des rechten Oberfeldes

Typ II können ebenfalls dysphagische Beschwerden haben, zeigen aber als entscheidendes klinisches Kriterium aufgepfropfte Schmerzattacken, die einem diffusen oesophagealem Spasmus zugeordnet werden. Auch ELLIS u. a. kommen auf Grund von Motilitätsstudien zu der Auffassung, daß am besten zwei Gruppen zu unterscheiden sind: solche, die durch unkoordinierte *Hypomotilität*, und solche, die durch eine diffuse oder lokale *Hypermotilität* gekennzeichnet sind.

Der klinische Verlauf der typischen Achalasie ist recht charakteristisch. TROUNCE (1963) unterscheidet grundsätzlich drei verschiedene Stadien:

1. Anfangsstadium: Die ersten Erscheinungen treten meist rasch auf, beginnen oft mit uncharakteristischen Abdominalbeschwerden und gehen sehr schnell über in Dysphagie, Schmerzen hinter dem Brustbein und Regurgitation. In diesem etwa 3 Monate bis 3 Jahre währendem Intervall muß die Speiseröhre noch keinerlei Dilatation aufweisen.

2. Kompensiertes Stadium: Es dauert zwischen 10 und 15 Jahre und zeigt klinisch Dysphagie, Schmerzen und abnehmende Regurgitation. Die Patienten nehmen sich wesentlich länger Zeit zur Nahrungsaufnahme, und im Röntgenbild wird jetzt ein Megaoesophagus manifest.

3. Stadium der Dekompensation: Die Speiseröhre wird jetzt so weit, daß sie einem Sigma ähnelt. Die starke Biegung vor dem Mageneingang kann zu einem echten mechanischen Hindernis noch vor dem enggestellten Vestibulum werden. Die Speiseröhre ist deshalb niemals leer, und dies führt zu dauerndem substernalem Druckgefühl, Gewichtsverlust und zur Aspiration von Speiseresten im Liegen (Abb. 8).

Von diesem Verlauf gibt es zahlreiche Abweichungen. So wird wohl in der Regel schon bei den ersten Konsultationen röntgenologisch ein Megaoesophagus nachzuweisen sein. Nach DEBRAY (1963) ist ein gelegentlich und nur ganz kurz auftretender Schmerz zu Beginn der Nahrungsaufnahme im Bereich des Thorax das einzige klinische Hinweiszeichen für das Bestehen dieser Erkrankung.

Aus heiterem Himmel vermag die Symptomatologie nach schweren emotionellen Traumen manifest zu werden (BOCKUS 1963). Wir haben bei drei Frauen an der Chirurgischen Univ.-Klinik Heidelberg einen solchen Zusammenhang feststellen können. In einem Fall traten die dysphagischen Beschwerden bei einer 19jährigen auf, als sie erste Schwangerschaftszeichen an sich feststellte. Bei einer 35jährigen Frau wurden die Symptome ausgelöst, als ihr anläßlich einer klinischen Untersuchung des einzigen Kindes mitgeteilt wurde, es handele sich um einen Mongolismus. Unsere dritte Patientin berichtete vom Beginn einer schweren Dysphagie erstmals nach der Mitteilung des Volksschullehrers, daß ihr Sohn das Ziel der 1. Klasse nicht erreichen werde und in eine Sonderklasse versetzt werden müsse.

KLUMBIES (1963) nennt unter 12 Patienten als auslösendes, psychisches Trauma schwere Schreckerlebnisse, Angsterlebnisse, Verhaftung, langfristige Verurteilung, Suicid eines Angehörigen, Tod des Verlobten und kriminellen Abort. Für die psychotherapeutisch-nervale Behandlung sei es gleichgültig, ob die Achalasie durch ein psychisches oder körperliches Trauma (z.B. Magenresektion) ausgelöst worden sei. PATHENHEIMER (1967) beschreibt die Kombination eines Gastrospasmus mit dem Megaoesophagus.

d) Röntgenuntersuchung

Auf Grund der pathogenetischen und klinischen Daten ist bei der Röntgenuntersuchung ein sehr unterschiedliches Bild zu erwarten. In Anfangsstadien — in unserem Krankengut besonders bei Frauen mit nachgewiesener psychischer Auslösung der Achalasie — findet man zunächst eine Engstellung des Gebietes dicht oberhalb des Vestibulums, nicht selten auch eine spastisch-hypermotile Speiseröhre im thorakalen Anteil, die sich durch Vagolytica beeinflussen läßt. Der erste Kontrastbreischluck passiert die enge Cardiaregion im allgemeinen ohne wesentliche Behinderung, meist bleibt aber ein mehr oder weniger großer Kontrastrest oberhalb des spitz-konisch zulaufenden Vestibulum gastro-oesophageale zurück. Die Begrenzung desselben ist völlig glatt, die Schleimhautfalten sind bei Kontrolle in Kopftieflage nicht verbreitert und verlaufen parallel. Nach $^1/_2$—1 Std entleert sich der Oesophagus meist ohne Rest, Nahrungsrückstände fehlen.

Im kompensierten Stadium fehlt eine geordnete, vorwärtstreibende Peristaltik. Der Oesophagus ist bis auf Armdicke erweitert und enthält Speisereste in einer hohen Saftschicht Meist findet sich eine Hypermotilität in Form unkoordinierter Kontraktionen. Der thorakale Anteil der Speiseröhre verläuft geradlinig, das Vestibulum zeigt die typisch spitzkonische Form, und das Kontrastmittel tritt außerordentlich langsam und in kleinen Portionen in den Magen über. Gelegentlich helfen kleine Kunstgriffe, die die Kranken meist schon selbst an sich ausprobiert haben. Tiefes Ein- und Ausatmen, Lagewechsel und vor allem die Erhöhung des intrathorakalen Druckes durch Pressen bei geschlossener Glottis lösen unter Umständen vorübergehend den hartnäckigen Verschluß. Mehrmaliges Nachschlucken von Speichel kann die Peristaltik anregen. Es ist deshalb vorteilhaft, die Wirkung solcher Maßnahmen unter Durchleuchtungskontrolle zu beobachten, um im geeigneten Moment den gefüllten Kanal zum Magen im Reliefbild gezielt festzuhalten (PRÉVÔT u. LASSRICH 1959). Oft fehlt eine „Luftblase“ im Fundus.

Das Dekompensationsstadium ist nicht selten bereits auf der Leeraufnahme zu erkennen (Abb. 6). Die erweiterte Pars thoracalis oesophagi überragt den rechten Mediastinalrand bogenförmig und verdunkelt bei seitlicher Betrachtung das Retrocardialfeld. Die Diagnose gilt als gesichert, wenn sich innerhalb des verbreiterten Schattenbandes ein Flüssigkeitsspiegel abhebt. Da der riesige Speiseröhrenschlauch immer reichliche Speisereste enthält, durchsetzt das Kontrastmittel schlierenförmig diesen Oesophagusinhalt und sammelt sich erst nach einigem Zuwarten — der Schwere nach absinkend — vor dem Vestibulum, wo es stunden-, ja tagelang liegenbleibt.

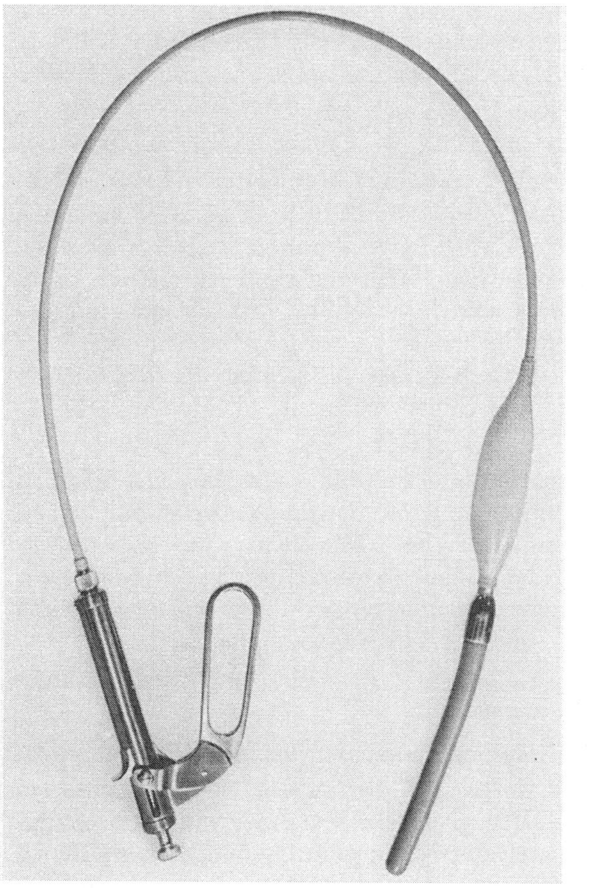

Wichtig erscheint jedoch — vor der anschließenden Kontrolle — zunächst eine Spülbehandlung durchzuführen. Erst nach Entfernung harter Speisereste ist der terminale Oesophagus frei für die eingehende Schleimhautdiagnostik, die pharmaco-radiographisch auf die Funktionsstörung hin untersucht werden kann. Bisweilen gelingt es durch Einatmenlassen von Amylnitrit eine spastische Komponente der Achalasie auszuschließen. Vantrappen hat 1961 auf Grund einiger diesbezüglicher Beobachtungen mit Hilfe dieser Methode eine essentielle Hypertonie des Vestibulums als Sonderform von der eigentlichen Achalasie abgetrennt. Der Nachweis einer spastisch bedingten Engstellung des Vestibulums sollte außerdem den Verdacht auf einen cardianahen Magentumor lenken, für den der Spasmus am Mageneingang als Begleitsymptom auftreten kann. Die genaue Untersuchung des Magens, insbesondere seiner oralen Abschnitte ist deshalb bei allen Fällen von Achalasie unbedingte Voraussetzung, auch wenn die Kontrastfüllung dieses Organs bei der verlangsamten Entleerung außerordentlich zeitraubend sein kann.

Abb. 9. Flexibler Starckscher Dilatator nach Henning-Demling

Im Stadium der extremen Erweiterung der Speiseröhre legt sich die Pars thoracalis in weite Schleifen und kann den rechten, oberen Thorax verschatten (Abb. 8). Der Megaoesophagus führt weiter aboral zu einer eigenartigen Siphonbildung vor dem Vestibulum, die von französischen Autoren (Debray 1963) als mégaoesophage en chaussette bezeichnet wird. Andere vergleichen diesen Oesophagusabschnitt mit dem Colon sigmoideum. Frik (1966) sieht in dieser Knickbildung oft ein größeres Hindernis als die eigentliche Erkrankung des Vestibulums.

Die Röntgenuntersuchung ist von ganz besonderer Bedeutung bei der Behandlung der Achalasie mit dem Dilatator nach Starck-Henning (Abb. 9 u. 10). Es gilt hier in Fällen mit sigmaähnlicher Schleifenbildung die gefährliche Abknickung vor dem Vestibulum ohne Schaden zu überwinden und durch den Mageneingang zu gelangen, wobei die vorgleitende, stumpfe Quecksilbersonde gute Dienste leistet. Forcierte Anwendung der Sonde schafft die Voraussetzung für eine Perforation, die bei der im allgemeinen außerordentlich dünnen Oesophaguswand leicht erfolgen kann. Gelegentlich hilft etwas Gastrografin zur besseren Orientierung. Als Beweis für die Denervierung der Speiseröhre dient die subjektiv meist schmerzhafte Auslösung von Kontraktionen durch Injektion von Mecholyl.

Bei der Differentialdiagnostik muß jede Konturunregelmäßigkeit im Vestibulum und jede Wandstarre am Übergang zum thorakalen Abschnitt den Verdacht auf eine maligne Geschwulst wecken. Auch der Durchmesser der mit Kontrastmittel gefüllten Speiseröhre kann ein Hinweis bei der differentialdiagnostischen Abgrenzung sein. FRIK u. HÜMMER konnten 1961 zeigen, daß der Mittelwert des maximalen Durchmessers der Pars thoracica oesophagi bei der Achalasie 65 mm und bei Tumorstenosen des Vestibulums 37 mm beträgt. Bei maximalem Oesophagusdurchmesser von weniger als 50 mm bei Stenosen des Vestibulums muß immer die Möglichkeit einer malignen Stenose in Betracht gezogen werden. Die Messung ist naturgemäß ohne Wert beim Übergang der Achalasie in ein terminales Oesophaguscarcinom. Bougierungsversuche mit dem Magenschlauch und besonders wiederholte Dehnungen führen nicht selten zu narbig bedingten Reliefveränderungen im Vestibulum, die naturgemäß auch mit Hilfe der pharmacoradiographischen Untersuchung ohne wiederholte Kontrollen nicht von einer malignen Wandinfiltration zu unterscheiden sind. JANKER, IMDAHL u. BERNHARD empfehlen in solchen Fällen die Röntgenkinematographie (1964).

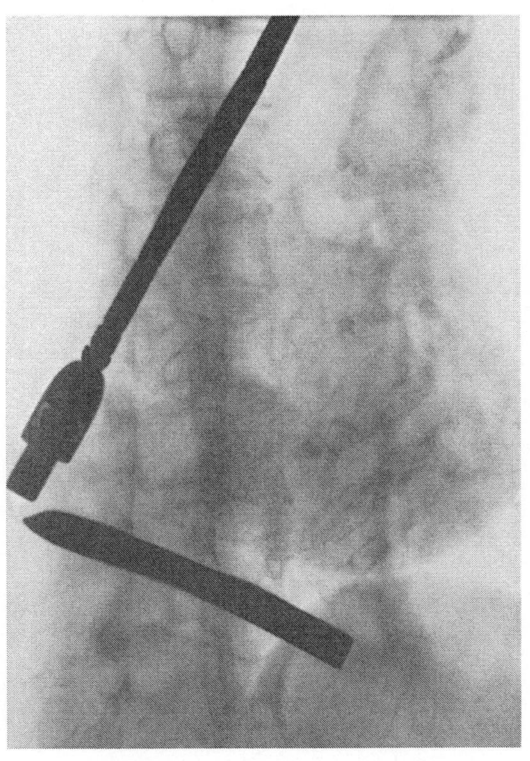

Abb. 10. Einführung einer Starckschen Sonde zur Dilatationsbehandlung eines sog. Cardiospasmus. Durch den siphonförmigen Verlauf des terminalen Oesophagus besteht die Gefahr einer instrumentellen Perforation, wenn ohne röntgenologische Kontrolle dilatiert wird

e) Therapie

Zur Behandlung der Achalasie wurden zahlreiche Methoden entwickelt. Für die Psychotherapie empfiehlt KLUMBIES (1963) die Hypnose; sie habe auch noch Erfolge nach unbefriedigenden operativen Eingriffen. Von 20 Patienten seien 9 mit bleibendem Erfolg psychotherapeutisch betreut worden.

Die Dehnungsbehandlung nach STARCK-HENNING (1934) mit dem Dilatator, der in jüngster Zeit von L. DEMLING modifiziert worden ist und durch seine flexible Zugführung wesentlich leichter zu handhaben ist, zeigt Erfolgsquoten, die von einigen Autoren (BENZ u. GRIMSEHL 1965) mit 70% angegeben werden. Etwas schlechtere Ergebnisse wurden 1963 von ZENKER u. RUEFF mitgeteilt. 97 von 99 Kranke wurden zwar unmittelbar nach der Dehnung beschwerdefrei bzw. gebessert; aber von 56 Nachuntersuchten waren nur 35% völlig beschwerdefrei und 21% gebessert. Diese Autoren geben eine länger dauernde Erfolgsquote nach Behandlung mit dem Dilatator von 57% an.

Methode der Wahl unter den operativen Eingriffen ist die extramucöse Cardiomyotomie nach GOTTSTEIN-HELLER, die in einer Längsincision der Muskulatur über eine Strecke von etwa 8 cm durchgeführt wird. Sie kann abdominal und thorakal vorgenommen werden. Nach ALNOR u. WANKE (1956) treten Mißerfolge nur noch selten auf. ALNOR hat 1959 über 300 Operationen nach diesem Verfahren aus der Literatur zusammengestellt und Erfolge zwischen 70 und 90% errechnet.

Die Ausschaltung der Cardia durch Oesophagogastrostomie nach HEYROWSKY (1913) ist bei hartnäckigen Rezidiven und fortgeschrittenen Zuständen der Dekompensation indiziert. Dadurch wird die Achalasie praktisch in eine Chalasie umgewandelt. HOLDER u. GRIMSEHL (1960) versuchen der Refluxoesophagitis zu begegnen, indem sie bei der Hinterwandanastomose einen kleinen Wall bilden, der sich ventilartig vor das Oesophaguslumen legt.

Die Resektion der Cardia, des unteren Oesophagus und oberen Magenabschnittes mit Pyloromyotomie nach WANGENSTEEN (1951) wurde wegen schwerer Oesophagitis entwickelt und ist nur bei Carcinomverdacht, Rezidiv und postoperativem peptischem Syndrom

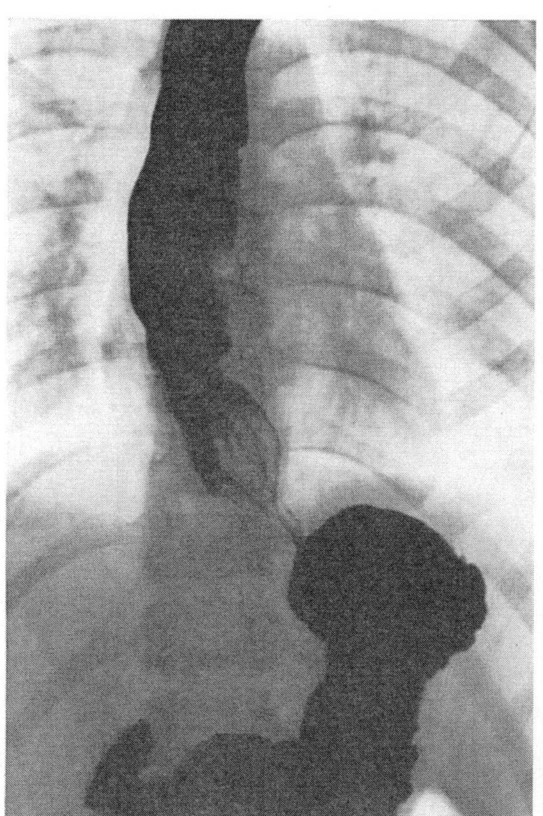

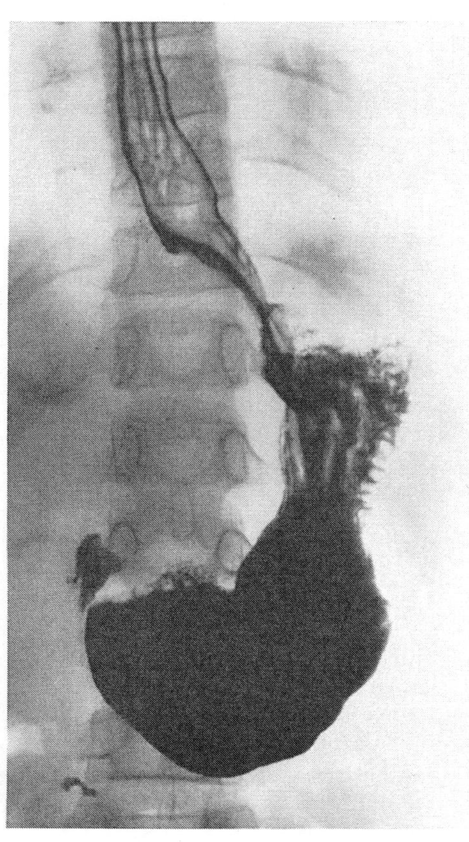

Abb. 11 a u. b. Megaoesophagus bei Achalasie. 9jähriges Mädchen mit erheblichen Schluckbeschwerden, obwohl dünner Bariumbrei zunächst die Cardia gut passiert. Rundlicher Füllungsdefekt durch Speisebrocken (a). Nach der Cardiomyotomie glatte Cardiapassage, ohne daß sich die Erweiterung der Speiseröhre wesentlich zurückbildet. Ein Jahr post op. ist das Kind völlig beschwerdefrei (b)

angezeigt. Weitere Operationsmethoden sind die Trichterung des unteren Oesophagussackes und die sog. Hiatomyotomie, die durch Einkerbung der Hiatusschenkel einen chronischen Krampfzustand des Hiatus beseitigen.

Für die röntgenologische Nachuntersuchung ist die Frage nach den erwünschten und unerwünschten Folgezuständen solcher Eingriffe von eminenter Bedeutung. Die folgende Tabelle nach TAYLOR (1963) demonstriert als Komplikation der Achalasiebehandlung zunächst die Häufigkeit der Refluxoesophagitis an einem Krankengut von 36 Behandelten:

Tabelle 3. *Häufigkeit der Refluxoesophagitis nach Behandlung einer Achalasie* (nach TAYLOR)

Behandlung	Fälle	Refluxoesophagitis	
		gering	schwer
Oesophagogastrostomie nach A. v. MIKULICZ	4	1	0
Cardiomyotomie nach HELLER	22	8	4
Forcierte Dehnung	4	3	1
Vorsichtige Dehnung	6	0	0

Demnach wird man immer wieder bei Operierten und mit dem Dilatator Behandelten mit der Möglichkeit einer Refluxoesophagitis rechnen müssen; ihr röntgenologischer Nachweis ist zur Erklärung weiterbestehender oder neu aufgetretener Beschwerden unter allen Umständen zu erbringen (ELLIS u. COLE 1965, Abb. 12).

Ein anderes Problem ist die Rückbildung der Oesophagusdilatation. Unter 17 nachuntersuchten Patienten wird von ALNOR u. WANKE (1956) eine Rückbildung in 50% angegeben. Die Erfahrungen an der Chirurgischen Univ.-Klinik Heidelberg stimmen mit diesen Angaben nicht überein; wir haben unter 51 Achalasiefällen, die von 1941—1964

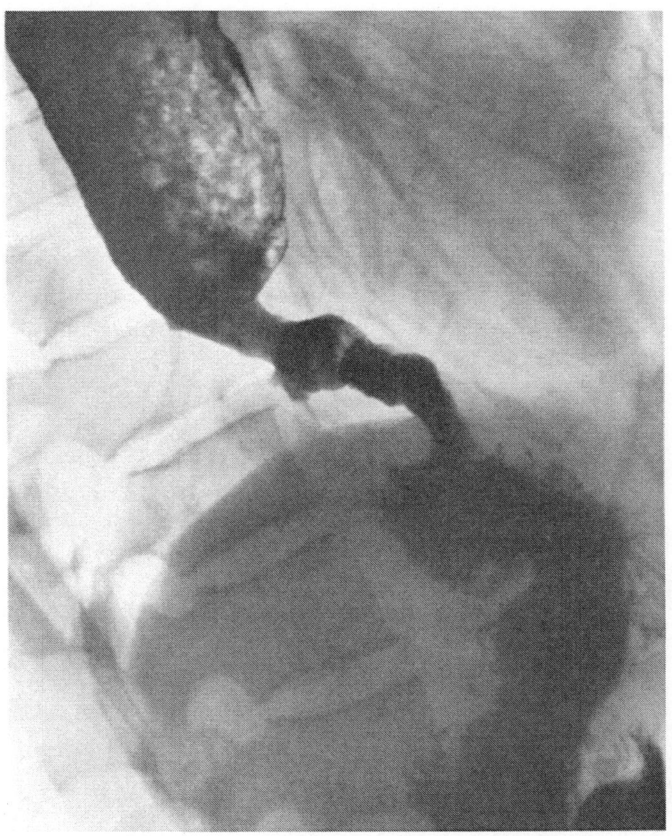

Abb. 12. Röhrenstenose mit Ulcus bei Megaoesophagus. 45jähriger Mann. Langjährige konservative und operative Behandlung einer Achalasie. Infolge Refluxoesophagitis jetzt narbige Stenose des terminalen Oesophagus mit Ulceration. Megaoesophagus mit erheblicher Retention von Speiseresten

behandelt wurden, nur bei zwei Patienten eine völlige Normalisierung des Oesophaguslumens gesehen. Bei beiden handelte es sich um Mädchen im Alter von 10 und 12 Jahren. Fünf Kranke waren konservativ, 11 nur mit der Starckschen Sonde und 35 operativ — nach vorheriger Dehnung — behandelt worden. Es ist nach unseren Erfahrungen nahezu die Regel, daß sich die Dilatation unabhängig von der Art der Behandlung nicht oder nur unvollständig zurückbildet, da nach dem Vorhergesagten durch die Besserung des Oesophagusabflusses die generalisierte Motilitätsstörung der Speiseröhrenwand nicht beeinflußt wird (Abb. 11).

f) Zusammenhang zwischen Achalasie und Oesophaguscarcinom

Die Achalasie führt normalerweise nicht zu einer signifikanten Verkürzung der Lebensdauer. Die Lebenserwartung sinkt jedoch, wenn die Erkrankung vor dem 35. Lebensjahr auftritt. Als Todesursache finden sich meist Kachexie, chronische Lungeneiterung, respiratorische Insuffizienz durch häufige Aspiration und nicht zuletzt das Oesophaguscarcinom.

Ellis (1963) fand unter 24 Patienten, die am Guy's Hospital in London zwischen 1933 und 1948 behandelt wurden, 7 Oesophaguscarcinome. Es handelte sich um 5 Männer und 2 Frauen. Ein Tumor war im oberen Drittel, 4 im mittleren Drittel und 2 im Vestibulum gastro-oesophageale lokalisiert. Die kürzeste Latenzzeit seit Bestehen der Achalasie betrug 8 Jahre, die längste 33 bis zur Entstehung des Carcinoms.

Debray (1963) gibt die Zahl der Carcinomerkrankungen auf dem Boden einer Achalasie für Frankreich zur Zeit mit rund 3% an. Dupuy (1963) fügt aus seinem Krankengut die Entstehung von Oesophaguscarcinomen bei zwei Frauen im Rahmen eines Megaoesophagus an und betont die diagnostischen Schwierigkeiten bei der Endoskopie ebenso wie die mühevolle Arbeit des Röntgenologen, in den zahlreichen Windungen und Krümmungen sowie innerhalb von Speiseresten maligne Wandveränderungen aufzuspüren.

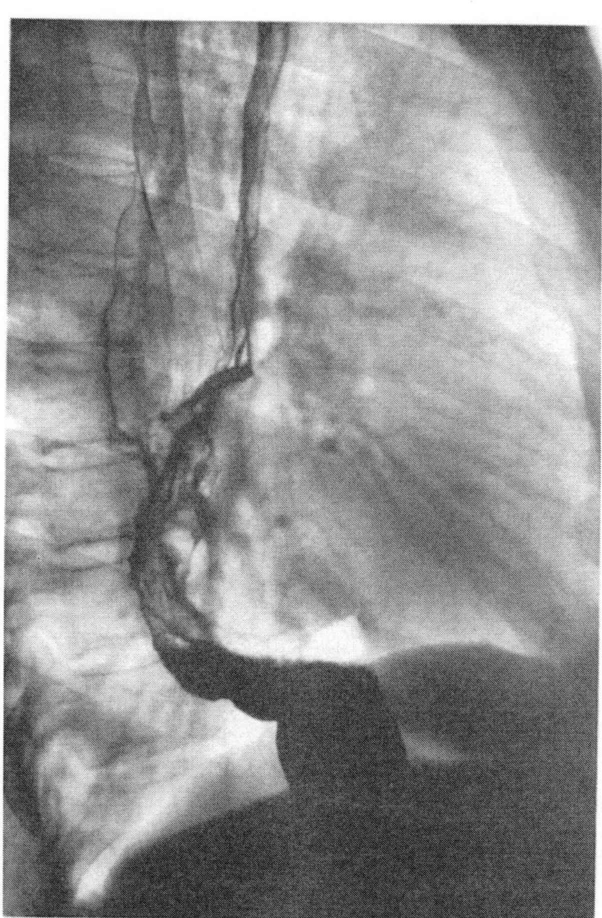

Abb. 13. Carcinom im Megaoesophagus. 32jähriger Patient. „Cardiospasmus" seit 12 Jahren bekannt. Zustand nach Cardiomyotomie und mehrfacher Dilatationsbehandlung

Candardjis u. Y. Boitel (1963) heben aus diesem Grunde den Wert der Röntgenkinematographie hervor, die sich bei ihren beiden Beobachtungen hervorragend bewährt habe.

Weitere Malignome im Megaoesophagus wurden von Calvet (1965); Ribet (1965) und Camara-Lopes (1961) publiziert. Im Falle des letztgenannten Autors handelte es sich um ein Carcinom auf dem Boden eines durch Cardiomyotomie operativ behandelten sog. Cardiospasmus.

An der Röntgenabteilung der Chirurgischen Univ.-Klinik Heidelberg haben wir 1967 einen 32jährigen Patienten untersucht, bei dem 10 Jahre vorher wegen einer Achalasie eine Oesophagogastrostomie durchgeführt worden war. Die Beschwerden hatten sich nach der Operation schlagartig gebessert, es trat jedoch in den letzten Jahren eine zunehmende Refluxoesophagitis auf. Bei der letzten jährlichen Kontrolle im Mai 1967 fand sich ohne besondere klinische Symptomatologie ein ausgedehnter rundlicher Tumor im distalen Oesophagusdrittel, der histologisch einem Plattenepithelcarcinom entsprach (Abb. 13).

g) Achalasie und Megaoesophagus im Kindesalter

Weniger die Röntgendiagnostik als klinischer Verlauf und besondere pathogenetische Überlegungen rechtfertigen die gesonderte Erwähnung der Achalasie beim Kinde. Sie ist im Säuglingsalter extrem selten, häufiger sind Kleinkinder betroffen. Eigenartigerweise kann das Einsetzen der Beschwerden ganz abrupt im Anschluß an ein seelisches oder mechanisches Trauma erfolgen. Beherrschendes Symptom ist die Dysphagie. Vor allem feste Speisen können Beschwerden verursachen. Immer dauert die Nahrungsaufnahme sehr lange. Interessant ist, daß Lieblingsspeisen die Cardia ohne weiteres passieren (Devens u. Neuhäuser 1965).

Die gleichen Autoren schlagen vor, die Achalasie im Kindesalter vom congenitalen Megaoesophagus abzugrenzen. Der Megaoesophagus stelle eine Mißbildung mit Agenesie bzw. Hypoplasie des Auerbachschen Plexus myentericus dar, hingegen komme es bei der im Kindesalter auftretenden Achalasie erst sekundär zur Schädigung der Ganglienzellen des Auerbachschen Plexus, primär erfolge eine Störung des den Cardia-Öffnungsmechanismus steuernden Reglerkreises. Die Achalasie führe zum Aufstau von Speisen, zur Dilatation der Oesophaguswand und damit zur Ischämie im Bereich der Ganglienzellen; diese degenerieren, es entsteht sekundär ein Megaoesophagus.

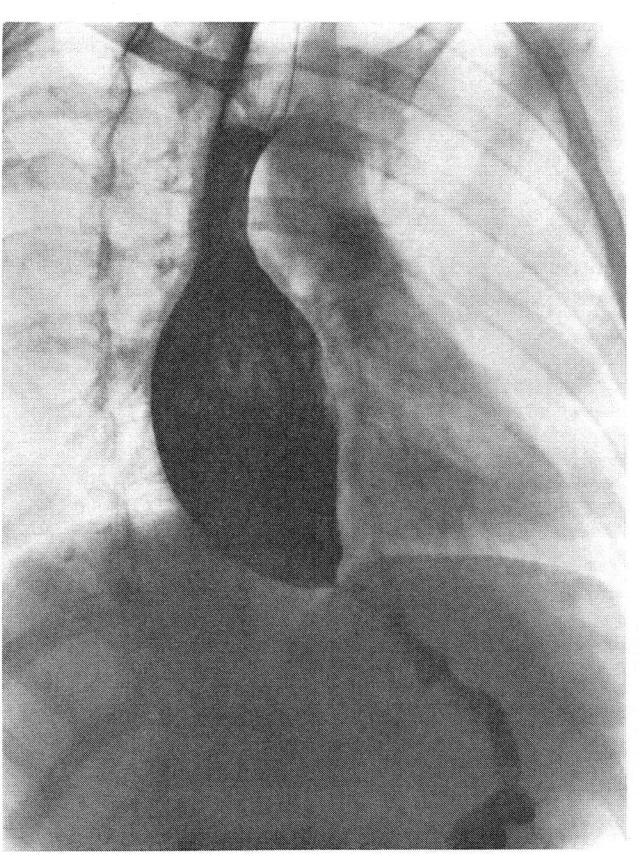

Abb. 14. Megaoesophagus bei narbiger Cardiastenose und winzigem Ulcus im Niveau des Hiatus. Histologisch überraschend: Ulcuscarcinom. 29jähriger Mann mit dysphagischen Beschwerden seit frühester Kindheit ohne nachweisbare Hiatushernie

Der kongenitale Megaoesophagus wird meist frühzeitig bemerkt und geht oft mit Symptomen einher, die nicht sofort an eine Mißbildung der Speiseröhre denken lassen. Die Kinder fallen durch allgemeine Unruhe auf, werden von nächtlichen Hustenanfällen gequält und zeigen nicht selten Symptome, die auf Bronchiektasen hinweisen. Das häufig zu beobachtende Erbrechen ähnelt mehr dem Überlaufen eines vollen Gefäßes, dabei kommt es leicht zur Aspiration.

Bei der Röntgenuntersuchung unterscheiden sich die Befunde kaum von den beim Erwachsenen mit der mehr oder weniger starken Erweiterung des Oesophagusrohres und der Enge am Mageneingang, den die Speisen nur in kleinen Portionen und oft erst nach langer Beobachtungszeit passieren. Aufgabe des Röntgenologen ist es auch, Oesophagusspasmen abzugrenzen; sie werden bei Kindern nicht selten beobachtet und sprechen meist auf medikamentöse Therapie gut an. Differentialdiagnostisch kommen außerdem noch in Frage die Hiatushernie, Divertikel, der Brachyoesophagus usw. (F. J. Putney, M. de Thibault u. J. Stammen nach Devens u. Neuhäuser 1965).

VI. Hiatushernie und -insuffizienz

1. Definition und Klassifikation

Die Hiatushernie wird definiert als Verlagerung eines Teiles oder des ganzen Magens durch den Hiatus oesophageus in den Thoraxraum. Seltener kommt es zur gleichzeitigen Mitbeteiligung anderer Eingeweide. Es handelt sich bei weitem um die häufigste Form aller Zwerchfellhernien. Die Hiatushernie zählt mit ganz wenigen Ausnahmen zu den erworbenen Brüchen, obwohl ein congenitaler Defekt am Zwerchfelldurchtritt möglicherweise als prädisponierender Faktor vorkommt.

Als Hiatusinsuffizienz bezeichnen Zaino u. Mitarb. (1963) demgegenüber jenes Stadium, das der Verlagerung des Magens durch den Hiatus vorangeht und praktisch nur röntgenologisch zu erkennen ist. Dieser Zustand hängt bis zu einem gewissen Grade von der zugrunde liegenden Anomalie am Hiatus und dem Muskeltonus des Oesophagus ab, wodurch der Typus der sich später entwickelnden Hiatushernie weitgehend determiniert wird.

So klar der Begriff der Hiatushernie pathologisch-anatomisch, klinisch und röntgenologisch auch erscheint, so verschiedenartig sind die bisher vorgeschlagenen Klassifikationen. Sie alle gehen auf Arbeiten von Åkerlund (1926), Berg (1931), Schatzki (1932) und Berning (1937) zurück und berücksichtigen folgende Grundtypen:

I. Brachyoesophagus mit partiellem Thoraxmagen (kongenital oder erworben).

II. Paraoesophageale Hiatushernie mit der Cardia an typischer Stelle und Verlagerung eines oberen Magenabschnittes neben den Oesophagus.

III. Hiatusgleithernie mit Verlagerung von Cardia und Magenabschnitten in die Thoraxhöhle.

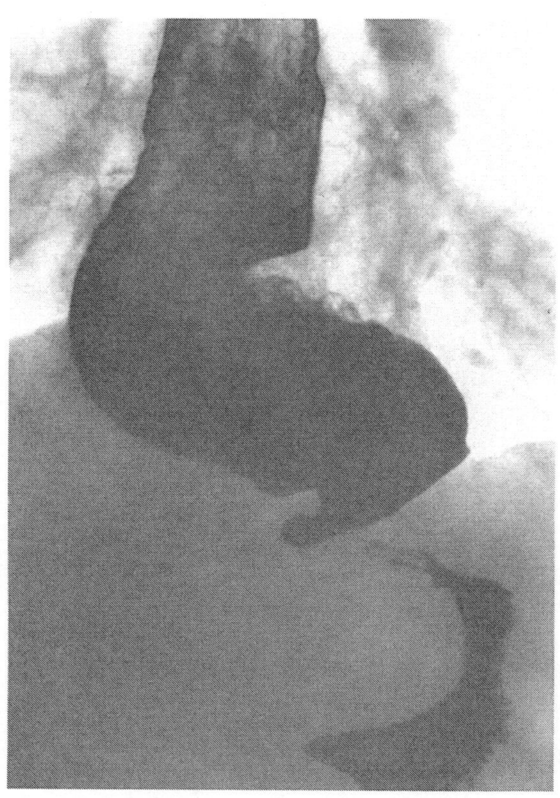

Abb. 15. Megaoesophagus bei Achalasie. Siphonförmiger Verlauf des terminalen Oesophagus

Unter den zahlreichen Einteilungsversuchen sei eine röntgenologische Studie über 200 Fälle von Hagarty (1960) erwähnt, in welcher die Glockenhernie (bell hernia) mit 86% dominiert, vor 8% Paraoesophagealhernien und 6% ausgedehnten Hernien (massive hernia). Bei der „bell hernia" erscheine der herniierte Magenanteil glockenförmig am unteren Oesophagusende.

B. Duhamel u. S. Masse (1953) beobachteten neben Gleit- und Paraoesophagealhernien auch sog. „formes mineures", und Blaha (1961) macht in einer größeren Arbeit über die Hiatushernien beim Erwachsenen auf sog. Mischtypen aufmerksam, die allerdings auch von einer Reihe anderer Autoren beschrieben worden sind und deshalb zu einer erheblichen Variationsbreite der Einteilungsprinzipien der Hiatushernien geführt haben (mixed hiatal hernia, Barrett 1953) (Abb. 16).

Synonyme Bezeichnungen für Hiatushernien der verschiedenen Ausprägungen sind: sliding hiatal hernia; partial thoracic stomach; esophageal hiatus hernia; ectopie gastrique partielle; malpositions cardiotuberositaires, Hiatusgleitbruch.

Zaino u. Mitarb. (1963) haben weitere Klassifikationen vorgeschlagen: 1. kongenital oder erworben; 2. echte oder falsche Hernie im Hinblick auf das Vorhandensein oder Fehlen eines Bruchsackes; 3. kurzer, normaler oder überlanger Oesophagus; 4. konzentrische oder exzentrische Hernie (ampullär oder paraoesophageal); 5. gleitende, eingerollte oder vorgeschobene Hernie, je nach der zugrunde liegenden mechanischen Störung; 6. incarcerierte oder reversible Hernie; 7. primäre oder sekundäre Hernie, je nach Begleiterkrankungen wie Striktur oder Oesophagitis.

Aus röntgenologischer Sicht schlagen die Autoren zwei Grundtypen vor, die Gleithernie und die paraoesophageale Hernie, wobei sie bei der Gleithernie konzentrische, exzentrische und solche mit sehr langem, gewunden verlaufendem Oesophagus differenzieren.

Die Peritonealverhältnisse bei den einzelnen Hiatushernien sind röntgenologisch nicht abzuklären und interessieren in erster Linie den Chirurgen. Eine hierauf gerichtete Typeneinteilung wurde von SCHLEGEL (1958) publiziert.

Über die Häufigkeit der Hiatushernie existieren sehr divergierende Meinungen. Im pädiatrischen Schrifttum fand BELSEY (1962) während eines gleichen Zeitraums 110 Hiatushernien bei Kindern unter 12 Jahren (die Hälfte unter 12 Monaten) und nur 13 Zwerchfellhernien anderer Lokalisation. BETTEX u. NUSSLÉ (1961) haben eine durchschnittliche

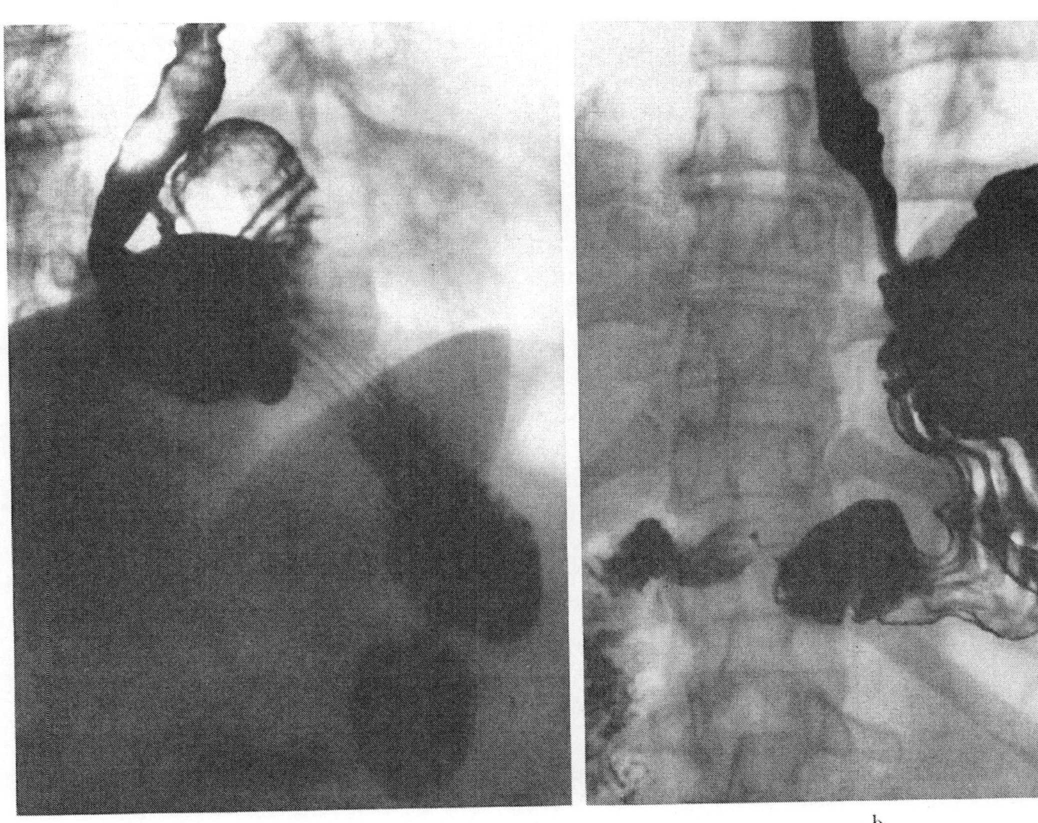

Abb. 16a u. b. Große paraoesophageale Gleithernie (Mischtyp) bei 39jähriger Frau (a). Postoperativ freie Passage, mäßige narbige Verziehung in der Umgebung der Cardia (b)

Häufigkeit von 17 % Stenosen errechnet. Komplikationen infolge Refluxoesophagitis werden häufiger im Kleinkindesalter festgestellt und sind selten während des 1. Lebensjahres.

Im röntgenologischen Schrifttum schwanken die Häufigkeitsangaben zwischen 1—2 % (VELDE 1933) und 50% (STEIN u. FINKELSTEIN 1960) in Beziehung zu allen Röntgenuntersuchungen des Magens, bei annähernd gleicher Verteilung auf die beiden Geschlechter (Tabelle 4).

Tabelle 4. *Häufigkeit der Hiatushernien bei der Röntgenuntersuchung des Magendarmtraktes* (nach BLAHA 1961)

Autor	Jahr	Zahl der Magenpassagen	Anteil der Hiatushernien
BRICK u. AMORY	1950	3448	9%
NUZUM	1952	957	12%
BECK	1954	1230	1%
HAUBRICH	1956		3%
HAFTER	1960	2402	12%
BLAHA	1961		1—10%

Nach eigenen Erfahrungen an der Chirurgischen Univ.-Klinik Heidelberg an einer Testserie von 500 Magen-Kontrastpassagen lagen Hiatushernien in 5% der Fälle (1964 bis 1966) vor. Die hohen Werte von bis zu 50% Hiatushernien bei Röntgenuntersuchungen des oberen Magendarmtraktes liegen entweder an einem ausgewählten Krankengut oder müssen auf Fehlinterpretationen zurückgeführt werden, die gelegentlich bei der Lagebestimmung des Hiatus oder durch Fehldeutung der Ampulla epiphrenica als Hiatushernie möglich sind. MONGES hat 1956 auf die fehlerhafte Beurteilung des Hiatus aufmerksam gemacht, der sich bei leichter Drehung in den ersten schrägen Durchmesser im Inspirium oberhalb des Niveaus der linken Zwerchfellkuppel projizieren kann.

Ätiologie und Pathogenese der Hiatushernie sind keineswegs überzeugend geklärt. Voraussetzung für ein normales Funktionieren des Cardiaverschlusses ist die anatomische Integrität des Hiatus-Cardia-Gebietes. Es können zwar Einzelfunktionen ausfallen, ohne daß ein pathologischer Reflux nachweisbar ist. Trotzdem wird man bei gestörter Funktion auch anatomische Veränderungen erwarten dürfen (BLAHA 1961).

Die pathogenetisch wesentlichen Faktoren, die zur Hiatusinsuffizienz führen können, sind in Tabelle 5 festgehalten. Es ergibt sich daraus, daß isolierte Veränderungen an der muskulären Umrandung des Oesophagus oder im Bereich des elastischen Aufhängeapparates wohl nur in Ausnahmefällen eine Rolle für die Entstehung einer Hiatusinsuffizienz spielen (JOHNSON 1966).

Für die Hiatushernien offenbart eine weitere Aufstellung die in Frage kommenden ätiologischen Faktoren (Tabelle 6). Sie zeigen die vorwiegend sekundäre Natur der meisten Hernien. Altersveränderungen stehen offensichtlich im Vordergrund, und zusätzliche Leiden charakterisieren die Hiatushernien häufig als Zweitkrankheit. Dadurch folgt als praktische Nutzanwendung, daß bei Diagnose und Indikation zu einem chirurgischen Eingriff pathologische Zustände im Thorax wie im Abdomen gesucht und lückenlos erfaßt werden müssen (BLAHA 1961).

Auf die kongenitalen Faktoren haben THOMSEN (1961) u. IMDAHL (1963), hingewiesen. Außerdem muß in manchen Fällen eine anlagebedingte Anomalie des Aufhängeapparates für das Vestibulum gastro-oesophageale angenommen werden.

Tabelle 5. *Zur Pathogenese der Hiatusinsuffizienz bzw. der Hiatushernien* (nach BLAHA 1961)

Hiatusfaktoren

(Anatomisch-physiologische Vorbedingungen für das Entstehen von Hiatusbrüchen)

A. Faktoren, die das gesamte Zwerchfell betreffen
   1. Tiefstand des Zwerchfells durch Emphysem
   2. Nachlassen des Tonus im Alter
   3. Abflachung und Dehnung bei Erweiterung der unteren Thoraxapertur
   4. Dehnung durch intraabdominelle pathologische Prozesse (Ascites, Tumoren)
   5. Abflachung des Hisschen Winkels

B. Faktoren, die die muskuläre Umrandung des Hiatus oesophagus betreffen
   1. Erweiterung des Hiatus durch Vergrößerung des unteren Thoraxdurchmessers
   2. Dehnung durch intraabdominelle Prozesse
   3. Abflachung des Zwerchfellschlitzes bei Waagerechtstellung des Zwerchfells, Beeinträchtigung der Schlingenwirkung
   4. Lokale Erkrankungen im Hiatusbereich
   5. Fehlbildungen durch Entwicklungshemmungen im muskulären Anteil, Bestehenbleiben von Peritonealfalten

C. Zwischengewebe des Hiatus
   1. Nachlassen der Elastizität des Zwischengewebes
   2. Ersatz durch Fettgewebe
   3. Schwund des Bauchfettes
   4. Sekundäre Dehnung des Zwischengewebes durch Veränderungen des Zwerchfells
   5. Verlängerung und Nachlassen der Elastizität des Lig. phrenico-oesophageum („Laimersche Membran")

Tabelle 6. *Zur Ätiologie der Hiatushernien* (nach BLAHA 1961)

	Kongenital	Erworben
Traktion	Kongenital kurzer Oesophagus (ÅKERLUND Typ I, BAILEY) Hiatusdefekte (Traktionsanteil)	Traktionskomponente der Altershernien Reflexverkürzung des Oesophagus („Traktionsluxation“ E. v. BERGMANN) Relative Verkürzung durch Verlängerung des intrathorakalen Weges: Pleuraschwarten Verdrängende Tumoren Herz- und Aortavergrößerungen Absolute Verkürzung: Sekundär verkürzter Oesophagus (Tumoren des Oesophagus) Sklerodermie des Oesophagus (A. M. OLSEN, O'LEARY, B. R. KIRKLIN)
Pulsion	Hiatusdefekte (Pulsionsanteil)	Pulsionskomponente der Altershernien Abdominelle Druckerhöhung akut: Trauma chronisch: Einengung der Bauchwand (Korsagen) Intraabdominelle Volumenzunahme Adipositas Tumoren Ascites Gravidität Abflußstörung der Harnwege (Prostatahypertrophie) Obstipation Drucksteigerung im Lumen Pylorusstenose Ileus Megacolon

2. Hiatusinsuffizienz

Für die Grenzfälle zwischen normalem und pathologischem Verhalten, wie die „epiphrenale Glocke“, die „malposition“ und andere ist der Begriff der Hiatusinsuffizienz zweifellos eine sehr zweckmäßige Bezeichnung. Er umschreibt einen außerhalb des Oesophaguslumens liegenden pathologischen Zustand, dem morphologisch Schwächen bzw. Lücken im Bereich des Hiatus entsprechen. Im Gegensatz hierzu bedeutet Cardiainsuffizienz ein Nichtfunktionieren des normalen Abschlußmechanismus der Cardia gegen den Oesophagus, also etwas, was innerhalb des Lumens liegt (BLAHA 1961).

Die Hiatusinsuffizienz ist im Grunde eine Vorstufe der Hiatushernie, deshalb liegen ihr praktisch die gleichen ätiologischen Faktoren zugrunde (Tabelle 6).

Die Diagnose einer Hiatusinsuffizienz ist nach Meinung von FRIK (1966) wegen der Definition des Begriffes problematisch. Sie sei allenfalls zulässig, wenn nachgewiesen wird, daß das gesamte Vestibulum gastrooesophageale nicht nur im tiefen Inspirium, sondern mindestens auch noch in mittlerer Atemstellung oberhalb des Hiatus oesophagicus liegt. Der im Bewegungsbild erbrachte Nachweis eines Refluxes infolge Fehlens der inspiratorischen Druckbarriere erleichtere die Annahme einer Hiatusinsuffizienz bei den geschilderten morphologischen Verhältnissen.

ZAINO u. Mitarb. (1963) haben demgegenüber sehr eindeutige Kriterien für die Röntgendiagnose der Hiatusinsuffizienz aufgestellt:

1. Gleitende Hiatusinsuffizienz: Aufwärtsverschiebung des Vestibulum gastrooesophageale ohne völlige Herniation des Magens oberhalb des Hiatus. Das röntgeno-

logische Erscheinungsbild kann das eines konzentrischen oder exzentrischen, verkürzten Oesophagus sein. Es ist charakterisiert durch Ringbildungen, die auch am verlängerten Oesophagus sichtbar werden. Hinweis hierfür sind Tonusminderung uud Schlängelung der Pars thoracalis oesophagi.

2. Paraoesophageale Hiatusinsuffizienz: Intermittierende Vorwölbung eines Teiles der Cardia an die rechte oder hintere Oesophaguswand bei normaler Position des oesophagogastrischen Überganges und normalen Erscheinungsbild der Speiseröhre (Abb. 17 und 18).

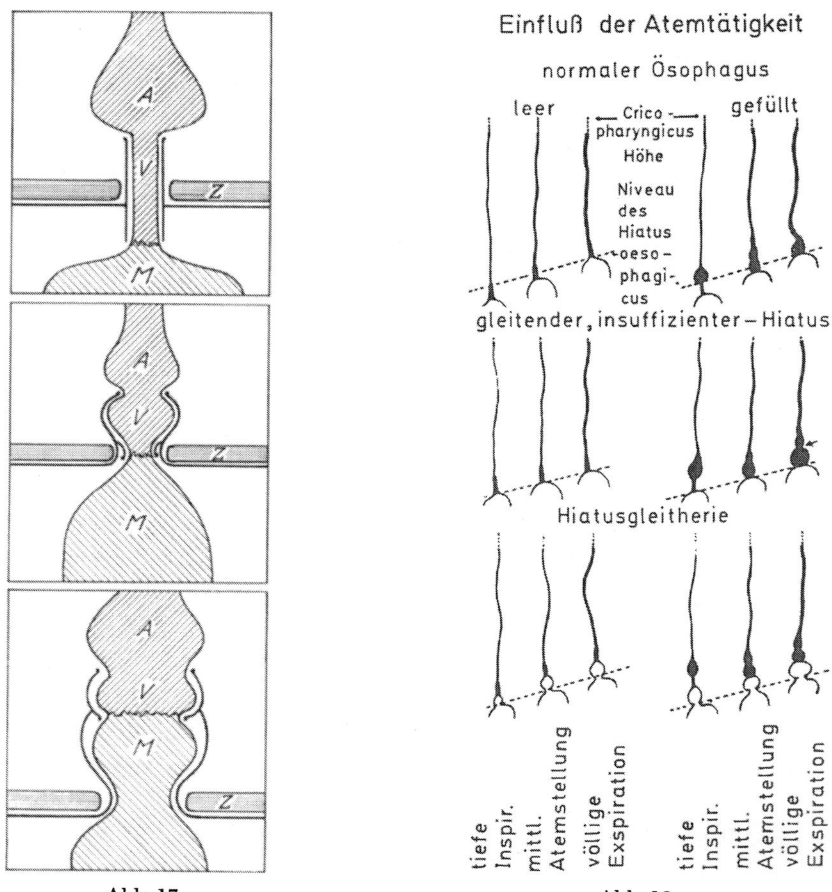

Abb. 17. Schematische Darstellung des Verhaltens der Cardiaregion: oben: normal, Mitte: Hiatusinsuffizienz, unten: Gleithernie. *A* Ampulla epiphrenica, *V* Vestibulum, *M* Magen, *Z* Zwerchfell; gezackte Linie: Epithelgrenze (nach ZAINO u. Mitarb. 1963)

Abb. 18. Verhalten des Vestibulum gastro-oesophageale während der Atmung bei normalem Oesophagus. Hiatusinsuffizienz und Hiatusgleithernie (ZAINO u. Mitarb. 1963)

3. Brachyoesophagus

a) Kongenitaler Brachyoesophagus

Nach ATKINS (1963) wurde der erste kongenitale Brachyoesophagus von BRIGHT im Jahre 1836 beschrieben. Es handelte sich um ein 19jähriges Mädchen mit Thoraxmagen und kurzer Speiseröhre. Die Anomalie wurde als „misplacement" des Magens bezeichnet.

Diese Fehlbildung dürfte außerordentlich selten vorkommen (WURNIG 1963), wenn sekundäre fibröse Veränderungen nach Refluxoesophagitis streng abgetrennt werden. WOLF (1965) fordert deshalb für die Diagnose eines angeborenen Brachyoesophagus das Fehlen jeglicher entzündlicher Veränderungen (Abb. 19).

Als Synonyma sind gebräuchlich: Short esophagus; hiatal hernia of the short esophagus type; congenital short esophagus; ectopic gastric mucosa in the lower esophagus; congenitally short esophagus with thoracic stomach; angeborener Brachyoesophagus mit thorakalem Magen (Abb. 20).

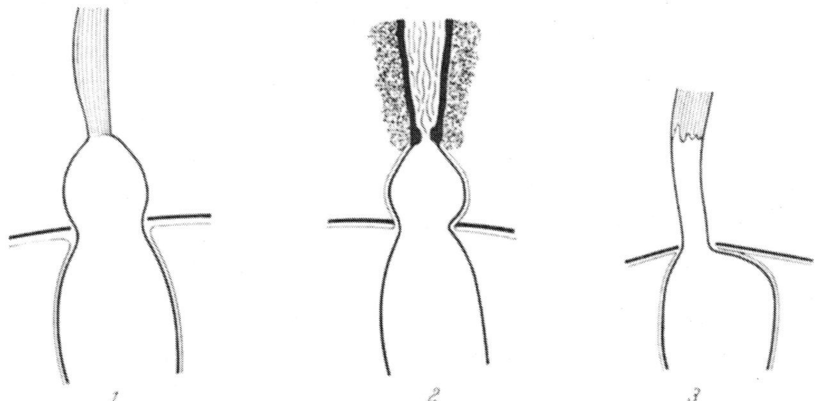

Abb. 19. Formen des Brachyoesophagus (ROSSETTI 1966). *1* Kongenital: oberer Magenabschnitt bleibt ohne peritonealen Bruchsack intrathorakal (sehr selten). *2* Erworben: oesophagitische Schrumpfung mit mediastinaler Fixation von Cardia und Fundus. *3* „Endobrachyoesophagus": Endsegment der Speiseröhre mit Magenschleimhaut ausgekleidet (ebenfalls extrem selten)

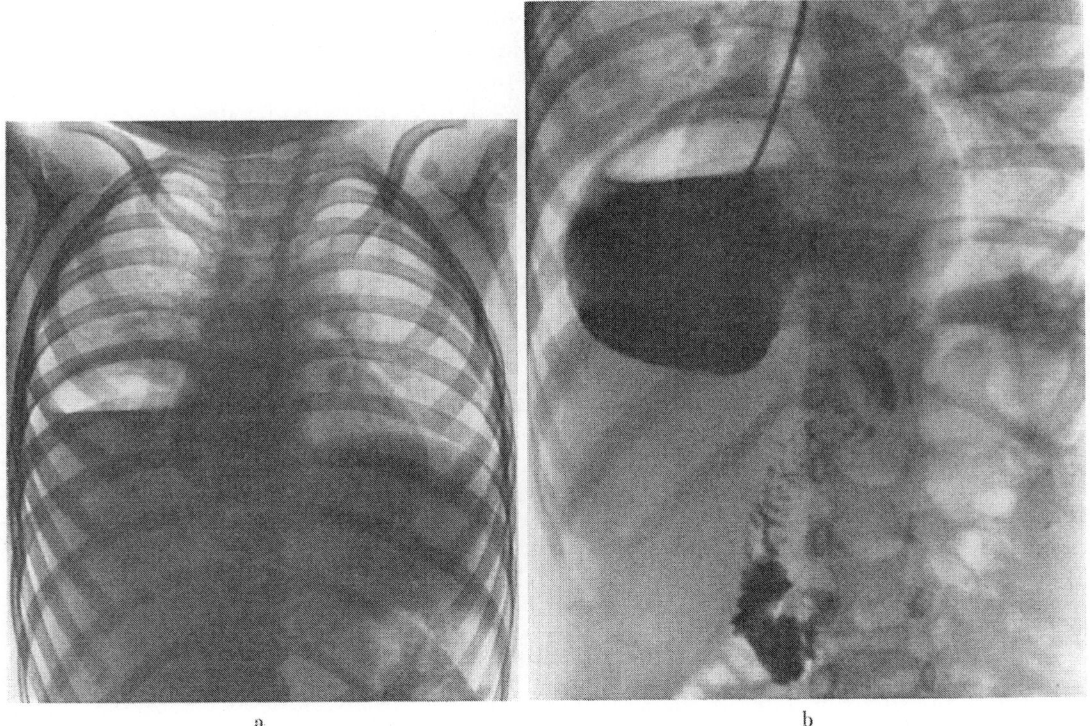

Abb. 20a u. b. Thoraxmagen bei 2jährigem Kind. Luftansammlung und Flüssigkeitsspiegel im rechten Unterfeld durch intrathorakal verlagerten Magen (a); Kontrastdarstellung (b)

Entwicklungsgeschichtlich bedeutsam für diese Mißbildung ist die starke Verlängerung des fetalen, thorakalen Oesophagus im Zusammenhang mit der Caudalverlagerung des Septum transversum zwischen dem 30. und 39. Tag. Kommt es zu diesem Zeitpunkt zu einer Störung, so kann bei ungenügendem Längenwachstum der Speiseröhre ein mehr oder weniger ausgedehnter Teil des Magens intrathorakal verlagert werden. Man vermag zwei Typen zu unterscheiden: 1. die zeltförmige Verlängerung des Magens durch den Hiatus oder 2. ein äußerlich unauffälliger, tubulärer Oesophagusverlauf bei innerer Auskleidung mit Magenschleimhaut (SWYER 1955; VISALLI 1964).

Mit eines der zugkräftigsten Argumente für das Bestehen eines echten kongenitalen Brachyoesophagus hat BARRETT (1953) zur Diskussion gestellt: Die Gefäßversorgung muß durch segmentale Äste aus der Aorta thoracalis erfolgen, während sekundäre Verkürzungen ihren Magenanteil stets aus der A. gastrica sin. versorgt erhalten. Der Nachweis von Magenschleimhaut allein kann dagegen nicht als Beweis für die Genese eines Brachyoesophagus angesehen werden. Der gleiche Autor spricht bei hoch hinaufreichender Ektopie der Magenschleimhaut von einem Endobrachyoesophagus.

Klinisch besteht die meist nach der Geburt oder im Kindesalter auftretende Symptomatik nicht in Form der Refluxoesophagitis oder Striktur, sondern vor allem in Komplikationen eines Ulcus pepticum: Blutungen mit Anämie und Haematemesis sowie Perforation oder maligner Entartung (WOLF 1965; HUREAU et al. 1967).

Die Diagnose stützt sich im wesentlichen auf den Röntgenbefund mit dem Nachweis eines Schleimhautwechsels ohne Anhalt für eine primäre Hiatushernie. Dabei ist zu betonen, daß die Lage der Cardia besonders bei den mit Stenose kombinierten Fällen von Brachyoesophagus schlecht zu bestimmen ist. Bei retrograder Füllung vom Magen her im Anschluß an die Kontrastmahlzeit gelingt dies durch den Kaliberunterschied, den Nachweis von Magenschleimhautfalten und die Trichterung des hochgezogenen Magens zur Kardia hin.

Ob es sich um einen erworbenen oder kongenitalen Cardiahochstand handelt, ist röntgenologisch zweifellos an Einzelfällen zu klären (WILLICH 1965). Gleiten des intrathorakalen Magenanteils, oesophagitische Veränderungen, Schleimhautulcera, Cardiainsuffizienz und Schlängelung der Speiseröhre sind Argumente für das Bestehen einer erworbenen Verkürzung der Speiseröhre. Maßgeblich ist die Enge des Hiatuskanals, ob nur eine Verlagerung von Magenabschnitten in den Thorax oder eine echte Hernie vorliegt.

Reine Ektopien der Magenschleimhaut sind besonders schwierig zu erfassen (POLK u. BURFORD 1964) und praktisch nur durch Oesophagoskopie zu klären. Gar nicht allzu selten spricht der Chirurg bei der Differenzierung des Brachyoesophagus das letzte diagnostische Wort. Perioesophageales Narbengewebe, Gefäßversorgung, peritoneale Verhältnisse und nicht zuletzt der Bruchsack lassen ausreichende Schlüsse auf die wahre Genese des verkürzten Oesophagus zu (MAHLO 1965).

ROVIRALTA (1964) ist der Auffassung, daß nach dem 5. Lebensjahr eine Unterscheidung zwischen kongenitalem und erworbenem Brachyoesophagus nicht mehr möglich sei.

Wird im höheren Lebensalter röntgenologisch ein Thoraxmagen entdeckt, so muß mit besonderer Sorgfalt nach Tumoren oder Ulcera gefahndet werden, da der Thoraxmagen als solcher meist symptomlos bleibt und erst bei Komplikationen Anlaß zur Röntgenuntersuchung gibt.

b) Erworbener Brachyoesophagus

Durch ständig ulcerierende und gleichzeitig narbig-schrumpfende Prozesse infolge fibröser Retraktion der zirkulären Muskelbündel kommt es im Laufe der Zeit zur Verkürzung der terminalen Oesophagusabschnitte mit sekundärer Verlagerung der Cardia oberhalb des Hiatusniveaus (HARFMANN 1966). Meist sind in solchen Fällen die längsverlaufenden Muskelschichten betroffen.

Die möglichen Komplikationen wurden in den Abschnitten über Oesophagitis und Oesophagusstenosen und im Rahmen der Refluxkrankheit besprochen und werden noch einmal im Artikel über die Hiatusgleithernie zusammengefaßt (Abb. 4). Die chirurgische Behandlung wurde von NAEF (1967) beschrieben.

4. Paraoesophageale Hernie

Bei der paraoesophagealen Hernie tritt ein mehr oder minder großer Teil des Magens durch den Hiatus oesophageus in den Thorax, vorwiegend rechts und dorsal, während die Cardia unterhalb des Zwerchfells verbleibt (rolling hernia). Im Gegensatz zur axialen Hernie findet sich kaum Reflux, weshalb die Komplikationen der Refluxoesophagitis außerordentlich selten sind. Man findet sie allerdings bei den Mischtypen.

Es besteht praktisch immer ein echter Bruchsack. Bei totaler Verlagerung des Magens liegt der Pylorus neben der Cardia.

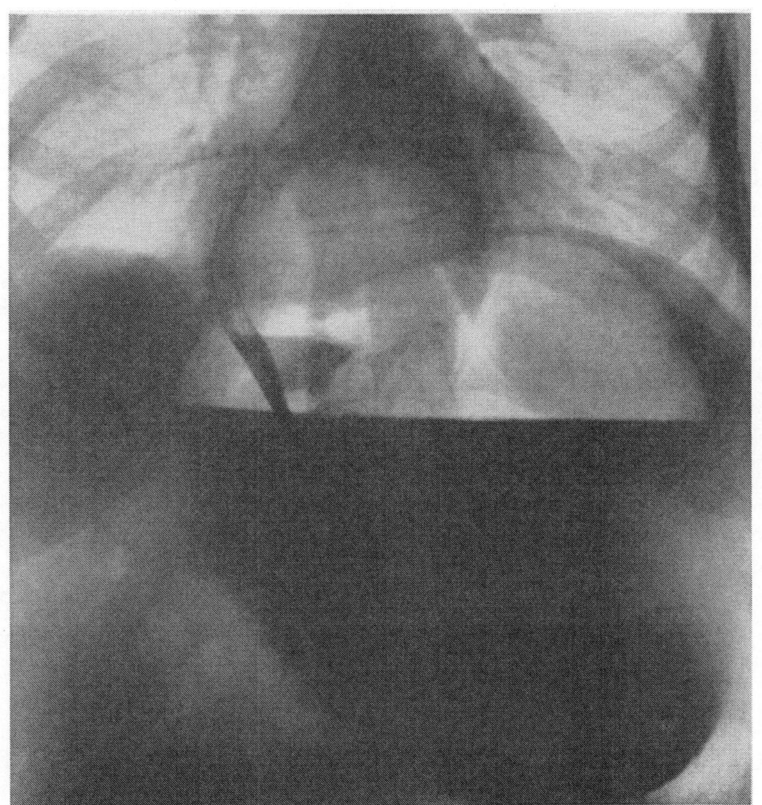

Abb. 21. Akuter Magenvolvolus bei incarcerierter Hiatushernie. 57jährige, außerordentlich adipöse Frau. Einweisung als akutes Abdomen. Gastrografinschluck: Terminaler Oesophagus nach rechts abgedrängt. Fundus ventriculi oberhalb des Zwerchfells. Zögernde Kontrastmittelpassage durch den Hiatus in den ballonartig erweiterten, mit Flüssigkeit gefüllten Magen. Pylorus nicht zu differenzieren. Bei der Laparotomie waren Cardia und Pylorus oberhalb des Hiatus eingeklemmt

Die paraoesophageale Hernie ist nach Wolf (1965) viel seltener (weniger als 10%) als die axiale Hiatushernie. Da sie in der überwiegenden Zahl der Fälle symptomlos bleibt, finden sich keine genaueren Daten über die wahre Frequenz.

Aus diesem Grunde erfolgt die Entdeckung einer paraoesophagealen Hernie häufig zufällig bei der Röntgenuntersuchung der oberen Verdauungswege, gelegentlich auch bei der Lungendurchleuchtung durch den Nachweis eines rundlichen, lufthaltigen Gebildes mit Spiegelbildung neben oder hinter dem Herzschatten.

Gelegentlich führen Strangulationserscheinungen, Völlegefühl oder Beschwerden im Sinne des gastrocardialen Symptomenkomplexes den Patienten zum Arzt. In nicht wenigen Fällen wird bei einer okkulten Gastrointestinalblutung als Ursache eine solche Hernienbildung nachgewiesen.

Die Röntgendiagnostik stützt sich auf den Nachweis eines Magenteiles oberhalb des Zwerchfells, wobei das Vestibulum gastro-oesophageale besonders aufmerksam beobachtet werden muß. Füllungs- und Entleerungsmechanismus der Hernie sowie des Magens sind nach Imdahl (1963) wichtige Bausteine für eine solide Herniendiagnostik, wenn auf diese Weise die fixierte Lage der Cardia unterhalb des Hiatus beschrieben werden kann.

Die Kontrastmittelpassage verläuft im typischen Falle zunächst so, daß der Oesophagus bis zur subdiaphragmalen Cardia verfolgt werden kann. Die unverkürzte Speiseröhre erstreckt sich meist bogenförmig. Dann tritt das Kontrastmittel erneut über das Zwerchfellniveau und füllt den herniierten Magenanteil oder im Falle des „upside-down-stomach" den gesamten Magen. Kontrollaufnahmen müssen das Vorliegen weiterer abdominaler Organe klären.

Die Hiatuslücke ist in der Regel recht breit, so daß der Chirurg oft mit der ganzen Hand in den Brustraum gelangen kann. Ein mehr oder weniger großer Magenabschnitt, selten zusammen mit Quercolon, Netz oder Milz, können mit verlagert sein (Rossetti 1961).

Bei diesem Prolaps des Magens durch die Bruchpforte vollzieht sich nicht selten eine Magenrotation um die Längsachse nach vorn und oben. Der Prozeß kann reversibel, chronisch oder fortschreitend sein. Die entstandene Bilokulation stellt den Prototyp eines Quervolvolus des Magens dar. Sie kann derart ausgeprägt sein, daß die zwei Magenanteile im Röntgenbild durch eine enge, canaliculäre Verbindung getrennt erscheinen (Rossetti 1961).

In anderen Fällen verlagert sich der gesamte Magen in den Thoraxraum. Die große Kurve bildet den oberen Rand (upside-down-stomach). Hierbei ist der terminale Oesophagus stark abgeknickt, verstärkt den cardialen Ventilmechanismus und verhindert das Aufstoßen von Gas. Durch das Hochtreten des Pylorus bis zum Rand des Bruchringes wird die Entleerung des Magens verzögert. Vermehrung des Mageninhaltes und Luftaufblähung führen zur Incarceration, wie sie in Abb. 21 demonstriert ist.

Auf die Bedeutung der Lungenübersichtsaufnahme und nicht zuletzt der Abdomenleeraufnahme für die Erkennung der paraoesophagealen Hernie sei in diesem Zusammenhange hingewiesen. Während cystische Gebilde mit Spiegelbildung im Stehen oder homogene, rundliche Verschattungen bei der Aufnahme im Liegen dorsal des Herzens bereits die Diagnose verraten, sind akute abdominelle Erscheinungen durch den Nachweis eines zweigeteilten Magens mit Strangulation in Hiatushöhe bereits ohne Verwendung von Kontrastmitteln auf der Übersichtsaufnahme als Komplikation der paraoesophagealen Hernie zu vermuten (Rapant et al. 1966).

Bei der Differentialdiagnose der unkomplizierten Paraoesophagealhernie sind cystische Lungenveränderungen zu berücksichtigen; im Falle der eingeklemmten Hernie kommen andere Zwerchfellbrüche, insbesondere traumatischer Art in Frage.

5. Hiatusgleithernie

Bei der Hiatusgleithernie bildet die primäre Minderwertigkeit oder allmähliche Lockerung der Bänder die Voraussetzung zur gesteigerten Beweglichkeit und, dem Druckgefälle folgend, zur thorakalen Verlagerung der Cardia. Die Erweiterung des Hiatus spielt nach Rossetti (1966) nur eine untergeordnete Rolle. Dies ergibt sich bei der operativen Exploration mit dem Nachweis eines bei kleinen und mittelgroßen Hernien unveränderten Hiatus. Nur bei der paraoesophagealen Hernie oder den Mischformen ist der Hiatusring regelmäßig und meist in beträchtlichem Ausmaß erweitert.

Die Größe der Gleithernie ist von Fall zu Fall sehr verschieden. Von der beginnenden, oftmals kaum nachzuweisenden Verlagerung eines oralen Magenabschnittes bis zum vollständigen Prolaps in den Mediastinalraum werden alle Übergangsstufen beobachtet. Solche Verlagerungen sind reversibel, die Cardia bleibt beweglich.

Im Stehen nehmen Cardia und Fundus ihre gewöhnliche, infrahiatale Lage wieder ein; bleibt der Prolaps fixiert, dann liegt ein Brachyoesophagus vor.

Das klinische Bild muß keineswegs mit der Größe der Gleithernie korrespondieren. Im Neugeborenenalter besteht als Leitsymptom häufiges Erbrechen, das nicht im Strahl erfolgt und Veranlassung zu schlechtem Gedeihen des Kindes gibt. In charakteristischer

Weise können Beimengungen von hellrotem oder häufiger bräunlichem Blut sein. Im Stuhl ist die Benzidinprobe meist positiv. Als Folge des kontinuierlichen Blutverlustes kann eine therapieresistente Anämie im Vordergrund des klinischen Geschehens stehen (BURKE 1959).

Die Cardinalsymptome, rezidivierendes Erbrechen und Gedeihstörung, ändern sich, sobald Komplikationen auftreten (WOLF 1965). Dann werden vor allem Schluckschwierigkeiten, bedingt durch die Oesophagusstenose, beobachtet. Sie können so erheblich sein, daß nur noch flüssige Nahrung angenommen wird. Regurgitation unverdauter Nahrung und Herauswürgen von zähem Schleim sind Zeichen schwerster Passagestörung. Als Folge der Aspiration treten gelegentlich rezidivierende pulmonale Infektionen auf. Retrosternale Schmerzen werden vorwiegend im Gefolge perioesophagitischer Veränderungen geklagt. Ganz selten ist ein steckengebliebener Fremdkörper erster Hinweis auf das Bestehen einer Stenose auf dem Boden einer Hiatushernie beim Kinde.

Beim Erwachsenen bleiben Hiatushernien selten völlig ohne Beschwerden. Da cardiovasculäre und gastrointestinale Erkrankungen anderer Art häufig neben der Hiatushernie bestehen, gelangt die Diagnostik in manchen Fällen erst nach großen Umwegen zum Ziel. Offensichtlich werden Pykniker und übergewichtige Patienten häufiger mit einer Hiatushernie angetroffen, ebenso Schwangere (CHOSSON et al. 1966).

Häufigstes Symptom der Hiatushernie ist zweifellos das Sodbrennen (ALLISON 1951; AYLWIN 1953). Es wird auf die bestehende Oesophagitis zurückgeführt, die nach den im Abschnitt „Refluxkrankheit" erwähnten Voraussetzungen besonders häufig bei der axialen Hiatushernie zu beobachten ist. Der röntgenologische Nachweis eines Refluxmechanismus ist allerdings nicht gleichbedeutend mit klinischen Erscheinungen, insbesondere wird nicht in jedem Fall Sodbrennen vom Patienten angegeben. Als Ausgangspunkt des Sodbrennens wird meist die Gegend dicht unter dem Schwertfortsatz bezeichnet.

Hier und unter dem distalen Sternum werden auch die Schmerzen angegeben, die nach dem Rücken oder in den oberen Thorax ausstrahlen und mit Angina pectoris-ähnlichen Beschwerden verwechselt werden können. Am häufigsten treten die Schmerzen unmittelbar nach dem Essen oder in Rückenlage, d. h. bei Bettruhe auf. Nur bei Fixation des Magens oberhalb des Hiatus sind die Schmerzen konstant und werden in Form eines dauernden Druckgefühls angegeben.

Mit den retrosternalen Schmerzen einhergehend, treten oft frühzeitig dysphagische Beschwerden auf. Zuerst werden sie nur bei sehr heißen oder scharfen Speisen bemerkt, später bei jeder Nahrungsaufnahme. Sie sind Ausdruck der bestehenden entzündlichen Komplikation an der Oesophagusschleimhaut.

Besonders große Hernien verursachen durch Druck auf das benachbarte Herz cardiale Symptome oder durch Verdrängungserscheinungen auf die Lunge Hustenreiz, Cyanose oder Dyspnoe. Wenngleich schwere Gastrointestinalblutungen selten bei der Hiatushernie auftreten, so muß diese dennoch in die Differentialdiagnose miteinbezogen werden. Häufiger allerdings werden leichtere Anämien gesehen, und die schwere Hämorrhagie läßt sich auf Ulcuskomplikationen oder Begleitkrankheiten, wie Oesophagusvaricen oder Tumoren, zurückführen (Abb. 22).

Die klinischen Symptome können recht charakteristisch sein, vermögen jedoch nur den Verdacht auf das Vorliegen einer Hiatushernie zu wecken. Die exakte Diagnose ist durch die Röntgenuntersuchung und nicht durch Endoskopie allein zu stellen. Dabei müssen vor allem die Lage der Cardia (SILVERMAN 1955) und das Ausmaß der Hernie festgestellt werden. Da die Ergebnisse der Röntgenuntersuchung gerade im Cardiabereich außerordentlich stark von der Untersuchungstechnik abhängen, ist es zweckmäßig — besonders im Kleinkindesalter — eine sehr sorgfältige Technik anzuwenden, wie sie im Eingangskapitel dargestellt worden ist.

Größere Hernien lassen sich unter Umständen bereits ohne Verwendung von Kontrastmittel durch den Nachweis weichteildichter, rundlicher Verschattungen im hinteren, unteren Mediastinum und Spiegelbildung bei der Untersuchung im Stehen differenzieren.

Das Fehlen der Magenblase an typischer Stelle ist ebenfalls Hinweis für das Bestehen einer Hiatushernie (FRIK 1966). Trotzdem kann wohl in keinem Falle auf eine Untersuchung mit Kontrastmittel verzichtet werden. Dabei weisen Kräuselungen des distalen thorakalen Anteils der Speiseröhre und ein stärkerer gastro-oesophagealer Reflux gelegentlich schon frühzeitig auf die Verlagerung eines Magenteiles in die Thoraxhöhle hin.

Auf Grund der Arbeiten von HAFTER (1961) kann die kleine, axiale Hiatushernie dann als gesichert gelten, wenn sich im gastro-oesophagealen Übergangsgebiet bei Weitstellung des Vestibulums im Inspirium drei ringförmige Strukturen nachweisen lassen. Die oberste entspricht dem Eingang des Vestibulums, die mittlere dem Ostium cardiacum und die untere der Abschnürung des herniierten Magenanteiles durch den Hiatus oesophageus. Ebenso beweisend ist die Darstellung des kontrahierten Vestibulums zwischen der normal weiten Pars thoracica oesophagi und dem herniierten Magenabschnitt.

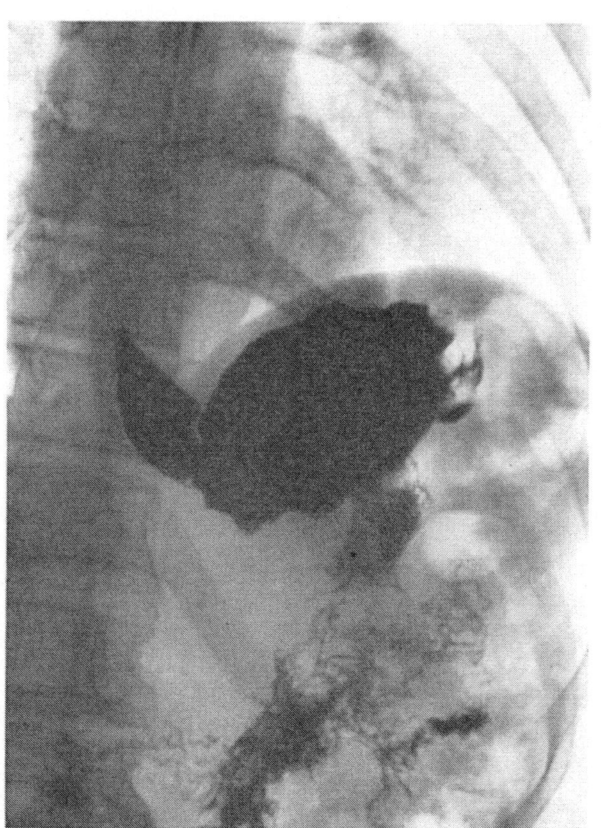

Abb. 22. „Sekundäre" Hiatusgleithernie bei stenosierend wachsendem Corpuscarcinom des Magens (operativ verifiziert)

Eine weitere Möglichkeit zur Diagnostik der kleinen Hiatushernie wird im Nachweis von Magenschleimhautfalten im herniierten Magenanteil gesehen (HERRNHEISER 1927), sie gelingt allerdings nicht immer. Bei Fixationsstörungen des Fornix im Sinne einer Cardia-Fornix-Fehlanlage (ROBERT u. HOFFMANN 1964) kommt es sogar zu einem kontinuierlichen Übertreten von Oesophaguslängsfalten in das Faltenbild des Magens. Nur der trichterförmig in cranialer Richtung gerichtete Magenanteil erlaubt dann die Diagnose einer Hiatushernie.

STEIN u. FINKELSTEIN (1963) betonen den Wert der Untersuchung im rechten Schrägdurchmesser bei Anwendung der Trendelenburg-Position. Zielaufnahme der Cardia — im Durchschnitt acht Expositionen — sollen speziell die Prallfüllung fixieren und sollten nicht nur ausgeführt werden, wenn der Oesophagus nur einen feinen Beschlag mit Kontrastmittel zeigt. Manche Hernien sind erst bei Kontrolluntersuchungen — und auch hier nur gelegentlich — nachweisbar, wenn der Patient die Bauchpresse betätigt.

Die oben genannten Autoren haben eine Einteilung der Hiatusgleithernie vorgeschlagen, wonach der 1. Grad einer axialen Hiatushernie dem Hochtreten des Vestibulums allein entspricht, der 2. Grad einem Prolaps von mindestens 2—3 cm des cardianahen Magens in den Thorax und schließlich der 3. Grad Hernien mit einem Magenanteil von mehr als 4—5 cm.

Bei der Röntgenuntersuchung sind nicht nur diese Feststellungen zu treffen, sondern auch Informationen über bestehende Komplikationen zu gewinnen. Es sind im wesentlichen die einer durch die Hiatushernie induzierten Refluxkrankheit mit Oesophagitis, Stenose und Ulceration. Daß gelegentlich sehr große Ulcera im intrathorakalen Magen bei der Hiatushernie auftreten, haben wir in unserem Krankengut zweimal beobachten können.

Der Zusammenhang zwischen Hiatushernie und Carcinomentstehung wurde an Hand von 12 eigenen Fällen unter anderen von GROVES u. EFFLER (1963) diskutiert. Sie fanden diese Tumorbildung bei insgesamt 500 operierten Patienten mit Hiatushernie innerhalb eines Zeitraumes von 12 Jahren. Ähnlich wie andere Autoren (GAUL u. PARCHWITZ 1962) sind sie der Meinung, daß es sich wahrscheinlich um zufällige Häufung dieser Malignome bei der Hiatushernie handelt. Sie diskutieren als ätiologische Faktoren: 1. ein zufälliges Zusammentreffen zwischen Hiatushernie und Carcinom (Abb. 29); 2. die chronische Oesophagitis als Präcancerose; 3. einen wachsenden Tumor als Ursache für Refluxoesophagitis

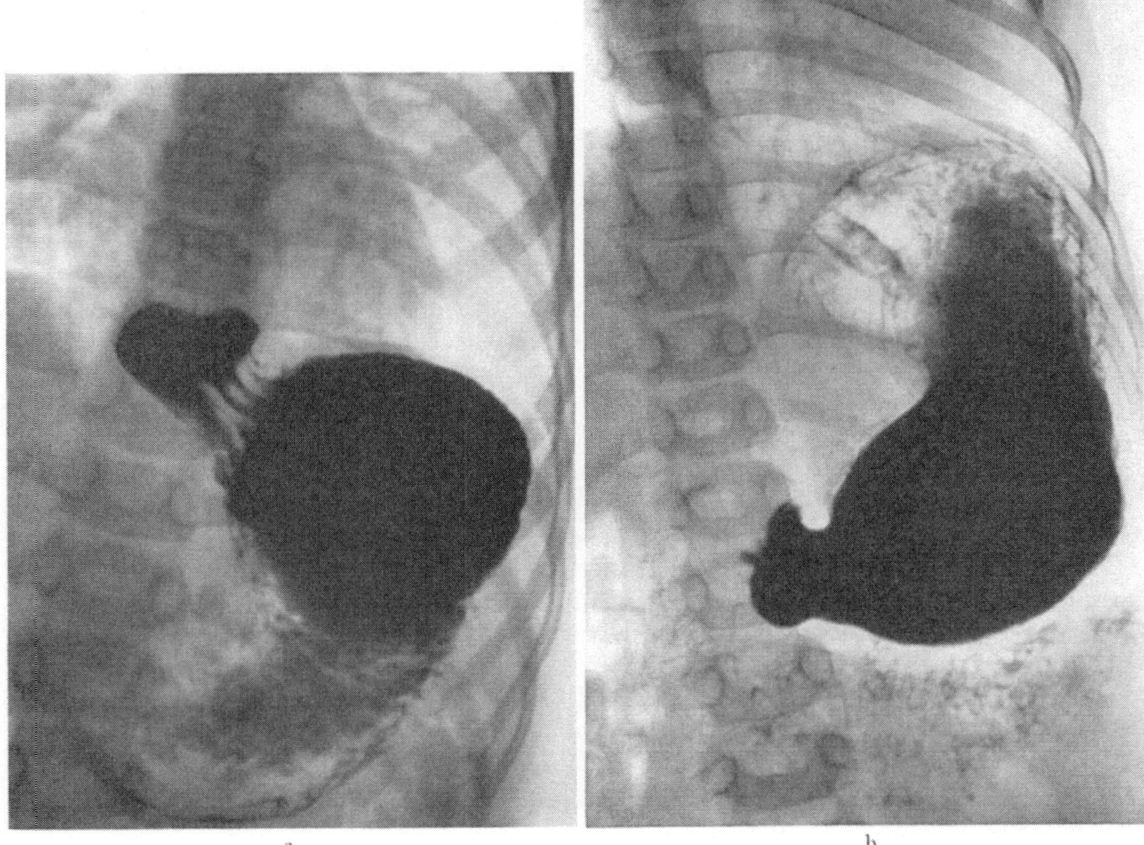

Abb. 23a u. b. Roviralta-Syndrom: 3jähriger Junge mit Hiatusgleithernie (a) und Pylorusstenose (b)

und Verkürzung der Speiseröhre und 4. einen besonders großen Tumor, der durch bloßen Druck den Hiatus zu sprengen vermag (Abb. 22) (s. auch DIETRICH u. Mitarb. 1964).

Im Kindesalter ist bei der Differentialdiagnose der Hiatusgleithernie zunächst die Pylorusstenose zu nennen. Klinisch weist jedoch der spätere Beginn und das Erbrechen im Strahl in Richtung auf die Verengung des Magenausganges. Von besonderer Bedeutung ist die mögliche Kombination beider Erkrankungen, wie sie erstmals 1946 von ROVIRALTA als „syndrome phréno-pylorique" beschrieben worden ist (KOECHER 1959). Dabei zeigen sich zunächst die Symptome der Hiatushernie, die dann nach 2—3 Wochen überlagert werden durch jene der Pylorusstenose (Abb. 23).

Anhaltendes Erbrechen nach ordnungsgemäßer Operation einer Pylorusstenose führt manchmal zur röntgenologischen Entdeckung einer Hiatushernie (ASTLEY 1956). In solchen Fällen ist die Hernie durch die Symptomatik der Pylorusstenose überlagert worden und wurde bei der Operation ohne vorherige Röntgenuntersuchung übersehen. Das Roviralta-Syndrom ist in der Zwischenzeit zum festen Begriff einer syndromalen Koppelung von pathologischen Veränderungen am Magenein- und -ausgang geworden, der nicht zuletzt für die einzuschlagende chirurgische Therapie wegweisend sein kann. Andererseits hat ROVIRALTA 1964 auf Grund seiner mehr als 20jährigen Erfahrung gesagt, daß spontane anatomische Besserung, zumindest aber funktionelle Normalisierung die Regel darstellt und eine ganze Reihe unnötiger Operationen gerade am Hiatus oesophageus in der Vergangenheit vorgenommen worden sind.

Differentialdiagnostisch müssen im Kindesalter des weiteren das „habituelle" Erbrechen, die echten angeborenen Oesophagusstenosen, der angeborene Brachyoesophagus und schließlich alle anderen Ursachen des Erbrechens beim Neugeborenen berücksichtigt werden.

Beim Erwachsenen ergeben sich differentialdiagnostische Probleme speziell für den Röntgenologen bei der Abgrenzung der Hiatusinsuffizienz. Kleine, axiale Hiatushernien müssen gegenüber ampullären Erweiterungen des Vestibulum gastro-oesophageale und ebenfalls als normal anzusehenden Dilatationsphasen des unteren Endes der Pars thoracica unterschieden werden. Nicht immer lassen sich die von HAFTER (1961) beobachteten drei Ringstrukturen als sicherstes Kriterium nachweisen.

Die Durchleuchtung schützt auch vor Verwechslungen, da die epiphrenische Dilatation der Pars thoracica nur im Inspirium zu beobachten und die Erweiterung des Vestibulum gastro-oesophageale vom Schluckakt abhängig sind. FRIK (1966) stellt fest, daß Formunterschiede zwischen epiphrenischer Ampulle und herniiertem Magenabschnitt ohne zusätzliche funktionelle Kontrolle kein sicheres Kriterium für die Hernie seien.

Auf die Möglichkeit pharmacoradiographischer Untersuchungen der oesophagogastrischen Übergangsregion zum Nachweis der kleinen Hiatushernie hat LONGIN (1966) aufmerksam gemacht. Parasympathicolytische Substanzen sollen durch Tonussteigerung am terminalen Oesophagus besonders wirksam sein. Die Anhebung des Tonus der an sich am Magen-Darmkanal spasmolytisch wirkenden Substanzen soll mit anatomischen und funktionellen Besonderheiten der oesophagogastrischen Übergangsregion zusammenhängen. Die Wirksamkeit eines modernen Spasmolyticums und Anticholinergicums (Präparat CG 201 der Fa. Grünenthal) wurde bei 125 Patienten getestet. Dabei wurden insgesamt 65 Hiatushernien diagnostiziert (52%). Bei 36% der Untersuchten war durch die pharmakologische Beeinflussung der Cardiaregion eine Verbesserung der morphologischen Beurteilung nicht erreicht worden. Bei 15 Patienten normalisierte sich der vorher auf Hiatushernie verdächtige Befund vollständig. Den diagnostischen Gewinn führt der Autor auf die Spasmolyse einerseits, die Tonisierung des Oesophagussphincters und der Cardia andererseits zurück, wodurch Orientierungszonen zur Lokalisierung der Übergangsregion deutlicher werden.

Dies gilt auch für Abgrenzung einer kleinen, asymmetrischen Hernie gegenüber dem epiphrenischen Divertikel. Ausnahmsweise kann ein solches Divertikel subphrenisch abgehen (s. Kap. „Oesophagusdivertikel") und die Diagnostik erheblich erschweren. Als wertvolles Hilfsmittel erweist sich in solchen Fällen die Beobachtung der Richtung, aus welcher das Gebilde gefüllt wird. Gelangt das Kontrastmittel aus dem Magen, so kann mit großer Wahrscheinlichkeit eine Hernie diagnostiziert werden. Kommt es zu Füllung aus dem Oesophagus, dann ist bei bestehendem Divertikel eine zusätzliche Hernie nicht ganz auszuschließen.

Da der Röntgenologe eine Schlüsselstellung in der Differentialdiagnose der Hiatushernie einnimmt, sollte nicht versäumt werden, auf die engen Beziehungen zwischen Hiatushernien und Herzkranzgefäßerkrankungen im Hinblick auf die klinische Symptomatologie hinzuweisen. Im Krankengut von BRICK (1950) hatten nicht weniger als 28% unter 308 Patienten mit Hiatushernien Erscheinungen von seiten der Coronararterien. Schmerzlokalisation und -ausstrahlung sind bei Coronarerkrankungen so ähnlich, daß klinisch die Incarceration einer Hiatushernie mit einem Myocardinfarct verwechselt werden kann.

Wegen der relativen Häufigkeit der Hiatushernie verwundert es nicht, wenn diese mit Begleiterkrankungen einhergeht, von denen in erster Linie die Cholelithiasis, aber auch die intestinale Divertikulose am Darm zu nennen sind. Die Kombination zwischen Hiatushernie, Cholelithiasis und Divertikulose wird auch als ,,Saints Triade“ bezeichnet.

FORD hat 1957 die Komplikationen bei insgesamt 153 Hiatushernien zusammengestellt und 18 Komplikationen nachweisen können: 9 Blutungen, 3 Ulcerationen, 3 Fälle mit Volvolus und 3 Oesophagusstenosen (Abb. 24). Über Beziehungen zwischen Hiatushernie und Carcinom berichteten MICHEL et al. (1967).

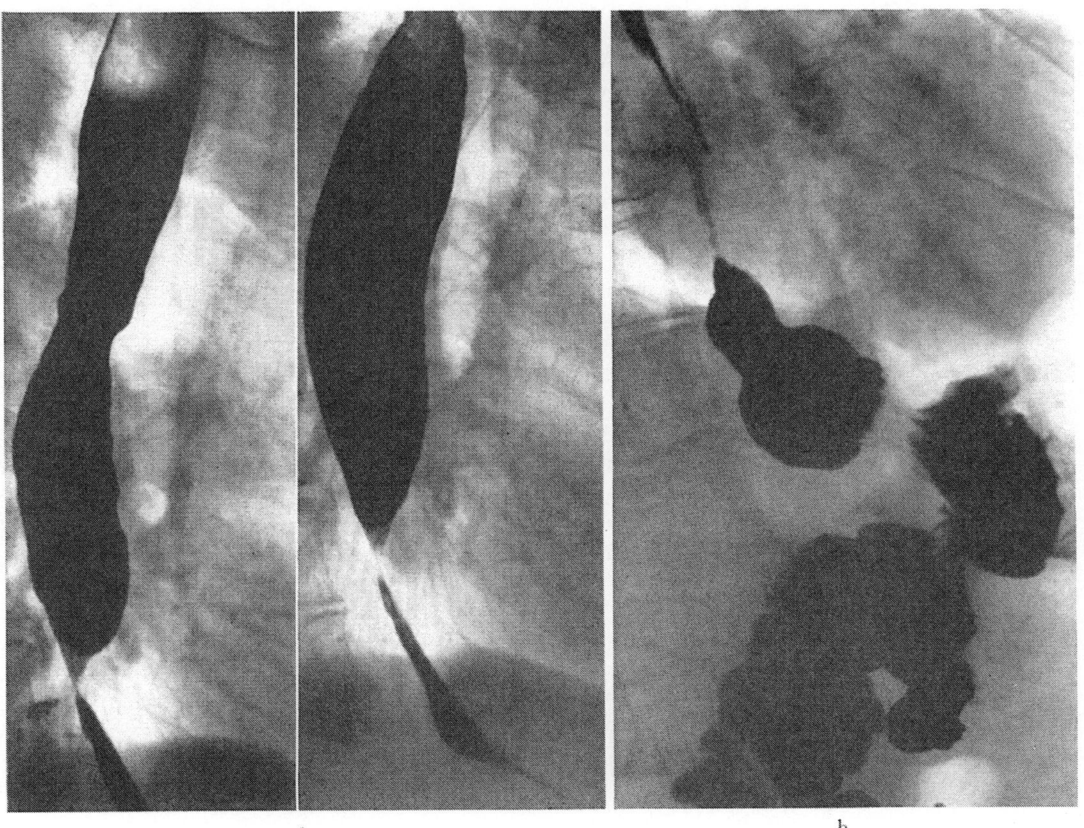

a b

Abb. 24a u. b. Filiforme Stenose des terminalen Oesophagus (a). In Kopftieflage (b) Hiatusgleithernie mit deutlichem Reflux als Ursache der Stenose

VII. Der gastro-oesophageale Schleimhautprolaps

So ausgedehnt die Literatur über die Hiatushernie ist, so spärlich finden sich detaillierte Angaben über einen Prozeß an der Cardiaregion, der bisher unter Begriffen wie ,,gastro-oesophageal invagination“, ,,invagination of the esophagus“, ,,cardio-esophageal intussusception“, ,,extrusion or prolapse of gastric mucosa into the esophagus“ beschrieben wurde. Die Vielzahl der Bezeichnungen ist verwirrend, zumal ALDRIDGE (1962) noch die ,,transmigration of the lower esophageal mucosa“ hinzufügte.

Trotzdem scheint dieser letztgenannte Terminus die Veränderungen an der Grenze zwischen Oesophagus und Magen am ehesten zu treffen: Die Schleimhaut des terminalen Oesophagus und am cardianahen Magenabschnitt ist so verschieblich, daß sie je nach den örtlichen Verhältnissen, Begleitkrankheiten, Druckveränderungen sowohl in Richtung Speiseröhre als auch in Richtung Magen prolabieren kann, wobei keineswegs immer klinische Beschwerden auftreten müssen (Abb. 25).

Bezüglich der Pathogenese vertritt ALDRIDGE (1962) die Auffassung, daß Oesophagusschleimhaut in eine Hiatushernie — als häufigster prädisponierender Faktor — hineintaucht (Abb. 26). In einer eigenen Beobachtung konnten wir eine der geschilderten Veränderungen fast in identischer Weise bei einer 50jährigen Frau mit Hiatushernie ebenfalls im Röntgenbild festhalten.

Offensichtlich haben französische Autoren (LIARAS u. RICARD 1934) erstmals auf invaginationsähnliche Bilder am Oesophagus aufmerksam gemacht. 1951 hat FELDMAN einen Prolaps der Magenschleimhaut in die Speiseröhre beschrieben, ähnlich einem Fall

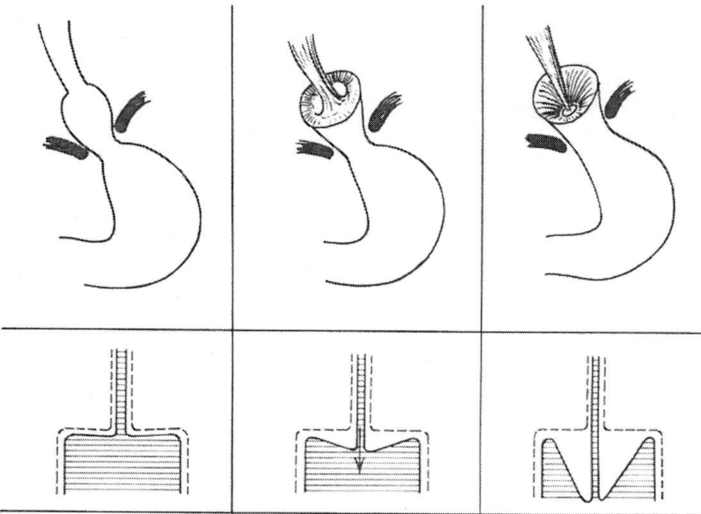

Abb. 25. Entstehungsmechanismus eines Oesophagus-Magenschleimhautprolapses (modifiziert in Anlehnung an ALDRIDGE 1962)

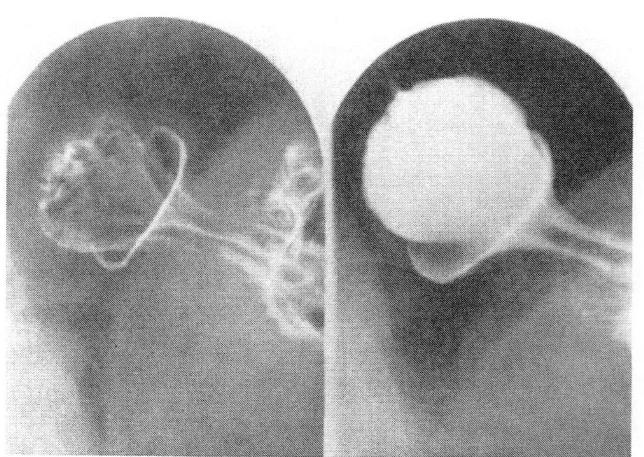

Abb. 26. Oesophagusschleimhautprolaps bei kleiner Hiatusgleithernie

von WELLS (1947). Die Häufung solcher Befunde bei der Hiatushernie erkannte KLINEFELTER (1956) und an einer Serie von 8 Patienten auch ÖDEGAARD (1959).

Die Hiatushernie ist jedoch keineswegs Vorbedingung für die Entstehung eines Schleimhautprolapses. ALDRIDGE (1962) hat unter 2100 Patienten 281 Hiatushernien entdeckt. Im gleichen Krankengut konnte er bei subtiler Untersuchungstechnik mit reproduzierbaren röntgenologischen Symptomen 232 Kranke mit Prolaps der präpylorischen Magenschleimhaut und 91 Patienten mit Prolaps der Oesophagusschleimhaut feststellen. Von diesen letztgenannten hatten 34 keine Hiatushernie.

Zu dieser Gruppe von Patienten mit besonders weit verschieblicher Oesophagusschleimhaut im terminalen Abschnitt gehören zweifellos auch Beobachtungen italienischer Autoren, die unter der Bezeichnung „anello di saturno“ publiziert worden sind. CAG-

GIOLI hat 1961 und 1963 mehrere solcher, in der Tat einem Saturnring ähnlicher Figuren bei der Kontrastdarstellung des terminalen Oesophagus nachweisen können, die manchmal aber auch in Form einer Tasse, einer Glocke oder eines Rauchringes beschrieben worden sind.

Offenbar hat E. POZZA (zit. nach CAGGIOLI 1961) erstmals den Saturnring zur näheren Umschreibung seiner Beobachtungen im italienischen Schrifttum zu Hilfe genommen. Pathogenetisch wird auch in diesen Arbeiten eine Schleimhautfalte in Höhe des Oesophagus-Magenüberganges gefordert, die als Ausdruck lokaler Erkrankungen (Hiatus-

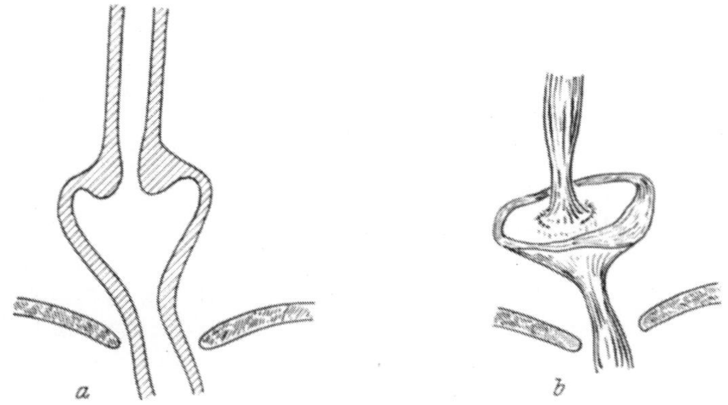

Abb. 27a u. b.. Schleimhautprolaps in aboraler Richtung. a im Längsschnitt, b bei der röntgenologischen Kontrastdarstellung (nach CAGGIOLI 1961)

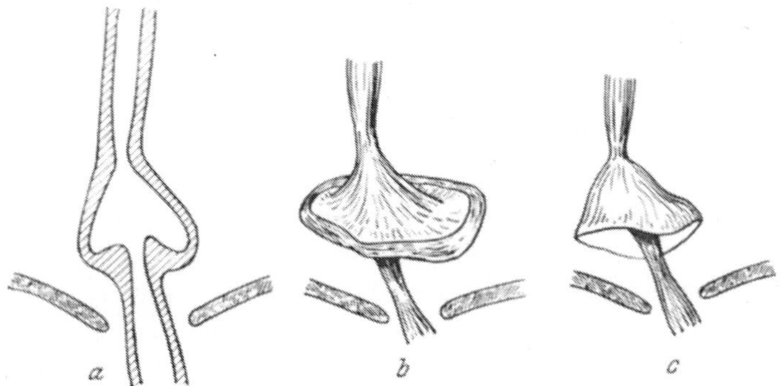

Abb. 28a—c. Schleimhautprolaps in oraler Richtung. a im Längsschnitt, b und c bei der röntgenologischen Kontrastdarstellung (nach CAGGIOLI 1961)

hernie), aber auch als Hinweis für eine weiter entfernt liegende Veränderung, die z.B. zur intraabdominellen Drucksteigerung führt, diagnostische Bedeutung gewinnen kann. Die Möglichkeiten einer Schleimhautausstülpung in oraler und aboraler Richtung geht aus Abb. 27 und 28 hervor.

Die Röntgenuntersuchung solcher, erfahrungsgemäß meist flüchtiger Anordnungen ist zeitraubend und setzt die subtile, längerdauernde Beobachtung des terminalen Oesophagus in verschiedenen Durchleuchtungsebenen und Positionen des Patienten voraus. Die in Abb. 26 wiedergegebene Beobachtung haben wir bei einer Nachkontrolle trotz größter Mühe nicht mehr nachweisen können. Der klinische Wert solcher Schleimhautverlagerungen darf deshalb als außerordentlich gering veranschlagt werden. Die Kenntnis ihrer Röntgensymptomatologie darf jedoch als wertvolle Hilfe bei der Suche nach anderen Veränderungen am Oesophagus-Magenübergang gewertet werden.

Auf eine eigenartige und offenbar sehr charakteristische Symptomatologie bei der Invagination von Magenschleimhaut in den Oesophagus verweist WILLICH (1965). Bei der Respiration soll sich eine Bewegung von Magenabschnitten im terminalen Oesophagus ähnlich dem Gleiten eines Kolbens im Zylinder nachweisen lassen. Der gleitende Magenanteil verhindert dabei das Abfließen des Kontrastmittels durch den Hiatuskanal, so daß dieses von dem „Kolben“ immer wieder oralwärts befördert wird. Am höchsten Punkt entsteht dadurch ein vorübergehender Stop. Der Autor konnte in einigen Fällen gleichzeitig die Entwicklung einer Hiatushernie beobachten und weist auf die Gefahr peptischer Ulcera hin.

VIII. Cardiatumoren

Gewöhnlich werden Geschwülste des Vestibulum gastro-oesophageale im Zusammenhang mit Tumoren der Speiseröhre oder des Magens abgehandelt. Dies erscheint schon deshalb verständlich, weil sich im Normalfalle der Pflasterepithelauskleidung identische Tumorformen beobachten lassen wie an den höher gelegenen Oesophagusabschnitten, während die Auskleidung mit Cylinderepithel eine Ähnlichkeit mit Magentumoren hervorruft.

Da diese anatomischen Voraussetzungen nicht zuletzt von primär funktionellen Veränderungen am Oesophagus-Magenübergang abhängen, haben wir in den vorausgehenden Kapiteln bereits auf statistische Zusammenhänge zwischen Tumorwachstum und Chalasie und Achalasie sowie auf die Besonderheiten des Brachyoesophagus aufmerksam gemacht. Die besonderen Verhältnisse bei diesen Krankheitsbildern sollen deshalb in diesem Rahmen nicht mehr erwähnt werden.

Während gutartige Tumoren der Cardiaregion zu außerordentlich seltenen Beobachtungen zählen (Albanese u. Mitarb. 1961; Ghiassi 1965), handelt es sich bei Malignomen meist um Adenocarcinome. Sie entstehen bevorzugt im untersten Oesophagusdrittel und greifen auf das Vestibulum gastro-oesophageale über. Nach Gowing (1961) ist es sehr schwierig, den genauen Ursprung solcher Geschwülste zu differenzieren. Der Autor erklärt gerade durch diese Schwierigkeiten der Interpretation röntgenologischer und endoskopischer Befunde erhebliche Differenzen in verschiedenen statistischen Serien über das Adenocarcinom des Oesophagus (Abb. 29).

Um dieser Problematik zu entgehen, haben einige Autoren die Carcinome am gastrooesophagealen Übergang als separate Gruppe angesehen (Notkin 1928; McPeak u. Warren 1948; Burgess, Baggenstoss, Moersch u. Clagett 1951). Allison (1946) berichtete über 100 Patienten mit Verschlußsyndrom der Cardia, bei denen es sich um 53 Adenocarcinome, 41 Plattenepithelcarcinome, 1 Reticulumzellsarkom und 1 Lymphogranulomatose handelte. In 4 Fällen konnte kein eindeutiger histologischer Befund erhoben werden.

Smithers (1956) fand 26 Adenocarcinome unter 314 primären Oesophaguscarcinomen (8%), während Puestow, Gillesby u. Guynn (1955) unter 604 Fällen eine 10%ige Beteiligung des Adenocarcinoms fanden.

In einer chirurgischen Zusammenstellung bei Holder u. Grimsehl (1960) ergibt sich ein Verhältnis von 1430 Magencarcinomen gegenüber 242 Cardiacarcinomen, von denen sich 198 auf männliche und 44 auf weibliche Patienten verteilten (18%). Die Altersverteilung zeigte im Krankengut der beiden Autoren einen Häufigkeitsgipfel bei beiden Geschlechtern im 6. Lebensjahrzehnt.

Tabelle 7. *Lokalisation von Oesophagus- und Cardiacarcinomen* (nach Tanner u. Swynnerton 1961)

Mittleres thorakales Drittel	145 Fälle
Unteres Drittel (Plattenepithel)	76 Fälle
Unteres Drittel und Cardia (Adeno-Carcinom)	141 Fälle
Oraler Magen mit Übergreifen auf Oesophagus (Adeno-Carcinom)	136 Fälle

Unter 730 Oesophaguscarcinomen im Krankengut von Nakayama (1961) fanden sich in 13,6% Malignome des Vestibulum gastro-oesophageale.

Pathologisch-anatomisch bestehen keine entscheidenden Unterschiede zwischen der Erscheinungsform des Oesophagus- und Cardiacarcinoms. Man findet polypöse, ulcerierende und scirrhöse Tumoren (s. Kap. „Oesophagustumoren"). Dementsprechend ist auch die röntgenologische Symptomatologie, die allerdings wegen der Besonderheiten des Überganges zwischen zwei Hohlorganen und der besonderen Funktion an der Cardia einige Eigentümlichkeiten aufweist.

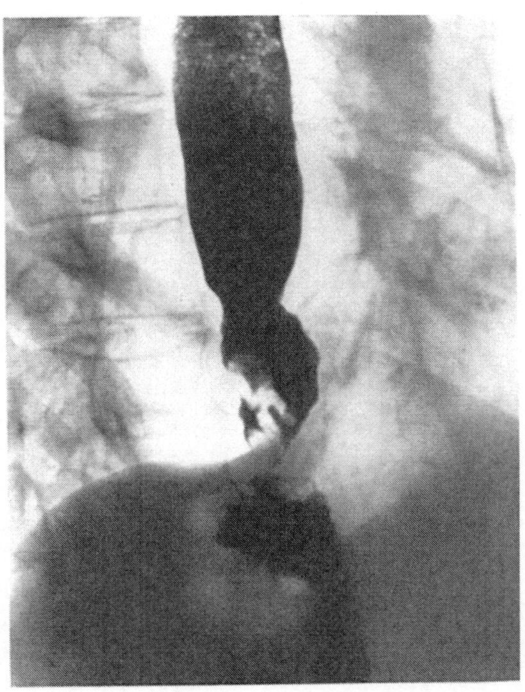

Abb. 29a. Ulcuscarcinom der Cardia (Adeno-Carcinom) bei Hiatusgleithernie. Bei der Operation: gedeckte Perforation

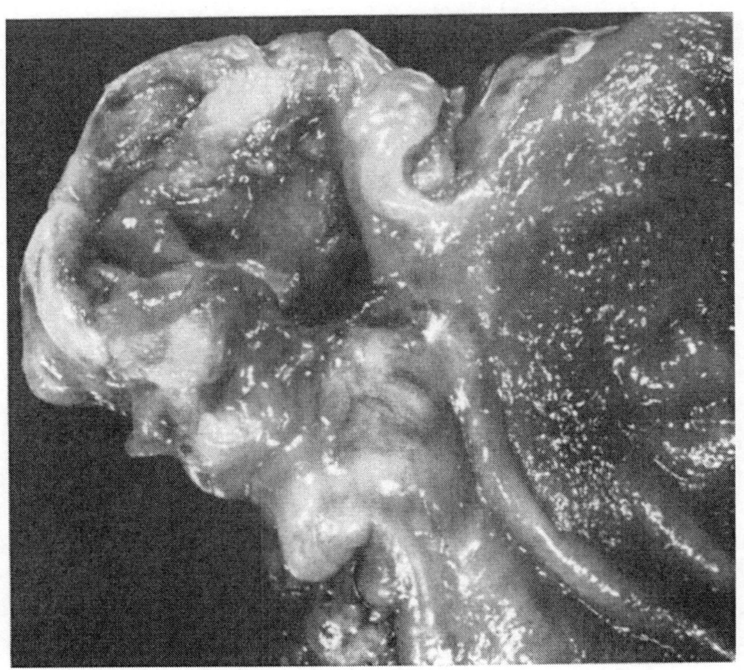

Abb. 29b. Perforiertes Cardiacarcinom. Operationspräparat

Auf der einen Seite treten bei Carcinomen der Cardiaregion früher dysphagische Beschwerden auf als bei Tumorlokalisationen im übrigen Oesophagus, so daß die Patienten im Durchschnitt etwas früher zur Behandlung kommen. Andererseits ist die röntgenologische Erfassung früher Geschwulststadien dadurch erschwert, daß Schleimhautirritationen nicht ungewöhnlich sind und besonders während der Kontraktionsphase beginnende Wandinfiltrationen ohne verwertbare Reliefänderungen vor sich gehen. Für die Kontrastuntersuchung gilt deshalb bei Verdacht auf Neubildung die Erfassung der Dilatationsphase des Vestibulums entweder durch geeignete Zielaufnahmen oder noch besser mit Hilfe einer kinematographischen Serie. Sie kann auch durch eine Magnetbandspeicherung ersetzt werden. Die mehrfache Wiederholung von Kontraktion und Erschlaffung der Cardiaregion wird Verformungen, mangelnde Entfaltbarkeit oder — als sichersten Hinweis — einen Füllungsdefekt erkennen lassen.

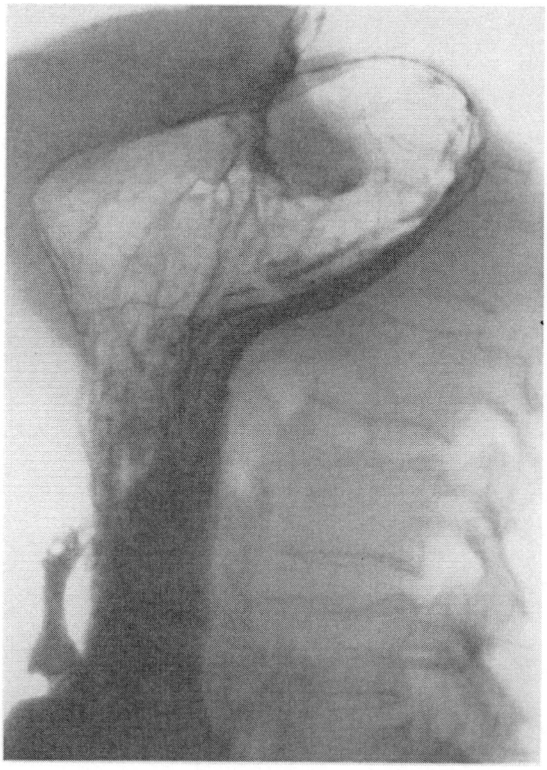

Handelt es sich um polypöse Tumoren, so sind diese durch die Kontrastmittelaussparung im erschlafften Vestibulum im allgemeinen unschwer zu erfassen. Ein nicht zu unterschätzendes Hinweiszeichen bietet sich in kleinen, unregelmäßigen Abschnittskontraktionen im mittleren und unteren Oesophagusdrittel an.

Verstärken sich solche Kontraktionen zu regelrechten Spasmen, so können diese die Untersuchungen außerordentlich erschweren, unter Umständen sogar unmöglich machen. In manchen Fällen muß die Untersuchung durch Gebrauch von Spasmolytica ergänzt werden. Es sollte unter allen Umständen versucht werden, das gesamte Vestibulum zur Darstellung zu bringen, da sich gerade beim Tumorwachstum im aboralen Teil des Vestibulums stärkere, primäre und sekundäre Kontraktionen einstellen, die den Malignombefund durch die starre Kontraktion des gesamten Gebietes überdecken.

Abb. 30. Cardiacarcinom. Tumor im Seitbild als weichteildichte, gut abgegrenzte Verschattung innerhalb des luftgefüllten Fundus abzugrenzen. Infiltrative Schleimhautveränderungen

Die Differentialdiagnose gegenüber narbigen Veränderungen ist nicht allzu selten röntgenologisch unmöglich. Nur wenn zeitlich auseinanderliegende Untersuchungsserien vorliegen, läßt sich von seiten der Röntgendiagnostik ein scirrhös wachsender Tumor ausschließen. Hier muß der endoskopische Befund mit histologischer Sicherung weitere Klärung bringen. Gleiches gilt für den sog. Kardiospasmus, wenn sich auf dem Boden der jahrelang bestehenden Erkrankung klinisch Zeichen einer malignen Entartung aufpfropfen, und die lang ausgezogene Cardiaregion auch nicht mit Hilfe spasmolytischer Medikamente gegenüber einer scirrhösen Infiltration abgegrenzt werden kann.

Einfacher ist die Diagnose des ulcerierenden Neoplasmas (Abb. 29), bei dem die Röntgenuntersuchung mögliche Penetrations- oder Perforationserscheinungen in der Umgebung (Mediastinalverbreiterung, Pleura- oder Pericarderguß) ausschließen muß.

Der polypöse Tumor des Vestibulum gastro-oesophageale kann sich in aboraler Richtung entwickeln und dann als kugelförmiges Gebilde in die lufthaltige Magenblase prolabieren. Die Erfassung solcher Neubildung gelingt am ehesten unter Verwendung der Doppelkontrastdarstellung und im seitlichen Strahlengang (Abb. 30).

Als kasuistischer Beitrag diene die Mitteilung eines Falles von Lymphogranulomatose, bei dem während der Magenpassage neben Wandstarre und unregelmäßigen Füllungsdefekten der Cardia und des oberen Magenabschnittes am oesophago-gastrischen Übergang eine dolchartige Ulceration in cranialer Richtung nach links festgestellt wurde. Bei der Operation wurde ein von der Cardia ausgehender maligner Tumor gefunden und durch abdomino-thorakale Cardiaresektion entfernt. Erst die histologische Untersuchung ergab eine typische Lymphogranulomatose.

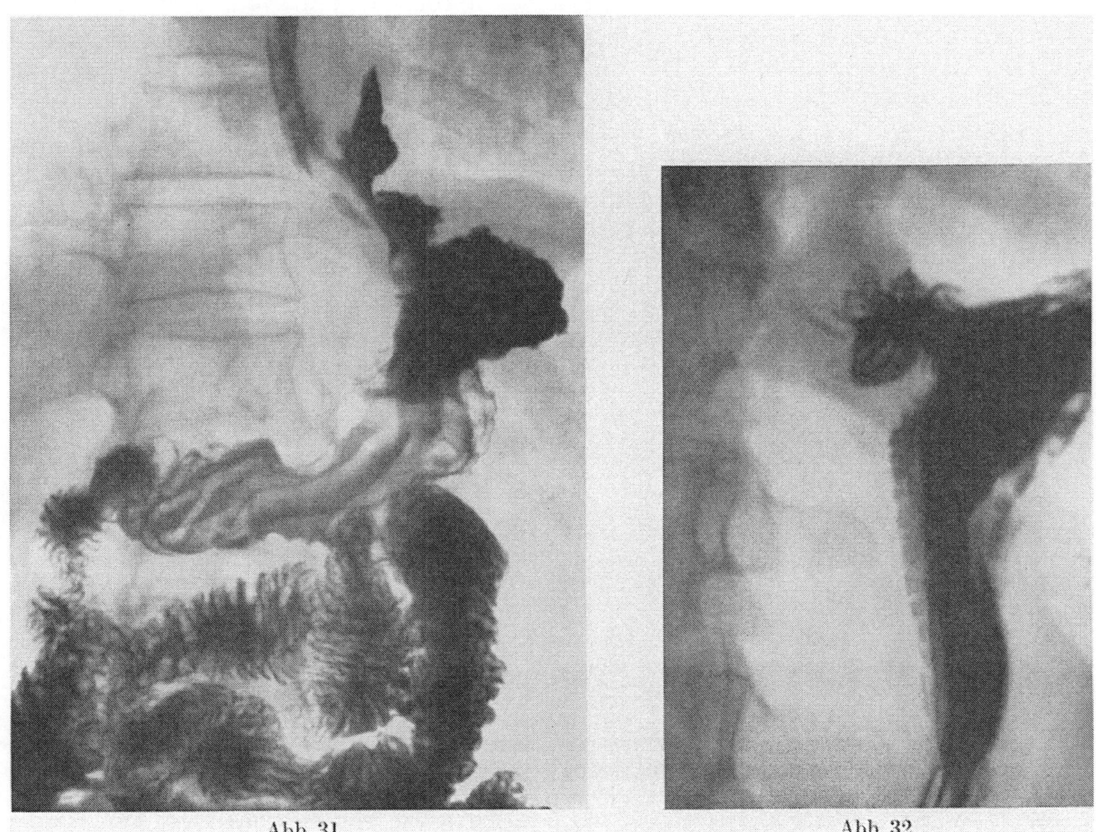

Abb. 31. Lymphogranulomatose der Cardia. 36jähriger Mann mit infiltrativem, destruierendem Prozeß in der Umgebung der Cardia mit Penetrationszeichen nach cranial links. Bei der Laparotomie makroskopisch Bild eines Cardiacarcinoms. Histologisch Lymphogranulomatose!

Abb. 32. Ulcus cardiae. Faltenstern und Kontrastfleck. 45jährige Frau mit brennenden Schmerzen im Epigastrium während der Nahrungsaufnahme und Erbrechen

In einer Serie von 29 Operationspräparaten des Cardiacarcinoms beschreibt MORSON (1961) in über 90% eine Invasion des terminalen Oesophagus und in 70% eine Ausbreitung über mehr als 2,5 cm. Das Wachstum in oraler Richtung erfolgt offensichtlich über die Submucosa, so daß die genaue Tumorgrenze während des chirurgischen Eingriffes manchmal nicht eruiert werden kann. Überraschenderweise metastasiert das Cardiacarcinom früher und häufiger als das Magencarcinom, und zwar in der Reihenfolge des Befalls zunächst in Lymphknoten der kleinen Kurve, cardiale Lymphknoten, paraoesophageale Lymphknoten und in den Milzhilus. Weiter distal gelegene Absiedlungen konnten in suprapankreatischen und gastro-epiploischen Lymphstationen nachgewiesen werden (s. auch TAUBERT und HENKERT 1967).

Auf eine besondere Tumorart sollte trotz ausgesprochen seltenem Vorkommen im Bereich der Cardiaregion hingewiesen werden, das Adenoakanthom. Es handelt sich um ein Carcinom, welches sowohl drüsige als auch Plattenepithelpartien enthält. Meist handelt es sich um von Drüsenschläuchen ausgehende Krebsformen, die stellenweise Plattenepithelmetaplasie aufweisen. Einzelfälle wurden von MCPEAK u. ARONS (1947) und RUSSI u. CORCORAN (1950) veröffentlicht. MCPEAK u. WARREN (1948) sahen 8 Patienten mit Adenoakanthom der Cardiaregion unter 65 Carcinomen am Mageneingang. Röntgenologisch lassen sich solche Sonderformen nicht vom typischen Cardiacarcinom abgrenzen.

Für die gutartigen Cardianeubildungen gilt im wesentlichen das im Kapitel „Oesophagustumoren" Gesagte.

Die Differentialdiagnose hat im wesentlichen narbige Veränderungen im Rahmen der Refluxkrankheit zu berücksichtigen. Selbst der Tastbefund bei der Operation oder gar das Operationspräparat mit oberflächlich-ulcerierenden Veränderungen kann über das Bestehen eines malignen Tumors hinwegtäuschen, so daß erst wie im Falle der Abb. 14 die histologische Untersuchung letzte Klärung bringt.

Ähnlich den Verhältnissen am Magen ist die röntgenologische Symptomatologie des chronisch-callösen Cardiaulcus nicht mit letzter Sicherheit von maligner Umwandlung abzugrenzen. Narbige Schrumpfung mit Wandstarre und fehlender Entfaltung bei Luftaufblähung und pharmako-dynamischer Untersuchung führten bei einer 45jährigen mit erheblicher Gewichtsabnahme, Erbrechen und brennenden Schmerzen im Epigastrium zur Verdachtsdiagnose eines Ulcuscarcinoms. Im Operationspräparat war histologisch jedoch nur ein callöses Ulcus vorgefunden worden (Abb. 32).

Literatur

ÅKERLUND, Å.: Hernia diaphragmatica hiatus oesophagei vom anatomischen und röntgenologischen Gesichtspunkt. Acta radiol. (Stockh.) **6**, 3—22, 49—68 (1926).

ALBANESE, A. R., M. MEEROFF y R. H. FEOLA: Fibroma esofagogastrico en una enferma portadora de una hernia hiatal. Pren. méd. argent. **48**, 3292—3296 (1961).

ALDRIDGE, N. H.: Transmigration of the lower esophageal mucosa. Radiology **79**, 962—968 (1962).

ALLISON, P. R.: In: Discussion on carcinoma of lower oesophagus and cardia. Proc. roy. Soc. Med. **39**, 415—419 (1946).

— Obstruction of the gastro-oesophageal junction. Lancet **1949**, 257—265.

— Reflux esophagitis, sliding hiatal hernia, and the anatomy of repair. Surg. Gynec. Obstet. **92**, 419—431 (1951).

ALNOR, P., u. R. WANKE: Spätergebnisse der Oesophago-Gastrostomie beim sogenannten Kardiospasmus. Dtsch. med. Wschr. **1956**, 696—700.

ALNOR, P. CH.: Zum Krankheitsbild des sogenannten Kardiospasmus. Heidelberg u. Frankfurt a. M.: Hüttig 1959.

ASTLEY, R.: Radiology of the alimentary tract in infancy. London: E. Arnold Publ. 1956.

ATKINS, J. P.: Diaphragmatic hernia, esophageal hiatus hernia and eventration of the diaphragm. In: H. L. BOCKUS, Gastroenterology. Philadelphia and London: W. B. Saunders Co. 1963.

AYLWIN, S. A.: Physiological basis of reflux esophagitis in sliding hiatal diaphragmatic hernia. Thorax **8**, 38—45 (1953).

BARRETT, N. R.: Chronic peptic ulcer of the oesophagus and oesophagitis. Brit. J. Surg. **38**, 175—182 (1950).

BARRETT, N. R.: Hiatus hernia: A review of some controversia points. Brit. J. Surg. **42**, 231—237 (1954).

BAUMANN, W., u. H.-J. WICHMANN: Über Hiatushernien und Veränderungen der Kardia-Fornix-Region. Ein röntgenologischer Beitrag zur Ätiologie und Nomenklatur. Münch. med. Wschr. **104**, 437—442 (1962).

BELSEY, R. H. R.: Oesophageal obstruction in childhood. Gastroenterologia (Basel) **86**, 301—304 (1956).

BENZ, K., u. H. GRIMSEHL: Zur Problematik der Pathogenese und Behandlung des Megaösophagus und Kardiospasmus. Bruns' Beitr. klin. Chir. **210**, 42—51 (1965).

BERCHTOLD, R.: Über die Pathophysiologie und Behandlung des Kardiospasmus. Münch. med. Wschr. **104**, 883—884 (1962).

BERG, H. H.: Röntgenuntersuchungen am Innenrelief des Verdauungskanals. Leipzig: Georg Thieme 1930.

— Über die verborgenen Brüche und die Insuffizienz des hiatus oesophageus. Röntgenpraxis **3**, 443—455 (1931).

BERNING, H.: Die Hiatus-Brüche. Ergebn. inn. Med. Kinderheilk. **53**, 523—585 (1937).

BETTEX, M., u. D. NUSSLÉ: Über peptische Oesophagusstenosen bei Hiatushernien im Kindesalter. Helv. chir. Acta **28**, 594—599 (1961).

BIELECKI, M.: Les invaginations oesophago-gastriques, aspects radiologiques et discussion pathogénique. Ann. Radiol. **7**, 39—56 (1964).

BLAHA, H.: Über die erworbenen Brüche durch den Hiatus oesophageus bei Erwachsenen. Teil I: Allgemeine Gesichtspunkte zu den Hiatusbrüchen und zur Schlußunfähigkeit der Kardia. Bruns' Beitr. klin. Chir. **202**, 442—468 (1961).

BLAHA, H., u. K. E. SEIFFERT: Die Hiatushernien der Erwachsenen. Teil II: Beiträge zur Klinik und chirurgischen Behandlung. Bruns' Beitr. klin. Chir. **202**, 470—495 (1961).

BLANK, L., and W. L. PEW: Cardio-esophageal relaxation (chalasia). Studies on the normal infant. Amer. J. Roentgenol. **76**, 540—548 (1956).

BOCKUS, H. L.: Gastroenterology. Philadelphia and London: W. B. Saunders Co. 1963.

BOITEL, Y., et G. CANDARDJIS: Considérations sur la nomenclature et la pathogénie du «mégaoesophage idiopathique». Praxis **52**, 223—225 (1963).

BRASIL, A.: Etiopatogenia da „aperistalsis" do esôfago (cardiospasmo, megaesôfago, acalásia do cárdia, etc.). Rev. bras. Med. **13**, 577—590 (1956).

BRICK, I. B.: Incidence of hiatus hernia and associated lesions diagnosed by roentgenray. Arch. Surg. **58**, 419—427 (1949).

BRIGHT, R.: Account of a remarkable misplacement of the stomach. Guy's Hosp. Rep. **1**, 598—603 (1836).

BROMBART, M.: La radiologie clinique de l'esophage. Paris: Masson & Cie. 1956.

— La radiologie clinique du tube digestiv. Paris: Masson & Cie. 1964.

BROWN, K. H.: Intussusception of the oesophagus. J. Laryng. **77**, 627—631 (1963).

BUCHHEIM, E., u. H. J. MAURER: Zur funktionellen Anatomie des unteren Ösophagusdrittels. Ihre Bedeutung für die Diagnostik sogenannter Gleithernien. Fortschr. Röntgenstr. **95**, 624—633 (1961).

BÜHLER-VIEIRA, C.: The endemic south american megaesophagus, pharmacologic study. 2nd World Congr. Gastroent. München 1962, vol. I, p. 75—78. Basel and New York: S. Karger 1963.

BURGESS, H. M., A. H. BAGGENSTOSS, H. J. MOERSCH, and O. T. CLAGETT: Symposium on surgical aspects of cancer problem; carcinoma of esophagus, clinicopathologic study. Surg. Clin. N. Amer. **31**, 965—976 (1951).

BURKE, J. B.: Partial thoracic stomach in childhood. Brit. med. J. **1959 II**, 787—790.

CAGGIOLI, P.: Significato dell' immagine „ad anello di saturno" nel tratto inferiore dell' esofago. Radiol. med. (Torino) **47**, 309—321 (1961).

— Quadri iconografici non abituali nel tratto inferiore dell' esofago. Minerva radiol. fisioter. radiobiol. **8**, 124—125 (1963).

CALVET, S.: Cancer on megaoesophagus. Ann. Otolaryng. (Paris) **82**, 284—289 (1965).

CAMARA-LOPES, L. H.: Carcinoma of the esophagus as a complication of megaoesophagus. Amer. J. dig. Dis. **6**, 742—756 (1961).

CANDARDJIS, G., et Y. BOITEL: Mégaoesophage et cancer. Aspects radiologiques. 2nd World Congr. Gastroent. München 1962, vol. I, p. 114—118. Basel and New York: S. Karger 1963.

CANNON, W. B.: A law of denervation. Amer. J. med. Sci. **198**, 737—745 (1939).

CATEL, W.: Normale und pathologische Physiologie der Bewegungsvorgänge im gesamten Verdauungskanal. Leipzig: Georg Thieme 1936/37.

CHOSSON, J., H. MONGES et Y. LAUTIER: La hernie hiatale chez la femme enceinte. Rev. franç. Gynéc. **61**, 613—628 (1966).

DAGRADI, A. E., S. J. STEMPIEN, H. W. SEIFER, and J. A. WEINBERG: Achalasia of the esophagus following vagotomy. 2nd World Congr. Gastroent. München 1962, vol. I, p. 60—63. Basel and New York: S. Karger 1963.

DAMIANI, R.: Le alterazioni del plessi nervosi intramurali dell' esofago nel cardiospasmo. Chir. Pat. sper. **2**, 101—109 (1954).

DANIELS, B. T.: The phrenoesophageal membrane. Amer. J. Surg. **110**, 814—817 (1965).

DAUM, R.: Die operierte Speiseröhre bei Atresia oesophagi unter besonderer Berücksichtigung funktioneller Untersuchungen. Habil.-Schr. Heidelberg 1967.

DEBRAY, CH.: Achalasia of esophagus. Panel-Discussion. IInd World Congr. Gastroent. Munich 1962, p. 3—45. Basel and New York: S. Karger 1963.

DELAVIERRE, PH., et P. VAYRE: Le mégaoesophage idiopathique. France méd. **26**, 471—484 (1963).

DEMOS, N. J.: Thymoma associated with megaoesophagus. J. thorac. cardiovasc. Surg. **51**, 708—713 (1966).

DEVENS, K., u. G. NEUHÄUSER: Achalasie und Megaösophagus im Kindesalter. Chir. Praxis **9**, 423—430 (1965).

DIETRICH, R. A., M. B. DOCKERTY, M. A. OLSEN, and F. H. ELLIS: Clinicopathologic study of carcinoma involving the esophagogastric junction. Surg. Gynec. Obstet. **118**, 1223—1233 (1964).

DILLARD, D. H.: Esophageal sphincter and reflux. Surg. Clin. N. Amer. **44**, 1201—1209 (1964).

DITTRICH, J. K.: Klinische und röntgenologische Untersuchungen zur Prognose der Kardiainsuffizienz der Säuglinge. Mschr. Kinderheilk. **113**, 45—57 (1965).

— Röntgenuntersuchungen über die Bedeutung des sogenannten His'schen Winkels für die Kardiafunktion bei Kindern. Z. Kinderheilk. **94**, 361—374 (1965).

DUPUY, R.: La cancérisation du méga-oesophage. 2nd World Congr. Gastroent. München 1962, vol. I, p. 119—122. Basel and New York: S. Karger 1963.

ELBAUM, S., R. VAN DER HOEDEN et R. VOIGT: Dolicho-méga-oesophage sans achalasie du cardia dans un cas de maladie de Parkinson. Presse méd. **71**, 95—96 (1963).

ELLIS, F.: The causes of death in achalasia of the cardia. 2nd World Congr. Gastroent. München 1962, vol. I, p. 109—113. Basel and New York: S. Karger 1963.

—, and F. L. COLE: Reflux after cardiomyotomy. Gut **6**, 80—84 (1965).

FELDMAN, M.: Retrograde extrusion or prolapse of the gastric mucosa into the esophagus. Amer. J. med. Sci. **222**, 54—60 (1951).

FISH, J., and A. W. HARRISON: Achalasia of the esophagus: a review. Amer. Surg. **28**, 545—552 (1962).

FORD, H. S.: The complications of hiatus hernia. Canad. med. Ass. J. **76**, 636—639 (1957).

Frik, W.: I. Oesophagus. In: Lehrbuch der Röntgendiagnostik, Bd. V (H. R. Schinz, W. E. Baensch, W. Frommhold, R. Glauner, E. Uehlinger u. J. Wellauer). Stuttgart: Georg Thieme 1966.

—, u. D. Hümmer: Die Ösophagusdilatation beim Kardiospasmus und beim kardianahen Karzinom. Med. Welt (Stuttg.) **1961**, 1461—1463.

Fromm, B., u. J. Sandberg: Achalasia oesophagi, eine Übersicht und kasuistischer Beitrag von fünf operierten Fällen. Svenska Läk.-Tidn. **59**, 1942—1950 (1962).

Gaul, M., u. H. K. Parchwitz: Über das Auftreten von Carcinomen im Bereich der intrathorakal verlagerten Kardia. Fortschr. Röntgenstr. **96**, 750—759 (1962).

Gemsenjäger, E.: Zur Frage der stenosierenden Oesophagitis nach Magenresektion. Chirurg **38**, 184—185 (1967).

Ghiassi, K.: Die gutartigen Tumoren des Ösophagus, des Magens und des Dünndarms und ihre klinische Bedeutung. Fortschr. Med. **83**, 237—243 (1965).

Gottstein, G.: Weitere Fortschritte in der Therapie des chronischen Kardiospasmus. Langenbecks Arch. klin. Chir. **87**, 497—505 (1908).

Gowing, N. F. C.: The pathology of oesophageal tumours. In: N. C. Tanner, and D. W. Smithers, Neoplastic disease at various sites. IV. Tumours of the oesophagus. Edinburgh and London: E. & S. Livingstone Ltd. 1961.

Griessmann, H.: Megaoesophagus-Cardiospasmus. Thoraxchirurgie **4**, 34—41 (1956/57).

Groves, L. K., and D. E. Effler: Cancer of the gastric cardia associated with esophageal hiatus hernia. Surg. Gynec. Obstet. **116**, 463—468 (1963).

Hafter, E.: Röntgendiagnostik der kleinen Hiatushernien und ihre Abgrenzung von der Ampulla epiphrenica. Bibl. gastroent. (Basel), Suppl. **1**, 75 (1960).

— Röntgendiagnose der Hiatushernie. Radiologe **1**, 141—147 (1961).

— Praktische Gastroenterologie, 2. Aufl. Stuttgart: Georg Thieme 1962.

Hagarty, G.: A classification of esophageal hiatus hernia with special reference to sliding hernia. Amer. J. Roentgenol. **84**, 1056—1059 (1960).

Harfmann, F.: Hiatushernie mit Brachyösophagus. Röntgen-Bl. **19**, 222—224 (1966).

Hartmann, G., R. Steinberg u. R. Holtzhauer: Ergebnisse nach konservativer und operativer Behandlung des sog. Kardiospasmus. Bruns' Beitr. klin. Chir. **211**, 449—462 (1965).

Hartung, K.: Strahlenbelastung und Strahlenschutz in der pädiatrischen Röntgendiagnostik. Stuttgart: Georg Thieme 1959.

Heller, E.: Extramuköse Kardiaplastik beim chronischen Kardiospasmus mit Dilatation des Oesophagus. Mitt. Grenzgeb. Med. Chir. **27**, 141—145 (1913).

Henning, N.: Ein neues Dilatationsinstrument für Speiseröhre und Kardia. Dtsch. med. Wschr. **60**, 1915—1916 (1934).

Herrnheiser, G.: Beitrag zum Adhäsionsnachweis im Bruchsack der Hernia hiatus oesophagei. Epikardiales Traktionsdivertikel. Fortschr. Röntgenstr. **36**, 814—817 (1928).

Heyrowsky, H.: Kasuistik und Therapie der idiopathischen Dilatation der Speiseröhre. Oesophagogastroanastomose. Langenbecks Arch. klin. Chir. **100**, 703—708 (1912).

His jr., W.: Studien an gehärteten Leichen über Form und Lagerung des menschlichen Magens. Arch. Anat. Physiol. **27**, 345—367 (1903).

Holder, E., u. H. Grimsehl: Kardiospasmus und Megaösophagus. Langenbecks Arch. klin. Chir. **293**, 623—634 (1960).

Holthusen, W.: Zur Röntgenanatomie der Kardiaregion beim Säugling. Fortschr. Röntgenstr. **105**, 397—405 (1966).

Hureau, J., J.-P. Bourdais et P. Vayre: A propos d'un ulcère de l'oesophage sur endobrachyoesophage. Presse méd. **75**, 120 (1967)

Hurst, A. F.: Case of achalasia of the cardia (so-called cardiospasm). Proc. roy. Soc. Med. 8, 22—24 (1914).

Imdahl, H.: Der terminale Ösophagus. Stuttgart: Schattauer 1963.

— Über die pathophysiologischen Voraussetzungen für einen gastro-ösophagealen Reflux. Mat. med. Nordmark **15**, 88—96 (1963).

Ingelfinger, F. J.: Panel-Discussion. 2nd World Congr. Gastroent. München 1962, vol. I, p. 3—45. Basel and New York: S. Karger 1963.

Janker, R., H. Imdahl u. A. Bernhard: Röntgenkinematographische Möglichkeiten für die Differentialdiagnose Achalasie-Karzinom. Fortschr. Röntgenstr. **100**, 58—68 (1964).

Johnson, H. D.: Active and passive opening of the cardia and its relation to the pathogenesis of hiatus hernia. Gut **7**, 392—401 (1966).

Johnstone, A. S.: Observations on the radiologic anatomy of the oesophagogastric junction. Radiology **73**, 501—510 (1959).

Klinefelter, E. W.: Invagination of the esophagus in hiatus hernia. Radiology **67**, 562—567 (1956).

Klumbies, G.: Psychotherapeutische Behandlungsergebnisse bei Oesophagus-Achalasie. 2nd World Congr. Gastroent. München 1962, vol. I, p. 106—108. Basel and New York: S. Karger 1963.

Köberle, F.: Über das Neurotoxin des Trypanosoma cruzi. Zbl. allg. Path. path. Anat. **95**, 468—475 (1956).

— Der endemische südamerikanische Megaösophagus. Aetiopathogenese. 2nd World Congr. Gastroent. München 1962, vol. I, p. 64—68. Basel and New York: S. Karger 1963.

—, u. P. D. Penha: Chagas-Mega-Oesophagus. Z. Tropenmed. Parasit. **10**, 291—295 (1959).

Koecher, P. H.: Über Röntgenbefunde an der Kardia bei der hypertrophischen Pylorusstenose. Mschr. Kinderheilk. **108**, 241—245 (1960).

Kramer, P., and M. Atkinson: Esophageal sensitivity to mecholyl in cardiospasm. Gastroenterology **19**, 242—247 (1951).

—, and F. J. Ingelfinger: Motility of the human esophagus in control subjects and in patients with esophageal disorders. Amer. J. Med. **7**, 168—190 (1949).

— —, and M. Atkinson: The motility and pharmacology of the esophagus in cardiospasm. Gastroenterologia (Basel) **86**, 174—178 (1956).

LAIMER, E.: Beitrag zur Anatomie des Ösophagus. Med. Jb. (Wien), 333—388 (1883).

LENZ, H.: Über den Funktionsmechanismus des Vestibulum gastrooesophageale. Fortschr. Röntgenstr. Beih. **1967**, 232—235.

LERCHE, W.: The esophagus and pharynx in action. Springfield (Ill.): Ch. C. Thomas 1950.

LERRAT, M., et J. PASQUIER: Le méga-oesophage idiopathique. Rév. Prat. (Paris) **13**, 971—980 (1963).

LIARAS, L., et E. RICARD: Dilatation circonférentielle de l'oesophage médiastinal par invagination partielle gastro-oesophagienne. Ann. Anat. path. **11**, 868—872 (1934).

LONGIN, F.: Pharmakoradiographische Untersuchungen der ösophagogastrischen Übergangsregion zum Nachweis der kleinen Hiatushernie. Bisherige Ergebnisse der Prüfung von CO 201 Grünenthal. Fortschr. Röntgenstr. **104**, 389—398 (1966).

LORTAT-JACOB, J. L.: Chirurgie de l'oesophage. Rev. Prat. (Paris) **3**, 267—275 (1953).

— L'endobrachy-oesophage. Ann. Chir. (Sem. Hôp. Paris) **11**, 1247—1250 (1957).

—, et F. ROBERT: Les malpositions cardiotubérositaires. Arch. Mal. Appar. dig. **42**, 750—760 (1953).

MACLAURIN, C.: The intrinsic sphincter in the prevention of gastro-oesophageal reflux. Lancet **1963 II**, 801—805.

MAHLO, A.: Vergleichende Untersuchungen der röntgenologischen mit den histologischen Befunden des Kardiagebietes. Fortschr. Röntgenstr. **102**, 548—555 (1965).

MCPEAK, E., and W. L. ARONS: Adenoacanthoma of esophagus, report of one case with consideration of tumor's resemblance to so-called salivary gland tumor. Arch. Path. **44**, 385—390 (1947).

—, and S. WARREN: Histologic features of carcinoma of cardio-esophageal junction and cardia. Amer. J. Path. **24**, 971—1001 (1948).

MICHEL, J. O., A. M. OLSEN, and M. B. DOCKERTY: The association of diaphragmatic hiatal hernia and gastrooesophageal carcinoma. Surg. Gynec. Obstet. **124**, 583—589 (1967).

MICHELSON, E., and C. J. SIEGEL: The role of the phrenico-esophageal ligament in the lower esophageal sphincter. Surg. Gynec. Obstet. **118**, 1291—1294 (1964).

MONGES, H.: Considérations sur le rôle du diaphragme dans la physiologie et la continence gastro-oesophagienne et sur la projection radiologique de l'hiatus oesophagien. Gastroenterologia (Basel) **85**, 232—241 (1956).

MORSON, B. C.: The spread of carcinoma of the oesophagus. In: N. C. TANNER, and D. W. SMITHERS, Neoplastic disease at various sites. IV. Tumours of the oesophagus. Edinburgh and London: E. & S. Livingstone Ltd. 1961.

MULLER, B. G. S.: The gastro-oesophageal junction. Clinical applications to oesophageal and gastric surgery. London: J. & A. Churchill 1962.

NAEF, A.-P.: Le traitement chirurgical de l'endobrachyoesophage. Helv. chir. Acta **34**, 85—86 (1967).

NAKAYAMA, K.: Results of treatment of carcinoma of the oesophagus at the department fo surgery, Chiba University School of Medicine, Chiba, Japan. In: N. C. TANNER and D. W. SMITHERS, Neoplastic disease at various sites. IV. Tumours of the oesophagus. Edinburgh and London: E. & S. Livingstone Ltd. 1961.

NETTER, F. H.: The Ciba collection of medical illustrations. Upper digestive tract, part I, vol. 3. New York: Ciba 1959.

NEUHAUSER, E. B. D., and W. BERENBERG: Cardioesophageal relaxation as a cause of vomiting in infants. Radiology **48**, 480—483 (1947).

NOTKIN, L. J.: Gastro-esophageal carcinoma, its diagnosis. Surg. Gynec. Obstet. **46**, 717—724 (1928).

ÖDEGAARD, H.: Invagination of the esophagus in hiatus hernia. A report of 8 cases. Acta radiol. (Stockh.) **51**, 443—448 (1959).

PATHENHEIMER, F.: Durch Gastrospasmus vorgetäuschter Szirrhus bei einem Kind. Kinderärztl. Prax. **35**, 21—27 (1967).

PIERANDOZZI, J. S., and J. H. RITTER: Transient achalasia. A complication of vagotomy. Amer. J. Surg. **111**, 356—358 (1966).

PIERCE, J. W., and B. CREAMER: The diagnosis of the columnar lined oesophagus. Clin. Radiol. **14**, 64—69 (1963).

POLK, H. C., and TH. H. BURFORD: Disorders of the distal esophagus in infancy and childhood. Amer. J. Dis. Child. **108**, 243—249 (1964).

PRÉVÔT, R., u. M. A. LASSRICH: Röntgendiagnostik des Magen-Darmkanals. Stuttgart: Georg Thieme 1959.

PUESTOW, C. B., W. J. GILLESBY, and V. L. GUYNN: Cancer of esophagus. Arch. Surg. **70**, 662—668 (1955).

RAPANT, V., J. DOUBRAVSKÝ u. C. KRĆ: Zum Mechanismus der Inkarzeration bei Parahiatushernien. Gastroenterologia (Basel) **106**, 105—110 (1966).

REDING, R.: Zur Nomenklatur und Morphologie der Speiseröhren-Magenverbindung (sog. Kardia). Bruns' Beitr. klin. Chir. **212**, 129—139 (1966).

REITTER, H.: Der sogenannte Kardiospasmus. Entstehungsursachen, Gefahren und Behandlungsergebnisse bei der benignen, nicht entzündlichen Kardiastenose mit Megaösophagus. Bruns' Beitr. klin. Chir. **199**, 1—22 (1959).

REZENDE, J. M. DE: The endemic south american megaesophagus. Clinical aspects of endemic megaesophagus. 2nd World Congr. Gastroent. München 1962, vol. I, p. 69—74. Basel and New York: S. Karger 1963.

RIBET, M.: Cancer on megaoesophagus revealed after Heller's operation-resection. Lille chir. **20**, 182—186 (1965).

ROBERT, F., u. TH. HOFFMANN: Zur Frage der Hiatusanomalien und des Kardiarefluxes. Fortschr. Röntgenstr. **81**, 255—270 (1954).

ROSSETTI, M.: Der zwerchfellbedingte Magenvolvolus. Chir. Praxis **1**, 275—290 (1961).

— Die operierte Speiseröhre. Stuttgart: Georg Thieme 1963.

— Die Refluxkrankheit des Oesophagus. Stuttgart: Hippokrates 1966.

ROTH, J. L. A.: Achalasia. In: H. L. BOCKUS, Gastroenterology, p. 145—168. Philadelphia and London: W. B. Saunders Co. 1963.

ROVIRALTA, E.: Les vomissements du nourisson. Paris: Flammarion 1952.
— Les complications de l'ectopie partielle de l'estomac chez l'enfant. Ann. Chir. **12**, 875—877 (1958).
— The natural evolution of hiatal hernias. Arch. Dis. Childh. **39**, 143—147 (1964).
RUSSELL, J., and K. TAKASHI: Transmigration or prolapse of esophageal mucosa. Amer. J. Roentgenol. **92**, 1017—1020 (1964).
RUSSI, S., and D. B. CORCORAN: Cardioesophageal adenoacanthoma. Arch. Path. **49**, 347—355 (1950).
SCHATZKI, R.: Die Hernien des Hiatus oesophageus. Dtsch. Arch. klin. Med. **173**, 85—103 (1932).
SCHLEGEL, I. J.: Hiatus oesophageus, Hiatushernie und ihre chirurgische Behandlung. Ergebn. Chir. Orthop. **41**, 350—427 (1958).
SILVERMAN, F. N.: Gastrooesophageal incompetence, partial intrathoracic stomach and vomiting in infancy. Radiology **64**, 664—680 (1955).
SMITHERS, D. W.: Association of cancer of gastric cardia with partial thoracic stomach, short esophagus and peptic ulceration. Brit. J. Radiol. **32**, 261—269 (1950).
— Adenocarcinoma of the oesophagus. Thorax **11**, 257—267 (1956).
STARCK, H.: Ösophaguserkrankungen. In: Neue deutsche Klinik, Bd. VIII, hrsg. von G. KLEMPERER u. F. KLEMPERER. Berlin u. Wien: Urban & Schwarzenberg 1931.
STEIN, G. N., and A. FINKELSTEIN: Hiatal hernia. Roentgen incidence and diagnosis. Amer. J. dig. Dis. **5**, 77—82 (1960).
— — Esophageal diaphragmatic hiatus hernia. X-ray examination. In: H. L. BOCKUS, Gastroenterology. Philadelphia and London: W. B. Saunders Co. 1963.
SWEET, R. H.: Surgical treatment of achalasia of the esophagus. New Engl. J. Med. **254**, 87—95 (1956).
SWYER, P. R.: Partial thoracic stomach and esophageal hiatus hernia in infancy and childhood. Amer. J. Dis. Child. **90**, 421 (1955).
TANNER, N. C., and B. F. SWYNNERTON: Analysis of patients with carcinoma of the oesophagus treated surgically at St. James's and Charing Cross Hospitals. In: N. C. TANNER and D. W. SMITHERS, Neoplastic disease at various sites. IV. Tumours of the oesophagus. Edinburgh and London: E. & S. Livingstone Ltd. 1961.
TAUBERT, E., u. K. HENKERT: Erfahrungen mit der Behandlung von 81 Kardiacarcinomen. Chirurg **38**, 6—11 (1967).
TAYLOR, H.: Reflux esophagitis after the treatment of achalasia. 2nd World Congr. Gastroent. München 1962, vol. I, p. 103—105. Basel and New York: S. Karger 1963.
THOMSEN, G.: Congenital hernia of the diaphragm in infancy and childhood. Radiologe **1**, 128—140 (1961).
TONIOLO, L. B., e E. MACCHITELLA: „Le megasindromi". I. Il megaesofago. Chir. Pat. sper. **11**, 81—111 (1963).
TROUNCE, J. R.: Panel-Discussion: Achalasia of esophagus. 2nd World Congr. Gastroent. München 1962, vol. I, p. 3—45. Basel and New York: S. Karger 1963.
TURANO, L.: Radiologische Physiologie des Ösophagus. Fortschr. Röntgenstr. **90**, 527—546 (1959).
— Il megaesofago discinetico. Minerva fisioter. radiobiol. **8**, 121—125 (1963).
VANTRAPPEN, G.: Slokdarmmotiliteit. Brüssel: Aracia Uitgaren 1961.
VAYRE, P., et J. HUREAU: Oesophagite et malposition cardio-tubérositaire. Presse méd. **75**, 115 (1967).
VELDE, G.: Die Hernien des Hiatus oesophageus. Z. ärztl. Fortbild. **30**, 527—528 (1933).
VISALLI, J. A.: Congenital short esophagus. Surgery **56**, 1137—1142 (1964).
WALKER, B. A.: The variable roentgenographic appearance of invagination of the esophagus. Cleveland Clin. Quart. **33**, 35—37 (1966).
WANGENSTEEN, O. H.: A physiological operation for megaesophagus. Ann. Surg. **134**, 301—309 (1951).
WANKE, P., u. P. ALNOR: Morphogenese der Achalasie. 2nd World Congr. Gastroent., vol. I, p. 46—51. Basel and New York: S. Karger 1963.
WANKE, R., u. W. SCHÜTTEMEYER: Kritische Bemerkungen zum sogenannten Cardiospasmus (Sklerosis cardiae). Chirurg **20**, 266—273 (1949).
WELLS, J.: Herniation of gastric mucosa into the esophagus. Report of a case. Amer. J. Roentgenol. **58**, 194—195 (1947).
WILLICH, E.: Die Röntgenpathologie der Kardiaregion im frühen Kindesalter. Fortschr. Röntgenstr. **103**, 20—42 (1965).
— Die Technik der Röntgenuntersuchung der Kardia-Magenregion bei Neugeborenen und jungen Säuglingen. Pädiat. Praxis **4**, 401—411 (1965).
WOLF, H. G.: Oesophagus. In: Handbuch der Kinderheilkunde, Bd. IV. Berlin-Heidelberg-New York: Springer 1965.
WURNIG, P.: Der kurze Ösophagus. Thoraxchirurgie **10**, 527—541 (1963).
ZAINO, C., M. H. POPPEL, H. G. JACOBSON, and H. LEPOW: The lower esophageal vestibular complex. Springfield (Ill.): Ch. C. Thomas 1963.
ZENKER, R., u. F. L. RUEFF: Ergebnisse und Behandlung des Kardiospasmus. Münch. med. Wschr. **105**, 1437—1442 (1963).

C. Magen und Bulbus duodeni

I. Anatomische und entwicklungsgeschichtliche Vorbemerkungen zur Röntgendiagnostik des Magens

Von

W. Frik

Mit 30 Abbildungen

1. Einleitung

Die anatomischen und entwicklungsgeschichtlichen Vorbemerkungen können bei der Kompliziertheit der Materie keine vollständige Darstellung der makroskopischen und mikroskopischen Magenanatomie sowie der Phylogenie und Ontogenie geben. Wir haben uns bemüht, lediglich hinsichtlich der anatomischen Grundtatsachen keine gröberen Lücken offenzulassen und im übrigen diejenigen Teile der Magenanatomie, die für radiologische Fragestellungen von besonderer Bedeutung sind, breiter abgehandelt. Ausführlichere Darstellungen der Magenanatomie finden sich in allen bekannten anatomischen Lehrbüchern, vor allem aber bei Pernkopf (5) und Plenk. Die erstere stellt eine vollständige, auf die Bedürfnisse des Klinikers abgestellte Übersicht über die gesamte makroskopisch- und mikroskopisch-morphologische sowie topographische Anatomie des Magens dar. In der zweiten sind neben z. T. über das Interesse des Klinikers hinausgehenden histologischen Erörterungen besonders exakte Angaben über die Phylogenie enthalten, außerdem aber auch andernorts nicht zu findende Mitteilungen über die innere Oberfläche des Magens.

2. Begriffsbestimmung

Unter anatomischen Gesichtspunkten kann man den Magen (Ventriculus, Gaster) des Menschen als den, vom Mund her gerechnet, ersten in sich geschlossenen intraabdominellen Abschnitt des Magendarmkanals definieren. Entwicklungsgeschichtlich ist der Magen noch dem metabranchialen Vorderdarm zuzuordnen, dessen am weitesten aboral gelegenen Abschnitt er darstellt. Von allen übrigen Abschnitten des Magendarmkanals unterscheidet er sich durch seine asymmetrische Entwicklung, die sich auch in der Muskelarchitektur ausprägt. In der anatomischen Definition sind mit dem Ostium cardiacum (klinisch übliche Bezeichnung: Cardia) und dem Pylorus die obere und untere Grenze des Magens angegeben. Diese Grenzen können aber nur unter topographischen Gesichtspunkten als exakt angesehen werden. Nach oral ist weder die Muskelwand [s. z.B. Elze (1), Pernkopf (3—5)] anatomisch gegenüber dem Oesophagus scharf abgegrenzt, noch befindet sich die Grenze zwischen Oesophagus- und Magenschleimhaut immer in der topographisch exakt durch die Incisura cardiaca (His) gekennzeichneten Höhe [Palmer (1)]. Nach aboral ist zwar durch den Pylorus eine eindeutige anatomische Grenze vorhanden, jedoch gibt die Tatsache, daß die Pars superior duodeni (radiologische Bezeichnung: Bulbus duodeni) hinsichtlich ihrer Füllung und Entleerung mehr dem Magen als dem übrigen Dünndarm gleicht, einen Hinweis darauf, daß auch nach aboral zum mindesten funktionell eine Übergangszone besteht [s. a. Schwarz (1); Cole].

Gegenbaur und Lauge-Hansen setzten auch die phylogenetische Grenze zwischen dem Vorderdarm (mit dem Magen) und dem Mitteldarm erst in die Gegend der Einmündung des Ductus choledochus. Dieser Ansicht wird allerdings von Jacobshagen (2) und Plenk widersprochen.

Biologisch und physiologisch unterscheidet sich der Magen vom Oesophagus dadurch, daß er nicht nur ein mehr oder weniger passives Transportorgan für die Nahrung darstellt, vom Dünndarm wiederum dadurch, daß im Gegensatz zu diesem eine Resorption über die Magenschleimhaut nur in sehr beschränktem Maß möglich ist. Magenmotorik und -sekretion sind zur Durchmischung und Aufbereitung der Nahrung als Vorbereitung für deren regelrechte Resorption im Dünndarm erforderlich, so daß BRAUS, ELZE sowie BENNINGHOFF und GOERTTLER den Magen mit Recht als Vorbereitungsorgan des Verdauungsaktes bezeichnet haben. Der präpylorische Abschnitt hat dagegen überwiegend Transportfunktionen.

Die Vorstellungen des Laien, insbesondere des wirklich oder vermeintlich körperlich Kranken über den Magen und dessen dominierende Rolle in der Verursachung abdomineller Beschwerden gehen weit über das hinaus, was nach medizinischen Begriffen dem Magen tatsächlich zugeordnet werden darf. Es sei deshalb erlaubt, am Anfang eines Handbuchabschnittes, der sich mit der radiologischen Untersuchung des Magens beschäftigt, daran zu erinnern, daß die ärztliche Indikationsstellung zur Magenuntersuchung gelegentlich dadurch beeinflußt wird, daß es nicht gelingt, den Patienten von seiner falschen Vorstellung über den Begriff „Magen" und „Magenerkrankung" zu befreien. Die Vorstellungswelt des Laien ist dabei allerdings weitgehend modischen Einflüssen unterlegen. Während den Patienten früher häufiger „die Galle überlief", liegen ihnen z.Z. physische oder psychische Beschwerden mehr „auf dem Magen".

Die Begriffsbestimmung des Magens zeigt also ein außerordentlich vielfältiges Bild: Entwicklungsgeschichte, Morphologie, Topographie und Physiologie ermöglichen eine exakte, aber nur bei Zusammenfassung aller Gesichtspunkte leidlich erschöpfende Definition. Die Möglichkeit einer psychologisch bedingten fehlerhaften Anwendung des Begriffes Magen darf bei der Indikation zum Einsatz differenzierterer Untersuchungsverfahren, wie sie die Röntgenuntersuchung darstellt, nie außer Acht gelassen werden.

3. Nomenklatur des Magens

Trotz vielfältiger Versuche ist es bisher nicht gelungen, in der Praxis eine einheitliche Nomenklatur für den Magen durchzusetzen. Auch FORSSELLs (1—5) Bemühungen haben seinerzeit nicht zu einem durchschlagenden Erfolg geführt. Sie haben vor allen Dingen weder in der Jenaer noch in der Pariser Neufassung der Nomina anatomica ihren Niederschlag gefunden. Einheitlich und unbestritten sind nur die Bezeichnungen: große und kleine Kurvatur (Curvatura ventriculi major et minor), sowie Vorder- und Hinterwand (Paries anterior et posterior). Dabei deckt sich der röntgenologische Begriff „große Kurvatur" mit dem anatomischen nicht vollständig, wenn man anatomisch die große Kurvatur durch den topographisch der Hinterwand zuzurechnenden Ansatz des dorsalen Gekröses definiert. Im sagittalen Röntgenbild erscheint nämlich ein etwas weiter ventral gelegener Magenabschnitt links randbildend und wird als große Kurvatur bezeichnet (s. a. Abb. 15).

Die unterschiedlichen Anschauungen über die Bezeichnung der einzelnen Magenabschnitte und Punkte resultieren aus den verschiedenen gedanklichen Grundlagen für die Einteilung. Je nachdem ob morphologische, topographische, entwicklungsgeschichtliche oder funktionelle Gedankengänge im Vordergrund stehen, muß notwendigerweise ein unterschiedliches Einteilungsprinzip entstehen. Hinzu kommt, daß auch bei rein morphologischer Einteilung die Grenzen verschiedener Magenabschnitte in den verschiedenen Schichten der Magenwand nicht immer identisch sind. Die Mehrzahl der gebräuchlichen Bezeichnungsarten verbindet mehrere der genannten Prinzipien für die Gliederung der Magenabschnitte. Fast alle vermeiden die Angabe scharfer Grenzen zwischen den einzelnen Magenteilen.

Die älteste Einteilung für den Magen ist wohl die Zweiteilung in Pars cardiaca und Pars pylorica, d.h. die Bezeichnung der Magenteile nach den Mündungen. Weitere Zweiteilungen sind: Pars verticalis und Pars horizontalis [E. MÜLLER (2)], z.T. auf älteren anatomischen Untersuchungen beruhend, Pars descendens und Pars ascendens [GROEDEL (1 und 3)], sowie Pars digestoria und Pars egestoria (FRORIEP). Unter Übergehung der vielfältigen Varianten komplizierter Einteilungsmethoden [Darstellung bei PERNKOPF (5)], seien nur vier Einteilungsprinzipien der Magenabschnitte nebeneinander gestellt, von denen auch heute noch keines das andere vollständig und für alle Fragestellungen befriedigend ersetzen kann (Abb. 1).

a) Die Magennomenklatur nach FORSSELL (1—3) benutzt als Grundprinzip die Zweiteilung in einen Digestions- und Entleerungsteil. FORSSELL sieht hierin nicht nur eine funktionelle, sondern gleichzeitig eine morphologische Einteilung. Der Saccus digestorius nach FORSSELL wird in drei Abschnitte aufgeteilt: Fornix, Corpus und Sinus ventriculi. Den Begriff Corpus hat FORSSELL von HIS übernommen, die Bezeichnung Sinus von

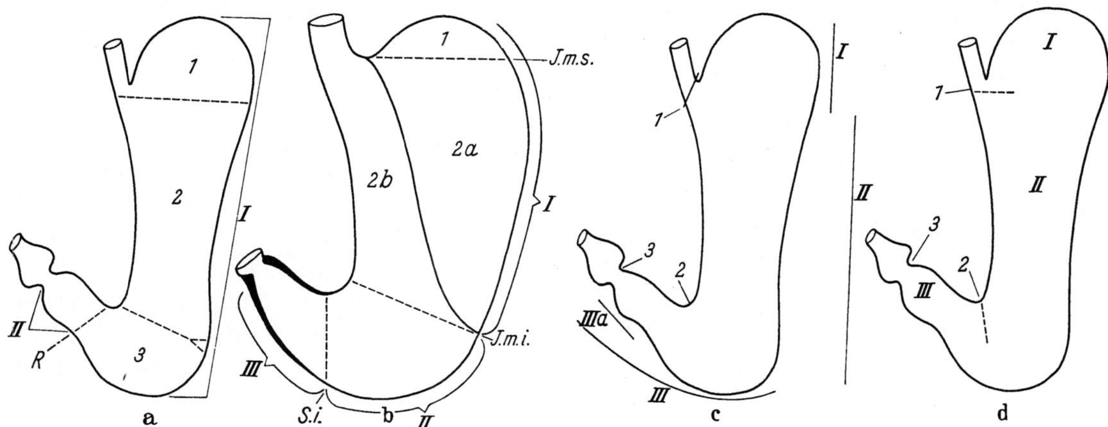

Abb. 1a—d. Verschiedene Einteilungsprinzipien für Magenabschnitte und Bezeichnungen für einzelne Punkte am Magen. a Nach FORSSELL (1—3): *I* Digestionssack: *1* Fornix ventriculi, *2* Corpus ventriculi, *3* Sinus ventriculi; *II* Entleerungskanal oder Canalis egestorius, *R* Ringwelle. b Nach PERNKOPF (5): *I* Corpus ventriculi: *1* Fornix, *2a* kardialer Blindsack, *2b* Schlundrinnengebiet; *II* Kniestück; *III* Pars pylorica (zunehmende Dicke der Magenwand!); *I.m.s.* Incisura major superior; *I.m.i.* Incisura major inferior; *S.i.* Sulcus intermedius. c Nach den Pariser Nomina anatomica: *I* Fundus ventriculi; *II* Corpus ventriculi; *III* Pars pylorica; *IIIa* Canalis pyloricus; *1* Ostium cardiacum, *2* Incisura angularis, *3* Pylorus. d Im deutschen Sprachgebiet in der Praxis bisher übliche Nomenklatur: *I* Fornix; *II* Korpus; *III* Antrum; *1* Kardia, *2* Angulus, *3* Pylorus

WILLIS. Die Bezeichnung Fornix ventriculi stammt von FORSSELL selbst und hat insofern besondere Bedeutung, als sie erstmalig die Einteilung nach der normalen aufrechten Haltung des Menschen gegenüber der Einteilung nach den Verhältnissen an der liegenden Leiche betont. Die obere und untere Grenze des Corpus wird von FORSSELL in seinen Zeichnungen schematisch in die Höhe der Cardia bzw. der Incisura angularis verlegt, wobei die obere Grenze horizontal verläuft und die untere nach lateral abwärts bis in die Höhe der unteren Segmentschlinge (s. Beschreibung der Tunica muscularis, S. 189) reicht. In seiner Beschreibung sind allerdings im Gegensatz dazu die von ihm sog. obere und untere Segmentschlinge, die beide den Fibrae obliquae der Magenmuskulatur angehören, als Corpusgrenzen genannt. Hier verknüpft FORSSELL entwicklungsgeschichtliche bzw. muskelarchitektonische mit topographischen Prinzipien. Die untere Begrenzung des Digestionssackes nimmt er an der von ihm so genannten „Ringwelle" an, d.h. an demjenigen Magenbezirk, an dem der Kontraktionstyp wechselt. Dabei verlegt er an der kleinen Kurvatur diese Grenze sehr nahe an die Incisura angularis. Der Entleerungskanal oder Canalis egestorius entspricht nach FORSSELL demjenigen Gebiet, in dem der Magen bei starker Kontraktion eine kanal- oder röhrenförmige Gestalt annimmt.

b) PERNKOPF (5) hat dasjenige Gebiet, das nach FORSSELL (1—3) dem Corpus ventriculi entspricht, noch weiter durch eine entlang der unteren Begrenzung der Fibrae obliquae verlaufenden Trennungslinie in ein Schlundrinnengebiet und ein dem cardialen Blindsack zuzurechnendes Gebiet unterteilt. Im übrigen erkennt dieser Autor den Sinus ventriculi nach FORSSELL ebenfalls als eigenen Magenabschnitt an, bezeichnet ihn jedoch als Kniestück. Die Pars pylorica nach PERNKOPF entspricht dem Canalis egestorius von FORSSELL. Die Pernkopf'sche Einteilung verzichtet auf die funktionelle Gliederung in Digestions- und Entleerungsteil und bevorzugt entwicklungsgeschichtliche Gesichtspunkte.

c) Die Pariser Nomina anatomica (PNA) (Nomina anatomica 1964, KNESE) nennen drei Hauptabschnitte des Magens: Fundus ventriculi, Corpus ventriculi und Pars pylorica. wobei sie auf die Angabe exakter Grenzen verzichten. Neu ist an der Pariser Nomenklatur die Einführung eines Begriffes „Canalis pyloricus", als Unterteil der Pars pylorica, der im wesentlichen dem Canalis egestorius von FORSSELL (1—3) entspricht.

d) Die übliche Nomenklatur der radiologischen Praxis im deutschen Sprachgebrauch nennt drei Magenabschnitte: Fornix, Corpus und Antrum, deren Grenzen nur an der kleinen Kurvatur durch das Ostium cardiacum und die Incisura angularis gekennzeichnet sind.

Überschaut man diese Einteilungsprinzipien für die Magenabschnitte so ergibt sich, daß die offizielle anatomische Nomenklatur durch die Einführung des Begriffes „Canalis pyloricus" in die PNA viel an Brauchbarkeit für die Praxis gewonnen hat. Auf jeden Fall ist dieser funktionell eindeutig und wahrscheinlich auch morphologisch (TORGERSEN) abzugrenzende Bezirk besser mit dem Begriff „Canalis" als mit dem in der Praxis noch üblichen und hinsichtlich seiner oralen Begrenzung weitgehend unklaren Begriff „Antrum" gekennzeichnet. Wenn auch in der PNA die Bezeichnung „Sinus ventriculi" [FORSSELL (1—3)] nicht aufgenommen ist, so setzt sich doch wegen der anatomischen und funktionellen Selbständigkeit dieses Gebietes eine besondere Bezeichnung hierfür in der Praxis allmählich stärker durch. Nach den PNA muß man diesen Abschnitt allerdings als „Antrum pyloricum" bezeichnen, was zweifellos noch für eine längere Übergangszeit zu Verwechslungen mit dem anders definierten Begriff „Antrum" der bisher praxisüblichen Nomenklatur führen kann. Der Ersatz des Begriffes „Fundus" durch den Begriff „Fornix" wäre zwar wünschenswert, hat aber keine ausschlaggebende Bedeutung, da beide Namen exakt das gleiche Gebiet bezeichnen. Die Abgrenzung eines gesonderten „Schlundrinnengebietes" [PERNKOPF (5)] im Corpus ventriculi würde zwar die Beschreibung des Faltenbildes gelegentlich erleichtern, jedoch genügt auch die topographische Angabe der Beziehung eines bestimmten Punktes zu den Kurvaturen.

Außer den verschiedenen Einteilungen des Magens in Abschnitte bedarf noch die Benennung einzelner Punkte des Magens der Besprechung. Die Einmündung des Oesophagus in den Magen wird von fast allen Autoren als Cardia bezeichnet. Nach den PNA heißt sie jetzt aber Ostium cardiacum. Dennoch bestehen wohl keine Bedenken, in der Praxis die einfachere Bezeichnung beizubehalten, wenn man Verwechslungen mit dem untersten, innerhalb und unterhalb des Hiatus oesophagi gelegenen Oesophagusabschnitt dadurch vermeidet, daß man diesen als Vestibulum gastrooesophageale und nicht etwa ebenfalls als „Cardia" bezeichnet. Der obere, bei normalen Verhältnissen spitzwinkelige Einschnitt zwischen Oesophagus und Magen am Ostium cardiacum wurde von HIS als Incisura cardiaca benannt. Wenn dieser Begriff auch in den PNA fehlt, so hat er doch wegen möglicher krankhafter Veränderungen in diesem Bereich praktische Bedeutung. Der Magenwinkel an der kleinen Kurvatur heißt nach HIS und nach den PNA Incisura angularis, ausgehend von der durch OPPEL und FRORIEP geschaffenen Bezeichnung Angulus, deren von FORSSELL (3) befürwortete Beibehaltung in der Praxis wohl zu keinen Mißverständnissen führen kann. Kontraktionsbedingte Einschnürungen an der großen Kurvatur des Magens in Höhe der oberen und unteren Segmentschlinge FORSSELLS (2, 3) haben verschiedene Bezeichnungen gefunden. Sofern solche überhaupt praktisch benötigt werden, sind die Bezeichnungen Incisura major superior und Incisura major inferior [PERNKOPF (5)] am klarsten. Die Bezeichnung Incisura praepylorica für die Kontraktionsfurche an der unteren Segmentschlinge könnte dagegen zu Verwechslungen mit einer weiter aboral am Beginn des Canalis pyloricus auftretenden Einschnürung Anlaß geben. Diese Letztere wird ebenfalls gelegentlich als Incisura praepylorica bezeichnet, häufiger allerdings als Sulcus intermedius (HIS). Diese Bezeichnung wurde zuletzt auch von PERNKOPF (5) übernommen, nachdem er zunächst [PERNKOPF (4)] in Anlehnung an LUSCHKA (1) die Erstere bevorzugt hatte. FORSSELL (1—3) bezeichnet diese Einschnürung zur Begründung ihres rein funktionellen Charakters, der erst seit den Untersuchungen von TORGERSEN weniger wahrscheinlich geworden ist, nur als „Ringwelle". Wegen ihrer vorwiegend funktionellen Bedeutung ist diese Einschnürung auch in der anatomischen Nomenklatur nicht genannt. Über die Bezeichnung Pylorus besteht absolute Einigkeit. Außerdem werden die in der Nomenklatur nicht verankerten und auf HOLZKNECHT (1) zurückgehenden Bezeichnungen „oberer" und „unterer Magenpol" für den höchsten Punkt des Fornix ventriculi und den am tiefsten gelegenen des Sinus ventriculi weitgehend international benutzt.

Als umstrittene und in den PNA nicht genannte Begriffe sei noch auf die Bezeichnung Musculus sphincter antri hingewiesen, der einmal im Sinne STIEVES für die untere Segmentschlinge [FORSSELL (2, 3)] benutzt wird, zum anderen aber auch mit der Ringwelle [FORSSELL (2, 3)], die von TORGERSEN anatomisch als linke Canalisschlinge bezeichnet wird, gleichgesetzt wird [GROEDEL (1—3)]. Vor endgültiger Klärung der Muskelarchitektonik des Canalisgebietes ist dieser Begriff nur geeignet, Verwirrung zu stiften. Bei BRAUS und ELZE findet sich noch der Begriff „Valvula pylori", der auch andernorts gelegentlich genannt wird. Er ist mehr entwicklungsgeschichtlich zu verstehen und darf nicht zur Annahme eines echten Klappenmechanismus am Pylorus führen. Der Begriff Vestibulum pyloricum wird heute nur noch selten genannt. Seine Definition ist wechselnd. Auch der Begriff des Antrum cardiacum ist nicht ganz klar. Er wird gelegentlich für den intraabdominellen Oesophagusabschnitt, nach BRAUS und ELZE aber auch für „die ganze Partie der Cardia" benutzt. In der radiologischen Literatur findet er sich noch bei JUTRAS u. Mitarb., der damit allerdings den zum Oesophagus und nicht zum Magen gehörenden unteren Abschnitt des Vestibulum gastrooesophageale bezeichnet.

4. Bau des Magens

a) Die Schichten der Magenwand

α) Allgemeines

Wenn auch die Einteilung der Magenwand in mehr oder weniger zahlreiche Schichten oder Gruppen von Schichten im wesentlichen eine Frage der Definition ist, so muß doch betont werden, daß die Wahl der Schichteneinteilung sowohl die Vorstellungen der Magenphysiologie als auch die röntgenologische Nomenklatur beeinflussen kann. Die Zahl der von den verschiedenen Anatomen genannten selbständigen und gleichgeordneten Schichten liegt zwischen drei und sechs. Bei der Mehrzahl der Schichteneinteilungen wird die Absicht der Autoren deutlich, eine — didaktisch zweifellos berechtigte — möglichst klare Systematik und, wenn irgend möglich, eine gewisse Symmetrie des Aufbaues anzuzeigen.

Insgesamt werden sechs Schichten genannt (Tabelle 1):

Tabelle 1. *Einteilungsprinzipien für den Schichtenbau der Magenwand*

Schichten	a	b	c	d	e
Tunica mucosa	1	} 1	} 1	} 1	} 1
Lamina muscularis mucosae	2				
Tela submucosa	3	2	2	2	
Tunica muscularis	4	3	3	} 3	2
Tela subserosa	5	4	} 4		} 3
Tunica serosa	6	5			

Aus der Wahl der Bezeichnung für die verschiedenen Schichten (Tunica, Tela, Lamina), die in den letzten drei anatomischen Nomenklaturen (B.N.A., I.N.A., P.N.A.) gleich geblieben ist, geht bereits die unterschiedliche Wertung der verschiedenen Schichten hervor. Autoren, die, wie z.B. E. Kaufmann, alle sechs Schichten (a in Tabelle 1) gleichberechtigt nebeneinander nennen, betonen, daß mit dieser Gliederung, nur der mikroskopischen Morphologie der einzelnen Schichten, nicht aber funktionell-anatomischen Gedankengängen Rechnung getragen wird. Eine Umfrage bei den führenden Anatomen des deutschen Sprachgebietes zeigte uns die Vielfalt der Gesichtspunkte bei der Systematik des Schichtenbaues des Magens. Da sich bei den Antworten auf die Umfrage, für die wir an dieser Stelle sehr herzlich danken möchten, nur um die Mitteilung persönlicher Anschauungen handelte, wird auf die Nennung von Autoren zu diesem Thema verzichtet.

Die funktionell geringste Bedeutung scheint nach dem heutigen Stand der Anschauungen der Tela subserosa zuzukommen. Manche Anatomen bezeichnen die Benennung der Subserosa als eigene Schicht nur als eine Geschmacksfrage. Damit wird unausgesprochen betont, daß die Einführung der Tela subserosa in den Schichtenbau der Magenwand vielfach vorwiegend aus Symmetriegründen und Analogie zur Tela submucosa erfolgt. Weiterhin herrscht bei allen Autoren, die eine geringere Zahl von Schichten als Einteilungsprinzip befürworten, Einigkeit darüber, daß die Lamina muscularis mucosae der Tunica mucosa zuzurechnen ist. Wenig Übereinstimmung herrscht dagegen über die Einordnung der Tela submucosa. Manche Autoren befürworten die Einbeziehung dieser Schicht in die Tunica mucosa als Schleimhaut im weiteren Sinne, weil diese Schicht die Gefäße für die Versorgung der Tunica mucosa enthält. Die überwiegende Mehrzahl der Autoren tritt für die Selbständigkeit der Submucosa ein. Keiner befürwortet die Zusammenfassung der Submucosa mit der Tunica muscularis (propria). Über die weitgehende Selbständigkeit der Tunica muscularis besteht Einigkeit, ebenso über die der Tunica serosa.

Bei einer Gliederung in fünf Schichten (b in Tabelle 1) entfällt die Lamina muscularis mucosae als selbständige Schicht, so daß die Tunica muscularis gewissermaßen das Zentrum darstellt, wobei Tela submucosa und Tela subserosa in gleicher Weise als Verschiebeschicht den Übergang zu den epitheltragenden Häuten — Mucosa und Serosa — darstellen. Diese Einteilung bedeutet zweifellos eine Unterbewertung der Tela submucosa bzw. eine Überbewertung der Subserosa. Bei der Vierteilung (c in Tabelle 1) entfällt auch die Tela subserosa, d.h. sie wird der Tunica serosa zugerechnet. Diese Einteilung kennt also bereits nur noch die Submucosa als funktionell bedeutsame Verschiebeschicht. Von dem gleichen Gesichtspunkt geht die funktionell anatomische Einteilung in Innenrohr (Epithel, Stratum proprium und Lamina muscularis mucosae) sowie Außenrohr (Tunica muscularis propria und Tunica serosa einschließlich Tela subserosa), getrennt durch die eine zentrale Stellung einnehmende Verschiebeschicht der Tela submucosa, aus (d in Tabelle 1). Einer ganz anderen Vorstellung entstammt die Dreiteilung in Tunica mucosa (einschließlich Lamina muscularis mucosae und Tela submucosa), Tunica muscularis und Tunica serosa (einschließlich Tela subserosa) (e in Tabelle 1). Auch hier ist ein Symmetriegedanke aus dem Einteilungsprinzip herauszulesen, wobei jedoch nicht der Tela submucosa, sondern der Tunica muscularis die zentrale Stellung eingeräumt wird. Dabei verliert sowohl die Tela submucosa als auch die Lamina muscularis mucosae an Bedeutung. Die letztere Art der Dreiteilung bevorzugt rein morphologische Gesichtspunkte, während die erstere auch die funktionelle Bedeutung der Tela submucosa berücksichtigt.

Keine der Einteilungen, in denen vom Prinzip der Symmetrie ausgegangen wird, kann indessen vollständig den tatsächlichen Verhältnissen gerecht werden, da weder die Lamina muscularis mucosae in ihrer Bedeutung der Tunica muscularis noch die Tela submucosa der Tela subserosa funktionell gleichgesetzt werden kann. Der Diskussion um die Schichteneinteilung ist aber zu entnehmen, daß der Tela submucosa eine besondere und rein morphologisch-anatomisch nicht vollständig zu erfassende Bedeutung zukommt, während die Wertung der Lamina muscularis mucosae in der Mehrzahl der Fälle auf die Anschauung von Forssell über die funktionelle Eigenständigkeit dieser Schicht zurückgeht.

Wir selbst folgen bei der Beschreibung des Schichtenbaus dem rein morphologischen Prinzip der Teilung in sechs Schichten.

β) Tunica mucosa

Die Tunica mucosa (Abb. 2 u. 3) wird zum Mageninneren hin durch ein einfaches hochprismatisches Epithel abgegrenzt, von dem ein schleimiges Sekret, ein Mucin von alkalischer Reaktion, abgesondert wird. An der Schleimbildung auf der Innenfläche des

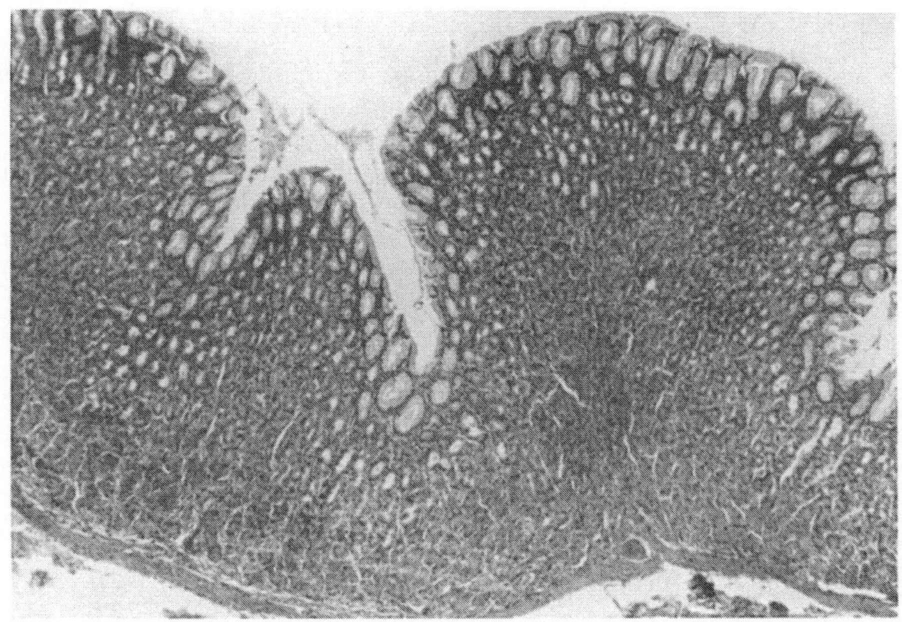

Abb. 2. Magenschleimhaut aus dem Corpus ventriculi mit Fundus- oder Hauptdrüsen

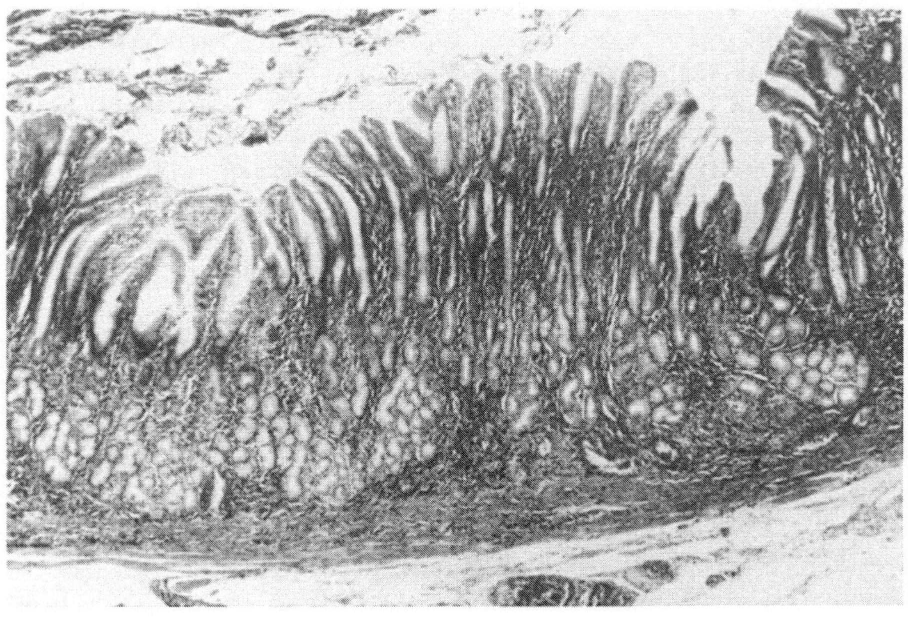

Abb. 3. Magenschleimhaut aus der Pars pylorica mit Pylorus- oder Antrumdrüsen

Magens beteiligen sich außer dem Oberflächenepithel aber auch noch die Zellen der Drüsenschläuche. Unter dem Oberflächenepithel liegen, in das lockere Bindegewebsnetz des Stratum proprium ohne größere Zwischenräume eingebettet, die Drüsengruppen der Magenschleimhaut. Es gibt drei verschiedene Drüsenarten, die sich durch Bau und Lokalisation voneinander unterscheiden: Fundusdrüsen, Pylorus- oder Antrumdrüsen und Cardiadrüsen. Das lockere reticuläre Stroma des Stratum proprium mucosae enthält Lymphocyten, z. T. — insbesondere in der Pars pylorica — in Follikel angeordnet, Plasmazellen, Bindegewebszellen und verschiedenartige Leukocytenformen. Der Zellreichtum des Stratum proprium schwankt stark. Nach Schellhaass sind die einzelnen Drüsengruppen von einem Bindegewebsmantel umgeben, der in der Tiefe der Schleimhaut innig mit aus der Lamina muscularis mucosae aufsteigenden Muskelfasern verbunden ist.

Die Drüsen münden in die z.T. mehr rinnenförmigen Foveolae gastricae, wobei nach Scott im Durchschnitt 4,3 Drüsen in eine Foveola münden und insgesamt etwas über 3000000 Grübchen vorhanden sind. Nach Hamperl gehören im Corpusgebiet im Durchschnitt 3—4 Drüsen zu einem Grübchen, während im Antrumgebiet das Verhältnis der Foveolae zu den Drüsen 1:1 beträgt. Die Fundusdrüsen oder Hauptdrüsen (Lehner) (glandulae gastricae [propriae]) finden sich vorwiegend im Gebiet des Magenkörpers, etwa 100 auf 1 qmm Oberfläche. Sie sind relativ lang, nur wenig verzweigt, verlaufen senkrecht zur Epitheloberfläche und münden mit einem kurzen Schaltstück in den Grund der Foveolae gastricae. Die tiefer liegenden Drüsenabschnitte werden als Neben- und Hauptstück bezeichnet. Sie enthalten drei Zellarten: die adelomorphen Hauptzellen (Lehner), basophile kleine zylindrische oder kegelförmige Zellen mit stäbchenförmigen Plastosomen und grober Granulierung des Protoplasma. Diese Hauptzellen, die das Charakteristikum der Fundusdrüsen darstellen, liegen vorwiegend im sog. Hauptstück, während sie an dem mündungsnahen Nebenstück meist fehlen. Die sog. delomorphen Belegzellen sind bedeutend größer als die Hauptzellen. Sie liegen sowohl im Haupt- als auch im Nebenstück, sind eckig bis rund und mit Eosin stark rot färbbar. Oft haben sie keinen direkten Kontakt mit dem Drüsenlumen, sondern reichen nur etwa bis in die Hälfte der Höhe der Hauptzellen, von der Basalmembran der Drüsen aus gerechnet. Die Hauptzellen haben vorwiegend die Aufgabe der Produktion eines Pepsinfermentes, während die Belegzellen durch Ausscheidung von Chlorionen an der Salzsäurebildung beteiligt sind. Als dritte Zellart finden sich, vorwiegend in den Nebenstücken, zusammen mit den Belegzellen, die sog. Nebenzellen (Zimmermann). Diese, gleich den Pylorus- und Cardiazellen als mucoide Zellen [Schaffer (1); Lehner; Plenk] anzusehende Zellart ähnelt in den färberischen Reaktionen weitgehend den Oberflächenepithelien. Durch Anfärbung ihres schleimartigen Inhaltes mit Best'schem Carmin läßt sie sich indes gut differenzieren.

Den zweiten Drüsentyp, der in größerer räumlicher Ausdehnung angetroffen wird, stellen die Pylorus- oder Antrumdrüsen (glandulae pyloricae) dar. Die von der Wiener Schule [Pernkopf (5); Plenk; Lehner] bevorzugte Bezeichnung Pylorusdrüsen bezieht sich auf das überwiegende Vorkommen dieser Drüsen in der Pars pylorica des Magens. Andere Autoren (Elster, Duschek u. Heinkel) bevorzugen die Bezeichnung Antrumdrüsen und behalten die Bezeichnung Pylorusdrüsen den in Pylorusnähe vorkommenden Brunner'schen Drüsen im Magen vor. Die Pylorus- oder Antrumdrüsen unterscheiden sich von den Fundus- oder Hauptdrüsen durch ein längeres, gerade und unverzweigt verlaufendes Schaltstück (Lehner). In den basalen Anteilen der Schleimhaut zeigen sie dagegen ein stark verzweigtes, knäuelartiges Endstück. Sie enthalten in der Regel nur eine Zellart, die Pylorus- oder Antrumdrüsenzellen. Diese sind, ebenso wie die Nebenzellen der Hauptdrüsen, zu den mucoiden Drüsenzellen der Magenschleimhaut zu rechnen. Sie färben sich mit Schleimfarbstoffen an und zeigen eine schwächere, feinere Granulierung als die Hauptzellen. Die Antrumdrüsenschläuche sind relativ weit, die Drüsen grenzen mit einer breiten Fläche an das Lumen.

Ähnlichen Zellcharakter wie die Antrumdrüsen zeigen die Cardiadrüsen, die ebenfalls zu den mucoiden Zellen gehören. Cardiadrüsen werden in der Umgebung des Ostiums cardiacum sowohl in der Oesophagus- als auch in der Magenschleimhaut gefunden.

Über die Dicke der Magenschleimhaut werden sehr unterschiedliche Angaben gemacht, die nach Hamperl darauf beruhen, daß die Schleimhautdicke bei unterschiedlichen

Kontraktionszuständen der Lamina muscularis mucosae sich mindestens im Verhältnis 1:3 ändern kann. Nach PLENK werden Werte zwischen 0,3 und 1,5 mm genannt, der Mittelwert bei normaler Schleimhaut beträgt nach dessen Angaben 0,72 mm. Gelegentliche Literaturangaben über eine unterschiedliche Dicke der Tunica mucosa in verschiedenen Magenabschnitten berücksichtigen nicht den von HAMPERL bewiesenen starken Einfluß der Schleimhautmuskulatur auf die Höhe der Drüsenschicht. HEINKEL, TOMAT und HENNING haben neuerdings Dickenmessungen der Fundusschleimhaut an bioptisch gewonnenem Material mitgeteilt. Durch die Eigenart der von diesen Autoren verwendeten Saugbiopsiemethode mit Gewinnung von Schleimhautstückchen, die nur wenige Millimeter Durchmesser aufweisen und etwa in Höhe der Schleimhautmuskulatur abgetrennt sind, werden die Einflüsse von Kontraktionsvorgängen in der Schleimhautmuskulatur, abgesehen von dem Kontraktionsreiz durch die Formalinfixierung, weitgehend ausgeschaltet, sodaß die festgestellten Schwankungen in der Schleimhautdicke etwas geringer als bei größeren Präparaten sind. Diese Autoren fanden bei normaler Schleimhaut ebenfalls im Durchschnitt eine Dicke von 0,72 mm und bei atrophischer Gastritis von ca. 0,6 mm. Die Gesamtdicke der Magenwand beträgt nach BRAUS und ELZE 2—3 mm.

γ) Lamina muscularis mucosae

Die Lamina muscularis mucosae zeigt trotz ihrer geringen Dicke, die im Durchschnitt weniger als $^1/_{20}$ der Magenschleimhaut und je nach Kontraktionszustand $^1/_{10}$ bis $^1/_{20}$ der Dicke der Tunica muscularis beträgt, in gleicher Weise wie die Mehrzahl der Muskelhäute von Hohlorganen einen mehrschichtigen Aufbau. Nach SCHELLHAASS sind die beiden Hauptschichten der Muscularis mucosae mit ihrem Faserverlauf in einem Winkel zwischen 70° und 90° gegeneinander versetzt, wobei das von BRÜCKE angegebene Prinzip einer inneren Ring- und äußeren Längsschicht grundsätzlich vorhanden ist. Schwierigkeiten bereitet diese Systematik der Anordnung der beiden Schichten allerdings im Bereich des cardialen Blindsackes, in dem auch die Schichten der Tunica muscularis (propria) nur teilweise in das System einer Ring- und Längsmuskulatur eingeordnet werden können. Zwischen den beiden Schichten der Lamina muscularis mucosae findet sich eine Übergangszone, in der Faserverbindungen nachweisbar sind, die zu einer mehr oder weniger wabigen Struktur der Muscularis mucosae führen (SCHELLHAASS). Einzelne Muskelfasern aus der Muscularis mucosae steigen fächerförmig in die Schleimhaut auf, wo sie in den Bindegewebsmantel der Drüsen übergehen. Nach GOERTTLER und SCHMIDT ist die Muscularis mucosae durch ihr Gefäßnetz in polygonale Areae vasculosae unterteilt, die größer als die Areae gastricae der Oberfläche der Magenschleimhaut sind. Diese Autoren nehmen sehr innige Beziehungen zwischen den Gefäßen und den Muskelfasern der Muscularis mucosae an, eine Anschauung, der von SCHELLHAASS unter Hinweis auf die Unterschiede zwischen dem menschlichen und dem von GOERTTLER und SCHMIDT vorwiegend untersuchten Schweinemagen widersprochen wird. Alle Untersucher, die sich mit der unterschiedlichen Dicke der Muscularis mucosae bei verschiedenen Graden der Faltung des Magens beschäftigt haben [FORSSELL (3, 4); THORELL; GRETTVE; SCHELLHAASS] sind sich darüber einig. daß die Muscularis mucosae bei faltenloser Magenschleimhaut eine gleichmäßige Dicke aufweist und bei Auftreten von Falten im Bereich der Faltenkämme wesentlich dicker als in den Faltentälern erscheint. Während FORSSELL (3, 4) und insbesondere GRETTVE die Verdickung der Schleimhautmuskulatur im Faltenkamm als Kontraktionsphänomen auffassen und damit der Lamina muscularis mucosae vorwiegend eine dynamische Funktion zusprechen, hat SCHELLHAASS in instruktiver Darstellung durch Nachweis der Abstandsverhältnisse zwischen den Drüsenkörpern auf dem Faltenkamm und im Faltental bedeutsame Hinweise dafür gebracht, daß die Verdickung der Muscularis mucosae auf den Faltenkämmen eher im Sinne einer Dehnung und Auflockerung zu verstehen ist. Mit dieser Annahme wird die dynamische Funktion der Muscularis mucosae bei der Faltenbildung zugunsten einer mehr tonischen Funktion in den Hintergrund gestellt.

δ) *Tela submucosa*

Die Tela submucosa besteht aus lockerem, lamellär gebautem Bindegewebe, das auch elastische Fasern enthält. Sie ist der Sitz zahlreicher Blut- und Lymphgefäße, sowie des Meißner'schen Nervenplexus. Ihr lockerer Aufbau gestattet starke Schwankungen im Flüssigkeitsgehalt [Forssell (3); Grettve; Sjöstrand; Thorell]. Nach überwiegender Ansicht dient sie zwar funktionell in erster Linie als Verschiebeschicht, jedoch geben gerade die Hinweise auf den stark wechselnden Flüssigkeitsgehalt [Grettve; Sjöstrand; Berg; Frik (1, 5)], einen Anhalt dafür, daß dieser Teil der Magenwand nicht als rein passiv anzusehen ist, sondern eine eigene Funktion hat. Bei abnormer Dehnung der Magenwand ist die Tela submucosa derjenige Teil, der am längsten der Zerreißung widersteht (Muller). Damit muß dieser Wandschicht gleichzeitig auch eine wichtige Gerüstfunktion zugesprochen werden.

ε) *Tunica muscularis*

Die heutigen Anschauungen über den Aufbau der Muskelhaut des Magens geht im wesentlichen auf die zusammenfassende Bearbeitung dieses Kapitels durch Forssell (2, 3) zurück, der, aufbauend auf Untersuchungen älterer Autoren, eine zusammenfassende Darstellung über Bau und Funktion der Magenmuskulatur gegeben hat. Forssells Ansichten über die Muskulatur des Fornix und des Corpus ventriculi sind auch heute noch weitgehend unbestritten. Die Ansichten über den Muskelbau der Pars pylorica des Magens variieren dagegen noch stark. Grundsätzlich kann man bei der Magenmuskulatur zwei bis drei Schichten unterscheiden.

Die äußere Längsmuskulatur (stratum longitudinale) (Abb. 4, links) stellt die direkte Fortsetzung der Längsmuskulatur des Oesophagus dar. Sie ist nicht in allen Magenteilen gleichmäßig ausgebildet und kann auch nur dort wirklich als Längsmuskulatur bezeichnet werden, wo der Bauplan des Magens mehr oder weniger einem Rohr entspricht. Im Bereich des phylogenetisch dem cardialen Blindsack entsprechenden Fornixgebietes und der großen Kurvatur des Corpus zeigt sie dagegen Abweichungen vom gleichmäßigen Verlauf. In den medialen Fornixteilen biegt die Längsmuskulatur des Oesophagus an der Incisura cardiaca zu einem fast horizontalen, z. T. angedeutet nach cranial gerichteten Verlauf um. In den lateralen Anteilen des Fornixgebietes erkennt man auch vertikal verlaufende Muskelzüge, die allerdings wesentlich weniger dicht als an der kleinen Kurvatur stehen. Besonderheiten der Längsmuskelschicht finden sich noch sowohl an der Vorder- als auch an der Rückwand des Magens. Die Längsmuskulatur ist in der Umgebung des Angulus zu schmalen festen Muskelbündeln in dem der kleinen Kurvatur nahen Drittel der Magenwände zusammengefaßt, während in den übrigen Anteilen der Circumferenz des Magens in diesem Bereich nur spärliche Längsmuskelfasern nachgewiesen werden können. Da die zusammengedrängten Längsmuskelfasern in recht fester Verbindung mit der bindegewebigen Tela subserosa stehen, haben sie infolge der Eigenart ihrer Anordnung mehr Stütz- als Kontraktionsfunktion. Sie werden deshalb auch als Ligamenta ventriculi [Retzius; Elze (1)] bezeichnet. Zum Pylorus hin entsteht wieder eine gleichmäßigere Verteilung der Längsmuskulatur, die z. T. in der Pylorusgegend fast rechtwinkelig in die Ringmuskulatur des Pyloruswulstes und des Sphincter pylori umbiegt und so möglicherweise hier die Funktion eines Dilatator pylori (Rüdinger) ausübt. Die von Forssell genannte „irisblendenartige Struktur" des Pylorus wird erst durch die Annahme eines solchen Dilatators muskelmechanisch verständlich.

Die innere Ringmuskelschicht des Magens zeigt einen noch wesentlich komplizierteren Aufbau als die Längsmuskulatur (Abb. 4, rechts). Sie gliedert sich in zwei Hauptteile: die Ringmuskulatur des eigentlichen Magenrohres (stratum circulare) und die des cardialen Blindsackes. Die Letztere liegt im wesentlichen der Ersteren an der Innenwand des Magens auf, so daß sie oft als gesonderte dritte Muskelschicht, die sog. Schrägfaserschicht (fibrae obliquae), bezeichnet wird. Ihre Existenz und Funktion werden aber besser verständlich, wenn man sie als Ringmuskulatur des von der Cardia über den Fornix ventriculi bis zum unteren Drittel der großen Kurvatur des Corpus reichenden cardialen Blindsackes ansieht. Da im Fornix- und Corpusgebiet das eigentliche Magenrohr nur an der kleinen Kurvatur erkennbar ist, finden sich auch nur an dieser Seite des Magens die zirkulären Muskelfasern in dichterer Lagerung. Sie strahlen divergierend in den Bereich des cardialen Blindsackes aus, sind aber nahe der großen Kurvatur kaum mehr von der Ringmuskulatur des Blindsackes, die hier ebenfalls einen annähernd queren Verlauf zeigt, zu trennen. Die letztere läßt sich im Bereich des Fornix ventriculi als reine Ringmuskelschicht darstellen, während im Corpusgebiet der schräge Verlauf deutlicher zutage tritt. Ihre Fasern sind im Bereich

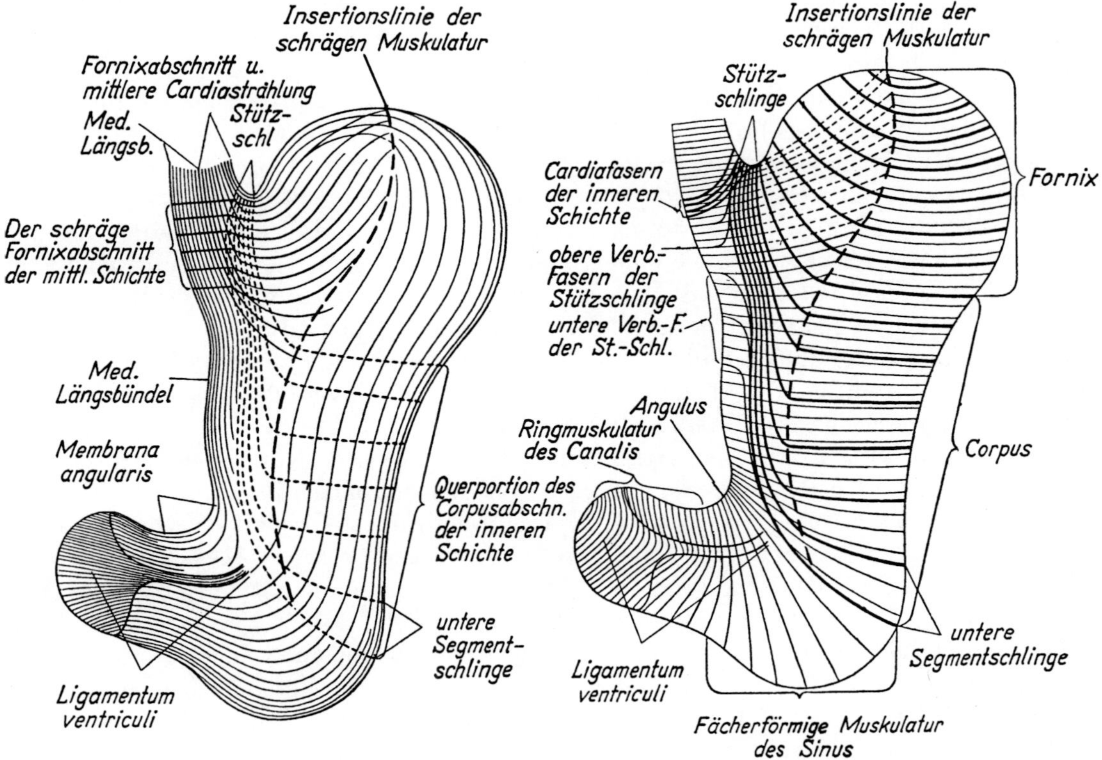

Abb. 4. Schema der Muskelarchitektur des Magens nach FORSSELL (3). Links: Äußere Schicht, Stratum longitudinale. Rechts: Innere Schicht, Stratum circulare und Fibrae obliquae

der Incisura cardiaca zwischen dem abdominellen Teil des Oesophagus und dem Fornix ventriculi besonders eng gebündelt (Stützschlinge nach FORSSELL). Die Breite der Stützschlinge dürfte nach den Zeichnungen bei FORSSELL zwischen 1 und 2 cm liegen. Exaktere Angaben hierüber existieren nicht. Von der Stützschlinge aus divergiert die Ringmuskulatur des cardialen Blindsackes bei schrägem Verlauf in Richtung auf die große Curvatur so, daß ihr unterstes Muskelbündel die große Curvatur etwas unterhalb der Höhe der gegenüberliegenden Incisura angularis erreicht. Die orale Begrenzung dieser Muskelschicht nennt FORSSELL „obere Segmentschlinge". Sie läßt sich in vivo nur selten abgrenzen. Die aborale Grenze der schräg verlaufenden Fasern ist dagegen vor allem bei bestimmten Kontraktionsphasen gut erkennbar. FORSSELL hat sie als untere Segmentschlinge bezeichnet. Der Sphincter antri in der Definition von STIEVE entspricht dem gleichen Abschnitt der Magenmuskulatur. Später hat lediglich GROEDEL (1—3) die gleiche Bezeichnung für ein Muskelbündel in der Pars pylorica benutzt, wodurch manche Verwirrung entstanden ist. Die Gegend der unteren Segmentschlinge an der großen Kurvatur ist mit dem Isthmus ventriculi [CUNNINGHAM; ASCHOFF (1)], zum mindesten mit dessen unterer Begrenzung, identisch, so daß Beziehungen zwischen Kontraktionen der Schrägmuskulatur und der Isthmusbildung naheliegen. Etwa in der Mitte des Abstandes zwischen großer und kleiner Kurvatur biegen fast sämtliche Fasern der Ringmuskulatur des cardialen Blindsackes zum horizontalen Verlauf um und vereinigen sich weitgehend, wie bereits erwähnt, mit der Ringmuskulatur des eigentlichen Magenrohres. Die Umbiegungsstelle vom schrägen zum horizontalen Verlauf entspricht an Magenvorder- und hinterwand einer Linie, die auch für die Organisation des Verlaufs der Längsmuskulatur von Bedeutung ist. FORSSELL (2—3) beschreibt in dieser Gegend eine bindegewebsartige Raphe in Vorder- und Hinterwand des Magens als vertikalen Stützapparat. Die Annahme derartiger bindegewebiger Einlagerungen in der Magenmuskulatur wird aber in der übrigen modernen anatomischen Literatur weder erwähnt noch bestätigt.

Im Sinusgebiet strahlt die Ringmuskulatur von der Incisura angularis aus fächerförmig zur großen Kurvatur des unteren Magenpoles hin aus, so daß sie am letzteren nur eine sehr lockere Muskelschicht bildet.

Über die Organisation der Ringmuskulatur in den weiter aboral gelegenen Anteilen der Pars pylorica, d.h. im Canalis pyloricus, herrscht auch heute noch keine Einigkeit. Von der überwiegenden Zahl der Autoren wird unter Berufung auf die Beschreibungen von FORSSELL (2, 3), SCHWARZ (2) und PERNKOPF (5) angenommen, daß sich die Ringmuskulatur der Pars pylorica unter allmählicher Dickenzunahme ohne weitere Untergliederung kontinuierlich bis zum Pylorus fortsetzt, wo sie einen verstärkten Muskelwall als Musculus sphincter pylori bildet. Aboral von diesem Sphincter ist die Ringmuskulatur des Magen-Darmkanals durch ein bindegewebiges Septum fast vollständig unterbrochen (HORTON). Die vermeintliche Dickenzunahme, die vor allem aus den Zeichnungen von PERNKOPF (5) hervorgeht (Abb. 1b), entspricht aber tatsächlich, ebenso wie viele Formveränderungen des Magens, nur einem gewissen Kontraktionszustand der Muskulatur. STIEVE hat darauf bereits bei seinen Untersuchungen über den Sphincter antri hingewiesen. Durch parietographische Untersuchungen kann leicht gezeigt werden, daß bei dilatierter Pars pylorica hier nur eine ebenso dünne Muskelwand wie an den übrigen Magenabschnitten vorhanden ist (Abb. 5). FORSSELL hat ebenfalls bereits davon gesprochen, daß die Muskulatur des Canalisgebietes in der Dilatationsphase sehr dünn sein kann. Auch der Musculus sphincter pylori stellt sich bei der Parietographie nicht als dickerer Muskelwulst dar. Diese Feststellung entspricht auch der bekannten Schwierigkeit, intraoperativ den Pylorus am geschlossenen Magen zu tasten. Von MAYO ist deshalb auch der Verlauf einer bestimmten kleinen Vene (Vena praepylorica) als Hinweismerkmal für das Auffinden des Pylorus angegeben worden (s. Abb. 11). FORSSELL hat den Pylorusmuskel zwar als echten Sphincter anerkannt, beschreibt ihn jedoch als Muskeldiaphragma mit Bindegewebsgerüst.

Während von den früheren Autoren mit Ausnahme von GROEDEL (2, 3) keiner in der Gegend des Sulcus intermedius (HIS) ein gesondertes Bündel der Ringmuskulatur angenommen hat, konnte TORGERSEN (1942) in zunächst wenig bekannt gewordenen anatomischen Untersuchungen aufgrund entwicklungsgeschichtlicher Vergleiche zeigen, daß in dieser Gegend auch beim Menschen ein von der Umgebung abgrenzbares Ringmuskelbündel vorkommen kann. Durch Aufsichtpräparate der Innenfläche der Ringmuskulatur in Schrägbeleuchtung hat er den in Abb. 6 u. 7 dargestellten Bauplan der Muskulatur des präpylorischen Abschnittes aufgeklärt. Nach seiner Ansicht bestehen zwei Ringmuskelschlingen, die linke und die rechte Canalisschlinge, von denen die rechte dem Musculus sphincter pylori entspricht. Die Fasern beider Schlingen überkreuzen sich an der kleinen Kurvatur in einem Muskelwulst, der bereits von WERNSTEDT (1—3) in dessen Untersuchungen über die Pylorusstenose genannt wird. Durch die von TORGERSEN angenommene Muskelarchitektonik erklärt sich zwanglos auch die Motorik des Canalisgebietes. Dabei erscheint es durchaus möglich, daß die Sichtbarkeit der von TORGERSEN genannten beiden Schlingen weitgehend von dem Kontraktionszustand der Muskulatur abhängt, jedoch spricht dieses Argument nicht gegen die Existenz der Muskelschlingen. Die rechte Canalisschlinge ist, obgleich sie als Sphincter für den Pylorus anzusprechen ist, wahrscheinlich nicht mit dem von FORSSELL beschriebenen Muskeldiaphragma von irisblendenartiger Struktur identisch. Sie enthält nur Ringmuskelfasern, während in dem Muskeldiaphragma zusätzlich

Längsmuskelfasern (RÜDINGER) enthalten sind, so daß das letztere vielleicht sogar mehr an der aktiven Öffnung als am aktiven Verschluß des Pylorus beteiligt ist. Oral an die linke Canalisschlinge grenzt eine Intermediärzone an, die an der kleinen Kurvatur dem Gebiet der Membrana angularis entspricht. Die dichtstehenden Ringmuskelbündel an der kleinen Kurvatur, die fächerförmig gegen den Sinus ausstrahlen, finden sich nach TORGERSENs Abbildungen erst etwas weiter oral im eigentlichen Angulusgebiet der kleinen Kurvatur. Die von TORGERSEN beschriebenen Schlingenbildungen sind sicherlich bei einigen anderen Mammalia (Abb. 6) morphologisch stärker als beim Menschen ausgeprägt.

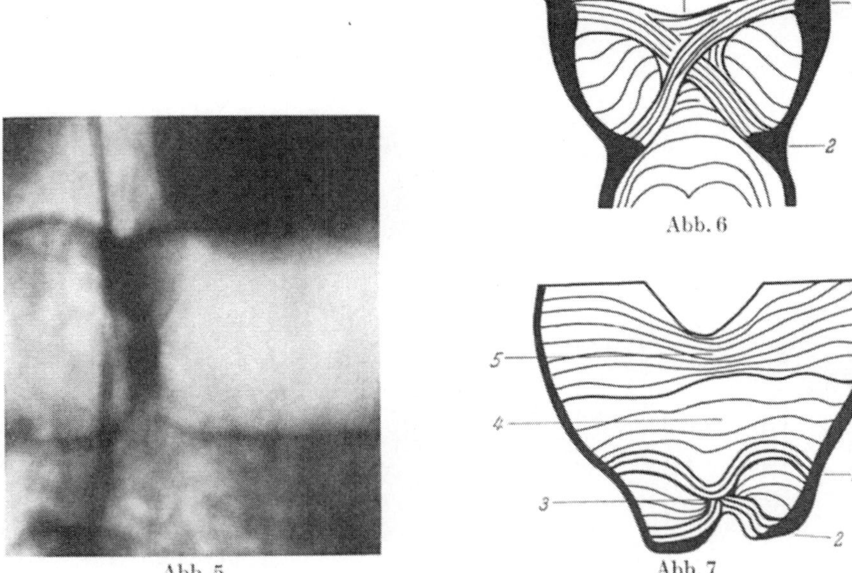

Abb. 5. Parietographie des Pylorusgebietes. Die Magenwand nimmt zum Pylorus hin nicht an Dicke zu (Pars pylorica ventriculi rechts, Duodenum links)

Abb. 6. Aufsicht auf ein Muskelpräparat der Pars pylorica des Hundes. Das Präparat ist an der großen Kurvatur aufgeschnitten (halbschematisch nach TORGERSEN). *1* Linke Canalisschlinge; *2* rechte Canalisschlinge (Musculus sphincter pylori); *3* präpylorischer Muskelwulst an der kleinen Kurvatur

Abb. 7. Muskelpräparat der Pars pylorica des Menschen (halbschematisch nach TORGERSEN). *1*—*3* wie in Abb. 6; *4* muskuläre Intermediärzone; *5* Ringmuskulatur des Sinusgebietes

TORGERSENs Arbeiten zeigen aber wenigstens, daß die Annahme einer ungegliederten Canalismuskulatur, wie sie mit FORSSELL (2, 3) und PERNKOPF (5) von der Mehrzahl der Anatomen postuliert wurde, vom funktionell-anatomischen Standpunkt nicht mehr haltbar ist.

ζ) Tela subserosa

Die Tela subserosa stellt eine lockere Bindegewebsschicht dar, die reichlich elastische Fasern enthält. Sie ist z. T. als Verschiebeschicht ausgebildet, z. T. aber auch fast sehnenartig fest mit der Längsmuskulatur des Magens verbunden, insbesondere im Bereich der Ligamenta ventriculi an Vorder- und Hinterwand des Magens unterhalb des Angulus. In diesem Bereich kommt der Subserosa also eher eine Stütz- als eine Verschiebefunktion zu.

η) Tunica serosa

Die Tunica serosa ist ein Teil des Peritonaeums. Sie besteht lediglich aus einer Schicht einfachen Plattenepithels.

b) Die Gefäße des Magens

α) *Die Blutgefäße*

Die Arterien des Magens entstammen sämtlich der Arteria coeliaca (Abb. 8). Die Arteria gastrica sinistra ist der schwächste Hauptast der Arteria coeliaca, hat aber ein größeres Kaliber und Versorgungsgebiet als die aus der Arteria hepatica propria entstammende Arteria gastrica dextra. Diese beiden Arterien verlaufen subserös entlang der kleinen Kurvatur. An der großen Kurvatur finden sich die Arteriae gastroepiploicae (dextra et sinistra), von denen die erste der Arteria gastroduodenalis, einem Ast der Arteria hepatica und die letztere der Arteria lienalis entstammt. Aus der Milzarterie entspringen auch die Arteriae gastricae breves, die vorwiegend der Versorgung des Fornixgebietes, d. h.

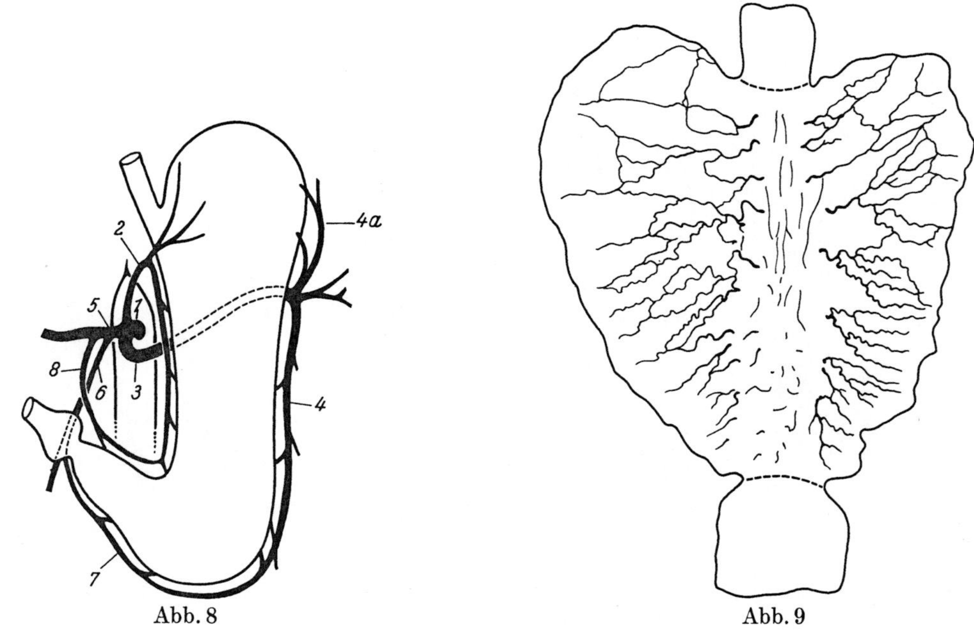

Abb. 8. Arterien der Magenwand. *1* Arteria coeliaca; *2* Arteria gastrica sinistra; *3* Arteria lienalis; *4* Arteria gastroepiploica sinistra; *4a* Arteriae gastricae breves; *5* Arteria hepatica; *6* Arteria pancreaticoduodenalis; *7* Arteria gastroepiploica dextra; *8* Arteria gastrica dextra

Abb. 9. Submuköses Arteriennetz des Magens (nach einem Injektionspräparat von Wagstaff). Die Durchtrittslöcher für die Submucosaarterien sind fast in einer Reihe, einige Zentimeter ventral und dorsal von der kleinen Kurvatur, angeordnet. Zur Pars pylorica hin werden sie spärlicher. Im Bereich der kleinen Kurvatur und der Pars pylorica sind weniger und anders verlaufende Gefäße nachweisbar als zur großen Kurvatur hin

der Kuppe des cardialen Blindsackes, dienen. An kleiner und großer Kurvatur gehen die Arterien der linken und rechten Magenhälfte ineinander über. Die weitere arterielle Verzweigung erfolgt in größeren subserösen Plexus. Die Tunica muscularis wird von den größeren Ästen in schrägverlaufenden Gefäßkanälen durchsetzt. Diese erreichen die Tela submucosa in dem Gebiet einer vertikalen Linie, die etwa $^1/_3$ des Abstandes zwischen kleiner und großer Kurvatur entspricht. Die Gefäßlöcher liegen an der medialen Grenze der Ringmuskulatur des cardialen Blindsackes (v. Aufschnaiter) (Abb. 9). Kleinere Gefäßäste durchsetzen aber auch in anderen Abschnitten die Tunica muscularis. In der Pars pylorica tritt die Gesetzmäßigkeit der Anordnung der Gefäßlöcher weniger deutlich als im Corpus ventriculi hervor. Der submucöse Arterienplexus ist im Bereich der kleinen Kurvatur weniger dicht als zur großen Kurvatur hin, lateral von den Gefäßlöchern (Jatrou; Mayer). Das gleiche gilt für den submucösen Plexus der Pars pylorica (Hofmann u. Nather; Mayer). Nach Djorup zeigt der submucöse Plexus im Gebiet des Canalis pyloricus eine ausgesprochene Längsanordnung seiner Maschen und keine Beziehungen zu dem subserösen Plexus. Auch das Verhalten der Arterien dieses Gebietes gibt damit einen Hinweis auf eine von den übrigen Magenabschnitten verschiedene Struktur des Canalisgebietes, wie sie TORGERSEN an seinen Muskelpräparaten dargestellt hat. Nach BARCLAY und BENTLEY gibt es in dem submucösen Plexus einen arteriellen Nebenschlußapparat („Shunts"), der die Zuflußmenge zur Mucosa regulieren kann (s. auch Abb. 21). Im gleichen Sinne wirken nach GOERTTLER die Areae vasculosae der Lamina muscularis mucosae. Drosselvenen in der Lamina muscularis mucosae und das muskuläre Zusammenspiel zwischen der Muscularis mucosae und der Muscularis regeln den Blutzufluß zur Mucosa, deren Arterien zum großen Teil als Endarterien ausgebildet sind [BARCLAY u. BENTLEY; DISSE (1); DJORUP]. Knäuelartige Windungen am Anfangsteil der Mucosaarterien, wie sie DISSE (1) beschrieben hat (Abb. 10), haben wahrscheinlich nur die Aufgabe, das Gefäßnetz der unterschiedlichen Ausdehnung der Mucosa bei verschieden starker Kontraktion der Muskelschichten anzupassen (PLENK).

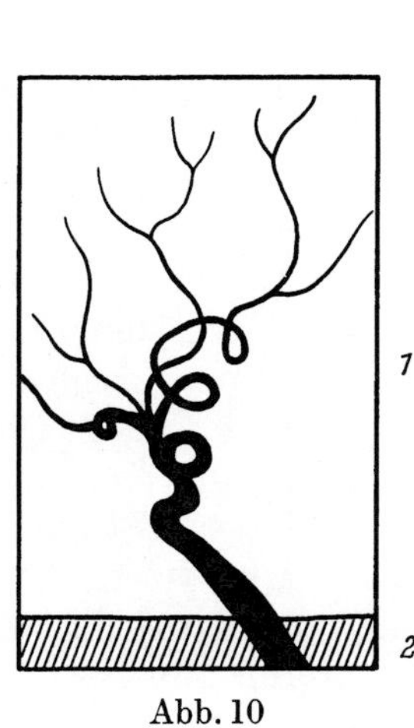

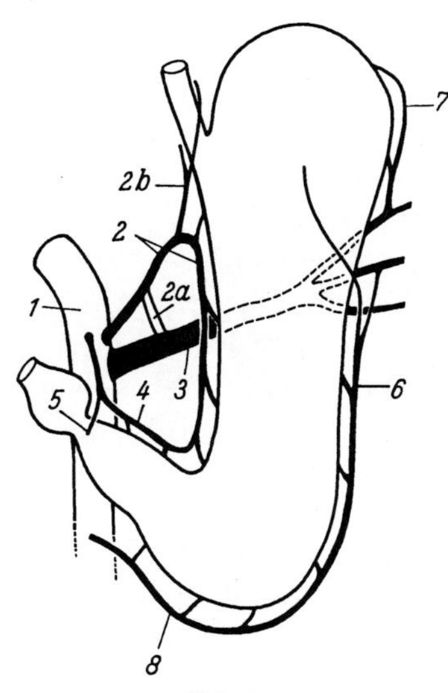

Abb. 10 Abb. 11

Abb. 10. Dissesche Knäuelarterien in der Mucosa (halbschematisch nach DJORUP). *1* Gebiet der Mucosa mit Verzweigung der Mucosagefäße; *2* Durchtritt durch die Lamina muscularis mucosae

Abb. 11. Venen des Magens. *1* Vena portae; *2* Vena gastrica sinistra (früher: Vena coronaria ventriculi); *2a* seltenere Einmündungsform der Vena gastrica sinistra; *2b* Rami oesophagici venae gastricae sinistrae; *3* Vena lienalis; *4* Vena gastrica dextra; *5* Vena praepylorica; *6* Vena gastroepiploica sinistra; *7* Venae gastricae breves; *8* Vena gastroepiploica dextra

Das Venensystem folgt im wesentlichen dem arteriellen System (Abb. 11). Als Bezeichnung für den großen Venenstamm an der kleinen Kurvatur des Magens ist neben dem offiziellen Namen Vena gastrica sinistra auch noch der alte Ausdruck Vena coronaria üblich. Diese und die Venae gastricae breves nehmen Rami oesophagici von der Speiseröhre auf, so daß hier Anastomosen zum Gebiet der Venae oesophagicae, die in die Vena azygos einmünden, bestehen. Während die Vena gastrica sinistra häufiger direkt in die Vena portae als in die Vena lienalis mündet (DOEHNER u. Mitarb.; GILFILLAN), führen die Venen der oberen $^2/_3$ der großen Kurvatur immer in die Vena lienalis. Venenerweiterungen im Magen, die durch Stauungen im Pfortadergebiet zu einer Strömungsumkehr in den Magenvenen mit Abfluß über die Oesophagusvenen führen, prägen sich deshalb am Magen häufig vorwiegend in der Gegend der kleinen Kurvatur in Cardianähe aus.

β) Die Lymphgefäße

Die Lymphgefäße des Magens bilden, wie bereits TEICHMANN beschrieben hat, einen submucösen und einen subserösen Plexus. LOVÉN konnte zeigen, daß der Ursprung der Magenlymphgefäße sich in der Mucosa in Form interglandulärer Lymphgefäße nachweisen läßt, die bis an das Leistenepithel heranreichen. Das Lymphgefäßnetz ist nicht streng auf die bindegewebigen Schichten der Magenwand beschränkt, sondern erstreckt sich z.T. auch in die Muskulatur hinein (Plenk). Die Lymphgefäße sammeln sich an den Kurvaturen, insbesondere in der Gegend der Cardia und des Pylorus, zu größeren Lymphstämmen. Die hauptsächlichsten Lymphknoten finden sich als Lymphonoduli gastrici craniales cardiaci in der Umgebung der Cardia und als Lymphonoduli gastrici caudales pylorici hinter dem Pylorus. Es bestehen aber auch Verbindungen von den Lymphgefäßen der großen Kurvatur zu den Lymphknoten an der Milz und am oberen Pankreasrand, ebenso Verbindungen von den Lymphgefäßen der Pylorusgegend zu den Lymphonoduli hepatici. Die Zahl der bei der Beschreibung der Tunica mucosa erwähnten Lymphfollikel in der Schleimhaut nimmt zum Pylorus hin erheblich zu.

c) Die Nerven des Magens

Die nervale Versorgung des Magens gliedert sich in einen sympathischen und einen parasympathischen Anteil. Diese beiden sind im extramuralen Verlauf weitgehend voneinander zu trennen. Die sympathische Versorgung erfolgt vorwiegend über die bereits oberhalb des Zwerchfells aus dem Grenzstrang austretenden Nervi splanchnici, insbesondere den Nervus splanchnicus major, der vor seinem Durchtritt durch das Zwerchfell das Ganglion splanchnicum bildet und dann in das Ganglion coeliacum am Gekrösestiel eintritt. Beide Nervi vagi als Hauptbahnen des parasympathischen Anteils verlaufen entlang des Oesophagus und erreichen in der Umgebung der Cardia den Magen. Sowohl Splanchnicus als auch Vagus enthalten neben efferenten auch afferente, z.T. sensible Fasern. Die Sonderung der Magennerven in einen sympathischen und parasympathischen Teil gilt, wie fast überall am vegetativen Nervensystem, selbst für die größeren Nervenstämme, nur mit gewissen Einschränkungen. In der Regel kann nur von dem Überwiegen sympathischer Fasern in den einzelnen Nerven bzw. Plexus gesprochen werden. Moderne Studien über den Vagus- und Splanchnicusverlauf stammen von Govaerts und van Geertruyden, sowie von Kux. Eine stärkere Vermischung der sympathischen und parasympathischen Anteile tritt in den Plexus gastrici craniales und caudales der vorderen und hinteren Magenwand in der Umgebung von Cardia bzw. Pylorus ein. In der Magenwand selbst lassen sich im wesentlichen zwei größere Nervengeflechte unterscheiden, der Plexus myentericus (Auerbach) und der Plexus submucosus (Meissner). Die Annahme weiterer Plexus, insbesondere eines Plexus subserosus (v. Openchowski), hat sich auf die Dauer nicht halten lassen. Wenn auch z.B. Kondratjew (1—2) und Schabadasch bei verschiedenen Tierarten einen gesonderten subserösen Plexus nachweisen zu können glaubten, so ist doch wohl der Ansicht von Plenk zuzustimmen, daß für eine funktionelle Sonderstellung eines etwaigen Plexus subserosus gegenüber dem Plexus myentericus beim Menschen kein hinreichender Anhalt besteht. Schon Klein hat gezeigt, daß der Plexus myentericus vorwiegend in den äußeren Schichten der Muscularis, d.h. in der Längsmuskulatur liegt, so daß ein Überschreiten der Grenzen der Muskelschicht zur Tela subserosa hin durchaus möglich erscheint. Ähnlich wie bei der Beschreibung des Schichtenbaues des Magens spielt wohl auch bei der versuchten Gliederung der intramuralen Plexus in drei Anteile die Absicht, möglichst eine symmetrische Gliederung aufzustellen, eine Rolle. Daß dieses Verfahren nur schwer mit den Tatsachen in Übereinstimmung zu bringen ist, wurde bereits bei der Beschreibung des Schichtenbaues des Magens erörtert. Der Plexus myentericus ist wesentlich reicher an Ganglienzellen als der Plexus submucosus. Man unterscheidet im Plexus myentericus zwei Zelltypen, Typ 1 und 2 [nach Dogiel (2)]. Nach Stöhr (4) läßt sich die von Lawrentiew (2) angenommene funktionelle Zuordnung der einzelnen Zelltypen zum sympathischen und parasympathischen Apparat nicht halten. Auch der zellärmere Plexus submucosus enthält die gleichen zwei Zelltypen.

Perman hat festgestellt, daß die intramuralen Nervengeflechte in drei Abschnitten eine besondere Anhäufung zeigen: Cardiagegend, kleine Kurvatur, Canalisgebiet. Im Gegensatz zu Keith fand Perman, daß die Ausprägung des Plexus myentericus im

Pylorusgebiet noch stärker als im Cardiagebiet ist, sodaß die von MANGOLD (1, 3) ausgesprochene Annahme eines präpylorischen gastromotorischen Zentrums vielleicht noch etwas mehr Wahrscheinlichkeit hat, als die Feststellung von ALVAREZ über den Schrittmacher des Magens im Cardiagebiet.

d) Befestigung und Beweglichkeit des Magens

Der Magen ist auf der einen Seite durch seine kontinuierliche Verbindung mit den angrenzenden Abschnitten des Magendarmtraktes, zum anderen aber auch durch die Gekröseansätze in seiner Lage zu den Nachbarorganen teilweise fixiert sowie in seiner Eigenbeweglichkeit und der Beweglichkeit gegenüber den angrenzenden Organen eingeschränkt (Abb. 12). Der Eintritt des Oesophagus in den Magen an der Cardia führt zu einer Fixierung

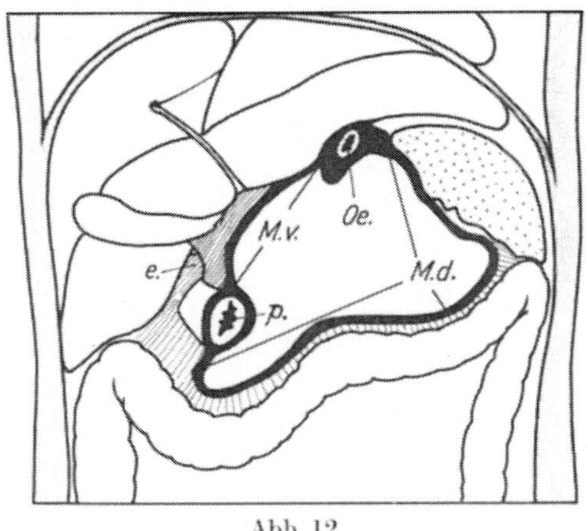

Abb. 12

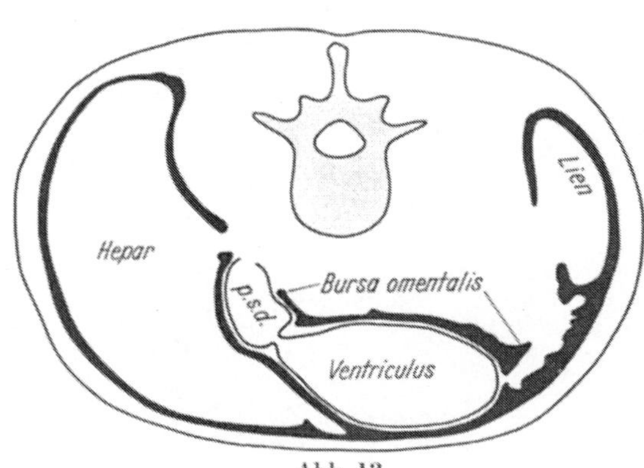

Abb. 13

Abb. 12. Aufhängung des Magens an der Hinterwand der Bauchhöhle [halbschematisch nach PERNKOPF (4)]. Leber angehoben, Milz (punktiert) und Quercolon an regelrechter Stelle. *Oe.* Eintritt des Oesophagus in den Magen; *P* Pylorusgegend; *M.v.* ventrales Mesenterium des Magens = Omentum minus, leicht nach rechts angehoben; *e.* Foramen epiploicum; *M.d.* dorsales Mesenterium des Magens

Abb. 13. Querschnitt durch das Abdomen in Höhe des Pylorus [halbschematisch nach PERNKOPF (4)]. Die peritonealen Spalträume sind schwarz eingezeichnet, retroperitoneale Organe nicht eingezeichnet. Die Bursa omentalis reicht nach rechts nicht nur bis zum Pylorus, sondern auch noch hinter die Pars superior duodeni (*P.s.d.*)

der cardianahen Magenabschnitte gegenüber dem Oesophagus, aber nur zu einer beschränkten Fixierung gegenüber dem Zwerchfell, sowie gegenüber dem Skelett, insbesondere der Wirbelsäule. Nach nur teilweise veröffentlichten Untersuchungen von FRIK und HESSE verschiebt sich der Cardiastand bei 15% der Untersuchten gegenüber der Wirbelsäule durch Änderung der Bauchdeckenspannung um mindestens 1, höchstens 1,5 Wirbelkörperhöhen. Der Pylorus als unterer Anheftungspunkt des Magens verschiebt sich noch wesentlich stärker. Da die Pars superior duodeni in gleicher Weise wie der Canalis pyloricus des Magens peritonealisiert ist und, wie auch aus Abbildungen von PERNKOPF (4) hervorgeht (Abb. 13), erst in der Nähe des oberen Duodenalknies an der Rückwand keine Serosa mehr aufweist, stellt erst das Duodenalknie und nicht der Pylorus einen Fixpunkt für die Aufhängung des Magens dar. Nach den genannten Untersuchungen von FRIK und HESSE steigt der Pylorus bei Anspannung der Bauchdecke im Durchschnitt um eine Wirbelkörperhöhe nach cranial. Die maximal festgestellte Cranialverlagerung beträgt mehr als drei Wirbelkörperhöhen. Nur in $^1/_3$ der Fälle verschiebt sich der Pylorus um weniger als eine Wirbelkörperhöhe. Beim Übergang zu horizontaler Körperlage treten Cardia und Pylorus ebenfalls höher.

Mit Ausnahme eines kleinen Dreiecks, das in den medialen Fornixabschnitten an die Cardia auf der Hinterwand des Magens anschließt, ist der Magen an Vorder- und Hinterwand total peritonealisiert. In dem genannten dreieckigen Bezirk an der Magenrückwand ist der Fornix an das Zwerchfell angeheftet, jedoch verlaufen hier zwischen Magen und Zwerchfell noch Gefäße. Die Peritonealisierung des Magens ist im übrigen nur durch die Ansatzlinien der Gekröse unterbrochen, bei deren Beschreibung wir Pernkopf (4, 5) folgen (Abb. 14 u. 15). Das entwicklungsgeschichtlich als ventrales Magengekröse anzusprechende Omentum minus, eine fast frontal gerichtete und zu der Längsfurche an der Leberunterfläche ziehende Bindegewebsplatte mit Serosaüberzug, setzt exakt an der kleinen Kurvatur des Magens an und folgt dieser von der Cardia bis über den Pylorus hinaus an die Pars superior duodeni (s. auch Abb. 12). Seine mittleren Abschnitte, etwa von der Mitte des Corpus ventriculi bis zum Pylorus, sind als Pars flaccida des Ligamentum hepatogastricum sehr dünn, beweglich und dehnbar, so daß sie trotz ihres an der kleinen Kurvatur reichlichen Gefäßgehaltes die Beweglichkeit der kleinen Kurvatur kaum beeinträchtigen. In

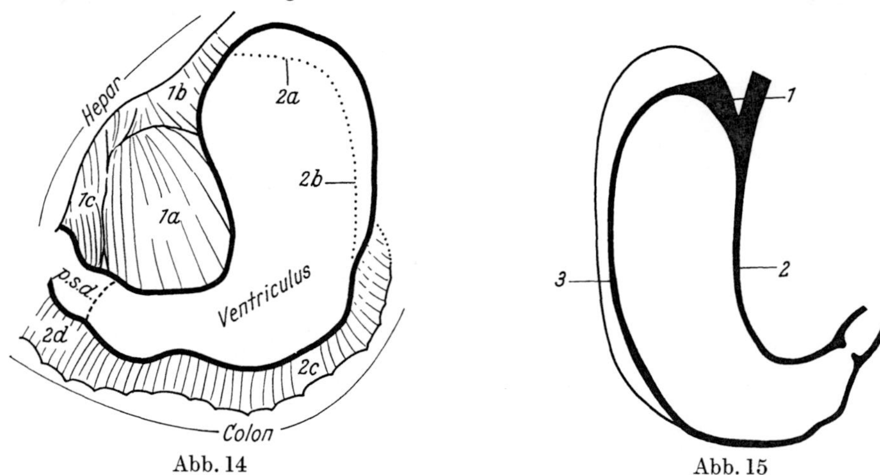

Abb. 14 Abb. 15

Abb. 14. Ansicht des Magens mit Gekrösen von vorn [halbschematisch nach Pernkopf (4)]. *1* Omentum minus; *a* Pars flaccida des Ligamentum hepatogastricum; *b* Pars densa des Ligamentum hepatogastricum; *c* Ligamentum hepatoduodenale; *2a* Ligamentum gastrophrenicum; *2b* Ligamentum gastrolienale; *2c* Ligamentum gastrocolicum; *2d* Ligamentum duodenocolicum

Abb. 15. Ansatz der Gekröse an der Hinterwand des Magens. *1* Nichtperitonealisierter Abschnitt des Fornix ventriculi; *2* Ansatz des Omentum minus an der kleinen Kurvatur; *3* Ansatz des dorsalen Magengekröses an der Magenhinterwand

Cardianähe bildet die Pars densa des Ligamentum hepatogastricum durch ihren Gefäßgehalt eine etwas stärkere Versteifung der kleinen Kurvatur, ebenso im Bereich des Ligamentum hepatoduodenale, das an der Pars superior duodeni ansetzt und die großen Gefäße zur Leberpforte leitet. Das Ligamentum hepatogastricum und hepatoduodenale bilden als Teile des Omentum minus gemeinsam mit dem Serosaüberzug der Magenhinterwand die Vorderwand der Bursa omentalis, in ihrem nicht obliterierten Abschnitt oberhalb des Quercolons. Während das Omentum minus also eine Aufwärtsverschiebung der kleinen Kurvatur, sei es durch Änderung des intraabdominellen Druckes oder den Einfluß benachbarter Organe sowie durch Palpation nicht verhindert, schränkt es Achsendrehungen des Magens um seine Längsachse nach links weitgehend ein. Die Lage der kleinen Kurvatur des Magens bleibt dadurch ziemlich konstant.

Das entwicklungsgeschichtlich dorsale Gekröse des Magens setzt im Gegensatz zu dem ventralen nicht direkt an dem im Sagittalbild als große Kurvatur erscheinenden Abschnitt der Magenkontur an, sondern ist etwas nach dorsal bzw. im Bereich des Fornix nach unten verschoben (Abb. 15), so daß der der Bursa omentalis zugewandte und durch die Gekröse fixierte Teil der Magenwand je nach dem Dehnungszustand des Magens nur etwa 30—40 % der Gesamtfläche der Magenwand ausmacht. Das dorsale Gekröse setzt sich im wesentlichen aus drei Abschnitten zusammen. An die nichtperitonealisierten Teile der Fornixhinterwand schließt sich nach lateral das Ligamentum gastrophrenicum an, das die Fornixhinterwand, nicht aber die Kuppe des Fornix, gegen das Zwerchfell fixiert. Etwa in

Cardianähe tritt der Ansatz des dorsalen Magengekröses an der hinteren Bauchwand vom Zwerchfell auf die vor der Niere gelegenen Anteile der hinteren Bauchwand über, so daß man hier nicht mehr von einem Ligamentum gastrophrenicum sprechen kann. In Höhe des Milzstieles hat das dorsale Gekröse Beziehungen zur Milz, so daß es hier als Ligamentum gastrolienale bezeichnet wird. Dabei ist bemerkenswert, daß nur eine feste Beziehung zum Milzstiel, nicht aber zum Körper der Milz besteht, so daß die letztere gegenüber dem Magen eine gewisse Beweglichkeit bewahrt. Im unteren Corpusdrittel, etwa in Höhe der unteren Grenze des cardialen Blindsackes bzw. der unteren Begrenzung der Schrägmuskulatur des Magens, geht das Ligamentum gastrolienale in das Ligamentum gastrocolicum über, welches die Gefäße für die große Kurvatur des Magens und für das Omentum majus führt. Das Ligamentum gastrocolicum reicht bis zum Pylorus und geht dort ohne Grenze in das (in den PNA nicht genannte) Ligamentum duodenocolicum über. Das Ligamentum gastrocolicum hat im Durchschnitt eine Breite von 3—4 cm, so daß eine relativ feste Fixierung des Magens gegenüber dem Quercolon vom unteren Corpusdrittel an bis zum Pylorus besteht. Es ist also nur mit Einschränkung möglich, die hinteren Anteile der großen Kurvatur gegenüber dem Colon zu verschieben. Andererseits kann aber bei stärkerer Füllung der untere Magenpol einschließlich der Pars pylorica des Magens am stehenden Patienten vor das Omentum maius und Quercolon nach unten treten, so daß die mehr ventral gelegenen Anteile der großen Kurvatur und der Vorderwand des Magens im Gegensatz zu den dorsalen gegenüber dem Quercolon eine recht erhebliche Beweglichkeit aufweisen können.

Insgesamt kann man feststellen, daß die Anheftung des Magens durch die beiden Gekröse an der kleinen Kurvatur und an den hinteren Anteilen der großen Kurvatur die freie Beweglichkeit der lateralen Fornixabschnitte und der ventralen $^2/_3$ der Magenwand am stehenden Patienten nicht beeinträchtigen, während die dorsalen Anteile der Magenwand in ihren oberen $^2/_3$ palpatorisch oder durch Einflüsse der Nachbarorgane wenig verschieblich sind. Die caudalen Anteile der großen Kurvatur des Magens können dagegen nach ventral und oben angehoben werden, da sie nur gegenüber dem Quercolon fixiert sind, welch letzteres durch sein dorsales Mesocolon eine gewisse Beweglichkeit aufweist.

e) Die Innenfläche des Magens

α) Die Faltung der Innenfläche

Wie bei allen Teilen des Magendarmtraktes finden sich auch an der Innenfläche des Magens Faltenbildungen (Abb. 16, 17). Diese Falten werden aus folgenden Wandschichten des Magens gebildet: Tunica mucosa, Lamina muscularis mucosae und Tela submucosa (Abb. 16, 18). Die meistgebrauchte Bezeichnung „Schleimhautfalten" ist also nicht ganz exakt, weil auch die Submucosa erheblich an der Faltenbildung beteiligt ist. Sie kann sogar zu diagnostischen Fehlschlüssen führen, wenn man den Zustand der Falten mit dem der eigentlichen Schleimhaut gleichzusetzen versucht (Henning; Heinkel; Frik). Jahrzehntelange Diskussionen über Lokalisation, Konstanz und Entstehungsmechanismus der Falten haben noch zu keiner einheitlichen Anschauung über diese Punkte geführt.

Im vorigen Jahrhundert wurden die Falten der Magenwand überwiegend als passive Bildung durch Kontraktion der Tunica muscularis angesehen, eine Ansicht, die auch noch Pernkopf (5) in etwas modifizierter Form aufrechterhält. Forssell (2, 3) hat die Faltenbildung zunächst als Folge eines Zusammenspiels zwischen Lamina muscularis mucosae, Flüssigkeitsverschiebungen in der Submucosa und Kontraktionen der Tunica muscularis angesehen. Bei weiterem Ausbau seiner Untersuchungen über die Eigenbeweglichkeit der Lamina muscularis mucosae stellte Forssell (4, 5) dann immer mehr die Bedeutung der „Autoplastik" dieser Schicht, d.h. deren Eigenbeweglichkeit durch unterschiedliche Kontraktion verschiedener Abschnitte dieser Schicht, in den Vordergrund seiner Betrachtungen über die Faltenbildung. Auf seine Anregung konnte Thorell experimentell den Beweis für die Kontraktionsfähigkeit der Muscularis mucosae, nicht aber für eine eigentliche Autoplastik erbringen. GRETTVE und, mit verbesserten Methoden, SJÖSTRAND haben dagegen in Fortsetzung späterer Ideen von FORSSELL (5) die Möglichkeit stärkerer Flüssigkeitsverschiebungen und Volumenänderungen in der Submucosa bewiesen.

Eines der wichtigsten Argumente von FORSSELL (3, 4) für die Bedeutung der Lamina muscularis mucosae bei der Faltenbildung war die Feststellung einer Verdickung dieser Schleimhautmuskulatur auf den Faltenkämmen, die er als Kontraktionsphase deutete. Wie bereits beim Bau der Lamina muscularis mucosae von uns beschrieben, konnte SCHELLHAASS einen einleuchtenden experimentellen Beweis gegen diese Annahme führen. Hierdurch wurde der vorübergehenden Überbewertung der Autoplastik der Boden entzogen. Statt dessen gewann die ursprüngliche Ansicht über das Zusammenwirken mehrerer

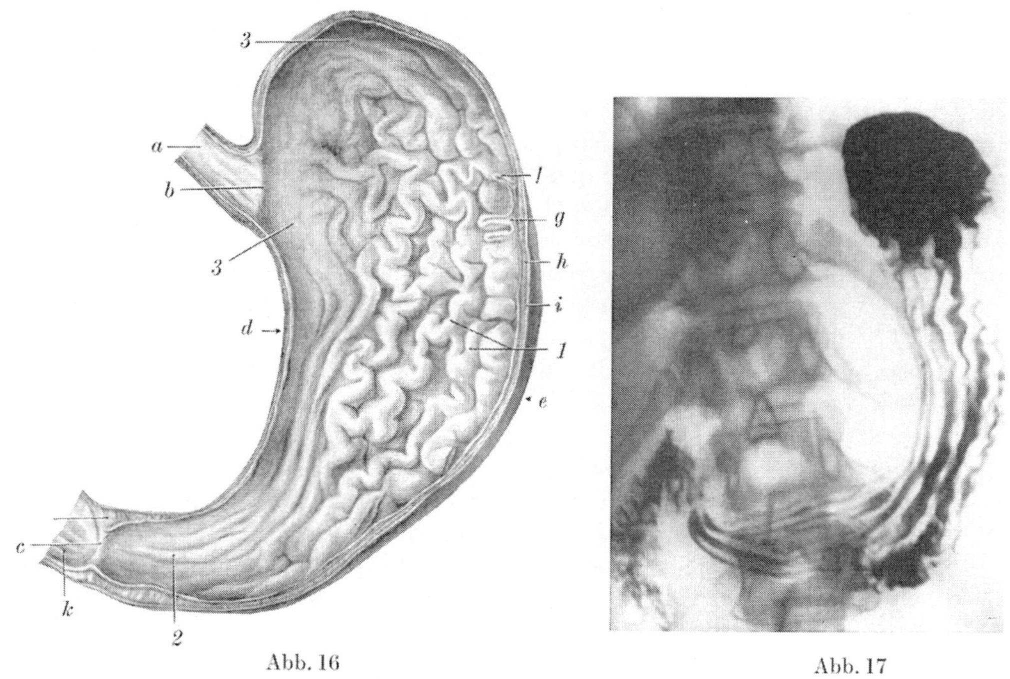

Abb. 16. Innenfläche des Magens, Hinterwand. *1* Geschlängelte Falten im Bereich des cardialen Blindsackes; *2* wenig ausgeprägte Längsfalten im Canalis pyloricus als Fortsetzung der Längsfalten im Bereich der Magenstraße; *3* abgeflachte Falten im etwas gedehnten Fundus ventriculi; *a* Vestibulum gastrooesophageale; *b* Ostium cardiacum; *c* Pylorus; *d* Curvatura minor; *e* Curvatura maior; *f* Tunica mucosa; *g* Tela submucosa; *h* Tunica muscularis; *i* Tunica serosa; *k* Pars sup. (Bulbus) duodeni. (Nach RAUBER-KOPSCH)

Abb. 17. Röntgenbild des Faltenreliefs

Wandschichten des Magens bei der Faltenbildung wieder an Wahrscheinlichkeit. Man kann heute wohl mit Sicherheit sagen, daß weder die Tunica muscularis noch die Lamina muscularis mucosae allein in der Lage sind, eine Faltenbildung hervorzurufen. Je breiter eine Falte erscheint, desto breiter muß auch die Submucosaschicht in der Falte sein, da etwaige Dickenänderungen in der Muscularis mucosae im Verhältnis zur Faltenbreite unbedeutend sind. Das gleiche gilt für mögliche Dickenänderungen der Mucosa, da auch bei der atrophischen Gastritis die Schleimhaut nur um etwa 15% verdünnt ist (HEINKEL, TOMAT u. HENNING).

Hinsichtlich der Lokalisation der Falten schwanken die Ansichten zwischen der Annahme einer weitgehend inkonstanten, mehr oder weniger regellosen Faltenbildung und der Annahme eines konstanten Schemas. Die erstere Ansicht geht auf zwei grundsätzlich voneinander verschiedene Gedankengänge zurück: einmal die alte Annahme der Formung des Faltenreliefs durch unterschiedliche Kontraktionszustände der Tunica muscularis, und zum anderen den Gedanken der Faltenbildung durch die Autoplastik der Lamina muscularis mucosae. Beide Vorstellungen müssen nach dem oben Gesagten als überholt angesehen werden. Für das Vorhandensein eines festen Faltenschemas ist vor allem CHAOUL (1—3) eingetreten, der als Grundschema der Falten nur Längsfalten anerkennt, die am oberen und unteren Magenpol Umbiegungen von der Vorder- zur Hinterwand zeigen. Lediglich im Fornixgebiet sind nach Meinung von CHAOUL auch querverlaufende „Faltenanastomosen“ zwischen den Längsfalten vorhanden. Sein Faltenschema erlaubt auch eine Unterteilung des Magens in einen Digestionssack und einen Entleerungskanal, wie sie FORSSELL (1) bereits angeregt hatte. Die Grenze zwischen diesen Abschnitten bildet die an Vorder- und Hinterwand von der Incisura angularis an der kleinen Kurvatur schräg zur großen Kurvatur, einige Zentimeter rechts vom unteren Magenpol, verlaufende Grenzfalte [CHAOUL (1—3)]. Wenn auch die Chaoul'sche Beschreibung, vielleicht aus didaktischen Gründen, einen etwas zu ausgeprägten starren Schematismus zeigt, so wird sie doch den tatsächlichen Verhältnissen besser gerecht als die Annahme einer weitgehenden Regellosigkeit. CHAOUL sieht die Magenfalten als funktionell konstante Gebilde an, wobei er als Ursache für den immer wiederkehrenden Faltentyp eine bestimmte, durch den geschlossenen Muskelschlauch des Magens dirigierte Kontraktionsrichtung der Muscularis mucosae annimmt. Letztere Erklärung kann allerdings nicht vollständig befriedigen und ist nur aus einer gewissen Rücksichtnahme auf die seinerzeit dominierenden Anschauungen von FORSSELL zu erklären.

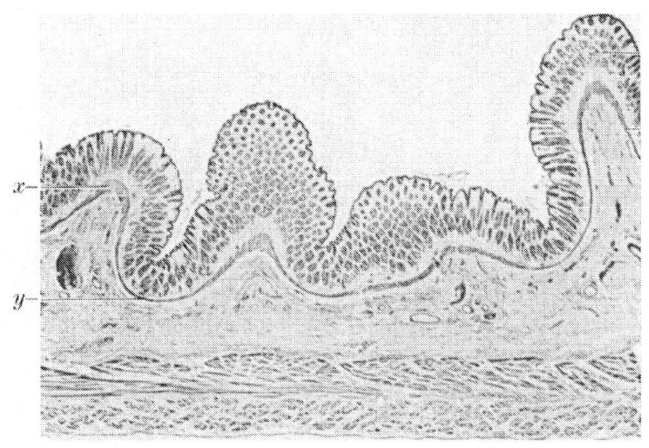

Abb. 18. Querschnitt durch die Magenwand (nach SCHELLHAASS). Entfernung vom linken zum rechten Bildrand: 13 mm. x aufgelockerte Muscularis mucosae auf dem Faltenkamm, spitzer Winkel; y glatter Bogen der Muscularis mucosae im Faltental

Die endgültige Aufklärung der Ursachen einer teilweisen Konstanz der Faltenformationen im Magen leiteten die Untersuchungen von LOTZIN über die Beziehungen des Faltensystems zum Gefäßsystem ein. STOCCADA hat bereits 16 Jahre vorher die Vermutung ausgesprochen, daß die Verlaufsrichtung der Falten z.T. durch den Gefäßverlauf bestimmt wird. Dieser Gedanke wurde dann aber zunächst nicht weiter verfolgt. LOTZIN ging bei seinen Untersuchungen von der Annahme aus, daß der Magen grundsätzlich primär, ebenso wie die übrigen Anteile des metabranchialen Vorderdarmes, eine Längsfaltenbildung aufweist. In Untersuchungen über die fetale Entwicklung konnte LOTZIN zeigen, daß zunächst vier Längsfalten vorhanden sind und die Entstehung solcher Falten, die von der Längsrichtung abweichen, zeitlich mit der Entwicklung des cardialen Blindsackes und des submucösen Arteriennetzes des Magens koordiniert ist. Stärkere, meist quer oder schräg zur Längsachse des Magens verlaufende, submucöse Arterien finden sich vorwiegend im Bereich des cardialen Blindsackes, d.h. des Fornix ventriculi und der großen Kurvatur des Corpus. In diesen Bezirken treten dann auch vorwiegend Falten mit schräger oder querer Verlaufsrichtung sowie mit Verzweigungen auf. An transparent gemachten Magenpräparaten konnte LOTZIN demonstrieren, daß der Verlauf der größeren submucösen Gefäße in diesem Bereich mit dem Faltenverlauf übereinstimmt. Damit ist es außerordentlich wahrscheinlich gemacht, daß die Arterienäste der Submucosa ein Gerüst für diejenigen Falten des Magens darstellen, die von dem längsgerichteten Verlauf abweichen. Die Längsfalten bleiben vor allem dort erhalten, wo nur kleinere submucöse Gefäße vorhanden sind, d.h. vor allem im Bereich der Magenstraße bis zur Incisura angularis. Nach BRAUS und ELZE ist allerdings auch in Gegenden, in denen Quer- und Schrägfalten vorherrschen, der Grundtyp der Längsfaltung — etwa im Sinne von CHAOUL — noch angedeutet zu erkennen.

Im Canalis pyloricus, innerhalb dessen das submucöse Gefäßsystem noch wesentlich spärlicher als an der kleinen Kurvatur des Corpus ist, überwiegt ebenfalls der Längsfaltentyp, jedoch liegt hier eine viel stärkere Variabilität des Faltensystems vor. Für diesen Bezirk gibt es bis jetzt keine sichere Erklärung, warum gelegentlich die quere Verlaufsrichtung überwiegt. Nachdem für den cardialen Blindsack gezeigt worden ist, daß ein Gerüst, in diesem Fall ein Gefäßgerüst, als präformierendes Element für das Auftreten bestimmter Faltenrichtungen erforderlich ist, kann man wohl kaum annehmen, daß in einem anderen Magenabschnitt allein die hypothetische dynamische Funktion der Lamina muscularis mucosae hierfür ausreicht. Abbildungen von Thorell (1), die das Entstehen von Falten durch eine Kontraktion der Lamina muscularis mucosae nach elektrischem Reiz zeigen sollen, lassen nur das Höherwerden von Falten erkennen, die bereits vor der Reizung angedeutet sichtbar waren. Die Untersuchungen von Thorell beweisen also nur die Beteiligung der Lamina muscularis mucosae an der Faltengestaltung, nicht aber eine etwaige Fähigkeit dieser dünnen Muskelschicht, von sich aus allein Falten zu erzeugen. Wahrscheinlich überwiegt im Canalisgebiet der Einfluß der Muscularis (propria), so daß die unterschiedliche Faltenbildung hier als reine Stauchungsfaltenbildung, je nach Art und Richtung der Kontraktion der Muscularis angesehen werden muß. Eine einzige weitgehend konstante Faltenbildung, die Chaoul'sche Grenzfalte, läßt sich durch die Gefäßtheorie von Lotzin nicht hinreichend erklären. Sie entspricht zwar ungefähr der aboralen Grenze des Gebietes der größeren submucösen Arterienäste, wie auch aus einer Abbildung von Wagstaff (Abb. 9) zu entnehmen ist, jedoch ist dort der Übergang zu kleineren submucösen Gefäßen nicht so abrupt, daß die Entstehung einer konstanten Grenzfalte erklärbar wäre.

Den Ansichten von Lotzin wurde seinerzeit durch Forssell (6) sofort widersprochen. Die Schärfe des Widerspruchs ist aber nur durch das Mißverständnis einiger spiegelbildlicher Abbildungen von Lotzin und durch den Wunsch, die ursprüngliche Theorie der Autoplastik zu verteidigen, zu verstehen. Infolge der berechtigten allgemeinen Hochachtung vor Forssell wird allerdings auch heute noch den besser begründeten Untersuchungen von Lotzin oft weniger Beachtung geschenkt, als den früheren Darlegungen von Forssell. Schellhaass und in den letzten Jahren auch Málnási, Peterffy und Csipkés haben einwandfreie experimentelle Bestätigungen für den Einfluß des Gefäßverlaufs auf die Faltenbildung gebracht. Während Schellhaass seine Untersuchungen am Leichenmagen vorgenommen hat, wurden von den rumänischen Autoren frisch resezierte Magenpräparate untersucht. An letzteren ließ sich bei Verwendung eines kolloidalen Kontrastmittels noch besser zeigen, daß am Boden jeder Falte mindestens ein größerer funktionsfähiger Arterienast verläuft, während kleinere Äste z.T. durch die von Barclay und Bentley nachgewiesenen Shunts ausgeschaltet sind. Der Nachweis der unterschiedlichen funktionellen Wertigkeit submucöser Gefäßarterienäste durch Málnási u. Mitarb. läßt es z.B. auch möglich erscheinen, daß neben der Kontraktion des Muskelschlauches der unterschiedliche Füllungszustand einzelner submucöser Arterien die Faltenbildungen im Canalisgebiet beeinflußt.

Überblickt man die Diskussionen über die Entstehung der Faltung der Innenfläche des Magens, so kann man feststellen, daß mit Ausnahme des Gebietes des Canalis pyloricus heutzutage die Existenz einer anatomischen Präformierung als Ursache einer konstanten Lokalisation der Falten als gesichert angesehen werden muß. Höhe, Breite und geringere Abweichungen von der grundsätzlichen Verlaufsrichtung (z.B. sog. Schlängelung) sind dagegen variabel. Sie hängen sämtlich von dem Zusammenspiel zwischen Tunica muscularis, Tela submucosa und Lamina muscularis mucosae ab. Alle diese drei Schichten sind aktiv an der Faltenbildung beteiligt. Auch die Tela submucosa hat dabei mit überwiegender Wahrscheinlichkeit nicht nur passive Funktionen im Sinne einer Verschiebeschicht. Die eigentliche Tunica mucosa ist dagegen offensichtlich nur mehr oder weniger passiv an der Faltenbildung beteiligt. Vom rein formalen Standpunkt der Faltenarchitektonik ist dabei das fast wie ein gegenseitiges Abstützen anmutende Ineinandergreifen der bogenförmigen

Begrenzung des Oberflächenepithels und der umgekehrt ausgerichteten Bögen, die die Lamina muscularis mucosae im Querschnitt durch Falten erkennen läßt, bemerkenswert (SCHELLHAASS) (Abb. 18). Dieses Verhalten der Muscularis mucosae spricht eher für eine tonische als für eine dynamische Aktivität dieser Schicht. Bei starker Aufweitung des Magens, insbesondere bei einer weitgehenden Tonusherabsetzung der Tunica muscularis, muß ein völliges Verschwinden der Faltung der Innenfläche des Magens als die Regel angesehen werden. Meist genügt auch schon eine stärkere Luftblähung des Magens oder eine stärkere Kompression von außen, um die Falten zum Verschwinden zu bringen. Auch eine stärkere Füllung des Magens mit Flüssigkeit läßt die Falten verschwinden. Während die Lokalisation der Falten also weitgehend konstant ist, entspricht ihre Existenz weniger einem morphologischen Zustand als einem funktionellen Vorgang.

β) Die Felderung der Oberfläche (Areae gastricae)

Während die Gliederung der Innenfläche des Magens durch Falten einen wechselnden Zustand darstellt, und außerdem durch funktionelle Veränderungen auch tieferer Wandschichten des Magens bedingt ist, läßt sich auf der Oberfläche der Schleimhaut eine am normalen Magen weitgehend konstante netzförmige Gliederung darstellen (Abb. 19 u. 20). Sie entsteht durch die sog. Areae gastricae, bzw. die zwischen diesen liegenden rinnenartigen Vertiefungen der Schleimhautoberfläche, die Sulci interareolares. Während frühere Anatomen diesen Zustand der Schleimhautoberfläche als pathologisch ansahen, hat bereits KÖLLIKER (1) festgestellt, daß die Areae am normalen Magen anatomisch vorgebildet sind. Er nahm an, daß die Furchen zwischen den Areae unabhängig von dem Kontraktionszustand der Mucosa sind und dünneren Schleimhautabschnitten entsprechen. Verschiedene andere Autoren (ROLLET; ORATOR; PASCHKIS u. ORATOR) bestätigen diese Ansicht. BRAUS glaubt an die Trennung der Areae durch bindegewebige Septen, während PLENK die ursprüngliche Annahme von KÖLLIKER (1) für wahrscheinlicher hält, aber auch zusätzliche funktionelle Momente bei der Gestaltung der Areae anerkennt. HAMPERL vertritt die Meinung, daß das Auftreten der Areastruktur der Oberfläche von herdförmigen Kontraktionsvorgängen in der Muscularis mucosae abhänge, daß die Areastruktur, insbesondere die Furchenbildung zwischen den Areae, an stark gedehnten Schleimhautpräparaten verschwindet. HAMPERL erklärt die Areabildung und die Bildung der Sulci interareolares durch Verlagerung der Drüsenschläuche bei Anspannung der Schleimhautmuskulatur. Seine Anschauungen nähern sich damit den Anschauungen von FORSSELL (3), der ebenfalls einen Einfluß der Autoplastik auf die Gestaltung der Schleimhautoberfläche annahm.

Die Sulci interareolares entsprechen nicht den Foveolae gastricae. Diese finden sich vielmehr in Ein- oder Mehrzahl auf den Oberflächen der Areae, wie PLENK betont. Die Areae haben unregelmäßig runde, z.T. auch ovale und polycyclische Form. Der Durchmesser der Areae gastricae beträgt bei normaler Schleimhaut ca. 1,5—3 mm [FRIK u. ZEIDNER; FRIK (4)]. Die Areae vasculosae nach GOERTTLER und SCHMIDT gehören der Lamina muscularis mucosae an und sind nicht mit den Areae gastricae der Innenfläche des Magens identisch.

Das Problem der Gestaltung des Reliefs der Areae gastricae hat in den letzten Jahren in radiologischer Sicht erheblich an Bedeutung gewonnen. Die ersten radiologischen Beobachtungen der Areae gastricae auf der normalen Schleimhaut stammen von VALLEBONA („Disegno areolare"). Auch DYES und WALK haben das normale Arearelief im Röntgenbild beobachtet. Ausgiebigere Untersuchungen über die röntgenologische Darstellung der Reliefs der Areae gastricae (Magenfeinrelief) stammen von FRIK. Die Beschreibung des normalen Areareliefs ist sowohl für den Radiologen als auch für den Anatomen dadurch erschwert, daß nach HENNING, HEINKEL und ELSTER (1, 2 u.a.) über die Hälfte aller Patienten chronisch entzündliche Veränderungen der Magenschleimhaut zeigen, die nach GUTZEIT, PRÉVÔT, BÜCKER und FRIK (4) einen Einfluß auf die Gestaltung des Areaereliefs ausüben. Nach den bis heute gesammelten Erfahrungen kann man feststellen, daß bei normaler Schleimhaut das Relief der Areae gastricae einen regelmäßigen Eindruck macht, d. h. daß der Durchmesser der Areae weitgehend gleichförmig ist.

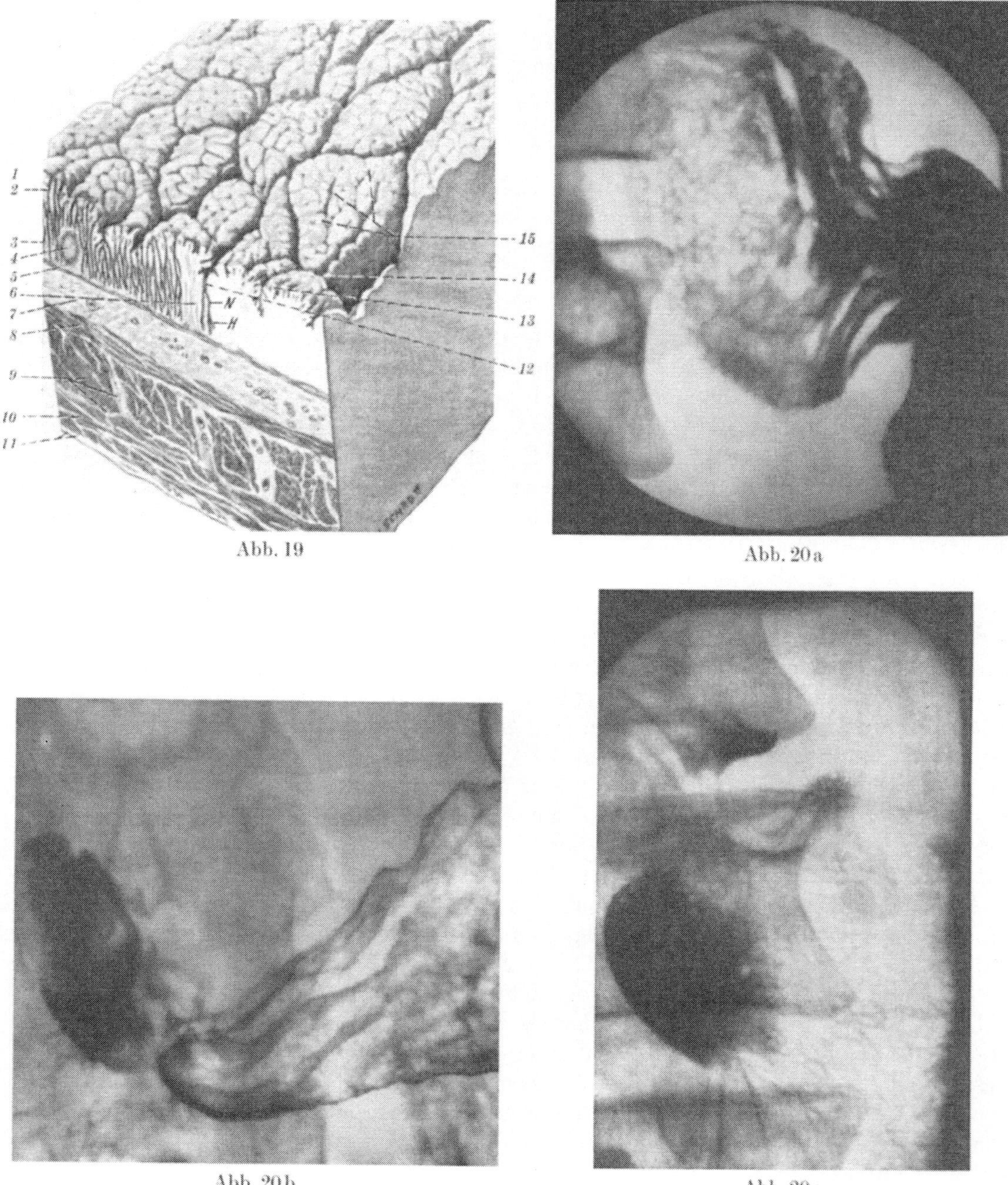

Abb. 19

Abb. 20a

Abb. 20b

Abb. 20c

Abb. 19. Querschnitt durch die Magenwand [nach Pernkopf (4)]. *1* Epithel (der Schleimhautoberfläche und der Grübchen); *2* Lamina propria mucosae; *3* Lamina propria mucosae im Bereiche der Tiefe des Stratum glandulare; *4* Lymphknötchen; *5* Tunica muscularis mucosae; *6* zur Schleimhautoberfläche aufsteigende Züge der Tunica muscularis mucosae; *7* Submucosa mit Plexus submucosus; *8* Schicht der Fibrae obliquae; *9* Ringmuskulatur mit Plexus myentericus (quer getroffen); *10* Längsmuskulatur (der Länge nach getroffen); *11* Serosa und Subserosa; *12* Foveola gastrica; *13* Plica villosa (Teil einer Area gastrica); *14* Sulcus interareolaris; *15* Area gastrica; *H* Hauptstück eines Hauptdrüsenschlauches; *N* Nebenstück (desselben)

Abb. 20a—c. Darstellung der Areae gastricae im Röntgenbild. a Mittelgroße Areae im Bereich des Canalis pyloricus bei Darstellung mit Kompression. b Darstellung der Areae gastricae im Doppelkontrastbild. c Darstellung der Areae in der Pars pylorica bei wenig deutlich hervortretenden Areae gastricae (mit Kompression)

Manche Anatomen nehmen aufgrund der Untersuchungen von FORSSELL (3) und HAMPERL an, daß die Muscularis mucosae sowie die in die Mucosa aus dieser aufsteigenden Muskelfasern funktionelle Einflüsse auf Höhe und Größe der Areae ausüben können. Bis jetzt ist es aber nicht gelungen, hierfür in vivo Beweise zu erbringen. Untersuchungen von FRIK (4—6) haben sogar gezeigt, daß bei ein und demselben Patienten über mehrere Jahre hindurch immer der gleiche Charakter des Areareliefs zu beobachten ist. Diese Feststellungen widersprechen nur scheinbar den Befunden von HAMPERL. Spricht man mit SCHELLHAASS der Schleimhautmuskulatur mehr eine tonische als eine dynamische Funktion zu, so besteht kein Grund dafür, daß der Charakter des Areareliefs bei erhaltenen normalen Tonusverhältnissen der Lamina muscularis mucosae wechselt. Dabei kommt den in die Schleimhaut aufsteigenden Blutgefäßen (Abb. 21) wahrscheinlich in ähnlicher Weise wie den Gefäßen der Submucosa bei der Faltenbildung eine gewisse Gerüstfunktion zu, die die Konstanz des Musters der Areae gastricae auf der normalen Schleimhaut sichert.

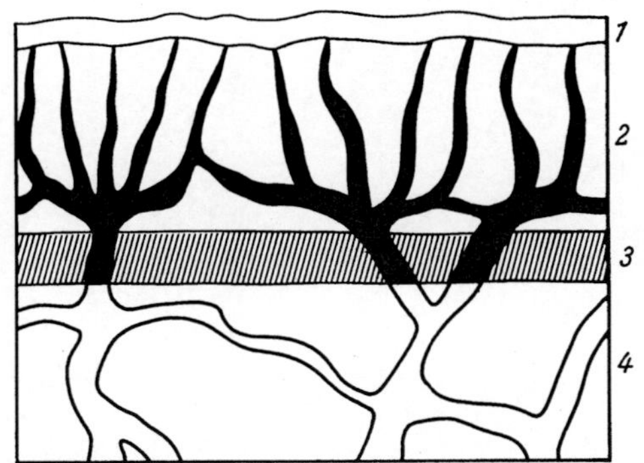

Abb. 21. Verteilung der Arterien in der Mucosa (halbschematisch nach BARCLAY und BENTLEY, ohne Berücksichtigung der Knäuelarterien nach DISSE). *1* Deckepithel; *2* Mucosa mit Gefäßen; *3* Muscularis mucosae; *4* Submucosa

Ob der durchschnittliche Durchmesser und die Form der Areae in den verschiedenen Abschnitten des normalen Magens unterschiedlich sind, ist bis heute noch nicht entschieden. Die Mehrzahl der Anatomen nimmt Unterschiede zwischen dem Fundusgebiet des Magens und der Pars pylorica an, wobei die Mehrzahl der Anatomen sich dafür ausspricht, daß bei normaler Schleimhaut die Areae im Canalisgebiet kleiner sind als in den höher gelegenen Magenabschnitten, was auch den bisherigen röntgenologischen Beobachtungsergebnissen entspricht. BARGMANN spricht dagegen von gröberen Höckerungen in der Pars pylorica. Ob eine scharfe Grenze der Gestaltung des Areareliefs zwischen den verschiedenen Drüsengebieten besteht, ist noch nicht sicher. Untersuchungen von FRIK (5), der gezeigt hat, daß zwischen dem Sinusgebiet und dem Canalisgebiet in der Mehrzahl der Fälle eine Intermediärzone mit inselförmig vergröberten Areae eingeschaltet ist (Abb. 22), sprechen dafür, daß die Areagliederung in einer gewissen Übereinstimmung mit den Drüsenfeldern steht. Über die Höhe der Areae läßt sich intra vitam wegen der wechselnden Stärke der festhaftenden Schleimschicht wenig aussagen, da die Eindringtiefe des Kontrastmittels in die Sulci interareolares nicht beurteilt werden kann. Der Eindruck unterschiedlicher Höhe der Areae bei der Röntgenuntersuchung entsteht wohl eher durch die unterschiedliche Breite der Furchenbildung zwischen den Areae, die zwischen etwa 0,3 und 0,8 mm schwanken kann.

Insgesamt kann man feststellen, daß die Aufteilung der Oberfläche der Magenschleimhaut in Areae gastricae einen normalen Zustand darstellt, der anatomisch etwa in dem gleichen Maß wie die Faltenbildung präformiert ist. Man muß annehmen, daß Ort und — bei normaler Schleimhaut — auch Größe der Areae gastricae durch die Struktur der Lamina muscularis mucosae und der Mucosaarterien festgelegt sind. Das Sichtbarwerden der Areae hängt wahrscheinlich von der erhaltenen Kontraktionsfähigkeit der Schleimhautmuskulatur ab. Daß das Relief der Areae gastricae eine größere Konstanz als das Faltenrelief aufweist, ist möglicherweise darauf zurückzuführen, daß die Kontraktion der Lamina muscularis mucosae weniger stark als die der Tunica muscularis wechselt. Folgt man den Überlegungen von SCHELLHAASS über die Dehnung und die Auflockerung der Schleimhautmuskulatur auf den Faltenkämmen, so wird hierdurch auch die Mitteilung von FRIK und ZEIDNER verständlich, daß auf den Faltenkämmen am normalen Magen die Areae gastricae im Gegensatz zu den Verhältnissen bei flacher Schleimhaut in der Regel nicht zu erkennen sind.

γ) *Die Verteilung der Drüsenfelder*

Ebenso wie an der Tunica muscularis keine scharfe Grenze zwischen den einzelnen Magenabschnitten sowie zwischen dem Magen und seinen Nachbarorganen festgestellt werden kann, finden sich auch an der Magenschleimhaut nur fließende Übergänge zwischen den einzelnen Drüsengebieten des Magens und seiner Nachbarorgane. Relativ am schärfsten ist noch die Begrenzung der Magenschleimhaut gegenüber der Oesophagusschleimhaut durch die Linea serrata, jedoch konnten NEUMANN durch Untersuchungen an Sektionspräparaten und PALMER (1) durch Markierung dieser Linie mit Silberklips und anschließende Röntgenuntersuchung zeigen, daß die Lage der Oesophagus—Magengrenze auch beim Normalen um mehrere Zentimeter variieren kann. Bei der gewöhnlichen Kontrastdarstellung des oesophagogastrischen Überganges mit einer Bariumsulfatsuspension ist die Linea serrata, die auch in den PNA nicht aufgeführt ist, meist nicht sichtbar.

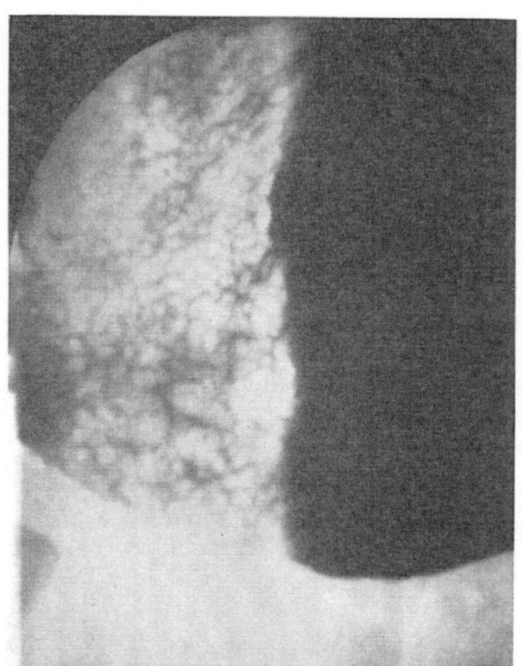

Abb. 22. Inselförmige Vergröberung des Areareliefs in der Intermediärzone zwischen Antrum- und Fundusschleimhaut

Das gesamte Gebiet des Corpus ventriculi wird von den Fundus- oder Hauptdrüsen eingenommen. Ein abgegrenztes Drüsenfeld für die Cardiadrüsen existiert nicht, man kann lediglich deren Vorhandensein in der Umgebung des oesophagogastrischen Überganges histologisch nachweisen. Die orale Begrenzung des Drüsenfeldes der Fundusdrüsen ist praktisch nie in den Magen hinein verschoben und hat infolgedessen für die radiologische Beurteilung des Magens keine Bedeutung. Die Kenntnis der aboralen Grenze des Fundusdrüsengebietes gegenüber dem Gebiet der Antrumdrüsen spielt dagegen auch für die radiologische Beurteilung der Innenfläche des Magens eine erhebliche Rolle. Es existieren zahlreiche Arbeiten von Autoren, die sich mit der Lage der Grenze beider Drüsengebiete beschäftigt haben (DEBEYRE; JOUVENEL; MIYAGAWA; PASCHKIS u. ORATOR; PLENK; ELSTER, DUSCHEK u. HEINKEL), die stark differierende Angaben sowohl über die anteilmäßige als auch über die absolute Größe des Antrumdrüsengebietes enthalten. Die Variabilität des biologischen Materials, insbesondere die starke Größenänderung des Magens bei verschiedenen Kontraktionszuständen, macht diese Unterschiede durchaus verständlich.

Die Messungen von ELSTER, DUSCHEK und HEINKEL an 63 Mägen, die je etwa zur Hälfte aus Sektions- und Operationsmaterial stammten, enthalten die bisher exaktesten Angaben über die Fundus—Antrumgrenze unter ausgiebiger Diskussion der Ansichten anderer Autoren. Als Mittelwert für die Fundus—Antrumgrenze an der kleinen Kurvatur konnten ELSTER und Mitarb. eine Entfernung von 7,7 cm vom Pylorus feststellen, maximal 12 cm, minimal 5 cm. An der großen Kurvatur betrug die Entfernung der Grenze im Durchschnitt 7,2 cm, maximal 10 cm, minimal 4 cm. Die Autoren schließen aus ihren Untersuchungen, daß das Gebiet der Antrumschleimhaut an der kleinen Kurvatur etwa $^1/_3$ der Gesamtlänge des Magens einnimmt, während der Anteil an der großen Kurvatur etwa $^1/_6$ beträgt. Damit liegt die Fundus—Antrumgrenze an der kleinen Kurvatur etwa im Bereich der Incisura angularis. Die orale Grenze des Antrumdrüsengebietes ist also in der Mehrzahl der Fälle oral vom Beginn des Canalis pyloricus, d.h. von der linken Canalisschlinge nach TORGERSEN, zu suchen. Das Gebiet der Antrumdrüsenschleimhaut ist damit nicht auf den Entleerungsteil des Magens beschränkt, sondern greift auch noch auf den

Digestionssack [Forssell (1—3)] über. Exakte Untersuchungen über die Beziehungen der oralen Grenze des Antrumdrüsengebietes zur Grenzfalte nach Chaoul bestehen nicht. Eine gewisse Korrelation zwischen diesen beiden Linien ist aber zu erwarten.

Bereits Ebstein, Toldt und Ellenberger haben zwischen den beiden großen Drüsenfeldern eine Intermediärzone angenommen, die einem allmählichen Übergang vom Typ der Fundusdrüsen zu den Antrumdrüsen entspricht. Die Ausdehnung dieser Intermediärzone ist nach Miyagawa und Jouvenel an der großen Kurvatur wesentlich größer als an der kleinen. Eine Zeichnung von Pernkopf (5) zeigt, daß dieser Autor den Umfang der Interzone mit dem des von ihm so genannten Kniestückes, d.h. des gesamten Sinusgebietes nach Forssell (1—3), identifiziert. Nachdem bereits in früheren Arbeiten festgestellt wurde, daß die Intermediärzone keineswegs eine regelmäßige Erscheinung darstellt, konnten auch Elster u. Mitarb. zeigen, daß nur etwa in der Hälfte ihrer Fälle überhaupt eine meßbar breite Intermediärzone vorliegt. Diese Autoren haben aber zusätzlich eine Häufung heterotoper Darmschleimhautinseln im Gebiet der Fundus—Antrumgrenze sowie eine Anhäufung von Lymphfollikeln in diesem Bereich festgestellt. Solche Angaben decken sich mit dem oben genannten röntgenologischen Nachweis einer Übergangszone im Magenfeinrelief, innerhalb derer in inselförmiger Anordnung gehäuft grobe, unregelmäßige Areae gastricae bei normaler Verteilung der Areae gastricae in den übrigen Schleimhautabschnitten nachweisbar sein können [Frik (5, 6)] (s. Abb. 22).

In Pylorusnähe sind bereits Brunnersche Drüsen in das Drüsenfeld der Antrumdrüsen eingestreut, jedoch bewirken diese, ebenso wenig wie die Cardiadrüsen, eine Änderung des makroskopischen Bildes der Schleimhaut.

5. Lage und Form des Magens

a) Allgemeines

Lage und Form des Magens sind eng miteinander verknüpft. Dabei kann lediglich der holotopische Grundtypus der Magenlage, welcher im folgenden einschließlich der grundlegenden Nachbarschaftsbeziehungen zunächst beschrieben wird, als nahezu konstant angesehen werden. Im Rahmen dieses Grundtypus ist dagegen eine Vielzahl von Änderungen der Magenlage und -form durch verschiedenartige exogene und endogene Einflüsse möglich, die als physiologisch angesehen werden müssen.

Unter dem Eindruck der Diskrepanz zwischen der im Röntgenbild erkennbaren intravitalen Magenform und der früher nach der Leichenanatomie als normal angesehenen Gestalt des Magens entstand in den ersten Jahrzehnten der Röntgendiagnostik die bekannte Auseinandersetzung über die normale Magenform, bei der der Einfluß der Lage des Magens auf die Form erst allmählich stärker beachtet wurde. Die rein deskriptiven Begriffe „Stierhornform“ und „Hakenform“ (s. Abb. 29) wurden zu Objekten eines jahrzehntelangen Streites. Zusammenhänge zwischen Körperhaltung und Magenform sind z.T. schon vor der Einführung der Röntgendiagnostik bekannt gewesen (His u.a.), wurden aber erst unter dem Eindruck der röntgenologischen Beobachtungsmöglichkeiten stärker beachtet [Simmonds; Forssell (3); Westphal; F. W. Müller (1) u.a.]. Dabei hat schon Westphal der Verschiebung des Mageninhaltes beim Übergang von vertikaler zu horizontaler Körperhaltung die überwiegende Bedeutung für die Formveränderung des Magens beigemessen. Die Verlagerung der übrigen Abdominalorgane bei Änderung der Körperstellung ist dagegen in ihrem Einfluß auf den Magen weniger beachtet worden. Noch stärker wurde der Gedanke, daß auch bei gleicher Körperhaltung die Magenlage und -form durch unterschiedliches Verhalten der Nachbarorgane verändert werden können, oft vernachlässigt. Auch die mangelnde Berücksichtigung der dritten Dimension bei der Röntgenuntersuchung hat zu manchen Fehlschlüssen über die Magenform geführt. Es erscheint deshalb erforderlich, diese Fragen hier im Anschluß an die morphologische Beschreibung des Magens unter gleichzeitiger Berücksichtigung entwicklungsgeschichtlicher Gesichtspunkte ausführlich abzuhandeln.

b) Der Grundtypus der Lage und die Nachbarschaftsbeziehungen des Magens

Der Magen liegt intraabdominal und intraperitoneal in der linken Hälfte der Bauchhöhle. Bei liegender Körperhaltung gehört er zu $^3/_4$ der Regio hypochondrica sinistra und zu $^1/_4$ der Regio epigastrica an. Die Cardia steht dabei etwa in Höhe des 11. Brustwirbels [RAUBER-KOPSCH; TÖNDURY; PERNKOPF (5) u.a.], dicht lateral vom linken Wirbelsäulenrand. Der Pylorus findet sich nach den gleichen Autoren in Höhe des 12. Brustwirbels bis 1. Lendenwirbels, einige Zentimeter lateral vom rechten Wirbelsäulenrand. Der Fornix ventriculi liegt der linken Zwerchfellhälfte von unten an. In Projektion auf die vordere Bauchwand entspricht der Fornix dem 5. bis 6. Rippenknorpel, die Cardia dem linken Sternalrand in Höhe des Übergangs zum Processus xiphoideus. Der Pylorus projiziert sich in die Mitte zwischen dem rechten Rippenbogen und der Medianlinie, etwa in die Höhe des 8. Rippenknorpels.

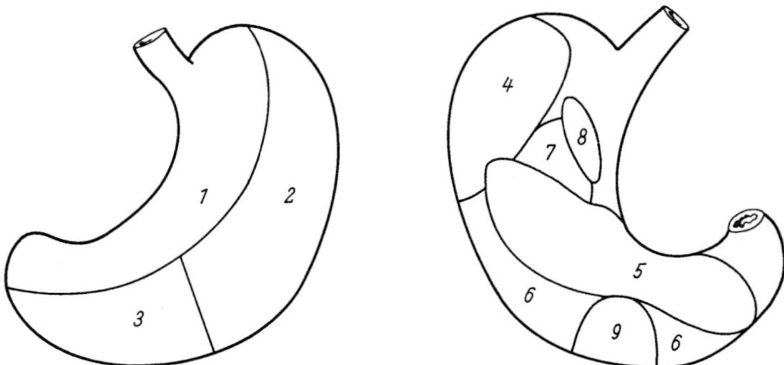

Abb. 23. Berührungsfelder an Vorder- (*1—3*) und Hinterwand (*4—9*) des Magens. *1* Facies hepatica; *2* Facies diaphragmatica; *3* Facies libera epigastrica; *4* Facies lienalis; *5* Facies pancreatica; *6* Facies colomesocolica; *7* Facies renalis; *8* Facies suprarenalis; *9* Facies duodenojejunalis

Bei vertikaler Körperhaltung treten die im Liegen der Regio epigastrica zuzuordnenden Magenabschnitte in die Regio umbilicalis herab, ein Teil des Corpus ventriculi reicht aus der Regio hypochondrica sinistra hinunter in den Bereich der Regio lumbalis sinistra. Gleichzeitig treten Cardia und Pylorus tiefer. FRIK und HESSE konnten zeigen, daß am stehenden Patienten die Cardia in mehr als der Hälfte der Fälle in Höhe des 12. Brustwirbels, bei $^1/_3$ der Untersuchten in Höhe des 1. Lendenwirbels, bei 10% in Höhe des 11. Brustwirbels und bei den restlichen ca. 5% in Höhe des 2. Lendenwirbels steht. Der Pylorus projiziert sich nach den gleichen Untersuchungen unter der Voraussetzung einer möglichst weitgehenden Entspannung der Bauchdecken bei 47% der Untersuchten in die Höhe des 3. Lendenwirbels, bei 28% in Höhe des 2. Lendenwirbels, bei 18% in Höhe des 4. Lendenwirbels, bei 5% in Höhe des 1. und bei 2% in Höhe des 5. Lendenwirbels. Weiterhin tritt in einem noch nicht statistisch ermittelten Teil der Fälle der Pylorus weiter nach medial, überschreitet sogar gelegentlich die Medianlinie nach links. Der untere Pol des gefüllten Magens wird bei Untersuchung im Stehen im Durchschnitt in Höhe des Darmbeinkammes, d.h. des 4. bis 5. Lendenwirbels gefunden. Je nach Konstitution, Füllung des Magens und intraabdominellen Druckverhältnissen kommen hier jedoch Abweichungen um die Höhe von 1—2 Wirbelkörpern nach oben und unten als normale Variation vor.

Die Berührungsfelder der Magenwände (Abb. 23) sind ebenfalls stark von der Körperhaltung sowie von Lage und Größe der Nachbarorgane abhängig, worauf vor allem BENNINGHOFF und GOERTTLER hingewiesen haben. Am liegenden Patienten muß an der Vorderwand des Magens in der Regel die gesamte kleine Kurvatur einschließlich des angrenzenden Drittels der Vorderwand als Facies hepatica angesehen werden, während die lateralen $^2/_3$ der Corpusvorderwand einschließlich der Fornixvorderwand als Facies phrenica bei horizontaler Körperlage ebenfalls nicht in direktem Kontakt mit der vorderen Bauchwand stehen. Lediglich das Gebiet des unteren Magenpols stellt am Liegenden eine kleine Facies libera epigastrica dar. Am Stehenden vergrößert sich die Facies libera epigastrica, die also direkt der Palpation ohne Zwischenschaltung anderer Organe von der Bauchwand aus zugänglich ist, auf etwa die Hälfte der Magenvorderwand. Auch größere Teile der Pars pylorica treten dann unter dem Leberrand hervor, jedoch bleibt ein Großteil der kleinen Kurvatur immer noch von dem, allerdings in diesem Bereich oft recht dünnen, linken Leberlappen überdeckt.

An der hinteren Magenwand bestehen bei horizontaler Lage Berührungsfelder mit der Milz, der Niere und Nebenniere, dem Pankreas und dem Colon bzw. Mesocolon. Je nach der Beweglichkeit der Milz wechselt die Facies lienalis in Lage und Größe stark, ebenso ändert die Facies colo-mesocolica ihre Größe mit dem Füllungsgrad des Magens. Die beiden zuletzt genannten Berührungsfelder liegen außerhalb der Bursa omentalis und im wesentlichen lateral bzw. unterhalb des Ansatzes des dorsalen Gekröses. Zwischen die Magenhinterwand und Niere mit Nebenniere sowie Pankreas ist dagegen die Bursa omentalis eingeschaltet, die allerdings in vivo in der Regel auch nur einen spaltförmigen Raum darstellt, so daß hierdurch der Kontakt zwischen Magen und retroperitonealen Organen nicht wesentlich beeinträchtigt wird. Während die Facies pancreatica dabei noch als echtes Berührungsfeld angesprochen werden kann, ist zu bedenken, daß die linke Niere weiter dorsal im Retroperitonealraum liegt, so daß nur bei excessiven Vergrößerungen dieses Organs ein echter Kontakt zur Magenhinterwand auftreten kann. Man sollte die Facies renalis und die angrenzende Facies suprarenalis deswegen besser nur als Projektionsfeld und nicht als Berührungsfeld ansprechen. Die Facies pancreatica reicht im Bereich der Pars pylorica des Magens bis in die Nähe des Pylorus. Unter den mittleren Teil des der Facies pancreatica angehörenden Feldes projiziert sich auch ein gewöhnlich in der anatomischen Literatur nicht genanntes weiteres Feld, das der Flexura duodenojejunalis entspricht. Dieses kann beim Vorhandensein von Divertikeln in diesem Bereich praktische Bedeutung erlangen und vor allem bei Untersuchungen in vertikaler Haltung zu störenden Überlagerungen der Magenkonturen führen.

c) Definition der Magenformen

α) Frühere Versuche zur Festlegung einer normalen Magenform

Vor der Einführung der Röntgenuntersuchung galt im allgemeinen die von LUSCHKA (1) gezeichnete Magenform als normal (Abb. 24): ein horizontal gelegener Sack mit Ausbuchtung des Fundus und geringer Erhöhung des Pylorus, Pylorus und Cardia in fast gleicher Höhenlage [nach der Beschreibung von SCHLESINGER (3)], pars pylorica etwas enger und gegen die übrigen Magenabschnitte angedeutet abgesetzt. Diese Vorstellung vom „normalen Magen“ blieb über mehrere Jahrzehnte erhalten, obgleich bereits LUSCHKA (2) selbst darauf aufmerksam gemacht hatte, daß vor allem bei Frauen auch mehr vertical angeordnete Mägen gefunden werden und andere Autoren wie HIS, LESSHAFT, DOYEN, JONNESCO u. a. ebenfalls eine vorwiegend vertikale Lagerung des Magens beschrieben. Da die Magenform seinerzeit fast ausschließlich nach den Verhältnissen an der liegenden Leiche beurteilt wurde, waren auch die Zusammenhänge zwischen Form und Lage des Magens der Mehrzahl der Autoren noch nicht klar bewußt. FORSSELL (3) hat die Forschung des 19. Jahrhunderts über die Magenform sehr genau analysiert und gezeigt, daß man zwei Forschungsrichtungen unterscheiden muß, von denen sich die eine mit der von Nachbarschaftsbeziehungen und Muskelkontraktionen unabhängigen, rein anatomisch bedingten Form beschäftigt, während die andere die Kontraktionsform des Magens — zunächst nur nach der Leiche, dann auch nach intravitalen Untersuchungen mittels Diaphanie — untersucht hat.

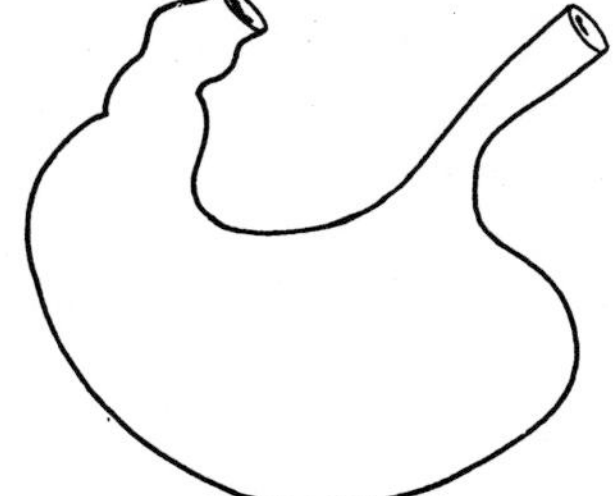

Abb. 24. Magenform nach LUSCHKA (1)

Es war verständlich, daß nur die erste Forschungsrichtung zu einer einigermaßen einheitlichen Begriffsbildung kommen konnte, die im folgenden Abschnitt unter dem

Begriff „Grundform“ näher erläutert wird. Die Untersuchungen über die Kontraktionsformen des Magens konnten erst nach Einführung des Röntgenverfahrens zu brauchbaren Anschauungen über die intravitale Magenform führen. Die weiteren, in den folgenden Abschnitten genannten Bezeichnungen für Magenformen sind das Ergebnis dieser Untersuchungen.

β) *Grundform*

Dieser Begriff, mit dessen Anwendung durch zahlreiche ältere Autoren sich besonders Forssell (3) beschäftigt, bezeichnete zunächst diejenige Magenform, die der isolierte und nicht fixierte Magen nach maximaler Aufblähung oder Auffüllung mit einer Flüssigkeit annimmt [Wernstedt (2)]. Der Magen ähnelt dann der Zeichnung von Luschka (Abb. 24), wobei sich zwar die Pars pylorica des Magens bis zu einem gewissen Grade gegen das Corpus ventriculi abgrenzen läßt, aber keine deutliche Incisura angularis zur Darstellung kommt. Diese Form des Magens ist durch dessen maximale Dehnungsfähigkeit definiert. Sie kommt intravital höchstens bei der totalen Magenatonie vor. Mit der Bezeichnung „Grundform“ wird ihr also, wie auch Forssell (3) betont, eine wesentlich größere Bedeutung zugemessen, als ihr für die Beurteilung des Magens intra vitam zukommt. Pernkopf (5) definiert die Grundform als Form des isolierten Leichenmagens bei mäßiger Füllung und gleichmäßiger Kontraktion seiner Wand. Auch diese Grundform ähnelt nach der Beschreibung durch Pernkopf mehr einer Hornform, wenn seine Abbildungen auch bereits Annäherungen an die Hakenform zeigen.

γ) *Angelhakenform*

Diese von Rosenfeld (1) erstmals röntgenologisch beschriebene Bezeichnung ist ein typisches Beispiel für einen rein deskriptiven, aus zweidimensionaler Betrachtung entstandenen Begriff ohne direkte Beziehungen zu dem zugrundeliegenden anatomischen Objekt. In Rieders klassischen Arbeiten (1—3), aufgrund derer der Angelhakenmagen (Abb. 29a) als typische Magenform anerkannt wurde, ist deshalb der Begriff „Angelhakenform“ auch nur am Rande erwähnt. Rieder selbst hat lediglich Beschreibungen und Zeichnungen des Hakenmagens gegeben, die später von Schlesinger (3) und Kaestle (in Rieder u. Rosenthal) zur besseren Herausstellung des Gegensatzes gegenüber einer anderen Magenform noch exakter definiert wurden. Nach Schlesinger (3) verlaufen die beiden Kurvaturen des Magens bei Angelhakenform nahezu einander parallel, im oberen Corpusabschnitt beinahe senkrecht nach unten, die kleine etwa an der linken Seite der Wirbelsäule. Beide Kurvaturen biegen dann nach rechts oben ab, die große sanft bogenförmig, die kleine in spitzerem Winkel, so daß eine nach oben konkave Flexur des Magens zustande kommt. Kaestle beschreibt den Angelhakenmagen als zwei nebeneinander liegende Schattenbänder, die ungleich breit und lang sind und etwa in Nabelhöhe bogenförmig ineinander übergehen. Als Charakteristica der Angelhakenform müssen die vertikale Lage des Corpus ventriculi, die ausgeprägte Incisura angularis und eine eindeutige Erhebung des Pylorus über den unteren Magenpol, d.h. das Vorhandensein eines größeren Pylorushubes, angesehen werden.

δ) *Stierhornform*

Der Begriff Stier- oder Rinderhornform des Magens (Abb. 29b) stammt von Holzknecht (1). Ebenso wie der Begriff „Angelhakenform“ stellt dieser Begriff eine deskriptiv vergleichende Beschreibung dar. Holzknecht ist dabei offenbar von dem dreidimensionalen Vergleich ausgegangen, während andere, spätere Untersucher nur das zweidimensionale Bild in sagittaler Projektion darunter verstanden haben, wie aus Hinweisen von Dienstfertig über die Fehldeutung der Stierhornform hervorgeht. Als wichtigstes Charakteristikum der Stierhornform muß angesehen werden, daß kein Pylorushub besteht, d.h. daß der Pylorus ungefähr den tiefsten Punkt des Magens darstellt. Weiterhin findet sich keine ausgeprägte Incisura angularis, die Konturen des Magens divergieren nach oben, die Pars pylorica erscheint eng. Die Längsachse des Magens liegt stark schräg, in ihren unteren Teilen fast horizontal. Vergleicht man wiederum die Beschreibungen der Stierhornform von KAESTLE und SCHLESINGER (3), so zeichnen sich einige Unterschiede ab. KAESTLE spricht davon, daß die oberen Anteile des Stierhornmagens mehr oder weniger vertikal stehen, der präpylorische Abschnitt horizontal. SCHLESINGER (3) beschreibt auch, daß beim Stierhornmagen der Pylorus in der Regel nicht an der tiefsten Stelle des Magens liegt. Beide genannten, aus der praktischen Beobachtung entstandenen Modifikationen der Beschreibung der Stierhornform bestätigen, daß es sich bei dieser Magenform keineswegs um einen eindeutigen Begriff handelt.

ε) Syphonform

Dieser von GROEDEL (1—3) eingeführte Begriff ist im Sinne einer Beschreibung der Funktion zu verstehen. Er enthält also eine Behauptung und ist nicht nur vergleichend-deskriptiv. Der Syphonmagen von GROEDEL entspricht der Angelhakenform.

ζ) Sanduhrform

Diese Bezeichnung geht schon auf anatomische Beschreibungen vor der röntgenologischen Ära zurück (CARRINGTON u.v.a.). Der deskriptive Vergleich des Corpus ventriculi mit einer Sanduhr soll das Vorhandensein einer Einengung in der Mitte des Magenkörpers beschreiben. In den Frühzeiten der Röntgendiagnostik hat dieser Begriff wegen der anfänglichen Schwierigkeit, physiologisch und pathologisch bedingte, anatomisch oder funktionell verursachte Einengungen des Magens von einander zu unterscheiden, eine Rolle gespielt. Physiologische Einengungen, wie sie u.a. von CUNNINGHAM und ASCHOFF (1) („Isthmus ventriculi") beschrieben werden, können aber nicht als konstante anatomische Bildung angesehen werden. Sie sind vielmehr nur durch postmortale Kontraktionen bedingt [FORSSELL (3)].

η) Kaskadenform

Diese von RIEDER [zit. nach ZEHBE (1)] geprägte Bezeichnung besagt, daß der Fornix ventriculi einschließlich der obersten Corpusabschnitte gegenüber den übrigen Corpusanteilen so nach dorsal abgeknickt ist, daß Nahrung bzw. Kontrastmittel zunächst in den abgewinkelten Magenabschnitt fließen und beim stehenden Patienten erst nach Erreichung eines der Höhe des Winkels zwischen Fornix und Corpus entsprechenden Flüssigkeitsniveaus in die übrigen Magenteile übertreten. LAURELL hat betont, daß es fließende Übergänge zwischen physiologischen, mehr oder weniger ausgeprägten Kaskadenformen und pathologischen gleichartigen Zuständen gibt. Von keinem der übrigen Autoren, die sich ausgiebiger mit der Kaskadenform beschäftigten [z.B. REGELSBERGER; LÜDIN (1, 2)], wurde sie als normal anatomische Variante bezeichnet. Sie wird dennoch hier im Rahmen der Aufzählung der Magenformen genannt, da — wie auch bei den übrigen Magenformen — morphologisch bedingte pathologische Momente nicht von funktionellen zu trennen sind.

d) Phylogenetische Betrachtungen zur Magenform

Obgleich der Magen sowohl physiologisch als auch morphologisch viel eher als Anfangsteil des Darmes angesehen werden kann [RICHET; PERNKOPF (1—3)], muß der Vertebratenmagen nach PERNKOPF (3, 5) phylogenetisch eindeutig als aborales Ende des Vorderdarmes angesprochen werden. PLENK nimmt dagegen aufgrund biologischer Merkmale als Arbeitshypothese an, daß der Magen eher bereits zum Mitteldarm zu rechnen ist.

Bei den Cypriniden und bei den Cyclostomata ist die Unterteilung des metabranchialen Vorderdarmstückes in Oesophagus und Magen nicht ausgebildet. Auch ein dem Pylorus ähnlicher Klappenmechanismus als untere Abgrenzung des Magens liegt hier meist nicht vor, der Mitteldarm ist nur durch die Einmündung des Ductus choledochus als solcher vom Vorderdarm abgrenzbar. Bereits bei der Mehrzahl der Fische findet sich dagegen schon eine Differenzierung zwischen Oesophagus und Magen, wobei das aborale Vorderdarmstück spindelförmig erweitert und nach aboral durch den Pylorusklappenmechanismus gegenüber dem Mitteldarm abgegrenzt ist (Abb. 25a). Bei höheren Fischen und Amphibien, z.T. auch bei Reptilien, liegt bereits eine einfach gekrümmte, lateral asymmetrische Magenform mit Linksrotation, jedoch ohne Ausbildung eines kardialen Blindsackes, vor (Abb. 25b). Diese Magenform kann man mit einer gewissen Berechtigung als „Hornform“ ansprechen, ohne daß dieser Begriff hier als Unterscheidungsmerkmal gegenüber der Hakenform gebraucht werden soll.

Die Grundform des Säugermagens, wie sie bei der Mehrzahl der Insectivoren, Carnivoren und Primaten vorhanden ist, unterscheidet sich von der vorgenannten Form durch die Ausbildung des cardialen Blindsackes, die sich nach links oben hin unter das Zwerchfell ausdehnt (Abb. 25c). Hierdurch nimmt der Raumbedarf für die oralen Magenanteile zu: es kommt zu einer stärkeren Ausbildung des Magenwinkels, zu einem

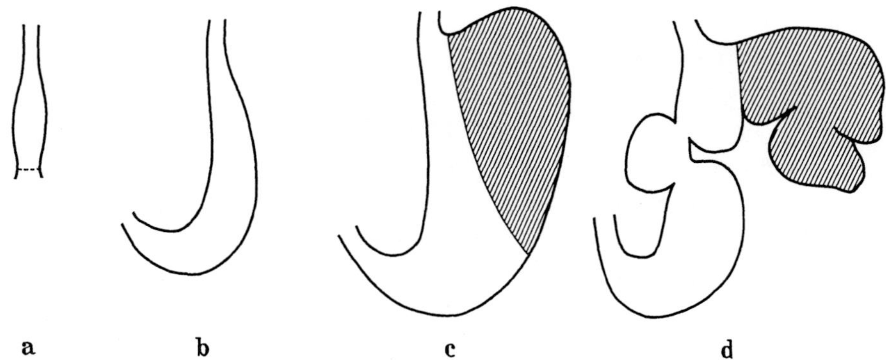

Abb. 25a—d. Verschiedene phylogenetische Stadien der Magenform. a Urform: Spindelmagen der Fische. b Einfach gekrümmter Magen verschiedener Fische ohne cardialen Blindsack. c Einfacher Säugermagen mit cardialem Blindsack (schraffiert). d Zusammengesetzter Widerkäuermagen (Rind) mit cardialem Blindsack (schraffiert)

Tiefertreten des unteren Magenpols, und damit zu einem, allerdings von der Körperhaltung abhängigen, Übergang von der Hornform zur Hakenform. Am stärksten ist die Hakenform bei einem Teil der zusammengesetzten Mägen ausgeprägt, da hier die Ausbildung eines Vormagens bzw. Vor- und Mittelmagens noch stärker als die eines einfachen cardialen Blindsackes den Raumbedarf für die oberen Magenanteile erhöht (Abb. 25d). Pernkopf (1—3) weist mit Recht darauf hin, daß alle bekannten Formen zusammengesetzter Mägen bei Säugern tatsächlich Magenanteile und nicht Teile des Oesophagus darstellen. Die meist nur deskriptiv benutzte

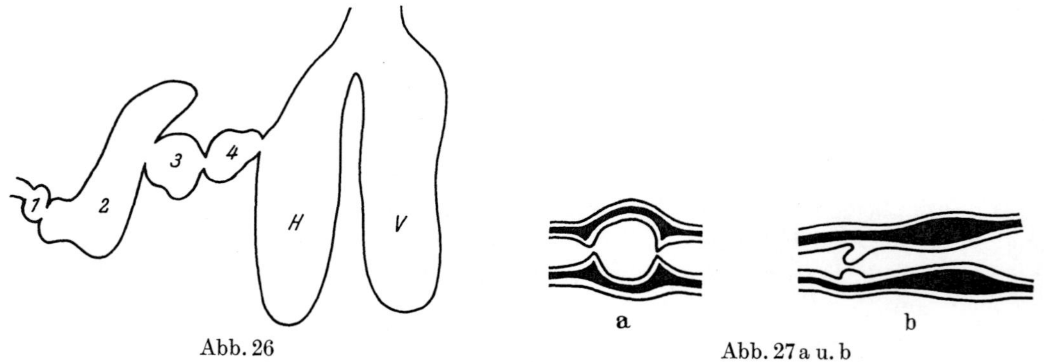

Abb. 26. Magenform des Schwarzwals mit 4 Pyloruskammern (*1—4*), Vor- (*V*) und Hauptmagen (*H*)

Abb. 27a u. b. Kammerähnliche Bildungen in der Pylorusgegend bei verschiedenen Tieren. a Bulbus pylori bei Reihervögeln. b Flacher Ringmuskel vor der Pylorusklappe bei Schildkröten

Bezeichnung „Antrum cardiacum“ darf infolgedessen nicht in Analogie zu einem zusammengesetzten Magen gestellt werden. Der gelegentlich so bezeichnete aborale Teil des Vestibulum gastrooesophageale ist phylogenetisch einwandfrei ein Teil der Speiseröhre. In diesem Zusammenhang soll noch darauf hingewiesen werden, daß bei Schildkröten und Schlangen die funktionelle Differenzierung zwischen Oesophagus und Magen weitgehend aufgehoben ist. Ähnliches gilt für eine Reihe von Raubvögeln, Papageien usw., deren echte oder falsche Kröpfe z.T. bei einer weiten Variationsbreite der Kropfformen (Pernkopf u. Lehner), magenähnliche Funktionen übernehmen können.

Die anatomische Abgrenzung des Magens nach aboral zeigt bei den Vertebraten wesentlich weniger Variationen als die Form der höher gelegenen Magenanteile. Bei Erörterungen über die Magenform, die Frage eines auch morphologisch abgrenzbaren Canalis egestorius (Canalis pyloricus), die Gestaltung der Pylorusgegend und eine etwaige funktionelle Einbeziehung der Pars superior duodeni in den Magen muß aber noch darauf hingewiesen werden, daß auch in diesem Magenteil bei einzelnen Tieren Formvariationen vorkommen, die in

Beziehung zu der Form des menschlichen präpylorischen Magenanteils gesetzt werden müssen. PERNKOPF zeigt z.B., daß beim Schwarzwal in der Pars pylorica des Magens vier Pyloruskammern ausgebildet und morphologisch voneinander zu trennen sind (Abb. 26). Eine Analogie zu einem morphologisch abgrenzbaren Canalis egestorius beim Menschen kann wohl nicht ganz von der Hand gewiesen werden. Dabei muß allerdings noch offen bleiben, ob man etwaigen isolierten Muskelschlingen am Eingang einer solchen Pyloruskammer, wie sie TORGERSEN gezeigt hat, eine Sphinkterfunktion im Sinne von GROEDEL zusprechen darf. Für die Beurteilung der Form des Pylorus beim Menschen muß auch auf die Pylorusformen der Reihervögel und der Schildkröten hingewiesen werden. Beide Tierarten zeigen einen doppelten Verschlußmechanismus am Pylorus: die Reihervögel haben aus Muskulatur und Schleimhaut gebildete doppelte Klappen und die Schildkröten einen Ringmuskel vor den Schleimhautklappen (Abb. 27). Durch diese Anordnung kommt es zu einer Hohlraumbildung im Pylorus, wie sie gelegentlich auch als nicht pathologischer Befund beim Menschen beobachtet werden kann (Abb. 28).

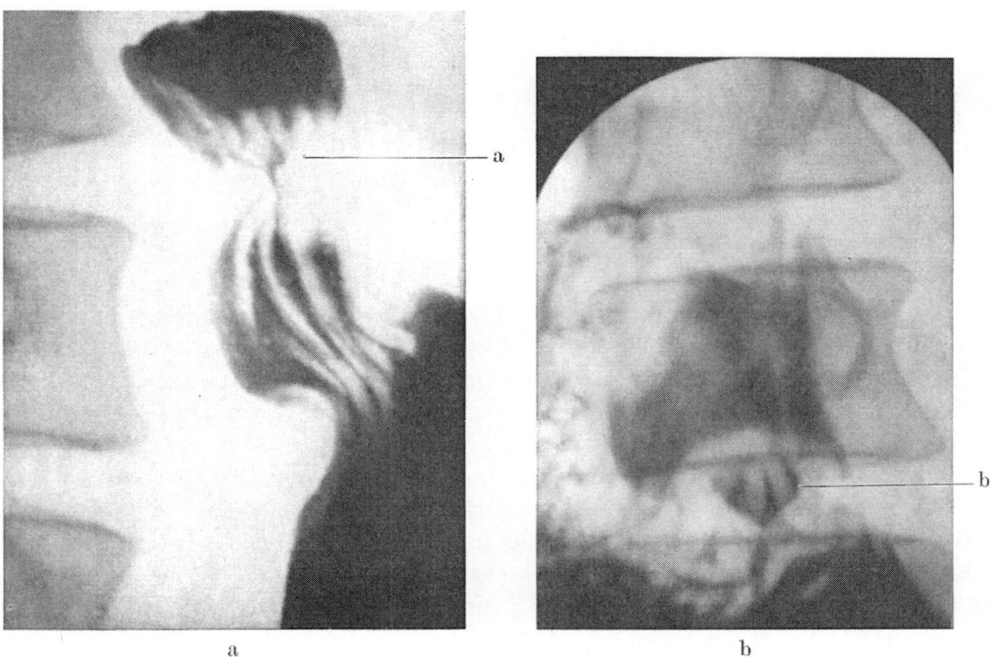

Abb. 28a u. b. Angedeutete Pyloruskammer beim Menschen (*PK*). a kleine Kammer; b große Kammer

e) Ontogenetische Betrachtungen zur Magenform

Die ontogenetische Entwicklung der Magenform, bei deren Beschreibung wir im wesentlichen PERNKOPF (5) folgen, ähnelt weitgehend der phylogenetischen Entwicklung, allerdings unter Auslassung der Sonderformen des gekammerten Magens. Lokale Einengungen an einzelnen Magenabschnitten, insbesondere am cardialen Blindsack, wie sie gelegentlich bei Embryonen nachgewiesen werden konnten (SCHWALBE), sind nicht als Analogie zum zusammengesetzten Magen, sondern als vorübergehende Kontraktionsform zu deuten.

Eine spindelförmige, zunächst noch symmetrische Ausweitung des metabranchialen Vorderdarmes kann bereits bei ca. 4 mm langen Embryonen in Höhe der oberen Brustwirbelkörperanlage nachgewiesen werden. Bei weiterem Längenwachstum erfolgt ein kontinuierliches Tiefertreten der Magenanlage in den Bauchraum, gleichzeitig der Übergang zur asymmetrischen Entwicklung durch ungleichmäßige Ausweitung. Der cardiale Blindsack entsteht bei Embryonen von 5—10 mm Länge. Bei 20 mm langen Embryonen ist die subdiaphragmale Lage links von der Medianlinie in den ventralen Bauchabschnitten erreicht. Gleichzeitig verschiebt sich die Cardia etwas nach links und der Pylorus etwas nach rechts von der Medianlinie. Damit ist die Grundform des Erwachsenenmagens bereits bei Embryonen von 20 mm Länge vorhanden. Aus dem ursprünglichen dorsalen Mesenterium des Magens wird das Omentum maius, aus dem ventralen das Omentum minus. Die Wanderung der ursprünglichen Gekröse von hinten nach links bzw. vorn nach rechts ist weniger auf eine echte Achsendrehung des Magens als auf ein unterschiedlich starkes Wachstum beider Magenwände, vor allem auch im Bereich des cardialen Blindsackes, zurückzuführen. Diese Lageveränderung führt gleichzeitig zur Bildung des Raumes für die Bursa omentalis.

Schon bei Erreichung der endgültigen Lage des Magens im Verlaufe der embryonalen Entwicklung, d.h. bei etwa 20 mm langen Embryonen, kann man einen vertikalen, dem Corpus ventriculi entsprechenden Magenteil von einem horizontalen, der Pars pylorica entsprechenden, abtrennen. Im Verlauf der embryonalen Entwicklung ist insgesamt der Magen oft mehr der horizontalen Lage im Körper angenähert, so daß man aus diesem Grund — unter Vernachlässigung der Bedeutung einer mehr oder weniger ausgeprägten Incisura angularis für die Bezeichnung der Magenform — vorwiegend von einer Hornform sprechen könnte. Plenk gibt schon bei Embryonen von 9,5 mm Länge eine Abknickung der Pars pylorica an, welch letztere bei Embryonen relativ länger als beim Erwachsenen ist. Im weiteren Verlauf der Embryonalentwicklung kommt es nicht mehr zu bedeutsamen Änderungen der Magenform.

f) Einfluß verschiedener Faktoren auf die Magenform

α) Abhängigkeit von Lebensalter und Geschlecht

Während beim Fetus aus anatomischen Gründen in der überwiegenden Zahl der Fälle eine Stierhornform vorliegt, läßt sich bereits beim Säugling, sobald dieser in vertikaler Körperhaltung untersucht werden kann, eine Hakenform des Magens nachweisen (Alwens u. Husler). Nach Hess hat der Kindermagen Dudelsackform, wie sie auch von Leven und Barret beschrieben worden ist. Die Angaben dieser Autoren beruhen jedoch offensichtlich auf der Untersuchung in horizontaler Lage und berücksichtigen den Einfluß des beim Säugling und Kleinkind besonders häufigen Meteorismus auf die Magenlage nicht. Simmonds, der bereits röntgenologische mit pathologisch-anatomischen Befunden verglichen hat, gibt aufgrund der letzteren an, daß die Stierhornform bei Kindern bis zum 10. Lebensjahr überwiege, während sie bis zum 3. Dezennium auf ein Drittel der Fälle zurückgehe. Groedel (3) hat statistisch an einem Kollektiv von 100 Personen zwischen $3^1/_2$ und 77 Jahren mit einer einzigen Ausnahme nur die Hakenform oder, wie er sagt, Syphonform nachweisen können. Das bedeutet, daß zum mindesten beim Erwachsenen die Hakenform entsprechend der Beschreibung von Rieder als die Normale anzusehen ist, jedenfalls wenn keine Verlagerung durch umgebende Organe vorliegt. Die in den genannten Literaturstellen beschriebene Abhängigkeit der Magenform vom Lebensalter hängt mit überwiegender Wahrscheinlichkeit weniger von der Formentwicklung des Magens als von dem Einfluß morphologischer und funktioneller Faktoren in der Umgebung des Magens ab. Pernkopf (5) u.a. weisen darauf hin, daß der Pylorus in der Regel mit zunehmendem Alter kontinuierlich tiefer tritt, wobei er im Greisenalter ca. 4—6 cm tiefer als im mittleren Alter steht. Hieraus resultiert natürlich ebenfalls eine gewisse Veränderung der Magenform, jedoch nur in dem Sinne einer Veränderung des Längenverhältnisses beider Schenkel des Hakenmagens, nicht aber im Sinne eines Überganges zur Hornform.

Grundlegende Geschlechtsunterschiede in der Magenform werden in Bestätigung der Ansichten von Groedel (3) und Schlesinger (3) heute im allgemeinen abgelehnt. Wenn gelegentlich in der Literatur (z.B. bei Bönninger) von einer größeren Häufigkeit langer Hakenmägen bei der Frau berichtet wird, so ist diese Beobachtung wohl eher durch unterschiedliche Geschlechtsverteilung der Konstitutionsformen als durch eine speziell dem Magen eigentümliche geschlechtsdifferente Entwicklung zu erklären.

β) Einfluß der umgebenden Organe

Schließt man bei der Besprechung des Einflusses umgebender Organe auf die Magenform pathologische Zustandsbilder aus, so bleibt doch noch eine stattliche Reihe konstitutioneller und altersbedingter morphologischer sowie wechselnder funktioneller Veränderungen übrig. Als umgebende Organe werden in erster Linie alle intraperitonealen Organe wirksam, weniger die retroperitonealen Organe, mehr noch aber die „Organe" Bauchwand und Zwerchfell.

Physiologische Form- und Größenvariationen von Leber und Pankreas üben in der Regel keinen nachweisbaren Einfluß auf die Magenform aus, so daß eine Änderung der letzteren durch Einflüsse beider genannten Organe fast immer einen Hinweis auf pathologische Veränderungen gibt. Bei der Milz gibt es relativ große Schwankungen von Form und Lage, die u.U. zu einer erheblichen Deformierung [LÜDIN (2)] und Verlagerung (LONGIN u. SCHEHL) des Fornix ventriculi führen können, gelegentlich auch zu einer isthmusartigen Impression der großen Kurvatur des Corpus ventriculi [LÜDIN (2)].

Wesentlich größere Bedeutung für die Magenform hat der Fettgehalt des Dünn- und Dickdarmgekröses sowie des Omentum maius. Wenn der Raumbedarf der Mesenterien und des Omentum maius ansteigt, wird der Magen nach oben verlagert. In einem Teil der Fälle erfolgt dabei nur eine Drehung um eine durch die Magenmitte verlaufende frontal-horizontale Achse, so daß die Hakenform des Magens grundsätzlich erhalten bleibt und nur in der Sagittalprojektion das Bild einer Stierhornform entsteht (DIENSTFERTIG). In anderen Fällen kommt es aber tatsächlich zum Übergang zur Stierhornform mit echter Querlagerung des Magens und starker Verringerung des Pylorushubes (TESCHENDORF u.a.). In gleicher Art wirkt sich für die Magenform ein starker Meteorismus aus, insbesondere ein gleichzeitiger Dünn- und Dickdarmmeteorismus [LÜDIN (2)]. Ein isolierter Meteorismus der linken Flexur des Colon kann in ähnlicher Weise wie die Milz eine Impression der großen Kurvatur des Corpusgebietes verursachen. Der Meteorismus des Quercolon bringt dagegen eher eine Kaskadenform hervor, wenn der untere Magenpol das Quercolon bei vertikaler Körperhaltung nach caudal überragt [G. SCHWARZ (2)].

Der Einfluß unterschiedlicher Kontraktionszustände von Bauchwand und Zwerchfell auf die Magenform läßt sich nur schwer voneinander trennen, da eine isolierte Zwerchfellbewegung ohne Veränderung der Bauchdeckenspannung physiologisch nicht vorkommt. Der Einfluß der Bauchdeckenspannung auf die Magenform ist schon frühzeitig von HOLZKNECHT (2) untersucht, von einigen anderen Autoren [KAESTLE; GERSHON-COHEN u. Mitarb.; SCHWARZ (2); KIRKLIN] bestätigt, von anderen als bedeutungslos angesehen [z.B. SCHLESINGER (1—3)], insbesondere aber bei Untersuchungen über die Magenform recht wenig berücksichtigt worden [z.B. JUNGMANN u. VENNING; TODD; TESCHENDORF; ZEHBE (2); im Tierversuch auch KLEE]. FRIK und HESSE konnten zeigen, daß bei möglichst weitgehender Entspannung der Bauchdecken und Untersuchung in vertikaler Körperlage immer eine ausgeprägte Hakenform des Magens entsteht, während sie andererseits in fast 30% ihrer Untersuchungen bei stärkerer Anspannung der Bauchdecken eine echte Stierhornform beobachten konnten (Abb. 29). Ein weiteres Drittel der Patienten zeigte nur eine Verkürzung des Hakenmagens, während bei dem Rest Form und Größe des Magens praktisch unbeeinflußt blieben. Hieraus ist zu schließen, daß die Beeinflussung der Magenform durch die Bauchdeckenspannung offenbar zusätzlich noch von konstitutionellen Momenten abhängig ist. Die Feststellung, daß durch eine starke Entspannung der Bauchdecken immer eine ausgeprägte Hakenform des Magens zu erzielen ist, führt zu dem Gedanken, hierfür den Begriff einer radiologischen Grundform des Magens — bei entspannten Bauchdecken und Untersuchung in vertikaler Körperhaltung — im Gegensatz zu der früheren anatomischen Grundform, der Ausdehnungsform des Magens, einzuführen.

Außer den Einflüssen der Bauchwand müssen noch die Einflüsse des linken Rippenbogens auf die Magenform erwähnt werden. MICHAILOW und POPMICHAILOW berichten, daß Altersveränderungen der Wirbelsäule und des Thoraxskeletes zu einer Einbiegung des Rippenbogens nach innen und damit zu einer, wiederum isthmusähnlichen, Impression der großen Kurvatur des Magens führen können. FRIK (2) betont die relative Häufigkeit derartiger nicht pathologischer, nur durch Altersveränderungen des Skeletes bedingter Formvarianten des Magens.

γ) *Einfluß des Mageninhaltes*

Der leere Magen ist nach den Untersuchungen von HIS kontrahiert, so daß die Innenwände des Magens einander anliegen. GROEDEL und SEYBERTH konnten nach Markierung der großen und kleinen Kurvatur eines Hundemagens mit schattengebenden Perlen zeigen, daß der Abstand der großen Kurvatur von der kleinen Kurvatur am leeren Magen praktisch ebenso groß ist wie am gefüllten, so daß der leere Magen als in ventro-dorsaler Richtung abgeplatteter Sack im großen und ganzen die gleiche Form wie der gefüllte aufweist. Die Art der Magenfüllung, insbesondere das Gewicht der Ingesta, hat keinen wesentlichen Einfluß auf die Magenform, solange keine funktionellen Störungen der Anpassung des Magentonus an den Füllungszustand vorliegen, wie u.a. Hesse, Rieder und v. Elischer durch Verfütterung verschieden schwerer Speisen und Kontrastsubstanzen zeigen konnten. Die Größe der Magenblase beeinflußt insofern die Magenform, als es

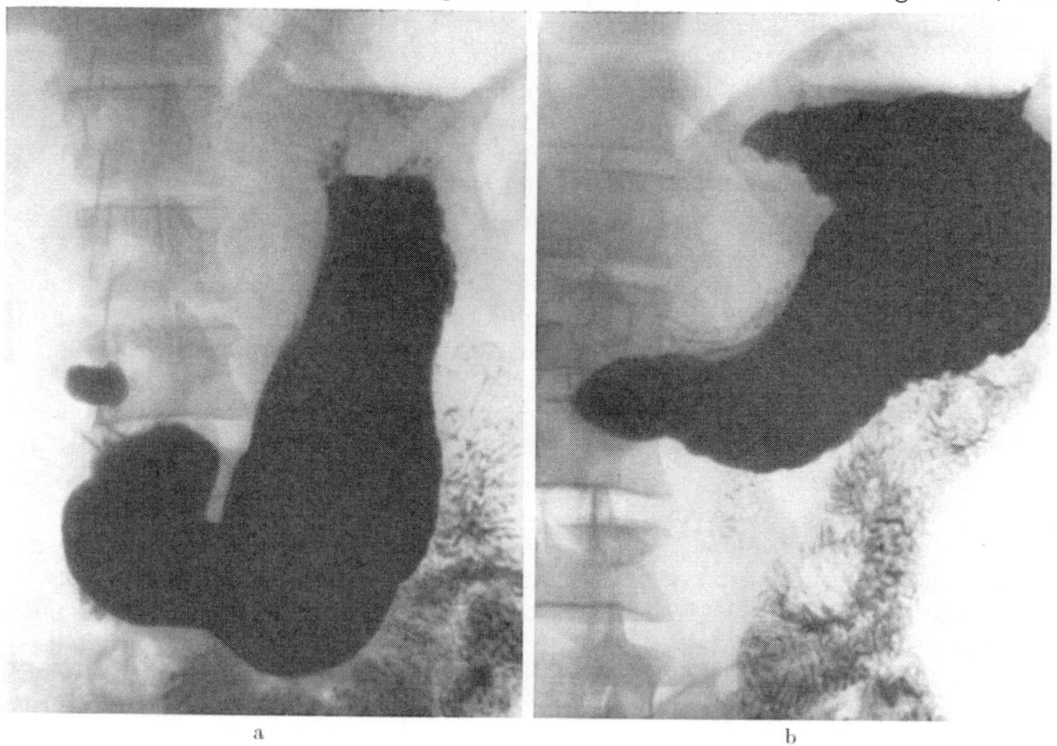

Abb. 29a u. b. Angelhakenform und Stierhornform des Magens. Übergang vom Haken- zum Stierhornmagen durch Anspannen der Bauchdecken. a Angelhakenform (bei entspannten Bauchdecken); b Stierhornform (bei eingezogenem Bauch)

u.U. im Fornixgebiet bei großen Luftansammlungen zu einer lokalen stärkeren Tonusherabsetzung und Aufweitung des Magens, offenbar nur oberhalb der oberen Segmentschlinge Forssells, kommen kann.

δ) Tonus und Magenform

Alle bisherigen Ausführungen über die Magenform in diesem Kapitel gehen von der Voraussetzung eines Orthotonus, d.h. einer adäquaten Anpassung des Spannungszustandes der Magenmuskulatur an die Magenfüllung, aus. Der von Frik und Hesse erbrachte Beweis für die Annahme von Groedel (3), daß bei entspannten Bauchdecken immer eine Hakenform des Magens vorliegt, macht es unwahrscheinlich, daß durch eine etwaige Hypertonie der Magenmuskulatur eine Stierhornform entstehen kann. Schlesinger (1), auf den die letztgenannte Annahme ursprünglich zurückgeht, hat in seinen späteren Veröffentlichungen (3) ebenfalls eine Hypertonie als Ursache einer Stierhornform abgelehnt. Da sowohl nach Klee als auch Schlesinger (1) das Auftreten einer Stierhornform die einzige Begründung für das Vorhandensein einer Hypertonie der Magenmuskulatur darstellt, muß nach den jetzigen Erkenntnissen das häufige Vorkommen einer Hypertonie des Magens als wenig wahrscheinlich angesehen werden.

Ein Verlust der Tonusfunktion oder eine starke Herabsetzung derselben kommt dagegen vor und kann durch das Mißverhältnis zwischen Magenform und -größe einerseits, sowie Magenfüllung andererseits bewiesen werden. Bei stärkeren Graden der Tonusherabsetzung kommt es gelegentlich zu isthmusartigen Einengungen in Corpusmitte bei erweitertem Magensack. Bei vollständigem Tonusverlust gleicht sich die Magenform mehr der anatomischen Ausdehnungsform [entsprechend der Zeichnung von LUSCHKA (Abb. 25)] an, d.h. einer Form, die eher den Kriterien des Stierhornmagens entspricht. Am deutlichsten läßt sich dieses Bild bei der diabetischen Magenatonie (BERNING) beobachten, ähnlich z.T. auch bei akuten Schüben von Pankreaserkrankungen (Abb. 30). Bei Magenatonien im Gefolge von Pylorusstenosen bleibt bei starker Flüssigkeitsfüllung des Magens die Hakenform besser als bei luftgefülltem atonischen Magen erhalten.

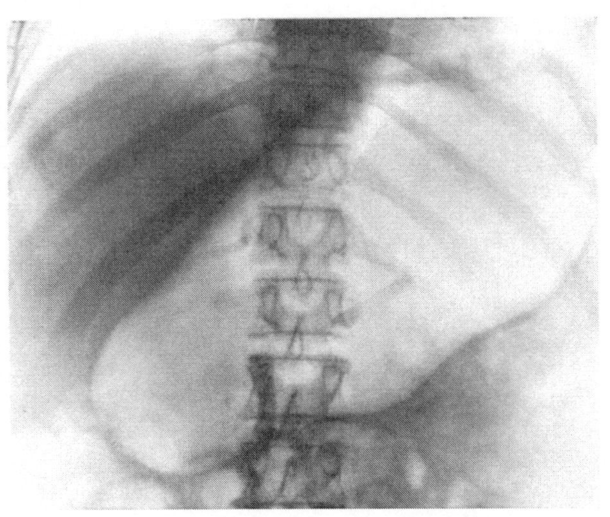

Abb. 30. Hornform des Magens bei ausgeprägter Hypotonie (akuter Schub einer Pankreatitis mit Pankreatolithiasis)

ε) *Lebendform und Leichenform des Magens*

Grundsätzlich stellen sowohl die Lebend- als auch die Leichenform des Magens Kontraktionszustände verschiedenen Ausmaßes dar. Beide sind von der Körperhaltung abhängig. Der Leichenmagen zeigt, wie besonders CUNNINGHAM beschrieben hat, meist eine ausgeprägte röhrenförmige Einengung der unteren Magenabschnitte, wobei nicht immer mit Sicherheit Beziehungen zu den anatomischen Grenzen festzustellen sind. Auch an anderen Magenteilen können, wie von vielen Autoren [Literatur bei FORSSELL (3)] beschrieben ist, lokale Kontraktionen am Leichenmagen beobachtet werden, so insbesondere an der großen Kurvatur in Form eines Isthmus ventriculi [HIS, ASCHOFF (1)]. Die Grund- oder Ausdehnungsform des Magens (WERNSTEDT) ist auch am Leichenmagen ein Kunstprodukt. Nach MULLER wird sie durch die Bindegewebsstruktur, vorwiegend der Submucosa, bestimmt, da das Bindegewebe der Dehnung am stärksten standhält. Intravital kann gelegentlich intra operationem eine fast der Ausdehnungsform des Magens angeglichene Form gefunden werden, wenn durch chirurgische Manipulationen am Magen die Tonusverhältnisse stärker gestört sind. Ein Vergleich der intravital am geschlossenen Abdomen — praktisch also nur röntgenologisch — beobachteten Magenformen mit der Magenform am Operations- oder Sektionssitus bzw. -präparat ist deshalb nicht möglich.

Literatur

ALVAREZ, W. C.: An introduction to gastro-enterology, 4. ed. New York: Höber 1948.

ALWENS, W., u. J. HUSLER: Röntgenuntersuchungen des kindlichen Magens. Fortschr. Röntgenstr. **19**, 183—200 (1912).

AREY, L. B., and R. T. BOTHE: On the occurrence of epithelium and glands of intestinal type in gastric mucosa. Surg. Gynec. Obstet. **90**, 86—90 (1950).

ARNSPERGER, H.: Die Röntgenuntersuchung des Magendarmkanals und ihre Ergebnisse für Physiologie und Pathologie. Leipzig: F. C. W. Vogel 1912.

ASCHOFF, L.: (1) Über den Engpaß des Magens (Isthmus ventriculi). Jena: Gustav Fischer 1918.

ASCHOFF, L.: (2) Über das Relief der Magenschleimhaut und seine Bedeutung für Lokalisation und Formgebung der Magengeschwüre. Festschrift z. 70. Geb. v. Dr. E. GASSER. Berlin: Julius Springer 1917.

— (3) Pathologische Anatomie, 6. Aufl., Bd. 2. XII. Verdauungsorgane. Jena: Gustav Fischer 1923.

— (4) Über die Dreiteilung des Magens mit besonderer Berücksichtigung der Schleimhautverhältnisse. Pflügers Arch. ges. Physiol. **201**, 67—82 (1927).

ASCOLI, C.: Il mecanismo di formazione della mucosa gastrica umana. Arch. Sci. med. **25**, 257—395 (1901).

AUERBACH, L.: Über einen Plexus myentericus. Breslau: Morgenstern 1862.

Aufschnaiter, O. v.: Die Muskelhaut des menschlichen Magens. S.-B. Akad. Wiss. Wien, math.-nat. Kl. III, **103**, 75—96 (1894).
Barclay, A. E.: The normal and pathological stomach as seen by the X-rays. Brit. med. J. **1910 I**, 537—541.
—, and F. H. Bentley: The vascularisation of the human stomach. Brit. J. Radiol. **22**, 62—67 (1949); — Gastroenterology **12**, 177—183 (1949).
Bargmann, W.: Histologie und mikroskopische Anatomie des Menschen, 3. Aufl. Stuttgart: Georg Thieme 1959.
Bauer, K. H.: Über das Wesen der Magenstraße. Langenbecks Arch. klin. Chir. **124**, 565—629 (1923).
Benninghoff, A., u. K. Goerttler: Lehrbuch der Anatomie des Menschen, 5. Aufl., Bd. 2. München u. Berlin: Urban & Schwarzenberg 1960.
Berg, H. H.: Röntgenuntersuchungen am Innenrelief des Verdauungskanals. Leipzig: Georg Thieme 1930.
Bergmann, G. v.: (1) Röntgenuntersuchung des Magens. Spezielle Pathologie und Therapie innerer Krankheiten (Hrsg. Fr. Kraus u. Th. Brugsch), Bd. 5, S. 367. Berlin u. Wien: Urban & Schwarzenberg 1921.
— (2) Funktionelle Pathologie, 2. Aufl. Berlin: Springer 1936.
Berning, H.: Die Magenatonie und ihre Genese. Dtsch. Arch. klin. Med. **191**, 87—109 (1943).
Berres, J.: Anatomie der mikroskopischen Gebilde des menschlichen Körpers. Wien: C. Gerold 1837.
Berry, R. J. A., and J. Crawford: The stomach and pylorus. J. Anat. Physiol. London **34**, 153—158 (1900).
Bickel, A.: Der nervöse Mechanismus der Sekretion der Magendrüsen und der Muskelbewegung am Magendarmkanal. Ergebn. Physiol. **24**, 228—280 (1925).
Bienenfeld, B.: Das anatomische Verhalten der Muscularis mucosae in Beziehung zu ihrer physiologischen Bedeutung. Pflügers Arch. ges. Physiol. **98**, 389—401 (1903).
Billenkamp, H.: Zur vergleichenden Histologie der Magenstraße. Beitr. path. Anat. **82**, 475—484 (1929).
Birmingham, A.: (1) The arrangement of the muscular fibres of the stomach. J. Anat. (Lond.) **33**, 22—30 (1899).
— (2) Some parts in the anatomy of the digestive system. J. Anat. (Lond.) **35**, 33—66 (1901).
Bizzozero, G.: Über die schlauchförmigen Drüsen des Magenkanals und die Beziehungen ihres Epithels zu dem Oberflächenepithel der Schleimhaut. Arch. mikr. Anat. **42**, 82—152 (1893).
Bönninger, M.: Die Form des Magens. Verh. Kongr. inn. Med. **29**, 132—136 (1912).
Bohatyrtschuk, F.: Die Frage der Mikroröntgenographie. Fortschr. Röntgenstr. **65**, 253—261 (1942).
Borchers, E.: Anteil des Nervus vagus an der motorischen Innervation des Magens im Hinblick auf die operative Therapie von Magenkrankheiten. Bruns' Beitr. klin. Chir. **122**, 547—622 (1921).
Bouveret, L.: Traité des maladies de l'estomac. Paris: Baillière & Fils 1893.
Brand, E.: Beitrag zur Entwicklung der Magendarmwand. Verh. phys.-med. Ges. Würzb. **11**, 243—255 (1877).
Brandt, W.: Die Innervation des Magens. Z. angew. Anat. **5**, 302—326 (1920).
Braus, H., u. C. Elze: Anatomie des Menschen, Bd. 2. Eingeweide, 3. Aufl. Berlin-Göttingen-Heidelberg: Springer 1956.
Bücker, J.: Gastritis, Ulcus und Carcinom. Stuttgart: Georg Thieme 1950.
Brücke, E.: Über ein in der Darmschleimhaut aufgefundenes Muskelsystem. S.-B. Akad. Wiss. Wien, math.-nat. Kl. **6**, 214—219 (1851).
Burton, A. C.: On the physical equilibrium of small blood vessels. Amer. J. Physiol. **164**, 319—329 (1951).
Cannon, W. B.: (1) The movements of the stomach, studied by means of the roentgen rays. Amer. J. Physiol. **1**, 359—382 (1898).
— (2) The mechanical factor of digestion. London: E. Arnold 1911.
Carnot, P., et A. Lelièvre: Sur la double ordination des cellules bordantes de l'estomac. C. R. Soc. Biol. (Paris) **66**, 147—149 (1909).
Carrington, R. E.: Notes of three cases of hourglass contraction of the stomach. Trans. path. Soc. (Lond.) **33**, 130—138 (1881/82).
Chaoul, H.: (1) Klinische Röntgendiagnostik des Verdauungskanals. Berlin u. München: Springer u. J. F. Bergmann 1928.
— (2) Röntgenologische Untersuchungen an der normalen Innenwand des Verdauungstraktes und die Beziehung der Innenwandstruktur zur Organfunktion. Verh. dtsch. Röntg.-Ges. **21**, 31—32 (1930).
— (3) Die normale Röntgenanatomie der Innenwand des Verdauungskanals und ihre Beziehungen zur Organfunktion. Verh. 3. internat. Kongr. Radiol. Paris 1931.
—, u. A. Adam: Die Schleimhaut des Verdauungskanals im Röntgenbild. Eine normale und pathologische Röntgenanatomie der Innenwand des Verdauungskanals. Berlin u. Wien: Urban & Schwarzenberg 1931.
Cohnheim, O.: Die Physiologie der Verdauung und Aufsaugung. In: W. Nagels Handbuch der Physiologie des Menschen, Bd. 2, S. 516—665. Braunschweig: F. Vieweg & Sohn 1907.
Cole, L. G.: Radiologic exploration of the mucosa of the gastrointestinal tract. St. Paul and Minneapolis: Bruce Publ. Cy. 1934.
Comolli, A.: Contributo alla conoscenza della circulazione linfatica dello stomaco. Nota prelim. Monit. zool. ital. **21**, 83—85 (1910).
Cruveilhier, J.: (1) Anatomie pathologique du corps humaine. Paris: Baillière 1829—1842.
— (2) Anatomie déscriptive, 2. ed. Paris: Labé 1843.
Cuneo, B., et G. Delamare: Les lymphatiques de l'estomac. J. Anat. (Paris) **36**, 393—416 (1900).
Cunningham, D. J.: The varying form of the stomach in man and in the anthropoid ape. Trans. roy. Soc. Edinb. **45**, 9—47 (1906).
Czepa, A., u. R. Stiegler: Der Wiederkäuermagen im Röntgenbild. Pflügers Arch. ges. Physiol. **212**, 300—356 (1926).

DEBEYRE, A.: Contribution à l'étude de la morphologie de l'estomac. Arch. Anat. (Straßburg) **3**, 37—62 (1924).

DIENSTFERTIG, A.: Über Vortäuschung der Stierhornform des Magens im Röntgenbild. Klin. Wschr. **1923**, 162—163.

DISSE, J.: (1) Über die Blutgefäße der menschlichen Magenschleimhaut, besonders über die Arterien derselben. Arch. mikr. Anat. **63**, 512—531 (1904).

— (2) Die Lymphbahnen der menschlichen Magenschleimhaut. Arch. mikr. Anat. **78**, 74—102 (1911).

DITTRICH, J. K.: Form- und Lageveränderungen des Magens der Säuglinge. Mschr. Kinderheilk. **107**, 61—66 (1959).

DJORUP, FR.: Untersuchungen über die feinere topographische Verteilung der Arterien in den verschiedenen Schichten des menschlichen Magens. Z. Anat. Entwickl.-Gesch. **64**, 29—347 (1922).

DOEHNER, G. A., F. F. RUZICKA, G. HOFFMANN, and L. M. ROUSSELOT: The portal venous system: Its roentgen anatomy. Radiology **64**, 675—688 (1955).

DOGIEL, A. S.: (1) Zur Frage über die Ganglien der Darmgeflechte bei Säugetieren. Anat. Anz. **10**, 517—582 (1895).

— (2) Über den Bau der Ganglien in den Geflechten des Darmes und der Gallenblase des Menschen und der Säugetiere. Arch. Anat. Physiol. (Leipzig), Anat. Abt. **1899**, 130—158.

DOYEN, E.: Traitement diagnostical des affections de l'estomac et du duodenum. Paris: Rueff & Cie. 1895.

DRAGSTEDT, L. R., and F. M. OWENS jr.: Supradiaphragmatic section of the vagus nerves in treatment of duodenal ulcer. Proc. Soc. exp. Biol. (N.Y.) **52**, 152—154 (1943).

DYES, O.: Röntgenrelief der Magenschleimhaut. Fortschr. Röntgenstr. **43**, 1—53 (1931).

EBSTEIN, W.: Beiträge zur Lehre vom Bau und den physiologischen Funktionen der sogenannten Magenschleimdrüsen. Arch. mikr. Anat. **6**, 515—539 (1870).

EINHORN, M.: Diseases of the stomach. New York: William Wood & Co. 1896 u. 1920.

ELISCHER, J. v.: Über eine neue Methode zur Röntgenuntersuchung des Magens. Fortschr. Röntgenstr. **18**, 332—340 (1911/12).

ELLENBERGER, W.: Der Magen. In: Handbuch der vergleichenden mikroskopischen Anatomie der Haustiere, Bd. 3, S. 169. Berlin: Paul Parey 1926.

ELSTER, K., P. DUSCHEK u. K. HEINKEL: Ein Beitrag zur Histologie der menschlichen Magenschleimhaut. Z. Grenzgeb. ges. inn. Med. **14**, 728—732 (1959).

ELZE, C.: (1) Über Form und Bau des menschlichen Magens. S.-B. Akad. Wiss. Heidelberg, math.-nat. Kl. B **10**, 1—63 (1919).

— (2) Zwei kasuistische Beiträge zur Frage der Form des menschlichen Magens. Anat. Anz. **54**, 526—529 (1921).

— (3) Über die Form des Magens. Med. Klin. **17**, 157—158 (1921).

ENGSTRÖM, A.: Microradiography. Acta radiol. (Stockh.) **31**, 503—521 (1949).

EPPINGER, H., u. L. HESS: Die Vagotonie. Berlin: August Hirschwald 1910.

FAULHABER, M.: Die Röntgenuntersuchung des Magens. Arch. physik. Med. u. med. Techn. **3**, 1—102, 203—275 (1908).

FORSSELL, G.: (1) Die Ventrikelnomenklatur in Beleuchtung der röntgenologischen Forschung. Compt. rend. du Congr. Int. de Radiologie et d'Electr., Tome II, p. 321. Bruxelles 1910.

— (2) Über die auf den Röntgenbildern hervortretenden Formen des menschlichen Magens und die Muskelarchitektonik der Magenwand. Verh. dtsch. Röntg.-Ges. 8, 164—172 (1912).

— (3) Über die Beziehung der Röntgenbilder des Magens zu seinem anatomischen Bau. Fortschr. Röntgenstr. Erg.-Bd. **30** (1913). (Hier die gesamte ältere Literatur.)

— (4) Studies of the mechanism of movement of the mucous membrane of the digestive tract. Amer. J. Roentgenol. **10**, 87—103 (1923).

— (5) Beiträge zur Kenntnis des Bewegungsmechanismus der Magenschleimhaut. Verh. dtsch. Röntgenges. **27**, 1—5 (1934).

— (6) Ein Beitrag zur Kenntnis der Verteilung der Arterien der Submucosa und der Mucosa des Magens im Verhältnis zum Schleimhautrelief. Fortschr. Röntgenstr. **51**, 338—341 (1935).

FRIK, W.: (1) Zur röntgenologischen Beurteilung der sogenannten Gastritis. Dtsch. med. Wschr. **1951**, 108—110.

— (2) Fragekasten — Antwort betr. Impression der großen Kurvatur durch den Rippenbogen. Fortschr. Röntgenstr. **77**, 630 (1952).

— (3) Die Röntgendiagnostik des Magenfeinreliefs als Hilfsmittel bei der Frühdiagnostik von Magencarcinomen. Vortr. auf der 8. Tgg der Österr. Röntgen-Ges., Wien, 27. 5. 57. Wien. klin. Wschr. **1957**, 362.

— (4) Röntgenuntersuchungen des Magenfeinreliefs,

— (5) The present state of X-ray diagnosis of gastritis. Proc. Int. Congr. Gastroenterol. Leyden 1960, S. 547—553. Amsterdam: Excerpta Medica Foundation 1961.

— (6) Röntgenbefunde bei der Gastritis. Verh. dtsch. Röntgen-Ges. **42**, 32—33 (1960).

—, u. W. BRICHZY: Die Parietographie des Magens. Ärztl. Wschr. **1956**, 607—612.

—, u. R. HESSE: Stierhornmagen, Magentonus und Bauchdeckenspannung. Fortschr. Röntgenstr. **93**, 187—193 (1960).

—, u. A. ZEIDNER: Röntgenuntersuchungen des Magenfeinreliefs. 1. Mitt. Fortschr. Röntgenstr. **79**, 681—692 (1953).

FROERIEP, A.: Über Form und Lage des menschlichen Magens. Verh. Ges. Dtsch. Naturforscher u. Ärzte, 78. Vers. zu Stuttgart 16.—22. Sept. 1906, 2. Teil, zweite Hälfte, S. 313.

GEGENBAUR, C.: Grundriß der vergleichenden Anatomie, 2. Aufl. Leipzig: Wilhelm Engelmann 1878.

GELLHORN, E., u. W. BUDDE: Beiträge zur Physiologie der Magenmuskulatur. Pflügers Arch. ges. Physiol. **200**, 604—619 (1923).

GERSHON-COHEN, J., H. SHAY, and S. S. FELS: Experimental studies on gastric physiology in man. VI. The relation of size, shape and position of the stomach to its acid secretion. Amer. J. Roentgenol. **40**, 695—704 (1938).

GILFILLAN, R. S.: Anatomy study of the portal vein and its main branches. Arch. Surg. **61**, 449—461 (1950).

GOERTTLER, K.: Der Bau der muscularis mucosae des Magens. S.-B. Akad. Wiss. Heidelberg, math.-nat. Kl. **3** (1939).

GOVAERTS, J., et J. VAN GEERTRUYDEN: Application de la vagotomie on traitement de l'ulcère gastroduodenal. Kongr.-Ber. d. Tagg d. belgischen Ges. f. Gastroenterologie vom Juni 1949, Brüssel 1949, S. 95—183.

GRETTVE, ST.: Morphologische und tierexperimentelle Studien über das Schleimhautrelief des Magen-Darmkanals. Acta radiol. (Stockh.), Suppl. **31** (1936).

GROEDEL, F. M.: (1) Zur Topographie des menschlichen Magens. Dtsch. Arch. klin. Med. **90**, 433—457 (1907).

— (2) Die Magenbewegungen. Fortschr. Röntgenstr., Erg.-Bd. **27** (1912).

— (3) Röntgendiagnostik in der inneren Medizin und den Grenzgebieten, 3. Aufl. München: J. F. Lehmann 1921.

—, u. E. SCHENCK: Die Wechselbeziehung zwischen Füllung, Form und Lage von Magen und Dickdarm. Münch. med. Wschr. **1911**, 2539—2542.

—, u. L. SEYBERTH: Tierexperimentelle Untersuchungen über den Einfluß der Röntgenmahlzeit auf die Magenform. Arch. Verdau.-Kr. **18**, 8—18 (1912).

GUTZEIT, K.: Die Gastroskopie im Rahmen der klinischen Magendiagnostik. Ergebn. inn. Med. Kinderheilk. **35**, 1—97 (1929).

HALLER, A. v.: Icones anatomicae (et arteriarum potissimum historia). Göttingen 1756.

HAMPERL, H.: Die gröbere und feinere Gestaltung der Schleimhaut des Magendarmkanals, in Abhängigkeit von seiner Muskulatur. Virchows Arch. path. Anat. **305**, 432 (1940).

HASSE, C., u. F. STRECKER: Der menschliche Magen. Vorläufige Mitteilung. Anat. Anz. **25**, 541—544 (1904).

HASSELWANDER, A.: Die Lage der Bauchorgane. S.-B. phys.-med. Soz. Erlangen **65**, 35—72 (1938).

HEIDENHAIN, R.: Untersuchungen über den Bau der Labdrüsen. Arch. mikr. Anat. **6**, 368—406 (1870).

HEIDRICH, F.: Zur Histologie des Magens. 1. Das Oberflächenepithel. Anat. H. **43**, 149—200 (1925).

HEINKEL, K., E. TOMAT u. N. HENNING: Meßergebnisse über die Dicke der Magenschleimhaut im bioptischen Material. Klin. Wschr. **1960**, 1032—1037.

HENKE, F., u. O. LUBARSCH: Handbuch der speziellen pathologischen Anatomie und Histologie, Bd. IV/1, Rachen und Tonsillen, Speiseröhre, Magen und Darm, Bauchfell. Berlin: Springer 1926.

HENLE, J.: Handbuch der rationellen Pathologie, II. Abt. Braunschweig: F. Vieweg & Sohn 1853.

HENNING, N., K. HEINKEL u. K. ELSTER: (1) Ergebnisse bioptischer und gastroskopischer Untersuchungen der Magenschleimhaut bei Ulcus duodeni. Klin. Wschr. **1954**, 1088—1092.

— — — (2) Untersuchungen über die sogenannte Altersgastritis. Schweiz. med. Wschr. **1957**, 387—390.

HENNING, N., K. HEINKEL u. W. FRIK: Röntgenbefund am Faltenrelief und bioptisch-histologisches Bild der Magenschleimhaut. Dtsch. med. Wschr. **1960**, 873—878.

HERWERDEN, VAN: Zur Magenverdauung der Fische. Hoppe-Seylers Z. physiol. Chem. **56**, 453—494 (1908).

HESS,: Über den Mechanismus der Nahrungsaufnahme und Magenverdauung des Säuglings. Unterelsässischer Ärzteverein 23. 3. 18. Ref. in Dtsch. med. Wschr. **1918**, 616.

HESSE A.: Geben die in der Radiologie zur Verwendung kommenden Metallsalze ein falsches Bild von Form und Größe des Magens? Berl. klin. Wschr. **1911**, 931.

HILLER: Die Lage des Magens im Stehen und Liegen. Dtsch. Arch. klin. Med. **95**, 330—343 (1908/09).

HIS jr., W.: Studien an gehärteten Leichen über Form und Lagerung des menschlichen Magens. Arch. Anat. Physiol. **27**, 345—367 (1903).

HOFMANN, L., u. K. NATHER: Zur Anatomie der Magenarterien. Ein Beitrag zur Ätiologie des chronischen Magengeschwürs und seiner chirurgischen Behandlung. Langenbecks Arch. klin. Chir. **115**, 650—671 (1921).

HOLZKNECHT, G.: (1) Der normale Magen nach Form, Lage und Größe. Mitt. a. d. Lab. radiol. Diagn. u. Ther. im k.k. allg. Krankenhaus in Wien (Jena) **1**, 71—84 (1906).

— (2) Das Einziehen und Vorwölben des Abdomens, zunächst als Mittel zur radiologischen Beweglichkeitsprüfung der Bauchorgane betrachtet. Mitt. a. d. Lab. f. radiol. Diagn. u. Ther. im k.k. allg. Krankenhaus in Wien (Jena) **1**, 85 (1906).

—, u. A. LUGER: Zur Pathologie und Diagnostik des Gastrospasmus. Mitt. Grenzgeb. Med. Chir. **26**, 669—694 (1913).

HORTON, B. T.: Pyloric musculature with special reference to pyloric block. Amer. J. Anat. **41**, 197—225 (1928).

JACOBSHAGEN, E.: (1) Bemerkungen über den Vorderdarm niederer Wirbeltiere. Morph. Jb. **4**, 314—319 (1878).

— (2) Untersuchungen über das Darmsystem der Fische und Dipnoer. Teil I. Z. Naturwiss. **47**, 529—568 (1911).

JAMIESON, J. K., and J. F. DOBSON: Lectures on the lymphatic system of the stomach. Lancet **1907 I**, 1061—1066.

JATROU, ST.: Über die arterielle Versorgung des Magens und ihre Beziehung zum Ulcus ventriculi. Dtsch. Z. Chir. **159**, 196—223 (1920).

JONNESCO, T.: Tube digestif. In: Traité d'anatomie humaine, Fasc. I. Paris: Masson & Cie. 1895.

JOSSIFOW, G. A.: Das Lymphgefäßsystem des Menschen. Jena: Gustav Fischer 1930.

JOUVENEL, J.: Repartition des glandes de l'estomac chez un supplicié: présence de glandes de Lieberkühn. J. Anat. (Paris) **42**, 1—38 (1906).

JUNGMANN, H., and P. VENNING: Some dates on the normal variation of the stomach observed radiologically. Brit. J. Radiol. **25**, 25—32 (1952).

JUTRAS, A., P. LEVRIER et M. LONGTIN: Étude radiologique de l'oesophage para-diaphragmatique et du cardia. J. Radiol. Électrol. **30**, 373—379 (1949).

KAESTLE, A.: Röntgenuntersuchung des Magens. In: H. RIEDER u. J. ROSENTHAL, Lehrbuch der Röntgenkunde, 2. Aufl. Leipzig: Johann Ambrosius Barth 1923.

—, H. RIEDER u. J. ROSENTHAL: Über kinematographisch aufgenommene Röntgenogramme (Bio-Röntgenographie) der inneren Organe des Menschen. Münch. med. Wschr. **1909**, 280—282.

KATSCH, G.: Über die Magenstraße. 33. Kongr. inn. Med. 1921, S. 470—474.

KAUFMANN, E.: Lehrbuch der speziellen pathologischen Anatomie, 12. Aufl. Berlin: W. de Gruyter & Co. 1956.

KAUFMANN, R.: Anatomisch experimentelle Studien über die Magenmuskulatur. (Über die Rinnenbildung an der kleinen Kurvatur.) Z. Heilk., Abt. path. Anat. **28**, 203—238 (1907).

—, u. G. HOLZKNECHT: Die Peristaltik am Antrum pylori des Menschen. Mitt. a. d. Lab. f. radiol. Diagn. u. Ther. d. k.k. allg. Krankenhauses in Wien (Jena) **1**, 66—70 (1906).

KEITH, A.: A new theory of the causation of enterostasis. Lancet **1915 I**, 371—375.

—, and F. W. JONES: A note on the development of the fundus of the human stomach. J. Anat. Physiol. (Lond.) **36**, 321 (1902).

KIRKLIN, B. R.: Relative merits of gastroscopic and roentgenologic examination. Radiology **29**, 492—493 (1937).

KLEE, PH.: (1) Die Magenform bei gesteigertem Vagus- und Sympathicustonus. Münch. med. Wschr. **1**, 1044—1047 (1914).

— (2) Die Magenbewegungen. In: BETHE-BERGMANNS Handbuch der normalen und pathologischen Physiologie, Bd. 3. Berlin: Springer 1927.

KLEIN, E.: Mundhöhle, Pharynx, Oesophagus und Magen. In: STRICKERs Handbuch der Lehre von den Geweben des Menschen und der Tiere, Bd. 1. Leipzig: Wilhelm Engelmann 1871.

KNESE, K. H.: Nomina anatomica von F. KOPSCH, 5. Aufl. Vergleichende Übersicht der Basler, Jenaer und Pariser Nomenklatur. Stuttgart: Georg Thieme 1957.

KÖLLIKER, A.: (1) Handbuch der Gewebelehre, 5. Aufl. Leipzig: Wilhelm Engelmann 1867.

— (2) Grundriß der Entwicklungsgeschichte des Menschen und der höheren Tiere. Leipzig: Wilhelm Engelmann 1880.

KONDRATJEW, N.: (1) Zur Lehre von der Mageninnervation beim Menschen. I. Mitt. Z. Anat. Entwickl.-Gesch. **86**, 320—347 (1928).

— (2) Zur Lehre von der Mageninnervation beim Menschen. II. Mitt. Z. Anat. Entwickl.-Gesch. **89**, 328—343 (1929).

KONJETZNY, G. E.: Die Entzündungen des Magens. In: HENKE-LUBARSCH, Handbuch der speziellen pathologischen Anatomie und Histologie, Bd. IV/2. Berlin: Springer 1928.

KUX, E.: Der endoskopische transpleurale Zugang zum vegetativen System in der Brusthöhle. Dtsch. med. Wschr. **1949**, 753—754.

LAUGE-HANSEN, N.: The development and the embryonic anatomy of the human gastrointestinal tract. Eindhoven: Centres Publ. Cy. 1960.

LAURELL, H.: Über den sogenannten Kaskadenmagen. Dtsch. med. Wschr. **1920**, 1300—1302.

LAWRENTIEW, B. I.: (1) Über die Verbreitung der nervösen Elemente (einschließlich der „interstitiellen Zellen" CAJALs) in der glatten Muskulatur, ihre Endigungsweise in den glatten Muskelzellen. Z. mikr.-anat. Forsch. **6**, 467—488 (1926).

— (2) Experimentell-morphologische Studien über den feineren Bau des autonomen Nervensystems. II. Über den Aufbau der Ganglien der Speiseröhre nebst einigen Bemerkungen über das Vorkommen und die Verteilung zweier Arten von Nervenzellen in dem autonomen Nervensystem. Z. mikr.-anat. Forsch. **18**, 233—262 (1929).

—, u. M. L. SOKOLOWA: Zur Lehre von der Cytoarchitektonik des peripheren autonomen Nervensystems. I. Die Cytoarchitektonik der Ganglien des Verdauungskanals beim Hunde. Z. mikr.-anat. Forsch. **23**, 527 (1931).

LEHNER, J.: Bemerkungen zur Histologie der Magen- und Duodenaldrüsen des Menschen. Wien. klin. Wschr. **1923**, 202—205.

LERICHE, R., et F. VILLEMIN: Recherches sur les artères de l'estomac. Bibliogr. anat. **16**, 111—125 (1927).

LESSHAFT, P.: Über die Lage des Magens und über die Beziehung seiner Form zu seiner Funktion. Virchows Arch. path. Anat. **82**, 69—88 (1882).

LEVEN, G., et G. BARRET: Radioscopie gastrique. Forme limite inférieur et mode de remplissage de l'estomac. Presse méd. **1905**, 586; **1906**, 66, 503.

LEWIS, F. T.: In: KEIBEL and MALL, Manual of human embryology. Philadelphia and London: J. B. Lippincott Co. 1910—1912.

LILJA, B.: Motor activity of the stomach. Acta radiol. (Stockh.), Suppl. **180** (1959).

LONGIN, F., u. R. SCHEHL: Die vergrößerte Zwerchfell-Magendistanz im Röntgenbild. Fortschr. Röntgenstr. **92**, 20—33 (1960).

LOSSEN, H., u. E. SCHNEIDER: Die Röntgenstudien über die Magenstraße. Fortschr. Röntgenstr. **34**, 252—261 (1926).

LOTZIN, R.: Über das Faltensystem des Magens und seine Beziehungen zum Gefäßsystem. Fortschr. Röntgenstr. **51**, 329—338 (1935).

LOVÉN, CH.: Über Lymphbahnen der Magenschleimhaut. Nord. med. Ark. **1873**, H. 26, 1—26.

LÜDIN, M.: (1) Röntgendiagnostik des Magendarmkanals. In: Handbuch der inneren Medizin, hrsg. von L. MOHR u. R. STAEHLIN, Bd. 3. Berlin: Springer 1918.

— (2) Die durch extraventriculäre Ursachen bedingten Lage- und Formveränderungen des Magens. Ergebn. med. Strahlenforsch. **4**, 1—40. Leipzig: Georg Thieme 1930.

LUSCHKA, H. v.: (1) Die Anatomie des Menschen in Rücksicht auf die Bedürfnisse der praktischen Heilkunde, Bd. 2, Abt. I. Tübingen: H. Laupp 1863—1869.

— (2) Die Lage der Bauchorgane des Menschen. Karlsruhe: C. F. Müller 1873.

MAKSIMOWITSCH, A. S.: Die Topik und der Bandapparat des Magens. Langenbecks Arch. klin. Chir. **144**, 162—185 (1927).

MALL, F. P.: Vessels and walls of the dogs stomach. Johns Hopk. Hosp. Rep. **1**, 1—36 (1892).

MÁLNÁSI, G., P. PÉTERFFY u. T. CSIPKÉS: Mikroradiographische Beiträge zur Autoplastik der Magenschleimhaut. Dtsch. Z. Verdau.- u. Stoffwechselkr. **18**, 57—60 (1958).

MANGOLD, E.: (1) Die Totenstarre der menschlichen Magenmuskulatur. Z. exp. Med. **12**, 288—294 (1921).

— (2) Die Bedeutung von Sand und Steinchen im Hühnermagen. Arch. Geflügelkde **1**, 145 (1927).

— (3) Die Verdauung bei den Nutztieren. Berlin: Akademie-Verlag 1950.

MAYER, E.: Die Gefäßversorgung des Magens nach Röntgenphotographien der einzelnen injizierten Magenarterien. Diss. Frankfurt a.M. 1921.

MAYO: Zit. nach G. SCHWARZ.

MEISSNER, G.: Über die Nerven der Darmwand. Z. ration. Med. **8**, 364 (1857).

MERKLE, U.: Zum Aufbau der Muscularis mucosae im menschlichen Dünndarm. Z. mikr.-anat. Forsch. **66**, 177—191 (1960).

MICHAILOW, W., u. D. POPMICHAILOW: Eindellung der großen Magenkurvatur durch den linken Rippenbogen. Fortschr. Röntgenstr. **85**, 751—754 (1956).

MIKULICZ, J. v.: Beiträge zur Physiologie der Speiseröhre und der Cardia. Mitt. Grenzgeb. Med. Chir. **12**, 569—601 (1903).

MIYAGAWA, J.: The exact distribution of the gastric glands in man and in certain animals. J. Anat. (Lond.) **6**, 56—67 (1920/21).

MÜLLER, E.: (1) Beiträge zur Anatomie des menschlichen Fötus. Kgl. svenska Vet.-Akad. Handl. **29**, Nr 2, 74 (1897).

— (2) Anatomische und röntgenologische Untersuchungen über Form, Bau und Lage des Magens. Ergebn. Anat. Entwickl.-Gesch. **23**, 310—339 (1921).

MÜLLER, F. W. (1): Untersuchungen über die Topographie der Rumpfeingeweide bei verschiedenen Stellungen des Körpers. München: J. F. Bergmann 1923.

— (2) Inwieweit entsprechen die Magentypen des Röntgenologen der wahren Magenform? Anat. Anz. Erg.-H. **57**, 209—213 (1923).

MÜLLER, L. R.: Die Lebensnerven, 2. Aufl. Berlin: Springer 1924.

MULLER, H. R.: Notes on the bursting strength of the alimentary tract of the cat. Anat. Rec. **10**, 53—65 (1915).

MUSSGNUG, H.: Der Anteil des Nervus phrenicus an der Innervation von Brust- und Bauchorganen beim Hunde. Dtsch. Z. Chir. **227**, 132—144 (1930).

NAGY, D.: Röntgenanatomie. Budapest: Akademie-Verlag 1959.

NEUMANN, R.: „Hiatusinsuffizienzen" und sogenannte „Hiatushernien". Anatomische Untersuchungen und mechanische Prüfungen im Gebiet des Hiatus oesophageus des Zwerchfells. Virchows Arch. path. Anat. **289**, 270—300 (1933).

Nomina anatomica 1964. Excerpta Medica Foundation. Amsterdam 1964.

OPENCHOWSKI, TH. v.: Über Centren und Leitungsbahnen für die Muskulatur des Magens. Arch. Physiol. (Lpz.) **1889**, 549—556.

OPPEL, A.: Lehrbuch der vergleichenden mikroskopischen Anatomie der Wirbeltiere. I. Der Magen. Jena: Gustav Fischer 1896.

ORATOR, V.: Beiträge zur Lehre vom Magengeschwür. Makroskopische Befunde. Mitt. Grenzgeb. Med. Chir. **35**, 214—240 (1922).

ORR, A. G.: Hourglass-stomach. J. Anat. (Lond.) **41**, 49—50 (1906).

PALMER, E. D.: (1) Attempt to localize normal esophagogastric junction. Radiology **60**, 825—831 (1953).

— (2) Gastritis: revaluation. Medicine (Baltimore) **33**, 199—290 (1954).

PASCHKIS, K., u. V. ORATOR: Beiträge zur Normalhistologie des menschlichen Magens (Versuch einer Histotopographie). Z. Anat. Entwickl.-Gesch. **67**, 494—516 (1923).

PERMAN, E.: Über die Verteilung und den Verlauf der Vagusäste in dem menschlichen Magen. Ark. Zool. (Stockh.) **10**, 37 (1916/17).

PERNKOPF, E.: (1) Die Entwicklung der Form des Magendarmkanals beim Menschen. I. Teil: Z. Anat. Entwickl.-Gesch. **64**, 96—275 (1921), II. Teil: Z. Anat. Entwickl.-Gesch. **73**, 1—144 (1924).

— (2) Beiträge zur vergleichenden Anatomie des Vertebratenmagens. Z. Anat. Entwickl.-Gesch. **91**, 329—390 (1929).

— (3) Die Entwicklung des Vorderdarms, insbesondere des Magens der Wiederkäuer. Z. Anat. Entwickl.-Gesch. **94**, 490—622 (1931).

— (4) Topographische Anatomie des Menschen, Bd. II/1. Berlin u. Wien: Urban & Schwarzenberg 1943.

— (5) Morpho- und topographische Anatomie des Magens. In: R. BOLLER, Der Magen und seine Krankheiten. Wien: Urban & Schwarzenberg 1954.

—, u. J. LEHNER: Vergleichende Beschreibungen des Vorderdarms bei den einzelnen Klassen der Cranioten. In: Handbuch der vergleichenden Anatomie der Wirbeltiere, Bd. III, S. 349—476. Berlin u. Wien: Urban & Schwarzenberg 1937.

PETERSEN, H.: Histologie und mikroskopische Anatomie, 4. u. 5. Abschn. München: J. F. Bergmann 1935.

PLENK, H.: Handbuch der mikroskopischen Anatomie des Menschen, hrsgg. von W. v. MÖLLENDORFF. Bd. V. Verdauungsapparat, Teil 2: Magen, S. 1—234. Berlin: Springer 1932.

PORCHER, P.: Radiographies des parois gastriques par le double contraste gazeux. Arch. Mal. Appar. dig. **41**, 1049—1053 (1952).

PRÉVÔT, R.: Zur röntgenologischen Diagnose des sogenannten État mamelonné. Fortschr. Röntgenstr. **71**, 55—58 (1949).

RACCHIUSA, F.: La parietografia. Rom: Baster 1956.

RAUBER, A., u. F. KOPSCH: Lehrbuch und Atlas der Anatomie des Menschen, 19. Aufl., Bd. 2. Stuttgart: Georg Thieme 1955.

REGELSBERGER, H.: Der Kaskadenmagen. Ergebn. med. Strahlenforsch. **5**, 1—20 (1931).

RENSCH, B.: Neuere Probleme der Abstammungslehre (die transspezifische Evolution). Stuttgart: Ferdinand Enke 1947.

RETZIUS, A. A.: Bemerkungen über das Antrum pylori beim Menschen und bei einigen Tieren. Arch. Anat. Physiol. wiss. Med. (Lpz.) **1857**, 74—87.

RICHET, CH.: La digestion chez le poisson. Arch. Physiol. (Paris) 2. Serie, **10**, 536—558 (1882).

RIEDER, H.: (1) Radiologische Untersuchungen des Magens und Darms beim lebenden Menschen. Münch. med. Wschr. **1904**, 1548—1551.

— (2) Beitrag zur Topographie des Magendarmkanals beim lebenden Menschen, nebst Untersuchungen über den zeitlichen Ablauf der Verdauung. Fortschr. Röntgenstr. **8**, 141—172 (1904/05).

— (3) Röntgenuntersuchungen des Magens und Darmes. Münch. med. Wschr. **1906**, 111—115.

— (4) Das Röntgenverfahren im Dienste der Pathologie und Therapie des Magen-Darm-Kanals. Verh. Kongr. inn. Med. **29**, 17—41 (1912).

—, u. J. ROSENTHAL: Lehrbuch der Röntgenkunde, 2. Aufl. Leipzig: Johann Ambrosius Barth 1925.

ROLLET, A.: Bemerkungen zur Kenntnis der Labdrüsen und der Magenschleimhaut. Untersuchungen Institut Physiologie und Histologie Graz, H. 2, S. 142—194. Leipzig: Wilhelm Engelmann 1871.

ROSENFELD, G.: (1) Klinische Diagnostik der Größe, Form und Lage des Magens. Zbl. inn. Med. **20**, 1—14 (1899). Ref. Fortschr. Röntgenstr. **2**, 163.

— (2) Zur Topographie und Diagnostik des Magens. Münch. med. Wschr. **1900**, 1204—1206.

ROSSI, G., e E. COVA: Studio morfologico delle artere dello stomaco. Arch. ital. Anat. Embriol. **3**, 485—524 (1904).

— (2) Studio anatomico delle artere dello stomaco. Arch. ital. Anat. Embriol. **3**, 566—657 (1904).

RÜDINGER, N.: Beiträge zur Morphologie des Gaumensegels und des Verdauungsapparates. Stuttgart: Cotta 1879.

SAITTA, S.: Forme e posizione dello stomaco umano negli ectipi di varia età. Scritti biol. **4**, 93 (1929).

SANTOS, E. M. DOS: L'innervation gastrique et la terminaison abdominale des pneumogastriques. Folio anat. (Coimbra) **6**, 1—32 (1931).

SCHABADASCH, A.: Die Nerven des Magens der Katze. Z. Zellforsch. **10**, 254—319 (1930).

SCHAFFER, J.: (1) Beiträge zur Histologie der menschlichen Organe. IV. Zunge. V. Mundhöhle, Schlundkopf. VI. Oesophagus. VII. Cardia. S.-B. Akad. Wiss. Wien, math.-nat. Kl. III, **106**, 353—455 (1897).

— (2) Das Epitheglewebe. In: v. MOELLENDORFFs Handbuch der mikroskopischen Anatomie des Menschen, Bd. 2, 1. Teil, S. 1—231. Berlin: Springer 1926.

SCHELLHAASS, H.: Über die Muscularis mucosae des Magens. Z. Zellforsch. **30**, 464—482 (1940).

SCHLESINGER, E.: (1) Die Grundformen des normalen und pathologischen Magens und ihre Entstehung. Berl. klin. Wschr. **1910**, 1977.

— (2) Weitere Aufschlüsse über den Befund und die Genese der Gastroptose durch das Röntgenbild. Dtsch. Arch. klin. Med. **107**, 551—572 (1912).

— (3) Die Röntgendiagnostik der Magen- und Darmkrankheiten, 3. Aufl., hrsg. von E. RACHWALSKY. Berlin u. Wien: Urban & Schwarzenberg 1927.

SCHMIDT, H.: Der funktionelle Bau der Schleimhautmuskulatur des Magens (Schwein). Gegenbaurs morph. Jb. **83**, 495—516 (1939).

SCHULZE, F. E.: Epithel- und Drüsenzellen. Arch. mikr. Anat. **3**, 137—203 (1867).

SCHWALBE, G.: Beiträge zur Kenntnis des menschlichen Magens. Z. Morph. Anthrop. (Stuttg.), Sonder-H. II (Festschrift für G. RETZIUS), 1—58 (1912).

SCHWARZ, G.: (1) Die Sonderstellung der Pars horizontalis superior des Duodenums in röntgenologischer und anatomischer Beziehung. Berl. klin. Wschr. **1908**, 1142.

— (2) Versuch eines Systems der physiologischen und pathologischen Magenperistaltik. Fortschr. Röntgenstr. **17**, 128—141 (1911).

— (3) Röntgenuntersuchung der Verdauungsorgane. In: Lehrbuch der Röntgendiagnostik, hrsgg. von A. SCHITTENHELM. Berlin: Springer 1924.

SCOTT, G. H.: Growth of crypts and glands of the human stomach. Amer. J. Dis. Child. **30**, 147—173 (1925).

SIMMONDS, M.: Über Form und Lage des Magens unter normalen und abnormen Bedingungen. Jena: Gustav Fischer 1907.

SJÖSTRAND, F.: Über die Flüssigkeitsverteilung in der Submucosa des Magens in Beziehung zur Schleimhautfaltung. Gegenbaurs morph. Jb. **87**, 169—192 (1942).

SJÖVALL, E.: Die Formverhältnisse des menschlichen Magens im Lichte der Trichobezoare. Acta path. microbiol. scand. **1**, 245—258 (1924).

STIEVE, H.: Der Sphicnter antri pylori des menschlichen Magens. Anat. Anz. **51**, 513—534 (1919).

STILLER, B.: (1) Die Lehre von der Enteroptose und nervösen Dyspepsie auf Grund des Costalstigmas. Berl. klin. Wschr. **1899**, 742, 770, 787.

— (2) Kritische Glossen eines Klinikers zur Radiologie des Magens. Arch. Verdau.-Kr. **16**, 121—146 (1910).

— (3) Zur Frage des radiologischen Magens. Arch. Verdau.-Kr. **18**, 1—7 (1912).

STOCCADA, F.: Über die Bedeutung der Zähnelung der großen Kurvatur des Magens. Fortschr. Röntgenstr. **27**, 465—473 (1919/21).

STÖHR jr., PH.: (1) Mikroskopische Studien zur Innervation des Magendarmkanals. Z. Zellforsch. **12**, 66—154 (1930).

— (2) Mikroskopische Studien zur Innervation des Magendarmkanals. II. Über die Nerven des menschlichen Magens und ihre Veränderungen beim Ulcus. Z. Zellforsch. **16**, 123—197 (1932).

— (3) Zur Anatomie und Physiologie des Magens. Dtsch. med. Wschr. **1939**, 989—991.

— (4) Zusammenfassende Ergebnisse über die mikroskopische Innervation des Magendarmkanals. Ergebn. Anat. Entwickl.-Gesch. **34**, 244 (1944).

— (5) Anatomie, Histologie, Embryologie. In: Fiat. Rev. German Sci. 1939—1946. Wiesbaden: Dietrich 1947.

SZELONG, J.: Ein Fall von angeborener netzförmiger Hypertrophie der menschlichen Magenschleimhaut. Diss. Zürich 1902.

TEICHMANN, L.: Das Saugadersystem vom anatomischen Standpunkt. Leipzig: Wilhelm Engelmann 1861.

TESCHENDORF, W.: Lehrbuch der röntgenologischen Differentialdiagnostik. Bd. II. Erkrankungen der Bauchorgane, 4. Aufl. Stuttgart: Georg Thieme 1964.

Thorell, G.: (1) Untersuchungen über die Bewegungsfähigkeit der Mucosamuskulatur des Magens. Münch. med. Wschr. **1925**, 388.
— (2) Untersuchungen über die Bewegungen und Innervationsverhältnisse der Muscularis mucosae des Magens. Skand. Arch. Physiol. **50**, 205—282 (1927).
Todd, T. W.: Behaviour patterns of the alimentary tract. Baltimore: William & Wilkins Co. 1930.
Töndury, G.: Angewandte und topographische Anatomie, 2. Aufl. Stuttgart: Georg Thieme 1959.
Toldt, C.: Die Entwicklung und Ausbildung der Drüsen des Magens. S.-B. Akad. Wiss. Wien, math.-nat. Kl. III **82**, 57—128 (1880).
Torgersen, J.: The muscular build and movements of the stomach and duodenal bulb. Acta radiol. (Stockh.), Suppl. **45** (1942).
Trautmann, A.: Lehrbuch der Veterinärphysiologie. Berlin: Paul Parey 1944.
Vallebona, A.: Nuovo metodo di esame radiologico dell'apperato digerente. Radiol. med. (Torino) **13**, 241—248 (1926).
Velde, G.: (1) Veränderungen der Magenschleimhaut auf vegetative Reize. Klin. Wschr. **1932**, 1513—1514.
— (2) Die Magenschleimhaut bei Achylia gastrica und perniziöser Anämie. Ihr Verhalten auf vegetative Reize. Ergebn. med. Strahlenforsch. **6**, 347—406 (1933).
Vogt, W.: Situsstudien an der menschlichen Bauchhöhle. I. Über genetische und konstruktive Bedingungen des Situs abdominis. II. Die peritoneale Befestigung der Nieren und Nebennieren. (Anatomie, Entwicklung und konstruktive Bedeutung der Nierenfascien; ihr Verhalten bei Nephroptose.) Z. Anat. Entwickl.-Gesch. **80**, 859—949 (1936).
Wagstaff, J. K.: Post mortem arteriography of the normal stomach. Gastroenterology **36**, 26—44 (1959).
Walder, D. N.: (1) The muscularis mucosae of the human stomach. J. Physiol. (Lond.) **120**, 365—372 (1953).
— (2) The vascularisation of the stomach in relation to the aetiology of peptic ulcer. Gastroenterologia (Basel) **81**, 66—71 (1954).
Waldeyer, .W: Die Magenstraße. S.-B. preuß. Akad. Wiss., physik.-math. Kl. **29**, 595—606 (1908).
Walk, L.: Über röntgenologische, gastroskopische und histologische Befunde bei Gastritiden. Z. klin. Med. **141**, 348—368, **142**, 557—562, **144**, 75—88 (1942).
Welch, E. H.: The musculature of the stomach of the fetus and the newborn. Proc. Amer. Ass. Anat. Abstr. S. 43, Nr. 74. In: Anat. Rec. **23** (1922).
Wernstedt, W.: (1) Canalis pylori und Vestibulum pylori. Arch. Anat. Physiol. (Berl.) Anat. Abt. **1907**, 227—249.
— (2) Grundformen und Kontraktionsformen des menschlichen Magens. Einige Gesichtspunkte für das Studium der Form des Magens und der Benennung seiner Teile. Arch. Anat. Entwickl.-Gesch. (Lpz.) **1907**, 120—128.
— (3) Die pylorale Endpartie oder das Pyloruswandstück des Säuglings- und Affenmagens. Arch. Anat. Physiol. (Lpz.), Anat. Abt. **1913**, Suppl., 97—112.
Westphal, K.: Über die Engen des Magens und ihre Beziehung zur Chronizität der peptischen Ulcera. Mitt. Grenzgeb. Med. Chir. **32**, 659—695 (1920).
—, u. W. Kuckuck: Der Reizmagen. Z. klin. Med. **124**, 537—652 (1933).
Wheelon, H., and J. E. Thomas: Observations on the motility of the duodenum and the relation of the duodenal activity to that of the pars pylorica. Amer. J. Physiol. **59**, 72—96 (1922).
Willis, T.: Opera omnia. De medicamentorum operationibus in corpore humano. Sectio prima. Amsterdam 1682.
Worobiew, W.: Die Methode der Durchleuchtung und ihre Anwendung bei Untersuchung der Magennerven. 16. Congr. internat. Med. (Budapest). C. R. Sect. I, 1910, H. 2, Über die Magennerven beim Hunde. Charkow 1913.
Zehbe, M.: (1) Der Kaskadenmagen. Fortschr. Röntgenstr. **25**, 107—124 (1917).
— (2) Versuch, das Röntgenbild des normalen und erkrankten menschlichen Magens auf Muskelbau und Muskeltonus zurückzuführen. Fortschr. Röntgenstr. **38**, 38—48 (1928).
Zimmermann, K. W.: Beitrag zur Kenntnis des Baues und der Funktion der Fundusdrüsen im menschlichen Magen. Ergebn. Physiol. **24**, 281—307 (1925).
Zollschein, J.: Veränderungen der Magenform, bedingt durch retropankreatische Lage des hinteren Fundusteiles. Klin. Wschr. **1927**, 892—894.

II. Hinweise auf physiologische und funktionell pathologische Veränderung des Magens

Von

S. Věšín

Mit 77 Abbildungen

1. Normale Magenphysiologie im Röntgenbild

Mit der Rolle eines Speicherorganes, das die Aufnahme einer genügenden Menge von Nahrung in einer kurzen Zeitperiode ermöglicht, hängen Formveränderungen des Magens als eines verhältnismäßig im großen Ausmaß dehnbaren Sackes sowie die motorischen Äußerungen, d.h. den Magenwandkontraktionen entsprechende Formveränderungen, die der Magenentleerung dienen, zusammen. Mit der Rolle eines Verdauungsorganes hängen zuerst die Äußerungen der Sekretion, daneben aber auch die Äußerungen der motorischen Tätigkeit der Magenwandmuskulatur, Muscularis propriae sowie der Schleimhautmuskulatur, Muscularis mucosae, zusammen. Ziel der Wandkontraktionen ist eine genügende Durchdringung des Mageninhaltes mit Verdauungssaft und dessen Weitertransport zu sichern, indem die Magenschleimhautautoplastik einer Vergrößerung der Verdauungsoberfläche und einem engen Anlagern zum Mageninhalt dient. Beide diese Hauptfunktionen sind freilich eng miteinander verknüpft. Die Schleimhautmuskelkontraktionen dienen auch einer Anpassung der Schleimhaut an die Organlumenveränderungen bei Kontraktion und Inhaltstransport. Der Vorstellung, daß sich die Schleimhaut den Lumenveränderungen, die mit dem Durchgang der peristaltischen Welle verbunden sind, nur passiv anpaßt, sich in Längsfalten, einem Transportrelief, zusammenlegt (Gianturco), kann man kaum zustimmen. Die vollkommene Faltenanpassung im kontrahierten Segment weist auf eine aktive Zusammenarbeit der Muscularis mucosae hin. Eine eigene „Reinigungstätigkeit", d.h. eine aktive Mitbeteiligung der Schleimhaut am Inhaltstransport und bei der Beseitigung seiner Reste anzunehmen ist jedoch mehr als problematisch.

Wir wollen jetzt unsere Aufmerksamkeit den einzelnen Magentätigkeitsäußerungen, ihrem gegenseitigen Zusammenhang und der Notwendigkeit ihrer komplexen Verfolgung und Begutachtung widmen.

a) Magensekretion

Der normale Magen ist nüchtern und im Ruhezustand leer. Auf Leeraufnahmen finden wir im Bereiche des Magenfornix eine kugel- oder birnenförmige Gasblase verschiedener Größe, bisweilen mit ausgeprägtem Faltenrelief (Abb. 1). Da aber verschiedene endogene wie auch exogene Impulse eine Magensaftsekretion hervorrufen können, findet man nicht selten im Fornixgrund einen Sekretspiegel. Geschluckter Speichel, besonders bei einer Hypersalivation, kann Magensekretion imitieren. Die gewöhnlichen Kontrastmittel enthalten verschiedene Geschmackskorrigentia und Stabilisierungssubstanzen, die eine Sekretion hervorrufen.

Nach Verabreichung von Kontrastmittel bildet dünnes Sekret eine Intermediärzone zwischen der Gasblase und der Kontrastsuspension. Eine ungenügend stabilisierte Suspension sedimentiert rasch und erzeugt eine Intermediärzone, die eine Hypersekretion vortäuscht.

Bei pathologischen Zuständen, die von einer gestörten Pyloruspassage begleitet werden, kommt die breite Intermediärzone (Abb. 71) nicht nur durch Magensaft, sondern auch durch Retention der genossenen Flüssigkeiten zustande.

Aus diesen Angaben geht deutlich hervor, daß sichere Begutachtung der vermehrten Magensaftsekretion schwierig, ja unmöglich ist.

Die normale Schleimsekretion äußert sich im Röntgenbilde direkt nicht. Der Schleimbelag wirkt aber bei der vollkommenen Reliefdarstellung mit.

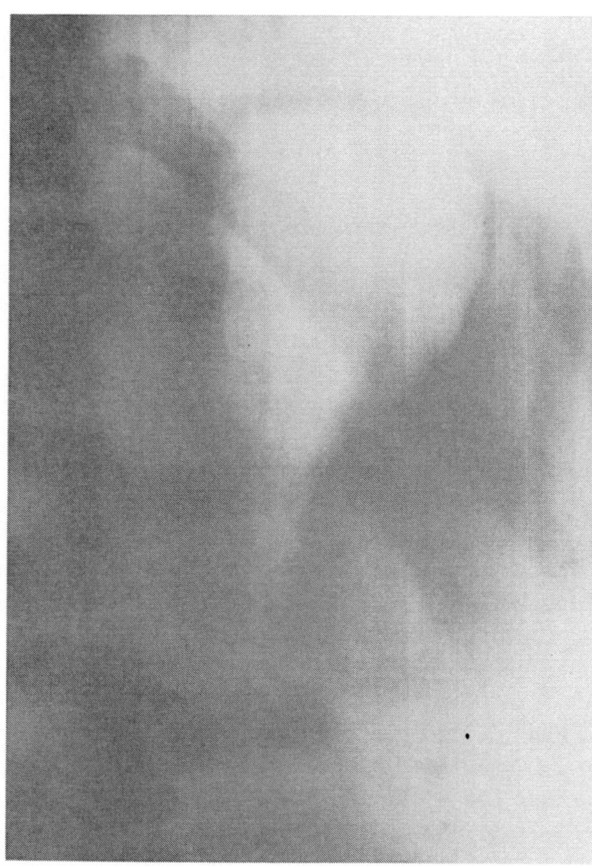

Abb. 1. F. H., 47 Jahre, ♀. Normale Magengasblase im Bereich des Fornix und des oberen Magenkörperteiles morgens nüchtern

b) Motorische Äußerungen des Magens

Wie schon erwähnt, stehen hier die motorischen Äußerungen einer *Wandmuskulaturkontraktion* im Vordergrund. Diese bestimmen die Grundspannung, *Tonus* sowie die rhythmischen Bewegungen, deren Effekt entweder eine Mageninhaltvermischung — die Mischbewegungen —, oder aber eine Inhaltverschiebung in oroaboraler Richtung — die propulsiven Bewegungen — ist. Die zweite, weniger auffällige Äußerung der Magenmotorik wird durch die *Kontraktion der Muscularis mucosae*, durch die sog. *Autoplastik* der Magenschleimhaut repräsentiert. Auch hier können wir neben dem Grundtonus kurzzeitige, transitorische Umwandlungen, aktive Schleimhautreliefveränderungen und Faltenbewegungen verfolgen. Über ihre problematische Bedeutung für den Mageninhalttransport haben wir schon gesprochen. Eine besondere Bedeutung gebührt der Verfolgung der Schleimhautverhältnisse im Bereiche der Cardia. Die Reliefveränderungen im Laufe der oesophagogastrischen Phase des Schluckaktes sind besonders für die Beurteilung der normalen Cardiafunktion und indirekt auch ihrer anatomischen Verhältnisse wichtig (Abb. 30, 31).

α) Magentonus

A. G. WELTZ (1940) gibt in seiner grundlegenden Arbeit über die röntgenologische Magenphysiologie folgende Definitionen des Tonus der glatten Muskulatur: 1. Für den isotonischen Zustand ergibt sich die Definition nach W. STRAUB: „Der Tonus ist die Ruhelänge der kontraktilen Elemente, auf ihn setzt sich die Kontraktion auf." 2. Für den isometrischen Zustand würde nach WELTZ die Definition lauten: „Tonus ist die Ruhespannung. Die Kontraktion zeigt sich in der Spannungszunahme bei der Tätigkeit." Der Tonus ist eine spezifische Eigenschaft der glatten Muskulatur, grundsätzlich unabhängig von irgendeiner Innervation. Doch steht er unter dem regulativen Einfluß des autonomen Nervensystems, so daß er in gewissem Grad auch als Ausdruck des aktuellen Gleichgewichtszustandes, des Niveaus des gegenseitigen Funktionsbezugs des Vagosympathicus angesehen werden soll. Tonus ist umgekehrt proportional der Länge der Muskelfasern im Ruhestand. Die Kontraktionsfähigkeit ist um so größer, je niedriger der Tonus. Bei Hohlorganen ist der Tonus der Ausdruck der *Peristole*, d. h. der Fähigkeit der Wand den Inhalt dicht zu umfassen, im Sinne einer gewissen optimalen, der Inhaltsmenge entsprechenden Wandmuskulaturspannung, die die ziellose Erhöhung des intraluminalen Druckes verhindert. Diese Fähigkeit ist durch zwei Faktoren bestimmt: durch den anatomischen, d. h. durch das gegenseitige Gleiten der Muskelfasern, die eine Flächeausbreitung der Muskelschicht auf Kosten seiner Dicke ermöglicht (GRÜTZNER, 1904), und durch den biologischen, d. h. durch die Fähigkeit einer gewissen Relaxation der glatten Muskelfasern, einer Verlängerung ohne Spannungszunahme, die eine gewisse Wanddistension, ohne den Innendruck zu erhöhen, zuläßt. Die Physiologie hat dieses Phänomen als receptive Relaxation, eine Art der Metrostase, bezeichnet.

Diese Erscheinung beobachtet man auch bei der Magenentfaltung. Im nüchternen Zustande ist der Magen kontrahiert, seine Wände sind mit Ausnahme des gasgeblähten Teiles dicht aneinander angelegt. Im Stehen ist es nur der Fornix, der immer eine kleinere oder größere Gasblase enthält. Bei der Füllung entfaltet sich der normale Magen fortschreitend, zuerst im Teil entlang der großen Curvatur, dem *Saccus gastricus*, der einer beträchtlichen Distension fähig ist. Ein engeres Band längs der kleinen Curvatur, der sog. *Sulcus salivarius*, verlängert sich vorwiegend mit nur unbeträchtlicher transversaler Ausbreitung. Der intragastrische Druck verändert sich dabei fast nicht (GRÜTZNER 1904) oder nur unbeträchtlich.

TETELBAUM (1926) konnte durch Ballonsondenmessungen an normalen Personen feststellen, daß der intragastrische Druck, in der Magenblase gemessen, normal etwa 2—10 cm H_2O beträgt. Nach Aufnahme von 400 ml einer Flüssigkeit bleibt er im normotonischen Magen unverändert. Bei hypertonischem Organ soll der Innendruck steigen, bei dem hypotonischen dagegen progressiv sinken. Gemischte (feste und flüssige) Nahrung hat dieselbe Wirkung, breiige und feste Nahrung ruft wellenartige Druckschwankungen hervor. Nach GIANTURCO (1934) soll der intragastrische Druck in der ersten Füllungsphase durch Magenfundus- und Korpuserschlaffung unverändert bleiben. Erst bei größerer Füllungsmenge pflegt der Druck durch die Bauchdeckenspannung zu steigen. Nach Fundus- und Corpusresektion längs der großen Curvatur steigt der intragastrische Druck bei der Magenfüllung rasch an. Nach WELTZ findet bei der Magenfüllung nicht eine passive Dehnung, sondern eine aktive Tonusherabsetzung, eine aktive Magendiastole statt.

Wie von Physiologen angegeben wird (KARÁSEK), tritt eine rezeptive Relaxation durch einen Vagusreflex schon bei mechanischer Reizung der Speiseröhre durch den geschluckten Bissen, ja sogar bei einer Reizung des Geschmackorgans ein.

Die praktische Anwendung dieser Erkenntnisse in der Magenröntgenologie ist jedoch eine Quelle mancher Mißverständnisse. *Es gibt keinen einheitlichen Standpunkt über die Kriterien des normalen oder veränderten, erhöhten bzw. erniedrigten Magentonus.* Auf diese Weise können wir verstehen, daß dasselbe Magenbild, das ein Autor als normotonisch beschreibt, der andere als hypotonisch betrachtet. Die große Wichtigkeit dieser Mißverständnisse geht klar hervor, wenn wir in verschiedenen Forschungsstudien über primäre und sekundäre Magenfunktionsstörungen widersprechende Angaben über kurzzeitige als auch langzeitige Tonusveränderungen, die manchmal den einzigen Ausdruck der gestörten Funktion vorstellen, finden.

Nach WELTZ kann man kleine Tonusänderungen am Grad der röntgenologisch sichtbaren Verkürzung abschätzen. Große Tonusänderungen, die auch mit Spannungszunahme verbunden zu sein pflegen, zeigen sich in aufrechter Stellung am Steigen des Magenflüssigkeitsspiegels im Corpusteil. Es ist klar, daß diese von WELTZ angegebenen Merkmale mehr der Beurteilung der Tonusschwankungen als des individuellen Grundtonus dienen.

C. SHANKS (1950) nimmt als röntgenologisches Kriterium des Magentonus seine Form, besonders die relative Lumenbreite seines oralen und aboralen Teiles an. Nach seiner Ansicht wird der orthotonische Magen durch eine Hakenform mit gleicher Lumenbreite im Bereiche des caudalen Poles und des Magencorpus gekennzeichnet. Die Incisura angularis ist gut ausgeprägt, der caudale Pol annähernd in Höhe der Darmbeinkammlinie.

Ein hypertonischer Stierhornmagen ist im oberen Pol am breitesten und verschmälert sich allmählich nach dem Pylorus zu. Die Incisura angularis ist nur schwach angedeutet. Die große Curvatur reicht nur wenig unter das Pylorusniveau, oder es stellt der Pylorus den niedrigsten Magenteil dar. Der hypotonische Angelhakenmagen ist langgezogen, so daß der caudale Pol bis in die Mitte zwischen Nabel und Symphyse reicht. Die große Curvatur wird sackförmig in caudaler Richtung ausgebuchtet, so daß das Magenlumen an dieser Stelle am breitesten ist. Die Pars media ist kollabiert.

VĚŠÍN (1954) definiert den Magentonus als „dauernde Ruheanschließung der Magenwände, eines leeren oder gefüllten Organs, die seine Form sowie seinen Umfang bestimmt. Der Tonus schwankt bei demselben Individuum je nach dem momentanen Gleichgewichtsstand des autonomen Nervensystems. Er wird autonomisch durch die intramuralen Plexen (Vagus- bzw. Sympathicus) im Sinne des Plus bzw. des Minus reguliert. Gleichzeitig ändert sich der Pylorussphinctertonus im entgegengesetzten Sinne. Der Tonus wird durch die Interoreceptoren, der physiologischen Wanddistension bei Magenfüllung entgegen, reguliert. Der Tonus wird auch reflektorisch auf Grund der Schleimhautreizung durch krankhafte Prozesse wie auch bei einer Erkrankung anderer Bauchorgane, und durch corticoviscerale Eingriffe bei einer psychischen Erregung oder Depression, Ohnmacht, beeinflußt“. VĚŠÍN weist auch eine Magentonus- und Motilitätsbeeinflussung durch allgemeine Infektionen und auch durch die Menstruation nach. Er gibt dabei eine charakteristische Magenfüllung mit einer dichten Kontrastmasse bei verschiedener Tonuslage an. „Der orthotonische Magen entfaltet sich zuerst im oralen Anteil. Der Fornixgrund verbreitert sich und geht trichterförmig in den oralen Corpusteil über. Nach weiterer Nahrungsaufnahme wird der gefüllte Magenteil immer breiter und das caudale Ende der Kontrastmasse schreitet aboral fort, bis es den Sinus erreicht. Es folgt eine fortschreitende Entfaltung des Magencorpus, des Sinus und des Antrums. Bei einer genügenden physiologischen Füllung reicht dann die Kontrastmittelsäule bis an die Corpus-Fornixgrenze, also bis zum Cardianiveau oder ein wenig tiefer. Ein hypertonischer Magen entfaltet sich vor allem in seinem oralen Teil, indem der aborale Teil, dem caudalen Corpusteil, Sinus und Antrum, entsprechend, relativ eng bleibt. Die Fornixblase kann dabei auffallend groß sein. Der Magen hat dann eine Füllhornform. Ein hypotonischer Magen entfaltet sich vorwiegend in seinem caudalen Teil. Eine trichterförmige Fornixfüllung verlängert sich rasch nach aboral und die Kontrastmasse gleitet in den Sinus und schichtet sich im caudalen Magenpol, eine typische Schüssel bildend. Nur allmählich schreitet dann die Magenentfaltung in cranialer Richtung fort. Bei einer mäßigen Magenfüllung werden gewöhnlich der Sinus, das Antrum und der aborale Corpusteil entfaltet, indem der orale Teil, eine enge Taille bildend, leer bleibt — oder mit einem dünnen Kontrastbelag zwischen den Falten — und cranial in die birnenförmige Fornixblase übergeht.“

Ähnlich, wenn auch etwas kürzer, beschreibt SCHINZ die Magenfüllung. Selbstverständlich betreffen alle diese Beschreibungen das Magenbild im Stehen.

FRIK und HESSE (1959, 1960) haben auf Grund einer Analyse der Röntgenbefunde bei 100 Personen, die ohne Auswahl untersucht wurden, die Meinung vertreten, daß die Magenform nicht durch den Tonus, sondern durch die Bauchdeckenspannung beeinflußt wird. Bei einer Bauchdeckenentspannung haben sie bei keinem einzigen der Untersuchten einen Stierhornmagen beobachtet. Dagegen habe bei 30 % der Personen mit gewöhnlichem Hakenmagen die Baucheinziehung eine Stierhornmagenformbildung zur Folge. Nur bei 15 % der Personen mit Langmagen blieb die Magenform durch Bauchwandspannung unbeeinflußt. Die Autoren sind überzeugt, daß man ohne Kenntnis der Bauchwandspannung keine weitgreifenden Schlüsse über Magenform- und Tonus-Verhältnisse ziehen könne, wie es oft geschieht. Sie stellten fest, daß man bisher oft den Magentonus und die Form in kausalen Zusammenhang bringe, während man die Verhältnisse des intraabdominellen Druckes, besonders aber die Bauchdeckenspannung meist nicht berücksichtigt. VĚŠÍN (1954) hat aber ausdrücklich angeführt, daß die Magenform und dabei auch die Magenlage nicht nur durch anatomische und funktionelle Faktoren, den Ruhespannungsstand, die Peristole oder den Tonus, sondern auch durch extragastrische Faktoren bestimmt werden: Durch den Grad der elastischen Bauchdeckenspannung, den Stand des retroperitonealen und mesenterialen Fettpolsters, durch die Zwerchfellage, den Füllungszustand des Darmes — besonders durch den Gasgehalt des Colons —, durch physiologische und pathologische Veränderungen der Bauch- sowie entfernteren Organe, besonders durch expansive raumbeschränkende Prozesse (Hepatomegalie, Splenomegalie, gravider Uterus, Ovarialgeschwülste usw.). Daraus geht deutlich hervor, daß sich in der Magenform auch der allgemeine Körperbau, durch den Körpertypus gegeben, zeigt.

Wenn wir im Schrifttum aus den ersten Dezennien der Röntgenära nachsuchen, finden wir ähnliche, teils widersprechende Anschauungen. So nahm SCHLESINGER (1910) an, daß von manchen ätiologischen Faktoren es vor allem der Wandtonus ist, der die Magenform bestimmt. Dies sei als ein verläßlicher Ausdruck der Magenwandelastizität und der Wandmuskulaturstärke zu werten. Die verschiedenen Magenformen, die Holzknechtsche Stierhornform, Groedelsche Angelhakenform und die Riedersche Form einer hypotonischen bis atonischen Magenelongation mit hoher Hubhöhe sollen nach SCHLESINGER in dieser Reihenfolge progressiv durch die alltägliche Wandbelastung, die zur Magenwandausziehung und Lumenerweiterung im Bereiche des Sinus führt, entstehen. Er sah die Stütze seiner Meinung in SIMONDs (1907) Angaben über die Frequenz der Angelhakenform in verschiedenen Altersstufen. Er hat sie im ersten Dezenium in einem Drittel, im zweiten Dezennium in der Hälfte und im dritten Dezennium in zwei Dritteln der Fälle festgestellt. FAULHABER sieht dagegen die sog. Gastroptose als Ausdruck eines Konstitutionstyps an. PAYER hat sie als Folge einer Minderwertigkeit des mittleren Keimblattes aufgefaßt.

MOODY (1923) hat interessante Resultate seiner statistischen Studie über die Magenlage veröffentlicht. Er hat 600 gesunde Studenten, Männer und Frauen, untersucht. Der untere Magenpol befand sich in 74% der Männer und in 87% der Frauen unter der Darmbeinkammlinie. Bei 13,1% der Männer und 26,8% der Frauen trat er mehr als 10 cm über diese Linie nach caudal. BARCLEY (1932) hat eine ebenso große Variationsbreite der Magenmotilität unter normalen Verhältnissen festgestellt.

Diese Situation wird durch *physiologische Tonusschwankungen* bei ein und demselben Individuum im Laufe ein und derselben Untersuchung noch weiter kompliziert. WEITZ und VOLLERS haben dies schon im Jahre 1925 beschrieben. Sie haben mittels einer Ballonsonde den intragastrischen Druck sowie das Volumen gemessen. Neben der Schwankung von $^1/_2$—2 min Periodendauer mit kurzen, prononcierten Wellen haben sie auch langsame Tonusschwankungen mit Perioden von 1 bis mehreren Stunden, mit langsamem Anstieg und plötzlicher Senkung, und andere mit einer Periodendauer von 5—20 min, die langsam anstiegen und sanken, bemerkt. Daneben konnten sie auch lange Perioden absoluter motorischer Ruhe beobachten. Nach ihnen sollen auch die Cannonschen „*Hunger-Kontraktionen*" den Minutentonusschwankungen und nicht den peristaltischen Bewegungen (ROGERS u. HARDT) entsprechen. Die Tonusschwankungen in schnellem sowie langsamem Rhythmus sind auch für die Magenentleerung von Bedeutung. Auch CARLSON (1924) konnte durch Ballonsondenmessungen rhythmische Tonusvariationen des nüchternen Magens, „*hunger peristaltic waves*", und einen „*Tonusrythm*" feststellen. Nach MAŘATKA dauert dieser Magenzyklus durchschnittlich 22 sec. Seine systolische Phase macht ca. $^7/_{10}$, die diastolische Phase ca. $^3/_{10}$ der Gesamtdauer des Zyklus aus. Die Entleerung findet in der systolischen Phase statt.

WELTZ hat die Magentonusverhältnisse mittels der Radiokymographie bei Gesunden sowie bei Kranken eingehend studiert. Er konnte ebenso Tonusminutenschwankungen feststellen. Am kranken Magen kann der Tonus auf zweierlei Weise geändert sein. 1. Der Magen hat eine abweichende Tonuseinstellung, die er dauernd einhält. Er ist daher dauernd zu hoch oder zu tief. Diese Fälle sind jedoch nicht so häufig, wie allgemein angenommen wird. 2. Der Magen kann plötzlich den Tonus ändern, so daß der anscheinend stark hypotone Magen zu einem hypertonen wird und umgekehrt. WELTZ hat diese *Tonusarrhythmie* bei vegetativer Dystonie und verschiedenen organischen Magenleiden angetroffen. BRAUCH hat schon früher solche Tonusunregelmäßigkeiten durch die Ballonsonde entdeckt und fälschlich als Peristaltikarrhythmie erklärt. Er hat diese Erscheinungen als „Arrhythmia gastrica" bezeichnet. STUMPF (1926) hat einen *„jähen Tonuswechsel"* beobachtet.

Der Magentonus ist unabhängig von den peristaltischen Bewegungen (G. A. WELTZ). Er ist aber für den Peristaltikmodus maßgebend. Die Reizschwelle für die Baroreceptoren der Magenwand ändert sich nämlich indirekt proportionell mit dem Tonusgrad. Tonussenkung dämpft die Peristaltik und umgekehrt. Darum beobachtet man in der systolischen Phase des Magencyklus eine Peristaltikverstärkung mit einer Mageninhaltentleerung, indem in der diastolischen Phase die Amplitude der Wellen verkleinert wird. Der Tonus beeinflußt also auch in dieser Weise die Evakuation.

VĚŠÍN hat (1959—1966) im Rahmen einer systematischen Studie der röntgenologischen Interpretation der elementaren Magenfunktionsäußerungen auch Kriterien und Möglichkeiten der Tonusbeurteilung bei der Röntgenuntersuchung einer Überprüfung unterworfen. Er hat 200 unausgewählte Personen mit einer Standardmethodik eingehend untersucht. Bei 100 Personen war der Röntgenbefund am Magen sowie am Duodenum normal. Er hat die Verhältnisse der Magenentfaltung bei einer nacheinanderfolgenden Verabreichung von drei Bissen halbbreiiger Kontrastmasse verfolgt. Er registrierte mittels der skiaskopischen Beobachtung und skiagraphischen Abbildung und mittels Polygrammen und Seriogrammen die Magenform nach Zusatzfüllung von 200 ml wäßriger Bariumsuspension im Verhältnis 1 : 1, bei Zimmertemperatur, die Magenformveränderungen bei Bauchwandeinziehung und -entspannung, sowie die spontanen Formveränderungen im Verlaufe der Untersuchung, die Peristaltikverhältnisse bei verschiedenen Füllungsgraden und in verschiedenen Zeitintervallen vom Beginn der Füllung und ferner die Art der Kontraktionen des pylorischen Kanals und die Verhältnisse der Magenevakuation. Er hat den Zusammenhang dieser einzelnen Phänomene bzw. charakteristischen Merkmale in bezug auf Körpertyp des Untersuchten und mit der Bauchdeckenspannung verfolgt. Auf jede Palpation des Bauches wurde verzichtet. Als Kontrastmasse nahm VĚŠÍN Skiabarium Slovakofarma, ein tschechoslowakisches Präparat.

Die Zusammensetzung dieses Bariumpräparates ist folgende: Barium sulphuricum pro Röntgen 86,765 % Talcum venetum 10%, Bentonit 3%, Natrium citricum 0,2%, Corrigentia 0,035%. Die Stabilisierung der Suspension ist ausreichend.

In der Gruppe von 100 Personen mit normalem Befund waren 32 Männer und 68 Frauen. Das Durchschnittsalter der männlichen Gruppe war 50 Jahre mit Schwankungen zwischen 23—60 Jahren, das Durchschnittsalter der weiblichen Gruppe 41 Jahre mit Schwankungen von 17—76 Jahren. In der männlichen Gruppe waren 6 Personen von hypersthenischem, 17 von normosthenischem und 9 von hyposthenischem Typus. In der weiblichen Gruppe waren 5 von hypersthenischem, 38 von normosthenischem und 25 von hyposthenischem Typus.

Um in der Magenformbezeichnung jede Präjudikation bezüglich des Tonus zu verhüten und trotzdem eine rasche Orientierung zu ermöglichen, hat VĚŠÍN anstatt der üblichen Bezeichnung eine solche mit Buchstaben A—G eingeführt, wie Tabelle 1 zeigt.

Nach den theoretischen Lehrsätzen ist der Tonus mit anderen motorischen Äußerungen, mit Peristaltik und Evakuation harmonisch gekoppelt. Neuroregulative Einflüsse üben in allen diesen drei Komponenten dieselbe Wirkung aus. VĚŠÍN stellte sich also die Frage, ob und in welchem Ausmaß man eine Verfolgung dieser motorischen Äußerungen neben der Beobachtung von Form und Füllungsmodus zur Magentonusbeurteilung ausnutzen kann. Außerdem bringt er auch dem Körpertypus des Untersuchten, dessen Beziehung zur Bauchorgantonisierung bzw. Bauchdeckenspannung und daher auch zur Lage und Form der einzelnen Bauchorgane, einschließlich einzelner Verdauungskanalteile, gut bekannt ist, seine Aufmerksamkeit entgegen.

Tabelle 1. *Klassifikation des Magens nach der Form bei der Röntgenuntersuchung*

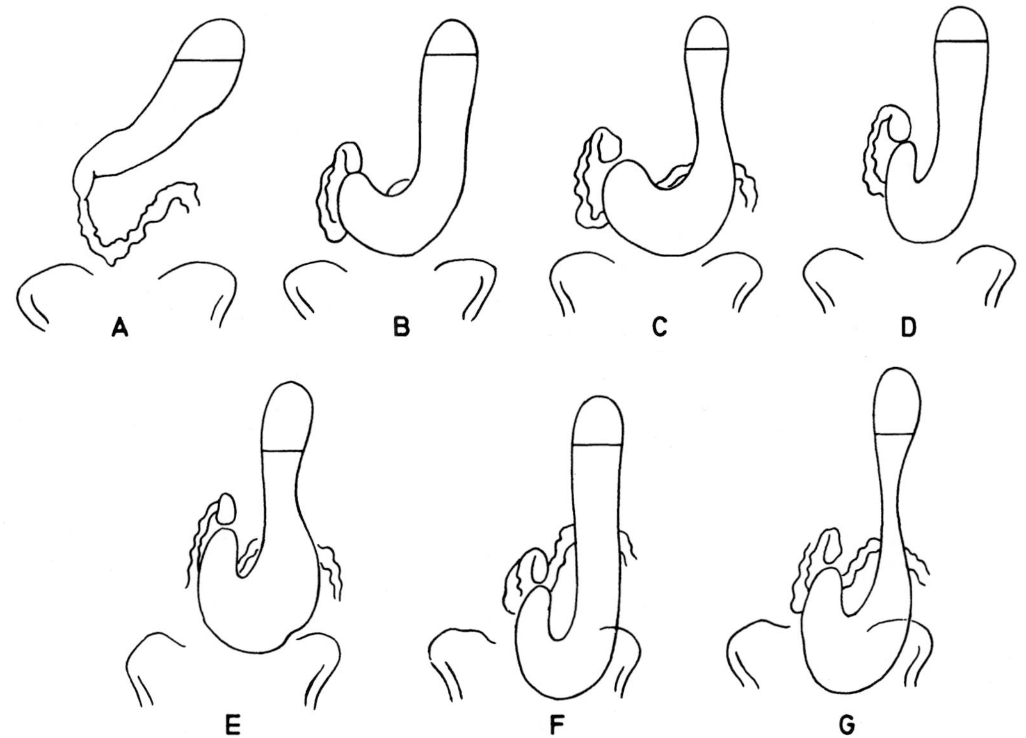

A = Stierhornmagen;
B = flacher Hakenmagen, annähernd bis zur Darmbeinkammlinie reichend, mit einem gleichmäßigen Lumen;
C = flacher Hakenmagen, annähernd bis zur Darmbeinkammlinie reichend, mit Lumenausweitung im aboralen Teil;
D = scharfangulärer Hakenmagen annähernd bis zur Darmbeinkammlinie reichend, mit einem gleichmäßigen Lumen;
E = scharfangulärer Hakenmagen, annähernd bis zur Darmbeinkammlinie reichend, mit Lumenerweiterung im aboralen Teil;
F = Langmagen mit einem gleichmäßigen Lumen;
G = Langmagen mit Lumenerweiterung im aboralen Teil.

Durch die statistische Analyse der einzelnen Indikatoren und ihrer gegenseitigen Beziehungen bei 100 Personen mit normalem Magenbefund kommt VĚŠÍN zu folgenden Teilresultaten:

αα) Beziehung der Magenform und des Körpertypus. Die Magenform A, B, D und F findet er überwiegend beim hypersthenischen und normosthenischen Typus. Aus der Gesamtzahl von 56 dieser Fälle hat er in 49, d. h. in 90% diese Körpertypen und nur in 7, d. h. in 10% den hyposthenischen Typus gefunden. Die Magenform C, E und G fand er in der Gesamtzahl von 44 Personen bei 27 von hyposthenischem und nur bei 16 Untersuchten von hyper- und normosthenischem Typus, d. h. im Verhältnis 61:39%. Dabei ist ein eindrucksvoller Unterschied zwischen der Gruppe mit Magenelongation vom Typ G und der mit normaler Magenlänge vom Typ C zu bemerken. In der Gruppe vom Typ G gehören zum hyposthenischen Typus von 18 Personen 16, d. h. 88%, in der Gruppe C von 25 nur 10 Personen, d. h. 40%.

Die Gruppen A, B, D und F gehören zu Formen, die bisher als hypertonische und normotonische, die Gruppen C, E und G zu denen, die bisher als hypotonische bezeichnet wurden. Die angeführten Zahlen zeigen klar, wie bedeutend die Magenform durch den Körpertypus beeinflußt wird. Man könnte schließen, daß damit auch der Magentonus in Einklang zu bringen ist. Doch wird gezeigt, wie übereilt dieser Schluß ist. Die Statistik zeigt nur, daß *die Magenform größtenteils ein Ausdruck des Körpertypus mit einer großen Variationsbreite des Normalen ist.*

ββ) Beziehung der Magenform zum Füllungsmodus bei Anwendung einer breiigen Kontrastmasse. Auch in dieser Beziehung kann man eine gewisse Abhängigkeit zwischen den erwähnten Gruppen und dem Magenentfaltungstypus bemerken. In den Gruppen A, B, D und F fand VĚŠÍN bei 44 von 56 d. h. in 73% der Untersuchten eine allmählich „fortschreitende" (Abb. 2—5), dagegen nur bei 12, d. h. bei 27% eine „gleichzeitige" Füllung (Abb. 6, 7). Trotzdem, in einem Drittel der Gruppe B fand er eine „gleichzeitige" Füllung, die man gewöhnlich dem hypotonischen Magen nachsagt. In der Gruppe C, E und G fand er wider Erwarten den „gleichzeitigen" Füllungstypus nur bei 26, d. h. bei 59% der Untersuchten (Abb. 8—10), während sich der Magen der restlichen Personen (39%) „fortschreitend" füllte (Abb. 11—15).

Dieses Drittel entspricht also dem Füllungstypus, den man gewöhnlich dem orthotonischen Magen nachsagt, in der C-Gruppe sind es fast 50% der Fälle. Soweit wir also den Magenfüllungsmodus als verläßlichsten Indikator der Magenwandtonisierung an-

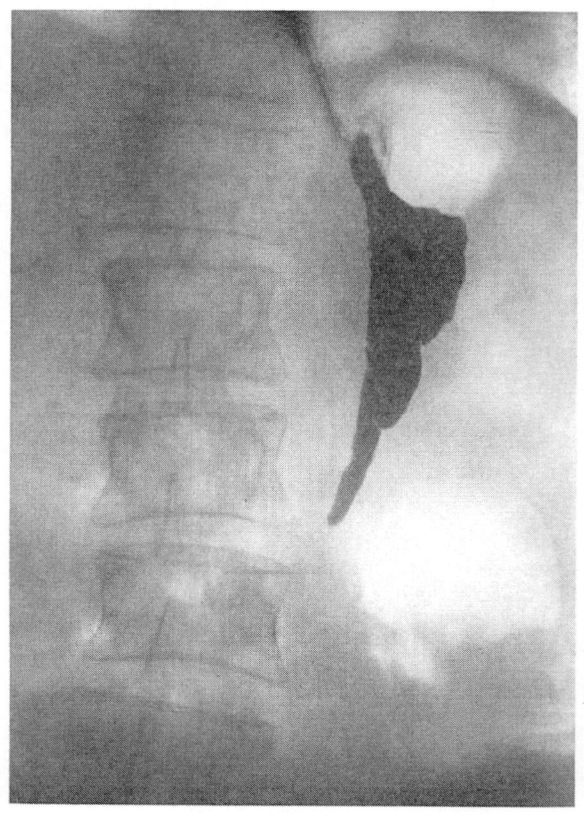

Abb. 2

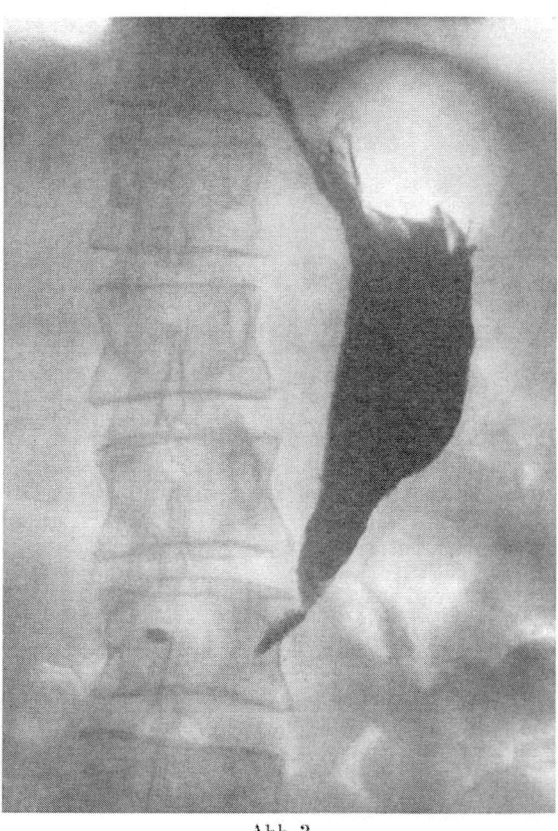

Abb. 3

Abb. 2. T. P., 46 Jahre, ♀. Normosthenischer Körpertypus. Aufnahme nach dem ersten Bissen einer breiigen Kontrastmittelmasse. „Fortschreitender" Füllungstyp nach VĚŠÍN. Typische Keilform des Kontrastschattens

Abb. 3. Derselbe Fall. Aufnahme nach dem dritten Kontrastmittelbissen. Langsames Weiterfortschreiten des Mageninhaltes

nehmen, wird es klar, daß man bei den häufigsten Magenformen B und C, die in der zitierten Statistik 69% der Fälle bilden, nur mit einer Wahrscheinlichkeit von annähernd 60% von der Magenform auf den Tonus schließen darf, was praktisch bedeutungslos erscheint.

Abb. 4. Derselbe Fall. Ausgußbild nach der Kontrastmittelfüllung mit 3 Bissen Kontrastbrei, ergänzt mit 200 ml einer flüssigen Kontrastmittelaufschwemmung. Magen von B-Typ (VĚŠÍN)

Abb. 5. Derselbe Fall. „Gleichzeitiger" Füllungstyp nach zwei Schlucken einer flüssigen Kontrastmittelaufschwemmung. Diese hat sich im Magensinus angesammelt

Abb. 6. H. K., 47 Jahre, ♀. Normosthenischer Körpertyp. Aufnahme nach dem ersten Kontrastbreibissen. „Gleichzeitiger" Füllungstyp nach VĚŠÍN. Frühzeitige Füllung des Bulbus duodeni

Abb. 7. Derselbe Fall. Ausgußbild nach Zusatzfüllung mit 200 ml flüssiger Bariumaufschwemmung. Anstatt der erwarteten C-Form zeigt der Magen eine B-Form

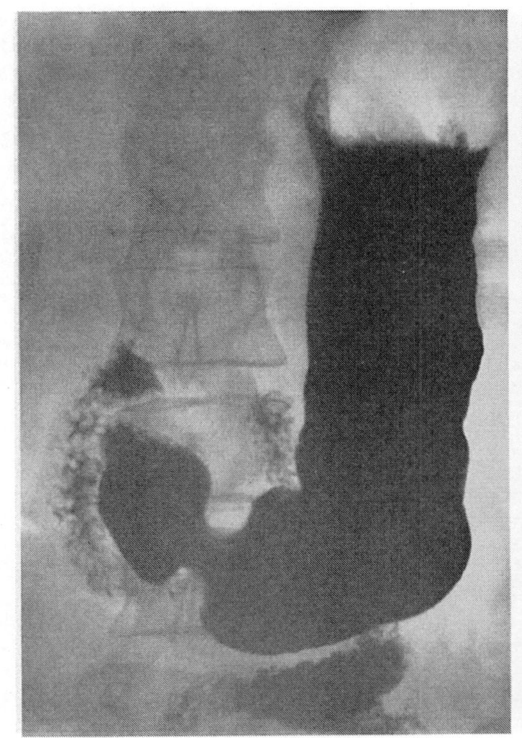

Abb. 4

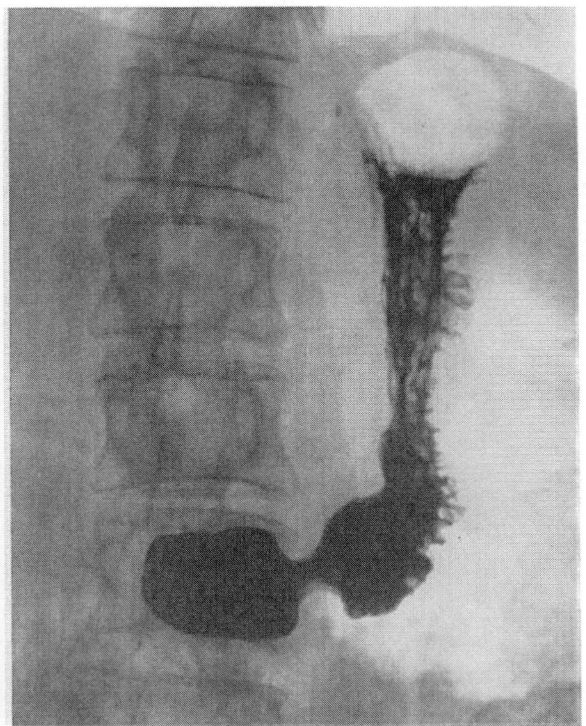

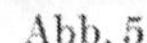

Abb. 5

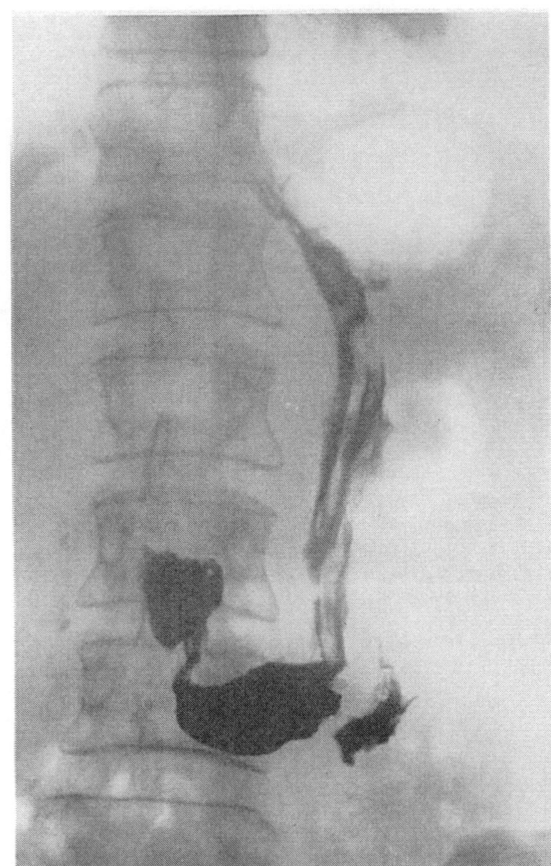

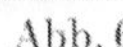

Abb. 6

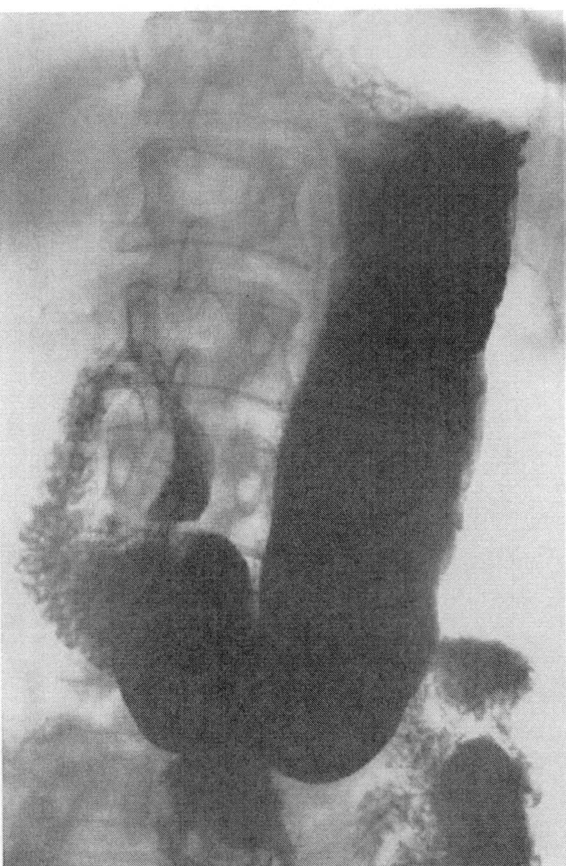

Abb. 7

γγ) Beziehung des Füllungsmodus, der Magenform und des Körpertypus. In der Gruppe mit „fortschreitendem“ Füllungsmodus findet man in 43 von 58 Untersuchten, d. h. in 74% den hypersthenischen oder normotonischen und nur in 26% den hyposthenischen Körpertypus. Bei dem „gleichzeitigen“ Füllungstypus ist unter 42 Fällen der hyper- und normosthenische Typus bei 21, d. i. bei 50% vertreten.

Dieses Resultat scheint die Verläßlichkeit des Füllungstypus als Magentonusindicator zu schwächen, wenn man annimmt, daß der Magentonus regelmäßig dem Körpertypus entspricht. Doch ist es möglich, daß das nicht der Fall ist und daß wir auch bei Personen

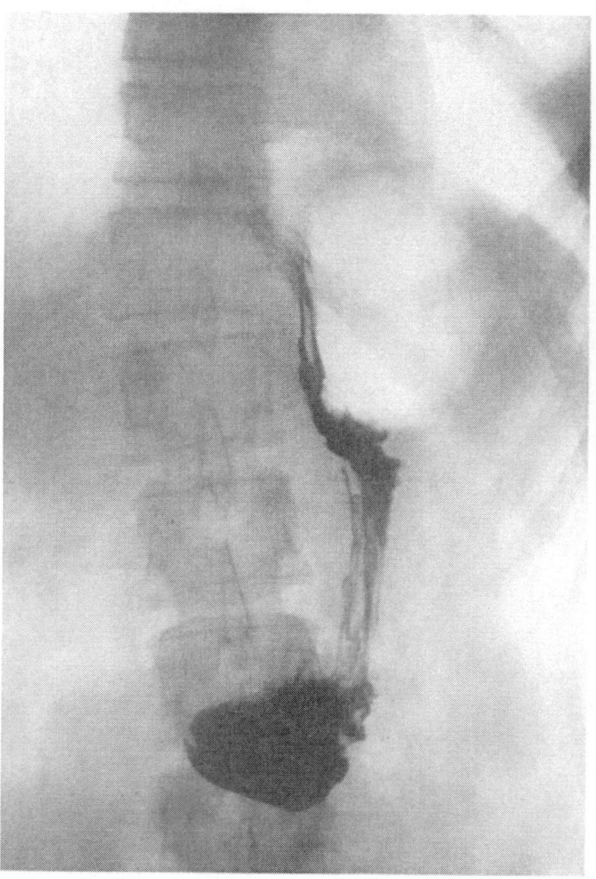

Abb. 8

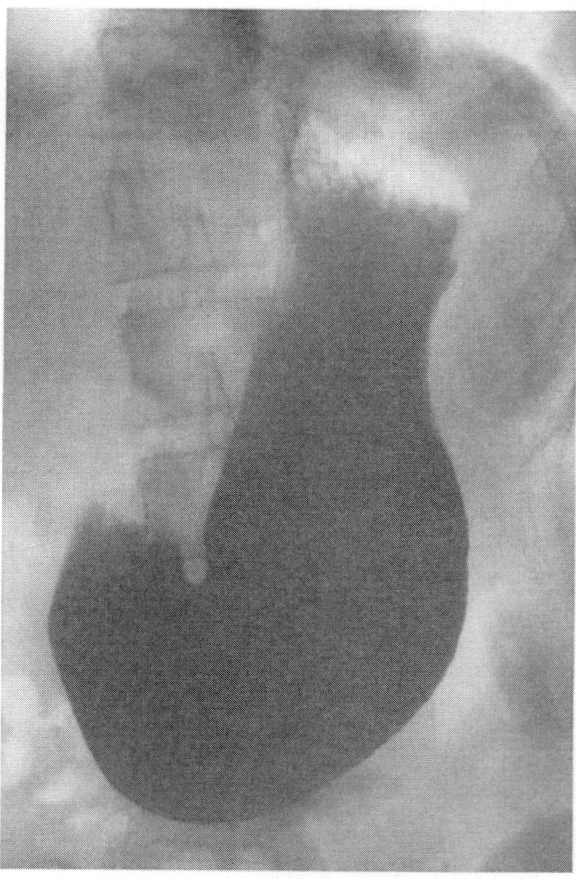

Abb. 9

Abb. 8. J. L., 27 Jahre, ♀. Hyposthenischer Körpertypus. „Gleichzeitiger“ Füllungstyp nach VĚŠÍN. Magenbild nach dem ersten Bissen des Kontrastmittels. Typische „Schüsselbildung“ am unteren Magenpol

Abb. 9. Derselbe Fall. Ausgußbild nach einer Zusatzfüllung mit 200 ml der Kontrastmittelaufschwemmung. Magenform eines erwarteten C-Typs (sog. Magenhypotonie)

von sthenischem Typus eine Magenhypotonie finden können. VĚŠÍN spricht da von „dissoziierten“ Typen.

δδ) Beziehung des Füllungstypus, der Magenform und der Peristaltik (global beurteilt). Beim Vergleich der peristaltischen Aktivität mit dem Füllungstypus findet man keinen wesentlichen Unterschied. Bei den

Abb. 10. Derselbe Fall. Aufnahme bei Baucheinziehung: scheinbarer „Hypertonus“ des aboralen Magenteiles

Abb. 11. A. J., 39 Jahre, ♀. Normosthenischer Körpertyp. „Fortschreitender“ Füllungstyp nach VĚŠÍN. Aufnahme nach dem ersten Bissen des Kontrastmittelbreies. Keilförmiges Kontrastmitteldepot im subcardialen Magenteil

Abb. 12. Derselbe Fall. Aufnahme nach dem dritten Kontrastmittelbissen. Weiterfortschreiten der Kontrastmittelmasse

Abb. 13. Derselbe Fall. Magenausgußbild: C-Form (VĚŠÍN) anstatt des erwarteten B-Typs

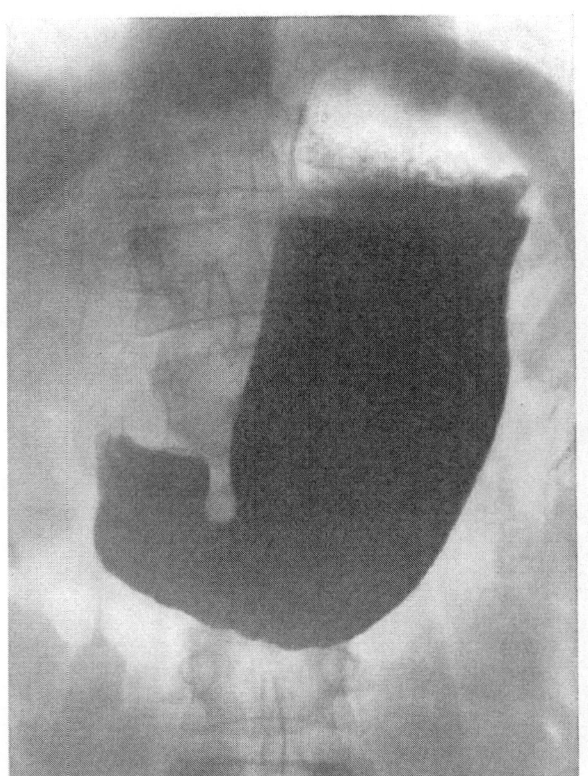

Abb. 10

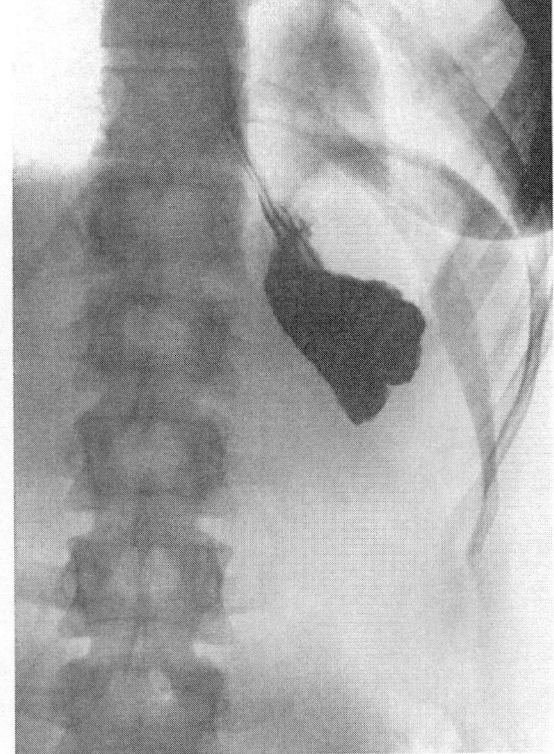

Abb. 11

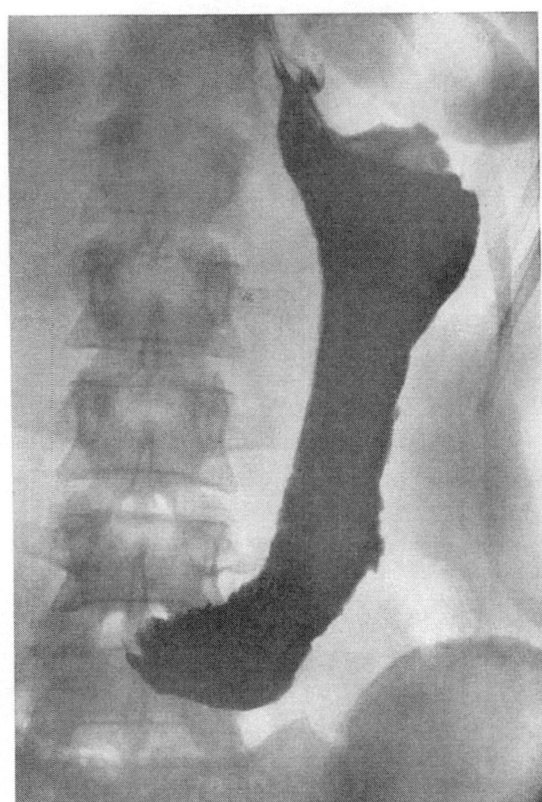

Abb. 12

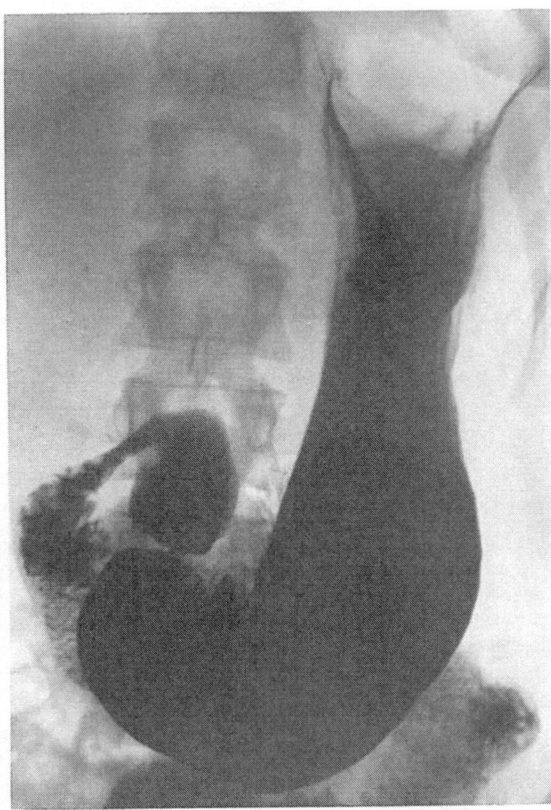

Abb. 13

Fällen mit „fortschreitendem“ Füllungstypus beobachtet man eine Peristaltik von mittleren bis großen Wellenamplituden in 72%, bei dem „gleichzeitigen“ Füllungstypus bei 76% der Fälle. Wenn man den Füllungsmodus als Hauptkriterium des Wandtonus annimmt, kann man nicht eine Parallelität beider motorischer Äußerungen annehmen. Wenn man denselben Vergleich bei sog. hyper- und normotonischen Magenformen (A, B, D, F) vornimmt, findet man paradoxe prozentuelle Verhältnisse 78:86. Dieser Unterschied hat aber keine statistische Beweiskraft. Ähnlich sind auch die Verhältnisse bei sog. hypotonischen Formen (C, E, G) 59:70. Etwas größere Unterschiede findet man beim Vergleich der Gruppe A, B, D, F mit der Gruppe C, E, G, 80:86, aber auch diese sind kaum bedeutungsvoll.

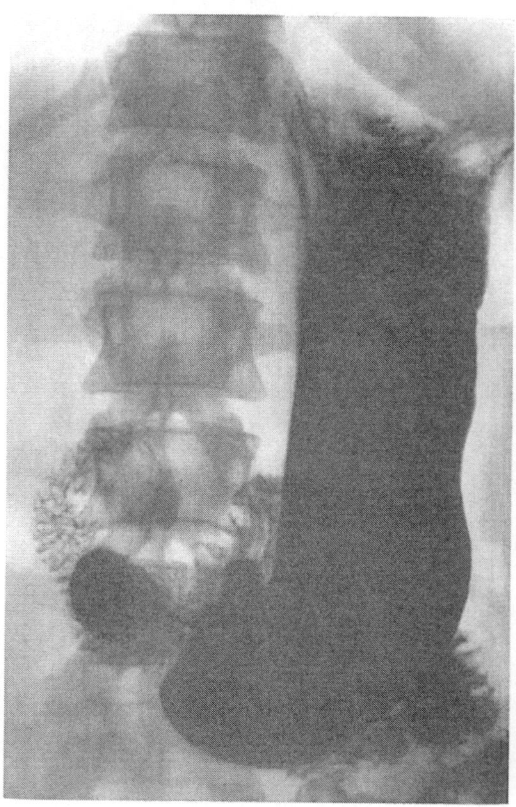

Abb. 14

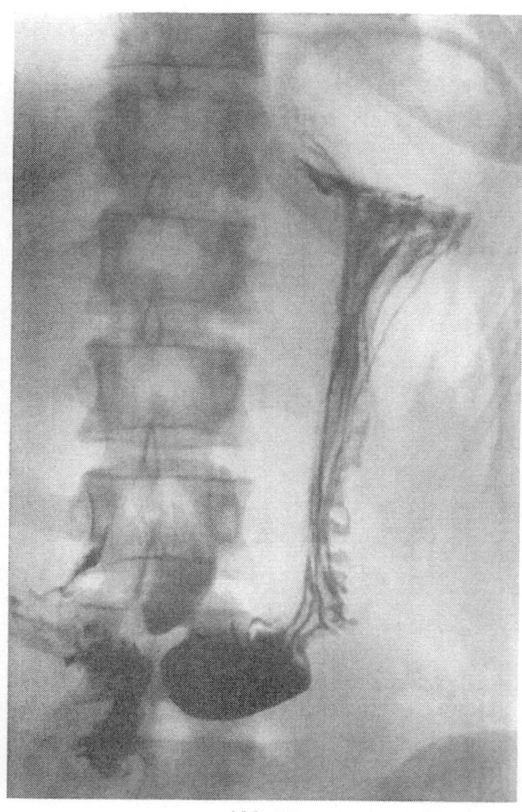

Abb. 15

Abb. 14. Derselbe Fall. „Scheinbare Magenwandtonisierung“ durch unwillkürliche Baucheinziehung. Die Magenform hat sich zu B-Typ verändert

Abb. 15. Derselbe Fall. „Gleichzeitiger“ Füllungstyp bei Verwendung einer flüssigen Kontrastmittelaufschwemmung. Typische „Schüsselbildung“

Im ganzen kann man schließen, daß man aus dem allgemeinen Peristaltikmodus kaum auf den Wandmuskulaturtonus schließen kann. Das soll aber nicht bedeuten, daß bei kurzzeitigen Veränderungen der motorischen Magentätigkeit der Tonus sowie auch die Peristaltik nicht parallel steigen könnten, wie die Physiologie es lehrt.

εε) Beziehung des Füllungstypus, der Magenform und Magenentleerung. Bei Verfolgung der Magenentleerungszeit in regelmäßigen Zeitintervallen in Beziehung zum Füllungstyp findet man folgendes: Bei Personen mit „fortschreitendem“ Füllungstypus ist die Magenentleerung nach 2 Std in 10%, nach 3 Std in weiteren 55%, nach 4 Std bei weiteren 5%, d. h. im ganzen in 68% der Fälle beendet. Die entsprechenden Zahlen beim „gleichzeitigen“ Füllungstypus sind 17, 49 und 60%. Die Differenzen sind bedeutungslos. Der Vergleich der Magenform und der Entleerungsgeschwindigkeit ergibt ein ähnliches Resultat. Die entsprechenden Zahlen sind bei der Gruppe A, B, D, F, 14, 42 und 53%, bei der Gruppe C, E, G, 11, 47 und 54%. Der Vergleich der sog. hyper-normotonischen und der hypotonischen Magenform zeigt eine auffallende Übereinstimmung. Der Vergleich dieser beiden Gruppen parallel mit einem gleichen Füllungstypus ergibt folgende Zahlen: Bei der Gruppe A, B, D, F und „fortschreitendem“ Füllungstypus 10, 54 und 61%, bei derselben Gruppe und „gleich zeitigem“ Füllungstypus 26, 40 und 60%. Bei der Gruppe C, E, G und „fortschreitendem“ Füllungstypus 11, 70 und 70%, bei „gleichzeitigem“ Füllungstypus 11, 52 und 63%. Auch hier findet man keinen wesentlichen Unterschied. Die Zahlen nach 4 Std post coenam stimmen auffallend überein.

Die Anwendung der Entleerungsverhältnisse zur Magentonusbeurteilung ist praktisch wertlos. Es ist klar, daß die Evakuation mehr durch die Kraft der Peristaltikwellen als durch den Grundtonus beherrscht wird, trotz der oft angeführten entgegengesetzten Meinung.

ζζ) Veränderungen der Magenform bei Bauchdeckenspannungswechsel. Es wurde die Magenform und die Lageveränderung bei Bauchdeckeneinziehung ohne jede Kompression verfolgt. Dabei konnte man vier Kategorien unterscheiden: Eine Magenelevation, besonders des caudalen Poles, mit gleichbleibender Form, Magenelevation mit mehr oder weniger ausgeprägter Abstumpfung des Angulus, so daß sich der Typ D und E dem Typ B bzw. C, der Typ B und C dem Typ A näherte (Abb. 16, 17). In Extremfällen nimmt der Magen eine Stierhornform an. In der dritten Kategorie nahm der Magen vom C-, E- oder G-Typ eine B-, D- oder F-Typform an, so daß das Magenlumen gleichmäßig war oder in aboraler Richtung allmählich enger erschien. Man konnte sogar von einer *scheinbaren „Tonisierung“ bis „Hypertonisierung“* sprechen (Abb. 13, 14, 9, 10). In der letzten Kategorie haben sich weder Form noch Lage geändert.

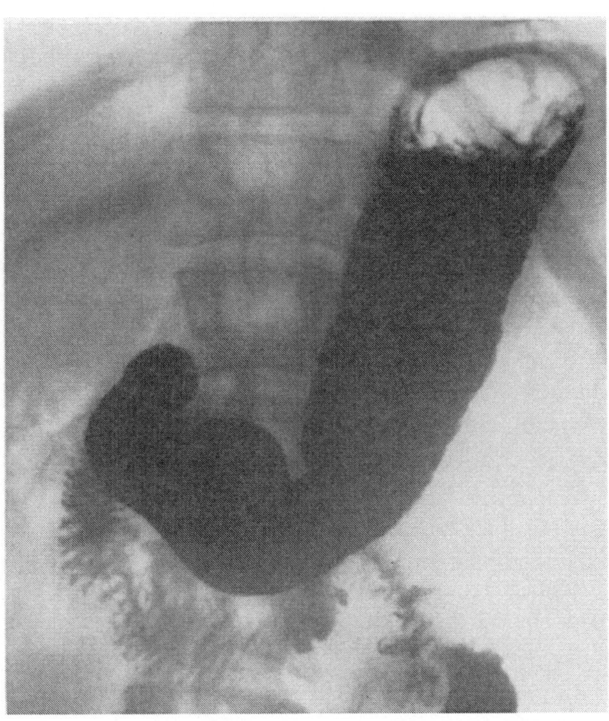

Abb. 16. S. H., 51 Jahre, ♂. Normosthenischer Körpertyp. Ausgußbild nach Kontrastfüllung. Flacher Hakenmagen des B-Typs (Věšín)

Im ganzen konnte Věšín eine Veränderung von Haken- zu Stierhornform nur bei einem einzigen Untersuchten mit B-Formtypus feststellen. Magenelevation mit Angulusabstumpfung wurde in 47% der Fälle, *„scheinbare Tonisation“ des Magens der sog. hypotonischen Gruppe C, E, G in 44% gesehen.* In 52% der Beobachtungen blieb die Magenform unverändert. Am häufigsten hat Věšín die Magenformveränderungen beim Typus B, C und D, nämlich in 47, 52 und 57%, beim F- und G-Typ in 42% beobachtet. Das zeigt eine beträchtliche Differenz gegenüber den Angaben von Frik, der beim elongierten Magen keine Veränderungen, dagegen beim Hakenmagen eine Umwandlung in Stierhornform in 15 oder gar 30% festgestellt hat.

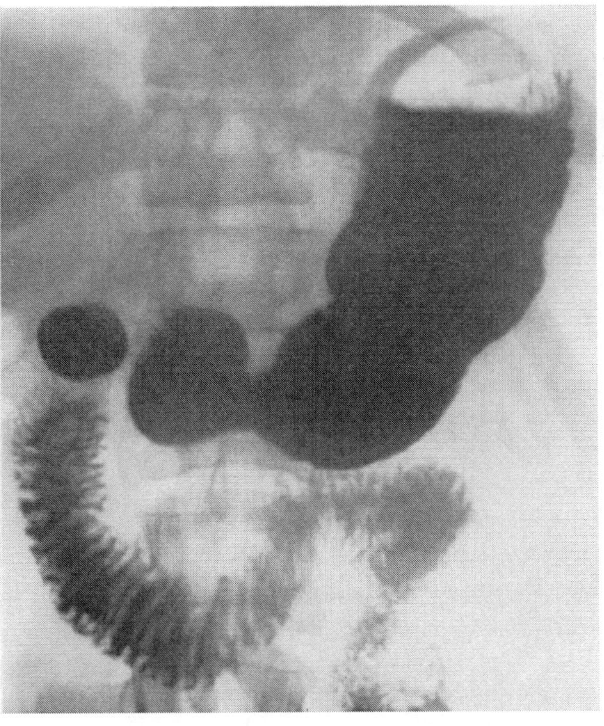

Abb. 17. Derselbe Fall. Aufnahme bei Einziehung der Bauchwand: Magenelevation und Abflachung. Die Form nähert sich dem A-Typ (Stierhornmagen)

Wie es scheint, muß man die Ursache dieser widersprechenden Resultate in der verschiedenen

Auffassung des Begriffes eines Stierhornmagens suchen. Nichtsdestoweniger stimmen Věšíns Feststellungen mit denen von Frik prinzipiell überein, solange es sich um die Konstatierung einer beträchtlichen Bedeutung der Bauchdeckenspannung für die Magenform und -lage ohne Rücksicht auf den aktuellen Tonusstand handelt. Diese Feststellung kann aber keine Stütze für die Magentonusbeurteilung bringen, wie es übrigens aus der zitierten Feststellung Věšíns eines labilen Zusammenhanges von Magenform und Körpertypus, der den gleichzeitigen Bauchdeckenspannungsstand ausdrückt, klar ist.

ηη) Konstanz der Magenform bei Wiederholung der Untersuchung in größeren Zeitabständen. Es wurden 30 Personen mit normalem Magenbefund im Zeitabstand von 3—8 Monaten wiederholt unter denselben Bedingungen untersucht. Dabei hat es sich gezeigt, daß bei allen Magenform- sowie Körpertypen das Magenbild fast unverändert blieb. Nur bei 15 % der Untersuchten war eine leichte Formveränderung, welche der Grundtonuseinstellung im Sinne des Plus oder Minus entsprach, zu bemerken. Dadurch wurde eine fast gesetzmäßige Beständigkeit der individuellen Magenform erwiesen.

Resultate seiner analytischen Studie faßt Věšín folgendermaßen zusammen: Die statistische Beurteilung der einzelnen Merkmale zeigt, daß der *Füllungstyp bei Verabreichung einer breiigen Kontrastmasse als sicherstes Kriterium des Magentonus* angesehen werden kann. Da aber die Anwendung der breiigen Kontrastmasse kaum zur gewöhnlichen Untersuchungsmethodik gehört, wird dieses Merkmal nur selten zu diesem Zwecke ausgenützt. Am häufigsten wird nach der Form des Magens auf den Tonus geschlossen. Daraus geht hervor, wie unkritisch der Magentonus nicht nur in der täglichen Praxis, sondern auch in der Forschung über die Magentonusveränderungen bei funktionellen und organfunktionellen Syndromen beurteilt wird. In diesem Licht erscheint uns die Problematik der sog. Magenhypotonie oder Atonie als ein langdauernder krankhafter Zustand, den wir immer mit allen klinischen Folgerungen mit großer Skepsis annahmen. Etwas leichter kann man die kurzzeitigen Magentonusveränderungen je nach der Magenform differenzieren und beurteilen. Wir vergessen aber auch in diesem Zusammenhang niemals eine spontane unwillkürliche Bauchdeckenkontraktion, welche die Magenform ändern kann und nur selten zielbewußt bemerkt wird. Als Indikator kann hier eine Elevation des unteren Magenpoles dienen, obgleich G. A. Weltz auch dieses Symptom als Ausdruck der Tonussteigerung auffaßt. *Die Magenform ist vor allem durch den Körpertypus bestimmt und durch eine hohe Variationsbreite des Normalen charakterisiert. Eine Registrierung des Peristaltikmodus sowie der Magenentleerungsverhältnisse stellt* ebenfalls *keinen verläßlichen Indikator des Tonus dar.* Es ist klar, daß nur auf Grund des ganzen Symptomkomplexes, in dem wir als zuverläßigsten Hinweis den Füllungstyp bei Anwendung der breiigen Kontrastmasse annehmen, mit gewisser Wahrscheinlichkeit auf den Magentonus geschlossen werden darf.

Aus dieser Feststellung geht hervor, daß die *Magentonusbeurteilung sehr schwierig* ist. Die *bisherigen Kriterien, besonders die Magenform im Ausgußbild,* haben sich als *sehr unsicher* erwiesen. Friks Standpunkt ist zu extrem. Er bestreitet jede kausale Beziehung zwischen Tonus und Magenform. Dazu kann man kaum zustimmen. Im Gegenteil, man kann a priori voraussetzen, daß die *Magenwandspannung ceteris paribus die Lumenbreite und Organlänge beeinflußt* und daß sie in verschiedenem Ausmaß hydrostatische Druckdifferenzen ausgleichen kann. Es bleibt aber unsicher, inwieweit der Tonus in einer Komplexwirkung aller anderen Faktoren, die wir zitiert haben, mitwirkt.

Der Tonus der Muscularis mucosae ist maßgebend für den Charakter des Schleimhautreliefs. Ihre tonische Kontraktion verursacht eine Vertiefung und ihre Erschlaffung eine Abflachung der Falten, bis zur vollkommenen Auslöschung. Wenn auch eine Kontraktion der Muscularis propria an der Formation der Schleimhautfalten teilnimmt (Stumpf 1936), ist dieser Effekt meist untergeordnet. Es geht dabei keineswegs um eine rein passive Schleimhautanpassung an die Lumenveränderungen, sondern um eine gleichzeitige Kontraktion der Muscularis mucosae, die in harmonischem Zusammenspiel mit der Wandmuskulatur aktiv mitwirkt. Nach KEET soll eine Diskoordination dieser beiden funktionellen Komponenten im Bereich des pylorischen Kanals als Ursache des transpylorischen Schleimhautprolapses angesehen werden. Nach der Meinung von SCOTT, BOCKUS und BANK, die auch von SCHINZ und VĚŠÍN geteilt wird, kann der Prolaps auch unter normalen Bedingungen erfolgen.

FORSSELL (1822) ist der Meinung, daß die Schleimhautfalten das Produkt der der Verdauung dienenden *Autoplastik* sind. Nach ihm stellt das Relief die Antwort auf alimentäre Impulse dar, welche durch den Plexus submucosus Meissneri vermittelt werden. Neben der Kontraktion der Muscularis mucosae können auch Durchblutungsveränderungen und die Durchtränkung der Schleimhaut mit Lymphe bei der Faltenbildung teilnehmen. Die Falten entsprechen also keiner anatomisch präformierten Struktur, sondern sind nach der jeweiligen Anforderung entstehende funktionelle Veränderung der Schleimhaut. Die Kontraktion der Muscularis mucosae bestimmt die Zahl und Form der Falten, die Durchblutung der Mucosa und Submucosa ihre Breite und Windung.

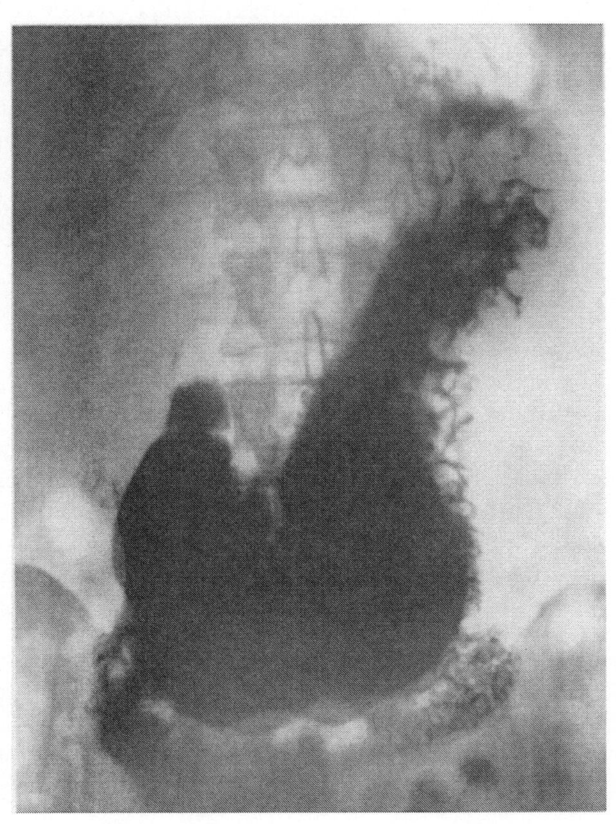

Abb. 18. F. K., 37 Jahre, ♂. Magenneurose. Spastisches Schleimhautrelief, bedingt durch eine Hypertonie der Muscularis mucosae. (Gastroskopische Biopsie: keine beträchtlicheren Schleimhautveränderungen)

COLE (1926), H. CHAUL (1929) u. a. stehen diesen Anschauungen entgegen und nehmen an, daß die Falten präformiert sind. GIANTURCO betont die Bedeutung einer Kontraktion der Muscularis propria für die Faltenumwandlungen. Die Kontraktion der zirkulären Schicht verursache eine Längsfältelung, die Kontraktion der longitudinalen Fasern eine Faltenwindung. BROOKS u. a. haben es auch experimentell bei Hunden nach Thorotrastinjektion in die Submucosa und Bezeichnung beider Curvaturen durch Einnähen von Schrotkörnern in die Subserosa nachgewiesen. Auch JUTRAS stellte eine gewisse Regelmäßigkeit der Faltenanordnung, besonders in bezug auf die Cardia, fest.

FORSSELL hat drei Formen des Magenreliefs unterschieden: das *initiale*, das *terminale* und das *Arbeitsrelief*. Das initiale Relief des nüchternen Magens wird durch wenige, aber hohe und grobe, das Lumen ganz ausfüllende Falten charakterisiert. Nach der Magenfüllung und Wanddistension werden die Falten flacher und dünner, aber zahlreicher — das sog. terminale Relief. Nach der Nahrungsaufnahme werden die Falten breiter und umgewandelt mit Ausbildung kleiner Receptacula, Lacunen, den sog. Digestivalveolen — das sog. Arbeitsrelief. Nur längs der kleinen Curvatur bleibt das Initialrelief unverändert. Daneben unterscheidet FORSSELL ein *Mikrorelief*, den anatomischen Foveolae gastricae entsprechend. Einige Autoren führen an, daß die Kontraktion der Muscularis mucosae auch bei der Magenentleerung beteiligt ist, was sie als „Reinigungsfunktion" bezeichnen. Wir glauben, daß dieser Effekt als sehr problematisch anzusehen ist.

Neben den alimentären Reizen kann die Magenschleimhaut auch auf endogene und exogene Reflexe, ähnlich wie der Wandmuskeltonus, reagieren. So kann Wärme eine Faltenerweiterung bewirken, Kälte dagegen eine Faltenzahl- und die Breiteverminderung hervorrufen. Es werden auch Faltenreliefveränderungen auf Grund primärer zentraler Impulse, von der Gehirnrinde ausgehend und auf Grund psychischer Impulse beschrieben. So wird eine Vertiefung des Faltenreliefs bei psychischer Erregung angegeben (Abb. 18).

Die Beurteilung des Schleimhautmuskeltonus im Röntgenbilde ist relativ leicht. Trotzdem begegnet man oft der Verwechslung von Bildern, welche durch eine Kontraktion der Muscularis mucosae entstanden sind, mit Bildern einer pathologischen Schleimhautveränderung im Sinne einer Hyperplasie und Faltenverdickung durch Infiltration der Submucosa, besonders entzündlicher Natur. Das führt zu falschen Diagnosen einer primären oder sekundären hyperplastischen Gastritis, besonders bei der Ulcuskrankheit, obwohl es sich um eine Erscheinung rein funktioneller Natur handelt. Das wichtigste differentialdiagnostische Merkmal ist eine Bildveränderlichkeit bei derselben Untersuchung und eine Faltenelastizität, besonders im Kymogramm oder auf seriographischen Aufnahmen (Stumpf). Schinz macht auch auf individuelle und konstitutionelle Schleimhautreliefverschiedenheiten, mit sehr zarten oder aber plumperen Falten, aufmerksam.

β) *Magenperistaltik*

Eine peristaltische Welle stellt eine morphologische Äußerung der fortschreitenden Magenwandmuskulaturkontraktion und eine wichtige Komponente der Magenmotorik dar. Ihr anatomisches Substrat ist die reichlich gegliederte und architektonisch zweckmäßig gestaltete Magenwandmuskulatur (Muscularis propria). Obwohl eine peristaltische Welle überwiegend einer Kontraktion der zirkulären Wandmuskulatur entspricht, beteiligen sich auch andere Muskelschichten, die eine vollkommene Organmodulation mit Inhaltsmischung und Entleerung ermöglichen. Im Röntgenbild erscheint die peristaltische Welle als eine zirkuläre, symmetrische oder asymmetrische, in aboraler Richtung fortschreitende Einschnürung. Coles Ansicht, daß peristaltische Wellen Ausdruck einer Kontraktion der Muscularis mucosae wären, während die Muscularis propria nur den Wandtonus sichert, bleibt vereinzelt.

Nach Stumpf (1936) ist die Peristaltik durch folgende Merkmale charakterisiert:

1. Die *Kurvenform* der Wellen, die vorwiegend eine etwas asymmetrische Sinusform aufweisen. Die Kontraktionsphase ist etwas kürzer als die Entspannungsphase.
2. Die *Wellenlänge.* Sie entspricht der Strecke von Wellenberg zu Wellenberg oder von Tal zu Tal parallel zur Fortpflanzungsrichtung und wird in Zentimetern gemessen.
3. Die *Wellenamplitude,* die Wellenhöhe, senkrecht zur Fortpflanzungsrichtung, in Zentimetern gemessen.
4. Die *Wanderungsgeschwindigkeit,* d. h. die Strecke, um die ein Wellenberg oder Tal in der Zeiteinheit weiterschreitet.
5. Die *Frequenz* drückt aus, wie oft in einer Minute ein Wellental (oder Berg) an einer bestimmten Stelle des Magens vorbeipassiert.
6. Die *Periodendauer,* die in Sekunden gemessen wird.

Die Länge, Geschwindigkeit und Frequenz stehen nach G. A. Weltz in gegenseitiger Abhängigkeit: Bei gleichbleibender Wellenlänge muß mit zunehmender Frequenz die Geschwindigkeit steigen. Bei gleichbleibender Geschwindigkeit bringt zunehmende Frequenz eine Verkürzung der Wellenlänge. Bei gleichbleibender Frequenz bringt zunehmende Geschwindigkeit eine Vergrößerung der Wellenlänge.

Nach Weltz wird die Peristaltik ausschließlich durch den Dehnungsreiz ausgelöst. Die Höhe der Reizschwelle ist abhängig von der absoluten Höhe des Tonus. Bei Tonuserhöhung sinkt die Reizschwelle und umgekehrt. Sie ist auch der Geschwindigkeit des Druckzuwachses indirekt proportional. Bei spontanen Tonusschwankungen setzt die Peristaltik in der Phase des Tonusanstieges ein. In der Phase der plötzlichen Tonussenkung hört die Peristaltik schlagartig auf. Durch gleichmäßige Erhöhung des intraabdominellen Druckes tritt keine Verstärkung der Peristaltik ein (Bauchpresse, Palpieren des Magens). Der frisch gesetzte Dehnungsreiz ist wirkungsvoller als der länger bestehende Reiz gleicher Größe. Die Wellenwanderungsgeschwindigkeit und Wellenlänge sind keine bestehenden Größen. Sie sind der Wandspannung direkt proportional.

Nach der Gradient-Theorie von Alvarez sinkt das biologische Aktivitäts- und Rhythmuspotential in oroaboraler Richtung. Der physiologische Schrittmacher befindet sich im cardialen Magenwandteil. Die Motilitätsimpulse bzw. Funduskontraktionen haben infolge einer kürzeren Latenzperiode höhere Frequenz als die aboralen Magenteile. Doch kann das Wandmuskelband im Bereiche des Angulus die Rolle des Schrittmachers übernehmen, wie schon Kirschner und Mangold (1911) durch Magenresektionsversuche erwiesen haben. Es ist aber sehr wahrscheinlich, daß die peristaltischen Wellen in jedem Magenteil ihren Ursprung nehmen können.

GELLHORN (1923) hat ebenso wesentliche funktionelle Unterschiede der Magenmuskulatur im Bereiche des Fundus bzw. des Canalis pylori festgestellt. Die Reizschwelle der Fundusmuskulatur ist wesentlich niedriger. Die pylorische Muskulatur ist durch eine spezifische Erregbarkeit auf mechanische Reize gekennzeichnet.

Bei einer Röntgenuntersuchung im Stehen setzt die Peristaltik gewöhnlich am Angulus oder etwas höher als flache Einziehung, meist etwas tiefer an der Großcurvaturseite ein, und wird allmählich nach dem Pylorus zu tiefer. Unter dem Angulus, am Magensinus, wo die Verstärkung der longitudinalen Muskelschicht entlang der kleinen Curvatur verschwindet, wird die peristaltische Welle meist symmetrisch und geht so zum Antrum über. Ein wirklicher Entstehungsort der peristaltischen Welle ist die Cardia (ALVAREZ:

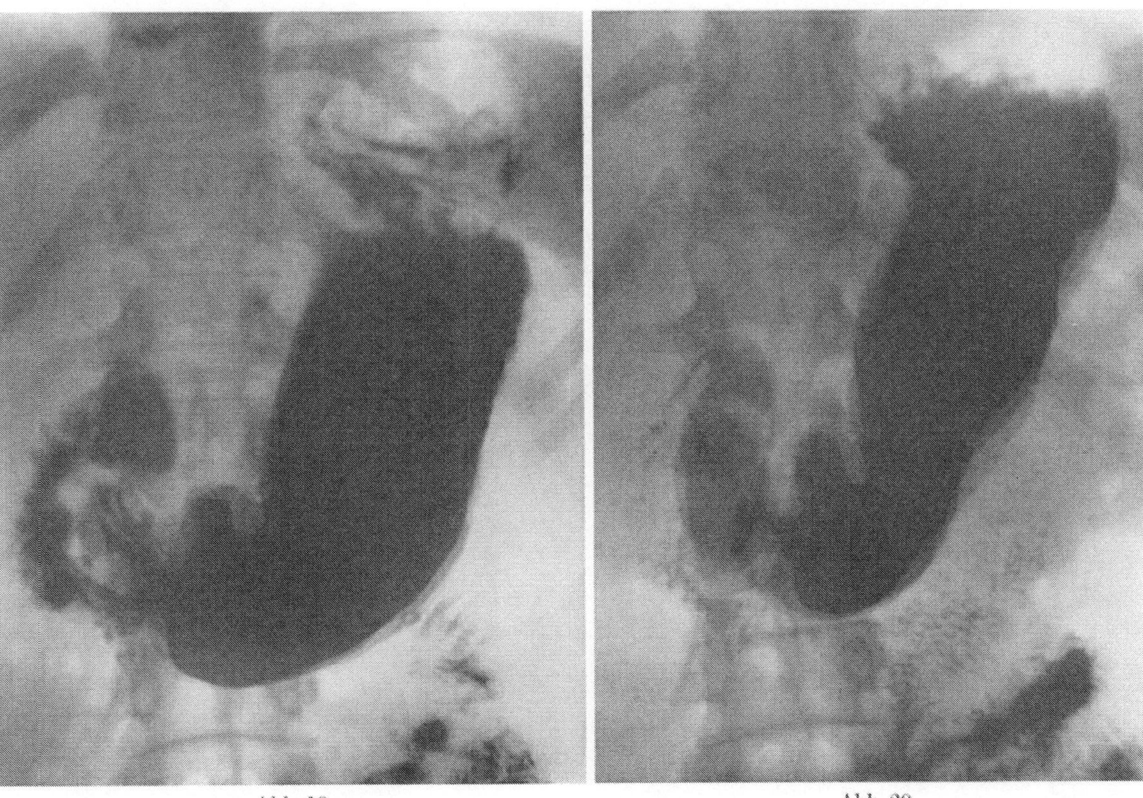

Abb. 19 Abb. 20

Abb. 19. E. R., 28 Jahre, ♀. Einfluß der Inhaltskonsistenz auf die Magenperistaltik. Polygramm 10 min nach Einnahme einer dicken Kontrastmittelmasse. Peristaltische Wellen nur im Antrumteil sichtbar

Abb. 20. Derselbe Fall. Polygramm 10 min nach der Magenfüllung mit einer flüssigen Kontrastmittelaufschwemmung. Die peristaltischen Wellen setzen hoch am Magencorpus ein

pacemaker), was aber röntgenologisch meist nur am liegenden Patienten zu bemerken ist. Bei der Füllung mit einer wäßrigen Bariumaufschwemmung konnte VĚŠÍN größere Wellenamplituden im Corpusbereich beobachten, so daß der Peristaltikbeginn auch im Stehen bis an der Fornixgrenze deutlicher sichtbar wurde (Abb. 19, 20).

Das Weiterfortschreiten der Kontraktionswelle am Pyloruskanal wird gewöhnlich als eine systolische Kontraktion beschrieben (GOETZE 1937; GOLDEN 1937), die eine kleine Menge des Mageninhaltes abteilt und durch den Pylorus in das Duodenum weiter treibt. Es handelt sich um eine konzentrische Lumenkonstriktion, welche als eigener Treibmechanismus der Magenevakuation bezeichnet wird. GOLDEN erklärt diese Art der Peristaltik durch eine Beschleunigung des Kontraktionswellenrandes unter gleichzeitiger Verlangsamung des Relaxationsrandes. KEET (1957) hat in einer interessanten Studie ein asymmetrisches Fortschreiten dieser systolischen Kontraktion des Canalis pylori festgestellt. Dabei entsteht an der Großcurvaturseite ein Loculus des Magenlumens, ein

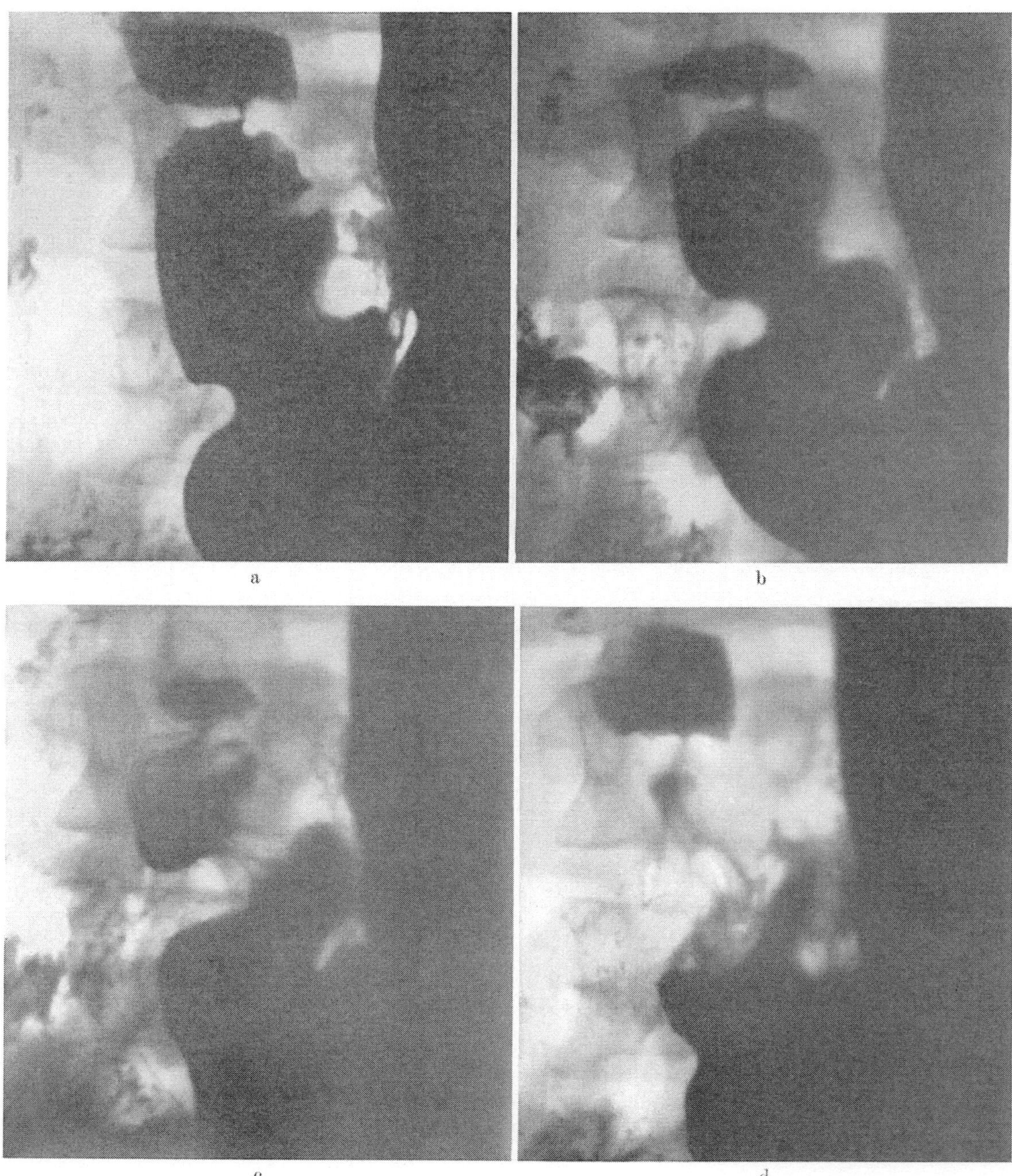

Abb. 21 a—d. J. M., 30 Jahre, ♀. Persistierende symmetrisch fortschreitende Kontraktion des Canalis pylori

Pseudodivertikel. In der Phase der beendeten Kontraktion ist das Lumen des Pyloruskanals entweder gleichmäßig in der ganzen Länge, oder aber in der aboralen Richtung allmählich verengt, endlich kann es in zwei Teile, einen oralen, breiteren und aboralen, schmäleren getrennt sein. KEET erklärt diesen Kontraktionsmodus durch besondere Einordnung der zirkulären Muskulatur in Form von zwei Schlingen, die zur kleinen Curvatur konvergieren und dort mit einer dritten Schlinge von zirkulären und longitudinalen Muskelfasern in Form eines Knotens verbunden werden. Er lehnt sich an die anatomische Beschreibung von TORGERSEN (1942) an. Die Bezeichnung des „Orificium pylori“ gilt für einen Zustand der präpylorischen Relaxation, des „canalis pylori“ für den einer

Kontraktion des gesamten Teiles. Die peristaltische Welle erweckt diesen Mechanismus als ein Abzug. E. W. TWINING hat schon früher das Bild einer benignen hypertrophischen Pylorusstenose, die typisch den ganzen Pyloruskanal betrifft, durch eine Differenzierung der Pyloruskanalmuskulatur von der übrigen Magenmuskulatur erklärt.

VĚŠÍN hat in der zitierten Studie (1960) auch die bisherigen Anschauungen über das *Fortschreiten der Kontraktionswelle im Gebiet des Canalis pylori* einer Revision unterworfen. Er ist nur teilweise mit der Keetschen Beschreibung einverstanden. Nach VĚŠÍN kann man den Kontraktionsverlauf in folgender Weise schematisieren: Die peristaltische Welle bleibt bei Erreichung der Pyloruskanalgrenze scheinbar stehen. In Wirklichkeit handelt

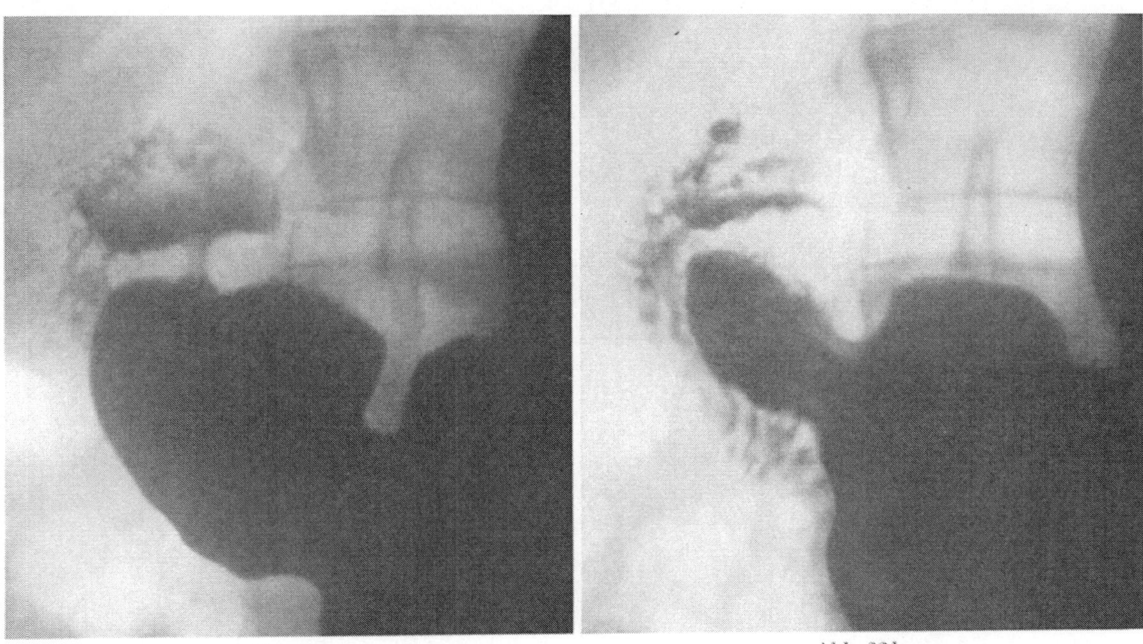

Abb. 22a Abb. 22b

Abb. 22a—d. L. M., 45 Jahre, ♀. Persistierende asymmetrisch fortschreitende Kontraktion des Canalis pylori

es sich aber um eine Persistenz der Kontraktion bis zum Moment, in dem die Welle den Pylorus erreicht und der abgeteilte Canalisinhalt in das Duodenum passiert. Die Relaxationswelle bleibt also während der ganzen Canaliskontraktion aus. Die Pyloruskanalkontraktion schreitet symmetrisch oder öfters asymmetrisch, vorwiegend längs der großen Curvatur fort, indem die kleine Curvatur geradlinig und verkürzt wird (Abb. 21—23). Hier handelt es sich aber nicht um eine eigentliche systolische Kontraktion im Sinne der Herzsystole mit gleichzeitiger konzentrischer Verkleinerung bis zum Verschwinden der Höhle, sondern um eine fortschreitende Kontraktion. Nur vereinzelt hat er ein fließendes Fortschreiten der peristaltischen Welle mit nachfolgender Relaxation bis zum Pylorus bemerkt (Abb. 24, 25). Regelmäßig wird im Moment, in dem die Welle den Pylorus erreicht, der ganze Kanal kontrahiert, um erst im folgenden Augenblick plötzlich zu erlahmen. Nur am parapylorischen Teil von annähernd 1 cm Länge pflegt die Kontraktion 1—3 sec stehen zu bleiben. Sobald eine weitere Welle infraangulär erscheint, wird der parapylorische Teil entfaltet und in aboraler Richtung vollkommen abgerundet. Die Pyloruskanalkontraktion dauert von dem Augenblick, in dem die peristaltische Welle seine Grenze erreicht, gewöhnlich etwa 5—10 sec. Den Kontraktionsverlauf, bei 100 Personen mit normalem Magenduodenumbefund, zeigt Tabelle 2.

Im Liegen setzt die peristaltische Welle gewöhnlich weiter oben, an der Fornixgrenze oder am Fornix selbst an. Es ist jedoch eine flache Kontraktion ohne ausdrücklichen motorischen Effekt. ALVAREZ und MAHONEY (1921) haben im Elektrogastrogramm des

Tabelle 2. *Verlauf der Pyloruskanalkontraktion bei 100 Personen mit normalem Magenbefund*

Pyloruskanallänge:	20—50 mm, durchschnittlich 30 mm
Kontraktionsmodus:	a) persistierende Kontraktion des ganzen Kanals: 90%
	fortschreitende symmetrische Kontraktion: 40%
	fortschreitende asymmetrische Kontraktion: 50%
	b) Fortschreiten der peristaltischen Welle bis zum Pylorus: 10%

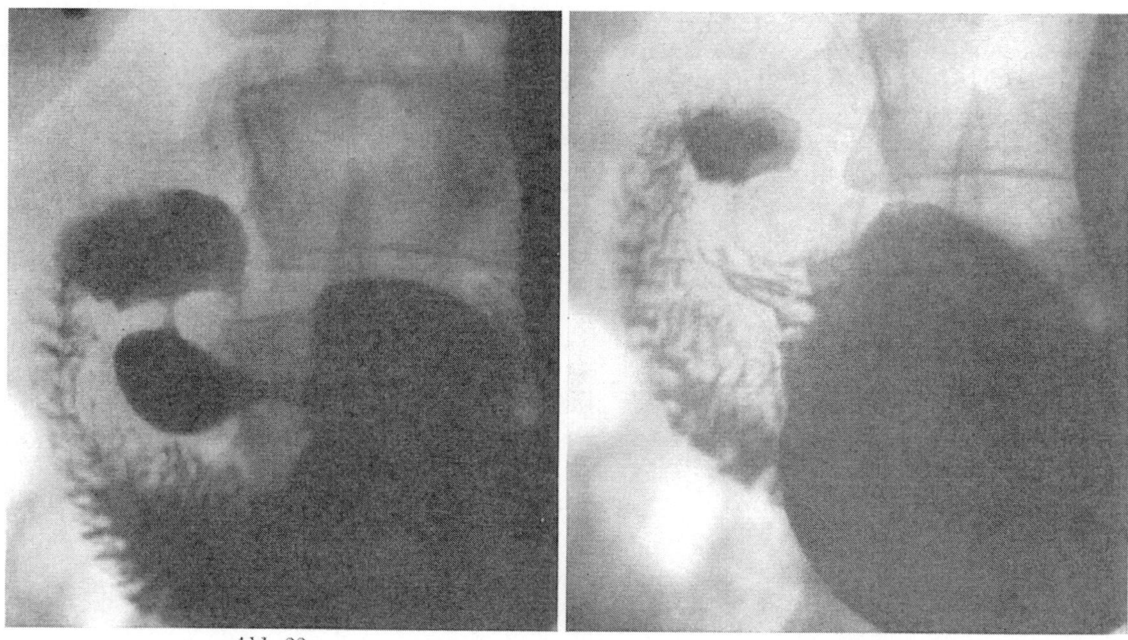

Abb. 22c Abb. 22d

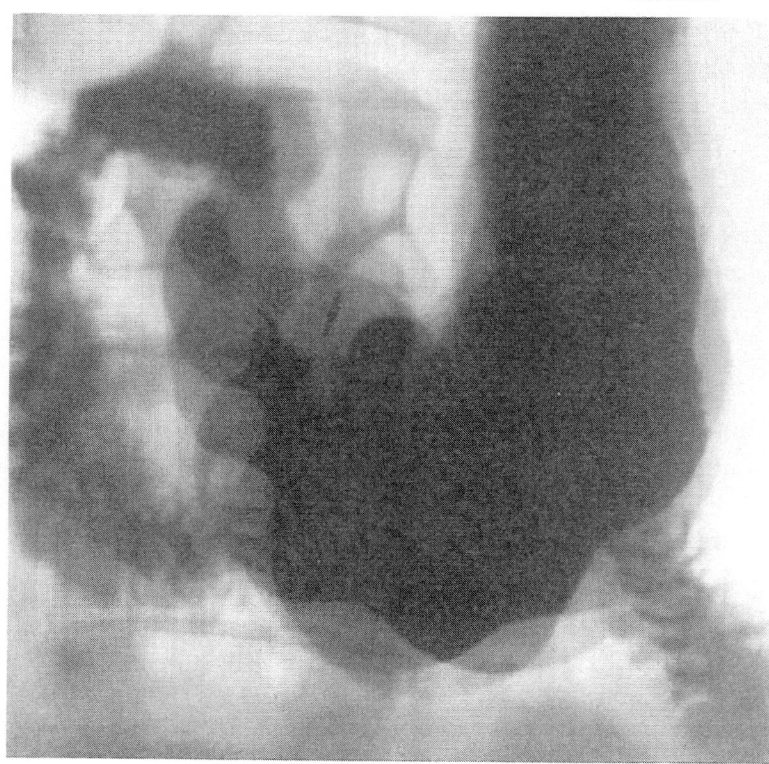

Abb. 23. V. P., 51 Jahre, ♂. Polygramm einer normalen, leicht asymmetrisch fortschreitenden Kontraktion des Canalis pylori. Drei Expositionen in Abständen von 5 sec

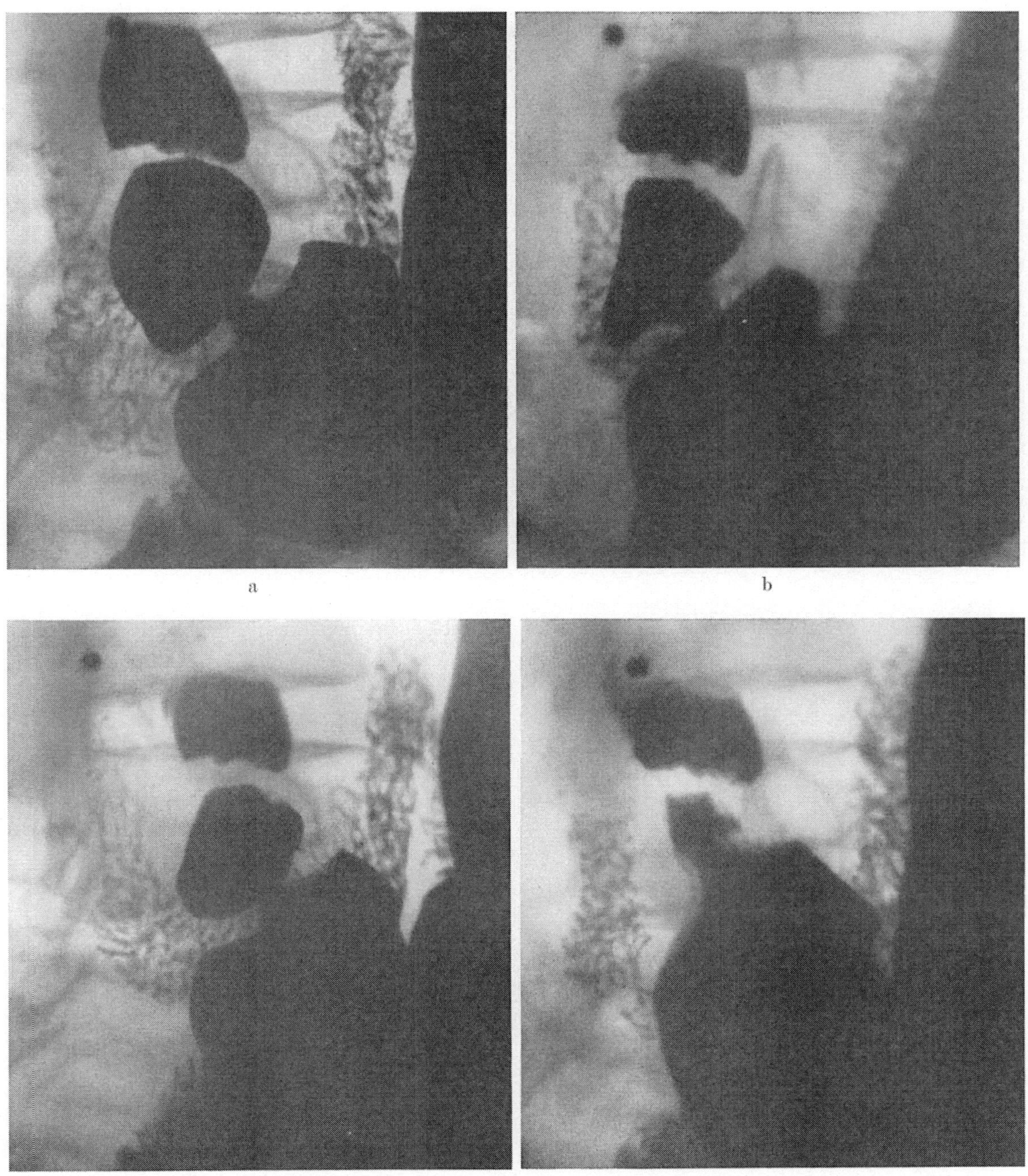

Abb. 24a—d. J. P., 46 Jahre, ♀. Symmetrisch bis zum Pylorus fortschreitende peristaltische Welle

Magenfornix frequente Wellen (20—40 pro min), deren Äquivalent in geringen Wandkontraktionen bestand (1923), festgestellt. Nach G. A. WELTZ (1940) sollen diese Wellen durch Dehnungsreiz in Kopftieflage auf einem Kippstativ beträchtlich verstärkt werden. Nach ihm sind daher alle klinischen Beobachtungen über hoch oder tief einsetzende Peristaltik wertlos, wenn sie diese Tatsache nicht berücksichtigen. Unsere Erfahrungen stimmen mit diesen Angaben im ganzen überein.

Antiperistaltik, die am Duodenum und Dünndarm als Pendelbewegungen beobachtet wird, können wir am Magen normalerweise nicht bemerken.

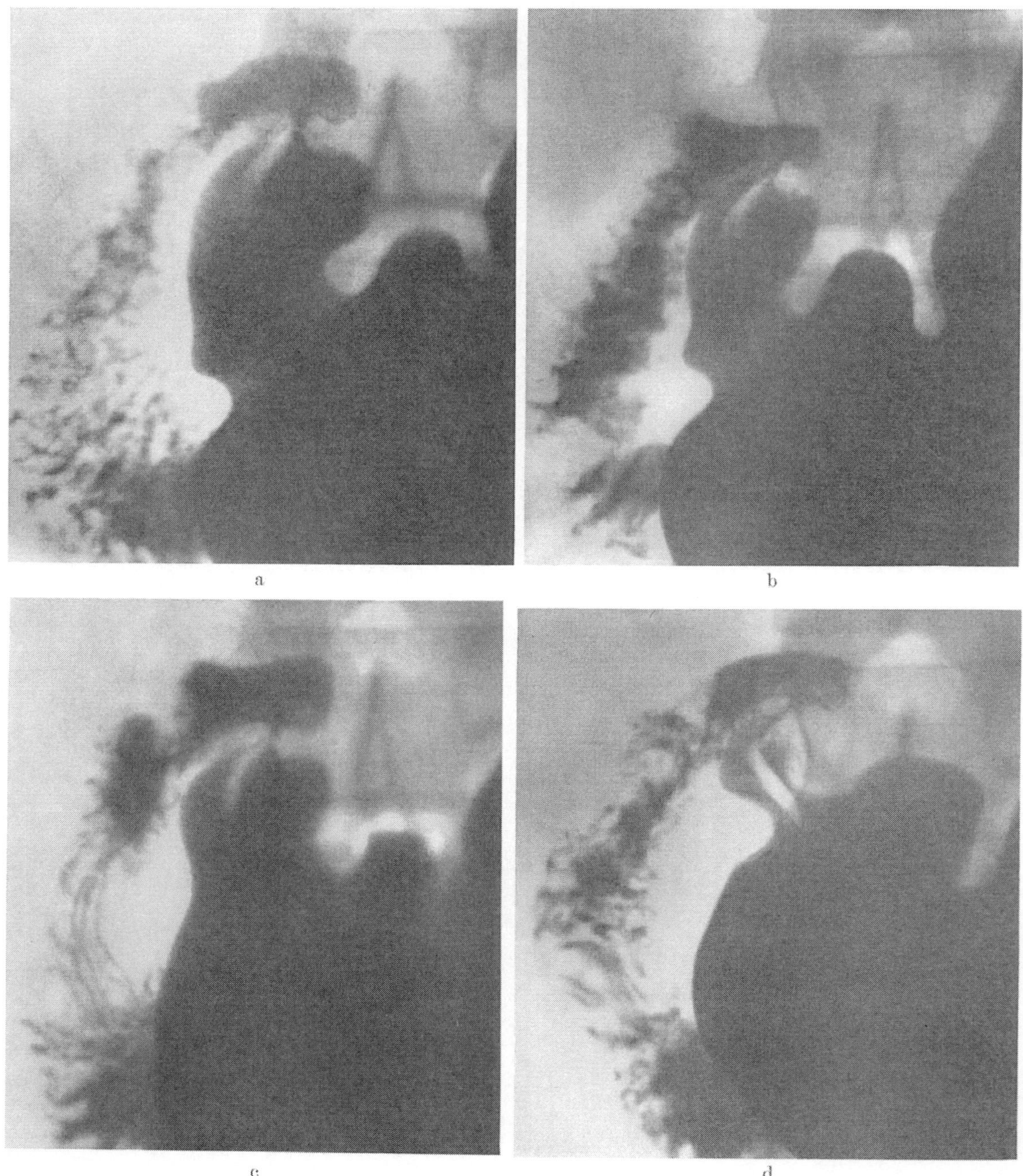

Abb. 25a—d. J. P., 34 Jahre, ♀. Symmetrisch bis zum Pylorus fortschreitende, aber unvollkommene Kontraktion des Canalis pylori

Die Wellenlänge ist von der Wandspannung, und zwar direkt proportional abhängig. Darum unterscheidet sie sich nicht nur bei verschiedenen Individuen mit verschiedener Magenform, sondern auch bei ein und demselben Individuum in verschiedenen Magenteilen. Gewöhnlich beobachtet man die längste Welle im Bereich des Magensinus, wo die Wandspannung durch den Inhalt am größten ist. Nach G. A. WELTZ kann man aus der Wellenlänge umgekehrt auf die Wandspannung schließen. STUMPF gibt die durchschnittliche Wellenlänge von 6—10 cm mit einer Variationsbreite von 3 cm an. Durch die Wellenlänge ist auch die Wellenzahl, die gleichzeitig am Magen in einem bestimmten

Augenblick zu treffen ist, bestimmt. WELTZ führt 2—3 Wellen an. VĚŠÍN hat bei 100 normalen Fällen gleichzeitig 1 bis 4, im Durchschnitt 2 Wellen angetroffen. Die Wellenlänge betrug 6—10 cm mit Durchschnittswert von 7 cm.

Die Amplitude der peristaltischen Welle ist von einigen Faktoren abhängig. Der Hauptfaktor ist das Gleichgewicht im vegetativen Nervensystem, niedriges oder hohes Niveau mit Überwiegen der ergotropen, katabolischen oder anabolischen Phase, die den Grundtonus der Magenwand beeinflußt. Die allgemeine trophotrope, anabolische Phase, nach älterer Nomenklatur als parasympathicotonisch (vagotonisch) bezeichnet, äußert sich im Bereich des Verdauungskanals als ergotrope, katabolische Phase. Sie geht gewöhnlich mit einer parallelen Steigerung des Tonus und der Amplitude der peristaltischen Wellen einher, indem die allgemeine katabolische, sympathicotonische Phase umgekehrt wirkt. Mit Rücksicht auf rhythmische Tonusschwankungen im Sinne des erwähnten Magenzyklus ändert sich auch die Tiefe der peristaltischen Wellen, indem sie in der systolischen Phase steigt, in der diastolischen dagegen sinkt. STUMPF hat die Wellenamplitude an der großen Curvatur der Pars media von 5—10 mm, an der kleinen Curvatur von 3—5 mm, im Canalis pylori von 15—20 mm gemessen. VĚŠÍN hat an normalen Magenpolygrammen im Stehen bei Ausgußfüllung (nach etwa 250 ml von wäßriger Bariumaufschwemmung) und bei vollentwickelter Peristaltik folgende Amplitudenwerte gefunden:

Tabelle 3. *Die Wellenamplitude in verschiedenen Magenteilen in Millimeter gemessen*

	Kleine Curvatur			Große Curvatur		
	Max.	Min.	Durchschnitt	Max.	Min.	Durchschnitt
Magenkorpus	8	1	3	18	1	4,5
Magensinus	20	2	8,5	30	2	11,5
Antrum	20	2	13	30	5	18

Beim Vergleich der Amplitudenwerte, die in der Gruppe A, B, D, F und in der Gruppe C, E, G gefunden wurden, hat es sich gezeigt, daß im Durchschnitt die Werte im Bereich des Magensinus und Antrums bei der zweiten Gruppe größer sind, bis zum Maximalwert von 30 mm, dagegen im Corpusteil keine beträchtlichen Unterschiede zu finden sind. Dieser Befund stimmt mit der Tatsache überein, daß bei den Mägen der C-, E-, G-Gruppe das Lumen des Sinus und Antrums im Stehen breiter und daher die Magenwandmuskelfasern in Ruhelage langgezogen sind.

Wie gesagt, je rascher der Anstieg des intragastrischen Druckes ist, desto lebhafter ist auch die motorische Antwort. Nach verschiedenen Angaben erscheinen peristaltische Wellen erst nach einem bestimmten Magenfüllungsgrad, wenn die Wandspannung die Reizschwelle erreicht hat. Man führt an, daß in der initialen Phase peristaltische Ruhe herrscht, die 1—5 min dauert. In den weiteren 5 min erscheinen nur flache Peristaltikwellen. Erst später werden sie tiefer. VĚŠÍNS Erfahrungen sind mit diesen Angaben nicht in voller Übereinstimmung. Er hat oft eine lebhafte initiale Peristaltik schon nach den ersten ein oder zwei Schlucken bzw. Bissen — nicht einmal mit gutem Evakuationseffekt — beobachtet, so daß sich schon in dieser Phase das Duodenum füllt und entfaltet. Er hat diese Phase als *„primäre" Peristaltik* bezeichnet (Abb. 26). Er hat sie in seiner zitierten Statistik in 93% registriert. In 70% der Fälle waren die Wellen tief, in 23% flach. Nach einer Vollfüllung mit weiteren 200 ml wäßriger Bariumaufschwemmung erscheint meist eine paradoxe Peristaltikdämpfung, selten eine totale *peristaltische Ruhe.* VĚŠÍN spricht von einer *„sekundären" Phase der Peristaltik.* Sie dauert gewöhnlich 5—10 min und stellt einen paradoxen Effekt der physiologischen Magendistension dar (in 47% der Fälle beobachtet). Nur in 2% hat VĚŠÍN eine totale peristaltische Ruhe bemerkt. In weiteren 53% beobachtet er eine lebhafte Peristaltik von mittlerer oder großer Amplitude (Abb. 27). In der *„tertiären" Phase* einer lebhaften Peristaltik werden die Kontraktionen tiefer. Dieses Verhalten konnte VĚŠÍN in 27% der Fälle beobachten.

In 41 % gingen die lebhaften Kontraktionen der sekundären in die tertiäre Phase über (Abb. 28). Nur in 20 % herrschten flache Kontraktionen der sekundären Phase vor und in 12 % wurden die lebhaften Kontraktionen der sekundären Phase umgekehrt flacher oder sie sind fast vollkommen verschwunden. Diese tertiäre Phase hat VĚŠÍN auch nach 15—20 min nach der Ausgußfüllung, mitunter auch später angetroffen. Bei weiterer Beobachtung hat VĚŠÍN periodische Schwankungen der peristaltischen Wellen gesehen, so daß bei Kontrollaufnahmen, die in einem Intervall von 30—60 min bis zur vollen Magenentleerung durchgeführt wurden, einmal eine lebhafte Peristaltik, im übrigen eine komplette peristaltische Ruhe angetroffen wurde.

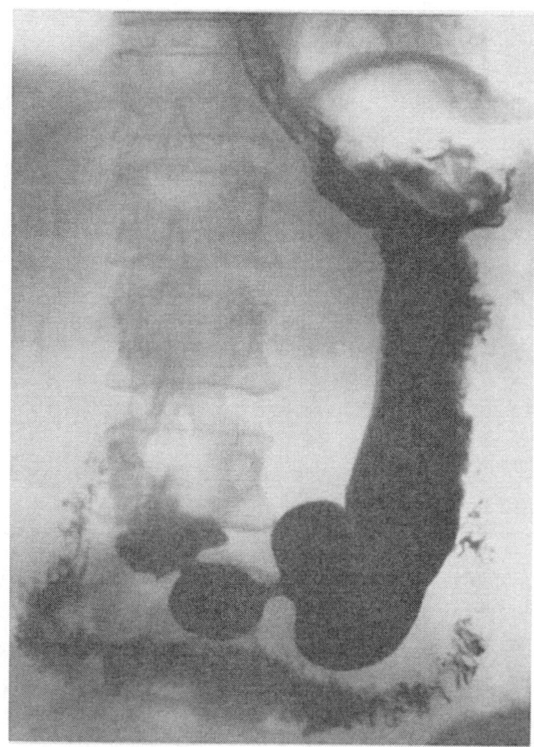

Abb. 26. D. V., 52 Jahre, ♀. Lebhafte „primäre" Magenperistaltik mit Duodenumfüllung gleich nach Beginn der Magenkontrastmittelfüllung mit breiigem Kontrastmittel

Ein weiterer Faktor, der die peristaltischen Kontraktionen bewirken kann, ist die Reizung der Schleimhautthermoreceptoren durch kalte Nahrung, oder der Chemoreceptoren durch verschiedene Stoffe. Ebenso wie der Tonus, wird auch die Peristaltik von manchen Organen inklusive Geschmacks- und Geruchsorganen auf reflektorischem Wege, sowie auch durch Eingriffe am Zentralnervensystem beeinflußt.

Wie wir schon erwähnt haben, scheint sich der Peristaltikmodus parallel mit dem Tonus zu ändern. Man führt häufig an, daß bei einer Hypotonie die Peristaltik flach wird, bei Hypertonie tief, so daß in dem aboralen Magenteil öfters eine Inhaltssegmentation verursacht wird (SCHINZ). VĚŠÍN kann diesen Angaben nicht zustimmen.

Bei einem Stierhornmagen, den man gewöhnlich als hypertonischen Magen bezeichnet, hat er niemals eine Inhaltssegmentation beobachtet. In der sagittalen Projektion, wo das Antrum beträchtlich verkürzt abgebildet wird, kann die Peristaltik durchaus flach erscheinen. Nach einer Drehung in die 1. schräge Projektion sieht man aber Kontraktionen von normaler Tiefe. Dagegen bei sog. hypotonischen Magen, d.h. bei C-, E- oder G-Typ hat VĚŠÍN durchschnittlich größere Peristaltikamplituden als bei B und D, d.h. beim sog. normotonischen Magentypus festgestellt. Nach unseren Ausführungen über die Magentonusbeurteilung kann diese Tatsache kaum überraschen.

Nach SCHINZ wird die Peristaltik in Bauchlage bei Rechtsdrehung sowie durch rechte Seitenlage infolge einer erhöhten Spannung des pylorischen Kanals verstärkt.

Die Geschwindigkeit der peristaltischen Welle kann man besser skiaskopisch oder auf dem kinematographischen Film als mit Hilfe des Polygramms feststellen, da an diesem eine Projektionsverkürzung entsteht, so daß die abgemessene Strecke nur bei paralleler Abbildung der Wirklichkeit entspricht. In der Sagittalprojektion ist dies am aboralen Magenteil und am Sinus der Fall. Das Antrum verläuft schräg ventrodorsal, so daß durch die optische Verkürzung sich falsche Meßwerte ergeben. STUMPF gibt den Wert der Wanderungsgeschwindigkeit der peristaltischen Welle mit 15—40 cm pro Minute an (Mittelwert etwa 25 cm mit mittlerer Variation $\pm$10 cm). Die Gesamtlaufzeit von der Cardia bis zum Pylorus soll nach G. A. WELTZ im Durchschnitt 60 sec betragen.

VĚŠÍN hat die Peristaltikgeschwindigkeit im Stehen skiaskopisch und an Polygrammen gemessen und in ausgewählten Fällen seine Beobachtungen durch kinematographische

Registrierung kontrolliert. Mit Rücksicht auf die verschiedene Streckenlänge ist die Wellengeschwindigkeit an der Kleincurvaturseite kleiner als auf der großen. Im Gegensatz zur Stumpfschen Ansicht hängt sie auch vom Grad der Magendistension, d.h. vom Grad der Magenfüllung ab. Bei einer Kontrastmittelfüllung mit 250 ml Kontrastaufschwemmung hat VĚŠÍN im Bereiche des unteren Magenpoles, d.h. im Magensinus eine Wellengeschwindigkeit an der Großcurvaturseite von 20 bis zu 80 mm in 10 sec gefunden, was einer Minutengeschwindigkeit von 12—48 cm entspricht. Der Mittelwert lag bei 29,7 cm pro Minute. Die Wellengeschwindigkeit, skiaskopisch nach einem Zeitintervall

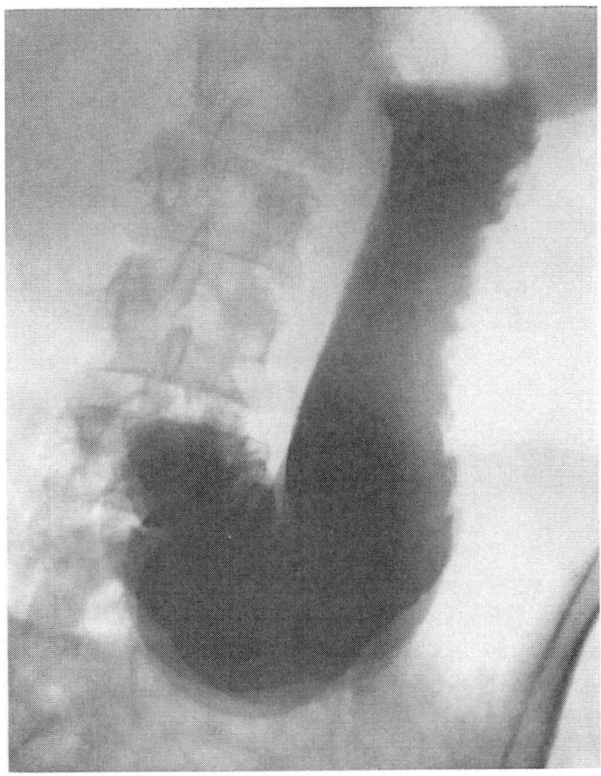

Abb. 27

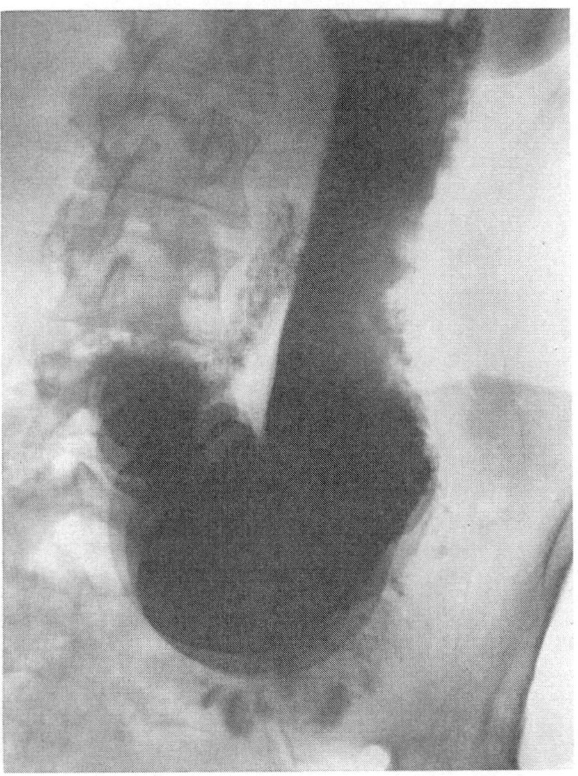

Abb. 28

Abb. 27. M. V., 42 Jahre, ♀. Polygramm einer „sekundären" Phase der Peristaltik. Drei aufeinanderfolgende Aufnahmen in Abständen von 5 sec. Regelmäßiger Ablauf der peristaltischen Wellen in Sinus und Antrum. Es sind zwei gleichzeitig verlaufende Wellen getroffen. *Charakteristik*. Frequenz: Drei Wellen pro Minute. Periodendauer: 20 sec. Wanderungsgeschwindigkeit im Bereich des unteren Magenteils: 33 cm pro Minute. Wellenlänge in demselben Teil: 7 cm. Wellenamplitude: Unterer Magenteil — kleine Curvatur 5 mm, große Curvatur 12 mm; Antrum: kleine Curvatur 15 mm, große Curvatur 20 mm

Abb. 28. Derselbe Fall. Polygramm einer „tertiären" Phase der Peristaltik. Gleichbleibende Charakteristik der peristaltischen Wellen

gemessen, in welchem die peristaltische Welle einen gewissen Magenteil durchläuft, wird regelmäßig etwas größer als die am Polygramm, offenbar infolge einer Projektionsverkürzung am Skiagramm. Darum ist diese Differenz im Bereich des Antrums bzw. des pylorischen Kanals am größten. In 100 Fällen ist die peristaltische Welle von der Stelle an, wo man sie klar verfolgen kann, gewöhnlich im Angulusniveau, bis zum Pylorus in 16—36 sec (durchschnittlich in 25 sec) durch das Antrum selbst durchschnittlich in 10 sec durchgelaufen.

Bei Vergleich der Wellengeschwindigkeit der Gruppen A, B, D, F mit den Gruppen C, E, G hat VĚŠÍN folgende Differenzen festgestellt: Die durchschnittlichen Werte lagen bei 27 bzw. 31,9 cm pro Minute, mit einem Maximum von 42 cm bzw. 48 cm und einem Minimum von 12 cm bzw. 15 cm.

Bei einer skiaskopischen Beobachtung kann man hie und da bemerken, daß eine im Angulusabschnitt einsetzende peristaltische Welle, regelmäßig aboral verläuft, am Sinus aber ganz verschwindet, um im Antrum wieder in unverändertem Rhythmus zu erscheinen. VĚŠÍN hat diese Erscheinung als „*untertauchende Welle*" bezeichnet. Ansonsten erlöscht die Welle am Sinus ganz und erscheint nicht wieder, so daß eine kürzere oder längere Ruheperiode einsetzt, wie sie einer Periodizität der Magenmotorik entspricht. Bei einigen Personen ist dieses Wechseln der aktiven Phase und kompletten Ruhe sehr auffallend. Es ist klar, daß eine kurzzeitige Registrierung nur eine unzuverlässige Information über die Magenmotilität bietet. Bemerkenswerterweise gibt es nach WELTZ im Kymogramm kaum Zeiten absoluter Ruhe.

Die normale Frequenz der peristaltischen Wellen wird von STUMPF mit 2,2—3,8 pro Minute, d.h. praktisch mit 2—3 Wellen angegeben; VĚŠÍN hat bei 100 Normalbefunden eine Frequenz von 2 bis 4, durchschnittlich 3 pro Minute gefunden. Es konnte keine Beziehung zur Magenform bzw. zum Füllungstyp festgestellt werden.

Mit der Frequenz und der Geschwindigkeit hängt ein weiteres Charakteristikum — die **Periodendauer** — und damit auch die Gesamtzahl der Wellen, die in einem bestimmten Augenblick einer beständigen Magentätigkeit im Polygramm oder auf einer Momentaufnahme abgebildet sind, zusammen. Man sieht meist zwei Wellen. Nach G. A. WELTZ, WENDT und W. BROKSCHMIDT schwankt die Periodendauer zwischen 18 und 35 sec, nach WEITZ und VOLLERS zwischen 15 und 25 sec. VĚŠÍN hat in 100 Fällen eine Periodendauer von 20 sec mit einem Minimum von 15 und Maximum von 30 sec gefunden.

γ) *Magenfüllung und Magenentleerung*

Die Magenfüllung, wie sie im Stehen bei Verwendung einer Kontrastmasse erscheint, ist von einer Reihe von Faktoren abhängig. Eine wäßrige Aufschwemmung geht kontinuierlich oder rhythmisch durch die Cardia und fließt dann entlang der kleinen Curvatur, dem Sulcus salivarius, in den Magensinus, wo sie ein schüsselförmiges Depot bildet (Abb. 5, 15). VĚŠÍN hat diese *Füllungsweise* als „*gleichzeitige*" bezeichnet. Je nach dem Grad der Tonisierung und der neuroregulativen und chemoregulativen Mechanismen des pylorischen Sphincters tritt die Kontrastmasse entweder gleich in das Duodenum und Jejunum über (Abb. 15), oder sie sammelt sich in den ersten Minuten im Sinus und füllt allmählich das ganze Antrum und den Magenkorpus aus. Die erste Füllungsphase ist vom Magentyp unabhängig. Die Entfaltungsphase geht aber bei dem Typus A, B, D und F nach VĚŠÍNs Klassifikation anders vor sich als bei anderen Typen. Der ganze Magen entfaltet sich gleichmäßig, so daß sich das Lumen nur in der Pars praepylorica ein wenig verengt. Bei den Typen C, E und G entfaltet sich mit gewöhnlicher Kontrastmittelmenge (um 250 ml) das Magencorpus nur im aboralen Teil, indem sich im mittleren Teil eine Enge bildet. Manchmal ist nur ein Kontrastbelag zwischen den Falten sichtbar. Der orale Corpusteil ist nur wenig gefüllt und trichterförmig caudal verschmälert. In einigen Fällen wird das Antrum nicht im ganzen Umfang gefüllt, sondern es bildet sich eine Gasblase, in welcher ein Kontrastspiegel entsteht. Eine vollkommene Magenentfaltung wird erst durch die zweifache, ja dreifache Kontrastmittelmenge erreicht. Dieser Füllungsmodus ist besonders bei ektatischem Magen im Gefolge einer Pylorusstenose extrem ausgeprägt.

Anders verläuft die Magenfüllung und Entfaltung bei Verabreichung einer breiigen Kontrastmasse. Wir begegnen hier zwei Bildern. In einer Gruppe dringt der Kontrastbrei zusammenhängend durch die Cardia, so daß in einer gewissen Phase meist ihr vollkommenes Reliefbild entsteht; er sammelt sich dann im subcardialen Teil des Magencorpus in einer Keilform. Die Keilspitze schiebt sich allmählich aboral weiter. Das Fortschreiten wird durch weitere Bissen beschleunigt. Dieses Bild bezeichnet VĚŠÍN als „*fortschreitenden*" *Füllungstyp* (Abb. 2, 3, 4). Erst bei einer ausreichenden Kontrastmittelmenge entfalten sich auch aborale Magenteile. In der zweiten Gruppe ähnelt das Bild dem nach Aufnahme einer wäßrigen Aufschwemmung. Schon der erste Bissen gleitet entlang der kleinen Curvatur in den Sinus und formt hier ein schüsselförmiges Depot (Abb. 6, 8). Im Gegensatz zu einer wäßrigen Suspension bleibt aber im subcardialen Teil, und entlang des Sulcus salivarius, ein größerer Kontrastmittelrest. Nach weiteren Bissen wiederholt sich dasselbe Bild. Erst nach Aufnahme einer genügenden Kontrastmittelmenge entfaltet sich das ganze Corpus und Antrum. Dieses Bild entspricht also dem *„gleichzeitigen" Füllungstypus.*

Man führt gewöhnlich an, daß der erste Füllungstyp bei hypertonischen und normotonischen Magenformen, der zweite bei hypotonischem Magen beobachtet wird. VĚŠÍN hat bei Verwendung von Kontrastbrei systematisch die Beziehung eines gewissen Füllungstyps zu Magenform und Körpertypus des Untersuchten studiert. Er hat festgestellt, daß bei den Formen A, B, D und F, d.h. bei sog. hypertonischen und normotonischen Typen, ein „fortschreitender" Füllungstyp mit 77% gegen 23% eines „gleichzeitigen" Typus überwiegt, indem bei den Typen C, E und G eine umgekehrte Proportion 36:64% erscheint. Was den Körpertypus anlangt, so hat er bei hypersthenischem und orthosthenischem Typus eine „fortschreitende" Füllung in 67% der Fälle gegenüber 33% mit „gleichzeitiger" Füllung, beim hyposthenischen Typus dagegen in entsprechender Weise 35% gegenüber 65% festgestellt. Es ist also klar, daß unsere Vorstellung über den Füllungsmodus bei den sog. orthotonischen und hypertonischen Magentypen in zwei Drittel der Fälle stimmt. Mit dem Körpertyp stimmt sie in beiden Gruppen bei zwei Drittel der Untersuchten überein. Bei einer kleinen Gruppe von 11 Personen vom hypersthenischen Typus hat sich der Magen gegen alle Erwartung nur in 36% „fortschreitend" gefüllt. Diese Zahlen bestätigen die breite Fehlergrenze der röntgenologischen Magentonusbeurteilung.

Der Magenentfaltungsmodus bei der Füllung entspricht der anatomischen Wandmuskulaturarchitektonik und einer relativen Fixation seiner Teile. Da die Cardia und der orale Duodenumteil fixiert sind, hat die kleine Curvatur, resp. der gastrische Kanal entlang der kleinen Curvatur, *Sulcus salivarius oder Waldayersche Magenstraße, sillon marginal* (JUTRAS), nur geringe Möglichkeiten der Umfangsveränderungen. Es handelt sich mehr um eine größere oder kleinere Elongation. Der übrige Magen, der eigentliche Magensack (GROEDEL), Saccus gastricus, ist dagegen durch eine beträchtliche Distensibilität, durch die sog. *receptive Relaxation* charakterisiert. Darum entfaltet sich der Magen bei physiologischer Füllung vorwiegend an der Großcurvaturseite und zwar in allen Richtungen. Der caudale Pol sinkt, die linke Kontur weicht lateral aus, die Ausbuchtung der großen Curvatur, namentlich im Bereich des caudalen Poles, verstärkt sich. Nach einer Schilderung von SCHINZ „wird die Kontrastmasse allseitig von der Magenwand umfaßt und dringt allmählich keilförmig in die aboralen Magenabschnitte vor". Das gilt aber nur für den sog. „fortschreitenden" Füllungstyp nach VĚŠÍN. Wenn aber SCHINZ sagt, daß „die Magenwand des Corpus scheint röhrenfömig um die Ingesta gelegt, so daß man von der Entstehung einer sog. Magenstraße längs der kleinen Curvatur kaum sprechen kann", entspricht das nicht ohne weiteres den Tatsachen. Wie wir schon erwähnt haben, fließt eine wäßrige Kontrastaufschwemmung immer längs der kleinen Curvatur des Magencorpus in den Sinus, indem die Magenwand der übrigen Circumferenz nur allmählich im Ausmaß, welches dem Füllungsgrad entspricht, ausweicht. Das gleiche gilt auch für den sog. „gleichzeitigen" Füllungstyp mit breiigem Kontrastmittel. Man kann daher kaum die Existenz einer Magenstraße in dynamischem Sinne ablehnen, wenn auch kein präformierter Kanal existiert. Selbstverständlich handelt es sich bei allen diesen Beschreibungen und Diskussionen um eine Füllung des leeren Magens. Wenn dagegen der Magen größere Mengen von retiniertem Sekret enthält, wie es bei einer pylorostenotischen Gastrektasie die Regel ist, sinken einzelne Schlucke oder Bissen, welche durch die Cardia hindurchgegangen sind, vertikal auf den Magengrund wie „Himbeersaft ins Wasserglas", ohne der kleinen Curvatur zu folgen, so daß in diesem Fall von einer Magenstraße in obigem Sinne wirklich keine Rede sein kann (Abb. 29). Allerdings sind diese beiden Ansichten mehr als arbitrarische Fragen anzusehen.

Unsere röntgenologischen Erfahrungen stimmen nur teilweise mit den Ergebnissen physiologischer Forschungen überein. Grützner (1905) konnte durch Tierversuche nachweisen, daß die Magenfüllung meist zentral vor sich geht. Die Magenwände des leeren Organs befinden sich in engem Kontakt. Bei der Magenentfaltung dringt jeder weitere Bissen in das Inhaltszentrum, so daß er nicht mit der Magenwand in Berührung tritt. Niemals konnte er eine regelmäßige Inhaltsmischung beobachten. Kaufmann und Kienböck waren ebenso der Meinung, daß die früher aufgenommene Nahrung die später genossene schalenförmig umgibt.

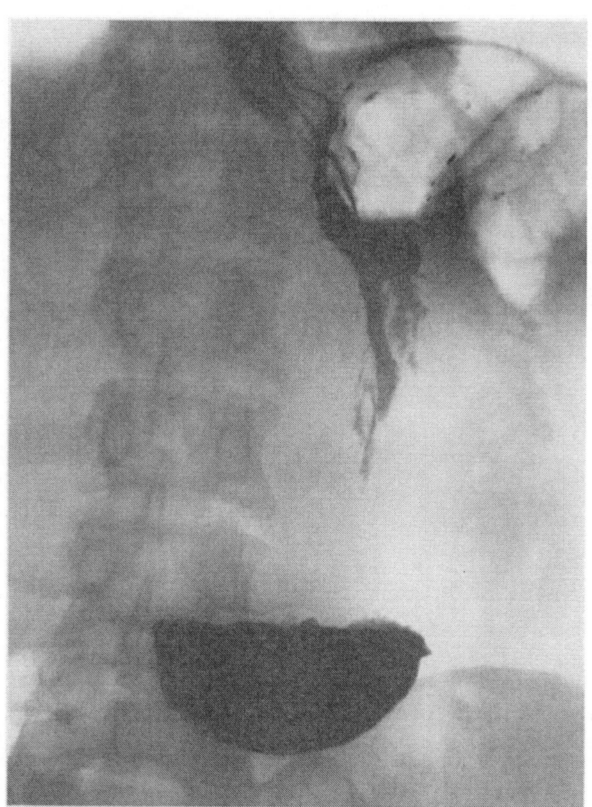

Abb. 29. F. Š., 31 Jahre, ♂. Magenerweiterung bei ulceröser Pylorostenose. Ein typisches Füllungsbild während der Einnahme des dritten Bissens des Kontrastmittelbreies. „Schüsselbildung" im Magensinus

Nach Gianturco (1934) erreicht die flüssige Kontrastmittelmasse den Pylorus durch peristaltische Kontraktionen, ohne der Waldayerschen Magenstraße zu folgen. Dagegen folgt im kontrastmittelgefüllten Organ eine kleine Kontrastmittelmenge fast regelmäßig der kleinen Curvatur. Lossen und Schneider (1936) kamen zu ähnlichen Resultaten. Dagegen war Groedel der Meinung, daß sowohl feste wie flüssige Nahrung auf dem Wege der sog. Magenstraße in den Magen gelangt.

Wir können ferner der Schinzschen Angabe nicht zustimmen, nach welcher beim normotonen Magen der Pylorus zunächst geschlossen bleibt. Nach Věšíns Zusammenstellung dringt die halbflüssige Kontrastmittelmasse in 21% gleich nach dem ersten Bissen und die flüssige Aufschwemmung in 59% gleich nach dem ersten Schluck in das Duodenum ein (Abb. 6, 26); nach Magenvollfüllung kam es in 95% der Fälle zur Duodenumfüllung. Es war kein Unterschied zwischen beiden unseren Magenformgruppen festzustellen.

Der normale nüchterne Magen enthält immer eine kleinere oder größere Gasmenge, welche sich bei stehender Person im Fundus befindet. Es handelt sich überwiegend um Luft, die bei unwillkürlichem Speichelschlucken in den Magen eindringt. Die geschluckte Luftmenge ist desto größer, je konsistenter der genossene Stoff ist. So ist sie weit kleiner beim Schlucken einer wäßrigen Kontrastmittelaufschwemmung als bei einer breiigen bis pastösen Kontrastmittelmasse. Von den gewöhnlichen Speisen gilt das besonders für Quark. Man kann dieses Verhalten auch diagnostisch zur Erzielung einer größeren Magengasfüllung ausnutzen.

Cardiaspiel. Die Cardia beteiligt sich aktiv an der Magenfüllung. Sobald die Kontraktionswelle in den abdominalen Oesophagusabschnitt fortgeschritten ist, entsteht eine Cardiarelaxation. Nach Bard entsteht sie reflektorisch im Augenblick eines Schluckaktes. Man spricht von Euchalazie. Die Schleimhautfalten gehen von der Speiseröhre in den Magen über, entlang der kleinen Curvatur im Sulcus salivarius fortschreitend (Abb. 30). Eine flüssige Aufschwemmung kann synchron der Herzaktion längs der Magenwand eingespritzt werden. Eine breiige Mixtur schreitet kontinuierlich fort und in gewissen Phasen ist ein vollkommenes Schleimhautrelief zu erkennen. Die Cardia ist mit einem Kranz konvergierender Falten umgeben sowie mit einer zirkulären oder semizirkulären

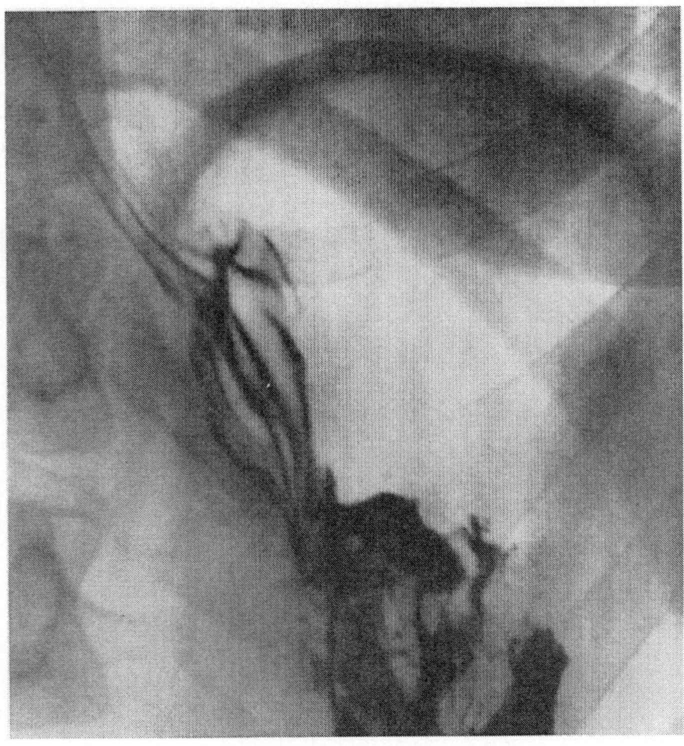

Abb. 30. E. B., 19 Jahre, ♀. Normale Cardiafunktion. Aufnahme 30 sec nach dem ersten Schluck der dünnbreiigen Kontrastmittelmasse. Vollkommenes Reliefbild. Die Schleimhautfalten schreiten kontinuierlich aus dem unteren Oesophagusabschnitt durch die Cardia längs der kleinen Curvatur fort

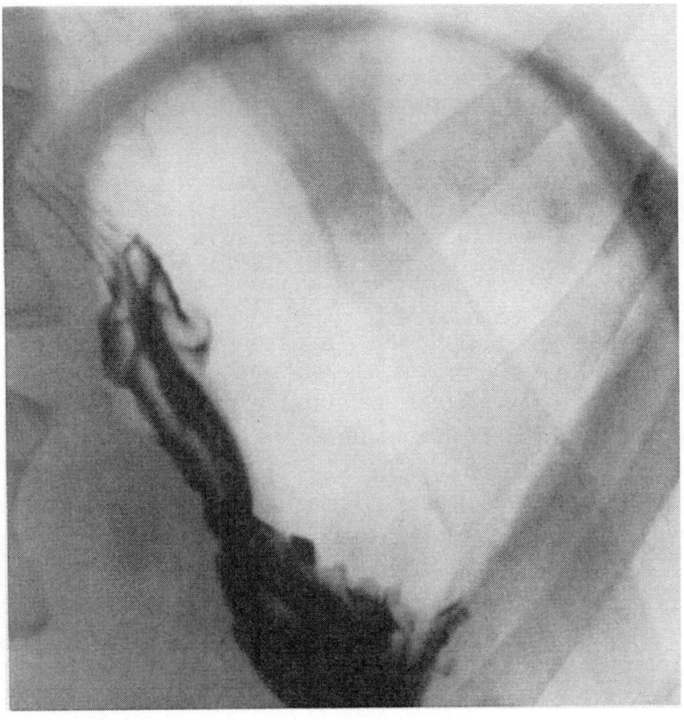

Abb. 31. J. N., 49 Jahre, ♀. Normale Cardiafunktion. Aufnahme 20 sec nach dem zweiten Schluck des dünnbreiigen Kontrastmittels. Normales Cardiarelief. Die Kontrastmittelmasse tritt in engen Streifen durch die Cardia. Typischer Faltenstern und zarte Konturieren der Valvula cardiaca

Falte, sog. *Valvula cardiaca* (JUTRAS), welche von einem engen Bändchen der Kontrastmittelmasse begrenzt wird (Abb. 31). Dieses Bild spricht für eine anatomische sowie auch funktionelle Integrität der Cardia. Der Streit um die Existenz eines selbständigen Cardiasphincters, der von T. PALUGYAY u. a. geführt wurde, ist bisher nicht sicher entschieden. Meist wird er abgelehnt. F. STRECKER beschreibt eine Schlinge der schrägen Muskelfasern der inneren Muskelschicht, die die Incisura angularis umgreift und längs der kleinen Curvatur herabsteigt. Ihre Kontraktion wirkt im Sinne eines Sphincters. Durch die Prominenz der Valvula cardiaca in das Lumen wird dabei die Cardia ventil-

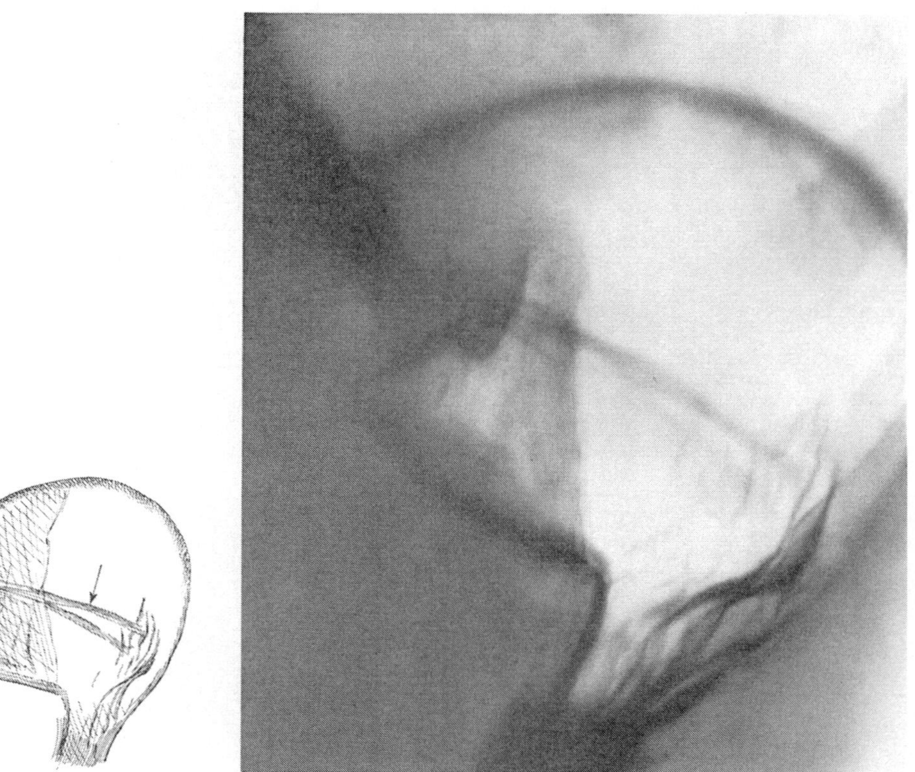

Abb. 32. V. K., 52 Jahre, ♂. Carcinoma cardiae. „Phänomen eines Wassersprudeln aus einer Handpumpe." Der Strahl einer wäßrigen Kontrastmittelaufschwemmung spritzt von der Cardia gegen die laterale Fornixwand zu

artig geschlossen. Dazu kommt ein mechanischer Cardiaschluß, der durch den schrägen Oesophaguseintritt in den Magen entsteht. Bei Prallfüllung der Fornix wird die mediale Fornixwand gegen den Oesophaguseintritt gedrängt. Doch unter gewissen Umständen entsteht der bestimmte Eindruck eines zirkulären Sphincter. So haben wir beim Cardiospasmus eine konzentrische Oesophagusmündungsverengung mit einer Kontrastmittelrentention bemerkt. Jedenfalls ist die Cardia bei normalen anatomischen und funktionellen Verhältnissen suffizient, so daß in Rückenlage, wenn der Fornix maximal durch den Mageninhalt gespannt ist, letzterer nicht in die Speiseröhre eindringt. Nur in der Trendelenburgschen Lage und bei Druck auf das Epigastrium, z.B. mit dem Ballonkompressor, welchen P. MARCHAND bei der Untersuchung des aboralen Oesophagusteiles benützt, können wir beim Leerschlucken die Cardiaöffnung und einen gastrooesophagealen Reflux bewirken.

Auch EDWARDS (1961) beschreibt einen solchen Sphincter cardiae, der neben dem unteren Speiseröhrensphincter (Sphincter oesophagi inferior) den gastrooesophagealen Reflux blockiert. BERRIDGE (1961) konnte diesen kontraktilen Ring auch röntgenkinematographisch abbilden.

VĚŠÍN hat (1955) eine besondere Störung der Cardiafunktion bei der carcinomatösen Cardiainfiltration beschrieben und als „*Phänomen des Wassersprudelns* aus einer Handpumpe" bezeichnet. Die wäßrige Kontrastmittelaufschwemmung spritzt dabei in einem engen Strahl nach der lateralen Fornixwand zu, anstatt der kleinen Curvatur zu folgen (Abb. 32). Dieser pathologische Mechanismus soll durch die Richtungsabweichung und Verengung der Cardiamündung verursacht sein. Später wurde ein ähnliches Phänomen auch bei Kaskadenfundusdeformation ohne anatomischen Cardiabefund beobachtet.

Magenentleerung. Die Magenentleerung läuft unter der Mitwirkung mehrerer Faktoren ab: rhythmische Magentonusverstärkung, peristaltische Wellen, die mit einer fortschreitenden totalen Kontraktion des pylorischen Kanals beendigt werden, Relaxation des Sphincter pylori im Augenblicke der ankommenden Kontraktionswelle. Die Physiologen unterstreichen die Hauptrolle der tonischen Kontraktion, die rhythmisch im Verlaufe des sog. *Magenzyklus* erfolgt, während dem propulsiven Effekt der peristaltischen Wellen wenig Bedeutung beigemessen wird (TODD 1930; LOB 1937; GOETZE 1937). Diese Anschauung entspricht jedoch nicht unseren Erfahrungen bei der röntgenologischen Verfolgung der Magenevakuation. Ein direkter Evakuationseffekt der peristaltischen Wellen ist unstreitig vorhanden. Die Wandtonisierung stellt jedoch eine wesentliche Grundlage für die Wirksamkeit der Peristaltikwellen dar. C. SHANKS hat die Bedeutung des Wandtonus und der Peristaltik folgendermaßen charakterisiert: Die Tonuserhöhung beeinflußt den 1. Evakuationsabschnitt, d. h. das Intervall zwischen Magenfüllung und Entleerungsanfang, nicht. Sie beschleunigt jedoch den 2. und 3. Abschnitt. Die Tonussenkung dagegen verlangsamt den 2. und den 3. Abschnitt. Die Peristaltik beeinflußt alle drei Abschnitte.

Nach G. A. WELTZ gibt es drei *Entleerungstypen:* 1. *Den peristaltischen Typ*, der den hochwertigsten Entleerungstyp darstellt und bei gesunden und manchen kranken Mägen die Regel ist. Der Magen entleert sich in kleinen Schüben und gleichmäßig bis zum letzten Rest. 2. *Den tonusabhängigen Entleerungstyp*, der bei starken Tonusschwankungen auftritt. Wegen seiner teilweisen Abhängigkeit von der Lage und dem hydrostatischen Druck ist er physiologisch nicht so hochwertig wie der peristaltische Typ. Die Magenentleerung verzögert sich um so mehr, je geringer die Füllung wird. 3. *Den hydrostatischen Entleerungstyp.* Da dieser sehr lage- und füllunsgabhängig ist, stellt er den minderwertigsten Typ dar. Bei großem hydrostatischem Gefälle setzt oft Sturzentleerung ein. Er kommt vor nach Zerstörung des Pylorusringes und am operierten Magen.

In der geläufigen röntgenologischen Praxis beurteilen wir die Magenentleerungstätigkeit nach der Geschwindigkeit, mit welcher die Kontrastmittelentleerung vor sich geht. Die normale Entleerungszeit wird verschieden angegeben. HAUDECK hat als maximale Normalgrenze 6 Std festgestellt. SCHINZ nimmt nach eigenen Erfahrungen an Tausenden von Personen $1^1/_2$—2 Std nach Verabreichung einer wäßrigen Bariumaufschwemmung in einer Menge von 250 ml als Regel an; Kontrastmittelreste im Magen nach 4 Std betrachtet er immer als pathologisch. C. SHANKS hält dagegen einen kleinen 3 Std-Rest für häufig und einen winzigen 6 Std-Rest für unbedeutend.

Diese Anschauungsverschiedenheiten können nicht nur durch verschiedene Erfahrungen beim Vergleich der radiologischen und klinischen Tatsachen oder deren verschiedener Beurteilung entstehen, sondern durch die Anwendung von verschiedenen Bariumpräparaten mit unterschiedlichem Dispersionsgrad und verschiedener Homogenität der Aufschwemmung oder auch durch verschiedene Zusätze, die auf dem Wege der intramuralen Reflexe die Motilität beeinträchtigen können. So wird in der Schweiz seit Jahren das Kontrastmittel Alubar angewendet, das nach unseren Erfahrungen eine kürzere Evakuationszeit als reines Barium sulphuricum oder einige andere Präparate hat. Unser Skiabarium mit Bentonit- und Natriumcitratzusatz und mit ungenügender Dispersität seiner Aufschwemmung hat eine eher längere Entleerungszeit. Wie wir schon oben angegeben haben, hat sich der Magen nach 2 Std post coenam restlos oder mit einem winzigen Rest bei 13%, nach 3 Std bei 54% und nach 4 Std bei 63% der Untersuchten entleert. Die Unterschiede bei einzelnen Magenformen und verschiedenem supponierten Wandtonus waren unbedeutend. Es ist daher unbedingt notwendig, für jedes Präparat besondere Standards der Evakuationszeit, besonders für Zwecke der Forschung, zu bestimmen.

BATINKOW (1955) hat durch klinische Versuche festgestellt, daß die Magenevakuation durch rasches Genießen kleiner Mengen gefördert wird. Dagegen sollen große Speisemengen die Magenentleerung hemmen.

Diese Angaben gelten für gewöhnliche Untersuchungsbedingungen: Aufrechte Körperhaltung im Stehen oder Sitzen und Zimmertemperatur (um 20° C) der Kontrastmittelsuspension. Wie bekannt, sollen die Körperlage sowie Kontrastmitteltemperatur die Magenentleerung beeinflussen (s. S. 246, 259 und 272).

Pylorusspiel. Die Pylorusöffnung ist einer neurohumoralen Regulation unterworfen. Im nüchternen Zustand ist der Sphincter pylori schlaff, so daß der Duodenalsaft in den Magen regurgitieren und die sauren Magensaftreste neutralisieren kann, nachdem die Nahrung den Magen schon verlassen hat. Der Pylorusschluß am Anfang der Untersuchung ist als physiologisch zu betrachten, auch wenn er einige Minuten andauert. Oft dringt aber die Kontrastmittelmasse gleich nach dem ersten Schluck in das Duodenum ein und die Entleerung setzt sich dann kontinuierlich fort. Nach 5—10 min beginnt gewöhnlich eine rhythmische Magenevakuation. Die peristaltische Welle, die die Grenze des pylorischen Kanals erreicht hat, teilt eine kleine Inhaltsmenge ab, die durch nachfolgende totale Kontraktionen des Canalis pylori in das Duodenum eindringt. Die Relaxationswelle, welche der Kontraktionswelle vorangeht, öffnet dabei den Pylorus, so daß der Inhalt frei durchtreten kann. Nach GIANTURCO (1934) soll gleichzeitig auch das Duodenum erschlaffen. Wenn der Pylorussphincter geschlossen bleibt, treibt die Kontraktion des pylorischen Kanals seinen Inhalt in den Magen zurück. Man spricht von einer frustranen peristaltischen Welle. Diese soll dann einer Inhaltsmischung dienen.

Tabelle 4. *Pylorusöffnungslumen bei 103 Personen in verschiedenen Phasen der Magenmotilität*

Lumen unverändert	0%
Lumen veränderlich von 0—25 mm	100%
Durchschnittliche Pylorusbreite	5 mm
Durchschnittlicher Minimalwert	3 mm
Durchschnittlicher Maximalwert	10 mm

Die Pylorusöffnung bei einer Magenentleerung wird reflektorisch reguliert. Der saure Chymus löst durch den Hirsch-Mehringschen Reflex über die Duodenalschleimhaut einen Pylorusschluß aus. Durch Cocainisierung der Duodenalschleimhaut kann dieser duodenogastrische Reflex unterdrückt werden (COHNHEIM und BEST, 1910). Nach THOMAS beginnt die Evakuation, wenn der intragastrische Druck im pylorischen Kanal den Sphincterwiderstand überwindet. Das ist jedoch eine sehr mechanistische Anschauung. Weder bei einem physiologischen Pylorusverschluß noch bei einem pathologischen Pylorospasmus gelingt es durch mechanische Steigerung des intragastrischen Druckes mittels Massage des aboralen Magenteiles eine Duodenumfüllung zu erzielen.

Nach LAGERLÖF, RUDEWALD und PERMAN (1960) ist das Volumen des Mageninhaltes sowie die neutralisierende Wirkung der Duodenalsekretion für den Verlauf der Magenentleerung maßgebend.

Heutigen Anschauungen nach wird Pylorusverschluß vorwiegend durch neurohumorale Einflüsse reguliert. So bewirkt nach Verabreichung von Fetten Enterogastron einen transitorischen Pylorusverschluß.

Über den Mechanismus der Pylorusöffnung und die Mitwirkung der Peristaltik werden teils widersprechende Ansichten geäußert. Nach ALVAREZ ist der Kontraktionsrhythmus des Magens und des Duodenum verschieden (Periodendauer 20 bzw. 5 sec). Der Mageninhalt soll passieren, wenn die hinzukommende Welle den durch die vorangehende Relaxationswelle geöffneten Pylorus trifft. Die Aktivität des Canalis pylori und des Bulbus duodeni sind voneinander unabhängig. THOMAS und CRIDER (1935) haben eine Inhibition der Bulbuskontraktion, eine *„rezeptive Bulbusrelaxation"* bei *Annäherung* der peristaltischen Welle beobachtet. Nach GELLHORN und BUDDE (1923) besitzt die pylorische Muskulatur eine spezifische Reaktionsfähigkeit gegenüber den mechanischen Reizen. Nach WELTZ greift die peristaltische Welle auf den pylorischen Sphincter über und setzt sich in der Regel auch ins Duodenum hinein fort. Der Rhythmus der Bulbuserschlaffung und Kontraktion ist den Magenbewegungen meist synchron, so daß die „Magenentleerung in einem Zug" verlaufen kann (STUMPF).

COLE (1928) hat die Bedeutung der pylorischen Schleimhautklappe — Valvula pylori — beim Pylorusverschluß betont. Nach seiner Annahme wirkt diese Klappe, die er schematisch als eine Iris darstellt, im Sinne einer „Filtration", daher durch eine Trennung des flüssigen vom festen Mageninhalt, dessen Austreibung sie hemmt. In der diastolischen Phase des Magenzyklus ist die Schleimhautklappe durch Kontraktion der terminalen Fasern der Muscularis mucosae geschlossen, um Regurgitation des Bulbusinhaltes ins Antrum zu verhindern. In der systolischen Phase tritt eine Relaxation der pylorischen Klappe ein.

G. A. WELTZ stimmt der Ansicht von COLE über die Rolle einer Schleimhautklappe neben der Muskelringkontraktion beim Pylorusverschluß zu. Ihre Funktion ist, den ungenügend vorbereiteten Mageninhalt zurückzuhalten — „initialer Pylorusverschluß" (häufig fälschlich als Pylorospasmus bezeichnet). In krankhaften Zuständen (Gastritis, Ulcus) kann durch Störung der Klappenfunktion eine Pylorusinkontinenz eintreten. Nach S. A. REJNBERG und ŠECHTĚR (1949) soll dagegen ein transpylorischer Schleimhautprolaps einen intermittierenden Pylorusverschluß veranlassen.

WILLIAMS (1962) hat experimentell an Resektionspräparaten demonstriert, daß die Valvula pylori imstande ist, durch Kontraktion entsprechender Fasern der Muscularis mucosae bei niedrigem intragastrischen Druck von 4—10 cm H_2O einen wasserdichten Pylorusverschluß bei einer Pylorusbreite von 10—15 mm zu bewirken. Ausnahmsweise kann die Klappe auch einen Hochdruckverschluß (bis 100 cm H_2O) erzeugen, wie unverändertes Pyloruslumen zeigt. Entsprechende röntgenographische Dokumente hat jedoch WILLIAMS nur in 3% der Fälle angetroffen.

VĚŠÍN (1966) hat durch systematische Analyse einer röntgenographischen Dokumentation von 103 Personen mit normalem Magenzwölffingerdarmbefund festgestellt, daß ein Breitenwechsel des Orificium pylori als Ausdruck verschiedener Pylorusringkontraktion ganz regelmäßig ist (Tabelle 4; Abb. 33).

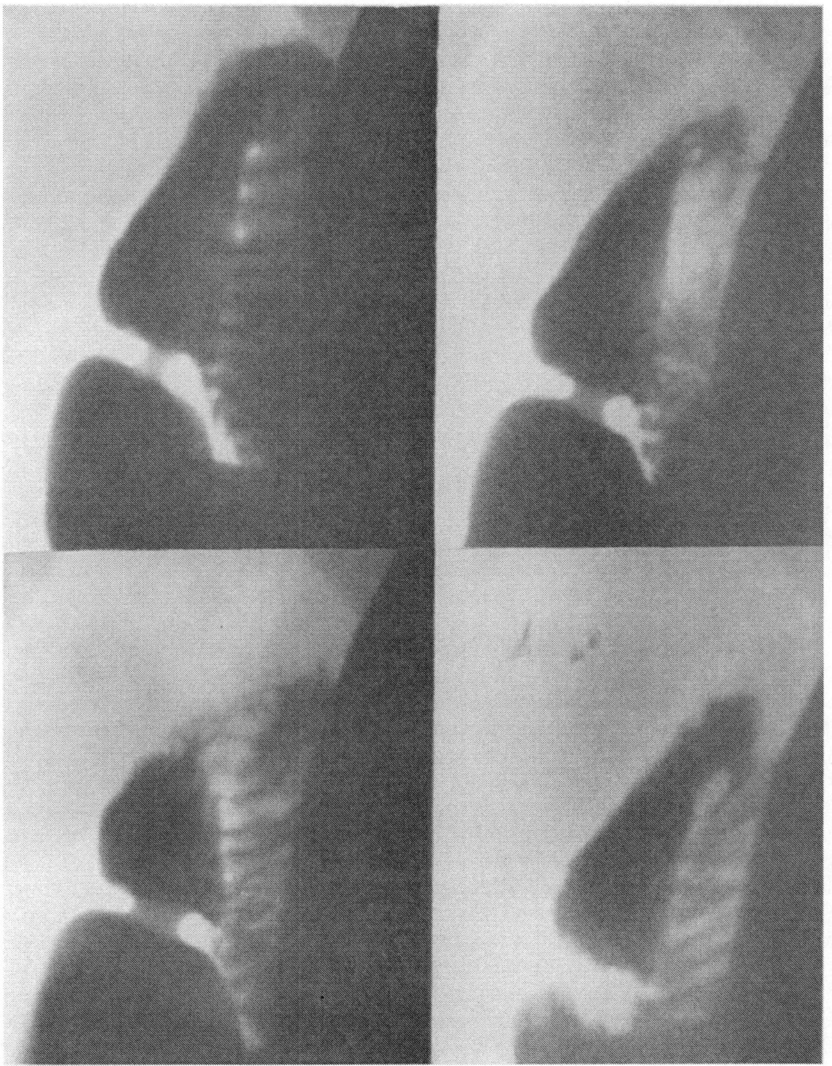

Abb. 33. J. K., 40 Jahre, ♀. Veränderungen der Pylorusbreite im Laufe einer normalen Magenmotorik. Seriographie 10 min nach Verabreichung von 250 ml einer reinen Aufschwemmung von Skiabaryum. Die Lumenbreite in einzelnen Phasen: 5, 8, 11, 0 mm. Auf der letzten Aufnahme ist der Sphincter pylori vollkommen kontrahiert, der Pylorus ganz leer

Nach VĚŠÍN wird daher ein Hochdruckverschluß vorwiegend durch Kontraktion des Sphincter pylori bewirkt. Die Valvula pylori kann nur bei niedrigem intragastrischem Druck in einer Phase der Magenmotilitätshemmung den Pylorusverschluß vermitteln. Diese beiden Strukturen — Muskelring sowie die Schleimhautfalte — wirken jedoch entsprechend der Situation harmonisch zusammen.

c) Veränderungen der Magenfunktion durch physiologische und pharmakologische Einflüsse

Die motorische sowie sekretorische Magentätigkeit, in ihrem Wesen automatisch, ist einer komplizierten neurohumoralen Regulation untergeordnet. Ihr anatomisches Substrat ist durch das *Nervensystem*, besonders durch das *autonome System*, dargestellt, das sich unter dauerndem Einfluß und Kontrolle des Zentralnervensystems befindet. Das autonome System ist durch den *Parasympathicus* und den *Sympathicus* repräsentiert. Die *parasympathische Innervation* besorgen beide Nervi vagi, die durch den Hiatus oesophageus längs der Speiseröhre passieren. Der linke Vagus innerviert die Magenvorderwand einschließlich der Cardia, der rechte die Hinterwand einschließlich des Pylorus. Die Vaguszentren in der Medulla oblongata sind den Zentren im Hypothalamus und in der Gehirnrinde untergeordnet. Postganglionäre Parasympathicusfasern enden im Plexus Auerbachi. Der Parasympathicus enthält vor allem cholinergische Fasern. Sein Mediator ist das *Acetylcholin.* Er ist aber durch zahlreiche Anastomosen mit dem Sympathicus verbunden. Der *Sympathicus* geht vom Nervus splanchnicus major, minor und imus aus. Diese Nerven enthalten präganglionäre Fasern, welche in der Synapsis mit den Ganglienzellen der *großen abdominellen Plexen* sind. Der größte ist der Plexus coeliacus, von ihm gehen der Plexus phrenicus, suprarenalis, renalis, spermaticus, hepaticus, lienalis und der Plexus mesentericus aus. Die postganglionären Fasern gehen durch den *Plexus myentericus Auerbachi* und *Plexus submucosus Meissneri* und enden in den glatten Muskelzellen. Dieses Sympathicussystem anastomosiert mit dem lumbalen Sympathicus. Die afferenten Bahnen verlaufen in denselben Nervenstrukturen wie die efferenten, resp. dieselben Fasern können eine Erregung in beiden Richtungen leiten. Zahlreiche Anastomosen ermöglichen den Übergang einer Erregung von einem präganglionären auf mehrere postganglionäre Neuronen, also eine Erregungsirradiation. Der Sympathicus enthält vorwiegend adrenergische Fasern. Sein Mediator ist das Adrenalin (Epinephrin). Die Reflexbogen sind kompliziert und verlaufen in einigen Etagen. Am einfachsten sind die Verbindungen in der peripheren Verzweigung desselben Axons sog. *Axonreflexe.* Einen höheren Grad stellen die Reflexe dar, die durch eine Verbindung der afferenten und efferenten Neuronen in den intramuralen und extramuralen Ganglien vermittelt werden. In den höheren Stufen verlaufen die Reflexe durch die *Medulla spinalis* und *oblongata,* eventuell durch den *Hypothalamus* und die *Gehirnrinde.* Diese Verbindungen vermitteln die subjektive Empfindung einer Erregung von seiten der Abdominalorgane und eine *Generalisation der Reflexenantwort* je nach der Art und Intensität des Impulses und des aktuellen Standes der Erregbarkeit des zentralen wie auch peripheren Nervensystems.

Tonus und rhythmische Kontraktionen existieren auch ohne die externe Innervation, welche nur eine regulative Rolle spielt. Die externe Denervation verändert das basale Motilitätsniveau, verursacht eine Reflexauslöschung und alteriert die Antwort auf Drogen (YOUMANS 1952). Der Parasympathicus hat im Grund einen stimulativen, augmentativen Einfluß. Seine experimentelle Reizung hinter dem Abgang der Rami cardiaci verstärkt den Tonus und die Peristaltik. Ein Zusatz von adrenergischen Fasern kann eine Hemmungswirkung verursachen (J. N. LANGLEY 1898; BAYLISS und STARLING 1899). Nach I. MARTINSON und A. MUREN (1963) pflegen die Stimulationsfasern niedrige, die Inhibitionsfasern hohe Reizungsschwelle zu zeigen. Das Insulin hat einen indirekten stimulativen Effekt auf die Intensität und die Frequenz der Hungerkontraktionen, bei Vagusdurchtrennung wirkt es hemmend. Der Sympathicus schwächt den allgemeinen Tonus sowie auch die Peristaltik und verstärkt den Tonus des pylorischen Sphincters. Dieser Effekt ist jedoch kurzfristig. Bei dauernder Reizung erscheint eine refraktäre Phase gegen die Wirkung des Mediators (*Epinephrin*). Nach Beendigung der Reizung entsteht eine reaktive Hypermotilität (BAYLISS und STARLING 1899; J. T. MCRAE und MCSWINEY 1928; MCSWINEY und WADGE 1930; MCSWINEY und ROBSON 1931). Ein Stimulationseffekt der Sympathicusreizung ist aber auch möglich. Beide Nerven enthalten Doppelbahnen für Impulse aus dem Zentralnervensystem, welche die Reaktivität des lokalen neuromuskulären Mechanismus modifizieren, so daß er adäquat reagiert (THOMAS und FRIEDMAN 1951). Eine reflektorische Inhibition des Magens kann durch efferente Vagus- und Sympathicusbahnen vermittelt werden. *Die Mehrzahl der postganglionären Fasern ist gemischt. Jedoch überwiegen die adrenergischen Fasern im Sympathicus* (YOUMANS 1952). Die supraphrenische Vagotomie soll einen Verlust von Tonus und Peristaltik sowie auch der Salzsäuresekretion nach Histamin verursachen (POSLETHWAIT, BRADSHAW, J. T. MCRAE, DEATON 1950). Die Reaktion auf Acetylcholin bleibt unverändert. Nach der Sympathicotomie laufen alle motorischen Vorgänge weiter (MORLOCK, HIGHTOWER, CODE 1950). Die Ganglioplegica können den Einfluß dieser beiden Komponenten ausschalten. Bei einer beträchtlichen Blutdrucksenkung schwemmt jedoch das Nebennierenmark Epinephrin aus und ruft eine Inhibition der gastrointestinalen Motilität hervor (LYONS 1947; BROWN 1948; CHAPMAN 1948; DODDS 1948; POSSEY 1948). PH. KLEE hat (1914) sehr eindrucksvolle tierexperimentelle Ergebnisse an decerebrierten Katzen veröffentlicht. Ein total denervierter Magen hat sich eine fast normale Form und Motilität bewahrt. Nach Vagusausschaltung durch Abkühlung wurde der Magen schlaff ohne nachweisbare peristaltische Wellen. Nach Vaguserwärmung haben sich Tonus sowie Peristaltik normalisiert. *Bei gleichzeitiger Wirkung beider Komponenten soll der Vagustonus überwiegen.* Nach beiderseitiger präganglionärer Splanchnicusresektion, also bei einer gesteigerten zentralen Vaguswirkung wird der Tonus der Pars pylorica und der Pars media maximal verstärkt, so daß die Peristaltik ganz verschwinden kann. Vagusabkühlung löscht den Magenspasmus aus und die Peristaltik wird wieder regelmäßig. Daraus geht hervor, daß Tonus und Peristaltik nicht parallel verlaufen müssen.

Der Hypothalamus beeinflußt die Vaguszentren in der Medulla oblongata. Seine Stimulation hat je nach der Intensität eine Inhibition oder Exzitation der Magenmotilität zur Folge (KABAT 1935; WANG 1940; M. D. SHEEHAN 1940). *Die Gehirnrinde beeinflußt die Hypothalamuszentren* und durch ihre Vermittlung auch die Zentren in der Medulla oblongata. Die Exstirpation einiger Teile des Frontallappens hat Störungen der Magenmotilität

(WALTS und FULTON 1934; METTLER und SPINDER 1936) zur Folge. BABKIN (1950) hat beim Hund ein übergeordnetes Zentrum in der Rinde des vorderen Teiles des Girus cinguli nachgewiesen. Beim Menschen entspricht ihm der Bezirk der Insula Reili. *Die Rindenimpulse hemmen die Vaguszentrenaktivität* und *daher auch die Magenmotilität.* Im physiologischen Zustand wirken die Rindenimpulse nicht, die Inhibition und Exzitation sind im Gleichgewicht. Emotionen stören dieses Gleichgewicht. Die Art der Antwort ist vom Typus des Emotionsreizes und von der individuellen Reaktibilität abhängig (YOUMANS 1952).

Nach einigen Autoren, die von Denervationsexperimenten und von pharmacodynamischen Studien ausgegangen sind, bildet das *ganze autonome System eine Funktionseinheit.* Der Vagus enthält neben den cholinergischen auch adrenergische Fasern (YOUMANS 1952). Nach RATKOCZY (1936) hat der craniale Parasympathicus keine morphologische Basis. Er bildet einen Teil des cranialen Sympathicus. Die effektive motorische sowie auch sekretorische Innervation ist ausschließlich sympathisch. Acetylcholin ruft durch Parasympathicusstimulation eine Hypertonie hervor, hemmt aber die Peristaltik und verlängert die Evakuation. Adrenalin bewirkt in der I. Phase tonische Kontraktionen, Antiperistaltik und Erbrechen, in der II. Phase Hypotonie und Evakuationsverlangsamung. Pilocarpin, das das ganze autonome System stimuliert, erhöht den Tonus sowie die Peristaltik und verkürzt die Entleerung. Atropin zeigt eine paralysierende Wirkung. Eine intrathorakale Vagotonie hemmt, die Sympathicotonie verstärkt die Motilität. Die Kombination beider Eingriffe wirkt hemmend. Ein Erbrechen ist nur bei Integrität beider Systeme möglich: Der Sympathicus schließt durch augmentative Impulse den Pylorus, der Vagus öffnet durch Inhibitionsimpulse die Cardia und durch augmentative Impulse ruft er Magenwandkontraktion und Antiperistaltik hervor. Daraus leitet RATKOCZY das Vorhandensein eines *Einvegetativsystems* ab. Auch KUNTZ spricht von einem Synergismus beider Systeme und erklärt damit die paradoxen Reaktionen auf Pharmaca.

Die Magensekretion, die als wirkende Substanzen Salzsäure und Pepsin erbringt, ist komplexen neurohumoralen Mechanismen unterworfen. Die Physiologen unterscheiden *zwei Sekretionsphasen:* Die *reflektorische* und die *chemische.* Die erste erfolgt auf Grund verschiedener endogener und exogener Impulse und durch den Parasympathicus vermittelt (PAVLOV 1889; WINIBERG 1931). I. P. PAVLOV hat den Problemen der Magensekretion viele experimentelle Arbeiten gewidmet. Er hat nachgewiesen, daß bei der Magensaftsekretion sich die angeborenen Reflexe, welche mittels einer Erregung der Geschmacksorgane über die Medulla oblongata hervorgerufen werden sowie auch die bedingten, erworbenen Reflexe beteiligen. Diese letzteren werden durch Geruch-, Gesichts-, und Gehörempfindungen, also durch Exteroreceptoren, aber auch durch Interoreceptoren der Magenschleimhaut vermittelt. Die stärkste Wirkung hat der Appetit. Der Verlauf der Sekretion, ihre Menge und Qualität sind von der Menge und Qualität der genossenen Nahrung abhängig. Die Kühle hat stimulierende, die Wärme hemmende Wirkung. B. P. BABKIN (1944) hat gezeigt, daß auch der Zeitfaktor als ein bedingter Impuls wirken kann. Splanchnicusreizung hemmt den Vaguseffekt. BYKOV und KURZIN haben gefunden, daß eine bedingte Sekretion durch verschiedene Reflexe, z. B. durch eine Schmerzempfindung, gehemmt werden kann.

Die zweite, chemische Phase wird durch verschiedene Substanzen, die auf die Interoreceptoren der Magenschleimhaut wirken, angeregt. EDKIN (1906) hat experimentell nachgewiesen, daß die Magensaftsekretion durch ein Hormon, *Gastrin,* das bei einem Nahrungskontakt mit der pylorischen Magenschleimhaut entsteht, hervorgerufen wird. KOMAROV (1938) und JORPES und MUTT (1950) konnten diese Substanzen in reiner Form isolieren. Sie ist nicht mit dem Histamin, dem die Rolle des Mediators bei einer Magensekretionsvermehrung nach Acetylcholin zukommt (BABKIN 1938) und dessen Konzentration im Blut die Menge des Magensaftes beeinflußt (ÖBRING 1948), identisch. Histamin wirkt vor allem auf die Wassersekretion (LINDE 1950). Für die Konzentration der Salzsäure in den sezernierten Magensaft ist die CO_2-Konzentration im Blut sowie seine Spannung in der Alveolarluft von großer Bedeutung (DODDS 1921; MCINTOSH 1923). In der sog. Darmphase wirken auch gewisse Stoffe, welche im Duodenum und Dünndarm entstehen. D. J. SOKOLOV (1904) hat den hemmenden Einfluß einer Erregung der Duodenalschleimhaut durch die Salzsäure, FENG, J. F. HON, R. K. S. LIM (1929), KOSAKA, R. K. S. LIM (1930), LIM, LING, LIN (1934), den gleichen Einfluß des Enterogastron, welches bei einem Kontakt der Dünndarmschleimhaut mit neutralem Fett entsteht, nachgewiesen. IVY hat eine ähnliche Substanz im Harn gefunden — Urogastron.

Manche Pharmaca beeinflussen die Magensaftsekretion in bezug auf die Menge sowie auch die Qualität. Wir kennen die stimulierende Wirkung des Coffeins, Alkohols und des Histamins, die bei der Untersuchung des Magensaftes in der üblichen Praxis ihre Anwendung gefunden haben. Nicotin verstärkt ebenso die Sekretion.

Aus dem Erwähnten geht hervor, daß es für die Beurteilung der Magensaftsekretion absolut notwendig ist, die Untersuchung unter solchen Bedingungen durchzuführen, welche eine Entstehung der provozierten Sekretion ausschließen. Der zu Untersuchende soll mindestens 12 Std nüchtern sein. Er darf keine Drogen, Flüssigkeiten, besonders Tee, Kaffee und Alkohol zu sich genommen haben oder rauchen. Wir müssen bestrebt sein, eine Sekretion durch bedingte Reflexe auf Geruch-, Gehör- und Gesichtsimpulse zu verhindern. Daneben muß die Speichelsekretion in Betracht gezogen werden.

Unter solchen Umständen hat VĚŠÍN in einer Reihe von 100 Personen mit normalem Magenduodenumbefund auf der Leeraufnahme, die vor jeder Untersuchung nüchtern angefertigt wird, einen Sekretspiegel in der Magenblase in 21 % gefunden. Die Spiegelbreite war 1—5 cm, im Durchschnitt 3 cm. Meist pflegt also die Magenblase sekretfrei zu sein.

Motorische Äußerungen. Wie schon erwähnt, stehen die motorischen Grundäußerungen unter dem regulativen Einfluß des vegetativen Nervensystems und entsprechen daher dem Zustand eines labilen Gleichgewichts. Ein Übergewicht des Parasympathicus äußert sich durch Stimulation des Tonus und der Peristaltik und durch Beschleunigung der Evakuation, ein Übergewicht des Sympathicus wirkt umgekehrt. Das autonome System vermittelt die Reflexantworten durch Erregungen aus abdominellen und entfernten Organen, sowie auch durch exogene Impulse, die mittels des 2. Signalsystems (Gesicht, Gehör, Geruch) aufgenommen werden. Auch die primären Erregungszustände in der höchsten Etage des Zentralnervensystems, der Gehirnrinde, erregen oft eine Reaktion verschiedener Effektoren der Bauchhöhle einschließlich des Magens.

Die humoralen Einflüsse haben wir bereits mehrmals erwähnt. Diese Mechanismen kommen auch direkt bei Übertragung der neuralen Erregung zur Geltung. Meist handelt es sich um komplizierte Prozesse einer *neurohumoralen Regulation.*

Die Magenmotilität ist den mechanischen, chemischen und nervösen Einflüssen unterworfen.

Eine *massive Füllung erregt eine motorische Reaktion im Sinne der Tonuserhöhung und der Peristaltikverstärkung*, so daß unter Voraussetzung eines guten Funktionszustandes der Magenmuskulatur resp. des ganzen neuromuskulären Systems die Entleerung beschleunigt wird. Solche Beeinflussung der *Barorezeptoren* kann die hemmende Wirkung des Hirsch-Mehringschen Reflexes, der experimentell durch Duodenalschleimhautreizung mit saurem Chymus hervorgerufen wurde, kompensieren, so daß die Magenentleerung rascher als bei kleiner Füllung vor sich geht (COHNHEIM und DREYFUS 1908). SCHINZ sucht so auch eine Peristaltikverstärkung in rechter Seitenlage durch Wandspannung des pylorischen Kanals zu erklären. Unter gewissen Umständen kann aber eine paradoxe Reaktion mit Tonus- und Peristaltikhemmung bzw. Pylorusverschluß eintreten. Die Evakuation kann dann beträchtlich verlangsamt werden. Neben der mechanischen Wirkung der Wanddistension infolge Organüberfüllung können auch chemisch-toxische Einflüsse von seiten des Mageninhaltes mitwirken.

Auch der Druck von außen auf die Magenwand verstärkt gewöhnlich die Peristaltik teils durch direkte Wandmuskulaturreizung, teils durch einen Dehnungsreiz infolge einer Erhöhung des intragastrischen Druckes. Im gleichen Sinne wirken eine manuelle Massage der Magenwand, Druck mit dem Holzknechtschen Distinktor, besonders seine rhythmische Verstärkung und wiederholte Bauchdeckeneinziehung. G. A. WELTZ hält dagegen die äußere Druckwirkung, sofern dadurch die Inhaltsverteilung im Magen nicht geändert wird, für bedeutungslos.

Chemische Substanzen beeinflussen die Magenmotilität auf zweierlei Weise. Vor allem durch Reizung der *Schleimhautchemoreceptoren.* So wirken verschiedene Substanzen in der Nahrung, verschiedene Geschmacksreizmittel, ätherische Öle, Geschmackskorrigentien, welche auch in den Kontrastmitteln für röntgenologische Magenuntersuchung angewendet werden. Sie können die Peristaltik verstärken und die Evakuation beschleunigen. Ähnlich wirken auch kleine Alkohol- und Coffeinmengen. Daneben können verschiedene Substanzen bei parenteralen Applikationen auf dem Blut-, Nerven- bzw. auf neurohumoralem Wege wirken. Hier können wir manche *Pharmaca* anführen. Die stimulierende Wirkung des *Coffein, Cholin, Insulin, Morphin* ist gut bekannt. *Morphin* wirkt zweiphasisch. In der ersten Phase zeigt es eine Vagus-, in der zweiten eine Sympathicuswirkung. *Nicotin* stellt ein Ganglioplegicum dar. In der ersten Phase werden die Gangliensynapsen stimuliert, in der zweiten Phase paralysiert. In kleinen Mengen beschleunigt es die Evakuation durch Peristaltikverstärkung, in großen versangsamt es sie durch Peristaltikhemmung und Erniedrigung des allgemeinen Tonus und durch Pylorusverschluß. *Atropin* hemmt den pylorischen Tonus, gleichzeitig aber auch die Peristaltik, so daß es gewöhnlich eine Evakuationsverlangsamung verursacht. *Papaverin* ruft Pylorusverschluß hervor und beseitigt den pathologischen Pylorospasmus. *Insulin* hat ähnliche Wirkung wie Morphin. *Physostigmin* (Prostigmin, Neostigmin, Proserin und ähnliche Stoffe) wirken ebenso.

Die *neurohumoralen Einflüsse* sind sehr kompliziert. Neben den eben erwähnten chemischen Impulsen sind hier die Erregungen verschiedenster Art, welche ähnlich in verschiedenen Abschnitten des Nervensystems von der Peripherie bis zur Gehirnrinde eingreifen, zu nennen. *Kälte* verstärkt die Kontraktionen durch Reizung der *Schleimhautthermoreceptoren.* Eine Reizwirkung eines Eisgetränkes, einer eiskalten physiologischen Kochsalzlösung, haben S. WEINTRAUB und WILLIAMS zur Magenentleerungsbeschleunigung bei Dünndarmuntersuchungen drastisch ausgenutzt, wie auch wir sie in Orientierungsversuchen bestätigen konnten. Alleinstehend ist die Angabe SIEFERTS, daß die Peristaltik durch heiße Bariumaufschwemmung verstärkt, und durch eine kalte gehemmt wird. Umgekehrt sollen nach LÜDIN (1919), WEITZ und STERKEL (1920) und RUHMANN (1926, 1927) *lokale thermische Hautreize* die Magenbewegungen beeinflussen. Heiße Applikationen sollen den Tonus sowie die Peristaltik verstärken, im Gegensatz zu kühlen Applikationen, welche die Magenmotilität hemmen. Nach RUHMANN kann die Wärme auch pathologische Erregungszustände, wie allgemeine Magenhypertonie, „Pylorotonie" (sog. Pylorospasmus) und hyperkinetische Krämpfe mildern oder gar beseitigen. Es handelt sich um intersegmentäre Reflexe, bei denen die vasomotorische Hautreaktion eine bedeutende Rolle spielt. In ähnlicher Weise kann auch eine Untersuchung nackter Personen in kühlem Raume Magenmotilitätsänderungen mit Tonusanstieg veranlassen (WEITZ u. STERKEL 1920). Diese Angabe konnte auch PORCHER in einer Diskussion am IX. IRC in München (1959) bestätigen: Die Kranken, welche in kühlen Räumen warten müssen, vertragen schlecht die pharmacodiagnostische Morphinapplikation. Eine mechanische oder chemische Duodenalreizung ruft Pylorusverschluß hervor und hemmt die Magenbewegungen sowie auch die Evakuation, was nach ALVAREZ ein gegenseitiges funktionelles Gleichgewicht zwischen beiden Organen erhält — *duodenogastrische Reflexe.*

Die neurohumorale Regulation beeinflußt die Magenentleerung je nach der *Qualität des Mageninhaltes.* Flüssigkeiten und die gut zerkaute Nahrung entleert sich schneller als die feste, unverzehrbare. Kohlenhydrate sollen schneller als Eiweiß und Fette entleert werden (WILSON, BEST und TAYLOR 1937).

GERSHON-COHEN und SHAY (1936) haben festgestellt, daß hypertonische Lösungen die Magenevakuation hemmen. HUNT (1961) wurde durch experimentelle Untersuchungen zur Annahme eines Osmoreceptoren in der Duodenalschleimhaut geführt.

Nach BĚLOUSOV (1959) kann man drei Reaktionstypen, die durch ihre Antwort auf nutritive Anlässe charakterisiert sind, unterscheiden. Der erste Typ: Je intensiver die Magensekretionsfähigkeit ist und je früher sie ihr Maximum erreicht, desto schneller findet die Nahrungsentleerung statt. Bei dem zweiten Typ steigt die Magensekretion langsam und die Evakuation verläuft langsamer. Bei dem dritten Typ mit schwacher Reaktion der Magendrüsen ist die Evakuation schnell beendet.

Bei einem Kontakt des Fettes mit der Dünndarmschleimhaut entsteht ein Hormon, welches die Magensaftsekretion, Magenkontraktionen und seine Evakuation hemmt. FENG, J. F. HON, R. K. S. LIM (1929) haben es als *Enterogastron* bezeichnet. Die Wirkungsfähigkeit der Fette steigt mit der Jodzahl (GARD, 1941). Die Seifen sollen mehr als die Fettsäuren wirken.

Der Mechanismus der Wirkung von Fettsubstanzen wird verschieden erklärt. GERSHON-COHEN und SHAY (1937) haben ihn nach einer Instillation von Milch oder Schlagsahne mittels einer Duodenalsonde bei sieben normalen Personen und vier Geschwürkranken studiert. Sie haben spastische Kontraktion des Pylorus, Antrum und des Duodenalbulbus beobachtet. Damit wurde die Magenentleerung beträchtlich verlangsamt.

VĚŠÍN (1967) hat die Wirkung cholekinetischer Substanzen auf die Magenmotilität durch klinisch-experimentelle Untersuchungen an einer Reihe von 180 Personen mittels

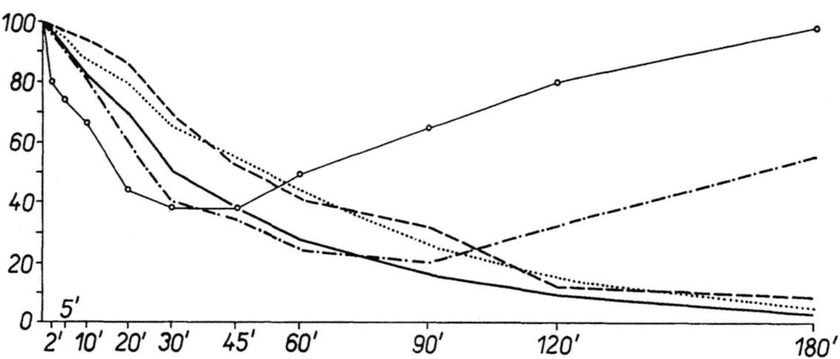

Abb. 34. Entleerung des Magens und der Gallenblase (Rest in Prozent der anfänglichen Füllung) nach Verabreichung von wäßriger Aufschwemmung von 250 ml Skiabaryum im Verhältnis 2:3, von einer Mischung von Skiabaryumsuspension mit drei Eidottern und von Skiabaryumsuspension mit nachfolgender Injektion von 75 E Cecekin per venam (Durchschnittswerte in 88 Einzelbeobachtungen). Magen: ——— reines Skiabaryum, — — — Skiabaryum + 3 Eidotter, ···· Skiabaryum + Cecekin. Gallenblase: —·—·— 3 Eidotter, ○—○ Cecekin

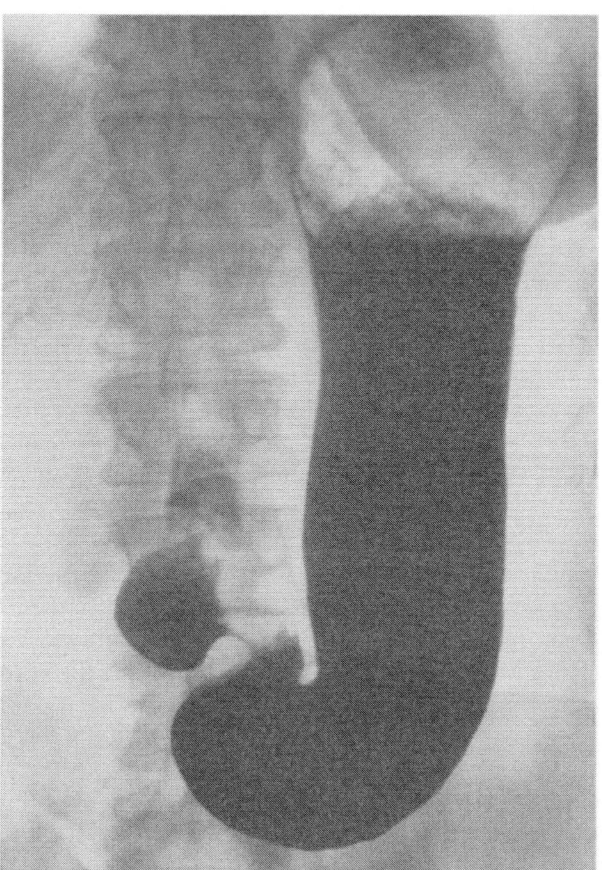

Abb. 35. M. S., 44 Jahre, ♀. 1. 2. 65. Motorische Reaktion des Magens nach Cecekin. Röntgenbild sofort nach Verabreichung von 250 ml wäßriger Skiabaryumaufschwemmung, 14 Stunden nach peroraler Applikation von Jopagnost. Die kontrastgefüllte Gallenblase hat normale Größe und Gestalt. Magen von F-Typ mit einer tiefen peristaltischen Welle, Bulbus kontrastgefüllt

einer standardisierten röntgenologischen Methodik nachgeprüft. In kurzen Zeitintervallen hat er durch Serienaufnahmen und Polygramme die Magenentleerung sowie die einzelnen motorischen Erscheinungen im Zusammenhang mit Volumenveränderungen der Gallenblase nach Verabreichung von drei Eidottern in einer Bariumaufschwemmung bzw. des Cholecystokinin (Cecekin) per venam verfolgt. Im Vergleich mit reiner Bariumsuspension wird die Magenentleerung nach cholecystokinetischen Stoffen verzögert, und zwar vorerst in der Hauptevakuationsphase der Gallenblase. Nach 60—90 min tritt eine kompensatorische Phase beschleunigter Magenentleerung ein, so daß in 3 Std die initiale Verlangsamung ausgeglichen wird (Abb. 34). Der Mechanismus dieser Wirkung beruht in einer globalen Magenmotilitätshemmung, d.i. Inhibition des Tonus sowie auch der Peristaltik mit gleichzeitigem Pylorusverschluß verbunden (Abb. 35, 36). Keine langdauernde Kontraktion der Antrummuskulatur hat VĚŠÍN angetroffen. In 30—45 min tritt eine Stimulation ein, welche die initiale Entleerungsverzögerung kompensiert (Abb. 37, 38). In Fällen einer gestörten Gallenblasenfunktion (Hypokinesie und namentlich einer sog. Afunktion der

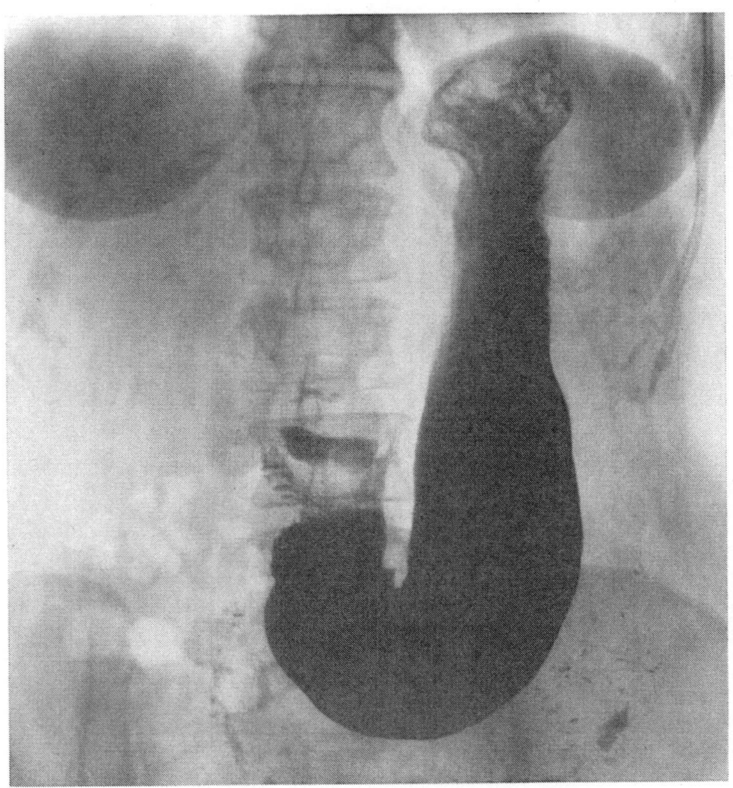

Abb. 36. Derselbe Fall. Das Bild 10 min nach Cecekin (75 E intravenös). Die Gallenblase in Hauptentleerungsphase. Hemmung der Magenmotorik mit Umwandlung der Magenform in G-Typ. Pylorus geschlossen. Nur der Bulbusgrund kontrastgefüllt

Gallenblase infolge organischen Verschlusses des colocystischen Segmentes) wird die Verlangsamung der Magenentleerung beträchtlicher (Abb. 39). Sie kann einige pathophysiologische Erscheinungen bei der sog. biliären Dyspepsie erklären.

Auch die *psychischen Einflüsse* regen manchmal eine beträchtliche motorische Tätigkeit an. Unangenehme psychische Sensationen sollen durch den Sympathicus, angenehme durch den Vagus wirken, welcher darum von E. BRUNSWICK als „Nerv der guten Stimmung" bezeichnet wurde.

VĚŠÍN (1954, 1959) hat eine *beachtenswerte Magenmotilitätsbeeinflussung auf neurohumoralem Wege infolge Hyperventilation* festgestellt. Aus der langjährigen Erfahrung über die Wirkung des tiefen Atmens auf den Magentonus, die Peristaltik und die Entleerung, hat er diese Erscheinung einer systematischen radiologischen und experimentellen Forschung unterworfen. Die vertiefte Atmung ruft in der kurzen Zeit von 1—2 min beträchtliche Tonus- sowie auch Peristaltikverstärkung hervor, besonders bei Zuständen mit initialer Hemmung der motorischen Magenäußerungen, wie man sie oft bei pylorostenotischen Prozessen beobachtet. Bei der theoretischen Erklärung dieser Tatsache hat

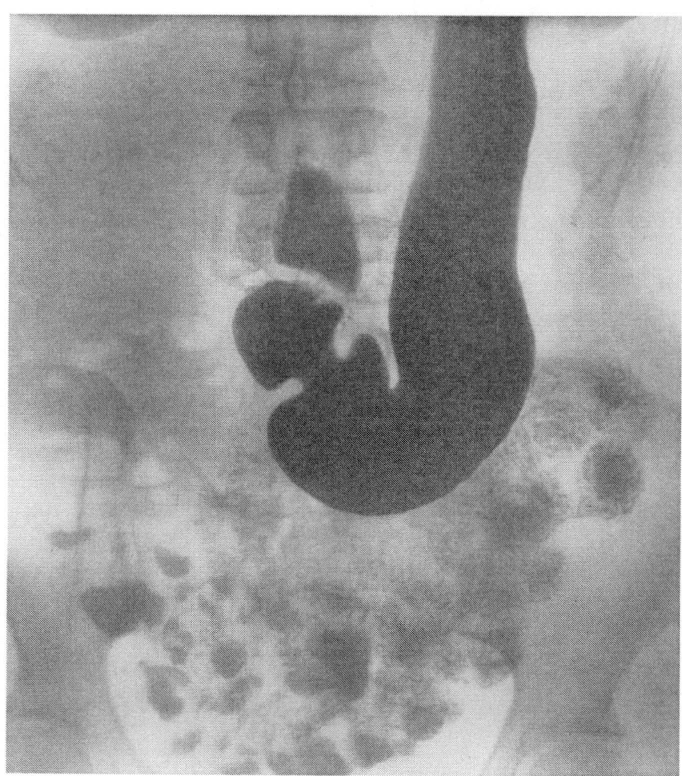

Abb. 37. Derselbe Fall. Das Bild nach 30 min. Fortsetzung der Gallenblasenentleerung. Die Magenmotilität hat sich normalisiert. Der Magen nimmt wieder die Form vom F-Typ an. Duodenalbulbus prall gefüllt, Kontrastmittel über den ganzen Dünndarm verteilt

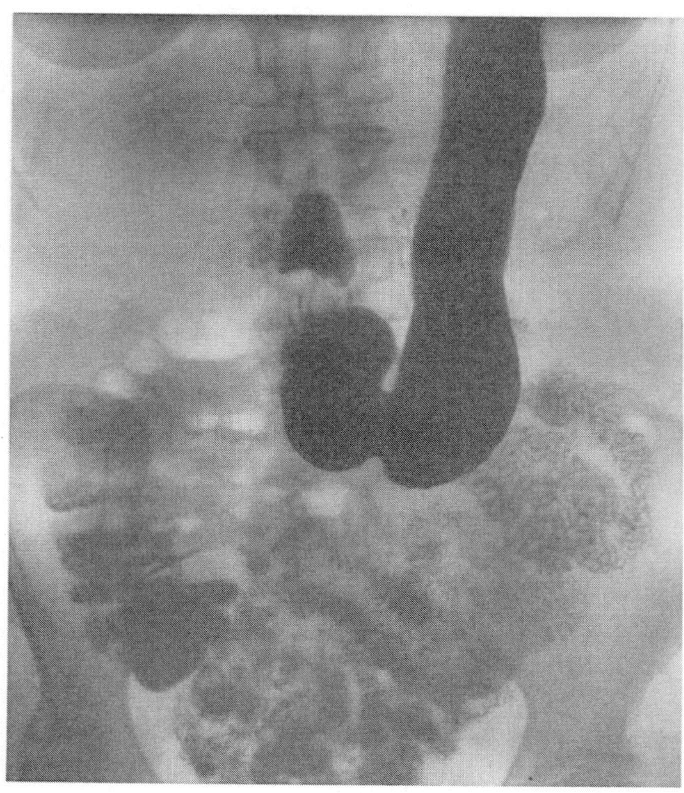

Abb. 38. Derselbe Fall. Das Bild nach 45 min. Lebhafte Magenmotilität, sowie die Magenform vom F-Typ dauern an. Zusammenhängende Kontrastfüllung des Dünndarmes und oralen Dickdarmteiles

er drei Möglichkeiten ventiliert: 1. Die mechanische Wirkung der Zwerchfellkontraktionen auf die Magenwandmuskulatur, entweder direkte, einer Massage ähnlich, oder indirekte durch abwechselnde Erhöhung des intragastrischen Druckes im Inspirium und Exspirium mit Baroreceptorenreizung, 2. die humoralen Veränderungen entsprechend der Hypokapnie, welche die Folge der Hyperventilation in Ruhe ist. Die entstehende Alkalose

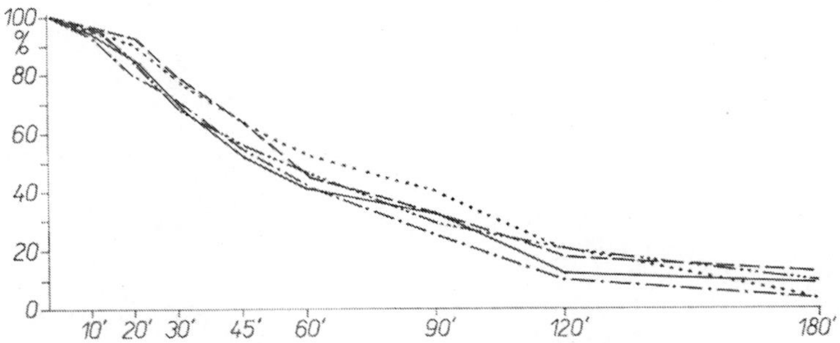

Abb. 39. Magenentleerung nach Verabreichung von 250 ml wäßriger Aufschwemmung von Skiabaryum im Verhältnis 2:3 mit Zusatz von drei Eidottern in normalem und pathologischem Zustand der Gallenblase (Durchschnittswerte von 112 Einzelbeobachtungen). ——— Normale Gallenblase, —·—·— Hyperkinesia, — — — Hypokinesia, ······ Afunctio vescicae, —···— Cholecystolithiasis

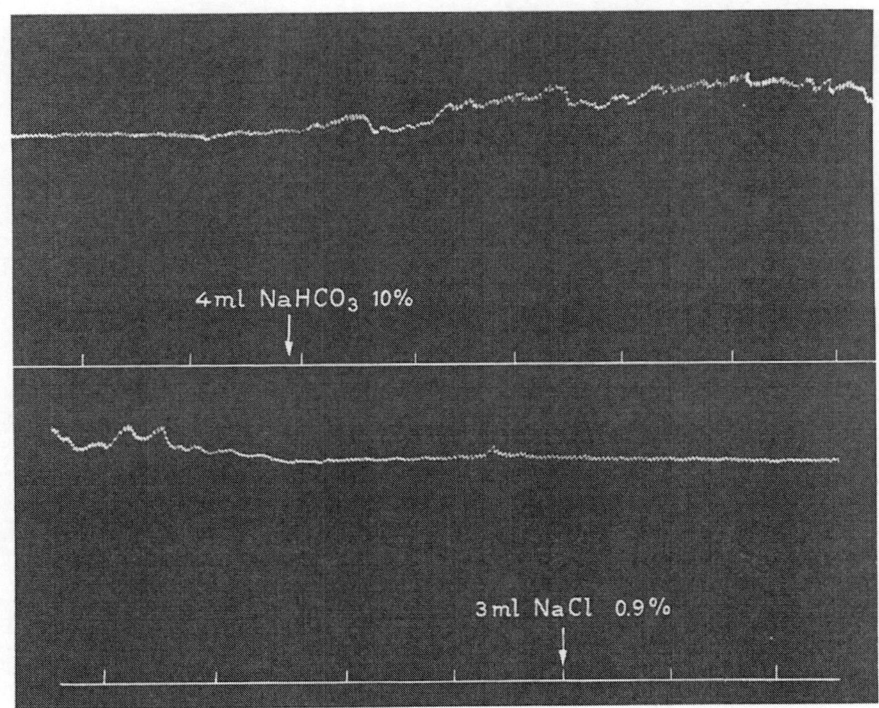

Abb. 40. Kaninchen, grau, 2,5 kg, ♂. Kymographische Ballonsondenregistrierung der Magenbewegung bei einem Kaninchen von 2,5 kg Gewicht, vor und nach intravenöser Einspritzung von 4 ml 10%iger $NaHCO_3$-Lösung. Eine Minute später tritt lebhafte Peristaltik und Tonusanstieg ein, um nach 7 min allmählich wieder zu schwinden bzw. bis zum Ausgangswert zu sinken. Beim Kontrollversuch mit physiologischer Kochsalzlösung tritt keine motorische Reaktion ein

verursacht eine Senkung des ionisierten Calciumblutspiegels und beeinflußt das labile Gleichgewicht des vegetativen Nervensystems im Sinne eines Überwiegens der allgemeinen anabolischen, trophotropen Phase (Parasympathicotonie) mit ergotropem Teileffekt im Bereich des gastrointestinalen Traktes. Dieser Zustand kann sich dann durch Tonus- und Motilitätserhöhung in Magencorpus und Antrum sowie in einer Relaxation der pylorischen Sphincterzone äußern. 3. Die Kombination beider erwähnten Mechanismen. In einer

Serie von Experimenten an Kaninchen hat er während einer künstlichen Alkalose durch intravenöse Applikation einer 5%-Lösung von Natrium bicarbonicum bei gleichzeitiger Verfolgung der Magenmotilität teils kymographisch mit der Ballonsonde, teils radiographisch durch Serienpolygraphie einen fast konstanten Effekt beobachtet. Eine künstliche Alkalose ruft im Ruhestand des Magens regelmäßig eine deutliche Tonuserhöhung und

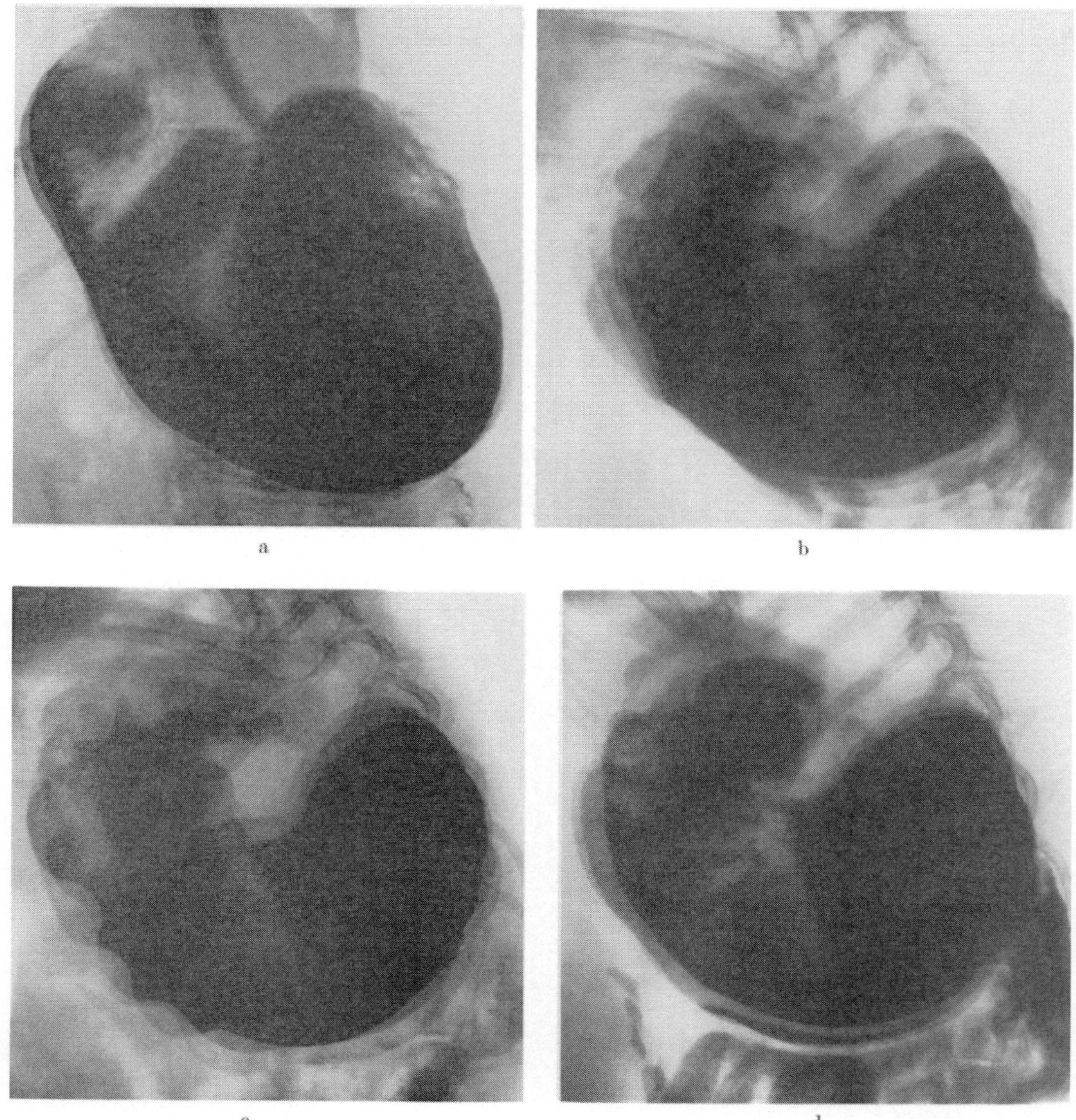

Abb. 41a—d. Kaninchen, schwarz, 2 kg, ♂. Kaninchen von 2 kg Gewicht. a Ruhestand nach Bariumfüllung. b Einsetzende Peristaltik 1 min nach intravenöser Injektion von 7 ml 5%iger $NaHCO_3$-Lösung. c Lebhafte Peristaltikwellen 2 min nach der Injektion. d 10 min nach der Injektion: nur flache peristaltische Wellen sichtbar

mehr oder weniger rhythmische Peristaltikwellen hervor, welche einige Minuten dauern und allmählich verschwinden (Abb. 40, 41). Diese experimentellen Tatsachen bestätigen die Richtigkeit der Hypothese über die Teilnahme des neurohumoralen Mechanismus an dem motorischen Effekt der Hyperventilation, ja vielleicht über seine Hauptrolle. Dieser Effekt ist praktisch bedeutungsvoll, da man ein so einfaches Mittel zu diagnostischen Zwecken, wie wir noch weiter ausführen werden, ausnützen kann.

2. Ausnutzung verschiedener Maßnahmen zum Studium der normalen und pathologischen Magenfunktion

Die Analyse der motorischen Magenvorgänge stellt eine bedeutende Komponente der röntgenologischen Diagnostik dar. Sie ermöglicht eine Unterscheidung anatomischer Veränderungen von organofunktionellen und rein funktionellen Zuständen. Ein vollkommener Ausguß des Magenlumens ist vor allem die Funktion der guten Tonisierung der Magenwandmuskulatur. Eine beträchtlichere Wanderschlaffung verursacht dagegen eine Sedimentation des Kontrastmittels im caudalen Magenteil und damit eine schlechte Entfaltung und Wandkonturierung an der entgegengesetzten Seite. Lebhafte, ausgeprägte Peristaltik hilft als Indikator der anatomischen und funktionellen Integrität der Wandmuskulatur und kann im gewissen Ausmaß eine gröbere anatomische Schädigung auch anderer Strukturen, besonders der Submucosa, ausschließen. Daneben verhilft eine enge Inhaltsumfassung beim Durchgang der peristaltischen Welle zur präzisen Lumenkonturierung im Röntgenogramm. Alteration der peristaltischen Welle in einem durch pathologische Prozesse befallenen Abschnitte vervollständigen die statische Abbildung der anatomischen Veränderungen. Peristaltische Ruhe während der Untersuchung verstärkt dagegen die durch den abgeschwächten Tonus entstehenden Schwierigkeiten. Die skiaskopische Beobachtung, wenn sie auch die Vorteile eines Bildverstärkers ausnützen kann, ist zu subjektiv und zu unsicher und kann daher nur zu einer groben Orientierung dienen. Alle diese Gründe haben zum Bestreben geführt, die motorischen Magenäußerungen im ganzen sowie auch in ihren Einzelheiten der betreffenden Abschnitte so präzis und systematisch als nur möglich zu erarbeiten, d.h. sie durch eine Tonus- und Peristaltikverstärkung ausdrucksvoller zu gestalten und einen spastischen Verschluß der Sphincterzonen zu beseitigen. Dahin zielen teils verschiedene Maßnahmen der Untersuchungsmethodik und -technik, teils die Organfunktionsbeeinflussung durch Pharmaca und andere physiologische oder paraphysiologische Effekte. Wir wollen kurz einzelne technische und methodische Maßnahmen vom Standpunkt der funktionellen Diagnostik aus besprechen.

Methoden, welche der röntgenologischen Darstellung der Magenbewegungen dienen

a) Seriographie

Sie ist eine der ältesten und einfachsten Methoden zur röntgenologischen Registrierung der Magenbewegungen in verschiedenen Phasen der Füllung und des Fortschreitens der peristaltischen Wellen, der Tätigkeit der Sphincterzonen, der Cardia und des Pylorus. Sie besteht in einer Serie von Aufnahmen, welche blind in verschiedenen, meist gleichen Zeitabständen gemacht werden oder in einer Serie von gezielten, im Augenblick der optimalen Abbildung der skiaskopisch beobachteten morphologischen Veränderungen, exponierten Aufnahmen. Die moderne Technik hat eine Verbesserung des klassischen Bergschen Seriographs gebracht, so daß die Anfertigung einer langen Serie von Aufnahmen mit einer Frequenz von mehreren Bildern pro Sekunde ermöglicht wird. Seriographie, besonders die gezielte, gibt sehr gute diagnostische Resultate und wird auch weiter wichtigste Stütze der Magenuntersuchung in der allgemeinen Praxis bleiben.

b) Polygraphie

Diese Methode wurde zuerst von Bachène und Günther zur Erfassung der Magenperistaltik im Jahre 1910 und von Levy-Dorn und Silberberg im Jahre 1912 benützt. Wir selbst wenden gewöhnlich eine dreifache Exposition im Intervall von 5 sec mit entsprechender Erniedrigung des Milliampersekundenwertes an. Wir erfassen also den Verlauf der peristaltischen Welle in einer Zeit von 10 sec, was eine relativ genaue und objektive Analyse ihrer Amplitude, ihrer Symmetrie und Geschwindigkeit ermöglicht, soweit sie nicht durch schräge Organprojektion auf der Abbildungsfläche verzeichnet werden. In gewisser Hinsicht wird bei der Polygraphie auch der Charakter der Magenkontraktion besser abgebildet als bei der Kymographie, die die Konturbewegungen nur in einer, mit dem Schlitzsystem des kymographischen Rasters parallelen Richtung genau registrieren kann, wobei Bewegungen, welche schräg oder senkrecht zu den Schlitzen verlaufen, mehr oder weniger verzeichnet werden. Daneben kann es eventuell auch zur Fehlinterpretation der Randkonturzacken kommen, die durch tonische bzw. peristaltische Volumenveränderungen verursacht sind.

c) Radiokymographie

Das Prinzip der Röntgenkymographie, d.h. der Radiographie durch enge Schlitze auf den bewegten Film, wurde zum erstenmal von SABAT im Jahre 1911 und von GÖTT und L. ROSENTHAL im Jahre 1912 zur Registrierung der Herzkontraktionen angewandt. Die Kymographie in der heutigen Form hat P. STUMPF systematisch in ihren beiden Modifikationen, mit Rasterbewegung als Flächenkymographie und mit Filmbewegung als Stufenkymographie, ausgearbeitet. Er hat sie auch zur Abbildung der Magenwand und der Magenschleimhautfaltenbewegungen angewandt. Das Kymogramm zeigt exakt die Existenz und Frequenz der peristaltischen Kontraktionen und bis zu gewissem Grade auch ihre Amplitude, sofern die Konturbewegung parallel mit Rasterschlitzen verläuft. Er zeigt auch einen lokalen Aperistaltismus und segmentäre Wandrigidität. Die kymographischen Studien von STUMPF, G. A. WELTZ u. a. haben in beträchtlicher Weise zur Erkennung der Eigenschaften und der Charakteristik der Magenkontraktionen beigetragen. Wir selbst haben unsere eigenen Erfahrungen mit der Radiokymographie schon im Jahre 1934 mit einer Apparatur eigener Konstruktion erworben. Wegen einiger Nachteile haben wir sie jedoch nicht als Routinemethode für röntgenologische Magenuntersuchungen eingeführt.

d) Radiokinematographie

Seit der Zeit der direkten Radiokinematographie (H. RIEDER, L. ROSENTHAL und C. KAESTLE) und der nachfolgenden indirekten Schirmbildkinematographie hat diese wertvolle Untersuchungsmethode große Fortschritte gemacht. Besonders die Ausnützung des Prinzips der Röntgenbildverstärkung hat zur weiteren Entwicklung und Verbesserung der Radiokymographie auch bei Untersuchungen am Verdauungskanal beigetragen (JANKER; CHÉRIGIÉ; PORCHER u. a.). Die Radiokinematographie ermöglicht eine genaue Abbildung der motorischen Magenerscheinungen in allen ihren Phasen und Abschnitten. Die kinematographische Projektion, nach Belieben wiederholt, ermöglicht das Studium der abgebildeten Bewegungen im ganzen, global, die Betrachtung einzelner Bilder am Projektionsschirm oder auf Photokopien gibt eine genaue Information über die Einzelheiten in allen Details und erbringt so die Voraussetzung für genaue Zeitanalysen der zu betrachtenden Bewegungen. So ermöglicht sie eine exakte Unterscheidung der komplizierten Bewegungen, die sonst nur unvollkommen durch die anderen erwähnten Methoden erarbeitet werden konnten. Das gilt vor allem für die rhythmischen Dünndarmkontraktionen; aber auch in der Magendiagnostik kann die Radiokinematographie zum Studium des Verlaufs der Mischungsbewegungen, der antiperistaltischen Kontraktionen usw. beitragen. So gesehen ist sie ein wichtiger Bestandteil der Routineuntersuchung des Verdauungskanals.

e) Pharmacodynamische Radiodiagnostik

Es gibt mehrere Aufgaben der pharmacodynamischen Radiodiagnostik. Durch bessere Entfaltung, Füllung und Tonisierung eines krankhaften Abschnittes soll eine genauere Analyse des Röntgenbildes ermöglicht und damit etwaige pathologische Veränderungen leichter erfaßt und beurteilt werden. Sie ist bestrebt, durch Verstärkung der motorischen Vorgänge die Funktionsfähigkeit der Wandmuskulatur zu verdeutlichen, um die funktionelle und daher indirekt auch die anatomische Integrität der Wandstrukturen beurteilen bzw. eine funktionelle Schwäche von anatomischen Wandveränderungen unterscheiden zu können. Endlich bemüht sich die pharmacodynamische Magendiagnostik durch Lösung spastischer Zustände der Sphincterzonen bessere Bedingungen zur Unterscheidung der funktionellen, organischen bzw. organospastischen Veränderungen im Röntgenbild zu schaffen. Zu diesem Zweck wurden im Laufe der letzten Jahrzehnte verschiedene Pharmaca mit größerem oder kleinerem Erfolg geprüft. Einige von ihnen haben sich in der gewöhnlichen Praxis eingebürgert. Es werden verschiedene Stoffe mit cholinotroper Wirkung, Parasympaticomimetica (Cholin, Acetylbetamethylcholin, Carbaminoylcholin, Physostigmin), Parasympathicolytica oder Spasmolytica (Atropin, Banthin, Probanthin) und andere ähnlich wirkende Stoffe (Morphin, Insulin) angewendet. Relativ selten werden zu diagnostischen Zwecken auch Ganglioplegica benützt. Bei der Beurteilung dieser Mittel und ihrer praktischen Verwertung soll auf zwei Faktoren hingewiesen werden:

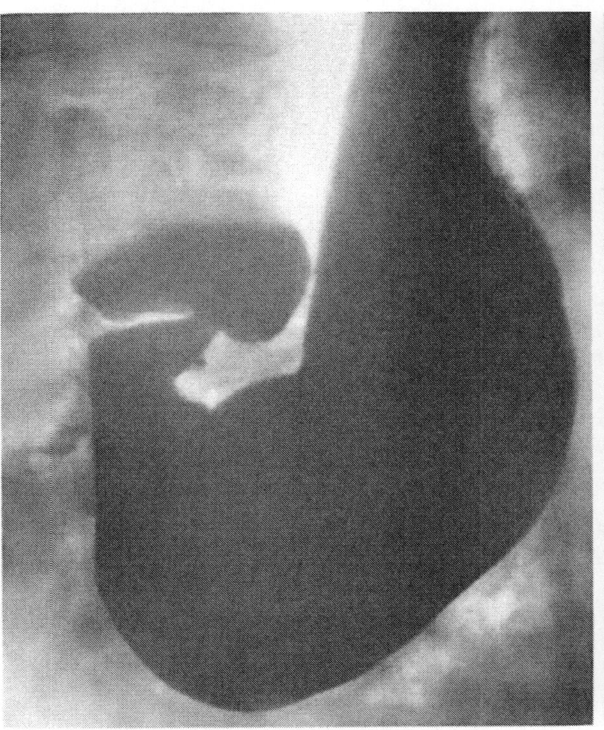

Abb. 42

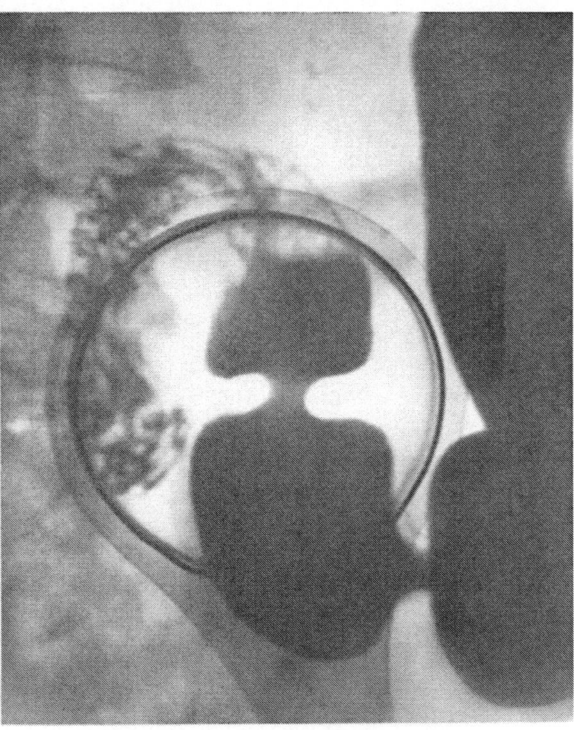

Abb. 43

Abb. 42. T. K., 68 Jahre, ♂. Chronische Dyspepsie. Niedriger Magentonus, verdächtige Deformation des Pyloruskanals

Abb. 43. Derselbe Fall. Pharmacodynamische Diagnostik mittels Morphin. 15 min nach subcutaner Injektion von 0,01 g Morphini hydrochlorici: wesentliche Verstärkung des Magentonus, lebhafte, symmetrische peristaltische Wellen, vollkommene Modellierung des pyloroduodenalen Abschnittes. Keine anatomischen Veränderungen

1. Die Regelmäßigkeit des pharmacologischen Effektes bzw. der Organreaktion in normalen und pathologischen Zuständen. 2. Nebenwirkungen, die in der Routinediagnostik sehr störend wirken können.

Morphin. PORCHER hat es im Jahre 1941 in die röntgenologische Magendiagnostik eingeführt. Seitdem hat er seine Erfahrungen in großem Ausmaß publiziert (München 1959). Unsere Erfahrungen stimmen im ganzen mit den seinen überein. Morphinum hydrochloricum in einer Dosis von 0,01 g subcutan hat einen sehr eindrucksvollen und konstanten Einfluß auf die Magen- und Dünndarmmotilität. Diese Wirkung schreitet zweiphasisch fort. In der ersten, parasympathischen Phase beobachtet man eine Tonus- und Peristaltikverstärkung, so daß eine vollkommene Modellierung der Magenlumenfüllung, besonders im aboralen Anteil und im pyloroduodenalen Abschnitt, erreicht wird und die Merkmale einer geschädigten Wandplastik, lokaler Aperistaltismus und morphologische Äußerungen anatomischer Wandveränderungen verstärkt werden (Abb. 42, 43). Die

Magenentleerung ist ausgiebig. Diese Phase dauert 30 min. Darum injiziert PORCHER das Morphin etwa 20 min vor der Untersuchung. In der zweiten, sympathischen Phase tritt eine beträchtliche Hemmung der motorischen Funktion ein, die an Bilder nach Vagotonie erinnert. Die peristaltischen Wellen werden flach oder verschwinden ganz, die Magenentleerung bleibt stehen, so daß man meist einen 6 Std-Rest findet. Gleichzeitig wird eine Dünndarmhypotonie und -hypomotilität bemerkbar. GREBBELL (1958) kam nach Applikation von 5 mg Morphini sulphurici zu übereinstimmenden Resultaten. Bei 10 gesunden Studenten hat er in der 30 min dauernden ersten Phase eine Vertiefung der Magenkontraktionen bis zum Bilde der segmentierenden Peristaltik und eine verbesserte Füllung des Antrums und des Duodenums gesehen. Er hat keine Frequenzveränderungen der peristaltischen Wellen, im Einklang mit MEYERS und DAVIDSON (1938) und im Gegensatz zur Porscherschen Angabe einer Frequenzvermehrung gefunden. Gegenüber den älteren Angaben (R. MAGNUS 1908) hat GREBBELL niemals einen Pylorospasmus gesehen. Bei allen Untersuchten konnte er einen Tonusanstieg beobachten. Die durchschnittliche Entleerungszeit war in 90% der Fälle verlängert. In der zweiten Phase wurde die Wellenfrequenz vermindert. Damit stimmen auch die früheren Angaben von STIERLIN und SHAPIRA (1912) und A. FOLLEY und ALBOT (1942) überein.

Unerwünschte Nebenwirkungen, wie Nausea und Erbrechung, werden nach PORCHER durch den Aufenthalt der Untersuchten in warmen Räumen beseitigt. In der Kühle sind die Nebenwirkungen auch in der Intensität stärker. Nach ALBOT wird eine intravenöse Applikation des Mittels von minimalen Nebenerscheinungen begleitet. Abgesehen von diesen Unannehmlichkeiten wirkt sich die zweite Phase der motorischen Hemmung sehr ungünstig in der Routineuntersuchung des Verdauungskanals aus, da sie die Dünndarmpassage und die Coecumfüllung beträchtlich verlangsamt. Sie modifiziert die motorischen Funktionen in einem solchen Ausmaß, daß sie nicht beurteilt werden können. Besonders die Magenevakuationsverhältnisse kann man nicht beurteilen. Darum benutzen wir die Morphindiagnostik nur bei Kontrolluntersuchungen in unklaren Fällen. Morphin zu diagnostischen Zwecken empfehlen auch GIMES (1959) u. a. Sie benutzen eine Dosis von 5 mg. Nach GIMES kann die Morphinwirkung durch Atropin beseitigt werden.

ALBOT hat mit demselben Ziel *Insulin* in einer Dosis von 10 Einheiten intravenös 15 min vor einer Untersuchung gegeben. Diese Dosis ruft im nüchternen Zustand eine Lipothymie hervor. Nach Beendigung der Untersuchung kann man seine Wirkung durch Zuckergabe unterbrechen.

Parasympathicomimetica. *Physostigmin (Eserin).* In einer Dosis von 0,25—1 mg Eserin subcutan werden Magentonus sowie Peristaltik in derselben Weise wie nach Morphin beeinflußt. Die Wirkung wird mit Cholinesterasenblockade durch eine kompetitive Inhibition erklärt. Diese Verbindung scheint reversibel zu sein. Die Muscarinwirkung auf die glatten Muskeln kann man mit Atropin blockieren. Die gleiche Wirkung zeigt das synthetische Alkaloid *Prostigmin* (Neostigmin, Proserin) — Dimethylcarbaminester-m-oxyphenyl-trimethyl-ammonium-sulfat. Es wird in einer Dosis von 0,5—1 mg subcutan gegeben. Das Maximum seiner Wirkung liegt nach 10—30 min. Es soll weniger die Zirkulation und die Bronchialmuskulatur beeinflussen als Physostigmin und wird darum besser vertragen. FANARDJAN (1959) bevorzugt es daher gegenüber Morphin. Der Autor hat keine Nebenwirkungen bemerkt, obgleich die Wirkung auf Tonus und Peristaltik ganz der des Morphins gleicht. Die Wirkung auf die glatten Muskeln kann mit Atropin unterbrochen werden.

Acetylcholin entsteht und wird aktiviert in den Ganglienzellen auf Impulse der cholinergischen (parasympathischen) präganglionären Fasern und überall im Organismus auf Impulse der postganglionären Fasern. Auf die glatte Muskulatur hat es ebenso wie die bereits erwähnten Stoffe Muscarinwirkung. *Acetylbetamethylcholin* (Mecholin, Mecholyl) wird durch die Cholinesterase langsamer hydrolysiert, so daß es länger wirkt. Noch protrahierter und ausgeprägter ist die Wirkung von *Carbaminoylcholin* (Doryl, Carbachol,

Enterotonin), welches sehr resistent gegen die Cholinesterase ist. Neben der Muscarinwirkung auf die glatte Muskulatur des gastrointestinalen Traktes mit Tonus- und Peristaltikverstärkung hat es auch eine Nicotinwirkung auf die vegetativen Ganglien.

Acetylcholinpräparate werden hauptsächlich bei der Differentialdiagnostik des Cardiospasmus und der organischen Strikturen benützt. P. KRAMER und INGELFINGER (1949) haben gezeigt, daß es beim Cardiospasmus eine schmerzhafte, tonische Oesophaguskontraktion hervorruft. Niemals haben sie diese Reaktion bei gesunden Personen bei anderen Affektionen beobachtet. Ihre Angaben wurden von HIGHTOWER, OLSON und MOERSCHE (1954) sowie von LOERBER und SHAY (1955) bestätigt. HOEDEN, VARLEZ, NYS und TEICHMANN (1958) betonen den differentialdiagnostischen Wert und die Spezifität dieser Reaktion. Sie haben eine Verstärkung des Tonus gefunden, und zwar von retrosternalem Schmerz begleitet, eindrucksvoller bei kymographischer Registrierung mit der Ballonsonde als im Röntgenogramm. Nach unseren Erfahrungen ist diese neuromuskuläre Reaktion nicht so eindeutig, wie angegeben wurde. Nur in einigen Fällen haben wir gleichzeitig mit subjektiven Empfindungen wie retrosternales Druckgefühl, leichte Atemnot und allgemeines Unwohlsein mit Blutdrucksenkung eine leichte tonische Speiseröhrenkontraktion beobachtet. Diese pathologische Reaktion ist aber auch bei positivem Resultat so unbedeutend, daß sie vom rein röntgenologischen Standpunkt kaum als verläßliches differentialdiagnostisches Hilfsmittel angesehen werden kann.

In der eigenen Magendiagnostik benützen wir Acetylcholinpräparate nicht häufig. In sporadischen Fällen haben wir eine geringe Peristaltikverstärkung und Evakuationsbeschleunigung beobachtet.

Parasympathicolytica. Cholinolytische Stoffe, deren ältester Vertreter *Atropin* und *Scopolamin* (Hyoscin) sind, sollen den Übertritt der Erregung von den postganglionären cholinergischen Fasern auf die glatten Muskelzellen und die Drüsenzellen blockieren und daher die Muscarinwirkung der Acetylcholinpräparate hemmen. Sie können aber nicht das in den Muskelzellen entstehende Acetylcholin angreifen, so daß eine Nervenreizung teilweise wirksam ist. Ihre periphere Wirkung ist den adrenotropen Substanzen analog, doch ist sie milder und langsamer. Am Verdauungskanal sollen sie die motorische sowie auch die sekretorische Aktivität hemmen. Besonders deutlich dämpfen sie pathologisch gesteigerte Motilität und Spasmen. Sie werden daher als Spasmolytica benützt. Sie sollen die durch cholinergische Stoffe hervorgerufene motorische Aktivität blockieren.

Atropin in einer Dosis von 0,5—1 mg subcutan wurde zu diagnostischen Zwecken bei Cardiospasmus, aber mit wenig konstantem und eindrucksvollem Effekt angewendet. Primäre oder sekundäre spastische Zustände im Bereich des pyloroduodenalen Abschnittes, organische Affektionen, besonders das benigne Geschwür, können durch Atropin günstig beeinflußt werden, woraus eine vollkommenere Entfaltung dieses Magenteiles bzw. eine Lösung des spastischen Verschlusses resultiert, so daß die Unterscheidung rein funktioneller Störungen von organospastischen und organischen Zuständen ermöglicht wird. Intravenös injiziertes Calciumbromat soll nach R. BOURDON synergisch als Sympathicomimeticum die Atropinwirkung verstärken. PORCHER gibt 0,25 mg Atropin mit 1 g Calciumbromat intravenös 15 min vor der Untersuchung.

Die hypertonisierende Wirkung des Atropins ist weniger konstant als die des Morphiums (PORCHER).

Unbefriedigende Erfahrungen mit Atropin haben zur Prüfung immer weiterer synthetischer Präparate geführt. Hier gehört das N-butyl-hyoscin-bromat (*Buscopan*). Nach JULLIOT (1958) soll es eine labile Amphotonie des vegetativen Nervensystems im Sinne der anticholinergischen, parasympathicolytischen Wirkung auslösen. Spasmen, welche als Ausdruck einer vegetativen Dystonie anzusehen sind, werden gelöst. In Tierexperimenten kann es die durch Vagusfaradisation hervorgerufenen Bewegungen unterdrücken. Eine Dosis von 20 mg intramuskulär ruft beim Menschen keine besonderen Nebenwirkungen hervor. Nur bisweilen hat Julliot neben der Mundtrockenheit eine Diplopie und Schwindel beobachtet. Günstige Erfahrungen mit diesem Präparat in der Röntgendiagnostik des Verdauungskanals haben auch G. Kortům (1953), H. Sielaff (1953), Reinecke (1953), Yamanaka (1958) u. a. mitgeteilt. Yamanaka hat eine Hemmung der spastischen Zustände und der Hypertonie, gewöhnlich 5—10 min nach Applikation von 20 mg, beobachtet. In der Mehrzahl der Fälle hat er eine Hypotonie, selten eine Hypertonie, bei einem Fünftel der Kranken keine Tonusveränderung gesehen.

Fóti und Friedrich haben über günstige Erfahrungen mit *Tris* (tris-dimethyl-amino-aethyl-aminchlorhydrat) referiert. Nach einer intramuskulären Injektion von 1 ml 5%-Lösung erscheint die Wirkung in 15—30 min, um nach 1 Std das Maximum zu erreichen. In den ersten 10 min soll der Kranke liegen bleiben, da sonst hauptsächlich bei alten und schwachen Personen ein Kollaps auftreten kann. Die antispasmodische Wirkung dieser Substanz war konstant. Doch kann oft eine Tonuserniedrigung trotz Blutdrucksenkung ausbleiben.

Tomanek und Weis berichten im Tierexperiment von einer bedeutenden Hemmungswirkung von 3-Methyl-2-phenyl-penton-säure-(1)-N-methyl-piperidyl-4'-ester-fumarat auf den Krampf eines isolierten Darmes, welcher durch Carbaminoylcholin angeregt wurde. Albot und I. Toulet sind mit *Piperidal* 3 (*Dactil*), d. i. 1-äthyl-3-Piperidyldiphenyl-acetatum hydrochloricum zufrieden.

Bachrach hat die Wirkung einer Reihe von synthetischen Präparaten mit Atropin verglichen. Er führt *Antrenyl* (oxyphenoniumbromid), *Banthine* (beta-diethylaminoethyl-xanthen-9-carboxylat-methobromid), *Probantine* (Propanthelinbromid), *Prantal* (diphen-anilmethylsulfat), *Centrin* (aminopentamid-sulfat) u. a. an. Er kommt zu dem Schluß, daß nach klinischer Applikation von synthetischen Präparaten im Vergleich zum Effekt nach natürlichen Drogen keine besonderen Vorteile vorhanden sind. Wir selbst haben Antrenyl bis daher vorerst zur hypotonischen Duodenographie mit gutem Erfolg benützt.

Nitrite haben eine analoge spasmolytische Wirkung wie Atropin und sind von beträchtlicher Vasodilatation begleitet. In der Radiodiagnostik wird gewöhnlich *Nitroglycerin* in einer Dosis von 0,5 mg sublingual oder *Amylnitritinhalation* (Amylium nitrosum) in einer Dosis von 0,2 g benützt. Sie haben sich besonders bei der Cardiospasmusdiagnostik bewährt. Unsere Erfahrungen sind jedoch nicht sehr befriedigend. Die spasmolytische Wirkung ist keinesfalls konstant. Bei einer Reihe unserer operativ bestätigten Fälle von Cardiospasmus hat sich die Cardiapassage nach Nitritapplikation nicht gebessert.

f) Ausnutzung der Hyperventilation für diagnostische Zwecke nach Věšín

Die pharmacodynamischen Untersuchungen haben leider einen unerwünschten Nachteil. Sie modifizieren in verschiedenem Ausmaß die normale Organfunktion und durch ihren protrahierten Effekt können sie beim Studium pathophysiologischer Funktionsvorgänge sehr störend wirken. Da die moderne Radiodiagnostik neben den morphologischen Bildveränderungen auch den funktionellen Erscheinungen immer größeres Interesse widmet, kann man den genannten Nachteil nicht unterschätzen. Deshalb war Věšín bestrebt, gewisse physiologische bzw. paraphysiologische Faktoren für diagnostische Zwecke bei der Verdauungskanaluntersuchung auszunützen. Die oben erwähnte Hyperventilationswirkung hat sich bei normalen sowie pathologischen Zuständen bewährt, ohne daß die physiologischen Vorgänge bedeutend und protrahiert geändert wurden. Die langsame, tiefe und regelmäßige Atmung hat fast konstant einen ausgeprägten Verstärkungseffekt auf die Magenperistaltik sowie den Magentonus unter gleichzeitiger Erschlaffung der Sphincterzonen zur Folge. Infolgedessen ist dabei auch die Entfaltung und Formung des antropylorischen Segmentes bedeutend verbessert und erleichtert. Der diagnostische Gewinn besteht also vor allem darin, daß wir nicht nur die anatomischen, sondern auch die funktionellen Verhältnisse der Wandstrukturen unverzeichnet studieren können (Abb. 44, 45).

Dieser Effekt gleicht meist dem bei einer Morphin- bzw. Prostigminapplikation erzielten. Die Magenentleerung und infolgedessen auch die Duodenalfüllung werden beschleunigt. Zufällige pathologische Zwölffingerdarmveränderungen werden daher besser abgebildet (Abb. 46, 47). Dieser Hyperventilationseffekt kann eventuell noch durch eine

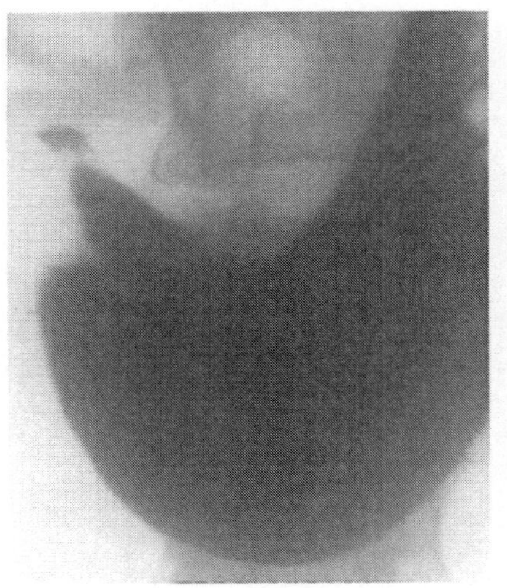

Abb. 44

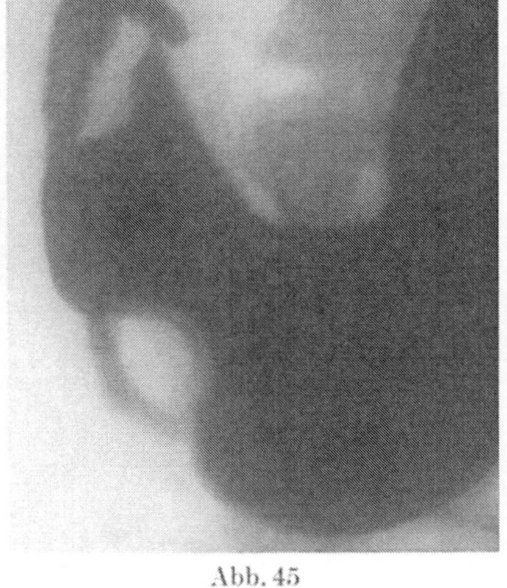

Abb. 45

Abb. 44. F. B., 52 Jahre, ♂. Carcinomatöse Infiltration des Canalis pylori. Ausgußbild nach einer Kontrastmittelfüllung. Magenerweiterung, keine Peristaltik

Abb. 45. Derselbe Fall. Gezielte Aufnahme 2 min nach Einsetzen der Hyperventilation. Lebhafte peristaltische Wellen, die vorwiegend längs der großen Curvatur verlaufen. Starre der kleinen Antrumcurvatur. Vollkommene Modellierung des befallenen Magenabschnittes

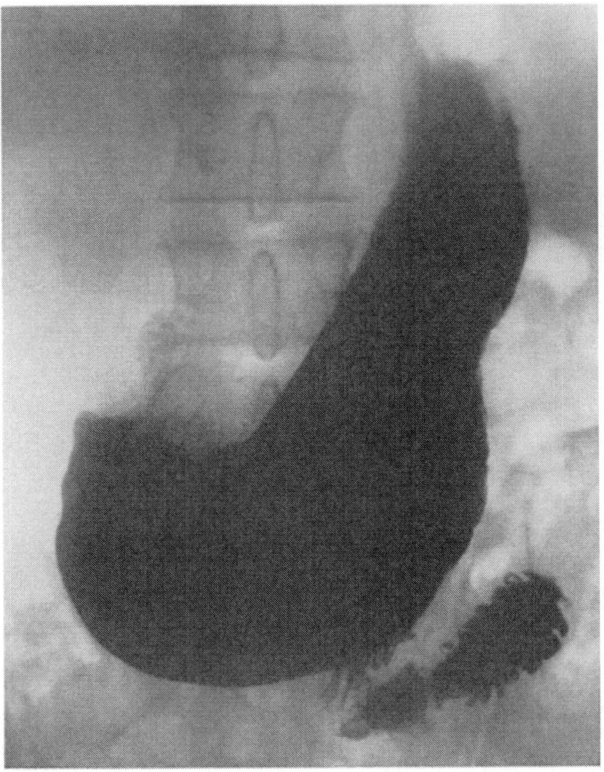

Abb. 46. F. Ž., 35 Jahre, ♂. Ulcus Bulbi duodeni. Der kontrastmittelgefüllte Magen ist schlaff, im aboralen Teil transversal erweitert. Der Pylorus ist geschlossen, die Duodenumfüllung bleibt minutenlang aus

adäquate Körperlage, also durch Lagedrainage, verstärkt werden. Die entsprechende optimale Lage soll man je nach dem Körperhabitus wählen. Während wir bei hyposthenischen Individuen die Bauchlage mit geringer Rechtsdrehung wählen, steigern wir die Drehung bei Orthosthenikern bis auf 45°, um bei Hypersthenikern fast 90° zu erreichen. Zu starke Drehung bei Personen mit einem Langmagen erschwert die Evakuation.

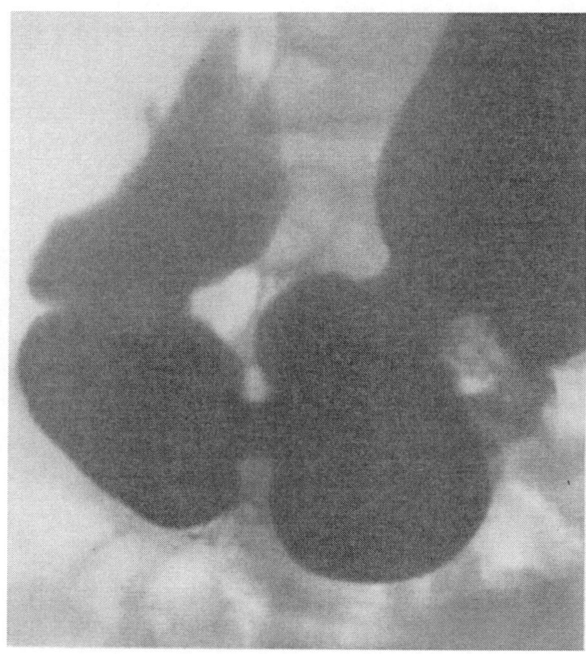

Abb. 47. Derselbe Fall. Gezielte Aufnahme 2 min nach Beginn der Hyperventilation: lebhafte, tiefe peristaltische Wellen, befriedigende Füllung des deformierten Bulbus mit Ulcusnische an der Großcurvaturseite

3. Pathophysiologische Veränderungen im Röntgenbilde. Funktionelle Störungen

a) Hypersekretion

Der normale Magen enthält nüchtern nur selten eine größere Sekretmenge. Doch können manche reflektorische, endogene oder exogene, unbedingte oder bedingte Einflüsse sowie auch zentrale Rindenimpulse eine Sekretion veranlassen. So z.B. Geruchs- und Gesichtsempfindungen, die Vorstellung einer schmackhaften Speise und desgleichen. Auch Nicotin provoziert in der ersten Wirkungsphase eine Sekretion.

Bei krankhaften Zuständen kann man einer vermehrten Sekretion relativ oft begegnen. Bei einer Schleimhypersekretion entsteht ein starker, zäher Schleimbelag der Mucosa, an dem die Bariumsuspension haftet und ausflockt, so daß ein unregelmäßiges Schleimhautbild resultiert, welches von H. H. Berg als „Schummerung" bezeichnet wurde. Diesen Umstand trifft man besonders bei Gastritiden an. Er erschwert die gute Darstellung des Schleimhautreliefs. Bei Anwendung gewisser mucinresistenter Präparate (Alubar) kann man ein gutes Reliefbild erreichen.

Durch die Vermehrung des dünnflüssigen Sekretes resultiert auf einer Leeraufnahme ein Weichteilschatten, der die Magenform annimmt und durch einen Flüssigkeitsspiegel begrenzt wird. Eine verabreichte Kontrastmittelmasse sinkt dann in großen Flocken durch die wäßrige Schicht auf den Magengrund, wo sie sedimentiert. Der Sekretschatten bildet dann zwischen der sedimentierten Masse und der Magenblase eine intermediäre Zone (Abb. 48). Bei einer Pylorostenose mischt sich das Sekret mit dem retinierten Inhalt. In einem ektatischen Magen entsteht dann nicht selten ein Flüssigkeitsspiegel nicht nur im Magencorpus, sondern auch im Antrum. Die starke Vermehrung des flüssigen Mageninhaltes kann eine etwaige motorische Insuffizienz noch steigern, da der am Magengrund sedimentierte dickere Inhalt retiniert wird.

Wie wir schon erwähnt haben, kann eine schlecht stabilisierte, rasch sedimentierende Kontrastmittelsuspension das falsche Bild einer Hypersekretion vortäuschen.

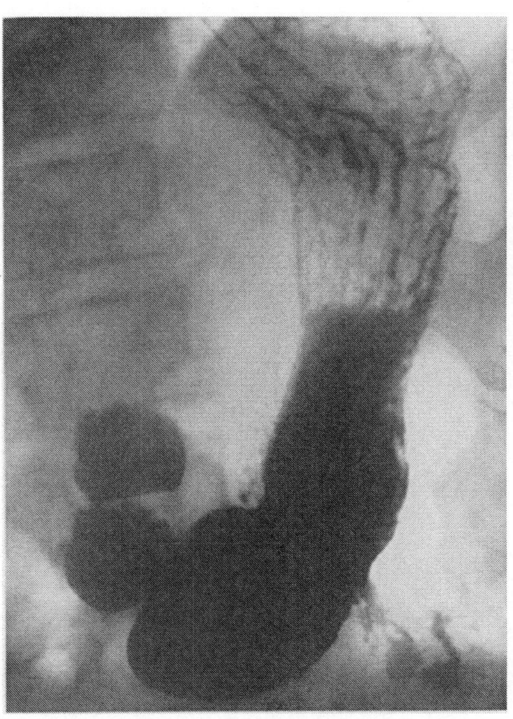

Abb. 48. M. K., 19 Jahre, ♀. Magenhypersekretion. Normaler Hakenmagen. Hohe Sekretschicht mit unregelmäßigem Kontrastmittelbelag zwischen den Schleimhautfalten

b) Aufstoßen (Ructus)

Das Aufstoßen ist eine der einfachsten und häufigsten Magenfunktionsstörungen. Es handelt sich eigentlich um eine physiologische Reaktion auf Grund einer gesteigerten Gasblähung des Fundus. Bei der Röntgenuntersuchung können wir, verbunden mit dem bekannten Schalleffekt, eine plötzliche Verkleinerung der Fornixgasblase bis zum vollkommenen Verschwinden beobachten. Das Luftentweichen ist durch eine Kontraktion der Juvaraschen Muskelbündel bedingt, die aus der fibroelastischen Laimerschen Scheide (Membrana phreno-oesophagealis) im Hiatus oesophageus entstammen und an der Wand des terminalen Oesophagusabschnittes ansetzen. Die gleichzeitige Schleimhautspannung glättet die Cardiafalte (Valvula cardiaca) und gibt so den Ventilverschluß frei, der einer Regurgitation entgegenwirkt. Gleichzeitig entsteht eine Relaxation der Magenwandmuskulatur im Bereich der Cardia.

c) Aerophagie

Es handelt sich um ein Syndrom, das in leichter Form oft aus Gewohnheit erfolgt, ohne Beschwerden zu verursachen. In schwerer Form kommt die Aerophagie selten vor, meist bei neurotischen Frauen mittlerer Altersstufe und wird dann oft von verschiedenen Plagen, besonders von einem Druckgefühl im Epigastrium begleitet. Das klinische Syndrom ist nicht immer voll ausgeprägt. Wir haben Kranke beobachtet, bei denen der Druck durch den geblähten Fornix und eine falsche Vorstellung hinsichtlich der Bedeutung einer großen Magenblase einen schweren depressiven Zustand hervorgerufen haben. Umgekehrt haben wir enorme Aerogastrien ohne subjektive Beschwerden gesehen (Abb. 49).

Das Luftschlucken und Aufstoßen wechseln in rascher Folge; wir können sie röntgenologisch leicht verfolgen. Der Magenfornix und ein Corpusteil werden gewöhnlich durch die Luftblase beträchtlich ausgedehnt, das Zwerchfell angehoben (Aerogastrie). Bisweilen wird die Magenblase unter lautem Aufstoßen kleiner, um sich gleich darauf wieder zu vergrößern. Da aber nur ein kleiner Luftanteil auf diesem Weg beseitigt wird, geht der Rest in den Darm weiter, was auch unter physiologischen Bedingungen geschieht, und verursacht eine beträchtliche Dünn- sowie auch Dickdarmpneumatose (*Aerogastrie, Aeroenterie*, Abb. 49). Der Oesophagus kann ebenfalls durch regurgitierte Luft gedehnt werden (*Aerooesophagie*).

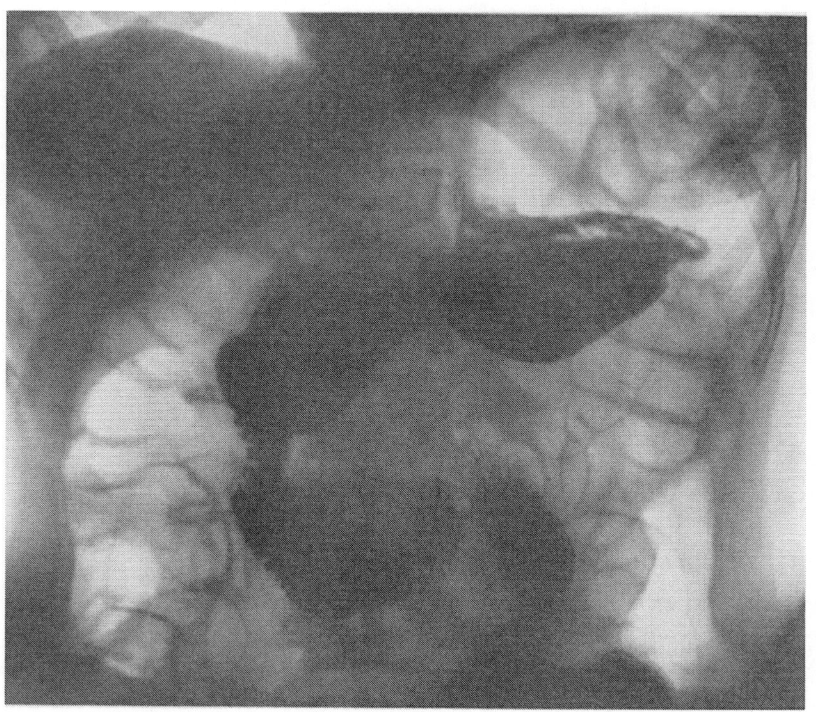

Abb. 49. V. H., 40 Jahre, ♀. Aerophagie. Hochgradige Magen-Darmpneumatose

Aerogastrie und Aerocolie werden auch bei der Zwerchfellrelaxation häufig angetroffen. B. F. HOFFMANN hat seine Anschauung dahin präzisiert, daß die Aerophagie durch eine Zwerchfellhypotonie verursacht wird. Sie wird auch als Begleiterscheinung in Fällen von Baucheingeweideverletzung im subphrenischen Raum und bei einer Perforation eines gastroduodenalen Geschwürs beobachtet. Der luftgeblähte Magen wird dann durch die Bauchdeckenkontraktion zwischen die Nachbarorgane gedrückt und kann so eine Hämostase und mechanische Behinderung der Ausbreitung der durch den ausgetretenen Mageninhalt verursachten Infektion Vorschub leisten (VÁŇA).

Isolierte Gasansammlung im Antrum mit Auswölbung der kleinen Curvatur haben KUBÍČKOVÁ, SEHR u. ŽÁKOVÁ (1967) als pathophysiologisches Zeichen krankhafter Prozesse im Bereich des Pankreas oder der Gallenwege beschrieben.

Die Aerophagie bei gierigem Milchtrinken mit nachfolgender Aerogastrie ist bei Säuglingen als physiologisch zu deuten.

d) Erbrechen (Vomitus)

Der Brechakt geht in drei Phasen vor sich. In der ersten Phase beobachtet man einen Pylorusverschluß, unter gleichzeitiger Dämpfung der motorischen Magenäußerungen des Tonus sowie auch der Peristaltik. Das Zwerchfell nimmt tiefste Exspirationsstellung ein, das Atmen wird oberflächlich oder angehalten. Der Kranke bekommt ein Nauseagefühl, meldet es jedoch selten an. In dieser Phase kann der Kranke durch tiefe Atmung den Zwang zum Erbrechen noch überwinden. Dann kommt es zur zweiten Phase. Durch tonische Antrum- und Sinuskontraktion steigt die Kontrastmittelmasse in den erschlafften Fornix und durch die klaffende Cardia in den Oesophagus hinauf (Abb. 50, 51). Der Zwerchfellstand bleibt hoch. In der dritten Phase wird Magen- und Speiseröhreninhalt durch eine kräftige Kontraktion der Bauchpresse und des Zwerchfelles unaufhaltsam entleert.

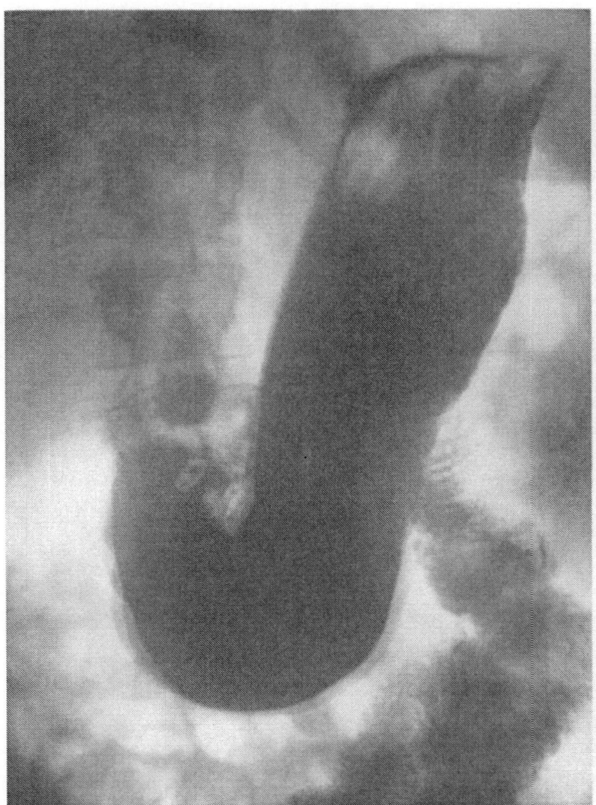

Abb. 50

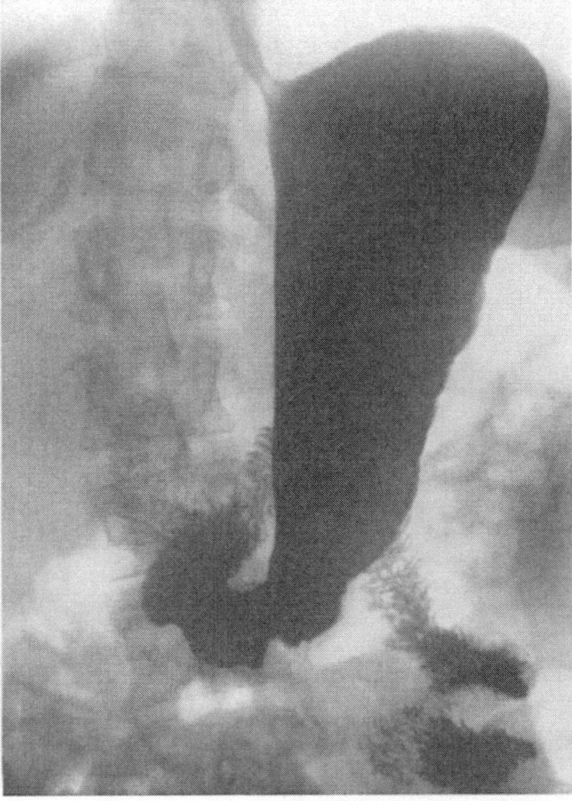

Abb. 51

Abb. 50. A. Š., 22 Jahre, ♀. Das Erbrechen im Röntgenbild. Polygramm nach Kontrastmittelfüllung. Magen vom B-Typ mit regelmäßigem Peristaltikablauf

Abb. 51. Derselbe Fall. Nach einer Weile wurde die Aufnahme am Anfang eines Brechaktes gemacht. Man sieht eine aufsteigende tonische Kontraktion des aboralen Magenteiles, eine Prallfüllung des Fornix mit Verschwinden der Gasblase. Klaffen der Cardia, durch welche die Kontrastmittelmasse in den Oesophagus steigt

Neben einem banalen Erbrechen bei neurotischen Personen und verschiedenen Magenerkrankungen kommt es als reflektorische Erscheinung bei einer Irritation anderer Bauch- sowie auch entfernt gelegener Organe, einschließlich des Hypopharynx, des vestibulären Apparates beim Menièreschen Syndrom, bei Reizung des Brechzentrums bei einer intracraniellen Hypertension, besonders bei Gehirntumoren (cerebrales Erbrechen ohne Nausea), bei endogenen und exogenen Intoxikationen (Gestosen, Urämie, Vergiftungen) vor.

Das Brechzentrum befindet sich in der Medulla oblongata. Nach Angaben der Physiologen soll jedes Erbrechen durch eine Antiperistaltik des Dünndarmes, die im Bereich des Ileum beginnt, eingeleitet werden (Boldyrev 1904; Rožansky 1920). Doch haben wir es bei den Röntgenuntersuchungen nicht angetroffen. Ebenso können wir die von Schinz zitierte Cannonsche Angabe über eine initiale Magenbiloculation durch maximale Kontraktion des Magencorpus auf der Höhe des Angulus, nicht bestätigen. Der Borscherschen Ansicht, daß die tonische Magenkontraktion zweifelhaft ist, können wir nach eigenen Erfahrungen nicht zustimmen.

e) Rumination. Syndrom der gastrooesophagealen Regurgitation. Wiederkäuen

Unter diesen Bezeichnungen versteht man einige untereinander ähnliche Zustände krankhafter Magenfunktion. Allen ist das Wiederaufsteigen einer kleinen Menge des Mageninhaltes durch die klaffende Cardia in den Oesophagus und die Mundhöhle gemeinsam, das ohne Nausea und ohne mühsame, das Erbrechen charakterisierende Anstrengung vor sich geht. Bei der Rumination geschieht das nach einer überreichlichen Nahrungsaufnahme. Die rejezierten Speisebestandteile werden nach nochmaligem Durchkauen (Wiederkäuen) wieder geschluckt. Das kann sich einige Male wiederholen, bis der Magenüberschuß entleert wird. SCHINZ nimmt bei der Rumination eine persistente Cardiainsuffizienz bzw. eine Hiatushernie an und findet daher diesen Zustand bei alten Personen in Rücken- oder in rechter Seitenlage. Bei einigen vegetativ stigmatisierten Personen wird diese Erscheinung nach jedem Essen beobachtet. Nach CATEL ist immer eine neuropathische Basis mit pathologischer Fixation eines bestimmten lustbetonten Vorganges im Sinne eines bedingten Reflexes nach PAWLOW anzunehmen. Bei der Röntgenuntersuchung solcher Personen steigt in gewissen Augenblicken die Kontrastmittelmasse blitzschnell unter gleichzeitiger Kontraktion des Antrum und des Magencorpus in den Hypopharynx hinauf. Der Oesophagus ist ungewöhnlich breit. Ähnliche Verhältnisse findet man bei Artisten, Froschschluckern, welche bekanntlich große Flüssigkeitsmengen zusammen mit lebenden Tieren genießen und wieder auswerfen können. Wie röntgenologisch nachgewiesen wurde, sollen diese großen Flüssigkeitsmengen teils in der Speiseröhre, teils im enorm dilatierten Magen Aufnahme finden (SCHINZ).

Bei Säuglingen scheint ein Überfließen des Magens nach gierigem Trinken eine fast physiologische Erscheinung zu sein (SCHINZ). CATEL, BISCHOFF u. a. halten es aber für sicher, daß es sich auch bei Säuglingen um Neuropathen handelt.

Syndrom der gastrooesophagealen Regurgitation, ein hiatooesophageales Syndrom

Klinisch ist es durch analoge Symptome wie die Hiatushernie gekennzeichnet: Unwohlsein nach der Magenfüllung, Pyrose, besonders nach einer Arbeit bei Verneigung nach vorn (posturale Pyrose), Ruktation, Singultus. Es wird durch Störung des epiphrenalen Verschlußmechanismus bei Hiatusinsuffizienz, bei anatomischen Anomalien und gewiß auch öfters durch eine unerkannte Hiatushernie verursacht. Es ist wohl bekannt, daß besonders der gleitende Typ des Hiatusbruches sich leicht der Aufmerksamkeit entziehen kann, besonders wenn die Untersuchung am liegenden Kranken unterlassen wird. Röntgenologisch wird man die Regurgitation am besten in Rückenlage, besonders in Trendelenburgscher Lage, nachweisen. Nach einigen Angaben kommt der gastrooesophageale Reflux nicht selten vor. MONTEZUM DE CARVALHO hat ihn bei 13 % aller Untersuchten gefunden; er stellt einen bedeutenden pathogenetischen Faktor bei der Entstehung der peptischen Oesophagitis und des Oesophagusgeschwüres dar.

f) Tonusanomalien und pathologische Tonusveränderungen des Magens

Wie schon betont, werden die Magentonusverhältnisse meist sehr unkritisch beurteilt. Daraus folgen manche unrichtige Angaben und Anschauungen über die Pathophysiologie dieser bedeutenden Komponente der Magenmotilität. Wenn wir trotzdem diese Fragen in der bisher üblichen Weise abhandeln wollen, dann verfolgen wir nur das Ziel, die bisherigen allgemein weitergegebenen Meinungen zu registrieren, ohne daß wir uns damit identifizieren. Manche Tonusabweichungen sollen nur als Teile eines Syndroms, eines bestimmten Körpertypus angesehen werden. Sie stellen mehr den Beleg einer großen Variationsbreite der Normalwerte als einen ausgesprochenen pathologischen Zustand dar. Wir haben sie als *Tonusanomalien* bezeichnet. Relativ selten können wir einen wirklich pathologischen Tonus sehen, oder wir glauben es mindestens so. Wir sprechen dann von einer pathologischen Magenhypotonie oder -hypertonie. Besonders die chronisch persistierenden krankhaften Tonusveränderungen im Sinne des Plus oder Minus sind meist problematisch. Leichter werden die plötzlichen Veränderungen klarer oder unklarer Ätiologie erkannt und entsprechend beurteilt (Abb. 35, 36).

α) Magenhypotonie (Magenatonie)

Es gibt viele Unklarheiten und Inkonsequenzen in der Beurteilung der Formveränderungen und der Erklärung der Pathogenese der Magenhypotonie. Der Konstitutionstyp wird mit einem krankhaften Zustand, auch wenn klinische Merkmale einer Krankheit fehlen, verwechselt. Besonders der elongierte Magen mit erweitertem Lumen des aboralen Teiles und mit enger Magencorpustaille, den wir gewöhnlich beim Stillerschen hyposthenischen Typus antreffen, wird als hypotonisch angesprochen, so daß man dabei regelmäßig von hypotonischer (atonischer) Magenelongation spricht. In gleichem Sinne wird der Begriff Gastroptosis (Magensenkung) gebraucht, der richtig nur für die Fälle einer wirklichen Senkung des ganzen Magens zusammen mit der Cardia und dem Pylorus, einschließlich des Duodenums, reserviert bleiben soll. Dieser Zustand ist die Folge der Minderwertigkeit des fibroelastischen und muskulären Gewebes (TUFFIER), vor allem die Folge der Schwäche der Bauchdecken- und der Beckenbodenmuskulatur, die den normalen intraabdominellen Druck erhalten. Als Ausdruck dieser Minderwertigkeit finden wir eine schlaffe Unterbauchvorwölbung und einen niedrigen Zwerchfellstand, der als Gleichgewichtsstörung zwischen dem intrathorakalen und intraabdominalen Druck anzusehen ist. Darum findet man gleichzeitig auch eine Senkung anderer Bauchorgane, so der Nieren, der Leber, der Milz und auch anderer Teile des Verdauungskanals, also eine allgemeine Viscerosplanchnoptose.

SIGMUND (1923) hat die Gastroptose in diesem breiteren Sinne in drei Gruppen eingeteilt: Eine primäre, konstitutionelle Magenelongation, eine sekundäre, atonische Elongation und eine Gastroptose, verbunden mit Splanchnoptose. Die **primäre, konstitutionelle Magenelongation** ist der Ausdruck einer hyposthenischen Konstitution und deshalb kein pathologischer Zustand. Doch handelt es sich meist um einen minderwertigen Magen, der leicht dem Einfluß verschiedener schädlicher exogener wie auch endogener Faktoren unterliegt und dann in den zweiten Typ übergehen kann. Als verlängert spricht SIGMUND den Magen an, dessen caudaler Pol mehr als drei Querfinger unter die Darmbeinkammlinie reicht. Die Pyloruslage bleibt dabei unverändert oder sinkt mehr oder weniger unter gleichzeitiger Elongation des Duodenum verschiedenen Grades, je nachdem wie stark das Ligamentum hepatoduodenale ausgezogen wird. Der Magentonus bleibt normal. Die **sekundäre oder atonische Magenelongation** entsteht, wenn der elongierte Magen den normalen Tonus verliert. Die Magenkapazität steigt, der caudale Pol sinkt, die Hubhöhe vergrößert sich, die Entleerung wird verzögert. Dieser Zustand kann sich nach akuten Dyspepsien, nach akuten Infektionskrankheiten, bei Inanitionszuständen und bei Krankheiten, die mit Kachexie verbunden sind (Krebs, Tuberkulose u. a.), aber auch ohne offensichtliche Ursache entwickeln. **Gastroptose, mit Splanchnoptose** verbunden, wird durch eine Erschlaffung des fibromuskulären Hänge- wie Stützapparates und durch ein Verschwinden des mesenterialen Fettes verursacht. Sie ist fast regelmäßig mit einer Hypotonie verbunden. Es kommt zur Senkung nicht nur des caudalen Poles, sondern auch der Cardia und des Pylorus. Es handelt sich daher um eine wirkliche Gastropyloroptose. GROEDEL bestreitet die Existenz einer Gastroptose und nimmt nur eine Pyloroptose an. Nach BÖNINGER gibt es dagegen keine isolierte Pyloroptose. SCHLESINGER (1910) war der Ansicht, daß durch alltägliche Belastung des unteren Magenpols eine fortschreitende Erweiterung des Sinuslumens unter gleichzeitiger Magenelongation entsteht, die zur typischen Magenform der hypotonischen bzw. atonischen Magenelongation führt. Die pathologischen Magenformen stellen verschiedene Grade der Gastroptose dar. FAULHABER ist dagegen überzeugt, daß es sich in 90% der Fälle um den Konstitutionstyp des Stillerschen Habitus, einer Asthenia universalis handelt. Diese Anschauung entspricht auch den Ergebnissen unserer Forschung (VĚŠÍN 1960). M. BÖNINGER nimmt die Magenelongation als Folge eines abnormen aktiven Wachsens des Magens in der Pubertätszeit an. Bei 15jährigen gleicht ihre Frequenz der der Erwachsenen. Nach v. BERGMANN verfällt der Magen einer Elongation, nachdem er die Stütze seiner Unterlage verloren hat, da zur normalen Funktion die normale Magenwandspannung nicht ausreicht.

Klinisch äußert sich die hypotonische Magenelongation durch stumpfe epigastrische Schmerzen mit Magendruckgefühl. ČERMÁK und MAŘATKA haben diesen Zustand als **Solarsyndrom** bezeichnet.

Im Röntgenbild zeigt sich eine hypotonische (atonische) Magenelongation sowie eine Splanchnoptose durch bedeutende Magenverlängerung und Erweiterung des caudalen Teiles. Der caudale Magenpol reicht um Handtellerbreite oder noch mehr unter die Darmbeinkammlinie, nicht selten fast bis zur Symphyse. Nach einer gewöhnlichen Dosis von 250 ml Kontrastmittel pflegen nur der Sinus, das Antrum und der aborale Corpusteil gefüllt zu sein; die Taille ist eng, oft sind nur die Falten mit Kontrastmittel benetzt. So entsteht das Bild eines **Pseudosanduhrmagens.** Der *Pylorus wird sinistroponiert, so daß der ganze Magen meist links von der Medianebene liegt* (Abb. 52). *Das ist das charakteristische Zeichen, daß die hypotonische Elongation von der pylorostenotischen Gastrektasie unterscheidet, bei welcher der Pylorus nach rechts disloziert wird, so daß der Magen im horizontalen Teil eine transversale Erweiterung aufweist.* Die Hypotonie ist durch ungenügende Umfassung der Kontrastmasse bei der Magenfüllung charakterisiert. Schon die ersten Bissen gleiten entlang der kleinen Curvatur nach dem Sinus herab, wo sie ein schlüsselförmiges Depot bilden. Das entspricht dem ersten Füllungstyp nach unserer Bezeichnung. Bei einer einfachen Hypotonie sinken die einzelnen Bissen nicht auf den Magengrund als ob sie in einen leblosen Sack fallen würden, wie SCHINZ es schildert. Wir haben es nur bei einem ektatischen Magen mit hoher Hypersekretions- und Retentionsschicht mit dünnflüssigem Inhalt gesehen. Die Peristaltik eines hypotonischen Magens ist flach, die Evakuation ist verlangsamt, so daß wir nach 3 Std einen Drittelrest und nach 6 Std noch einen Kontrastbelag im Magengrund finden. Eine 24 Std-Retention, die SCHINZ u. a. ohne etwaige organische Magenaffektion beschreiben, halte ich nach meinen 30jährigen Erfahrungen für eine höchst seltene Ausnahme. Unter ca. 25000 Magenuntersuchungen, die ich persönlich durchgeführt habe, habe ich nur einmal eine alte Frau mit dem Bilde der hypotonischen Elongation mit 12 Std-Retention angetroffen, ohne irgendein anatomisches Hindernis nachweisen zu können. Dagegen habe ich einen Kranken in lebhafter Erinnerung, der jahrelang ohne Erfolg als neuropathisches Individuum wegen einer Magenatonie mit schwerer motorischer Insuffizienz behandelt wurde. Trotz wiederholter Röntgenuntersuchungen, die in Böhmen wie auch in England durchgeführt wurden, konnte keine organische Affektion festgestellt werden. Ich habe eine Gastrektasie mit ventilartigem

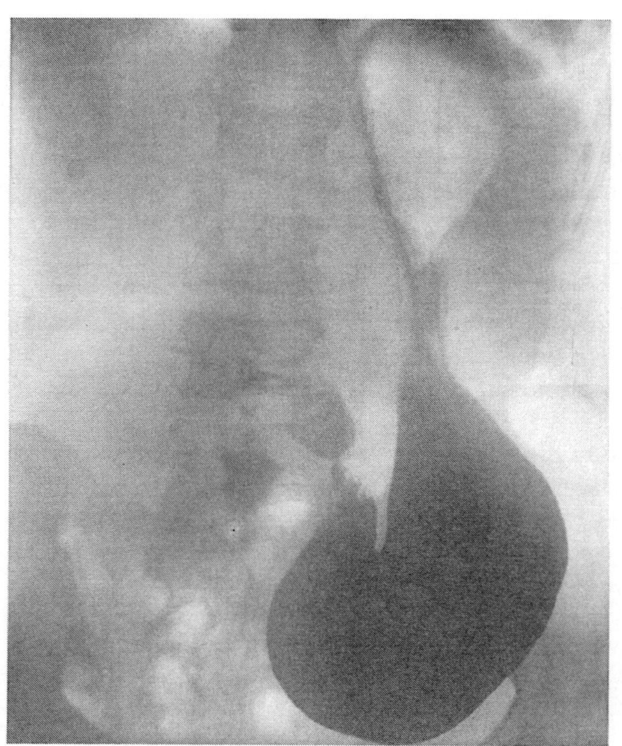

Abb. 52. T. R., 41 Jahre, ♀. Hypotonische Magenelongation mit Duodenoptose. Der untere Magenpol reicht bis etwa zweiquerfingerbreit oberhalb der Symphyse. Trotzdem war die Magenentleerung normal

Pylorusverschluß gefunden, welche durch die Retraktion der kleinen Curvatur infolge eines infraangulären Geschwüres, dessen flacher, aber breiter Krater nur schwierig in Horizontallage nachgewiesen werden konnte, verursacht war. Die Operation hat das Geschwür, die Ursache der „Funktionsstörung", und damit auch die „neuropathischen" Beschwerden beseitigt. Ich bin auch gegenüber „Atonien" mit transversaler Dilatation des horizontalen Magenteiles, welche immer wieder in Handbüchern (SCHINZ) angeführt werden, sehr skeptisch, wenn sie auch operativ „bestätigt" waren. Aus unseren reichen Erfahrungen wissen wir, daß auch der Chirurg eine anatomische Läsion, die röntgenologisch zweifellos bestanden hat, weder durch äußere Inspektion und durch Betasten, noch gelegentlich sogar durch eine Gastroduodenotomie, nicht bestätigen konnte. Eine Reoperation hat uns dann die Satisfaktion gebracht.

Neben einer **freien Ptose** können wir selten auch eine **fixierte Gastroptose** antreffen. Der caudale Pol wird durch Verwachsungen über der Symphyse direkt oder indirekt durch das Omentum maius fixiert, so daß man ihn weder manuell, noch in Beckenhochlage anheben kann. Die Fixation kann auch durch Eindringen in eine Inguinalhernie verursacht werden, oder es kann der caudale Magenpol in den Sack einer Scrotalhernie aufgenommen werden (J. HERRMANN, SCHINZ).

Unstreitig und pathogenetisch klar erscheint eine Magenatonie nach supraphrenischer *Vagotomie* nach DRAGSTEDT. Sie entspricht dem Zustand nach experimenteller Vagotomie (KLEE; JUNGMANN u. a.): Der Magen wird schlaff, die Peristaltik flach, die Evakuation stark verlangsamt. 12 Std- bis 24 Std-Reste sind keine Seltenheit.

Die **akute Magendilatation,** Atonia gastroduodenalis acuta (MELCHIOR), akute evakuatorische Insuffizienz (L. KÜTTNER), Ileus arteriomesenterialis acutus (SCHNITZLER) ist ein krankhafter Zustand, der nur selten zur Röntgenuntersuchung kommt. Die Ursachen sind manchmal nicht ganz klar und man kann sie nach JIRÁSEK in vier Gruppen einteilen. In der ersten Gruppe handelt es sich um mechanischen Verschluß oder Kompression des Pylorus oder des Duodenums durch einen krankhaften Prozeß in der Nachbarschaft (KUKULA: Pankreascyste). In der zweiten um eine Magenwandparalyse infolge einer Störung der Amphotonie des vegetativen Nervensystems im Sinne des Sympathicusübergewichtes (NIEDEN; FÜRST). Sie kann bei einer dritten Gruppe scheinbar spontan nach Magenüberfüllung oder infolge des Operationstraumas, oder auch reflektorisch (R. JEDLIČKA: bei Sigmacarcinom), oder zentral bei Gehirnverletzung (JIRÁSEK), oder bei Gemütsbewegungen (CATEL), durch Narkose, Abusus Morphini, Infektionskrankheiten, tabische und abdominale Gefäßkrisen hervorgerufen werden. Meist erfolgt sie nach operativen Eingriffen als paralytischer Magenileus oder als mechanischer Ileus infolge eines Duodenum- oder hochsitzenden Jejunumverschlusses, durch arteriomesenteriale Kompression oder Spasmus. Nach Magenoperationen entsteht sie durch Anastomosenverschluß infolge eines entzündlichen Ödems, jejunogastrische Invagination, Spasmus, durch Knickung der abführenden Schlinge auf Grund einer Verwachsung oder durch ihre Incarceration in die neugeformte Öffnung im Mesocolon. K. K. HUSSAIN (1952) hat sie nach Bauchoperationen mit Vagusstammverletzung beschrieben.

HOWLAND und DRINKARD (1963) machen auf akute Magenatonie bei Diabetikern, Gastroparesis diabeticorum, in einer Periode von Stress, unabhängig von Acidose, aufmerksam. Diese Atonie konnte durch konservative Behandlung günstig beeinflußt werden.

ROBIN und FALEWSKI (1963) haben eine akute Magendilatation bei Kindern mit progressiver Muskeldystrophie nach verschiedenen auslösenden Faktoren bemerkt. M. PFAUNDLER (1909) unterscheidet zwei Gruppen der ätiologischen Momente der Magenerweiterung: die lastvermehrenden und kraftvermindernden Ursachen. In der ersten Gruppe führt die Vermehrung der Last, d. h. des Entleerungswiderstandes zunächst zur Hypertonie, Hyperkinese und Hypertrophie der Magenmuskulatur, später zur wahren Ektasie. Bei der zweiten Gruppe führen Verminderung der entleerenden Kräfte, d. h. Tonus- und Peristaltikabnahme, zu einer primären motorischen Insuffizienz, zur Gastroparese, deren Endstadium die atonische Ektasie ist. Bei der Gastroparese kehrt der Magen im leeren Zustand wieder zu seiner normalen Größe zurück. Bei der Füllung wird er aber wegen seiner Hypotonie durch denselben Druck schneller gedehnt als der normale Magen.

Auch WEKSELMAN, SKORYNA und WEBSTER (1963) unterscheiden eine mechanische und idiopathische akute Magendilatation. Die erste wird durch eine Inhibition des Brechreflexes, wenn eine Magendistension gewisser Grenze überschritten ist, erzeugt. Die idiopathische Form ist durch einen defekten Mechanismus der Wandkontraktion infolge verschiedener ätiologischer Faktoren verursacht (Malnutrition, Störung des Flüssigkeits- und Elektrolytengleichgewichtes, verschiedene neuropathische Zustände).

In nativem Röntgenbild wird eine beträchtliche Gasblähung des Magens, eine ballonartige Ausdehnung des Resektionsstumpfes mit Flüssigkeitsspiegel gefunden. Durch eine vorsichtige Kontrastmittelfüllung kann die Natur des Hindernisses bestimmt werden.

Wie man sieht, wird dieser Zustand von den Klinikern zu breit definiert. Nur der **akute paralytische Mageníleus,** primär oder reflektorisch, entspricht dem Begriff einer Magenatonie. Irgendwelche *Dilatationen mechanischen Ursprungs bedeuten eine pathologische Distension, eine Gastrektasie, die von einer sekundären Tonuserniedrigung begleitet sein kann, aber auch nicht.* Es ist das der gleiche Irrtum, als ob wir die Begriffe eines paralytischen und mechanischen Darmileus vermischten. *Die akute Magenatonie in diesem Sinne ist nach unserer Auffassung die unstreitig einzige spontane Atonie.*

Zum Schluß glaube ich, daß es notwendig ist, noch einmal hervorzuheben, daß *in der Praxis die Bedeutung einer Magenhypotonie meist überschätzt wird.* Täglich treffen wir Kranke, besonders Frauen, bei denen ein ,,gesenkter Magen" befundet wurde und deren Gemüt ganz von der deprimierenden Vorstellung und Sorge eingenommen wird, wie diese ,,Affektion" zu beseitigen wäre. Die wirkliche Ursache ihrer Beschwerden steckt anderswo: In einer Cholecystolithiasis, einer organischen Magen- oder Duodenumaffektion, einer Funktionsstörung des Zentralnervensystems, meist psychischer Natur. Bei einer Röntgenuntersuchung wird dann meist klar, daß es sich um einen Langmagen oder nur um eine leichte Erweiterung des unteren Magenpols (VĚŠÍNs Typ C, E oder G) handelt. So kann der Arzt durch unrichtige Röntgenbildinterpretation und durch ein unvorsichtiges Wort dem Untersuchten die Vorstellung einer nicht existierenden Krankheit imputieren. Aus diesem Grund sehe ich die Versuche der chirurgischen Behandlung einer hypotonischen Magenelongation mit Hilfe der Gastropexie in jeder Form (BREUER) als grob mechanisch an und stehe daher den Deutungen dieses krankhaften Zustandes sehr skeptisch gegenüber.

Partielle Atonie des aboralen Magenteiles mit Peristaltikhemmung hat LILJA (1953) bei penetrierenden Geschwüren im Bereich des Angulus beschrieben und ,,gastrischer Block" genannt. Nach seiner Annahme wird er durch Schädigung des motorischen Leitsystems, des angulären motorischen Knotens, verursacht. Die Existenz des motorischen Magenleitsystems, das dem Herzleitungssystem analog wäre, wurde jedoch bisher nicht eindeutig festgestellt. Nach unserer Meinung handelt es sich um ein mechanisches Evakuationshindernis infolge einer Retraktion der kleinen Curvatur und eines Ventilverschlusses des Pylorus mit Distension des Magensinus, deren Extrem als ,,Beutelmagen" bekannt ist.

Die **Hypotonie der Muscularis mucosae** wird als Begleiterscheinung einer Magenatonie angegeben. Sie soll sich durch Faltenglättung äußern. Vergessen wir aber nicht, daß auch die einfache Distension entweder durch Flüssigkeit oder durch Gasblähung die Falten glättet, ohne den Tonus der Muscularis mucosae zu ändern.

β) Magenhypertonie

Die **Hypertonie der Muscularis propria** kann das ganze Organ, oder nur einen Teil, besonders den aboralen Corpusabschnitt, den Sinus und das Antrum, betreffen. Der Magenfornix kann aufgebläht sein bzw. eine Kaskade bilden, so daß der Magen eine Füllhornform zeigt. Es scheint, daß es sich meist um einen Konstitutionstyp hypersthenischer

Personen, nach unserem Typ A handelt. Hypertonie als erworbener Zustand wird bei Personen mit labilem Nervensystem beobachtet, bei Cholecystopathien (SCHINZ), Ethylismus, Tabes dorsalis, besonders im Laufe der gastrischen Krisen (ASSMANN; SCHINZ), ebenso wie ein Totalgastrospasmus, von dem sie oft begleitet ist. Doch scheint es, daß es sich nur um eine Verlegenheitsdiagnose handelt, da eine Unterscheidung dieser beiden Zustände kaum möglich ist. Eine Hypertonie soll im Gegensatz zum Gastrospasmus durch eine lebhafte Peristaltik charakterisiert sein; nach SCHINZ sollen die peristaltischen Wellen oft segmentierend sein. Dieses Bild entspricht einem durch Vagusreizung bei

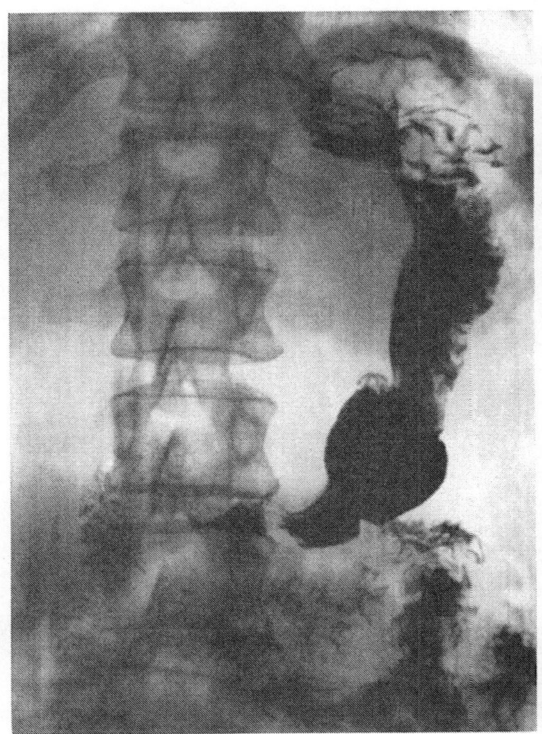

Abb. 53

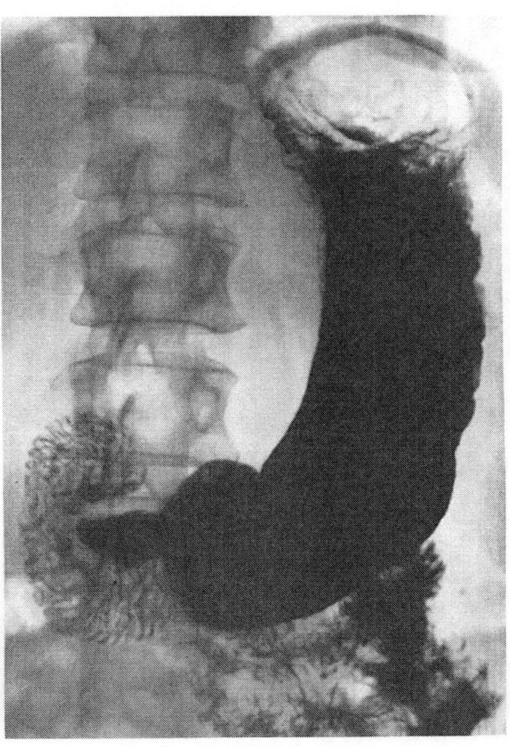

Abb. 54

Abb. 53. D. V., 52 Jahre, ♀. Röntgenkatererscheinungen nach einer therapeutischen Bestrahlung (Röntgenkastration). Hypertonie des Canalis pylori. Drei Monate vorher war der Befund ganz normal (s. Abb. 26)

Abb. 54. Derselbe Fall. Tonische Kontraktion des Canalis pylori auch nach Magenvollfüllung deutlich sichtbar

decerebrierten Katzen — jedoch mit erhaltenem Sympathicus (KLEE 1914; FÜRST 1933) — experimentell hervorgerufenen Hypertonus. SCHINZ führt an, daß er in seltenen Fällen eine Hypertonie auch beim Langmagen beobachtet hat. Hier fällt das gleichmäßig enge Kaliber des Magenschlauches auf, das den Durchmesser einer Dünndarmschlinge kaum überschreitet. Ich selbst habe unter Tausenden von Fällen einen solchen Befund niemals angetroffen.

Die **partielle Hypertonie** pflegt am häufigsten den **pylorischen Kanal** zu betreffen. Dieser ist dann dauernd eng, zylindrisch oder leicht trichterförmig aboral verengt (Abb. 53, 54). Die Peristaltik schreitet jedoch ungestört fort, die Kontraktion ist vollkommen. Damit unterscheidet sich die Hypertonie vom spastischen Zustand nach der Auffassung von KEET, der eine ungenügende Kontraktion beim Durchtritt peristaltischer Wellen und ebenso eine ungenügende nachfolgende Relaxation gefunden hat, so daß das Kontrastmittel zwischen breiten und manchmal auch leicht gewundenen Falten liegen bleibt (Abb. 55). Trotzdem werden diese beiden Bilder oft verwechselt und die Autoren, die eine Hypertonie annehmen, dokumentieren ihre Angaben mit Bildern, die dem spastischen Zustand des pylorischen Kanals entsprechen. Es wird angegeben, daß diese lokalisirete Hypertonie oft bei Cholecystopathien besonders im Gefolge der Cholecystolithiasis vorkommt. HOLÝ hat sie in etwa 10% der Fälle bemerkt. Wir selbst haben bei einer systematischen Nachuntersuchung des Beweismaterials eine mehr oder weniger ausgesprochene Hypertonie des pylorischen Kanals bei einer einfachen Cholecystolithiasis und bei Cholecystitis mit freiem Gallenblasenhalse sowohl mit freiem Ductus cysticus oder mit deren Verschluß nur in 9% angetroffen. In der Phase einer lebhaften Peristaltik dauerte die Hypertonie meist fort; nur in einigen Fällen hörte sie auf (Abb. 56, 57).

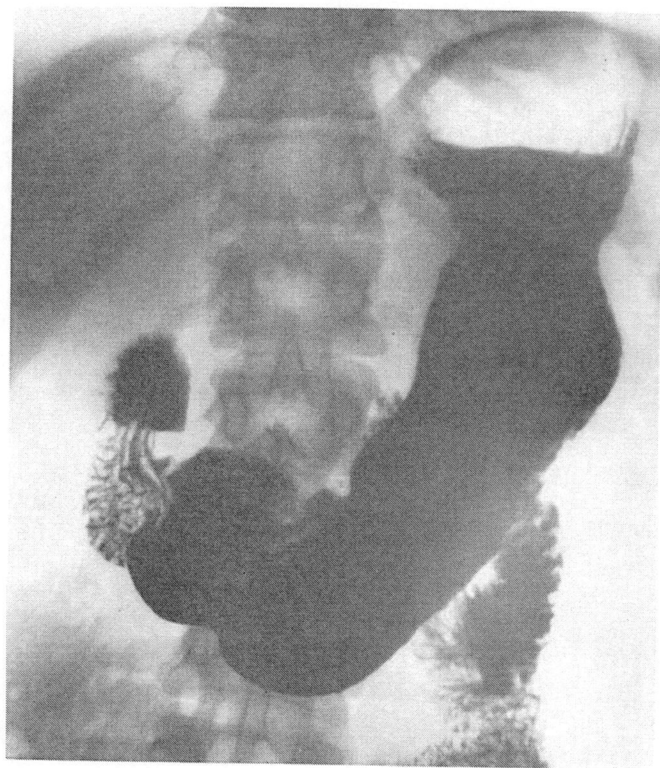

Abb. 55

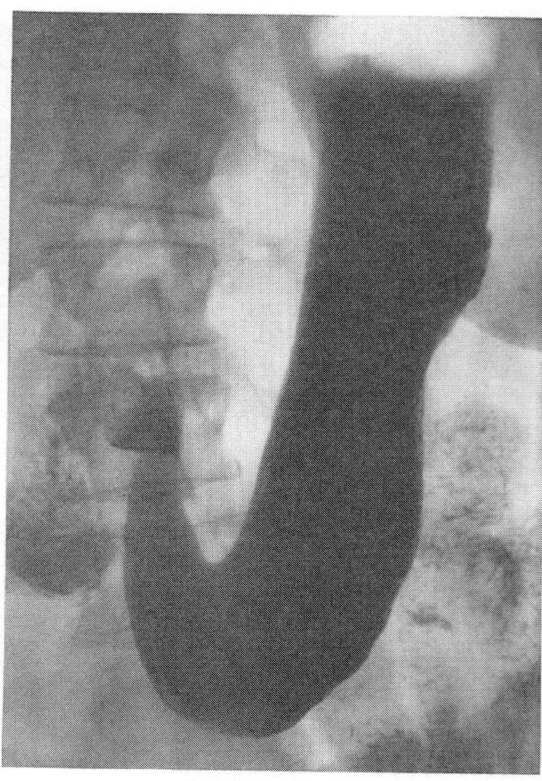

Abb. 56

Abb. 55. B. K., 33 Jahre, ♀. Cholecystolithiasis. Spastischer Pyloruskanal mit breiten Schleimhautfalten

Abb. 56. M. B., 60 Jahre. Cholecystolithiasis. Hypertonia antri nach Verabreichung von 250 ml einer wäßrigen Aufschwemmung von Skiabaryum mit Zusatz von drei Eidottern. Das Bild sofort nach der Füllung. Antrum trichterförmig, Konturen rigid

Hypertonie der Muscularis mucosae soll das Bild eines eindrucksvollen Reliefs mit hohen Falten, welche grobe Zähnelung der Konturen, besonders der großen Curvatur, aufweisen, bewirken (Abb. 18). Dieses Bild pflegt man oft mit den direkten Zeichen einer Gastritis, z.B. bei Magengeschwür, zu verwechseln. BAENSCH hat sie fast regelmäßig in den oralen zwei Dritteln der großen Curvatur bei Magenneurosen gesehen.

Wie LILJA (1954) betont, handelt es sich bei einer groben Zähnelung der großen Curvatur um einen spastischen Zustand der schrägen Fasern der inneren Wandmuskelschicht. Die Schleimhaut kann daran durch Kontraktion der Muscularis mucosae teilnehmen. KENZLER und FRIK (1961) sind der Meinung, daß dieses Bild zwar nicht pathognomonisch für gewisse krankhafte Zustände wie Magengeschwür oder Gastritis ist, jedoch zeigt es verschiedene pathologische Veränderungen im Bereich des Epigastriums an.

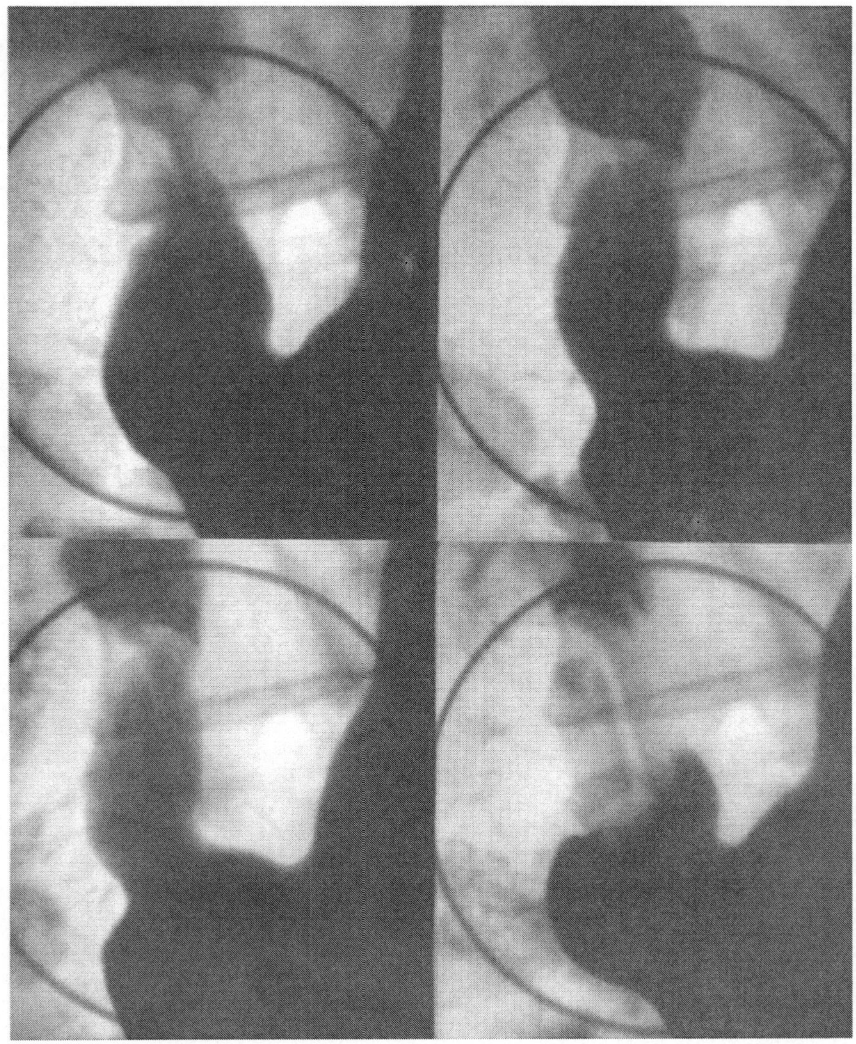

Abb. 57. Derselbe Fall. Das Bild nach 40 min: Die Antrumhypertonie dauert an. Die Peristaltik geht ungestört vor sich. Die Magenrevision bei Cholecystektomie: ohne anatomische Veränderungen

g) Magenspasmen (Gastrospasmen)

Nach der gewöhnlichen Definition versteht man unter diesem Begriff eine persistierende tetanische Kontraktion der Magenwandmuskulatur, die zirkulär oder exzentrisch, asymmetrisch meist nur einen Teil des Organs, oft an der Klein- oder Großcurvaturseite, betrifft. Die Peristaltik soll beim Gastrospasmus fehlen (HOLZKNECHT u. a.). Aber die praktische Verwendung dieser theoretischen Definition ist manchmal mit Schwierigkeiten verbunden. CATEL meint, daß Spasmus einer Tonussteigerung so weitgehend ähnlich sein kann, daß eine Trennung beider klinisch nicht mehr möglich ist. Der Spasmus soll bei wiederholter Beobachtung in der Regel in der Intensität wechseln oder nach einiger Zeit ganz verschwinden (HOLZKNECHT), während die Tonussteigerung längere Zeit und in konstanter Weise andauert. Die Peristaltik kann auch über einen circumscripten Spasmus hinweglaufen, während man bei maximaler Hypertonie umgekehrt einer flachen Peristaltik im Gegensatz zu häufigen Angaben über ausgiebige, verstärkte Kontraktionen begegnen kann (CATEL). SIEFERT vereinfacht die Situation, indem er Spasmus als lokalisierte Tonuserhöhung definiert. Das kann aber nur dem Begriff eines lokalisierten Spasmus entsprechen. Aus diesen Diskrepanzen der Auffassungen geht hervor, daß wir auch in diesem

Abschnitt der Magenfunktionsstörungen Inkonsequenzen und Unklarheiten in der Beurteilung der statischen und dynamischen Bilder antreffen. Nur einige dürfen ohne weiteres in die Gruppe der Spasmen eingereiht werden. Das betrifft vor allem die lokalisierten asymmetrischen Kontraktionen der großen oder kleinen Curvatur.

Die Spasmen sind als Ausdruck einer Störung des dynamischen Gleichgewichts der regulativen vegetativen Innervation im Sinne eines Übergewichts des Parasympathicus (totaler Gastrospasmus) oder des Sympathicus (Pylorospasmus), kurz, schematisch ausgedrückt, anzusehen. Wie bei der Hypertonie, unterscheiden wir primäre Spasmen zentralen Ursprungs und sekundäre, symptomatische Reflexspasmen, die durch Affektionen des Magens selbst oder anderer Bauch- oder entfernter Organe entstehen. Von diesem Standpunkt aus spricht B. M. BERNSTEIN (1961) von direkten Spasmen, welche an der Stelle irgendwelcher Reizung entstehen, und von indirekten Spasmen, deren Ursache in entfernten Organen liegt. Beide können organischen, emotiven oder auch neurofunktionalen Ursprung haben.

Durch spasmolytische Pharmaca werden die Spasmen nur unsicher beeinflußt. Nach dem Umfang des betroffenen Abschnittes unterscheiden wir mit HOLZKNECHT und LUGER lokalisierte Spasmen, die auf einen kleinen Abschnitt begrenzt bleiben, sog. regionäre Spasmen, die größere Abschnitte (Segmente) betreffen und endlich den totalen Gastrospasmus, der den ganzen Magen oder seinen größten Teil betrifft.

α) Lokalisierter Gastrospasmus

Er wird an verschiedenen Stellen, einmal in den Sphincterzonen, das andere Mal außerhalb dieser angetroffen. Zur ersten Gruppe gehört Cardio- und Pylorospasmus, zur zweiten die lokalisierten Spasmen der großen und kleinen Curvatur aller Magenteile.

Cardiospasmus. Der Cardiospasmus wird unter die Oesophagusfunktionsstörungen eingereiht und dort ausführlicher behandelt. Vollständigkeitshalber sei er hier jedoch kurz erwähnt. Wenn es sich auch um eine komplizierte Funktionsstörung des Oesophagus und der Cardia unklarer Genese handelt, wird mindestens in gewissen Fällen ein spastischer Cardiaverschluß als pathogenetischer Hauptfaktor angenommen. Nebst dem primären neurogenen Cardiospasmus beobachtet man einen symptomatischen Cardiospasmus bei verschiedenen Affektionen in dieser Region, z. B. entzündlicher, ulcerativer oder auch neoplastischer Natur. Er pflegt das mechanische, durch den Grundprozeß verursachte Hindernis zu verstärken und kann auch einen akuten, wenn auch regelmäßig vorübergehenden Verschluß hervorrufen.

Pylorospasmus. Mit diesem Begriff wird gewöhnlich eine spastische Kontraktion des pylorischen Sphincters bezeichnet. Er soll einen vollständigen aber vorübergehenden Verschluß verursachen und kann so eine Duodenumfüllung erschweren, ja unmöglich machen. Nach einer kürzeren oder längeren Zeit wird der Verschluß geringer, so daß es gelingt, den Bulbus duodeni zu entfalten. Die Basis pflegt infolge der Hypertrophie des Sphincters (KIRKLIN und HARRIS 1933) oder durch Subinvagination des spastischen Sphincters in das Duodenum (KEET 1958) konkav zu sein. Andere haben unter diesem Begriff auch den Spasmus des ganzen pylorischen Kanals, canalis egestorii (TEMPLETON 1947; KEET 1958) eingereiht. BUCKSTEIN (1948) unterscheidet zwei Zustände: **Spasmus orificii pylori,** d. i. der Pylorospasmus nach dem bisherigen Begriff, und den **Spasmus partis praepyloricae,** d. i. die Kontraktion des ganzen pylorischen Kanals. SHANKS und GOLDEN (1951) gaben eine ähnliche Beschreibung. Nach KEET (1958) wird dann der pylorische Kanal dauernd eingeengt, aber seine Kontraktion ist auch im Laufe der peristaltischen Wellen unvollkommen, ebenso wie die nachfolgende Relaxation. Die Falten pflegen unregelmäßig verbreitet zu sein. Infolge einer Diskoordination zwischen der Muscularis propria und mucosae kommt es nicht einmal zum transpylorischen Prolaps. Vom rein formalen Standpunkt aus soll, unserer Meinung nach, der Spasmus canalis pylori in die regionären Spasmen eingereiht werden. Der Vollständigkeit halber sei noch bemerkt, daß RUHMANN (1927) den

Begriff Pylorospasmus durch den einer Pylorotonie, d. h. einer Paralyse des Öffnungsmechanismus des pylorischen Sphincters ersetzt hat. Nach G. A. WELTZ soll der Pylorospasmus entweder durch tonische krampfartige Kontraktion des Sphincter pylori oder aber durch Störung der Schleimhautklappenfunktion verursacht werden. Dazu können wir kaum zustimmen. Dieser Zustand entspricht nämlich einem transpylorischen Schleimhautprolaps.

Am häufigsten können wir einen sekundären Pylorospasmus bei Geschwüren im Pylorus und im präpylorischen Bereich beobachten. Er verstärkt die organische Stenose, wie man bei Anwendung von Spasmolytica aus der Atropingruppe bemerken kann. Gewöhnlich aber äußert sich der Spasmus nur vorübergehend in einer Verlängerung der sog. ersten Evakuationszeit nach der Kontrastmittelfüllung des Magens, so daß die zweite Evakuationszeit nicht allzu sehr verlängert wird. Dem Pylorospasmus begegnete man auch bei Duodenalgeschwüren, bei Gallenblasenerkrankungen, bei Appendicitis und bei Erkrankung anderer Bauchorgane, bei Thyreotoxikose u. a. (SIEFERT; KIRKLIN; MEURIS). SCHINZ beobachtete ihn besonders beim Duodenalgeschwür. Im Gegensatz zu einigen Autoren haben SCHINZ und GOLDEN fast niemals eine Spasmuslösung nach Atropin oder nach Papaverin beobachtet. Wir selbst haben ähnliche Erfahrungen gemacht. KEET hat Spasmus canalis pylori unter 390 Patienten mit abnormer Magenfunktion bei 52 Kranken mit einer Antrumgastritis oder ohne irgendwelche pathologische Läsion des oralen Teiles des Verdauungskanals gesehen; ebenso bei 29 von 32 Fällen mit präpylorischem Geschwür, bei 21 von 45 Untersuchten mit Geschwüren der kleinen Curvatur der übrigen Magenteile, bei 17 von 155 Kranken mit Duodenalgeschwüren, bei 4 von 20 Fällen von Magenfundus- oder Corpuscarcinom und bei 2 von 13 Fällen einer Hiatushernie.

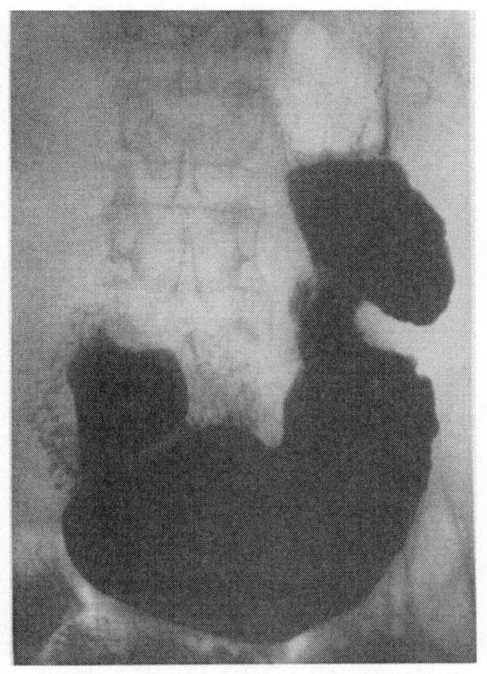

Abb. 58. K. N., 47 Jahre, ♂. Spastischer Sanduhrmagen beim Ulcus an der Kleincurvaturseite

Eine Kontraktion des pylorischen Kanals wurde von LILJA beim angulären Geschwür, von SIEFERT bei Magengeschwüren verschiedener Lokalisation, bei chronischer Appendicitis und bei Thyreotoxikose beschrieben; ähnlich auch KIRKLIN u. a. Das Bild des spastischen Pyloruskanals kann eine zirkuläre carcinomatöse Wandinfiltration vortäuschen (HOLZKNECHT; GOLDEN; VĚŠÍN u. a.).

Der lokalisierte Spasmus der Magencurvatur, am häufigsten der großen, ist ein typisches Bild. Er bildet eine mehr oder weniger tiefe, schmale Einziehung. Das gilt besonders für den kontralateralen mediogastrischen Spasmus der großen Curvatur, dem man bei einem Geschwür der kleinen Curvatur begegnet. Er bewirkt eine *spastische Magenzweiteilung*, einen *spastischen Sanduhrmagen* (Abb. 58). Er pflegt als „Finger, der auf das Ulcus hinweist", bezeichnet zu werden. SCHINZ hat jedoch häufig solche Spasmen beobachtet, ohne daß ein Geschwür nachgewiesen werden konnte. Er sah wiederholt Fälle, bei denen zu Beginn der Magenuntersuchung ein Lokalspasmus der großen Curvatur vorlag, welcher sich im Verlauf der Untersuchung und bei Prallfüllung des Magens ausgleichen ließ. Zahlreiche Operationsbefunde haben dies bestätigt. Auch wir haben ähnliche Befunde angetroffen. Sie sind aber immer auf eine Affektion der kleinen Curvatur verdächtig und zwingen uns zu wiederholten Kontrollen. Weniger eindrucksvoll sind die ähnlichen *Antrumspasmen*. GOLDEN hat auf solche Spasmen bei einer oberflächlichen carcinomatösen

Infiltration der kleinen Curvatur, die *nur Mucosa und Submucosa betrifft* und nur mikroskopisch nachweisbar in die Muscularis eindringt — *superficial spreading cancer* —, aufmerksam gemacht. Wir selbst haben einen ausgeprägten lokalisierten Spasmus der großen Curvatur am oralen Teil des Magencorpus bei einem primär carcinomatösen Ulcus der kleinen Curvatur gesehen (Abb. 59). Eine eigentümliche Einziehung der ventralen Wandkontur hat uns die richtige Interpretation einer malignen Affektion, die operativ bestätigt wurde, ermöglicht.

Lokalisierte Spasmen der kleinen sowie auch großen Curvatur in der Pars praepylorica beobachtet man auch bei der einfachen Gallenblasenentzündung sowie der entzündeten

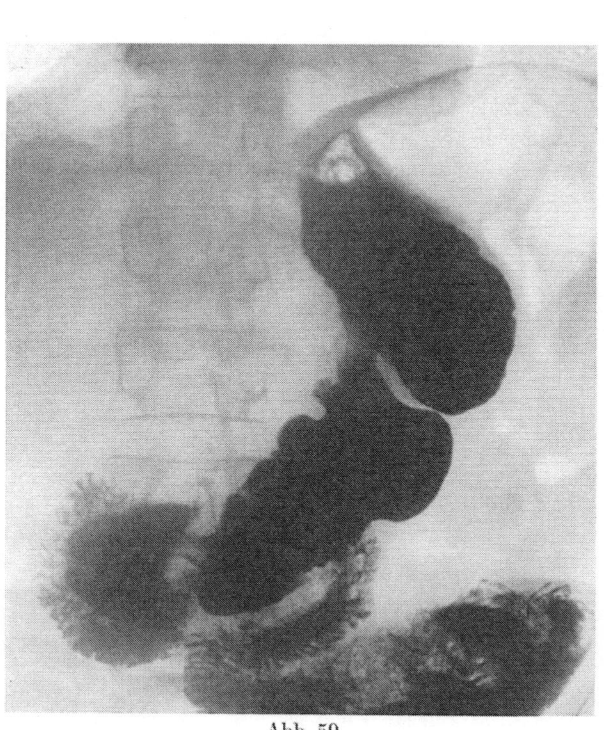

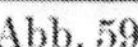

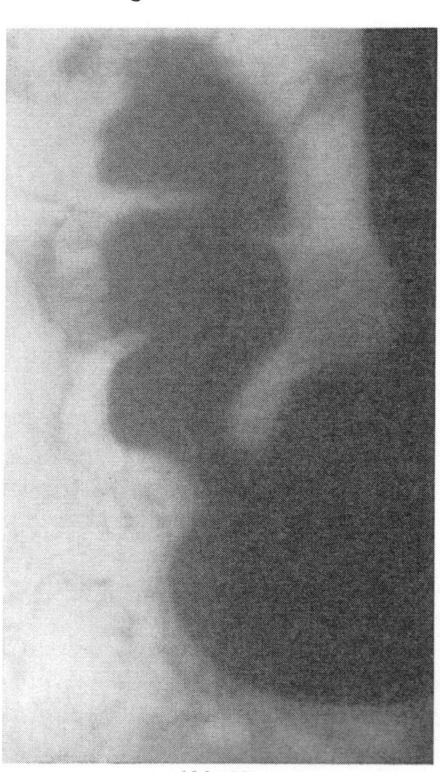

Abb. 59 Abb. 60

Abb. 59. J. B., 50 Jahre, ♂. Spastischer Sanduhrmagen bei carcinomatösem Ulcus des oralen Corpusteiles an der Kleincurvaturseite (operativ und histologisch bestätigt)

Abb. 60. F. V., 50 Jahre, ♀. Cholecystitis calculosa. Ein lokalisierter Spasmus des pylorischen Kanals an der Großcurvaturseite

Steingallenblase (Abb. 60). Bei parapylorischen Geschwüren haben wir auch spastische Einziehungen an der Ulcusseite, besonders an der kleinen Curvatur, beobachtet. Es handelte sich meist gleichzeitig um einen marginalen, durch kollaterales Ödem und Entzündung hervorgerufenen Defekt (Ulcuswall). Ganz ähnliche Befunde haben MEURIS und BROMBART angegeben.

Ein eigentümlicher Typ des lokalisierten Spasmus der großen Curvatur bei Affektionen im kontralateralen Abschnitt der kleinen Curvatur wurde von R. A. GUTMANN beschrieben. Er hat ihn mit dem Bilde eines gefalteten Tuches — *signe du drapé* — verglichen. Auch der Riedersche *Kaskadenmagen* beruht vielfach auf funktionell spastischer Grundlage (CATEL).

β) Regionärer Spasmus

Dieser wird meist (nach HOLZKNECHT ausschließlich) im *Antrum* beobachtet. Die intensive Kontraktion kann minutenlang dauern, so daß während der Untersuchung eine

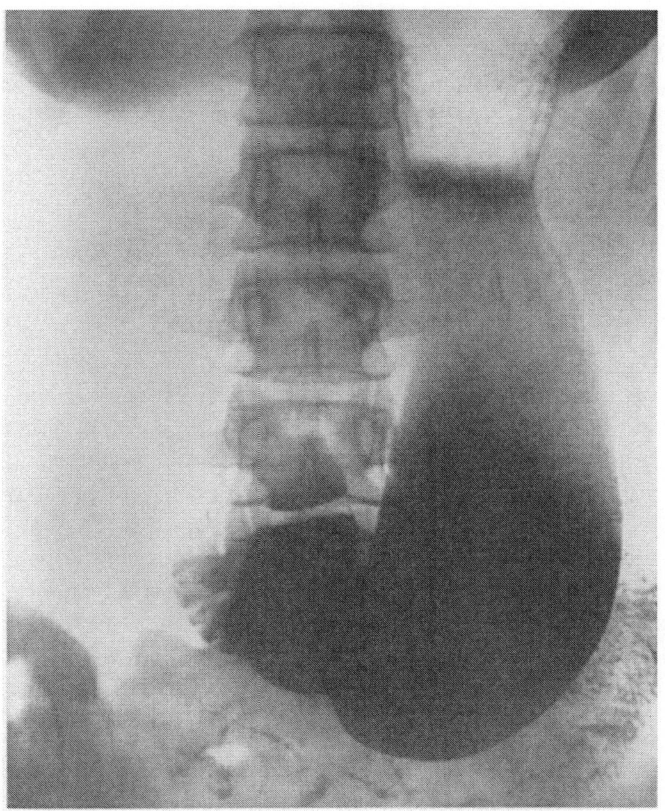

Abb. 61. V. P., 15 Jahre, ♀. Regionärer Gastrospasmus des Canalis pylori bei einer Magenneurose

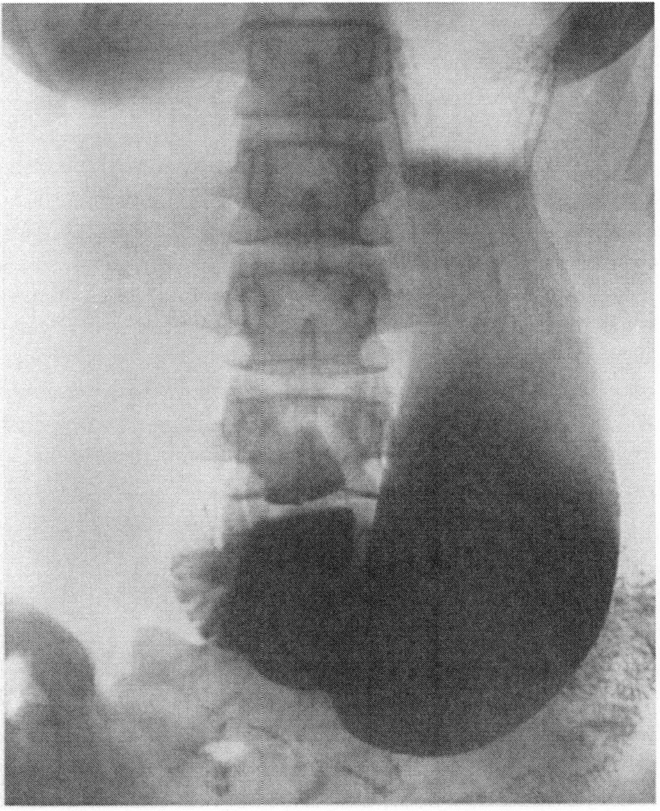

Abb. 62. Derselbe Fall. Kontrolluntersuchung eine Woche später. Keine pathologischen Veränderungen

Antrumfüllung ausbleibt. Bei Wiederholung der Untersuchung nach einigen Stunden oder am nächsten Tag ist das Antrum vollkommen entfaltet. Der Antrumspasmus pflegt organische Magenaffektionen, besonders das präpylorische Ulcus, Schleimhautkorrosionen u. a., Erkrankungen anderer Bauchorgane und organische oder funktionelle Zustände des Zentralnervensystems (Tabes dorsalis, Gehirntumoren, neurotische Zustände) zu begleiten. Wir zeigen einen typischen Fall von regionärem Antrumspasmus bei einem neurotischen Mädchen, das bei der ersten Untersuchung anatomische Antrumveränderungen imitierte (Abb. 61, 62). Ähnliche Spasmen kommen auch nach größeren Morphingaben vor und können dem Erbrechen vorangehen. In diese Gruppe reihen wir auch den Pylorospasmus im Sinne der erweiterten Keetschen Annahme als Kontraktion des ganzen pylorischen Kanals ein.

γ) Totaler Gastrospasmus

Dieser äußert sich durch eine totale tonische Magenkontraktion mit Ausnahme des klaffenden Pylorus. Der Magen ist klein, stierhornförmig, steht hoch, die Peristaltik ist flach oder fehlt vollkommen. Das Bild kann an eine Linitis plastica erinnern. Im Gegensatz zu ihr handelt es sich um einen transitorischen Zustand. Er wurde im Gefolge einer Tetanie, bei tabischen Krisen, Gallenkolik, Magenverätzung und bei Blei- oder Nicotinvergiftung beschrieben. Nach SCHWARZ beobachtet man bei Abusus nicotini häufiger eine hypertonische als eine gastrospastische Magenform. Nach SCHINZ kommt der totale Gastrospasmus auch bei Leiden psychogener Natur (hysterische Reaktionen, Angstzustände, endogene Psychosen) vor.

h) Pathologische Magenperistaltik

Pathologische Peristaltikveränderungen betreffen ihre Frequenz, ihre Amplitude, Geschwindigkeit und die Periodendauer der Kontraktionswelle, bzw. ihren Verlauf in oroaboraler Richtung. Die Faktoren, die den Magentonus beeinflussen, sollen gewöhnlich auch die Peristaltik ändern. Die Tonuserhöhung als Ausdruck eines Parasympathicusübergewichtes soll mit einer Reizschwellensenkung der Baroreceptoren verbunden sein, was durch lebhafte Peristaltikwellen mit erhöhter Frequenz, Amplitude, Geschwindigkeit und mit Periodendauerverkürzung zum Ausdruck kommt. Dieser Zustand pflegt als *Hyperperistaltik* bezeichnet zu werden. Auf einer Momentaufnahme sieht man gleichzeitig vier oder mehr Wellen (Abb. 63—66). Sie wird bei nervöser Übererregbarkeit, bei Hypertonie, Hyperacidität, akuter Gastritis u. a. beobachtet. Nach G. A. WELTZ gibt es jedoch keine pathologische Periodendauer. Sie stellt eine Organkonstante dar, die unter besonderen Bedingungen adaptationsfähig ist. Es gibt auch keine pathologische Peristaltikfrequenz. Ihre individuellen Unterschiede entsprechen einem persönlichen Lebenstempo, dem individuellen Nerventypus. Bei einer Hyperperistaltik ist die Wanderungsgeschwindigkeit nicht vermehrt, sondern vermindert. Die Frequenz kann dabei normal oder etwas erhöht sein. Es handelt sich also um eine Verschlechterung der Erregungsfortleitung, um eine negative Dromotropie (normal soll die im Bereich der Cardia entstehende Welle den Pylorus in etwa 60 sec erreichen).

Unsere Erfahrungen stimmen damit im ganzen überein. Bei systematischer Verfolgung der Peristaltikverhältnisse in einer Reihe von normalen und pathologischen Magenzuständen haben wir keine signifikanten Abweichungen der Frequenz der peristaltischen Wellen bei krankhaften Befunden beobachtet. Die Variationsbreite des Normalen ist relativ groß, so daß wir eine Frequenz bis 5 pro min bei Personen mit normalem Magenbefund und ohne Magenbeschwerden angetroffen haben.

Verschiedene Autoren haben auch pathologische Unregelmäßigkeiten des Ablaufes der peristaltischen Wellen sowohl in der Frequenz und der Amplitude als auch des Ablaufrhythmus, als *Poikiloperistaltik*, *Arythmia gastrica*, *Hypokinese* und *Hyperkinese*, *Bradyperistaltik* und *Tachyperistaltik* beschrieben (STUMPF; FRAENKEL; LAUBER; BRAUCH u. a.).

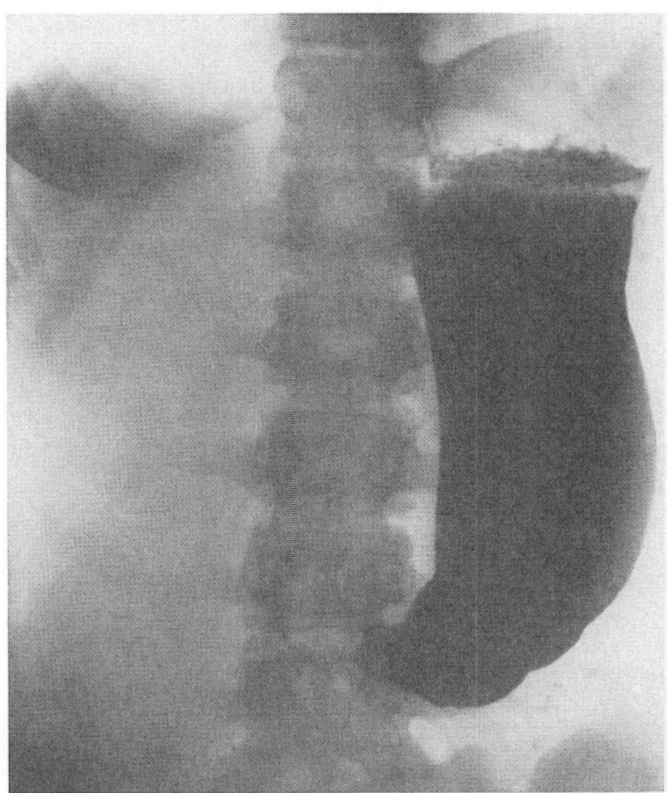

Abb. 63. A.V., 25 Jahre, ♀. Hyperperistaltik. Auf einer Momentaufnahme sind fünf peristaltische Wellen sichtbar. Die Wellenlänge ist auffallend kurz, an der großen Curvatur im Sinusteil etwa 6 cm

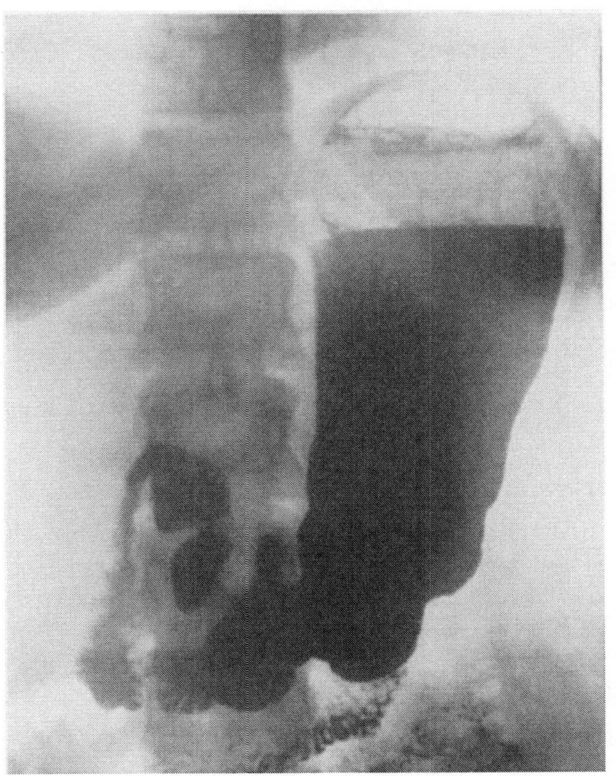

Abb. 64. J. V., 49 Jahre, ♂. Diagnose: Magendyspepsie bei Bronchuscarcinom. Hyperperistaltik. Nach Kontrastmittelfüllung des Magens sind fünf peristaltische Wellen sichtbar

Wie wir in systematischen Untersuchungen feststellen konnten (VĚŠÍN, 1960), kann man ähnliche Unregelmäßigkeiten der Peristaltik auch unter normalen Bedingungen antreffen. Gleiche Angaben finden wir bei ALVAREZ. Die Anschauung, daß eine Magenwandschädigung im Bereich des Angulus eine Störung des Wellenablaufes durch Leitungsunterbrechung, eine Dissoziation der Peristaltik mit gegensätzlicher Laufrichtung und einem eigenen Rhythmus im oralen und oboralen Magenteil verursachen kann (STUMPF; G. A. WELTZ), hat schon vorher wie auch später auf Grund der Ergebnisse tierexperimenteller

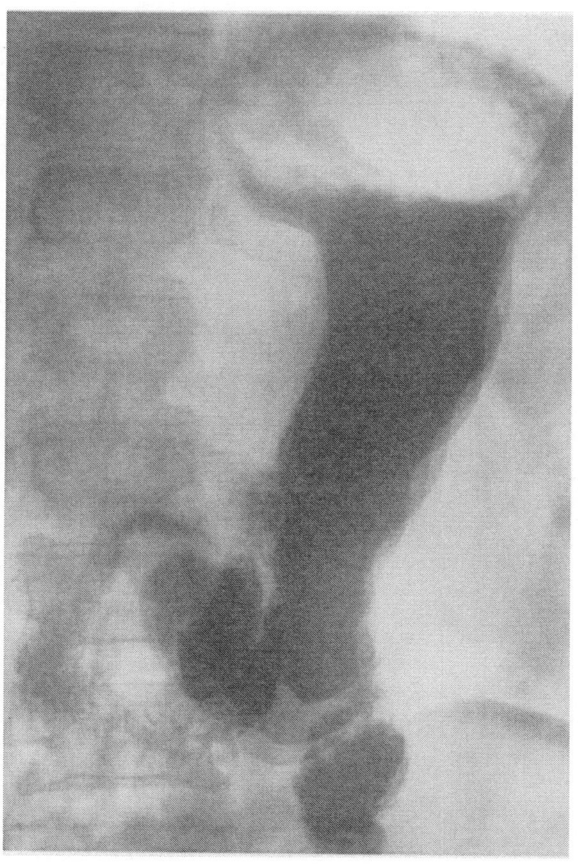

Abb. 65. Derselbe Fall. Polygramm 10 min nach Verabreichung von 250 ml einer flüssigen Kontrastmittelaufschwemmung. Aufnahmenabstand 5 sec. Die Peristaltik setzt hoch an der Fornixcorpusgrenze ein. Es sind fünf Wellen gleichzeitig abgebildet. *Wellencharakteristik:* Frequenz: vier Wellen pro Minute. Periodendauer: 15 sec. Wanderungsgeschwindigkeit: 24 cm pro Minute. Wellenlänge: 6 cm. Wellenamplitude: Magenkorpus: Kleine Curvatur 1 mm, große Curvatur 10 mm. Magensinus: Kleine Curvatur 10 mm, große Curvatur 10 mm. Antrum: Kleine Curvatur 15 mm, große Curvatur 20 mm

Untersuchungen keine Stütze gefunden. Schon CANNON konnte am Katzenmagen zeigen, daß das Wandern der peristaltischen Welle nicht an eine neurogene oder myogene Leitung der Erregung in der Magenwand gebunden ist (zit. nach CATEL). Die Versuche mit partieller Resektion der kleinen Curvatur (K. BORCHERS 1922; STRAUSS 1924) haben ebenfalls gezeigt, daß es im Magen kein Leitsystem, analog dem Hisschen Bündel im Herzen gibt.

Bei Verwachsungen kann die Entfaltung der Magenwand gestört und damit die Verkürzung der Wellenlänge, die STUMPF als „*Hängenbleiben der Peristaltik*" bezeichnet, verursacht sein.

Bei der radiokymographischen Analyse konnte WELTZ am Sinus und am Corpus Pendelbewegungen beobachten. Ähnlich kommt auch ein Frequenzwechsel in einem kurzen Magenabschnitt, meist am Pyloruskanal vor, so daß man die doppelte Frequenz beobachten kann. G. A. WELTZ sieht flache Peristaltikwellen bei hypertonischen oder umgekehrt hohe Wellen bei atonischen Mägen als pathologisch an, da sie durch paradoxe Reizschwellerhöhung bzw. Erniedrigung zustandekommen. Es ist aber fraglich, ob in diesen Fällen die Grundtonusbeurteilung richtig ist.

Durch entzündliche sowie neoplastische Infiltration kann die bekannte *lokale Wandstarre*, der *lokale Aperistaltismus*, die *segmentäre Rigidität*, das *Riegelsymptom* (COLE; FRAENKEL) verursacht werden. Es kommt aber auch eine *rein funktionelle, dynamische Wandstarre* vor, die nach Hyperventilation oder durch Pharmaca verschwinden kann

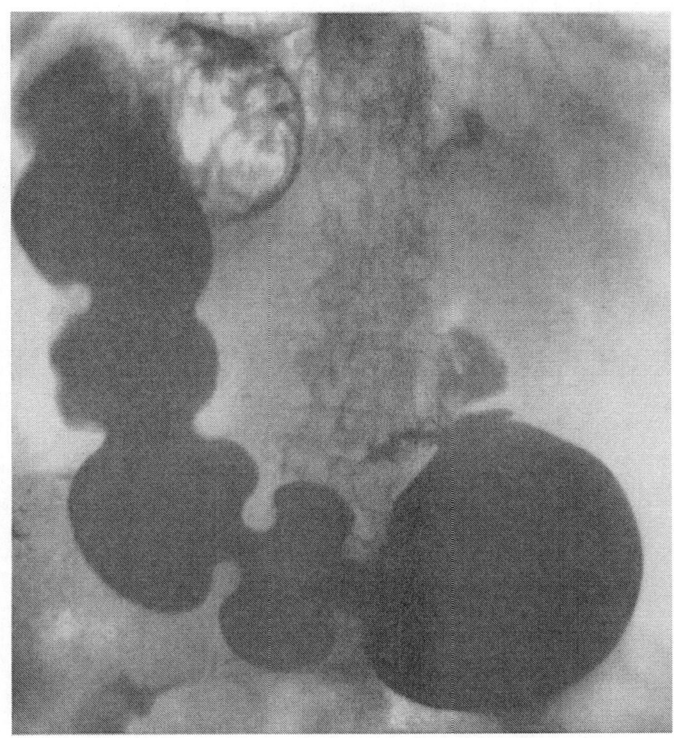

Abb. 66. M. P., 83 Jahre, ♀. Hyperperistaltik bei einem Duodenalulcus. Aufnahme in der Bauchlage. Fünf Wellen gleichzeitig sichtbar

(Abb. 67, 68). Wir haben auch bei Magenwandverwachsungen (sekundäre Bauchfellcarcinose) eine ausgedehntere Starre der großen Curvatur mit einer groben Asymmetrie der Peristaltik beobachten können (Abb. 69, 70).

Die Stenosen- oder Widerstandsperistaltik ist dagegen eine ausgesprochen abnormale Peristaltikform. Sie wird bei fortgeschrittener Stenose des pyloroduodenalen Abschnittes beobachtet. Je nach dem Kompensationsstand wird der Magen mehr oder weniger gedehnt. Im Stadium der Dekompensation finden wir einen großen 3-, 6-, 24- oder gar 48 Std-Rest der Kontrastmittelfüllung. Die peristaltischen Wellen werden tief, bis segmentierend, setzen öfters über dem Angulus ein und ihre Geschwindigkeit ist in dem transversal erweiterten horizontalen Magenteil meist beschleunigt (Abb. 71); VĚŠÍN hat durchschnittlich 36 cm pro Minute, mit einem Maximalwert von 42 cm pro Minute, festgestellt (Abb. 72). Die Kontraktionswelle kann vom Angulus zum Pylorus in 20 sec durchlaufen. Im Gegensatz zur Schinzschen Angabe hat VĚŠÍN keine beträchtlichere Asymmetrie der peristaltischen Wellen, welche die kleine Curvatur auslassen sollten, beobachtet. Bei einer vorgeschrittenen Stenose sieht man oft *frustrane Wellen*, ohne Evakuationseffekt, besonders in den ersten 15—30 min nach der Kontrastmittelfüllung. Diese *Preßwellen* sollen nach RUHMANN von Krampfschmerzen begleitet sein. Die Stenosenperistaltik wird von kürzeren oder längeren Perioden totaler Ruhe unterbrochen (Abb. 73). Der Magen gibt dann ein typisches Bild einer *Schüssel- oder Halbmondform* (*l'estomac en cuvette*), das Bild einer fortgeschrittenen Gastrektasie. Es ist aber zweifelhaft, ob ein solcher Magen als atonisch beurteilt werden darf. Er ist gedehnt. Aber in der Phase einer Peristaltikaufhebung steigt sein Tonus zu hohen Werten, besonders bei Eintreffen der peristaltischen Wellen im Antrum, wie GOETTE durch Mageninnendruckmessungen bestätigen konnte.

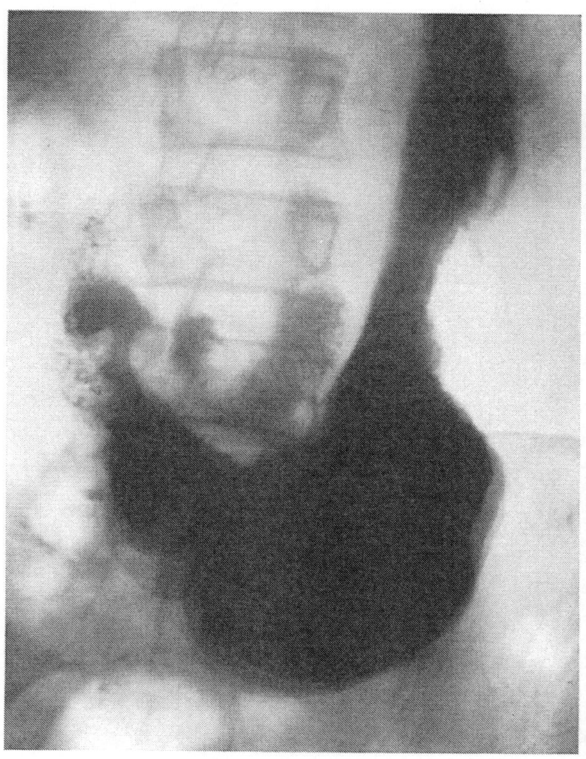

Abb. 67

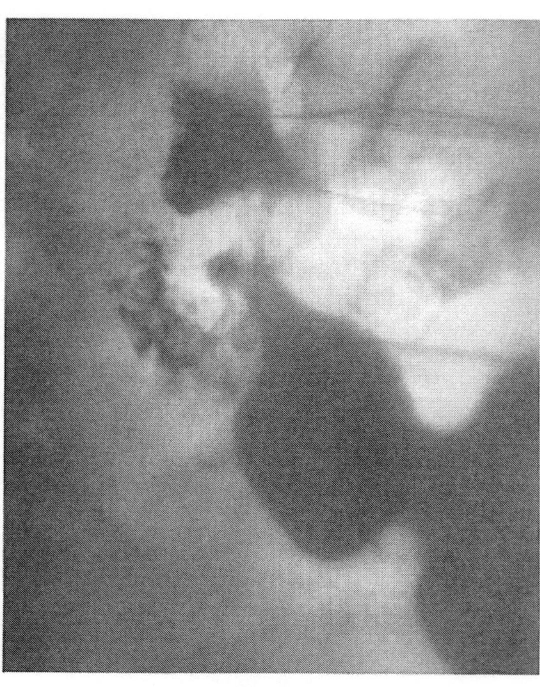

Abb. 68

Abb. 67. J. Š., 68 Jahre, ♂. Dynamische Magenwandstarre bei präpylorischen Geschwüren. Polygramm 10 min nach der Magenfüllung. Im Antrumgebiet läuft die peristaltische Welle fast ausschließlich längs der großen Curvatur

Abb. 68. Derselbe Fall. Gezielte Aufnahme 1 min nach Hyperventilation. Die peristaltische Welle schreitet nun ungestört, fast symmetrisch über das ganze Antrum fort. Operationsbefund: Drei kleine Ulcera an der kleinen Curvatur des Antrums

Nach G. A. WELTZ sind die peristaltischen Ruhepausen des ektatischen Magens durch intermittierende Tonussenkung verursacht, verbunden mit einem Reizschwellenanstieg. Nach VĚŠÍN sollen diese Ruhepausen analog den physiologischen Magenaktivitätsschwankungen betrachtet werden.

Die Anschauung von STUMPF, daß abnorm kleine Wellenlänge (2—4 cm) und die dadurch bedingte geringe Wanderungsgeschwindigkeit (6—15 cm pro Minute) für die Pylorusstenose ein charakteristisches Zeichen sind, konnte VĚŠÍN nicht bestätigen; im Gegenteil, er hat eine durchschnittliche Wellenlänge von 10 cm und eine Wanderungsgeschwindigkeit im Durchschnitt von 36,5 cm pro Minute gefunden.

Die *Antiperistaltik* stellt einen weiteren Typ der pathologischen Magenperistaltik dar. Während am Duodenum Pendelbewegungen zur normalen Äußerung der Motorik gehören, kann man am normalen Magen eine Analogie dieser antiperistaltischen Wellen nicht beobachten. Die von ALVAREZ bei Hunden beschriebenen geringen rhythmischen Einziehungen (*ripples*) im paracardialen Magenteil, die oralwärts verlaufen, haben mit einer echten Antiperistaltik kaum etwas zu tun. Die echte Antiperistaltik findet man nur bei einer organischen Stenose des pyloroduodenalen Abschnittes, besonders im Stadium einer Dekompensation. Wir selbst haben sie nur vereinzelt gesehen. Nichtsdestoweniger stimmen unsere Beobachtungen mit der Schinzschen Schilderung nicht überein. Er beschreibt sie als flache Wellen außerordentlich niedriger Frequenz. Bei unseren Beobachtungen (VĚŠÍN

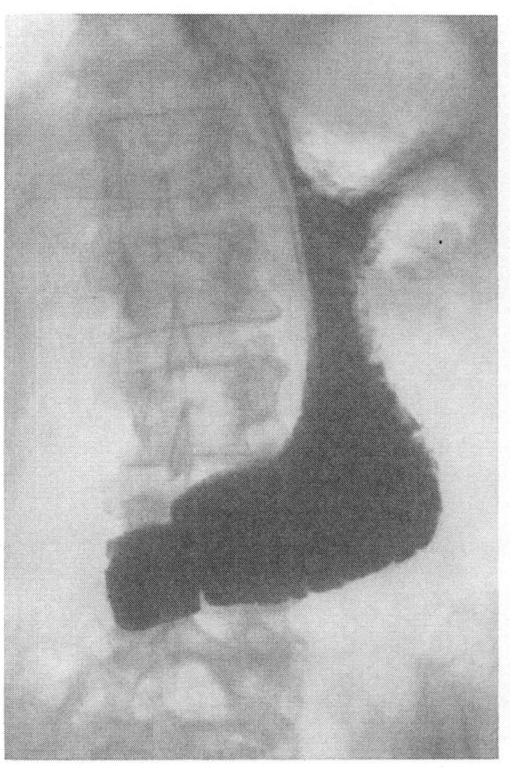

Abb. 69

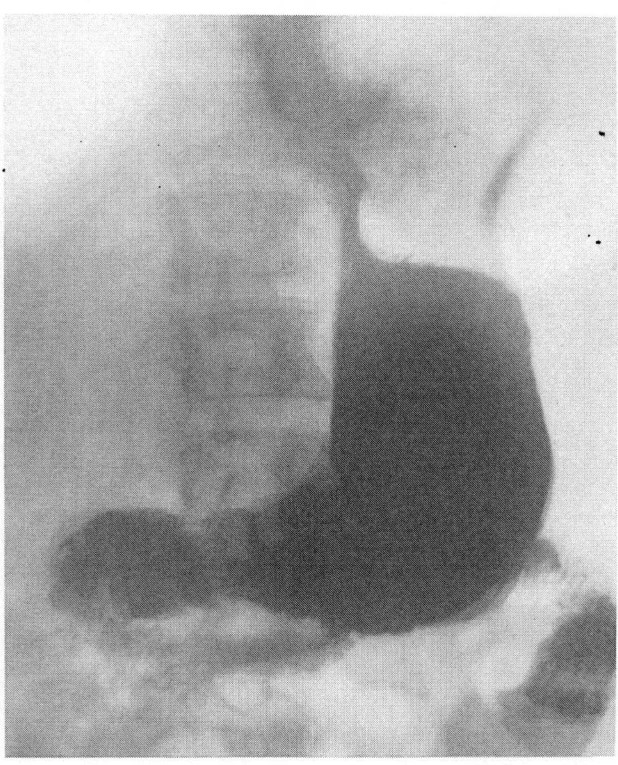

Abb. 70

Abb. 69. E. L., 60 Jahre, ♀. Bauchfellcarcinose. Aborale Magenhälfte quer gerichtet, unterer Magenpol etwas hochgedrängt. Zarte spastische Einschnürung an der Antrumgrenze. Keine peristaltischen Wellen

Abb. 70. Derselbe Fall. Polygramm. Grobe Asymmetrie der Peristaltikwellen im Bereich des Magensinus und des Antrum. Die peristaltischen Wellen laufen ungestört längs der kleinen Curvatur fort. Die große Curvatur sieht unbeweglich aus mit nur zarten Kerben

1963) handelte es sich um sporadische Wellen, so daß von einer Frequenz derselben kaum die Rede sein konnte. Es waren tiefe, vom Pylorus ausgehende und in ihrem Verlauf oralwärts sich noch weiter vertiefende Wellen, so daß sie ganz einer umgekehrten stenotischen Peristaltik ähnelten. Nach STUMPF soll die Wanderungsgeschwindigkeit 60 cm pro Minute betragen. In einer Serie von 100 pathologischen Magenzuständen, welche insbesondere in bezug auf die Motorik ausführlich studiert wurden, hat VĚŠÍN zweimal derartige antiperistaltische Wellen (bei einer Pylorus- und einer Duodenumstenose) beobachten können.

Eine von PORCHER beschriebene Beobachtung kleiner antiperistaltischer Wellen im parapylorischen Teil, die zur Schleimhautinvagination führen sollen, ist nach unserer Meinung kaum als unbestritten anzusehen.

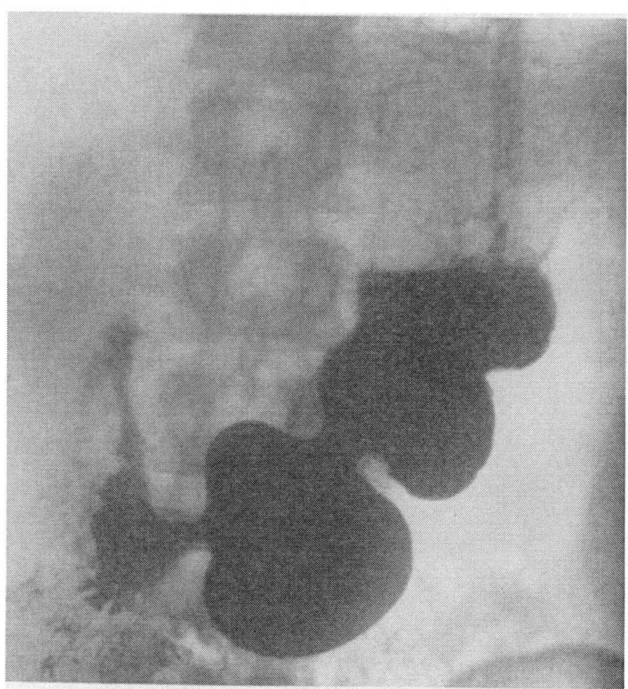

Abb. 71. L. H., 27 Jahre, ♂. Widerstandsperistaltik bei stenosierendem Duodenalulcus. Drei tief einschnürende bis segmentierende Wellen. Hohe Sekretschicht

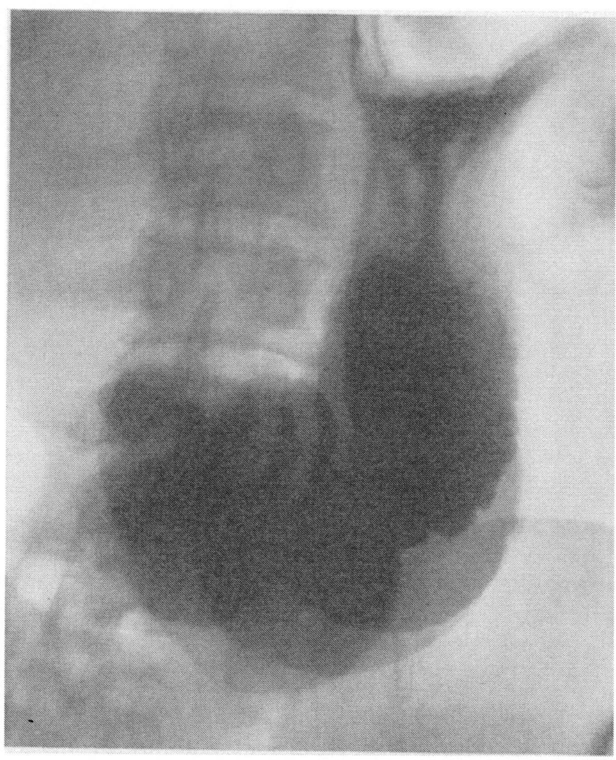

Abb. 72. F. Š., 31 Jahre, ♂. Stenosenperistaltik bei einem Ulcus stenosans bulbi duodeni. Polygramm 10 min nach der Kontrastmittelfüllung. Aufnahmenabstand 5 sec. Eine tiefe Welle eilt durch den Magensinus nach dem Pylorus zu. Frequenz: zwei Wellen pro Minute. Periodendauer: 30 sec. Wellenlänge: 9—11 cm. Wanderungsgeschwindigkeit: 42 cm pro Minute. Wellenamplitude: Magencorpus: Kleine Curvatur 5 mm, große Curvatur 10 mm. Magensinus: Kleine Curvatur 15 mm, große Curvatur 18 mm. Antrum: Kleine Curvatur 15 mm, große Curvatur 25 mm

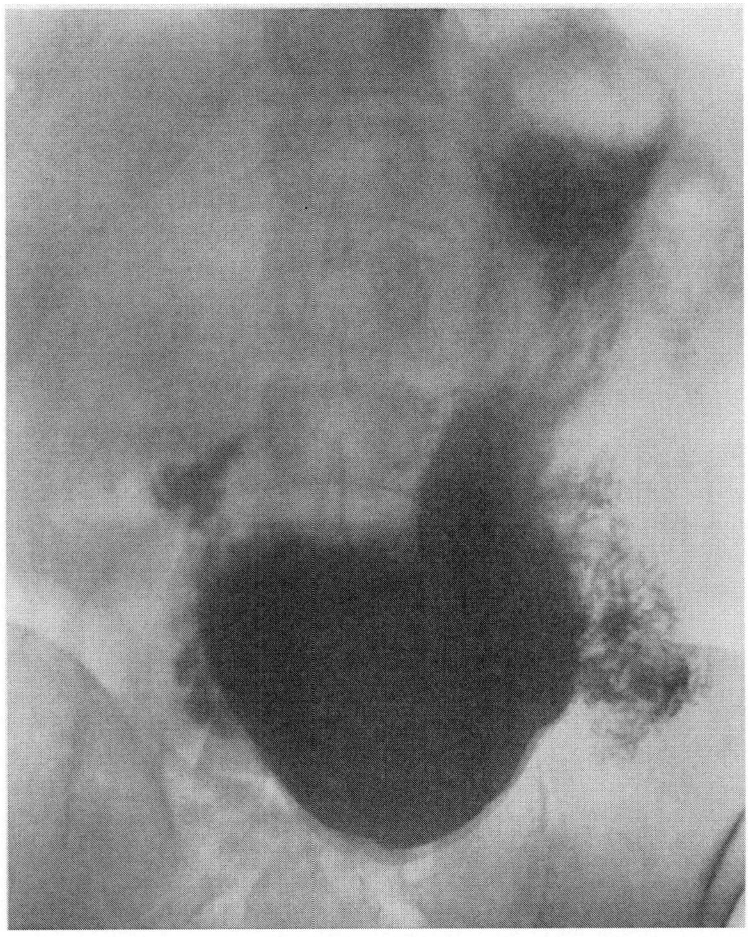

Abb. 73. Derselbe Fall. Polygramm 15 min nach der Magenfüllung, zur Zeit einer Peristaltikerschlaffung. Es ist nur eine ganz flache peristaltische Welle am unteren Magenpol sichtbar

i) Reflektorische Magenreaktionen auf endogene und exogene Einflüsse. Magenneurosen

In den obigen Kapiteln haben wir erwähnt, daß manche reflektorische Mechanismen die Magentätigkeit unter physiologischen wie auch pathologischen Umständen beeinflussen. Die Weite und Stärke der Antwort auf der Effektorenseite ist vom aktuellen Stand des Gleichgewichtes und der Tonisierung des autonomen wie auch des ganzen Nervensystems, von Lokalisation, Qualität und Intensität der Impulse abhängig. Man sieht einmal Exzitationseffekte, Verstärkung der sekretorischen und besonders der motorischen Tätigkeit, das andere Mal deren Inhibition.

Am häufigsten sind die viscerovisceralen Reflexe, deren Ursprung in der Reizung der Interoreceptoren in der Wand der Bauch- und entfernteren Organe zu suchen ist. Vor allem handelt es sich um Impulse vom Magen selbst oder von anderen Teilen des Verdauungskanals. *Erkrankungen des Magens und Duodenums* oder anderer Teile des Verdauungskanals, besonders entzündlicher, ulceröser oder neoplastischer Natur, rufen lokalisierte oder regionäre Spasmen, besonders im Bereiche der Cardia, des Pylorus oder der großen Curvatur des mediogastrischen Teiles hervor. Es wurden auch Tonus- und Peristaltikveränderungen beschrieben; einige Autoren führen Hypertonie (SCHINZ; MAŠEK), andere Hypotonie (RATKOCZY; FANARDJAN; PORCHER) an. VĚŠIN (1963) führt häufiger das Bild der Ulcushypotonie als das der Hypertonie an. PORCHER findet eine Hypotonie nur im Stadium einer Aktivität des Duodenalulcus, während sich im Remissionsstadium der Tonus normalisiert.

VĚŠÍN (1963) hat in systematisch untersuchten Fällen mit Ulcuskrankheit in 59% eine Hypotonie, in 20,5% dissoziierte Typen und nur in 2,7% eine Hypertonie festgestellt. Bei einer Kombination von Magen- und Duodenalulcus hat er eine Magenhypotonie in 75% bemerkt.

Die Peristaltikänderungen erscheinen noch weniger konstant und meist pflegen sie nicht über die Grenzen der normalen Variationsbreite hinauszugehen. Eine auffallend verstärkte Peristaltik mit beschleunigter Evakuation hat S. KREUZFUCHS als „duodenale Magenmotilität" bezeichnet.

BRÖMSTER, CARLBERGER und LUNDH (1966) haben mittels radioaktiven humanen Serumalbumins ebenfalls Beschleunigung der Magenentleerung bei Personen mit Duodenalgeschwür festgestellt, während bei einem Magenkrebs die Evakuation verlangsamt wurde.

Einen *intestinogastrischen Inhibitionsreflex*, d. i. eine Magenmotilitätshemmung bei einer Distension des Dünndarmes, besonders des Jejunums, haben HERRIN (1933), I. LAHICH (1936) und PENNINGTON (1946) aufgezeigt. Eine langdauernde Dünndarmdistension habe dabei eine sensibilisierende Wirkung.

Erkrankungen der ileocöcalen Region sollen oft Magenfunktionsstörung verursachen. Nausea bis Erbrechen in der initialen Phase der akuten *Appendicitis* sind gut bekannt. Sie sind der Ausdruck des ileogastrischen Reflexes von BARCLAY, der einen Pylorospasmus und eine gastrische Stase hervorruft. Nach J. M. JACKSON (1950) befindet sich das Zentrum dieses Reflexes unter dem 5. Segment des thorakalen Rückenmarks. Ähnliche Erscheinungen wurden bei subakuter und chronischer Appendicitis beschrieben (MAJANSKAJA 1950; TESCHENDORF). N. A. MOJSEJEVA (1952) führt an, daß eine Reizung von der Colonseite her eine Erregungsfähigkeit der Magenmechanoreceptoren erhöht, die Reizung von der Ileumseite her dagegen herabdrückt. J. COHEN (1959) sieht auch den Stumpf nach Appendektomie als eine reflexogene Zone von Magenduodenalstörungen an. V.M. STERN (1954) hat Magentonusstörungen in der akuten Phase der Dysenterie beobachtet.

MICHAILOW hat eine Theorie über die Bedeutung der chronischen Entzündung des Wurmfortsatzes als einer reflexogenen Zone in der Pathogenese einiger funktioneller und organofunktioneller Störungen verschiedener Bauchorgane, besonders des Magens, der Leber, des Pankreas und der Gallenwege aufgestellt. Auf Grund von 1220 Untersuchungen und Beobachtungen chronischer Appendicitis-Fälle, von denen 497 operativ und davon 188 histologisch bestätigt wurden, hat er appendikogastrische, appendikocholecystopathische, appendicohepatopankreatische und appendicorenale Syndrome beschrieben. Er macht auf ein saisonmäßiges Auftreten der krankhaften Erscheinungen in 85% der Fälle aufmerksam. Appendektomie hatte die Heilung oder beträchtliche Besserung aller dieser krankhaften Zustände zur Folge. Man soll sie also als einzige kausale Behandlung betrachten.

Die *Reizung der Interoreceptoren im Rectosigmoideum* kann ebenfalls Störungen der Magensekretion und der Motilität verursachen (LOEW und PATTERSON 1938).

Pathologische Reflexe bei *biliären Affektionen* pflegen relativ häufig zu sein. SCHRAGER und IVY (1928) haben festgestellt, daß die Distension der Gallenwege Pylorospasmus und Erbrechen hervorruft. Nach OPPENHEIMER und MANN (1941) und GREGORY (1946) wird Erbrechen durch eine Dyskinesie des Duodenums und des oberen Jejunums bewirkt. HAAS hat Magenhypertonie, Hyperperistaltik, Gastrospasmus und Kaskadendeformation, Spasmus der großen Curvatur im Corpus und der kleinen Curvatur im Antrum sowie zirkuläre Antrumkontraktion beschrieben. MAJANSKAJA (1955) und THORNER (1939) beschreiben dagegen eine Hypotonie und Hypoperistaltik mit Magenentleerungshemmung. VĚŠÍN hat bei Cholelithiasis in 9% der Fälle Antrumhypertonie gesehen.

PAVEL und CAMPEANU (1966) finden in Reflexverhältnissen des Gastroduodenums und der Gallenwege Ursache der Pathophysiologie einer bilären Dyspepsie mit Verlangsamung der Magenevakuation, bedingt durch Pylorospasmus, sowie mit einer Gallenblasenstase durch Spasmus des colocystischen Abschnittes. Diese funktionellen Störungen können zu anatomischen Veränderungen führen.

Bei *akuten oder rezidivierenden Pankreasentzündungen* wurden auch Pylorospasmen und akute Magendilatationen beobachtet (GARCIA-CALDERON, SARASIN, MARQUIS 1948; POPPEL 1954; BARRY 1955; BUCKWALTER 1955).

Auch *Erkrankungen des Urogenital-Traktes,* besonders Erweiterungen des Nierenbeckens, des Harnleiters und der Harnblase bewirken eine reflektorische Amotilität des gastrointestinalen Traktes (SWIEN und MANN 1943). KŘÍŽEK und MATES (1955) haben klinisch Magenbeschwerden (in 12%) und eine Pyrose (in 30%) beobachtet.

Manche *reflektorischen Vorgänge* sollen *über das Zentralnervensystem* verlaufen. Wir haben sie schon in den einzelnen Kapiteln erwähnt. Neben den Impulsen von den inneren Organen aus, die gewöhnlich durch niedrigere Stufen der Reflexverbindungen verlaufen, sind es exogene Impulse, welche durch das zweite Signalsystem vermittelt werden. Neben den angeborenen unbedingten Reflexen kommen hier auch die bedingten Reflexe, wie wir sie aus den Studien der Pawlowschen Schule kennengelernt haben, zur Geltung (I. P. PAWLOW; BYKOW und KURZIN u. a.). Einige Impulse können auch primär oder scheinbar primär aus dem Zentralnervensystem einschließlich der Gehirnrinde ausgehen. Unter anderen gehören hierher auch die Einflüsse, die als psychogen bezeichnet werden und deren primärer Sitz in der Gehirnrinde zu suchen ist.

Alle diese verschiedenartigen Einflüsse pflegen im wesentlichen in zwei Richtungen zu wirken: Im Sinne der Exzitation oder der Hemmung, d. i. in einer Richtung der cholinergischen oder adrenergischen, oder überwiegend augmentativen und überwiegend inhibitiven Reaktion. Außer den Sekretionsveränderungen bemerken wir vor allem motorische Effekte mit Veränderungen des Tonus, der Peristaltik und der Sphincterzonenfunktion im Sinne des Plus oder Minus. Infolgedessen kann sich auch die Evakuationszeit ändern. Im klinischen Bild pflegt nicht einmal Brechreiz oder wiederholtes Erbrechen aufzutreten. Was die röntgenologische Sicherstellung dieser Funktionsstörungen anbelangt, kann man sagen, daß wir leichter kurzzeitige, ausgeprägte Veränderungen der Motorik feststellen als langfristige zentral gesteuerte Umstimmungen des vegetativen Nerventonus, welche von Äußerungen der Exzitation oder Hemmung des Effektores, d.i. der Magenmuskulatur, begleitet sind. Nur selten pflegen sie über das Maß der physiologischen Variationen, der Normalwerte so ausdrücklich hinauszugehen, daß sie als zweifellos pathologisch bezeichnet werden können. Damit werden auch widersprechende Angaben und Unklarheiten verständlich, auf die wir im Schrifttum, das diese Thematik behandelt, stoßen.

Einer dieser Zustände, welchem wir in der täglichen Praxis begegnen, ist die *Ohnmacht.* Wenn wir zufälligerweise gleichzeitig die Magenmotorik verfolgen, können wir eine plötzliche Hemmung feststellen. Die peristaltischen Wellen werden flach, ja sie können ganz verschwinden, der Magentonus sinkt, die Evakuation bleibt aus, während der Kranke bewußtlos wird (Abb. 74, 75). Darum registrieren wir nur selten röntgenographisch diese motorische Reaktion.

Allgemeine Alterationen im Laufe einer *banalen akuten Infektion* können die Magenmotilität beträchtlich beeinflussen (VĚŠÍN 1954). Wenn wir bewußt oder durch Versehen in diesem Zustand untersuchen, finden wir eine Hemmung der Motorik mit Verlängerung der Entleerungszeit, deren Ursache dann manchmal in etwaigen organischen Affektionen gesucht wird. Eine Kontrolluntersuchung, die einige Tage später nach Abklingen der Infektion durchgeführt wird, zeigt dann normale Verhältnisse der Magenmotilität. Ähnlich kann sich auch die Ermüdung nach erschöpfender Muskelarbeit, im Zustand des „Unausgeschlafenseins" und dergleichen äußern. Es ist bekannt, daß eine große *Erschöpfung* nach sportlicher Betätigung sogar Erbrechen bewirken kann. Auch ein *Hitzschlag* kann Magenmotilitätsalterationen mit einer Hemmung oder einer pathologischen Exzitation mit Nausea und Erbrechen verursachen. BRÜCKNER und BARTOUŠEK haben bei Kranken, welche im Verlaufe der Radiotherapie vom *Röntgenkater* betroffen wurden, eine Tonus- und Peristaltikverstärkung beobachtet. Wir konnten ihre Angaben bisher nicht bestätigen. In einzelnen Fällen haben wir (VĚŠÍN 1960) eine Hypertonie des Canalis pylori beobachtet (Abb. 46, 47).

Der *Einfluß der emotionellen Zustände* auf die Magenmotorik ist gut bekannt und von manchen Autoren, die diese Reaktionen systematisch verfolgt haben, wiederholt betont worden (WEGELIUS; JUNGMANN; VENNING; LACHMAN; MELINKOFF; FODOR; MACHELLA;

SIEFERT u. a.). Es wird meist angegeben, daß besonders die Emotions- und Streßsituationen die Magenmotorik beeinflussen. *Kurzzeitige psychische Exzitationszustände* wie z. B. Zorn oder Aufregung im Zuge einer Untersuchung und die Angst vor dem Resultat, Auf-

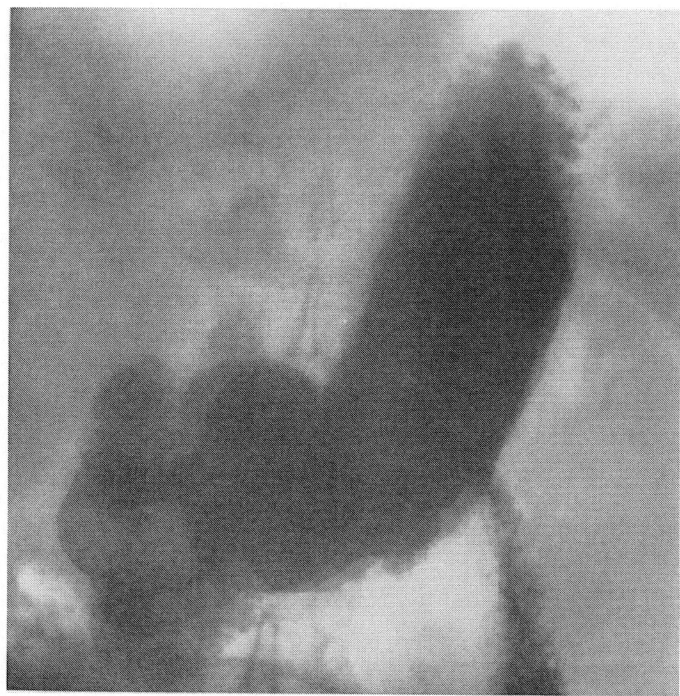

Abb. 74. V. J., 69 Jahre, ♂. Hochgelegener Magen vom A-Typ. Polygramm 10 min nach der Kontrastmittelfüllung. Lebhafte Peristaltik im aboralen Teil

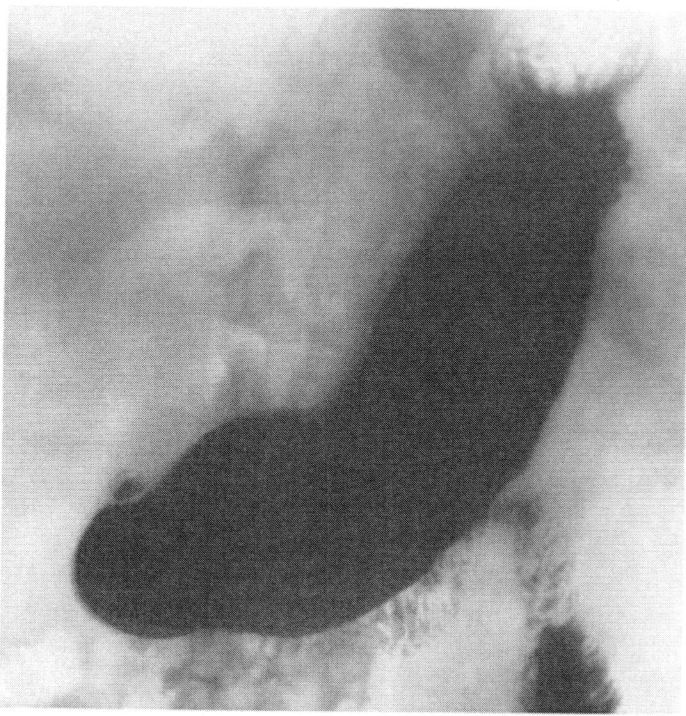

Abb. 75. Derselbe Fall. Während der Untersuchung wurde der Kranke von Ohnmacht befallen und sank plötzlich bewußtlos zusammen. Ein knapp vorher angefertigtes Polygramm zeigt fast vollkommenes Löschen der Peristaltik

wiegelung, Haß können stimulierend auf den Magentonus und die Peristaltik wirken und die Evakuation beschleunigen. Ähnlich wirken auch die Exzitationszustände im Gefolge einer maniakalen Psychose (P. SH. HENRY 1931). *Depressionszustände* dagegen hemmen den Tonus sowie auch die Peristaltik. Ähnliche Effekte haben wir auch bei der Schizophrenie, besonders in der akuten Phase gesehen, und in der gleichen Weise, wenn auch vorübergehend, sollen Hemmungszustände, Beklommenheit und Furcht wirken (S. WOLF und H. G. WOLFF 1947; MACHELLA 1959; RUGGLES 1928). HEYER (1923) hat den *Einfluß induzierter Vorstellungen* bei Kranken mit dyspeptischen Beschwerden beobachtet, bei denen er die Untersuchung in Hypnose wiederholt hat. Während der Beeinflussung im Sinne von Geschmacklosigkeit konnte er eine Magenmotilitätshemmung und Entleerungsstörung beobachten, im Falle angenehmer Assoziationen den entgegengesetzten Effekt erzielen. Kranke im emotionellen Streß mit einem atonischen Magen haben unter dem Einfluß der suggestiven Therapie ihre Beschwerden verloren. Der Magentonus ist angestiegen. Der Autor selbst ist aber der Meinung, daß die Magenelevation durch Erhöhung der Bauchdeckenspannung verursacht wird. Den Einfluß der Emotionen während der Hypnose haben auch BEŠČINSKAJA und PLATONOV studiert. Wir können jedoch auch teilweise oder ganz widersprechende Angaben finden. So führt KIRKLIN (1937) an, daß Angst, welche durch unvorsichtiges Handeln des Arztes oder des assistierenden Personals auf Grund von Eile und Aufregung, ferner durch unsanftes Berühren hervorgerufen wurde, bei empfindlichen Kranken Tonuserhöhung, Magenelevation, Spasmen und Entleerungsverlangsamung hervorrufen kann. Eine freundliche Konversation während der Untersuchung kann den Kranken beruhigen und die Motilität normalisieren. BARCLAY (1936) hat dagegen bei einem Kranken, der durch die erste Untersuchung beunruhigt war, eine Bauchwandrelaxation nach einer *Überraschung durch einen akustischen Stimulus* bemerkt. TODD (1930) hat die Magenform und die Lage bei einer Gruppe von Studierenden, indem er mit ihnen über Studienmißerfolge redete, skiaskopisch verfolgt. Bei einigen hat er eine Magenelevation, bei anderen eine Magensenkung gesehen. Studierende der ersten Gruppe haben im weiteren Studium ihre Schwierigkeiten überwunden, während die anderen versagten und ihre Studien nicht beendigten. JUNGMANN und VENNING (1952) haben die Wirkung durch den akustischen Reiz eines Schusses auf die Peristaltik, die sie in wiederholten Untersuchungen mit einigen Kontrollen verfolgten, studiert. Sie haben etwa in der Hälfte der Beobachtungen positive, meist hemmende Reaktionen festgestellt. Die Peristaltik hat entweder für eine Minute oder noch länger ganz aufgehört, oder sie ist in ihrer Frequenz gesunken, oder es hat sich nur ihre Amplitude gesenkt. Die Autoren sahen keine Koinzidenz der klinischen Erscheinungen (Schreck, Herzpalpitationen, Handschweiß, Trockenheitsgefühl im Munde, Änderung der Pulsfrequenz) in bezug auf Geschlecht, Magenform, Frequenz und Amplitude der peristaltischen Wellen vor dem besagten experimentellen Schock. Nach ihrer Meinung hängen diese mehr von der subjektiven Emotivität ab. MANGELSDORF (1954) hat den Magentonus bei mehr als 1000 Deutschen mit negativer klinischer Anamnese und normalem Befund untersucht. In der Nachkriegsperiode, in den Jahren 1947—1948, hat er eine Tendenz zum Hypertonus bei 62% aller Untersuchten festgestellt. Nach Beruhigung der allgemeinen Situation in den Jahren 1949—1950 ist die Zahl der Hypertonien auf 34% gesunken. Er konnte auch eine Frühjahrs- und Herbsttonussteigerung feststellen, was der bekannten Saisongebundenheit bzw. Exacerbation des Magenulcus entspricht. BUCKSTEIN und WITTKOWER (1953) bestätigen, daß eine Verlängerung der Magenentleerungszeit mit 6stdg. Viertelrest rein funktioneller Natur sein kann, so daß bei einer Nachuntersuchung unter günstigeren psychischen Bedingungen normale Motilitätsverhältnisse aufgefunden werden konnten. LACHMANN erinnert an den engen Zusammenhang klinischer Erscheinungen und lokalisierten Spasmus, besonders Cardiospasmus, mit *psychischen Traumen*. Angst vor der Untersuchung kann einen Cardiospasmus auch bei normalen Personen (besonders bei Medizinern) auslösen. Ebenso können regionäre und totale Spasmen psychogenen Ursprungs sein. Er erwägt, ob die Magenevakuationsverlängerung bei emotionell labilen Personen durch einen Pylorospasmus oder durch eine temporäre Hypotonie und peristaltische Inaktivität verursacht wird. Psychogene Veränderungen des Schleimhautreliefs infolge der Kontraktion der Muscularis mucosae werden von Baumont, Buckstein und Wittkower, Baensch u. a. erwähnt.

Wegelius (1947) hat versucht, eine systematische Analyse der Möglichkeiten einer Röntgenuntersuchung bei der Differenzierung, Determination und Klassifizierung der Magenmotilitätsstörungen, welche in der Praxis vorkommen, vorzunehmen. Es gibt die Möglichkeit der Peristaltik- und Tonusveränderung bzw. deren Kombination: normale, erhöhte und erniedrigte bis ausgelöschte Motilitätszeichen. Wegelius betont nachdrücklich die Notwendigkeit der skiaskopischen Bestätigung der Motilitätsverhältnisse und ihre skiagraphische (polygraphische) Registrierung in der Phase der intensivsten Aktivität und nicht in der Phase der physiologischen Evakuationspause. Er nimmt die Koinzidenz der normalen Peristaltik mit dem Tonus als normal an, und unterscheidet vier Gruppen der pathologischen Motilität: Bei der ersten und zweiten handelt es sich um eine beiderseitige oder nur einseitige Verstärkung des Tonus und der Peristaltik, bei der dritten um eine Peristaltikhemmung bei normalem oder verstärktem Tonus, bei der vierten um eine Hemmung beider Motilitätskomponenten. Bei Kranken mit Magenbeschwerden hat er in 88% pathologische Motilitätskomplexe, meist vom ersten Typus (Peristaltikverstärkung unter normalem oder verstärktem Tonus) gefunden. Der Grad einer Motilitätsstörung, primär als auch sekundär bei Magenulcus oder bei Magenkrebs, koinzidierte überwiegend mit den klinischen Erscheinungen und bildete sich bei Besserung des Allgemeinzustandes des Kranken zurück. Nach Wegelius bleibt der Magenevakuationstyp derselben Motilitätsgruppe im Laufe derselben Untersuchung unverändert, ohne daß es zu plötzlichen Veränderungen der Beziehung zwischen der Dominanz und der Insuffizienz der Peristaltik und Tonus kommen muß.

Diese geschilderten Beobachtungen kommen auch in der Problematik der sog. *Magenneurose* zur Geltung. Albu (1920) sieht die Kennzeichen des nervösen Magens in verschiedenen Kontraktionsphänomenen der Magenwand, deren häufiger und schneller Wechsel die einzige Konstante in dem Erscheinungsbild ist. Er gibt als pathognomonisch folgende Kennzeichen an: 1. Totale Hochlagerung des Magens, die durch Hypertonie oder Spasmus zustande kommt. 2. Rechtsverlagerung — der Magen pflegt eine deutliche, schräge Richtung von links nach rechts einzunehmen. 3. Auffällige, wahrscheinlich durch einen totalen Gastrospasmus bedingte Kleinheit des Organs. 4. Kugelförmige, birnen- oder auch vogelschnabelähnliche Abgrenzung des Magenkörpers nach dem caudalen Pol zu, zuweilen auch Schneckenform. 5. Eigenart der Peristaltik als Ausdruck eines abnormen Erregungszustandes der Magenwand, die durch plötzliches Einsetzen sofort nach dem Verschlucken des Speisenbreies und durch rasche Umwandlungen der Amplitude und des Rhythmus der Kontraktionen charakterisiert ist. 6. Abnorm schnelle Entleerung. 7. Feinzackige Zähnelung der großen Curvatur. Die Unterscheidung der nervösen Phänomene am Magen von den Erscheinungen des Ulcus ventriculi bildet nach Albu eines der schwierigsten Probleme der Radiologie. Auch Assmann (1926) beschreibt bei Magenneurosen Äußerungen des erhöhten Vagus- bzw. Sympathicotonus. Manchmal handelt es sich um Mischformen, doch können auch relativ reine Typen beobachtet werden. Als charakteristisches Zeichen nimmt Assmann die große Veränderlichkeit des Röntgenbildes an. Er beschreibt circumscripte sowie regionäre Spasmen, namentlich im Bereich der Regio praepylorica, gelegentlich auch Totalspasmen. Bei einem Kranken mit tabischen Krisen konnte er das typische Bild des experimentellen Vagotonus nach Klee studieren. Ähnliche Bilder hat Assmann auch bei Palschen Krisen beobachtet.

Schinz (1952) betrachtet die Magenneurose als einen Symptomenkomplex, der sich in das Gesamtbild der Neurosen einfügt. Er versteht unter der Bezeichnung Magenneurose jene Beschwerden, die von Neurolabilen im Bereich des Magens geschildert werden, ohne daß sich klinisch, röntgenologisch oder pathologisch-anatomisch eine Ursache organischer Natur finden läßt. In einem umfangreichen Material hat er mit

Baensch bei Neurotikern, welche über Magenkrämpfe, tägliches Erbrechen usw. klagten, die Röntgenuntersuchung auch im Anfall eines „Magenkrampfes" wiederholt durchgeführt, ohne auch nur die geringsten formalen oder funktionellen Störungen nachweisen zu können. Manche dieser Patienten wurden wiederholt laparotomiert, ohne daß etwas Pathologisches festgestellt werden konnte. In einer zweiten Gruppe von Kranken fanden sie einen Hypertonus des Vagus, der sich durch ein abnorm hohes Schleimhautrelief, enges Kaliber und segmentierende Peristaltik äußerte. Es handelte sich um jene Fälle, die nach Aufnahme kleiner Mahlzeiten über Völlegefühl und Druckbeschwerden im Epigastrium klagten. Bei zwei Kranken mit einer manisch depressiven Psychose im Stadium der

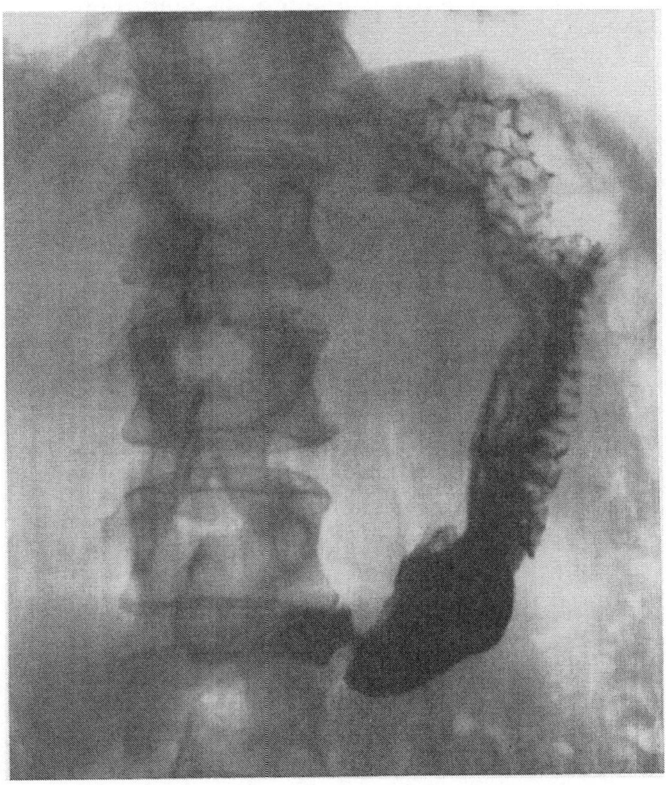

Abb. 76. D. V., 52 Jahre, ♀. Magenneurose. Grobe Zähnelung der großen Curvatur des Magenfornix und Corpus

Melancholie konnten sie auch einen gesteigerten Vagotonus feststellen. Bei einer Anzahl von Magenneurosen fand Schinz eine Aerophagie als Ursache der Beschwerden. Er betont ausdrücklich, daß bei allen Magenneurosen organische Leiden mit allen Mitteln ausgeschlossen werden müssen.

Nach Fodor (1959) führen pathologische Äußerungen der Magentätigkeit häufig zu Manifestationen von Neurosen mit systematisierter Lokalisation. Sie sind als vegetativvisceral Äußerung einer corticovisceralen Regulationsstörung anzusehen. Insulin soll durch eine komplexe Wirkung die Dyskinesien in Rhythmus, Frequenz und Amplitude der Kontraktionen normalisieren. Auch Melnikoff erklärt die Magenbeschwerden der Neurotiker durch den Cardiospasmus oder Pylorospasmus. Eine prolongierte, 4- bis 6 Std langdauernde Mageninhaltsretention psychogenen Ursprungs soll nach ihm zu den Ausnahmen gehören. Baumont diskutiert die Hemmungsreaktion bei depressiven Zuständen als Äußerung einer Sympathicushyperaktivität (Tonus-, Peristaltik- und Sekretionshemmung mit verzögerter Magenentleerung). Klinisch hat er oft Anorexie, Nausea, nicht selten auch Erbrechen und Aufstoßen registriert.

Seymour und Weinberg (1959) haben den Einfluß der Emotion auf gastrische Aktivität vor und nach einer Unterbrechung der parasympathischen Innervation durch

Vagotomie studiert. Die vor der Vagotomie festgestellte Aktivitätssteigerung wurde durch Tonussenkung und Motilitätshemmung verwechselt. Die Salzsäuresekretion blieb unverändert.

Wir selbst (VĚŠÍN 1960) *haben bei Kranken, die klinisch als Magenneurotiker stigmatisiert waren, trotz wiederholter Untersuchung während der aktiven Krankheitsphase und nach erfolgreicher Behandlung nur unbedeutende funktionelle Abweichungen feststellen können.* In einzelnen Fällen konnten wir die von BAENSCH betonte Zähnelung, die meist die oralen zwei Drittel betrifft, feststellen (Abb. 76).

4. Kritische Betrachtung der funktionellen Erscheinungen im Röntgenbild

Die erwähnten Tatsachen und Ansichten über pathologische Veränderungen der motorischen Magenfunktion haben die Schwierigkeiten bezüglich ihrer Bestimmung und Determination im Röntgenbild und der daraus folgenden, nicht immer kritisch erfolgten Deduktionen gezeigt. WEGELIUS mußte die Ungenauigkeiten bei der Determination einer normalen und verstärkten Peristaltik und eines normalen und verstärkten Tonus anerkennen, führt in seiner statischen Studie jedoch dann eine problematische Definition dieser Qualitäten an. Er nimmt eine tunnelartige Magenkonfiguration mit Verengung pyloruswärts und die Magenform im Polygramm mit konzentrischen, simultanen Kontraktionen entlang der ganzen Magenkontur als normal an. Kontraktionen, die am Magencorpus zwei Drittel seines Durchschnittes überschreiten, betrachtet er als Zeichen einer pathologisch verstärkten Peristaltik. Das Erkennen einer Tonus-Erniedrigung bis zum Verschwinden, d. h. bis zu einer Atonie, macht ihm keine Schwierigkeiten. Die Wegeliusschen Kriterien sind sehr subjektiv. Durch die Tatsache, daß er die Peristaltik im Moment ihres Maximums registriert, kann er ihre ganze Dynamik nicht in allen Phasen individueller Schwankungen, wie VĚŠÍN es betont hat, erfassen. Dabei kann man schwer nachweisen, daß im Polygramm, welches einer orientierenden Skiaskopie gleichkommt, dieselbe Phase der Peristaltik antrifft. Bei der Tonusbeurteilung widmet WEGELIUS weder der Bauchdeckenspannung, noch dem Magenentfaltungstyp bei der Füllung Aufmerksamkeit, einschließlich der Fälle, bei denen er eine protrahierte Tonusveränderung beschreibt.

Aber auch bei kurzzeitigen transitorischen Tonusschwankungen ist die Magenform als Tonuskriterium wenig verläßlich. Auch in diesem Fall kann sie durch unwillkürliche Bauchdeckenspannung während der Untersuchung beeinflußt werden, wie wir selbst wiederholt festgestellt haben. Übrigens ist auch die Beurteilung der Bauchdeckenspannung in beträchtlichem Maß subjektiv. Bei überempfindlichen Personen kann durch unvorsichtige Palpation eine Änderung der Bauchdeckenspannung provoziert werden. Überzeugend sind plötzliche Peristaltikänderungen, im Sinne eines Plus, z. B. bei einer Hyperventilation (VĚŠÍN), oder eines Minus, wie sie bei Verwendung des akustischen Reizes (JUNGMANN) auftreten, wenn auch diese Erscheinungen sich spontan zeigen können. Nur größere Untersuchungsreihen, welche unter gleichen Bedingungen durchgeführt werden, können die Wahrscheinlichkeit von Beobachtungsfehlern verkleinern. Aber auch die Beurteilung der partiellen Tonusveränderungen pflegt sehr subjektiv zu sein. So kann irrtümlich das Bild einer Hypertonie des pylorischen Kanals angenommen werden, wenn man Aussagen auf Grund einer Momentaufnahme macht. Die seriographische Registrierung zeigt dann die tatsächlichen Verhältnisse mit normalem Lumenwechsel. Auf diese Weise können große Unterschiede bezüglich der Häufigkeit dieser Kennzeichen in den Berichten verschiedener Autoren resultieren.

Die Erfolge unserer (VĚŠÍN 1960) Forschung zeigen die beträchtlichen Schwierigkeiten bei der Beurteilung der physiologischen und pathophysiologischen Äußerungen der Magentätigkeit im Röntgenbild. Sie zeigen, daß die morphologischen Äußerungen der motorischen Magenfunktion dynamisch in einem breiten Rahmen einer Reihe von Faktoren, die ihre einzelnen Komponenten direkt oder indirekt beeinflussen können, angesehen werden müssen. Die Ganzheitsbetrachtung aller Erscheinungen und das Wissen um wechselseitige Funktionsbeziehungen der Bauchorgane untereinander sowie auch der entfernten Organe mit besonderer Berücksichtigung des Nervensystems in allen seinen Stufen, des neuroreaktiven Typus des Individuums, sollen als unvermeidliche Voraussetzung einer richtigen Interpretation und Beurteilung der festgestellten Tatsachen dienen. Im Bewußtsein der erwähnten Schwierigkeiten wird man zur kritischen Beurteilung der erfaßten Erscheinungen gezwungen. Die Schlußfolgerungen müssen mit großer Reserve erfolgen, welche eine Korrektur in dem Ausmaß, das den neugewonnenen Erfahrungen und neuen Möglichkeiten einer exakteren Forschung entspricht, zuläßt, ja voraussetzt.

Literatur

ALBOT, G., E. A. PÉRIER et C. OLIVIER: Pharmacoradiographie insulinique et cancer de l'antre prépylorique. Arch. Mal. Appar. dig. **35**, 224—231 (1946).

ALBU, A.: Der nervöse Magen im Röntgenbilde. Berl. klin. Wschr. **1920**, 3—7.

ALVAREZ, W. C.: An introduction to gastroenterology. New York: Paul B. Hoeber 1948.

—, and L. J. MAHONEY: Zit. nach ALVAREZ.

ANDRES, A.: Kymogram žaludku. Čas. Lék. čes. **1936**, 648—652.

ASSMANN, H.: Über Magenneurose im Röntgenbilde. Acta radiol. (Stockh.) **6**, 85—104 (1926).

BABKIN, B. P.: Zit. nach KARÁSEK (1938).

— The cerebral cortex and gastric motility. Gastroenterology **14**, 479—484 (1950).

BACHRACH, H. W.: Anticholinergic drugs. Amer. J. dig. Dis. **3**, 743—800 (1958).

BAENSCH, W. E.: Röntgenbefunde bei Magenneurosen. Fortschr. Röntgenstr. **36**, 1240—1245 (1927).

BARCLAY, A. E.: The mobility of the abdominal viscera. Quart. J. Med. **1**, 257—276 (1932).

— Zit. nach ALVAREZ u. LACHMAN.

BARRY, L. F.: Roentgen examination of the abdomen in acute pancreatitis. Amer. J. Roentgenol. **74**(2), 220—225 (1955).

BATINKOV, E. L.: Závislost funkčních změn na rychlosti příjmu potravy, Voj. zdravotn. Listy **24**, 483—484 (1955).

BASS, E., u. H. DIETTRICH: Zit. nach YAMANAKA.

BAUMONT, VON G.: Zit. nach MACHELLA.

BAYLISS, W. M., and E. H. STARLING: Zit. nach ALVAREZ.

BERGMANN, VON H.: Zit. nach CATEL.

BERNSTEIN, B. M., A. J. BRENNER, J. S. BERNSTEIN, and B. P. BERNSTEIN: Spasm direct and indirect. Amer. J. Roentgenol. **36**, 459—463 (1961).

BERRIDGE, F. R.: The mechanism at the cardia. III. Radiological aspects. Brit. J. Radiol. **34**, 487—498 (1961).

BĚLOUSOV, A. C.: K voprosu o sekretorno-evakuatornoi funkcii želudka u zdorovych luděj v uslovnach obyčnogo pitanija. Klin. Med. (Mosk.) **37**, 73—79 (1959).

BINGHAM, J. R., F. J. INGELFINGER, and R. H. SMITHWICK: The effects of sympathectomy on the motility of the human gastrointestinal and billiary tracts. Gastroenterology **15**, 6—13 (1950).

BISCHOFF, K.: Zit. nach CATEL.

BOCKUS, H. L., u. BANK: Zit. nach SCHINZ.

BOLDYREV, J. P.: Zit. nach KARÁSEK.

BORCHERS, K.: Bruns' Beitr. klin. Chir. **122**, 547 (1921).

BRAUCH, F.: Zit. nach CATEL.

BREUER, M.: Nový způsob gastropexie. Rozhl. Chir. **30**, 566—568 (1951).

BRÖMSTER, D., G. CARLBERGER, and G. LUNDH: Measurement of gastric emptying-rate. Lancet **1966 II**, 224—225.

BROOKS, F. P., L. W. STEWENS, E. P. PENDERGRASS, and F. BASSOLS: Experimental studies on the motility of the gastric mucosa in dogs. Amer. J. Roentgenol. **59**, 482—491 (1948).

BROWN, P. W.: Zit. nach YOUMANS.

BROWNE, D. C., J. A. BARGEN, Y. MCGLONE, and H. I. LIEF: Panel discussion on functional disturbances of the gastrointestinal tract. Amer. J. Gastroent. **32**, 256—290 (1959).

BRÜCKNER, L., V. ŠTĚPÁNEK u. J. BARTOUŠEK: Změny na zažívacím traktu jako jeden ze syndromů rentgenové kocoviny po ozáření maligních tumorů a předběžné výsledky jejich léčení. Prac. schůze onkol. sekee 22. I. 1960.

BUCKSTEIN, J.: Zit. nach LACHMAN.

BUCKSTEIN, Y., and C. WITTKOWER: Zit. nach LACHMAN.

BUCKWALTER, J. A.: Minimal focal pancreatitis: a cause of in pacitating abdominal pain. Surgery **38**(4), 748—752 (1955).

BYKOV, K. M.: Mozková kůra a vnitřní orgány. Praha: Stát. zdrav. nakl. 1952.

—, i J. T. KURCIN: Kortikovisceralnaja těoria patogenesa jazvenoj bolezni. Moskva: A.M.N. 1949.

CANNON, W. B.: The influence of emotional states on the functions of the alimentary canal. Amer. J. med. Sci. **137**, 480—487 (1909).

CARLSON, A. J.: Zit. nach ALVAREZ.

CATEL, W.: Normale und pathologische Physiologie der Bewegungsvorgänge im gesamten Verdauungskanal. Teil I. Methodik, Anatomie, normale Physiologie. Teil II. Klinik, Pharmakologie. Leipzig: Georg Thieme 1936 u. 1937.

CHAOUL, H.: Zit. nach SCHINZ.

CHAPMAN, W.: Zit. nach YOUMANS.

CHERIGIÉ, E.: Entwicklung und Stand des Röntgenbildverstärkers in Frankreich. IX. ICR München 1959.

Cohen, I.: Les inconvénients de l'appendicectomie à l'action réflexogène de sa cicatrice. Acta gastroent. belg. **22**, 95—100 (1959).
Cohnheim, O., u. F. Best: Über Bewegungsreflexe des Magen-Darmkanals. Münch. med. Wschr. **1910**, 1858—1860.
—, and G. L. Dreyfus: Zit. nach Alvarez.
Cole, L. G.: Physiology of the pylorus, as observed rentgenologically. J. Amer. med. Ass. **61**, 762—765 (1913).
— The living mucosa and its motor function. Acta radiol. (Stockh.) **9**, 533 (1926).
— The living stomach and its motor phenomen. Acta radiol. (Stockh.) **9**, 533—545 (1928).
Čermák, J., V. Němec u. Z. Mařatka: Příspěvek k symptomatologii a pathogenesi žaludeční hypotonie a neurovegetativních dyspepsií. Čas. Lék. čes. **1941**, 524—532.
Dodds: Zit. nach Karásek 1921.
— Zit. nach Youmans 1948.
Edkin: Zit. nach Karásek 1906.
Edwards, D. A.W.: The mechanism at the cardia. II. The antireflux mechanism: manometric and radiological studies. Brit. J. Radiol. **34**, 474—487 (1961).
Fanardžjan, V. A.: Roentgenodiagnostika. Moskva: Medgiz 1951.
—, i G. A. Dameljan: Funkcionalnyje izmĕnija želudočno — krišečnogo trakta pod vlijančem prozerina, Vestn. Rentgenol. Radiol. **35** (3), 8—11 (1960).
Faulhaber, M.: Zit. nach Catel.
Feng, T., H. Hou u. R. K. S. Lim: Zit. nach Karásek.
Fodor, M. V.: Recherches sur les dyskinésies digestives dans la névrose à manifestation végétatives générales et viscerovégétatives. Arch. Mal. Appar. dig. **48**, 460—470 (1959).
Folley, A., and G. Albot: Zit. nach Grebbell.
Forsell, G.: The rôle of the autonomous movements of the gastrointestinal mucous membrane in digestion. Amer. J. Roentgenol. **41**, 145—165 (1939).
Fóti, M., u. L. Friedrich: Vergleichende pharmakodynamische, gastroskopische und Röntgenuntersuchungen mit Tris. Gastroenterologia (Basel) **90**, 101—109 (1958).
Fraenkel, A.: Zit. nach Catel.
Frik, W., u. R. Hesse: Über den Einfluß der Bauchdeckenspannung auf die Magenform. IX. ICR München 1959.
— — Stierhornmagen, Magentonus und Bauchdeckenspannung. Fortschr. Röntgenstr. **93**, 187—193 (1960).
Fürst, A.: K významu extramurálních vegetativních nervů pro pohyby žaludku. Čas. Lék. čes. **1933**, 922—926.
Garcia-Calderon, R. Sarasin et G. Marquis: Quelques aspects radiologiques des pancreatites aigues. J. Radiol. Électrol. **72** (3), 367—379 (1954).
Gard: Zit. nach Karásek.
Gellhorn, E., u. W. Budde: Beiträge zur Physiologie der Magenmuskulatur. Pflügers Arch. ges. Physiol. **200**, 604—619 (1923).
Gershon-Cohen, J., and H. Shay: Experimental studies on gastric physiology in man. III. Study of pyloric control. Amer. J. Roentgenol. **38**, 427—446 (1937).
— —, and S. Fels: Experimental studies on gastric physiology in man; influence of osmotic pressure changes of salt and suger solutions on pyloric action and gastric emptying in normal and operated stomach. Amer. J. Roentgenol. **40**, 335—343 (1938).
Gianturco, C.: Intragastric pressure during filling of the stomach. Proc. Mayo Clin. **8**, 737—738 (1933).
— Some mechanical factors of gastric physiology, Study I. and II. Amer. J. Roentgenol. **31**, 735—744, 745—750 (1934).
Gimes, B.: Pharmakoradiographie des Magen-Darm-Kanals, insbesondere des operierten Magens. IX. ICR München 1959.
Ginzburg, I. S.: K metodike rentgenologičeskoj diferenciaciji funkcionalnogo i organičeskogo poraženija želudočno-kišečnogo trakta, Voprosy rentgenologiji i radiologiji. Moskva: Medgiz 1955.
Goetze, O.: Die Mechanik der normalen Magenaustreibung und ihre Begründung. Fortschr. Röntgenstr. **56**, 255—256 (1937).
Gött, Th., u. J. Rosenthal: Über ein Verfahren zur Darstellung der Herzbewegung (Röntgenokymographie). Münch. med. Wschr. **1912**, 132.
Golden, R.: Antral gastritis and spasm. J. Amer. med. Ass. **109**, 1497—1500 (1937).
Gray, J. S., W. B. Bradley, and A. G. Ivy: On the preparation and biological assay of enterogastrone. Amer. J. Physiol. **118**, 463—476 (1937).
Grebbell, F. S.: Some radiological observations on the effect of morphine sulphate on the gastrointestinal tract in man. Brit. J. Radiol. **31**, 534—541 (1958).
Groedel, F. M.: Die peristaltische Funktion des Magens im Röntgenbilde. Münch. med. Wschr. **1909**, 567.
— Die Zähnelungen der großen Kurvatur des Magens im Röntgenbilde, eine funktionelle Erscheinung. Fortschr. Röntgenstr. **25**, 493—495 (1917/18).
— Die Eigenbewegung des Magens im Röntgenbild. Fortschr. Röntgenstr. (Kongreßheft) **33**, 8—15 (1925).
Gregory, R. A.: Changes in intestinal tone and motility associated with nausea and vomiting. J. Physiol. (Lond.) **105**, 58—65 (1946).
Grützner, P.: Ein Beitrag zum Mechanismus der Magenverdauung. Pflügers Arch. ges. Physiol. **106**, 463—522 (1905).
Haudek, M.: Zit. nach Schinz.
Helm, F.: Der tabische Magen in der Perspektive der Radioskopie. Fortschr. Röntgenstr. **25**, 174—180 (1917/18).
Herrmann, J.: Dva případy dislokace žaludku kýlami. Čas. Lék. čes. **1937**, 338—341.
Heyer, G. R.: Zit. nach Lachman.
Hightower, I., A. M. Olsen, and H. J. Moersch: Effect of metacholine hydroxid on esophageal intraluminal pressure in cardiospasm. Gastroenterology **26**, 592—600 (1954).

HOEDEN, R., L. VARLEZ, P. NYS et P. TEICHMAN: Le cardiospasme ou achalasie du cardia. Acta gastro-ent. belg. **21** (2), 69—96 (1958).

HOLLE, F., u. W. HART: Buscopan in der Chirurgie. Ärztl. Wschr. **1953**, 660—664.

HOLÝ, J., O. GREGOR, L. KUČEROVÁ u. M. KREJČA: Diagnostický význam funkčních změn na žaludečním antru. Čas. Lék. čes. **1960**, 989—1000.

HOLZKNECHT, G., u. A. LUGER: Zur Pathologie und Diagnostik des Gastrospasmus. Mitt. Grenzgeb. Med. Chir. **26**, 669—694 (1913).

HOWLAND, W. J., and R. U. DRINKARD: Acute diabetic gastric atony. Gastroparesis diabeticorum. J. Amer. med. Ass. **185**, 213—216 (1963).

HUNT, J. N.: The osmotic control of gastric emptying. Gastroenterology **41**, 49—51 (1961).

HUSSAIN, K. K.: Acute dilatation of the stomach as a late complication of poliomyelitis. Lancet **1952 II**, 282.

IBRAHIM, J.: Die Pylorusstenose der Säuglinge. Ergebn. inn. Med. Kinderheilk. **1**, 208—272 (1908).

IVY, A. C.: Zit. nach KARÁSEK.

JACKSON, J. M.: Zit. nach KARÁSEK.

JANKER, R.: Entwicklung und Stand der Röntgenbildverstärkung und des Röntgenfernsehens. IX. ICR München 1959.

JEDLIČKA, R.: Zit. nach JIRÁSEK.

JIRÁSEK, A.: Náhlé příhody břišní. Praha: Melantrich 1939.

JORPES, A., u. G. MUTT: Zit. nach KARÁSEK.

JULLIOT, M.: Le bromure de N-butyl-Hyoscine en pathologie digestive. Sem. méd. **1958**, 1085—1088.

JUNGMANN, H., and P. VENNING: Radiological investigation of stomach changes following a loud auditory stimulus. Brit. J. Radiol. **25**, 202—208 (1952).

JUTRAS, A., P. LEVRIER, et P. LONGTIN: Étude radiologique de l'oesophage paradiaphragmatique et du cardia. J. Radiol. Électrol. **30**, 370—416 (1949).

KABAT, Y.: Zit. nach YOUMANS.

KARÁSEK, F.: Fysiologie trávení a vstřebávání. Praha: St. zdr. nakl. 1956.

KAUFMANN, E., u. R. KIENBÖCK: Zit. nach CATEL.

KEET, A. D.: The prepyloric contractions in the normal stomach. Acta radiol. (Stockh.) **48** (6), 413—424 (1957).

— The prepyloric contractions in certain abnormal conditions. Acta radiol. (Stockh.) **50**/5, 413—429 (1958).

KENZLER, W., u. W. FRIK: Die Zähnelung der großen Kurvatur des Magens im Röntgenbild. Fortschr. Röntgenstr. **95**, 438—446 (1961).

KIRKLIN, B. R.: Zit. nach LACHMAN.

—, u. E. B. HARRIS: Zit. nach KEET.

KIRSCHNER, M., u. E. MANGOLD: Die motorische Funktion des Sphincter Pylori und des Antrum Pylori beim Hunde nach der queren Durchtrennung des Magens. Mitt. Grenzgeb. Med. Chir. **32**, 446—494 (1911).

KLEE, PH.: Die Magenform bei gesteigertem Vagus- und Sympathikustonus. Münch. med. Wschr. **1914**, 1044—1047.

KOMAROV, N. J.: Zit. nach KARÁSEK.

KONČALOVSKIJ, M. P., V. N. SMOTROV, and A. E. USPENSKIJ: Methods of clinical investigation of functions of stomach and their mechanism in man [Russisch]. Vrač. dělo **18**, 203—212 (1935).

— — Pathogenesis of gastritis and relationship to various systems of organism [Russisch]. Sovet. vrač. gaz. **1935**, 1241—1255.

KORTÜM, G.: Zit. nach YAMANAKA.

KOSAKA, T., and R. K. S. LIM: Enterogastrone — depresor substance of intestinal mucosa. Chin. J. Physiol. **4**, 213 (1930).

KRAMER, P.: What is cardiospasm?. Amer. J. dig. Dis. **2**, 1—6 (1957).

—, and F. J. INGELFINGER: Esophageal sensitivity to mecholyl in cardiospasmus. Gastroenterology **19**, 242—251 (1951).

— —, and M. ATKINSON: The motility and pharmacology of the esophagus in cardiospasm, Gastroenterologia (Basel) **86**, 174—178 (1956).

KUBÍČKOVÁ, J., A. SEHR u. E. ŽÁKOVÁ: Hodnocení některých známek v rentgenové diagnostice onemocnění žaludku a jeho okolí. Čs. Radiol. **21**, 256—262 (1967).

KÜTTNER, L.: Zit. nach JIRÁSEK.

KUKULA: Zit. nach JIRÁSEK.

KUNTZ, A.: Zit. nach SIEFERT.

LACHMAN, E.: Roentgenologic manifestations of emotional disturbances in the stomach. Amer. J. Roentgenol. **77**, 162—166 (1957).

LAGERLÖF, H. O., M. B. RUDEWALD, and G. PERMAN: The neutralization process in duodenum and its influence on the gastric emptying in man. Acta med. scand. **168**, 269—284 (1960).

LALICH, J., R. C. HERRIN, and W. J. MEEK: Effect of a previous distension of the intestine on reflex inhibition of gastric motility. Proc. Soc. exp. Biol. (N.Y.) **34**, 29—31 (1936).

LAUBER, K.: Zit. nach CATEL.

LEVY-DORN, CH. S.: Zit. nach PORCHER.

LILJA, B.: Gastric block. Acta radiol. (Stockh.) **39**, 353—367 (1953).

— Gastric motive function. Acta radiol. (Stockh.) **41**, 225—246 (1954).

LIM, R. K. S., S. M. LING, and A. C. LIN: Depressor substances in extracts of the intestinal mucosa. Purification of enterogastrone. Chin. J. Physiol. 8, 219—236 (1934).

LINDE, P.: Zit. nach KARÁSEK.

LOB, A.: Erfahrungen und Ergebnisse röntgenkymographischer Untersuchungen am Magen und Duodenum. Fortschr. Röntgenstr. **56**, 689—705 (1937).

LOERBER, S. H., and H. SHAY: Roentgen studies of esophageal transport in patients with dysphagia due to abnormal motor function. Gastroenterology **28**, 697 (1935).

LOEW, E. R., and T. L. PATTERSON: Reflex influence of lower portion of large intestine, tonus and movements of empty stomach in dogs. Quart. J. exp. Physiol. **28**, 305—314 (1938).

LOSSEN, H., u. E. SCHNEIDER: Röntgenstudien über die Magenstraße. Fortschr. Röntgenstr. **34**, 252—261 (1936).

LÜDIN, M.: Röntgenologische Beobachtungen. Fortschr. Röntgenstr. **23**, 501—508 (1915/16).

LÜDIN, M.: Zit. nach RUHMANN.

LYONS, M.: Zit. nach YOUMANS.

MACHELLA, TH. E.: Functional disturbance of the gastrointestinal tract. Radiology **73**, 379—397 (1959).

MACINTYRE, G.: Zit. nach PORCHER.

MAJANSKAJA, K. A.: Vzajmofunkcionalnyje svjazi organov piščevarenija v rentgenologičeskom osveščeniji. Voprosy rentgenologiji i radiologii. Moskva: Medgiz 1955.

MANGELSDORF, N.: Zit. nach LACHMAN.

MAŘATKA, Z.: In J. HEPNER, Pathologická fysiologie, III/1. Praha: Stát. zdrav. nakl. 1956.

MARTINSON, J.: The effect of graded stimulation of efferent vagal nerve fibres on gastric motility. Acta physiol. scand. **62**, 256—262 (1964).

MAŠEK, J.: Kortikoviscerální theorie a její využití v gastroenterologii. Čas. Lék. čes. **1950**, 1440—1442.

— Nové poznatky o pathofysiologii a therapii vředové choroby. Praha: Stát. zdrav. nakl. 1956.

MATES, J., u. V. KŘÍŽEK: Die Steinkrankheit im Lichte von 3340 beobachteten Fällen. Z. Urol. **34**, 153—159 (1955).

MCINTOST, TH.: Zit. nach KARÁSEK.

MCRAE, J. T., and MCSWINEY: Zit. nach YOUMANS.

MCSWINEY and ROBSON: Zit. nach YOUMANS.

— u. WADGE: Zit. nach YOUMANS.

MELCHIOR, K. H.: Zit. nach JIRÁSEK.

MELLINKOFF, SH. M.: Systemic causes of abdominal pain. Amer. J. dig. Dis. **4**, 642—658 (1959).

MELNIKOV, L. V.: O zabolevanijech želudka kek različnych stadijech jedinogo processe. Vestn. Chir. **4**, 3 (1955).

METTLER, A., and G. SPINDER: Zit. nach YOUMANS.

MEURIS, M., et M. BROMBART: L'ulcère du canal pylorique. Acta gastro-ent. belg. **22**, 80—94 (1959).

MEYERS, M. E., and L. S. P. DAVIDSON: Zit. nach GREBBELL.

MICHAILOW, V.: Jahreszeitliche Verlaufswandlungen der Wurmvorsatzentzündung in ihrer Beziehung zu Erkrankungen des Verdauungstraktes. Med. Klin. (Berl.) **51**/4, 127—130 (1956).

— Über Beziehungen zwischen chronischer Appendicitis und chronischer Pankreatitis bzw. hypoglykämischen Zuständen. Z. ges. inn. Med. **11** (5), 321—325 (1956).

— Výklad sezonního zhoršování u některých chorob zažívacího traktu. Čs. Rentgenol. **11** (2), 127—132 (1957).

MILSTEIN, B. B.: The mechanism at the cardia. I. Anatomical and surgical aspects. Brit. J. Radiol. **34**, 471—474 (1961).

MOJSEJEVA, N. A.: Ob interoceptivnom reflexe v embriogeneze. Dokl Akad. Nauk. SSSR **87**/2, 321—323 (1952).

MONTEZUNA DE CARVALHO: Chirurgie du syndrome hiatooesophagien. Arch. Mal. Appen. dig. **40**, 280 (1951).

MOODY, R. O., R. S. VAN NUYS, and W. E. CHAMBERLAIN: Position of the stomach, liver and colon. Results of a roentgenologic study in six hundred healthy adults. J. Amer. med. Ass. **81**, 1924—1931 (1923).

MORLOCK, C. G., N. C. HIGHTOWER, CH. F. CODE, and W. CRAIG: Effect of thoracolumbar sympathectomy and splanchnicectomy on antral gastric motility in man. Gastroenterology **16**, 117—121 (1950).

NECHELES, H., and J. SPORN: Effect of detergents on gastric motility. Amer. J. Gastroent. **46**, 481—483 (1966).

NIEDEN, H.: Zit. nach JIRÁSEK.

NOVÁK, A.: Motorické poruchy žaludku a dvanáctníku při chorobách žlučových cest a slinivky břišní. Lék. Listy **8**, 72—74 (1953).

ÖBRING, N.: Zit. nach KARÁSEK.

OLSEN, A. M., T. H. ELLIS, and B. CREAMER: Cardiospasm (achalasia of the cardia). Amer. J. Surg. **93**, 299 (1957).

OPPENHEIMER, M. J., and F. C. MANN: Role of small intestine during emesis. Amer. J. dig. Dis. **8**, 86—89 (1941).

PAVEL, I., e S. CAMPEANU: Correlazioni funzionali tra stomaco-duodeno e turbe funzionali delle vie biliari. Minerva med. **57**, 1416—1420 (1966).

PAVLOV, I. P.: Lekcii o rabotě glavnych piščevaritelnych želěz. Akad. Nauk. SSSR. Moskva 1949.

— Výbor ze spisů, red. Koštojanc. CH. S. Praha: Zdrav. nakl. 1952.

PAYER, O.: Zit. nach CATEL.

PENNINGTON, TH.: Zit. nach ALVAREZ.

PETROV, V. A.: O funkciji brjušiny v normalnych i patologičeskich uslovijach. Vestn. Khir. **75**, 4, 88 (1955).

PFAUNDLER, M.: Beiträge zur Frage der „Pylorusstenosen" im Säuglingsalter. Jb. Kinderheilk. **70**, 253—310 (1909).

POPPEL, H. M.: The roentgen manifestations of relapsing pancreatitis. Radiology **62**/4, 514—521 (1954).

PORCHER, P.: Über den diagnostischen Wert des Morphin in der Funktionsdiagnostik des Magens. IX. ICR München 1959.

— H. U. STÖSSEL u. P. MAINGUET: Klinische Radiologie des Magens und des Zwölffingerdarms. Stuttgart: Georg Thieme 1959.

POSSEY, E. L.: Zit. nach YOUMANS.

POSTLETHWAIT, R. W., H. H. BRADSHAW, J. T. RAE, R. W. WILLIAMS, and W. R. DEATON: Gastric secretion and motility after vagotomy in dogs. Gastroenterology **15**, 320—325 (1950).

RATKÓCZY, N.: Neue Grundsteine zur funktionellen Röntgendiagnostik des Magens. Fortschr. Röntgenstr. **53** (3), 343—353 (1936).

REINECKE, H.: Zit. nach YAMANAKA.

REINHOLD, H., u. K. H. KOBBE: Zur Beurteilung funktioneller Röntgenzeichen des Magens. Radiol. diagn. (Berl.) **6**, 143—150 (1965).

REJNBERG, S. A., i J. A. ŠECHTĚR: Kliničeskaja rentgendiagnostika vypadeny slzistoj želudka čerez privratnik v lukovicu. Klin. Med. (Mosk.) **27**, 26 (1949).

RIKKLOVA, K. V.: Zit. nach BYKOV i KURZIN.

ROBIN, G. C., and L. G. DE FALEWSKI: Acute gastric dilatation in progressive muscular dystrophy. Lancet **1963 II**, 171—172.

ROGERS, CH., u. K. HARDT: Zit. nach WEITZ.

ROŽANSKY, G.: Zit. nach KARÁSEK.

RUGGLES, J.: Zit. nach LACHMAN.

RUHMANN, W.: Über viscerale Reflexe auf lokale thermische Hautreize. I. Das thermoreflektorische Verhalten von Tonus und Kinetik am Magen. Z. ges. exp. Med. **52**, 338—376 (1926).

— Über viscerale Reflexe auf lokale thermische Hautreize. III. Der segmentäre Reflexablauf von der Haut zum Eingeweide. Z. ges. exp. Med. **57**, 740—767 (1927).

— Über viscerale Reflexe auf lokale thermische Hautreize. IV. Viscerale Schmerzlinderung durch Wärme als Segmentreflex. Z. ges. exp. Med. **57**, 768—797 (1927).

SABAT, B.: Zur Geschichte der Röntgenkymographie und Ausarbeitung der Modifikation der Methode. Fortschr. Röntgenstr. **50**, 309—312 (1934).

SCHINZ, H. R., W. E. BAENSCH, E. FRIEDL u. E. UEHLINGER: Lehrbuch der Röntgendiagnostik. Innere Organe. 7. Liefg. Stuttgart: Georg Thieme 1952.

SCHLESINGER, E.: Die Grundformen des normalen und pathologischen Magens und ihre Entstehung. Berl. klin. Wschr. **1910**, 1977—1981.

SCHLESINGER, M. H., H. STEINBERG, and T. P. ALMY: The disturbance of esophageal motility in cardiospasm-studies on automatic stimulations and automatic blockades of the human esophagus, including cardia. Gastroenterology **25**, 333 (1953).

SCHNITZLER, H.: Zit. nach JIRÁSEK.

SCHRAGER, V. L., and A. G. IVY: Symptoms produced by distention of gallbladder and billiary ducts, clinical and experimental study. Surg. Gynec. Obstet. **47**, 1—13 (1928).

SCHÜTZ, J.: Was bedeutet im Röntgenbild die Zähnelung der großen Kurvatur des Magens? Fortschr. Röntgenstr. **25**, 208—209 (1917/18).

SCHWARZ, W. J.: Zit. nach CATEL.

SCOTT, W.: Zit. nach SCHINZ.

SEYMOUR, CH. T., and J. A. WEINBERG: Emotion and gastric activity. J. Amer. med. Ass. **171**, 1193—1195 (1959).

SHANKS, S. C.: A text book of X-ray diagnosis by british authors. III. Alimentary tract. London: H. K. Lewis & Co. 1950.

SHEEHAN, M. D.: The effect of cortical stimulation on gastric movements in the monkey. J. Physiol. (Lond.) **83**, 177—184 (1934).

SIEFERT, A.: The role of the vegetative nervous system in the production of motor phenomena observed in the upper digestive tract. Radiology **64**, 189 (1955).

SIELAFF, H. J.: Zit. nach YAMANAKA.

SIGMUND, A.: O elongacích duodena. Čas. Lék. čes. **1923**, 1229—1234.

SIMOND, CH.: Zit. nach CATEL.

SOKOLOV, D. J.: Zit. nach KARÁSEK.

SOSINA, B. M.: Centralno-nervnaja reguljacija motorno-evakuatornoj funkciji želudka čeloveka (rentgenologičeskije nabludenija). Voprosy rentgenologiji i radiologiji. Moskva: Medgiz 1955.

STIERLIN, E., and K. SHAPIRU: Zit. nach GREBBELL.

STRAUB, W.: Zit. nach WELTZ.

STRAUSS, H.: Zit. nach ALVAREZ.

STUMPF, P.: Das röntgenographische Bewegungsbild und seine Anwendung (Flächenkymographie und Kymoskopie). Leipzig: Georg Thieme 1931.

— Die Bewegungen der Schleimhautfalten des Magens im Flächenkymogramm. Fortschr. Röntgenstr. **53** (3), 356—363 (1936).

SVATOŠ, A., a Z. PÁDR: Hormony trávicího ústrojí. Praha: Stát. zdr. nakl. 1957.

SWIEN, TH., u. W. MANN: Zit. nach KARÁSEK.

ŠTERN, V. M.: Rentgenologičeskije nabljudenija nad funkcionalnymi izmenenijami želudka pri ostroj dizenteriji. Vestn. Rentgenol. Radiol. **6**, 17 (1954).

ŠVEC, F.: Farmakodynamika liekov zo stránky experimentálnej a klinickej. Bratislava: Slov. Akademie vied 1953.

TEMPLETON, F. E.: Zit. nach KEET.

TESCHENDORF, W.: Lehrbuch der röntgenologischen Differentialdiagnostik. Stuttgart: Georg Thieme 1952.

TETELBAUM, A. G.: Studien über die motorische Funktion des Magens. Z. ges. exp. Med. **52**, 377—407 (1926).

— Über die Wirkung des Atropin auf die Magenbewegungen. Z. ges. exp. Med. **52**, 408—417 (1926).

TEXTER, C., G. J. BAYLIN, C. LEGERTON, and J. M. RUFFIN: Zit. nach YAMANAKA.

THOMAS, J. E., and J. O. CRIDER: Rhythmic changes in duodenal motility associated with gastric peristalsis. Amer. J. Physiol. **111**, 124—129 (1935).

THOMAS, M. A., and R. L. FRIEDMAN: Zit. nach YOUMANS.

THORNER, R. S.: The effect of exclusion of the bile upon gastrointestinal motility. Amer. J. Rentgenol. **74**, 1096—1122 (1955).

TODD, F.: Zit. nach LACHMAN.

TOMÁNEK, K., u. W. WEIS: Bericht über die pharmakologische Untersuchung eines neuen Spasmolyticum. Wien. med. Wschr. **108**, 214—215 (1958).

TORGERSEN, Y.: Zit. nach KEET.

TROTTI, W., and J. ADRIANI: A comparison of the antisecretory and vagolytic effects of the belladonna alkaloids and certain synthetic parasympatholytic drugs. Surgery **44**, 515—519 (1958).

TUFFIER, G.: Zit. nach SIGMUND.

TWINING, E. W.: Chronic hypertrophic stenosis of pylorus in adults. Brit. J. Radiol. **6**, 644 (1933).

VÁŇA, A.: O významu plynatosti žaludeční při úrazech břišních útrob. Čas. Lék. čes. **1931**, 378—380.

VĚŠÍN, S.: Radiokymografie — rentgenové zobrazení orgánových pohybů. Čas. Lék. čes. **1934**, 1056.

— Dysfagie v popředí příznakového syndromu mitrální vady. Čas. Lék. čes. **1934**, 1262.

— Roentgenologie žaludku a střeva. Praha: J. Tožička 1939.

— Roentgenologie trávicí trubice. Praha: St. zdrav. nakl. 1954.

— Metodika a technika rentgenologického vyšetřování tenkého střeva. Vlastní metoda zrychleného vyšetření fysiologickými prostředky. Čs. Rentgenol. **9**, 32 (1955).

— Fenomen "tryskání vody z pumpy", nový rentgenový příznak rakoviny kardie. Čs. Rentgenol. **9**, 89 (1955).

VĚŠÍN, S.: Duodenální motilita tenkého střeva. Čas. Lék. čes. **1957**, 1349.

— Pharmakodynamische Radiodiagnostik der Verdauungsröhre und der Gallenwege. IX. ICR München 1959.

— Vliv hyperventilace na žaludeční motilitu. Čas. Lék. čes. **1960**, 1001—1006.

—, u. O. LÉDLOVÁ-MARKALOUSOVÁ: Roentgenologie základních funkčních projevů žaludku ve fysiologickém stavu. Čs. Rentgenol. **16**, 297—328 (1962).

— Základní tonus žaludku u gastroduodenálního vředu. Vnitřní Lék. **9**, 321—326 (1963).

— Problematika rentgenologické funkcionální diagnostiky trávicí trubice. Čs. Rentgenol. **17**, 217—226 (1963).

— Radiology of the basic functional manifestations of the normal stomach. Rev. Czech. Med. **10**(2), 86—104 (1964).

— Mechanismus pylorického uzávěru ve světle rentgenových nálezů. Čs. Radiol. **20**, 373—384 (1966).

— Biliodigestivní funkční vztahy v rentgenovém obraze. I. Motorická reakce normálního žaludku na cholecystokinetické podněty při normální činnosti žlučových cest. Čs. Radiol. **21**, 152—163 (1967).

— Biliodigestivní funkční vztahy v rentgenovém obraze. II. Změny motorické reakce žaludku po cholecystokinetických látkách při chorobných stavech žlučníku. Čs. Radiol. **21**, 217—228 (1967).

WALTS and FULTON: Zit. nach YOUMANS.

WANG, D.: Zit. nach YOUMANS.

WEGELIUS, C.: Pathological gastric motility, a criterion of rentgen diagnosis in cases of gastric distress. Acta med. scand. **128**, 347—356 (1947).

WEITZ, W., u. W. VOLLERS: Studien über Magenbewegungen. Z. ges. exp. Med. **47**, 42—69 (1925).

WEITZ, W., u. F. STERKEL: Zit. nach RUHMANN.

WEKSELMAN, R. J., S. C. SKORYNA, and D. R. WEBSTER: Acute gastric dilatation. Gastroenterologia (Basel) **100**, 7—18 (1963).

WELTZ, G. A.: Magenphysiologie für Röntgenzwecke. Leipzig: Georg Thieme 1940.

— H. J. WENDT u. W. BROKSCHMIDT: Die Periodendauer der Magenperistaltik. Fortschr. Röntgenstr. **69**, 1—19 (1944).

WILLIAMS, I.: Closure of the pylorus. Brit. J. Radiol. **35**, 653—670 (1962).

WILSON, J. R., CH. H. BEST u. N. B. TAYLOR: Zit. nach SCHINZ.

WINIBERG, CH.: Zit. nach KARÁSEK.

YAMANAKA, T., T. SAITO, K. EHATA, T. KATO, H. MORI, Y. SAITO u. K. SE KIGUCHI: Die Anwendung von Buscopan in der Röntgendiagnostik unter besonderer Berücksichtigung der Darstellung des Bulbus duodeni. Fortschr. Röntgenstr. **89**, 40—43 (1958).

YOUMANS, W. B.: Neural regulation of gastric and intestinal motility. Amer. J. Med. **13**, 209—226 (1952).

III. Anomalien und Lageveränderungen des Magens einschließlich Divertikel

Von

W. Frik

Mit 19 Abbildungen

1. Angeborene Fehlbildungen

a) Über- und Unterentwicklungen, Fehlentwicklung

Die Zahl der Beschreibungen kongenitaler Fehlbildungen des Magens hat mit zunehmender Erkenntnis über mögliche erworbene pathologische Formveränderungen immer stärker abgenommen. Eine totale *Agastrie*, d. h. ein völliges Fehlen des Magens, ist röntgenologisch nur einmal von LINHART beschrieben worden. Bei diesem Patienten floß das Kontrastmittel aus dem Oesophagus direkt in ein unterhalb des Zwerchfells gelegenes kugelförmiges Gebilde, das bei der Operation als Duodenum erkannt wurde. Die Beschwerdeattacken der Patientin waren auf eine Kompression des Duodenum durch die Mesenterialwurzel zurückzuführen. Weiterhin bestanden noch Lageanomalien an Dünn- und Dickdarm. Wenn man ontogenetisch die Grenze zwischen Vorder- und Mitteldarm erst in den unteren Duodenalabschnitten annimmt (s. z. B. LAUGE-HANSEN), so läßt sich dieser Fall aber auch als *Mikrogastrie* auffassen, bei der es nur nicht zu einer Differenzierung zwischen Magen und oberen Duodenalabschnitten gekommen ist. Alle übrigen, in der röntgenologischen Literatur genannten Fälle von Mikrogastrie (z. B. STRAUSS) sind mit Ausnahme eines von CAFFEY bei einem Säugling beschriebenen Falles als erworbene Schrumpfung, meist durch ein scirrhöses Carcinom oder durch eine Magenlues, anzusehen. GIAMPALMO beschreibt einen isolierten *Riesenwuchs des Magens:* bei dem 24jährigen Patienten, der ad exitum kam, wog der Magen 6 kg, die große Curvatur war 2,20 m lang. Außerdem bestand eine Polyposis des Magens, wobei die Polypen und auch die Falten der Magenwand 10—20 cm hoch waren. Wegen dieser gleichzeitigen pathologischen Veränderung kann der kongenitale Ursprung des Riesenwuchses also nur vermutet, aber nicht sicher bewiesen werden. Eine Mitteilung von SCHWARZ über einen weiteren Riesenmagen, der angeblich 10fach vergrößert war und viel Luft enthielt, läßt keine Entscheidung zu, ob es sich hierbei tatsächlich, wie der Autor annimmt, um eine dem Megacolon ähnliche kongenitale Bildung handelt, oder ob nur eine Magenatonie vorlag.

Die Bildung isolierter *Riesenfalten* an der großen Curvatur ist in letzter Zeit wieder von AGATI und BUZZI im Sinne von H. J. SCHERER als kongenitale Mißbildung bezeichnet worden, jedoch steht hierfür der endgültige Beweis noch aus.

OHLIGMACHER beschreibt als weitere seltene Anomalie die Bildung eines *Vormagens* mit völlig ungeordneter Muskulatur und myomartigen Bildungen. Da keine Zeichen für einen Cardiospasmus vorlagen, wird ein kongenitaler Ursprung der genannten Veränderungen angenommen.

Doppelbildungen des Magens (DENK; GJÖRUP) sind ebenfalls sehr seltene Ereignisse, die nur in wenigen Fällen intra vitam röntgenologisch nachgewiesen wurden. Bei zwei der röntgenologisch gefundenen Doppelbildungen (HAJDU u. NYUL-TOTH; GIMES) bestand eine Kommunikation zwischen beiden Magenanteilen nur in der Pars pylorica. Eine etwas atypische, wenn auch nicht pathognomonische Form der Pars pylorica gab jeweils den Hinweis auf die tatsächlich vorhandene Doppelbildung. Neben einem normal weiten Magen war ein zweiter schmaler Magenschlauch vorhanden, in einem Fall medial und im anderen Fall lateral von dem Hauptmagen. Die Füllung des zweiten Magens gelingt offenbar nur in Kopftieflagerung ausreichend. Dem zweiten Magen soll regelmäßig auch eine zweite Speiseröhre entsprechen, die aber oft kein freies Lumen hat und in den bisher beschriebenen Fällen im oberen Thoraxabschnitt blind endet. Gimes erklärt die Doppelmagenbildung durch Entwicklungsanomalien bei der Bildung des Septum oesophagotracheale. Nach dieser Theorie kann also eine Verdoppelung der Speiseröhre isoliert vorkommen, aber nie eine Doppelmagenbildung ohne gleichzeitige doppelte Speiseröhre. Gegen diese Hypothese spricht der Fall von Hoyer und Andresen, die einen kammerartigen zweiten Magen beschrieben haben, der an Cardia und Bulbus duodeni mit dem eigentlichen Magen kommunizierte. Bei einem weiteren, von Owen, Holman und Priestley beschriebenen Fall hat es sich nicht um eine vollständige Verdoppelung gehandelt, sondern um eine Taschenbildung mit Kommunikation zum Magen. Möglicherweise sind auch die von Rosselet und Mengis sowie von Hülshoff beschriebenen Fälle einer abnorm tiefen, 20 bzw. 8 cm unter dem Hiatus liegenden Einmündung des Oesophagus in den Magen als rudimentäre Doppelbildung anzusehen. Wahrscheinlicher ist es allerdings, daß es sich dabei nur um Störungen im Descensus des Magens mit konsekutiver stärkerer Ausbildung des cardialen Blindsackes handelt.

Die sog. Riesendivertikel der großen Curvatur (z. B. Pudwitz, s. Abschn. ,,Divertikel") müssen ebenfalls als partielle Doppelbildungen aufgefaßt werden.

Engere Beziehungen zu den Doppelbildungen bestehen auch bei den sog. *Magencysten*. In der angloamerikanischen Literatur werden diese sogar vielfach ohne Einschränkung als ,,Duplikation" bezeichnet (z. B. Nolan u. Lee). Bei einem Fall von Grob entspricht die dem Magen an der großen Curvatur, d. h. also im Bereich des dorsalen Mesogastriums, anliegende Cyste in ihrer Form weitgehend dem Magen selbst, wenn sie auch ein schmaleres schlauchartiges Lumen zeigt. In derartigen Fällen scheint die Bezeichnung ,,Doppelmagen" gerechtfertigt. Ladd und Gross haben für als Doppelbildungen anzusehende Cysten das Vorhandensein einer Schicht glatter Muskulatur und einer Schleimhaut gefordert. Ihr eigener Fall und ein weiterer von Barbosa u. Mitarb. erfüllen diese Forderung. In dem Fall von Barbosa lag die etwa 2 Liter Flüssigkeit enthaltende Cyste hinter dem Magen und wurde zunächst als Pankreascyste fehlgedeutet. Kiesewetter hat 1950 aus der angloamerikanischen Literatur 28 ähnliche Fälle gesammelt. Aus der europäischen Literatur sind u. a. die Fälle von Dardari und Zaccarelli, Wetzel und Yaremenko zu nennen. Die Verwechslung mit einer Pankreascyste scheint die häufigste Fehldiagnose zu sein, wie auch in einem noch neueren kasuistischen Bericht von Gould und Toffler beschrieben wird.

Ob die klinischen Beschwerden, die überhaupt erst zu einer Untersuchung der betreffenden Patienten führen, tatsächlich im Zusammenhang mit der Cystenbildung stehen, läßt sich oft nicht klären. Ein eindeutiger Beweis für die Verursachung von Magenbeschwerden durch Magencysten ist jedenfalls bis jetzt in keinem Fall erbracht. Auch Ulcera in Magencysten scheinen zu den Seltenheiten zu gehören. Seydl beschreibt allerdings eine mit Magenschleimhaut ausgekleidete und von glatter Muskulatur umgebene Cyste im unteren Mediastinum rechts, die durch Perforation eines Ulcus zum Verblutungstod führte. In diesem Fall ist die Abtrennung der cystischen Doppelbildung also schon vor dem Descensus des Magens erfolgt. Harbeck berichtet über eine subseröse Cyste im Fornix ventriculi, die einen benignen Tumor vortäuschte. Derartige subseröse Cysten sollen gelegentlich traumatischen Ursprungs sein, jedoch fehlen hierfür eindeutige Beweise. Lewis und Thyng halten die Magencysten für persistierende embryonale Divertikel, die im späteren Verlauf der Entwicklung abgeschnürt sind. Bremer glaubt ebenfalls nicht an eine primäre Verdoppelung des Magens als Ursache der Cystenbildung, sondern hält eine Brückenbildung zwischen den ursprünglichen Längsfalten der Magenschleimhaut im Laufe des 2.—3. Schwangerschaftsmonats für wahrscheinlich. Manche Autoren (z. B.

Camp) sprechen auch von Schleimcysten, die z. T. submucös und z. T. extragastral gelegen sind. Bei diesen beiden Lokalisationen kann man wohl kaum mehr von partiellen Doppelbildungen sprechen, sondern muß sie ausschließlich in das Gebiet der Fehlentwicklungen einreihen.

Ähnlich, wie es bei sonstigen Anomalien der Oesophagusentwicklung kongenitale Oesophago-Tracheal-Fisteln gibt, wäre es auch denkbar, daß zwischen Magen und Nachbarorganen ebenfalls angeborene *Fistelbildungen* vorkommen. Bis jetzt ist aber kein entsprechender Fall bekannt geworden, der nicht als Folge einer pathologischen Perforation zu deuten wäre. Dies gilt insbesondere für die meist durch einen Tumor bedingten gastro-jejuno-colischen Fisteln (Baumann; Eichler; Haenisch; Jansson; Kohlmann u. v. a.), die nach Henning und Baumann häufig übersehen werden. Magen-Duodenal-Fisteln sind in der Regel Folge einer Ulcusperforation (Hanganutz; Balestra u. a.). Lintot, Ogilvie und Whillis beschreiben zwei Fälle von Fisteln zwischen dem präpylorischen Abschnitt und dem Bulbus duodeni bei blind endendem Pylorus, die wie eine Seit-zu-Seit-Anastomose aussehen. Die Autoren vermuten eine kongenitale Entstehung, jedoch wurden in der Umgebung der Fistel Ulcera gefunden. Eine ähnliche Beschreibung stammt von Starcke, der ebenfalls an eine kongenitale Entstehung glaubt, ohne ein Ulcus ausschließen zu können. Auch Pleuramagenfisteln als Folge der Perforation eines Pleuraempyems sind beschrieben (Beutel). Ebenso kommen Gallenblasen-Magen-Fisteln auch als Folge eines Gallensteindurchbruches (z. B. Domke) vor. Für alle spontanen Magenfisteln kann weder eine konstante Untersuchungstechnik noch eine gleichförmige radiologische Symptomatologie angegeben werden. In der Regel wird der Nachweis aller Arten von Magenfisteln bei einer sorgfältigen Kontrastmitteluntersuchung des Magens gelingen. Für den Ausschluß einer gastro-jejuno-colischen Fistel reicht aber die orale Füllung allein nicht aus. Kleine derartige Fisteln lassen sich gelegentlich besser mit einem Kontrasteinlauf darstellen (Jansson). Beachtenswert ist auch der Hinweis von Eichler, daß kleine Fistelgänge leichter für Luft als für Kontrastmittel durchgängig sind. Der Nachweis einer Vergrößerung der Magenblase bei Luftaufblähung des Colon kann unter Umständen der einzige Beweis für eine Fistelbildung zwischen Magen und Dickdarm sein. Es ist aber fraglich, ob derartig kleine Fisteln überhaupt eine funktionelle Bedeutung gewinnen können.

b) Stenosen und Atresien

Stenosen und Atresien im Cardiabereich sind in der röntgenologischen Literatur nicht bekannt. Die kongenitalen Oesophagusstenosen liegen zwar häufig im unteren Drittel des Oesophagus, und auch bei Oesophagusatresien ist das caudale Segment oft recht kurz, jedoch gehören alle diese Veränderungen noch eindeutig zum Oesophagus. Auch W. Koch hält kongenitale Cardiastenosen für selten.

Kongenitale Einengungen im Corpus ventriculi bzw. zwischen Corpus und Pars pylorica fallen unter den Begriff des *Sanduhrmagens* oder biloculären Magens. Dieser ist seit Jahrhunderten bekannt, aber besonders in den Frühzeiten der röntgenologischen Kontrastmitteldiagnostik des Magens zu einem viel gebrauchten Schlagwort geworden. Seinerzeit wurden Einengungen in Magenmitte sowohl röntgenologisch als auch autoptisch besonders oft beobachtet und beschrieben. Ein sicherer Beweis für einen kongenitalen Ursprung des sog. Sanduhrmagens wurde jedoch in der Regel nicht erbracht, wie Simmonds bereits 1907 betont hat, und wie es z. B. auch der von W. Koch geäußerten Ansicht entspricht. Es kommt allerdings vor, daß kongenitale Verlagerungen von Magenteilen in den Thorax zu Unterteilungen des Corpus ventriculi führen, wie z. B. in dem Fall von Tattoni. Hierbei ist aber die Verlagerung und nicht die Einengung des Magens das primäre Ereignis.

Nur bei dem von Barbier veröffentlichten Fall eines kongenitalen Sanduhrmagens findet sich kein Zeichen, das gegen die pränatale Entstehung spricht. Röntgenologisch, chirurgisch und pathologisch-anatomisch wurde eine mehrere Zentimeter lange Einengung der mittleren Magenanteile auf Bleistiftdicke beobachtet. Auch aus der Beschreibung dieses Falles geht aber hervor, daß man nicht allein aufgrund des Röntgenbefundes einen kongenitalen Sanduhrmagen annehmen darf: erst der histologische Ausschluß narbiger Veränderungen und die histologische Beurteilung der Muskulatur erbringen genügend Argumente gegen die intravitale Entstehung der Einengung. Der Versuch, durch Sektionsergebnisse bei Neugeborenen die Existenz kongenitaler Sanduhrmägen zu beweisen, scheint bis jetzt ebenfalls nicht vollständig gelungen. Hierbei wurden nämlich häufig bereits geringfügige, funktionell zu erklärende Einengungen als Sanduhrmagen bezeichnet, wie auch BARBIER betont. Eine von HAMMER beschriebene starke Einengung zwischen Corpus und Pars pylorica bei einem an einer gleichzeitig vorhandenen Duodenalatresie gestorbenen Neugeborenen verliert an Beweiskraft, wenn man den Hinweis von HEIGEL beachtet, daß bei einer Duodenalatresie der Bulbus duodeni so stark erweitert sein kann, daß der Pylorus relativ weit links liegt und hierdurch einen Sanduhrmagen vortäuscht. Der von GARDINER beschriebene kongenitale Sanduhrmagen ist nicht primär als Stenose anzusehen, sondern sekundär durch eine Nebenpankreasanlage im Magen entstanden.

Stenosen und Atresien im Pylorusgebiet sind dagegen in der pathologisch-anatomischen Literatur etwas häufiger beschrieben (W. KOCH). Während die totalen Atresien und die Stenosen ohne Wandverdickung mehr das Duodenum betreffen, sind komplette und inkomplette Atresien durch *membranöse Septen* auch am Magenausgang bekannt. CORCAN, CHAUSSINANT und STOLZ, DAVIS und DOUGLAS, DESPIRITO und GUTHORN, GROSS und DURHAM, MELAMED, HAUKOHL und CALLAN, ROTA, SAMES, sowie TOUROFF und SUSSMANN berichten über präpylorische Membranen. WÜRTEMBERGER hat einen totalen membranösen Verschluß des eigentlichen Pylorus beschrieben. Residuen inkompletter Atresien im Canalis pyloricus bei Erwachsenen in Form konstanter ringförmiger Lumeneinengungen sind u. a. von ALBOT und MAGNIER beschrieben. Wahrscheinlich entspricht eine Reihe von Fällen mit konstanten „Querfalten" im Canalis pyloricus, die auch bei voller Entfaltung des Canalis zu Einkerbungen an den Curvaturen führen (Abb. 1), derartigen Gebilden, die allerdings auch durch den Zug von Ulcusnarben entstehen können.

Wesentlich größere praktische Bedeutung haben die durch eine Hypertrophie der Ringmuskulatur bedingten oder zumindest mit einer solchen einhergehenden Stenosen des Canalis pyloricus (egestorius). Die *hypertrophische Pylorusstenose der Säuglinge* muß heute ohne Zweifel als angeboren angesehen werden (E. KAUFMANN u.a.). Die Hypertrophie beruht auf einer echten Massenzunahme der Muskulatur (TANAKA). Die Zahl der Ganglienzellen ist dabei normal, jedoch sind diese unreif (TAYLOR). Strittig ist immer noch die Frage der Pathogenese, insbesondere die der Bedeutung intrauteriner Funktionsstörungen für die Ausformung dieser muskulären Fehlentwicklung. Bei dem nicht mehr übersehbaren Umfang der dieses Thema betreffenden pathologisch-anatomischen und pädiatrischen Literatur ist es unmöglich, zu dem genannten Fragenkomplex von radiologischer Seite auch nur referierend einigermaßen vollständig Stellung zu nehmen. Die mehr historisch zu verstehenden Versuche einer Typendifferenzierung der hypertrophischen Stenosen (Typ Cruveilhier; Landerer-Maier; Hirschsprung, s. bei KAUFMANN) sollen hier ebenfalls nicht diskutiert werden, da sie zum mindesten für die Röntgendiagnostik bedeutungslos sind. Die hypertrophische Pylorusstenose ist bei männlichen Säuglingen ungleich häufiger als bei weiblichen (nach BRENDLE 89% Knaben). Nach WALLGREN hat in Schweden die Häufigkeit der Erkrankung von 4‰ (1934—1940) auf 1,9‰ (1950—1959) abgenommen. COCKAYNE nimmt aufgrund von Verwandtenuntersuchungen eine Erblichkeit der Erkrankung an, ebenso TORGERSEN, der aber einen anderen genetischen Mechanismus als der erstgenannte Autor für wahrscheinlich hält. COCCHI hat in einer Zusammenstellung aus der Literatur bei 14 von 21 eineiigen und 5 von 41 zweieiigen Zwillingspaaren eine Konkordanz in bezug auf die Pylorusstenose gefunden.

Hinsichtlich der Ausdehnung der sog. hypertrophischen Pylorusstenose kann man heute aufgrund der älteren Arbeiten von WERNSTEDT und insbesondere unter Berücksichtigung der Untersuchungen von TORGERSEN über die Muskelanatomie des Canalis pyloricus als sicher festzustellen, daß die Hypertrophie sich ausschließlich auf das Gebiet des Canalis pyloricus erstreckt. Orale und aborale Begrenzung des hypertrophierten Muskelgebietes entsprechen den beiden von TORGERSEN genannten, phylogenetisch und funktionell-anatomisch abgrenzbaren Muskelschlingen. Auch eine isolierte Hypertrophie der rechten Schlinge, also des „M. sphincter pylori" kommt vor, jedoch scheint sie nicht die Regel zu sein. Angaben über eine wechselnde und gelegentlich über die durchschnittliche Länge des Canalis pyloricus beim Säugling (ca. 2 cm) hinausgehende Ausdehnung der hypertrophischen Pylorusstenose beruhen zum größten Teil auf der allgemeinen anatomischen Variationsbreite der Größe des Canalisgebietes und nur selten auf Faktoren, die in direktem Zusammenhang mit der Ausprägung der Muskelhypertrophie stehen. Sie können bei rein röntgenologischer Beobachtung der Pylorusstenose durch zusätzliche Spasmen (PRÉVÔT u. LASSRICH; SCHÄFER) in den oral vom Canalis pyloricus gelegenen Teilen der Pars pylorica bedingt sein, zum Teil aber auch einfach durch die beim Säugling oft schwierige Beurteilung der Projektionsverhältnisse am Magen.

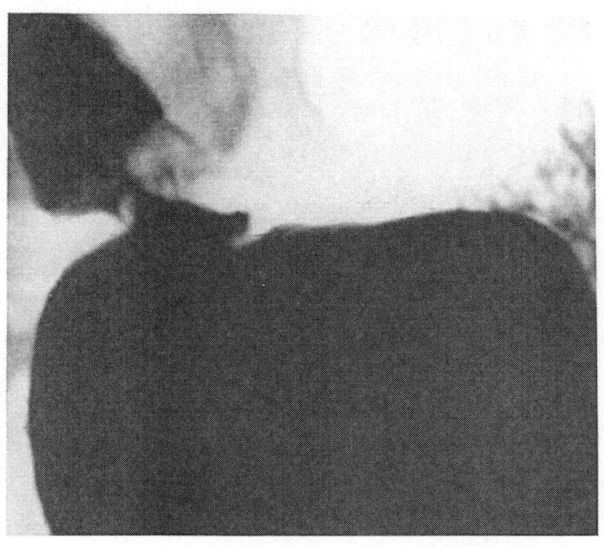

a

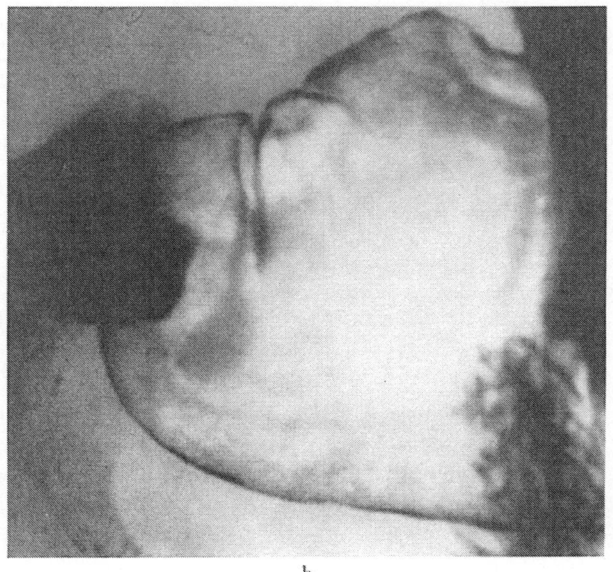

b

Abb. 1a u. b. Konstante inkomplette „Querfaltenbildung" an der kleinen Curvatur des Canalis pyloricus: inkomplette präpylorische Membran? a Prallfüllungsbild, b Doppelkontrastaufnahme (Vergleiche hierzu ähnliches Bild bei Magenspitzendivertikel mit sehr weitem Hals, Abb. 5a!)

Die früher übliche indirekte *röntgenologische Diagnose* der hypertrophischen Pylorusstenose des Säuglings durch den Nachweis eines fehlenden Kontrastmittelübertrittes in das Duodenum kann heute, insbesondere unter differentialdiagnostischen Gesichtspunkten, nicht mehr als ausreichend angesehen werden. Auch die Feststellung der bis zum Entleerungsbeginn des Magens verlaufenden Zeit ist ein unzuverlässiges Symptom. Abgesehen davon, daß sie in erheblichem Umfang von der Körperlage des Säuglings beeinflußt wird, hängt sie auch von dem benutzten Kontrastmitteltyp ab (ASTLEY). Wenn das Kontrastmittel mit Nahrungsstoffen, insbesondere Milch, vermengt wird, verzögert sich die Magenentleerung. RUNSTRÖM nennt als mittleren Zeitpunkt für den Beginn der Magenentleerung bei hypertrophischer Pylorusstenose 50 min nach Beginn der Mahlzeit. ASTLEY beobachtet dagegen mit modernen, nicht zur Ausflockung neigenden Handelspräparaten von Bariumsulfat ohne Nahrungsmittelzusatz schon nach durchschnittlich 10 min den Beginn der Entleerung durch den eingeengten Canalis pyloricus.

Der gleiche Autor hat auch darauf hingewiesen, daß das häufig beschriebene Symptom des fehlenden Dünndarmmeteorismus bei der hypertrophischen Pylorusstenose der Säuglinge nicht obligat ist. Er sah bei $^{3}/_{4}$ der von ihm untersuchten Fälle mehr oder weniger große Gasansammlungen auch im Dünndarm. Unabhängig davon stellt aber der Nachweis des Fehlens des physiologischen Dünndarmmeteorismus bei normalem Luftgehalt des Magens auf der Abdomenübersicht in Hängelage immer noch ein wichtiges Hinweissymptom auf die hypertrophische Pylorusstenose dar (Schermuly; Wolf), zumal andere Ursachen eines angeborenen Verschlusses des Pylorus wesentlich seltener sind.

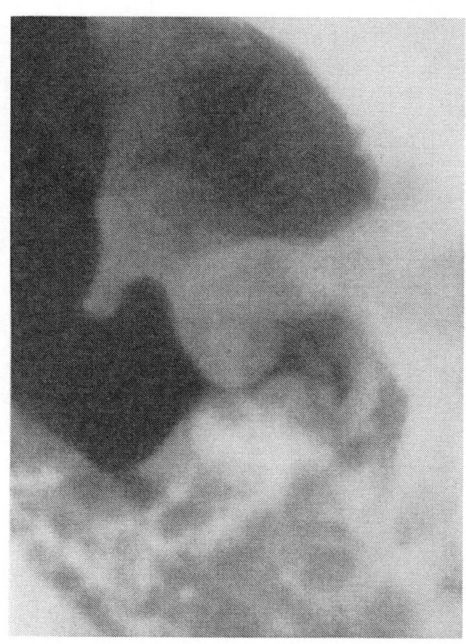

Abb. 2. Hypertrophische Pylorusstenose bei 10 Wochen altem Säugling. Darstellung mit Gastrografin in Bauchlage. Konstante und gleichmäßige Einengung des gesamten Canalis pyloricus mit bogenförmiger Impression der Bulbusbasis

Hotz hat betont, daß gelegentlich die Tumorbildung durch die hypertrophische Muskulatur auf der Übersichtsaufnahme des Abdomens ohne Kontrastmittel erkennbar sei. Die physikalischen Voraussetzungen hierfür sind allerdings nur selten gegeben. Nur wenn ein geblähtes Colon der großen Curvatur anliegt, können Unterschiede in der Dicke der Magenwand in diesem Bereich sichtbar werden, wenn der Magen selbst ebenfalls Luft enthält.

Als einziges sicheres röntgenologisches Symptom der hypertrophischen Pylorusstenose kann nur die konstante, mehr oder weniger regelmäßige, röhrenförmige Einengung des Canalis pyloricus auf ein Lumen von oft nur 1—2 mm, gelegentlich bis zu 4 mm Durchmesser gewertet werden (Abb. 2). Meist ist dabei gleichzeitig eine breitbasige Impression der Bulbusbasis durch die hypertrophische Muskulatur nachzuweisen. Längsfalten sind im Canalisgebiet nur nachzuweisen, wenn die Lumeneinengung nicht zu hochgradig ist. Meuwissen und Slooff waren die ersten, die konsequent für den direkten röntgenologischen Nachweis des eingeengten Canalis pyloricus eingetreten sind. Ähnliche Gedankengänge wurden allerdings schon 5 Jahre früher bei einem amerikanischen Symposion über dieses Thema diskutiert, aus dessen Ergebnissen die Feststellungen von Hall, daß der Grad der Einengung des Canalis pyloricus nicht unbedingt der Wanddicke proportional sein muß, und von Elterich, daß eine Einengung des Canalis nie allein durch ein Spasmus bedingt sein kann, festgehalten zu werden verdienen. Der direkte Nachweis der Canaliseinengung ist später durch Voss sowie vor allem durch Frimann-Dahl und Runström weiter ausgebaut worden. Letzterer hat ausgedehnte vergleichende röntgenologisch-anatomische Darstellungen veröffentlicht und gezeigt, daß die Stenose auch nach Abklingen der klinischen Erscheinungen in unterschiedlichem Ausmaß bestehen bleibt.

Neuere *Nachuntersuchungen* von 60 konservativ behandelten Kindern mit spastisch hypertrophischer Pylorusstenose durch Ehnert bestätigen die Angaben von Runström und Wallgren, sowie die etwas später erhobenen Befunde von Andresen. Alle Kinder hatten bis zum 4. Jahr noch eindeutige Zeichen einer Hypertrophie der Muskulatur des Canalis pyloricus. Über das Schulalter hinaus bleiben nach diesen Untersuchungen mindestens 25% der Muskelhypertrophien bestehen. Nielsen und Roelsgaard haben sogar die Meinung geäußert, daß die Canalisveränderungen nach medikamentös behandelter kongenitaler Pylorusstenose wesentlich häufiger bis in das Erwachsenenalter erkennbar bleiben können, und diese Ansicht mit Nachuntersuchungen an 45 Personen zwischen 25 und 50 Jahren belegt, von denen 78% noch unregelmäßige Einengungen des Canalis pyloricus erkennen ließen. In einer späteren Zusammenstellung von 173 konservativ behandelten Patienten geben sie an, daß die Rückbildungstendenz der Hypertrophie meist in der Pubertät aufhört. Nach der letztgenannten Statistik sind im Erwachsenenalter nur bei 13% noch Wandveränderungen im Canalisgebiet nachweisbar. Auch die Ulcushäufigkeit ist nach den Untersuchungen dieser Autoren und denen von BENDIX und NECHELES nach kongenitaler Pylorusstenose größer als in einem Kontrollkrankengut. Unter Berücksichtigung der weitgehenden Übereinstimmung der Nachuntersuchungsergebnisse verschiedener Autoren ist jedenfalls die Annahme von PAAS, daß die Hypertrophie immer vollständig verschwindet, nicht mehr haltbar.

Über röntgenologische Nachuntersuchungen nach Pyloromyotomie liegen weniger Berichte als nach konservativer Behandlung vor. BAU teilt mit, daß von 76 Kindern, die $^3/_4$—8 Jahre nach Pyloromyotomie untersucht wurden, 10 Beschwerden hatten. Vier von diesen zeigten einen erhöhten „Entfaltungswiderstand" des Canalis pyloricus, 3 der Beschwerdefreien eine leichte Tonusherabsetzung des Magens. NIELSEN und ROELSGAARD haben zunächst 31 chirurgisch Behandelte im Zeitraum bis zu 10 Wochen p.op., später 80 Patienten im 10.—11. Jahr nach der Myotomie nachuntersucht. Bei den früheren Kontrollen beschreiben sie noch eine Verlängerung des Canalis, der allerdings bereits weiter als vor der Operation und formveränderlich ist. In einigen Fällen war auch schon eine annähernd normale Füllung nachweisbar. Die späteren Kontrollen veranlassen die Autoren zu der Feststellung, daß nach operativer Behandlung die Rückbildungstendenz der Hypertrophie früher als nach konservativen Maßnahmen einsetzt. Postoperative röntgenologische Kontrollserien im späteren Erwachsenenalter existieren noch nicht.

Differentialdiagnostisch wird auch heute noch die Frage eines reinen Spasmus des Canalisgebietes immer wieder in Erwägung gezogen (PRÉVÔT und LASSRICH). Es besteht aber kein Zweifel, daß ein reiner Spasmus ein sehr viel selteneres Ereignis darstellt, als eine echte hypertrophische Stenose. Unter Berücksichtigung der Ansicht von SCHÄFER, daß zur klinischen Manifestation der hypertrophischen Pylorusstenose immer ein zusätzlicher Spasmus gehört, und der oben genannten Feststellung von HALL, daß die Weite des Pyloruskanales nicht der Wanddicke proportional ist, erscheint es durchaus möglich, daß solche Einengungen des Pyloruskanales, die wegen beobachteter Weitenänderung als reiner Spasmus gedeutet wurden, lediglich weniger ausgeprägten Hypertrophien mit zusätzlicher Spasmenneigung entsprechen. Sobald der Nachweis einer typischen, gleichmäßigen, organisch bedingten Einengung des Canalis pyloricus beim Säugling radiologisch erbracht ist, kommt in der Regel keine andere Diagnose als die der Muskelhypertrophie infrage. Es ist lediglich ein Fall bekannt, bei dem eine Entwicklungsanomalie der Leber mit Umwandlung des Ligamentum hepatogastricum in Lebergewebe eine Muskelhypertrophie des Canalis pyloricus vortäuschte (BAUMECKER).

SAMUEL beschreibt weiterhin eine röhrenförmige Einengung des Canalis pyloricus durch eine besonders dicke accessorische Peritonealfalte, das Lig. cholecystogastricum. Da der betreffende Patient alt war, wurde ein Neoplasma vermutet, jedoch sind gleichartige Veränderungen auch bei Neugeborenen denkbar.

Die Frage, ob unter dem Gesichtspunkt einer möglichst geringen Strahlenbelastung der *Säuglinge* in jedem Fall bei klinisch manifester und durch den palpatorischen Nachweis des Pylorustumors eindeutiger hypertrophischer Pylorusstenose eine Indikation zur *Röntgenuntersuchung* vorliegt, wird außerordentlich unterschiedlich beantwortet (s. bei WOOD; WOLF; LASSRICH; PRÉVÔT u. SCHÄFER). Sieht man von den extremen Standpunkten einer völligen Ablehnung oder der Empfehlung einer ausnahmslosen Anwendung der Röntgenuntersuchung ab, so wird meist die Notwendigkeit der präoperativen röntgenologischen Sicherung des Befundes in den Vordergrund gestellt. Man kann aber mit der gleichen Berechtigung argumentieren, daß bei klinisch eindeutiger Operationsindikation die Röntgenuntersuchung ohne weiteres durch die Betrachtung des Operationssitus ersetzt werden kann, während gerade bei dem geplanten Versuch einer konservativen Behandlung die vorherige röntgenologische differentialdiagnostische Klärung wichtig ist. ASTLEY beschränkt deshalb die Röntgenuntersuchung auf diejenigen Fälle, bei denen trotz klinischer

Stenosezeichen kein eindeutiger Pylorustumor palpiert werden kann (8 % seines Krankengutes).

Nach der durch Ehnert sowie Nielsen und Roelsgaard erneut erhärteten Feststellung, daß bei etwa einem Viertel der Säuglinge mit hypertrophischer Pylorusstenose eine Resthypertrophie über das Schulalter hinaus bestehen bleibt, kann die Annahme einer kongenitalen Entstehung auch für die *Pylorushypertrophie des Erwachsenen* nicht völlig von der Hand gewiesen werden. Obgleich die Untersuchungen von Bernstein, Wanke, Prinz und anderen Autoren, die bei Prévot zitiert sind, ebenso wie die Darlegungen des letztgenannten Autors, unter Hinweis auf gleichzeitig vorhandene entzündliche Veränderungen in der Magenschleimhaut, Sklerosen der Submucosa und bindegewebige Durchsetzung der hypertrophischen Muscularis einen Zusammenhang mit entzündlichen Veränderungen der Magenwand sicher erscheinen lassen, sprechen manche Argumente von R. C. Pendergrass, Frank und McNamee sowie Nielsen und Roelsgaard ebenso wie die gleichartige Geschlechtsverteilung doch für ein Fortbestehen kindlicher Pylorushypertrophien. Die Zusammenhangsfrage zwischen der Pylorushypertrophie des Säuglings und des Erwachsenen wird aber erst dann endgültig geklärt sein, wenn noch ein größeres Krankengut von nach modernen röntgenologischen Kriterien untersuchten Säuglingen mit hypertrophischer Pylorusstenose das Prädilektionsalter der Manifestation einer Pylorushypertrophie beim Erwachsenen (40—50 Jahre) erreicht hat. Vorläufig können die Argumente, die aufgrund des unterschiedlichen klinischen Krankheitsbildes und des alle Wandschichten des Magens erfassenden pathologisch-anatomischen Geschehens für eine Eigenständigkeit des Krankheitsbildes der Pylorushypertrophie beim Erwachsenen sprechen, noch nicht vernachlässigt werden.

Aus diesem Grunde soll im Rahmen dieses Kapitels die radiologische Diagnostik und Differentialdiagnostik der Pylorushypertrophie (s. außer den oben genannten Autoren auch Archer, Delannoy u. Mitarb., Kirklin u. Mitarb.) beim Erwachsenen auch nicht ausführlich besprochen werden. Es sei lediglich darauf hingewiesen, daß es, wie z. B. bereits Judd und Thompson betont haben, bei Erwachsenen Fälle gibt, die ebenso wie beim Säugling auf das Canalisgebiet beschränkt sind, außerdem aber auch solche, bei denen die Wandverdickung noch weiter in den nicht dem Canalis zuzurechnenden Teil der Pars pylorica nach oral reicht und ganz allmählich in eine normale Wandstärke übergeht. Vielleicht ermöglicht in Zukunft eine genauere Aufgliederung der Fälle von Pylorushypertrophien beim Erwachsenen nach ihrer oralen Begrenzung eine Trennung der Folgezustände kongenitaler Fehlentwicklungen von den erworbenen Formen.

c) Gewebsheterotopien

Unter den heterotopen Gewebsansiedlungen im Magen spielt ausschließlich die Pankreasgewebsheterotopie eine größere praktische Rolle. Eine atypische Schleimhautgestaltung im Sinne einer sog. intestinalen Metaplasie muß dagegen immer als erworben und im Rahmen eines entzündlichen Geschehens entstanden angesehen werden.

Der Nachweis von *accessorischem Pankreasgewebe* ist kein seltenes Ereignis. Nach Lichtenstein und Valdes sind bis 1955 rund 600 Fälle von Pankreasheterotopien im Magendarmtrakt in der Literatur beschrieben worden. Roncoroni und Baldini geben an, daß ein Nebenpankreas in etwa 0,5 % aller Autopsien gefunden wird, ein Viertel davon im Magen. Duff, Foster und Bryan sprechen von 1 % aller Sektionsbefunde. Feyrter hat unter 2500 Sektionen 58mal ein Nebenpankreas im Verdauungskanal gefunden, davon aber nur 8mal im Magen. Über den intravitalen, meist röntgenologischen Nachweis von Pankreasinseln im Magen finden sich zahlreiche Berichte in der Literatur, die insgesamt weit mehr als 100 Fälle umfassen.

Über die Ursache der Nebenpankreasanlagen im Magen existieren verschiedene Theorien. Einmal wird an phylogenetische atavistische Faktoren im Sinne eines Bestehenbleibens einer generalisierten Pankreasanlage gedacht (z. B. Broman). Weiterhin werden Gewebstransplantationen während der fetalen Entwicklung diskutiert (z. B. Branch u.

Gross). Auch die Möglichkeit einer intravitalen Metaplasie mit Bildung von Pankreasgewebe wird erwähnt (z. B. King u. McCallum; Lapidari). In der Mehrzahl der Fälle findet sich das Pankreasgewebe hauptsächlich in der Submucosa. Grundsätzlich sind aber auch Pankreasinseln in anderen Gewebsschichten des Magens möglich. So ist z. B. ein Eindringen in die Muscularis propria nicht selten. Liegt die Pankreasanlage in die Muskelschicht eingebettet, so kann eine myomartige Bildung zustande kommen, innerhalb derer das ursprüngliche heterotope Pankreasgewebe manchmal kaum mehr nachweisbar ist (Koch). Es kommt vor, daß das accessorische Pankreasgewebe secerniert (Pasqual, Jbanez, Castillo u. Valero). Auch Langerhanssche Inseln können darin enthalten sein.

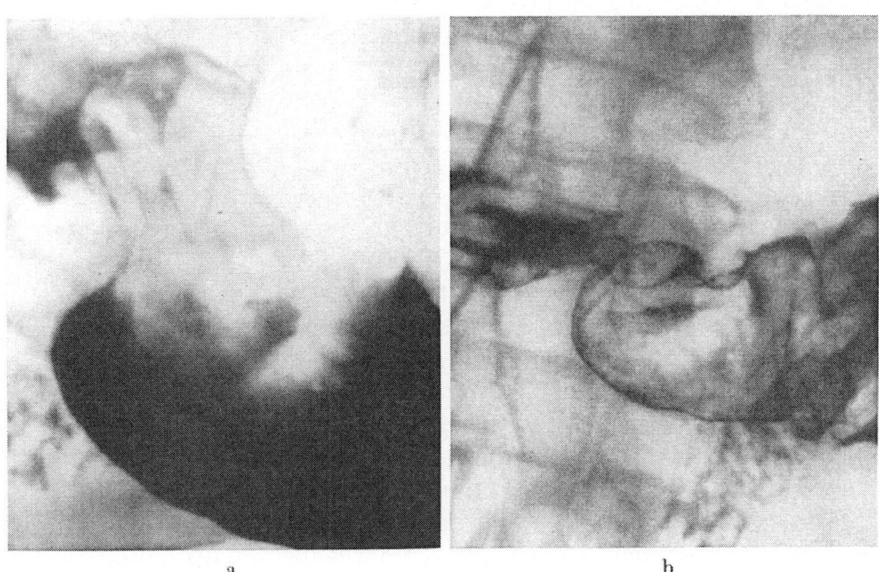

Abb. 3a u. b. Größere Pankreasinsel mit zentraler Eindellung an der kleinen Curvatur des Canalis pyloricus. a Prallfüllung mit leichter Kompression: in dem bogenförmig begrenzten Füllungsdefekt läßt sich ein größerer sowie aboral davon ein kleinerer und schwächerer Breifleck darstellen. b Im Doppelkontrastbild ist der glatt begrenzte Füllungsdefekt mit zentraler Eindellung im Profil dargestellt

Größe und Form der durch Pankreasgewebe hervorgerufenen, radiologisch nachweisbaren Veränderungen am Magen sind je nach der Lokalisation unterschiedlich. Mikroskopisch kleine Pankreasinseln entgehen selbstverständlich dem radiologischen Nachweis. Nach Littner und Kirsh hat die Mehrzahl der Pankreasinseln im Magen einen Durchmesser von 1—2 cm, jedoch werden gelegentlich, wie auch Roach und Poppel betonen, Durchmesser bis zu 4 cm beobachtet. v. Keiser weist auf die Möglichkeit der Größenänderung in Abhängigkeit vom Sekretionsstadium hin. Nach Littner und Kirsh findet sich die Mahrzahl der Pankreasinseln in Pylorusnähe, bis zu 6 cm vor dem Pylorus. Unter 30 von Delhougne gesammelten Fällen lagen 17 in der Pars pylorica. Meist handelt es sich bei dieser Lokalisation einer Nebenpankreasanlage um breitbasige polypöse Tumoren, die rund bis oval, seltener auch gelappt, erscheinen. Ein Teil dieser polypösen Pankreasinseln zeigt eine zentrale, nur mäßig scharf begrenzt erscheinende Delle. Ist eine solche vorhanden, so kann der Röntgenbefund fast als pathognomonisch für ein accessorisches Pankreas in der Magenwand angesehen werden (Eklöf). Der zentrale Defekt auf Neurinomen ist in der Regel schärfer begrenzt (v. Braunbehrens). Fehlt die zentrale Delle, so kommt differentialdiagnostisch ein adenomatöser Polyp infrage, seltener auch ein Leiomyom. Lymphome und Carcinome sind meist größer und weniger regelmäßig begrenzt, jedoch können letztere differentialdiagnostisch, insbesondere bei leicht gelappten polypoiden Tumoren, nicht mit Sicherheit ausgeschlossen werden.

Dem beschriebenen klassischen Bild von Pankreasinseln (Abb. 3) entsprechen u. a. Fälle von Diethelm, Evans und Weintraub, v. Keiser, Littner und Kirsh, Roach und Poppel sowie Saupe. Gelegentlich treten Pankreaskeime in der Magenwand auch multipel auf (Roncoroni u. Baldini). Hierzu gehört auch der im Abschnitt „Stenosen" beschriebene Fall von Gardiner. Weniger oft finden sich submucöse Pankreasinseln in den höheren Abschnitten des Corpus (Roach und Poppel; Pasqual, Ibanez, Castillo und Valero). Hale beschreibt eine Pylorusstenose durch ein accessorisches Pankreas, jedoch lag dieses nicht primär in der Magenwand. Nach Berg, Bevilacqua, Junghanns, E. Kaufmann, Nauwerck, Vigi und Gamberini u. a. finden sich häufiger Pankreaskeime auf dem Grund von Magendivertikeln, insbesondere soweit diese in der Pars pylorica lokalisiert sind (s. Abschnitt Divertikel).

Die unteren Abschnitte der großen Curvatur, meist etwas unterhalb oder in Höhe der unteren Segmentschlinge, sind ebenfalls nicht selten der Sitz von Pankreasheterotopien (Camplani; Diethelm; Evans u. Weintraub; Roach u. Poppel). Diese Lokalisation ist nach der präpylorischen wahrscheinlich sogar die zweithäufigste. An der großen Curvatur sind die Pankreasinseln in der Regel etwas größer als in der Pars pylorica (2—3 cm Durchmesser). Sie liegen hier häufiger in der Muscularis und neigen stärker zu der oben genannten Umwandlung in myomatöse Gebilde. Außerdem zeigen sie eine weniger regelmäßige Oberfläche sowie gelegentlich auch eine weniger scharfe Abgrenzung gegenüber der Umgebung.

In den letztgenannten Fällen ist rein röntgenologisch eine Differentialdiagnose gegenüber einem Carcinom wesentlich schwerer als bei einem präpylorischen Nebenpankreas zu stellen. Der gastroskopische Nachweis einer intakten Mucosa über dem Tumor erleichtert gelegentlich den Entschluß, auf eine Operation zu verzichten.

Der Nachweis von accessorischem Pankreasgewebe im Magen stellt manchmal einen zufälligen Nebenbefund dar. Bei präpylorischer Lokalisation geben aber nicht selten auch typische Beschwerden im Sinne eines Pylorussyndroms (Josselin de Jong; v. Keiser) oder sogar Blutungen (Diethelm) Anlaß zur Untersuchung. Die Beschwerden können dabei so stark werden, daß nicht eine nach dem Röntgenbefund noch unklare histologische Differentialdiagnose, sondern allein die mechanische Irritation der Pars pylorica eine Exstirpation des Tumors erforderlich macht. Während Littner und Kirsh sowie Diethelm in den übrigen Fällen ein abwartendes Verhalten propagieren, sobald der Röntgenbefund überwiegend für einen benignen Tumor im Sinne eines Nebenpankreas spricht, neigt v. Keiser in jedem Falle zur Empfehlung der operativen Behandlung.

2. Angeborene Fehllagerungen

a) Situs transversus totalis

Die vollständige spiegelbildliche Lageumkehr der Bauch- und Thoraxorgane ist eine klinisch bedeutungslose Anomalie, die nach Küchenmeister und Schwalbe sogar nur als Bildungsvarietät und nicht als Fehlbildung angesehen werden muß. Mayo und Rice geben die Häufigkeit des Situs transversus totalis mit 0,05‰, Adams und Churchill mit 0,02‰ an. Der Nachweis der Rechtslage des Magens, etwa durch die Abbildung einer rechtsliegenden Magenblase auf der Thoraxübersichtsaufnahme, bei Rechtslage des Herzens genügt nicht zum Nachweis der totalen Transversion aller Rumpforgane. Hierfür ist vielmehr die Darstellung des gesamten Magendarmtraktes sowie zusätzlich die Darstellung des Lebergallensystems erforderlich (Fairchild; Le Goff; Walzel u. v. a.).

b) Situs inversus partialis

Die wichtigste Form des Situs inversus partialis ist die Rechtsdrehung der Magenschleife aus der embryonalen Mittellage (Situs sagittalis: radiologische Beobachtungen der sagittalen Magenlage nicht bekannt) an Stelle der typischen Linksdrehung (Almy, Volk und Gradney; Czepa; de Bernardi; Determann; Kinzer u. Cook; Le Goff; Levrier; Saupe u. Hallermann; Simon; Voss u. v. a.) (Abb. 4). Die Vielzahl der Variationsmöglichkeiten beim partiellen Situs inversus der Bauchorgane ist von Risel und später u. a. von GROB ausführlich beschrieben. Die radiologische differentialdiagnostische Abgrenzung gegenüber einem organoaxialen Volvulus des Magens gelingt durch die nach links gerichtete Lage des Pyloruskanales und Bulbus duodeni. Dieses Symptom wurde auch bei einer fraglichen partiellen Inversion der unteren Magenabschnitte von EISENSTEIN als Beweis für die angeborene Fehllagerung angeführt.

Mit dem Situs inversus partialis in Form einer Inversion der Magenschleife ist meist eine mangelhafte Drehung oder sogar partielle Inversion auch der Nabelschleife verbunden (s. Kapitel „Dünndarm"). Auch beim Situs inversus partialis darf man deshalb die Untersuchung nicht auf den Magen allein beschränken. Ein totaler Situs inversus der Abdominalorgane bei Situs solitus des Herzens ist offenbar selten. Der komplette oder inkomplette

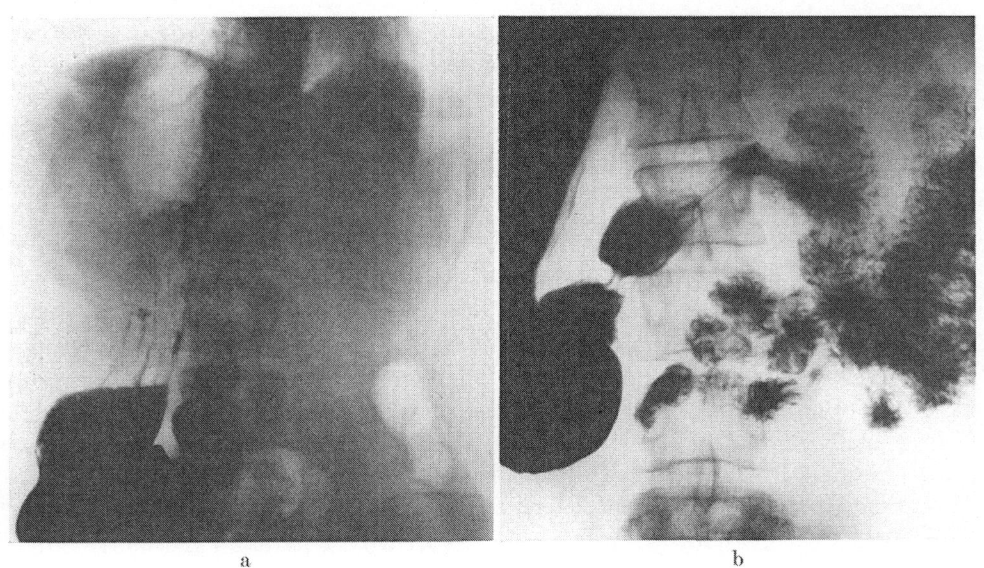

Abb. 4a u. b. Situs inversus partialis, isolierte Rechtsdrehung der Gastroduodenalschleife. a Regelrecht gelagertes Herz am oberen Bildrand erkennbar, Magen invers gelagert. b Pars descendens duodeni links von der Wirbelsäule und nach links convex, Pars ascendens duodeni fehlt, Jejunum im linken Oberbauch

Situs inversus partialis der Abdominalorgane ist häufig mit schweren angeborenen Herzfehlern kombiniert. Dabei überwiegen die *cyanotischen Anomalien*, insbesondere Scheidewanddefekte, cor tri- aut biloculare, auch Fallotsche Tetralogie und Eisenmenger-Komplex (CAMPBELL u. FORGACS; GRIESHABER u. a.). In jedem Röntgenbefund, der einen partiellen Situs inversus der Abdominalorgane beschreibt, sollte wegen der möglichen therapeutischen Folgerungen ein Hinweis auf die Häufigkeit der Kombination mit Herzfehlern enthalten sein, auch wenn keine Cyanose — im Gegensatz zu der Mehrzahl der Fälle — vorhanden ist. Ein Situs inversus partialis kann auch dadurch vorgetäuscht werden, daß bei einem Situs inversus totalis eine Linksrotation des invers angelegten Herzens erfolgt ist (ZDANSKY). Auch diese Fälle von Lävocardie sind meist mit schweren angeborenen Anomalien des Herzens verbunden.

c) Ektopien

Die wichtigste Form der Ektopie des Magens ist der mangelhafte Descensus der Abdominalorgane aus dem Thoraxraum bei unvollkommenem Schluß der Zwerchfellspalten. Eine rudimentäre Form dieser Ektopie stellt die partielle Interposition des Magens zwischen Leber und rechter Zwerchfellhälfte bei gleichzeitiger Inversion der Magenschleife dar (CAMPLANI; NAYER). Häufiger ist die vollständige Ektopie mit Lagerung des Magens in den hinteren Thoraxanteilen. Ein solcher Thoraxmagen wurde von KINZER und COOK in 5 Fällen bei 12149 Röntgenuntersuchungen von Soldaten ohne klinische Symptome gefunden. Weitere Beschreibungen stammen u. a. von Brunet, McGee, Guinet und Debbasch; Gleize-Rambal; Harris und Stivelmann; Sagal). Meist weist der Thoraxmagen eine Rechtsdrehung auf und liegt dementsprechend in der rechten Thoraxhälfte. Es kommen aber auch partielle oder totale Linkslagerungen vor (Viallet u. Marchioni). Eine inkomplette thorakale Ektopie des Magens kann zu Einengungen des Corpus ventriculi am Zwerchfelldurchtritt führen (Beutel; Tattoni). Barsony und Koppenstein beschreiben ein Ulcus in einem Thoraxmagen. Diese Formen leiten zu den geringgradigen Cranialverlagerungen des Magens bei kurzem Oesophagus über, die insbesondere in der französischen Literatur ebenfalls z. T. als Ektopien bezeichnet werden (s. bei Guichard u. Delorme). Die Verhältnisse bei der supradiaphragmatischen Lage des Magens oder von Teilen desselben werden im einzelnen in dem Abschnitt „Zwerchfell" behandelt. Sie sollten hier nur der Vollständigkeit halber unter dem Gesichtspunkt der angeborenen Fehllagerungen des Magens gestreift werden.

Weitere kongenitale Ektopieformen des Magens sind nicht bekannt. Postnatal kann es, insbesondere wenn zusätzlich Anomalien des Aufhängeapparates vorliegen, zu einer ektopischen Lagerung des Magens in einem großen Nabelbruch kommen.

3. Weitere Fehlbildungen und Lageveränderungen unterschiedlicher Ursache

Die im folgenden beschriebenen Veränderungen haben das gemeinsame Merkmal, daß die Voraussetzungen zu ihrer Entstehung in der Regel anlagebedingt sind, während ihre Manifestation meist erst im Erwachsenenalter erfolgt. Wenn auch in dieser Gruppe wie üblich nur Divertikel, Volvulus und Kaskadenmagen zusammengefaßt sind, so muß doch darauf hingewiesen werden, daß eine Reihe von Veränderungen, die in Abschnitt 1 behandelt wurden, fast mit dem gleichen Recht in die hier abgehandelte Gruppe eingeordnet werden könnten. Dies gilt insbesondere für die Pankreasheterotopien, bei denen klinische Beschwerden ebenfalls erst im Erwachsenenalter auftreten. Auch auf einen Teil der Fälle von Pylorushypertrophie des Erwachsenen treffen wahrscheinlich die für die Zusammenstellung des folgenden Abschnittes gewählten Kriterien zu.

a) Divertikel

Die auch in neueren Lehrbüchern noch wiederholte Feststellung, daß Magendivertikel (erste Beobachtung von Moebius 1661; erste röntgenologische Beschreibung von Brown 1916) sehr selten vorkämen, ist bereits seit dem Übersichtsreferat von E. D. Palmer (1951), der seinerzeit 412 Fälle von echten Magendivertikeln aus der Literatur sammelte (ältere Literatur s. dort), nicht mehr haltbar. Sommer und Goodrich haben 2 Jahre später 449 derartige Beobachtungen aus dem Schrifttum zusammengestellt. Allein bei Durchsicht der in radiologischen Referatenorganen erfaßten Arbeiten kann man ohne Anspruch auf Vollständigkeit in den Jahren 1954—1961 Beschreibungen von rund 100 weiteren Magendivertikeln nachweisen. Wir haben in den letzten 5 Jahren mindestens 20 Magendivertikel beobachtet. Die wichtigsten weiteren neueren Arbeiten beruhen sämtlich nicht auf Einzelfällen, sondern jeweils auf einem größeren eigenen Krankengut (Beck; Braun; Eells u. Simrill; Fawcitt; Laurent u. Brombart; Müller; Samuel; Winter). Auch in seiner für die röntgenologische Symptomatologie grundlegenden Arbeit aus dem Jahre 1923 berichtet Åkerland bereits über 6 Fälle.

Die Zusammenstellung von Palmer umfaßt allerdings nicht nur die radiologisch, sondern auch die ausschließlich gastroskopisch, chirurgisch oder pathologisch-anatomisch erkannten Divertikel. Andererseits stellen Divertikel am Magen für viele Untersucher bereits einen so gewöhnlichen Befund dar, daß sie diese nicht mehr gesondert erfassen oder gar veröffentlichen (Katsch u. Pickert). Unter diesen Umständen ist es schwer, allgemeingültige Aussagen über die Häufigkeit von Magendivertikeln zu machen. Für ein klinisches Krankengut dürfte die Angabe von Markoff, daß bei 0,1—0,4 % aller Röntgenuntersuchungen des Magens Divertikel gefunden werden, den tatsächlichen Verhältnissen am nächsten kommen. SHIFFLETT, der sich besonders mit dem röntgenologischen Nachweis von Divertikeln an den oberen Abschnitten des Magendarmtraktes beschäftigt hat, konnte zeigen, daß Divertikel am Magen nur wenig seltener als Oesophagusdivertikel sind (0,65 gegenüber 0,79% der Untersuchungen), während Duodenaldivertikel etwa 6mal häufiger als Magendivertikel vorkommen. Die frühere Anschauung, daß Magendivertikel bei Frauen häufiger seien, wurde von PALMER in seiner Literaturübersicht widerlegt (174 männliche gegenüber 144 weiblichen Patienten).

Rund 80% der Magendivertikel werden nach dem 40. Lebensjahr entdeckt (MARKOFF u. a.). Es gibt aber auch Beschreibungen von Divertikeln bei Kindern und Jugendlichen (BAYER u. PANSDORF; GRAY; LENARDUZZI; OGUR und KOLARSICK; PANNHORST; SCHWENK u. a.). Divertikelbeschreibungen bei Neugeborenen finden sich nur aufgrund chirurgischer und autoptischer Beobachtungen (AMELIN; BRODY; SINCLAIR u. a.). Das Durchschnittsalter der Entdeckung liegt bei 42 Jahren (RIVERS, STEVENS u. KIRKLIN).

Hinsichtlich der Lokalisation sind sich alle Autoren darüber einig, daß die Mehrzahl der Magendivertikel in Cardianähe gefunden wird (65% nach KATSCH u. PICKERT, 74,6% nach WINTER, 75% nach SOMMER u. GOODRICH, 76% nach PALMER, 77,5% nach EELLS u. SIMRILL, 90% nach MARKOFF). Wenn in dem Krankengut von RIVERS, STEVENS und KIRKLIN ebensoviel pylorusnahe wie cardianahe Divertikel enthalten sind, so kann es sich hierbei nur um eine durch die kleine Zahl bedingte zufällige Verteilung handeln. In anderen Statistiken werden 9,3 (WINTER) bis 14% (PALMER) als Anteil der Antrumdivertikel an den Magendivertikeln genannt. BRAUN berichtet über das relativ häufige Zusammentreffen von Magendivertikeln mit Divertikeln anderer Abschnitte des Verdauungstraktes. Nach den Untersuchungen von PALMER kommt dieser Feststellung aber keine wesentliche Bedeutung für den Patienten zu.

Die Zahlenangaben für die Geschlechts- und Altersverteilung sowie die Verteilung auf die einzelnen Magenabschnitte hängen weitgehend davon ab, welche Magenwandveränderungen in dem Divertikelbegriff zusammengefaßt werden.

Definiert man das echte Divertikel so, daß in einer Wandausstülpung alle Wandschichten vorhanden sein müssen, so fallen eine Reihe durch sonstige pathologische Veränderungen hervorgerufener Taschenbildungen unter den Divertikelbegriff, während viele ursprünglich anlagebedingte, aber erst im späteren Leben manifest gewordene Divertikel dann nur als „falsche“ bezeichnet werden können. Aus diesem Grunde, und auch deshalb, weil der Schichtenbau der Divertikelwand bei der Röntgenuntersuchung nicht erfaßt werden kann, ist die strenge pathologisch-anatomische Definition für die röntgenologische Beurteilung der Magendivertikel wenig geeignet. Das Gleiche gilt für die Unterteilung in kongenitale und erworbene Divertikel, insbesondere weil die letztere Gruppe sich aus den grundsätzlich verschiedenen Teilgruppen der ursprünglich anlagebedingten und der durch pathologische Prozesse erworbenen Magendivertikel zusammensetzt. Bei der röntgenologischen Betrachtung gelingt eine Wertung der beobachteten Divertikel wesentlich besser, wenn man die Divertikel ausschließlich nach ihrer Lokalisation einteilt und zur Unterscheidung von rein funktionellen Phänomenen die Konstanz des Befundes fordert. Es ist zweckmäßig, die Magendivertikel in Magenspitzendivertikel, cardianahe Divertikel im engeren Sinn, Divertikel der Pars pylorica und Divertikel atypischer Lokalisation einzuteilen.

α) Magenspitzendivertikel

Unter diesem Begriff werden in der europäischen Literatur aufgrund der Untersuchungen von BARSONY und KOPPENSTEIN diejenigen Magendivertikel verstanden, die eine direkte Fortsetzung der nach dorsal gelegenen Spitze des den Fornix ventriculi bildenden cardialen Blindsackes darstellen. Die Magenspitzendivertikel sind gestielt, wobei die den Stiel bildende Randfalte gelegentlich eine sphincterähnliche Funktion ausübt, in anderen Fällen jedoch sehr schmal ist und eine weite Öffnung freiläßt (Abb. 5). Die Randfalte besteht nach BARSONY und KOPPENSTEIN aus einer Duplikatur der Magenwand mit doppelter Muskulatur. Das Divertikel selbst enthält alle Schichten der Magenwand. Die Magenspitzendivertikel beim Menschen entsprechen den Spitzendivertikeln beim jungen Schwein, wie KEITH sowie BARSONY und KOPPENSTEIN zeigen konnten. PERNKOPF spricht von einem Erhaltenbleiben der embryonalen Magenform. Es handelt sich demnach um eine einwandfrei kongenitale Divertikelform, die als phylogenetischer Atavismus zu deuten ist. Durch Lokalisation, Entstehungszeitpunkt und pathologisch-anatomisches Bild läßt sich die Gruppe der Magenspitzendivertikel klar von den übrigen sog. cardianahen Divertikeln trennen. Leider wird diese Unterscheidung in der angloamerikanischen Literatur nicht immer mit gleicher Konsequenz vorgenommen (E. SCHERER).

Da bei diesem Divertikeltyp nicht nur eine kongenitale Disposition zur Divertikelbildung, sondern eine pränatale Entstehung anzunehmen ist, wäre an sich zu erwarten, daß Magenspitzendivertikel auch bei Kindern röntgenologisch gefunden werden. Daß

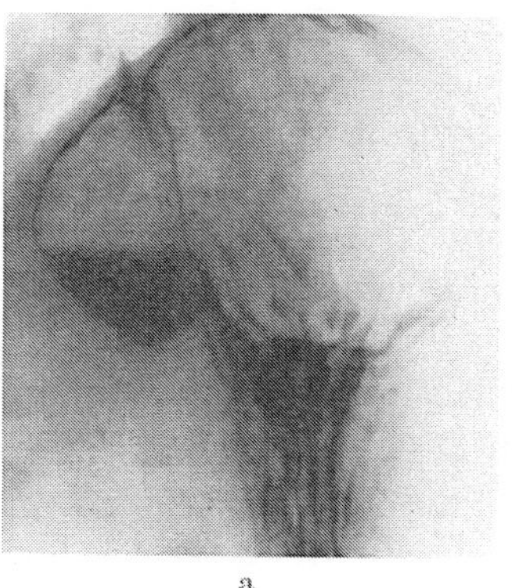
a

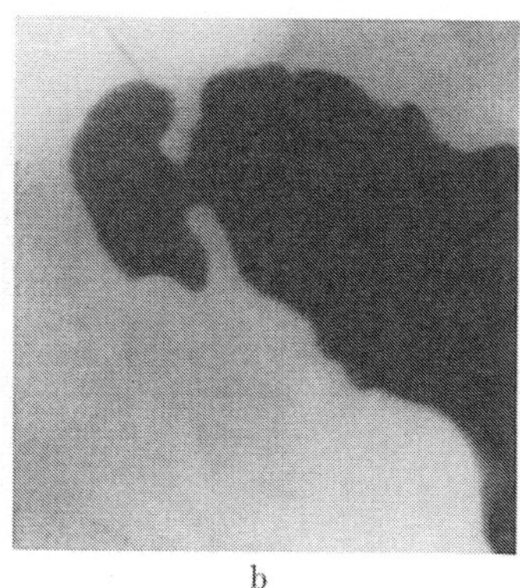
b

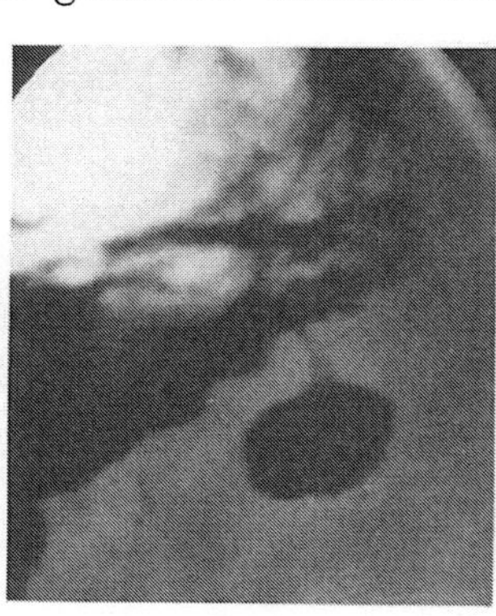
c

Abb. 5a—c. Magenspitzendivertikel verschiedener Form und Größe. a Großes Spitzendivertikel mit weiter Öffnung und schmaler Randfalte. b Häufigste Form der Magenspitzendivertikel mit angedeuteter Stielbildung. c Kleines Magenspitzendivertikel mit sphincterähnlicher Funktion der breiten Randfalte

derartige Beobachtungen fehlen, ist wahrscheinlich dadurch begründet, daß eine differenzierte Untersuchung des Fornix ventriculi bei Säuglingen und Kleinkindern in der Regel nicht ausgeführt wird. Möglicherweise entspricht ein von SCHWENK bei einem 12jährigen erhobener Befund einem Spitzendivertikel, jedoch fehlt eine vom übrigen Fornixgebiet frei projizierte Aufnahme.

Weitere Untersuchungen, die sich speziell mit der Frage des Spitzendivertikels unter klarer diagnostischer Abgrenzung von den cardianahen Divertikeln im engeren Sinne befassen, stammen von BECK; FRIED; HILLEMAND u. Mitarb; KRÄHANN und E. SCHERER. NAGEL hat ein auffallend langes schlauchartiges Gebilde an der Magenhinterwand nahe der großen Curvatur beobachtet, dessen Komunikation mit dem Magenlumen dem bei einem Spitzendivertikel üblichen Befund entsprach. Bei der Operation stellte sich heraus, daß das vermeintliche Divertikel in seinen oberen zwei Drittel subserös gelegen und nur am unteren Pol frei war. Die ungewöhnliche Länge und die subseröse Lage sprechen bei dem heutigen Stand unseres Wissens über Magenduplikationen dafür, daß es sich bei dem von NAGEL erhobenen Befund nicht um ein Spitzendivertikel, sondern um einen unvollständigen Doppelmagen gehandelt hat. Das typische Magenspitzendivertikel steht dagegen in keinem ursächlichen Zusammenhang mit Doppelbildungen.

Zur Darstellung von Magenspitzendivertikeln ist es erforderlich, die nach hinten gelegene Spitze des cardialen Blindsackes frei zu projizieren und das meist etwas nach unten und medial gelegene Divertikel getrennt vom Magen unter Darstellung des Stiels einzustellen. BARSONY und KOPPENSTEIN empfehlen die Untersuchung in Rechtsseitenlage bei horizontalem Strahlengang. Die Divertikeldarstellung gelingt am sichersten bei Prallfüllung des Fornix, wobei eine totale Auffüllung des Divertikels auch bei Untersuchung im Liegen oder in Kopftieflagerung häufig erst nach Erhöhung des intraabdominellen Druckes durch Pressen erfolgt.

β) *Cardianahe Divertikel im engeren Sinne*

Die eigentlichen cardianahen Magendivertikel finden sich an der Magenhinterwand in einem Gebiet, das sich um je 2—3 cm nach lateral und unten von der Cardia erstreckt (FLEISCHNER; PALMER). Sie sind in unserem eigenen Krankengut seltener als die Magenspitzendivertikel. Es handelt sich um glatt begrenzte, runde Ausstülpungen der Magenwand (Abb. 6), die im allgemeinen höchstens eine angedeutete Halsbildung erkennen lassen. Auch die cardianahen Divertikel enthalten manchmal alle Schichten der Magenwand, die Muskelschicht nimmt jedoch zum Divertikelboden an Dicke ab und fehlt in einem Teil der Fälle dort ganz. Nach FLEISCHNER und REICH ist die Entstehung von Divertikeln in Cardianähe dadurch zu erklären, daß sich hier die Längsmuskulatur in zwei Bündel aufspaltet. Anlagebedingt besteht also in dieser Gegend eine schwache Wandstelle, ähnlich wie sie als Teilursache für die Zenkerschen Divertikel am Oesophaguseingang angenommen wird. Die eigentliche Ausbildung der Divertikel ist durch das kräftige Einströmen der Ingesta in den Magen zu erklären, so daß dieser Divertikeltyp also als Pulsionsdivertikel bezeichnet werden kann (THOREL). LAURELL glaubt, den beim Stehen in den oberen Bauchabschnitten herrschenden Unterdruck für die Divertikelentstehung in Cardianähe verantwortlich machen zu können. Da bei Frauen häufiger als bei Männern eine Enteroptose vorliegt, sollen nach diesem Autor die kardianahen Divertikel beim weiblichen Geschlecht häufiger sein. Die gelegentlich zu beobachtende Größenzunahme dieser Divertikel bei zunehmender Füllung (BRÜCKNER) unterstützt die Annahme einer Wandschwäche. Auch die von E. P. PENDERGRASS als differentialdiagnostisches Symptom gegenüber Zwerchfellhernien benutzte Größenzunahme im Exspirium spricht in dem gleichen Sinne. Der Durchmesser der anlagebedingten cardianahen Divertikel beträgt meist nicht mehr als 2 cm (KATSCH u. PICKERT). Auch multiple Divertikelbildungen in Cardianähe sind mehrfach beschrieben worden (BAYER u. PANSDORF; KREMSER; MICHEL u. WILLIAMS).

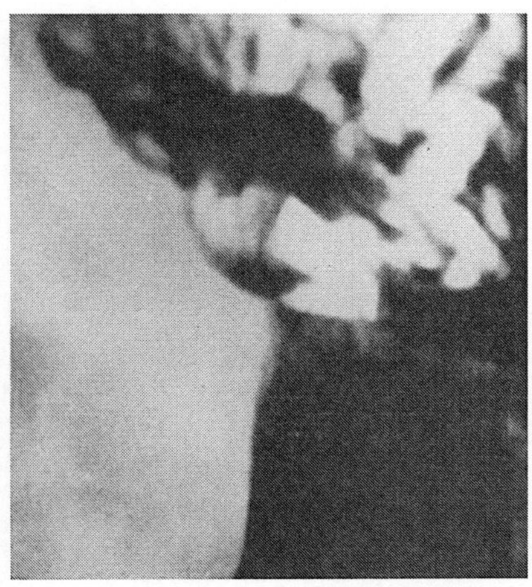

Abb. 6. Typisches cardianahes Divertikel, an der Magenhinterwand 1 cm lateral und unterhalb der Cardia gelegen

Der Nachweis von cardianahen Magendivertikeln im engeren Sinne gelingt leichter als der von Magenspitzendivertikeln, da sie sich meist bereits bei der Untersuchung im Stehen füllen. Häufig wird das Kontrastmittel längere Zeit in dem Divertikel retiniert. ROUX und BECLÈRE betonen die Inkonstanz des Nachweises subcardialer Magendivertikel. Diese Feststellung hat aber bei den heutigen untersuchungstechnischen Möglichkeiten gerade für die cardianahen Divertikel im Gegensatz zu den Magendivertikeln anderer Lokalisation wohl keine Gültigkeit mehr. MATZINGER glaubt allerdings, daß Einengungen des Divertikelhalses die Divertikeldarstellung in etwa 5% der Fälle verhindern können.

γ) *Divertikel in der Pars pylorica*

Im Gegensatz zu den nach Lage und Form typischen Divertikeln in den oberen Magenabschnitten stellen die Divertikel der Pars pylorica eine weniger homogene Gruppe dar. Sie werden in unterschiedlicher Entfernung vom Pylorus, also sowohl im Canalis pyloricus als auch in den oralen Teilen der Pars pylorica, gefunden. Außerdem ist auch keine eindeutige Bevorzugung einer der beiden Curvaturen oder der Vorder- bzw. Hinterwand des Magens nachweisbar. Bei Durchsicht der Literatur hat man lediglich den, durch die geringe Zahl von Beobachtungen allerdings möglicherweise verfälschten, Eindruck, daß Divertikel in der Nähe der Mesenterialsätze etwas häufiger als an den freien Abschnitten der Vorder- und Hinterwand vorkommen. Die Mehrzahl der pylorusnahen Divertikel ist ohne Zweifel auf dem Boden einer Nebenpankreasanlage entstanden (NAUWERCK). Weitere Beschreibungen von Divertikeln mit Pankreasgewebe stammen von u. a. BEVILACQUA, JUNGHANNS, SUTHERLAND, VIGI und GAMBERINI. Auch wir verfügen über eine eigene derartige Beobachtung (Abb. 7).

Es ist aber auch eine größere Zahl von pylorusnahen Divertikeln bekannt, in denen bei sorgfältiger pathologisch-anatomischer Untersuchung kein Pankreasgewebe gefunden wurde. Dies gilt z. B. für alle 6 von RIVERS, STEVENS und KIRKLIN beschriebenen Divertikel der Pars pylorica, eine Beschreibung von GUTZEIT und KUHLMANN sowie einen eigenen Fall (Abb. 8). Nach BROMAN muß angenommen werden, daß solche pylorusnahen Divertikel ohne Pankreasgewebe ebenfalls auf dem Boden der Rückbildung einer embryonalen Pankreasanlage entstanden sind, wobei nur noch der Ausführungsgang angelegt geblieben ist. Ob diese Erklärung für alle Fälle zutrifft, muß dahingestellt bleiben. Zum Teil handelt

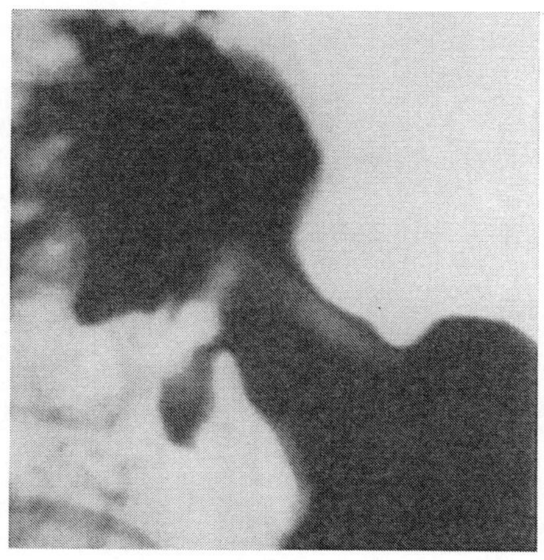

Abb. 7

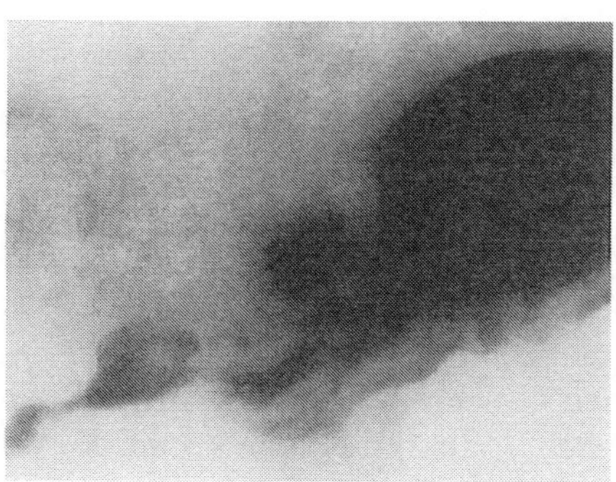

Abb. 8

Abb. 7. Divertikel an der großen Curvatur des Canalis pyloricus, Pankreasgewebe im unregelmäßig begrenzten Divertikelgrund nachgewiesen

Abb. 8. Größeres Divertikel an der kleinen Curvatur des Canalis pyloricus. Histologisch kein Pankreasgewebe nachweisbar

es sich nach der Annahme von PRÉVÔT und LASSRICH auch um inkomplette Duplikationen des Magens, insbesondere bei Kombination mit sonstigen Fehlbildungen des Magendarmtraktes. Bei einer größeren Zahl röntgenologischer Beschreibungen von Divertikeln der Pars pylorica fehlt die histologische Klärung, da eine Operation nicht für indiziert gehalten wurde.

Auch Form und Größe der pylorusnahen Divertikel sind nicht einheitlich. So sind z. B. von GUTZEIT und KUHLMANN schmale, gangartige Divertikelformen beschrieben worden. Bei einem unserer Fälle fand sich eine Höhlenbildung mit schmalem Halsteil und einem Durchmesser von ca. 1 cm, bei einem weiteren ein relativ starrwandiges Divertikel mit breiter Öffnung und einem Durchmesser von mehreren Zentimetern (ähnliche Beobachtung von GALLY u. BERNARD).

Der röntgenologische Nachweis von Nischenbildungen in der Pars pylorica, die an ein Divertikel denken lassen, bereitet in der Regel keine Schwierigkeiten. Dagegen ist es oft nach dem Röntgenbild allein nicht möglich, bei einem derartigen Befund die Diagnose „Divertikel" sicher zu stellen. Der röntgenkinematographische Nachweis von Formveränderlichkeit und zeitweiser Entleerung einer Nische an der großen Curvatur des Canalis pyloricus hat uns bei zwei Patienten in der Stellung der Wahrscheinlichkeitsdiagnose „Divertikel" unterstützt. Auch der Nachweis einer absoluten Konstanz des Befundes über mehrere Jahre spricht für ein Divertikel. Der Entschluß zu einer längeren Vorlaufsbeobachtung solcher Befunde sollte allerdings nur dann gefaßt werden, wenn der klinische

Befund gegen ein Neoplasma spricht oder eine Operation abgelehnt wird. Es scheint auch möglich zu sein, daß der Stiel eines pylorusnahen Divertikels zeitweise durch Muskelkontraktionen oder Schwellungen der Submucosa verschlossen wird (Abb. 9).

Bei Divertikeln in der Pars pylorica muß auch an Traktionsdivertikel (BRDICZKA; KAISER) gedacht werden. Sie kommen insbesondere bei Pankreasprozessen, möglicherweise auch bei Gallenblasenerkrankungen, als Folge von Schrumpfungsvorgängen in der Umgebung der Pars pylorica, u. U. wie in dem Fall von KAISER als Operationsfolge, vor.

δ) Divertikel atypischer Lokalisation

Als atypisch lokalisiert müssen alle Magendivertikel bezeichnet werden, die im Corpus ventriculi mit Ausnahme der Fornixspitze und der Magenhinterwand in Cadianähe gefunden werden. Die Mehrzahl der Beschreibungen atypisch lokalisierter Magendivertikel

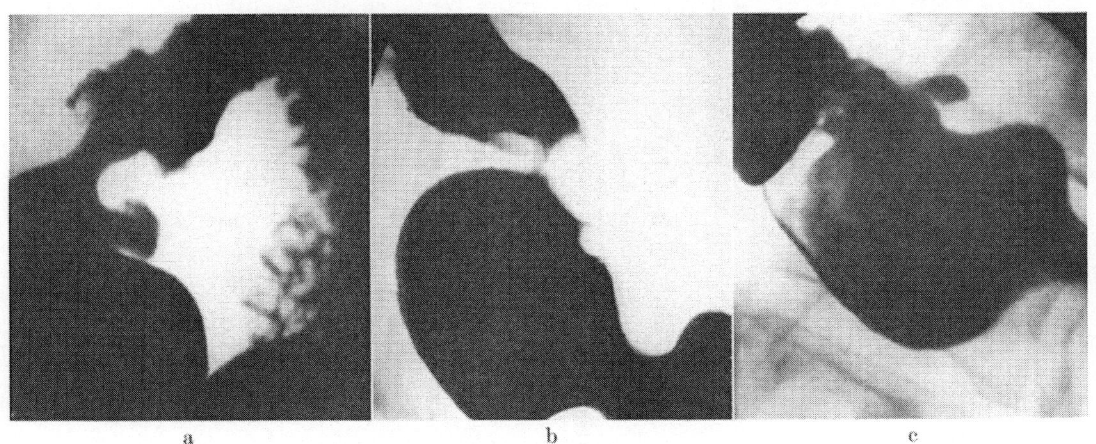

Abb. 9a—c. Divertikel an der Hinterwand des Canalis pyloricus mit zeitweise verschlossener Öffnung. a Erste Untersuchung mit Divertikelnachweis. b 2 Monate später: Divertikelhals geschlossen, Divertikel selbst nur durch die dornähnliche Ausziehung an der Canalishinterwand nachweisbar. c 3 Monate später: Divertikel wieder wie zuerst nachweisbar. Weitere Untersuchungen bestätigten die Konstanz des Befundes

betrifft die große Curvatur. Nach KRÄHANN sollen 2,4% der Magendivertikel an der großen Curvatur liegen, EELLS und SIMRILL haben unter 31 Divertikeln eines an der großen Curvatur gesehen. Die Häufigkeitsangaben leiden darunter, daß manche Autoren bei ihren Angaben nicht zwischen Befunden an der großen Curvatur des Corpus und der Pars pylorica unterscheiden. Finden sich Divertikel etwa in Cardiahöhe an der großen Curvatur (HORNYKIEWITSCH; PIERRON; ROTHBART), so ist es möglich, daß es sich nur um ungewöhnlich weit lateral gelegene cardianahe Divertikel im engeren Sinne handelt. Dagegen muß das von PUDWITZ im unteren Drittel der großen Curvatur gesehene Divertikel von fast 5 cm Durchmesser als echtes Divertikel unklarer Ursache (partieller Doppelmagen, s. auch SINGLETON) angesehen werden.

GREPL nimmt für zwei kleinere gestielte Divertikel an der großen Curvatur, die er bei einem Patienten mit ulcusbedingtem Sanduhrmagen gesehen hat, eine Entstehung durch erhöhten Druck in der oberen Magenhälfte an. Auch von H. W. SCHMIDT und WALTERS sowie PRÉVÔT und LASSRICH werden Pulsionsdivertikel in prästenotischen Magenabschnitten für möglich gehalten.

Divertikel an der kleinen Curvatur des Corpus ventriculi sind seltener beschrieben. SCHWARZ hat über ein solches in den mittleren Corpusanteilen berichtet, jedoch ist nach seiner Abbildung anzunehmen, daß dieses Divertikel noch in die Gruppe der cardianahen gehört. INGBER hat ein gestieltes Divertikel in der Mitte der kleinen Curvatur des Magens beobachtet. In diesem Fall fehlt die operative Kontrolle, so daß ein Traktionsdivertikel durch perigastrale Adhäsionen oder sogar eine Penetrationshöhle nicht ausgeschlossen werden kann.

Die Häufigkeit von Traktionsdivertikeln verschiedenster Lokalisation am Magen wird von Markoff betont. Bayer und Pansdorf beschreiben ein solches an der Magenhinterwand. Wilson und Wilson geben an, daß Traktionsdivertikel meist eine ulcusähnliche Nische erkennen lassen, jedoch eine breite Basis, abgerundete Spitze sowie Formveränderlichkeit aufweisen. Ravenel hat zwei divertikelartige Taschen von 3—4 cm Durchmesser im oberen Drittel der Corpusvorderwand beobachtet, die wohl ebenfalls als Traktionsdivertikel zu deuten sind. Bayer und Pansdorf beschreiben ein durch Adhäsionen bedingtes Traktionsdivertikel im Fornix ventriculi. Pannhorst ist der Ansicht, daß noch kein atypisch lokalisiertes und ungewöhnlich großes Magendivertikel beschrieben worden ist, das nicht durch Adhäsionen verursacht ist. Ein Versuch von Megay, die Aussackung des Sinus ventriculi bei Schrumpfung der kleinen Curvatur durch chronische Ulcera ebenfalls als Divertikel zu deuten, entspricht wohl keinem klinischen Bedürfnis.

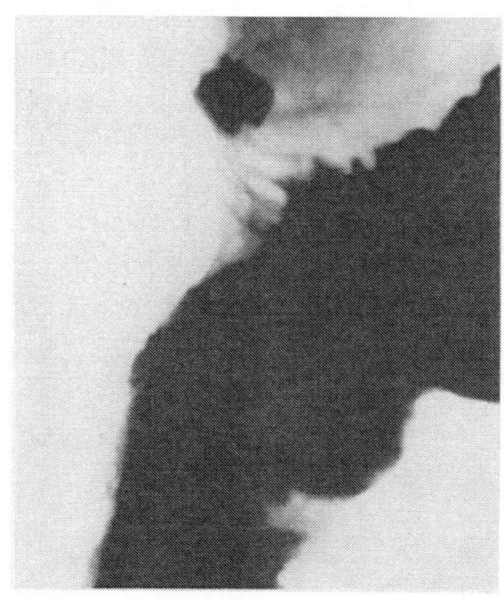

Abb. 10. Kleine Hiatushernie bei Patienten mit typischem Magenspitzendivertikel (gleiche Patientin wie Abb. 5b) und Magenblutungen. Die Hernie war die Blutungsquelle

ε) *Klinische Bewertung der Magendivertikel*

Die besonders von Barsony und Koppenstein geäußerte und später von anderen Autoren erneut aufgenommene Ansicht, daß Magendivertikel nie Ursache von Beschwerden seien, sowie die ursprünglich von Hillemand u. Mitarb. getroffene Feststellung, daß eine Operationsindikation in der Regel nicht bestehe, kann nicht mehr aufrechterhalten werden. Schon Shifflett nahm an, daß bei 35% seiner Patienten mit Magendivertikeln diese die Ursache der zur Untersuchung führenden Beschwerden seien. Sommer und Goodrich berichten, daß 10% ihrer Patienten wegen Beschwerden oder Blutungen operiert wurden. Krähann glaubt, daß Beschwerden nur bei Divertikeln mit engem Hals infolge von Speiseretention auftreten. Divertikeldurchbrüche wurden von Brody und Moses beschrieben. Fried beobachtete ein weitgehend nekrotisiertes Magenspitzendivertikel mit langdauernder Kontrastmittelretention, das kurz vor der Perforation stand. In diesem Fall war die Größen- und Formveränderlichkeit trotz der schweren Wandveränderungen am Divertikel erhalten. Wenn Bianchini eine ungenügende Kontraktionsfähigkeit der Divertikelwand als Entzündungsfolge beschreibt, so handelt es sich hierbei also nach den Beobachtungen von Fried nicht um ein obligates Symptom. Wieser berichtet, daß bei einem Bluter ein Magenspitzendivertikel die Blutungsquelle darstellte. Zahn war der erste, der feststellte, daß in Magendivertikeln ähnliche Entzündungsvorgänge wie im Zenkerschen Divertikel ablaufen können. Die Zahl der Berichte über Patienten, die nach Exstirpation eines Magendivertikels beschwerdefrei wurden, nimmt zu (z. B. Mallet-Guy und Marion; Fontaine u. Mitarb.). Palmer stellt aufgrund seiner Statistik fest, daß Magendivertikel eine bedeutende Quelle von Oberbauchbeschwerden darstellen und empfiehlt die Operation.

Für den Radiologen ist aus der heutigen klinischen Bewertung von Magendivertikeln der Schluß zu ziehen, daß in einer Reihe von Fällen die Beschwerden des Patienten hinreichend durch den Nachweis eines Magendivertikels geklärt werden (Gaudieri). Der Nachweis eines Magendivertikels enthebt den Radiologen aber auch heute noch nicht der Verpflichtung, nach weiteren Ursachen von Oberbauchbeschwerden am Magen-Darmtrakt (s. Abb. 10 in Verbindung mit Abb. 5b!) und gegebenenfalls an anderen Oberbauchorganen zu suchen, da zum mindesten ein Teil der Magendivertikel keine Symptome macht und meist erst sekundäre Veränderungen im Divertikel zu klinischen Erscheinungen führen.

ζ) *Differentialdiagnose*

Stellt sich röntgenologisch das typische Bild eines Magenspitzendivertikels dar, so entstehen keine differentialdiagnostischen Probleme. Bei inkompletter Füllung von Spitzendivertikeln kann dagegen ein Füllungsdefekt wie bei einem cardianahen Neoplasma vorgetäuscht werden (Abb. 11). Die Frage etwaiger Entzündungsvorgänge in Spitzendivertikeln muß im wesentlichen klinisch geklärt werden.

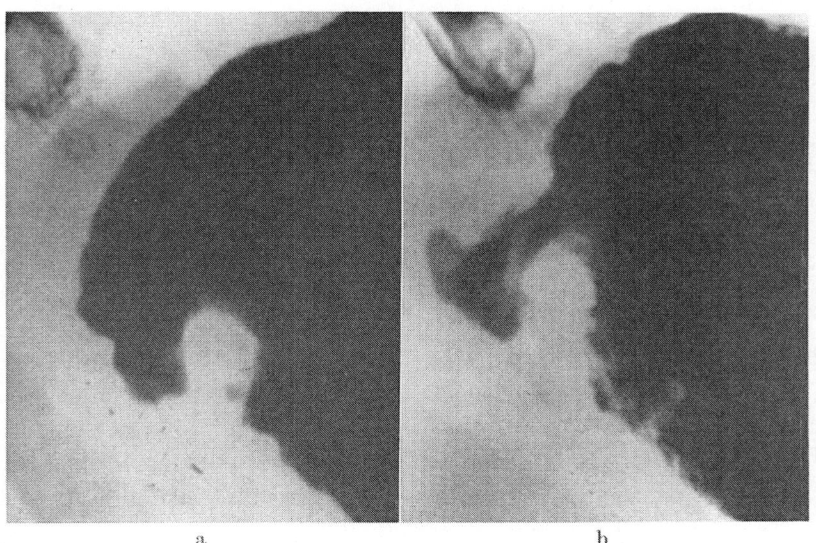

Abb. 11a u. b. Verdacht auf cardianahes Neoplasma bei Füllungsdefekt in Cardianähe, vorgetäuscht durch Magenspitzendivertikel. a Runder Füllungsdefekt oberhalb der Cardia bei inkompletter Divertikelfüllung. b Vollständige Divertikelfüllung nach Erhöhung des intraabdominellen Druckes

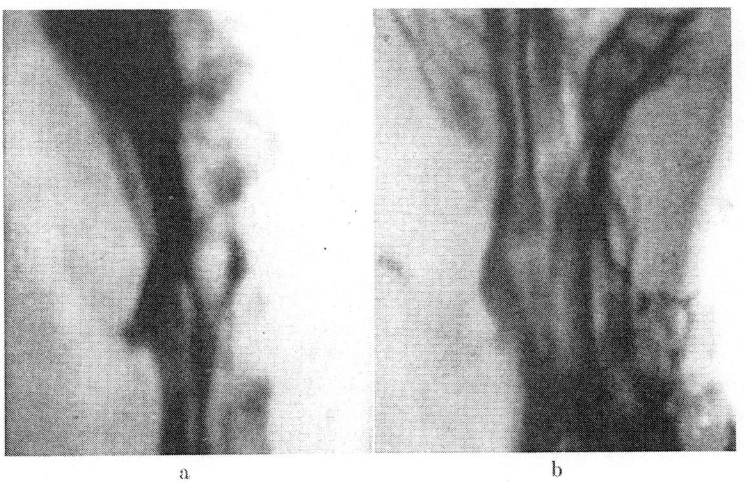

Abb. 12a u. b. Funktionelle Divertikelbildung bei Magenulcus. a Kleines Ulcus nahe der kleinen Curvatur an der Magenhinterwand. b 4 Wochen später ist ein flaches funktionelles Divertikel vorhanden, Ulcusreste am unteren Divertikelrand noch erkennbar

Auch bei cardianahen Divertikeln kann die Diagnose in der Regel durch den Nachweis der typischen Lokalisation, der glatten runden Form und der Konstanz des Befundes als gesichert gelten. Ungewöhnlich große cardianahe Divertikel und solche mit unregelmäßiger Form lassen an Traktionsdivertikel denken (Pannhorst). Besteht nicht die Möglichkeit einer Verlaufsbeobachtung, so kann gelegentlich eine funktionell bedingte lokale Erschlaffung der Magenwand ein Divertikel vortäuschen (Beck). Bei Existenz eines cardianahen oder an der kleinen Curvatur des Corpus ventriculi gelegenen Ulcus stellen solche lokalen Wandatonien des Magens nach unseren Beobachtungen kein seltenes Ereignis dar (s. auch STURM). Sie sind gelegentlich auch noch nachweisbar, wenn das Ulcus klinisch bereits abgeheilt ist (Abb. 12). Die breite Basis der Nische, die meist starke Formveränderlichkeit bei unterschiedlichen Füllungszuständen und die Inkonstanz des Befundes schützen vor der Verwechslung mit echten Divertikeln. Funktionelle Magendivertikel stellen aber mit überwiegender Wahrscheinlichkeit nicht, wie nach DE QUERVAIN auch BARSONY, HRABOVSZKI u. a. angenommen haben, ein eigenständiges pathophysiologisches Geschehen dar, sondern kommen wahrscheinlich nur in Zusammenhang mit einem Ulcus vor.

Die früher bei cardianahen Divertikeln (unter Einschluß der seinerzeit noch nicht exakt abgegrenzten Magenspitzendivertikel) diskutierte Differentialdiagnose gegenüber Hiatusherninen (ÅKERLUND; E. P. PENDERGRASS) spielt bei dem heutigen Stand der Untersuchungstechnik keine Rolle mehr.

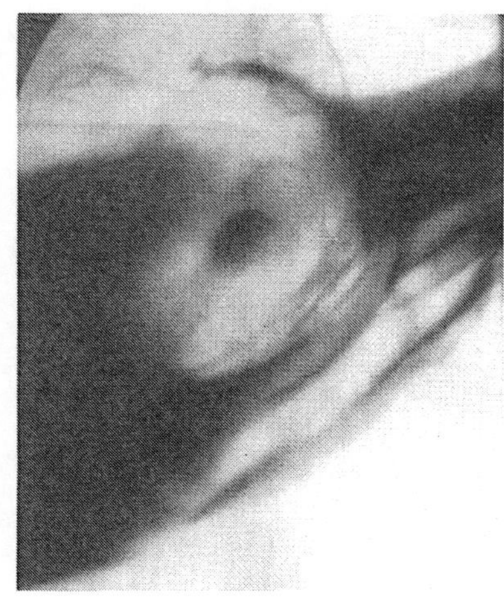

Abb. 13. Neurinom in der Pars pylorica mit zentralem Füllungsdefekt, im Gegensatz zu Pankreasinseln auf der Unterlage der Magenwand verschieblich

Bei Divertikeln der Pars pylorica ergeben sich wegen der oben geschilderten Variationsbreite von Lage, Form und Größe dieses Divertikeltyps erheblich größere differential-diagnostische Schwierigkeiten. In einer Reihe von Fällen ist die Unterscheidung eines pylorusnahen Divertikels von einem Ulcus oder einem Carcinom allein mit röntgenologischen Mitteln nicht möglich. Unregelmäßige Begrenzung des vermeintlichen Divertikels, Wandstarre in der Nische und insbesondere auch der Nachweis von Infiltrationen in umgebenden Abschnitten der Magenwand sprechen eher für ein Neoplasma, lassen aber auch ein gutartiges Divertikel nicht ausschließen. Das einzige weitgehend sichere, gegen ein Ulcus oder Neoplasma sprechende röntgenologische Symptom ist die nur bei einem Teil der Divertikel vorhandene Verformbarkeit der nischenähnlichen Ausstülpung.

Weitere differentialdiagnostische Erwägungen gelten sowohl für pylorusnahe Divertikel als auch für Divertikel atypischer Lokalisation, in seltenen Fällen auch für cardianahe Divertikel. Einige Arten benigner Magentumoren weisen in ihrer Mitte eine zum Magenlumen hin offene Einsenkung auf, die so ausgeprägt sein kann, daß eine Verwechslung mit echten Divertikeln möglich ist. Bei Adenomen und Neurinomen entspricht diese Einsenkung einem zentralen Zerfall, während Divertikelmyome (CLEVE; PRIWIN u. STEINBISS; RAISCH) im allgemeinen eine von Schleimhaut ausgekleidete zentrale Einsenkung aufweisen. Alle diese Gebilde stellen aber primär Tumoren dar, die mehr oder weniger stark in das Magenlumen vorspringen. Hierdurch wird die Differentialdiagnose gegenüber einem echten Divertikel erleichtert. Neurinome sind außerdem gelegentlich auf den tieferen Schichten der Magenwand verschieblich, weshalb v. BRAUNBEHRENS bei der röntgenologischen Darstellung der oft multiplen zentralen Zerfallshöhlen (Abb. 13) von dem Symptom der wandernden Ulcusnische spricht.

Bei den Divertikelmyomen ist die Frage offen, ob, wie CLEVE und RAISCH annehmen, das Divertikel oder, wie CHRISTELLER glaubt, das Myom das primäre Ereignis darstellt. Aus diesem Grunde bleibt es vorläufig Anschauungssache, wie weit man bei den letztgenannten Fehlbildungen überhaupt von der Notwendigkeit einer differentialdiagnostischen Abgrenzung gegenüber eigentlichen Magendivertikeln sprechen kann. Wenn Pankreasgewebe auf dem Boden pylorusnaher Divertikel stärker in die Muscularis vorgedrungen ist, können am Divertikelgrund ebenfalls myomartige Bildungen entstehen. Möglicherweise ist dieser Typ von Pankreasdivertikeln mit den Divertikelmyomen identisch.

b) Volvulus des Magens

Der Begriff des „Volvulus“ bezeichnet eine Längs- oder Querdrehung des Magens um mehr als 180° gegenüber der Normalstellung. Geringere Drehungen werden im allgemeinen (ANZILOTTI; FARKAS; REICHEL u. a.) nur als Torsion bezeichnet. Nur in der französischen Literatur wird der Begriff des Volvulus auch auf weniger ausgiebige Drehungen angewandt und gelegentlich sogar gegenüber dem Kaskadenmagen nicht eindeutig abgegrenzt. Die Feststellung eines Magenvolvulus ist, abgesehen von dem hochakuten Bild des totalen kompletten Volvulus, fast ausschließlich dem Radiologen vorbehalten. v. HABERER hat unter kritischer Auswertung des Materials von BORCHARDT eine Einteilung der Volvulusformen nach der Drehachse vorgenommen, der sich später auch PAYR und KOCHER angeschlossen haben. PAYR hat auch die ätiologische Einteilung der Volvulusformen begründet, ANZILOTTI die Teilung in eine akute, chronische und intermittierende Form.

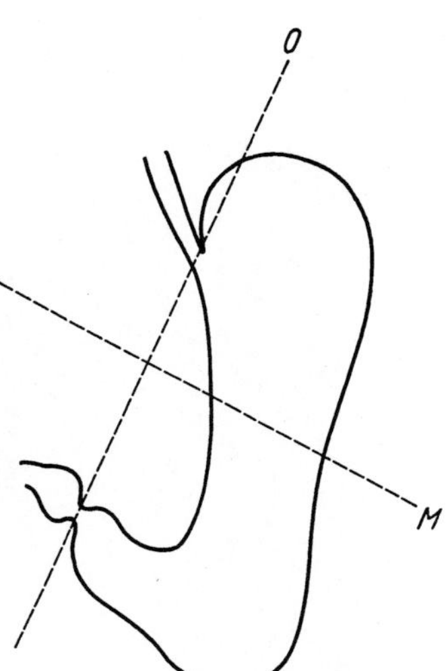

Abb. 14. Drehachsen beim Magenvolvulus. *O* Verbindungslinie Cardia—Pylorus: organo-axialer Volvulus. *M* Faserverlauf im Omentum minus: mesentero-axialer Volvulus

Unter Berücksichtigung von Ergänzungen durch weitere Autoren ergeben sich insgesamt folgende Einteilungsprinzipien:

a) Nach der Drehungsrichtung: eine Drehung um die Längsachse (Verbindungslinie Cardia—Pylorus, Abb. 14) wird als organo-axialer Volvulus bezeichnet, die Drehung um die Querachse (entsprechend dem Faserverlauf im Omentum minus und dem Verlauf der Ring- und vielleicht auch Schrägmuskulatur des Magens, Abb. 14) als mesentero-axialer Volvulus.

b) Nach der Teilnahme des Colon an der Magenverlagerung: wandert das Colon mit der großen Curvatur des Magens nach cranial und steht schließlich cranial von dieser, so wird von einem infracolischen Typ des Volvulus gesprochen. Bleibt das Colon unabhängig von der Magendrehung in normaler Lage, so handelt es sich um einen supracolischen Volvulus.

c) Nach der Drehungsrichtung: der bei der Drehung vorangehende Teil kann bei der Drehung um beide Achsen entweder nach vorn oder nach hinten wandern.

d) Nach dem Grad der Beteiligung der verschiedenen Magenabschnitte: neben einem totalen Volvulus gibt es einen partiellen, der meist nur die Pars pylorica betrifft.

e) Nach dem Grad des Verschlusses des Magens: sind Ein- und Ausstrom der Ingesta am Magen durch die Rotation völlig unterbunden, so spricht man von einem kompletten, andernfalls von einem inkompletten Volvulus.

f) Nach der Entstehungsurache: der Volvulus kann durch Veränderungen an Nachbarorganen „sekundär“ hervorgerufen werden, oder auch „idiopathisch“, ohne erkennbare Veränderungen anderer Organe, entstehen.

g) Nach klinischem Bild und Dauer der Erscheinungen: akut, chronisch, intermittierend.

Diese wohl vollständigste Aufgliederung der Volvulusformen wird auch von SINGLETON sowie GOTTLIEB, LEFFERTS und BERANBAUM, die sich ausgiebiger mit den Fragen der Röntgendiagnostik des Magenvolvulus beschäftigt haben, benutzt.

BOTENGA zieht die von LINDEBOOM und GROEN angegebene Einteilung vor, nach der der Begriff Volvulus für die Drehung um die Querachse reserviert bleibt, während die Drehung um die Längsachse als Rotation bezeichnet wird. Unvollständige Drehungen heißen nach dieser Nomenklatur „Umfallen“ (Querachse) bzw. Torsion (Längsachse). Diese Einteilung hat sich allerdings in der Praxis nicht durchgesetzt.

Nach BECKER und TOYGAR wäre es zweckmäßiger, nur den totalen, kompletten Volvulus mit mechanischer Passagebehinderung an Cardia und Pylorus als Volvulus zu bezeichnen, also diejenige Form, bei der ein ähnlich schweres akutes Krankheitsbild auftritt wie beim Sigmavolvulus. Derartige komplette Volvuli, die zur Operation zwingen und nicht selten letal ausgehen, sind aber relativ selten. TOYGAR hat seit der Zusammenstellung von 40 Fällen durch LÄWEN (1927) bis 1948 nur wenige klinische Fälle in der Literatur finden können. Auch in der neueren röntgenologischen Literatur fehlen mit Ausnahme des Falles von LORIMIER und LLOYD derartige Beschreibungen. DOALGARD berichtet 1952 über einen intra vitam nicht erkannten Fall von totalem Volvulus.

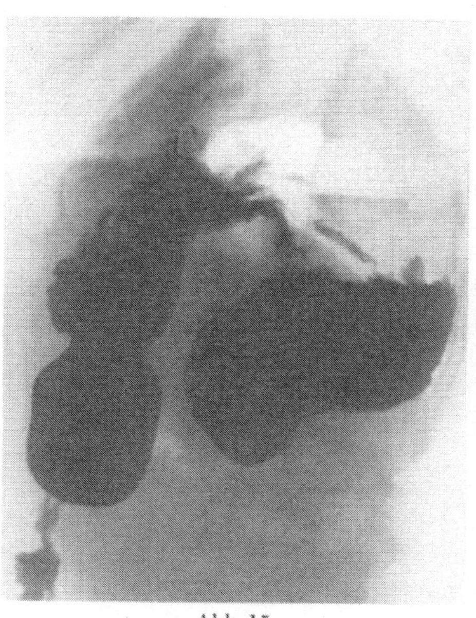
Abb. 15

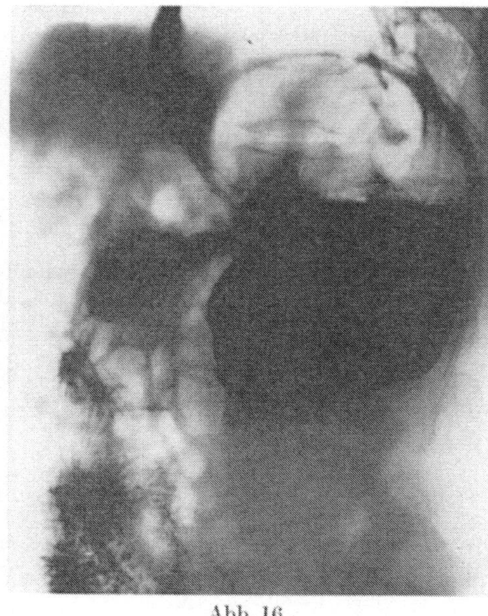
Abb. 16

Abb. 15. Magenvolvulus mit vorwiegend organo-axialer Drehungsrichtung. Große Curvatur nach vorn gerichtet. Sekundäre mesentero-axiale Zusatzdrehung. Supracolischer Typ

Abb. 16. Magenvolvulus mit vorwiegend mesentero-axialer Drehungsrichtung. Supracolischer Typ

In einem Teil der Fälle verläuft der Volvulus völlig ohne klinische Beschwerden (ARUNGAZYEV; v. FRIEDRICH; KÖHN; SCHUSTER u. a.). KOPPENSTEIN berichtet über nur geringfügige Beschwerden. Meist werden aber doch akut einsetzende oder intermittierende Schmerzen im Oberbauch Ursache der Röntgenuntersuchung sein, die dann zur Entdeckung eines Magenvolvulus führt (GOTTLIEB u. Mitarb.; REICHEL; SAKOV sowie viele Einzelbeschreibungen).

Nach PAYR stellen vier Fünftel aller Magendrehungen über 180° einen organo-axialen Volvulus dar. Auch GOTTLIEB u. Mitarb. haben bei insgesamt 20 Beobachtungen nur 3mal einen mesenteroaxialen Volvulus gesehen. Die infracolische Form ist wesentlich seltener als die supracolische (5 von 20 Fällen bei GOTTLIEB u. Mitarb.). In vielen röntgenologischen Berichten über den Magenvolvulus wird allerdings zur Colonlage keine Stellung genommen.

Beim organo-axialen Volvulus ist nach GOTTLIEB u. Mitarb. sowie eigenen Erfahrungen die Drehung der großen Curvatur über die vordere Bauchwand nach rechts die häufigere Form (Abb. 15). KATSCH und PICKERT sehen offenbar die Drehung der großen Curvatur nach links und hinten beim organo-axialen Volvulus nicht als seltener an. Auch FARKAS und KREMSER beschreiben Fälle von nach links gerichteter Drehung um die Längsachse. Beim mesentero-axialen Volvulus überwiegt diejenige Form, bei der sich der Pylorus über die vordere Bauchwand nach vorn oben und der Fornix entsprechend nach hinten abwärts verlagert (Abb. 16). Ein umgekehrter mesentero-axialer Volvulus ist nach KATSCH und PICKERT nur einmal von WOLLNER beschrieben, jedoch scheint auch ein Fall von REICHEL mit hinter der Cardia gelegenem Pylorus in diese Gruppe zu gehören.

Ein partieller Volvulus, d. h. eine Magenrotation, an der nur Teile des Magens, meist die Pars pylorica, beteiligt sind, ist häufiger als ein totaler. In diese Gruppe gehört z. B. die röntgenologische Erstbeschreibung von KONRAD WEISS. Auch CHOISY und BABAIANTZ sowie MUCCHI und RAGNOTTI berichten neben weiteren Autoren über einen partiellen Volvulus der Pars pylorica. Während der Weißsche Fall nach Erscheinungsbild und klinischen Symptomen einen sicheren Volvulus darstellte, bleibt es der persönlichen Anschauung überlassen, wieweit man einige Beschreibungen anderer, hier nicht genannter Autoren tatsächlich als typisch für einen partiellen Volvulus ansehen darf. Wenn die Pars pylorica des Magens nur angehoben ist, ohne gegenüber den übrigen Magenabschnitten nennenswert, d. h. mindestens um 180°, torquiert zu sein, erscheint es uns nicht sinnvoll, bereits von einem Volvulus zu sprechen.

Für die Entstehung eines Volvulus ist offenbar immer eine Kombination disponierender und auslösender Faktoren notwendig. Die Trennung in idiopathische und sekundäre Volvulusformen hat deshalb nur beschränkte Bedeutung. Als idiopathisch gelten im allgemeinen diejenigen Volvulusformen, bei denen der Disposition nicht obligatorisch die Manifestation folgt. Als sekundär werden dagegen meist solche Volvuli bezeichnet, bei denen die disponierenden Faktoren einen so weitgehenden Einfluß auf die Lage des Magens ausüben, daß der Volvulus eine zwangsläufige Folgeerscheinung darstellt, und zusätzliche auslösende Faktoren mehr das Auftreten von Beschwerden als die eigentliche Fehllagerung des Magens betreffen.

Es besteht heutzutage kein Zweifel mehr daran, daß Anomalien des Aufhängeapparates des Magens oder Anomalien der Nachbarorgane Voraussetzung für das Auftreten eines Volvulus sind. Beide können sowohl angeboren als auch erworben sein. Die Entscheidung hierüber kann oft bei der Röntgenuntersuchung nicht gefällt werden. Auch hierdurch verliert die Unterscheidung zwischen idiopathischem und sekundärem Typ, die vor allem GOTTLIEB u. Mitarb. in ihren Veröffentlichungen einhalten, für die röntgenologische Feststellung eines Magenvolvulus an Bedeutung.

Wichtigster disponierender Faktor für die häufigere supracolische Form des organo-axialen Volvulus ist nach v. HABERER eine mangelhafte Verbindung zwischen Magen und Omentum maius, d. h. die unvollkommene Ausbildung des Ligamentum gastrocolicum. Meist wird diese Bandanomalie auch Voraussetzung für den mesentero-axialen Volvulus sein, jedoch muß hierfür noch zusätzlich eine Vergrößerung, insbesondere Verlängerung des Omentum minus vorliegen (ASCHNER; BORCHARDT; GABOR). Strangförmige (TOYGAR) und flächenhafte (KREMSER) Adhäsionen können die Beweglichkeit des Magens einschränken und die Entstehung eines Volvulus begünstigen. Ob ein solcher dann ohne zusätzliche Bandanomalien auftreten kann, muß dahingestellt bleiben. Der beim mesentero-axialen häufiger als beim organo-axialen Volvulus beobachtete infracolische Typ ist mit einem festen, kurzen Ligamentum gastrocolicum vergesellschaftet. Auch dieser Typ kann aber wahrscheinlich nur auftreten, wenn entweder der sonstige Aufhängeapparat des Colons insuffizient ist, oder disponierende Veränderungen der Nachbarorgane in so großem Umfang vorhanden sind, daß eine sekundäre Schädigung des Aufhängeapparates des Magens resultiert.

Unter den Veränderungen der Nachbarorgane, die zur Volvulusbildung disponieren, steht die Relaxation der linken Zwerchfellhälfte, bei der es in der Regel zu einem mesentero-axialen Volvulus kommt, ganz im Vordergrund (z. B. BERNARD; GOTTLIEB u. Mitarb.; MOGENA u. Mitarb.; REICHEL u. v. a.). Angeborene und erworbene Zwerchfellhernien (Abb. 17) und -Lücken können ebenfalls zur Volvulusbildung führen, wobei wiederum meist die Drehung um die Querachse im Vordergrund steht (z. B. FRIED; GOTTLIEB u. Mitarb.; KATSCH u. PICKERT). Das Gleiche gilt für eine linksseitige Phrenicusexhairese (LICHTENSTEIN). Auch eine angeborene Hypo- bzw. Aplasie des linken Leberlappens disponiert, ebenso wie eine erworbene Schrumpfung desselben, zur Entstehung eines Volvulus, wobei die Drehung um die Längsachse die häufigere Form ist. FROSTBERG nennt weiterhin eine stark vergrößerte Milz als Teilursache für das Auftreten eines mesentero-axialen Volvulus. GOTTLIEB u. Mitarb. sprechen Pankreastumoren eine gleiche Bedeutung zu, jedoch kommt es hier in der Regel nur zu einem partiellen Volvulus, meist in der Pars pylorica.

Während die zuletzt geschilderten Veränderungen der Nachbarorgane oft nicht nur zu einem Volvulus disponieren, sondern diesen sogar direkt auslösen, ist in allen den Fällen, in denen eine Bandanomalie das primäre disponierende Moment darstellt, noch eine Auslösung durch ein mehr oder weniger akut auftretendes Ereignis erforderlich. Hierfür wird von der Mehrzahl der Autoren ein starker Colonmeteorismus verantwortlich gemacht (GOTTLIEB u. Mitarb.; REICHEL; CHOISY u. BABAIANTZ u. a.). Offenbar bleibt aber gerade beim akuten totalen Volvulus der auslösende Faktor oft unbekannt. Die Feststellung von PROANO, daß auf 10 bei Erwachsenen festgestellte Volvulusfälle nur einer beim Kind kommt, spricht dafür, daß wahrscheinlich auch die Ausbildung der disponierenden Faktoren häufig erst im Erwachsenenalter endgültig erfolgt.

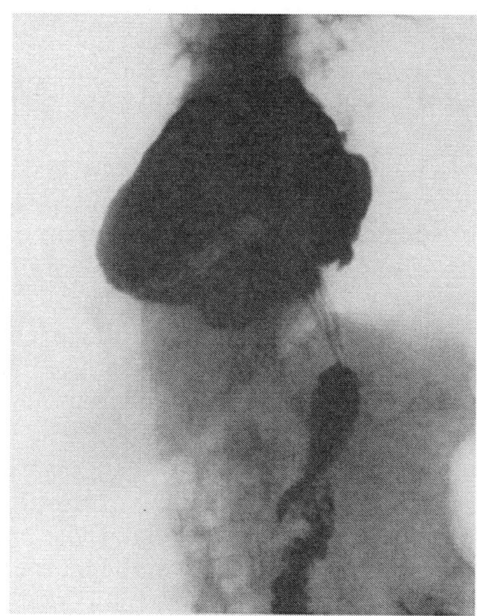

Abb. 17. Vollständiger mesentero-axialer Volvulus bei großer Zwerchfellhernie. 75jährige Patientin mit allmählich zunehmenden Oberbauch- und Herzbeschwerden, also wohl erworbene Hernie

Die Röntgenuntersuchung beim Verdacht auf akuten totalen und kompletten Volvulus muß sich in der Regel auf den Nachweis eines vollständigen Cardiaverschlusses beschränken. Nach TOYGAR ist hierfür die röntgenologische Kontrastmitteluntersuchung unbedingt der Untersuchung mit einer weichen Sonde vorzuziehen. KATSCH und PICKERT nennen als weiteres röntgenologisches Symptom, das bei Vorhandensein eines vollständigen Cardiaverschlusses die Diagnose eines Magenvolvulus wahrscheinlich macht, die Feststellung einer besonders großen Magenblase. Dieses Symptom schützt vor Verwechslung mit einer Cardiastenose anderer Ursache, bei der nicht gleichzeitig eine Pylorusstenose vorliegt. Die Vergrößerung der Magenblase tritt aber erst nach längerem Bestehen des kompletten Volvulus durch Gärungsprozesse auf.

Bei allen übrigen Volvulusformen, bei denen noch ein Einstrom von Kontrastmittel in den Magen möglich ist, stellt der Nachweis einer Überkreuzung der Magenfalten das wichtigste Symptom für die Rotation dar (LÖW-BEER; JENKINSON u. BATE; REICHEL). Die Faltenkreuzung ist beim totalen Volvulus an der Cardia und beim partiellen zwischen Corpus ventriculi und Pars pylorica nachweisbar. Im übrigen ermöglicht nur eine genaue topographische Analyse der Magenlage die Feststellung eines Volvulus und die Differenzierung seiner Form. Dabei ist besonders der Versuch, sich über den Verlauf der großen Curvatur Aufschluß zu verschaffen, von besonderem diagnostischem Wert (GOTTLIEB u. Mitarb.). Beim mesentero-axialen Volvulus steht die Cardia in jedem Fall tiefer als gewöhnlich, oft sogar tiefer als der Pylorus. Die Lagebeziehungen zwischen Cardia und Pylorus in sagittaler Richtung geben Auskunft über die Drehungsrichtung.

Unter zusätzlichen Untersuchungen der Nachbarorgane des Magens ist, abgesehen von der Betrachtung des Zwerchfells, die ergänzende Colondarstellung besonders wichtig, da sie bis zu einem gewissen Grade eine Beurteilung etwaiger Anomalien am dorsalen Mesenterium des Magens ermöglicht. Der direkte Nachweis von Fehlbildungen des Aufhängeapparates am Magen ist beim Volvulus allerdings in der Regel röntgenologisch nicht möglich. Die Anlegung eines Pneumoperitoneum, die an sich sowohl über den Bandapparat als auch über eine etwaige Raumbeschränkung durch vergrößerte Nachbarorgane des Magens Auskunft geben könnte, ist wegen der Gefahr einer Verstärkung der Volvulussymptome nicht angezeigt. Eine palpatorische Prüfung der Verschieblichkeit des Magens kommt nur beim organo-axialen Volvulus infrage. Es wird aber auch hier meist nicht möglich sein, sichere Schlüsse auf etwaige Adhäsionen und sonstige peritoneale Veränderungen daraus zu ziehen. TOYGAR hält es für möglich, einen inkompletten organo-axialen Volvulus während der Röntgenuntersuchung manuell zu reponieren.

Differentialdiagnostisch muß der Volvulus, insbesondere der organo-axiale Volvulus, gegen angeborene Fehllagerungen des Magens im Sinne eines unvollständigen Descensus in den oberen Bauchraum (FRIED; RHINEHART u. RHINEHART) oder eines Situs inversus partialis des Magens (FARKAS; NIEDERLE) abgegrenzt werden. Über die Beziehungen zwischen Magenvolvulus und Kaskadenmagen wird im folgenden Abschnitt berichtet. Der Nachweis eines inkompletten Magenvolvulus enthebt den Radiologen bei ausgeprägtem klinischen Befund nicht der Verpflichtung, nach weiteren organischen Veränderungen an Magen und Nachbarorganen als Ursache der Beschwerden des Patienten zu suchen. In direktem Zusammenhang mit einem Volvulus können nach LÄWEN Ulcerationen im Sinne von Dehnungsgeschwüren entstehen, jedoch treten diese offenbar in erster Linie beim kompletten Volvulus auf und entziehen sich damit dem radiologischen Nachweis.

c) Kaskadenmagen

Der von RIEDER eingeführte und in den anatomischen Vorbemerkungen (S. 209) genauer definierte Begriff des „Kaskadenmagens" (Abb. 18) oder der „Kaskadenform des Magens" ist ausschließlich auf Grund röntgenologischer Beobachtungen geschaffen worden. Es erscheint zwar nach klinischen Beobachtungen möglich, daß bei einem Teil der Patienten mit irreversibler Kaskadenform des Magens die Beschwerden, die zu der Röntgenuntersuchung Veranlassung gaben, auf eine Retention von Speisen im Fornix ventriculi zurückgeführt werden können. Ein für den Kaskadenmagen typisches Beschwerdebild existiert aber nicht. Auch bei Operationen sind, wenn außer der Kaskadenbildung röntgenologisch keine anderweitigen Magenwandveränderungen nachgewiesen werden konnten, am Magen selbst in der Regel keine für die Kaskadenbildung verantwortlich zu machenden Veränderungen erkennbar (LAURELL).

Es besteht deshalb weitgehende Einigkeit darüber, daß die Kaskadenbildung in den Bereich der Fehllagerungen und nicht in den der Fehlbildungen des Magens einzuordnen ist. Nur LEENDERS hält aufgrund von Untersuchungen an Säuglingen eine primäre Mißbildung für möglich.

Ein Teil der Kaskadenbildungen ist durch organische Veränderungen, insbesondere auch raumbeschränkende Prozesse, an Nachbarorganen bedingt. Hierzu gehören die Kaskadenbildungen bei Zwerchfellhochstand, vor allem bei linksseitiger Relaxatio diaphragmatica. In diesen Fällen stellt die Kaskadenbildung ein Bindeglied zwischen der normalen Magenlage und dem mesentero-axialen Volvulus dar. Gravidität, intraabdominelle Tumoren, starke Fetteinlagerungen im Mesenterium und Adhäsionen können ebenfalls rein mechanisch eine Kaskadenform des Magens hervorrufen (GOLOB; NAUMANN; RÖVEKAMP; SCHREDL; TORTORICI und FILOSTRO; VERHAGEN u. a.). Auch bei diesen, durch exogastrische pathologische Prozesse hervorgerufenen Kaskadenbildungen ist es noch möglich, TOYGAR sowie KATSCH und PICKERT zu folgen und von einer Mittelstellung zwischen normaler Magenform und Volvulus zu sprechen.

Bei einer weiteren Gruppe von Kaskadenbildungen scheint es aber zweckmäßiger, diese als eigenständiges pathophysiologisches Geschehen anzusehen und scharf vom Volvulus abzugrenzen. Es handelt sich hierbei um solche Fälle, in denen eine besondere Geräumigkeit der linken Oberbauchhälfte, insbesondere eine Raumvermehrung in sagittaler Richtung (LAURELL; W. KAUFMANN), als disponierendes Moment vorliegt. Der Fornix ventriculi kann unter diesen Umständen nach hinten unten in dem Gebiet zwischen Pankreas (ventral), Milz (lateral) und Niere (dorsal) einen zusätzlichen, bei engem Oberbauch nicht zur Verfügung stehenden Raum einnehmen (Zollschan). Auch bei der durch Gravidität bedingten Kaskadenbildung spielt wahrscheinlich die Aufweitung der unteren Thoraxapertur eine wesentliche Rolle (Zollschan).

Die Raumverhältnisse im linken Oberbauch sind allein aber keine genügende Erklärung für die Kaskadenbildung, wenn nicht funktionelle Momente hinzutreten. Unter den letzteren ist zunächst der Spannungszustand der Bauchdecken zu nennen. Angedeutete Kaskadenbildungen werden oft bei Anspannung der Bauchwandmuskulatur beobachtet und verschwinden, wenn es gelingt, den Patienten zur Entspannung zu veranlassen.

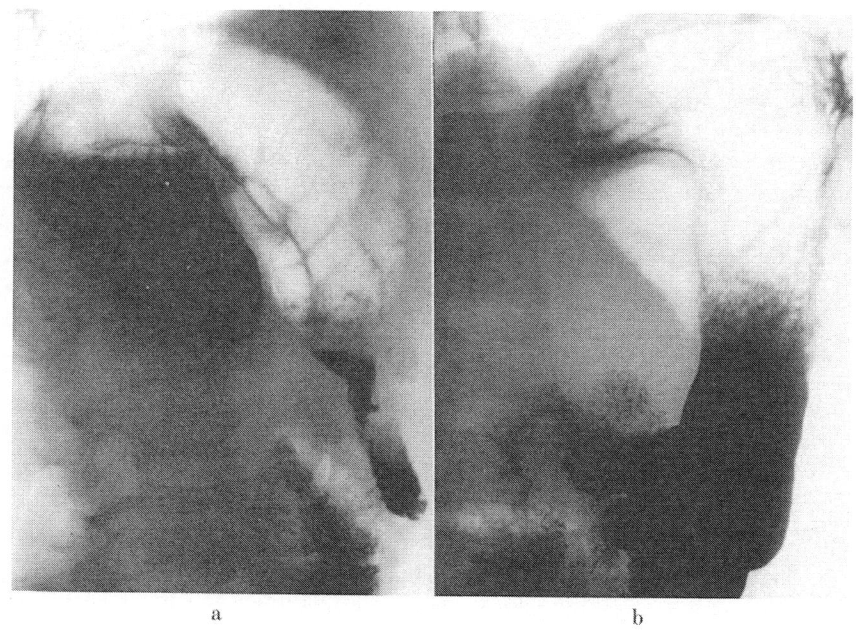

Abb. 18a u. b. Kaskadenmagen. a Das Kontrastmittel läuft zunächst nur in die Kaskade. b Nach Umlagerung Entleerung der Kaskade

Es muß dahingestellt bleiben, wieweit man derartige, durch eine willkürliche Innervationsänderung zu beeinflussende Zustände überhaupt in den Begriff des Kaskadenmagens einbeziehen soll. In anderen Fällen bleiben aber die Kaskadenbildungen auch bei Entspannung bestehen. Naumann berichtet über 40 derartige Beobachtungen in einem Krankengut von 2350 Röntgenuntersuchungen des Magens.

Die früher viel diskutierte Annahme (Rieder), daß eine Aerophagie das auslösende Moment für eine solche funktionelle Kaskadenbildung bei durch ihre Körperform hierzu disponierten Personen sei, wurde von Toygar durch experimentelle Untersuchungen widerlegt. Dieser Autor nimmt vielmehr an, daß die bei Kaskadenmägen beobachtete große Luftblase nur eine Folge der Kaskadenbildung darstellt. Er mißt statt dessen dem Colonmeteorismus, der über das Ligamentum gastrocolicum die große Curvatur anheben kann, für die Auslösung der Kaskadenbildung eine ausschlaggebende Bedeutung bei. Auch Laurell hält eine solche Entstehungsweise für häufig. Als zweite Form beschreibt dieser Autor noch den auf dem geblähten Colon reitenden Kaskadenmagen. Weitere Autoren, wie z. B. Katsch und Pickert, Caporale, Schlemmer u. a., betonen gleichfalls die Bedeutung der Colonblähung.

Trotz dieser einleuchtenden Überlegungen über eine mechanische Erklärung des funktionellen Kaskadenmagens kann aber an der Auffassung der Autoren nicht vorbeigegangen werden, die in Kontraktionsphänomenen der Muskulatur der Magenhinterwand zum mindesten eine Teilursache für die Entstehung eines Kaskadenmagens sehen. Besonders beweiskräftig scheinen in diesem Zusammenhang die Untersuchungen von NAUMANN, der eine Kaskadenbildung von vornherein nur bei entspanntem Patienten als wirklichen Kaskadenmagen wertet und bei 4 von 8 derartigen Patienten durch ein Spasmolyticum (Buscopan) die Kaskadenbildung zum Verschwinden bringen konnte. Der gleiche Autor hat bei 25 von 40 seiner Patienten mit Kaskadenmagen gleichzeitig ein hochsitzendes Ulcus an der Magenhinterwand gesehen. Auch bei den Ulcuspatienten war aber die Kaskade in einem Teil der Fälle durch Spasmolytica zu beseitigen. Ein Ulcus kann deshalb nur als Reiz für die Auslösung einer Muskelkontraktion angesehen werden, die dann bei disponierten Patienten zu einer Kaskadenbildung führt. Der Annahme von STIERLIN, daß das hochsitzende Hinterwandulcus die eigentliche Ursache des Kaskadenmagens sei, kann infolgedessen ebensowenig zugestimmt werden, wie der Feststellung, daß bei einem Kaskadenmagen fast immer ein Ulcus vorhanden sein müsse.

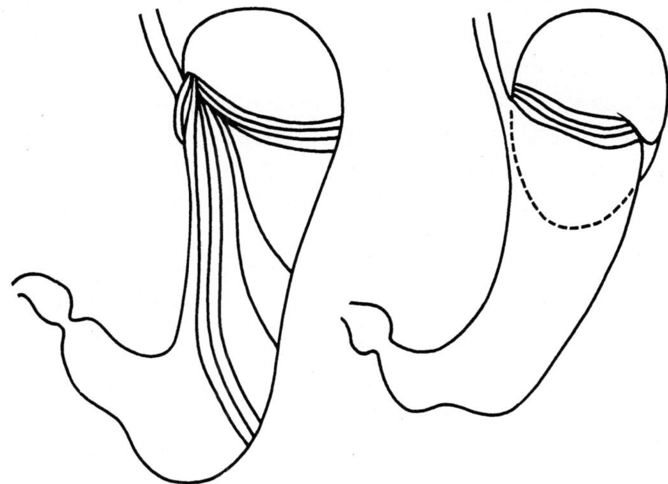

Abb. 19. Möglicher Entstehungsmechanismus des Kaskadenmagens durch Muskelkontraktionen, z. T. nach Vorstellungen von ZEHBE. Von der im linken Bildteil dargestellten Schrägmuskulatur des Magens (nach FORSSELL, modifiziert nach ZEHBE) kontrahiert sich die obere Segmentschlinge (FORSSELL) bzw. zweite Schlinge (ZEHBE) an der Magenhinterwand. Hierdurch soll die Abschnürung des Fornix mit der Kaskadenbildung (re. Bildteil) entstehen

Als weitere organische Ursache für zu einem Kaskadenmagen führende Innervationsstörungen der Magenmuskulatur hat ROUSSEL perigastrale Adhäsionen genannt. SCHLEMMER spricht von einer regionären Form des Magenspasmus, KALLENBERG von einer Reaktion der Ringmuskulatur auf funktionelle Reize. WERNER weist auf die Kombination von Kaskadenmagen und Pylorusspasmus bei Kindern hin. RATKOCZY vergleicht den Kaskadenmagen mit dem von KLEE bei der Katze beschriebenen vagotonischen Magen. REGELSBERGER nimmt vorwiegend psychoneurotische Ursachen für die nach ZEHBE zur Kaskadenbildung führenden Muskelkontraktionen an und betont die Häufigkeit der Kombination von Kaskadenmagen, Anacidität und spastischer Obstipation. Bei Superacidität ist nach seiner Ansicht ein Ulcus das auslösende Moment für Kaskadenbildung. LÜDIN, der an sich die Häufigkeit der Kaskadenbildung durch extraventriculäre Prozesse betont, erkennt ebenfalls unter Hinweis auf Untersuchungen von R. SCHMIDT die „spastische“ Form des Kaskadenmagens an. Die gleiche Ansicht vertritt auch SCHLESINGER.

Bei den Muskelzügen, die durch Dauerkontraktion zur Kaskadenbildung führen, handelt es sich wahrscheinlich um Teile der Schrägmuskulatur an der Magenhinterwand (NAUMANN; REGELSBERGER; SCHINZ-BAENSCH-FRIEDL-UEHLINGER; ZEHBE), nach ZEHBE um die zweite der von FORSSELL beschriebenen Schlingen („obere Segmentschlinge“) (Abb. 19). Damit stellt die Kaskadenbildung, phylogenetisch gesehen, eine partielle Abschnürung des cardialen Blindsackes dar.

Für den röntgenologischen Nachweis eines echten Kaskadenmagens ist eine Untersuchung bei möglichst vollständig entspannten Bauchdecken Voraussetzung. Strömt dann das Kontrastmittel aus der Cardia zunächst nach dorsal in den Fornix ventriculi ein, so ist das Vorliegen eines Kaskadenmagens bereits sehr wahrscheinlich. Von einer endgültigen Sicherung der Diagnose kann man aber erst sprechen, wenn durch Lagerungsmanöver (tiefe Rumpfbeuge, Bauchlage) der Übertritt des Kontrastmittels in die übrigen Magenabschnitte erzwungen ist und auch die topographischen Verhältnisse an diesen geklärt sind. Wenn ausschließlich ein Colonmeteorismus die Kaskadenbildung ausgelöst hat, kommt es vor, daß nach weiterer Auffüllung des Magens eine vorher auch bei entspannten Bauchdecken nachweisbare Kaskade noch verschwindet. Auf eine Prallfüllung darf deshalb bei der Prüfung der Frage, ob ein Kaskadenmagen als konstanter Befund vorliegt, nicht verzichtet werden. Nach Gottlieb u. Mitarb. bestehen zwischen Kaskadenbildung und Volvulus keine fließenden Übergänge. Man kann nach diesen Autoren beide Zustandsbilder dadurch voneinander unterscheiden, daß die große Curvatur des Magens beim Volvulus in der Regel nach cranial gerichtet ist, während sie beim Kaskadenmagen ihre normale Linkslage bewahrt. Ein Tiefstand der Cardia spricht gegen einen Kaskadenmagen und für einen Volvulus. Beim Kaskadenmagen findet sich meist nur in der Kaskade ein Flüssigkeitsspiegel, während beim Volvulus in der Regel zwei Spiegelbildungen erkennbar sind.

Die von Mallet-Guy und Marion beim Erwachsenen sowie von Schwenk beim Kind erörterte Differentialdiagnose zwischen Kaskadenmagen und Divertikeln bereitet heutzutage in der Regel keine Schwierigkeiten mehr.

Literatur

Adams, u. Churchill: Zit. nach Mayo u. Rice.

Agati, D., et G. Buzzi: Gigantismo plicare circoscritto della mucosa gastrica. Radiol. med. (Torino) **36**, 829—845 (1950).

Åkerlund, A.: Magendivertikel simulierende Duodenaldivertikel an der Flexura duodeno-jejunalis. Fortschr. Röntgenstr. **26**, 327—334 (1919).

— Diverticula of the stomach from a roentgenological point of view. Acta radiol. (Stockh.) **2**, 476—485 (1923).

Albot, G., et F. Magnier: Diaphragme muqueux antro-pylorique. Arch. Mal. Appar. dig. **44**, 1162—1166 (1955).

Almy, M. A., F. H. Volk, and Ch. N. Gradney: Situs inversus of stomach. Radiology **61**, 376—378 (1953).

Amelin, A. Z.: Gastric diverticula in infants [Russ.]. Pediatrija Nr. 449 (1941).

Andresen, K.: Röntgenologic follow-up examination in congenital pyloric stenosis after manifest stage. Acta paediat. (Uppsala) **27**, 334—352 (1940).

Andreu-Oller, L., y V. Cabre-Fiol: Diverticulos des esófago, estomago y duodeno; clinica, radiologia y tratamiento médico. Rev. esp. Enferm. Apar. dig. **17**, 939—961 (1958).

Anzilotti, A.: Sul volvolo gastrico. Arch. ital. Chir. **26**, 1—49 (1930).

Archer, V. W.: Hypertrophic pyloric stenosis in adults: Roentgen aspects. Amer. J. Roentgenol. **23**, 510—515 (1930).

Arungazyev, V. J.: Chronische Volvuli des Magens. Vestn. Rentgénol. Radiol. **3**, 31—37 (1953).

Aschner, B.: Zur Frage des chronisch intermittierenden Magenvolvulus. Klin. Wschr. **1933**, 1283—1285.

Astley, R.: The radiology of infantile pyloric stenosis. I. The radiology of „atypical" hypertrophic pyloric stenosis. Brit. J. Radiol. **25**, 342—350 (1952).

Atucha, J.: Diverticulosis de esófago, estómago, duodeno y colon. Rev. esp. Enferm. Apar. dig. **18**, 27—32 (1959).

Balestra, G.: Fistole spontanee gastro-duodeno-biliari. Radiol. Fisica med. I.N. **2**, 237—250 (1935).

Barbier, H.: Über den kongenitalen Sanduhrmagen. Langenbecks Arch. klin. Chir. **185**, 642—663 (1936).

Barbosa, J. de C., V. B. de Castro, N. Caminha, C. de Olivera, and C. Ramos: Duplication of the stomach. Report of the 5. case recorded. J. Amer. med. Ass. **149**, 1552—1555 (1952).

Barrow, D. W.: True diverticula of the stomach. Amer. J. dig. Dis. **1**, 437—442 (1956).

Barsony, T.: Das Divertikel als zweite Krankheit. Wien. klin. Wschr. **41**, 1308—1310 (1928).

Barsony, T., u. E. Koppenstein: 1. Ulcus in einem Thoracic stomach. 2. Hanfkorngroßer benigner Magentumor. 3. Lymphogranulomatose des Magens. 4. Prästenotisches Wabenbild am Dünndarm. 5. Dickdarmlipome. Röntgenpraxis **4**, 818—828 (1932).

— — Klinische und röntgenologische Erfahrungen über die Divertikel des Magens. Wien. klin. Wschr. **1932**, 1089—1091.

— — Spitzendivertikel des Magenfundus. Fortschr. Röntgenstr. **46**, 414—422 (1932).

Bau, A.: Klinische und röntgenologische Nachuntersuchungen von Kindern, die wegen Pylorusstenose operiert wurden. Kinderärztl. Prax. 8, 277—283 (1937).

BAUMANN, W.: Ein röntgenologisches Symptom der Gastro-jejuno-colischen Fistel. Zbl. Chir. **67**, 562—565 (1940).

BAUMECKER, H.: Pylorusstenose durch Entwicklungsanomalie der Leber. Zbl. Chir. **1932**, 529—531.

BAYER, L., u. H. PANSDORF: Der röntgenologische Nachweis von Divertikeln im Bereich des Verdauungskanals und seine klinische Bedeutung. Ergebn. med. Strahlenforsch. **6**, 493—560 (1933).

BECK, H. R.: Über hochsitzende Magendivertikel. Fortschr. Röntgenstr. **74**, 47—58 (1951).

BECKER: Über die Magenverschlingung. Langenbecks Arch. klin. Chir. **145**, 203—232 (1927).

BENDIX, R. M., and H. NECHELES: Hypertrophic pyloric stenosis. Follow-up study. J. Amer. med. Ass. **135**, 331—333 (1947).

BERG, H. H.: Divertikel des Magens und des Duodenums. In: Handbuch der inneren Medizin, 2. Aufl., hrsgg. v. G. v. BERGMANN u. R. STAEHELIN. Berlin: Springer 1926.

BERNARD, A.: Renversement total de l'estomac sans hernie diaphragmatique. Êtiologie traumatique probable. J. belge. Gastro-ent. **4**, 421—424 (1936).

BERNARDI, R. DE: Due casi anomalie gastriche. Situs viscerorum inversus partialis. Stomaco a ferro di cavallo. Radiol. med. (Torino) **13**, 177—181 (1926).

BERNSTEIN, A.: Die Diagnose der idiopathischen Pylorushypertrophie des Erwachsenen. Röntgenpraxis **4**, 673—693 (1932).

BEUTEL, A.: Magendivertikel. Fortschr. Röntgenstr. **41**, 803 (1930).

— Thoraxmagen. Röntgenpraxis **4**, 40—46 (1932).

— Pleura-Magenfistel. Röntgenpraxis **9**, 111—115 (1937).

—, u. P. MAHLER: Zur Symptomatologie und Diagnose der kardianahen Magendivertikel. Fortschr. Röntgenstr. **41**, 630—635 (1930).

BEVILACQUA, L.: Diverticolo della porzione antrale dello stomaco da pancreas accessorio. Radiol. Fisica med. **1**, 165—169 (1934).

BIANCHINI, L.: I diverticoli gastrici. Ann. Radiol. diagn. (Bologna) **14**, 383—409 (1940).

BORCHARDT, M.: Pathologie und Therapie des Magenvolvulus. Langenbecks Arch. klin. Chir. **74**, 243 (1904).

BOTENGA, SJ. P.: Zwei Fälle von Achsendrehung eines Teiles des Magens. Ned. T. Geneesk. **1937**, 2707—2709.

BRANCH, C. D., and R. E. GROSS: Aberrant pancreatic tissue in the gastrointestinal tract. Arch. Surg. **31**, 200—224 (1935).

BRAUN, H.: Beitrag zur Klinik und Röntgenologie der Magendivertikel. Med. Klin. **1954**, 2023—2027, 2036—2037.

BRAUNBEHRENS, H. v.: Das Neurinom des Magens. Fortschr. Röntgenstr. **68**, 291—301 (1943).

BRDICZKA, I. G.: Antrum-Pseudodivertikel des Magens, ein Röntgenbefund bei operativ gedecktem Ulcus duodeni perforatum sowie chronischem Ulcus mit perigastrischen Adheasionen. Fortschr. Röntgenstr. **41**, 384—392 (1930).

BREMER, J. L.: Diverticula and duplications of the intestinal tract. Arch. Path. **38**, 132—140 (1944).

BRENDLE, E.: Familiäres Vorkommen von Pylorospasmus. Mschr. Kinderheilk. **68**, 295—296 (1937).

BRODY, H.: Ruptured diverticulum of the stomach in newborn infant, associated with congenital membrane occluding the duodenum. Arch. Path. **29**, 125—128 (1940).

BROMAN, J.: Normale und abnormale Entwicklung des Menschen. Wiesbaden: J. F. Bergmann 1911.

— Über die Phylogenese der Bauchspeicheldrüse. Anat. Anz. **44**, Erg. H., 14—20 (1913).

BROWN, G. E.: An unusual stomach case with roentgenographic findings. J. Amer. med. Ass. **66**, 1918—1919 (1916).

BRÜCKNER, G.: Kardianahes Magendivertikel. Röntgenpraxis **3**, 73—75 (1931).

BRUNET: Au sujet de malformation gastrique congénitale sans troubles fonctionnels relévée par un examen radiologique du thorax. Bull. Soc. Radiol. méd. France **21**, 537—538 (1933).

CAFFEY, J.: Pediatric x-ray diagnosis, 5. Aufl. Chicago: Yearbook Publ. 1967.

CAMP, J. D.: Recurring mucous cysts of the stomach: Report of a case. Radiology **6**, 257—259 (1926).

CAMPBELL, M., and P. FORGACS: Laevocardia with transposition of abdominal viscera. Brit. Heart J. **15**, 401—422 (1953).

CAMPLANI, M.: Contributo radiologico alla conoscenza dei vizi di forma e posizione dello stomaco. Radiol. med. (Torino) **25**, 967—976 (1938).

— Un caso di pancreas aberrante dell antro gastrico: Contributo radiologico. Radiol. med. (Torino) **36**, 719—726 (1950).

CAPORALE, L.: Torsione isolata cronica del colon transverso con rotazione dello stomaco. Boll. soc. piemont. Chir. **2**, 183—192 (1932).

CHOISY, R., et L. BABAIANTZ: Contribution à l'étude du volvulus de l'estomac. Acta radiol. (Stockh.) **8**, 410—418 (1927).

CHRISTELLER: Zit. nach RAISCH.

CLEVE, A.: Divertikel und Divertikelmyome des Magens. Virchows Arch. path. Anat. **255**, 373—383 (1925).

COCCHI, U.: In: SCHINZ-BAENSCH-FRIEDL-UEHLINGER, Lehrbuch der Röntgendiagnostik, 5. Aufl. Stuttgart: Georg Thieme 1952.

COCKAYNE, E. A.: Congenital pyloric stenosis in first and second cousins. Arch. Dis. Childh. **13**, 249—253 (1938).

CORCAN, P., R. CHAUSSINANT et J. STOLZ: Estomac biloculaire organique avec sténose pylorique congénitale typ Landerer-Maier chez une fillette de 2 ans. Rév. franç. Pédiat. **5**, 354—362 (1929).

CZEPA, A.: Zur Frage des Situs viscerum inversus partialis. Fortschr. Röntgenstr. **35**, 90—92 (1926).

DARDARI, M., e B. ZACCARELLI: Cisti mucosa congenita dello stomaco. Ann. Radiol. diagn. (Bologna) **28**, 452—458 (1955).

DAVIES, P. M.: Some diagnostic difficulties in cases with cascade stomach and chronic gastric volvulus. Brit. J. Radiol. **29**, 423—426 (1956).

DAVIS, D. A., and K. R. DOUGLAS: Congenital pyloric atresia, a rare anomaly. Report of a successfull case. Ann. Surg. **153**, 418—422 (1961).

DELANNOY, E., et G. PATOIR: La sténose hypertrophique du pylore chez l'adulte. Arch. Mal. Appar. dig. **26**, 260—272 (1936).

Delhougne, F.: Über Pankreaskeime im Magen. Langenbecks Arch. klin. Chir. **129**, 116—123 (1924).

Denk, W.: Fall von Doppelmagen. Med. Klin. **1940**, 423.

Depoche, P., et G. Gérard: Aspects radiologique du pancreas aberrant de l'estomac. J. Radiol. Electrol. **33**, 251—252 (1952).

Despirito, A. J., and P. J. Guthorn: Recovery from meconium peritonitis associated with a diaphragm like obstruction of the prepyloric mucosa. J. Pediat. **50**, 599—602 (1957).

Determann, A.: Beitrag zur Feststellbarkeit des Situs inversus der Bauchorgane in vivo. Mitteilung von 3 Fällen. Röntgenpraxis **3**, 261—266 (1931).

Diethelm, L.: Zur Differentialdiagnose der benignen Magentumoren. Fortschr. Röntgenstr. **58**, 375—378 (1938).

Diethelm, L., u. M. Werner: Das Schicksal kleiner Magentumoren. IX. Internat. Congr. of Radiology, Abhandlg Bd. I, S. 493. Stuttgart: Georg Thieme 1961. München u. Berlin: Urban & Schwarzenberg 1961.

Doalgard, J. B.: Volvulus of the stomach. Case report and survey. Acta chir. scand. **103**, 131—153 (1952).

Domke, H. H.: Zur Diagnose innerer Gallenfisteln. Fortschr. Röntgenstr. **94**, 608—618 (1961).

Duff, G. L., H. L. Foster, and W. W. Bryan: Primary carcinoma of infraampullary portion of duodenum with example of probable origin from aberrant pancreatic tissue. Arch. Surg. **46**, 494—503 (1943).

Eells, R. W., and W. A. Simrill: Gastric diverticula. Report of 31 cases. Amer. J. Roentgenol. **68**, 8—14 (1952).

Ehnert, A.: Röntgenologische Nachuntersuchungen nach spastisch-hypertrophischer Pylorusstenose. Fortschr. Röntgenstr. **89**, 33—39 (1958).

Eichler, P.: Röntgendiagnostik der gastrokolischen Fisteln. Röntgenpraxis **2**, 517—520 (1930).

Eisenstein, A.: Fall von eigenartiger angeborener Lageanomalie des Magens. Fortschr. Röntgenstr. **36**, 100—103 (1927).

— Situs inversus Pylori et Duodeni und Linkslage des Pylorus und Duodenums bei reitendem Magen. Gleichzeitige Erwiderung zu dem Artikel Révész (Budapest): Linkslage des Pylorus und Duodenums bei reitendem Magen. Fortschr. Röntgenstr. **38**/4, **39**, 907—910 (1929).

Eklöf, O.: Benign tumors of the stomach and duodenum. Acta radiol. (Stockh.) **57**, 177—198 (1961).

— Accessory pancreas in the stomach and duodenum. Acta chir. scand. **121**, 13—29 (1961).

Ellegast, H.: Beitrag zur Röntgendiagnostik der angeborenen Lageanomalien des Magen-Darm-Traktes. Radiol. Austr. **7**, 109—123 (1954).

Elterich jr., T.: Symposium on pyloric stenosis. Pylorusspasm. Atlantic med. J. **29**, 767—769 (1926).

Evans, J. A., and S. Weintraub: Accessory pancreatic tissue in the stomach wall. Amer. J. Roentgenol. **69**, 22—27 (1953).

Fairchild, F. R.: Two patients with complete situs transversus. Surg. Clin. N. Amer. **11**, 979—983 (1931).

Farkas, I.: Über einen Fall von Magentorsion. Magy. Röntgen Közl. **10**, 77—82 (1936).

Fawcitt, R.: Radiological aspects of diveaticula of stomach and small bowel. Brit. J. Rrdiol. **22**, 427—436 (1949).

Feldman, M., and T. Weinberg: Aberrant pancreas. A cause of duodenal syndrom. J. Amer. med. Ass. **148**, 893—898 (1952).

Feyrter, F.: Nebenpankreas und Adenomyom des Darmes. Wien. med. Wschr. **1929**, 436—440.

— Über angeborene heterotope knotige Gewebswucherungen des menschlichen Magens und Darmes. (Nebenpankreas, rudimentäres Nebenpankreas, angeborene heterotope Epithelwucherungen.) Ein Beitrag zur Geschwulstlehre. Z. mikr.-anat. Forsch. **27**, 519—581 (1931).

Fleischner, F.: Das cardianahe Magendivertikel. Klin. Wschr. **1924**, 1619—1621.

Fontaine, R., P. Walther, R. Raber et C. Bollack: Contribution à l'étude des vrais et faux diverticules sous-cardiques de l'estomac. A propos de deux observations personnelles. Rev. Chir. (Paris) **72**, 65—71 (1953).

Forssell, G.: Über die Beziehungen der auf den Röntgenbildern hervortretenden Formen des menschlichen Magens zur Muskelarchitektur der Magenwand. Münch. med. Wschr. **1912**, 1588—1592.

— Über die Beziehungen des Röntgenbildes des menschlichen Magens zu seinem anatomischen Bau. Fortschr. Röntgenstr. Erg. Bd. **30** (1913).

Frank, L.: Über die kongenitale idiopathische Pylorusstenose bei Erwachsenen. Arch. Verdau.-Kr. **58**, 38—74 (1935).

Fried, L.: 2 Fälle von Magenvolvulus. Fortschr. Röntgenstr. **57**, 384 (1938).

— Beitrag zum sogenannten Spitzendivertikel des Magenfundus. Radiol. clin. (Basel) **28**, 155—159 (1959).

Friedrich, L. v.: Ein Fall von chronischem Magenvolvulus. Dtsch. Z. Chir. **198**, 185 (1926).

Frimann-Dahl, J.: Über den Nachweis der sogenannten kongenitalen Pylorushypertrophie durch Röntgenuntersuchung. Acta radiol. (Stockh.) **16**, 333—334 (1935).

Frostberg, N.: Über Magenvolvulus. Acta radiol. (Stockh.) **24**, 217—224 (1943).

Gabor, M. E.: Volvulus of the stomach. Amer. J. Surg. **50**, 104—107 (1940).

Gally et Bernard: Deux cas de diverticules congénitaux du tube digestif à localisation assez rare. Bull. Soc. Radiol. med. France **17**, 158—159 (1929).

Gardiner, J. P.: A case of congenital hourglass stomach with accessory pancreas. J. Amer. med. Ass. **49**, 1598—1600 (1907).

Gaudieri, A.: Diverticolo dello stomaco e sindromi pseudocolecistitiche. Contributo radiologico. Arch. Radiol. (Napoli) **3**, 279—290 (1954).

Gerota, D., Gh. Gatoschi, I. Stefanescu u. Gh. Niculiu: Magendivertikel. Chirurgia (Buc.) **6**, 413—414 (1957).

GIAMPALMO, A.: Su un caso di gigantismo dello stomaco. Pathologica **31**, 409—420 (1939).

GIMES, B.: Teilweise Duplizität des Magens und der Speiseröhre. Fortschr. Röntgenstr. 88, 366—368 (1958).

GJÖRUP, E.: Un cas d'oesophage double et estomac double. Acta paediat. (Uppsala) **15**, 90—98 (1933).

GLEIZE-RAMBAL, L.: Hernie diaphragmatique droite contenant l'estomac. Arch. Mal. Appar. dig. **41**, 316—318 (1952).

GOLOB, M.: Cascade or waterfall stomach. With report of three cases. Amer. J. Roentgenol. **22**, 451—454 (1929).

GOTTLIEB, CH., D. LEFFERTS, and S. I. BERANBAUM: Gastric volvulus, part I. Part II: Idiopathic gastric volvulus. Part III: Sekundary gastric volvulus. Amer. J. Roentgenol. **72**, 609—638 (1954).

GOULD, R. J., and A. H. TOFFLER: Duplication of the stomach. Radiology **76**, 790—794 (1961).

GRABOWSKI, W., et H. HILAROWICZ: Au sujet de la sinistro-position de l'antre et du pylore. J. belge Radiol. **20**, 198—199 (1931).

GRAY, J.: Diverticulum of the stomach. Amer. J. Roentgenol. **14**, 110—118 (1925).

GREPL, J.: Zur Frage der Differentialdiagnose der diverticulösen Ausbuchtungen der großen Kurvatur. Fortschr. Röntgenstr. **87**, 412—415 (1957).

GRIEP, K.: Zur Kasuistik und Klinik des aczessorischen Pancreas in der Magengegend. Med. Klin. **1920**, 877.

GRIESHABER, J.: Situs inversus der Bauchorgane mit kongenitalem Herzfehler und hoher Rechtslage der Aorta. Schweiz. med. Wschr. **1936**, 1307—1309.

GROB, M.: Über Lageanomalien des Magendarmtraktes infolge Störungen der fetalen Darmdrehung. Basel: Benno Schwabe & Co. 1953.

— Lehrbuch der Kinderchirurgie. Stuttgart: Georg Thieme 1957.

GROSS, K. E., and M. W. DURHAM: Pyloric antral mucosal diaphragm. Report of a case. Radiology **61**, 368—372 (1953).

GROSS, R. E., G. W. HOLCOMB jr., and S. FABER: Duplications of the alimentary tract. Pediatrics **9**, 449—467 (1952).

GUICHARD, R., et G. DELORME: Les malformations congénitales de l'oesophage, de l'estomac et du duodénum chez le nourrisson. J. Radiol. Electrol. **39**, 13—27 (1958).

GUINET, M., et A. DEBBASCH: Une anomalie rare de situation de l'estomac. Estomac intrathoracique. J. Radiol. Electrol. **10**, 265—266 (1926).

GUTZEIT, K., u. F. KUHLMANN: Über Divertikel und divertikelähnliche Gebilde des Magens. Dtsch. Arch. klin. Med. **175**, 291—301 (1933).

HABERER, H. v.: Volvulus des Magens bei Carcinom. Dtsch. Z. Chir. **115**, 497—532 (1912).

HAENISCH, F.: Röntgenbefunde bei Fistelbildungen des Intestinaltraktes. Acta radiol. (Stockh.) **6**, 485—500 (1926).

HAJDU, J., u. P. NYUL-TOTH: Zit. nach GIMES.

HALE, K.: A study of the accessory pancreas. With report of one causing congenital pyloric stenosis. Ann. Surg. **83**, 774—781 (1926).

HALL, H. E.: Symp. on pyloric stenosis. Pylorospasm. Congenital hypertrophic stenosis of the pylorus. Atlantic med. J. **29**, 763—766 (1926).

HAMMER: Zit. nach BARBIER.

HEIGEL: Zit. nach BARBIER.

HANGANUTZ, M.: Über drei Fälle von Magenduodenalfistel. Fortschr. Röntgenstr. **56**, 193—197 (1937).

HARBECK, K.: Beobachtung einer seltenen Magencyste. Fortschr. Röntgenstr. **93**, 518—520 (1960).

HARRIS, L. I., and B. P. STIVELMANN: Nonrotation of the stomach simulating spontaneous hydropneumothorax. J. Amer. med. Ass. **89**, 1836—1837 (1927).

HEFKE, H. W.: Roentgen diagnosis of hypertrophic pyloric stenosis in infants. Radiology **43**, 267—271 (1944).

— Reliability of roentgen examination in hypertrophic pyloric stenosis in infants. Radiology **53**, 789—792 (1949).

HENNING, N., u. W. BAUMANN: Lehrbuch der Verdauungs-Krankheiten, 2. Aufl. Stuttgart: Georg Thieme 1956.

HILLEMAND, P.: Les diverticules de la grosse tubérosité de l'estomac. J. belge Gastroent. **6**, 503—510 (1938).

— J. GARCIA-CALDÉRON, W. AUBRUN et H. ARTISSON: Le diverticule du pôle de la grosse tubérosité de l'estomac. Étude radiologique et pathogenique. Presse méd. **1936**, 1011—1014.

— — et H. ARTISSON: Les diverticules de l'estomac. Arch. Mal. Appar. dig. **27**, 801—832, 919—958 (1937).

HORNYKIEWITSCH, TH.: Beitrag zur Differentialdiagnostik der Nischen an der großen Kurvatur des Magens. Fortschr. Röntgenstr. **71**, 906—911 (1949).

HOTZ, A.: Besonderheiten des kindlichen Magen-Darmkanals. In: SCHINZ-BAENSCH-FRIEDL, Lehrbuch der Röntgendiagnostik. Leipzig: Georg Thieme 1928.

HOYER, A., and J. ANDRESEN: Cardio-duodenal duct. Anomaly of stomach previously not observed. J. Oslo Cy Hosp. **1**, 225—230 (1951).

HRABOVSZKI: Zit. nach KOPPENSTEIN.

HÜLSHOFF, TH.: Über eine seltene Cardiaanomalie. Fortschr. Röntgenstr. 88, 366 (1958).

INGBER, E.: Magen- und Duodenaldivertikel. Radiol. clin. (Basel) **25**, 207—211 (1956).

JANSSON, G.: Fistula gastro-colica, besonders vom Standpunkt des Röntgenologen. Finska Läk.-Sällsk. Handl. **68**, 1677—1093 (1926); Acta radiol. (Stockh.) **9**, 9—21 (1928).

JENKINSON, D. L., and L. C. BATE: Volvulus of the stomach. Report of a case. Amer. J. Roentgenol. **69**, 54—58 (1953).

JOCHIMS, J.: Zur Röntgendiagnose der hypertrophischen Pylorusstenose des Säuglings. Z. Kinderheilk. **58**, 796—805 (1937).

JOSSELIN DE JONG, R. DE: Über Magenstörungen infolge benigner Drüsenvergrößerung im Gebiete des Pylorus. Virchows Arch. path. Anat. **223**, 220—233 (1917).

JUDD, E. S., and H. L. THOMPSON: Hypertrophic stenosis of the pylorus in adults. Surg. Clin. N.Amer. **13**, 801—806 (1933).

Junghanns, H.: Divertikel am Magen als Zufallsbefunde bei Magenresektionspräparaten. Langenbecks Arch. klin. Chir. **201**, 672—706 (1941).

Jutras, A., et E. Tetrault: Eventration diaphragmatique droite avec volvulus organo-axial sousbulbaire de l'estomac et interposition hépatodiaphragmatique de l'angle droit du colon. Un. med. Can. **66**, 49—54 (1937).

Kaiser, R.: Ein erworbenes Divertikel an der Vorderwand des Magens. Röntgenpraxis **7**, 327—329 (1935).

Kallenberg, A.: Ursache der Kaskadenbildung am Magen. Medizinische **1955**, 1197—1199, 1204—1206.

Katsch, G., u. H. Pickert: Die Krankheiten des Magens. In: Handbuch der inneren Medizin, 4. Aufl., Bd. III/1. Berlin-Göttingen-Heidelberg: Springer 1953.

Kaufmann, E.: Lehrbuch der speziellen pathologischen Anatomie, 12. Aufl. Berlin: W. de Gruyter & Co. 1956.

Kaufmann, W.: Einige Beispiele von Kaskadenmagen bei Mageren. Röntgenpraxis **9**, 309—313 (1937).

— Der „Kaskadenmagen" in seinen Beziehungen zu intestinalen (und kardialen) Störungen. Dtsch. med. Wschr. **1940**, 230—235.

Keiser, D. v.: Das Nebenpankreas unter dem Bild benigner Magentumoren. Chirurg **19**, 154—156 (1948).

Keith, A.: Diverticula of the alimentary tract of congenital or of obscure origin. Brit. med. J. **1910/I**, 376—380.

Kiesewetter, W. B.: Duplications of the stomach. A case report. Ann. Surg. **146**, 990—993 (1957).

King, E. S. J., and P. McCallum: Pancreatic tissue in the wall of stomach. Arch. Surg. **28**, 125—138 (1934).

Kinzer, R. E., and J. C. Cook: Lesions of the diaphragm, with special reference to eventration and report of three cases. Amer. J. Roentgenol. **52**, 611—614 (1944).

Kirklin, B. R., and M. T. Harris: Hypertrophy of the pyloric muscle of adults: A distinctive roentgenologic sign. Amer. J. Roentgenol. **29**, 437—442 (1933).

Klee, Ph.: Die Magenform bei gesteigertem Vagus- und Sympathicustonus. Münch. med. Wschr. **1914**, 1044—1047.

Koch, W.: Mißbildungen. In: Henke-Lubarsch, Handbuch der speziellen pathologischen Anatomie und Histologie, Bd. IV/1. Berlin: Springer 1926.

Kocher, F.: Ein Fall von Magenvolvulus. Dtsch. Z. Chir. **127**, 591—635 (1914).

Köhn, H.: Chronischer Magenvolvulus. Mitt. Grenzgeb. Med. Chir. **41**, 220—227 (1929).

Kohlmann, G.: Über die Magen-Kolon- bzw. Magen-Jejunum-Kolon-Fistel und die gedeckte Darmperforation. Mitt. Grenzgeb. Med. Chir. **38**, 45—70 (1924).

Konjetzny, G. E.: Zur Frage der echten Magendivertikel (kurze Bemerkung zu der Mitteilung von L. Rothbart). Fortschr. Röntgenstr. **31**, 92 (1923).

Koppenstein, E.: Magenvolvulus als Nebenbefund. Arch. Verdau.-Kr. **41**, 400—405 (1927).

— Über die Divertikel des Magens. Fortschr. Röntgenstr. **38**, 807—818 (1928).

Kosenow, W.: Wichtige Unwegsamkeiten des Verdauungskanals im Säuglingsalter. Med. Klin. **1953**, 1425—1428, 1443—1444.

Krähann, H.: Bericht über einen Fall von angeborenem Magendivertikel. Wien. klin. Wschr. **1952**, 534—538.

Kremser, K.: Über vielfache Divertikelbildung im kardialen Magenabschnitt. Röntgenpraxis **6**, 524—527 (1934).

— Chronischer Pendelvolvulus des Magens. Zbl. Chir. **78**, 312—318 (1953).

Küchenmeister, F.: Die angeborene, vollständige, seitliche Verlagerung der Eingeweide des Menschen. Leipzig: J. A. Barth 1883.

Ladd, W. E., and R. E. Gross: Surgical treatment of duplication of alimentary tract. Surg. Gynec. Obstet. **70**, 295—307 (1940).

Läwen, A.: Über einen Magenvolvulus mit perforiertem Dehnungsgeschwür der hinteren Magenwand. Dtsch. Z. Chir. **206**, 319—331 (1927).

Lauge-Hansen, N.: The development and the embryonic anatomy of the human gastrointestinal tract. Eindhoven: Centrex Publishing Co. 1960.

Lapidari, M.: Pancreas accessorio dello stomaco o metaplasia eterotopica a tipo pancreatico della mucosa gastrica? Arch. ital. Chir. **47**, 432—452 (1937).

Lassrich, M. A.: Röntgendiagnostik bei akuten Baucherkrankungen im Säuglings- und Kindesalter. Radiologe **2**, 14—24 (1962).

— R. Prévôt u. K. H. Schäfer: Pädiatrischer Röntgenatlas. Stuttgart: Georg Thieme 1955.

Laurell, H.: Über den sogenannten Kaskadenmagen. Dtsch. med. Wschr. **1920**, 1300—1302.

— Zur Frage der Entstehung kardianaher Magendivertikel und Zenkerscher Oesophagusdivertikel. Zugleich ein Beitrag zum Schluckmechanismus. Acta radiol. (Stockh.). **12**, 455—478 (1931).

Laurent, Y., et M. Brombart: Les diverticules gastriques. Acta gastro-ent. belg. **17**, 262—279 (1954).

Leenders, G. M. J. T.: L'estomac en cascade. Acta paediat. belg. **6**, 193—207 (1952).

Le Goff: Présentation d'un cliché d'inversion totale des organes. Bull. Soc. radiol. méd. France **14**, 21—22 (1926).

— Inversion sous-diaphragmatique des organes. Bull. Soc. radiol. méd. France **15**, 331—332 (1927).

Lenarduzzi, G.: Immagini radiologiche poco communi di diverticoli gastrici. Riv. radiol. Fisc. med. **6**, Festschr. Busi Pte **2**, 351—362 (1931).

Levrier, H.: Sur un cas d'inversion des organes sous-diaphragmatiques. Bull. Soc. radiol. méd. France **20**, 469—472 (1932).

Lewis, F., and F. Thyng: The regular occurrence of intestinal diverticula in embryos of the pig, rabbit, and man. Amer. J. Anat. **7**, 505—519 (1907).

Lichtenstein, H.: Form- und Lageveränderungen des Magens nach Phrenicusexhairese. Beitr. Klin. Tuberk. **80**, 509—522 (1932).

Lichtenstein, M. E., e P. Valdés: Pancreas aberrante en el antro del estómago. Informe de cuatro casos y discusión de su significado clinico. Arch. méd. Cuba **6**, 221—226 (1955).

Lindeboom u. Groen: Zit. nach Botenga.

LINHART, W.: Über Agastrie. Bruns' Beitr. klin. Chir. **140**, 305—307, 311—313 (1927).

LINTOT, G. A. M., W. O. OGILVIE, and J. WHILLIS: Two cases of a congenital malformation of the stomach. Guy's Hosp. Rep. **89**, 24—31 (1939).

LITTNER, M., and I. KIRSH: Aberrant pancreatic tissue in the gastric antrum. Report of seven cases. Radiology **59**, 201—211 (1952).

LITWIN, J. A.: Zur Kasuistik des Magenvolvulus. Vestn. Hir. **60**, 202—204 (1940).

LÖW-BEER, A.: Zur Frage des chronischen Magenvolvulus. Röntgenpraxis **4**, 377—383 (1932).

LORIMIER, A. A. DE, and P. LLOYD: Acute volvulus of the stomach emphasizing management hazards. Amer. J. Roentgenol. **77**, 627—633 (1957).

LÜDIN, M.: Die durch extraventriculäre Ursachen bedingten Lage- und Formveränderungen des Magens. Ergebn. med. Strahlenforsch. **4**, 1—40 (1930).

MALLET-GUY, P., et P. MARION: Le traitement chirurgical des diverticules sous-cardiaques de l'estomac. Exérèse. Lyon. chir. **37**, 221—224 (1942).

MARKOFF, N.: Divertikel des Magens. In: R. BOLLER, Der Magen und seine Krankheiten. Wien u. Innsbruck: Urban & Schwarzenberg 1954.

MARTINEZ, N. S., C. G. MORLOCK, and M. B. DOCKERTY: Heterotopic pancreatic tissue involving the stomach. Ann. Surg. **147**, 1—12 (1958).

MARX, V. F.: Hypertrophy of the pylorus in adults. Čs. Roentgenol. **9**, 171—176 (1955).

MATZINGER, K. E.: Gastric diverticula. J. Canad. Ass. Radiol. **4**, 20—22 (1953).

MAYO, C. W., and R. G. RICE: Situs inversus totalis; statistical review of data on 78 cases with reference to disease of biliary tract. Arch. Surg. **58**, 724—730 (1949).

McGEE, M. H.: Thoracic stomach. A case report. Amer. J. Roentgenol. **45**, 69—71 (1941).

McNAMEE, E. P.: Pyloric stenosis with hypertrophy of the pyloric muscle in the adult. Amer. J. Roentgenol. **29**, 24—30 (1933).

MEDERÁK, P., and A. MERSTEN: Situs inversus of the stomach. Čs. Roentgenol. **10**, 125—127 (1956).

MEGAY, L.: Ungewöhnlich großes Magendivertikel, zugleich Mitteilung über die Frage der tabaksbeutelförmigen Formveränderung des Magens. Röntgenpraxis **13**, 245—251 (1941).

MELAMED, A., R. S. HAUKOHL, and R. E. CALLAN: Pyloric antral mucosal diaphragm with transpyloric mucosal prolapse. Radiology **74**, 452—457 (1960).

MEUWISSEN, T., u. J. P. SLOOFF: Die röntgenologische Erkennung der kongenitalen hypertrophischen Pylorusstenose. Mschr. Kindergeneesk. **1**, 107—126 (1931).

— — Die röntgenologische Diagnose der kongenitalen, hypertrophischen Pylorusstenose. Acta. paediat. (Uppsala) **14**, 19—48 (1933).

— — Roentgen examination of pyloric stenosis. Amer. J. Dis. Child. **48**, 1304—1315 (1934).

MICHEL, M. L., and W. T. WILLIAMS: Tri-locular gastric diverticulum; treated by surgical exstirpation through thoraco-abdominal incision. Ann. Surg. **132**, 237—281 (1950).

MOEBIUS: Zit. nach MICHEL u. WILLIAMS 1950.

MOGENA, H. G.: Beziehungen zwischen dem Magen und den Pankreas-Krankheiten. In: R. BOLLER, Der Magen und seine Krankheiten. Wien u. Innsbruck: Urban & Schwarzenberg 1954.

— L. LARA u. L. GÁNDARA: Ein Fall von Volvulus des Magens. Rev. clin. esp. **5**, 359—361 (1942).

MOSES, W. R.: Diverticula of the stomach. Arch. Surg. **52**, 59—65 (1946).

MOYNIHAN, B.: Diverticula of the alimentary canal. Brit. med. J. **1927/I**, No 3454, 513—514.

— Harveian lecture on diverticula of the alimentary canal. Lancet **1927 II**, 1061—1066.

MUCCHI, L., e E. RAGNOTTI: Volvolo ricorrente dello stomaco. Atti. Mem. Soc. lomb. Chir. **3**, 35—50 (1935).

MÜLLER, H.: Die Divertikel des Magens. Münch. med. Wschr. **1953**, 530—533.

MÜNCH, H.: Pancreaskeime im Pylorus. Mitt. Grenzgeb. Med. Chir. **38**, 538—542 (1925).

NAGEL, W.: Zur Entstehung von Divertikeln am Magenfundus. Dtsch. Arch. klin. Med. **184**, 269—299 (1939).

NAUMANN, W.: Zur Ätologie des Kaskadenmagens. Med. Klin. **1952**, 580—582.

— Die Bedeutung funktionell-spastischer Muskelkontraktionen für die Ätiologie des Kaskadenmagens. Fortschr. Röntgenstr. **78**, 49—52 (1953).

NAUWERCK, C.: Zur Kenntnis der Divertikel des Magens. Dtsch. med. Wschr. **1920**, 119—121.

NAYER, H. R.: Right sided stomach associated with eventration of the diaphragm simulating hydropneumothorax. Amer. J. Roentgenol. **64**, 50—52 (1950).

NIEDERLE, B.: Ein Fall von chronischem Magenvolvulus. Zbl. Chir. **63**, 3026—3030 (1936).

NIELSEN, O. ST., and M. ROELSGAARD: Roentgenologically demonstrable gastric abnormalities in cases of previous congenital pylorus stenosis. Acta radiol. (Stockh.) **45**, 273—282 (1956).

— Radiography of stomach in hypertrophic pyloric stenosis, in acute phase and the first few month after surgical or spasmolytic treatment. Acta paediat. (Uppsala) **48**, 245—254 (1959).

— Radiographic follow-up in hypertrophic pyloric stenosis. After medical and surgical treatment. Acta paediat. (Uppsala) **49**, 4—16 (1960).

NOLAN, J. J., and J. G. LEE: Duplications of the alimentary tract in adults with report of three cases. Ann. Surg. **137**, 342—348 (1953).

OBERNIEDERMAYER, A.: Lehrbuch der Chirurgie und Orthopädie des Kindesalters, II. Bd. Berlin-Göttingen-Heidelberg: Springer 1959.

OGUR, G. L., and A. J. KOLARSIK: Gastric diverticula in infancy. J. Pediat. **39**, 723—729 (1951).

OHLIGMACHER, H.: Ein Fall von sogenanntem Vormagen. Beitr. path. Anat. **82**, 191—198 (1929).

OTT, A.: Zur Röntgensymptomatologie der Magendivertikel. Wien. klin. Wschr. **1955**, 381—382.

OWEN, H. W., E. B. HOLMAN, and J. T. PRIESTLEY: Duplication of the stomach. Report of a case. Proc. Mayo Clin. **29**, 228—233 (1954).

PAAS, H. R.: Zur Frage der hypertrophischen Pylorusstenose der Säuglinge, ihrer Behandlung und ihres späteren Schicksals. Bruns' Beitr. klin. Chir. **155**, 383—402 (1932).

Palmer, E. D.: Collective review: Gastric diverticula. Surg. Gynec. Obstet. **92**, 417—428 (1951).

Pannhorst, R.: Atypisches Magendivertikel. Fortschr. Röntgenstr. **75**, 752—753 (1951).

Pansdorf, H.: Ein reines kongenitales Pylorusdivertikel bei gleichzeitig bestehendem Ulcus duodeni. Röntgenpraxis **1**, 176—179 (1929).

Pasqual, E. O., J. Ibanez, E. Castillo e A. Valero: Un caso de gastrorragia por pancréas aberrante localizado en el fondo del estómago. Rev. esp. Enferm. Apar. dig. **19**, 581—590 (1960).

Payr, A.: Volvulus ventriculi und die Achsendrehung des Magens. Mitt. Grenzgeb. Med. Chir. **20**, 686—726 (1907).

Pelu, G.: Diverticoli gastrici. Radiologia (Roma) **15**, 279—291 (1959).

Pendergrass, E. P.: Diverticulum of the upper end of the stomach. Surg. Clin. N.Amer. **11**, 1493—1496 (1931).

Pendergrass, R. C.: Hypertrophic pyloric stenosis in the adult. With report of a case. Radiology **20**, 221—225 (1933).

Pernkopf, E.: Der partielle Situs inversus der Eingeweide beim Menschen. Z. Anat. Entwickl.-Gesch. **79**, 577—752 (1926); **87**, 661—675 (1928).

— Eine divertikelartige Bildung am Magenfundus beim Menschen. Anat. Anz. **66**, 257—263 (1928).

Picchio, C.: Nodulo aberrante di pancreas nella parete dello stomaco. Radiol. med. (Torino) **27**, 52—53 (1940).

Picco, A.: Adenoma pancreatico della parete gastrica. Arch. ital. Chir. **55**, 532—541 (1939).

Pierron, E.: Une belle image diverticulaire de la grosse tubérosité de l'estomac. Bull. Soc. Radiol. méd. France **25**, 649—650 (1937).

Pons, H., P. Davodovitch, Bruguier et G. Espagno: Deux cas de pancréas aberrant de l'estomac. Arch. Mal. Appar. dig. **45**, 438—445 (1956).

Prévôt, R.: Gutartige Pylorushypertrophie des Erwachsenen. In: Röntgendiagnostik. Ergebnisse 1952—1956, hrsg. v. H. R. Schinz, R. Glauner u. E. Uehlinger. Stuttgart: Georg Thieme 1957.

—, u. M. A. Lassrich: Röntgendiagnostik des Magendarmkanals. Stuttgart: Georg Thieme 1959.

Price, E. A.: Gastric diverticula. S.Afr. med. J. **1955**, 153—157.

Prinz, H.: Zur Frage der Pylorushypertrophie des Erwachsenen unter besonderer Berücksichtigung bestimmter Formen des Pförtnerkrebses. Langenbecks Arch. klin. Chir. **197**, 1—114 (1939).

Priwin, R., u. K. Steinbiss: Zum Nischenproblem. Berlin: Ärzteverein f. Strahlenkunde. 8. 6. 1926. Ref. in Zbl. ges. Radiol. **2**, 338—339 (1926).

Proano, C. A.: A case of gastric volvulus in a child. J. int. Coll. Surg., Sect. 1, **26**, 19—31 (1956).

Pudwitz, K. R.: Magendivertikel seltener Lokalisation. Fortschr. Röntgenstr. **95**, 714 (1961).

Quervain, F. de: Über Divertikelbildung am Magen, insbesondere über funktionelle Divertikel. Mitt. Grenzgeb. Med. Chir. **28**, 690—708 (1915).

Raisch, O.: Ein klinischer Beitrag zu den Divertikelmyomen des Magens. Zbl. Chir. **65**, 2270—2274 (1938).

Ratkóczy, N.: Über die Ätiologie und diagnostische Bedeutung des Kaskadenmagens. Fortschr. Röntgenstr. **43**, 593—604 (1931).

Ravenel, L. J.: Diverticulum from the anterior surface of the stomach near the cardio-oesophageal junction. Amer. J. Roentgenol. **10**, 904 (1923).

Reich, N. E.: Gastric diverticula. Amer. J. dig. Dis. **8**, 70—76 (1941).

Reichel, W. S.: Ein Beitrag zur Diagnostik des Magenvolvulus. Fortschr. Röntgenstr. **71**, 900—905 (1949).

Regelsberger, H.: Der Kaskadenmagen. Ergebn. med. Strahlenforsch. **5**, 1—20 (1931).

Révész, V.: Der reitende Magen, eine pathologische Form des Magens, verursacht durch pathologische Zustände der Gedärme. Verh. dtsch. Rönt.-Ges. **11**, 10 (1920).

— Linkslage des Pylorus und Duodenums bei reitendem Magen. Gleichzeitig Bermerkung zu Eisensteins Artikel: „Fall von eigenartiger angeborener Lageanomalie des Magens". Fortschr. Röntgenstr. **36/I**, **38**, 679—684 (1928).

Rhinehart, D. A., and B. A. Rhinehart: Congenital abnormalities of the stomach. With report of a rare case. Radiology **7**, 492—497 (1926).

Rieder, H.: Die Pneumatose des Magens. Münch. med. Wschr. **1917**, 1353—1357.

Risel, W.: Die Literatur des partiellen Situs inversus der Bauchorgane. Zbl. allg. Path. path. Anat. **20**, 673—734 (1909).

Rivers, A. B., G. A. Stevens, and B. R. Kirklin: Diverticula of the stomach. Surgery **60**, 106—113 (1935).

Roach, J. F., and M. H. Poppel: Roentgen demonstration of aberrant pancreatic nodule in the stomach. Amer. J. Roentgenol. **56**, 586—589 (1946).

Rövekamp, L.: Ovarialtumor als auslösendes Moment eines Kaskadenmagens. Fortschr. Röntgenstr. **39**, 336—339 (1929).

Roncoroni, L., e G. Baldini: Su di un caso di pancreas aberrante a sede nello stomaco. Problemi di diagnose differenziale con la gastrite varioliforme. Arch. ital. Mal. Appar. dig. **23**, 219—234 (1957).

Rooney, D. R.: Aberrant pancreatic tissue in the stomach. Radiology **73**, 241—244 (1959).

Rosselet, A., et O. Mengis: Sur une anomalie congénitale de l'estomac. Acta radiol. (Stockh.) **15**, 438—442 (1934).

Rota, A. N.: Pyloric obstruction due to mucosal diaphragm. Arch. Path. **55**, 223—226 (1953).

Rothbart, L.: Echtes Magendivertikel. Fortschr. Röntgenstr. **30**, 563—565 (1923).

Roussell, J.: L'estomac en cascade. Étude radioclinique. Paris: Masson & Cie. 1952.

Roux, J.-Ch., et H. Béclère: Les diverticules de la région cardiaque de l'estomac et leur traitement médical. Arch. Mal. Appar. dig. **26**, 5—16 (1936).

— — Diverticules sous-cardiaques de l'estomac, difficultés du diagnostic radiologique. Arch. Mal. Appar. dig. **26**, 593—596 (1936).

RUNSTRÖM, G.: On the roentgen-anatomical appearance of congenital pyloric stenosis during and after the manifest stage of the disease. Acta paediat. (Uppsala) **26**, 383—433 (1939).

—, and A. WALLGREN: On roentgen-anatomical appearance of pyloric stenosis during and after manifest stage of disease. Acta paediat. (Uppsala), (Suppl. 1) **17**, 261—271 (1935).

SAGAL, Z.: Ein Fall von kongenitaler Lage des Magens in der Brusthöhle. Vestn. Rentgenol. Radiol. **11**, 496—504 (1932).

SAKOV, J. J.: Klinisch-röntgenologische Diagnostik der teilweisen Magentorsion. Vestn. Rentgenol. Radiol. **2**, 33—38 (1954).

SAMES, C. P.: Case of partial atresia of pyloric antrum due to mucosal diaphragm of doubtful origin. Brit. J. Surg. **37**, 244—246 (1949).

SAMUEL, E.: Cystogastrocolic band: Radiological considerations. Brit. J. Radiol. **25**, 19—21 (1952).

— Gastric diverticula. Brit. J. Radiol. **28**, 574—578 (1955).

SATAKE, R.: A roentgen-ray figure, characteristic to the diverticulum of the stomach. Tôhoku J. exp. Med. **55**, 149—152 (1952).

SAUPE, E.: Über einen durch ein Nebenpancreas hervorgerufenen Magenpolypen. Med. Klin. **1939**, 384—385.

—, u. A. HALLERMANN: Über einen seltenen Fall von Situs inversus partialis der Bauchhöhle. Röntgenpraxis **2**, 1051—1054 (1930).

SCHÄFER, K. H.: Röntgenologische Studien bei der spastischen Pylorusstenose des Säuglings. Mschr. Kinderheilk. **98**, 302—306 (1950).

SCHATZKI, R., and F. A. SIMEONE: Volvulus of the stomach. Amer. J. dig. Dis. **7**, 213—217 (1940).

SCHERER, E.: Beitrag zum Magenspitzendivertikel. Med. Klin. **1951**, 1152—1153.

SCHERER, H. J.: Über Riesenfaltenbildung der Magenschleimhaut. Frankfurt. Z. Path. **40**, 357—381 (1930).

SCHERMULY, W.: Die röntgendiagnostische Bedeutung des Dünndarmluftgehaltes beim Pylorospasmus. Mschr. Kinderheilk. **104**, 50—52 (1956).

SCHINZ, H. R., W. E. BAENSCH, E. FRIEDL u. E. UEHLINGER: Lehrbuch der Röntgendiagnostik, Bd. IV. Stuttgart: Georg Thieme 1952.

SCHLEMMER, J.: Über die Ursachen des Kaskadenmagens. Magyar. Röntgenközlöny **1**, 334—340 (1927).

SCHLESINGER, E.: Über den spastischen Kaskadenmagen. Fortschr. Röntgenstr. **27**, 261—264 (1919).

SCHMID, F., u. G. WEBER: Röntgendiagnostik im Kindesalter. München: J. F. Bergmann 1955.

SCHMIDT, H. W., and W. WALTERS: Diverticula of the stomach. Amer. J. Surg. **52**, 315—318 (1941).

SCHMIDT, R.: Zur Klinik atypischer Magenformen. Med. Klin. **1921**, 769—773.

SCHREDL, L.: Kaskadenmagen durch strangförmige Netzadhaesionen. Zbl. Chir. **66**, 2000—2003 (1939).

SCHÜTZE, J.: Über Kaskadenmagen. Dtsch. med. Wschr. **1920**, 656.

SCHUSTER, H. F.: Eine Beobachtung über die Entstehung eines totalen, mesenterio-axialen Volvulus des Magens. Röntgenpraxis **15**, 326—332 (1943).

SCHWALBE, E.: Die Morphologie der Mißbildungen des Menschen und der Tiere, Bd. 3. Jena: Gustav Fischer 1913.

SCHWARZ, G.: Megapneumogaster congenitus. Radiol. med. (Torino) **15**, 570—578 (1928).

— Großes Divertikel der Pars media des Magens. Fortschr. Röntgenstr. **48**, 720—721 (1933).

SCHWENK, W.: Magendivertikel und Kaskadenmagen beim Kind. Mschr. Kinderheilk. **60**, 356—360 (1934).

SEYDL, G. N.: Eine kongenitale Magenwandcyste im Mediastinalraum mit in die Lunge perforiertem Ulcus pepticum. Frankfurt. Z. Path. **52**, 346—354 (1938).

SHIFLETT, E. L.: Diverticula of the stomach. Amer. J. Roentgenol. **38**, 280—288 (1937).

SIMMONDS, M.: Über Form und Lage des Magens unter normalen und abnormalen Bedingungen. Jena: Gustav Fischer 1907.

SIMON, S.: Der Situs viscerum inversus im Röntgenbild. Z. Anat. Entwickl.-Gesch. **94**, 680—694 (1931).

SINCLAIR, N.: Congenital diverticulum of stomach in an infant. Brit. J. Surg. **17**, 182—184 (1929).

SINGLETON, A. C.: Chronic gastric volvulus. Radiology **34**, 53—61 (1940).

SKORNECK, A. B.: Pseudodiverticular sarcoma of stomach. Amer. J. Roentgenol. **69**, 590—597 (1953).

SLOOFF, J., u. W. TEGELAERS: Eine klinisch interressante Form des Kaskadenmagens. Mschr. Kindergeneesk. **25**, 432—439 (1957).

SOMMER, A. W., and W. A. GOODRICH jr.: Gastric diverticula. J. Amer. med. Ass. **153**, 1424—1428 (1953).

STARCKE, K.: Über einen Fall von angeborener Gastroduodenalfistel. Freiburg i. Br. Diss. 1943.

STIERLIN, E.: Röntgenologische Erfahrungen über Magenspasmen. Münch. med. Wschr. **1912**, 796, 873.

STRAUSS, J.: Über die Mikrogastrie. Arch. Verdau.-Kr. **42**, 405—413 (1928).

STURM, A.: Die biphasische Innervationsstörung der Magenwand beim Ulcus ventriculi. Dtsch. med. Wschr. **1948**, 158—160.

SUTHERLAND, C. G.: Multiple diverticula, with hemorrhage, in the wall of the stomach. Case report. Radiology **5**, 523—525 (1925).

TANAKA, T.: Über zwei Fälle von hypertrophischer Pylorusstenose beim Säugling. Jb. Kinderheilk. (Berl.) N.F. **75**, 18—33 (1912).

TATTONI, A.: Biloculazione gastrica congenita con tasca superiore intratoracica. Riv. Radiol. Fisica med. **3**, 614—618 (1931).

TAYLOR, S.: Pyloric stenosis before and after Ramstedt. Arch. Dis. Childh. **34**, 20—23 (1959).

TESCHENDORF, W.: Lehrbuch der röntgenologischen Differentialdiagnose, Bd. II, 3. Aufl. Stuttgart: Georg Thieme 1954.

THOREL, W.: Pulsionsdivertikel im Magen. Demonstration im Ärztl. Verein Nürnberg. Münch. med. Wschr. **1895**, 849.

TIMOSSI, G., e A. FIORENZOLA: Contributo clinico radiologico allo studio dei diverticoli gastrici. Minerva gastroent. **4**, 76—81 (1958).

Torgersen, J.: The muscular build and movements of the stomach and duodenal bulbus. Acta radiol. (Stockh.), Suppl. **95** (1942).
— Developmental anatomy of pyloric canal and etiology of infantile pyloric stenosis. Acta radiol. (Stockh.) **32**, 435—438 (1949).
Tortorici, G., e G. Filostro: Lo stomaco a cascata. Minerva chir. **11**, 798—807 (1956).
Touroff, A. S. W., and R. N. Sussmann: Congenital prepyloric membranous obstruction in a premature infant. Surgery 8, 739—755 (1940).
Toygar, O.: Die Formveränderungen des Magens (Kaskadenmagen, Volvulus des Magens). Schweiz. med. Wschr. **1948**, 767—772.
Twining, E. W.: Chronic hypertrophic stenosis of the pylorus in adults. Brit. J. Radiol. **6**, 644—655 (1933).
Verhagen, A.: Über die Bedeutung des Kaskadenmagens bei gynäkologischen Erkrankungen. Zbl. Gynäk. **74**, 66—73 (1952).
Viallet et Marchioni: Nouveau cas d'estomac intrathoracique congénitale chez un enfant de 7 ans. Bull. Soc. Radiol. méd. France **20**, 169—173 (1932).
— Nouvelle observation radiologique d'estomac intrathoracique congénital chez un nourrisson de cinq mois. Bull. Soc. Radiol. méd. France **23**, 203—206 (1935).
Vigi, F., u. M. Gamberini: Zit. nach Roach u. Poppel.
Voss, E. A.: Röntgenuntersuchung bei hypertrophischer Pylorusstenose. Z. Kinderheilk. **53**, 650—659 (1932).
Wallgren, A.: Kongenitale Pylorusstenose ohne klinische Symptome. Mschr. Kinderheilk. **68**, 290 (1937).
— Röntgenologische Befunde bei hypertrophischer Pylorusstenose. Kinderärztl. Prax. **12**, 225—227 (1941).
— Is the rate of hypertrophic pyloric stenosis declining? Acta paediat. (Uppsala) **49**, 530—535 (1960).
Walters, W.: Diverticula of the stomach. J. Amer. med. Ass. **131**, 954—956 (1946).
Walzel, P.: Zur röntgenologischen Beurteilung des Situs inversus viscerum totalis. (Operation wegen einer Appendicitis acuta). Fortschr. Röntgenstr. **45**, 157—159 (1932).
Wanke, R.: Zur Röntgendiagnostik und Therapie der hypertrophischen Pylorusstenose auf dem Boden der chron. Gastritis. Zbl. Chir. **14**, 896—908 (1932).
Weiss, Konrad: Volvulus ventriculi mit spontaner Rückbildung. Fortschr. Röntgenstr. **30**, 338—341 (1922).
Weiss, Kurt: Zur Symptomatologie der Magenspitzendivertikel. Fortschr. Röntgenstr. **77**, 489—490 (1952).
Werner, E.: Kaskadenmagen und Pylorusspasmus. Kinderärztl. Prax. **22**, 339—343 (1954).
Wernstedt, W.: Beiträge zum Studium der Säuglingspylorusspasmen mit besonderer Berücksichtigung der Frage von Angeborenheit. Jb. Kinderheilk. **65**, 674—719 (1907).
— Die pylorale Endpartie oder das Pylorusmundstück des Säuglings- und Affenmagens. Arch. Anat. (Strasbourg), Suppl. **97**, 112 (1913).
— Zur Frage der Anatomie und der Motorik des Pylorusmundstückes und des Magenmotors im normalen und pylorospastischen Säuglingsmagen. Acta paediat. (Uppsala) **31**, 73 (1943).
— Zur Kenntnis der Form des angulopyloralen Querfortsatzes (Querstücks) des kindlichen Magens und dessen Ringmuskulatur. Acta paediat. (Uppsala), Suppl. 1, **32**, 791 (1944).
Wetzel, H. K.: Über einen Fall von Magenwandcyste. Hamburg: Diss. 1940.
Wieser, C.: Kardianahes Magendivertikel als wiederholte Blutungsquelle bei 65jährigem Bluter. Fortschr. Röntgenstr. **84**, 103—105 (1956).
Wilson, J. W., and J. B. Wilson: Pseudo-ulceration of the stomach and duodenum produced by traction diverticula. Amer. J. Roentgenol. **75**, 297—307 (1956).
Winter, H.: Die Divertikel des Magens. Klin. Wschr. **1951**, 698—700.
Wolf, M. G.: Röntgendiagnostik beim Neugeborenen und Säugling. Wien-Bonn-Bern: Wilhelm Maudrich 1959.
Wollner, W.: Magenvolvulus. Bruns' Beitr. klin. Chir. **146**, 708—712 (1929).
Wood, B. S. B.: The radiology of infantile pyloric stenosis. II. The indication for x-ray examination in infantile pyloric stenosis. Brit. J. Radiol. **25**, 350—352 (1952).
Würtemberger, H.: Gastric atresia. Arch. Dis. Childh. **6**, 161—163 (1961).
Yaremenko, V. V.: Gastric cysts. Vestn. Hir. **80**, 105—106 (1958).
Zahn, G.: Ein Beitrag zur pathologischen Anatomie der Magendivertikel. Dtsch. Arch. klin. Med. **63**, 359 (1899).
Zdansky, E.: Röntgendiagnostik des Herzens und der großen Gefäße, 2. Aufl. Wien: Springer 1962.
Zehbe, M.: Der Kaskadenmagen. Fortschr. Röntgenstr. **25**, 107—111 (1917).
— Versuch, das Röntgenbild des normalen und erkrankten menschlichen Magens auf Muskelbau und Muskeltonus zurückzuführen. Fortschr. Röntgenstr. **38**, 38—48 (1928).
Zollschan, J.: Kaskadenmagen. Wien. klin. Wschr. **40**, 1588—1589 (1927).
— Veränderungen der Magenform, bedingt durch retropancreatische Lage des hinteren Fundusteiles. Klin. Wschr. **1927**, 892—894.
— Die Ätiologie des Kaskadenmagens. Fortschr. Röntgenstr. **39**, 1035—1048 (1929).

IV. Die Erkrankungen des Magens und Zwölffingerdarmes

Von

J. Bücker

Mit 213 Abbildungen

1. Die Röntgenuntersuchung des Magens in ihrer geschichtlichen Entwicklung

Als HOLZKNECHT im Jahre 1911 in seiner Arbeit „Die Röntgenuntersuchung des Magens“ von einem gewissen Abschluß der Magendiagnostik sprach, konnte er — nicht ohne Genugtuung über sein eigenes Werk und das der Wiener Schule — auf bedeutsame Leistungen und Ergebnisse verweisen. Mit Begeisterung hatten sich die Röntgenologen aller Länder ans Werk gemacht und eine fast unübersehbare Arbeit geleistet. Die Unsicherheit der klinischen Diagnostik schien überwunden. Eindrucksvollste Ergebnisse lagen vor. Die Anatomie und die Topographie des Magens und die Physiologie der Magen- und Darmbewegungen waren in rastloser Forschertätigkeit bearbeitet worden. Die Technik der Magenuntersuchung war zur Standarduntersuchung gereift. Die Einführung des ungiftigen Bariumsulfates hatte die Kontrastmittelfrage befriedigend gelöst. Die Symptomatik des Magengeschwürs und des Neoplasmas war festgelegt; durch zahllose kritische, autoptische Prüfungen waren die Ergebnisse der Radiologen nachuntersucht und bestätigt worden (SCHMIEDEN).

Naturgemäß knüpfte die röntgenologische Diagnostik an klinische Untersuchungsmethoden an. Wenn auch im 18. und 19. Jahrhundert die klinische Betrachtungsweise der Magenerkrankungen einem vielfachen Wandel unterworfen war, wobei einmal mehr physiologische, dann mehr humorale, dann wieder pathologisch-anatomische Gesichtspunkte stärker in den Vordergrund traten, so wurde die Symptomatik vor der Zeit, da KUSSMAUL den Magenschlauch einführte, im wesentlichen auf die Anamnese, die klinische Beobachtung des Patienten, auf die Palpation des Abdomens und auf die Perkussion des Magens gestellt. Die Palpation spielte eine größere Rolle, da ja seit langem bekannt war, daß sowohl beim Magenkrebs als auch bei Magengeschwüren Formveränderungen des Magens häufige Begleitsymptome waren. So ist es verständlich, daß die Röntgen-Ära versuchte, die Palpation mit all ihren Unsicherheiten durch die Betrachtung des Leuchtschirmbildes oder der photographischen Platte zu ersetzen.

Die erste Aufgabe, die von den Röntgenologen in Angriff genommen werden mußte, war die Festlegung der Magenform und der Magenlage. Drei Untersuchungsmethoden wurden mehr oder weniger gleichzeitig gehandhabt und erprobt. Einmal war es die Verwendung von Sonden zur Röntgenuntersuchung des Magens, dann die Aufblähung des Magens mit Luft oder einem anderen indifferenten Gas (Kohlendioxyd) und drittens die Einführung eines schattengebenden Kontrastmittels.

Die Perkussion des Magens im leeren und im gefüllten oder aufgeblähten Zustand hatte unter Umständen brauchbare Resultate zur Festlegung der unteren Magengrenze ergeben. Ebenso hatte die Festlegung der Plätschergrenze in einigen Fällen die Bestimmung der Lage und der Grenzen des Magens ermöglicht. Oft jedoch erhielt man mittels der Perkussion keine Aufklärung. Als eine hoffnungsvolle Methode wurde die Diaphanoskopie angesehen. Die Resultate dieser Methode und die der Palpation waren jedoch recht ungenau und unsicher. Ihre Ergebnisse waren keine sinnfälligen Beobachtungen, sondern mußten durch logische Schlüsse gewonnen werden. Jetzt war es möglich geworden, die optische Beobachtung einzuschalten, die noch am leichtesten vor Täuschungen schützt.

a) Die Röntgenuntersuchung mit Hilfe von Sonden, Gasen und wäßrigen Kontrastmitteln (Wismut, Barium, Jod)

Die ersten Untersucher, die eine Beobachtung des Magens nach Einführung einer Magensonde durchführten, waren Becher, Lindemann und Strauss. C. Wegele hatte bereits im März 1896 den Vorschlag gemacht, eine Sonde in den Magen einzuführen, die mit einem Metallmandrin armiert war. Rosenfeld verwandte 1897 eine Sonde, die mit Schrot bzw. Quecksilber gefüllt war. Mittels der Sonde gelang es, die tiefste Stelle des Magens zu markieren. Lindemann verwandte einen feinen Schlauch, der mit einem Kupferdrahtgeflecht versehen war (1897). Zur Orientierung wurde der Nabel des Patienten durch ein aufgeklebtes Fünfpfennigstück markiert. Der Patient wurde mit dem Magen auf die Röntgenplatte gelegt. Die Exposition der Aufnahme geschah vom Rücken her aus einer Höhe von 60 cm. Nach 18 min Expositionszeit erhielt man ein Bild, das von Lindemann demonstriert wurde. Dabei zeigte der eingeführte Schlauch einen bogenförmigen Verlauf. Man nahm an, daß er entlang der großen Curvatur lag. Da die Sonde zwei Finger breit unterhalb des Nabels, der durch die Münze bezeichnet war, lag, stellte man die Diagnose: Magensenkung mit Atonie ohne Dilatation. Der praktische Wert der Methode wurde vom Autor nicht allzugroß veranschlagt, er wies aber bereits darauf hin, daß in Fällen von Sanduhrmagen oder Verlagerungen des Magens die Methode sich als zweckmäßig erweisen könne. Den Anregungen von Becher folgend, der in Tierversuchen am eröffneten Abdomen Magen- und Darmschlingen mit einer Lösung von Bleiacetat gefüllt hatte, schlug Hemmeter vor, mittels des Magenschlauches beim Menschen einen Gummibeutel, der die Gestalt des Magens hatte, einzuführen und durch die Sonde in den Gummibeutel Bleiacetat einzufüllen, um so die Magengestalt und die Lage des Magens besser darstellen zu können und gleichzeitig auch den Giftwirkungen des Bleiacetates zu entgehen. Becher wies später darauf hin, daß der Magenschlauch keine Schrotkörner enthalten brauche. Er empfahl im Jahre 1901 die Darstellung des Magens durch Eingießen von Bismut. subnitricum durch den Schlauch. Es handelte sich aber auch hier noch nicht um eine Darstellung des gesamten Magens, sondern es kam lediglich darauf an, die untere Magengrenze festzulegen. Noch im Jahre 1905 wurden auf dem 1. Kongreß der Deutschen Röntgengesellschaft Quecksilbersonden zur Untersuchung des Magens empfohlen (Freud).

Die Sonden hatten den Vorteil, daß sie während der Durchleuchtung oder Aufnahme gut erkennbar waren, und daß sie gestatteten, den Magen zu entleeren oder mit einem Kontrastmittel — sei es mit Luft oder mit einem anderen positiven Kontrastmittel — zu füllen.

Da die Sonde jedoch eigentlich nur den Weg markierte, den sie nahm, über die wirkliche Form des Magens, über seine Lage und über die physiologischen Vorgänge jedoch kaum etwas aussagen konnte, wurde diese Untersuchungsart bald zu Gunsten der Kontrastmitteluntersuchung verlassen. Durch die Magensondenuntersuchungen war es bereits zur Kritik der damaligen Auffassungen über Magenform und -lage gekommen. Es ließ sich feststellen, daß die Magensonde schräg nach links von der Mittellinie in den Magen eindrang und auch nach links abwärts glitt, dann einen Bogen bildete und darauf zum Pylorus strebte. Dadurch ergaben sich Anregungen für die Untersuchung der Magenform und der Magenlage.

Eine weitere Methode, die Auffüllung mit Luft oder mit Kohlendioxyd, war bereits vor der Röntgen-Ära viel angewandt worden, um die Größe und die Lage des Magens zu bestimmen. Frerichs und Mannkopf hatten das Kohlendioxyd verwandt. Oser pumpte durch eine Sonde Luft in den Magen. Bade hatte als erster bei der röntgenologischen Untersuchung von Feten und von verstorbenen Neugeborenen mit starker Aufblähung des Leibes ein scharf wiedergegebenes Röntgenbild des Magens und Darmes erhalten. Bei der Übertragung seiner Versuche auf den lebenden Menschen gelang es im Selbstversuch nicht, mit Hilfe des Schlauches den Magen mit Luft aufzufüllen. Daraufhin benutzte Bade die Weinsteinsäure und ein Bicarbonicum. Als er eine pralle Füllung und Blähung des Magens verspürte, fertigte er eine Röntgenaufnahme an. Die Aufnahmezeit betrug 3 min. Auf der Aufnahme sah man die Konturen des Magens deutlich. Man konnte die große und die kleine Curvatur, die Cardia und den Pylorus erkennen. Rosenfeld hat die Methode der Luftaufblähung dann 1899 in größerem Maße angewandt. Er führte eine mit Schrot gefüllte Magensonde ein, die feine Poren besaß. Nach Einführung des Schlauches wurde Luft eingeblasen. Auf diese Weise konnten nach Kontrolle der Magensonde in der Durchleuchtung und nach entsprechenden Aufnahmen die Form und die Lage des Magens und die Größe gut beurteilt werden. Er füllte nur relativ wenig Luft ein, um nicht künstlich den Magen abnorm zu dehnen. Durch die Luft gefüllt, erscheint der Magen etwa in der Gestalt eines Füllhornes. Rosenfeld fiel auf, daß die Sonde immer nur in der linken Körperhälfte lag und nur unbedeutende Abschnitte des Pylorus die Mittellinie nach rechts überschritten. Von Holzknecht wurden zur Aufblähung des Magens zur Röntgenuntersuchung 7 g Natrium bicarbonicum und 5 g Acidum tartaricum in je 100 g Wasser gelöst und, mit je 1—2 Kaffeelöffel Staubzucker versetzt, gegeben. Faulhaber hielt diese Mengen von Natrium bicarbonicum für zu hoch und verabfolgte zu gleichen Zwecken nur bis zu 5 g. Matterstock versuchte, das Kohlendioxyd-Aufblähungsverfahren zu dosieren. Es wurden etwa 4 g Natrium bicarbonicum, in 100 g Wasser gelöst, zu trinken gegeben und darauf eine Äquivalentmenge Weinsteinsäure = 8,7 g, ebenfalls in 100 g Wasser gelöst. Die Weinsteinsäure gab man schluckweise zu trinken bis der gewünschte Grad der Aufblähung erreicht war. Besonders mit Nachdruck wurde das Verfahren der Aufblähung des Magens mit Hilfe des Kohlendioxyds von Stiller empfohlen, der es auch als gänzlich ungefährlich bezeichnete. Aber bereits 1903 wurden Stimmen laut, die auf die Gefahren der Kohlendioxydaufblähungen hinwiesen. So publizierte Behrend drei Fälle, bei denen die diagnostische Kohlendioxydaufblähung des Magens zum Tode der Patienten geführt hatte. Auch Bardachzi beobachtete wie Behrend eine Blutung. Cohnheim machte auf die Gefahr der Perforation aufmerksam, insbesondere bei Verdacht auf Geschwüre und auf raumbeengende Prozesse im Bereich der Cardia. Von ROSENFELD wurde darauf hingewiesen, daß die großen Mengen von Natrium bicarbonicum — anfangs wurden 2, später bis 12 g verwendet — eine Formverzerrung des Magens hervorrufen und infolgedessen für die Diagnostik unbrauchbar sind. Die genannten Gefahren schienen bei der Aufblähung mittels des Schlauches nicht vorzukommen, denn hierbei beherrschte man den Grad der Aufblähung besser, und der Patient konnte auch bei den ersten Zeichen von Schmerzen oder Beklemmung selbst die Luft wieder aus dem Magen entleeren. Auch war die Wiederholung des Aufblähverfahrens mittels Schlauch möglich, falls die Luft durch den Pylorus oder durch einen Ructus entwichen war. K. HOFMANN, der die Methode auch weiter befürwortete, hob hervor, daß bei dem Aufblähungsverfahren sowohl im Liegen wie im Stehen des Patienten völlig gleiche Bilder entstehen, während sich bei der Wismut-Methode im Stehen und im Liegen recht beträchtliche Differenzen bezüglich der Magenform und der Magenlage ergeben. ROSENFELD, der anfangs die Luftaufblähung stark propagiert hatte, verließ die Methode später, insbesondere weil die Orientierung auf den Bildern sehr schwierig war. Weiterhin bestand die Schwierigkeit, die eingeführte Luft oder die Gasmengen in genügender Menge an den gewünschten Ort zu bringen und dort festzuhalten. Auch über Lage und Form des Magens konnte er keine brauchbaren Aufschlüsse erzielen. Nach seiner Ansicht wird durch das Aufblähverfahren der Magen in seiner Form und Lage entstellt. Auch F. M. GROEDEL weist darauf hin, daß durch die Aufblähung die Magenform stark verändert wird, Magen und Zwerchfell in die Höhe steigen und eine übermäßige Dehnung nur des absteigenden Magenteiles stattfindet, wodurch unangenehme Schmerzempfindungen hervorgerufen werden. Nach F. M. GROEDEL ist diese Untersuchungsmethode völlig wertlos, da durch die Druckwirkung des Gases, die der Druckwirkung der Speisen entgegengesetzt wirkt, der Magen verlagert, gedehnt und verzerrt wiedergegeben wird. SCHNEIDER lehnte die Methode auf Grund vergleichender röntgenologischer Untersuchungen ebenfalls ab. FAULHABER weist noch darauf hin, daß das Bild des aufgeblähten Magens zu unangenehmen Täuschungen Anlaß geben kann und keinen Aufschluß über die motorische Funktion des Magens gibt, deren Prüfung doch einen wichtigen Teil der ganzen röntgenologischen Untersuchung darstellt. Die Methode wurde von den meisten Untersuchern bald verlassen. Nur noch bei unklaren Befunden der Pars cardiaca zum Zwecke der Entfaltung dieser Gegend ist das Verfahren bis zum heutigen Tage, eventuell kombiniert mit stereographischen Aufnahmen oder Schichtaufnahmen, beibehalten worden. Auch die Kombination, die Untersuchung mit einem aufblasbaren Ballon und die gleichzeitige Kontrastmittelfüllung des Magens mit Barium, wird gelegentlich zur Darstellung der Magenkonturen auch heute noch verwendet, besonders zur Abgrenzung extragastraler Tumoren (PIRKEY, KERMAN u. REED).

Ein anderer Weg der Untersuchung war die Verwendung von Kontrastmitteln mit hohem Atomgewicht. RUMPEL hat wohl als erster eine Wismutaufschwemmung zur Darstellung einer Oesophagus-Striktur benutzt. Von BECHER wurde bereits Anfang des Jahres 1896 eine Lösung von Liquor plumbi subacetici benutzt. Bei seinen Versuchen an Meerschweinchen konnte er, nachdem der Magen und einige Darmschlingen mit Hilfe einer Spritze mit der Substanz gefüllt worden waren, deutliche Abbildungen des Magens und der Darmschlingen erzielen. KRONBERG schlug zur selben Zeit vor, metallisches Quecksilber in den Magen einzuführen. Zahlreiche Substanzen wurden an Leichen erprobt. Als geeignet für die Darstellung am Lebenden erwies sich ein Wismutpräparat. Es wurde für die Darstellung gewöhnlich nicht das Metall Wismut selbst genommen, sondern das basisch salpetersaure Salz, das Magisterium bismuti, das in der inneren Medizin gebraucht wurde. BECHER und STRAUSS ließen im Jahre 1896 bereits Gelatinekapseln, die mit Bismutum subnitricum gefüllt waren, schlucken, um so die untere Magengrenze festzustellen. Ähnliche Untersuchungen wurden von BOAS und LEVY-DORN im Jahre 1898 durchgeführt. Die Methode war nicht nur geeignet, den tiefsten Punkt der großen Curvatur festzustellen, sondern auch in funktioneller Hinsicht lieferte die Methode einige bedeutsame Resultate, indem z. B. aus einem abnorm langen Liegenbleiben der Wismutkapsel im Magen auf eine verlängerte Austreibungszeit geschlossen werden konnte. Auch von LEVEN und BARRET und von HOLZKNECHT wurden anfangs derartige Kapseln verwandt. Das Riedersche Wismutgebäck erfüllte etwa den gleichen Zweck. Das Gebäck bestand aus einem wohlschmeckenden Keks mit etwa 10% Wismutzusatz. Von SCHWARZ wurden zur Prüfung der Säureverhältnisse des Magens Oblaten, die eine Hülle von Bindegewebe hatten, benutzt. Die Ergebnisse all dieser Kapselversuche waren jedoch recht unbefriedigend, da höchstens die Befunde einzelner Stellen des Magens festgelegt werden konnten.

BECHER benutzte daher im Jahre 1901 zur Auffüllung des Magens eine Wismutaufschwemmung. So konnte er den Magen in größerer Ausdehnung auf dem Röntgenschirm sichtbar machen. BECHER füllte das Wismut noch durch den Magenschlauch ein. HILDEBRAND und G. E. PFAHLER ließen das Wismut in Milch oder Wasser geben, ohne Schlauch. Eine Beurteilung des gesamten Magens war jedoch mit der geringen Menge nicht möglich, insbesondere ließ sich dabei nicht die Verdauungsarbeit beobachten, worauf man damals besonderen Wert legte. In Tierversuchen hatte 1897 CANNON den Bewegungsmechanismus des Verdauungsapparates studiert, indem er Fröschen Wismut unter das Futter mischte und den Verdauungsvorgang am Röntgenschirm beobachtete. Ähnliche Versuche wurden zur gleichen Zeit von ROUX und BALTHAZARD zunächst an Fröschen, dann an Hunden gemacht. Nach Erprobung der Methode an Tieren wandten sie die Methode am lebenden Menschen an, indem sie 15—20 g Bismutum subnitricum als Aufschwemmung oder mit der Nahrung vermischt verabreichten. Schon 1899 wurde von FOVEAU DE COURMELLES über die Darstellung eines sanduhrförmigen Magens mit Hilfe einer Wismutgabe berichtet, bei einem 50 Jahre alten Menschen, der früher eine ätzende Substanz geschluckt hatte. RIEDER übernahm die Methode, indem er anfangs dem Patienten ca. 30 g Bismutum subnitricum, mit der Nahrung vermischt, reichte. Im Verlauf seiner weiteren Untersuchungen veröffentlichte er im Jahre 1904 eine Methode mit der nach ihm benannten Riederschen Wismut-Mahlzeit. Sie wurde gewonnen durch Einrühren von 30 g Bismutum subnitricum in etwas Milch und Zugießen dieses Gemisches zu 300—400 g Mehlbrei. Hinzu kam noch etwas Milchzucker, um eine drohende Obstipation zu vermeiden. Die Wismutmenge wurde später gesteigert bis zu 50 g. An Stelle des Mehlbreis wurden, um dem Geschmack des Patienten entgegenzukommen und um eine Stabilisierung der Aufschwemmung zu erreichen, auch Reis, Grieß, Kartoffelbrei, Erbsmus, Spinat, Fleischhaschee, Hafer- oder Akazienschleim verwendet. G. E. Pfahler empfahl den Zusatz von Lykopodium und Kephir; Kaestele den Zusatz von Bolus alba. Bei der Einführung des Wismuts für diagnostische Zwecke konnte sich Rieder auf die Verwendung so großer Quantitäten Wismut bei den Klinikern, z. B. Kussmaul und Pick berufen, die Mengen bis zu 16 g bei Magenerkrankungen gegeben hatten (Munk). Obwohl vor Rieder bereits Wismut zur Untersuchung des Magens gegeben worden war, kommt Rieder das Verdienst zu, eine Standardmethode angegeben zu haben, die eine exakte Untersuchung des gesamten Magen- und Darmkanals erst ermöglichte (Loichinger). So konnte die erfolgreiche Untersuchung des Magens weiteste Verbreitung finden. Als Nachteil der Methode wurde das vorzeitige Sedimentieren des Wismuts angesehen (G. E. Pfahler). Ferner wurde von Stiller in seinen kritischen Glossen zur Magenröntgenologie vorgebracht, das Wismut übe auf die Magenwand einen ungewöhnlich starken Reiz aus, verursache eine abnorme, tonische Kontraktion der Magenmuskulatur und dadurch ein langsames Vordringen des Breies. Die ersten schwerwiegenden Einwände gegen die Riedersche Wismut-Mahlzeit wurden in den Jahren 1907 bis 1909 bekannt. Schwerste Intoxikationsfälle mit letalem Ausgang wurden beschrieben (Bennecke und K. Hoffmann; H. Meyer; Böhme; Nowak u. Gütig; Zabel). Als auffallendes Symptom wurde in diesen schwer verlaufenden Fällen eine Methämoglobinämie konstatiert, die sich in der charakteristischen Verfärbung des Blutes und der Organe zeigte und auch spektroskopisch nachgewiesen werden konnte. Schumm und Lorey haben sich um die Aufklärung dieser Intoxikationserscheinungen besonders verdient gemacht. Die ersten Mitteilungen über Vergiftungen mit Bismutum subnitricum stammen aus dem Jahre 1793 (Odier). Auch bei der späterhin chirurgisch angewandten Medikation von Wismut in Form von Brandbinden oder bei Anwendung der Beckschen Wismut-Vaselinekapseln waren Vergiftungserscheinungen beobachtet worden. Hier handelte es sich jedoch immer um chirurgisch angewandtes Wismut (Kobert, Steinfeld u. H. Meyer). Bei der Anwendung des Wismuts zu innerlichen Zwecken, etwa zur Behandlung des Ulcus ventriculi, waren schwerere Vergiftungsfälle bis zur Zeit, da Rieder seine Wismut-Mahlzeit empfahl, nicht bekannt geworden (Penzoldt u. Stintzing). Um den Intoxikationen zu entgehen, wurde von F. M. Groedel das basische Carbonat, das Bismutum carbonicum, empfohlen. Aber auch hiergegen, wie gegen alle Wismut-Verbindungen, wurde energisch Front gemacht (L. Levin). Auch Kaestle lehnte das Bismutum carbonicum ab, während Schumm und Lorey es günstig beurteilten. Das Vertrauen der Röntgenologen zum Wismut war durch diese Zwischenfälle erschüttert worden. So suchte man nach brauchbaren Ersatzpräparaten. Empfohlen wurden unter anderem Thoriumoxyd, Eisenoxyde, Zirkonoxyd, das unter dem Namen Kontrastin in den Handel gebracht wurde, weiterhin das Actinofor, das metallische Wolfram. Schließlich fand man im Barium sulfuricum purissimum ein Kontrastmittel, das sich bis zum heutigen Tage bewährt hat. Es ist das Verdienst von Krause, das Bariumsulfat als Kontrastmittel empfohlen zu haben. Auf Veranlassung von Krause untersuchte Bachem das Barium sulfuricum in bezug auf seine pharmakologischen Wirkungen. Günther erprobte dann im größeren Stil das Barium sulfuricum bei den Magen- und Darmuntersuchungen.

Die löslichen Bariumsalze sind alle außerordentlich giftig. Es kam also darauf an, ein absolut unlösliches Bariumsalz zur Untersuchung zu verwenden. Das Bariumsulfat ist in den üblichen Lösungsmitteln, besonders in verdünnten Säuren und Laugen, so gut wie unlöslich. Auf Veranlassung von Krause untersuchte Peyer Proben von Bariumsulfat, die er sich aus allen Gegenden Deutschlands unter der Form von „reinem Bariumsulfat zur innerlichen Darreichung bei Röntgenuntersuchungen“ kommen ließ. Die Untersuchungen ergaben, daß von 26 Präparaten oder Proben 13 für Röntgenzwecke unbrauchbar waren, da sie lösliche Bariumverbindungen enthielten. In der Folgezeit gelang es, insbesondere durch die Arbeiten der Firma Merck in Darmstadt, ein chemisch reines Bariumsulfat zum innerlichen Gebrauch für Röntgenzwecke herzustellen, das frei von löslichen Bariumverbindungen war. Das Bariumsulfat hat dann in kurzer Zeit alle übrigen Kontrastmittel völlig verdrängt. Intoxikationserscheinungen oder sogar tödliche Vergiftungen sind beim reinen Bariumsulfat nicht bekannt geworden. Ein Vorteil des Bariumsulfates ist neben dem hohen Atomgewicht (Ba-137) der indifferente Geschmack und das feine Korn im präcipitierten Zustand. Das in den ersten Jahren nach Einführung des Mittels herausgebrachte, bekannteste Präparat war das Baradiol (Bachem). Diese Art der Kontrastmittel mit ihren Zusätzen konnte die diagnostischen Wünsche so lange befriedigen, wie das diagnostische Interesse sich im wesentlichen auf grob formale Abänderungen des Magens, auf Lageveränderungen und auf funktionelle Studien beschränkte. Zur Darstellung der Feinstrukturen der Schleimhautoberfläche wurden aber größere Ansprüche an das Kontrastmittel gestellt. Die Güte eines Kontrastmittels für die feinere

Darstellung des Schleimhautreliefs hängt weitgehend von der Korngrößenverteilung und von der Art der stabilisierenden Schutzkolloide ab, die für den Kontrastmittelfilm maßgebend sind; dabei spielt die Konzentration eine wichtige Rolle. Wir begegnen in den folgenden Jahren bis zum heutigen Tage immer wieder neuen Kontrastmittelzusammensetzungen, die in bezug auf Korngröße und Stabilität Verbesserungen versprechen (LETTERS u. GAUL). Forderungen, die hinsichtlich der Schleimhautdarstellung und der scharfen Konturzeichnung sowie der Stabilität der Suspension an ein Kontrastmittel zu stellen sind, werden von den verschiedenen Präparaten sehr unterschiedlich erfüllt. Vorteile einer Eigenschaft werden häufig mit Nachteilen einer anderen erkauft (REINDELL). Von einer guten Bariumsuspension muß verlangt werden, daß sie stabil, homogen, ungiftig, gut genießbar ist und eine gute Haftfähigkeit besitzt. Besonders wichtig ist die Benetzung der Schleimhaut und die Stabilität der Suspension (SCHOCH). Zur Beurteilung genügt eine einfache Betrachtung des Kontrastmittels im Reagensglas nicht. Relativ einfache Untersuchungsverfahren des Kontrastmittels wurden von HEJGAARD, RATJEN und SCHULTZE angegeben. Dabei wird die Schwärzung eines Röntgenbildes, die ein quantitatives Maß für die Bariumkonzentration darstellt, densimetrisch bestimmt. Aus Vergleichsuntersuchungen von einfachen Bariumsuspensionen mit solchen, denen ein Peptisator (Natriumcitrat, Carboxylmethylcellulose u.a.) zugesetzt ist, läßt sich die Erhöhung der Stabilität durch den Peptisator zeigen. Auch der Einfluß des Magensaftes, der die Stabilität vermindert, läßt sich so leicht demonstrieren. Besteht eine Bariumsulfatlösung zu etwa 10% aus Konglomeraten (Barytpartikel mit einem Durchmesser von 10—100 μ), so geht nach Zusatz eines Peptisators die Zahl der Konglomerate auf 1% zurück (HEJGAARD; RATJE; SCHULTZE).

Die Handelspräparate sind mit entsprechenden Zusätzen versehen. Da genaue Angaben über die Zusätze meistens nicht gemacht werden, empfiehlt es sich, entsprechende Prüfungen durchzuführen. KRÄMER schlägt den Zusatz von Netzmitteln vor, die durch Herabsetzung der Oberflächenspannung eine bessere Haftwirkung hervorrufen sollen; Ausflockungen des Kontrastmittels würden bei stärker vermehrtem Magensaft dadurch vermieden. Zusätze von Speisesoda zu den Bariumsuspensionen empfehlen CAPRETTI und ORLANDINI. Aus dem Verhalten der entstehenden Gasblasen werden Rückschlüsse auf die Säurewerte gezogen. Der Wunsch, ein Kontrastmittel zu verwenden, das elektiv in Beziehung zu pathologisch veränderten Schleimhautbezirken tritt, hat zum Zusatz von Wasserstoffsuperoxyd (H_2O_2) zu Bariumsuspensionen geführt (DINKIN). Bei Anwesenheit von Blut und Eiter kommt es zur Schaumbildung. GIANTURCO und MILLER glauben bei verdächtigen und unklaren Befunden im Cardiagebiet Vorteile von dieser Methode erwarten zu können.

Neben den bariumhaltigen Kontrastmitteln werden gelegentlich auch jodhaltige Lösungen verwandt, wie sie zur Darstellung des Urogenitaltraktes üblich sind; man schlägt sie bei Stenosen und ileusartigen Zuständen vor, insbesondere bei Kindern. Auch bei freien Perforationen in die Bauchhöhle werden zur Magen-Darmuntersuchung ähnliche Kontrastmittel benutzt (SHAPIRO u. JACOBSEN; JACOBSON, CL. J. BERNE, MEYERS u. ROSOFF). Bei vermehrtem Nüchternsekret und bei reichlichem Mucingehalt wurden von organischen Jodverbindungen Vorteile gegenüber dem Barium gesehen (L. A. DAVIS; KNOEFEL; PIRKEY). Für eine exakte Magenuntersuchung sind diese Kontrastmittel jedoch nicht geeignet.

b) Die Technik der röntgenologischen Magenuntersuchung unter besonderer Berücksichtigung der Schleimhautreliefdarstellung

Zwei Untersuchungsverfahren, die Durchleuchtung und die Aufnahme, standen zur Verfügung. Schon RÖNTGEN hatte in seiner ersten Arbeit auf die luminescierende Wirkung des Zinksulfidschirmes und auf die photographische Platte verwiesen. In den Zentren der Magendiagnostik, in Wien und in München, wurden beide Verfahren mit Nachdruck ausgebaut. Beiden Methoden hafteten Vor- und auch Nachteile an. HOLZKNECHT war der entschiedene Vertreter der Röntgenoskopie. Durch sein energisches, sich immer wiederholendes Einsetzen für die Betrachtung des Bildschirmes erreichte das Durchleuchtungsverfahren eine erhebliche Förderung und Ausgestaltung. HOLZKNECHT hielt die Durchleuchtung für die Methode der Wahl. Dabei sah er den Vorteil nicht so sehr in der Beobachtung des tätigen Magens, sondern vielmehr in der Möglichkeit — wie er sich ausdrückte —, im Handumdrehen zahllose Bilder zu erfassen. Die Durchleuchtung des Patienten bei fließender Rotation und bei den verschiedenen Positionen des Patienten — sei es im Stehen, sei es im Liegen — hielt HOLZKNECHT für die beste Methode, pathologische Veränderungen zu erfassen. Er weist darauf hin, daß die in Frage stehenden pathologischen Abänderungen immer einer Größenordnung angehören, die im Durchleuchtungsbild auch erfaßt werden können. Wie FAULHABER sich ausdrückte, handelt es sich ja um ein massiges Organ, dessen einfache Begrenzungslinien differenziert und festgelegt werden sollen. Es werden also nur grobe anatomische Verhältnisse und keine Strukturdetails bei der Untersuchung dargestellt. Die Skopie erlaubt darüber hinaus die Darstellung in allen Richtungen und die Beobachtung von Bewegungsvorgängen. Daher gebührt nach HOLZKNECHT der Skopie der Vorrang vor der Radiographie. Die Radiographie wird nur als eine unterstützende Methode angesehen (HOLZKNECHT; FAULHABER). Die Aufnahme selbst kann dabei noch durch zahlreiche einfache Skizzen, die den Gang der Untersuchung und der einzelnen Magenfunktionen festlegen, ergänzt werden. RIEDER vertrat demgegenüber den Standpunkt, daß der Aufnahme, dem Magenbild, der Vorrang zu geben sei. Beide Anschauungen haben, in ihrer etwas unvermittelnden Art vorgetragen, dazu geführt, daß sowohl die Durchleuchtungstechnik als auch die Aufnahmetechnik zu Hochleistungsmethoden entwickelt wurden.

Dem Durchleuchtungsverfahren waren jedoch in den ersten Jahrzehnten Grenzen gesetzt. Erst mit der Einführung von Bildverstärkern in den letzten 10 Jahren wurden wesentliche Fortschritte erzielt. Die Kunst und die Erfahrung des Untersuchers in der Durchleuchtung, die zwar erlernbar war, aber ein ganz besonderes Einfühlungsvermögen in plastisches Sehen und plastisches Empfinden des Untersuchers voraussetzt, machten die Erfolge der Durchleuchter aus. Bei den Aufnahmeverfahren war die technische Entwicklung glücklicher. Zwar wurden anfangs Verfahren entwickelt, die später wieder an Bedeutung verloren, so etwa das Verfahren der Polygramme (LEVY-DORN; NITSCHKE). Auch die Kymographie, die später besonders von STUMPF und G. A. WELTZ mit Erfolg für die Aufklärung von Tonus und Peristaltik des Magens eingesetzt wurde, gewann für die Magenuntersuchung keine allgemeine Bedeutung. Verbesserungen des Verfahrens wurden auch hier wieder angegeben (H. BÜCHNER). Erfolgreicher konnte sich die Bioröntgenographie, von KAESTLE, RIEDER und ROSENTHAL eingesetzt, auch in den folgenden Jahren durchsetzen. Bereits 1912 wurde von GRUNMACH eine kinematographische Einrichtung angegeben, die bis zu 10 Aufnahmen von der Größe 24/30 pro Sekunde lieferte. Die Methode hat im modernen Gewande im letzten Jahrzehnt wieder an Bedeutung gewonnen durch Kombination mit anderen Aufnahme- und Wiedergabeverfahren (Kinematographie, Bildverstärker, Bildspeicher, Bildüberträger) (JANKER; MORGAN u. STURM; VAN DER PLAATS; CHÉRIGIÉ u. JUTRAS). Die Einführung des Bildverstärkers erbrachte eine ungeahnte Aufwertung der Durchleuchtung, besonders in der Kombination mit dem Fernsehen. Es kann heute schon keinem Zweifel mehr unterliegen, daß die Durchleuchtung des Magen-Darmkanals mit einer Bildverstärker-Fernsehkette — verglichen mit dem einfachen Leuchtschirm — die Methode der Wahl ist.

Da beide Methoden, die Röntgenoskopie und die Röntgenographie, mit Vor- und Nachteilen behaftet waren, ist es verständlich, daß sich eine Synthese der Untersuchungsmethoden entwickelte. Nur in der Durchdringung der beiden Verfahren waren Höchstleistungen zu erhalten. Das Röntgenbild hat seine Besonderheiten und ebenso die Durchleuchtung. Die Röntgenaufnahme kann als Einzelbild eines Durchleuchtungsvorganges betrachtet werden, dann eingeschaltet, wenn bei der Durchleuchtung eine besondere Situation erfaßt werden soll oder wenn im Hinblick auf das bessere Auflösungsvermögen des Filmes gegenüber dem Durchleuchtungsschirm besondere Details zu erfassen sind. Das Ziel der kombinierten Untersuchungstechnik liegt darin, mit Hilfe der Durchleuchtung die pathologischen Verhältnisse des Magens aufzusuchen und sie dann mit Hilfe des

Bildes festzuhalten, um sie nicht nur für nachträgliche Betrachtungen zu fixieren, sondern um sie gleichzeitig zum echten Studium eines gleichsam anatomischen Bildes zur Diskussion stellen zu können. Voraussetzung ist dabei die Momenterfassung und Fixierung eines Durchleuchtungsbefundes auf der photographischen Platte. Für das Prinzip der gezielten Blendenaufnahme, die bereits ÅKERLUND bei seinen Studien des Bulbus duodeni angewandt hatte, setzte sich dann H. H. BERG immer wieder mit Nachdruck ein. Die gezielte Blendenaufnahme, die im übertragenen Sinne dem Bild einer Spiegelreflexkamera entspricht (H. H. BERG), hat dann insbesondere für das Detailstudium einen Darstellungsgrad erreicht, der im Röntgenbild das Spiegelbild des anatomischen Präparates aufweist. Der Weg der röntgenologischen Magendiagnostik ging aus von der Erfassung grober pathologischer Formveränderungen und grober Funktionsabweichungen; er führte über die Darstellung des Grobformalen und über die Funktion zur morphologischen Feindiagnostik. Die morphologische Feindiagnostik war aber erst dann erfolgreich zu betreiben, als es gelang, die in der Durchleuchtung für das Auge unterschwelligen Veränderungen durch Einschaltung der Serien-Momentaufnahmen auf dem Film zu fixieren. Die heutige Magendiagnostik, wie sie sich insbesondere in Deutschland durch das Wirken von H. H. BERG und seiner Schule entwickelt hat, besteht in der Kombination der Durchleuchtung und Aufnahme unter intensiver Einschaltung der ausgeblendeten gezielten Momentaufnahme. Dieser Weg wurde nicht in allen Ländern beschritten. So wurde insbesondere in den nordischen Ländern und in Frankreich der von RIEDER und seiner Schule bevorzugte Weg fortgeführt, wobei der Schwerpunkt der Untersuchung in der Auswertung einer mehr oder weniger großen Zahl von Röntgenaufnahmen und in der Registrierung von Funktionsabläufen liegt.

Eine diagnostische Bereicherung ist durch die Palpation des Magens während der Durchleuchtung zu erwarten. Die Palpation wurde bereits von HOLZKNECHT ausgiebig bei der Untersuchung angewandt. Sie gestattet durch die Verteilung des Kontrastmittels im Magen, umschriebene Magenteile besonders abzusuchen. Aber gerade die Palpation während der Durchleuchtung hat wegen der hierbei auftretenden Gefährdung des Untersuchers die kombinierte Methode in Mißkredit gebracht. H. H. BERG hat sich bei seiner Untersuchung am Innenrelief des Verdauungskanals mit den Gefahren für den Durchleuchter auseinandergesetzt. Der von H. H. BERG interpretierte gute Stil des Durchleuchters ist auch heute noch für jeden Untersucher ein guter Wegweiser. Eine Reliefdarstellung der Innenfläche des Magens, die ein dem anatomischen Präparat vergleichbares Bild erstrebt, ist nur mit Hilfe einer ganz individuell angepaßten Palpation und Kompression zu erreichen. Auch die Abgrenzung extragastraler Prozesse wird durch eine zweckentsprechende Palpation erleichtert. Daß dabei für die untersuchende Hand unter Umständen eine Gefahr auftreten kann, soll nicht verschwiegen werden (BARCLAY). Hier gilt es, immer die Schutzmaßnahmen, auch wenn sie mal beschwerlich sind, auf sich zu nehmen. Der Schutzhandschuh muß getragen werden. Die palpierende Hand, die nicht von dem Holzknechtschen Distinktor ersetzt werden kann, soll nie den direkten Röntgenstrahlen ausgesetzt werden. Außerdem ist mit dem kleinsten, den pathologischen Prozeß gerade noch umfassenden Blendenfeld zu arbeiten, so daß der größte Teil der Hand außerhalb des Bildfeldes bleibt. Dosismessungen, sei es mit Hilfe von Ionisationskammern oder mit der Filmschwärzungsmethode, sollten zur Kontrolle der Technik immer wieder herangezogen werden.

Bei der Entscheidung, welches Filmformat bei einer Aufnahme zu verwenden ist, sind nicht nur Form und Größe des Magens oder des pathologischen Befundes entscheidend. Es ist darüber hinaus auch die zweckmäßigste Patientenlage zu berücksichtigen. Für alle Aufnahmen gilt ganz allgemein zur Vermeidung geometrischer Unschärfe und störender Vergrößerungen: Es soll der Film magennahe liegen, d.h. der Bauchwand anliegen. Nur unter besonderen Umständen kann man von dieser Regel abweichen. Die Übersichtsaufnahme des Magens kann sich in ihrem Format auf die Größe des Magens beschränken, insbesondere dann, wenn ein eindeutiger Befund am Magen erkannt wurde. Bewährt hat sich aber in ganz besonderer Weise auch die große Übersichtsaufnahme, welche die Topographie des Magens und die Regionen des übrigen Abdomens umfaßt. Die Zahl der auf großen Übersichtsaufnahmen erfaßten wichtigen Nebenbefunde wiegt alle anderen Bedenken auf.

Die Aufnahme am stehenden Patienten ist besonders geeignet zur Beurteilung von Form und Lage. Auch die Reaktion des Magens auf die mengenmäßige Belastung der Magenwände durch die Kontrastmittel, der Tonus der Magenwand usw. lassen sich am stehenden Patienten gut beobachten.

Die Aufnahme wird uns immer nur ein Bild eines momentanen Zustandes vermitteln. Auch gröbere, in kürzeren Zeiträumen sich nicht verändernde pathologische Bildungen sind all den zahlreichen Änderungen unterworfen, die durch Tonus, Peristaltik, Atmung, Pulsation, Inhaltsverschiebung, Stellung des Patienten usw. hervorgerufen werden. Sie bewirken den dauernden Wandel des Aspektes. Ist aus diesen Gründen schon eine gewisse Normung der Aufnahmetechnik empfehlenswert, so verlangt die Eigenart der räumlichen Lage des Magens und auch die Bevorzugung ganz bestimmter Bezirke für die verschiedenen Erkrankungen, die Aufnahmen nach einem bestimmten Plan durchzuführen. Der Magen, als ein längeres, schlauchförmiges Organ, das über mehrere Flächen gekrümmt ist, wird bei der Projektion auf die Filmebene, auch wenn wir von der geometrischen Größenverzeichnung absehen, in den seltensten Fällen in seiner ganzen Größe und Form abzubilden sein. Bei einer Magenaufnahme des stehenden Patienten werden bei sagittalem Strahlengang der nach dorsal ausladende Fundus und der, der Bauchoberfläche ähnlich gekrümmte, bogenförmige Antrumteil verkürzt dargestellt werden. Aber auch das Corpus, das ja nicht vertikal in der Körperachse steht, sondern schräg von dorsal oben nach ventral unten verläuft, erscheint verkürzt. Sind diese Lageabweichungen beim Lang- oder Hakenmagen noch gering, so werden sie doch recht erheblich beim hoch im Oberbauch liegenden Magen vom Stierhorntyp. Hinzu kommt, daß beim Übergang von der einen extremen Lage zur anderen auch noch eine Rotation des Magens auftritt, wobei die große Curvatur ventralwärts, die kleinere dorsalwärts wandert.

Eine falsche Vorstellung von der Lage und Form des Magens vermittelt die Bauchlagenaufnahme dann, wenn schon in der vertikalen Position eine typische Stierhornform bestand. Der Fornix liegt am weitesten dorsal und cranial. Das Corpus schwingt in weitem ventral-konvexem Bogen etwa parallel zur Bauchrundung auf die rechte Körperseite zum Retroperitonealraum des Zwölffingerdarmes, wobei die Pylorusgegend den caudalen Pol darstellt. Nur der mittlere Teil des Magenkörpers und der Pars pylorica liegen in ihrer größten Ausdehnung plattenparallel und werden größengerecht abgebildet. Der Fornix und der obere Teil des Corpus, das Antrum und der Bulbus duodeni werden entweder völlig vom Corpus überdeckt oder doch stark verkürzt und in ihrer Form entstellt abgebildet. Eine leichte Drehung des Patienten zur rechten Bauchseitenlage beseitigt aber diese formentstellenden Verkürzungen und Überschneidungen weitgehend. Bei Bauchlage mit leichter Drehung zur rechten Seite läßt sich also auch der stierhornförmige Magen in weitgehender Projektionstreue übersichtlich abbilden. Bei Bauchlage auf dem Buckytisch wird der Durchmesser des Patienten durch Eigen- oder Fremdkompression geringer; der Magen liegt in maximaler Nähe des Filmes. Unter Anwendung der Bucky- und der Tiefenblenden erhalten wir in bezug auf Kontrast und geometrische Schärfe hervorragende Bilder. Die Bauchlagenaufnahme zeigt zudem durch die bevorzugte Darstellung der kleinen Curvatur für hier lokalisierte pathologische Prozesse eine ganz besondere Eignung. Form und Lage des Magens zeigen gegenüber der vertikalen Position, falls in dieser ein Lang- oder Hakenmagen beobachtet wurde, häufig den Übergang zu einem quer, bogenförmig im Oberbauch liegenden Magen von Holzknechtschem Typ. Dieser Wandel vom Lang- oder Hakenmagen zum stierhornförmigen Magen bei Bauchlage ist lediglich eine Folge all der dynamischen und statischen Kräfte, die in ihrer Gesamtheit das jeweilige, momentane Magenbild schaffen.

Die Rückenlage, die zwar auch in jedem Fall durchgeführt werden muß, ist von geringerer Bedeutung, insbesondere weil der Magen stark verkürzt und in einzelnen Teilen übereinanderprojiziert, formentstellt dargestellt wird. Von Bedeutung ist jedoch die Rückenlage besonders bei der speziellen Untersuchung des Fornix und der Cardiagegend. Auch für die Doppelkontrastaufnahme hat sich diese Lage bewährt und wird von Knothe dringend empfohlen (Vallebona; Hilpert). Durch Einschalten von Schichtaufnahmen konnte die Diagnostik im Fornixbereich verbessert werden. Porcher hat die Methode mit dem Pneumoperitoneum und einer zusätzlichen Magengasfüllung kombiniert. Bei der Differentialdiagnose von intra- und extragastralen Tumoren im Fornixbereich hat sich diese Kombinationsmethode bewährt (Duhamel u. Audat; Geerts; Lison; Lebacq).

Zur Darstellung eines ganz bestimmten kleineren Bezirkes hat sich die gezielte Serienaufnahme durchgesetzt. Von Åkerlund zur Diagnostik des Ulcus duodeni eingesetzt, hat H. H. Berg diese Technik zum entscheidenden diagnostischen Hilfsmittel am gesamten Magen- und Darmtrakt gemacht. Der kleine, in der Durchleuchtung gesuchte und festgelegte Ausschnitt des Organs bzw. der pathologische Bezirk wird durch Moment-Serienaufnahmen festgehalten. Die Größe der Bulbusregion hat dabei die Bildgröße bestimmt. Nimmt man ein kreisförmiges Feld von 8 cm Durchmesser, so lassen sich auf dem Filmformat 18/24 sechs derartige gezielte Aufnahmen unterbringen. Diese Aufnahmetechnik erlaubt eine ganz umschriebene Kompression und eine enge Ausblendung, zwei Faktoren, die für die Güte des Bildes eine große Bedeutung haben. Es ist üblich und vorteilhaft, bei den gezielten Serienaufnahmen einen Kompressionstubus von der Größe des Bildes zu benutzen. Ein größerer Tubus, vielleicht gar noch ein eckiger Tubus ist ungeeignet, da mit ihm die unmittelbar unter dem Rippenbogen liegenden Partien des Magens nicht genügend komprimiert werden können, ohne dabei Druck auf den Rippenbogen auszuüben. Nachteilig könnte der wechselnde Focus-Filmabstand sein, der infolge der verschiedenen Patientendurchmesser zustande kommt, es sei denn, man bringt den Patienten immer an den ausgezogenen Durchleuchtungsschirm nahe heran, um so den Abstand konstant zu halten. Belichtungsschwierigkeiten infolge des wechselnden Abstandes oder auch durch unterschiedliche Kompression werden heutzutage durch Belichtungsautomaten leicht ausgeschaltet.

Bei der Passage des Kontrastmittels durch den Oesophagus ist besonders auf die Gegend des Hiatus zu achten. Zweckmäßigerweise läßt man nach Einnahme des Kontrastmittels eine tiefe Inspiration durchführen, wodurch es zu einer momentanen Stauung des Kontrastmittels im Bereich des Hiatus kommt. Das dann nach Exspiration durchfließende Kontrastmittel kann im Bereich der Cardia besonders gut beobachtet werden. Bald nach Einnahme des Kontrastmittels (1—2 Schluck) setzt die Funktion ein. Der Tonus, der eine auf den Druck der Ingesta reagierende Spannungslage der Muskulatur darstellt, in deren Gefolge die Peristaltik auftritt, ist zwar für die Diagnostik durchaus erwünscht, aber darüber hinaus können Tonus und Peristaltik die Betrachtung und die Beurteilung auch behindern; insbesondere kann die Peristaltik störend werden. Man stelle sich vor, man habe ein anatomisches Präparat, flottierend in einer Flüssigkeit, zu betrachten und zu beurteilen. Vor einer ähnlichen Situation steht der Röntgenologe, wenn er bei voller Peristaltik die Oberfläche des Schleimhautreliefs beurteilen muß. Es ergibt sich daraus, daß die Beurteilung der Mageninnenwand am günstigsten ist vor dem Einsetzen der Peristaltik. Man wird also zweckmäßigerweise unmittelbar nach Einnahme des Kontrastmittels die notwendigen Aufnahmen von der Innenwand des Magens machen. So lassen sich auch störende Überlagerungen durch Duodenalfüllungen vermeiden. Bald nach Einnahme des Kontrastmittels setzt auch die Magensekretion ein. Selbst wenn wir von den Fällen absehen, wo unter pathologischen Verhältnissen durch eine erhebliche Parasekretion die Untersuchung beeinträchtigt wird, sind auch kleinere Sekretmengen störend, sei es durch Verdünnung des Kontrastmittels, durch Ausfällen des Bariums oder durch mangelnde Haftfähigkeit usw. Es gilt also bei jeder Magenuntersuchung, die sich auf die Beurteilung des Schleimhautreliefs stützt, möglichst vor Einsetzen der Peristaltik und der Sekretion ein Bild vom Innenrelief des Magens gewonnen zu haben. Im Anschluß daran kann der Füllungsgrad herbeigeführt werden, der den pathologischen Verhältnissen am besten gerecht wird. Dabei wird in vielen Fällen der Untersuchungsgang vom Reliefbild zum Füllungsbild gehen (s. u.).

Die Magendiagnostik verzichtet heute auf eine Unterteilung der Untersuchung, die als Vor-, Haupt- und Nachuntersuchung vorwiegend zum Zwecke der funktionellen Prüfung früher üblich war, wobei auch noch für einzelne Untersuchungsphasen ganz bestimmte Kontrastmittelzubereitungen (Kapseln, Aufschwemmungen, Breie) verwandt wurden. An der Stellung, der Position des Patienten während der Untersuchung hat sich indessen nichts geändert. Im Stehen und auch im Liegen wird, unter Drehung des Patienten, die für den Nachweis einer pathologischen Veränderung günstigste Stellung gesucht. Einige Positionen haben sich für bestimmte Regionen des Magens als sehr vorteilhaft erwiesen, so die Drehung in den ersten schrägen Durchmesser am stehenden Patienten; die rechte Bauchseitenlage am liegenden Patienten, insbesondere für die Darstellung des Bulbus und der präpylorischen Region. Die Rückenlage eignet sich besonders zur Untersuchung der Fornixregion. Die Cardiagegend, die kleine Curvatur und die angrenzende Hinterwand verlangen eine Drehung in den ersten schrägen Durchmesser. Zu beachten ist, daß der interessierende Teil frei von Überprojektionen der Wirbelsäule oder gefüllter Darmabschnitte bleibt.

Der Magen soll frei von Speisen oder Getränken sein, auch Medikamente sollen vor der Untersuchung nicht genommen werden. Der Patient trinkt bei der Untersuchung einen Schluck der Kontrastmittelflüssigkeit, die eine rahmartige Konsistenz haben soll. Bei leichter Schrägstellung in den ersten schrägen Durchmesser in Rückenlage (Paluguay) oder stehend wird bei wechselnder Atemstellung die Cardia beobachtet. Man beobachtet die ballonartige Abschnürung des abdominalen Oesophagusabschnittes (Templeton), die Fornixblase und den Stand des Fornix am Zwerchfell. Durch Drehung des Patienten ist die nach dorsal ausladende Fornixblase gut übersehbar. Richtet man den Patienten auf, oder wird in vertikaler Stellung das Kontrastmittel getrunken, dann fließt bereits der erste Schluck durch den schlauchförmig kontrahierten Magen bis zum unteren Magenpol. Beim Herabfließen des Kontrastmittels wird bereits die Reliefformation der Schleimhaut sichtbar. Ein derartiges Reliefbild ist aber für die Diagnostik ungeeignet, da es nur einen momentanen Ausschnitt einer über eine unebene Fläche, variabel durch viele augenblickliche statische und dynamische Momente, dahinrieselnden Kontrastmittelschicht darstellt. Das Schleimhautrelief des Magens ist aber regionär sowohl nach Form und Verlauf als auch nach Höhe und Breite der Faltenberge und -täler differenziert. Die Reliefdarstellung kann daher nicht dem Zufall des Kontrastmittelflusses überlassen werden, sondern es muß versucht werden, eine ganz bestimmte Kontrastmittelmenge der jeweiligen Reliefformation anzupassen, und zwar besonders unter Berücksichtigung der Höhendifferenz zwischen Faltenberg und Faltental, bzw. beim Feinrelief der Schleimhautunebenheiten zwischen den Areae gastricae und ihren Furchen; eventuell kann hier bereits eine Doppelkontrastmethode angeschlossen werden (Vallebona). Von Bedeutung ist noch der funktionsbedingte, ständige Formwechsel, der von einer ganz stark ausgeprägten Faltenbildung bis zur glatten Oberfläche führen kann. Aber auch Fremdeinwirkungen von außen (Nachbarorgane oder Kompressionsdruck bei der Palpation usw.) können den Aspekt des Innenreliefs völlig verändern.

Macht man die *Reliefdiagnostik* zur Hauptstütze der Untersuchungstechnik, dann ist es notwendig:

1. durch aktives Eingreifen des Untersuchers das *Relief darzustellen* und
2. *die Funktion des Reliefs aktiv zu prüfen.*

Nach H. H. Berg dürften bei solchen Prüfungen folgende Qualitäten des Innenreliefs erfaßbar sein:

a) das *sekretorische Verhalten* der Innenfläche, der Grad der Schlüpfrigkeit oder Klebrigkeit, die Bedeckung durch Beläge, Membranen oder der Organinhalt, welcher gasförmig, flüssig oder fest bzw. gemischt sein kann,

b) das *motorische Verhalten*, die passive Formänderung bei Verschiebung, Lagewechsel, Respiration, Pulsation und die aktive Formänderung bei der Eigenmotilität der Fläche selbst und des Muskelrohres und im Zusammenhang damit

c) die *Konsistenz*, der durch anatomischen Bau, Tonus und Turgor bedingte Grad von Weichheit oder Härte, Elastizität oder Starre,

d) die *Gliederung der Fläche*, die faltenlos oder gefaltet sein kann — im letzteren Fall Verlauf (längs, quer, geschlängelt, eventuell gedreht), Kaliber und Distanz der Falten (vermehrt, vermindert).

e) Die *Kontinuität der Fläche* (Ausstülpung, Einstülpung) und deren Unterbrechung durch Vertiefungen (Defekte) oder Erhebungen, flächenhaften, höckerigen oder zerklüfteten Charakters.

Das heute vielfach geübte Prinzip, mit geringen Kontrastmittelmengen das Schleimhautrelief und seine pathologischen Änderungen nach Form und Funktion zu untersuchen, geht auf eine Arbeit von v. Elischer zurück. Die Abbildung der Schleimhautoberfläche war bei diesen Untersuchungen ein Nebenbefund, der in bezug auf Tumoren bereits ausgewertet wurde. Der Versuch von v. Elischer sollte die Behauptung Stillers entkräften, der dem schweren Wismutbrei der Rieder-Mahlzeit eine die Magenform verzerrende und entstellende Wirkung zusprach. In den Holzknechtschen Arbeiten, ebenso in denen von Rieder, Faulhaber, Kästle und auch in denen von amerikanischen Autoren finden wir bereits früher Darstellungen von Schleimhautfalten, ohne daß jedoch von diesen Arbeiten aus der Impuls zu einer neuen Arbeitsrichtung und Betrachtungsweise ausgegangen wäre. Als später, 1916, G. Schwarz in einer schönen Studie den Röntgenbefund einer Schleimhautwulstung als Ausdruck einer bestimmten Form der Gastritis durch das Operationspräparat bestätigen konnte, waren bereits grundlegende Arbeiten von Forssell erschienen. Mit seiner 1913 erschienenen Arbeit „Über die Beziehungen der Röntgenbilder des menschlichen Magens zu seinem anatomischen Bau" und mit seiner späteren Arbeit „Über die Bewegungsvorgänge der Schleimhaut des Magen-Darmkanals" hat Forssell die Grundlagen der modernen Reliefdiagnostik in morphologischer und funktioneller Hinsicht geschaffen. Der tragende Gedanke dieser Forssellschen Untersuchungen besagt, daß die Schleimhaut des Digestionsapparates ein plastisches Organ mit einem selbständigen Bewegungsmechanismus ist. Diese Autoplastik der Schleimhaut wird von den Bedürfnissen der Digestion modelliert. Das Relief, das wir im Röntgenlicht sehen, repräsentiert eine Phase der plastischen Bewegung der Schleimhaut. Die Schleimhaut kann alle Phasen von einer ganz ebenen Fläche zu komplizierten Reliefformationen durchlaufen. Die Reliefbildung der Schleimhaut geschieht sowohl durch Formänderungen der Oberfläche als auch durch Massenänderungen der Schleimhaut, wodurch Zahl, Höhe und Breite der Falte und auch die Dicke der Schleimhaut betroffen sind. Die treibenden Faktoren sind nach Forssell die muskulären Kräfte der Schleimhaut und der hydrodynamische Einfluß der zu- und abströmenden Flüssigkeit in der Submucosa.

Eine Voraussetzung für die Eigenbeweglichkeit der Schleimhaut ist ihre große Verschieblichkeit gegenüber der Muskelschicht bzw. gegenüber der Submucosa. Sie macht es möglich, daß bei einer Kontraktion des Muskelrohres die Schleimhaut, gleichsam zu weit geworden, in Falten zusammengeschoben werden kann. Es bestehen gegenseitige Beeinflussungen zwischen der Muskelschicht und der Mucosa. Bei starker Erweiterung des Muskelschlauches wird das Relief der Schleimhaut niedriger und verstreicht. Bei starker Kontraktion des Muskelschlauches ist das Relief in der Regel höher und komplizierter. Aber auch bei starker Kontraktion des Muskelschlauches kann die Schleimhaut zart gefältelt oder auch völlig glatt sein, was eine aktive Leistung in der Mucosa voraussetzt. Trotz dieses ausgiebigen Reliefwechsels finden wir bei den einzelnen Individuen immer wieder auftretende, ganz bestimmte Reliefformationen, die durchaus eigenständig sind. Nach der Forssellschen Anschauung ist also der die Statik und die Dynamik des Organs beherrschende Teil die Muscularis propria. Sie bildet die Ausgangsstellung für die in weiten Grenzen verschiebliche Mucosa, die nach Eigengesetzen durch hydrodynamischen und muskulären Einfluß (Muscularis mucosae) ihre Reliefformationen nach digestiven Bedürfnissen aufbaut. Es bestehen aber eindeutige, auf einander abgestimmte Korrelationen zwischen der Muscularis propria und der Muscularis mucosae. Von Nachuntersuchern haben sich auf Grund experimenteller Studien Brooks, Stevens, Pendergrass, Bassols, Thorell, Cole den Anschauungen Forssells angeschlossen. Thorell konnte an der isolierten Muscularis mucosae eine ausgedehnte Bewegungsfähigkeit und ihre Beeinflussung durch Nervengifte feststellen. Cole spricht der Muscularis propria nur tonische Funktionen zu. Die übrigen Funktionen seien Sache der Muscularis mucosae. Brooks, Stevens, Pendergrass und Bassols lieferten zur Frage der Schleimhautmotilität einen interessanten experimentellen Beitrag, indem sie Thorotrast in die Submucosa injizierten und Bleikügelchen an der großen und kleinen Kurvatur befestigten. So war eine Identifizierung der Muscularis mucosae von der Muscularis propria möglich. Es konnte gezeigt werden, daß durch Kontraktion die Muscularis mucosae zu Bewegungen fähig ist, unabhängig von der Muscularis propria.

Die klinisch-röntgenologische Auswertung der Reliefdiagnostik wurde anfangs nur zögernd aufgenommen. Arbeiten von Eisler und Lenk, die eine Radiärkonvergenz beim abheilenden Magengeschwür nachwiesen, Untersuchungen von Freud, der die Diagnostik des Duodenalulcus bereicherte, sowie Ergebnisse von L. G. Cole, Case, R. D. Carman, Schindler, R. Rendig sind Marksteine auf diesem Weg. Einen breiten Eingang in die klinische Radiologie fand die Reliefdiagnostik erst Anfang der zwanziger Jahre. Es war die erfolgreiche Entwicklung und Verbreitung der Bulbusdiagnostik durch Åkerlund. An diese Studien hat H. H. Berg angeknüpft. In seiner Arbeit über die direkten Symptome des Ulcus duodeni und ihre klinische Bedeutung (1926) wurden die ersten Ergebnisse einer systematischen Untersuchung des Innenreliefs niedergelegt. In einer später erschienenen Monographie über Röntgenuntersuchungen am Innenrelief des Verdauungskanals wurde dann die Methode in meisterhafter Darstellung bis zur Vollendung für den ganzen Magen- und Darmkanal ausgebaut und festgelegt.

Trotz der großen Variationsbreite können wir ein Grundschema und ein individuelles Muster der Faltenformationen erkennen. Das Grundschema zeigt, wie die anatomischen Präparate von Aschoff, Elze und Forssell dargetan haben, im Bereich der Waldeyerschen Magenstraße, also an der kleinen Curvatur und ihrer näheren Umgebung, parallel der Curvatur laufende Faltenzüge, die als Fortsetzung der Oesophagusfalten anzusprechen sind. Gewöhnlich lassen sich drei bis vier Faltenzüge erkennen. Häufig divergieren die Falten in der Angulusgegend, wobei sie im Bereich des Magensinus, gespreizt auseinanderlaufend, zur großen Curvatur ziehen. In anderen Fällen erreichen mehrere Falten, im parallelen Verlauf das Antrum durchziehend, den Pylorus, wo sie konvergierend zusammentreffen. Andere Falten aber strahlen zur großen Curvatur aus. Zwischen diesen Hauptformen finden sich danach all die vielen Übergangsformen, bei denen sehr kurze, geschlängelte Falten auftreten, die, vorwiegend von der großen Curvatur des Antrum ausgehend, quer zum parallelen Verlauf der Längsfalten das Antrum vielfach gliedern (Dyes). In den meisten Fällen finden sich Querbänder in einiger Entfernung vom Pylorus. Eine leicht flammenartige Schlängelung ist auch den parallelen Falten der kleinen Curvatur eigen.

Im Corpus ventriculi verlieren die Falten in der Nähe der großen Curvatur ihren gestreckten Verlauf. Eine korkzieherartige Schlängelung der Falten herrscht vor, wobei die Falten kürzer sind und die Tendenz haben, zur großen Curvatur auszustrahlen. Die große Kurvatur zeigt infolgedessen eine kurzwellige oder gekerbte Kontur, wobei im Röntgenbild die Kontureinschnitte den Faltenbergen bzw. den Faltentälern entsprechen. Anfangs sah man in dieser Konturierung den Ausdruck einer kurzschlägigen Peristaltik, bis Schwarz bei einem Fall mit äußerst stark gewulsteten Falten die entsprechende Erklärung geben konnte. Die kleine Curvatur ist demgegenüber von der Cardia bis zum Pylorus glatt begrenzt. Gelegentlich können im Cardiabereich Faltenformationen auftreten wie an der großen Curvatur, die dann auch eine gekerbte Kontur der kleinen Curvatur hervorrufen. Im oberen Teil des Magens sind die Falten gewöhnlich breiter als im unteren Teil. Durch zahlreiche Überschneidungen sind Verflechtungen gleichsam sichtbar. Hierdurch rufen die kurzen, krausen Falten ein wenig geordnetes Bild hervor, das Gutzeit nach seinen gastroskopischen Erfahrungen mit dem Relief der Großhirnhemisphäre verglich. Die kurzen, geschlängelten Faltenbildungen fallen in etwa mit der Zone der schrägen Muskelschicht zusammen, die, aus der Cardiaschleife kommend, den Fornix und die große Curvatur bis zum Sinus überzieht. Der Bereich der parallelen Faltenzüge hat als muskuläre Stütze der kleinen Curvatur die Längsfaser- und die Ringfaserschicht.

Über das Volumen eines Faltenberges oder -tales sind keine exakten Angaben nach Maß und Zahl zu machen. Es wurde bereits erwähnt, daß die Falten im Fornix größer sind als die des übrigen Magens. Weiterhin sind die Falten in der Nähe der großen Curvatur voluminöser als die der kleinen. Für die gestreckten parallelen Falten der kleinen Curvatur wird als Vergleichsmaß von H. H. Berg die Dicke eines kräftigen Strohhalmes bzw. eines dünnen Bleistiftes angegeben. Derartige Angaben besitzen jedoch nur einen bedingten Wert. Schon der wechselnde Tonus oder die wechselnde Kontrastmittelfüllung führt bekanntlich zu Volumenänderungen der Falten. Die Variationsbreite geht bis zum Verschwinden der Falten bei starker Dehnung des Magens. Auch konstitutionelle Faktoren sind zu beachten. Das Relief ist bei Frauen durchweg zarter als bei Männern. Zu beachten sind auch die scheinbaren Abweichungen der Falten nach Form, Verlauf und Volumen bei den verschiedenen Magentypen. Beim stierhornförmigen Magen wird das Bild von den kurzen geschlängelten Falten beherrscht, während beim Hakenmagen die parallelen, langen Falten den Charakter des Reliefs bestimmen. Vielfach handelt es sich dabei nicht um echte Unterschiede, sondern um Projektions- und Lagerungsphänomene. Beim Stierhornmagen liegt der Magen nicht nur hoch im Oberbauch, sondern er ist auch rotiert, wobei die große Curvatur bauchwärts gedreht wird. Bei einer Betrachtung des Magens im sagittalen Strahlengang sieht man auf die große Curvatur, und ihre Faltenformation beherrscht das Bild. Charakteristischer als die Strohhalmdicke ist für die normale Schleimhautfalte der leichte Wechsel zwischen Aufbau der Falte und Verschwinden unter der palpierenden, komprimierenden Hand oder unter dem Kompressionsdruck des Tubus. Durch die palpierende Hand ist es ohne weiteres möglich, bereits bei sanftem Druck die Falten zum Verstreichen zu bringen. Die Falten werden dabei breiter und flacher und verstreichen bei stärkerem Druck ganz. Beim Nachlassen des Druckes bauen sich die Falten sofort wieder auf. Dieser leichte spielerische Wechsel gilt als ein Zeichen dafür, daß stärkere entzündliche Infiltrationen und auch neoplastische Prozesse nicht vorliegen. Atrophische Schleimhautprozesse können dabei aber nicht ausgeschlossen werden. Es ist zu beachten, daß durch Übereinanderprojektion der Falten der Vorder- und Hinterwand die Einheitlichkeit und die Gleichförmigkeit gestört werden können. Spitz- oder stumpfwinkelige Überschneidungsbilder der Falten mit geometrischen Figuren wie Rhomben und Dreiecke können auftreten (H. H. Berg). Es darf angenommen werden, daß die ventrale Magenwand faltenärmer, wenn nicht in vielen Fällen mehr oder weniger relieffrei ist. Gastroskopische Befunde sprechen in dieser Hinsicht von der faltenarmen Vorderwand des Magens. In anatomischen Präparaten findet man häufig keine Unterschiede zwischen der Vorder- und Hinterwand. Was das Feinrelief der Areazeichnung angeht (Menkes, Vallebona), so spielt bei ihrer Darstellung die Aufnahmetechnik eine maßgebliche Rolle. Die Vorteile der Hartstrahltechnik haben die Darstellung leichter gemacht. Durch Fortfall all der Unschärfefaktoren, wie Bewegungsunschärfe, geometrische oder photographische Unschärfe, sind die technischen Voraussetzungen für die Darstellung so feiner Niveauunterschiede, wie sie bei der Areazeichnung vorliegen, unter bestimmten Bedingungen und Funktionszuständen gegeben. Bei der flächenhaften Aufsicht beherrscht dann eine netzartige Zeichnung das Bild (Abb. 195). Die Maschen des zarten Netzbildes sind rund bis oval. Es empfiehlt sich, für ihre Darstellung das Hochrelief durch Kompression zum Verschwinden zu bringen.

Die Untersuchung mit der dünnen Kontrastmittelschicht ist bisweilen als eine einseitige Methode bezeichnet worden. Man konnte sich dabei auf pathologische Befunde berufen, die mit einer prallen Auffüllung des Magens sicherer und auch leichter darzustellen waren als mit der Reliefdiagnostik. Es wird auch als Mangel empfunden, daß ein Studium der Bewegungsabläufe und der Tonusänderungen schwierig sein kann. Schließlich verlangt die Reliefdiagnostik einen engen Kontakt zwischen Untersucher und Patient bei der gezielten Kompressionsaufnahme, wobei den Untersucher eine stärkere Strahlenbelastung treffen kann. Die allgemein anerkannten diagnostischen Erfolge und Fortschritte der Reliefdiagnostik erübrigen aber eine eingehende Begründung dieser Methode. Die Technik der Magenuntersuchung hat aber in den letzten Jahren an einigen Instituten besonders im Ausland wieder insofern eine etwas andere Richtung genommen, als das Studium der Bewegungsvorgänge besonders mit Hilfe kinematographischer Aufnahmen vermehrt angewandt wird. Die Einführung des Bildverstärkers hat hier wesentliche Verbesserungen gebracht. Während das gewöhnliche Leuchtschirmbild mit seiner geringen Helligkeit für die Kinotechnik praktisch ungeeignet war (hohe Strahlenbelastung, Überbeanspruchung der Röntgenröhre), gestattet das elektronenoptisch verstärkte Durchleuchtungsbild den Einsatz einer normalen Filmkamera. Den Bildern haftet allerdings eine gewisse Unschärfe an, die aber beim Studium relativ grober Bewegungen nur wenig stört. Ob der Einsatz des Bildverstärkers das Studium der Funktionsabläufe zur Erkennung pathologischer Veränderungen gegenüber der vorwiegend auf Morphologie abgestellten Schleimhauttechnik fördern wird, könnten nur größere Vergleichsuntersuchungen erweisen. Nach wie vor besteht die Tatsache, daß die meisten Erkrankungen des Magens mit einer Alteration der Schleimhaut einhergehen und daß einige Prozesse, nur auf die Schleimhaut begrenzt, schwerlich eine faßbare Funktionsstörung erkennen lassen. Es kann ja nicht verkannt werden, daß die hier registrierbaren Funktionsabläufe recht grobe Bewegungsabläufe darstellen. Zweifellos kann ein Funktionsstudium des Reliefs, wie es sich im Auf- und Abbau des Grob- und Feinreliefs bei dosierter Kompression darbietet, sowohl in der Durchleuchtung eventuell mit Bildverstärkern geprüft und beobachtet und als auch auf entsprechenden Serienaufnahmen festgehalten werden.

Durch Palpation und Kompression während der Durchleuchtung und für die Aufnahmen muß das Kontrastmittel so verteilt werden, daß die formalen pathologischen Verhältnisse als Spiegelbild des Präparates erscheinen. *Die Reliefaufnahme muß präparattreu sein.* Die Kunst des Untersuchers muß ein „dreidimensionales" getreues Abbild des Präparates schaffen, das gegenüber dem Resektionspräparat auch noch die Funktionsprüfung gestattet. Am Beginn der Untersuchung steht die Morphologie des Hoch- und Feinreliefs sowie deren Funktionsprüfung, eventuell unter Hinzuziehung von Pharmaka. Von hier ausgehend, können nach den Erfordernissen größere Kontrastmittelmengen herangezogen werden, eventuell bis zur prallen Füllung mit Prüfung der Funktionsabläufe, der Motilität usw. Ganz allgemein kann gesagt werden, daß, je gröber und ausgedehnter die Krankheitsveränderungen sind, um so mehr Kontrastmittel ist eventuell zum Nachweis nötig. Das gilt besonders für den Nachweis der Magenausgangsstenose und für den Nachweis der Geschwüre der kleinen Curvatur. Zu beachten ist dabei, daß auch sehr feine Konturveränderungen, wie bei der Gastritis granularis, in praller Füllung und möglichst auch noch in Bauchlage des Patienten als Profiländerungen nachweisbar sind. Immer dann aber, wenn es gilt, einen Prozeß der Schleimhaut in der Aufsicht darzustellen, wird wenig Kontrastmittel genügen (Erosionen und Granulierungen). Als Regel gilt auch: je mehr Flüssigkeit (Sekret) der Magen enthält, um so größer die Kontrastmittelmenge. In den Regionen des Magens, die nicht palpabel sind, muß die Verteilung des Kontrastmittels in dünner Schicht durch entsprechende Lagerung des Patienten geschehen: Übergang von der vertikalen Stellung zur Rückenlage eventuell mit Beckenhochlagerung. Schwierig bleibt immer die Darstellung des Fornix, besonders wenn das Kontrastmittel nicht haftet. Diese Region bleibt für die Röntgenuntersuchung ein kritisches Feld. Man wird Ersatzmethoden zur Sicherung der Diagnose heranziehen müssen. Dehnungsversuche der Wandungen durch Insufflation von Gasen oder die Einführung von Ballonsonden zusammen mit Kontrastmittel zur Darstellung der Profillinien, eventuell auch Schichtaufnahmen können willkommene Ergänzungen bieten (Porcher; G. Steiner).

Für den Bulbus duodeni gilt das für die Magenuntersuchung Gesagte in gleicher Weise. Häufig kommt bei geringer Magenfüllung eine gute Bulbusfüllung (eventuell „Dauerbulbus") zustande, eventuell nach kurzer rechter Seitenlage (H. H. Berg). Bei Anzeichen von Stenosen sind reichliche Kontrastmittelmengen und eventuell die rechte Seitenlage des Patienten zur Darstellung nötig. Wie beim Magen durch die Verteilung des Kontrastmittels über die pathologisch veränderte Fläche erst ein Spiegelbild des Präparates entsteht, so muß auch im Bulbus — zur Erlangung des Reliefbildes — durch umschriebenen Kompressionsdruck das Kontrastmittel in dünner Schicht verteilt werden (Attinger; Åkerlund; H. H. Berg); auch durch Übergang von der stehenden Position zur Rückenlage kann das Kontrastmittel verteilt werden. Die Bulbusfüllung kann durch ein Auspreßmanöver des Antrum mit der palpierenden Hand erreicht werden (H. H. Berg).

Die Kleinfingerkante der Hand streicht dann, von der Angulusgegend des Magens beginnend, den Magen pyloruswärts aus. Der Druck der Hand muß dabei so groß sein, daß ein Zurückfließen des Kontrastmittels oralwärts verhindert wird. Diese Ausstreichbewegung soll dabei gleichzeitig und gleichsinnig einer peristaltischen Welle durchgeführt werden. Es soll also die Ausstreichbewegung nur die peristaltische Entleerungswelle unterstützen. In Zeiten der Magenruhe ist eine Füllung des Bulbus durch die Ausstreichbewegung nur bei klaffendem Pylorus zu erreichen. Als Symptom eines normalen Pylorus kann die leichte Überwindbarkeit des Verschlusses durch eine Ausstreichbewegung genommen werden, die unter Ausnutzung einer peristaltischen Welle erzielt wird.

Die Zwiebelform des Bulbus duodeni bedarf keiner näheren Erläuterung. Alle Formabweichungen müssen bei der Untersuchung aufgeklärt werden. Wichtig zur Beurteilung ist entweder eine pralle Auffüllung oder eine Gesamtreliefdarstellung. Gelegentlich vorhandene Gasblasen und Flüssigkeiten verhindern eine gute Darstellung. Dieses ist besonders häufig der Fall, wenn die Achse des Bulbus mehr oder weniger horizontal liegt und durch Rückenlage des Patienten Gas aus dem Magen in den Bulbus gelangt ist. Durch rechte Bauch-Seitenlage kann auch in diesen Fällen eine gute Füllung des Bulbus erreicht werden (H. H. Berg).

Für alle gezielten Aufnahmen des Magens und besonders des Bulbus gilt, daß sie in den diastolischen Phasen gemacht werden sollen. Viele Fehlbeurteilungen können dadurch verhindert werden. Aufnahmen in der systolischen Funktion dienen zur Ergänzung. Die günstigste Position zur Untersuchung des Bulbus duodeni ist der erste schräge Durchmesser. Dabei wird der Bulbus in seiner größten Ausdehnung auf den Film projiziert. Die Kompression zur Darstellung des Reliefs gelingt leicht. Major- und Minorseite sind konturbildend. Überprojektionen mit der Wirbelsäule und mit einer Duodenalfüllung müssen vermieden werden. Bei der Darstellung im zweiten schrägen Durchmesser werden Vorder- und Hinterwand randbildend. An der Basis des Bulbus können durch den Randsinus gelegentlich diagnostische Schwierigkeiten auftreten (Pohlandt). Diese Position ist weniger ergiebig. Der Untersucher soll jedoch nicht an einer Position kleben, sondern durch Rotation des Patienten die günstigste Stellung suchen, die den pathologischen Prozeß eindeutig erkennbar, möglichst frei von Überprojektionen zur Darstellung bringt.

Der Bulbus nimmt bezüglich seiner Funktion und seines Schleimhautreliefs eine Sonderstellung ein. Holzknecht, der für die anatomische Bezeichnung Pars superior duodeni unter Beschränkung auf den Anfangsteil den Namen Bulbus duodeni einführte, wollte damit der Eigenart dieses Dünndarmabschnittes gerecht werden. Die aus dem Magen austretenden Ingesta bzw. Kontrastmittel können im Bulbus längere Zeit verweilen (Dauerfüllung), besonders zu Beginn und am Ende der Magenausschüttung (H. H. Berg). Auf dem Höhepunkt der Entleerung benimmt sich der Bulbus wie der übrige Dünndarm. Der Inhalt wird sofort zum größten Teil weiterbefördert und über eine größere Fläche verteilt. Kaestle hat anhand von kinematographischen Serienaufnahmen eingehende Studien über den Entleerungsmechanismus des Bulbus vorgenommen. Er unterscheidet zwei Bewegungsformen, wobei bei ein- und demselben Menschen immer wieder derselbe Bewegungstyp auftritt. Die eine Form ist die Kontraktion senkrecht zur Längsachse, die den ganzen Bulbus oder große Teile desselben auf einmal nach Art einer tonischen Kontraktion erfaßt und den ganzen kontrahierten Darmteil auf einmal entleert. Seltener erfolgt die Kontraktion nicht tonisch, sondern rasch peristaltisch vom Pylorus aboral fortschreitend der Art, daß sie kaum von einer tonischen Kontraktion zu unterscheiden ist. Bei der zweiten Bewegungsform bildet sich innerhalb des Bulbus eine breite Einschnürung, bei deren Fortschreiten distalwärts die proximalen Teile wieder erschlaffen oder solange zusammengezogen bleiben, bis die Kontraktion das obere Knie erreicht hat, erst dann erfolgt die Eröffnung des Lumens. Die Bulbusbewegungen sind nicht so rhythmisch wie die des distalen Magens. Nach Teschendorf kommt es außerdem noch zu einer Verkürzung des Bulbus in seiner Längsrichtung. Nach H. H. Berg wird Grad und Rhythmus der Füllung durch den Pylorusmuskel beherrscht, durch seinen Tonus und sein Spiel. Es gibt Übergänge vom tonischen Krampf des Pylorus über den leicht überwindbaren Grad des normal suffizienten Pylorusverschlusses bis zur Insuffizienz, dem Klaffen des Pylorus. Bezüglich der Peristaltik spricht auch H. H. Berg von einem fortschreitenden Kontraktionszylinder. Das Relief des Bulbus zeigt nicht das Girlandenmuster der Kerckringschen Falten. Es finden sich parallele, schräg oder in Längsrichtung verlaufende, zarte Faltenzüge oder auch relieffreie Flächen. An der Spitze des Bulbus finden wir den Übergang zu Ringfiguren und Kerckringschen Faltenbildern (weitere Darstellung bei Besprechung des Ulcus duodeni und der übrigen Erkrankungen des Bulbus).

Eine Nachdurchleuchtung bzw. Aufnahme des Magens zur Prüfung der Motilität kann nach 2, 6 und 24 Std angeschlossen werden. Die Nachuntersuchung hat jedoch an Bedeutung verloren.

Kontrolluntersuchungen sind notwendig:

1. zur Prüfung des Heilverlaufes und
2. zur Sicherung der Diagnose, sei es im Sinne des Ausschlusses oder des Beweises.

Bei der Prüfung des Heilverlaufes bestimmen klinische Gesichtspunkte den Termin. Bei der Sicherung der Diagnose soll das Intervall nicht zu groß sein, etwa 10 Tage. Während dieser Zeit empfiehlt sich eine Behandlung eventuell auch mit Magenspülung usw.

c) Die Form und die Lage des Magens; funktionelle Abwandlungen

Verhältnismäßig spät hat man sich eingehend mit den Form- und Lageverhältnissen des Magens beschäftigt (SIMMONDS). Erst in den achtziger Jahren des vorigen Jahrhunderts tritt ein Umschwung ein durch die vortrefflichen Arbeiten von F. GLÉNARD und durch die Arbeiten von KUSSMAUL. In der zweiten Hälfte der neunziger Jahre folgen Studien von DOYEN (1895), MEINERT (1896) und ROSENFELD (1899). Diese Arbeiten korrigieren die Anschauungen über Form und Lage des normalen Magens und bringen damit erstmals eine sichere Grundlage für die Beurteilung und die Erkenntnis pathologischer Zustände des Organs. DOYEN hat zuerst darauf hingewiesen, daß die von LUSCHKA und anderen Autoren geschilderten Formen und Lagen des Magens den tatsächlichen Verhältnissen nicht entsprechen. Er wies nach, daß der Magen in der Regel eine ausgesprochen vertikale Lage hat. Eine Bestätigung haben 1899 die anatomischen und klinischen Untersuchungen von ROSENFELD geliefert, der nachwies, daß der menschliche Magen fast immer vertikal gestellt ist, die kleine Curvatur im Anfangsteil von rechts nach links unten verläuft und dann erst wieder nach rechts abbiegt; nur unbedeutende Abschnitte des Pylorusgebietes überschreiten die Mittellinie des Abdomens nach rechts. Diese Angaben ROSENFELDs sind in der Folgezeit bestätigt worden.

Es war besonders RIEDER, der in seiner im Jahre 1904 erschienenen Arbeit mit aller Entschiedenheit die Vertikalstellung des Magens als normal bezeichnete. Bei einer stehenden Versuchsperson sieht man unterhalb der Magenblase die Magensilhouette als zwei ungleich breite und verschieden lange Schattenbänder, die etwa in Nabelhöhe bogenförmig ineinander übergehen. Man spricht von einem absteigenden linken und einem aufsteigenden rechten Magenschenkel oder Magenrohr (RIEDER). An der Übergangsstelle des absteigenden und aufsteigenden Magenrohres findet man bei einer großen Anzahl hakenförmiger Mägen eine mehr oder weniger deutliche Ausbuchtung. Das Lumen des Magens und damit die Breite des Schattenbandes ist unter normalen Verhältnissen im aufsteigenden Magenschenkel geringer als im absteigenden. Den tiefsten Punkt des Magens nennt man den unteren Magenpol. Die Verbindungslinie des cranialen Magenpoles — an der Kuppe der Magenblase — mit dem caudalen ergibt die Magenhöhe. Die kleine Curvatur entspricht im allgemeinen der inneren, die große der äußeren Begrenzung der Schattenbänder. Von der Pars horizontalis duodeni ist der Magen mehr oder weniger vollständig durch eine schmale kontrastmittelfreie Zone getrennt, die Gegend des Pylorus. Abgesehen von einer manchmal deutlichen Einschnürung nahe der Magenblase, die RIEDER für die Incisura cardiaca hält, sind feststehende Einzelheiten, die eine Gliederung des Organs ergeben, nicht zu erkennen (RIEDER).

HOLZKNECHT betrachtete ursprünglich diese Hakenform, die RIEDER für die Normalform hielt, als pathologisch. Nach HOLZKNECHT ist der Angelhakenmagen die erste leichte Form der Längsdehnung des Magens. Als normale Magenform bezeichnet er eine Magenform ohne Hubhöhe. Der Pylorus bilde dabei den tiefsten Punkt des Magens, eine caudale Ausbuchtung fehle. Wegen der Ähnlichkeit mit dem Horn eines Rindes bezeichnet HOLZKNECHT diesen Magen als *Stierhorn-* oder *Rinderhornmagen.* Das cardiale Stück des Rinderhornmagens steht nach HOLZKNECHT mehr oder weniger vertikal, der engere präpylorische Teil horizontal.

F. W. GROEDEL konnte sich den Auffassungen HOLZKNECHTs nicht anschließen. Er fand den Rinderhornmagen nur unter pathologischen Verhältnissen. Er betrachtet ihn deshalb auch als abnorm. Den teleologischen Spekulationen HOLZKNECHTs über die Rinderhornform des Magens setzt GROEDEL eine ebensolche Spekulation zu Gunsten des Angelhakenmagens entgegen. Er bezeichnete den *Angelhakenmagen* als *Syphonmagen* nach seiner baulichen und angeblich auch funktionellen Ähnlichkeit mit den bei Kanalbauten verwendeten Syphons. FAULHABER hielt dagegen beide Magenformen für normal, wobei er den angelhakenförmigen Magen der Zahl nach für überwiegend hielt. Wegen der dauernden Formveränderungen durch Tonus und Peristaltik, weiterhin wegen der zahllosen Variationen durch die umgebenden Organe hält E. SCHLESINGER die Entscheidung für schwierig, welche Magenform als normal anzusehen sei. GROEDEL hat in das verwirrende Chaos der Erscheinungen eine Ordnung gebracht durch Aufstellung der immer wiederkehrenden Formtypen: die Angelhakenform, die Stierhornform, die Belastungsektasie und die atonische Ektasie. Da die einzelnen, für jede Form angegebenen Merkmale, z. B. Erschlaffung der Magenwand oder Tiefstand des Darmkissens oder Senkung des Pylorus, mehreren Kategorien gemeinsam sind, die allmähliche Übergänge haben und ferner noch in viel zahlreicheren Kombinationen vorkommen, als es die obengenannten Typen angeben, so ist im Einzelfall die Rekognoszierung des vorliegenden Types außerordentlich erschwert, die Aufstellung so zahlreicher Typen für den Kliniker verwirrend (E. SCHLESINGER).

α) Der Magentonus

Nach SCHLESINGER hat nur der Tonus der Magenwand eine wesentliche, unmittelbare Bedeutung für die Magenform; andere Faktoren haben nur unterstützende, sekundäre, mittelbare Bedeutung. Eine geringe Änderung der Stärke des Tonus bedeutet eine deutlich erkennbare Formveränderung. In dem gleichen Verhältnis, in dem der Tonus des Magens an Stärke abnimmt, vollziehen sich in seiner äußeren Erscheinungsform Änderungen von außerordentlich charakteristischem Gepräge (F. M. SCHLESINGER). E. GROEDEL vergleicht unter Berücksichtigung des Tonus den Stierhorn- und den Angelhakenmagen. Er ist der Meinung, daß alle wesentlichen Formunterschiede der beiden beim gesunden Menschen vorkommenden Magentypen allein durch Veränderung der muskulären und elastischen Kraft ihrer Wandungen zustande kommen können. Die muskuläre und elastische Kraft sei beim Stierhornmagen in erheblich höherem Grade vorhanden als bei der Angelhakenform. Weitere Faktoren sind: Erschlaffung der Bauchdecke, Herabsinken des Darmkissens, Tiefstand des Zwerchfelles, konstitutionelle Schwächen usw. GROEDEL kommt zu der Feststellung, daß die Gestalt des Magens auch von den Raumverhältnissen des Abdomens abhängig ist. Der Tonus drückt sich in einer Eigenschaft aus, die nach STILLER die Peristole genannt wird. Wir verstehen darunter die Fähigkeit des Magens, seinen Fassungsraum jeweils der Menge des Inhaltes anzupassen. Die Peristole ist der Ausdruck des normalen Tonus der Magenwand. Der normale Magen erscheint also, ganz gleich ob er mit viel oder mit wenig Inhalt gefüllt ist, stets ganz gefüllt. Die Anpassung des Magenraumes an den Inhalt ist ein aktiver Vorgang des Magentonus (G. A. WELTZ).

Nach SCHLESINGER besteht der Unterschied zwischen einem stierhornförmigen und einem angelhakenförmigen Magen lediglich in der peristolischen Funktion des Magens. Bei der Angelhakenform sei die Peristole geringer als beim Stierhornmagen, wobei der Mageninhalt beim Stierhornmagen funduswärts gedrängt wird. Die ursprüngliche Magenform sei die Stierhornform. Sie kann Veränderungen bis zur Ausbildung der Angelhakenform erfahren, ohne daß die Grenzen physiologischer Dehnbarkeit — unter Einbußen an elastischer und an muskulärer Kraft — überschritten werden. Mit der Ausbildung der Angelhakenform ist aber diese Grenze erreicht. Wirken die eine weitere Dehnung besorgenden Kräfte weiter, so wird nach verhältnismäßig kurzer Übergangszeit ein pathologischer Zustand erreicht, der in einer neuen, gut unterscheidbaren Form zum Ausdruck kommt (E. SCHLESINGER). GROEDEL sieht die Verhältnisse umgekehrt. Er glaubt, daß eine Höhenarbeit des Antrum notwendig und normal sei (Syphon). Deshalb ist er zu der Meinung gekommen, daß der Angelhakenmagen, nicht der Stierhornmagen, die eigentliche Normalform des Magens sei. Bei dieser Form wäre dann auch der entsprechende Tonus als normal anzunehmen. Man würde diese Form, also den Angelhakenmagen, als normotonisch oder orthotonisch bezeichnen. Eine Stierhornform des Magens in ihrer übernormalen Straffheit würde dann die Bezeichnung eines hypertonischen Magens verdienen. Ein tiefstehender Langmagen mit enger Taille wäre als hypotonischer und ein tiefstehender Langmagen mit weiter Taille als atonischer Magen zu bezeichnen. Hyper- und orthotonisch seien die Formen des gesunden Magens, hypotonisch und atonisch seien krankhafte Magenformen. Sie stellten verschiedene Grade der Gastroptose dar (GROEDEL).

Unter Atonie versteht man im Sinne STILLERs eine Schädigung der peristolischen Funktion des Magens. Der normale Magen, sagt STILLER, hat die Fähigkeit, sich genau dem Volumen seines Inhaltes anzupassen; mit anderen Worten, die Magenwand ist stets eng um ihren Inhalt kontrahiert. Der reflektorische Tonus der Magenmuskulatur besorgt diese Form. Der Tonus ist nicht identisch mit der anderen und wichtigeren Magenfunktion, der Austreibung des Inhaltes durch die Peristaltik. Die Schädigung der peristaltischen Funktion ist die motorische Insuffizienz, die des Tonus die Atonie. Es ist aber durchaus nicht so, daß der im Sinne STILLERs atonische Magen zugleich auch motorisch insuffizient sein muß, sondern er kann sehr wohl mit einer Probemahlzeit zur rechten Zeit fertig werden. Während also der normale Magen stets fest um seinen Inhalt kontrahiert ist, kann man den atonischen mit einem schlaffwandigen Sack vergleichen, der die Kontenta nur lose umspannt. Aus der Magenatonie entwickelt sich nach STILLER in der überwiegenden Zahl der Fälle die Gastroptose. Von der Atonie zur Ptose ist demnach nur ein Schritt. Die Ptose geht also ohne weiteres stets mit Atonie einher. Unter Gastrektasie verstehen wir eine dauernde Größenzunahme des Magens, die mit einer gleichzeitigen motorischen Insuffizienz zweiten Grades, einer Stauungsinsuffizienz, einhergeht. Der caudale Magenpol zeigt außer dem häufigen Tiefstand gewöhnlich eine erhebliche Verbreiterung gegenüber der Norm.

In mächtigem Bogen wölbt sich die große Curvatur und erstreckt sich weit in die rechte Körperhälfte hinein. Der ganze Magen erhält dadurch die Form eines plumpen Sackes, der hauptsächlich in seinem queren Durchmesser verbreitert und zu einem großen Teil in der rechten Körperhälfte liegt (FAULHABER).

Der Tonus ist eine von der Peristaltik unabhängige Funktion. Er ist ein Ergebnis der Muskeltätigkeit, die von der Nervenfunktion abhängt (RÁTKOCZI). Die Nervenkerne werden hämatogen, reflektorisch und corticozentral angeregt, wodurch der sog. Normaltonus unterhalten wird.

Bei der Aufnahme von Speisen ist der Magen eng. Er entfaltet sich bei zunehmender Füllung nicht passiv durch Dehnung — vergleichbar einem Gummiballon —, sondern durch eine aktive Tonusherabsetzung. Behält der Magen bei der Füllung seinen hohen Tonus, so kommt es zum sofortigen Einsatz der Peristaltik. Es handelt sich aber nicht um einen Reizmagen, sondern der Magen hat mit seinem Tonus zu träge auf den Füllungsreiz angesprochen und den Tonus nicht genügend schnell herabgesetzt. Wir sprechen von einem Reizmagen, wenn auf den Füllungsreiz eine zu schnelle und ausgiebige Tonusherabsetzung folgt und die Peristaltik vorerst ausbleibt. Die Beurteilung, ob ein sog. Reizmagen vorliegt, hat also nach dem Tonus und nicht nach der Peristaltik zu erfolgen (WELTZ).

Der Magentonus ist unter physiologischen Verhältnissen beträchtlichen Änderungen ausgesetzt (GÖTTE). Der Tonus des gesunden Magens zeigt:

1. periodische, kleine Schwankungen, die als Minutenschwankungen (G. A. WELTZ u. VOLLERS) bezeichnet werden. Sie sollen unabhängig von der Magenentleerung auftreten (C. SCHILLING);

2. zeitweilige, große, gleichmäßige Tonuserhöhungen, gekennzeichnet durch plötzliches Ansteigen des Mageninhaltes fornixwärts. Sie sollen an der Austreibung des Mageninhaltes wesentlich beteiligt sein.

Am kranken Magen findet man nach WELTZ erstens einen dauernd zu hohen oder zu tiefen Tonus (diese Fälle sind selten); zweitens einen plötzlichen Tonuswechsel der extrem sein kann, so daß ein stark hypotonischer Magen für gewisse Zeiten zum hypertonischen wird und umgekehrt (G. A. WELTZ).

Die reinsten Formen der Hypertonie sehen wir bei Cholecystopathien; auch bei pylorusnahen Magen-Duodenalgeschwüren werden sie beobachtet. Es wird angenommen, daß die Tonussteigerung im Reflexweg zustande kommt. Schließt der Reflex intramural, dann entsteht ein Ringspasmus (Sanduhrmagen). Wird der Reflex höher, im Ganglion coeliacum oder gar intraspinal geschlossen, dann entsteht ein regionärer Spasmus bzw. eine allgemeine Hypertonie (RÁTKOCZI). Das sympathische und das parasympathische Nervensystem sind für die Steuerung des Tonus verantwortlich. Der Sympathicus setzt dabei den Tonus und die Peristaltik herab, der Parasympathicus steigert sie.

Mit dem Nachweis des Zwölffingerdarmgeschwürs und seiner Folgezustände — seien es entzündliche Verschwellungen oder Narben — wurden die Ursachen für den größeren Teil der Magenektasien und -atonien, bei denen der Magen selbst keine organische Krankheit aufwies, ermittelt. Die narbigen Deformierungen des Bulbus duodeni stellen das Hauptkontingent der organischen Magenausgangsstenosen dar. Zu beachten ist, daß Begleitprozesse des Geschwürs — Spasmen, Schleimhautschwellungen — aus einer unkompletten Stenose eine komplette machen können.

Zahlenmäßig völlig zurück treten andere mechanisch wirksame Passagehindernisse: Tumoren, angeborene Engen (G. W. GROSS u. DURHAM), übergreifende entzündliche oder neoplastische Prozesse aus dem Gallenblasen-, Leber- und Pankreasraum, retroperitoneale Lymphknoten, Aneurysmen der Bauchaorta, Hernien, Organverlagerungen, Divertikel u. a.

Die funktionelle Atonie und Dilatation des Magens ohne ein mechanisches Hindernis am Magenausgang ist demgegenüber sehr selten. Auch die Magenatonie bei einem nicht stenosierenden Ulcus ventriculi fällt zahlenmäßig nicht ins Gewicht.

Die Frage, ob ein größeres Magengeschwür rein funktionell zur Magenatonie führen kann, ist lange strittig gewesen. FRANK hat auf Grund einer größeren Untersuchungsreihe die Frage bejaht, wobei allerdings Motilitätsstörungen vorwiegend Gegenstand der Untersuchungen waren.

Als Sondergruppe müssen die bei entzündlichen Erkrankungen des Bauchraumes, bei bestimmten Stoffwechselstörungen oder bei zentralen nervösen Störungen usw. auftretenden funktionellen Magenatonien und -dilatationen abgegrenzt werden (HEEREN). In diesem Zusammenhang wird auch immer wieder der sog. arterio-mesenteriale Duodenalverschluß bei postoperativen Magenatonien diskutiert. Funktionelle wie auch mechanisch wirksame Ursachen werden angeschuldigt. Es darf heute als sicher angesehen werden, daß funktionelle Atonien und Dilatationen des Magens bei bestimmten Stoffwechselstörungen, bei cerebralen Erkrankungen (Hirntumor), bei intraabdominalen Entzündungen usw. auftreten können. BERNING lehnt beim sog. arteriomesenterialen Duodenalverschluß ein mechanisches Hindernis ab. Eine Störung der übergeordneten Steuerung ist anzunehmen. Vagus und Sympathicus sind die Mittler der Regulation. BERNING teilt die Regulationsstörungen mit lähmender Wirkung am Magen in folgende Gruppen ein:

1. Die zentrale Lähmung (Stoffwechselstörungen mit Ketonämie).
2. Störung der neuromuskulären Übertragung (Kaliummangel ?).
3. Lähmung der Steuerungsnerven (Schädeltraumen, Poliomyelitis, Tabes dorsalis, Mediastinaltumoren).
4. Reflektorische Störungen (abdominale Entzündungen, Steinkoliken, intraabdominale Ereignisse, Traumen).
5. Lokal bedingte Störungen (organische Erkrankungen des Magen-Darmkanals).

Den Arbeiten BERNINGs verdanken wir einen vertieften Einblick in die funktionellen Atonien und Dilatationen des Magens, die bei Stoffwechselstörungen und Ketonämie auftreten. In klinisch-röntgenologischen Studien konnte die Magenerweiterung beim diabetischen Coma, beim acetonämischen Erbrechen der Kinder und bei der postoperativen Magenatonie aufgeklärt werden. In der Vermehrung der Ketonkörper im Blut mit ihrer zentrallähmenden Regulationsstörung sieht BERNING den wesentlichen Faktor dieser Betriebsstörung.

Das Hauptkontingent der dem Röntgenologen begegnenden Magendilatationen und -atonien liefern die organischen Erkrankungen; an ihrer Spitze steht das Ulcus duodeni.

β) Die Peristaltik des Magens

Waren die ersten Jahre der röntgenologischen Magendiagnostik ausgefüllt mit Untersuchungen über die Form und die Größe des Magens, so erfolgten bald auch die Untersuchung und die Beobachtung der peristaltischen Bewegungen des Magens. Die ersten Beobachtungen hierüber stammen von ROUX und BALTHAZARD (1897). HOLZKNECHT berichtet 1905 über Magenbewegungen der großen Curvatur, JONAS 1906 über die Antrumperistaltik. HOFMEISTER und SCHÜTZ hatten im Jahre 1886 an lebenswarm gewonnenen Hundemägen experimentelle Untersuchungen über die Peristaltik durchgeführt. Die Bewegungen des Magens wurden graphisch aufgezeichnet. Danach beginnt die typische Kontraktion einige Zentimeter unterhalb der Cardia, wodurch die große Curvatur eine Einschnürung erfährt. Die Kontraktion schreitet pyloruswärts fort; sie nimmt regelmäßig an Intensität zu und bildet eine tiefe präantrale Einschnürung, mit welcher sie ihr vorläufiges Ende findet. Nun zieht sich ein als Sphincter antri bezeichneter Muskelring zusammen und schließt die Pförtnerhöhle von der übrigen Magenhöhle ab. Dann erfolgt eine allgemeine Kontraktion der Antrummuskulatur derart, daß Längs- und Querfasern gleichzeitig in Tätigkeit treten. Es entsteht dadurch eine deutliche Zweiteilung des Organs. Auch eine rückläufige antiperistaltische Welle im Antrum wird von HOFFMEISTER und SCHÜTZ beschrieben. Nach OPENCHOWSKI und SCHWARZ ist die peristaltische Bewegung eine im mittleren Teil des Magenkörpers entstehende und pyloruswärts fortschreitende, zunächst flachwellige Kontraktion, die sich immer mehr vertieft. An der Stelle des Ursprungs der Bewegung etabliert sich für die Dauer einer Phase eine mehr tonische, flache Einziehung, die im Schirmbild immer zu sehen ist und auf kinematographischen Aufnahmen von ROSENTHAL auch zutage tritt. Sie wird als Mittelfurche bezeichnet. Die präpylorisch eintretende Vertiefung der Welle und die Verringerung des Lumens in diesem Bereich führt hier zur gegenseitigen zirkulären Berührung der kontrahierten Wandteile, also zur funktionellen Segmentation. Es manifestiert sich ein walnußgroßer, abgetrennter, kugelförmiger Bereich, dessen Verkleinerung durch das Weiterwandern des Kontraktionsringes nicht konzentrisch, sondern plurizentrisch erfolgt. Auch F. M. GROEDEL kommt auf Grund seiner Untersuchungen zu dem Ergebnis, daß die peristaltische Welle etwa drei Finger breit vor dem Pylorus zum Stehen kommt und sich hier eine völlige Abschnürung des antralen Teiles gegenüber dem Corpus ausbildet. Es wird aber auch eine Umbildung des Magenausgangsteiles zur Zylinderform beobachtet. Durch Kontraktion des Zylinders kann die Entleerung eintreten; es kann aber auch der Inhalt in das Corpus ventriculi zurückgetrieben und somit eine Mischbewegung in Gang gesetzt werden.

Die Frage, ob es zu einer Ausbildung eines Antrum, d. h. zu einer *echten* Zweiteilung des Magens während der peristaltischen Welle kommt, wurde insbesondere von KAESTLE, RIEDER und ROSENTHAL näher untersucht. Von diesen Autoren wurden auch röntgenkinematographische Untersuchungen und Serienaufnahmen herangezogen. Der Untersuchung von KAESTLE liegen Beobachtungen am Hundemagen und am Menschenmagen zu Grunde. Eine Zweiteilung des Magens wird von den Autoren abgelehnt. Zur Ausbildung eines typischen Sphincter antri pylori, einer Abschnürung der Magenmitte, kommt es bei Tieren nicht. An dem menschlichen Magen werden ähnliche Befunde festgestellt. Von KAESTLE wird die Annahme eines Sphincter antri, eines saug- und druckpumpenartig wirkenden Antrum pylori, abgelehnt. Eine besonders tief einschneidende, schmale Ringwelle kann präpylorisch gelegentlich einen Teilinhalt des Magens wie in einem Beutel vom übrigen Mageninhalt abschnüren. Es handelt sich dabei aber nicht um die Absonderung eines Magenteiles durch einen Sphincter antri (KAESTLE; ELLENBERGER u. SCHEUNERT; ALVAREZ u. ZIMMERMANN). Danach gibt es funktionell und anatomisch weder einen Sphincter antri noch ein Antrum pylori. Der Magen läßt röntgenanatomisch eine festere Gliederung in sich, die in allen Stellungen und Lagen des Magens in gleicher Weise faßbar wäre, vermissen.

Beim Gesunden folgen die peristaltischen Wellen über den Magen ziemlich regelmäßig aufeinander. Es können freilich im Verlauf der Verdauung gelegentlich Zeiten peristaltischer Ruhe vorkommen. Für den Ablauf des typischen Magenbewegungsvorganges hat man eine Durchschnittszeit von 21 sec angenommen und damit die allein wesentlich erscheinenden Bewegungsvorgänge im distalen Magenteil im Auge gehabt. In Wirklichkeit braucht eine Magenwelle beim Ablauf über den ganzen Magen, d. h. von ihrer Ursprungsstelle unterhalb der Magenblase bis zum Pylorus, erheblich länger. Nach KAESTLE sind gewöhnlich drei Wellen gleichzeitig in verschiedener Höhe am Magen sichtbar, und Ablaufzeiten von 50—70 sec für die Wellenbewegung über den ganzen Magen die Regel. Schwankungen der Ablaufzeiten der Wellen zu verschiedenen Zeiten der Verdauung kommen vor. Die Wellen folgen einander in Zeitabständen von durchschnittlich 18—22 sec (KAUFMANN u. KIENBÖCK; SCHICKER). Regelmäßige Beziehungen zwischen der Peristaltik und bestimmten Säurewerten des Magens stellten KIENBÖCK und KAUFMANN, H. BAUER, CRAMER und J. PINKE, C. SCHILLING nicht fest. SCHICKER dagegen fand bei Hyperacidität eine Laufzeit der peristaltischen Welle von ca. 22,5, und bei der Achylie eine Zeit von durchschnittlich 18,5 sec. DIETLEN und D. TABORA sahen auf Salzsäureproben hin vertiefte peristaltische Wellen auftreten und einen Pylorusverschluß. Darreichung von Öl führte zu dauernder Öffnung des Pylorus, aber auch zur Herabsetzung der Peristaltik. Nach SCHICKER setzt die Wellenbewegung in 94% der Fälle ohne Rücksicht auf Form oder Acidität sofort nach dem ersten Bissen ein. JUNGMANN und VENNING haben die Einwirkung emotioneller Reize auf die Magenfunktion untersucht. 51% ihrer Versuchspersonen zeigten Wirkungen. Bei 11% dieser Gruppe fand sich eine sehr starke Wirkung, die sich im Sistieren der Peristaltik kundtat. Das Intervall bis zur nächsten Peristaltikwelle betrug dabei 60 sec (das Dreifache der Norm).

Eine Bereicherung unserer Kenntnisse über Tonus und Peristaltik haben insbesondere die kinematographischen Untersuchungen und die kymographischen Untersuchungen von STUMPF und G. A. WELTZ ergeben. Wir fassen den Tonus des Magens als die Ruhespannung der Muskulatur auf, die Peristaltik als eine Änderung der Kontraktion und der Dilatation der Magenmuskulatur, also als eine Spannungsänderung bei Tätigkeit. Die Höhe des tonischen Zustandes steht in enger Beziehung zur Auslösung der Peristaltik. Im Dehnungsreiz der Magenmuskulatur sehen wir einen der Faktoren, der die Peristaltik in Gang setzt. Die Reizschwelle ist dabei abhängig von der Tonuslage. Mit dem Nachlassen des Tonus wird der Dehnungsreiz herabgesetzt, mit anderen Worten: ein schlaffer, atonischer Magen bedarf eines erheblicheren Dehnungszustandes zur Ingangsetzung der Peristaltik. Schneller, starker Druckzuwachs führt zum schnellen Eintritt der Peristaltik. Die Peristaltik stellt eine ringförmige Kontraktion der Magenmuskulatur dar, die von der Cardia pyloruswärts weiterwandert. Es handelt sich dabei um ringförmige Kontraktionen einer bestimmten Stelle unter gleichzeitiger Dilatation der aboral liegenden Partien. FORSSELL beobachtete ringförmige Kontraktionen nach Art der Peristaltik im Bereich des Fornix. Bei der üblichen Untersuchung läßt sich feststellen, daß die Peristaltik etwa im mittleren Teil der Pars descendens einsetzt und von hier aus pyloruswärts weiterwandert. Der Einfluß des Dehnungsreizes auf die Peristaltik läßt sich durch Änderung der Füllung einzelner Magenregionen leicht demonstrieren. So wird bei rechter Bauchseitenlage des Patienten die Peristaltik dadurch angeregt, daß der Inhalt des Magens sich im Antrum ansammelt und hier zu einer Wanddehnung und zur Ingangsetzung der Peristaltik und der Magenentleerung führt. Gewöhnlich sind die peristaltischen Einschnürungen an der großen Curvatur tiefer als an der kleinen. Erst von der Angulusgegend an sind die Einschnürungen an beiden Curvaturen etwa gleich tief. Die Amplitude wird beeinflußt von der Tonuslage und vom Dehnungsreiz. Beim quer im Oberbauch liegenden stierhornförmigen Magen, dessen Tonus im allgemeinen relativ hoch liegt, beobachten wir tiefdurchschnürende Wellen, während beim Längsmagen mit relativ niedrigem Tonus gewöhnlich flachere peristaltische Wellen beobachtet werden.

Zur Charakterisierung einer wellenförmigen Bewegung sind Analysen vorgenommen worden, wie wir sie aus der physikalischen Analyse einer Welle kennen. Danach unterscheiden wir die Wellenlänge, die Wellenhöhe oder Amplitude, die Wanderungsgeschwindigkeit und die Frequenz, d.h. die Anzahl der Wellen in der Zeiteinheit. Weiterhin wird beurteilt die Periodendauer, die sich aus der Frequenz und der Wanderungsgeschwindigkeit ergibt. Nach G. A. WELTZ ist die Wellenlänge der Peristaltik vom Dehnungszustand des Magens abhängig. In stark gedehnten Teilen des Magens werden große, in weniger gedehnten Magenteilen kleinere Wellen beobachtet. So läßt die Wellenlänge gewissermaßen Rückschlüsse auf den Dehnungszustand des Magens oder einzelner Magenabschnitte zu. Auch die Amplitude oder die Wellenhöhe wird von dem Dehnungsreiz oder von der Tonuslage beeinflußt. Unter Wanderungsgeschwindigkeit verstehen wir nach WELTZ die Strecke, um die ein Wellenberg oder ein Wellental sich in der Zeiteinheit bewegt.

Primäre Peristaltikstörungen können eine verringerte Wellenlänge bzw. eine verringerte Wanderungsgeschwindigkeit der Welle aufweisen. Dieser fälschlich als „Hyperperistaltik" bezeichnete Zustand ist durch eine verlängerte Fortleitung der peristaltischen Erregung bedingt (G. A. WELTZ). Nach G. A. WELTZ läßt sich eine pathologische Peristaltikfrequenz auch beim Magenkranken nicht nachweisen. Die Periodendauer ergibt sich aus der Frequenz und der Wanderungsgeschwindigkeit. Wenn z. B. drei Wellen mit einer Laufzeit von 60 sec ablaufen, so beträgt die Periodendauer 20 sec. Nach den Reihenuntersuchungen von WELTZ liegt die Periodendauer zwischen 18 und 35 sec. Der Tonus als eine ganz allgemeine Erscheinungsform der Spannung der Muskulatur, insbesondere auch der glatten Muskulatur, ist die Grundlage für die sich darauf entwickelnden Bewegungsvorgänge mit den entsprechenden Spannungsänderungen. Seine Aufgabe ist es, sowohl für den Inhalt des Organs den notwendigen Aufnahmeraum zu schaffen, als auch durch Ingangsetzen der Peristaltik diesen Raum entsprechend der Notwendigkeit des Körpers abzuändern.

Die Peristaltik muß als der Motor des Magens zur Weiterbeförderung des Mageninhalts angesehen werden. Aus dem engen Schlauch der Speiseröhre tritt die Speise in ein weites und sich dem Inhalt anpassendes Reservoir. Die Aufgabe des Magens ist es nun, einmal hier die Verdauung einzuleiten und zweitens die Speisen weiter in den Dünndarm zu bewegen. Bei der Einleitung der Verdauung kommt es darauf an, die von den Magendrüsen gelieferten Sekrete in innige Berührung mit den Ingesta zu bringen. Diese innige Berührung kommt dadurch zustande, daß der durch die Peristaltik pyloruswärts getriebene Mageninhalt bei zeitweiligem Pylorusverschluß zurückflutet, wodurch eine Misch- und Umwälzbewegung der Ingesta eintritt. Diese Mischbewegung wird sichtbar, wenn die Peristaltik einen Teil des Inhaltes pyloruswärts vorgetrieben hat und sich an der Grenze zwischen Corpus und Antrum eine Ringwelle ausbildet, die nicht zu einer völligen Abtrennung des Magens in zwei Teile führt, sondern gleichsam einen Kanal bildet und so bei der Kontraktion der pylorusnahen Magenteile ein Rückfließen und ein Einspritzen der Ingesta in das Corpus bewirkt. Die Entleerung des Mageninhaltes kommt dadurch zustande, daß durch die Peristaltik pyloruswärts getriebene Ingesta in einer gewissermaßen abgeschnürten Partie des Antrum liegen bleiben, worauf eine mehr oder weniger starke systoleartige Kontraktion der Pars pylorica erfolgt, unter Druckanstieg im übrigen Magen. Bei dieser Kontraktion der Pars pylorica kann es dann zur Öffnung des Pylorus und zur Entleerung der Ingesta kommen. Andererseits kann bei Pylorusverschluß der Inhalt wieder retrograd in das Corpus des Magens bei Drucksenkung getrieben werden. Die ständig eingeschaltete Hemmung der Entleerung wird auf die Wirkung von Receptoren der Dünndarmwand zurückgeführt, wobei die Stimulierung der Receptoren durch den Teil der Mahlzeit erfolgt, der den Magen passiert hat. Sowohl die klassische Lehre der Magenentleerung als Funktion der Peristaltik als auch die von GOETZE aufgestellte Lehre der tonusabhängigen Entleerung trifft für Einzelfälle zu. Aber keine der beiden Lehren kann den gesamten Umfang der Erscheinungen erklären (G. A. WELTZ). Das Problem, die Bewegungen im unteren Drittel des Magens zu analysieren, wird dadurch besonders schwierig, daß, während eine peristaltische Welle in der Längsmuskulatur abläuft, die Ringmuskulatur sich in systolischer Weise kontrahiert. Hinzu kommt, daß der Bewegungscyclus dauernd variiert (ALVAREZ und ZIMMERMANN), so daß auswertbare Kurven nicht geschrieben werden können. Bei der Öffnung und Schließung des Pylorus sind nach G. A. WELTZ zwei Systeme zu beachten: Die eigentliche Klappe, die nur Muscularis mucosae enthält, und der Wulst des Pylorusgebietes, der der Muscularis propria entspricht. Diese gleicht in bezug auf Tonus und Peristaltik der übrigen Magenmuskulatur. Auf Grund pharmakologischer Untersuchungen (Pantocaingabe) nimmt G. A. WELTZ an, daß der Verschluß der eigentlichen Klappe über den Schleimhautreiz geht. Wird durch die Motorik des Magens Material herangebracht, das den Magen verlassen soll, so wird, falls im Duodenum Raum ist, von der Schleimhaut kontrolliert, ob dieses Material nach chemischer und mechanischer Beschaffenheit geeignet ist, den Magen zu verlassen. Falls nicht, schließt sich, ausgehend von Reizen der Schleimhaut, die Klappe.

Bei einer Pylorusinsuffizienz (Gastritis, präpylorisches Ulcus, Ulcus duodeni) ist eine Störung des Klappenmechanismus und der Schleimhaut, vergleichbar den Verhältnissen nach Pantocaingabe, anzunehmen (G. A. WELTZ). L. G. COLE hat als erster darauf hingewiesen, daß bei Krankheitsprozessen des Magens, die mit einer Wandinfiltration einhergehen (Carcinom, Ulcus), ein lokalbegrenzter Stillstand der Peristaltik an der kleinen Curvatur zustande kommen kann. A. FRAENKEL studierte mit Hilfe eines kinematographischen Verfahrens diese pathologische Peristaltik. An Hand seiner Bewegungsdiagramme, die er unter anderem durch Übereinanderpausen der Konturlinien mehrerer Einzelbilder erhielt, stellte er eine Reihe von neuen Symptomen fest, denen er bei der Diagnostik des Ulcus und auch des Carcinoms, insbesondere bei der Frühdiagnose des Carcinoms, einen hohen diagnostischen Wert zuschrieb.

Vergleicht man zahlreiche Mägen unter vergleichbaren, entsprechenden Bedingungen, so wird man zwar kaum Übereinstimmungen nach Form und Lage finden, aber doch immer wiederkehrende Magentypen. Von den obengenannten Grundformen lassen sich nun zwei Funktionstypen ableiten, die eine mehr in Richtung des Holzknechtschen Stierhornmagens, die andere mehr in Richtung des Riederschen Hakenmagens. Die formenden Kräfte, die zu den zahllosen Formvarianten führen, finden wir einmal in den besonderen Eigenarten der Magenwand selbst und weiterhin in inneren und äußeren formbestimmenden Verhältnissen und Faktoren. Diese formbestimmenden Kräfte beeinflussen sich stets gegenseitig. Die wirksamen Kräfte sind der Tonus und die Peristaltik, die in dauernder Wechselbeziehung zueinander stehen (s. oben). So veranlaßt eine zunehmende Füllung des Magens eine Änderung des Tonus und ein Ingangsetzen bzw. eine Abänderung der Peristaltik. Eine Füllung des Magens ruft eine Änderung des Tonus und damit eine Änderung der Magenform hervor. Die Änderung des Tonus bedingt dabei wieder eine Funktionsänderung, die in Form der Peristaltik ausgelöst wird. Hinzu kommen als form- und lageverändernde Einflüsse die Topographie und die Funktion der abdominalen Organe sowie die tonischen und funktionellen Einflüsse der Wandungen der abdominalen Höhle. Bei den Bauchorganen ist dabei zu beachten, daß sie, ebenfalls mehr oder weniger beweglich, durch Blutzufluß und -abfluß, Füllung und Entleerung der Därme und der Blase usw. dauernden Druckschwankungen unterworfen sind, denen als Gegenkraft der Druck der Bauchwand und der intraabdominalen Muskelplatten mit den Einwirkungen des atmosphärischen Druckes und der respiratorischen Druckschwankungen entgegenwirkt. Die Entfaltung und Füllung des Magens setzt dabei einen reflektorischen Tonusverlust der Bauchdeckenmuskulatur voraus (BRUNS). Hinzu kommen noch statische Momente, die durch Stellung und Haltung des Körpers bedingt sind. So gleitet bei Rückenlage des Patienten der Magen wie auf einer schrägen Ebene von ventral-caudal nach dorsal-cranial, wodurch die Magenform aus der Hakenform übergeht in die von HOLZKNECHT beschriebene Hornform bzw. durch die Druckänderungen im Fornix und im Corpus in die sog. Sandalenform. Berücksichtigt man all diese formbildenden Momente und fügt man noch die Unterschiede der Konstitution, des Geschlechtes und des Alters hinzu, dann wird es verständlich, daß die Röntgenuntersuchung eine verwirrende Fülle von Formen und Lagen des Magens bietet, die es kaum gestattet, von „der Form und der Lage des Magens“ zu sprechen, sondern nur von der momentanen Magenform eines betreffenden Individuums. Bei der Form- und Lagegestaltung ist noch zu berücksichtigen, daß der Magen im Bereich der Cardia und des Pförtners eine festere, flächenhafte Verbindung mit der Bauchhöhlenwand hat. Hier sind gewisse Fixpunkte, die eine bleibende Grundform und Lage des Magens garantieren. Aber auch hier ist zu berücksichtigen, daß beide Anheftungsstellen des Magens keine starre Verbindung darstellen, sondern bedeutende Lageveränderungen, insbesondere in vertikaler Richtung, auch schon unter physiologischen Verhältnissen gestatten. Die sog. Riedersche Hakenform und die Holzknechtsche Stierhornform können als Grundtypen der Magenformen angesehen werden, zwischen denen die Vielzahl aller übrigen Magenfunktionsformen pendeln.

Zusammenfassend kann gesagt werden: Als normaler Befund gilt heute die gesamte Variationsbreite vom hochliegenden Quermagen HOLZKNECHTs über den Riederschen Hakenmagen bis zum ptotischen Magen, der bis ins kleine Becken herabreicht. Als pathologische Magenformen sind der atonische Magen und der ektatische Magen aufzufassen. Die Ursachen sind dabei in jedem einzelnen Fall aufzuklären.

γ) Die Magenmotilität

Die Bestimmung der Austreibungszeit wurde als sehr wichtige radiologische Erhebung betrachtet. HAUDEK gebührt das Verdienst, durch das sog. Doppelmahlzeit-Verfahren die Prüfung der Motilität wesentlich vereinfacht zu haben. Nach seinem Vorschlag läßt man den Patienten 6 Std vor der eigentlichen Röntgenuntersuchung bereits eine Rieder-Mahlzeit einnehmen, um grobe Motilitätsstörungen, wie sie organischen oder funktionellen Pylorusstenosen eigen sind, nachzuweisen oder auszuschließen. Die Austreibungszeit der Rieder-Mahlzeit beträgt nach HAUDEK 3 Std mit einer physiologischen Schwankungsbreite von 2—6 Std. Ein winziger Rest im Magen kann noch nach 6 Std vorkommen, er ist aber belanglos. TORNAY und KAESTLE benutzten kleine Kontrastmittelkapseln zur Prüfung der Motilität des Magens. Von JOLASSE wurde darauf hingewiesen, daß eine schnellere Entleerung des Magens in rechter Seitenlage eintritt als im Stehen oder in linker Seitenlage. Die Seitenlage wird daher auch zur diagnostischen Differenzierung bei verschiedenen Magenkrankheiten herangezogen. Die Verweildauer der Speisen im Magen ist von zahlreichen Faktoren abhängig, die zu berücksichtigen sind. Es läßt sich feststellen, daß der Mageninhalt anfangs schneller, später langsamer abnimmt. Bei einer sehr großen Mahlzeit ist dabei die Anfangsentleerung größer als bei kleinen und mittleren Mahlzeiten. Es ergeben sich Unterschiede, wenn es sich um leicht verdauliche oder schwer verdauliche und weiterhin, wenn es sich um flüssige oder feste Speisen handelt. Untersuchungen über die Motilität bei verschiedenen Nahrungsmitteln wurden angestellt. Bei hohem osmotischem Druck der Mahlzeit ist die den Magen verlassende Menge pro Zeiteinheit geringer als bei niedrigem osmotischem Druck (HUNT; MACDONALD). Der Beginn der Entleerung von Wasser kann momentan, kurz nach der Aufnahme, einsetzen. Unter normalen Verhältnissen kann man damit rechnen, daß die Entleerung eines heute üblichen Kontrastmittels, wobei 250 cm^3 einer flüssigen Bariumaufschwemmung gegeben werden, in der Regel nach $1^1/_2$—2 Std beendet ist; d.h. der Magen ist nach 2 Std leer, und das Kontrastmittel ist über den mittleren und oberen Teil des Jejunum verteilt. Der von HAUDEK angegebene 6 Std-Rest stimmt für die heutigen Kontrastmittel nicht. Die obere Grenze der Entleerung dürfte heute bei 4 Std liegen. Besteht über 4 Std ein wesentlicher Rest des Kontrastmittels, so muß mit einer Motilitätsstörung gerechnet werden. Die Motilitätsverhältnisse können sich unter pathologischen Bedingungen ändern. Das gilt sowohl für Hyperacidität als auch für die Anacidität, wobei insbesondere bei der Anacidität eine beschleunigte Entleerung zu verzeichnen ist. Auch Einwirkungen des Nervensystems können zu Motilitätsstörungen führen, wie aus postoperativen Befunden klar wurde (Vagusdurchtrennung). Auch psychogen mag die Entleerung des Magens beeinflußt werden. So kann als Folge von Angst und Furcht eine Retention bzw. eine Motilitätsverzögerung auftreten. Das gleiche gilt für eine medikamentöse Beeinflussung. Ebenso finden wir eine Abhängigkeit von der Temperatur des Mageninhaltes. Auch zur Aciditätsbestimmung des Magensaftes wurde das Röntgenverfahren herangezogen. SCHWARZ berichtet 1906 über Untersuchungen, bei denen mit Hilfe von Fibroderm-Pepsin-Wismutkapseln Salzsäurebestimmungen des Magens durchgeführt wurden. Derartige Aciditätsbestimmungen bzw. Röntgendigestionsprüfungen sind später immer wieder aufgenommen worden. So haben MUNTEAN und A. LEB an einem größeren Krankengut in den letzten Jahren Eiweiß- und Fettverdauungsprüfungen mit Hilfe der Röntgenuntersuchung vorgenommen. Es wurden dabei, ausgehend von den Arbeiten von LEB, Bariumkerne verwendet, die mit einer Schutzschicht umgeben waren, entweder mit einer Eiweiß- oder einer Fettschutzschicht. Die fermentative Aufschließung sollte dabei untersucht werden. Sobald die Schutzhülle durch Fermente aufgelöst worden ist, zerfällt der Kern, was sich an einem schlierigen Schatten erkennen läßt.

Bei der Eiweißdigestionsprüfung konnte so bestätigt werden, daß die Dauer der fermentativen Aufbereitung der Eiweißkerne von den Säureverhältnissen des Magens abhängig ist. Normacide Patienten brauchen zur Auflösung 1 Std 54 min, subacide und anacide durchschnittlich 2 Std 9 min (MUNTEAN; A. LEB). Die Verlängerung ist wohl bedingt durch das längere Zurückbleiben der Kerne im Magen. Ist also die Verweildauer im Magen nicht verlängert, dann ist auch bei Subaciden durch die tryptische Phase der Eiweißverdauung eine Kompensierung möglich, d.h. dann ist die Zeit nicht verlängert. Bei Hyperaciden werden die Kerne in kürzerer Zeit aufgelöst, durchschnittlich in 1 Std 13 min. Bei der Fettdigestionsprüfung werden die Barium-Fettkerne im Magen nicht aufgelöst. Der Zerfall der Kerne erfolgt im Dünndarm. Die ermittelte durchschnittliche Digestionszeit für Fettkerne betrug 2 Std 21 min. Lösung der Kerne unter 2 Std gilt als beschleunigte, Lösung nach 4 Std als verzögerte Digestion. Normalerweise sind die Kerne beim Eintritt in das Ileum gelöst. Verlängerte Fett-Digestionszeiten fanden sich bei subaciden Magensäurewerten wie bei hyperaciden, bei pathologischem Ausfall der Cholecystographie und bei resezierten Mägen. Die Verlängerung bei subacidem Magensaft ist auf die längere Retention der Kerne im Magen zurückzuführen. Bei Magenresezierten, die wegen Beschwerden in die Klinik kamen, fand sich eine normale Eiweiß-Digestionszeit und eine verlängerte Fett-Digestionszeit. In einigen Fällen war aber auch die Eiweißzeit verlängert (LIDL). Eine größere Bedeutung hat weder die röntgenologische Aciditätsbestimmung noch die Digestionsprüfung erlangt.

d) Fragen der Exposition (Spannung, Brennfleck, Strahlenbelastung)

Die Entwicklung der Röntgendiagnostik ist nicht zum geringsten Teil der fortschreitenden Verbesserung der Röntgenapparate, der Geräte und all ihrer Zubehörteile zu danken. Nur aus einer engen, befruchtenden Aussprache und Zusammenarbeit zwischen Arzt und Techniker konnten Hochleistungs-Apparaturen entstehen, die den Forderungen des Arztes gerecht werden. Der Nachweis einer grobformalen oder funktionellen Änderung des Magens ist heute nicht mehr das Ziel der Diagnostik. Es ist notwendig geworden, eine Diagnostik der feinen Morphologie zu betreiben, die den Nachweis auch kleinster Schleimhautveränderungen in Analogie zum Präparat erstrebt; das setzt eine geeignete Apparatur voraus. Daß ein genügend leistungsfähiger Transformator, der kurzzeitige Aufnahmen gestattet, zur Verfügung stehen muß, kann in diesem Zusammenhang nicht näher begründet werden. Kürzeste Schaltzeiten sind notwendig, sollen unscharfe Aufnahmen durch Veratmen oder sonstige Bewegungen vermieden werden. Unentbehrlich ist auch ein Motorstativ, wobei Aufnahmen des Patienten in jeder Position und während der Bewegung des Gerätes möglich sind. Einen wichtigen Fortschritt im Gerätebau sehen wir in den Konstruktionen, die der rechten, palpierenden Hand des Untersuchers keinen Transport der Kassetten oder Schaltvorgänge aufbürden. Die rechte, durch den Handschuh geschützte Hand hat die Aufgabe zu palpieren oder mittels eines Zellstoffbausches den richtig dosierten Kompressionsdruck bei den Zielaufnahmen herzustellen. Der linken Hand oder dem Fuß werden all die notwendigen Verrichtungen, wie Schalten, Arretieren und Lösen des Durchleuchtungsschirmes und der Kompression, der Kassettentransport usw. überwiesen. Handgerechte und gekoppelte Vorgänge sind dabei zu fordern. Der Übergang von der Durchleuchtung zur Aufnahme muß, um eine flüchtige Bewegungsphase zu erfassen, in kürzester Frist möglich sein. Die Zeit von 0,8 sec, die notwendig ist, um den Heizfaden von der Durchleuchtung auf Aufnahmeheizung zu bringen, darf für den Kassettentransport und den Schaltvorgang nur um wenige Zehntel überschritten werden, wenn die gezielte Aufnahme ein „Schuß“ sein soll. Innerhalb dieser Zeit müssen Schwingungen der Apparatur, hervorgerufen durch Kassettentransport und dergleichen, völlig abgeklungen sein.

Die Güte eines Röntgenbildes wird von der Schärfe und dem Kontrast bestimmt. Die Schärfe bzw. Unschärfe eines Röntgenbildes hängt unter anderem von der geometrischen Unschärfe, der Bewegungsunschärfe und von der photographischen Unschärfe ab. Sie ist also die Summe einer Reihe von Faktoren. Optimale Bedingungen werden erreicht, wenn bei Kleinhaltung aller Faktoren die Gleichmäßigkeitsbedingung erfüllt ist, d.h. wenn die Unschärfe des einen Faktors nicht wesentlich von der der übrigen Faktoren abweicht (BOUWERS; H. J. OOSTERKAMP). Es ist daher anzustreben, die Faktoren möglichst klein und gleichmäßig zu halten. Die Eliminierung der Bewegungsunschärfe ist bei den heutigen hochbelastbaren Röhren keine Schwierigkeit. Wir können das für die Aufnahme benötigte mAs-Produkt unter Berücksichtigung des Schwarzschild-Effektes in beliebiger Weise variieren, d.h. wir erreichen kürzeste Schaltzeiten, die jede Bewegungsunschärfe ausschließen durch eine Erhöhung der Intensität. Die Grenze ist hier durch die Belastbarkeit des Brennfleckes gegeben, die unter anderem von der Brennfleckgröße abhängt. Die Brennfleckgröße aber ist der zweite wesentliche Faktor, der die Bildschärfe bestimmt. Anzustreben ist daher: kürzeste Belichtungszeit und kleinster Brennfleck. Eine Verkleinerung des Brennfleckes von einer optisch wirksamen Kantenlänge von 1 mm zu einem Brennfleck mit einer optisch wirksamen Kantenlänge von 0,6 oder gar 0,3 mm kann nur dann einen wesentlichen Schärfegewinn der Aufnahme bringen, wenn keine stärkere Verlängerung der Belichtungszeit in Kauf genommen werden muß, weil sonst wieder die Gefahr der Bewegungsunschärfe auftritt. Welche Möglichkeiten sind nun gegeben, bei einem kleinen Focus eine genügend hohe Intensität zu erreichen bzw. eine genügend kurze Zeit für die Magenaufnahme zu erzielen? Es sind zwei Möglichkeiten gegeben: die eine hat erst in letzter Zeit an Bedeutung gewonnen. Neueste Röhrenkonstruktionen gehen von einer stark erhöhten Drehzahl des Anodentellers aus, der von 3000 auf 9000 Umdrehungen jetzt außerordentlich hochtourig geworden ist. Diese hohe Umdrehungszahl gestattet eine sehr viel höhere Belastbarkeit des kleinen Focus. Andere Konstruktionen sind die sog. Doppelwinkelröhren. Auch Umbauten des Anodentellers haben zu einer erhöhten Belastbarkeit geführt. Sieht man von diesen neueren Konstruktionen ab, so besteht die zweite Möglichkeit, mit einem kleinen Focus doch noch zu relativ kurzen Zeiten zu kommen, in einer Erhöhung der Aufnahmespannung (BÜCKER; GEBAUER). Unter den in der Magendiagnostik üblichen Spannungsbedingungen (bis 90 kV) ist es unmöglich, mit der Feinfocusröhre eine kurzzeitige Aufnahme zu machen, da die Röhrenleistung ja begrenzt ist. Mit Rücksicht auf die Lageänderung des Magens bei der Atmung, auf den Ablauf der Peristaltik und auf eine eventuell fortgeleitete Pulsation darf eine Expositionszeit von 0,2 sec nicht überschritten werden. Soll daher mit einem kleinen Focus eine Magenaufnahme in kürzester Schaltzeit gemacht werden, so bleibt als Ausgleich die schon erwähnte Erhöhung der Spannung mit Übergang von der Normalspannung zur Hartstrahlaufnahme mit 125 kV und darüber hinaus (BÜCKER).

Unter den Vorteilen der Hartstrahltechnik, die hier im einzelnen nicht näher erörtert werden können, muß immer wieder der Dosisrückgang für den Patienten und die starke Verkürzung der Aufnahmezeiten mit all den sich daraus ergebenden günstigen Bedingungen an erster Stelle herausgestellt werden. Alle diese Vorteile können nur dann positiv gewertet und ausgenutzt werden, wenn die Methode in ihrer diagnostischen Leistungsbreite nichts einbüßt. Es wird daher zu prüfen sein, wie sich Strukturen und Konturen der das Magenbild aufbauenden Gewebe und ihre pathologischen Bilder bei Spannungserhöhungen verhalten und welche physikalischen Vorgänge dabei von Bedeutung sind. Die Hartstrahlaufnahme bringt eine Verringerung des Kontrastumfanges. Der Strahlungskontrast ist unter anderem abhängig von der Härte der Strahlung. Aufnahmen mit hohem Strahlungskontrast (weiche Aufnahmen) erlauben eine gute Differenzierung im mittleren Schwärzungsbereich. Bei den hohen Schwärzungen derartiger Aufnahmen müssen subjektive Gesichtspunkte berücksichtigt werden. Schwärzungen etwa oberhalb $S = 2$ kann das Auge auch bei bester Ausleuchtung nicht mehr genügend differenzieren, d.h. daß bei extremer Vergrößerung des Strahlungskontrastes (Weichstrahlaufnahme) notwendigerweise eine Einengung des anatomischen Bildumfanges im Bereich der hohen Schwärzungen erfolgen muß. Der objektive Bildumfang einer derartigen Aufnahme, der dem maximalen Kontrast entspricht, ist zwar sehr groß, der nutzbare Bildumfang, der die am Schaukasten differenzierbaren Schwärzungen umfaßt, ist aber relativ klein. Auf der anderen Seite werden geringe Schwärzungen von $S = 0{,}5$ bei geringer Ausleuchtung noch wahrgenommen. Da im Gegensatz zu weichen Aufnahmen bei Hartstrahlaufnahmen auch dichte Objektteile noch durchstrahlt werden, wird hier der anatomische Bildumfang erweitert (BÜCKER). Bilder hoher Kontraste, also Weichstrahlaufnahmen, wirken im ganzen unharmonisch in ihrem Aufbau wegen ihrer extremen schwarzen und weißen Lichtverteilung. Sie lassen unter Umständen wichtige Bilddetails verschwinden, während bei Hartstrahlaufnahmen der Kontrastumfang zwar verkleinert, der anatomische Bildumfang aber vergrößert wird. Wenn auch die Hartstrahlaufnahme eine Verringerung des Kontrastumfanges erbringt, so ist doch dabei zu berücksichtigen, daß bei einer Kontrastmittelaufnahme des Magens ja auch ungewöhnlich große Kontraste bestehen, die ohne Schaden eine Einengung vertragen.

Neben der geringeren Dosisbelastung des Patienten — sowohl auf der Haut als auch in der Tiefe — sind die geringere Belastung der Röhre, die erhebliche Verkürzung der Belichtungszeit und die geringere elektrische Belastung des Apparates von Bedeutung. Erwähnenswert ist noch, daß bei den gezielten Serienaufnahmen kleinsten Formates (8 cm Durchmesser) auf eine Sekundär-Strahlenblende verzichtet werden kann, da bei Kompression die Streustrahlung wegen des geringen durchstrahlten Volumens eine untergeordnete Rolle spielt, die nicht zur Verschlechterung des Bildes mehr beiträgt. Für Aufnahmen größeren Formates gilt dieses nicht; hier sind entsprechende Streustrahlenblenden zu verwenden. Es läßt sich zusammenfassend sagen, daß die Hartstrahltechnik Vorteile bietet, auf die heute nicht mehr verzichtet werden kann. Es sind im wesentlichen die verringerte Röhrenbelastung, die geringere Haut- und Tiefenbelastung des Patienten, die geringere Belastung des Apparates und Netzes und die extrem kurzen Schaltzeiten. Bildmäßig liegen die Vorteile in einer Erweiterung des Bildumfanges. Erst die Hartstrahltechnik gestattet die Anwendung des feinen Focus auch bei bewegten Organen. Der Vorteil einer Feinfocusröhre ist aber die Bildschärfe. Sie gestattet den Nachweis von Feinstrukturen, die nicht nur am Knochensystem, sondern auch an den inneren Organen, insbesondere am Magen, gegeben sind. Bei großen Übersichtsaufnahmen wird man aber wegen der störenden Streustrahlung auf Hartstrahlaufnahmen im großen und ganzen verzichten müssen.

Die Kompression des Abdomens stellt bei der Durchleuchtung und bei der Aufnahme des Magens ein wichtiges Hilfsmittel dar. Die bildverbessernde Wirkung der Kompression beruht erstens auf Verkleinerung des Patientendurchmessers und zweitens auf einer Verbesserung der geometrischen Verhältnisse. Besonders die umschriebene Kompression eines kleinen Feldes, sei es mit einem Tubus oder mit anderen Hilfsgeräten, kann unter günstigen Umständen den Durchmesser des Abdomens erheblich — manchmal um ein Drittel seines Durchmessers — verkleinern. Die Verkleinerung des durchstrahlten Körpervolumens erbringt eine merkliche Reduzierung der Streustrahlung; die den Leuchtschirm erreichende Strahlenintensität wächst. Bei gezielten Serienaufnahmen kleinen Formates kann daher auf die bewegliche Streustrahlenblende verzichtet werden. Daraus folgen eine Verkürzung der Expositionszeiten und ein Dosisrückgang. Nicht zu unterschätzen für die Bildgüte ist die Verminderung des Abstandes von Film und Organ durch die Kompression. Bei jeder Röntgenaufnahme ist wegen der Zentralprojektion und den sich daraus ergebenden Abbildungsgesetzen eine vergrößerte Abbildung des Organs zu erwarten. Die Vergrößerung wächst, je kleiner der Abstand Focus—Film und je größer der Abstand Organ—Film ist. Diese ungünstigen Verhältnisse bestehen so gut wie immer bei gezielten Aufnahmen der üblichen Untersuchungsgeräte. Durch Kompression des Abdomens läßt sich der Abstand Organ—Film, wenn auch nur in beschränkter Weise, verringern. Würde man gleichzeitig den Focus-Filmabstand genügend groß halten, dann blieben Vergrößerung und geometrische Unschärfen in erträglichen Grenzen. Aus Gründen, die hier nicht näher besprochen werden sollen, wird im allgemeinen der Abstand

Focus—Film auf 70 cm gebracht. Bei Kenntnis dieser Verhältnisse wird man tunlichst alle Aufnahmen vermeiden mit einem großen Organ—Filmabstand, also etwa gezielte Aufnahmen in Bauchlage auf dem Trochoskop, wobei der Film dem Rücken des Patienten anliegt.

Das Problem der Strahlenbelastung ist nicht neu. Neben der somatischen Schädigung, die vorwiegend den Einzelfall betrifft, gewann nach Kenntnis der mutationsauslösenden Wirkung der Röntgenstrahlen die Gonadenbelastung wegen der Gefährdung des menschlichen Erbgutes erhöhte Bedeutung. Schon 1928 wurde auf dem Berliner Röntgenologenkongreß die Gefährdung des menschlichen Erbgutes durch die medizinische Anwendung ionisierender Strahlen erörtert (H. HOLTHUSEN). Da zu jener Zeit schon das Gesetz der Dosisproportionalität mit der durch Strahlen erzeugten Mutationszahl bekannt war, wurde schon damals auf die Gefahren der Gesamtbelastung der Bevölkerung hingewiesen. Das Augenmerk wurde aber besonders in den Jahren der Kernspaltung wieder auf dieses Problem gelenkt. So sind besonders in den letzten Jahren Beiträge zur Gonadenbelastung der Bevölkerung geliefert worden.

Der Röntgenologe hat bei der Untersuchung ein differentes Strahlenschutzproblem zu beachten. Auf der einen Seite heißt das: Schutz des Untersuchten; auf der anderen Seite: Schutz des Untersuchers. BARCLAY und COX haben bereits 1928 die ersten Versuche unternommen, auf Grund von Messungen am Menschen zu einer Toleranzdosis als Basis für Schutzmaßnahmen zu gelangen. Für den Untersuchten steht dabei der Schutz der Gonaden im Vordergrund, während die somatische Belastung in den Hintergrund tritt. Für den Untersucher liegen die Schwerpunkte des Schutzes aber umgekehrt. Von jedem modernen Untersuchungsgerät ist zu fordern, daß keine direkte Strahlung den Untersucher erreicht, sofern er außerhalb des Strahlenkegels bleibt. Streustrahlung, die vom Gerät, dem Raum oder dem Patienten ausgeht und den Arzt trifft, darf die in der 1. Strahlenschutzverordnung festgelegten Dosen nicht überschreiten.

Für beruflich strahlenexponierte Personen beträgt die höchstzulässige Jahresdosis für die Ganzkörperbestrahlung 5 rem, für die Teilkörperbestrahlung (Unterarme, Hände, Füße) 60 rem. (Näheres s. 1. SSVO.)

Neben dem Geräteschutz sind Schutzkleidung, Schutzhandschuhe, Schutzwände u. dgl. vorzusehen. Eine dauernde Kontrolle des gesamten Arbeitsplatzes, des Untersuchers sowie des Personals ist notwendig.

Die Gefahr für den Patienten liegt vorwiegend in der Strahlenbelastung der Gonaden. SELENTAG gibt nach bisherigen Erhebungen über die Strahlenbelastung der Bevölkerung an, daß die Röntgendiagnostik in verschiedenen Ländern die Gonaden mit 20—135 mR pro Kopf und Jahr belastet. Diese Belastung würde etwa einem Fünftel bis Anderthalbfachen der natürlichen Grundstrahlung entsprechen. Untersuchungen des Abdomens und des Beckens liefern einen besonders hohen Anteil an dieser Dosis. All die Maßnahmen, die zur Dosisverringerung führen können, beeinflussen die Belastungsquote im günstigen Sinne. Genaue Ausblendung auf die bildwichtigen Körperteile (kleine durchstrahlte Volumina) kann die Gonadendosis stark herabdrücken. Von Hartstrahlaufnahmen ist unter Umständen eine Erhöhung der Gonadendosis zu erwarten, die aber nicht so sehr ins Gewicht fällt, da wir ja primär eine kleinere Dosis als bei der konventionellen Aufnahme benötigen. Infolge des kleinen Bildfeldes bleibt bei der gezielten Serienaufnahme des Magens der Streustrahlenanteil, der die Gonaden erreicht, unbedeutend.

Die Durchleuchtungsdosis wird entweder mit einem Dosiszähler oder durch Berechnung ermittelt. Zweckmäßigerweise errechnet man für einen Routineuntersuchungsgang aus vorgegebenen Messungen und Daten die Dosis pro Minute. So kann eine bestimmte Untersuchungszeit und eine nicht zu überschreitende Anzahl von Röntgenaufnahmen festgelegt werden. Es ist zu erwarten, daß die jetzt in Gang gekommenen Untersuchungen über die Strahlenbelastung der Bevölkerung weiter fortgeführt werden und einen vertieften Einblick in die Probleme des Strahlenschutzes und sicherlich auch Hinweise auf Verbesserung des Strahlenschutzes bringen (BREUER; KRAUTZUN; VOGLER). Jede diagnostische Maßnahme ist in möglichst kurzer Zeit durchzuführen. Eine Belastung oder Beeinträchtigung des Patienten ist auf ein Mindestmaß zu beschränken.

2. Das Geschwür des Magens und des Zwölffingerdarmes

a) Ulcus ventriculi

α) *Geschichtliches und Bemerkungen zur Pathogenese des Ulcus ventriculi*

CRUVEILHIER hat im Jahre 1829 in seiner pathologischen Anatomie des menschlichen Körpers eine klassische Darstellung der Geschwürskrankheit gegeben. Von dieser Arbeit, in der Klinik, Anatomie und Pathologie des Ulcus rotundum klar beschrieben werden, gehen die modernen Untersuchungen über das Magengeschwür aus. CRUVEILHIER weiß zu unterscheiden zwischen Ulcus, Krebs und Gastritis. Mit Recht spricht man daher beim Magengeschwür von der Maladie de Cruveilhier. Die Geschwürskrankheit war zwar schon im Altertum bekannt. Es finden sich aber keine eingehenderen Kenntnisse über das Magengeschwür. Nach LEBERT[1] ist erst seit dem 16. Jahrhundert ein klinischer Bericht über das Magengeschwür verfügbar. Es wird bei LEBERT und J. BAUHIN zitiert, der einen dramatischen Bericht eines perforierten Geschwürs bei einer jungen Frau gegeben hat. Wie die Sektion ergab, saß das perforierte Geschwür nahe dem Fundus. In der

[1] Siehe dort weitere Literaturangaben.

Bauchhöhle fanden sich Gas, Flüssigkeiten und Speisen. Es folgen immer wieder Beschreibungen der klinischen Symptomatik. Formveränderungen des Magens als Folgen der Ulcuskrankheit werden von E. Mangold, Heister und Morgagni erwähnt. Von Baillie stammt eine Beschreibung der Magenblutung bei einem sehr großen Magen. Auch Morgagnie 1735 und Hamberger 1746 beschreiben einige Fälle, darunter auch Duodenalgeschwürs-Fälle. Voigtel berichtet auf der einen Seite über eine entzündliche Verdickung der Geschwürsumgebung und erwähnt andererseits auch die Reaktionslosigkeit der Umgebung des Geschwürs. Nach Voigtel kann das Magengeschwür in einer Form erscheinen, als sei ein Stück der Magenwand mit dem Messer ausgeschnitten worden. Hunter führt die Perforation eines Magengeschwürs auf eine durch den Magensaft hervorgerufene Erosion zurück. J. Morin spricht 1800 von einer lokalen Entzündung der Magenwände, von Blutstauung und von Autodigestion. In Deutschland war es besonders der klassische Bericht von Rokitansky im Jahre 1842, der einen klinischen und pathologischen Befundbericht des Magengeschwürs gab. Er berichtet dabei sehr eingehend über 79 Fälle. Eine wesentliche Anregung kam von Virchow 1855. Virchow erhob gegen Günzburgs Anschauung von der Verdauung der Magenwand den Einwand, daß eine Störung oder Unterbrechung des Blutumlaufes an umschriebener Stelle Voraussetzung für eine Andauung sei. Dieser Einwand Virchows von der Unterbrechung des Blutumlaufes verdichtete sich dann zu der Auffassung eines Infarktgeschwürs. Diese Auffassung hat besonders Hauser vertreten, indem er als Ursache des Ulcus den hämorrhagischen Infarkt, der durch organische Gefäßveränderungen auftreten sollte, beschrieb. Brinton gebührt das Verdienst, statistische Analysen beim Ulcus ventriculi erstmalig beigebracht zu haben. Der Gedanke einer Gefäßsperre taucht immer wieder auf. Klebs hatte 1869 eine funktionelle Gefäßsperre durch Arteriolenkrampf und A. Key 1870 eine durch Muskelkontraktion verursachte venöse Stauung hypothetisch für den umschriebenen Gewebstod eingesetzt. Wesentliche klinische Arbeiten aus dem Ausgang des vorigen Jahrhunderts stammen besonders von Kussmaul, Leube, Ewald, Boas und Ziemssen. Schon Rokitansky war für die neurogene Entstehung der Krankheit eingetreten. Auf die von Klebs geäußerten Muskelkontraktionen griff Beneke 1908 zurück, indem er die von ihm beschriebenen Stigmata ventriculi (hämorrhagische Erosionen) als Folge einer spastischen Ischämie und diese Ischämie durch Reizung gewisser Nervengebiete auffaßte. Alle diese Vorstellungen schlossen sich eng an die Hausersche Infarkttheorie an, nur daß hier nicht organische, sondern funktionelle Gefäßstörungen die Ursachen umschriebener Ernährungsstörungen sein sollten. Dieser Theorie, die einen Gefäßschaden postulierte, stand die Entzündungstheorie gegenüber. Die Entzündungstheorie geht auf Broussais (1808) und auf Cruveilhier (1821) zurück. Cruveilhier brachte die Entstehung des typischen Magengeschwürs mit den von ihm beschriebenen folliculären Erosionen in Verbindung. Il y a d'abord érosion de la muqueuse, l'érosion ou ulcération devient un ulcère. Nauwerck hat dann im Jahre 1897 erneut die Entstehung des Ulcus auf Erosionen zurückgeführt. Allerdings hielt Nauwerck die Erkrankung noch für eine Sonderform und trennte sie von dem gewöhnlichen Magengeschwür ab, da nach seiner Erfahrung die chronische Gastritis fehlte. Die Gedankengänge von Nauwerck wurden drei Jahrzehnte später wieder aufgegriffen von Stoerk, Moszkowicz und vor allem von Konjetzny und seinen Mitarbeitern.

Die Belebung und Durcharbeitung wurde insbesondere ermöglicht durch histologische Untersuchungen von operativ gewonnenen Präparaten. Stoerck erwähnt die vorher bestehende Gastritis mit sekundärer Entwicklung eines Ulcus pepticum und weiterhin die Gastritis, die sich an ein Ulcus im zeitlichen und ursächlichen Sinne anschließt. Konjetzny, der in einer ungewöhnlichen Arbeitsleistung zahllose Operationspräparate histologisch untersuchte und untersuchen ließ, fand eine ausgesprochene Gastritis beim Magen- und Zwölffingerdarmgeschwür fast in 100% der Fälle. Diese Gastritis betraf vorwiegend den Ausgangsteil des Magens, genauer gesagt: den Pylorusdrüsenabschnitt, und oft auch die angrenzende Fundusdrüsenregion, während in den entfernteren Fundusdrüsenabschnitten in der Regel wenig gastritische Änderungen histologisch nachweisbar waren. Wichtig und entscheidend war für die Konjetznysche Hypothese die Beziehung zwischen Ulcus und Gastritis. Nach Konjetzny entwickelt sich in der Mehrzahl der Fälle die typische Geschwürsbildung im Magen und Duodenum aus der entzündlichen Erosion. Die ersten Vorgänge der Geschwürsentstehung spielen sich danach in der Schleimhaut ab. Das typische Magen- und Zwölffingerdarmgeschwür ist als eine Komplikation der Gastro-Duodenitis aufzufassen. Hauser wendet gegen die Konjetznysche These ein, daß doch die ganze Magenstraße bzw. die Pars pylorica voll von chronischen Geschwüren sein müsse, da sich Erosionen hier in größter Menge, wie Konjetzny selbst beschrieben hat, finden, und alle Erosionen den gleichen Bedingungen für den Übergang zum chronischen Geschwür unterworfen seien. Aschoff hat gegen diese Hauserschen Einwände Stellung genommen. Aschoff sieht in Eigenarten der Geschwürsform, in der besonderen Lokalisation und in den Eigenarten der kleinen Curvatur den wesentlichen Faktor für die Entstehung des Geschwürs aus der Erosion und auch für den Übergang des akuten zum chronischen Geschwür. Auf Grund des parallelen und hohen Faltenwurfs an der kleinen Curvatur und der physiologischen Magenengen nimmt Aschoff an, daß hier eine besondere Schubwirkung der Inhaltsmassen wirksam wird. So ist es nach Aschoff verständlich, daß gerade die Schleimhaut an der kleinen Curvatur, den reibenden Bewegungen der Ingesta besonders ausgesetzt, Substanzverluste erleidet, wobei noch bei leerem Magen der Magensaft gerade in der Magenstraße sich pyloruswärts bewegt und zu Schädigungen der Schleimhaut führen kann. So erscheint es Aschoff ganz natürlich, daß Geschwüre und Erosionen der Magenstraße infolge der erhöhten Peristaltik und der Anätzung durch den Magensaft schwerer zur Heilung gebracht werden können als Geschwüre an anderer Stelle. Die Entstehung der Erosionen führt Aschoff auf Besonderheiten des Venennetzes des Pylorusgebietes und der Magenstraße zurück. Er glaubt auch experimentell gezeigt zu haben, daß Rückstauungen in diesem Venengebiet Blutungen veranlassen können. Nach F. Büchner müssen die Hämorrhagien (hämorrhagische Erosionen) als sekundäre Folgen oder als Begleiterscheinungen der Andauungsvorgänge der Magenschleimhaut aufgefaßt werden. Es muß sich dabei um eine Einwirkung eines besonders wirksamen Magensaftes handeln. Andere Momente, wie Konstitution, Nervensystem, Drüsenapparat, exogene Gastritis, Ausscheidungsgastritis, spielen dabei auch eine Rolle in dem Sinne, daß sich das Verhältnis des von der Corpusschleimhaut sezernierten Magensaftes zur Schleimhautoberfläche der übrigen Magenabschnitte in dem Sinne ändert, daß die Widerstandsfähigkeit der Schleimhaut gegen die Andauung des Magensaftes zu schwach wird oder umgekehrt, daß der Magensaft zu stark wird. Die Bedeutung des Magensaftes wird von vielen Forschern, insbesondere von den Klinikern, immer wieder unterstrichen. Das stärkste angeführte Moment besagt, daß die Geschwüre nur dort auftreten, wo der Magensaft hingelangen kann (Ulcus jejuni, v. Bergmann). Der Einwand, daß auch bei Anacidität ein Ulcus entstehen könne, stößt immer wieder auf Zweifel. Nach Bockus haben entsprechende Untersuchungen nicht den Beweis erbracht, daß nicht doch noch Magensaft produziert wird. Nach v. Bergmann ist das peptische Moment obligat. Es muß aber noch ein anderer Faktor hinzukommen, damit das Ulcus sich entwickelt. Die Geschwürsentstehung ist abhängig von einer Vielzahl von Bedingungen, worunter das peptische Moment nur eines ist. Alles, was zu einem lokalisierten Gewebsschaden im Magen und Duodenum führt, gehört zu diesen Dispositionen. Organische und spastische Gefäßverschlüsse, Stasen im Capillargebiet, Gastritis und Duodenitis, lokale Infektion, primär-peptische Einwirkung, mechanisch-funktionelle Einflüsse, neurale Einflüsse, Erbkonstitution, hyperthyreotische Konstitution. v. Bergmann sieht im Krankheitsverlauf einen gleitenden Übergang von der reinen Betriebsstörung, für den Anatomen nicht erkennbar, bis zum Abschlußbild einer anatomisch faßbaren Läsion. Die Büchnersche Anschauung wird abgelehnt, da die Mehrzahl der Ulcuskranken keine erhöhten Säurewerte hat und da auch in den meisten Fällen keine Supersekretion besteht. Ähnliches gilt auch für das Ulcus duodeni. Den Übergang von der Erosion zum Ulcus hält v. Bergmann durchaus für möglich. Er hat aber keinen Anhalt gefunden, daß dieses für den regulären Verlaufsprozeß Gültigkeit hat. Nach v. Bergmann kann da, wo ein lokalisierter Gewebsschaden der Schleimhaut oder der Wände im Magen oder Duodenum entsteht, das Gewebe angedaut werden, weil die Vitalität gelitten hat. Ein arteriosklerotischer, thrombotischer oder embolischer Gefäßverschluß und etwa ein spastischer Gefäßverschluß; infolge einer circumscripten Zusammenziehung der Magenmuskulatur oder Arteriolenmuskulatur, sind spezielle Anlässe solcher Gewebsschäden. Das, was sich bei der Entzündung vollzieht, kann ebenso zum Vorläufer der Andauungsmöglichkeit der Schleimhaut werden. Nach v. Bergmann können bei der Schleimhautentzündung Endothelschäden der Capillaren vorliegen mit jenen Permeabilitätsänderungen, die man als seröse Entzündung des Magenparenchyms bezeichnet. Alle diese Zustände stellen einen Locus minoris resistentiae dar und wenn dieser einmal vorhanden ist, kann die peptische Verdauung angreifen und sowohl zur Erosion sowie zum akuten Ulcus führen. Ein Zusammenhang zwischen den vegetativen Zentren des Gehirns und den Magenerscheinungen wird nicht bezweifelt. Es wird ein Zusammenhang zwischen Cortex cerebri, Zwischenhirn, vegetativen Schaltzellen mit dem Magen als Erfolgsorgan von Störungen, die zu einem Ulcus führen können, angenommen. Nach Eppinger lassen sich Tatsachen anführen, die an einen Zusammenhang zwischen Nervensystem und Ulcusgenese denken lassen. Viele Erfahrungen sprechen für die Annahme eines beim Menschen individuell schwankenden Vagustonus; daher der Begriff der Vagotonie, abgeleitet aus der Wirkung vagotroper Pharmaka. Die Patienten können verschieden auf Medikamente, wie Pilocarpin und Physostigmin, reagieren. Die einen werden stark, die anderen gar nicht beeinflußt. Viele Menschen mit einem Ulcus zeigen besonders häufig Zeichen der Vagotonie. v. Bergmann hat bei denen, die symptomatisch den Zustand der Vagotonie boten, von vegetativ stigmatisierten Personen oder von Disharmonien im vegetativen System gesprochen. Es handelt sich um einen den ganzen Organismus erfassenden Zustand, der sich in einer Übererregbarkeit des vegetativen Nervensystems äußert. Eppinger bezieht sich auf Untersuchungen von O. Müller, dem bei seinen Capillarstudien aufgefallen war, daß zahlreiche Kranke mit Ulcus ventriculi an sog. vasoneurotischer Diathese leiden, ein Zustand von Dysergie im vegetativen Nervensystem und krankhafter Dysharmonie im Bau und in der Funktion des Gefäßapparates, besonders in den peripheren Abschnitten. Die feinsten Arterien und Capillaren und Venen sind nicht planmäßig angeordnet.

sondern die Gefäße zeigen ein Bild wirrer Unordnung sowohl in Verlauf und Kaliber wie in ihren Anastomosenbildungen. An diesen Gefäßen lassen sich nach O. MÜLLER auch eine vermehrte Durchlässigkeit der Capillaren und damit eine abnorme Neigung zu Ödembildung nachweisen. Solche Capillarveränderungen sind nicht nur an der äußeren Haut sondern auch im Bereich der Magenschleimhaut von Ulcuskranken nachzuweisen, und zwar auch fern vom Geschwür selbst (DUSCHL). Im Bereich der kleinen Curvatur sind solche Capillarveränderungen häufiger zu sehen als an der großen Curvatur. Die Folgen dieser Gefäßschäden und der ödematösen Veränderungen können zu erheblichen Gefäßnekrosen führen, die der andauenden Wirkung des Magensaftes leichter zum Opfer fallen. Nach EPPINGER ist die Ursache des Magengeschwürs nicht einheitlich. Immer aber müssen zwei Faktoren berücksichtigt werden: die Wirksamkeit des Magensaftes und die Schwächung der Widerstandskraft der Magen- oder Duodenalschleimhaut. Von GOETZE wurde auf ein phyletisches Moment hingewiesen. GOETZE glaubt in der entwicklungsgeschichtlich gesehenen Rückbildung der starken Muskulatur der Pars pylorica und der andersartigen Drüsenregion dieser Gegend gegenüber dem übrigen Magen einen regressiven Vorgang zu sehen, der eine geringere Reparationskraft gegen alle Arten von Defekten besitzt. Diese Hypothese beantwortet nicht die Frage nach der ersten Entstehung des Defektes. Für KONJETZNY ist die Schleimhautentzündung die entscheidende Voraussetzung der Geschwürsbildung. Der Magensaft ist nur ein Akzidens. KONJETZNY räumt ein, daß der Magensaft für die Weiterentwicklung einer primär entzündlich entstandenen Erosion zur eigentlichen Geschwürsbildung Bedeutung haben könnte. Als ätiologische Faktoren der Schleimhautentzündung verweist KONJETZNY auf exogene und endogene Schädigungen. In Erweiterung der v. Bergmannschen Gedankengänge ist die neurogene Herkunft des Ulcus stärker betont worden. Schon ROKITANZKY hat darauf hingewiesen. Geschwürsentstehungen nach Hirntraumen, -tumoren usw. werden diskutiert, wobei auch emotionelle, psychische Traumen verantwortlich gemacht werden. Diese Theorien verlegen den Schwerpunkt in höhere Zentren (vegetative Zentren und Hirnrinde). Alle genannten Theorien haben keine befriedigende Erklärung für die Entstehung des Ulcusleidens gebracht. Neuerdings richtet sich das Interesse dem gestörten Leberstoffwechsel und dem endokrinen Stoffwechsel zu; nicht zuletzt dadurch unterstützt, daß in etwa 10% der mit Steroiden behandelten Patienten Magen- oder Duodenalgeschwüre auftreten und daß die Ausscheidung der 17 Keto- und 17 Hydrooxycorticosteroide bei Ulcusträgern gestört ist (H. C. MOGENA und ALVAREZ; H. HARTWEG).

β) Zur pathologischen Anatomie des Ulcus ventriculi im Hinblick auf die röntgenologische Darstellung

Für die Röntgenologie ist die Frage der Ätiologie von geringerer oder untergeordneter Bedeutung. Von Bedeutung sind dagegen das formale pathologische Geschehen, die Lokalisation des Ulcus, seine Gestalt, die Beziehung zur Gastritis, zum Carcinom und nicht zuletzt Komplikationen und Folgezustände. Da heute der Erosionsnachweis zum festen Bestand der Röntgendiagnostik gehört, ist die Frage, ob und bei welchen Umständen sich aus dem akuten Schleimhautdefekt der Erosion ein Ulcus entwickelt, auch für den Röntgenologen interessant geworden.

Die Tatsache, daß der überwiegende Teil der Geschwüre, rund 70%, an der Magenhinterwand und im Bereich der kleinen Curvatur, in der Pars pylorica nur 16% und nur wenige Geschwüre an anderen Stellen des Magens sitzen, scheint Bedeutung zu haben. Die kleine Curvatur gehört zur Magenstraße. Sie besitzt eine geringe Dehnungsfähigkeit. Auch der Reichtum an Schleimhautfalten sowie der Verlauf der Schleimhautfalten ist grundsätzlich hier anders als an der großen Curvatur. Außerdem liegt die kleine Curvatur auf einer harten Unterlage, während die große Curvatur eine nachgiebige Nachbarschaft hat. Es ist daher anzunehmen, daß in den anatomisch-physiologischen Eigenschaften der kleinen Curvatur wichtige Momente für die Entstehung und das Chronischwerden eines Ulcus verankert sind (ASCHOFF; VOGT; GOETZE; RASMUSSEN). In diesem Zusammenhang sei auch an die erstmals von KIENBÖCK beschriebenen und röntgenologisch dargestellten Magengeschwüre an den Bruchpforten *(Hiatushernien)* hingewiesen (MILLER; DOUB).

Es wird noch zu zeigen sein, daß ein Röntgenbild des Geschwürs von dem anatomischen Befund unter Umständen erheblich abweichen kann. Berücksichtigt man jedoch die Formabweichungen, die die Funktion des Lebenden sowohl in physiologischer und pathophysiologischer Hinsicht prägt, so lassen sich ohne weiteres die Grundformen der anatomischen Befunde auch im Röntgenbild erkennen. Der Stanzdefekt der Anatomen stellt dabei eine Spezialform dar. Es handelt sich um einen glattwandigen Defekt der Magenwand von ovaler, runder oder auch nierenartiger Gestalt. Die Ränder fallen jedoch in den meisten Fällen nicht senkrecht, wie mit dem Locheisen gestanzt, ab, vielmehr ist die Trichter- oder Terrassenform vorherrschend, wobei der Defekt in den jeweils tiefer gelegenen Schichten der Magenwand kleiner wird. Der Schleimhautdefekt des Randes ist scharf abgesetzt, manchmal überhängend. Häufig ist die senkrecht abfallende Geschwürswand eines Kraterteiles mit einem treppenförmigen Abfall der restlichen Wand kombiniert. ASCHOFF hat darauf hingewiesen, daß sich der terrassenförmige Wandabfall pyloruswärts, der steile Abfall cardiawärts findet. Es ist darauf hingewiesen worden, daß es infolge der reibenden und drängenden Wirkung der pyloruswärts getriebenen Ingesta zu dem terrassenartigen Abrieb aboral kommt. Dieser an der aboralen Kraterwand auftretende schräge Wandabfall bedeutet aber kein allgemein gültiges Symptom.

Die Tiefe des Wanddefektes wechselt stark. Von oberflächlichen Schleimhautdefekten (Erosion) mit Durchbrechung der Muscularis mucosae, die als oberflächliche Geschwürsbildung bezeichnet werden und ohne makroskopisch sichtbare Narbenbildung ausheilen können, kann der Defekt über das penetrierende zum perforierenden Ulcus gehen. Beim penetrierenden Geschwür ist der größte Teil der Magenwand einschließlich Muscularis propria zerstört. Wird auch die Serosa eingeschmolzen, spricht man von einem perforierenden Geschwür. Letzteres bedeutet nicht ohne weiteres eine Verbindung der Magenhöhle mit der freien Bauchhöhle, da Fibrinausschwitzungen, Granulationsgewebe oder auch adhärente Nachbarorgane den Defekt der Magenwand abriegeln können. Für das penetrierende und perforierende Ulcus ist bei der Abheilung die typische, sternförmige Narbe zu erwarten.

Die Tiefe des Defektes gibt kein Kriterium für das Alter des Geschwürs. Charakteristisch ist für junge Geschwüre der unregelmäßige, mit Nekrosen belegte Geschwürsgrund, während der Boden älterer Geschwüre meistens glatt, gereinigt erscheint. Der weiche Geschwürsrand deutet auf ein junges, der derbe Geschwürsrand auf ein altes Ulcus.

Mikroskopisch findet man gewöhnlich bei frischen Geschwüren am Grund des Defektes eine Nekroseschicht, auf die Rundzelleninfiltrate in der Tiefe folgen. Bei älteren Geschwüren finden wir auch eine Exsudationsschicht, darunter Nekrosen und in der Tiefe eine Granulationsgewebsschicht. Es kann aber auch die Granulationsgewebsschicht beim alten Geschwür freiliegen. Als auffallend wird noch das Verhalten der Muskulatur beschrieben. Das orale Ende der durchbrochenen Muscularis propria ist gegen die Mucosa heraufgezogen, während die aborale, durchbrochene Muscularis am Geschwürsgrunde liegt. HAUSER hat zuerst auf die Anhebung der Muscularis zur Mucosa hingewiesen. Bei differentialdiagnostischen Erwägungen kann das Verhalten der Muscularis von Bedeutung sein. Das in der Tiefe und besonders auch an den Rändern des Defektes wachsende Granulationsgewebe kann sich in ein zellarmes, faserreiches Gewebe umwandeln, das dem Rand und dem Grund des Defektes knorpelharte Resistenz verleiht (Ulcus callosum). Die Größe des Defektes ist sowohl in Richtung der Tiefe als auch der Fläche sehr verschieden. Von der Größe einer kleinen Perle finden wir alle Übergänge bis zu Hühnereigröße. Auch flächenhafte, wenig tiefe Defekte bis zu Handtellergröße werden gefunden. Der Lieblingssitz ist die kleine Curvatur und ihre nähere Umgebung, das Gebiet der Waldeyerschen Magenstraße einschließlich Bulbus duodeni. Multiplizität kommt vor, gilt aber nicht als Regel.

γ) *Die Reiche-Haudeksche Nische*

Die Röntgenologie des Magens ging aus von dem Bestreben, sich über die Form und die Funktion des Magens genauere Kenntnisse zu verschaffen. Es galt, die alten Vorstellungen über die Magenform, die der Form des Leichenmagens entnommen waren, am Lebenden zu prüfen und eventuell zu korrigieren und die physiologischen Abläufe der Magenfunktionen festzulegen. Mit viel Erfolg konnten die Arbeiten durchgeführt werden, nachdem RIEDER die nach ihm benannte Mahlzeit in die Röntgendiagnostik im Jahre 1904 eingeführt hatte. Mit Hilfe der Rieder-Methode war es möglich, sowohl einen genauen Überblick über die Form des Magens als auch über die funktionellen Verhältnisse zu gewinnen. Die Magenvergrößerungen, die in der Klinik der Magendiagnostik eine große Rolle spielten, ließen sich nun röntgenologisch nachweisen. Schon im Jahre 1898 war es FOVEAU DE COURMELLES gelungen, einen Sanduhrmagen nachzuweisen. ROSENFELD konnte zur gleichen Zeit über drei röntgenologisch nachgewiesene Carcinome berichten. Eine systematische Durcharbeitung der Magenpathologie konnte jedoch erst erfolgen, nachdem die untersuchungstechnischen Probleme und die

Kontrastmittelfragen zu einem gewissen Abschluß gebracht worden waren. Das Studium der Magenform gestattete ohne weiteres, Vergrößerungen des Magens, Verkleinerungen, Schrumpfungen, Lageveränderungen, Sanduhrmägen und auch abweichende Peristaltikabläufe zu registrieren. Von Bedeutung wurde schon früh die Diagnostik eines Magencarcinoms, das zu gröberen Formveränderungen der Magengestalt und zu Änderungen der Funktionsabläufe geführt hatte (ROSENFELD; HOLZKNECHT). Die Betrachtung des Grobformalen und die intensive Beschäftigung mit der Funktion, d.h. der Peristaltik und der Motilität, konnte auf die Dauer jedoch nicht befriedigen, da feinere Formveränderungen nicht nachweisbar waren und die Funktionsabläufe zahlreiche Widersprüche der einzelnen Autoren erkennen ließen. Der Wunsch, die Diagnostik des Geschwürs auf eine sichere Grundlage zu stellen, war das erstrebte Ziel. Die bekannten klinischen Kardinal-Symptome des Geschwürs: Magenschmerz, Blutung und Erbrechen, die nur dann einigermaßen verläßlich waren, wenn sie zusammentrafen, bedurften einer anatomisch-röntgenologischen Unterbauung. Der Anstoß zur Diagnostik des Ulcus mit direkten röntgenologischen Symptomen ging von HEMMETER und wenig später von JOLASSE aus (1906—1907). In der Therapie des Magengeschwürs spielte die Wismutmedikation eine wichtige Rolle. Man hatte dabei die Vorstellung, Wismut bilde einen das Geschwür bedeckenden Beschlag. Da Wismut sich als brauchbares Kontrastmittel für die Magenuntersuchung erwiesen hatte, war es naheliegend zu versuchen, durch kleine Wismutgaben einen Beschlag der Geschwürsfläche zu erreichen, und den Beschlag durch die Röntgenuntersuchung sichtbar zu machen. HEMMETER berichtete im Jahre 1906 von einem derartigen Wismutfleck, den er an einem bei Hunden und Katzen gesetzten Substanzverlust röntgenologisch nachgewiesen hatte. Er schloß daraus, daß auch beim Menschen mittels der Wismut-Methode Geschwüre, die bis in die Muscularis reichten, sichtbar gemacht werden könnten, um so mehr als durch einen entzündlichen Rand der Geschwüre das Ulcus noch geradezu einen Krater bildet. HEMMETER berichtet dann auch über den Nachweis eines derartigen Wismutfleckes bei drei Patienten. In einem der Fälle kam es zur Operation. Hierbei wurde ein großes Geschwür im Zentrum des Pylorus gefunden. Auch von JOLASSE wurde im Jahre 1907 mitgeteilt, daß er bei einem Patienten, der an einem Ulcus litt, einen derartigen Wismutfleck beobachtet habe, den er auf einen Beschlag des Geschwürs mit Wismut zurückführte. Eine weitere bedeutende Nachricht über den Nachweis des Magengeschwürs erschien 1909 von REICHE. REICHE fand einen ektatischen, tiefstehenden Magen; in der Mitte der kleinen Curvatur stellte sich eine pilzförmige Ausbuchtung weit medialwärts dar. Von Bedeutung war, daß in diesem Fall durch den Sektionsbefund der röntgenologische Befund kontrolliert werden konnte. Die Sektion deckte an der kleinen Curvatur ein fast markstückgroßes, rundes, tiefreichendes Geschwür mit glatten Rändern auf, dessen Grund vom Pankreas gebildet wurde. Das Bild des wismutbreigefüllten Magens mit der weit sich vorstreckenden, pilzartigen Anlagerung des Schattens weist nach REICHE auf einen hohen intrastomachalen Druck hin. REICHE nimmt an, daß der Geschwürsgrund durch diesen Druck handschuhfingerförmig vorgetrieben wurde. Er kommt zu dieser Annahme, da bei dem herausgenommenen Organ die Tiefe des Ulcus kaum Kirschgröße hatte und in keinem Größenverhältnis zu der im Röntgenbild dargestellten Kratertiefe stand. Die vielerorts versuchte Darstellung eines flachen Geschwürs mit Hilfe eines Wismutbelages im Sinne von HEMMETER und JOLASSE schlugen im allgemeinen fehl. HAUDEK berichtet, daß er bei seinen Versuchen zusammen mit CLAIRMONT einen Wismutbeschlag auf einem Geschwür an operierten Hundemägen nicht gefunden habe. Auch diesbezügliche Leichenexperimente fielen negativ aus. Er konnte aber an Leichen nachweisen, daß sich Wismut in größeren Mengen in Geschwüren ansammelte, die in die Nachbarschaft durchgebrochen waren und einen entfernten „Nebenmagen" bildeten. Damit wurde der Reichesche Befund bestätigt.

Angeregt durch die Untersuchungen von HEMMETER, JOLASSE und REICHE stellte HAUDEK Studien zur Klärung dieses Schattenfleckes an. In einer 1910 erschienenen Arbeit konnte er dann vier eindeutige Symptome für die Diagnose des penetrierenden Magengeschwüres aufstellen. Es sind die bekannten Symptome:

1. der abnorme Wismutfleck, der sich divertikelartig von dem Magenfüllungsbild abhebt,
2. die Gasblase oberhalb des Wismutfleckes,
3. Zurückbleiben des Wismutfleckes nach der Entleerung des Magens,
4. Fehlen der palpatorischen Beeinflußbarkeit des Fleckes.

Wenn auch zweifellos schon vor der Haudekschen Publikation das Magengeschwür mit Hilfe direkter Zeichen von REICHE nachgewiesen wurde, so verdient doch die Haudeksche Darstellung hohe Bewertung. Es konnte nunmehr durch die vier Kardinalsymptome als sicher gelten, ein penetrierendes Ulcus durch direkte Zeichen nachweisen zu können. Eine flache Geschwürsbildung durch einen Wismutbeschlag darzustellen, gelang vorerst nicht. HAUDEK betont, daß sich häufig zu dem flachen Ulcus sekundäre Erscheinungen gesellen, die Rückschlüsse auf Wandveränderungen des Magens zulassen. Hierher gehören der spastische Sanduhrmagen, dessen anatomisches Substrat häufig nur ein flaches Ulcus oder eine Erosion bilden, und die Pylorusstenose. Die Ursache der Stenose kann ein flaches, in Schrumpfung übergehendes Ulcus sein. Die Annahme, auf einem flachen Geschwür könne ein im Röntgenbild sichtbarer Wismutbeschlag zustande kommen, ist nach HAUDEK irrig. Abnorme, umschriebene Schatten im Röntgenbild des Magens kommen nur durch Ablagerung von Wismut in pathologischen Nischen des Magens zustande. Eine besondere Form dieser Nischen stellt das penetrierende Magenulcus dar, das im Röntgenbild als eine divertikelartige Ausbuchtung des Wismutschattens mit einer Gasblase an ihrem Gipfel zu erkennen ist. Auch FAULHABER bezweifelte, ein Schleimhautulcus in direkter Weise nachweisen zu können. Er weist aber darauf hin, daß es mehrere indirekte Methoden des Nachweises gibt und dazu gehöre unter anderem der sog. funktionelle, intermittierende spastische Sanduhrmagen, auf den SALOMON bereits 1907 aufmerksam machte. Die vier von HAUDEK angegebenen Symptome waren indessen kein regelmäßiger Befund beim Geschwürsnachweis; insbesondere wurde die Gasblase oberhalb des Wismutfleckes häufig vermißt. HAUDEK geht in der Weiterentwicklung seiner Symptomatik auf die fehlende Gasblase näher ein. Er versichert auf Grund von Operationspräparaten, die Diagnose des chronischen Magengeschwürs sei auch in Fällen ohne Penetration zu stellen. So wurde ein divertikelartiger Vorsprung an der kleinen Curvatur des Magens gefunden, ohne die für das penetrierende Ulcus charakteristische Gasblase. Bei der Operation fand sich ein etwa 1 cm tiefer Krater. Es fehlte aber die Verlötung des Kraters mit den Nachbarorganen. HAUDEK schließt daraus, daß es sich hier nicht um ein penetrierendes Geschwür handelte und der Nachweis der Nische positiv sein kann, auch wenn kein penetrierendes Ulcus vorliegt. Besteht keine Penetration, so kann die Gasblase fehlen. Die Gasblase wird symptomatisch für Ulcera, die penetrieren. Beim penetrierenden Ulcus zerstört der Magensaft nach HAUDEK das Parenchym des Deckelorgans, z. B. des Pankreas. Dadurch kann der Durchmesser der Höhle weiter werden als der Geschwürseingang, den man als den Hals bezeichnen kann. Dadurch können das große Wismutdepot und die Gasblase zustande kommen. Beim kraterförmigen Ulcus, das innerhalb der Magenwand liegt, sind diese Möglichkeiten nicht gegeben; ein ausgesprochener Nischenhals fehlt. Der Grund des Geschwürs besitzt keine seitlichen Ausladungen. Der Wanddefekt verjüngt sich konstant nach der Tiefe. Es ist wirklich kraterförmig, während für die penetrierenden Geschwüre die Bezeichnung napf- oder pilzförmig viel besser zutrifft. Die nicht penetrierenden Geschwüre stellen sich nach HAUDEK also nur als kleine Ausbuchtungen ohne Gasblase dar. Der Begriff der Nische wird für die penetrierenden Geschwüre reserviert. Ein weiteres differentialdiagnostisches Zeichen ist nach HAUDEK die Fixierung der Nische an das Organ, in das die Penetration erfolgte. Beim nicht penetrierenden Ulcus sitzt das Breidepot in der kaum fixierten Magenwand und kann daher mit dieser manuell verschoben werden. Ein weiteres Symptom des penetrierenden Ulcus ist das weite Hinausragen des isolierten Fleckes über das Füllungsbild des Magens. Eine Gasblase findet sich nur dann, wenn ein tiefes Geschwür in Nachbarorgane hineinragt, während bei Geschwüren, die in der Magenwand selbst liegen, eine Gasansammlung so gut wie nie gefunden wird; die kleine Curvatur im Antrum macht hier allerdings eine Ausnahme.

Der direkte Nachweis eines Magenwanddefektes — sei es der einer Nische oder eines nicht penetrierenden Geschwürs — ergab einen Wandel des diagnostischen Vorgehens. Es wurden die indirekten Symptome, die bis dahin das Feld der Ulcusdiagnostik beherrscht hatten, weniger wichtig.

δ) *Indirekte Geschwürszeichen*

Die indirekten Zeichen bezogen sich einmal auf Formveränderungen des Magens und auf Funktionsstörungen im Sinne von Abänderungen der Peristaltik und Motilität und weiterhin auf sekretorische Störungen. Eine hervorragende Rolle unter den indirekten Zeichen spielte der Sanduhrmagen (JOLASSE; F. M. GROEDEL; FAULHABER; RIEDER). Der Sanduhrmagen wurde allerdings nach FAULHABER im wesentlichen immer auf eine Ulcusnarbe, auf eine Perigastritis oder auch auf ein Carcinom bezogen. Auch nach HAUDEK bedeutet die Einziehung der großen Curvatur noch nicht den Nachweis eines Ulcus. Die Einziehung berechtigt eigentlich nur zu der Annahme einer hochsitzenden Ulcusnarbe. Zur Sicherung der Diagnose könnte der Nachweis eines schmerzhaften Druckpunktes gelten. Bei einem rezenten Ulcus tritt häufig ein mit dem Organ verschieblicher, schmerzhafter Druckpunkt auf.

Das Problem des Sanduhrmagens hat die Gemüter der Röntgenologen stark beschäftigt, insbesondere trat immer wieder die Frage auf: Ist der Sanduhrmagen spastisch bedingt, hat er organische Ursachen (z. B. Ulcus, Narbe) oder ist ein organischer Schaden mit einem Spasmus kombiniert?

QUERVAIN weist darauf hin, daß im Röntgenbild bei einem organischen Sanduhrmagen nach Einnahme der Wismut-Mahlzeit eine noch stärkere Enge auftreten kann. FAULHABER machte einen zusätzlichen Spasmus der Muskulatur durch Einführung des Kontrastmittels dafür verantwortlich. Wichtig ist nach QUERVAIN zu unterscheiden, ob man einen als spastisch erkannten Sanduhrmagen auf ein florides Ulcus oder vielleicht auf ein Carcinom zurückführen kann. Spastische Sanduhrmägen beim Carcinom wurden von QUERVAIN nicht beobachtet. Die Frage lautete also im wesentlichen, ob es auf Grund des Röntgenbildes möglich ist, einen Spasmus beim Ulcus vom reinen Spasmus ohne Ulcus zu unterscheiden. Eine Antwort konnte beim damaligen Stand der Diagnostik nicht gegeben werden. Zusammenfassend weist QUERVAIN darauf hin:

1. Daß jede noch so geringe Ausbuchtung der Magenkontur an der *kleinen* Curvatur für ein Ulcus spricht, während die gradlinige oder gleichmäßige Form ein Ulcus nicht ausschließt.
2. Je tiefer und je andauernder die Kontraktur an der großen Curvatur ist, um so eher wird sie organisch bedingt sein. Seichte, rasch vorübergehende Kontrakturen sind funktioneller Art.
3. Ein bei verschiedenen Untersuchungen stets gleichbleibender Sitz der Einziehung spricht für eine geschwürsbedingte, ein wechselnder Sitz für eine funktionelle Kontraktur.

QUERVAIN weist auch auf die Bedeutung eines Organdruckes von außen hin.

Durch Medikamente, wie Atropin oder Papaverin, lassen sich nach RIEDER diese vorübergehenden Spasmen von dem organischen Sanduhrmagen abgrenzen. Die Möglichkeit, durch Medikamente eine Differenzierung der einzelnen Sanduhrmagenformen zu erreichen, wird aber nicht allgemein anerkannt.

Als weiteres indirektes Zeichen wurde der Pylorospasmus bewertet, der bei einem pylorusfernen Ulcus eine Motilitätsstörung mit Entleerungsverzögerungen um das Doppelte, ja das Vielfache der normalen Zeit bedingen kann (HAUDEK; HOLZKNECHT). Derartige Störungen wurden auf spastische Kontraktionen des Pylorus zurückgeführt, da bei Operationen kein krankhafter Befund am Pylorus erhoben wurde.

Rieder hebt bei frischen Geschwüren infolge der Hyperacidität und des motorischen Reizzustandes gar eine Beschleunigung der Motilität und der Magenentleerung hervor. Im Gegensctz zu der Auffassung von Haudek und Holzknecht wird eine Hemmung des Pylorusverschlusses angenommen, also eine Pylorusinsuffizienz und somit eine schnellere Entleerung. Eine größere diagnostische Bedeutung wird diesem Nachweis der Hypermotilität von Rieder nicht zugesprochen, da man auch ohne Ulcus derartige Zeichen findet, zumal auch bei Magengeschwüren eine völlig normale Motilität vorkommt. Nach Haudek findet sich bei Hyperacidität eine Hypomotilität des Magens, die jedoch nicht bestehen muß. Es werden ganz besondere Grade der Hyperacidität angenommen, bei denen die Tendenz der Muskulatur des Pylorus zu spastischen Kontraktionen besteht.

Um bei der Motilitätsprüfung festzustellen, ob die Verzögerung der Austreibung durch einen Spasmus oder durch eine ulceröse, narbige Stenose bedingt ist, haben Holzknecht und Szalitzer das Papaverinum hydrochloricum empfohlen. Beim Spasmus wird die Verzögerung im allgemeinen aufgehoben, bei Stenosen nimmt sie dagegen in vielen Fällen zu. Haudek benutzte die doppelte Kontrastmitteluntersuchung, um hier weiterzukommen.

Das Pylorusgeschwür, auch das oberflächliche, kann durch einen Spasmus zu einer Motilitätsstörung führen. Bei tiefgreifenden Geschwüren und bei Narben kann allein durch die organische Veränderung die Motilitätsstörung bedingt sein. Als Folge der organischen Pylorusstenose weist Rieder auf die sekundären Verformungen des Magens hin. Es kann zu einer hochgradigen Dilatation des Magens kommen, wodurch der Magen das Aussehen eines monströsen, quergelagerten Sackes erhält. Findet sich bei einer derartigen Volumenzunahme des Organs vor dem Durchleuchtungsschirm eine große, tiefstehende Halbmondform, die weit nach rechts hinüber reicht, so ist bei einer Rechtsdistanz des Magens von vier Fingerbreite eine Pylorusstenose anzunehmen (Strauss). Ein links im Bauchraum gelegener mittelgroßer Kontrastmittelrest spricht für ein Ulcus an der kleinen Curvatur (schneckenförmige Einrollung des Magens, Schmieden u. Härtel).

Umschriebene Peristaltikausfälle im Bereich des Ulcus wurden besonders von A. Fraenkel unter dem Begriff des Riegel-Symptoms beschrieben. Polygramme, Kymogramme, kinematographische Untersuchungen wurden zur Registrierung pathologischer Peristaltikabläufe und -ausfälle vielfach herangezogen (Bernstein; Stumpf). Da bei geringeren Magenausgangsstenosen die Motilitatsprüfung versagte, schlug Tornay vor, die Durchgängigkeit des Pylorus für kalibrierte Körper zu prüfen. Jonas hat bei Magenausgangstenosen nicht nur auf eine großwellige, vertiefte Peristaltik hingewiesen, sondern auch auf die Stenose-Peristaltik und das Symptom der Antiperistaltik. Nach Jonas gilt die Antiperistaltik als ein zuverlässiges Frühsymptom der Pylorusstenose. Haudek hat auch die Antiperistaltik beim Ulcus in der Pars pylorica gesehen, während Faulhaber sie für das Ulcus pylori reserviert wissen will.

Als weiteres indirektes Symptom wird die lokalisierte Druckempfindlichkeit herangezogen, insbesondere auch zur differentiellen Diagnose zwischen Ulcus und Narbe. Über den schmerzhaften Druckpunkt herrschte aber keine einhellige Meinung. Der Druckpunkt im epigastrischen Winkel wird bald auf das Ganglion coeliacum, bald auf den Magen selbst bezogen. Bellinger und Jonas konnten nachweisen, daß im Bereich des epigastrischen Druckschmerzes das Geschwür nicht liegt. Rieder zitiert französische Autoren, die zwei voneinander verschiedene Schmerzhaftigkeiten unterscheiden, nämlich den visceralen Schmerz und den Schmerz des Ganglion coeliacum (Leven u. Barret; R. Krüger). Das Symptom der lokalen Schmerzhaftigkeit mag nach Rieder wertvoll sein, häufig aber hat es bei frischen Geschwüren keine entscheidende diagnostische Bedeutung.

Fassen wir noch einmal die wesentlichen indirekten Ulcuszeichen zusammen, so handelt es sich um folgende:

1. Die konstante, scharf begrenzte, rundliche bis spitze Einziehung an der großen Curvatur, die Kaestle mit einem auf das Ulcus weisenden Finger verglich. Sie kann sich zur Sanduhrenge steigern.
2. Die Linkslage des pylorischen Magenteiles. (Die unter 1. und 2. genannten Veränderungen sind Folgeerscheinungen der schrumpfenden Wirkung der hochgelegenen Ulcusnarbe. Sie gelten nicht als Zeichen eines floriden, sondern eines schrumpfenden älteren Ulcus.)
3. Beträchtliche Herabsetzung der Magenmotilität in der Art, daß sich 6 Std nach Einnahme der Rieder-Mahlzeit größere Mengen des Kontrastbreies noch im Magen befinden (Frank).
4. Antiperistaltik des Magens (Jonas). (Die unter 3. und 4. genannten Symptome werden auf den das Geschwür begleitenden Pylorusspasmus bezogen. Sie würden also für die Floridität eines hochsitzenden Geschwüres sprechen.)
5. Störungen der Peristaltik (Ulcusriegel) (Fränkel; L. G. Cole).
6. Druckpunkte bzw. druckempfindliche Resistenzen oberhalb des Nabels.
7. Die radiologische Motilitätsprüfung (6 Std-Rest).

Bei den indirekten Röntgenzeichen ergaben sich allzuoft Widersprüche. So wurde insbesondere die Frage des intermittierenden Sanduhrmagens mehr und mehr von den Autoren kritisch beurteilt, wobei diese Form des Sanduhrmagens abgelehnt wurde. Strauss weist darauf hin, daß es sich in den allermeisten Fällen sicherlich um Beobachtungsfehler gehandelt habe. Es muß als sehr fraglich bezeichnet werden, ob der schwankende Begriff des intermittierenden Sanduhrmagens überhaupt zu Recht besteht. Nach Abreu spielt der Spasmus bei Magenerkrankungen eine ganz untergeordnete Rolle. Abreu hat weder einen Sanduhrmagen noch eine Magenstauung beobachtet, die durch antispasmodische Mittel aufgehoben werden konnten. Die Hauptursache der gastrischen Stauung liegt nicht im Spasmus, sondern in entzündlichen Veränderungen des Pylorus. Die beim Ulcus ventriculi auftretenden Pylorusengen sind nicht auf einen Fernspasmus, sondern in ganz überwiegendem Maße auf entzündliche Veränderungen der Schleimhaut zurückzuführen (ABREU; RÖSLER). EISLER mahnt bei der Beurteilung funktioneller Symptome des Magen-Darmtraktes zu größter Vorsicht und empfiehlt eine kritische Einstellung. Selbst die Motilitätsprüfungen des Magens werden in ihrer diagnostischen Bedeutung stark überschätzt. Gröbere Verzögerungen lassen sich schon bei der Nüchternuntersuchung feststellen, geringgradige sind bedeutungslos. Der präzise morphologische Befund ist die Hauptsache. Darauf muß die ganze Untersuchungstechnik abgestellt sein; funktionelle Symptome können dabei Verwertung finden (EISLER). Es ist unzweifelhaft, daß bei dem großen Gebiet der funktionellen Störungen tiefere Ursachen, wie das Ulcus duodeni und seine Folgen, nicht erkannt wurden. Die Untersuchung des Magens ging über den Pylorus kaum hinaus. So wurden, wie wir heute ganz sicher wissen, Bulbusstenosen übersehen, und für die dabei auftretenden Funktionsstörungen suchte man nach hypothetischen Erklärungen. Mit den Erfahrungen des direkten Nischennachweises setzte sich immer mehr die Meinung durch, daß die indirekten Symptome nicht die notwendige Verläßlichkeit besitzen. Die Erweiterung des direkten Ulcusnachweises auf kleine, noch innerhalb der Magenwand gelegene Geschwüre hat die Geschwürsdiagnostik ganz auf die sicheren verläßlichen Grundlagen gestellt und zu einem Abbau der indirekten Symptome geführt (H. U. ALBRECHT).

ε) *Häufigkeit, Alters- und Geschlechtsverteilung des Magengeschwürs*

In formaler Hinsicht stellen das Magen- und das Zwölffingerdarmgeschwür einen umschriebenen Defekt der Magen- bzw. Darmwand dar. Der Substanzverlust beschränkt sich dabei nicht auf die Schleimhaut, sondern die Gewebszerstörung betrifft auch die tiefer gelegenen Schichten, die Submucosa und die Muscularis; bei durchgehender Zerstörung kann auch die Serosa angegangen werden. Die Grenzschicht, die das Ulcus definitionsgemäß von der Erosion trennt, ist die Submucosa. Nimmt man die Ausdehnung in der Fläche als zweite Dimension des Wanddefektes hinzu, so ergeben sich makroskopische Dimensionen, die für einen röntgenologischen Nachweis ausreichend sind. Ausgehend von den Größenverhältnissen, die durch Zerstörung der Schleimhaut und der Submucosa und der dazugehörigen Flächenausbreitung fest vorgegeben sind, treten gewöhnlich noch besondere Reaktionen am Geschwürsrand und in der Umgebung auf, die für die Diagnostik im erheblichen Maße förderlich sind.

Die Röntgenuntersuchung ist die einzige Methode, die mit einer für Untersuchungsmethoden am lebenden Objekt ungewöhnlichen Präzision den Nachweis von Magen- und Duodenalgeschwüren gestattet; sie kann genaueste Kenntnis der pathologisch-anatomischen Gegebenheiten dabei nicht entbehren. Das gilt sowohl für die formale pathologische Anatomie des Ulcus selbst als auch für die allgemeine Pathogenese. Der Sitz des Geschwürs, seine Form, seine Größe, die Häufigkeit des Auftretens bei den verschiedenen Geschlechtern in bestimmten Lebensabschnitten, seine spezifischen Eigenarten — sei es des akuten oder des chronischen Geschwürs —, Begleitkrankheiten, sekundäre Veränderungen, Heilung, Verschlimmerung, Perforation, Blutung oder auch Folgezustände des Ulcus verlangen immer engsten Kontakt zur pathologischen und pathophysiologischen Betrachtungsweise. Ebenso gilt es, die Beziehungen zu bestimmten klinischen Fragestellungen oder zu den Ergebnissen anderer Untersuchungsmethoden herzustellen. Es wird auch zu zeigen sein, daß der Begriff der Haudekschen Nische, dieses markanten röntgenologischen Symptomkomplexes, obwohl damals von umwälzender Bedeutung, für die Geschwürsdiagnostik im engeren Sinne nur temporäre Bedeutung hatte. Die Nische, wie sie HAUDEK 1910 beschrieb, stellte einen kleinen Nebenraum des Magens dar, also einen Raum außerhalb des Magens und der Magenwand, wobei sich die Füllungsphänomene des kontrastmittelgefüllten Magens, also die schichtweise Füllung von Kontrastmittel — Succusschicht — Luftblase, innerhalb der Nische im kleinen Verhältnis wiederholte (Abb. 17a). Der Begriff der Nische wurde beibehalten, als es gelungen war, auch kleinste Magengeschwüre, die lediglich Defekte der Magenwand oder einzelner Schichten darstellten, röntgenologisch nachzuweisen; in Fällen also, wo keine Penetration in ein Nachbarorgan eingetreten war und wo eine Nische, ein eigentlicher Nebenraum des Magens, nicht entstanden war, sondern — um bei dem Bild zu bleiben — nur die Schwelle zum Nebenraum.

Es mag zweifelhaft sein, ob statistische Angaben über die absolute Häufigkeit des Magen- und Zwölffingerdarmgeschwürs für die klinisch-röntgenologische Betrachtung eine wesentliche Bedeutung haben. Statistische Auswertungen von Sektionsbefunden, klinischen oder röntgenologischen Erhebungen sind ohne Zweifel mit erheblichen Fehlerquellen bezüglich des Materials und der Auswertung belastet und kaum miteinander vergleichbar. Schon bei Angaben über die Häufigkeit des Magengeschwürs in verschiedenen Ländern finden wir Angaben, die zwischen 0,8% und 16,7% schwanken (RÜTIMEYER). HART hat derartige Angaben als bedeutungslos abgelehnt. Unter rund 5000 Sektionen des Erlanger Sektionsgutes (1895—1910; J. KOSSINSKI) werden 4% Magen- und Duodenalgeschwüre bzw. Narben verzeichnet. HART gibt 1918 die Zahl für Magengeschwüre bzw. Narben mit 7,13% an, wobei das Verhältnis von Männern zu Frauen 2:3 war. Für das Duodenum gab er 4,66% an, so daß für Magen und Duodenum zusammen die Zahl 11,79% beträgt. In einer Zusammenstellung von MADELUNG (1939), der 10000 Obduktionen auswertete, wurden in 17,8% Geschwüre bzw. Narben festgestellt. FALCONER hat 1943 über 9300 Sektionsfälle aus den Jahren 1930—1941, die gezielt bearbeitet wurden, berichtet. Dabei wurden in 18% Geschwüre bzw. Narben gefunden.

Tabelle 1

	Ulcus ventriculi %	Ulcus duodeni %	
vor 1918	35	50	Fehldiagnosen
1918—1927	16,3	22,9	
1927—1937	5,3	6	

In röntgenologischen Statistiken finden wir eine auffallende Steigerung der Prozentzahlen ab 1920. CARMAN bestimmte 1920 die Häufigkeit des Ulcus nach Röntgenbefunden mit 13,6%. 1930 hat H. U. ALBRECHT eine klinisch-röntgenologische Studie über die Ergebnisse von 1527 Untersuchungen vorgelegt. Ein positiver Röntgenbefund wurde 769mal erhoben. Die Zahl der Magen- und Duodenalgeschwüre betrug 363 = 23,7% aller Untersuchten. Bei KEUTNER beträgt die Zahl 1939 21,7%. Eine besonders hohe Zahl finden wir bei ESCHBACH: bei 9401 Magenuntersuchungen der Jahre 1938—1946 wurden 2970 Geschwüre im Magen bzw. Duodenum festgestellt (29,6% der Untersuchten). Aus diesen differierenden Zahlen auf ein echtes An- und Abschwellen der Ulcusfälle schließen zu wollen, ist nicht statthaft. Es darf angenommen werden, daß die Treffsicherheit der Ulcusdiagnostik seit 1920 erheblich verbessert werden konnte, daß aber die Treffsicherheit heute in vergleichbaren Röntgenabteilungen kaum sehr verschieden ist.

KEUTNER hat die röntgendiagnostischen Fehlleistungen beim Ulcus ventriculi und Ulcus duodeni auf Grund von 28 statistischen Angaben der Weltliteratur für bestimmte Zeitabschnitte gegenübergestellt (Tabelle 1).

Die diagnostische Treffsicherheit wird von KEUTNER für das Ulcus ventriculi mit 95,2% und für das Ulcus duodeni mit 95,7% angegeben. SUETUGU und HULEY haben bei postmortaler bzw. operativer Bestätigung der Diagnose die Zahl der richtigen Diagnose für das Magengeschwür mit 90% und für das Duodenalgeschwür mit 89,5% angegeben. Die gleichen Zahlen geben M. GIRARD und J. MONBARBON an. Unterschiede dürften daher ganz wesentlich durch die Verschiedenheit des Ausgangsmaterials bestimmt sein (Sektionen, Operationen, klinische oder röntgenologische Untersuchungen). Aber auch bei derselben Untersuchungsmethode können in vergleichbaren Krankenhäusern noch Unterschiede auftreten, die durch besondere Zuweisungen bestimmter Krankheitsfälle oder durch Schwerpunkte klinischer Betrachtungsweisen bedingt sind.

Sicherer als die Bestimmung der Geschwürshäufigkeit an sich dürfte die Differenzierung der Magen- und Zwölffingerdarmgeschwüre sein, wenn ähnliche Untersuchungsbedingungen vorliegen. Wie sehr trotz sorgfältiger Beobachtungen und Bewertung des Sektionsgutes statistische Zahlenangaben sich sprunghaft ändern, wenn infolge neuer alarmierender Nachrichten die Aufmerksamkeit und die Deutung angeregt werden, läßt sich für das Ulcus duodeni nachweisen. J. KOSSINSKI hatte das Erlanger Sektionsgut der Jahrgänge 1895—1910 aufgeschlüsselt und dabei für Magengeschwüre und Narben 3,88% und für Geschwüre und Narben im Duodenum 0,4% angegeben (nach HAUSER).

Kurz vor dem 1. Weltkrieg wurde von englischen und amerikanischen Autoren (MOYNIHAN; R. D. CARMAN; L. G. COLE; MAYO) die Aufmerksamkeit der Kliniker und der Röntgenologen auf das Ulcus duodeni gelenkt. WRIGHT fand bei 3000 Sektionen das Duodenalgeschwür zweimal so oft wie das Magengeschwür. Ähnliche Zahlen wurden von CODMAN, FRIEDENWALD sowie ROBSON angeführt. Auch in Deutschland ging die Zahl der Duodenalgeschwüre sprunghaft in die Höhe (KÜMMELL; SCHÜTZ). Eine Zunahme der Zahlen für das Ulcus duodeni findet sich dann auch in den Sektionsstatistiken. HART gibt das Verhältnis von Ulcus ventriculi zu Ulcus duodeni bei Erwachsenen mit 1:1,3 an. Bei allen Sektionen, also einschließlich der Jugendlichen, lag das Verhältnis bei 1:2. FALCONER (1943) fand ein Verhältnis vom Magen- zu dem Duodenalgeschwür wie 2,67:1. MADELUNG (1939) fand ein Verhältnis von 2,3:1.

Die Verhältniszahlen zwischen Ulcus ventriculi und Ulcus duodeni erreichten in den röntgenologischen Statistiken eine gewisse Gleichförmigkeit, nachdem die Ulcusdiagnostik durch die Arbeiten von ÅKERLUND und H. H. BERG auf sichere Grundlagen gestellt worden war. ESCHBACH, der das Verhältnis jahrweise von 1938—1946 für eine Zivilabteilung und für eine Abteilung eines Reservelazarettes aufgliederte, gibt Zahlen an zwischen 1:1,12 und 1:2,36. Bei eigenen Untersuchungen, die das Zahlenmaterial von 8 Jahren eines größeren Allgemeinen Krankenhauses auswerten, war das Verhältnis Ulcus ventriculi zu Ulcus duodeni wie 1:2. In der Sektionsstatistik von MADELUNG ist das Verhältnis rund 1:0,5. MADELUNG glaubt die Erklärung darin zu sehen, daß die Duodenalgeschwüre häufiger klinische Erscheinungen machen als die Magengeschwüre. Nach J. KOSSINSKI waren nur in 20,9% aller an der Leiche festgestellten offenen Geschwüre klinische Erscheinungen während des Lebens beobachtet worden.

Die prozentuale Beteiligung für beide Geschlechter zeigt beim Magen- und Zwölffingerdarmgeschwür Differenzen. Beim Magengeschwür wird allgemein für das weibliche Geschlecht ein höherer Befall angegeben (HAUSER; HART; MELCHIOR). In einer Sammelstatistik (nach HAUSER) ergibt sich ein Durchschnittswert Männer zu Frauen wie 1:2, wobei die Angaben der einzelnen Autoren jedoch stark differieren. Beim Duodenalgeschwür zeigt sich ein wesentliches Überwiegen des männlichen Geschlechtes (MELCHIOR). Bei HAUSER findet sich ein Verhältnis von 1:0,44. Nach HART kommen die Duodenalgeschwüre bei Männern und Frauen in gleicher Häufigkeit vor. Bei MADELUNG beträgt das Verhältnis Mann zu Frau für das Ulcus ventriculi 1:0,8 und für das Ulcus duodeni 1:0,55.

Statistiken, die sich auf röntgenologische Untersuchungen stützen, zeigen bei relativer Gleichartigkeit ein anderes Bild als die Sektionsstatistiken. Bei eigenen Erhebungen, die sich auf das Untersuchungsgut gleichgroßer Männer- und Frauenabteilungen eines größeren Allgemeinen Krankenhauses stützen, fanden sich unter 547 Magengeschwürskranken 369 Männer = 67,5% und 178 Frauen = 32,5%, ein Verhältnis von 1:0,47.

Unter 1024 Duodenalgeschwürskranken fanden sich 740 Männer = 72,3% und 284 Frauen = 27,72%, ein Verhältnis von 1:0,38.

Die höchsten Zahlen für ein Überwiegen der Männer sowohl für das Magen- als auch für das Duodenalgeschwür finden sich bei H. U. ALBRECHT:

Tabelle 2

Magengeschwüre		Duodenalgeschwüre			
Männer	Frauen	Männer	Frauen		
1	2	1	0,44	HAUSER	Pathologen
1	0,8	1	0,55	MADELUNG (1939)	Pathologen
		1	0,55	GRUBER	Pathologen
1	0,33	1	0,22	ALBRECHT	Röntgenologen
1	0,5	1	0,3 (0,29)	KEUTNER	Röntgenologen
1	0,55	1	0,25	ESCHBACH	Röntgenologen
1	0,47	1	0,38	BÜCKER	Röntgenologen

Man wird die Ergebnisse der Sektionsstatistiken nicht ohne weiteres mit klinischen oder röntgenologischen vergleichen können. Die Sektionsstatistiken zählen neben akuten und chronischen Geschwüren auch alle Narben. Der Nachweis einer Schleimhautnarbe im Magen ist für die Röntgendiagnostik ohne Kenntnis des Sitzes und ohne größere Formveränderungen des Magens eine schwierige Aufgabe, die nicht immer gelöst werden kann. In Sektionsstatistiken dagegen sind die Narben besonders im Magen wesentlich leichter zu erfassen. Unter 1780 Befunden fand Madelung 684 Geschwüre und 1096 Narben. Auch hierin dürfte ein Grund für die Diskrepanz zwischen Sektions- und Röntgenstatistiken liegen. Die röntgenologische Statistik erfaßt im wesentlichen das zur Zeit der Untersuchung vorhandene Ulcus und kaum die Narben früherer Prozesse, während die Sektionsstatistik neben den Geschwüren die Narben der während des vergangenen Lebens abgelaufenen Geschwürsprozesse registriert.

Für das Ulcus duodeni dagegen nähern sich die anatomischen und röntgenologischen statistischen Angaben sowohl für die Gesamtzahlen als auch für die Zahlen der beiden Geschlechter. Die Röntgenuntersuchung ist beim Duodenalgeschwür in einer weit günstigeren Lage als beim Magengeschwür. Es wird noch zu zeigen sein, daß Narbenbildungen beim Duodenalgeschwür äußerst häufig sind, so daß der Nachweis der Narben, auch wenn es nicht zu gröberen Deformierungen des Bulbus duodeni gekommen ist, leichter gelingt, was insbesondere auf die gut zu übersehenden Verhältnisse beim Bulbus duodeni zurückzuführen ist.

Das Lebensalter der Ulcuskranken hat für den Kliniker und für den Röntgenologen besonderes Interesse. Fragen der Therapie, der unter Umständen zu erwartenden Komplikationen und auch Fragen der Diagnostik werden das Lebensalter zu berücksichtigen haben. Auch hier schwanken die Angaben für das Durchschnittsalter in den verschiedenen Jahrzehnten erheblich. Kalk gibt für 1930 das Durchschnittsalter beim Ulcus ventriculi mit etwa 40 und beim Ulcus duodeni mit etwa 30 Jahren an. Eschbach errechnet für das Ulcus ventriculi ein Durchschnittsalter von 51 und für das Duodenalulcus von 42 Jahren. Moynihan und Melchior fanden die Mehrzahl der zur Operation kommenden Geschwürskranken diesseits des 40. Lebensjahres. Nach Sektionsstatistiken überwiegt die Häufigkeit des Geschwürsleidens jenseits des 40. Lebensjahres (Hart). Die Zunahmen im hohen Alter scheinen sogar stetig zu sein (Hauser). Auch nach Falconer stellt die Altershäufigkeit eine ansteigende Kurve dar. Hauser fordert zur Beurteilung eine Berücksichtigung des Verhältnisses der Zahl der Leichen mit einem Geschwür zur Gesamtzahl der Sezierten, aufgegliedert nach Altersstufen. Sinnvoll wäre es, die Zahlen auf die jeweils noch Lebenden der Jahrgänge zu beziehen. Vom praktischen Standpunkt der Klinik aus betrachtet, wird — obwohl mit höherem Alter eine Zunahme zu verzeichnen ist — die Zahl der Ulcuskranken in den sich immer mehr lichtenden Reihen des höheren Alters weniger ins Gewicht fallen und die Geschwürskrankheit ein Leiden des 3.—5. Jahrzehntes darstellen. Die folgende Tabelle von H. U. Albrecht zeigt eine Aufgliederung des Alters der Patienten gemeinsam für das Ulcus ventriculi und duodeni nach Geschlechtern.

Tabelle 3

	Lebensalter (Jahre)					
	15—20	20—30	30—40	40—50	50—60	60—70
Frauen	6	17	18	5	7	6
Männer	24	93	75	40	23	2
Gesamtzahl	30	110	93	45	30	8

Eigene Untersuchungen über das Ulcus ventriculi und das Ulcus duodeni ergaben, gesondert nach Männern und Frauen, die höchsten Zahlen für das Alter zwischen 45 und 60 Jahren. Der Abfall aller Kurven nach dem 50. Lebensjahr gibt ein falsches Bild von der Häufigkeit des Ulcus im Alter. Wenn man die Zahlen prozentual zur Zahl der Lebenden der betreffenden Jahrgänge ausrechnete, würden auch hier die Kurven im Alter weiter ansteigen.

Unter den 535 Geschwürskranken des Magens fanden sich 175 Frauen und 360 Männer, also ein Verhältnis von etwa 1:2. Dieses Verhältnis besteht vom 25. bis zum 35. Lebensjahr. Vom 36. bis zum 60. Lebensjahr schwillt die Zahl der erkrankten Männer stärker an. Die Proportion verschiebt sich nach 1:3. In den folgenden Jahrzehnten erfolgt dann die Umkehrung der Proportion in Richtung auf 2:1. Bei Kindern und Jugendlichen war das Verhältnis 1:1. Für das Ulcus duodeni verlaufen die Kurven für beide Geschlechter in den verschiedenen Jahresklassen relativ gleichmäßig.

Tabelle 4

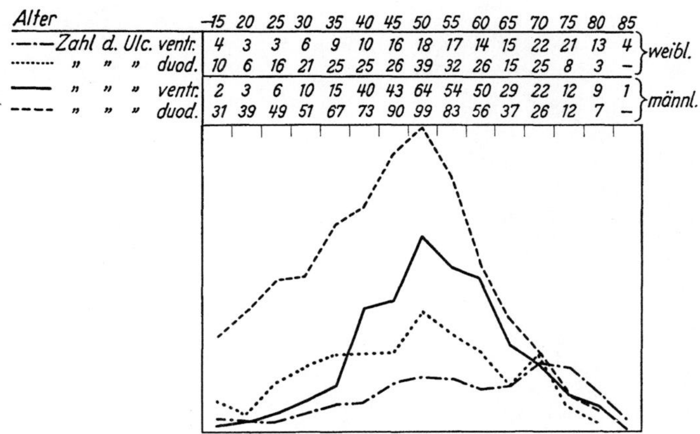

Alter		–15	20	25	30	35	40	45	50	55	60	65	70	75	80	85	
—·—	Zahl d. Ulc. ventr.	4	3	3	6	9	10	16	18	17	14	15	22	21	13	4	weibl.
········	„ „ „ duod.	10	6	16	21	25	25	26	39	32	26	15	25	8	3	–	
——	„ „ „ ventr.	2	3	6	10	15	40	43	64	54	50	29	22	12	9	1	männl.
----	„ „ „ duod.	31	39	49	51	67	73	90	99	83	56	37	26	12	7	–	

Unter der Gesamtzahl unserer ausgewerteten Magen-Zwölffingerdarmgeschwüre fanden sich 47 Personen unter 15 Jahre. Nach einer großen Sektionsstatistik von SCHMIDT wurden bei Kindern des 1. Lebensjahres 1,8% Geschwüre gesehen. Von 283 Ulcusfällen, über die v. BIRD berichtet, entfielen 81 auf die ersten zwei Lebensjahre, 22 auf das 2. bis 6. Lebensjahr, 60 auf das 7.—11. und 72 auf das 12.—15. Jahr. Bis zum 6. Lebensjahr sollen Mädchen häufiger betroffen sein als Knaben (SALTZSTEIN; FARBMAN; SANDWEISS). Der röntgenologische Geschwürsnachweis ist auch bei Säuglingen vielfach gelungen. PRÉVÔT fand Duodenalgeschwüre bei einem 3 und einem 9 Monate alten Säugling. Die Ulcusdiagnostik, in der Technik dem Alter des Kindes angepaßt, unterscheidet sich kaum von der beim Erwachsenen. Auch die bekannten Ulcuskomplikationen wie Perforation, Blutung, sekundär narbige Deformierungen treten wie beim Erwachsenen auf.

ζ) Nischenformen

Der röntgenologische Nachweis des Magengeschwürs geht auf die Untersuchungen von HEMMETER, JOLASSE, REICHE und vor allem HAUDEK zurück. REICHE war es, der die später von HAUDEK als Nische bezeichnete Defektbildung der Magenwand im Röntgenbild darstellte und den Befund durch das Sektionspräparat bestätigt fand. KÜMMELL hat vorgeschlagen in Würdigung der Verdienste, die sich REICHE um die Aufdeckung erworben hat, von der Reiche-Haudekschen Nische zu sprechen. Das Charakteristische des Magengeschwürs ist der umschriebene Gewebsverlust innerhalb der Magenwand. Im einfachsten Falle besteht die Aufgabe des Röntgenologen darin, dieses Loch der Magenwand sichtbar zu machen.

Wird der Magen mit einer genügenden Menge der flüssigen oder gar gasartigen Substanz aufgefüllt, so wird die Substanz den gesamten zur Verfügung stehenden Raum unter Berücksichtigung der entsprechenden physikalischen und physiologischen Gesetze ausfüllen. Ein Loch innerhalb der Magenwand bedeutet in diesem Sinne eine Raumvergrößerung. Das eingefüllte Kontrastmittel kann als Ausgußmasse aufgefaßt werden, die, den gesamten Hohlraum des Magens ausfüllend einschließlich Wanddefekt, ein dreidimensionales Abbild des Magenraumes darstellt. Die Röntgendiagnostik prüft die Form und das Verhalten eines derartigen Magenausgusses und schließt daraus auf Form und Funktion des Magens selbst. Ein Geschwür, ein Wanddefekt, wird dabei zu einer umschriebenen Größenzunahme. Dieser Formzuwachs wird mit Röntgenstrahlen im Bild oder in der Durchleuchtung dann zu erkennen sein, wenn er randständig eingestellt wird und so die bekannte Konturlinie der Mageninnenwand abändert.

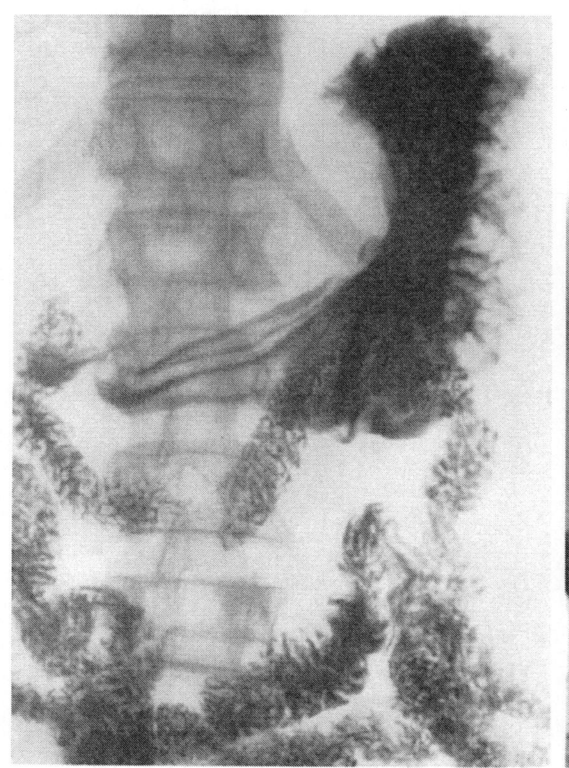

a

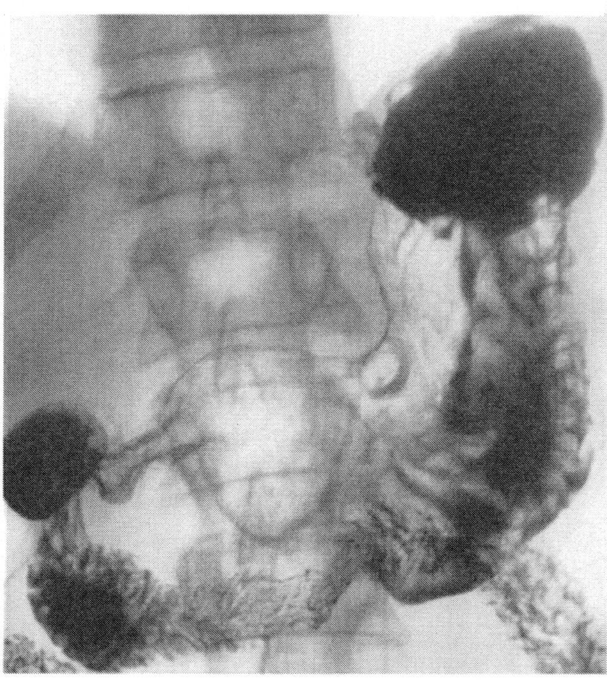

b

Abb. 1a. Rö.Nr. 9661/50, ♂, 58 J. Ulcus ventriculi, Aufnahme in Bauchlage

Abb. 1b. Ulcus ventriculi, Aufnahme in Rückenlage

Eine zweite Möglichkeit, den Wanddefekt darzustellen, besteht darin, nicht den gesamten Magen mit einer Kontrastsubstanz aufzufüllen, sondern nur eine dünne Kontrastmittelschicht auf die Innenfläche des Magens zu verteilen. An den Vertiefungen der Mageninnenfläche — als solche sind die Geschwüre aufzufassen — wird sich dann unter Berücksichtigung der physikalischen Gesetze eine größere Menge des Kontrastmittels ansammeln, die sich entsprechend den Absorptionsgesetzen als umschriebene Schattenbildung heraushebt. Bei tangentialer Einstellung ergibt auch diese Kontrastmittelfüllung einen Schattenzuwachs der Konturlinie. Jedes einzelne Bild für sich vermittelt keinen echten Eindruck von der Gestalt des Geschwürs, da es, auf eine Fläche projiziert, immer ein zweidimensionales Bild ist. Erst die Darstellung in zwei Ebenen als Profil- und als Aufsichtsnische gestattet durch Kombination eine räumliche dreidimensionale Vorstellung (Abb. 1—5).

Im anatomischen Präparat erscheint das Geschwür meistens als ein runder oder ovaler, auch nierenförmiger, selten als völlig unregelmäßiger Gewebsdefekt mit scharfrandiger Begrenzung. Der scharfe glattwandige Rand findet sich in der Schleimhaut aber auch in den tieferen Schichten der Submucosa und der Muscularis. In kleinen, noch nicht im Stadium der Abheilung sich befindenden Geschwüren kann die Geschwürswand allseitig bis in die Tiefe senkrecht abfallen, wodurch ein rundes, zylindrisches Loch der Magenwand entsteht, das ROKITANSKY zu seinem bekannten Ausspruch anregte: als wäre ein rundes Stück Magenwand mittels eines scharfen Locheisens herausgeschlagen worden (Abb. 3, 4). CRUVEILHIER spricht von „bords coupés à pic". Indessen ist diese Form auch nur eine der vielen möglichen. Häufiger ist die Krater- oder Kegelform, wobei sich der Wanddefekt zum Grunde hin verkleinert (Abb. 5a). Dabei findet sich durchaus nicht eine gleichmäßige Abschrägung der Kraterwände. Nicht selten finden wir an der einen Seite einen steilen

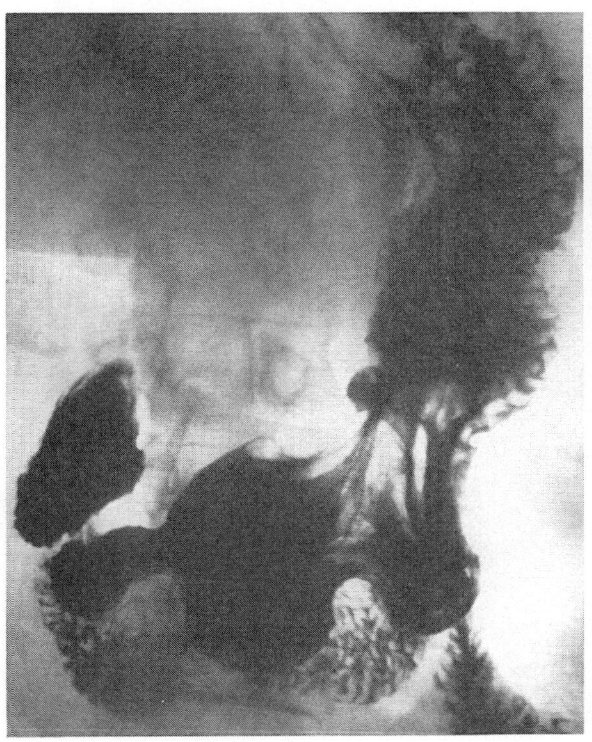

a

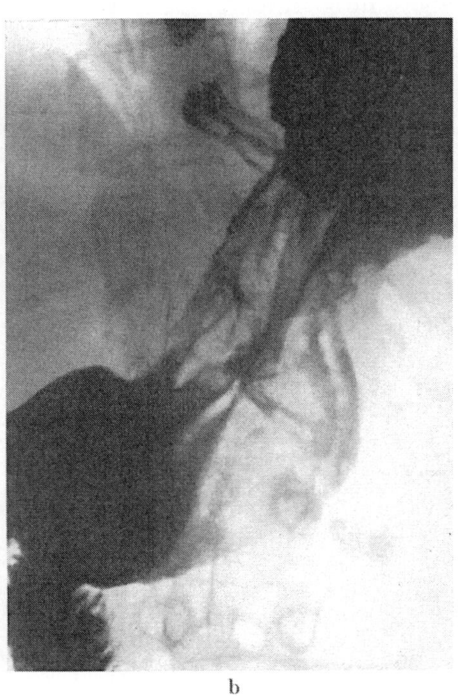

b

Abb. 2a. Rö.Nr. 381/53, ♀, 54 J. Ulcus ventriculi mit narbiger Raffung der Magenwand (Bauchlage)

Abb. 2b. Ulcus ventriculi, Rückenlage. Über das fixierte Ulcus der Hinterwand gleitet die vordere Magenwand nach medial-cranial

senkrechten Abfall der Wand, an der anderen Seite einen mehr oder weniger schrägen Abfall. Die Achse des Kraters läuft dabei nicht senkrecht in die Tiefe, sondern schräg. Die Richtung dieser schiefen Achse ist sehr variabel. Nach STROMEYER und ASCHOFF soll an der cardialen Wand des Geschwürs die Kraterwand senkrecht in die Tiefe fallen, an der pylorischen dagegen schräg, wobei die Vorstellung bestand, als würde durch die Schiebewirkung der Ingesta die pylorische Wand des Kraters abgeschliffen (Abb. 13). Diese Vorstellungen lassen sich durch die praktischen Erfahrungen sowohl am anatomischen Präparat als auch im Röntgenbild nicht bestätigen. Die Zahl dieser „Aschoff-Formen" unter den Magengeschwüren ist klein. Nicht selten verläuft die Richtung der schrägen Kraterachse umgekehrt (Abb. 14). Ebenso häufig ist eine schiefe Kraterform überhaupt nicht zu erkennen. Bei der Größe des Geschwürs interessiert einmal die Flächenausdehnung und weiterhin auch besonders die Tiefe. Wenn HAUSER für das akute Geschwür die Flächenausdehnung von Fünfpfennigstückgröße und für die Tiefe ein Hinabreichen bis in die Muscularis als typisch für die meisten Fälle annimmt, so zeigen die Röntgenbilder nicht selten größere Geschwüre, auf die im einzelnen noch bei der Beschreibung der röntgenologischen Geschwürsformen eingegangen wird.

Die so sehr erstrebenswerte Darstellung eines Geschwürs in zwei Ebenen stößt in der Praxis nicht selten auf Schwierigkeiten. Während es im vertikalen Magenschenkel, also im gesamten Corpusbereich, sehr häufig gelingt, das Geschwür als Profil- und als en face-Nische darzustellen, entstehen Schwierigkeiten bei den Geschwüren im Canalisgebiet, da der bogenförmige, horizontale Verlauf des Kanals eine Profildarstellung z.B. eines Hinterwandgeschwürs mit den gewöhnlichen Untersuchungsgeräten kaum gestattet. Mit Spezialuntersuchungsgeräten ist die Darstellung der Geschwüre des Antrumgebietes aber auch in zwei Ebenen leicht möglich.

Während man gewöhnlich erst nach Drehung des Patienten in die schrägen Durchmesser vom Bild der en face-Nische zur Profilnische gelangt, kann man in gewissen Fällen durch Änderung der Untersuchungsstellung des Patienten — vom Stehen in die

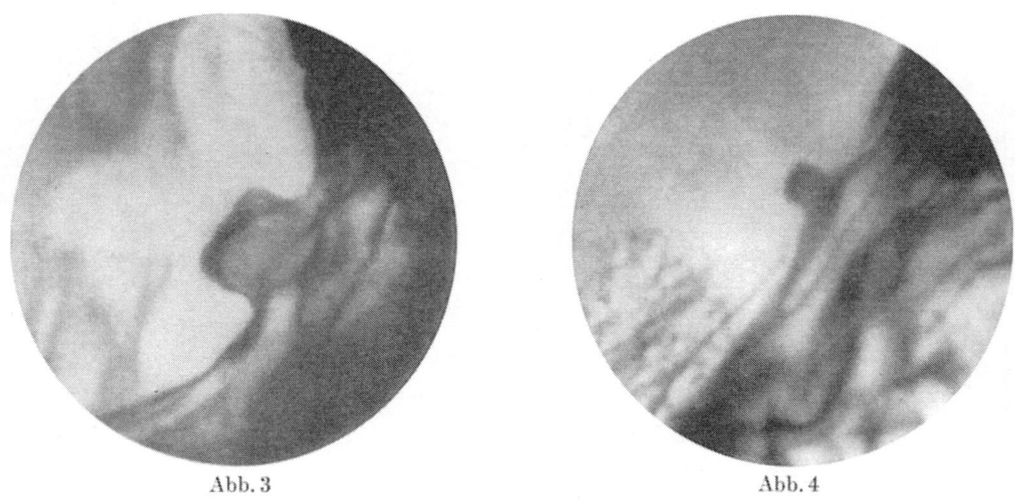

Abb. 3. Rö.Nr. 12819/57, ♂, 27 J. Ulcus ventriculi, Stanzlochform

Abb. 4. Rö.Nr. 15426/51, ♀, 65 J. Ulcus ventriculi an der Hinterwand in der Nähe der kleinen Curvatur, Stanzlochform

Rückenlage — den Wechsel von der Profilnische zur en face-Nische hervorrufen. Schon DE QUERVAIN war es aufgefallen, daß diese Geschwüre, die an der Hinter- oder Vorderwand saßen, im Röntgenbild genau an der kleinen Curvatur zu sitzen schienen. Eine Erklärung für diesen Widerspruch sah DE QUERVAIN darin, daß ein Geschwür in der Umgebung der kleinen Curvatur durch Verwachsungen mit der Leber oder dem Pankreas den Fixpunkt geändert hatte, so daß nicht mehr das Ligamentum hepato-gastricum dem Magen Halt gab, sondern die Verwachsungsstelle. Der Magen kippt infolgedessen der Schwere folgend etwas nach vorn oder hinten, je nach der Lage des fixierten Geschwürs. So kann ein Geschwür in der Angulusgegend an der Hinterwand infolge von Verwachsungen beim stehenden Patienten als Profilnische der kleinen Curvatur erscheinen, wenn durch die Schwere der Magen nach abwärts sinkt. In Rückenlage dagegen verlagert sich der Magen cranialwärts, indem Vorderwand und kleine Curvatur sich gleichsam über das fixierte Ulcus hinwegschieben, wobei das Bild einer en face-Nische erscheint. Man muß sich jedoch vor Augen halten, daß hierbei keine Darstellung in zwei Ebenen erfolgt und man keine echte dreidimensionale Raumvorstellung dabei gewinnt (Abb. 1a, b und 2a, b).

Man begnügt sich im allgemeinen mit der Darstellung des Geschwürs als Profilnische. Dabei sind dem Untersucher zwei Aufgaben gestellt:

1. eine möglichst getreue Form- und Größenwiedergabe,
2. die Wiedergabe von Reliefveränderungen des Geschwürsrandes und der Geschwürsumgebung.

Im ersten Fall wird eine pralle Auffüllung der Nische mit Kontrastmittel angestrebt, was durch eine entsprechende Lagerung des Patienten oder durch die den Kontrastbrei in die Nische leitende Hand geschieht.

Im zweiten Fall wird versucht, durch dosierte Kompression so viel Kontrastmittel in den Nischenbereich zu bringen, daß ein Reliefbild des Geschwürs und seiner Umgebung entsteht.

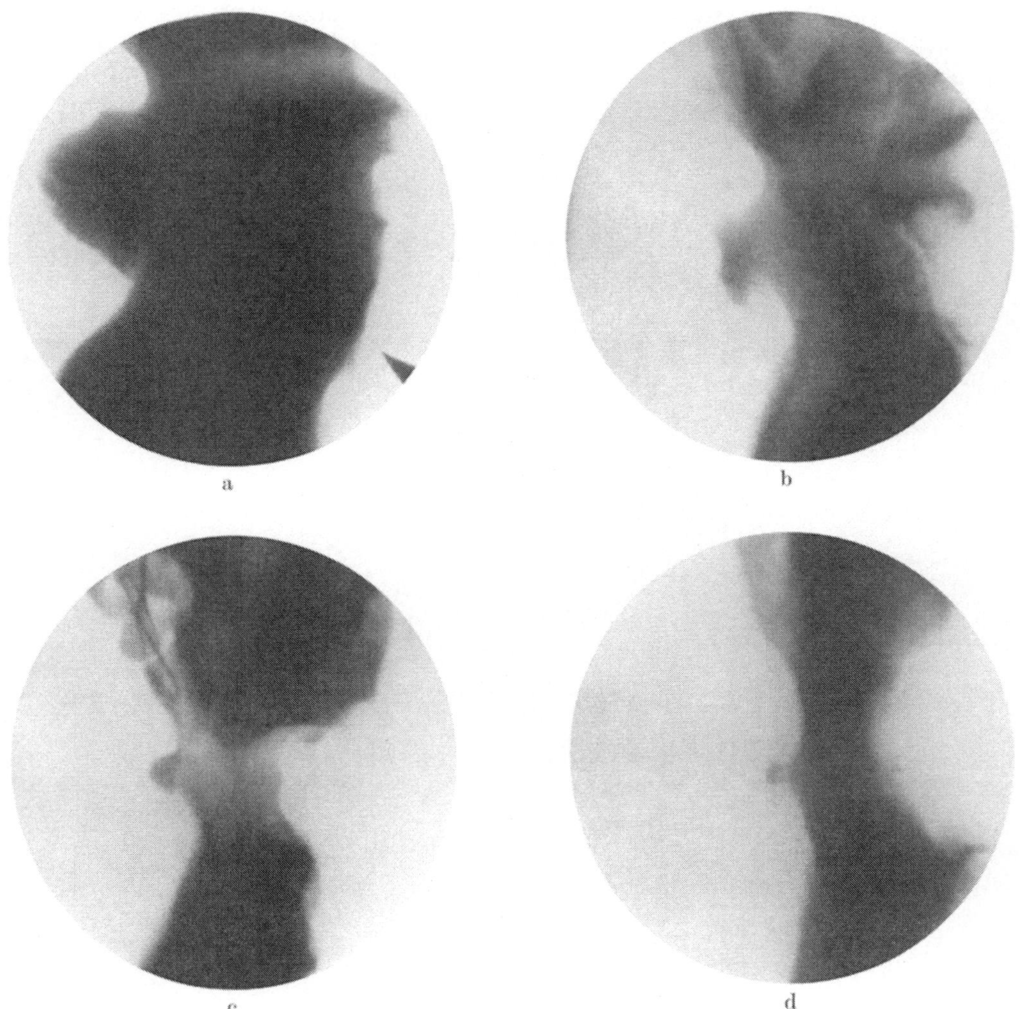

Abb. 5a—d. Rö.Nr. 10536/56, ♀, 65 J. Ulcus ventriculi. Formveränderungen des Nischenbildes während der Heilung. a 4. 9. 56, b 26. 9. 56, c 20. 11. 56, d 13. 12. 56

Diese kombinierte Profilbildung erlaubt die beste Aussage sowohl über die Form des Geschwürs als auch über die Besonderheiten der umgebenden Schleimhaut.

Das Röntgenbild des ausgestanzten Magenwanddefektes entspricht der anatomischen Form. Wir finden ein quadratisches oder rechteckiges Nischenprofil mit parallelen Seiten und rechten Winkeln. Bei der rechteckigen Form kann die längere Kante parallel zur kleinen Kurvatur, aber auch senkrecht dazu verlaufen. Unter einer Gruppe von 552 Magengeschwüren fanden wir 93 dieser Stanzlochformen, große Geschwüre fanden sich nicht darunter. Stellt man die Relation zwischen Tiefen- und Flächendurchmesser auf Grund der Profilnische auf, so ergibt sich ein Durchschnittswert von 0,7:0,9 mm (Abb. 3 und 4).

Durch Abschrägung der Kanten und Rundung der Ecken entstehen, bildlich gesehen, aus der Form des rechteckigen, stanzlochartigen Typs Geschwürsformen, die wir im einzelnen als Krater-, Trichter-, Mulden-, Napf- und Kegelformen bezeichnen können. Als besondere Formen wären dann noch die Pilzformen und die als Abheilungsformen beschriebenen Kragenknopf- bzw. Zelt- und Dornformen zu nennen. Man muß sich jedoch vor Augen halten, daß diesen verschiedenen Formen keine Eigenbedeutung in der Diagnostik zukommt, höchstens insofern, als bei zweifelhaften Prominenzen der Magenkonturen die genannten Formen einen Hinweis geben können. Bei Abheilungsvorgängen und auch bei Vergrößerungen der Nischen ändern sich die Formen je nach Art und Ausmaß des Narbengewebes, der Schrumpfungsvorgänge und des Gewebszerfalles (Abb. 5a—d).

Ein häufiges Nischenbild ist die Krater- oder Kegelform. Vom Geschwürseingang fallen die Nischenränder schräg zur Tiefe konvergierend ab. Der Übergang der Seiten-

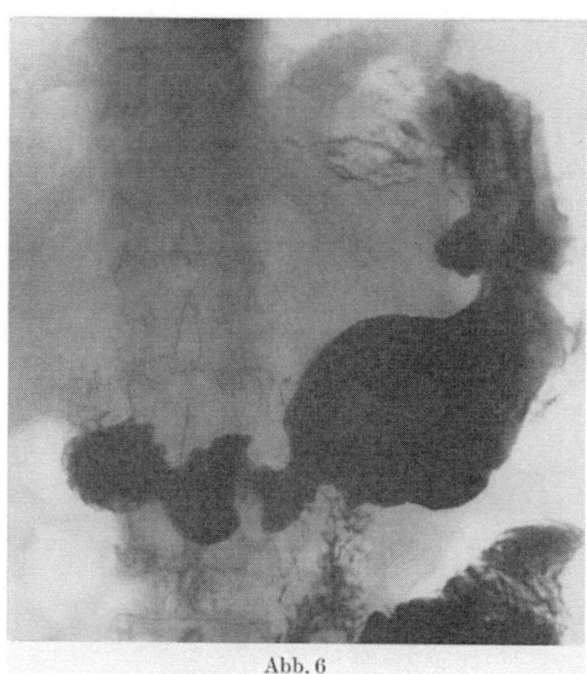

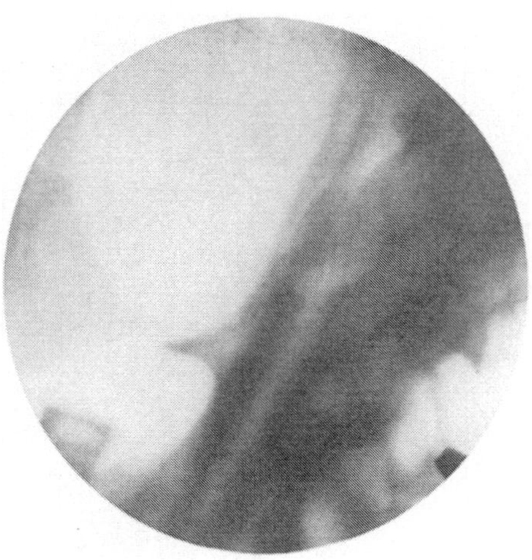

Abb. 7. Rö.Nr. 7791/55, ♂, 29 J. Ulcus ventriculi, Trichterform. (Auch bei unvollständiger Kontrastmittelfüllung der Nische kann das Bild der Trichterform entstehen)

Abb. 6. Rö.Nr. 10255/54, ♂, 60 J. Ulcus ventriculi, Krater- oder Kegelform

wände zur Bodenfläche ist sanft gerundet. Die Bodenfläche selbst zeigt Muldenform. Der Durchmesser der Eingangsfläche ist nur um weniges größer als der Tiefendurchmesser (Abb. 6). Übergänge in spitze Trichterformen sind als Abheilungsstadien anzusprechen (Abb. 7).

Als eine Sonderform des Stanzloches könnte man die Dachform bezeichnen. Dem Rechteck ist gleichsam noch ein Dreieck aufgesetzt (Abb. 8). Von den insgesamt 552 untersuchten Geschwüren zeigten 17 diese Dachform. Als Abheilungsstadien der tiefen Kegelform kann die Muldenform auftreten. In den weitaus meisten Fällen stellt jedoch die Mulde kein Abheilungsstadium dar. Diese Geschwürsform ist sehr häufig, etwa so häufig wie die Kegelform. Die Muldengeschwüre stellen die großen flächenhaften, vielfach seichten Geschwüre dar, die bis Handtellergröße erreichen. Bildlich gesehen, gehen die Formen vom flachen Segment einer Kugel bis zur Halbkugelform. Bei praller Auffüllung des Magens zeigt die kleine Curvatur gelegentlich nur eine flache, häufig verkannte Ausbuchtung (Abb. 9). Durch Kompression können der Randwall und die vorbeiziehenden Falten sichtbar gemacht werden, wodurch die flache Prominenz sich als flächenhaftes großes Geschwür ausweist (Abb. 10). Bei den meisten muldenförmigen Geschwüren ist der Flächendurchmesser mehr als doppelt so groß wie der Tiefendurchmesser. Auch bei kleinen muldenförmigen Geschwüren bleibt die Relation zwischen Tiefen- und Flächendurchmesser erhalten. Bei größeren Tiefendurchmessern sitzen den Curvaturen halbkugelige Gebilde auf (Abb. 11). *Eine besondere Bedeutung gewinnen die muldenförmigen*

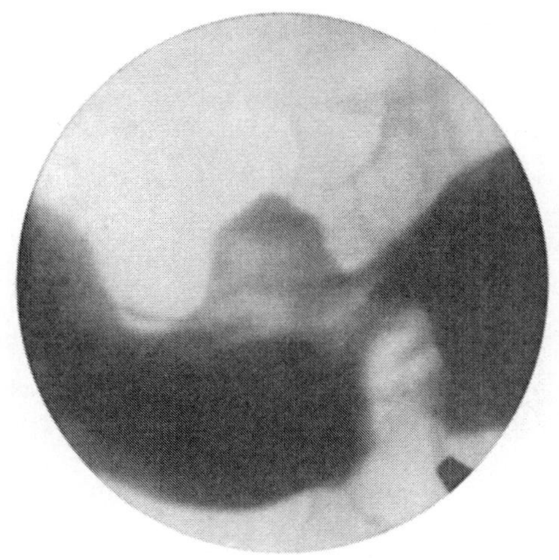

Abb. 8. Rö.Nr. 656/55, ♂, 65 J. Ulcus ventriculi an der kleinen Curvatur im Antrum. Dachform

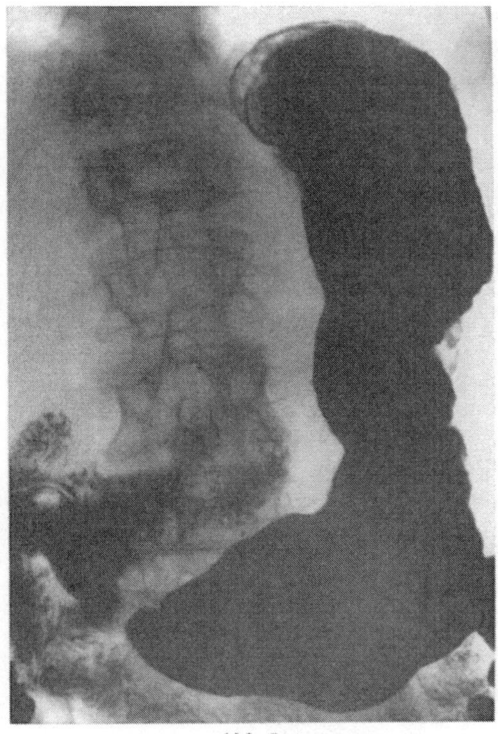

Abb. 9

Abb. 9. Rö.Nr. 1202/60, ♂, 62 J. Großes, sehr flaches Ulcus ventriculi in der Mitte der Pars descendens der kleinen Curvatur, Muldenform

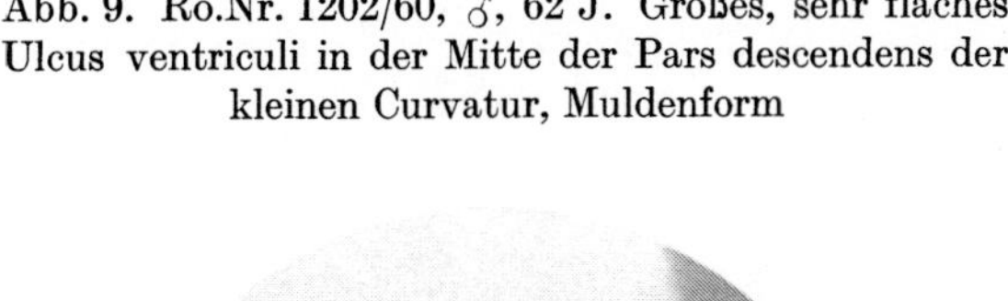

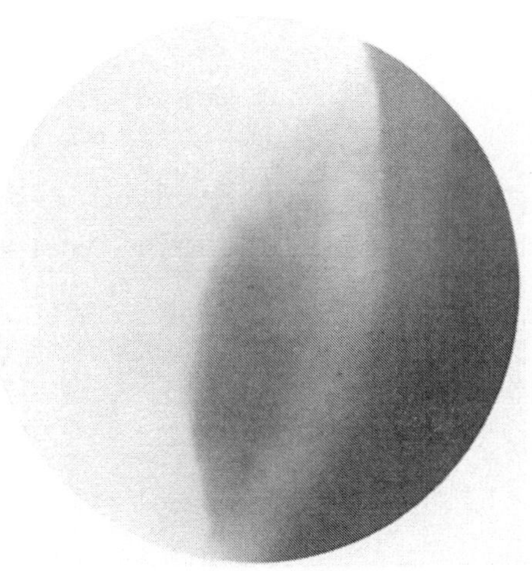

Abb. 10. Rö.Nr. 30052/52, ♀, 73 J. Großes Muldengeschwür des Magens. Darstellung des glatten Geschwürsrandes durch die Kompression

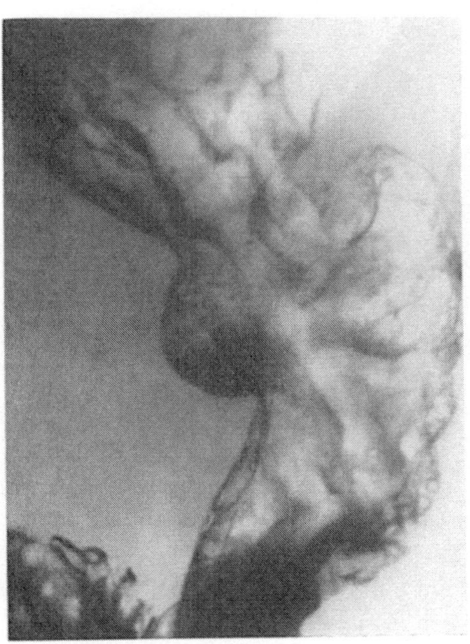

Abb. 11

Abb. 11. Rö.Nr. 5248/50, ♂, 55 J. Halbkugelförmiges Ulcus ventriculi. Flache Einziehung der großen Curvatur

Geschwüre bei der Differentialdiagnose gegenüber dem Carcinom. Die Zahl der muldenförmigen Geschwüre betrug unter 552 Magengeschwüren einschließlich der halbkugeligen Formen 120.

Eine relativ häufige Geschwürsform ist das napfartige Geschwür. Ähnlich wie beim Krater fallen die Seitenwände schräg ab. Der Übergang der Magenkonturlinie bis zum Boden des Geschwürs verläuft sanft geschwungen konvex. Der Boden des Geschwürs ist eben, etwa wie beim Stanzlochgeschwür (Abb. 12). Bei den Mulden- und Napfgeschwüren läßt sich nicht selten ein steilerer Abfall des Geschwürsrandes und auch eine größere Tiefe des Defektes an der oralen Seite und ein verstärkt abgeschrägter

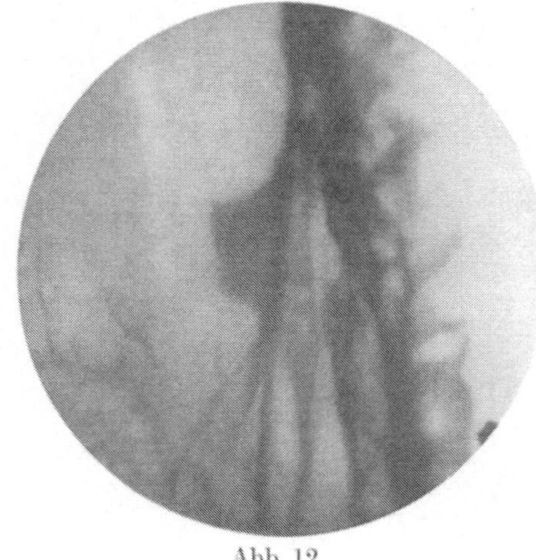
Abb. 12

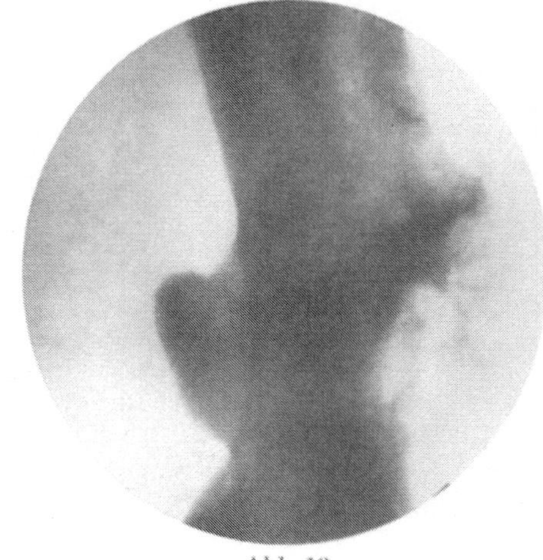
Abb. 13

Abb. 12. Rö.Nr. 7980/53, ♀, 41 J. Napfartiges Ulcus ventriculi

Abb. 13. Rö.Nr. 11271/53, ♂, 49 J. Ulcus ventriculi (Aschoff-Form): siehe Text!

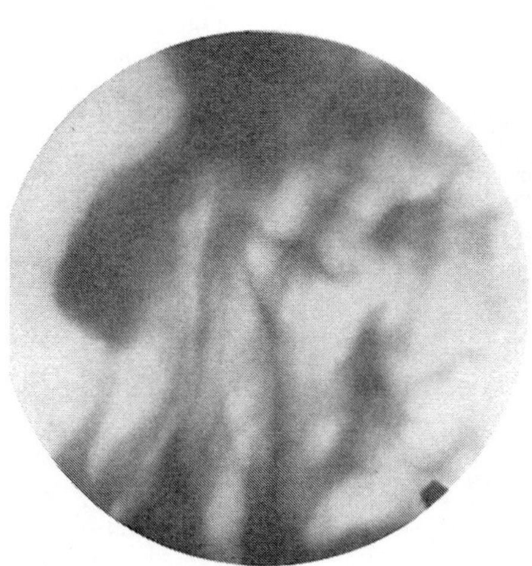
Abb. 14

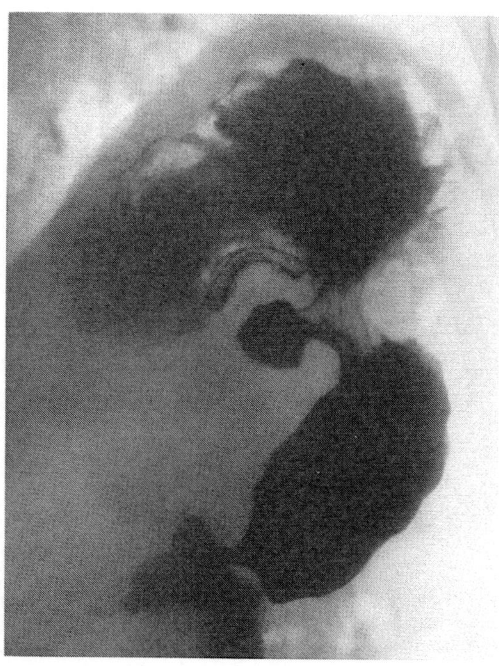

Abb. 15. Rö.Nr. 10548/59, ♂, 61 J. Pilzförmiges Ulcus ventriculi, angedeutete Sanduhrform des Magens

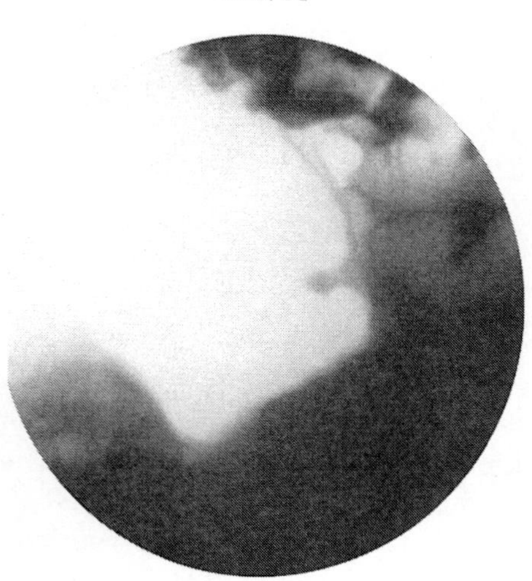
Abb. 16

Abb. 14. Rö.Nr. 27489/52, ♂, 52 J. Ulcus ventriculi, abgeschrägter, flacher Geschwürsrand cardiawärts; steile tiefe Nischenwand pyloruswärts

Abb. 16. Rö.Nr. 7115/55, ♂, 54 J. Ulcus ventriculi, Kragenknopfform (Abheilung)

Verlauf der aboralen Geschwürswand beobachten (Aschoff-Form) (Abb. 13). Ebenso häufig finden wir die umgekehrte Form mit der stärkeren Abschrägung oral und der steileren Geschwürswand aboral (Abb. 14). Die Zahl der napfförmigen Geschwüre betrug 87 unter 552. Das Verhältnis des Tiefendurchmessers zum Flächendurchmesser liegt etwa bei 1:2,5.

Eine interessante Form stellt der Geschwürspilz dar. Der Tiefendurchmesser übertrifft den Flächendurchmesser erheblich. Es ist die Geschwürsform mit kleinem Eingang, von

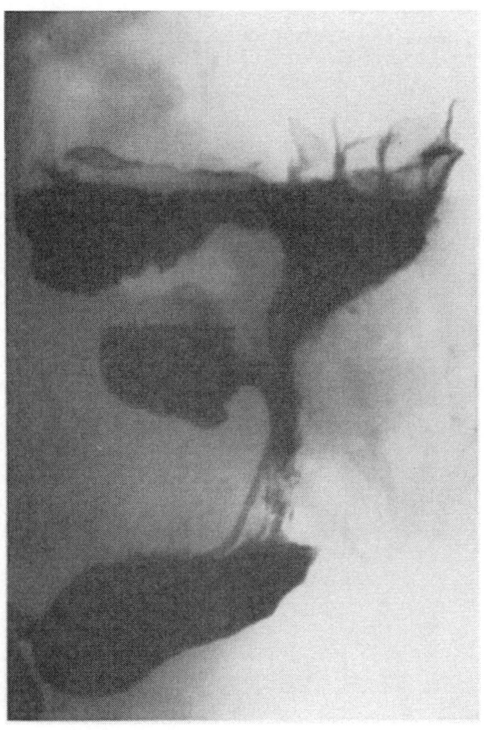

Abb. 17b

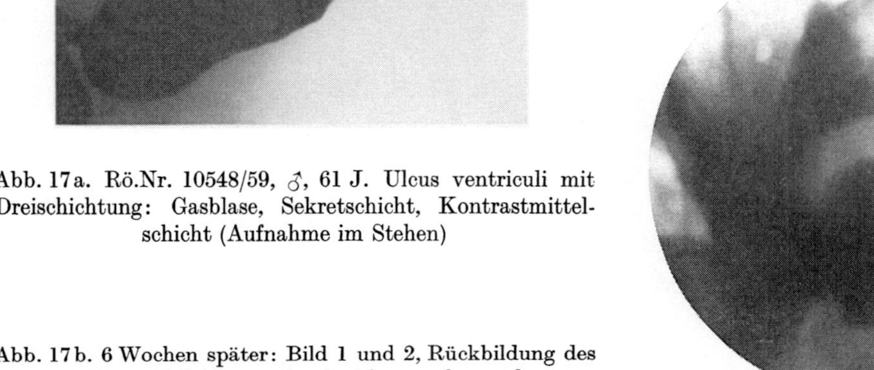

Abb. 17b

Abb. 17a. Rö.Nr. 10548/59, ♂, 61 J. Ulcus ventriculi mit Dreischichtung: Gasblase, Sekretschicht, Kontrastmittelschicht (Aufnahme im Stehen)

Abb. 17b. 6 Wochen später: Bild 1 und 2, Rückbildung des Ulcus. Im Stehen (Bild 1) ist die Gasblase noch zu erkennen; in Bauchlage (Bild 2) kann es nicht zur Darstellung der Gasblase kommen

dem ein kanalartiger Gang in die Tiefe zu einer größeren Höhle führt, die in der Form eines Pilzhutes, eines Kegels oder einer Halbkugel dem Gang aufsitzt (Abb. 15). Sehr kleine Geschwüre dieser Form sind als Kragenknopfformen, als Abheilungsstadien, von Eschbach beschrieben worden (Abb. 16). Ingesta und auch Kontrastmittel fließen bei den Drucksteigerungen im Magen leicht durch den Kanal in die weite Penetrationshöhle. Der Rückfluß in den Magen ist weniger leicht. Er kann allein nach statischen Gesetzen erfolgen, da die starre Höhlenwand keinen Druck auf den Inhalt ausüben kann. Zu den Geschwürshöhlen mit engem Eingang gehört auch die klassische Haudeksche Nische. Da die Höhle auch bei nüchternen Patienten nicht selten Speiserückstände, Sekrete und Gase enthält, kann eine völlige Auffüllung mit dem Kontrastmittel beim stehenden Patienten schwierig sein. Es entsteht so das bekannte Bild der Dreischichtung: Kontrastmittel — Speisereste bzw. Flüssigkeit — Gasblase (Abb. 17).

Für die Gasansammlung in der Geschwürshöhle müssen mehrere Bedingungen erfüllt sein. Da der Magen immer Gas in Form der Magenblase enthält, ist die erste Voraussetzung erfüllt, wenn durch entsprechende Stellung des Patienten das Gas in die Geschwürshöhle fließen kann (Abb. 18). Ob das Gas in der Höhle verweilt, hängt von mehreren Umständen ab. Bei sehr kleinen Wanddefekten läßt sich eine Gasblase, obwohl sie sicherlich innerhalb des Defektes vorkommt, meistens nicht nachweisen. Prädilektionsstellen sind buchtige, penetrierende Geschwürshöhlen mit engem Höhleneingang, wo bei

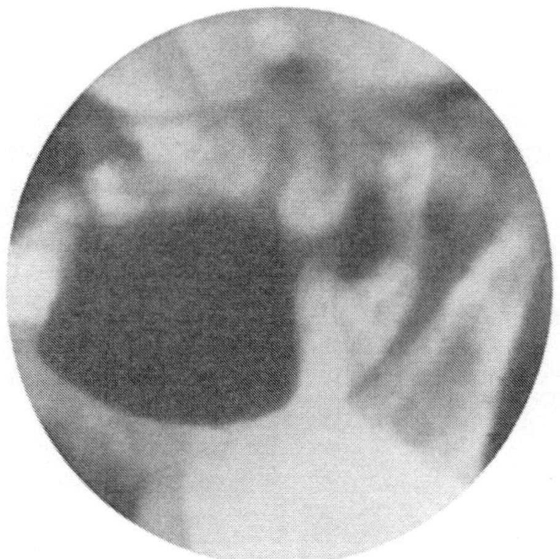

Abb. 19. Rö.Nr. 31191/52, ♂, 46 J. Ulcus ventriculi an der kleinen Curvatur mit linsengroßer Gasblase

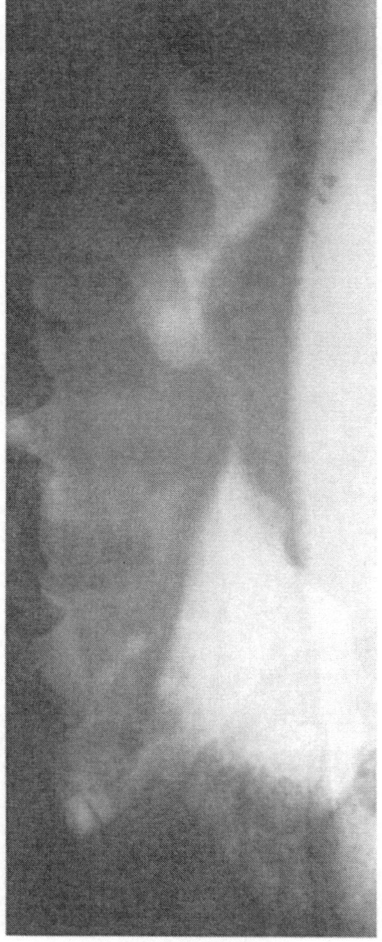

Abb. 18

Abb. 18. Rö.Nr. 179976/45. Aufnahme in Rückenlage ohne Kontrastmittel. Bei der Aufnahme des Abdomens hat sich das Magengas über den gesamten Magen verteilt. Ein größeres Ulcus ventriculi kommt dabei zur Darstellung

vertikaler Stellung des Patienten das Gas die Kuppel des Hohlraumes einnimmt und nicht ohne weiteres abfließen kann. Bei Geschwüren mit Gasblasen handelt es sich immer um penetrierende Geschwüre. Unter 552 Magengeschwüren wurde die Gasblase 21mal festgestellt. Auch bei den Geschwüren der kleinen Curvatur des Antrum sind bei genügender Größe und Form der Geschwürshöhle Gasblasen zu finden. Eine Gasblase in unmittelbarer Nähe der kleinen Curvatur des Antrum hat bei einer verdächtigen Prominenz Beweiskraft für ein Ulcus (Abb. 19 und 20). Die Penetrationshöhle kann auch die Magenwand einseitig stärker unterminieren, so daß hakenförmige und völlig unregelmäßig gestaltete Höhlensysteme entstehen (Abb. 21).

Der Geschwürsboden kann — abgesehen von einer ebenen, schalen- bis kugelsegmentartigen Fläche — auch eine völlig unregelmäßige Gestalt haben. Das ist nach den pathologischen Gegebenheiten verständlich, denn nicht immer haben wir einen gereinigten Geschwürsboden vor uns. Nekrosen oder Granulationen können den Geschwürsgrund

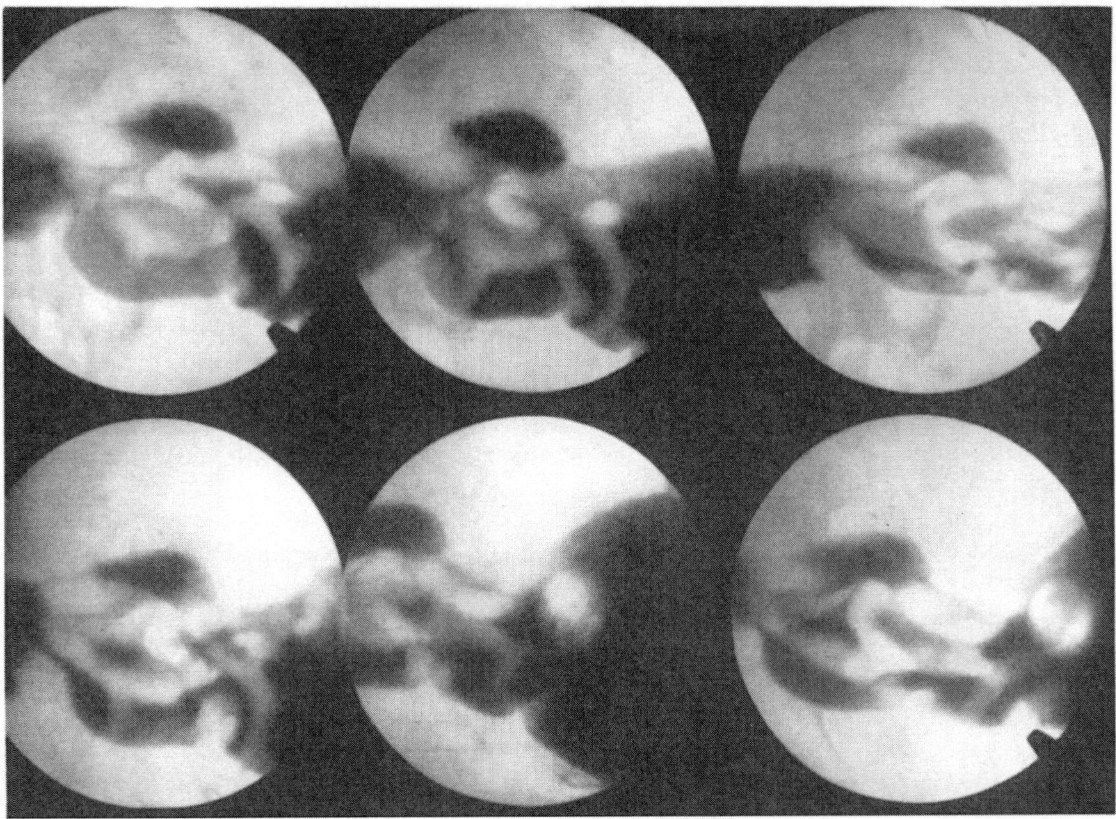

Abb. 20. Rö.Nr. 7391/58, ♂, 64 J. Größeres muldenförmiges Ulcus ventriculi im Antrum an der kleinen Curvatur. Über dem Nischengrund sieht man eine bohnengroße Gasblase (sechs Serienaufnahmen, Durchmesser einer Aufnahme: 8 cm)

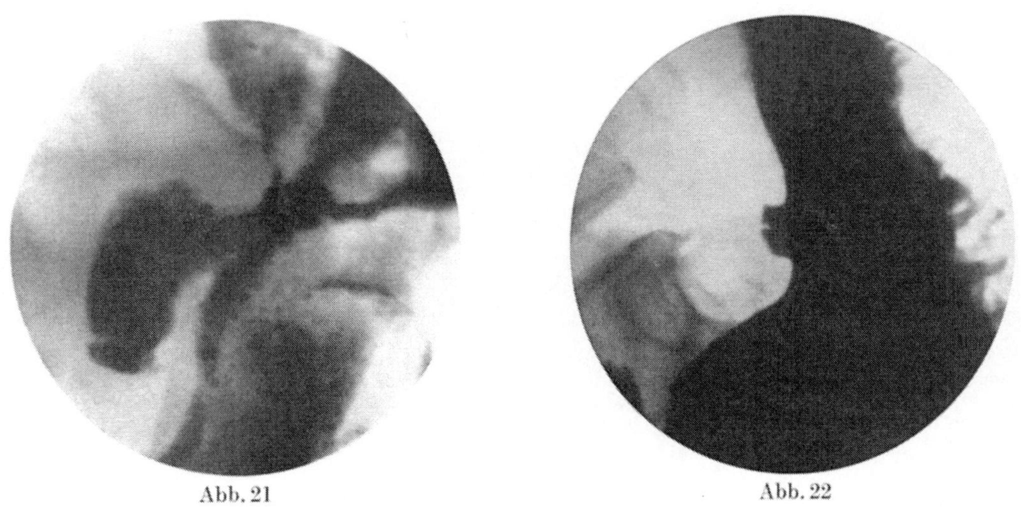

Abb. 21. Rö.Nr. 795/56, ♂, 56 J. Ulcus ventriculi an der Hinterwand im oberen Teil der Pars descendens. Grobe Unterminierung der Magenwand durch das Geschwür

Abb. 22. Rö.Nr. 10361/47, ♂, 51 J. Ulcus ventriculi der Angulusgegend. Kleine Aussparung am Nischengrund. Gefäßstumpf

mit knospenartigen Erhabenheiten versehen. Gefäßstümpfe können charakteristische Kontrastmittelaussparungen machen (Abb. 22). Die Geschwürsränder können terrassenartig abfallen. Übergänge zwischen den verschiedenen Formen treten auf. Abheilungsvorgänge verändern die Gestalt. Nicht zuletzt ist der Einfluß der Projektion und der Füllung der Nische für die Darstellung der Nischenform von Bedeutung. Ein muldenförmiges Geschwür kann bei ungenügender Kontrastmittelfüllung als kraterförmiges, ein kraterförmiges als ein trichterförmiges Geschwür erscheinen. Bei sehr großen Geschwüren können auch völlig unbestimmbare Formen entstehen.

η) Sitz der Nische (multiple Nischen)

Der Sitz des Magengeschwürs hat aus mancherlei Gründen immer höchstes Interesse beansprucht, teils aus theoretischen, teils aber aus praktischen Gründen. Aschoff hat die Besonderheiten der kleinen Curvatur — der Lieblingssitz der Geschwüre — in seine pathogenetischen Vorstellungen und Theorien einbezogen. Seine Vorstellungen vom Übergang der Erosion in ein Ulcus basieren auf Eigenheiten dieser Region. Bei klinischen Fragen — Perforation, Blutung, therapeutischer Weg — ist die Kenntnis des Sitzes und der bevorzugten Lokalisation ebenso bedeutungsvoll wie bei der röntgendiagnostischen Suche nach dem Ulcus.

Die Angaben der verschiedenen Statistiken über den Sitz des Geschwürs stimmen weitgehend überein. Die ältesten Angaben über den Sitz des Magengeschwüres stammen von Brinton.

Tabelle 5

	Brinton[a]	Gruber	Keutner	Sammelstatistik über 1413 Fälle von Hauser
Kleine Curvatur	25,73	45,00	53,5	41,54
Hintere Wand	45,41	4,29	14,2	12,95
Pars pylorica	14,68	30,06	32,2	25,47
Vordere Wand	10,55	1,53	1,5	5,80
Regio cardiaca	1,83	6,44	3,3	5,52
Große Curvatur	2,29	5,82	0,3	4,53
Fundus	—	6,56	2,1	4,24

Angabe in Prozenten.
[a] Bei Brinton ist der Begriff der kleinen Curvatur enger gefaßt als bei den anderen Autoren.

Teilt man die Geschwüre nach ihrem Sitz im Corpus und im Präpylorusgebiet auf, so ergibt sich folgende Tabelle:

Tabelle 6

	Haudek	H. U. Albrecht	Eschbach	Hauser	Russel[a]	Eigene Untersuchungen
Corpus	69,3	70	72,8	70,05	64,8	77
Pylorusgebiet	30,7	30	27,2	25,47	27,1	23

Angabe in Prozenten.
[a] Unvollständige Angaben bei Russel.

Eigene Untersuchungen: Faßt man das Gebiet der gesamten *kleinen* Curvatur von der Cardia bis zum Pylorus mit den unmittelbar benachbarten Regionen der Vorder- und Hinterwand zusammen, so ergeben sich die folgenden Lokalisationen bei 552 Fällen:

402 Geschwüre = 72,82% kleine Curvatur
108 Geschwüre = 19,56% Hinterwand
22 Geschwüre = 3,98% Cardia-Fundusbereich
7 Geschwüre = 1,26% Vorderwand
1 Geschwür = 0,17% große Curvatur
12 Geschwüre = 2,17% zentral im Pylorus

Eine weitere Aufteilung, die die Höhenlokalisation der Geschwüre von der Cardia bis zum Pylorus bestimmt, gibt die nächste Tabelle an:

Tabelle 7

	Kleine Curvatur mit angrenzender Vorder- und Hinterwand	Hinterwand	Vorderwand	Große Curvatur	Insgesamt
Kardia	4	3	—	—	7 } = 3,9%
Fornix	2	11	2	—	15 }
Pars descendens	152	75	3	—	230 = 41,66%
Angulus	152	20	3	—	175 = 31,7%
Antrum	45	11	—	—	56 = 10,14%
Präpylorusgebiet	42	2	—	1	45 = 8,14%
Pylorus	11	12[a]	1	—	24 = 4,34%
	408	134	9	1	552

[a] Zentral im Pylorus, Vorder- bzw. Hinterwand nicht angegeben.

Diese statistischen Auswertungen zeigen immer wieder eine ganz exquisite Bevorzugung der kleinen Curvatur. Es darf allerdings das Gebiet nicht zu eng gefaßt werden. In diesem Sinne bedeutet die kleine Curvatur etwa das Gebiet der Waldeyerschen Magenstraße. Bei größeren Defekten, bei denen der größere Geschwürsdurchmesser senkrecht zur Magenachse steht, ist diese Begriffsfassung ohne weiteres verständlich. Für röntgenologische Bestimmungen ist außerdem zu beachten, daß bei bestimmten Magenlagen eine Drehung des Magens erfolgen kann, so daß die kleine Curvatur mal stärker nach dorsal, mal stärker nach ventral gerichtet ist. Faßt man den Begriff „kleine Curvatur“ weiter, im obengenannten Sinne, entgeht man den Schwierigkeiten der Lokalisationsbestimmung, ohne der Einteilung damit Zwang anzutun; denn das Gebiet der kleinen Curvatur stellt ja auch in pathogenetischer Hinsicht eine breitere Zone dar, die etwa mit der Magenrinne gleichgesetzt werden kann.

Der Sitz des Geschwürs im Fundus-Cardiabereich entspricht etwa der Zahl nach den Geschwüren des Pylorusbereichs. Am Mageneingang und im Pylorusbereich lagen etwa 4% der Geschwüre. MOUTIER, CORNET, COURT geben die Region unterhalb der Cardia als Sitz des Ulcus in 10% ihrer Fälle an. Nach RUFFIN, JOHNSTON, CARTER u. G. J. BAYLIN findet sich das Ulcus pylori in 4,3% der Fälle.

Das Geschwür an der großen Curvatur des Magens ist eine Rarität. Das geht aus Sektionsstatistiken (BRINTON; GRUBER; H. HILGENREINER; HAUSER), aus chirurgischen Mitteilungen (FINSTERER; GLAESSNER; BRUNNER) und auch aus röntgenologischen Berichten eindeutig hervor (S. OCHSNER; J. E. KIRSH; KRAFT; GRIFFIN; F. S. BROWN; HUSSAR). AXMANN und J. ŠETKA haben bei multiplen Ulcera in 3 Fällen den gleichzeitigen Befall der großen und kleinen Curvatur beschrieben. In rund 5% der Fälle ist die große Curvatur Sitz des Magengeschwüres. Wahrscheinlich ist es das seltenere Vorkommen des Geschwürs an der großen Curvatur, das einen Einfluß auf die Röntgendiagnostik hat; denn vielfach wird auch bei gutartigen Geschwüren der großen Curvatur die Diagnose Carcinom gestellt. OCHSNER berichtet über 7 Fälle von gutartigen Geschwüren, bei denen ein Carcinom diagnostiziert wurde. Nach J. E. KIRSH setzt geradezu ein Reflexvorgang im Denken ein, nach der Art: Nische an der großen Curvatur = Carcinom. Zu dieser Kurzschlußdiagnose kommt es auch, wenn Zeichen des gutartigen Ulcus vorliegen (J. E. KIRSH). Es muß daher das Ziel der Untersuchung sein — wie überall am Magen auch an der großen Curvatur —, den Blick für das bildmäßig Gutartige bzw. Bösartige der Veränderung zu entwickeln. Auf der anderen Seite zeigen aber genügend Beobachtungen, daß kraterförmige Bildungen der großen Curvatur nicht selten maligne sind (KRAFT; FRANK). GUTZEIT und KUHLMANN, die auch den Kurzschlußgedanken ablehnen, sind der Meinung, das Nischenbild der großen Curvatur sei anders als das der kleinen Curvatur. Eine rundliche, bikonkave

Konturaussparung soll als Folge einer Deckfaltenbildung zu beiden Seiten des Ulcus entstehen können. Dadurch kommt nicht ein Nischenbild zustande, sondern eine Konturaussparung, die den Eindruck eines Polypen machen soll. Das Deckfaltensymptom wird als Zeichen eines frischen Ulcus gewertet. Eine Bestätigung dieses Symptoms ist bisher nicht bekannt geworden. Sternförmige Narben sollen sich bei Geschwüren der großen Curvatur nicht ausbilden wegen der relativ guten Beweglichkeit der Schleimhaut. Dagegen wird eine quer den Magen von der großen zur kleinen Curvatur durchsetzende Schleimhautleiste beschrieben. Eine derartige Leiste kann als Zeichen für ein Ulcus gewertet werden (GUTZEIT; KUHLMANN). Nischen des vertikalen Magenschenkels sollen benigne, die des horizontalen maligne sein (AXMANN). Eingedenk des seltenen Vorkom-

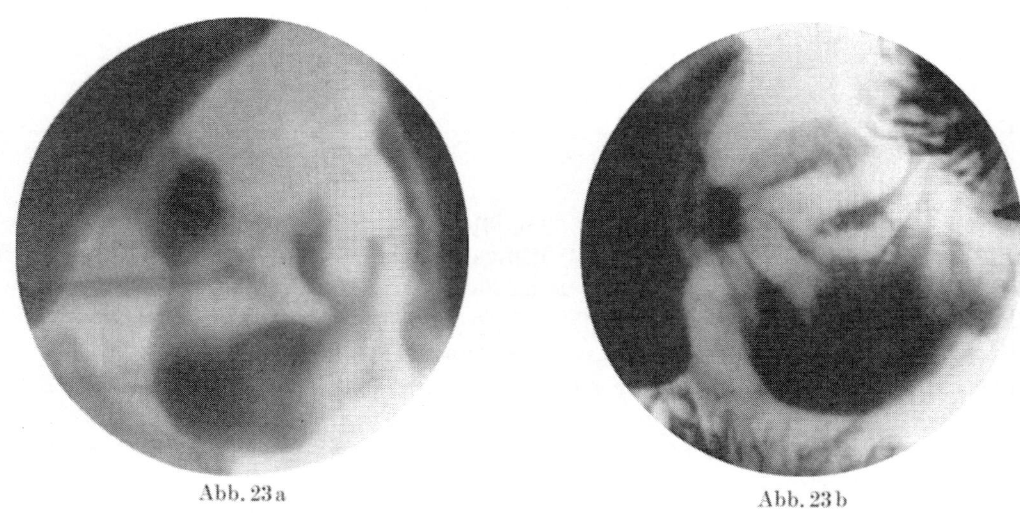

Abb. 23a. Rö.Nr. P. 1293/57, ♀, 32 J. Ulcus im Pyloruskanal

Abb. 23b. Derselbe Fall 1 Jahr später. Ulcus im Pyloruskanal mit narbigen Veränderungen

mens von Geschwüren und des häufigen Auftretens von Carcinomen an der großen Curvatur, empfiehlt sich größte Zurückhaltung bei der Diagnostik (RUSSEL).

Bei den Geschwüren im Pylorusbereich kann die Zuordnung — ob zum Magen oder zum Duodenum gehörend — im Übergangsbereich vom Magen zum Duodenum schwierig sein (Abb. 23a, b). Treten im Verlauf der Heilung narbige Deformierungen der Bulbusbasis ein, wird man im allgemeinen auch ein Ulcus duodeni annehmen dürfen. Eine kleine Nische zentral im Pyloruskanal darf nicht mit dem Kanallumen selbst verwechselt werden (H. H. BERG).

Bei 3,3% unserer Patienten fanden sich mehrere Magengeschwüre. In einem Fall wurden drei Geschwüre nachgewiesen (Abb. 24). ESCHBACH gibt die Zahl für multiple Magengeschwüre mit 3,7% an. Bei den multiplen Geschwüren war die kleine Curvatur bevorzugt. Es ergaben sich dabei folgende Kombinationen: Pars descendens — Pars descendens; Pars descendens — Angulus; Pars descendens — Antrum; Angulus — Antrum; Antrum — Pylorus.

Auffallend war die Übereinstimmung der Formen und Größen bei den Doppelgeschwüren. So wurden Stanzlochdefekte oder pilzförmige Geschwüre von so übereinstimmender Art gefunden, daß man zumindest eine Gleichaltrigkeit der Geschwüre annehmen möchte. Die gleichen Beobachtungen wurden auch von ESCHBACH gemacht (Abb. 25). GROEDEL und LEVY haben bereits 1912 Doppelgeschwüre der gleichen Art röntgenologisch nachgewiesen, und zwar wurden zwei penetrierende Geschwüre beschrieben, von denen das eine in die Milz, das andere in die Leber penetriert war. In einem Fall fanden sich ein muldenförmiges und ein kraterförmiges Geschwür gleicher Tiefe unmittelbar nebeneinander. Es ist denkbar, daß bei so enger Nachbarschaft durch Zusammenfließen mehrerer Geschwüre ein großer Defekt entstehen kann. Auf ein derartiges Geschehen verweist HAUSER (Abb. 26). Bei stärkeren Form- und Größenabweichungen der Doppelgeschwüre sah man an einem Geschwür stärkere narbige Veränderungen der Schleimhaut, während

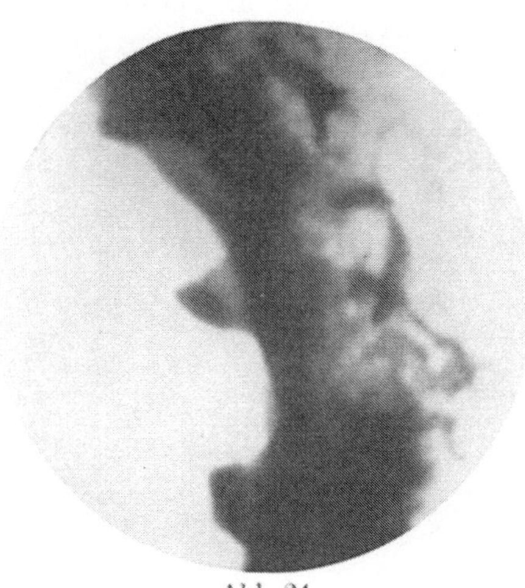

Abb. 24

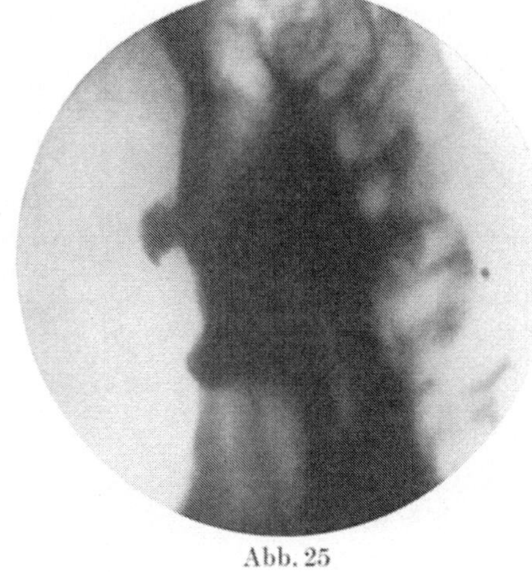

Abb. 25

Abb. 24. Rö.Nr. 7589/44, ♂, 46 J. Drei gleichartige Geschwüre des Magens

Abb. 25. Rö.Nr. 12879/57, ♀, 71 J. Doppelulcus des Magens von gleicher Form und Größe

das zweite Geschwür keine Zeichen der Vernarbung erkennen ließ, so daß hier sicher ein verschiedenes Alter der Geschwüre angenommen werden muß.

Bei den Sektionsstatistiken liegen die Zahlen für multiple Magengeschwüre zum Teil wesentlich höher (GRUBER; HART). Hier gilt ebenfalls das schon eingangs über den Nachweis von Narben Gesagte. Es ist aber anzunehmen, daß die röntgenologischen Zahlen zu niedrig liegen. Der Nachweis eines Magengeschwürs mag wohl in vielen Fällen ein weiteres intensives Suchen nach anderen Geschwüren oder Narben verhindern. Die Kombination von Magen- und Duodenalgeschwüren ist nicht selten (ÅKERLUND). Die Statistik für das Jahr 1906—1907 der Mayo-Klinik zeigt die Kombination in 7,3% der sämtlichen 193 operierten Fälle (nach ÅKERLUND). Die ersten entsprechenden Röntgenbefunde wurden von KIENBÖCK, BÁRON und BARSONY (1912), dann von HOLITSCH, CARMAN, CHAOUL und STIERLIN, ÅKERLUND bekanntgegeben. Der Nachweis dieser Kombination ist häufiger als der Nachweis der multiplen Magengeschwüre. In einer eigenen Untersuchungsreihe von 1573 Patienten mit Magen- und Zwölffingerdarmgeschwüren, waren 116, die sowohl ein Magen- als auch ein Duodenalgeschwür hatten, sei es als Nische oder als Narbe, also 13,5% (GRUBER 10%, HART 38%). Bei den am Bulbus sehr günstigen untersuchungstechnischen Verhältnissen kommen Narbenbildungen mit hoher Sicherheit zur Erfassung.

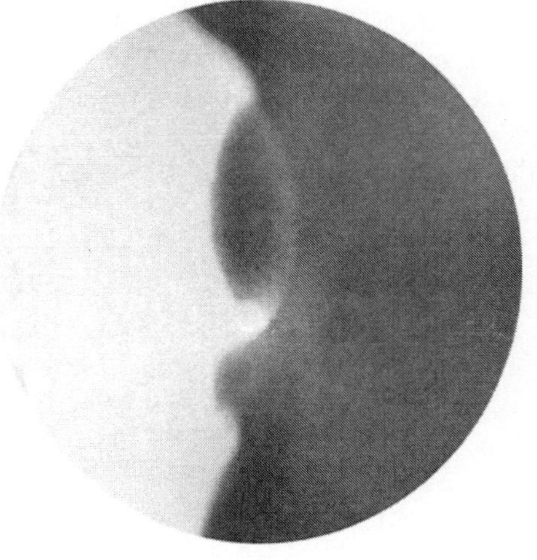

Abb. 26. Rö.Nr. 3513/59, ♀, 55 J. Doppelulcus ventriculi von verschiedener Form und Größe

ϑ) Die Nischengröße

Eine exakte Größenbestimmung des Magengeschwürs im Röntgenbild ist aus vielfachen Gründen nicht möglich. Man hat mit Verkleinerungen, meistens allerdings mit Vergrößerungen zu rechnen. Verkleinerungen treten dann auf, wenn die Geschwürshöhle nicht vollständig mit dem Kontrastmittel angefüllt wird. Aus den resultierenden Formabweichungen läßt sich dieser Fehler leicht erkennen und entsprechend korrigieren. In den meisten Fällen wird der Wanddefekt aus Gründen der Zentralprojektion vergrößert abgebildet (10—20 %). Größenänderungen können auch durch die Peristaltik vorgetäuscht werden. Bei der Kontraktion kann die Nische tiefer und enger werden, bei der Erschlaffung flacher und breiter. Derartige Formänderungen sind möglich, wenn die Umgebung nicht durch Infiltrationen versteift ist (Templeton). Bei Größenbestimmungen ist es daher notwendig, die Geschwüre in größeren Gruppen zusammenzufassen. Bei 552 Fällen wurden der Flächendurchmesser des Geschwürseinganges und der Tiefendurchmesser bestimmt:

Tabelle 8

Flächendurchmesser	nicht meßbar oder Narbe	0,1—0,9	1,0—1,9	2,0—2,9	3,0—3,9	4,0—4,9	über 5 cm
Anzahl	30	167	234	73	37	6	5
	5,4%	30,2%	42,4%	12,2%		8,7%	
Tiefendurchmesser	nicht meßbar oder Narbe	0,1—0,9	1,0—1,9	2,0—2,9	3,0—3,9	4,0—4,9	über 5 cm
Anzahl	24	305	184	33	5	—	1
	4,3%	55,3%	33,3%	5,9%		1,1%	

42% aller Geschwüre hatten einen Flächendurchmesser zwischen 1,0 und 1,9 cm. Sie stellen das Hauptkontingent dar. Zusammen mit den Geschwüren, deren Flächendurchmesser zwischen 0,1 und 0,9 cm lag, machen sie 72,6% aus. 21,9% der Geschwüre waren über 2 cm groß. Bei 8,7% der Geschwüre war der Flächendurchmesser größer als 3 cm.

Ein Tiefendurchmesser bis 1,9 cm fand sich bei 92,9% aller Geschwüre. Darunter waren 55,3%, deren Tiefendurchmesser zwischen 0,1 und 0,9 lag. Bei 7% war der Tiefendurchmesser größer als 2 cm. Bei den Fragen der Penetration wird auf die Bedeutung des Tiefendurchmessers zu achten sein.

Tabelle 9

Männer			Frauen	
Jahre	2,0—2,9 cm	—3,0 cm	2,0—2,9 cm	—3,0 cm
10—20	—	1	—	—
21—30	—	—	—	1
31—40	2	—	—	—
41—50	2	5	3	4
51—60	11	9	—	1
61—70	3	7	1	7
71—80	5	3	2	5
81—	—	1	—	4
	19	20	3	17

Von 241 Geschwüren (s. Tabelle 9) bei Männern jenseits des 50. Lebensjahres war die Flächenausdehnung in 39 Fällen = 16% größer als 2 cm. Unter diesen 39 Geschwüren waren 20 größer als 3 cm. Von 124 Geschwüren bei Frauen jenseits des 50. Lebensjahres waren 20 = 16% größer als 2 cm.

Die großen Geschwüre finden wir bevorzugt im höheren Lebensalter. Diesseits des 40. Lebensjahres sind die großen Geschwüre absolut selten. In differentialdiagnostischer Hinsicht gegenüber dem Carcinom haben die großen Geschwüre noch eine besondere Bedeutung (s. dort). (Bei den hohen Altersstufen der obigen Tabelle ist die geringe absolute Patientenzahl, verglichen mit den mittleren Jahrgängen, zu berücksichtigen.)

ι) Das akute und das chronische Ulcus

Aus klinischen Erfahrungen wissen wir, daß ein Magengeschwür ein in wenigen Wochen ablaufendes, einmaliges Ereignis von akutem Charakter sein kann, oder aber auch ein chronischer Prozeß, der sich über Monate und Jahre hinzieht mit wechselnder Rückbildungs- und Verschlimmerungstendenz mit dem Endstadium des torpiden, mit internen Mitteln nicht zur Heilung zu bringenden Geschwürsleidens. Die Entscheidung, ob das chronische Leiden immer wieder unterhalten wird durch neue Geschwüre im alten Bezirk oder ob es sich immer um dasselbe Ulcus handelt, ist nicht in jedem Fall zu erbringen. Für das Zustandekommen beider Arten gibt es röntgenologische Beweise. Von röntgenologischer Seite kennen wir keine Kriterien formaler oder funktioneller Art, die uns über die Prognose eines frischen Geschwürs unterrichten. Ja, nicht einmal die Unterscheidung zwischen einem akuten und einem chronischen Geschwür ist immer möglich.

Der Pathologe spricht von einem chronischen Geschwür, wenn die der Reparation des Wanddefektes dienende Bindegewebsentwicklung das notwendige Maß überschreitet, wobei die entzündliche Wucherung des submucösen und subserösen Bindegewebes im Ulcusgebiet eine Dicke von 3—4 cm erreichen kann (Hauser). Diese chronische, produktive Entzündung kann bis weit unter den Geschwürsrand reichen und so zu einer callösen Verdickung des Geschwürsrandes führen. Die Schleimhaut kann, am Ulcusrand eingerollt, über den Geschwürsrand überhängend, das Bild der Unterminierung hervorrufen. Nicht selten ist dabei die Schleimhaut des Randes warzig verdickt. Anders liegen die Verhältnisse beim akuten Geschwür. Hier können die Schleimhautränder des Geschwürs durch entzündlich-ödematöse Reaktionen eine erhebliche Verdickung erfahren. Diese plastische, kissenartige Schwellung der Geschwürsränder kann zu einer Überhöhung des Geschwürsrandes führen, so daß bei extremen Schwellungen eine hügelartige Überhöhung und Verdickung der Schleimhaut entsteht, in deren Mitte das Geschwür liegt. Dadurch wächst die Kratertiefe gleichsam in den Magen hinein. Diese ödematös entzündlichen Randschwellungen lassen sich nur am lebenden Magen — sei es während der Operation oder unmittelbar nach der Resektion — beobachten. Im Sektionspräparat finden wir sie nicht mehr. Darin findet die Diskrepanz zwischen dem Röntgenbild und dem Operationspräparat bzw. Sektionspräparat ihre Erklärung. Dagegen lassen sich geweblich fixierte Prozesse, wie wir sie beim chronischen und beim callösen Geschwür finden, auch im makroskopischen Präparat und häufig genug auch im Röntgenbild finden.

Das chronische Geschwür ist vom anatomischen Gesichtspunkt aus gegenüber dem akuten dadurch charakterisiert, daß die der Heilung dienende Entwicklung von Granulationsgewebe die notwendige Grenze überschreitet und dabei in extremen Fällen tumorartige Bildungen hervorrufen kann: den sog. entzündlichen Ulcustumor. Diese Überproduktion von Bindegewebe kann weit über den Geschwürsrand hinausgreifen und zu einer Verdickung und Verhärtung des Geschwürsrandes führen, wodurch nicht nur eine Verdickung und Wulstung, sondern auch eine Verhärtung und Starre der Geschwürsumgebung resultieren kann. Die Verdickung des Geschwürsrandes beim callösen Geschwür betrifft nicht nur die Schleimhaut. Auch die Submucosa und die Muscularis werden von Granulationsgewebe durchsetzt und nehmen so an der Überhöhung des Geschwürsrandes teil. Der Flächendurchmesser der chronischen Geschwüre wird im Durchschnitt mit 3 cm angegeben. Geschwüre mit einem größeren Flächendurchmesser als 5 cm gelten als selten. Cruveilhier hat in seiner hervorragenden Arbeit ein Geschwür mit einem Flächendurchmesser von 14,3:7,2 cm abgebildet. Wenn der Kliniker in Anbetracht des langwierigen, nicht zur Abheilung kommenden Verlaufes des Geschwüres oder der dauernden Rezidive von einem chronischen Ulcus spricht, so sieht der Pathologe im chronischen Geschwür eine über das Maß der Reparation hinausgehende Bindegewebsentwicklung, die nicht zu einer Vernarbung der Wundränder führt. Chronische Geschwüre nach den Kriterien der pathologischen Anatomie sind in 20% aller Läsionen zu erwarten. Dabei dürfte ein Chronischwerden bei Männern häufiger sein als bei Frauen. Das Zahlenverhältnis zwischen Männern und Frauen beträgt beim chronischen Geschwür für den Magen 1,4:1 und für das Duodenum 2,4:1 (FALCONER). Der Begriff des callösen Geschwüres, der von A. J. BRENNER aufgestellt wurde, bezieht sich im wesentlichen auf die makroskopische Beschaffenheit der Härte des Geschwürsrandes, wobei die Härte des Geschwürsrandes und seiner Umgebung mit der Härte des Knorpels verglichen wird. Wegen der schlechten Heilungsbereitschaft, sowohl des chronischen als auch insbesondere des callösen Geschwüres, ist immer wieder der Versuch gemacht worden, die drei Geschwürsarten auch im Röntgenbild voneinander zu differenzieren.

Versuchen wir aus den pathologisch-anatomischen Kriterien des chronischen bzw. des callösen Ulcus die für die Röntgenologie übertragbaren Zeichen herauszuholen, so ist das wesentliche wohl die Wulstung des Geschwürsrandes; aber nur dann, wenn es sich nicht um eine glatte reifenartige Schwellung wie beim akuten Ulcus mit starker entzündlicher Reaktion, sondern um eine warzig-höckerige Umwandlung handelt und wenn die Zeichen einer Randverhärtung sich in der Umgebung des Geschwürs noch verfolgen lassen und dort eventuell funktionelle Störungen hervorrufen. Die einfache, sternförmige Narbe ist kein Kriterium; wir finden sie auch beim akuten Geschwür. Bei mehr oder weniger stärkeren Deformierungen des Magens ist man dagegen berechtigt, ein chronisches oder vielfach rezidivierendes Geschwür anzunehmen. Die Frage eines callösen Geschwürs kann dabei nicht entschieden werden. Die Unverschieblichkeit eines Geschwürs ist kein Beweis für die chronische oder callöse Natur. Das penetrierende Ulcus führt zu Verwachsungen, ganz gleich, ob es sich um ein akutes oder chronisches bzw. callöses Ulcus handelt. Die Nischengröße ist kein verläßliches Kriterium. Die akuten Geschwüre sind häufig groß, sowohl nach dem Flächen- als auch nach dem Tiefendurchmesser, während sich das chronische torpide Geschwür häufig in kleiner Kraterform darstellt. Das verläßlichste Zeichen für die chronische Natur ist der gleichbleibende Röntgenbefund über längere Zeit. Es besagt jedoch nicht, daß eine callöse Beschaffenheit vorliegt. Nach ESCHBACH sollen kolbige Faltenanschwellungen am Ulcusrand bei einem ausgebildeten Faltenstern Zeichen eines callösen Ulcus sein. Während beim frischen Ulcus der Faltenstern im Schwellungshof des Ulcusrandes aufgeht, setzen sich hier die Falten bis zum Ulcusrand fort, wobei die einzelnen Falten am Ulcusrand eine erhebliche Verdickung erfahren. Aber auch dieses Zeichen scheint nach den Erfahrungen beim Duodenalgeschwür keine Beweiskraft für den callösen Charakter des Geschwürs zu besitzen.

Angesichts dieser wenig befriedigenden Differenzierungsmöglichkeit zwischen akutem, chronischem und callösem Ulcus ist die Frage berechtigt, ob die Röntgenologie nicht auf diese Unterteilung verzichten sollte. Das gilt besonders für die Abgrenzung zwischen einem chronischen und einem callösen Ulcus.

Für das akute Geschwür ist die Symptomatik zuverlässiger. In der einfachsten Form stellt das akute Ulcus röntgenologisch einen Wanddefekt oder eine Nische der oben besprochenen Formen und Größen dar. Der Geschwürsrand kann dabei völlig unauffällig, glatt, eben, bis leicht geschwollen sein. Die Schleimhautfalten werden vom Geschwürsrand unterbrochen. Die seitlich vorbeiziehenden nehmen keine Beziehungen zum Defekt auf. Die enface-Nische ist ein runder oder ovaler Kontrastfleck innerhalb der sonst unauffälligen Reliefstrukturen. Bei der Profilnische ist der Geschwürsrand als flacher Aufhellungssaum bei den muldenförmigen Nischen häufig gut zu erkennen. In diesen Fällen, da kein Schwellungsring die Nischenwand überhöht, läßt sich die Tiefe des Geschwürs und damit der Penetrationsgrad — bei Berücksichtigung der projektionsbedingten Größenabweichungen — gut bestimmen. Dieses formenarme Nischenbild des akuten Geschwürs ist verhältnismäßig selten. Vergleicht man das akute Magengeschwür mit dem Duodenalgeschwür, so möchte man glauben, daß das reaktionsarme Nischenbild bereits eine erste Etappe der Abheilung darstellt mit Rückgang des so häufig das akute Geschwür begleitenden Schwellungshofes.

Ein aufgeworfener Geschwürsrand, der im Röntgenbild als ringförmige Aufhellungszone das Geschwür umgibt, ist ein häufiges Begleitsymptom des Nischenbildes. Ohne Berücksichtigung, ob es sich dabei um akute oder chronische Geschwüre handelte, fand sich dieses Symptom der Ringschwellung in rund 50% aller unserer Magengeschwüre. Beim akuten Geschwür ist es die entzündliche, ödematöse Randschwellung, die zu der Überhöhung des Geschwürsrandes führt. Die Wandschwellung ist dabei nicht auf den engsten Geschwürsrand beschränkt, sondern die Schwellung greift in die Umgebung, so daß eine hügelartige Wanderhabenheit entsteht, in deren Zentrum versenkt die Nische liegt. Der Schwellungshof des akuten Geschwürs ist reliefarm. Die Schleimhautfalten der Peripherie gehen kaum merkbar in dem Schwellungsring unter. Abgesehen vom Röntgenbild, lassen sich diese Schwellungsveränderungen nur am frischen Resektionspräparat nachweisen. H. H. BERG hat gezeigt, daß dieses entzündliche Ödem, die Ursache der akuten Randschwellung, schon kurze Zeit nach der Resektion abfließt. Einige Stunden später hat sich die ödematöse Schwellung verflüchtigt, und wir finden den glatten, wenig erhabenen Geschwürsrand, wie ihn die Pathologen beschreiben. Diese hügelartige, relieffreie Randschwellung des akuten Geschwürs läßt sich in hervorragender Weise beim Duodenalgeschwür demonstrieren, da hier die technischen Voraussetzungen und die anatomischen Verhältnisse besonders günstig liegen.

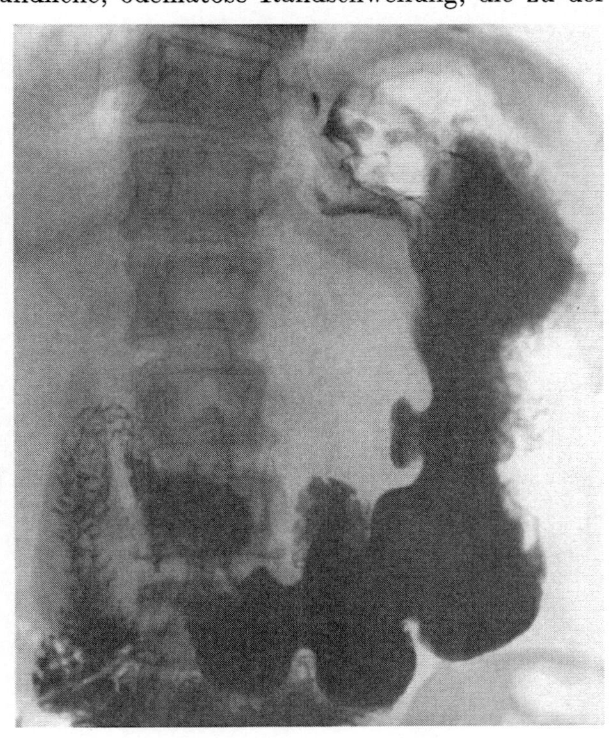

Abb. 27. Rö.Nr. 3061/60, ♀, 54 J. Ulcus ventriculi mit stark ausgeprägtem bikonvexem Rand. Dadurch wird der Tiefendurchmesser der Nische vergrößert

Klingt die akute entzündliche Schwellung ab, dann finden wir wieder eine Reliefzeichnung. Dabei ordnen sich die Falten radiär zum Wanddefekt. Die Dicke des Schwellungshofes läßt sich im Profilbild der Nische in etwa abschätzen, wenn man sich die Konturlinien von oberhalb und unterhalb der Nische durchgehend unter Auslassung des Nischenbezirkes vorstellt. Bei einem stärkeren Schwellungshof hebt sich dieser von der gedachten Konturlinie stark umschrieben ab. Dadurch wird der Nischeneingang gleichsam in das Mageninnere verlegt, der Tiefendurchmesser vergrößert (Abb. 27).

Für den Pathologen ist das chronische Geschwür durch eindeutige Kennzeichen festgelegt, die sich aber in erster Linie auf histologische Befunde beziehen. Makroskopische, auf die Röntgenologie übertragbare Befunde sind spärlich. Was die Form und Größe angeht, kennen wir keine sicheren Zeichen der Differenzierung. ESCHBACH fand das chronische Ulcus eher klein, das akute eher groß; ein Kriterium, das wir zwar unterstreichen möchten, das aber keine allgemeine Bedeutung besitzt. Bei dem bekannten Riesenulcus von CRUVEILHIER handelte es sich um ein chronisches Geschwür. Hinweisgebend können Befunde am Ulcusrand sein. Nicht der wallartig aufgeworfene Rand, sondern die Oberflächengestaltung des Randes und der näheren Umgebung können Be-

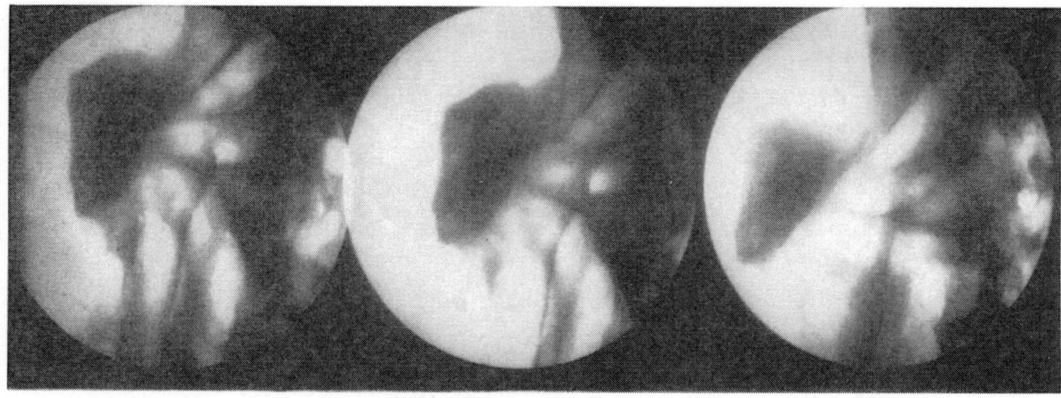

Abb. 28. Rö.Nr. 1237/54, ♀, 63 J. Großes Ulcus ventriculi, ausgeprägter etwas warzig höckeriger Randwall. Die konvergierenden Schleimhautfalten erreichen den Nischenrand

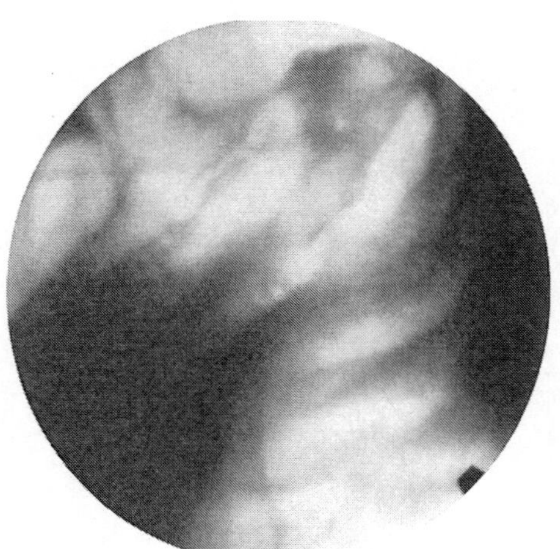

Abb. 29a

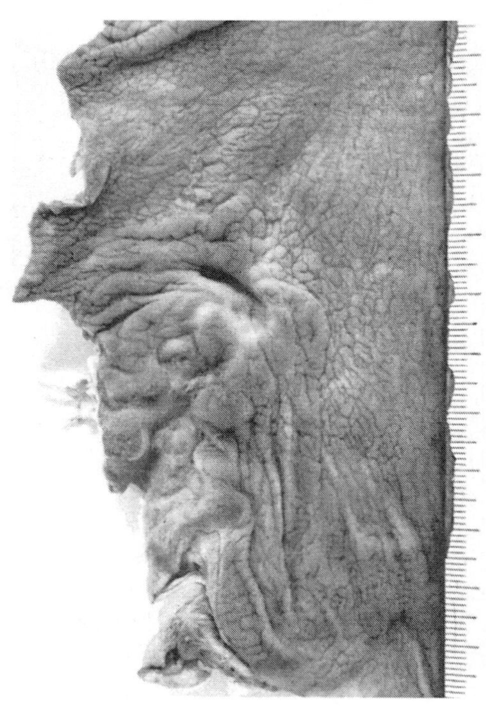

Abb. 29c. Resektionspräparat (s. Text)

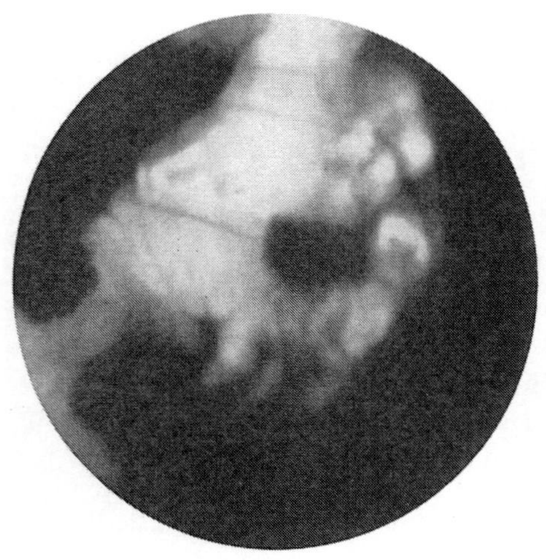

Abb. 29b

Abb. 29a. Rö.Nr. 6597/53, ♀, 44 J. Ulcus ventriculi. Eckige Nischenform. Die gesamte Antrumschleimhaut zeigt eine sehr grobe Felderung des Feinreliefs

Abb. 29b. Derselbe Fall $^1/_2$ Jahr später. Die eckige Kraterform ist von rundlichen Wulstbildungen umgeben

deutung für die Differenzierung gewinnen. Der Anatom spricht von der warzigen Höckerung als Zeichen chronisch-proliferativer Prozesse. Hinzu kommen Verformungen der Nische und der Umgebung oder das gleichzeitige Bestehen einer Nische und narbiger Deformierungen. Ist die Region palpabel, läßt sich gelegentlich der verhärtete, rigide

Ulcusbezirk tasten und die Verschmelzung und Verwachsung der Umgebung durch Palpation oder durch Lageveränderung des Patienten nachweisen. Prüfung der Funktionsabläufe auf kinematographischem oder kymographischem Wege können hier wichtige Beiträge liefern.

Das Hauptgewicht ist auf die Reliefgestaltung des Ulcusrandes zu legen. So finden wir anstelle des glatten, breiten Schwellungshofes einen breiten Schwellungsring, der durch warzige, etwas unregelmäßige Erhabenheiten den Eindruck macht, als sei er mit kleinen Erhebungen besetzt. Die Abb. 28 zeigt einen etwa fingerbreiten derartigen Wall, der ein tiefes, penetrierendes Ulcus umgibt. Weiterhin finden sich ausgeprägte Narbenzeichen in Form von radiär zum großen Nischenrand laufenden Schleimhautfalten. Sie lassen sich dabei bis an den Nischenrand verfolgen, wodurch die Höckerung des Randes durchbrochen wird. Ein anderes Beispiel eines chronischen Ulcus zeigt die Abb. 29a—c. Der Fall konnte über ein halbes Jahr lang kontrolliert werden, wobei keinerlei Rückbildungstendenz des Ulcus festgestellt wurde. Es fand sich präpylorisch an der kleinen Curvatur eine unregelmäßige, eckige Kraterbildung von etwa Fünfpfennigstückgröße, in der Umgebung der Nische ein ebenfalls eckiger, unregelmäßig gestalteter Schwellungsbezirk; daran anschließend in Richtung zur großen Curvatur ein grobwarziges Relief nach Art eines État mamelonné. Sechs Monate später hatte sich der Befund praktisch nicht verändert. Immer noch zeigte sich eine große, eckige Nische, umgeben von einem völlig unregelmäßigen Schwellungswall. Das Resektionspräparat zeigt den typischen Befund eines chronischen Geschwürs mit chronisch-gastritischen Veränderungen im gesamten Antrum.

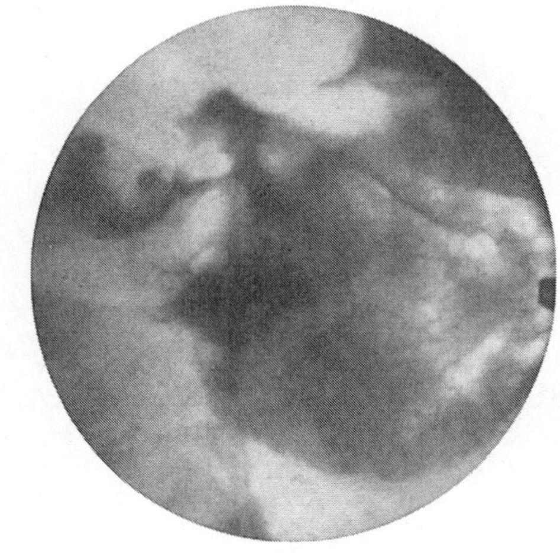

Abb. 30. Rö.Nr. 11028/53, ♂, 79 J. Eckig-unregelmäßiger Nischenfleck präpylorisch an der kleinen Curvatur von einem Randwall umgeben. Der Befund ist carcinomverdächtig. Die gesamte Antrumschleimhaut zeigt eine starke unregelmäßige Vergröberung des Feinreliefs (atrophisch-hyperplastische Gastritis). Befund eines Ulcus durch Resektion bestätigt

Die Abb. 30 stammt von einem Fall, der über längere Zeit kontrolliert wurde und schließlich zur Operation kam. Auch hier wieder eine eckige, unregelmäßige Nische an der kleinen Curvatur präpylorisch, umgeben von einem Schwellungswall mit unregelmäßigen höckerigen Aufhellungen; chronisch-hyperplastische Schleimhautveränderungen in der Umgebung im Antrum.

Einen weiteren Fall, bei dem das Geschwür über ein Jahr lang unverändert blieb, zeigt die Abb. 31. Auch hier wieder präpylorisch eine größere muldenförmige Kraterbildung, umgeben von einem unregelmäßig wulstigen Schwellungshof, der mit größeren Höckerungen besetzt ist. Außerdem findet sich hier eine tiefe Einziehung von der großen Curvatur aus in Richtung zum Krater, nach Art eines hinweisenden Fingers. Auch dieser Befund ist während der ganzen Beobachtungszeit konstant. Die kleine eckige und völlig unregelmäßig geformte Nische herrscht in den genannten Fällen vor. Typisch ist allen Fällen ein Randwall mit unebenen, unregelmäßig höckrigen, warzigen Aussparungen; dabei Andeutung oder sehr starke Ausbildung einer radiären Faltenschwellung, wobei die Schleimhautfalten bis an den Krater reichen, also nicht an der Schwellung bereits aufhören oder im Schwellungsring aufgehen. Darüber hinaus fanden sich noch chronisch-gastritische Veränderungen in der weiteren Umgebung des Ulcus (Abb. 32a, b).

Fassen wir die Zeichen des chronischen Ulcus zusammen, so finden wir bevorzugt die kleine, eckige, zackige Nische. Der Schwellungshof ist deutlich, aber doch weniger prominent als bei der akuten Nische; statt des relieffreien Saumes der akuten Nische hier Unebenheiten, Aussparungen von warziger Form, eventuell *chronisch-gastritische*

Veränderungen auch im übrigen Magen; weiterhin tiefe Narbenbildungen, stehende Spasmen und als wichtigstes Zeichen der konstante Röntgenbefund über Monate und eventuell Jahre (Abb. 33).

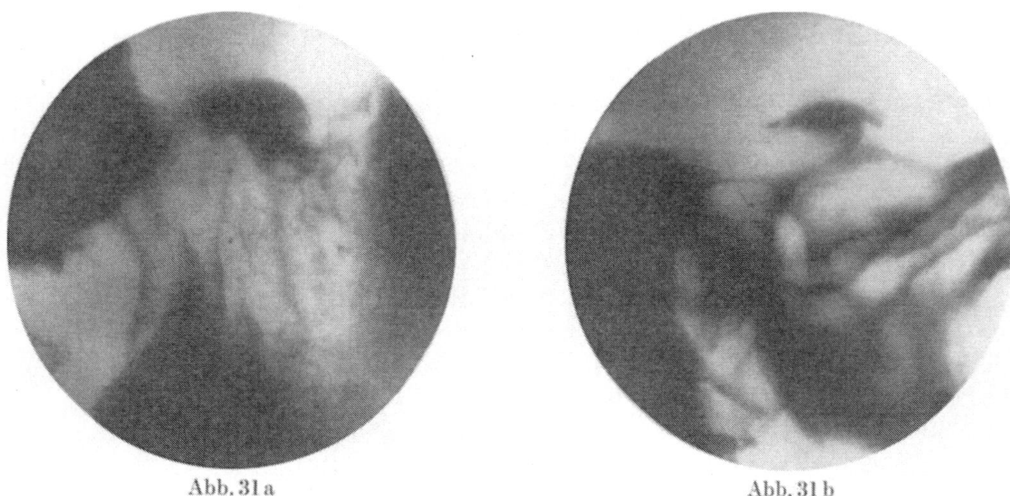

Abb. 31a Abb. 31b

Abb. 31a. Rö.Nr. P. 11701/53 bzw. 12976/54, ♀, 63 J. Muldenförmiges Ulcus präpylorisch. Die kleine Curvatur ist stark narbig gerafft. Raffung der umgebenden Schleimhautfalten

Abb. 31b. Derselbe Fall 1 Jahr später. Ulcus in Form und Größe etwa gleich. Starke Deformierung des Antrum mit Verkürzung der kleinen Curvatur. Bei der Reliefdarstellung zeigt die Umgebung der Nische wulstig-höckerige Faltenformationen

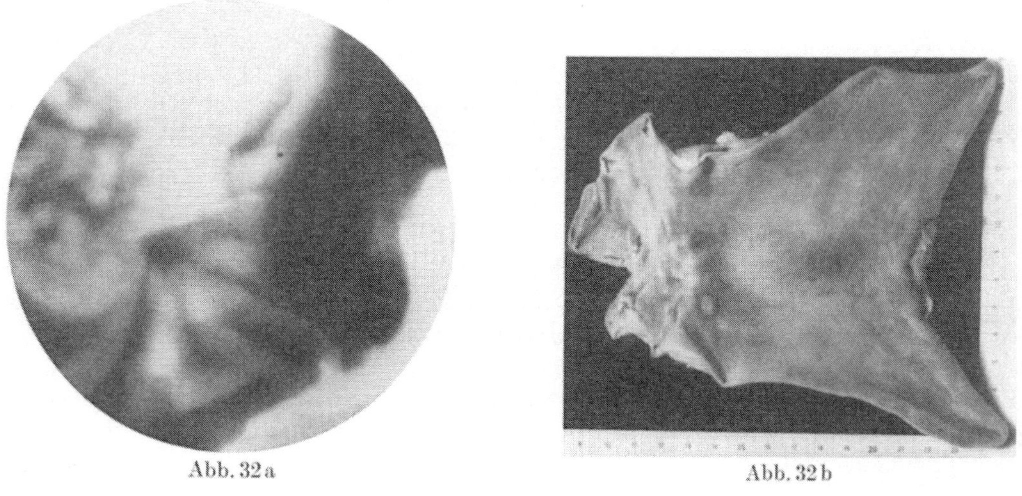

Abb. 32a Abb. 32b

Abb. 32a. Rö.Nr. 932/55, ♂, 56 J. Gut erbsgroßes Ulcus an der kleinen Curvatur im Antrum. Die Nische ist umgeben von einem größeren relieffreien Bezirk, in dem kleine kugelige Erhabenheiten erkennbar sind

Abb. 32b. Resektionspräparat zeigt ein chronisches Ulcus innerhalb einer erosiv veränderten Schleimhaut mit hyperplastischen Bildungen in Form kleiner Polypen

Nicht selten wird allein aus der fehlenden Rückbildung auf ein chronisches Geschwür geschlossen werden dürfen. Form- und Größenveränderungen mit zeitweiligen Verkleinerungen werden bei einer Konstanz der Nischen über Jahre immer wieder beobachtet. Eine Randschwellung kann geringfügig sein oder ganz fehlen. Proliferativ warzige Umwandlungen der Geschwürsränder werden vermißt, so daß der Charakter des Geschwürs nur aus der Permanenz erkennbar wird (Abb. 34).

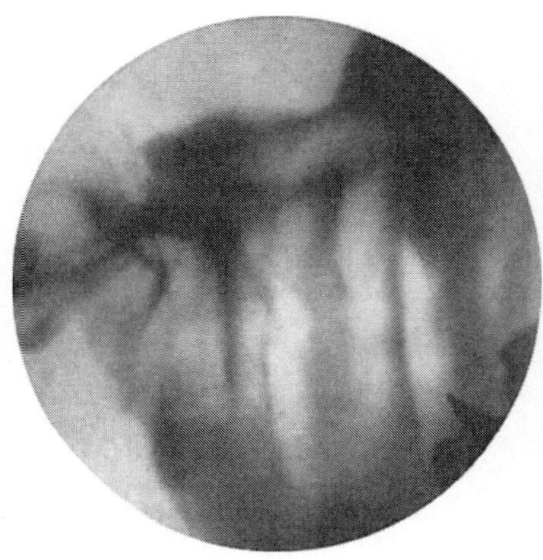

Abb. 33. Rö.Nr. 6356/57, ♂, 66 J. Muldenförmiges Ulcus ventriculi präpylorisch. Das Antrum ist deformiert, die kleine Curvatur verkürzt. Raffung und Ausrichtung der Falten von der großen Curvatur zur kleinen Curvatur

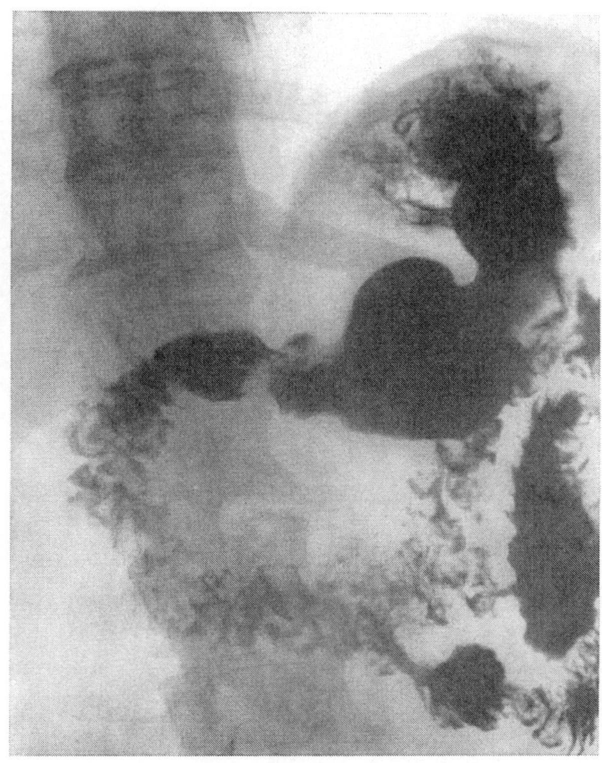

Abb. 34a

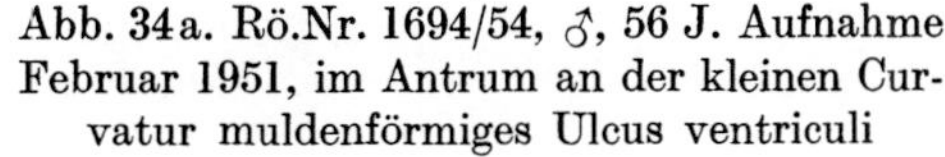

Abb. 34a. Rö.Nr. 1694/54, ♂, 56 J. Aufnahme Februar 1951, im Antrum an der kleinen Curvatur muldenförmiges Ulcus ventriculi

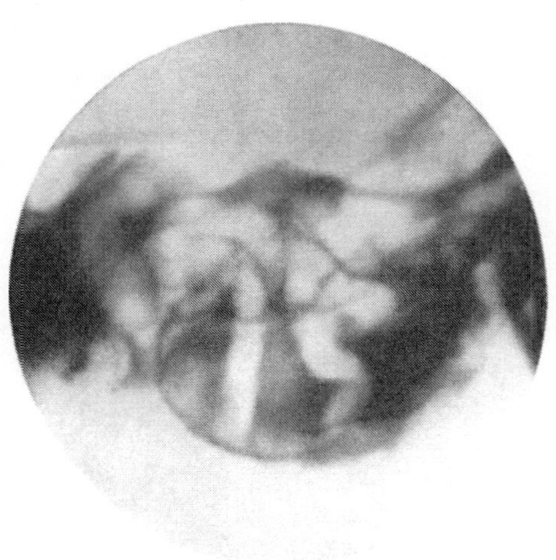

Abb. 34b

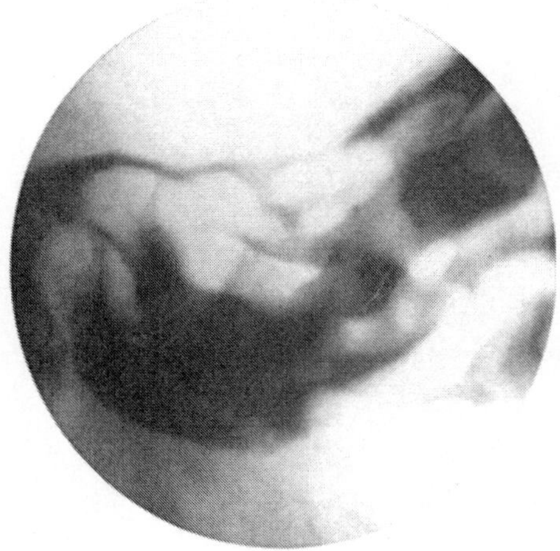

Abb. 34c

Abb. 34b. November 1952: weitgehende Abheilung des Ulcus unter Ausbildung einer narbigen Reliefveränderung

Abb. 34c. Dezember 1952: Ulcus abgeheilt. Narbige Reliefstrukturen mit rundlich ovalen Relieformationen

In anderen Fällen wird die Nische bei wechselnder Größe über Monate und Jahre beobachtet, bis schließlich eine kleine dornförmige Prominenz die Vernarbung anzeigt. Jahre später erscheinen dann die Patienten unter Umständen erneut und haben an der gleichen Stelle wieder ein größeres Geschwür. Nach V. KOHLER und L. PENEW sitzen 80 % der Ulcusrezidive an der Stelle des ersten Ulcus. Die gegebenen Beispiele des wechselnden Auf und Ab der Nischenformen über Monate und Jahre, ohne daß markante, proliferative Randveränderungen oder stärkere Deformierungen der Umgebung der Nische oder des

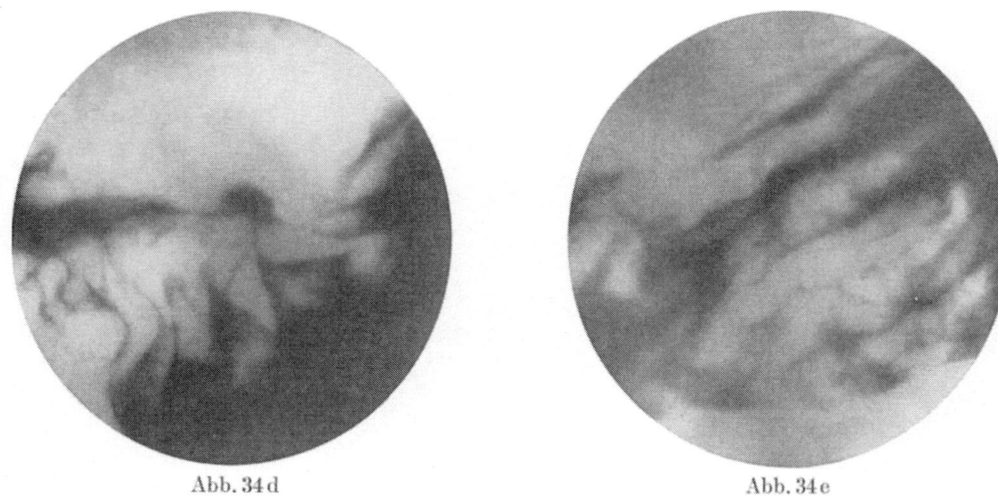

Abb. 34d. Januar 1954: Neues Ulcus im Narbenbezirk

Abb. 34e. Umwandlung der Antrumschleimhaut im Sinne einer chronisch-atrophisch-hyperplastischen Veränderung

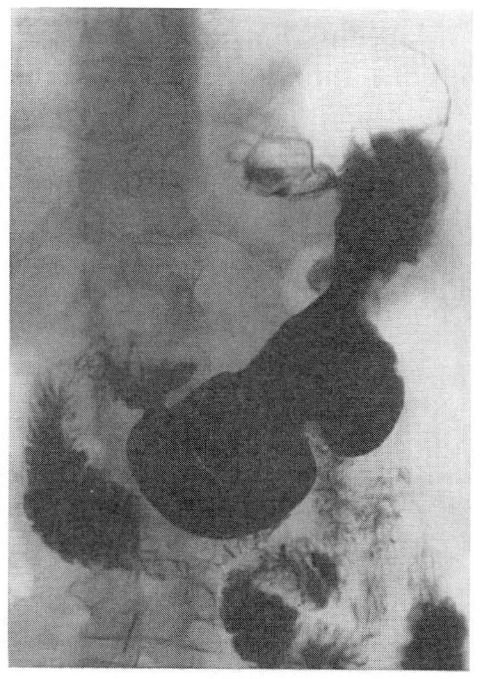

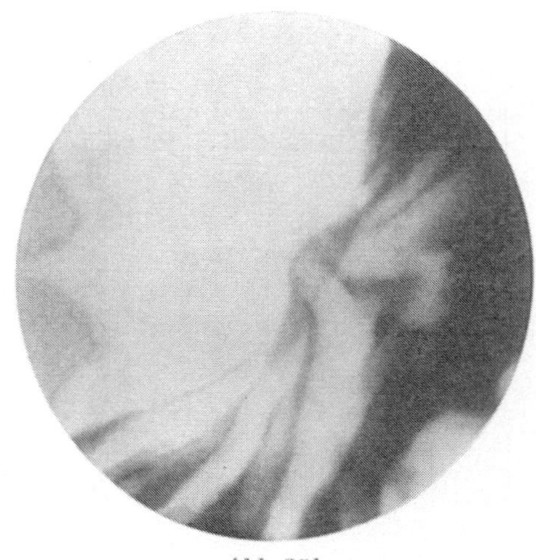

Abb. 35a—d. Rö.Nr. 4455/56, ♀, 63 J. Form und Gestaltwandel sowie Narbenbildung eines chronischen Geschwürs des Magens über einen Zeitraum von 5 Jahren beobachtet. Aufnahme a 18. 7. 51, b 12. 9. 51, c 23. 6. 52, d 1. 6. 56

ganzen Magens auftreten, zeigen, daß die Kontrolluntersuchung erst über den chronischen Charakter des Geschwürs aufklärt (Abb. 35). Es kommt in diesen Fällen nicht zur völligen Ausheilung. Wir finden nur ein Pendeln zwischen Besserung und Verschlimmerung. Allgemein gilt, daß eine runde oder ovale Nische mit gleichmäßigem Schwellungshof kurzfristig ausheilt, unregelmäßige Krater haben eine ungünstigere Prognose (Rausch). Aber auch tief penetrierende, über längere Zeit therapieresistente Ulcera können noch völlig ausheilen. Aus einer längeren Behandlungszeit darf noch nicht auf ein chronisches Geschehen geschlossen werden, ebenso wenig auf eine maligne Degeneration, besonders dann nicht, wenn die Größenzunahme sehr schnell und auch in erheblichem

Ausmaß erfolgt. Es ist denkbar, daß bei akuten Geschwüren die Ausbildung der Nischen in Etappen erfolgt. H. H. BERG hat auf die Möglichkeiten im Wandel einer Geschwürsperiode hingewiesen, die zum Wesen der Ulcuskrankheit mit ihrem periodisch-rhythmischen Geschehen gehört.

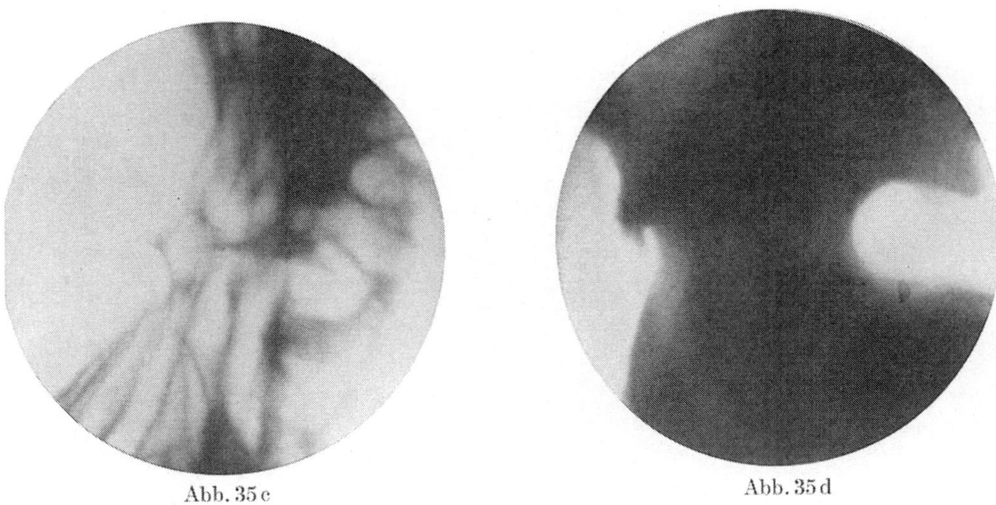

Abb. 35c Abb. 35d

ϰ) Ulcusnarben, Penetration, Perforation

Über die Vernarbung eines Magengeschwürs hat CRUVEILHIER in einer eindrucksvollen Weise einen Bericht gegeben, der auch für den Röntgenologen von Bedeutung ist.

La cicatrisation des pertes de substance de l'estomac se fait de deux manières, 1⁰ par le rapprochement des bordes de la plaie, 2⁰ par la production d'un tissu fibreux. Ces

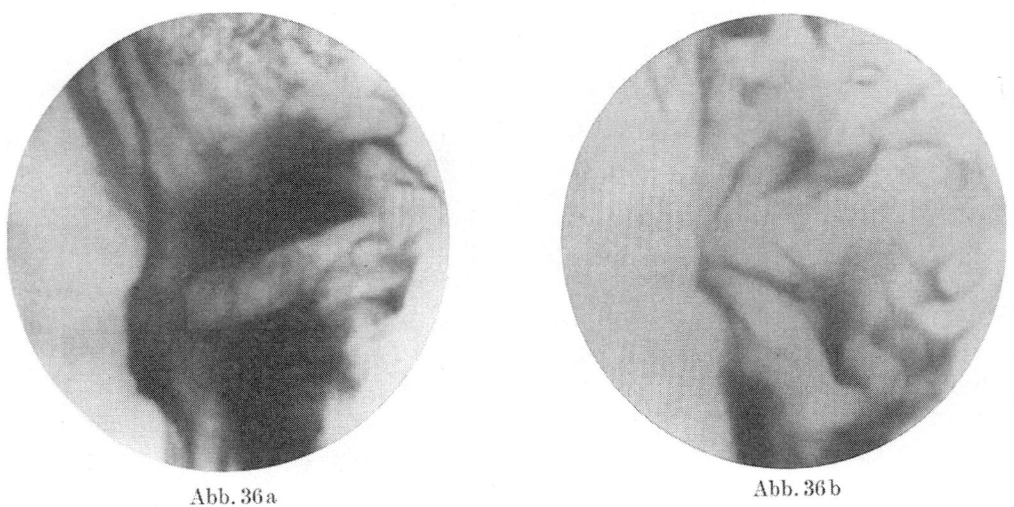

Abb. 36a Abb. 36b

Abb. 36a. Rö.Nr. 5439/57, ♀, 37 J. Flaches, muldenförmiges Ulcus ventriculi mit narbiger Raffung der Schleimhaut

Abb. 36b. Derselbe Fall 4 Wochen später: Narbe mit zwei zipfeligen Prominenzen

pertes de substance peu considérables se guérissent exclusivement par le premier mécanisme, et alors la cicatrice de l'estomac est représentée par un trait linéaire ou par un petit godet, avec froncement circulaire et plis radiés. Les pertes de substance considérables laissent une dépression circulaire, faite comme avec un emporte-pièce, à fond fibreux, limitée par un bourrelet muqueux plus ou moins saillant.

Die Vernarbung oder Heilung des Geschwürs geht von einem in der Tiefe des Defektes sich entwickelnden, kernreichen Granulationsgewebes aus, das sich weit unter die Schleimhaut in die Peripherie erstreckt. Von der Tiefe und von der Peripherie her kommt es zur Bildung jungen Narbengewebes. Wie jedes junge Bindegewebe hat auch das sich am Nischengrund bildende die Tendenz zur Schrumpfung. So wird mit der Bildung des Bindegewebes ein zentripetal zum Krater hin wirkender Zug entwickelt, wodurch die Geschwürsränder einander genähert werden. Im Endeffekt resultiert dann die strahlige Raffung der Magenwand mit ihrer bekannten Sternfigur der Schleimhaut. Der eigentliche Narbenbezirk ist klein. In diesem Bereich ist die Schleimhaut flach, glatt und etwas eingesunken. Erst außerhalb dieses zentralen, glatten Bezirkes findet sich die Strahlen-

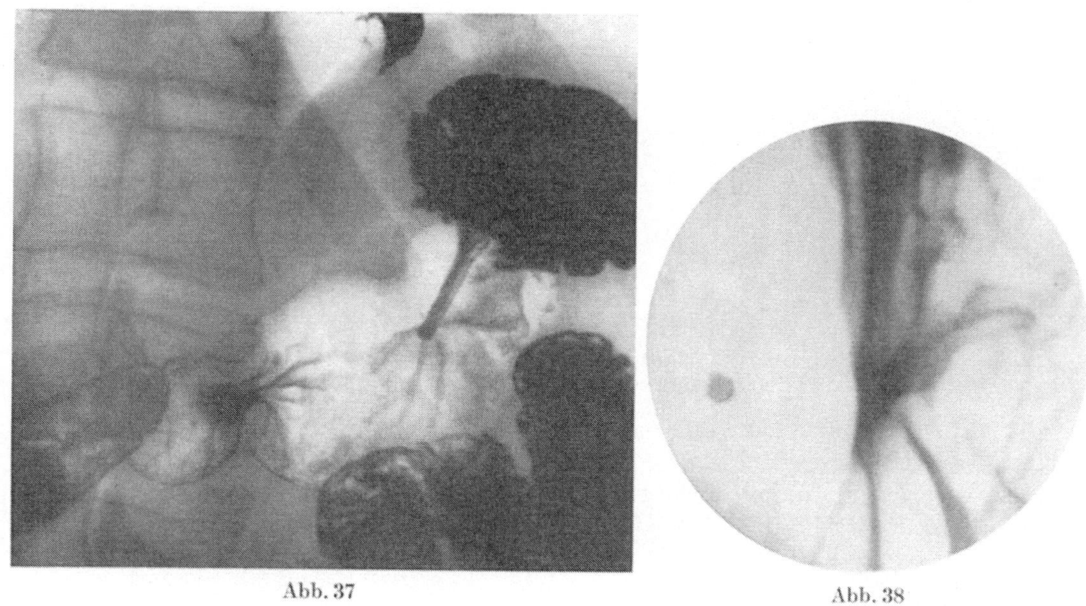

Abb. 37. Rö.Nr. 7306/58, ♂, 59 J. Restulcus der Hinterwand des Magens, Narbenstadium

Abb. 38. Rö.Nr. 27489/52, ♂, 52 J. Dreieckiger relieffreier Bezirk (Narbenplatte) des Magens. Konvergierende Falten aus der Umgebung

anordnung der Falten, die sich bei großen Geschwüren weit in die Umgebung erstrecken und dabei quer von Curvatur zu Curvatur verlaufen kann. Strichförmige Narben sind seltener.

Bei der Abheilung des Geschwürs finden wir eine Verkleinerung des Tiefen- und Flächendurchmessers, wobei die Verkleinerung des Flächendurchmessers häufig voraneilt; weiterhin einen Formwandel, der, soweit nicht schon primär die Krater- bzw. Trichterform bestand, zu diesen Formen tendiert. Der Grund des Defektes wird immer enger, spitzer, bis es über eine kleine dornförmige oder zeltförmige Prominenz im Profilbild zum völligen Verschwinden des Defektes kommt. Die Schleimhautraffung des Faltensternes kann schon in einer früheren Abheilungsperiode auftreten. Nach Schwinden des Defektes bezeichnet er den Ort und vielfach auch das Ausmaß der durchgemachten Wanderkrankung (Abb. 36—39).

Bei den Pilzformen, d.h. bei den größeren Penetrationshöhlen mit kanalartigem Eingang, bleibt während der Verkleinerung die Pilzform sehr lange erhalten, bis auch hier schließlich über eine zeltförmige Prominenz der Defekt verschwindet (Abb. 16, s. S. 388).

In seltenen Fällen bleibt im Röntgenbild an der Geschwürsstelle ein relieffreier, flacher, gesenkter Bezirk zurück, der als flache Mulde imponiert. Es handelt sich dabei um eine Narbenplatte, die äußerst schwer von einer sehr flachen Nische zu unterscheiden ist.

Nur bei Kontrolluntersuchungen, die das Verschwinden der eigentlichen Nische beweisen, läßt sich der Charakter solcher relieffreier, flacher Kontrastmitteldepots aufklären (Abb. 40 und 41). Große, flächenhafte Narben anderer Genese zeigen ein ähnliches Verhalten. Die Abb. 42 stammt nicht von einem Magengeschwür, sondern von einem Leberabsceß, der in die Magenwand perforierte.

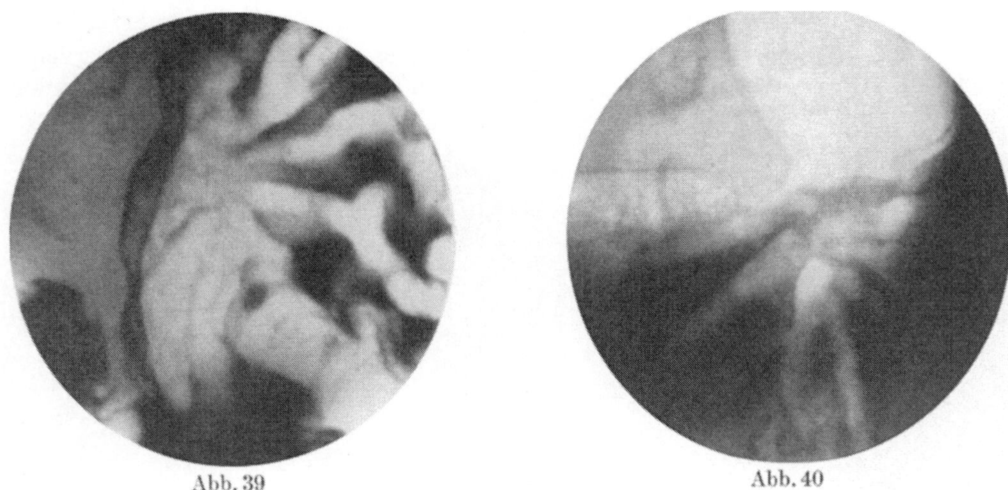

Abb. 39. Rö.Nr. 8706/57, ♀, 81 J. Sternförmige Narbe am Magen. Im Zentrum des Stern linsengroßer relieffreier Bezirk (Fornixgegend)

Abb. 40. Rö.Nr. 21949/51, ♂, 49 J. Narbenbezirk an der kleinen Curvatur in der Angulusgegend. Ausheilungszustand nach einem penetrierenden Geschwür. Gastroskopische Kontrolle

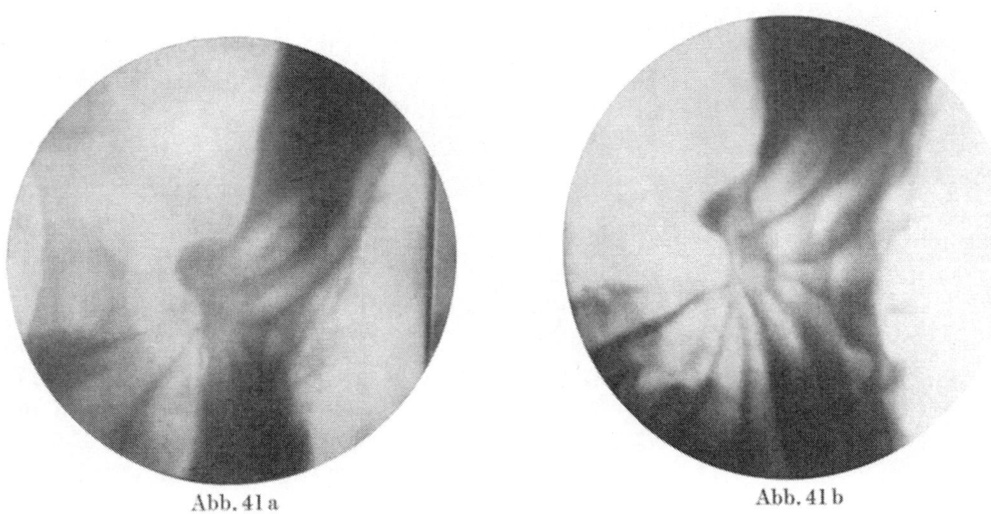

Abb. 41 a. Rö.Nr. 1198/50, ♀, 59 J. Ulcus ventriculi, Ausbildung eines Faltensternes

Abb. 41 b. Derselbe Fall 3 Monate später. Rückbildung der Nische. Pyloruswärts von der Nische sieht man einen rechteckigen, scharf abgesetzten relieffreien Bezirk, an dem die konvergierenden Falten enden. Ausbildung einer Narbenplatte, die relieffrei ist. Op.-Kontrolle

Durch gastroskopische Kontrollen kommt GUTZEIT zu der Feststellung, daß die letzten Reste der Nische bei der Röntgenuntersuchung nicht erfaßt werden. Erst 2 Wochen etwa nach der Feststellung der Heilung durch die Röntgenuntersuchung zeigten auch gastroskopische Untersuchungen die völlige Vernarbung.

Die einfache Narbe des nur wenig tief penetrierenden Geschwürs verändert die Magengestalt und Funktion nicht. Tiefgreifende Wandnarben führen zu Formveränderungen, die Stenosen im Sinne des Sanduhrmagens oder einseitige Curvatur- bzw. Wandschrumpfungen bewirken. Bei den schweren Verunstaltungen des Magens muß allerdings mit einer Beteiligung der Nachbarorgane gerechnet werden.

Der Sanduhrmagen entsteht durch eine Querraffung der Magenwand, die in extremen Fällen zu einer Zweiteilung des Magens, einem cranialen und einem caudalen Magenabschnitt, führen kann. Da der Lieblingssitz der Geschwüre die kleine Curvatur und ihre nähere Umgebung ist, haben wir hier auch durch die Verlötung mit der Nachbarschaft das Zentrum, zu dem die noch frei beweglichen Magenteile gerafft werden, d.h. die große Curvatur nähert sich der fixierten kleinen Curvatur. Der Begriff Sanduhrform

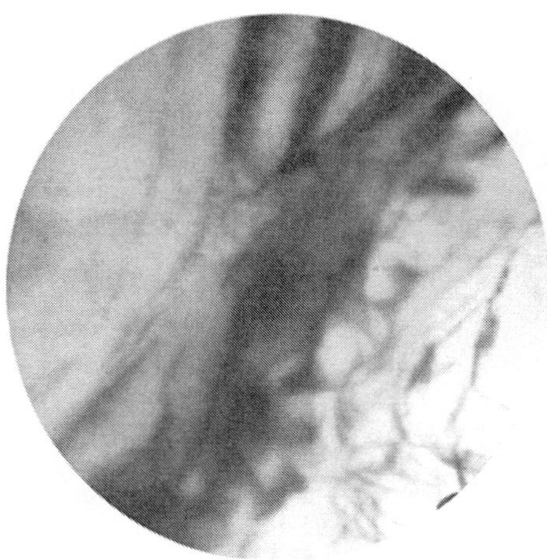

Abb. 42. Rö.Nr. 10238/56, ♂, 44 J. Größere Narbenplatte an der Hinterwand der Pars descendens des Magens, Zustand nach perforiertem Leberabsceß bei Amöbenruhr (autoptisch bestätigt)

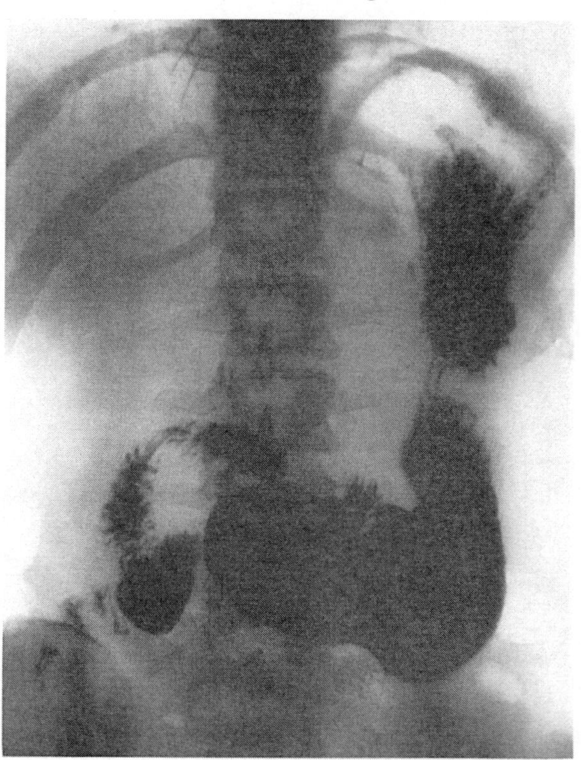

Abb. 43. Rö.Nr. 43190, ♀. Organischer Sanduhrmagen nach Ulcus ventriculi

Abb. 43
Abb. 43

entspricht daher auch in den meisten Fällen nicht dem wirklichen Geschehen, da die allseitige, gleichmäßige Einschnürung fehlt. Am häufigsten finden wir Sanduhrmägen im oberen Teil der Pars descendens des Corpus und im präpylorischen Gebiet, während das Sinusgebiet, obwohl die meisten Geschwüre am Angulus sitzen, seltener in dieser Weise befallen wird. Die Bevorzugung der kleinen Curvatur des Corpus wird auch von MADELUNG betont. In Besonderheiten des Magenbindegewebes, des Muskelapparates dürfte vielleicht die Erklärung liegen, weshalb in einigen Regionen der Sanduhrmagen sich bevorzugt ausbildet. POLZIEN hat beim Beutelmagen mit Nachdruck auf die infolge der Verwachsungen abweichenden Funktionszustände mit den daraus resultierenden Formen verwiesen. Das hervorstechende Merkmal des Beutelmagens bzw. des schneckenhausartig eingerollten Magens ist die Verkürzung der kleinen Curvatur. Nicht selten wird dieses Bild noch durch eine Ausweitung der großen Curvatur verstärkt. Auch kommen Kombinationen von Längs- und Querraffung der Magenwände vor. Die Verkürzung der kleinen Curvatur kann auf umschriebene Regionen beschränkt sein, aber auch mehr oder weniger die gesamte Curvatur betreffen. HINDS und KEMP-HARDER unterscheiden eine innere Verkürzung durch bindegewebige Schrumpfung der Magenwand und eine äußere Verkürzung durch Schrumpfung des kleinen Netzes mit Raffung des Pylorus. Je nachdem welche Änderung überwiegt, sollen sich typische Bulbusstellungen und charakteristische Motilitätsstörungen ergeben. POLZIEN hat unter Hinweis auf die korrespondierenden Raumverhältnisse bei den Bewegungen der Bauchorgane auf die Abänderung der Gleitbewegung der Organe, auf die Bedeutung der Verwachsungen für auftretende Formveränderungen hingewiesen. POLZIEN geht davon aus, daß jede Stelle des Magens bei der Füllung und der Lageveränderung eine bestimmte Gleitfläche oder Gleitbahn hat. Durch ein Ulcus kann eine Fixierung erfolgen, wodurch dies Gleiten verhindert oder abgeändert wird. Spannungen der Wand treten dabei auf. Ist der Magen durch ein hochsitzendes Ulcus an einem hohen Punkt fixiert, so kommen die oralwärts liegenden Magenregionen der kleinen Curvatur nicht mehr zur freien Entfaltung, d.h.

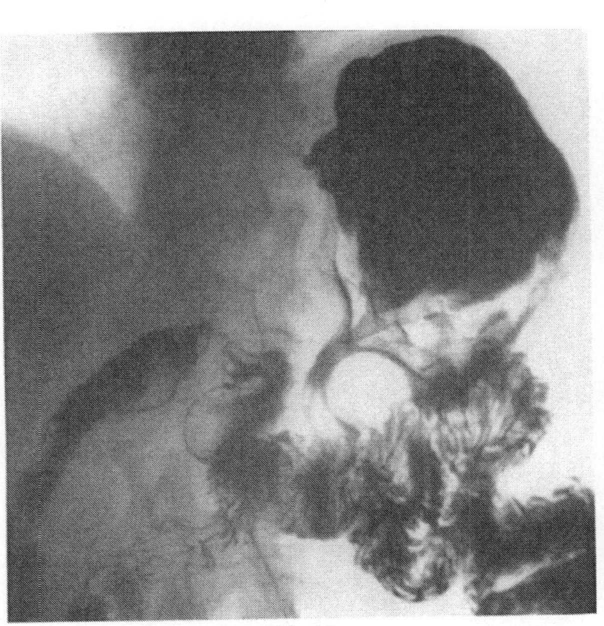

Abb. 44

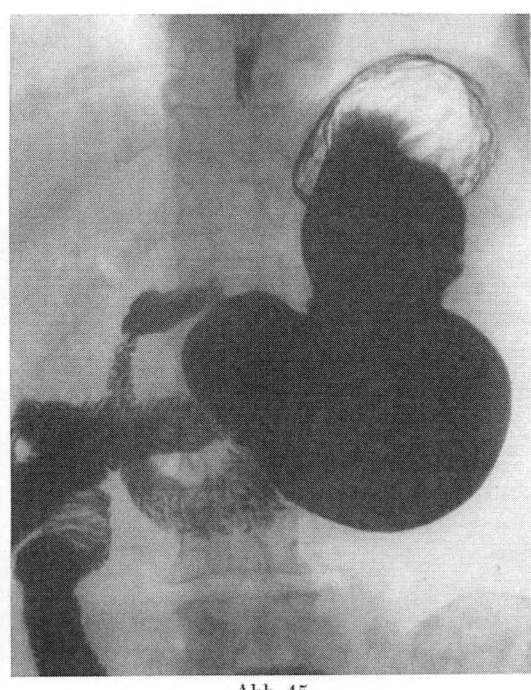

Abb. 45

Abb. 44. Rö.Nr. 3943/58, ♀, 78 J. Sanduhrmagen. Enge an der Grenze vom Corpus zum Antrum. Röhrenförmige Kanalenge ohne Reliefzeichnung, exzentrisch, der kleinen Curvatur genähert, gelegen (Aufnahme in Rückenlage)

Abb. 45. Rö.Nr. 14362/59, ♀, 77 J. Ulcus der Angulusgegend, Verkürzung der kleinen Curvatur, vorwiegend im Antrum

diese Abschnitte bleiben verkürzt, während die aboral der Fixierung liegenden Regionen unter verstärkte Anspannung und Ausdehnung geraten, da sie eine kompensatorische Aufgabe übernehmen müssen. Die Veränderungen richten sich danach, in welcher Höhe ein Ulcus durch Fixierung zu einer Störung der Gleitfunktion geführt hat. Kommt es bei tiefstehendem Magen zur Fixation, dann kann sich die Ulcusstelle nicht oder nur in geringem Umfang der Cardia nähern. Der Abschnitt der kleinen Curvatur zwischen Ulcus und Pylorus wird dann durch die Zugwirkung des kleinen Netzes in die Höhe geschlagen und nähert sich so der Ulcusstelle, was zur Entstehung der Beutelform führt. Ein in der Mitte der kleinen Curvatur gelegenes Geschwür kann so, wenn es hoch oben im Bauchraum fixiert wird, zum Bild der Curvaturverkürzung, wenn es dagegen am unteren Punkt seiner Gleitbahn liegt, zu einer schneckenartigen Einrollung des Magens führen. Ein Ulcus des Bulbus oder der Pylorusgegend veranlaßt diese Deformierung nicht. Voraussetzungen sind perigastritische Verwachsungen. Durch ihre größere oder kleinere Ausdehnung bestimmen sie die mannigfachen Formen. LILJA verweist in diesem Zusammenhang auf die Funktion des inneren Magen-Schrägmuskels, der als Anregungsmuskel der Magenfunktion angesehen wird. Ein Ulcus des Längsmagens oberhalb des

Angulus soll danach den distal vom Ulcus liegenden Magenteil zu Kontraktionen im Sinne einer schneckenförmigen Einrollung veranlassen. Von 547 Magengeschwürskranken unserer Serie hatten 63 Zeichen der Verkürzung der kleinen Curvatur im Sinne des Beutelmagens. 18 darunter hatten eine Antrumraffung, also die schneckenhausartige Einrollung. In 72 Fällen wurde ein Sanduhrmagen festgestellt, wobei sich 16 als spastisch bedingt erwiesen. In 2 Fällen fanden sich außer einer narbigen Enge an einer anderen Region auch noch spastische Engen (Abb. 43—47).

Die wichtige Frage, ob ein penetrierendes Geschwür vorliegt, d.h. ob eine Zerstörung aller Wandschichten erfolgt ist, kann aus der Kratertiefe des Röntgenbildes nicht ohne

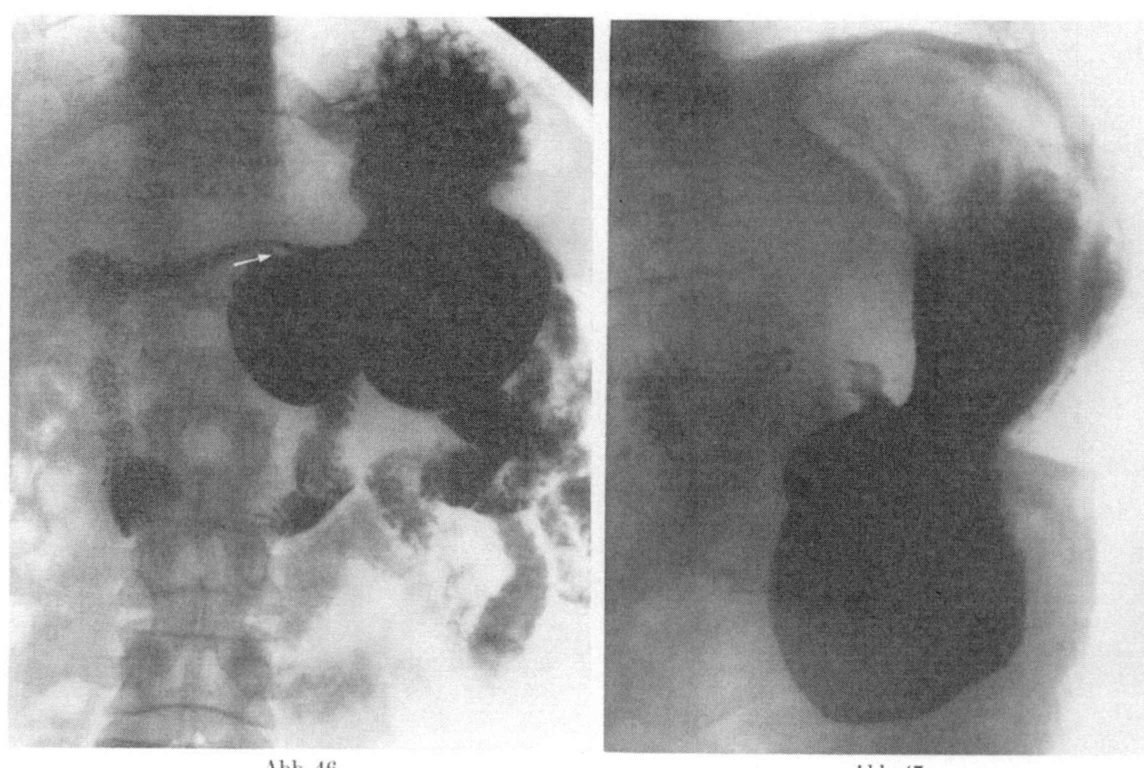

Abb. 46 Abb. 47

Abb. 46. Rö.Nr. 26683/52, ♂, 60 J. Ulcus ventriculi. Starke Verkürzung der kleinen Curvatur besonders im Antrum. Bulbus ausgezogen, nach links gerafft. Die Große Curvatur erscheint verlängert. Beutelform. Durch die starke Verkürzung der Minorseite gelangt der präpylorische Anteil der großen Curvatur gleichsam auf die Minorseite des Magens. (Schrumpfung des Magens in Pfeilrichtung)

Abb. 47. Rö.Nr. 9928/58, ♀, 72 J. Sackform des Magens. Stärkste Schrumpfung des Antrum auf der Minorseite. Bulbus und Pyloruskanalgebiet bilden einen Stenosekanal. Der präpylorische Bezirk der großen Curvatur gelangt so gleichsam an die Minorseite des Magens

weiteres beantwortet werden. Zwar wird man beim Abwägen aller Einzelsymptome des Kraters bei einem Tiefendurchmesser, der ein Vielfaches der Magenwanddicke hat, eine Penetration annehmen dürfen. Aber der Tiefendurchmesser allein ist kein Kriterium für die Penetration, da durch Randschwellung oder chronisch-entzündliche Randverdickungen der Geschwürseingang in das Magenlumen hinein verlegt werden kann.

Welche Nachbarorgane bei der Penetration betroffen sind, hängt vom Sitz des Geschwürs ab (FELDMAN). Ein Geschwür der kleinen Curvatur wird das Ligamentum hepatogastricum in den Prozeß einbeziehen. Das der Hinterwand des Magens anliegende Pankreas wird am häufigsten von der Penetration berührt. Bei entsprechendem Sitz des Geschwürs kann das Mesocolon transversum einbezogen werden (A. und V. colica media). Penetrationen in die Milz sind selten, da die Zahl der entsprechenden hochsitzenden Geschwüre der Hinterwand, der großen Curvatur oder des Fundus gering ist. Bei Penetrationen der Vorderwandgeschwüre kann der linke Leberlappen Penetrationsorgan werden. Zu den

Raritäten gehört die Penetration in die vordere Bauchwand, in die Pleurahöhlen (LAWS) und in die Herzhöhlen (MUR u. KRALIK). Auch Penetrationen unter Bildung gastroduodenaler Fisteln sind ebenfalls relativ selten. Es werden dabei zwei Typen unterschieden: erstens eine Verbindung zwischen dem distalen Drittel der kleinen Curvatur und dem ersten Duodenalabschnitt und zweitens Fisteln zwischen der Magenhinterwand und dem distalen Duodenalabschnitt. Häufig ist nach Ausbildung derartiger Fistelgänge der Weg über den Pylorus verschlossen (GOULD). Beim Jejunalgeschwür nach Magenresektion ist die Penetration zur Bauchwand hin häufiger. Mit der entzündlichen Infiltration, der Schwielen- und Narbenbildung können sich sekundäre Prozesse entwickeln, die, über die einfache Fixierung des Magens hinausgehend, zu narbigen Schrumpfungen und Raffungen der Magenwand und typischen Magenverformungen führen. Der Nachweis der freien Perforation eines Geschwürs in die Bauchhöhle kann unter entsprechenden Vorsichtsmaßregeln bei der Untersuchung durch das in die Bauchhöhle übergetretene Gas erbracht werden, in 63% der Fälle (MOORE). Über klinisch symptomlose Ulcusperforationen, bei denen sich freies Gas in der Bauchhöhle fand, hat PRÉVÔT berichtet. Da Peritonitiszeichen fehlten, wird angenommen, daß die verdünnte Wand eines vor der Perforation stehenden Geschwürs bereits für Gase, aber nicht für den flüssigen Mageninhalt durchgängig sein kann. Freie Perforationen während oder im Anschluß an eine Magenuntersuchung sind bekannt geworden. Perforationen von Geschwüren, die Stunden oder Tage nach der Untersuchung eintreten, stehen nur selten mit der Untersuchung in kausalem Zusammenhang (RAUSCH). Der fortschreitende Charakter eines Geschwürs ist nicht verläßlich bei der Untersuchung zu erkennen. Auch sehr flache Nischen können bereits alle Wandschichten durchbrochen haben.

λ) Ulcus ventriculi und Gastritis

Ob die Gastritis ein zufälliger oder regelmäßiger Begleiter des Ulcus ist, ob ursächliche Beziehungen bestehen — wobei ein Teil der Autoren in der Gastritis einen Schrittmacher für das Ulcus sieht, andere Autoren wieder eine umgekehrte Abhängigkeit annehmen —, all die Fragen haben noch keine endgültige Antwort gefunden; zumal selbst feststehende histologische Befunde der Gastritis unter Hinweis auf Funktionszustände in ihrer Bedeutung in Frage gestellt worden sind. Bei der Besprechung der Gastritis wird im einzelnen noch über den begrifflichen Inhalt, über die Möglichkeiten der Deutung, des Nachweises, des Vergleichs mit anderen Untersuchungsmethoden zu sprechen sein. Hier sollen nur ganz summarisch Befunde kurz erwähnt werden, die bei der Gastritisdiagnose eine Bedeutung erlangt haben. Daß entzündliche Prozesse am Geschwürsrand regelmäßig anzutreffen sind, ist bei der Frage nicht entscheidend. Von großer Bedeutung ist das Verhalten des übrigen Magens. Nach HAUSER findet man eine chronische Gastritis mäßigen Grades in der Pars pylorica in zahlreichen Fällen von chronischen Magengeschwüren; nach C. LANGE und H. HEYROWSKI in rund 50% der Fälle. H. HEYROWSKI entnahm sein Untersuchungsgut während der Operation oder nach der Resektion von verschiedenen Stellen des Präparates. Nicht selten fanden sich neben zelligen Infiltrationen auch Ödeme und Hyperämie.

In einer eigenen Untersuchungsreihe wurden bei 547 Magengeschwürsfällen die folgenden Symptome — teilweise kombiniert — gefunden:

Tabelle 10

Schwellung der Schleimhautfalten	173 Fälle
Wulstung der Schleimhautfalten im Corpus ventriculi	50 Fälle
Wulstung der Schleimhautfalten im Antrum	32 Fälle
Stenosierende Antrumgastritis	35 Fälle
Granulierung der Schleimhaut	30 Fälle
Erosionen	19 Fälle
Hypersekretion	140 Fälle
Enteritiden	39 Fälle
Keine Nebenbefunde	136 Fälle

Wie weit die angeführten Symptome für die röntgenologische Gastritisdiagnose in Anspruch genommen werden können, wird bei der Abhandlung der Gastritis näher untersucht werden müssen. Wir sind der Meinung, daß den oben mit Zahlen angeführten Nebenbefunden aus verschiedenen Gründen für das Problem Ulcus-Gastritis keine Beweiskraft zukommt. Es sei aber hier schon darauf hingewiesen, daß es heute gelingt, in einer nicht geringen Zahl von Magen- und Zwölffingerdarmgeschwüren gleichzeitig Erosionen nachzuweisen. Wenn auch diese Befunde noch keine Rückschlüsse auf die Ulcusgenese erlauben, so ist doch die Vergesellschaftung von Ulcus und erosiver Gastritis in einem relativ hohen Prozentsatz als Tatsache anzusehen.

μ) Die Geschwürsblutung

Die Blutung eines Magen- oder Zwölffingerdarmgeschwürs ist kein seltenes Ereignis. Nach älteren klinischen und pathologischen Statistiken liegt die Häufigkeit bei 50% aller an Ulcus Erkrankten. Hauser verzeichnet bei 40% aller Geschwüre Blutungen. Berücksichtigt man nur die Fälle mit größeren Blutungen und folgender Hämatemesis oder Melaena, so dürften diese Zahlen zu hoch liegen und den heutigen klinischen Befunden nicht mehr entsprechen. Nach Markoff soll eine massive Blutung in 25% der Fälle das Initialzeichen einer Ulcuskrankheit sein. Das akute und das chronische Ulcus sind gleichermaßen an Blutungen beteiligt. Als Blutungsquelle findet man gewöhnlich kleine Arterienäste, die frei im Geschwürsgrund liegen. Eröffnete Venen bilden seltener die Blutungsursache. Bei der Suche nach einer Blutungsquelle hat man sich vor Augen zu halten, daß neben den drei großen Krankheiten — Geschwür, Entzündung, Geschwulst — noch zahlreiche andere Erkrankungen in Frage kommen können. Auch Abflußstauungen im Venennetz bei plötzlicher Drucksteigerung; Gefäßverlegungen durch Thromben, Kokken, Embolien verschiedenster Art; toxische Einflüsse, parenchymatöse Blutungen (Cholämie, Sepsis) können profuse Blutungen in Gang setzen. Weiterhin sind alle spezifischen und unspezifischen Magenerkrankungen, die mit Schleimhautzerstörungen einhergehen (Tuberkulose, Lues, Lymphogranulomatose, gutartige Tumoren u.a.), zu berücksichtigen. Auch Bluterkrankungen, Avitaminosen, Thrombopathien, Leukämien, Urämien können Ursache einer Blutung sein. Die Geschwürskrankheit steht jedoch an der Spitze aller Ursachen. Bei einer röntgenologischen Auswertung von 200 Magen-Darmblutungen war das Magengeschwür in 21%, das Zwölffingerdarmgeschwür in 39,5% der Fälle vertreten. Magentumoren und Oesophagusvaricen folgten mit 7,5 bzw. 6,0%. In 21,5% der Fälle konnte die Ursache der Blutung nicht ermittelt werden. Es darf angenommen werden, daß eine nicht unerhebliche Zahl zu Lasten der Gastritis geht. Aus der Erscheinungsform der Blutung läßt sich der Sitz des Geschwürs nicht eruieren. Sowohl beim Magen- als auch beim Zwölffingerdarmgeschwür trat die Hämatemesis, verglichen mit der Melaena, etwas häufiger auf. Auf Grund der röntgenologischen Fehlleistungen beim Nachweis blutender Geschwüre hat Windholz die Frage untersucht, ob und eventuell warum sich blutende Geschwüre dem röntgenologischen Nachweis entziehen. Er konnte nachweisen, daß thrombotische Massen die Nische mehr oder weniger ausfüllen und so den Nachweis verhindern können. Bei entsprechenden Fällen muß also mit einer Verriegelung der Nische durch thrombotische Massen gerechnet werden. Bei Kontrolluntersuchungen lassen sich nach Abbau der Thromben gelegentlich wieder Nischensymptome nachweisen (Bücker). Blutcoagula im Magen können zu größeren Füllungsdefekten führen, die den Magen weitgehend ausfüllen (Lentino), sie werden vom Kontrastmittel umflossen; eine Änderung der Magenform wie bei großen Füllungsdefekten durch Tumoren tritt dabei nicht auf. Auch ohne Anwendung von Kontrastmitteln konnte Frimann-Dahl in 8% der Magenblutungen den Nachweis eines Magengeschwürs durch eine Gasblase in der Nische erbringen (s. Abb. 18). Danach dürfte sich eine Leeraufnahme in Rückenlage vor Anwendung eines Kontrastmittels empfehlen.

Vereinzelt ist der Nachweis eines Gefäßstumpfes am Nischengrund gelungen, der sich durch eine knospenartige Aussparung von Streichholzkopfgröße am Nischengrund markiert (s. Abb. 22) (ÅKERLUND; BERG; PRÉVÔT). Bei 35000 Untersuchungen gelang PRÉVÔT der Gefäßnachweis 18mal, und zwar 14mal bei Magengeschwüren und 4mal bei Zwölffingerdarmgeschwüren. Die Röntgenuntersuchung kann bei der Magenblutung indiziert sein, wenn mit der nötigen Vorsicht und Zurückhaltung vorgegangen wird. Palpationsmanöver sind zu unterlassen.

b) Ulcus duodeni

α) Geschichtliches. Bemerkungen zur Anatomie und Physiologie und zur Technik der Darstellung des Zwölffingerdarmgeschwürs

Die große Bedeutung des Zwölffingerdarmgeschwürs ist relativ spät erkannt worden. Das Interesse der Kliniker und der Pathologen galt jahrzehntelang dem Magengeschwür. Man hielt das Zwölffingerdarmgeschwür für äußerst selten. Die Möglichkeit, es festzustellen, wurde auch von namhaften Klinikern bezweifelt. Erst die Mitteilung von MOYNIHAN, der die Häufigkeit des Duodenalgeschwürs betonte und das Verhältnis von Ulcus duodeni zu Ulcus ventriculi mit 5:1 angab, lenkte die Aufmerksamkeit auf das Zwölffingerdarmgeschwür, hatte man doch bisher ein Verhältnis von 1:10 angenommen. MOYNIHAN stützte seine Diagnose vor allem auf die Anamnese. Der Hungerschmerz, der bohrend, nagend, brennend den Patienten überfällt, die Periodizität der Erkrankung, das Auftreten in den Wintermonaten waren seine stärksten Argumente für die Duodenalgeschwürsdiagnostik. Die Anamnese wies den richtigen Weg. Demgegenüber konnten die übrigen Symptome der gewöhnlichen Untersuchung, z.B. die Einhornsche Probe und die Günzburgsche Probe, vernachlässigt werden.

Nach MOYNIHAN findet sich die früheste Erwähnung des Ulcus duodeni in der medizinischen Literatur in den London Medico-chirurgical transactions vom Jahre 1817; von B. T. TRAVERS wird dort von zwei Patienten berichtet, die an einer Perforation starben. Von J. ABERCROMBIE liegt ein Bericht aus dem Jahre 1830 vor. Von FALKENBACH und TRIER erschienen Berichte im Jahre 1863 und von J. KRAUS im Jahre 1865. OPPEHNEIMER hat 1891 eine Zusammenstellung der bis dahin bekanntgewordenen Fälle vorgelegt. MOYNIHANs Diagnostik stützt sich fast ausschließlich auf die Anamnese. Das Röntgenbild zeigt nach MOYNIHAN eine erhöhte Tätigkeit sowohl der sekretorischen als auch der motorischen Magenfunktion.

Die röntgenologische Untersuchung fand ihre Anregung durch eine Arbeit von HOLZKNECHT im Jahre 1910, der eine tiefe Duodenalstenose auf Grund des Füllungs- und Funktionsbildes nachwies; weiterhin durch BARCLAY, der neben der raschen Magenentleerung beim Ulcus duodeni auf einen knapp hinter dem Pylorus gelegenen, persistierenden und von der Magenperistaltik völlig unbeeinflußten Schattenfleck hinwies. Es wird vermutet, daß der Schattenfleck von dem Vorhandensein von Narben und Spasmen, die zu Taschen geführt haben, abhängt. HAUDEK hat als erster auf die Möglichkeit, das penetrierende Duodenalgeschwür radiologisch zu diagnostizieren, aufmerksam gemacht. Sein erster Bericht erfolgte 1911 auf dem Deutschen Chirurgenkongreß. Er berichtet dabei über einen von der übrigen Duodenalfüllung wohl zu differenzierenden, in der Regel nur sehr kleinen Wismutfleck, der palpatorisch minder beeinflußbar ist und mit einem Druckpunkt oder einer druckempfindlichen Resistenz zusammenfällt.

Den Bemühungen um die radiologische Diagnostik des Duodenalgeschwürs gingen Untersuchungen über die Sonderstellung der Pars horizontalis superior duodeni voraus (SCHWARZ; HOLZKNECHT; COLE). SCHWARZ war aufgefallen, daß die Füllung jenseits des Pylorus ausschließlich den Anfangsteil des Zwölffingerdarmes betraf, während weiter abwärts das Kontrastmittel sich wie im übrigen Dünndarm verhielt, d.h. auf den damaligen Aufnahmen überhaupt keinen Schatten gab. Es wurde vermerkt, daß der Anfangsteil des Zwölffingerdarmes geräumiger als der übrige Dünndarm ist, die Kerckringschen Falten erst im absteigenden Teil des Duodenum beginnen und die Längsfalten des Magens sich förmlich auf den oberen Duodenalteil fortsetzen. Auf die enge Zusammengehörigkeit von Magen und Anfangsteil des Duodenum weisen auch die mesenterialen Verhältnisse hin, insofern, als beide durch die Pars hepatogastrica und hepatoduodenalis des Omentum minus labil an die Leber geheftet sind, während das übrige Duodenum extraperitoneal an der hinteren Bauchwand fixiert ist. Auch histologisch finden sich Übereinstimmungen. Diesseits und jenseits des Pylorus finden sich die Brunnerschen Drüsen. HOLZKNECHT geht noch weiter. Er erblickt in der Pars horizontalis duodeni geradezu einen Nachmagen, dessen Inhalt noch im Sinne der Magenverdauung ausgenutzt wird. Für diesen als Pufferraum der Antrumperistaltik dienenden Teil des Zwölffingerdarmes schlägt HOLZKNECHT die Bezeichnung Bulbus duodeni vor. COLE, der den Anfangsteil des Duodenum ebenfalls als Sonderteil auffaßt und ihn wegen seiner anatomischen, physiologischen, chirurgischen und röntgenologischen Eigenschaften zum Magen gehörig rechnet, schlägt als Bezeichnung „cab" vor. Im deutschen Schrifttum hat sich der Name Bulbus duodeni, im angelsächsischen der Name „cab" für den Anfangsteil des Zwölffingerdarmes eingebürgert.

Fast die ganze vom Bulbus duodeni eingenommene Pars superior duodeni variiert in ihrer Länge zwischen 3—6 cm (ÅKERLUND) bzw. 6—8 cm (CLAIRMONT). Gewöhnlich liegt die obere Flexur in Höhe des 12. Brust- bzw. des 1. Lendenwirbels. Das Duodenum, auch der retroperitoneal gelegene Teil, zeigt eine ausgiebige Verschieblichkeit, da das Peritoneum an der Umschlagstelle von der Bauchwand zum Duodenum nur sehr locker fixiert ist (GLÉNARD; BRAUNE). Dorsal liegt dem Bulbus duodeni der Pankreaskopf an, cranial-ventral besteht Berührung mit der Leberfläche im Bereich des Lobus quadratus. Ventral-lateral grenzt die Gallenblase an. Auch eine Impression der kleinen Curvatur des Bulbus durch die Gallenblase kommt vor. Wie weit die Gallenblase bei verschiedenen Positionen entfernt vom Bulbus liegen kann, hat die gleichzeitig durchgeführte Cholecystographie gezeigt. Der Gallenblasenhals und der Ductus cysticus überqueren die Duodenalschlinge im Bereich der oberen Flexur und können eine rinnenförmige Impression machen (BERG). Der Ductus choledochus verläuft dicht an der hinteren Duodenalwand. Im Ligamentum hepatoduodenale liegen die Vena portae und die Arteria hepatica. Durch die Arterien können Impressionen und übertragene Pulsationen am Bulbus auftreten (COLE). Die Gefäße nehmen aber nicht so enge Beziehungen zum Duodenum auf wie der Ductus choledochus. Die von der Arteria hepatica ausgehende Arteria gastro-duodenalis und die Arteria pancreatico-duodenalis superior umfassen den hinteren, unteren Anfangsteil des Duodenum in engem Kontakt (ÅKERLUND).

Die Stellung des Bulbus ist äußerst variabel. Magenform, Füllung, Lage, räumliche Verhältnisse, Stellung des Patienten usw. beeinflussen sie. Von einem fast vertikalen Verlauf der Bulbusachse beim Hakenmagen finden wir alle Übergänge bis über die Horizontale hinaus, wobei gleichzeitig eine Neigung der Bulbusspitze nach dorsal besteht.

Im Röntgenbild zeigt der Bulbus duodeni eine dreieckige Form mit einer Basisseite im Pylorusbereich und zwei meist längeren Seitenkanten. Die Kantenübergänge sind mehr oder weniger abgerundet, häufig zu einem kleinen Recessus an der Basis ausgeweitet. Die Seitenwände sind vielfach leicht geschwungen, woraus die Zwiebelform resultiert. Zusammen mit dem Pyloruskanal besteht Formähnlichkeit mit dem Pikzeichen des Kartenspiels (ÅKERLUND). Die basale Fläche soll parallel der korrespondierenden Magenfläche stehen und in der Flächenausdehnung ihr etwa entsprechen. Die Basisplatte zeigt häufig eine Wölbung, ähnlich der Wölbung des Diaphragma. Tonus und Funktion verändern diese Formen. Der Pylorus liegt zentral (COLE). Größe und Form des Bulbus zeigen ausgiebige Schwankungen. Von der schmalen, hohen Zuckerhutform gibt es alle Übergänge bis zur kleinen bauchigen Zwiebelform oder bis zum übergroßen sackförmigen Megabulbus. Nicht selten findet sich an der Bulbusspitze ein S-förmiger, schleifenartiger Übergang zur Flexura duodenalis superior, der aber keine Bedeutung hat. Leichte Bulbusasymmetrien kommen vor, ebenfalls ohne pathologische Bedeutung. Auch kann der Pylorus leicht exzentrisch liegen. Die Schleimhaut des Bulbus kann glatt, aber auch gefaltet sein, wobei die Falten in Richtung vom Basisrecessus der großen Curvatur zur Spitze der kleinen Curvatur verlaufen. Wir finden aber auch Längsfalten als Fortsetzung paralleler Falten des Antrum. Das typische Kerckringsche Faltenrelief findet sich im Bulbus nicht (s. auch S. 561f.). Nach ÅKERLUND ist die Längsmuskulatur in der Nähe der kleinen Curvatur des Bulbus besonders verstärkt, wodurch eine exzentrisch angeordnete, muskuläre Stützkonstruktion der Pars superior duodeni entsteht.

Bei der Bulbusfunktion werden die konzentrische Kontraktion (Tonusschwankungen) und die peristaltischen Ringwellen unterschieden. Nach Auffüllung des Bulbus tritt eine gewisse Menge des Inhaltes mitunter sogleich in die Pars descendens duodeni über. Es setzt eine den Bulbus etwa in der Mitte unterteilende konzentrische Einschnürung ein, die bei gleichzeitiger Dilatation distaler Bulbusteile den Inhalt weiterbefördert. Es bleibt ein Restquantum im Basisbereich zurück, ja, es kann auch ein Rückfluß durch den Pylorus eintreten. Auch eine, von der Basis den Ringrecessus einschließende, Ringwelle kommt vor, wobei sich der Bulbus entweder vollständig kontrahiert oder unter Formung eines mehr oder weniger engen Schlauches seinen Inhalt entleert (H. H. BERG). Die Basisfläche wird dabei in den peripheren Teilen stärker als im Zentrum bulbusspitzenwärts angehoben, so daß eine Y-förmige Figur der Basisfläche entsteht (s. S. 570). Gelegentlich beobachtet man auch einen Rückfluß einer Teilmenge des Inhaltes aus der Pars descendens duodeni in den Bulbus, ohne daß dieser Rückfluß eine pathologische Bedeutung haben muß. Der Rhythmus der Füllung und der Entleerung kann unter normalen Verhältnissen stark variieren, die Entleerungsgeschwindigkeit zur hochgradigen, flüchtigen Bulbusfüllung führen. Diese flüchtige Füllung des Bulbus erschwert die Untersuchung. Der Tonus wechselt während der Entleerungsperiode erheblich, so daß Perioden flüchtigster Füllung mit Perioden verzögerter Bulbusentleerung abwechseln. Druckzuwachs durch Palpation erregt auch hier wie am Magen die Peristaltik. Es ist immer wieder versucht worden, eine Gesetzmäßigkeit im Funktionsablauf des Pylorus und des Bulbus zu finden, ohne daß es bisher zu einer befriedigenden Erklärung gekommen wäre. Der Magenausgang kann beim ersten Kontrastmittelschluck offenstehen. Für gewöhnlich ist er jedoch geschlossen, und erst nachdem mehrere Magenkontraktionen abgelaufen sind, erfolgt ein Durchlaß mit folgendem

Verschluß. Seltener bleibt der Ausgang während mehrerer Peristaltikwellen des Magens offen. Der in den Bulbus gelangte Mageninhalt kann verweilen oder auch in der oben beschriebenen Weise ganz oder teilweise weitergeschoben werden. Das Verhalten des Pylorus gilt als normal, wenn durch Effleurage im Augenblick einer antralen Kontraktion die Öffnung erreicht wird. Die dadurch erreichte Bulbusfüllung hält gewöhnlich länger an, da hier anscheinend in den physiologischen Peristaltikablauf eingegriffen wurde. Zur Untersuchung des Bulbus ist daher auch die manuelle Füllung ganz besonders geeignet (HOLZKNECHT, 1909). Gelingt eine Füllung nicht, dann bringt meistens die rechte Seitenlagerung des Patienten oder eine stärkere Auffüllung des Magens Erfolg. Geduld ist dabei manchmal erforderlich. Von A.W. GEORGE und I. GERBER (1914) stammt die Empfehlung der rechten Seitenlage, und ÅKERLUND fügt hinzu, daß bei Füllung des Bulbus in Seitenlage auch nach Aufrichten des Patienten die Bulbusfüllung erhalten bleibt. Es empfiehlt sich, sofort nach der ersten Füllungsphase im Liegen ohne Verzögerung zur aufrechten Position überzugehen. Um ein zu schnelles Abfließen des Kontrastmittels zu verhindern, sind verschiedene Verfahren (Sondenfüllungen u. dgl.) empfohlen worden (L. G. COLE; HOLZKNECHT; LITTMANN; DAVID), haben aber keine Bedeutung erlangt. Nach ÅKERLUND erzielt man die beste Füllung durch manuelle Expression, rechte Seitenlagerung und durch Abwarten. Zu empfehlen ist auch, nach Füllung des Bulbus aus der rechten Seitenlage in die Rückenlage oder — bei noch geringer Kontrastmittelfüllung des Bulbus — aus der vertikalen in die Rückenlage überzugehen. Einmal wird dadurch die Entleerung des Bulbus verzögert und weiterhin kann durch Gaseintritt aus dem Magen das für den Bulbus aufschlußreiche Doppelkontrastverfahren angewendet werden (Abb. 48) (R. R. MEYER).

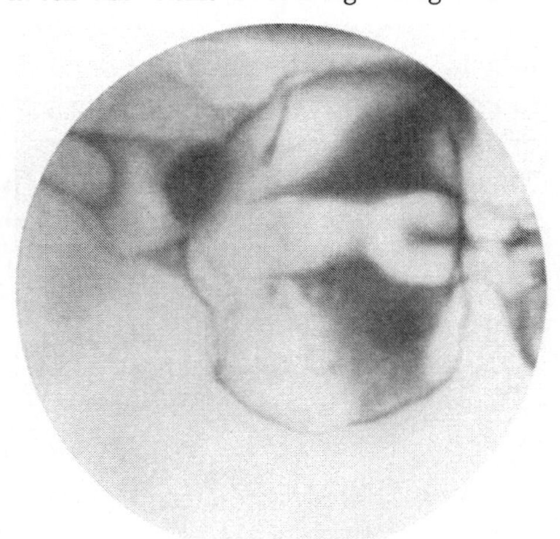

Abb. 48. Rö.Nr. 12311/54, ♂, 44 J. Bohnengroßes Ulcus duodeni an der Bulbusspitze. Aufnahme in schräger Rückenlage (Doppelkontrastverfahren)

Die Aufnahmen des Bulbus sollen bei größtmöglicher Projektion des Bulbus gemacht werden. Wirbelsäulen- und Duodenalschatten können äußerst störend sein. Der erste schräge Durchmesser ist die günstigste Stellung. Schon ÅKERLUND erwähnt dabei die direkte Kompression über der Bulbusgegend, wodurch der Inhalt weggepreßt wird, so daß vorher verdeckte Details des Bulbus sichtbar werden. Die Kontrastmasse läßt sich so direkt in eine Nische leiten. Das Aufnahmeverfahren wurde wesentlich gefördert und ausgebildet von L. G. COLE und GERBERS, ÅKERLUND und H. H. BERG. Die besonderen Verdienste von H.H. BERG liegen — abgesehen von der Einführung der gezielten Momentaufnahme — auch in der Ausbildung und Anwendung der dosierten Kompression. Erst dadurch enthüllt sich ein differenziertes Bild des Geschwürs. Die Aufnahmen in den übrigen Durchmessern, insbesondere im zweiten schrägen Durchmesser, dienen im wesentlichen zur Ergänzung, insbesondere zur Lagebestimmung des Geschwürs.

β) Zur pathologischen Anatomie des Zwölffingerdarmgeschwürs im Hinblick auf die röntgenologische Darstellung

Das Zwölffingerdarmgeschwür zeigt wie das Magengeschwür vorwiegend runde oder ovale Defekte, teils mit steil abfallenden, teils mit abgeschrägten Rändern. Auch die Unterminierung der Geschwürsränder ist zu finden. Es fehlt aber zumindest in der röntgenologischen Darstellung die Vielfalt der Formen des Magengeschwürs. Es können auch völlig unregelmäßige, langgestreckte Geschwürsformen auftreten (KRAUSS). Bei frischen Geschwüren herrscht aber die Rundform vor. In der Geschwürsgröße zeigt sich ein wesentlicher Unterschied gegenüber dem Magengeschwür. Zwar kommen auch kirschgroße Geschwürshöhlen vor, aber es dominieren doch die Geschwüre von etwa Erbsgröße. Riesenulcera wie am Magen sind am Bulbus eine Rarität. Die Tiefenausdehnung ist entsprechend geringer, aber auch hier wird die Darmwand nicht selten durchsetzt und die Zerstörung in die angrenzenden Organe getragen, wobei zu berücksichtigen ist, daß die Duodenalwand bedeutend dünner als die Magenwand ist. Beim chronischen Ulcus sind reaktive Prozesse des Randes weniger markant als beim Ulcus ventriculi. Der Geschwürsrand des akuten Defektes zeigt die Verhältnisse wie bei den Geschwüren des Magens. Auch hier, wie beim Magengeschwür, kommt es beim Tieferdringen des Geschwürs zu entzündlichen Reaktionen und zu Einbeziehungen der Nachbarorgane, die zu einer Verdickung und Verschwielung der Wand führen. Für den Chirurgen ist es wichtig zu wissen, daß nicht jedes Geschwür von außen sicht- oder tastbar ist (MELCHIOR; H. H. BERG). Viel stärker als beim Magengeschwür treten die Folgeerscheinungen beim Zwölffingerdarmgeschwür auf. Beim chronischen oder rezidivierenden Geschwür kann eine Kette von Entzündungen und narbigen Schrumpfungen ablaufen, die an dem dünnwandigen, kleinvolumigen Darmabschnitt zu erheblichen Formveränderungen führen können, wozu auch noch Veränderungen von außen beitragen. Der Sitz des Geschwürs ist dabei mitbestimmend für die Art der Deformierung. Allseitige, einseitige Verkürzungen; einfache, mehrfache, allseitige Taschenbildungen, je nachdem der Narbenzug in der Längs- oder Querrichtung vorherrscht, lassen eine verwirrende Fülle von deformierten Bulbusformen entstehen, die in extremen Fällen zu einer völligen Schrumpfung oder einer fadenförmigen Enge des Bulbus führen.

Diese anatomisch fixierten Formzerstörungen können noch durch spastische oder ödematöse Prozesse abgewandelt werden. Hinzu kommen die Einwirkungen aus der Umgebung, die zu Lageveränderungen führen. Die Deformierungen gehen von der gerade erkennbaren Schleimhautnarbe oder der leichten Kerbe an den Konturen bis zur völligen Formzerstörung, wobei dann auch Rückwirkungen auf den Magen und die anderen umgebenden Organe nachzuweisen sind. Insuffizienz des Pylorus, Magendilatation größten Ausmaßes runden das Bild der Bulbusstenose ab. Geschwürsdurchbrüche in Nachbarorgane, darunter auch in die Gallengänge und in die Gallenblase, führen zu Fisteln, und schließlich droht die Gefahr der Gefäßarrosion mit der profusen Blutung oder die freie Perforation mit all ihren Komplikationen und Gefahren.

γ) Sitz und Häufigkeit des Ulcus duodeni

In der überwiegenden Mehrzahl der Fälle sitzt das Geschwür im Anfangsteil des Zwölffingerdarmes, im Bulbus duodeni. Sektionsstatistiken (GRUBER; OPPENHEIMER; COLLIN) zeigen, daß rund 85% der Duodenalgeschwüre hier gefunden werden. Noch höhere Zahlen finden wir in den chirurgischen Statistiken (MOYNIHAN: 95%). In einer eigenen Untersuchungsreihe wurden 669 Duodenalnischen lokalisiert. Darunter waren nur neun Geschwüre, die jenseits des Bulbus lagen. Teilt man das hier interessierende Gebiet nach Zonen auf, so ergibt sich folgende Verteilung (Abb. 49, Tabelle 11):

Tabelle 11

Sitz der Nischen		Anzahl der Nischen	%
Übergang Pylorus-Bulbusbasis		66	9,8
Basales Drittel	Zone 1	210	31,4
Mittleres Drittel	Zone 2	323	48,1
Distales Drittel	Zone 3	62	9,3
Bulbusspitze	Zone 4	6	0,8
Pars descendens	Zone 5	3	0,4

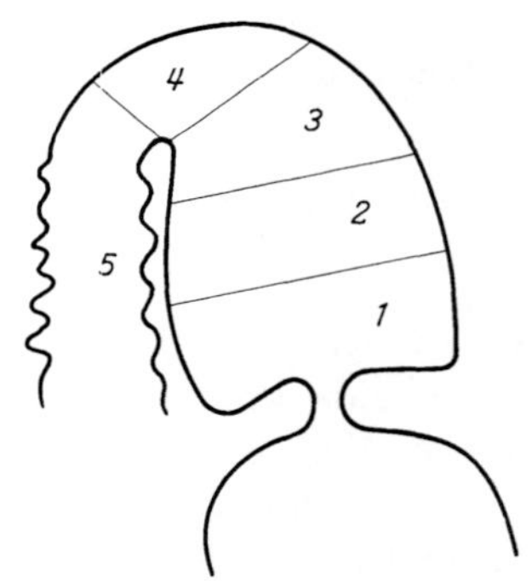

Abb. 49. Bulbus duodeni. Zonen der Geschwürslokalisation

Der Bulbus ist fast ausschließlich Sitz des Duodenalgeschwürs, wobei noch rund 80% der Nischen in den ersten zwei Dritteln des Bulbus sitzen. Nach GRUBER, HART und KEUTNER ist die Hinterwand bevorzugt. Auch ASCHOFF unterstreicht diese Angaben, weist aber darauf hin, daß die Geschwüre vorzugsweise auf der kleinen Curvaturseite des Bulbus lokalisiert sind. Dieselben Erfahrungen hat ÅKERLUND gemacht. Das Geschwür sitzt danach zumindest der kleinen Curvatur genähert, pylorusnahe, durchschnittlich 12 mm vom Pylorus entfernt. Es kann auch an den Pylorus heranreichen und nach Art von Rhagaden den Pylorus berühren. Von anderen Autoren wiederum wird die Vorderwand als bevorzugter Sitz angegeben (PUHL; ESCHBACH; KELLOG).

In bezug auf die beiden Curvaturen ist die Bulbusmitte bei weitem am häufigsten befallen. Es folgt die kleine Curvatur mit der Übergangsregion. Danach werden die Befunde von ASCHOFF und ÅKELRUND eindeutig bestätigt. 12% der Geschwüre saßen an der großen Curvatur oder in ihrer Nähe, ein deutlicher Unterschied gegenüber den Verhältnissen am Magen.

Tabelle 12. *Lokalisation von 675 Duodenalgeschwüren*

Große Curvatur	52 Geschwüre	
Große Curvatur bis Mitte	14 Geschwüre	
Bulbusmitte	460 Geschwüre	609
Mitte bis kleine Curvatur	49 Geschwüre	
Kleine Curvatur	100 Geschwüre	

Über multiple Geschwüre schwanken die Angaben sehr. Nach GRUBER kommen zwei und mehr Geschwüre in 48% der Fälle vor, nach KRAUSS in 35%, nach HART in 20% der Fälle, während in chirurgischen Statistiken die Zahlen sehr klein sind (MAYO 2%). Bei gleichzeitigem Befall der Vorder- und Hinterwand liegen die Geschwüre manchmal direkt gegenüber (Kontaktgeschwüre, MOYNIHAN). Über die Kombination Magen-Zwölffingerdarmgeschwür wurde früher schon berichtet. Wir verfügen auch bei dieser Kombination über Fälle, wo Nischenform und Größe weitgehend übereinstimmen, was auch hier zu den beim multiplen Magengeschwür vorgebrachten Annahmen führt.

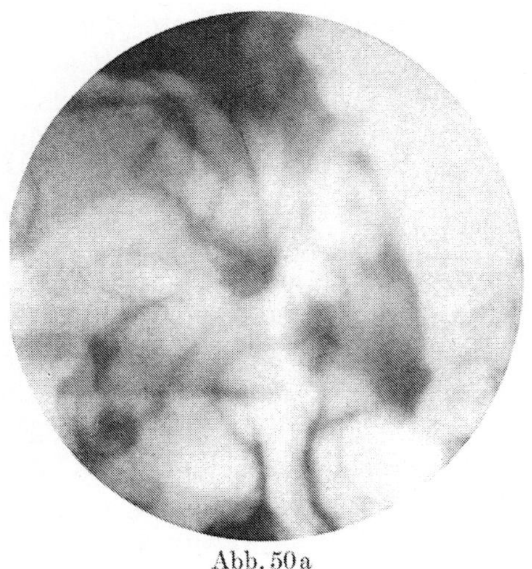

Abb. 50a

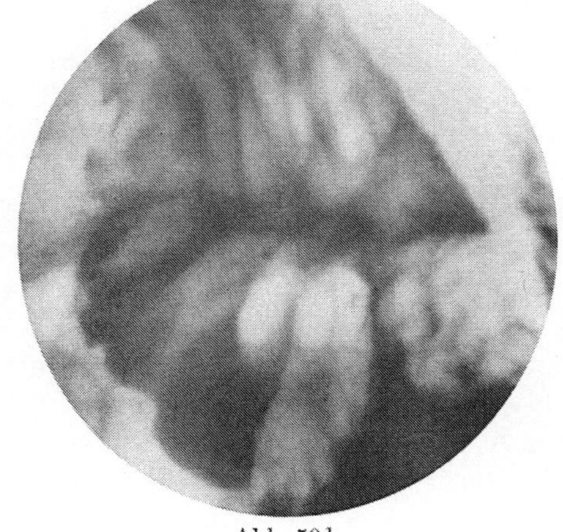

Abb. 50b

Abb. 50a. Rö.Nr. 7851/55, ♂, 23 J. Doppelulcus im Bulbus duodeni. Zeichen der Vernarbung. Abstand der Nischen voneinander ca. 0,7 cm

Abb. 50b. Derselbe Fall 4 Wochen später: Durch die narbige Schrumpfung haben sich die Nischenbezirke genähert

Die Zahl unserer Patienten mit multiplen Nischen im Röntgenbild war klein (2%) (Abb. 50a, b). Rechnet man aber die Narbenbildungen hinzu, so kommt ein völlig anderes Bild heraus. Um hier gröbere Fehler zu vermeiden, mußte bei der Auszählung vermieden werden, ein Ulcus und die durch dieses Ulcus hervorgerufene Deformität als ein Doppelereignis zu zählen. Es wurden 684 Duodenalgeschwüre ausgewertet. Darunter waren 267 Nischen ohne jegliche Deformität. Bei den übrigen 417 bestand neben der Nische gleichzeitig eine Deformität. Um annähernd einen Anhaltspunkt zu gewinnen, ob die Deformität durch das vorhandene Geschwür hervorgerufen oder bereits älteren Datums war, wurde das Ausmaß der Deformierung nach Graden von 1—3 bestimmt. Wir wissen, daß hochgradige Deformierungen nicht durch ein einmaliges Ulcusereignis entstehen.

Fanden wir eine Nische bei einer erheblichen Deformierung (2. oder 3. Grades), so hielten wir den Schluß für berechtigt, neben der Nische ein vor ihr unabhängiges, altes Narbengebiet annehmen zu dürfen. Von den 684 Geschwüren zeigten 215 Fälle neben der Nische schwerste Deformierungen, die somit als unabhängige Narben neben dem Geschwür bewertet wurden, d.h. in 30% wurden Narben neben einem Geschwür angetroffen, eine Zahl, die den anatomischen Ergebnissen in etwa entspricht. Wir halten es aber für notwendig darauf hinzuweisen, daß diese Zahl nur mit der notwendigen Kritik bewertet werden darf. Es ist immer wieder die Frage aufgeworfen worden, wie eine Bulbusdeformität ohne gleichzeitigen Nischennachweis bewertet werden solle. Der Röntgenologe wird sich dabei immer vor Augen halten müssen, daß ein Ulcus duodeni nicht ganz selten auch sehr klein, etwa von der Größe eines Stecknadelkopfes ist und daß ein so kleines Ulcus sich dem Nachweis aus verschiedenen Gründen entziehen kann, besonders dann, wenn eine stärkere Bulbusdeformierung vorliegt. In derartigen Fällen bedeutet der fehlende Nachweis aber nicht Ausschluß eines Ulcus. HART hat darauf hingewiesen, daß die Nische nicht in der Bulbustasche, sondern im Bereich der Faltenraffung zu suchen ist. Darüber hinaus kann die Deformität direkt oder indirekt für die Beschwerden verantwortlich sein (Stenosierung, Adhäsionen usw.). Das klinische Bild wird in solchen Fällen von stärkerer Bedeutung sein. Unter der Gesamtzahl der Untersuchungen aus 8 Jahren fanden sich 1029 positive Befunde (Geschwüre und Bulbusdeformitäten). In 684 Fällen wurde eine Nische gefunden, in 345 Fällen eine Deformität des Bulbus ohne Nische. Unter den 684 Fällen waren 267 ohne Deformität, die restlichen 417 hatten eine Nische nebst Deformierungen verschiedenen Grades.

Tabelle 13

Nische ohne Deformität	267	
Nische und Deformität	417	def. Grad 1 = 202 def. Grad 2 = 150 def. Grad 3 = 65
Deformität ohne Nische	345	def. Grad 1 = 103 def. Grad 2 = 163 def. Grad 3 = 79

δ) *Die Bulbusnische; die Bulbusdeformität*

Der Nischennachweis im Duodenum durch HAUDEK im Jahre 1911 stützt sich auf die beim Magen gewonnenen Erfahrungen. Die Nische wurde das einzig sichere Lokalzeichen des Ulcus. Daneben wurde die Mannigfaltigkeit der Deformierungen erkannt und auch in ursprünglichen Zusammenhang mit dem Geschwür gebracht. Die Ursachen der Magenausgangsstenose beim dilatierten oder retinierenden Magen wurden als Folgezustände des Ulcus duodeni festgestellt (FREUD). Mannigfache Röntgenzeichen wurden beschrieben: von COLE der kleine Bulbusdefekt, von HOLZKNECHT die Kleeblattform, die Zapfenform oder die röhrenförmige Enge beschrieb BIER. E. SCHLESINGER und W. J. MAYO (1908) gebrauchten den Ausdruck Sanduhr-Duodenum. Divertikelartige Bildungen, Asymmetrien zur Duodenalachse, umschriebene Druckpunkte am Bulbus (JONAS) und schließlich der Schwund des Bulbus, die Phthisis bulbi (FREUD), waren weitere indirekte Zeichen. CARMAN und MILLER beschrieben die Pinienbaumform, den stabförmigen oder schwertförmigen Fortsatz beschrieben CHAOUL und STIERLIN. ÅKERLUND schlug vor, auf die vielen Vergleichsformen zu verzichten und sich auf eine Analyse der Bulbusdeformierung zu beschränken. Diese Elemente der Formveränderung, die entweder isoliert oder als Kombination vorkommen, sind:

1. die nischenförmige Ausbuchtung des Bulbusschattens,
2. die Einziehung, die Einbuchtung, der sog. Defekt im Bulbusschatten,
3. die Verkürzung der Bulbuskontur,
4. die sack- oder divertikelartige Ausbuchtung des Bulbusschattens (Hartsche Taschen).

Der röntgenologische Nachweis des Ulcus duodeni soll wie beim Magengeschwür möglichst in zwei Ebenen als Profil- und als enface-Nische erfolgen (Abb. 51 und 52). Die Darstellung der en face-Nische ist unter Anwendung der dosierten Kompression (ÅKERLUND; H. H. BERG) der klassische Nachweis. An den bevorzugten Stellen — Mitte des

Bulbus und Pylorusnähe — stellt sich ein meist runder Kontrastfleck dar, der von einer kontrastmittelfreien Ringzone umgeben ist. Die Fläche des Schattens variiert von Stecknadelkopf- bis Zehnpfennigstückgröße, wobei Nischen von Erbsengröße am häufigsten

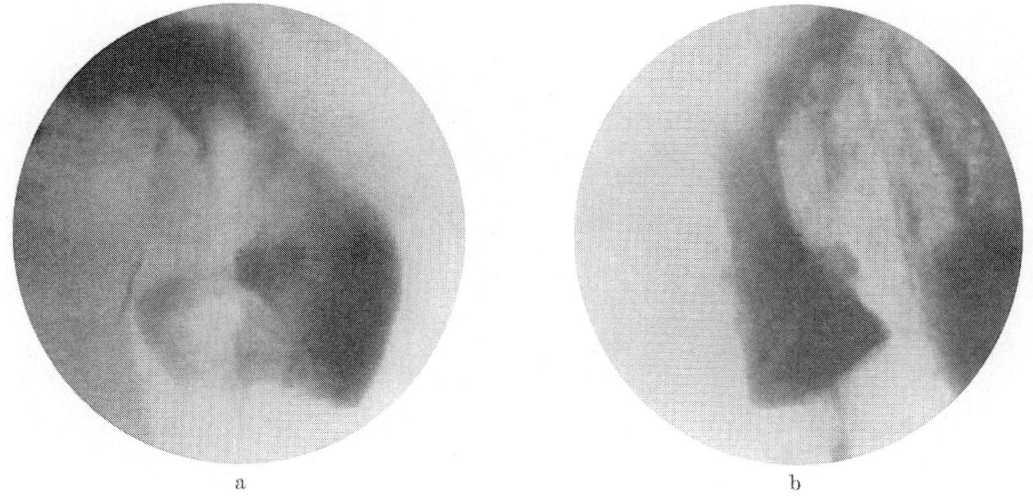

a b

Abb. 51 a u. b. Rö.Nr. P. 8091/53, ♀, 17 J. Darstellung des Ulcus duodeni als en-face-Nische und Profilnische

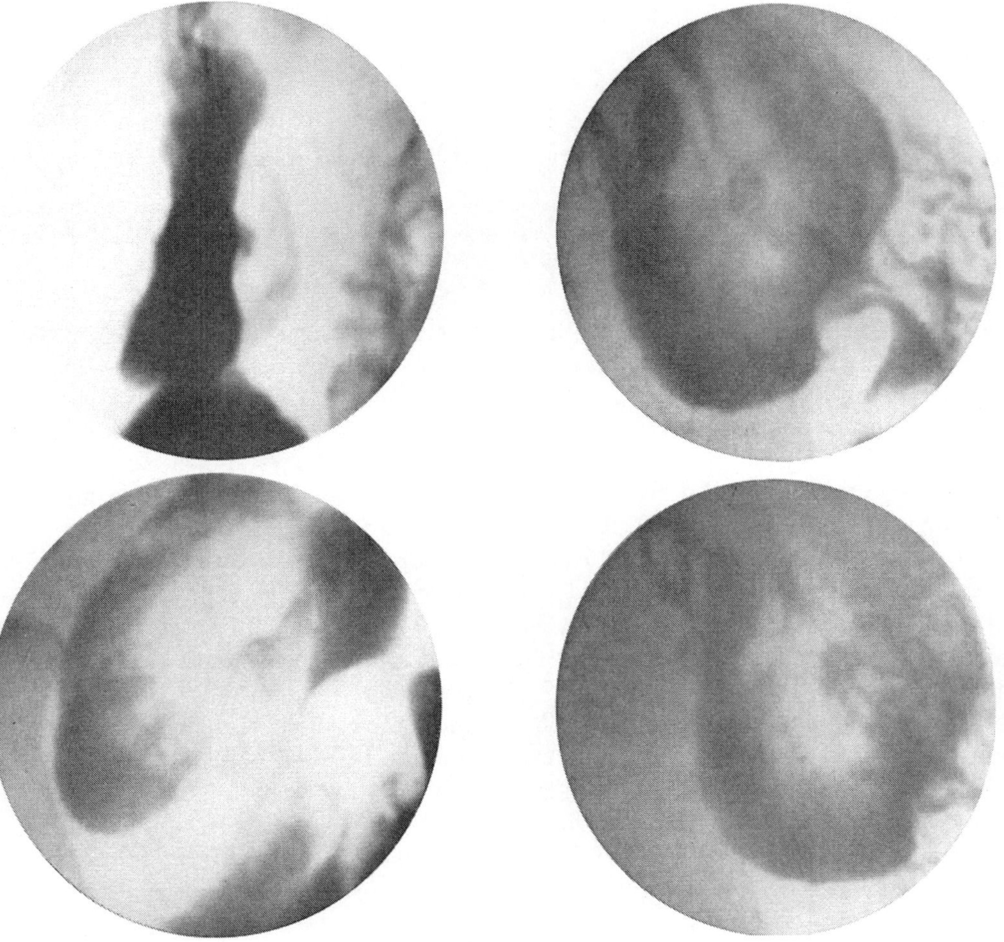

Abb. 52. Rö.Nr. 13709/54, ♀, 26 J. Geschwür der Vorder- und der Hinterwand des Bulbus duodeni. Darstellung als Profil- und als en-face-Nische

Abb. 53. Rö.Nr. 1151/55, ♂, 25 J. Ulcus duodeni mit umgebendem Schwellungshof. Angedeutete Faltenkonvergenz (Sternbildung)

gefunden werden. Auch die Tiefe der Nische läßt sich bei en face-Darstellung in etwa abschätzen. Günstiger jedoch zur Tiefenbestimmung der Nische ist die Darstellung im Profil. Bei genügender Nischentiefe bleibt der Kontrastfleck auch bei punktförmiger Kompression erhalten. Der Krater liegt gewöhnlich in der verdickten Duodenalwand. Aus der Kratertiefe auf die Penetration zu schließen, ist nur bedingt möglich. Auch die Prüfung der palpatorischen Verschieblichkeit bietet keine eindeutige Handhabe zur Bestimmung der Penetration. Bei großen Kontrastmitteldepots außerhalb der Duodenalgrenzen eventuell mit halsartigem Verbindungsgang, mit Gasblase und Schichtungen sowie mit erschwerter Entleerung ist jedoch eine Penetration anzunehmen.

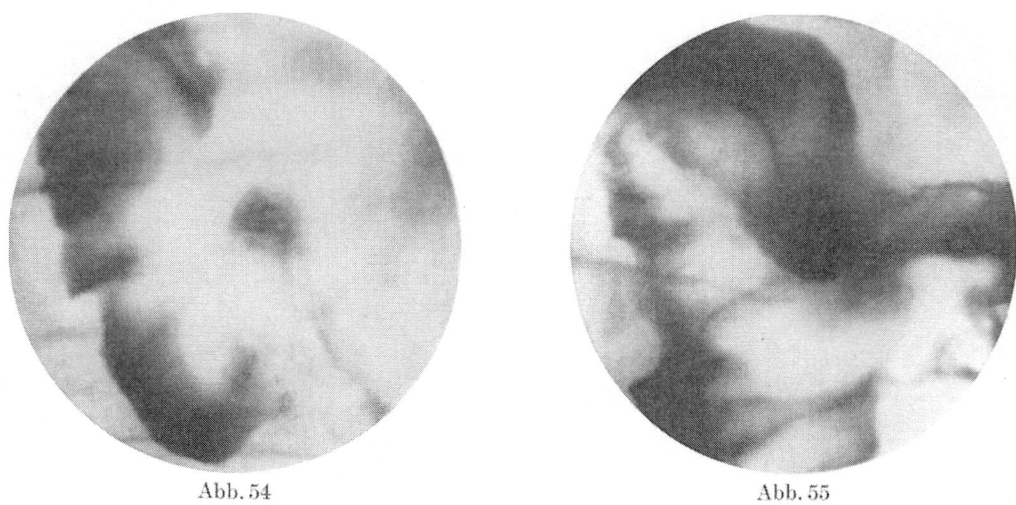

Abb. 54. Rö.Nr. 22301/51, ♂, 44 J. Großes akutes Ulcus duodeni mit einem mächtigen Schwellungshof

Abb. 55. Rö.Nr. 70/59, ♂, 43 J. Mandelgroßes frisches Ulcus in einem deformierten Bulbus. Wandeinziehung an der Minorseite. Die starke Randschwellung hat sich in Richtung zur großen Curvatur und zur Bulbusspitze ausgebreitet

Der das Ulcus umgebende Schwellungshof entspricht gewöhnlich auch in seinem Volumen der Nischengröße. In extremen Fällen erstreckt sich die hügelartige Schwellung bis in die Gegend der kleinen und großen Curvatur und bis an den basalen Ringrecessus, so daß nur weit in der Peripherie ein Kontrastmittelsaum zur Darstellung kommt, auch wenn nur durch eine geringe Kompression Vorder- und Hinterwand sich einander nähern. Wie sehr das Lumen des Bulbus durch derartige Wandschwellungen eingeengt werden kann, zeigen Fälle, die zu Stenosierungen des Bulbus infolge der Verschwellungen führen. Begünstigt wird eine Stenosierung durch Schwellung, wenn das Lumen von vornherein, sei es durch narbige Deformierungen oder aus natürlicher Anlage, klein ist (Abb. 53—55). Der Dauerbulbus — eine verlangsamte Entleerung — hat als Symptom für die Ulcusdiagnostik keine Bedeutung. Einer umschriebenen Druckschmerzhaftigkeit ist bei Verdacht auf Nische — ebenso wie beim Magengeschwür — nur dann Bedeutung zuzumessen, wenn sie konstant, circumscript ist und bei manueller Verschiebung und bei Lagewechsel folgt. Die Druckschmerzhaftigkeit kann aber auch bei Nischen völlig fehlen. Eine vage Druckschmerzhaftigkeit in der Bulbusregion ist wertlos (ÅKERLUND).

Der Schwellungshof des akuten Geschwürs ist in frischem Zustand relieflos. Stets ist in unmittelbarer Umgebung der Profilnische ein Verlust der normalen Konvexität der Bulbuskonturen nachweisbar. Die angrenzenden Partien der Konturen sind vielfach gestreckt oder fast immer sogar konkav. Fehlen diese Konkavitäten oder findet sich ein Kontrastfleck an einer ausgesprochenen Konvexität der Konturen, so müssen die stärksten Zweifel aufkommen, ob es sich überhaupt um eine Nische handelt (H. H. BERG). Die Bikonkavität der umgebenden Nischenkontur ist die Folge der Wandschwellung.

ÅKERLUND hat einen Verlust der Konvexität der Konturen des Bulbus als Retraktion der Wandung auf Grund der besonderen Muskelstrukturen beschrieben. Sie ist aber auf narbige Veränderungen zurückzuführen. Bei der Rückbildung des Ulcus tritt zuerst an der Peripherie des Schwellungsringes eine Andeutung des Faltenreliefs auf. Der Schwellungsring bildet sich zurück, wobei sich in der Peripherie eine kleinbogige, konvexe

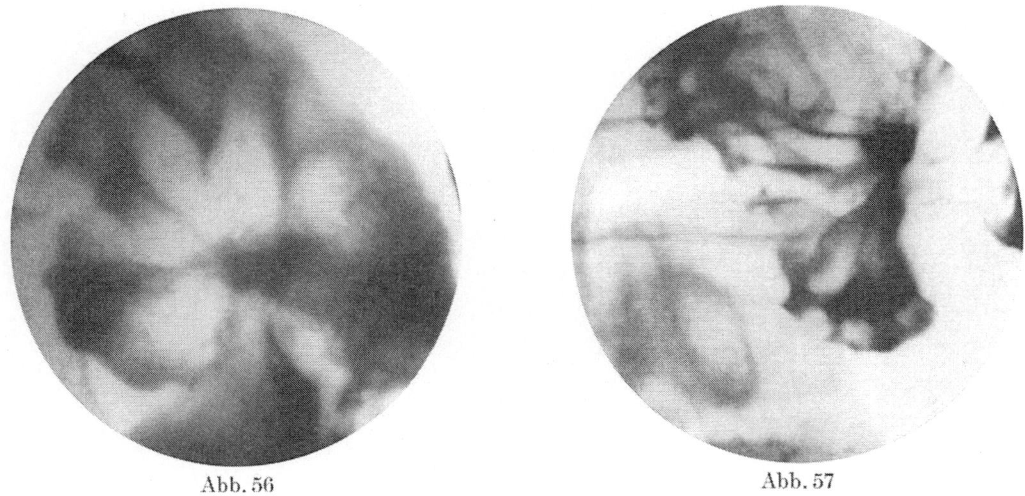

Abb. 56 Abb. 57

Abb. 56. Rö.Nr. 8475/57, ♀, 23 J. Ulcus duodeni. Der Schwellungshof ist nicht glatt. Gliederung von der Peripherie her durch Auftreten von kolbigen Faltenformationen

Abb. 57. Rö.Nr. 6409/57, ♀, 49 J. Ulcus an der Ausflußbahn des Pylorus. Bei Vernarbung Ausbildung eines halben Faltensternes

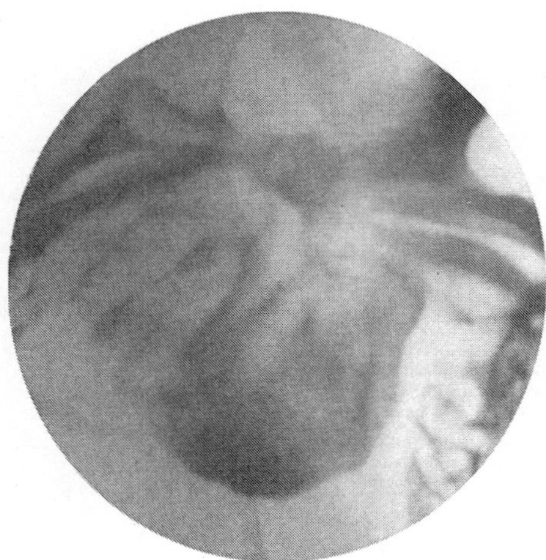

Abb. 58. Rö.Nr. 12428/53, ♂, 18 J. Zackig begrenzte Nischenform im Bulbus duodeni. Narbenzustand

Rändelung entwickelt. Es folgen von der Peripherie aus, von den Zwickeln der kleinen Bögen, radiär gerichtete Kontraststreifen, die anfangs den Nischenrand noch nicht erreichen, später aber bis zum Ulcusrand und schließlich bis zur zentralen Narbe reichen. Dadurch erhält der Schwellungshof ein Relief, wobei mal mehr spindelige, mal mehr kolbige oder auch einige wenige polsterartige, runde Schwellungen den Nischenfleck umgeben. Mit dem Auftreten des Faltensternes (LENK und EISLER) wird die inzwischen eingeleitete Vernarbung sichtbar. In diesem Stadium werden auch die ersten Konturunebenheiten in Form kleiner Kerben als Zeichen einer beginnenden Deformierung an den Randkonturen des Bulbus sichtbar. Randständige Faltenberge oder Kontraktionsphänomene müssen dabei berücksichtigt werden (Abb. 56).

Eine sternförmige Schleimhautnarbe kann sich naturgemäß nur entwickeln, wenn die Schleimhaut allseitig herangezogen werden kann. Bei Geschwüren an der Ausflußbahn des Pylorus sind die Bedingungen nicht günstig, so daß sich dabei nur eine Hälfte der bekannten Sternfigur entwickelt. Vom Pylorus aus gesehen, finden wir dann eine Fächerform der Bulbusfalten (Abb. 57). Der Heilungsprozeß geht unter allseitiger Ver-

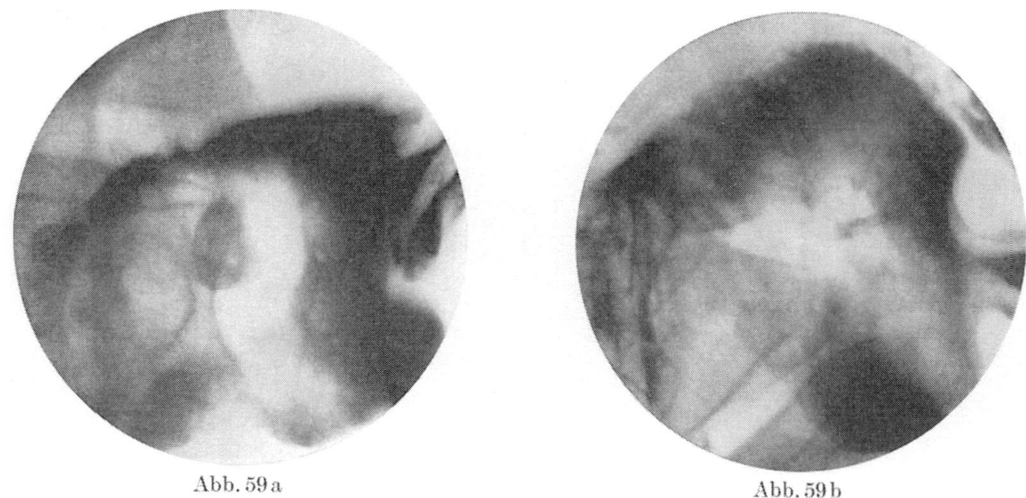

Abb. 59a. Rö.Nr. 14655/58, ♀, 33 J. Mandelgroßes akutes Ulcus duodeni mit Schwellungshof

Abb. 59b. Derselbe Fall 4 Wochen später: Stecknadelkopfgroßer Restschatten, umgeben von spinnennetzartigen Narbenstrukturen der Schleimhaut

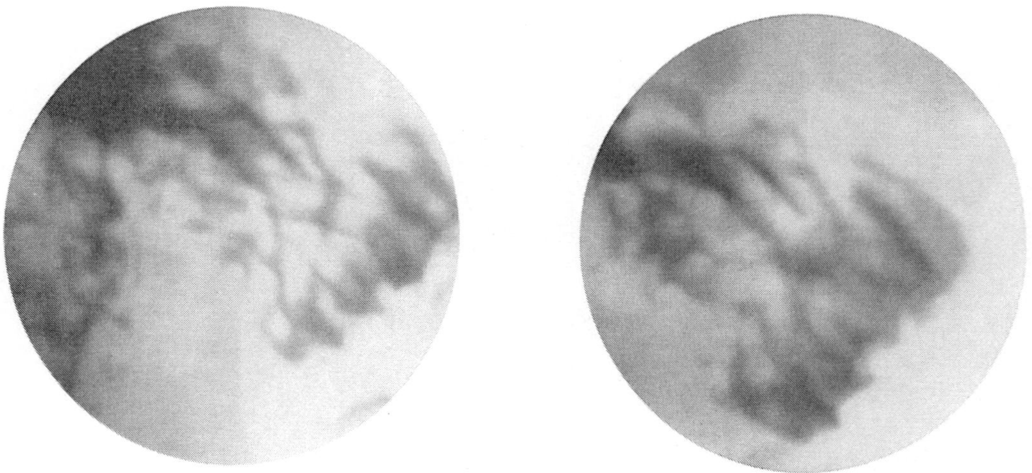

Abb. 60. Rö.Nr. 1589/56, ♂, 18 J. Schleimhautnarben im Bulbus

kleinerung und Abflachung der Nische einher, wobei auch häufig eine vieleckige, zackige Nischenform auftritt (Abb. 58). Das Endstadium kann dann ein punktförmiger Fleck sein, der manchmal von einer zarten spinnwebigen Felderung umgeben ist (Abb. 59). Gelegentlich entstehen Strukturen, wie wir sie an den Rippen von Kreuz-, Stern- oder Netzgewölben kennen. Verwirrende Bilder können auch durch Überschneidungen sehr feiner Relieflinien entstehen (Abb. 60). Es ist darauf hingewiesen worden, daß nach Epithelisierung des Defektes eine Einsenkung der Wand zurückbleiben kann, so daß die Entscheidung, ob noch ein Ulcus oder bereits eine Narbe vorliegt, schwerfallen kann (Åkerlund; H. H. Berg; Clairmont; Haudek). Wenn Verlaufsaufnahmen vorliegen, ist eine Entscheidung leichter möglich. Eindeutig ist der Befund, wenn sich am Rande einer derartigen Narbenplatte eine trichterförmige Einsenkung zeigt, die bei tangentialer Einstellung als dorn- oder zeltförmiger, kleinster Rest der Nische nachweisbar ist (Abb. 61 und 62).

Nach übereinstimmenden Angaben sitzt das Ulcus meistens in der Mitte des Bulbus und pylorusnah. Die Lokalisation hat unter anderem Einfluß auf die sich entwickelnden Deformierungen. Ob vorwiegend die Minorseite oder die Basis verunstaltet wird, hängt nicht zuletzt von der Lokalisation des Geschwürs ab. Obwohl die mannigfaltigsten Formen bei der Vernarbung entstehen, die zu den früher erwähnten Namengebungen geführt haben, muß man sich vor Augen halten, daß so gut wie immer nur Verkleinerungen des Bulbus entstehen. Auch die sich bildenden Taschen sind so gut wie nie Ausweitungen, wenn man von besonders gelagerten Fällen absieht. Die Taschen stellen Bulbusreste dar;

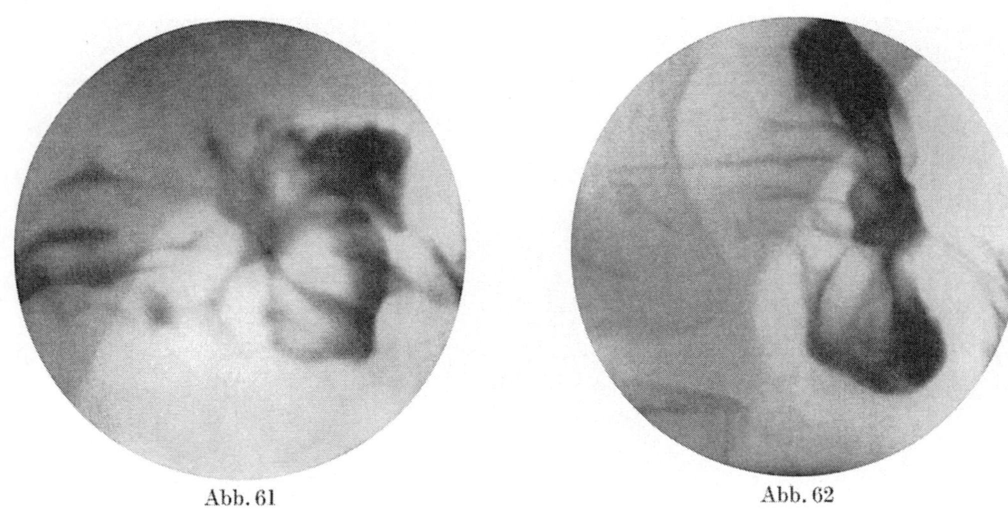

Abb. 61 Abb. 62

Abb. 61. Rö.Nr. 12706, ♀, 20 J. Relieflose flächenhafte Narbenplatte im Bulbus duodeni, am unteren Rand punktförmige Einsenkung. Faltenkonvergenz

Abb. 62. Rö.Nr. 6538/58, ♂, 38 J. Flächenhafte Narbe im Zentrum der Bulbusbasis

Taschen, die sich in einem Megabulbus entwickeln, sind entsprechend dimensioniert. Die in der Literatur erwähnten prästenotischen Erweiterungen gibt es in diesem Sinne nicht. In derartigen Fällen kommt es schon frühzeitig zu einer Pylorusinsuffizienz. Nicht der Bulbus sondern der Magen antwortet mit einer Dilatation. Das gilt nicht für Ulcera und Stenosen jenseits des Bulbus und im absteigenden Duodenum.

Das markanteste Zeichen der Deformierung ist der Bulbusdefekt, zuerst von Cole (1912) beschrieben. Cole verstand darunter eine dauernde Einbuchtung der Bulbuskontur in größerem und kleinerem Ausmaß. Dieser Defekt wurde auf Narbenbildung zurückgeführt, eine Meinung, die auch Holzknecht und C. W. Lippmann, Chaoul und Goldammer vertraten. Åkerlund weist bei den Deformierungen auch auf den Spasmus hin, außerdem auf umschriebene Schwellungen, auf die H. H. Berg immer wieder aufmerksam gemacht hat. Die Defektbildung, die auf einer narbigen Retraktion beruht, muß zwangsläufig bei dem kleinen Hohlorgan entweder zur Taschenbildung oder zu Segmentierungen des Bulbus oder bei mehr flächenhafter Narbenbildung zu einer allgemeinen Schrumpfung oder Verkürzung in der Längsrichtung führen. Zu Taschenbildungen kommt es dabei an der ganzen Circumferenz des Bulbus und — was bisher nicht beachtet wurde — auch an der Grundplatte, der Basis des Bulbus. Durch Kombinationen all der Möglichkeiten entsteht eine Fülle pathologischer Bulbusformen besonders dann, wenn rezidivierende Prozesse ablaufen.

Die einfachste Form der Deformierung ist bei zentralem Geschwürssitz die einfache oder die Doppelkerbe der kleinen Curvatur bzw. der beiden Curvaturen, entsprechend einer rinnenförmigen Einziehung von Teilen der Bulbuscircumferenz (Abb. 63). Beim Sitz des Geschwürs an den Curvaturen stellt sich eine Verkürzung (Retraktion) in Form einer flachen Mulde dar. Die ursprünglich gradlinige bzw. konvexe Curvatur verläuft infolge dieser Retraktion konkav. Es kann indessen nicht nur die Verkürzung in der Längsrichtung des Bulbus die Ursache der konkaven Linie sein, es müssen auch gleich-

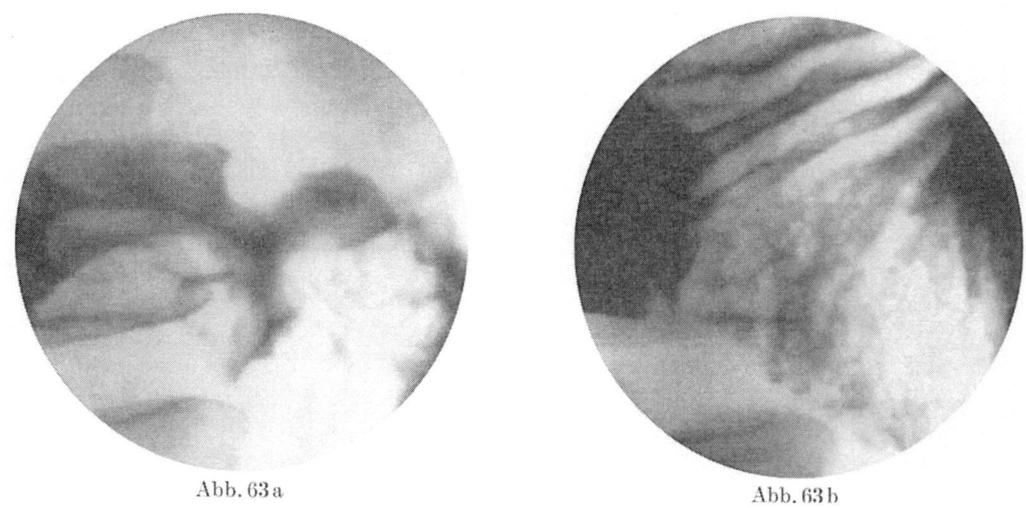

Abb. 63a Abb. 63b

Abb. 63a. Rö.Nr. 5708/53, ♂, 42 J. Bulbusdeformität. Rinnenförmige Einziehung der Bulbuswand. Vergröberung des Feinreliefs im Magen

Abb. 63b. Atrophisch-hyperplastische Gastritis

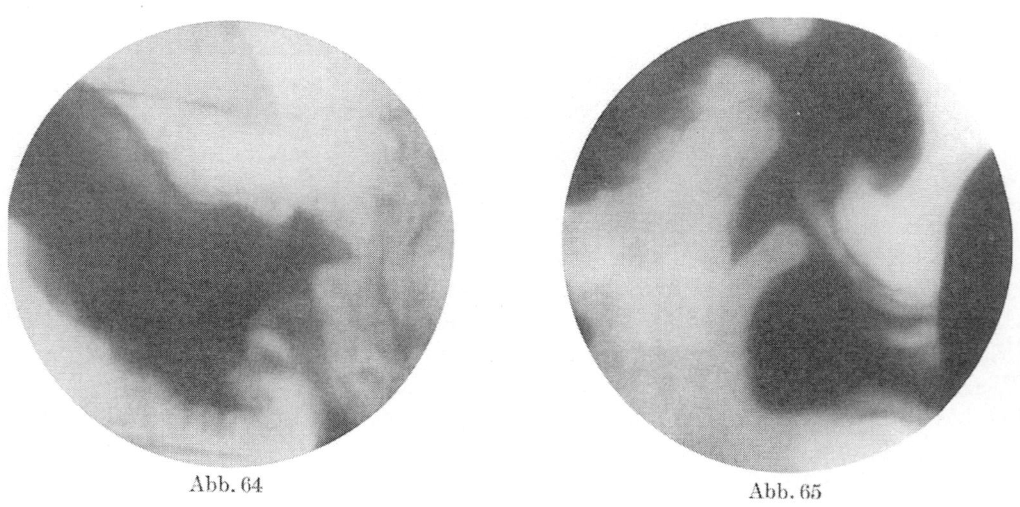

Abb. 64 Abb. 65

Abb. 64. Rö.Nr. 1408/54, ♂, 46 J. Ulcus duodeni der kleinen Curvatur. Randschwellung

Abb. 65. Rö.Nr. 8994/57, ♂, 46 J. Kleines Ulcus duodeni. Verkürzung der großen Curvatur

zeitig Kontraktionen quer zur Bulbusrichtung auftreten. Durch die Retraktion einer Curvatur gelangt der Pylorus in eine exzentrische Lage. Åkerlund hat auf die Retraktion der kleinen Curvatur zuerst hingewiesen und sie als besondere Eigenart dieser Region betrachtet und mit dem Verlauf der Muskelstrukturen in Beziehung gebracht. H. H. Berg hat mit Recht darauf hingewiesen, daß die Retraktion aber nicht auf die kleine Curvatur beschränkt ist (Abb. 64). Die Retraktion finden wir an der großen Curvatur und als allseitige Verkürzung (Abb. 65 und 66). Durch eine einseitige Defektbildung oder Retraktion kann ein in der Mitte des Bulbus liegendes Geschwür konturbildend werden.

Der Effekt kann aber auch nur vorgetäuscht sein, wenn eine polsterartige Schwellung die curvaturbildende Wand gegen das Ulcus vortreibt oder wenn ein Spasmus die gleiche Wirkung hervorruft. Nicht selten mag die Darstellungstechnik für dieses scheinbare Nischenwandern verantwortlich sein, wenn bei einem fixierten Ulcus der Hinterwand die Vorderwand durch Kompression oder durch die Stellung des Patienten vor dem Ulcus in cranialer oder caudaler Richtung einhergleitet (s. S. 384). Auf die Bedeutung der Fixierung hat H. H. BERG in diesem Zusammenhang hingewiesen. Die zirkuläre Retraktion kann von einer leichten Taillierung bis zu einer hochgradigen Einengung des Lumens führen. Liegt das restierende Bulbuslumen zentral, so entsteht eine echte Sanduhrform. Distal der Enge kann dann geradezu eine neue Bulbusform entstehen.

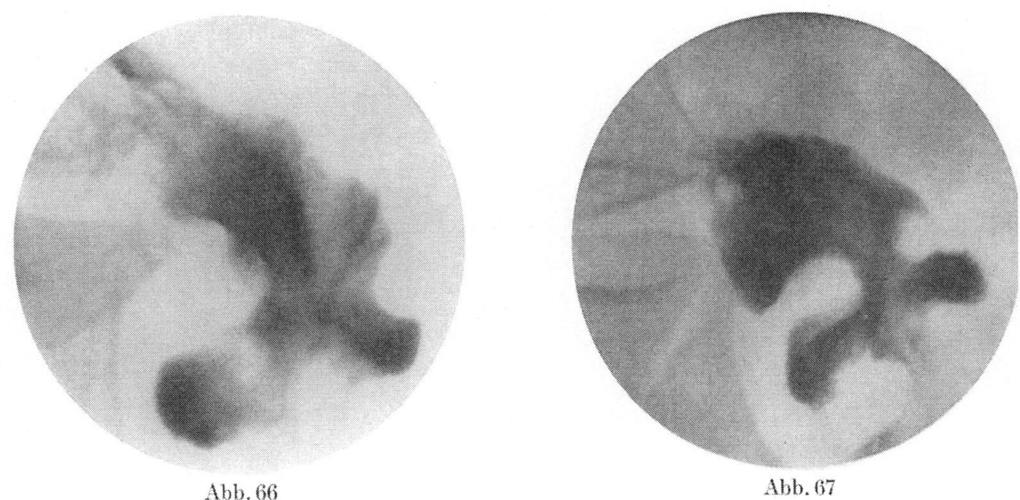

Abb. 66 Abb. 67

Abb. 66. Rö.Nr. 19165/51, ♂, 64 J. Ulcus duodeni an der Majorseite. Ringförmige Einschnürung der Bulbusmitte, deutlich ausgeprägt an der großen Curvaturseite

Abb. 67. Rö.Nr. 8076/57, ♀, 49 J. Sanduhrbulbus

Der Basisanteil des Bulbus nimmt dann die Form lappiger Taschen an, da durch rinnenartige Einkerbungen, die von der Circumferenz des Ringrecessus zu der Sanduhrenge ziehen, die gesamte Circumferenz der Bulbusbasis in mehrere Taschen unterteilt wird (Abb. 67).

Durch den Bulbusdefekt, den man sich auch als eine durch Narbenzug verursachte umschriebene Wandeindellung vorstellen kann, bleiben die nicht eingezogenen Wandbezirke in Taschen- oder Beutelform bestehen. Die vielfach vertretene Ansicht, daß die Taschen sich durch sekundäre Ausweitung der Bulbuswand bilden, muß zurückgewiesen werden. Die Tasche repräsentiert einen Teil des ursprünglichen Bulbusraumes. Eine Erweiterung von Bulbusteilen entsteht nur, wenn die Stenosierung im Bereich oder jenseits der Bulbusspitze auftritt.

Beim pylorusnahen Sitz des Geschwürs kommt es nicht selten zur Raffung der Bulbusbasis bzw. des Ringrecessus, die, falls sich der Prozeß in der Verlängerung der Pylorusachse abspielt, weniger auffällig ist, als wenn es zu einer Kerbung der Minor- oder Majorseite des Bulbus kommt (Abb. 68 und 69). Die Basisraffung, die eine zeltförmige Anhebung der Basisfläche hervorruft, hat bisher kaum oder auch gar keine Beachtung gefunden, obwohl dieses Symptom der narbigen Wandveränderung sehr wichtig ist. Das Bild eines prall gefüllten Bulbus, der im ersten schrägen Durchmesser die typische Zwiebelform ohne Einziehungen oder Prominenzen an der Major- oder Minorseite zeigt und so als normal imponiert, kann bei entsprechender Kompression unter Umständen die bulbusspitzenwärts gerichtete Basisraffung erkennen lassen und damit den entscheidenden Hinweis auf das Ulcusleiden geben.

Die durch narbige Raffung entstandenen Taschen sind also nicht als Divertikel anzusehen. Echte Divertikel kommen auch im Bulbus und im Pylorusgebiet vor, sie sind aber hier, verglichen mit dem übrigen Duodenum, umgemein selten. Als Folge langdauernder periduodenaler Zug- und Schrumpfwirkungen können Traktionsdivertikel entstehen (F. GEORGE u. CH. L. LEONHARD); auch diese Traktionsdivertikel sind sehr selten (H. H. BERG). Daß auch eine Kontraktionswelle, die in Bulbusmitte beginnt, eine zirkuläre, narbige Einschnürung vortäuschen kann, sei aus differentialdiagnostischen Gründen erwähnt. Es ist auch denkbar, daß sich Spasmen und Kontraktionsphänomene da häufen, wo eine Narbenbildung vor sich geht.

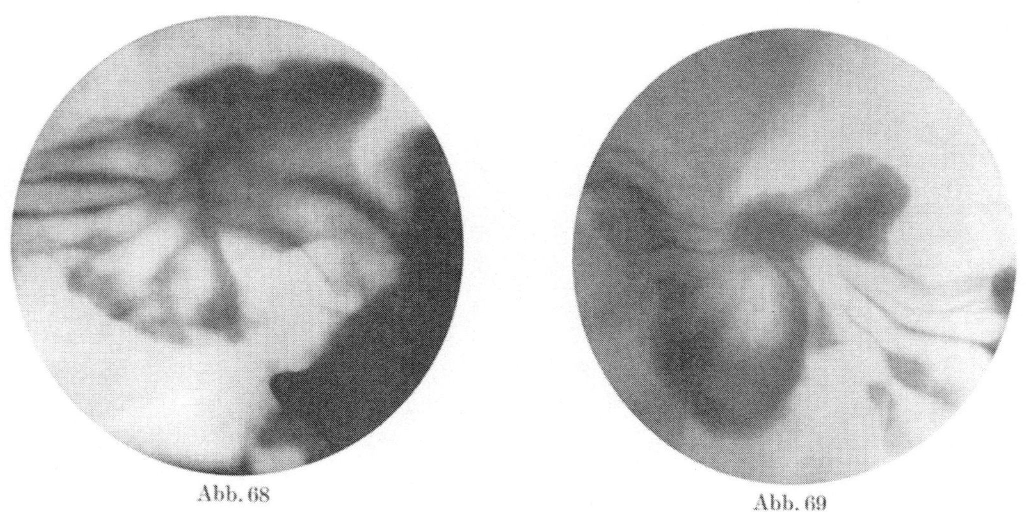

Abb. 68. Rö.Nr. 6624/58, ♂, 45 J. Raffung der Bulbusbasis spitzenwärts. Narbenzustand

Abb. 69. Rö.Nr. 7008/56, ♂, 41 J. Raffung der Bulbusbasis spitzenwärts. Basistaschen bei einem Ulcus duodeni

ε) *Verlaufsformen*

Das Verschwinden des Nischenfleckes unter der Behandlung ist die Regel. Eine Schleimhautnarbe wird anfangs noch sichtbar sein und läßt sich später, wenn keine Deformierungen des Bulbus aufgetreten sind, meistens nicht mehr nachweisen. Flache Gruben durch Verdünnung der Wand können bestehen bleiben, sie sollten nicht als Taschen bezeichnet werden (ÅKERLUND). Narbige Deformierungen des Bulbus bleiben bestehen. Auch vielfach rezidivierende Geschwüre müssen nicht zu einer Deformität des Bulbus führen (Abb. 70). Das Ausmaß der Gewebszerstörung scheint nicht allein für die Deformierung verantwortlich zu sein. Auch größere Geschwüre können ohne Deformierung ausheilen. Das chronische oder das immer wieder auftretende akute Geschwür führt in der Regel zu einer fortschreitenden Deformierung, die schließlich mit einer Zerstörung des Bulbus endet. Die Endformen lassen sich in drei Gruppen zusammenfassen. Bei einer Gruppe finden wir die Bevorzugung segmentartiger Retraktionen, wodurch der Bulbus in ein Gebilde umgewandelt wird, das aus mehreren Taschen oder beutelförmigen, verschieden großen Räumen besteht. So resultieren die als Kleeblatt-, Zahnrad-, Hammer- und Schmetterlingsbulbus bekannten Formen (Abb. 71—74).

Bei einer zweiten Gruppe finden wir eine allseitige Schrumpfung, eine Miniaturausgabe des Bulbus, wobei die Grundform erhalten bleibt. Von einer taillenförmigen Einschnürung haben wir noch alle Übergänge zu röhrenförmigen Stenosen, die häufig die Spitze und Mitte des ehemaligen Bulbus zu einer fadenförmigen Enge machen (Abb. 75). Ein geschrumpfter Ringrecessus und auch Schrumpftaschen können an der Basis bestehen bleiben (Abb. 76). Dabei ist eine Pylorusbeteiligung und Insuffizienz so gut wie obligat. Der Restraum der Bulbusbasis, der manchmal noch von einem Kranz kleiner Taschen

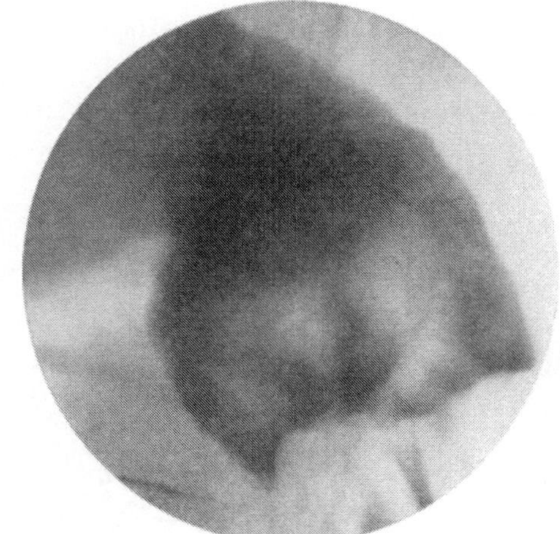

Abb. 70a. Rö.Nr. 4744/58, ♂, 42 J. Ulcus duodeni 1953

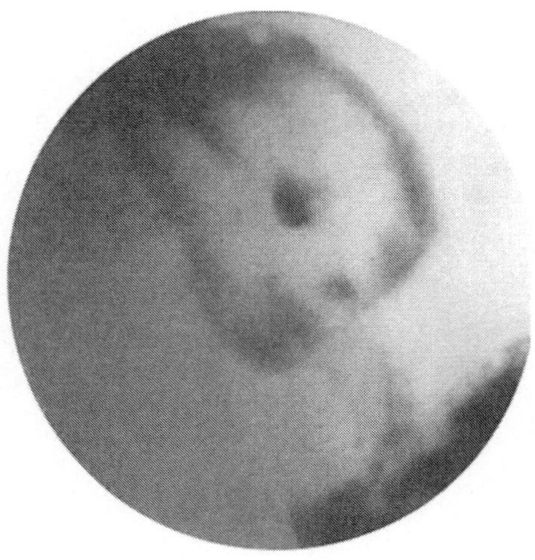

Abb. 70b. Ulcus duodeni 1956

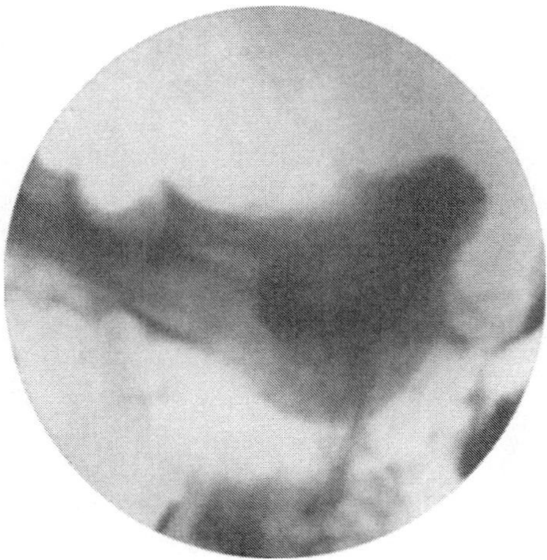

Abb. 70c. Ulcus duodeni 1958. Keine Bulbusdeformität

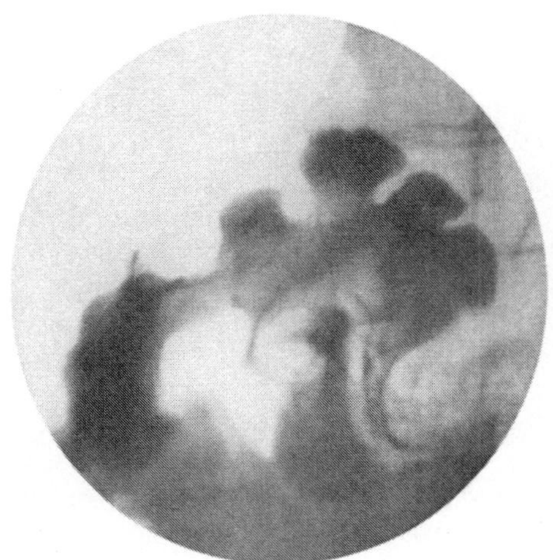

Abb. 71

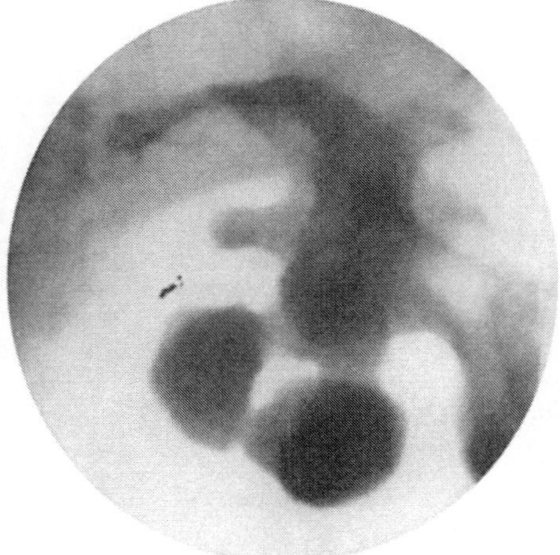

Abb. 72

Abb. 71. Rö.Nr. 3603/54, ♀, 47 J. Bulbusdeformität. Zahnradform

Abb. 72. Rö.Nr. 14069/53, ♀, 60 J. Bulbusdeformität mit großen, kugeligen Taschen

umgeben ist, bildet mit dem klaffenden Pylorus und dem Magen einen Raum, wenn Mitte und Spitze des Bulbus zu den höchstgradigen Stenosen umgewandelt worden sind. Diese Fälle — allgemeiner Schrumpfbulbus mit Röhrenstenose in den distalen zwei Dritteln — stellen das Hauptkontingent der Magenausgangsstenosen am erweiterten

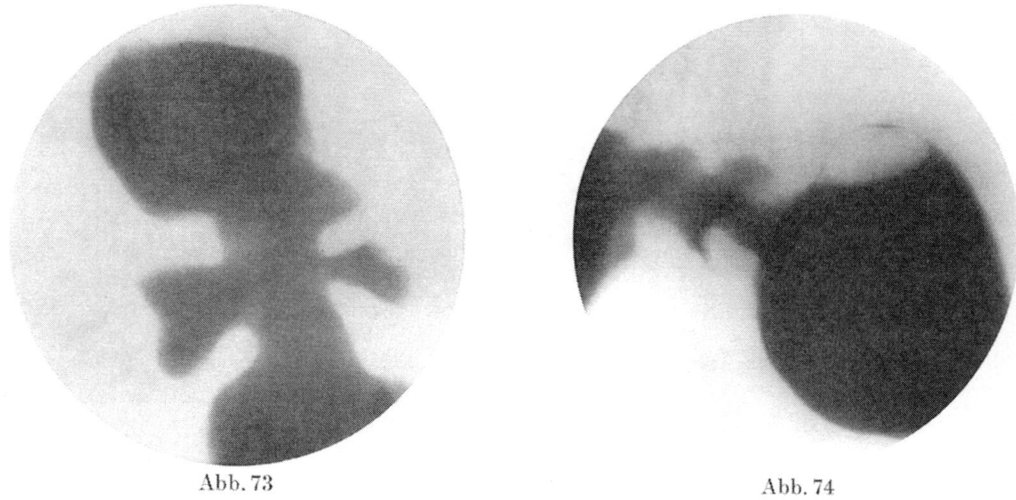

Abb. 73. Rö.Nr. 4588/53, ♀, 56 J. Bulbusdeformität in Kreuzform

Abb. 74. Rö.Nr. 8866/58, ♂, 69 J. Bulbusdeformität mit Taschen und allseitiger Schrumpfung

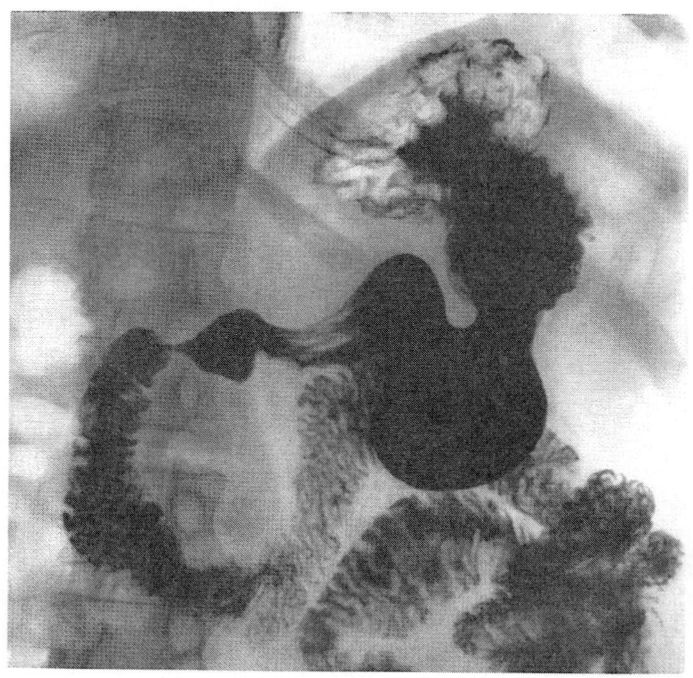

Abb. 75. Rö.Nr. 251/58, ♀, 57 J. Röhrenförmige Stenose der Bulbusspitze. Noch keine Magendilatation

funktionsinsuffizienten Magen. Bei der Ausbildung einer Enge, die zu Funktionsstörungen (Entleerungsverzögerung, Antiperistaltik, Stenoseperistaltik, Tonusstörung, Magenerweiterung bis Ektasie) führt, ist so gut wie immer die organische narbige Schrumpfung anzutreffen, die durch Wandschwellung und Spasmen verstärkt wird. Nach Rückgang der Schwellung und Spasmen durch entsprechende Behandlung kann bei einer Kontrolluntersuchung das Ausmaß der organischen Enge ermittelt werden. Die Rückwirkungen der Enge auf den Magen sind unter anderem auch abhängig von dem Zustand der Magenmuskulatur, die in den Anfangsstadien eine kompensatorische Hypertrophie aufweist (Abb. 77a, b). Es wurde eingangs bei der Besprechung der Tonusstörungen schon darauf hingewiesen, daß die Bulbusstenose die Hauptursache der Entleerungsstörungen und der Magendilatationen ist. In differentialdiagnostischer Hinsicht ist das Neoplasma noch abzugrenzen. Gelingt es, die Stenose im Bulbus zu lokalisieren, ist damit praktisch über Gut- oder Bösartigkeit der Stenose entschieden (PRÉVÔT).

Als letzte Gruppe könnte man die Deformierungen zusammenfassen, bei denen es durch Schrumpfungen einer Bulbushälfte zu stärkeren Asymmetrien kommt (Abb. 78).

Ebenso wie bei den entsprechenden Magenveränderungen, müssen wir auch beim Bulbus mit Reaktionen der Umgebung rechnen. Wieweit die Formveränderungen auf die eine oder andere Ursache zurückzuführen sind, läßt sich nicht immer exakt auseinanderhalten. Typische Bulbusdeformierungen werden jedoch nicht durch eine Periduodenitis hervorgerufen.

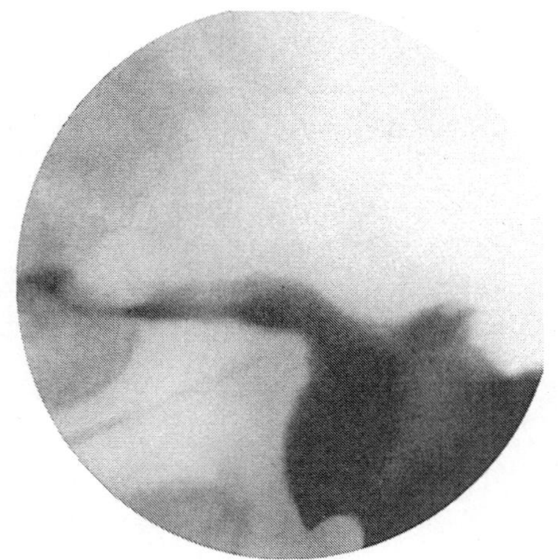

Abb. 76. Rö.Nr. 12504/58, ♂, 58 J. Umwandlung der Bulbusmitte und der Bulbusspitze in eine röhrenförmige Enge. Kleine Taschen in der basalen Bulbuszone. Klaffender Pylorus. Die noch weite Basiszone des Bulbus bildet infolge des klaffenden Pylorus einen Teil des Magenraumes

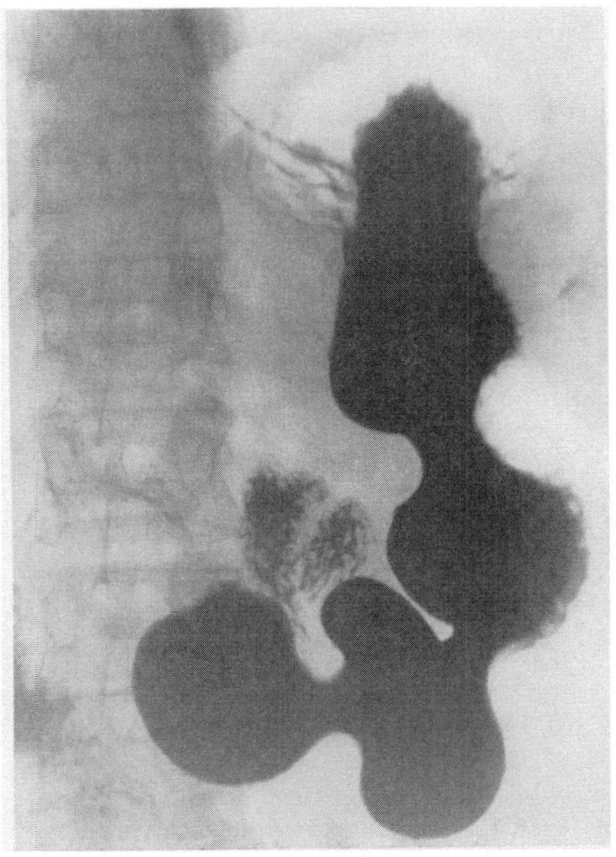

Abb. 77a

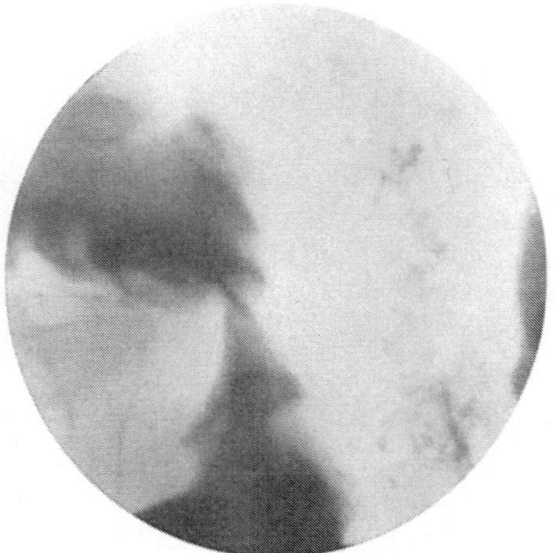

Abb. 77b. Derselbe Fall. Gezielte Aufnahme des allseitig geschrumpften Bulbus mit Stenosierung an der Spitze. Erweiterter Pyloruskanal

Abb. 77a. Rö.Nr. 111/59, ♀, 57 J. Vergrößerter Magen in hyperperistaltischer Form bei Bulbusstenose

Der Nachweis von kleinen Nischen kann in dem Gewirr von Taschen und Narben schwierig sein, wie operative Kontrollen bestätigt haben. Bei einer Bulbusdeformität gelingt der Nischennachweis in etwa 5% der Fälle nicht (K. WEBER). Bei größeren Nischen gilt es, sie von entsprechend großen Taschen abzugrenzen. Die alte Regel, daß ein Ulcus da zu suchen ist, wo man die Narbe findet, hat sich vielfach bewährt. Die Tasche hat Schleimhautfalten, sie nimmt an Peristaltikabläufen teil. Für die Nische gilt das nicht. Ein Riesenulcus im phthisischen, geschrumpften Bulbus darf nicht für den Bulbus selbst gehalten werden (KNUTSSON; DAWSON). Auch hier führen die Starre und das Fehlen von Peristaltik zur Aufklärung (Abb. 79).

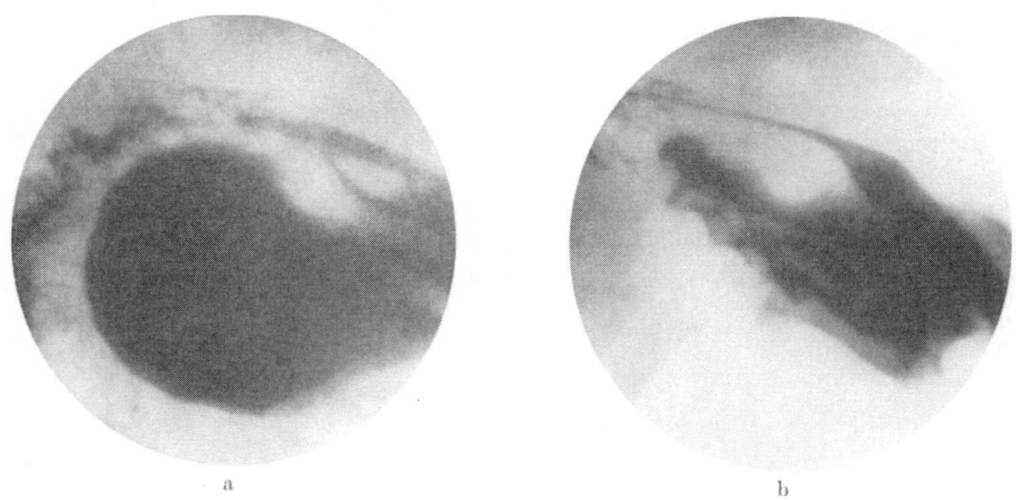

Abb. 78a u. b. Rö.Nr. 11707/57, ♂, 63 J. a Einseitige Schrumpfung und Verkürzung des Bulbus (Minorseite) unter Ausbildung einer röhrenförmigen Stenose an der Bulbusspitze; b Entleerungsphase des Bulbus

Auch der Nachweis einer Gasblase in einer nischenverdächtigen Prominenz kann ein beweisendes Symptom sein. HAUDEK hatte in seinem ersten Bericht über das Ulcus duodeni in Analogie zum Magengeschwür auf das Zeichen der Gasblase hingewiesen. Da die Gasblase aber ein relativ seltenes Symptom ist (ÅKERLUND), wurde der Befund später vielfach auch von HAUDEK vernachlässigt. Wir verfügen über eine Anzahl von Fällen, wo eine Gasblase über einer suspekten Wandprominenz der kleinen Bulbuscurvatur die Diagnose einer kleinen Nische erst sicherte (Abb. 80). Die Voraussetzungen für das Auftreten einer Gasblase entsprechen denen, die wir beim Magengeschwür genannt haben. Nur in rund 1,5% der Bulbusnischen haben wir eine Gasblase nachgewiesen (Abb. 81).

Die Geschwüre am Bulbuseingang und am Bulbusausgang nehmen eine gewisse Sonderstellung ein. Streng genommen, gehört das Ulcus im Pylorus zu den Magengeschwüren. Da jedoch sekundäre Veränderungen am Bulbus nicht selten sind, mag es an dieser Stelle auch berücksichtigt werden. Der Pylorus stellt nach COLE keine einfache irisartige Muskelplatte dar. Die Pylorusklappe, die am Präparat eine erhabene Schleimhautfalte darstellt, ist nur ein Teil des Verschlußapparates. Die Pylorusklappe hat keinen Anteil an der eigentlichen Muskelschicht, sie ist lediglich eine Falte, die nur Mucosa, Muscularis mucosae und eine Kernschicht der Submucosa enthält. Wir haben daher zu unterscheiden zwischen der Pylorusklappe, die anteilig zur Bulbusbasis gehört, und dem eigentlichen Pyloruskanal als Teilstück des Magenkanals. Der Pyloruskanal ist von einer dicken Ringmuskelschicht umgeben. Er ist ein Gebilde der Funktion. Während des letzten Teiles der gastrischen Systole kontrahiert sich das distale Ende des pylorischen Antrum und bildet den Pyloruskanal. Der Pyloruskanal kontrahiert sich in einer konzentrischen und nicht in einer fortschreitenden Art. Während der Kontraktion des Pyloruskanals ist die proximale Fläche der Pylorusklappe nicht zu erkennen. Sie wird mit in die Kanalbildung einbezogen. In dieser Funktionsphase erscheint der Pylorus lang. Während der Erschlaffung des Pyloruskanals tritt die Pylorusklappe deutlich als Grenze hervor. Im Röntgenbild erscheint der Pylorus jetzt kurz. Man wird bei den Geschwüren des Pylorus

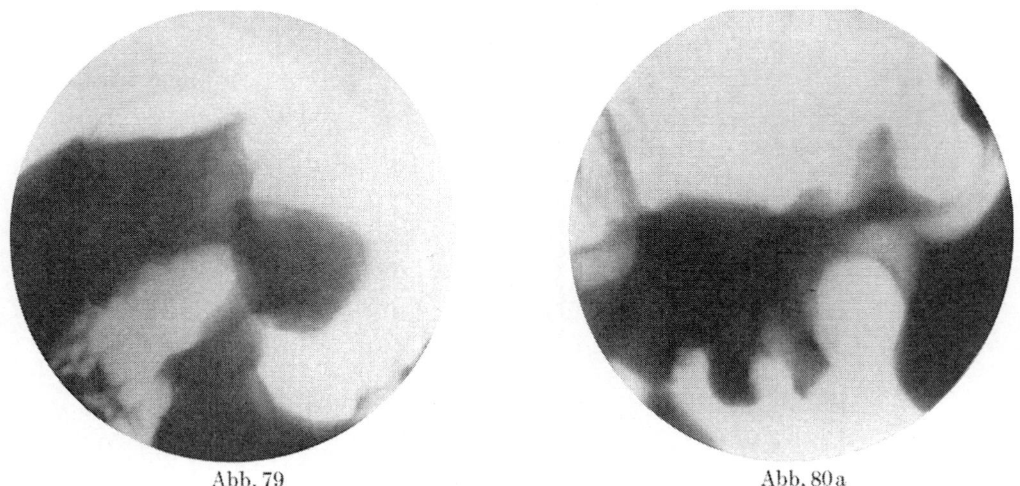

Abb. 79 Abb. 80a

Abb. 79. Rö.Nr. 114/57, ♂, 79 J. Kirschgroßes Ulcus an der Spitze des geschrumpften deformierten Bulbus. Nischenform und Größe bleiben bei der Funktion unverändert

Abb. 80a. Rö.Nr. 308/54, ♂, 54 J. Erbsgroßes Ulcus an der Minorseite in einem deformierten Bulbus

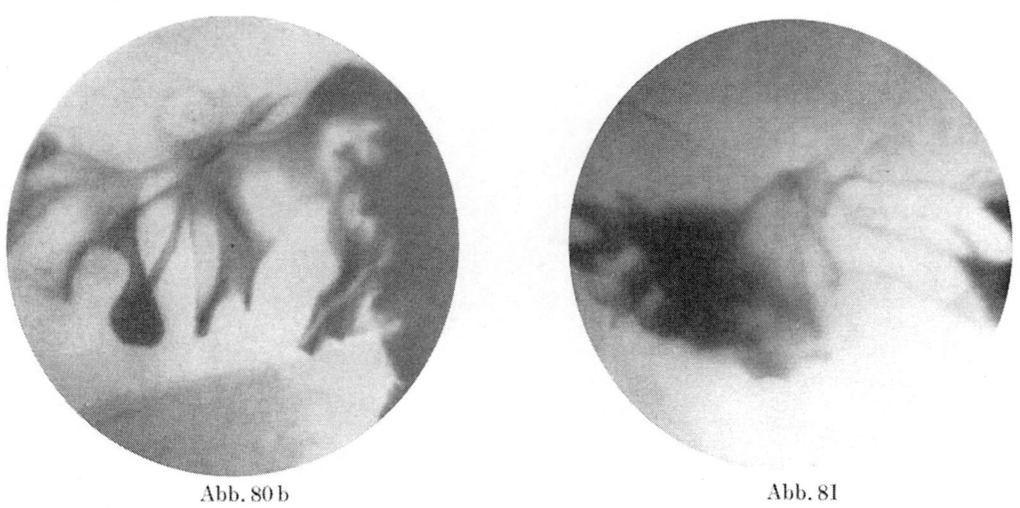

Abb. 80b Abb. 81

Abb. 80b. Derselbe Fall 4 Wochen später. Die Nische füllt sich nicht mit dem Kontrastmittel. Die Gasblase an dieser Stelle beweist, daß die Nische unverändert vorhanden ist

Abb. 81. Rö.Nr. 13501/57, ♂, 47 J. Das Ulcus duodeni ist durch eine kleine Gasblase gekennzeichnet

daher auch zu unterscheiden haben, ob sie mehr der Pylorusklappe oder dem gesamten Pyloruskanal zuzuordnen sind. Im ersten Fall wird bei den konsekutiven Deformitäten die Bulbusbasis beteiligt sein. Indessen lassen sich bei größeren Geschwüren diese Unterteilungen nicht immer durchführen. Während in der akuten Geschwürsphase ein Pylorospasmus das Geschwür nicht selten begleitet, können durch Narben Insuffizienzen oder Verziehungen des Pyloruskanals entstehen, die an der kleinen Curvatur zum Verlust des Ringrecessus und zur Verkürzung der kleinen Curvatur des Kanals führen, wodurch eine exzentrische Lage des Pylorus resultiert (Abb. 82 und 83). Durch Freiprojektion des Ulcus im zweiten schrägen Durchmesser oder in anderen Positionen läßt sich häufig eine eindeutige Lokalisation erreichen. So zeigt Abb. 84 eine große Nische an der Hinterwand des Pyloruskanals. Bei sehr kleinem Kontrastmittelfleck zentral an der Bulbusbasis muß an die axiale Darstellung der Pylorusausflußbahn gedacht werden.

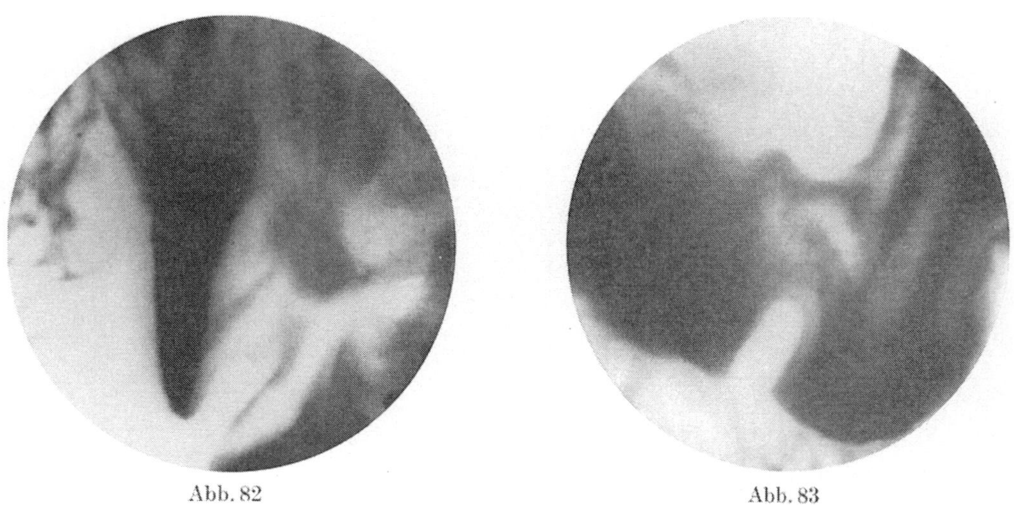

Abb. 82 Abb. 83

Abb. 82. Rö.Nr. 3525/56, ♂, 35 J. Großes Ulcus im Bereich der Pylorusausflußbahn und der Bulbusbasis

Abb. 83. Rö.Nr. 32970/52, ♀, 54 J. Ulcus im Pylorusbereich der kleinen Curvatur. Die Minorseite des Bulbus und des Antrum sind geschrumpft

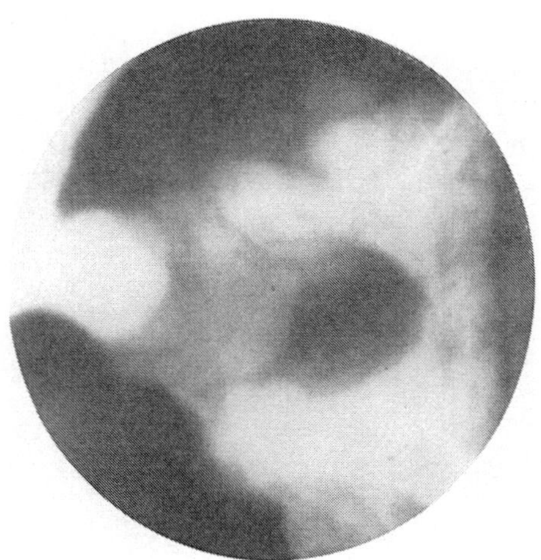

Abb. 84. Rö.Nr. 148/55, ♀, 36 J. Kirschgroßes Ulcus an der Hinterwand des Pylorus (Aufnahme im 2. schrägen Durchmesser)

Für die Geschwüre im Bereich der Bulbusspitze und jenseits davon (Zone 3 und 4) kann die geringe Weite des Darmrohres gegenüber der des Bulbus an Bedeutung gewinnen. Durch polsterartige Schwellungen der Geschwürsumgebung oder durch Narben können leichter gefahrvolle Engen entstehen. Im absteigenden Duodenum finden wir eine Bevorzugung der medialen Darmwand. Hier finden wir auch häufig auffallend große Nischen. Durch starke Wandschwellungen können im akuten Stadium Einengungen des Lumens mit einer prästenotischen Erweiterung des Duodenum auftreten (Abb. 85a, b, c).

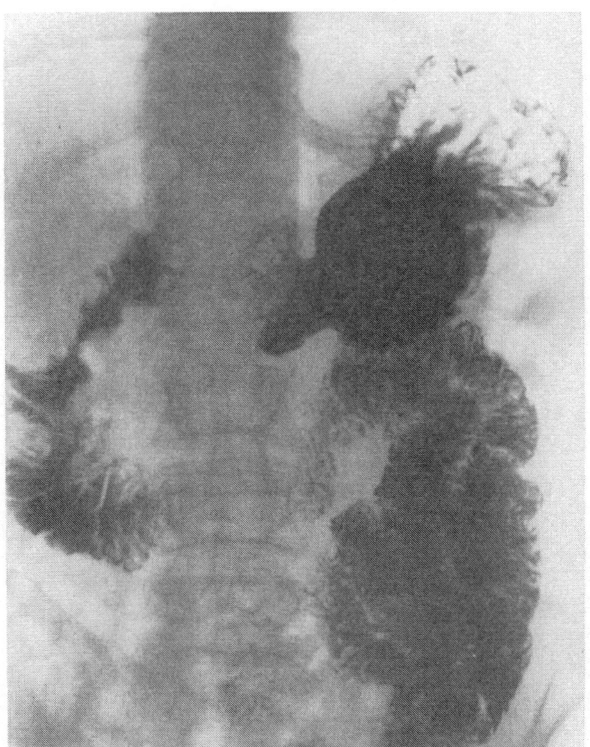

Abb. 85a

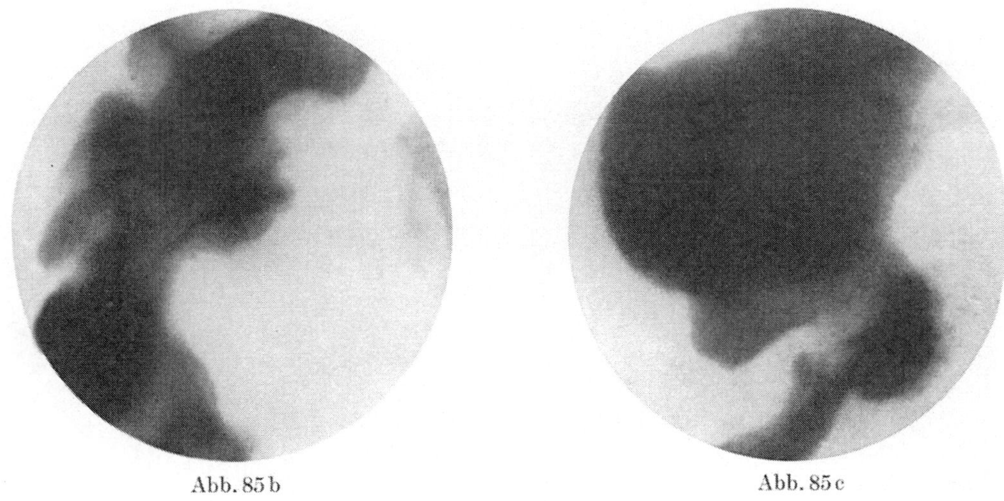

Abb. 85b Abb. 85c

Abb. 85a u. b. Rö.Nr. 12039/54 bzw. 1687/56, ♂, 57 J. Über mandelgroßes Ulcus distal der Bulbusspitze, das vorwiegend durch starke Wandschwellungen zu einer Stenose geführt hat

Abb. 85c. Rezidiv 2 Jahre später. In diesen Fällen kommt es zur Bulbusdilatation

ζ) Ulcus duodeni und Gastritis

Sowohl im Bereich des Bulbus als auch im Bereich des Magens lassen sich bei Duodenalgeschwüren Entzündungszeichen nachweisen. Daß außer dem Schwellungshof des Geschwürs, der sich in 397 Fällen von 675 Bulbusnischen fand, auch andere Zeichen der akuten oder chronischen Entzündung sowohl im Bulbus als auch im Magen nach-

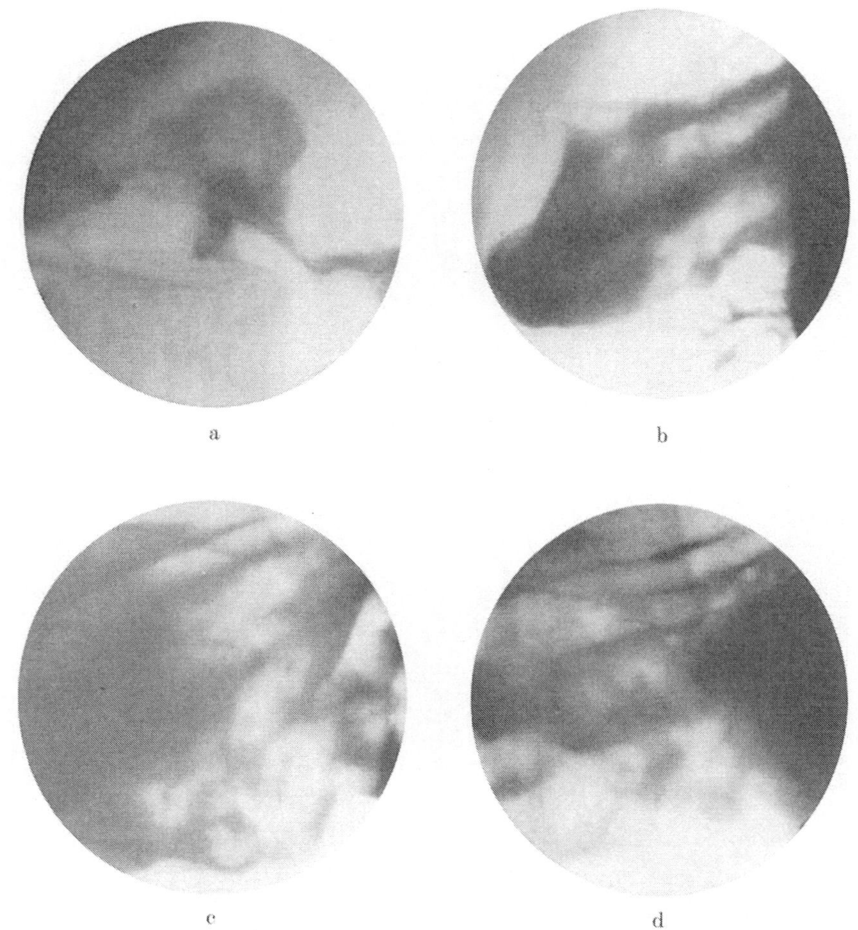

Abb. 86a—d. Rö.Nr. 12856/58, ♂, 43 J. a Ulcus duodeni. Deformierter Bulbus, c und d nabelförmige Erosionen, b Faltenschwellung im Magen

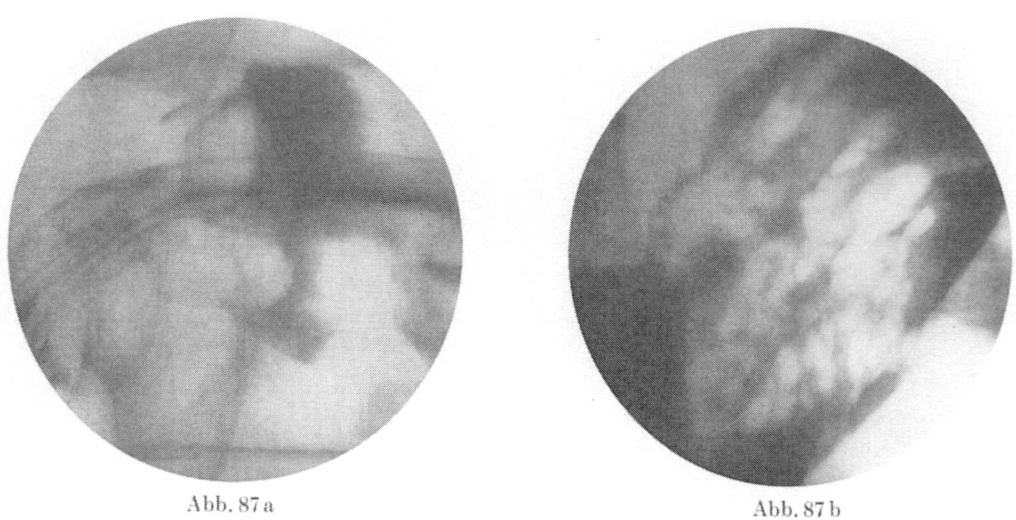

Abb. 87 a. Rö.Nr. 7133/53, ♂, 52 J. Bulbusdeformität

Abb. 87 b. Schwere hyperplastische Gastritis

gewiesen werden konnten, sei an dieser Stelle nur summarisch erwähnt. Eine eingehende Untersuchung wird im Abschnitt Gastritis abgehandelt werden (Abb. 86—88).

Bei der Auswertung von 966 Duodenalgeschwülsten wurden die in Tabelle 14 und 15 verzeichneten Magenbefunde registriert.

Tabelle 14

Schleimhautschwellungen	307	
Schleimhautwulstungen	115	
Granulierungen des Reliefs	63	
Erosionen	47	59
Beetartige Hyperplasien u.a.	12	

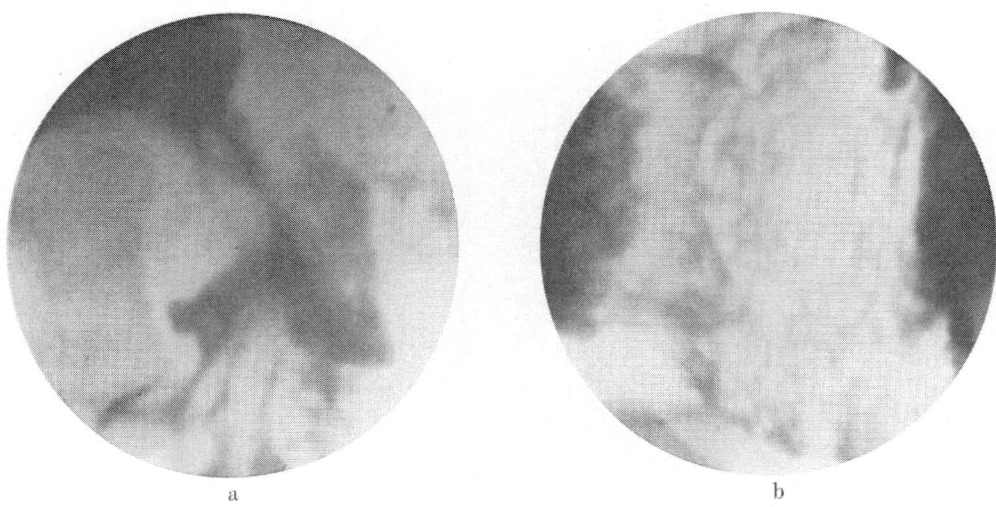

a b

Abb. 88a u. b. Rö.Nr. 4232/50, ♀, 25 J. a Ulcus duodeni. b Flächenhaft grobwarzig veränderte Schleimhaut des Antrum (atrophisch-hyperplastische Gastritis)

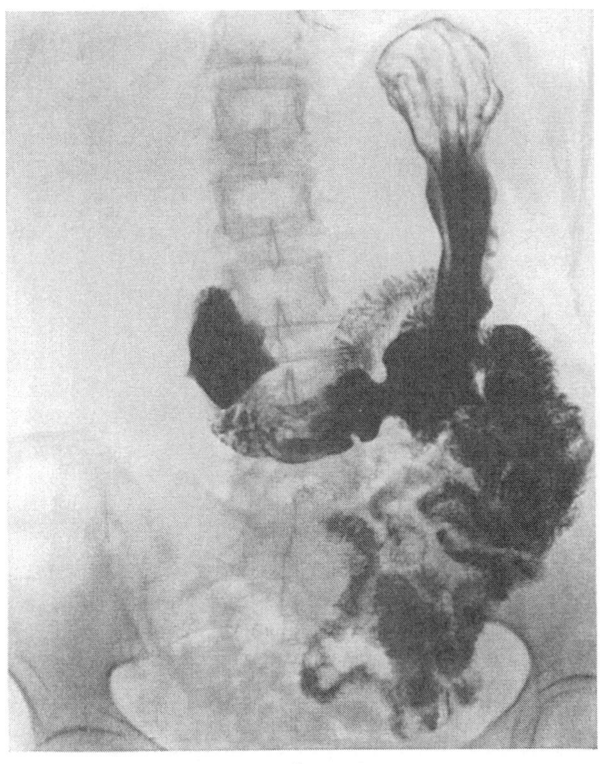

a

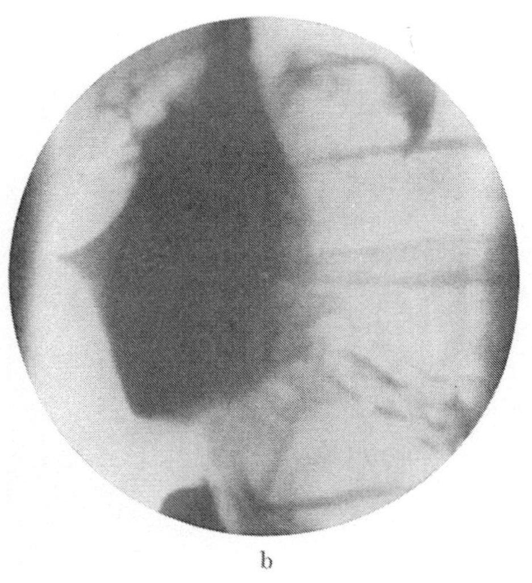

b

Abb. 89a u. b. Rö.Nr. 1628/59, ♀, 63 J. Zipfelige Ausziehung der Bulbuswand. Zustand nach Gallensteinperforation

In 54 Fällen waren die Symptome auf das Antrum des Magens beschränkt. Darunter waren

Tabelle 15

Schleimhautschwellungen	29
Schleimhautwulstungen	15
Stenosierende Antrumgastritis	8
Granulierung	1
Erosionen	1

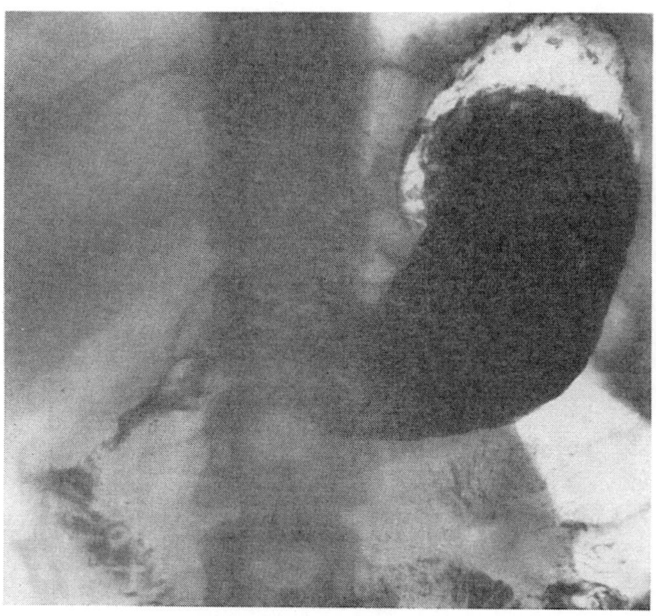

Abb. 90a. Rö.Nr. 25012/49, ♀, 48 J. Röhrenförmige Enge am oberen Duodenalknie nach eitriger Pericholecystitis

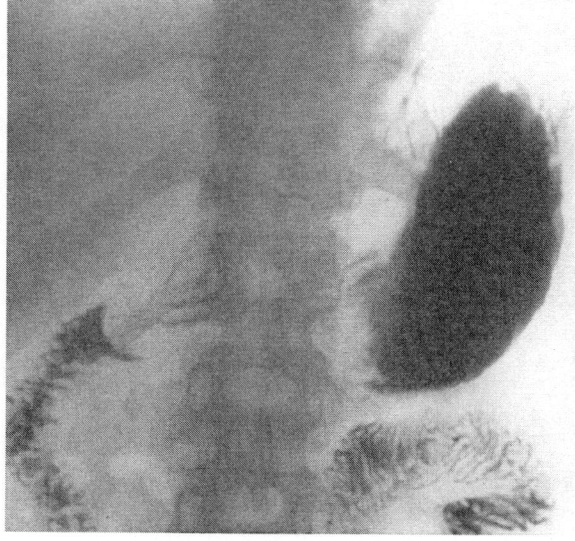

Abb. 90b. Dieselbe Patientin 4 Wochen später. Das Duodenum zeigt wieder einen normalen Befund

In 63 Fällen wurde außer dem Schwellungshof der Nische eine Bulbitis gefunden; darunter waren dreimal im Bulbus Erosionen.

Die im Gefolge eines Duodenalgeschwürs auftretenden Bulbusdeformierungen sind bei all ihrer Verschiedenheit doch so charakteristisch, daß Formveränderungen auf anderer Grundlage kaum differentialdiagnostische Schwierigkeiten machen. Die echten Bulbusdivertikel, die äußerst selten sind, zeigen auch hier die typischen Merkmale wie am übrigen Duodenum. Nur wenn sie in einem narbig veränderten Bulbus gefunden werden, ist die Differenzierung schwieriger. Entzündliche Prozesse aus der Umgebung, besonders aus dem Gallenblasenraum, auch Perforationen von Gallensteinen können Form und Lage des Bulbus verändern. Umschriebene zipflige Ausziehungen der Bulbuswand oder röhrenförmige Einengungen bewirken eine dauernde Deformierung des Bulbus (Abb. 89 und 90). Aus dem Einzelsymptom und aus der Gesamtsituation des Duodenalraumes und der Gallenblasenregion läßt sich unschwer die Ursache erschließen. Das gleiche gilt für Neubildungen (s. Bulbustumoren).

η) *Differentialdiagnostische Bemerkungen*

Die Diagnostik des Magen- und Zwölffingerdarmgeschwürs hat heute eine große Sicherheit erreicht, die mit etwa 90% angegeben wird (s. oben). Versucht man, die Mißerfolge der Diagnostik zu analysieren, so entdeckt man Fehlleistungen, die im speziellen Fall auf einer im Prinzip ungeeigneten Untersuchungsmethode beruhen, d.h. der pathologische Befund hat den für die Darstellung und Differenzierung notwendigen Schwellenwert nicht erreicht, oder aber die Methode wurde in fehlerhafter Weise angewandt (Walchshofer). Im einzelnen fanden wir pathologische Veränderungen, die übersehen oder falsch gedeutet wurden oder aber normale Befunde, die für pathologisch gehalten wurden. Nachdem Schleimhauterosionen zum alltäglichen Röntgenbefund gehören, müßte heute auch ein relativ kleines Ulcus leicht nachweisbar sein. Es ist jedoch zu bedenken, daß Erosionen gewöhnlich multipel an leicht zugänglichen Magenregionen auftreten; für Geschwüre gilt das nicht in gleicher Weise. Kleine Geschwüre im oberen Magendrittel können dem Nachweis leichter entgehen. Bei gutartigen ulcusähnlichen Gebilden wird man an die seltenen Divertikel, aber auch an gastritische Faltenabänderungen (sternförmiges Relief), bei bösartigen an das entartete Ulcus oder ulcerierende Carcinom denken müssen.

Nicht ganz selten wird ein etwas ungewöhnliches Faltental für eine Nische gehalten und zwar an der kleinen Curvatur unterhalb der Cardia und vor dem Pylorus. Ein Faltental an der Hinterwand an der Grenze des Fornix zur Pars descendens kann bei Drehung in den ersten schrägen Durchmesser eine nischenähnliche Prominenz der Kontur bewirken. Durch ein exaktes Reliefstudium in mehreren Ebenen läßt sich der Befund immer klären. Ähnlich liegen die Verhältnisse bei einem querverlaufenden Faltental in der präpylorischen Region. Fehldeutungen am Bulbus duodeni entstehen, wenn die Auswertung an einem mehr oder weniger kontrahierten Bulbus vorgenommen wird. Dabei täuschen kleine Faltensterne und Breiflecke oder Prominenzen der Randkonturen ein Ulcus vor. Man entgeht derartigen Fehldeutungen, wenn man den Bulbus in der Erschlaffungsphase bei praller Füllung und unter dosierter Kompression untersucht und von Aufnahmen in verschiedenen Ebenen Gebrauch macht (s. auch ,,Seltene Magenerkrankungen") (Pohlandt).

3. Die Blastome des Magens und des Bulbus duodeni

a) Das Magencarcinom

α) *Geschichtliches zur Röntgendiagnostik des Magencarcinoms*

Schon Jahre vor Einführung der Riederschen Untersuchungstechnik wurden die ersten Berichte über die röntgenologische Diagnose des Magencarcinoms bekannt. 1898 konnte Rosenfeld den Nachweis von fünf Carcinomen bekanntgeben, der durch eine Kombinationsmethode — durch Aufblähung des Dickdarmes unter gleichzeitiger Einführung von Sonden in den Magen — gelungen war. Mit der Riederschen Standardmethode und mit dem Verfahren von HOLZKNECHT, der mit einer wäßrigen Wismutaufschwemmung untersuchte und vorwiegend die Durchleuchtung heranzog, schien die lange gehegte, immer wieder enttäuschte Hoffnung, zu einer frühzeitigen Diagnostik des Magencarcinoms zu kommen, der Verwirklichung nahe zu sein. Unter Berücksichtigung der durch das Tumorwachstum hervorgerufenen pathologischen Form und Funktion des Magens konnten charakteristische Tumorsymptome aufgestellt werden. Besondere Verdienste um die Erarbeitung der röntgenologischen Carcinomsymptomatik erwarben sich BRAUNER, FAULHABER, CARMAN, GRUNMACH, HAENISCH, HAUDEK, HOLZKNECHT, HOLZKNECHT und JONAS, LEVEN und BARRET, PERUSSIA, G. E. PHAHLER, SCHMIEDEN und HÄRTEL, um nur einige der Autoren zu nennen. In einer Studie über die zweckmäßigste Untersuchungstechnik weist HOLZKNECHT 1906 darauf hin, daß die Wismutaufschwemmung, im Stehen getrunken, allen anderen Untersuchungsmethoden überlegen ist. Der Riederschen Mahlzeit wirft HOLZKNECHT vor, daß durch die volle Entfaltung und Dehnung des Magens die vom Carcinom nicht ergriffenen Magenwände von den Tumoren abgedrängt werden und der Raum zwischen dem Carcinom und der normalen Wandung in plumper Weise ausgefüllt wird, während die Wismutaufschwemmung durch ihre geringe Masse zur Dehnung nicht befähigt ist und in zierlichster Weise alle Spalten und Lücken zwischen Magenwand und Tumoren einerseits und den einzelnen Teilen der Tumoren andererseits ausfüllt und dadurch höchst charakteristische Bilder ergibt. Die Tumoren des Corpus ventriculi bieten nach HOLZKNECHT der herabfließenden Wismutaufschwemmung so viele Hindernisse, so vielfach sich verzweigende und wieder konfluierende, einem Kanalnetz gleichende Wege dar, daß ein auffallendes Abweichen vom Normalen entstehen muß. Beim präpylorischen Carcinom, das durch Stenosierung das Lumen weiter verkleinert, stellt sich der getrunkene Inhalt des Kontrastmittels als eine verschieden dicke, zackig begrenzte, horizontal gelegene Verschattung dar, deren Ränder der sonst hier so kräftigen Peristaltik entbehren. Für das Funduscarcinom kann die Aufblähungsmethode nach HOLZKNECHT von besonderer Bedeutung sein, wobei die in den hellen Grund vorragenden Tumorschatten innerhalb der Gasblase gesehen werden.

In einer zusammenfassenden Darstellung von HOLZKNECHT und JONAS (1908) finden sich folgende Symptome zum Nachweis von Magentumoren:

1. Unfüllbarkeit größerer Magenteile oder circumscripter Stellen des Magenlumens trotz Effleurage, Lageveränderung, Atmung usw.
2. Beim Druck auf den Magen zur Verdrängung des Kontrastmittels erscheinen über dem Tumor Kuppen und Täler als Folge der zerklüfteten Oberfläche des Tumors.
3. Die abnorme Konturenführung; statt der gleichmäßig gerundeten Magenkontur ergeben sich unregelmäßige, zackige Konturen.
4. Wird bei einem Carcinom durch umschriebenen Fingerdruck eine Einstülpung der Wand versucht, so ergibt sich eine weit über die Größe der Fingerkuppe hinausgehende Einstülpung. Normalerweise wird beim Eindrücken der Fingerkuppe eine kreisförmige Aufhellung an umschriebener Stelle sichtbar.
5. Die Grenzlinien der Wismutfüllung können zapfenförmige Ausläufer haben.
6. Abweichungen der Peristaltik, entweder Fehlen der Peristaltik oder Ungleichmäßigkeit an verschiedenen, sonst typisch daran beteiligten Stellen.

Auch die Differentialdiagnose zwischen extra- und intraventrikulären Tumoren mit ihren Symptomen, Verziehung und Verdrängung des Magens, wird eingehend gewürdigt.

PHAHLER hat diese Symptomatik ergänzt, wobei er besonders auf die örtliche oder allgemeine Verminderung der Schattendichte hauptsächlich in der Pylorusgegend zu Beginn der Magenfüllung oder kurz vor völliger Entleerung hinweist. Weiterhin betont G. E. PHAHLER die veränderte Lage, die Unbeweglichkeit des Magens und die abnorme Entleerung. Nach G. E. PHAHLER läßt die Röntgenuntersuchung häufiger eine Frühdiagnose zu, als dies bis dahin der Fall war. Bei der Längsschrumpfung des Magens verweist HOLZKNECHT auf die gleichmäßige Verkleinerung, die beim diffus infiltrierenden Carcinom angetroffen wird, im Gegensatz zu der Verkleinerung der kleinen Curvatur beim Ulcus.

Was die Kraterbildung beim Ulcus und beim Carcinom angeht, verweist SCHMIEDEN auf folgende differentialdiagnostische Zeichen. Das Ulcus frißt sich rasch einen kegelförmigen Raum in das Deckelorgan, während die Penetrationswunde in der Magenwand sich eventuell gar nicht mehr vergrößert oder sich sogar narbig zusammenzieht. Beim Carcinom zerfallen die krebsigen Ränder ganz allmählich, ebenso wie der breite, solide Grund des carcinomatösen Geschwürs. Demnach entsteht beim Carcinom eine flache Mulde, deren Tiefe weniger durch den zerfallenden Grund als durch die erhabenen Ränder gebildet wird. Nach SCHMIEDEN hat man daran festzuhalten, daß die Krebswucherung mit einer Vermehrung des Gewebes beginnt und sich demnach der ins Mageninnere vorwachsende Tumor auf dem Schattenbild als ein Minus darstellen muß, während die Nische des einfachen Geschwürs ein Plus im Schattenbild ist.

FAULHABER weist auf die Beziehungen des histologischen Aufbaues der Tumoren und die im Röntgenbild dargestellten Formen hin. Zylinderzellkrebse und Medullarkrebse ergeben nach FAULHABER Füllungsdefekte manchmal abenteuerlichster Art, aber keine Veränderung der Gesamtform und Lage des Magens. Der Medullarkrebs ist häufiger, er neigt zu Zerfall; der Zylinderzellkrebs seltener, tritt vorwiegend polypös auf. Anders der Scirrhus; hier steht die Schrumpfung, die Formabänderung des Magens ganz im Vordergrund. FAULHABER gibt auch ein röntgenologisches Einteilungsprinzip nach der Lokalisation. Er verweist auf das Carcinom im Bereich der Pars pylorica, wobei ein Füllungsdefekt entsteht, der zapfenförmige Bariumfortsatz (Carcinomzapfen oder Carcinomdistanz). Auffällig ist dabei, daß häufig keine sekundäre Erweiterung des Magens entsteht, während beim Carcinom, das vom Pylorus selbst ausgeht, beträchtliche Dilatationen des Magens resultieren. Zur Unterscheidung, ob ein Medullarkrebs der Pars media des Magens, der Vorder- oder Hinterwand angehört, empfiehlt FAULHABER, bei Vollfüllung des Magens durch Druck auf den Magen mit der Fingerkuppe eine leichte Kompression herbeizuführen. Bei freier Vorderwand findet sich dabei eine kleine rundliche Aufhellung; bei carcinomatöser Vorderwand eine größere unregelmäßige Aussparung. Der Nachweis des Scirrhus im Beginn ist schwierig. Begleitsymptome sind nach FAULHABER Veränderungen der Peristaltik, Verkleinerung des Magens, Streckung des Magens, Pylorusinsuffizienz und Abänderungen bei der Prüfung der Magenwände durch Fingerdruck.

Neben diesen vorwiegend formalen Symptomen wurde der Diagnostik mittels der Röntgenkinematographie große Bedeutung beigemessen. Die Kinematographie wurde teilweise jedoch recht skeptisch in bezug auf das Ergebnis aufgenommen. v. BERGMANN erscheint es zweifelhaft, ob Tumoren, die noch nicht in die Muscularis eingedrungen sind, Veränderungen im Bewegungsablauf machen können. Auch vermutet er, daß ein Ulcus ventriculi, das in die Tiefe dringt oder weitgehende narbige Veränderungen, ja auch peritoneale Adhäsionen am Magen gemacht hat, Modifikationen im peristaltischen Ablauf hervorruft. Das gleiche nimmt er auch für extraventrikuläre Tumoren an. A. FRAENKEL hat sich besonders für die Röntgenkinematographie und für die Polygraphie eingesetzt. Er glaubt, daß die Hoffnung begründet ist, mit Hilfe der Kymographie ein primäres Carcinom gelegentlich früher entdecken zu können als mit den bis dahin üblichen Methoden. Die Analyse der Bewegungsvorgänge am carcinomatösen Magen hat sich auch in der Folgezeit als durchaus wertvolle Methode herausgestellt; sie ist allerdings nur ein ergänzendes Verfahren. WILHELM und SCHAAF, die mit Hilfe von Polygrammen den Peristaltikablauf analysierten und ihre Befunde durch Operation und histologische Untersuchungen kontrollieren konnten, empfehlen Zurückhaltung und Vorsicht bei der Beurteilung auf Grund von bewegungsfunktionellen Phänomenen. Die Autoren betonen die nachweisbare Wandstarre, die als pathologisch zu werten ist; aber auch tumorbefallene Wandpartien können noch peristaltische Wellen zeigen. Auch kann bei Tumorinfiltration eine Fortleitung der Peristaltikimpulse in die auf gleicher Höhe gelegenen und auf distal vom Tumor gelegene Partien erfolgen, wobei der Impuls durch den Tumor hindurchgeleitet werden kann. Durch die peristaltischen Bewegungen der Umgebung kann weiterhin der Tumor selbst passiv mitbewegt werden, wodurch peristaltische Vorgänge am Tumor selbst vorgetäuscht werden.

Ein wertvolles und verläßliches Zeichen eines ulcerierten Magenkrebses hat CARMAN 1921 angegeben: ein nischenartiges Gebilde mit Randwall liegt bei entsprechender tangentialer Einstellung nicht wie die Nische des Ulcus außerhalb der Curvaturen, sondern ist in das Mageninnere verlagert. COLE hat 1929 das Verhalten des pathologischen Prozesses während einer klinischen Behandlung ausgewertet. Dieser therapeutische Test wird — mehr oder weniger modifiziert (GUTMANN; BAYER) — auch heute bei unklaren Befunden herangezogen; eine strikte Beweiskraft hat der therapeutische Test nicht.

Tumoren des Fornix bleiben lange symptomlos. Funktionsabläufe lassen sich in dieser Gegend nicht auswerten. Auch mit der üblichen Routinetechnik sind die Tumoren dieser Region schwierig nachzuweisen. Nicht immer treten gröbere Deformierungen oder Verlagerungen der Magenblase oder Füllungsdefekte auf. Zusatzmethoden in Form von Gasfüllungen des Magens, der Abdominalhöhle oder des Retroperitonealraumes unter Anwendung von Schichtaufnahmen können hier zum Ziel führen (SHAHON). Einen bedeutsamen Einfluß gewann für die Carcinomdiagnostik die Schleimhautreliefdarstellung, die seit Anfang der zwanziger Jahre neue Möglichkeiten der Diagnostik eröffnete.

β) Zur Pathogenese und pathologischen Anatomie des Magencarcinoms im Hinblick auf die röntgenologische Darstellung

Über die Häufigkeit der Magentodesfälle an Krebs ergeben die pathologischen Statistiken kein genügend anschauliches Bild. KONJETZNY verweist auf eine Statistik von FENWICK, der er eigene Ergebnisse beifügt. Die Zahl der an Magenkrebs Verstorbenen schwankt in den einzelnen Angaben zwischen 1,5 und 9% aller autoptisch kontrollierten Fälle. Die älteren Statistiken geben kein verläßliches Bild, da sie alle Jahrgänge umfassen und die damals hohe Sterblichkeitsquote der Kleinkinder und Jugendlichen nicht entsprechend berücksichtigen. Konjetzny fordert daher eine Statistik über die Häufigkeit des Magenkrebses bei Verstorbenen jenseits des 40. Lebensjahres.

In den Vereinigten Staaten von Amerika wird die Zahl der jährlich an Magenkrebs Verstorbenen mit 30000 angegeben (Bockus; Dublin). Berücksichtigt man, daß 95% der Magenkrebskranken zwischen dem 40. und 60. Lebensjahr stehen (Eustermann und Balfour), also in einem Alter, wo der Tod noch eine besonders schmerzliche Lücke reißt, dann erst zeigen die Zahlen die ganze Schwere des Problems. Das Magencarcinom verschont kein Lebensalter. Sieht man von Einzelfällen ab, wo Kinder (Osler) und Jugendliche befallen wurden, so geht aus zahlreichen Untersuchungen hervor, daß der Magenkrebs vor dem 30. Lebensjahr selten ist.

Immerhin ist die Zahl der Erkrankten im 3. und 4. Jahrzehnt schon beträchtlich. Nach Muller sind 6%, nach Payne 10% der Carcinomfälle unter 40 Jahren (Bockus). Das große Kontingent der Magenkrebserkrankungen stellt das 7. Jahrzehnt (E. Dorrmann; Bockus). Nach Masson, Balfour und Hargis ist das 6. Jahrzehnt bevorzugt. Eine von Schabad und Goriainowa gegebene Aufstellung, die Konjetzny in seiner Monographie übernommen hat, gibt bei 334 zur Autopsie gekommenen Magenkrebskranken die Alters- und Geschlechtsverteilung an. Danach entfielen auf

Tabelle 16

Alter (Jahre)	Männer	Frauen
21—30	3	6
31—40	25	21
41—50	65	22
51—60	77	37
61—70	35	33
71—80	4	5
81—90	—	1

Nach übereinstimmenden Angaben ist der Magenkrebs bei Männern häufiger als bei Frauen. Konjetzny führt zwei Beobachtungsreihen an. Innerhalb der ersten Serie von 110 Fällen war das männliche Geschlecht mit 65%, das weibliche mit 35% vertreten. Eine zweite Serie mit 96 Fällen ergab 73% Männer und 22% Frauen. In einer eigenen Untersuchungsreihe von Fällen aus der Vorkriegszeit fanden sich unter 304 Magenkrebskranken 205 Männer und 99 Frauen. In einer neueren Erfassung in den Jahren 1950—1958 fanden sich unter insgesamt 303 Fällen 122 Frauen und 181 Männer. Über die Altersverteilung dieser Gruppe gibt folgende Tabelle Auskunft.

Tabelle 17

	Alter (Jahre)													
	25—	29	30—	35	40—	45	50—	55	60—	65	70—	75	80—	88
122 Frauen		1	3	1	—	5	5	8	13	23	32	19	11	1
181 Männer	—	—	—	2	1	7	15	24	24	33	39	20	10	6

Wenn die lehrbuchmäßigen klinischen und röntgenologischen Symptome nachweisbar sind, ist leider in vielen Fällen der Zeitpunkt für einen erfolgreichen chirurgischen Eingriff bereits verpaßt. Nach Bockus und Merke sind unter 100 Carcinomkranken nur annähernd 25, die für eine Resektion in Frage kommen. Payne führt 506 Fälle an, bei denen nur in 10,7% eine Magenresektion durchgeführt werden konnte. Aber selbst diese operablen Fälle können nach dem Ausgang der Krankheit in den seltensten Fällen als frühzeitig Operierte angesehen werden.

Pack und Livingston berechnen bei 3500 radikal Operierten eine Fünfjahresheilung von 10—15%; eine Zehnjahresheilung von 8—12%. Nach W. Walters erreichte die Mayo-Klinik bei 2772 radikal Operierten eine Fünfjahresheilung von 24,3%; eine Zehnjahresheilung von 20,3%. Walton erzielte bei 572 Fällen bei einer Resektionsquote von 39% eine auf die Gesamtzahl bezogene Fünfjahresheilung von 6,4%. Nach Pack und Livingston betrug die Fünfjahresheilung der radikal Operierten, bezogen auf alle behandelten Magenkrebsträger, 2,5—3,75%; die Zehnjahresheilung 2—3%. Abel berichtet über eine Erfolgsstatistik bei 489 Magenkrebskranken, die in den Jahren 1935 bis 1939 beobachtet wurden. Es wurden davon 139 Patienten operiert und 39 bestrahlt. Von der Gesamtzahl lebten 5 Jahre nach Beginn der Untersuchung noch 20 Patienten, davon entfielen 14 Patienten auf die beiden letzten Jahre. Shahon, Horowitz, Kelly haben an 1152 Patienten die Überlebenszeit unter Berücksichtigung der Lymphknotenbeteiligung berechnet. Danach hatten von den Fällen mit Lymphknotenbeteiligung eine fünfjährige Überlebenszeit 11,4% und von den Fällen ohne Lymphknotenbeteiligung 44,1%. Cooper vergleicht die Zunahme der Operabilität und das Anwachsen der Fünfjahresheilung von 1932—1952. In dem Zeitraum von 1932—1940 lag die Operabilität bei 15,5%. Sie stieg für den Zeitraum 1940—1951 auf 33,8%. Die Dreijahresheilung wuchs entsprechend von 5,7 auf 14,6, die Fünfjahresheilung von 4,9 auf 8,5%. Auch Berichte aus jüngster Zeit (Schwaiger und van Lessen) zeigen noch die gleiche düstere Prognose der Magenkrebskranken. Unter 250 Fällen der Marburger Chirurgischen Klinik waren 15% inoperabel. Von den 85%, die operiert wurden, ließen sich an Hand des Laparotomiebefundes nur 38% resezieren und 25% waren als radikal operiert zu werten. Nach Bockus dürften nicht mehr als 2—4% von der Gesamtzahl der Magencarcinomkranken die Fünfjahresgrenze erreichen. Die Ausdehnung der Resektion dürfte aber die Zahl der Überlebenden der Fünfjahresgrenze vergrößern (Bockus). Nicht nur die Wachstumsgeschwindigkeit des Magencarcinoms, sondern auch die Überlebensmöglichkeit weist bei den verschiedenen Typen des Magencarcinoms Unterschiede auf. Allgemein gilt die Anschauung, daß kraterförmig wachsende Carcinome günstiger zu beurteilen sind, wenn ausgedehnte Resektionen vorgenommen werden können. Aber auch bei infiltrierend wachsenden Carcinomen sollte bei fehlenden Metastasen, falls eine totale Resektion des Magens vorgenommen werden kann, die Prognose nicht als hoffnungslos angesehen werden, obwohl hier zweifellos Rezidive und Metastasierungen im allgemeinen häufiger und frühzeitiger auftreten als bei den kraterförmigen, schüsselförmigen Carcinomen. Broders hat auf Grund des Zellbildes eine Differenzierung durchgeführt, die, eingeteilt in vier Grade, einen Hinweis auf die Malignität abgeben soll.

Neben der Ausdehnung und der histologischen Struktur des malignen Prozesses beeinflußt auch der Sitz des Carcinoms die therapeutischen Bemühungen. Sowohl pathologisch-anatomische als auch klinische Statistiken über den Sitz des Magenkrebses lassen erkennen, daß der Magenausgang vom Krebs bevorzugt wird. Es werden Zahlen bis zu 83% für das Antrum genannt. Daneben finden sich aber auch niedrigere Zahlen. Die Differenz in den Statistiken der Pathologen zwischen 40 und 71% oder in klinischen Erhebungen zwischen 23 und 83% bei den einzelnen Autoren für das Antrum findet nach Konjetzny darin ihre Erklärung, daß Begriffe wie Pylorusgegend, kleine Curvatur usw. einer subjektiven Fassung weiten Spielraum lassen und nicht für jeden Untersucher absolut denselben Bezirk bedeuten. Konjetzny, der die Krebse in der Gegend des Magenausganges als Krebse des Antrumgebietes zusammenfaßt, fand in einer Serie von resezierten Magencarcinomen, die sich über 4 Jahre erstreckte, in 82% der Fälle das Antrum befallen. Von 577 Magencarcinomen, die Staemmler anführt, hatten 65% ihren Sitz im Pylorusgebiet und an der kleinen Curvatur. v. Oppholzer berichtet über 837 Magencarcinome, von denen 456 das Antrumgebiet und 224 die kleine Curvatur betrafen. Das Carcinom der Cardia, des Fundus und der großen Curvatur tritt demgegenüber in den Hintergrund. In einer eigenen Untersuchungsreihe, die sich auf 304 Carcinomfälle erstreckte, ergab sich folgende Verteilung:

Tabelle 18

Gesamt-Magen	16
Cardia, Corpus und Antrum	15
Fundus und Cardia	4
Fundus und Corpus	23
Cardia und Corpus	8
Corpus und Antrum	13
Fundus	6
Cardia	9
Corpus	102
Antrum	108
	304

Die röntgenologische Diagnostik der Magencarcinome — sowohl der fortgeschrittenen als auch der Frühstadien — berücksichtigt die formalen Änderungen der Magenform und die durch den infiltrierenden Prozeß bedingten, abgeänderten Funktionszustände. Seit Einführung der Reliefdiagnostik ist darüber hinaus nicht nur die oberflächliche Gestaltung des Tumors selbst, sondern auch die der näheren und weiteren Umgebung einem besonderen Detailstudium unterzogen worden. Eine genaue Kenntnis der makroskopischen Formen des Carcinoms und die bildmäßige Darstellung im Röntgenbild sind eine unumgängliche Voraussetzung für eine erfolgreiche Carcinomdiagnostik. Die Borrmannsche Einteilung der verschiedenen Carcinomtypen hat sich nicht nur für die Handlungsweise des Chirurgen, sondern auch für die Diagnostik des Röntgenologen als vorteilhaft erwiesen. Auch KONJETZNY hat für seine Arbeiten die Borrmannschen Darstellungen übernommen und sie in einigen Punkten abgewandelt.

KONJETZNY unterscheidet:

1. die polypösen oder pilzförmigen, vorwiegend endogastrisch entwickelten Carcinome;
2. die schüsselförmigen, ulcerierten Carcinome mit einem deutlich aufgeworfenen, wallartigen, gut zu begrenzenden Rand;
3. die geschwürigen Carcinome ohne ausgesprochenen Wall und ohne scharfe Grenze, vielmehr mit Infiltrationen der Magenwand über den Geschwürsrand hinaus;
4. die ausgesprochen diffusen Carcinome mit Verdickung der Magenwand, deren Grenzen durch Abtasten nicht zu bestimmen sind.

1. Das polypöse Carcinom stellt eine pilzförmige, in die Magenlichtung vorspringende Neubildung mit breiter, gut begrenzter oder auch mit schmaler stielförmiger Basis dar. Die Oberfläche ist oft unregelmäßig zottig, mit Knötchen und Ulcerationen bedeckt. Manchmal finden sich Zerklüftungen und muldenförmige Einsenkungen. Multiple Tumoren kommen vor. Die histologische Untersuchung deckt meistens ein adeno-papilläres Carcinom auf. Allgemein gilt, daß diese Carcinomform relativ weniger bösartig ist. Das gilt zumindest für das Anfangsstadium.

2. Das schüsselförmige Carcinom. Bezüglich der Malignität verhalten sich die schüsselförmigen Carcinome ähnlich wie die Carcinome der ersten Gruppe. Sie entstehen aus breitbasig pilzförmigen oder beetartigen Carcinomen, bei denen ein tiefgreifender Zerfall einsetzt mit Abstoßung mehr oder weniger großer Teile des Tumors (EWING). Ein relativ scharfer Randwall begrenzt die makroskopische Form. Der Rand kann aber auch aus verschieden großen polypösen Bildungen bestehen. Bei größerem expansivem Wachstum entsteht eine Infiltration in der Umgebung. Der kleinen Curvatur sitzen diese Tumoren oft sattelförmig auf. Der Grund des Kraters ist mit nekrotischem Material gefüllt. Histologisch entspricht der Aufbau bald einem Adenocarcinom, bald einem Gallert- oder einem soliden Carcinom. Dieser Typ des Carcinoms ist häufiger als der erste, während das polypöse Carcinom nach BOCKUS in 2,9% der Fälle vorkommt, findet sich dieser zweite Typ in 17,6% der Fälle. Die Prognose wird bei frühzeitiger Resektion als relativ günstig angesehen.

3. Die geschwürigen Carcinome ohne ausgesprochenen Wall und ohne scharfe Grenze, mit Infiltrationen der Magenwand über den Geschwürsrand hinaus, stellen das Hauptkontingent dar. Sie finden sich hauptsächlich im Antrum, vorwiegend in der präpylorischen Region und an der kleinen Curvatur. Es sind flach ulcerierte Wandverdickungen, die walzenförmige Tumoren bilden, wenn sie die Magenwand ringförmig durchsetzen. Auch die Ränder dieser Geschwüre sind flach. Bei Frühstadien können diese Carcinome auch einen deutlichen Wall aufweisen und mit einfachen chronischen Geschwüren leicht verwechselt werden. Histologisch handelt es sich um alle möglichen im Magen vorkommende Krebsformen. SCHINDLER beschreibt eine Wallbildung am Rande der Ulceration, die jedoch nicht die gesamte Ulceration umgibt, sondern meistens nur einseitig ausgebildet ist. Auch die Ulceration ist häufig nur einseitig relativ scharf begrenzt, während sie im übrigen unscharf in die infiltrierte Magenwand übergeht. Die Häufigkeit wird von BOCKUS mit 16,4% angegeben.

4. Die ausgesprochen diffusen Carcinome. Hier finden wir eine mehr oder weniger gleichmäßige Verdickung der Magenwand mit starrer Beschaffenheit. Befallen sind vorwiegend Pylorus und Antrumgebiet, bei stärkerer Ausbreitung aber auch der ganze Magen. Diese Gruppe hat Eigenarten, die mit der dritten Gruppe übereinstimmen, andererseits aber auch Besonderheiten, zu deren Charakterisierung KONJETZNY den Namen „fibröser Krebs" einführte. Auch biologisch nehmen diese Krebse eine Sonderstellung ein. Eine ringförmige Ausbreitung ist häufig. Dadurch kommt es zur Bildung eines starren walzenförmigen Tumors, der das Magenlumen ganz erheblich einengt. Ist der Prozeß auf das Antrum beschränkt, so kommt es zu der bekannten Form des Feldflaschenmagens. Die Tumormassen und die Tumorgrenze verlieren sich allmählich kardiawärts. Die Ausbreitung kann vom Pylorus bis zur Cardia reichen. Die Wandverdickung ist gewöhnlich im Pylorusgebiet am stärksten. Auffallend ist im Präparat die außerordentliche Starrheit der ganzen Wand, die mit Knorpelhärte manchmal vergleichbar ist. Die Verdickung betrifft in erster Linie die Submucosa. Es wurden Fälle beschrieben, deren Submucosa auf 4 cm Dicke angewachsen war bei gut erhaltener Muskulatur und Mucosa. Die Lichtung des Magens kann im Bereich des Carcinoms auf Sondendicke verringert sein. Auch die Muskulatur ist gewöhnlich hypertrophisch. Die Schleimhaut ist entweder gar nicht oder unscheinbar und in geringer Ausdehnung — in seltenen Fällen aber auch ausgedehnt — ulceriert. Man findet dabei auch typische chronische Geschwüre. Neben einer glatten Schleimhaut finden sich aber auch polypöse und kammartige Wülste. SCHINDLER vermerkt, daß eine scharfe Grenze zwischen normaler Schleimhaut und der infiltrierten Partie nicht zu erkennen ist. Die Häufigkeit wird mit 63,2% angegeben. Die Aussichten auf Heilung bei diesem Typ sind schlecht.

H. H. BERG hat in seiner Monographie den makroskopischen Formen des Carcinoms die röntgenologische Charakteristik gegenübergestellt. In einer Tabelle gibt er folgende Übersicht (Tabelle 19).

Ein klassisches Zeichen des Magenkrebses ist der Füllungsdefekt, der von HOLZKNECHT und JONAS beschrieben wurde. Jede makroskopisch wahrnehmbare, umschriebene Wandverdickung muß bei der Auffüllung des Magens mit einem Kontrastmittel notwendigerweise zu einem Füllungsdefekt führen. Ein expansiv in das Magenlumen vorwachsender Tumor wird ganz gleich, welche Form und Oberfläche er hat, bei entsprechender Profilstellung bei einer prallen Kontrastmittelauffüllung einen Defekt an der Magenkontur erzeugen. Bei genügender Größe des Tumors wird bei entsprechend starker Auffüllung des Magens mit einem Kontrastmittel der Tumor zu Halbschattenbildungen führen. HOLZKNECHT beschreibt den bizarren Weg, den das Kontrastmittel beim Herabfließen an den Magenwänden nimmt, wenn es sich durch expansiv wachsende, in den

Tabelle 19. *Formen des Magencarcinoms in Beziehung zur Darstellung im Röntgenbild* (H. H. Berg)

Pathologisch-anatomische Einteilung nach Borrmann-Konjetzny	Relative Häufigkeit	Wachstumsform	Röntgenologische Charakteristik
1. Circumscripte, solitäre polypöse Carcinome ohne erhebliche Ulceration	seltener	umschrieben, expansiv, Pilzform	umschriebener Füllungsdefekt, kugelig oder knollig, Nachweis auch bei kleinen Tumoren leicht
2. Ulcerierte Carcinome mit wallartigen Rändern und scharfer Grenze	häufiger	umschrieben, expansiv, Schüsselform	starrer, gehöckerter Bezirk mit scharfem Abbruch des erhaltenen Faltenreliefs am Randwall, Vertiefungen bei Ulcerationen bis zur Kraterbildung
3. Ulcerierte Carcinome mit wallartigen Rändern und teils diffuser Ausbreitung	noch häufiger	über die umschriebene expansive Zone hinaus infiltrierend	Faltenrelief oft über die Tumorerhebung hinaus verändert bzw. Kaliber (Vergröberung), Verlaufsrichtung, bis zur Unbeweglichkeit (Starre!)
4. Diffuse Carcinome	häufig	flächenhaft beetartige Infiltration, weich, markig oder fest, keine scharfe histologische Grenze, Scirrhus, Carcinoma fibrosum	anstelle des Füllungsdefektes Starre des Organs vorherrschend, Kontur oft angenagt. Relief mit flächenhaft beetartigen Arealen mit aufgehobener Faltung, aufgehobene Dehnbarkeit. Oft Verkleinerung des ganzen Organs oder großer Teile durch die Schrumpfungskomponente

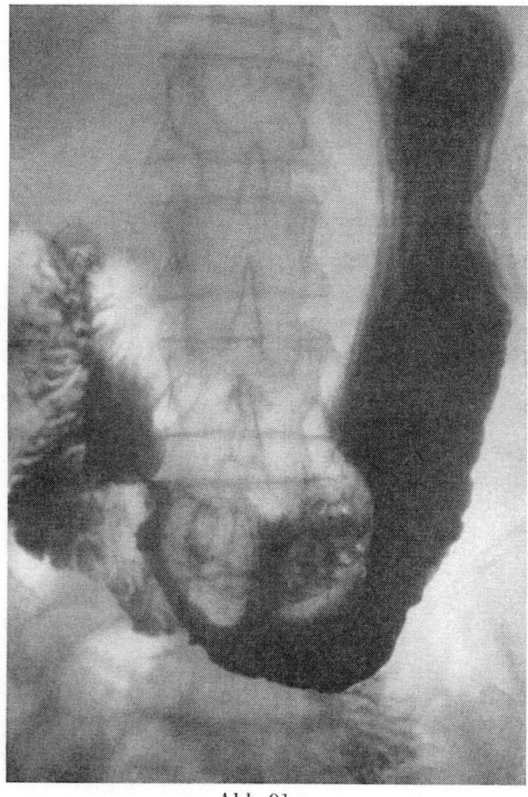

Abb. 91 a

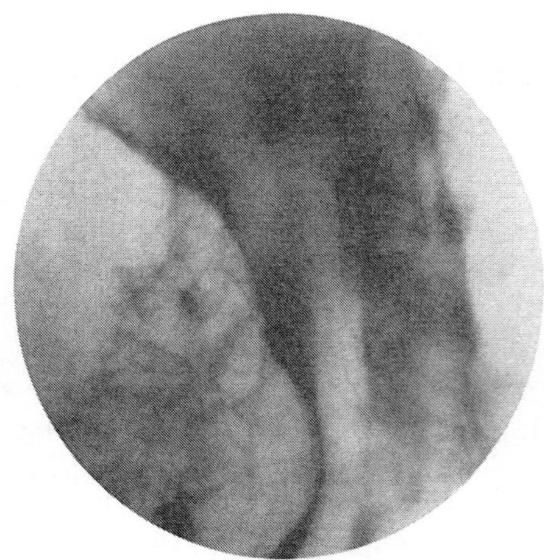

Abb. 91 b

Abb. 91 a. Rö.Nr. 11768/55, ♀, 74 J. Faustgroßer Füllungsdefekt im Antrum des Magens von der kleinen Curvatur ausgehend. Im Bereich des Füllungsdefektes unregelmäßige Kontrastmittelanfärbung. Großer polypöser zerfallener Tumor

Abb. 91 b. Gezielte Aufnahme des Tumorrandes. Scharflinige Begrenzung. Faltenrelief außerhalb des Tumors erhalten. Tumoroberfläche unregelmäßig zerklüftet, blumenkohlartig

Magen hineinragende Tumormassen einen Weg suchen muß. Die blumenkohlartige Oberfläche derartiger Tumoren läßt sich mit einer geringeren Kontrastmittelmenge sehr gut zur Darstellung bringen. Man findet rundliche, größere und kleinere Aussparungen, die teils recht scharf begrenzt, teils recht unregelmäßig begrenzt sind, daneben Einsenkungen, in denen sich das Kontrastmittel ansammelt nach Art von kraterförmigen Vertiefungen. Wir finden eine relativ scharfe Begrenzung des gesamten Bezirkes, der an den noch später näher zu erörternden Randwall des schüsselförmigen Carcinoms erinnert. Gehen derartige große, blumenkohlartig wachsende Tumoren von der kleinen Curvatur aus und entwickeln sie sich zur großen Curvatur, so können Form und Konturführung, auch wenn der Tumor fast die große Curvatur erreicht hat, noch relativ gut erhalten bleiben. Derartig expansiv wachsende Tumoren finden wir in allen Teilen des Magens. Im Fornix des Magens können sie sich unter Formveränderung der Magenblase abheben. Sitzen sie an der Cardia oder am Pylorus, rufen sie, wie alle Carcinome des Magens, entsprechende Funktionsstörungen hervor. Durch die Infiltration der Wand wird der Ablauf der Peristaltik beeinträchtigt.

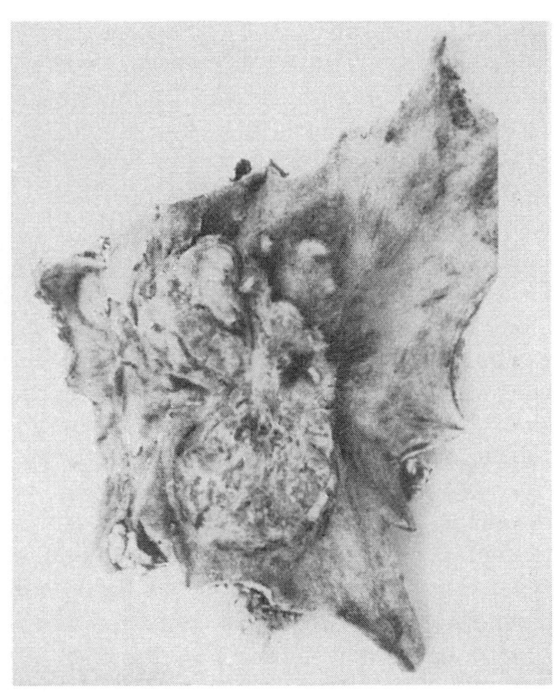

Abb. 91 c. Resektionspräparat. Über apfelgroßer Tumor, zentral zerfallend, angedeutete Schüsselform. Der Tumor nimmt das ganze Antrum ein, von der kleinen Curvatur ausgehend. Nur ein schmaler Bezirk an der großen Curvatur ist noch frei von Tumor. Die Schleimhaut der Umgebung ist glatt, ohne Besonderheiten

Bei den im Borrmannschen Schema unter 2. und 3. genannten Carcinomen steht neben dem Füllungsdefekt die Krater- oder Höhlenbildung im Vordergrund (Abb. 106). Die unter 2. genannten Tumoren stellen dabei im Röntgenbild einen umschriebenen Füllungsdefekt dar, der im wesentlichen von dem Randwall und einer mehr oder weniger seichten Kraterbildung repräsentiert wird. Derartige Kraterbildungen unterscheiden sich sowohl nach der Form, d.h. nach der Flächen- und Tiefenausdehnung, als auch nach der Lage in bezug auf die Magenwandung wesentlich von gutartigen Wandzerstörungen, d. h. von Magengeschwüren. KNOTHE trennte das schüsselförmige Carcinom wegen seiner klinischen Sonderstellung (Beschwerden von Ulcuscharakter) von den übrigen ulcerierenden Formen ab. KALK verwendet für diese Form die Bezeichnung Ringwallcarcinom. CARMAN hat bei den ulcerierenden Carcinomen das Bild der versenkten Nische beschrieben (Abb. 113a, b). Man versteht darunter eine Kraterbildung innerhalb der tumorartigen Verdickung der Magenwand. Der Krater ist gleichsam in das Mageninnere verlegt, im Gegensatz zur gutartigen Nische, die nach außen, die allgemeine Konturlinie überschreitend, unter Umständen in ein Nachbarorgan hineinragt. Das Bild der versenkten Tumornische kann sich nur da ausbilden, wo die durch Tumormassen verdickte Wand so stark geworden ist, daß ein Hinausgreifen der flachen Ulceration über die eigentliche Magenkontur nicht mehr möglich wird. Die versenkte Nische findet sich aber durchaus nicht regelmäßig bei einem ulcerierenden Carcinom. Nicht selten sitzen derartige Wandzerstörungen der kleinen Kurvatur sattelförmig auf. Im Profilbild ergibt sich dabei eine, die allgemeine Konturlinie des Magens wenig überschreitende Höhlenbildung. Die Infiltrationen enden im allgemeinen mit dem makroskopisch nachweisbaren, sichtbaren Randwall.

Bei den unter Gruppe 3 der Borrmannschen Einteilung genannten Krebsformen kommt zu der Kraterbildung als Charakteristikum die Infiltration der näheren und weiteren Umgebung der Magenwand hinzu. Die Infiltration führt zu unregelmäßigen, mehr oder weniger starken Verdickungen und zu Zerklüftungen der Magenwand, die sich als Füllungsdefekte oder als gröbere Formveränderungen des Magens im Röntgenbild darbieten. Je nach Ausdehnung des Prozesses können dabei ringförmige, über größere Strecken sich hinziehende Einengungen der Magenlichtung auftreten, abwechselnd mit unregelmäßigen Kraterbildungen. So kann ein trichterförmiger oder auch ein sanduhrförmiger Magen entstehen. Das Bild des Kraters oder des geschwürigen Zerfalls, das ein Leitmotiv bei der Carcinomdiagnostik ist, variiert hier erheblich; es geht von der versenkten Nische Carmans über die Ulceration mit dem Ballonreifensymptom des Randwalles von Knothe über flache, sattelförmige Kraterbildungen bis zu leichten Einsenkungen der Innenfläche des Magens, die kaum noch als eigentliche Kraterbildungen zu erkennen sind. Differentialdiagnostisch sind besonders diejenigen Formen von Bedeutung, die in ihrer Krater- oder Höhlenform die Nische des Magengeschwürs nachahmen.

Unter den diffusen Carcinomen der vierten Gruppe in der Borrmannschen Einteilung nimmt der schrumpfende Krebs, der *Scirrhus*, eine Sonderstellung ein. Die diffuse Wandinfiltration des Tumors mit entsprechender Bindegewebsinfiltration führt zu einer Wandverdickung und so zu einem Füllungsausfall. Es sind also nicht nur die mehr oder weniger gleichmäßigen Dickenzunahmen der Wand, sondern auch die gleichzeitig erfolgende Schrumpfung, die das Lumen einengen und so die Gestalt verändern (Abb. 116, 125). Ulcerationen der Innenwand, der Schleimhautoberfläche, treten auf, müssen aber nicht vorhanden sein. Trotzdem finden sich auch hier erhebliche Reliefabänderungen gegenüber der Norm, auch wenn keine Ulcerationen vorliegen. Da der Prozeß gewöhnlich in der Pars pylorica beginnt und sich zirkulär im Antrum, cardiawärts fortschreitend, ausbreitet, entwickelt sich eine charakteristische Formveränderung des Magens, die als Feldflaschenform bekannt ist (Abb. 126). Infiltration, Bindegewebswucherung, Schrumpfung verhärten die Magenwand; eine Starre und damit der Verlust der normalen Peristaltik und Motilität sind die Folgen. Bei beginnenden Carcinomen sind differentialdiagnostisch besonders die gutartige Pylorushypertrophie und die Antrumgastritis abzugrenzen, bei ausgeprägten Formen all die Veränderungen, die unter dem Bild der Linitis plastica auftreten (Magensyphilis, Sklerodermie u. a.).

Bei einer Differenzierung von 303 Befunden ergaben sich, entsprechend der Borrmannschen Einteilung, auf Grund des Röntgenbildes folgende Verteilung der Carcinomtypen:

46 polypöse Carcinome;
63 ulcerierende Carcinome mit Randwall;
132 ulcerierende Carcinome, infiltrativ wachsend, ohne scharfe makroskopische Begrenzung;
36 diffuse Carcinome mit stärkerer Schrumpfung.

Die restlichen Fälle waren nicht einzuordnende Mischformen, am häufigsten Kombinationen von polypösen und infiltrativ ulcerierenden Tumoren. Bei vier Patienten wurden zwei Carcinome in makroskopisch räumlicher Trennung gefunden, dreimal die Kombination von Typ 1 und 3, einmal von Typ 1 und 2.

Die Abänderungen der Magenform werden bestimmt einmal durch die Ausdehnung und die Art des Prozesses und zweitens durch den Sitz. Direkt sichtbare Veränderungen des Tumors wie Verkalkungen, gehören zu den größten Raritäten (Petersen; McGinnis; Verstraeten und de Vos). Außerdem finden sich auch Verkalkungen bei gutartigen Tumoren (Batlan; Kendig, Gaspar, Secrest u. Shackford; M. Beliczay-Pavlik; Leigh; Koloski; P. L. Schallenberger; Hawk). Bei den Funktionsstörungen steht die Abänderung des Peristaltikablaufes im Vordergrund. Aber auch Motilitätsstörungen können für die Diagnostik herangezogen werden. Bei Infiltrationen umschriebener Art kommt es zur Abänderung der Peristaltik im Sinne einer gewissen Starre, eines Peristaltikausfalles an den infiltrierten Bezirken. Dabei kann der Bezirk in toto bei der Peristaltik mitbewegt werden. Er verändert jedoch seine eigentliche Form wenig, etwa so wie eine Blattfeder aus Stahl eine Peristaltik mitmachen würde. Der Nachweis einer umschriebenen Wandstarre kann kinematographisch, kymographisch oder mit Hilfe von Bewegungsdiagrammen sichtbar gemacht werden. Bei ausgedehnten neoplastischen Prozessen sind derartige Bewegungsstörungen der Peristaltik schon während der Durchleuchtung deutlich sichtbar. Bei kleinen umschriebenen Prozessen ist es zweifelhaft, ob funktionelle Zeichen den Prozeß aufdecken können, insbesondere dann, wenn sich die Wandveränderung nicht randständig einstellen läßt. Zur Funktionsprüfung gehört auch der provozierte Auf-, Ab- und Umbau des Schleimhautreliefs. Eine derartige Prüfung ist an die Bergsche Untersuchungstechnik gebunden. Unter dosierter wechselnder Kompression wird mit Hilfe der Stoßpalpation die Funktion geprüft und zweckmäßigerweise mit gezielten Aufnahmen oder mit Serienaufnahmen festgehalten. Motilitätsstörungen sind bei neoplastischen Veränderungen im Pylorusbereich weniger charakteristisch als bei dort gelegenen Geschwüren und narbigen Veränderungen. Tumorwachstum, Tumorzerfall, starre Rohrbildung u.dgl. machen das regellose Verhalten bei einem neoplastischen Prozeß am Magenausgang verständlich. Als Regel gilt allgemein, daß die gutartige Magenausgangsstenose zur Magendilatation führt, die bösartige Magenausgangsstenose im allgemeinen aber nicht. Immerhin schließt eine Ausgangsstenose mit einer Dilatation des Magens oft erheblichen Grades ein Carcinom nicht aus. Wir fanden unter 303 Patienten 38 Magenausgangsstenosen, also mehr als 12% (KAPP gibt 15% an). Auf die vorwiegend polypös wachsenden Carcinome entfielen 3 Fälle, auf die schüsselförmig ulcerierenden 6, auf die geschwürig infiltrierend wachsenden 19, und auf die scirrhösen Carcinome 10.

Der große Krebs verändert so gut wie immer die Form und Funktion des Magens, so daß die Diagnostik kaum auf Schwierigkeiten stößt. Mit der Möglichkeit des Nachweises von Magencarcinomen erhob sich zugleich auch die Forderung nach der Frühdiagnose und damit nach der Frühbehandlung des Magencarcinoms. Zusammenstellungen über die Zeit vom Auftreten der ersten Beschwerden bis zur Stellung der Diagnose zeigen, daß hier oft Monate ungenützt vergehen. WEESE gibt für die Fälle, die einer Magenresektion unterzogen wurden (40%), die Dauer der Vorgeschichte mit 7,5 Monaten an. OPPHOLZER fand nur in 4% der Fälle eine Beschwerdedauer unter einem Monat. Der größere Teil der Patienten hatte Beschwerden bis zu einem halben Jahr vor der Klinikaufnahme. 20% der Krebsfälle hatten eine sich über Jahre erstreckende Anamnese. Es wird vermutet, daß hier ulceröse und gastritische Veränderungen, die dem Krebs vorausgingen, Ursache der Beschwerden waren. PAYNE fand unter 506 Magenkrebsfällen 400 Patienten, die eine Anamnese unter 2 Jahren hatten. Bei dem restlichen Teil gingen die Beschwerden über 2 Jahre hinaus (51%, MASSA). Grundsätzlich besteht kein Hindernis für eine frühzeitige Diagnose, wenn diese lange anamnestische Zeitspanne besser genützt werden könnte. KAPP und O. USLAND haben die Bedeutung der langen Magenanamnese durch klinisches Material belegt. Auch KONJETZNY hat immer wieder auf die lange Magenanamnese hingewiesen in Hinblick auf Erkrankungen des Magens, die er als Vorläufer des Magenkrebses bezeichnet hat. Nach BOCKUS sind für die Bedeutung der Gastritis als Wegbereiter des Krebses Beweise, die sich auf Zehnjahresuntersuchungen einer größeren Gruppe von Gastritiskranken stützen, in der Literatur bisher nicht erbracht worden. Wenn es auch für BOCKUS unzweifelhaft ist, daß bei einer Eliminierung der chronischen Gastritis ein höherer Prozentsatz von Carcinomen verhindert werden könnte, so findet doch die Anschauung von KONJETZNY, die Gastritis sei ein ganz wesentlicher Faktor bei der Entstehung des Magencarcinoms, keine Anerkennung. Allgemein anerkannt wird, daß viele gutartige Magentumoren maligne werden können, so *Leiomyome, Adenome, Neurolemmome.* Ihre Entdeckung sollte nach BOCKUS immer Veranlassung zur Entfernung sein.

Der schicksalsmäßige Ablauf der Magenkrebserkrankungen kann nur aufgehalten oder zumindest stärker beeinflußt werden, wenn es gelingt, eine Frühdiagnose des Magenkrebses zu erreichen. Schon im Jahre 1906 wurden Beiträge zur radiologischen Frühdiagnostik des Magencarcinoms bekannt (BRAUNER; HOLZKNECHT; HAENISCH). Aber diesen ersten Bemühungen um die Frühdiagnose des Magencarcinoms war der Erfolg versagt. Es handelte sich dabei im wesentlichen um den Nachweis von Magencarcinomen, bei denen mit klinischen Mitteln die Diagnostik noch nicht möglich war. Aus zahlreichen gleichlautenden Statistiken geht hervor, daß die Zahl der operablen Magencarcinome kaum 40% überschreitet. Aber selbst diese 40% können in den seltensten Fällen als Frühstadien angesehen werden (GULEKE; ABEL; PAYNE). Der Großteil der Magenkrebserkrankten dürfte auch heute noch in einem Zustand zur Behandlung kommen, der einen Erfolg nicht mehr erwarten läßt. Nur bei 67 von 924 Carcinomkranken (1940—1944) der Mayo-Klinik wurde ein Tumor unter 2 cm Durchmesser gefunden (MASSA).

γ) Zur Frühdiagnose des Magenkrebses

Wir wissen aus einer genügend großen Zahl von Verlaufsformen des Magenkrebses, daß die Entwicklung des Krebses ihre Zeit braucht. Sehen wir von einzelnen äußerst schnell wachsenden Magencarcinomen ab, die besonders bei Jugendlichen vorkommen, so gilt eine Verlaufsdauer von 2—3 Jahren als Regel. Unter diesen Umständen müßte es möglich sein, eine frühere Diagnostik, als sie allgemein bisher üblich ist, zu erreichen, wenn es gelänge, die Patienten frühzeitiger zur Untersuchung zu bekommen; zumal die alte Richtlinie von der kurzen Magenanamnese des Magencarcinoms in ihrer Ausschließlichkeit nicht gilt. Auf die lange Magenanamnese haben besonders vom klinischen Standpunkt KONJETZNY, O. USLAND, KAPP u.a. hingewiesen mit Hinblick auf gastritische Prozesse, die als Vorläufer des Carcinoms angesehen werden. Wünschenswert wären klinische Untersuchungsmethoden, die den Kreis der Krebsgefährdeten erfassen könnten, um sie so der Röntgendiagnostik zuzuführen. Die Reihenschirmbilduntersuchung ist zur Erfassung größerer Bevölkerungsteile im Kampf gegen den Magenkrebs eingesetzt worden. Obwohl in Einzelfällen Erfolge erreicht wurden, wird die Methode zur Massenüberwachung als unpraktisch angesehen (AMBERG). Auch bei einem ausgewählten Personenkreis (über 45 Jahre, Sub- oder Anacidität) ist der Wert der Methode gering. ROACH, SLOAN, MORGAN führten 10000 Schirmbildkontrollen durch. Aus dem Kreis der Patienten, bei denen auswertbare Bilder erreicht wurden = 90,7%, wurden 1209 = 13,3% einer regelrechten Röntgenkontrolle unterzogen. Dabei wurden in 71% die Schirmbilddiagnosen bestätigt, in 25,4% wurden pathologische Schirmbildergebnisse bei der Röntgenuntersuchung als normal befunden, in 1,4% der Röntgenkontrollen wurde ein pathologischer Befund erhoben, der auf dem Schirmbild nicht zur Darstellung gekommen war. Als Suchmethode für asymptomatische Magencarcinome oder für präcanceröse Veränderungen wird die Methode von den Autoren verworfen.

Man hat auch daran festzuhalten, daß der Nachweis eines sehr kleinen Tumors, eines Magencarcinoms im Beginn, noch nichts darüber sagt, ob Lymphknotenmetastasen in näherer oder weiterer Umgebung zu erwarten sind. Der Nachweis oder der Ausschluß von Lymphknotenmetastasen oder von hämatogenen Metastasen kann in den Begriff der röntgenologischen Frühdiagnose des Magencarcinoms nicht hineingenommen werden. Das hieße, die Grenzen der Röntgenologie verkennen und von einer Methode mehr verlangen, als sie ihrer ganz bestimmten Eigenart nach überhaupt leisten kann. Die Frühdiagnose des Magenkrebses muß sich auf den makroskopischen Beginn erstrecken (GUTMANN). Man darf dabei voraussetzen, daß mit Zunahme der Größe und Dauer der Erkrankung die Gefahr der Metastasierung wächst, also bei möglichst kleinen Formen eine Metastasierung noch nicht eingetreten ist, und das Ziel der Frühdiagnose erreichbar wird. In einer Statistik der Mayo-Klinik, über die MASSA berichtet, sind die Beziehungen zwischen Tumorgröße und regionaler Metastasierung besonders herausgestellt worden. Von 924 Carcinomen wurden für diese Fragestellung 226 erfaßt, die nicht größer als 4 cm waren. Die Abhängigkeit zwischen der Tumorgröße und der Metastasierung geht aus folgenden Zahlen hervor. Bei Tumoren bis zu 1 cm Größe wurde ein Lymphknotenbefall in 11%, bei einer Größe bis zu 2 cm in 24%, bei einer Tumorgröße bis 3 cm in 44,8% der Fälle festgestellt.

Bei der Röntgendiagnostik der Frühformen haben sich zwei Methoden herausgebildet, die auch beim Nachweis ausgedehnterer Magencarcinomfälle zur Anwendung kommen. Einerseits wird der Wert besonders auf Abänderungen des Peristaltikablaufes umschriebener Art gelegt; auf der anderen Seite wird das Studium des Schleimhautreliefs bevorzugt, das auf die grundlegenden Arbeiten von H. H. BERG zurückgeht. Die Kenntnis und Darstellung des normalen Schleimhautreliefs in allen möglichen Variationen und funktionellen Abwandlungen ist die Voraussetzung für die Beurteilung kleinster Krebse. Für die Reliefdiagnostik ergibt sich die Semiotik des Frühfalles aus der anatomischen Form, deren Reproduktion das Schleimhautbild gestattet. Erst wenn das Schattenbild der anatomischen Form entspricht, die der Chirurg am Präparat vor sich sieht, ist hier die Möglichkeit der Frühdiagnose gegeben.

Die Morphologie des kleinen Krebses ist unter anderem von KONJETZNY und von J. BERTRAND bearbeitet worden. J. BERTRAND berichtete auf dem 2. Internationalen Gastro-Enterologenkongreß in Paris 1937 über 6 Frühfälle. Er beschreibt dabei oberflächliche Geschwürsbildungen mit unregelmäßigen, serpiginösen Rändern. Derartige oberflächliche Geschwürsbildungen, die mit einer Gruppe der von KONJETZNY beschriebenen Fälle in ihrer Form übereinstimmen, sind nach J. BERTRAND auf ein Carcinom im Beginn verdächtig und sollten immer einer sorgfältigen histologischen Untersuchung zugeführt werden. KONJETZNY beschreibt Fälle von beetartigen Schleimhautverdickungen von Pfennigstückgröße und darüber hinaus, die im histologischen Bild bei Schwund aller normalen Elemente charakteristische Epithelzüge und Nester aufwiesen und nach seinen Untersuchungen zur sicheren Krebswucherung überleiten, sofern sie nicht schon als Schleimhautkrebse zu betrachten sind.

Zusammenfassend schildert KONJETZNY das makroskopische Verhalten des Magenkrebses in seinen ersten Anfängen etwa folgendermaßen:

1. Warzige, beetartige, kammartige oder polypöse Schleimhautverdickung.
2. Umschriebene, flächenhafte Wandveränderungen mit oberflächlichen oder serpiginösen Erosionen.
3. Große flächenhafte Erosionen mit deutlichem Schleimhautwall, die den Eindruck eines oberflächlichen Geschwürs machen.
4. Das muldenförmige, flache Geschwür.

Nach gastroskopischen Untersuchungen bestimmt die neoplastische, d.h. die konstruktive Phase ein Magencarcinom im Beginn, während die Zerfallserscheinungen sich sekundär entwickeln (HENNING). Ein unmotiviert auftretendes breites Beet, eine solitäre Gruppe von höckerigen Bildungen oder eine örtlich verdickte Falte können den Verdacht auf ein Carcinom im Beginn erwecken. Die Sicherheit der Diagnose besteht, wenn der kleine Tumor eine zentrale Nekrose bietet, wobei das höchst charakteristische Bild eines flachen, schmierig belegten Geschwürs mit unregelmäßig wallartig aufgeworfenem Rand entsteht.

GOLDEN berichtet über oberflächliche in der Schleimhautschicht ausgebreitete Carcinome, die für die Frühdiagnostik von Bedeutung sind. Ein Fall, anfangs als Ulcus imponierend, zeigte bei mehrfachen Kontrollen — auch gastroskopisch — knötchenartige Veränderungen am Rande des Ulcus. Bei späteren Kontrollen war der Krater flacher geworden, während die Flächenausbreitung zugenommen hatte. Das Präparat zeigte, daß die umgebenden Schleimhautfalten an einer Stelle bis nahe an den Krater heranreichten, während sie an anderen Stellen, weiter entfernt vom Krater, bereits verschwunden waren. Die Beobachtung der ablaufenden Peristaltik hatte auch am veränderten Bezirk der kleinen Curvatur eine durchschnürende Peristaltik gezeigt, jedoch war die Einschnürung kleiner als an der großen Curvatur. In anderen Fällen wurden oberflächliche Ulcerationen oder unregelmäßige knötchenförmige Erhabenheiten am Rande oder in der Nähe von Magengeschwüren beobachtet, die bei der histologischen Untersuchung ein oberflächlich wachsendes Carcinom ergaben. Nach GOLDEN besteht die Schwierigkeit nicht darin, oberflächliche Wandveränderungen zu entdecken, sondern die Schwierigkeit liegt in der Sicherung der Diagnose, ob es sich bei den Veränderungen bereits um ein Carcinom handelt. Bei 209 Fällen von kleinen Carcinomen konnte in 74 Fällen die Diagnose Carcinom gestellt werden, in 80 Fällen wurde eine unbestimmte Läsion als carcinomverdächtig bezeichnet, in 55 Fällen wurde ein Ulcus angenommen (MASSA). Wertvoll für die Diagnostik sind nach GOLDEN der Ablauf der Peristaltik, der Rand der Kraterbildung und die Beziehung der Schleimhautfalten zum Krater. Die Darstellung des

Kraters sollte nach Möglichkeit im en face-Bild, aber auch im Profilbild versucht werden. Die Vergrößerung des Kraters in der Fläche ist nach Golden ein wichtiges Zeichen. Abel beschreibt eine größere Anzahl von kleinen Magenkrebsen, denen das Operationspräparat und die histologischen Untersuchungsbefunde beigefügt werden. Es wird eine zehnpfennigstückgroße, rundliche Schleimhautverdickung mit zentraler Delle beschrieben, die sich histologisch als ein Carcinoma adenomatosum erwies. Weiter wurde eine breit aufsitzende, zottige Geschwulst gefunden (adenomatöser Schleimhautpolyp). An der Basis des Tumors fanden sich neben dem polypösen Gebilde Schleimhautwucherungen, die unmerklich in eine infiltrierende Wachstumsform übergingen, mit größeren und kleineren soliden Haufen rundlicher Epithelzellen mit zahlreichen Mitosen. In einem anderen Fall fand sich außer einem fingerkuppengroßen Geschwür im Corpusbereich, weiter pyloruswärts, eine flache, unregelmäßig geformte Schleimhautulceration mit flachen, wallartigen Rändern in einem mehr flächenförmigen, derben Bezirk von 1,2:2 cm Größe. Ein anderer Fall zeigte an der kleinen Curvatur kurz vor dem Pylorus eine knapp 2:2 cm große unregelmäßig begrenzte, oberflächliche Ulceration, die Ränder teils flach, teils mit einem steilgeformten Übergang zu den erhaltenen Schleimhautfalten. Deutliche strahlige Faltenkonvergenz. In einem weiteren Fall wurde neben einem callösen Ulcus noch ein zweites erbsengroßes, muldenförmiges Ulcus gefunden, das sich bei der histologischen Untersuchung als ein ulcerierendes Carcinom von der Struktur eines Carcinoma adenomatosum erwies. Weiterhin werden noch Fälle von chronischen Magengeschwüren geschildert, die bei der histologischen Untersuchung am Geschwürsrand unregelmäßige Wucherungen von Drüsenschläuchen mit großen polymorphen Epithelzellen zeigten, nach Art eines beginnenden Carcinoms. Faßt man das formale Erscheinungsbild auch der von französischen Autoren (Gutmann; Hillemand) beschriebenen Frühformen zusammen, so findet sich ein vorwiegend endogastrales Wachstum, wobei leichte Erhabenheiten an umschriebener Stelle das Niveau der übrigen Schleimhaut überragen. Es überwiegen bei den Abelschen Fällen Tumoren, die mit Zerfall, mit einer Kraterbildung flacher Art, einhergehen. Abel betont bei diesen Fällen die Unregelmäßigkeit des Randes. Insbesondere finden sich hier flache, unregelmäßig polypöse, knötchenartige Erhabenheiten. Das Faltenrelief bricht in dem zerstörten Bereich ab. Von 226 Carcinomen, nicht größer als 4 cm, waren 222 ulceriert (Massa). Als letzte Gruppe erscheint dann das chronische Ulcus, das Entartungserscheinungen besonders am Rande in Form unregelmäßiger Wucherungen aufweist. Für das frühe Ringwallcarcinom werden von gastroskopischer Seite ähnliche Symptome angegeben: flache Defekte mit unregelmäßig ausgezackter Begrenzung, knötchenförmige, nicht zu starke Wulstungen am Rand; nur selten ein gleichmäßig fortlaufender Wall. Häufig setzt er sich aus kleinen und größeren Anschwellungen zusammen, die sich wie eine unregelmäßige, in ihren Konturen verwaschene Perlenschnur um den Defekt herumlegt.

In jüngster Zeit hat eine japanische Forschergruppe unter Führung von Dr. Shirakabe eine eindrucksvolle Arbeit über die Diagnostik des beginnenden Magenkrebses vorgelegt. Die Einordnung der Fälle entspricht der Klassifizierung, wie sie von der japanischen Gastroenterologischen-Endoskopischen Gesellschaft durchgeführt wird, die im wesentlichen mit der unserigen Einteilung übereinstimmt.

Es werden drei Haupttypen unterschieden, wobei Typ I einem polypenartig das Schleimhautniveau stärker überragenden Tumor und Typ III einem tiefer ulcerierenden Prozeß entspricht. Der für die Diagnostik besonders wichtige, allerdings auch schwerer nachweisbare Typ II umfaßt die gegenüber dem Schleimhautniveau wenig erhabenen oder wenig eingesenkten (serpiginöse Erosionen) Frühformen, die im Mittelpunkt der Konjetznyschen Studien standen. Nach Shirakabe ist die Größe des Flächendurchmessers für den röntgenologischen Nachweis der eingesenkten Wandveränderungen entscheidend; das gilt besonders für die Durchleuchtung, bei der die meisten Frühformen unter 40 mm Flächendurchmesser nicht gefunden werden konnten, während auf den Röntgenaufnahmen der Prozeß nachweisbar war.

In umfassenden Berichten und Diskussionen haben im Jahre 1937 auf dem 2. Internationalen Gastro-Enterologenkongreß in Paris zahlreiche Autoren einen Rechenschaftsbericht über ihre Methoden und Erfolge bei der Frühdiagnostik des Magencarcinoms dargelegt (GUTMANN; PRÉVÔT; KONJETZNY; KAPP; STAEMMLER u.a.). Zwei diagnostische Richtungen haben sich entwickelt. Französische Autoren (GUTMANN) legen den Schwerpunkt der Methode auf funktionelle Zeichen, wobei umschriebene Peristaltikausfälle, Wanderstarrungen usw. die Grundlagen der Diagnostik bilden. In Deutschland ist das Bergsche Verfahren, die Reliefdiagnostik, die Basis der Untersuchungsmethode geworden. Die Reliefdiagnostik lehnt dabei keineswegs funktionelle Symptome ab, sie versucht nur in erster Linie mit äußerster Präzision ein Spiegelbild der Schleimhautoberfläche zu schaffen, um so bei der Beurteilung einer formalen Oberflächenänderung den Aussagemöglichkeiten des pathologischen Anatomen möglichst nahe zu kommen. In zahlreichen Frühfällen konnte so unter Beweis gestellt werden, daß die Aussage des Röntgenbefundes sich überzeugend mit dem makroskopischen Aspekt des Präparates deckt (BÜCKER). Die Reliefdiagnostik im Bergschen Sinne ist dabei keineswegs doktrinär. Sie stellt eine Untersuchungsmethode dar, die, elastisch durchgeführt, von der dünnen Kontrastmittelschicht bis zur prallen Füllung, von der funktionellen Gestaltung und Beobachtung des Schleimhautreliefs bis zur subtilen Registrierung der Peristaltik gehen sollte. Kenntnis, Erfahrung und Übung stehen auch hier über dem Methodischen. Analysiert man die frühen Krebse nach formalen Gesichtspunkten, so muß man die Eigenarten des Krebswachstums berücksichtigen. Der Krebs tritt, formal gesehen, als konstruktives und als destruktives Prinzip auf. Auf die Magenwand übertragen, heißt das, beim konstruktiven Prinzip haben wir eine Substanzvermehrung innerhalb der Mucosa und von hier aus einen Einbruch in die Submucosa, weiterhin eine endogastrale Gewebswucherung, die das Niveau der Schleimhaut überschreitet. Der Prozeß kann zu umschriebenen beetförmigen Verdickungen der Schleimhaut führen, die sich schild- oder buckelfömig erheben. KONJETZNY hat Frühformen beschrieben, die bei örtlicher Begrenzung zu einer mäßigen Wanderhabenheit über das gesunde Schleimhautniveau unter Einbuße der Wandelastizität geführt hatten. Auch warzige, kammartige Erhebungen werden von KONJETZNY vorgelegt. Das Äquivalent im Röntgenbild ist der umschriebene Reliefausfall bzw. die umschriebene Reliefabänderung.

Als destruktives Prinzip bei der einfachsten Form finden wir die Einsenkung, den Gewebsdefekt. Die Destruktion, die flache Ulceration, kann sich an die erste Phase, an die Wucherung des Gewebes, anschließen, so daß es erst sekundär zum Zerfall, zur Defektbildung, kommt. Der Kraterbildung, der Zerstörung, braucht jedoch kein endogastrales Wachstum vorauszugehen. Im Gegensatz zu formal ähnlichen Bildungen, den Polypen und Magengeschwüren, vereinigen sich auch beim frühen Krebs nicht selten beide Prinzipien. So können wir in engster Nachbarschaft und Gemeinschaft die Vermehrung der Gewebsmasse und den Defekt finden. Das wahllose, ungeordnete Neben- und Durcheinander von Gewebsneubildung und Gewebsdefekt ist das Symptom des Krebses. Das röntgenologische Äquivalent des Gewebszerfalles ist der umschriebene Schattenzuwachs. Vorherrschend sind seichte Kraterbildungen von unregelmäßiger Form. Charakteristisch ist, daß der Flächendurchmesser relativ groß im Verhältnis zum Tiefendurchmesser ist. Für das Magengeschwür kann als Regel gelten, daß der Flächendurchmesser am Nischeneingang etwa doppelt so groß ist wie der Tiefendurchmesser. Anders beim kleinen zerfallenen Carcinom. Es sind ausgesprochen flache Kraterbildungen, die bei tangentialer Einstellung die allgemeine Konturlinie des Magens nur wenig überragen, während die Flächendurchmesser um ein Vielfaches größer sind. Auch fehlt ihnen die harmonisch geschwungene, bikonkave Begrenzungslinie der Profilbilder des Ulcus. GOLDEN verweist bei Kontrollaufnahmen auf die Zunahme des Flächendurchmessers, während der Tiefendurchmesser sich nicht ändert oder gar abnehmen kann. Der Rand des Defektes kann wulstig zerklüftet sein, entsprechend dem fortschreitenden Zerfall des infiltrierten Randgebietes. Wir finden im Röntgenbild dann Aufhellungszonen, die den Krater umgeben. Diese Aufhellungszonen zeigen aber nicht die gleichmäßige Beschaffenheit des Schwellungsringes wie beim Geschwür. Auch vermißt man die Faltenzeichnung innerhalb des Randwalles. Der Randwall selbst macht einen zerklüfteten, völlig unregelmäßigen Eindruck. Auch ist er allgemein nicht in der ganzen Peripherie des Defektes zu finden. KONJETZNY hat auf Frühformen im Bereich der serpiginösen Erosionen hingewiesen. Der Nachweis dieser serpiginösen Erosionen im Röntgenbild ist außerordentlich schwierig, da es sich um sehr flache Niveaueinsenkungen, allerdings meistens mit einem deutlichen Rand, handelt. Vielfach liegen diese erosiven Veränderungen in der Umgebung von Geschwüren. Es finden sich auch unregelmäßige Wucherungen polypöser Art, die von derartigen Erosionen umgeben sind (PRINZ). Im Röntgenbild stellen sich derartige serpiginöse Erosionen gewöhnlich nicht als kraterförmige Vertiefungen dar, sondern meistens nur als *relieflose Bezirke mit leicht erhabenem Rand*, an dem die Schleimhautfalten unter Umständen aufhören (BÜCKER) (Abb. 111, 127, 136).

Es muß betont werden, daß eine einmalige Röntgenuntersuchung auch bei Aufdecken der obengenannten Frühzeichen nur in den seltensten Fällen eine endgültige Diagnose gestattet. Findet sich eine Abweichung des Schleimhautreliefs, so muß durch die Palpation mit dosierter Kompression eine Prüfung der Faltenkonsistenz angestrebt werden. Es ist wichtig zu prüfen, ob sich an dieser umschriebenen Stelle noch ein normales Relief bei der Stoßpalpation aufbauen läßt. Ein relieffreier Bezirk kann scharflinig abgesetzt sein, von rundlicher, ovaler oder vielgestaltiger Form; häufig aber geht er unmerklich in normale Faltenzeichnung über (Abb. 136). Die Diagnostik gewinnt an Sicherheit, wenn neben der Veränderung des Schleimhautreliefs Füllungsdefekte und Nischensymptome auftreten, und zwar in regellosem Neben- und Durcheinander. Der flache Krater mit dem großen Flächendurchmesser, dem unregelmäßig höckerigen Randwall ist ein Befund, der als suspekt angesehen werden sollte. Jede umschriebene Reliefveränderung muß bis zum Beweis der Gutartigkeit als pathologisch und carcinomverdächtig angesehen werden (BÜCKER). Gutartige, insbesondere gastritische Veränderungen können sich dahinter verbergen. Findet sich eine Stelle, an der sich bei der Palpation ein normales Relief nicht aufbauen läßt, kombiniert eventuell mit flachen Ulcerationen, so muß mit einem Detailstudium eine Analyse angestrebt werden. Mit einer einmaligen Untersuchung wird man in den wenigsten Fällen auskommen. Fortlaufende Kontrollen werden aber in den meisten Fällen eine Klärung herbeiführen und den gut- oder bösartigen Charakter der Reliefveränderung offenbaren. Es ist bekannt, daß Frühformen während der Operation durch Betastung der Magenwände häufig nicht erkannt werden können (FINDLEY; KIRSNER; W. L. PALMER), auch wenn die Röntgenuntersuchung einen eindeutigen Befund erkennen läßt.

Der Nachweis von Frühformen des Magencarcinoms ist nur ein Teilschritt zur erfolgreichen Behandlung des Leidens. Wir wissen, daß alle diagnostischen Bemühungen durch eine Frühmetastasierung entwertet werden können. Es wäre erstrebenswert, anstelle der Frühdiagnose zu einer Erfassung der Gefährdeten zu gelangen. Nach H. H. BERG ist die Suche nach dem kleinsten Primärtumor am Magen nur eine Teilfrage der Diagnostik und sie ist mit Einschränkungen versehen. Große Tumoren streuen oft gar nicht oder spät; winzig kleine Tumoren können zu einer Frühmetastasierung führen. Nach PALMER kann, ganz gleich wie früh die Diagnose gestellt wird, bei gewissen Krebsen die Prognose hoffnungslos sein; bei anderen kann sie gut sein trotz späterer Diagnose. Ein entscheidender Fortschritt könnte erreicht werden, wenn es gelänge, präcanceröse Zustandsbilder der Magenschleimhaut röntgenologisch zu erfassen. Die entscheidende Frage wäre dabei, ob dem eigentlichen Krebsschaden formale, makroskopisch nachweisbare Veränderungen vorausgehen, die nicht in Einzelfällen sondern gehäuft nachweisbar sind und die sich durch besondere Eigenarten auszeichnen, so daß sie sich aus der großen Zahl gutartiger Magenerkrankungen herausheben. KONJETZNY hat schon vor mehr als 40 Jahren die Vermutung geäußert, daß der Krebs sich nicht in der gesunden Magenschleimhaut entwickelt; chronische, entzündliche Veränderungen sollen dem Krebs vorausgehen. Diese

Vermutung hat in den folgenden Jahren wenig Widerhall gefunden oder ist auf völlige Ablehnung gestoßen (WANSER). Die Gefährdung von Perniciosa-Kranken wird indessen allgemein anerkannt. KADE, der die Erkrankung an Magenkrebs bei Perniciosa-Kranken auf Grund größerer Statistiken und auf Grund eigener Untersuchungsreihen kontrollierte, konnte Beziehungen zu der bei dieser Blutkrankheit obligaten gastritischen Veränderung und dem Entstehen von Adenomen und Krebsen nachweisen. Bei 34 Fällen konnte KADE in 4 Fällen = 11,8 % die Entwicklung eines Magenkrebses aus gastritischen Veränderungen ohne und mit Polypenbildung innerhalb von $3^1/_2$—14 Jahren nach Beginn der perniziösen Anämie verfolgen. Bei Polypen wird eine maligne Entartung als relativ häufig angesehen (OTTOMAN); besonders bei der sich auf entzündlicher Basis entwickelnden diffusen Polyposis soll die Entartung häufiger sein als bei den einzelnen oder multiplen Adenomen (KAPP). RIGLER und KAPLAN weisen in einem Bericht aus der Mayo-Klinik auf die Zunahme des Magenkrebses in einer Beobachtungszeit von 25 Jahren hin. Es wurden 211 Perniciosa-Kranke untersucht. 8 % hatten einen Magenkrebs, 7 % gutartige Magentumoren. TORGERSEN verweist auf regionäre Beziehungen zwischen Gastritis und Carcinom bei Perniciosa-Kranken. Beide Erkrankungen sollen sich vorwiegend im Fundus entwickeln. Bei der perniciösen Anämie waren entgegen der sonst üblichen Bevorzugung des Antrum nur 31 % der Carcinome in der präpylorischen Region lokalisiert, der größere Teil im Fundus, dort, wo auch die Gastritis gefunden wurde. Anamnestische Hinweise, die auf die Bedeutung der Gastritis für die Carcinomentstehung hinweisen, finden wir bei O. USLAND, W. ANSCHÜTZ und WANKE. KAPP kontrollierte 157 Fälle von Gastritis. Nach 12,5 Jahren war in 13,4 % der Fälle ein Magencarcinom aufgetreten. USSLAND fand bei 125 Gastritisfällen nach 5—12 Jahren 18mal einen Magenkrebs. Auch über die Entstehung des Magenkrebses im operierten Magen sind Untersuchungen bekannt geworden (PRINZ; PRÉVÔT). Zur langen Magenanamnese — einschließlich auch der Frühfälle — hat LINDENSCHMIDT einen Beitrag geliefert. PRÉVÔT hat noch besonders auf entzündliche Magenveränderungen verwiesen und auf anscheinend benigne Polypen als Vorläufer für das Magencarcinom. Nach KONJETZNY ist es eine Tatsache, daß der Magenkrebs sich niemals in gesunder Schleimhaut entwickelt, sondern stets auf schon krankhaft vorbereitetem Boden. Außer dem chronischen Magengeschwür sind hier vor allem die Folgezustände der chronischen entzündlichen Magenschleimhauterkrankung als bedeutungsvoll zu beachten. Der Magenkrebs entwickelt sich sowohl auf der Grundlage der hyperplastischen Gastritis mit ihren warzigen, beetartigen, kammartigen und polypösen Schleimhautwucherungen als auch in der atrophischen Schleimhaut. Als eine Frühform des Krebses bezeichnet KONJETZNY die Entwicklung des Krebses in *oberflächlichen Erosionen*, die, breit in der Fläche entwickelt, bis zur Größe von 7 cm Durchmesser gefunden wurden. Die Bemühungen des Röntgenologen um die Frühdiagnostik des Magencarcinoms gelten dem Nachweis früher Krebsformen und der Aufdeckung und fortlaufenden Kontrolle von Schleimhautveränderungen, die eine Gefahr der Krebsentstehung in erhöhtem Maße in sich bergen. Hierzu gehört auch das chronische Ulcus (s. später).

δ) Das vorwiegend polypös-endogastral wachsende Carcinom

Das polypös-endogastral wachsende Carcinom kann durch seine knolligen Massen weitgehend die Lichtung des Magens einnehmen (Abb. 91). Ob und wie sehr die Magensilhouette abgewandelt wird, hängt nicht zuletzt von der Größe der Tumorbasis ab. Sitzt der Tumor breitbasig der Curvatur auf, so bewirkt der Füllungsdefekt eine beträchtliche Formveränderung. Am Übergang zur normalen Magenwand kann die Kontur einen nasenartigen Vorsprung aufweisen. Wird ein weniger breitbasig aufsitzender Tumor vom Kontrastmittel umflossen, so ändert sich die Gesamtform des Magens bei Prallfüllung weniger. Die Oberfläche derartiger Tumoren wird treffend mit dem Relief eines Blumenkohles verglichen. Allerdings ist zu sagen, daß die Erhebungen und Einsenkungen der Oberfläche jeder Regelmäßigkeit nach Form und Größe entbehren. Neben kleinen und kleinsten Höckerbildungen treten große Füllungsdefekte auf. Das gleiche gilt für

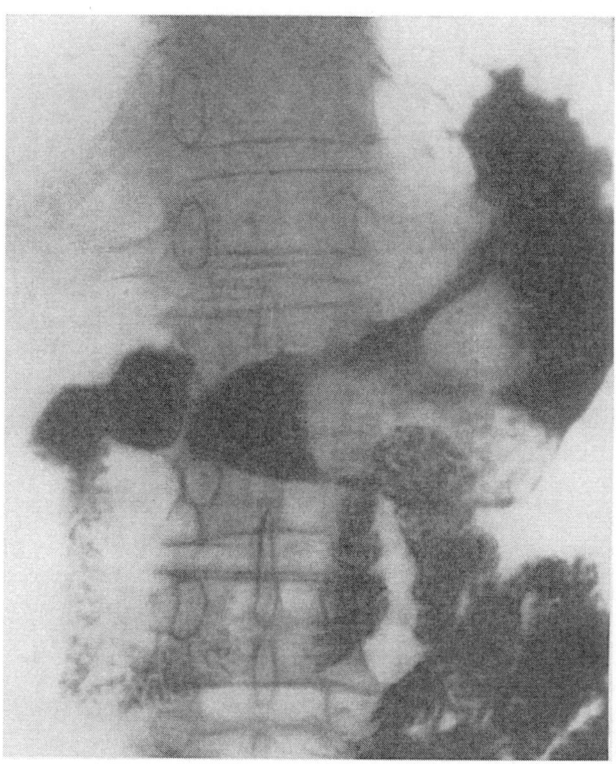

Abb. 92. Rö.Nr. 13028/45, ♂, 75 J. Großer polypöser Tumor des Magens

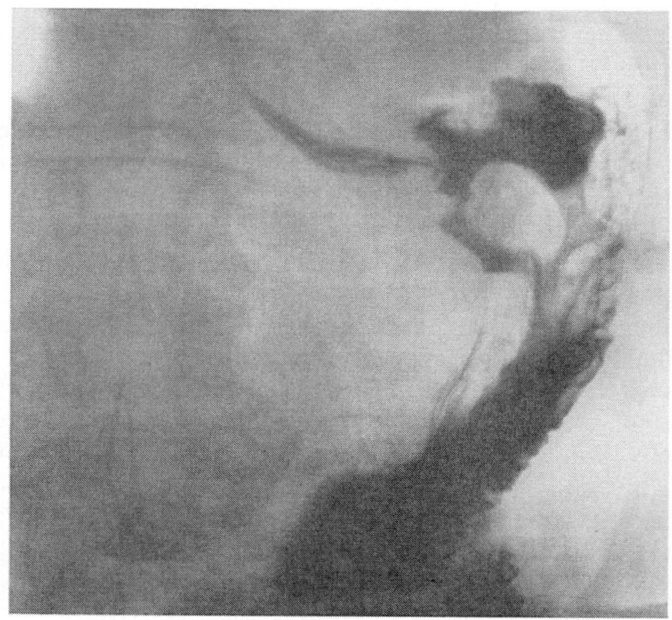

Abb. 93. Rö.Nr. 3047/57, ♂, 66 J. Rundliche, kugelige Füllungsdefekte in der Umgebung der Cardia im Bereich des Fornix. Flacher Füllungsausfall im Anschluß an den größeren rundlichen Tumor an der kleinen Curvatur bis zum Angulus reichend. Stenosierung der Cardia. Operative Kontrolle. Resektion nicht möglich

die Einsenkungen zwischen den knolligen Wucherungen. Hinzu kommt noch durch die Tumornekrosen die Kraterbildung (Abb. 92).

Es herrscht das Bild des zügellosen Wachstums und Zerfalls, wobei sich große Geschwürsflächen ausbilden, so daß auch schüsselförmig zerfallende Carcinome gesehen

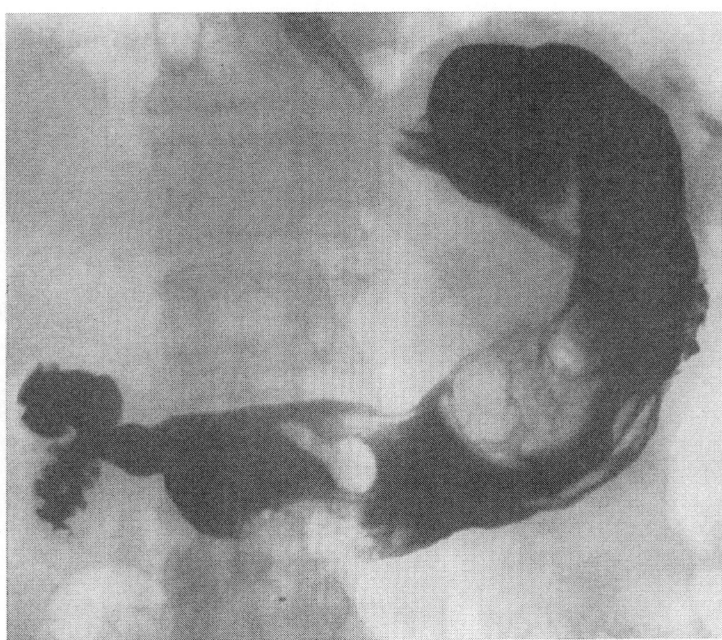

Abb. 94a. Rö.Nr. 562/57, ♀, 73 J. Großer rundlicher Füllungsdefekt mit unregelmäßiger Oberfläche in der Pars descendens der Angulusgegend. Im Antrum fingerkuppengroßer, rundlicher Füllungsdefekt mit einem etwa $1^1/_2$ cm langen Stiel

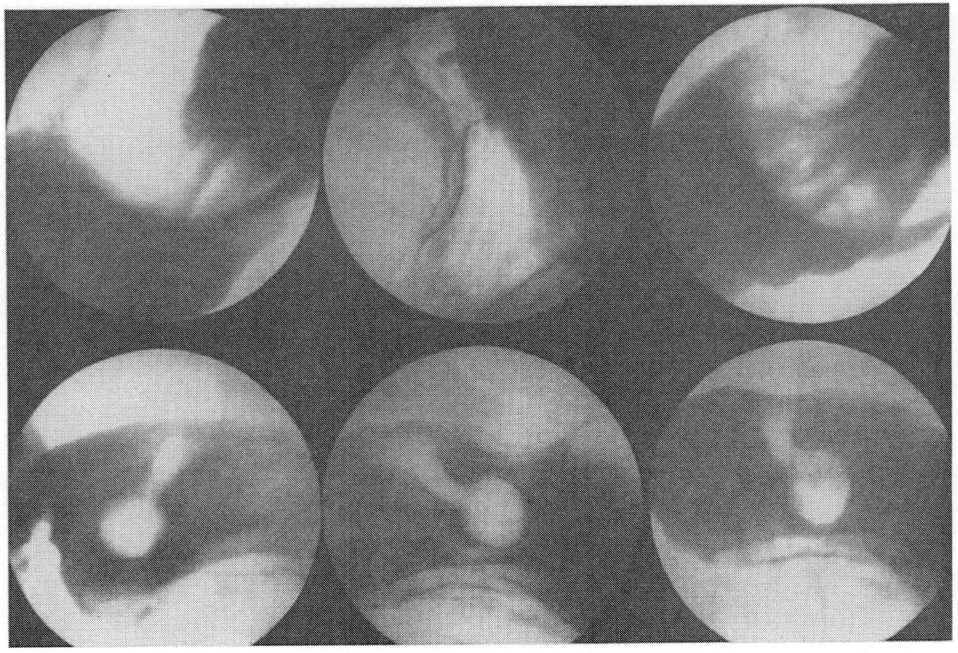

Abb. 94b. Gezielte Aufnahmen des polypösen Tumors mit scharfrandiger Begrenzung in der Angulusgegend. Die unteren drei Bilder zeigen den durch die Palpation an seinem Stiel frei beweglichen kleinen polypösen Tumor. Operative Kontrolle: apfelgroßes, polypöses Carcinom von der Hinterwand der Pars descendens ausgehend, nach dorsal das Pankreas infiltrierend. Das Carcinom reicht bis zur Cardia. Im Antrum tastet man einen gestielten, weichen Polypen. Eine Resektion erfolgte nicht

werden. In anderen Fällen finden wir kugelige Aussparungen, so als läge ein Ballon im Magen. Beim Sitz der Tumoren im Fundus können knollige Halbschatten die Magenblase deformieren. Bei Aufnahmen in Rückenlage lassen sie sich als Kontrastmittelaussparungen gut demonstrieren (Abb. 93). Die multizentrische Krebsbildung ist von KONJETZNY immer wieder betont worden. Gerade bei polypösen Formen gelingt auch im Röntgenbild der Nachweis. Häufiger noch findet man jedoch die Kombination: polypöses Carcinom und

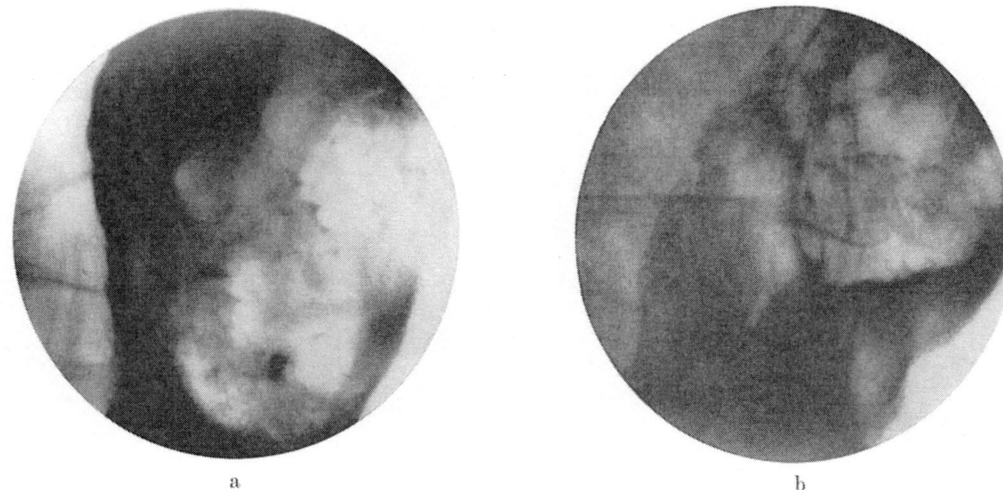

a b

Abb. 95a u. b. Rö.Nr. 8484/53, ♀, 69 J. Gezielte Aufnahme eines größeren polypösen Tumors. Stellenweise scharfe Randbegrenzung, stellenweise Übergang des Tumors in flache Höckerbildung. (Pars descendens, Bereich der großen Curvatur)

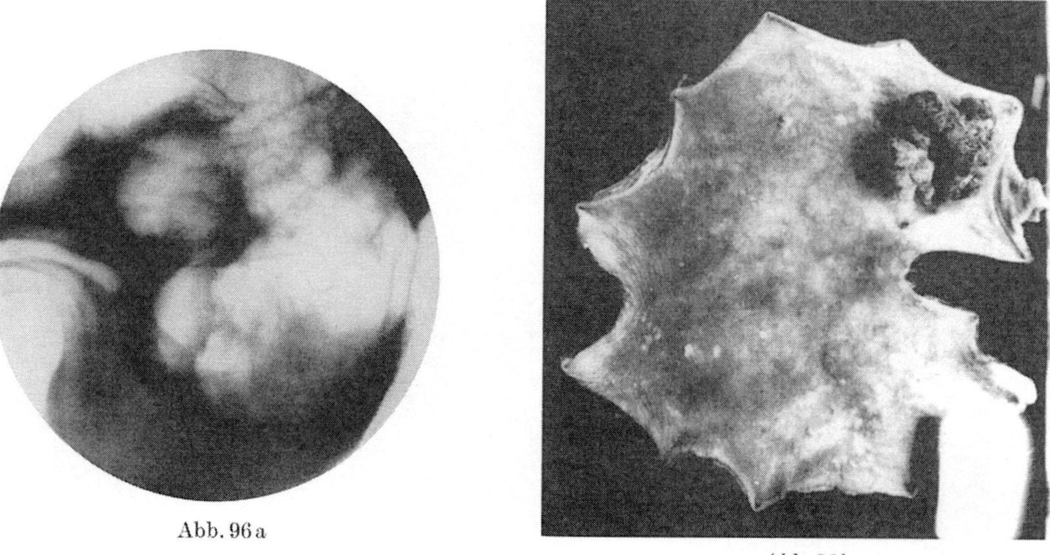

Abb. 96a

Abb. 96b

Abb. 96a. Rö.Nr. 9255/53, ♂, 71 J. Gezielte Aufnahme einer etwa hühnereigroßen, aus mehreren knolligen Tumoren sich zusammensetzenden Geschwulst in der Angulusgegend

Abb. 96b. Resektionspräparat: Hühnereigroßer aus knolligen Wucherungen sich zusammensetzender Tumor, der sich an einem etwa zeigefingerdicken Stiel hin und her bewegen läßt. Die übrige Schleimhaut des Magens ist auffallend glatt und zart. Histologische Untersuchung: Diffus infiltrierendes, verschleimtes Carcinom mit vielen Siegelringzellen. (Bei dem Patienten war seit 13 Jahren eine perniziöse Anämie bekannt)

Polyp (OTTOMAN; WOODRUFF) (Abb. 94a, b). Die Abbildung zeigt im oberen Corpusbereich einen teils polypös, teils mehr infiltrativ wachsenden Tumor, im Antrum dagegen einen pendelnden Polypen. Gestielte, pendelnde Tumoren, die sich bei der histologischen Untersuchung als maligne erwiesen, sind beschrieben worden (RAMSEYER). In unserem

Fall erfolgte keine histologische Untersuchung des pendelnden Polypen, da sich der Tumor als inoperabel erwies. Von BROWN und MOOTS wurden unter 500 Magencarcinomen, die reseziert wurden, viermal multiple Krebse gefunden. Alle vier waren von polypösem Bau. Bei Perniciosa-Kranken scheinen multiple Carcinome im Magen häufiger zu sein (NEEL). Auch Kombinationen von Carcinomen und Sarkomen wurden beobachtet (CIMMINO; BATTAGLIA).

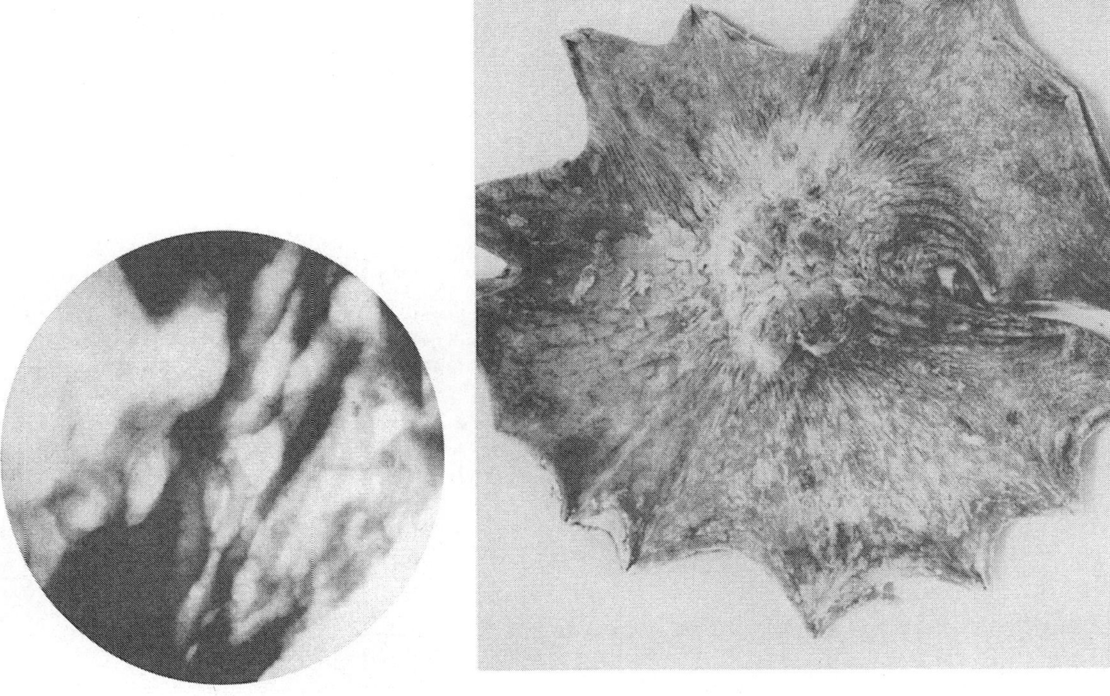

Abb. 97a Abb. 97b

Abb. 97a. Rö.Nr. 6337/53, ♀, 63 J. Gezielte Aufnahme. Im oberen Teil der Pars descendens an der kleinen Curvatur des Magens findet sich ein flachhöckeriger Füllungsdefekt. Schleimhautrelief etwas unregelmäßig

Abb. 97b. An der kleinen Curvatur der Pars descendens findet sich ein unregelmäßig erhabener Bezirk in Form eines plateauartigen Tumors, der aus zahlreichen unregelmäßigen erbs- bis bohnengroßen Höckerbildungen zusammengesetzt ist. Daneben auch größere beetartige Wucherungen am Rande. Der Bezirk ist bogenförmig von einer serpiginös begrenzten, teils atrophischen, teils höckerigen Schleimhaut umgeben. Pyloruswärts schließt sich eine größere Erosion an, teils mit Fibrinfetzen belegt

Die Tumoren können ganzrandig scharf begrenzt sein; vielfach aber, entsprechend der blumenkohlartigen Oberfläche, ist der Rand kleinbogig polycyclisch. Unmerklicher Übergang in ein warziges Relief mit Defekten zeigt die Ausbreitungsrichtung des Tumors an (Abb. 95a, b). Bei Tumoren, die sich aus Polypen entwickeln, wird in frühen Stadien noch das Bild derselben anklingen. Gestielte Tumoren können dabei — deutlich erkennbar bei der Palpation — verlagert werden (Abb. 96a, b). Bei einem primär polypös wachsenden Tumor, der, wie KONJETZNY ganz allgemein nachgewiesen hat, meistens auf breiterer Fläche entsteht, beherrschen der breitbasige Füllungsdefekt und die höckrig zerklüftete Oberfläche das Bild (Abb. 97a, b): plateauartig erhabenes Gebilde, aus zahlreichen kleineren Höckerbildungen bestehend. In der näheren Umgebung ist der Bezirk von einem serpiginös begrenzten Hof umgeben, der neben atrophischen Bezirken kleine Höckerbildungen erkennen läßt. Pyloruswärts findet sich dort eine kleinfingerendgliedgroße Erosion.

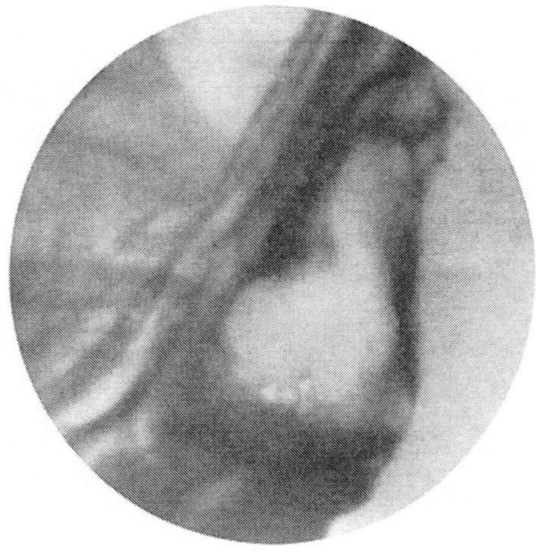
Abb. 98

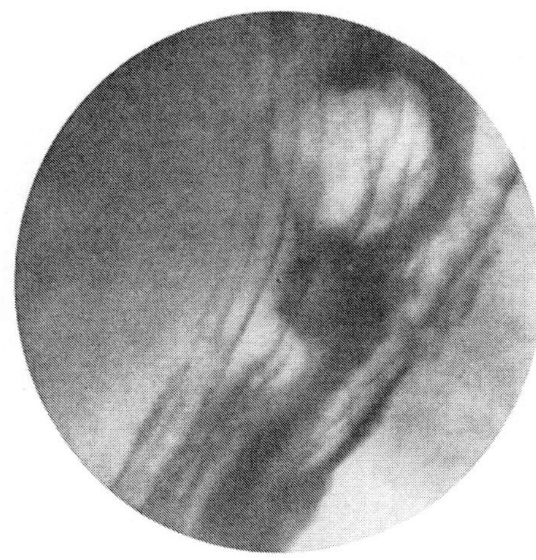
Abb. 99

Abb. 98. Rö.Nr. 24088/52, ♂, 68 J. Birnenförmiger Füllungsdefekt in der Nähe der großen Curvatur der Pars descendens des Magens. Glatte relieflose Oberfläche. Begrenzung scharflinig

Abb. 99. Rö.Nr. 11097/56, ♂, 70 J. Gezielte Aufnahme der Pars descendens. In einer größeren flächenhaften Schleimhautveränderung sieht man einen rundlichen, etwa walnußgroßen, scharf abgesetzten Füllungsdefekt. Über den Bezirk ziehen die normalen Falten der intakten Wand. Bei der Operation findet sich ein kleiner polypöser Tumor in der Magenmitte, etwas mehr an der kleinen Curvatur zur Hinterwand gelegen. Ausgedehnte paraaortale carcinomatöse Lymphknoten- und Lebermetastasen lassen keine Resektion zu. Der Sektionsbefund zeigt ein geschwüriges Carcinom. In der Mitte des geschwürigen Carcinoms findet sich ein walnußgroßer, polypöser, in die Magenlichtung vorwachsender Tumor

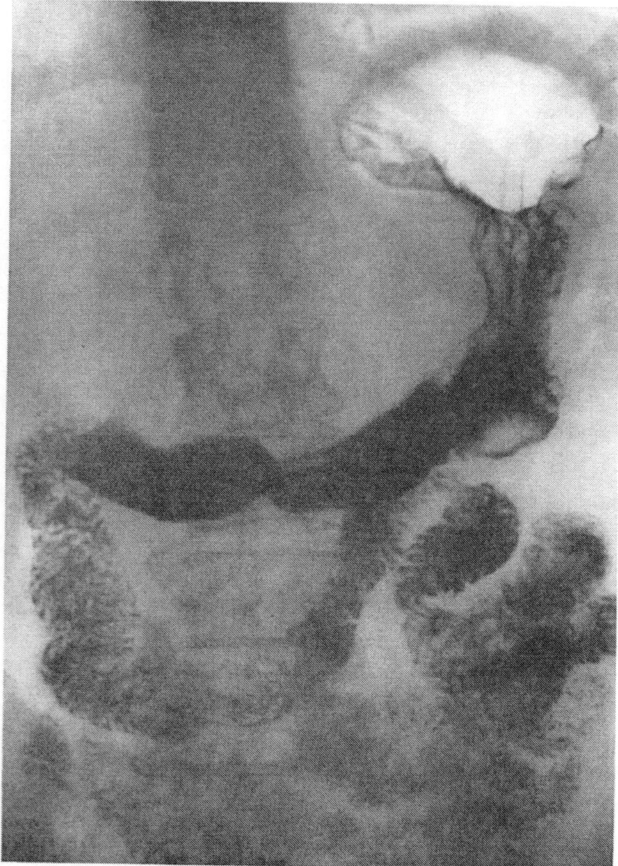

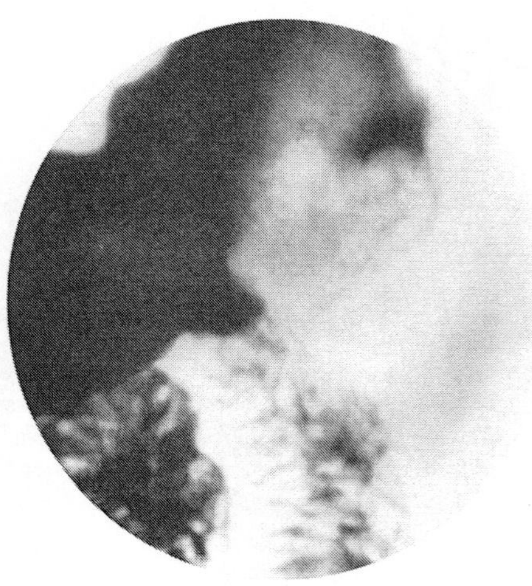

Abb. 100b. Die gezielte Aufnahme des Füllungsdefektes zeigt eine blumenkohlartige Oberfläche, teilweise scharfe Begrenzung des Füllungsdefektes

Abb. 100a. Rö.Nr. 24111/44, ♂, 64 J. Übersichtsaufnahme des Magens. An der großen Curvatur, gegenüber der Angulusgegend, umschriebener Füllungsdefekt

Die Oberfläche eines derartigen flach erhabenen Bezirkes kann auch glatt und relieflos erscheinen (Abb. 98). Bei en face-Darstellung läßt sich das erhaltene Relief der gesunden Wand gelegentlich auf den Tumor projizieren. Die Abb. 99 zeigt einen zehnpfennigstückgroßen, flach erhabenen Bezirk, der pyloruswärts in eine Ulceration übergeht. Der Füllungsdefekt ist relieflos. Darüber hinweg ziehen die zarten Falten der gesunden Magenwand. Die auf den Füllungsdefekt zulaufenden Falten brechen abrupt am Rande ab. Das Sektionspräparat zeigte eine fünfmarkstückgroße geschwürige Fläche, in deren Mitte

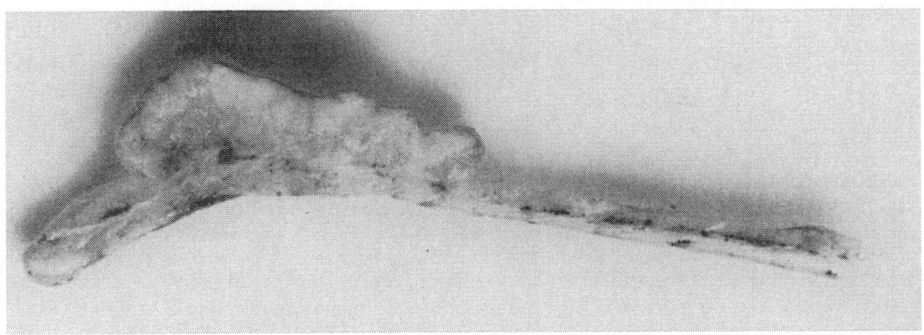

Abb. 100c. Resektionspräparat: Flach erhabener, warziger Tumor, zerklüftete Oberfläche, daran anschließend in Richtung zur kleinen Curvatur flache Erosion mit scharf begrenztem Schleimhautwall. Schnitt durch den Tumor zur Darstellung der relativ scharfen Grenze gegenüber der benachbarten Magenwand

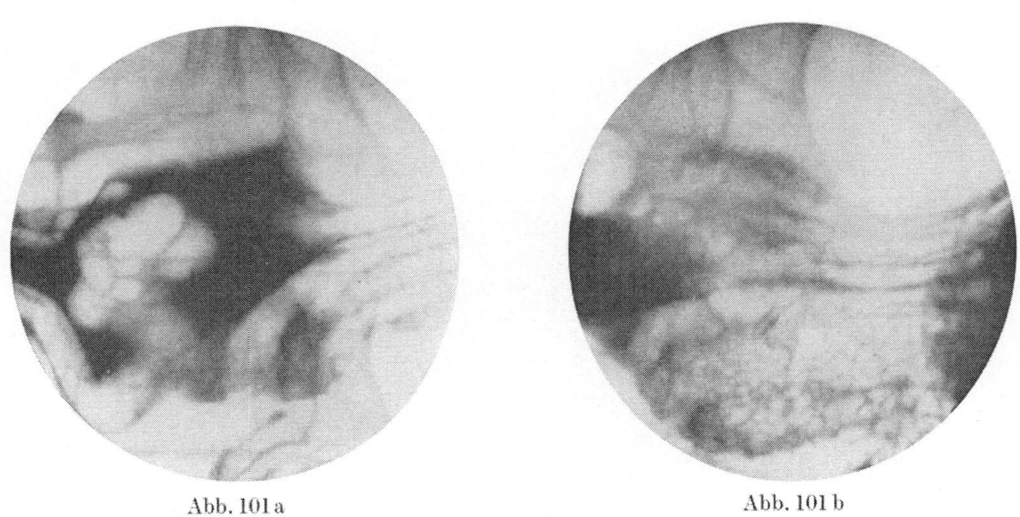

Abb. 101a Abb. 101b

Abb. 101a. Rö.Nr. 9376/58, ♀, 64 J. Gezielte Aufnahme eines kirschgroßen Füllungsdefektes im Antrum. Der Füllungsdefekt ist scharf begrenzt, er zeigt eine rosettenförmige, scharflinige Kontur

Abb. 101b. Gezielte Aufnahme der Antrumschleimhaut. Man sieht eine grobe Felderung des Feinreliefs. An der linken oberen Kante ist der Randbezirk des polypösen Füllungsdefektes dargestellt

sich ein kirschgroßer polypöser Tumor erhob. Ein buckelförmig der großen Kurvatur aufsitzendes Carcinom mittlerer Größe zeigt die Abb. 100a—c. Kardiawärts vom Tumor findet sich eine relieflose Partie, die durch das Resektionspräparat ihre Aufklärung fand. Es handelte sich um chronisch gastritische Veränderungen mit flächenhaften Erosionen.

Der Nachweis selbst sehr kleiner Formen macht an den palpablen Bezirken des Magens kaum Schwierigkeiten bei der Reliefdarstellung, wenn das endogastrale Wachstum betont ist. Wir haben das Bild des polycyclischen, häufig nicht ganz geschlossenen Randes mit einer warzigen Oberfläche, wobei von den Kerben des Randes mehr oder weniger radiäre Kontrastrinnen zum Innern des Füllungsdefektes ziehen, wo formlose Defekte liegen. Das Bild erinnert an eine gestielte Rosette (Abb. 101a—c). Auch kugelrunde,

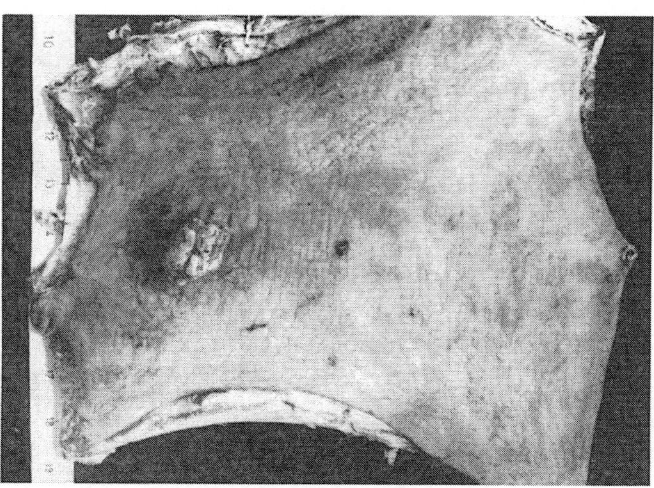

Abb. 101 c. Resektionspräparat: Kirschgroßer knolliger Tumor, relativ scharf abgesetzt. Die Umgebung der Schleimhaut ist grob gefeldert. Erst in der weiteren Umgebung normales Feinrelief

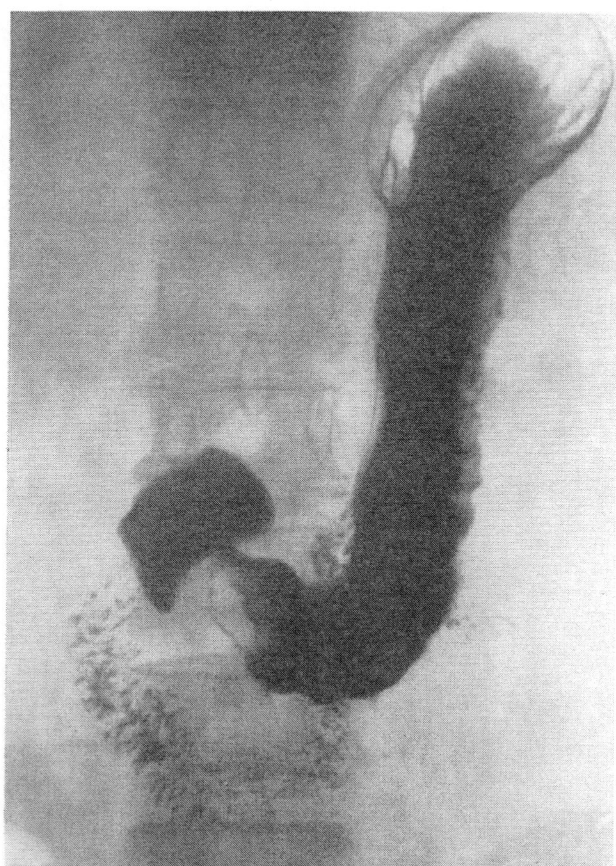

Abb. 102 a

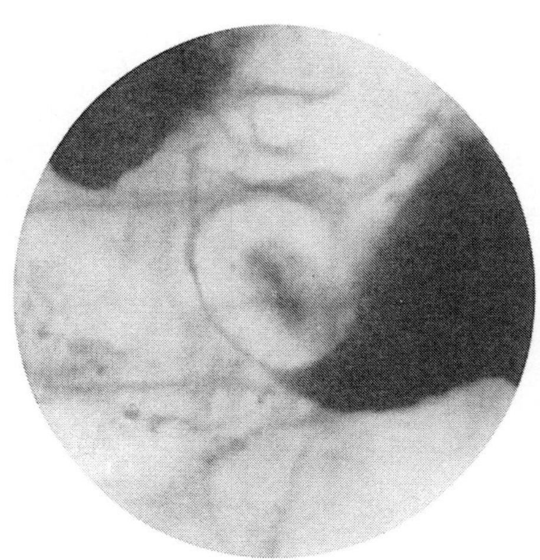

Abb. 102 b. Gezielte Aufnahme der präpylorischen Region. Walnußgroßer, scharf begrenzter Füllungsdefekt mit zentralem Kontrastmittelschatten von länglicher Form. Operation. Resektion: walnußgroßes Carcinom mit Ulcerationen an der Oberfläche

Abb. 102 a. Rö.Nr. 5101/50, ♀, 77 J. Übersichtsaufnahme des Magens: Präpylorisch an der großen Curvatur umschriebener Füllungsdefekt von etwa Walnußgröße

völlig scharflinige Füllungsdefekte, die in ihrem makroskopischen, anatomischen Bild und ebenso im Röntgenbild nicht mehr von gutartigen Polypen unterschieden werden können, kommen vor. Es braucht nicht betont zu werden, daß hier nur durch die histologische Untersuchung die Entscheidung fällt (Abb. 102a, b). Der Nachweis sehr kleiner, nur flach erhabener Tumoren ohne scharfe Randzeichnung kann sehr schwierig sein. Wir finden an umschriebener Stelle statt des funktionstüchtigen Reliefs ein fleckiges Relief, das wie getupft aussieht. Die Wandinfiltration hat zu einer Lähmung des Reliefs geführt. Bei der Stoßpalpation und bei der Peristaltik baut sich in diesen Bezirken kein normales Relief mehr

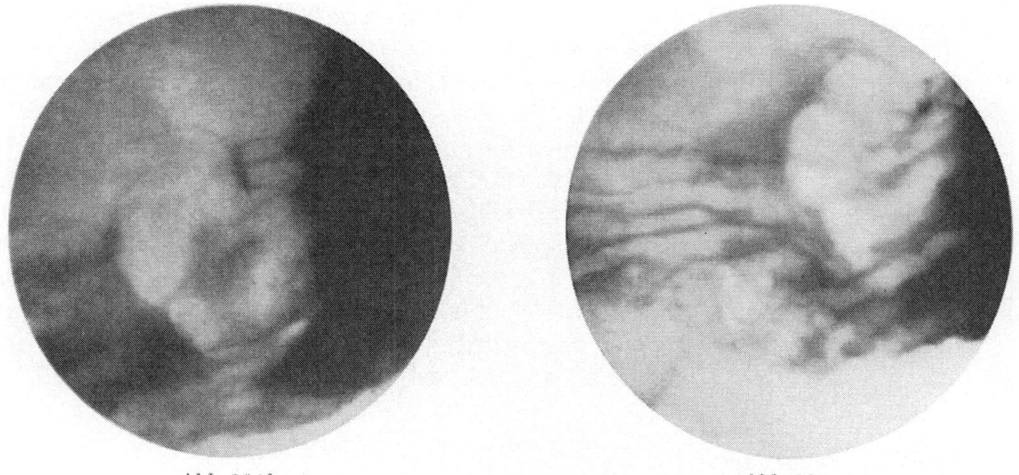

Abb. 104b Abb. 104c

Abb. 103. Rö.Nr. 8991/56, ♂, 76 J. Flacher Füllungsdefekt an der großen Curvatur gegenüber dem Angulus. Der Füllungsdefekt ist in Richtung zur kleinen Curvatur scharflinig begrenzt. Pyloruswärts und cardiawärts unmerklicher Übergang in ein etwas warziges Relief. Der Füllungsdefekt zeigt eine unregelmäßige Oberfläche, die aus kleinen Erhabenheiten und unregelmäßigen Einsenkungen besteht. Eine Operation konnte nicht durchgeführt werden. Der Patient ist 1 Jahr später in einer psychiatrischen Klinik verstorben. Die klinische Diagnose lautete: großer tastbarer Tumor im Bereich des Magens

Abb. 104a. Rö.Nr. 6306/53, ♂, 68 J. Zehnpfennigstückgroßer, scharf begrenzter Füllungsdefekt in der Angulusgegend; in Richtung zur großen Curvatur relieffreier Bezirk mit etwas warziger Oberfläche, über den eine Schleimhautfalte der intakten Wand hinwegzieht

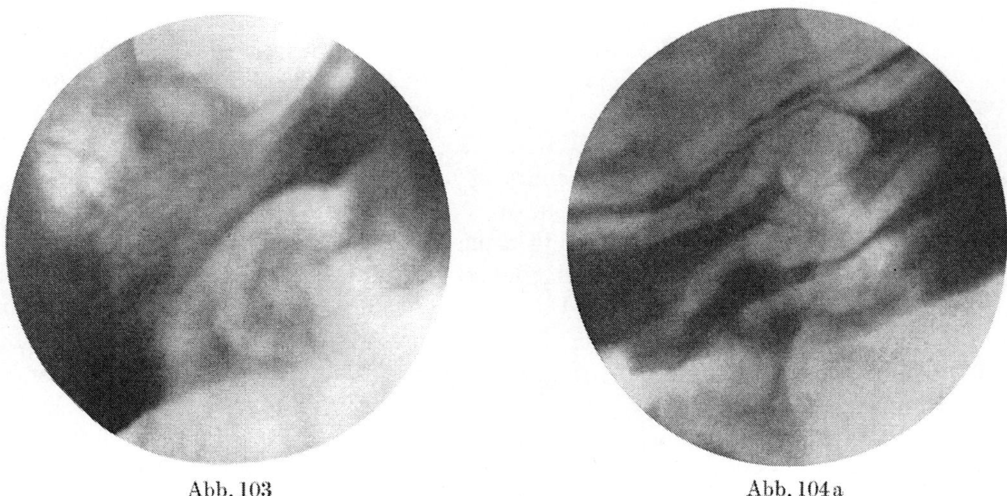

Abb. 103 Abb. 104a

Abb. 104b. Gezielte Aufnahme des Antrum, 6 Monate später als Aufnahme a. Füllungsdefekt jetzt über fünfmarkstückgroß, scharf begrenzt mit kleinbogigen Konturen, zentraler, flacher Schattenfleck

Abb. 104c. Das gleiche Aufnahmefeld bei stärkerer Kompression zur Darstellung der Randbezirke und der umgebenden Schleimhaut. Bei der Operation tastet man im Antrum einen etwa walnußgroßen, derben, polypösen Tumor mit zerklüfteter Oberfläche. Das Präparat zeigt (an der kleinen Curvatur aufgeschnitten) an der Vorderwand, nahe zur großen Curvatur, einen knapp walnußgroßen, breitbasig aufsitzenden Tumor von sehr unregelmäßiger, höckriger Oberfläche. Inmitten des Tumors ein gut bohnengroßer, geschwüriger Zerfall. In der näheren Umgebung des Tumors zeigt die Schleimhaut antrumwärts unregelmäßige, höckerige Beschaffenheit auf. Die normale Areazeichnung ist ebenfalls nicht zu erkennen. Die Diagnostik wird sich auf den Verdacht eines malignen Geschehens beschränken müssen. Differentialdiagnostisch sind hier an erster Stelle gastritische Prozesse zu berücksichtigen (Abb. 103).

Die Entwicklung eines sehr frühen Krebses zeigen die Abb. 104a—c. Bei der ersten Untersuchung wurde ein noch nicht pfennigstückgroßer, rundlicher Füllungsdefekt etwa in der Mitte der Hinterwand in der Angulusgegend festgestellt. Drei Viertel des Randes waren scharf begrenzt. In Richtung zur großen Curvatur war der Rand unterbrochen. Hier schließt sich eine kleine relieflose Partie an. $^1/_2$ Jahr später war der Defekt auf Markstückgröße angewachsen. Es zeigt sich ein polycyclischer, scharfliniger Rand mit einem flachen, zentralen formlosen Defekt und rinnenartigen Einsenkungen. Das Resektionspräparat zeigte im Antrum, etwas näher zur großen Curvatur, einen breitbasig aufsitzenden Tumor mit einer höckrigen Oberfläche und einem unregelmäßigen, flachen geschwürigen Zerfall von etwa Bohnengröße. In der näheren Umgebung ist die Schleimhaut von ungeordneter, höckriger Beschaffenheit. Die Magenfelderung ist vergröbert; es finden sich Höckerbildungen bis Linsengröße und beetartige Erhebungen in weiterer Entfernung vom Tumor. Es ist unzweifelhaft, daß der Befund der ersten Untersuchung einem sehr kleinen Carcinom entspricht, worauf neben dem rundlichen Füllungsdefekt besonders die Randveränderung in Richtung zur großen Curvatur hinweist.

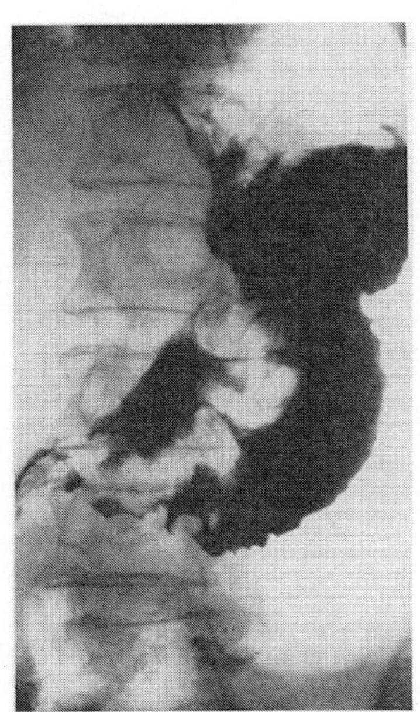

Abb. 105. Rö.Nr. 32332/52, ♀, 75 J. Schüsselförmig zerfallenes Carcinom. Der kleinen Curvatur sitzt ein flacher, größerer Krater sattelförmig auf. Er ist von einem kleinbogig begrenzten Randwall umgeben. Konvergierend zum Krater, ziehen noch einige rinnenartige Einsenkungen. Befund durch Sektion bestätigt

ε) Das schüsselförmig ulcerierende Carcinom mit scharfem Randwall

Das schüsselförmig zerfallende Carcinom mit Randwall bietet im Röntgenbild verschiedene Aspekte, die durch formale Faktoren des Tumors bedingt sind, d.h. durch das Verhältnis von Zerfall und Wucherung, weiterhin durch die Topographie und die sich daraus ergebende Darstellungsmethode. So lassen sich hier typische Untergruppen aufstellen, die in allen Größenstadien von der Frühform bis zur Maximalgröße nachgewiesen werden können.

Ein charakteristisches Bild bietet das Carcinom der kleinen Curvatur, wobei die Kraterbildung der Curvatur sattelförmig aufsitzt. Das Röntgenbild zeigt einen durch den Wall des Tumors bedingten Füllungsdefekt von halbkreisförmiger Gestalt mit zerklüfteter Oberfläche. Bei der en face-Darstellung finden wir bei Tumoren der kleinen Curvatur eine die Konturlinie nur wenig überragende Kraterform, ein Zeichen, daß der Gewebszerfall sich innerhalb der Wandschichten des Magens abspielt und unter Umständen sich noch auf die Mucosa und Submucosa beschränkt. Die Tiefe des Defektes ist so unter Beachtung des Verlaufs der kleinen Curvaturlinie gut abzuschätzen. Zur Bestimmung der Flächenausdehnung wird man zweckmäßigerweise die Kratergröße entlang der kleinen Curvatur messen und nicht die Ausdehnung des Kraters von der kleinen zur großen Curvatur; da infolge des sattelförmigen Sitzes an der kleinen Curvatur bei den Aufnahmen unter Kompression die Veränderungen der Vorder- und Hinterwand sich mehr oder weniger überdecken. Im ungünstigsten Falle wird daher dieser Flächendurchmesser die Hälfte des wahren Wertes angeben (Abb. 105).

Denkt man sich den Magen an der großen Curvatur aufgeschnitten und aufgeklappt, so gewinnt man den Eindruck, den auch ein entsprechendes Präparat vermittelt. Die Abb. 106a, b zeigen den gleichen Typ. Der Prozeß ist etwas weniger ausgedehnt. Wir sehen einen langen, schmalen Schattenfleck an der kleinen Curvatur, nur wenig die

Konturlinie überragend. Die Flächenausdehnung wird annähernd richtig nur durch die Ausdehnung des Kraters in Richtung der kleinen Curvatur wiedergegeben. Wie das Präparat zeigt, lag ein rundlicher, buchtiger Defekt vor. Der Grund des flachen Kraters

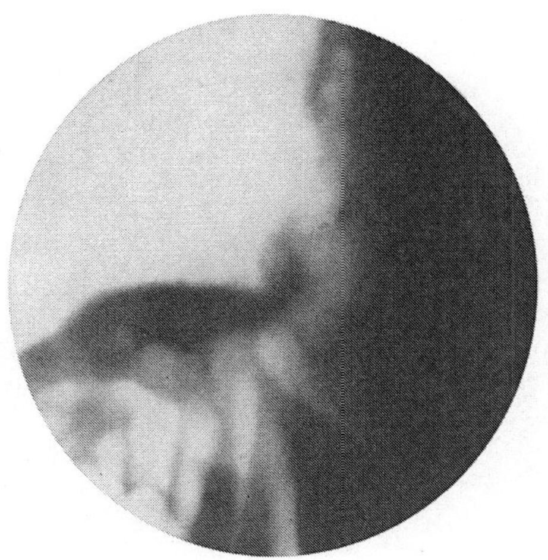

Abb. 106a. Rö.Nr. 27342/39, ♂, 42 J. Schüsselförmig zerfallenes Carcinom der kleinen Curvatur in der Angulusgegend. Flacher, sattelförmig der kleinen Curvatur aufsitzender Krater, von einem Randwall umgeben. Der Randwall setzt sich zum Teil aus kolbigen oder rundlichen Wülsten zusammen. Konvergierende Falten aus der Umgebung enden im Randwall oder erreichen in deformierter, zerstörter Gestalt den Krater

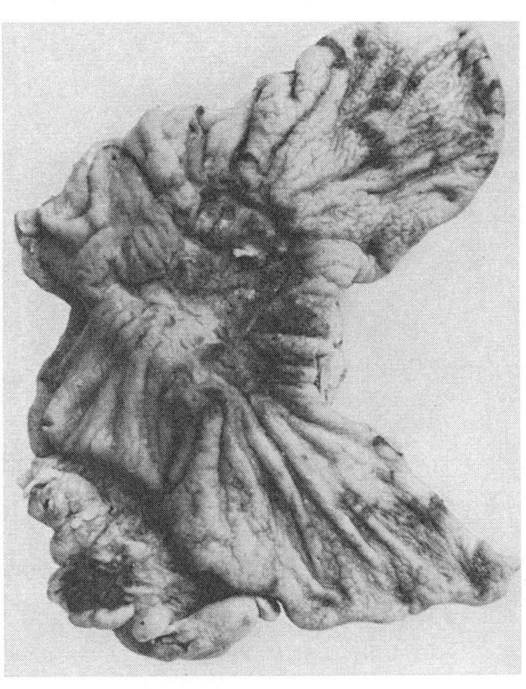

Abb. 106b. Resektionspräparat

ist uneben mit Vertiefungen und Höckerungen, die auch auf dem Röntgenbild zu erkennen sind. Ringförmig wird der Krater umgeben von einem wulstigen Wall, der aber nicht gleichmäßig nach Größe und Form ausgebildet ist. Stellenweise ist der Wall durch den buchtig vorgetriebenen Defekt unterbrochen oder durch flache, höckerige Gewebsmassen ersetzt. Stellenweise konvergieren die Magenfalten zum Krater; teils brechen sie vor dem Wall ab, teils erreichen sie ihn. Die Radiärkonvergenz der Falten ist kein nur dem Ulcus zugehöriges Symptom. Wir finden die Radiärkonvergenz auch beim Carcinom, wenn auch die Anordnung des Faltensternes die Ordnung und die Regelmäßigkeit des Aufbaues vermissen läßt. Die Unebenheiten des Kratergrundes können ein polypös anmutendes Relief hervorbringen. So zeigt die Abb. 107 einen größeren, sattelförmig der kleinen Antrumcurvatur aufsitzenden Krater von annähernd dreieckiger Gestalt, umgeben von einem Randwall, der, aus der Angulusgegend der kleinen Curvatur kommend, in einem großen Halbbogen den Krater umgibt. Innerhalb des Kraters finden sich verschieden große, rundliche Aufhellungen; sie entsprechen höckrigen Tumormassen am Krebsgrund. Durch die Ausbildung des wulstigen Randwalles kann es bei pylorusnahem Sitz zu einer Magenausgangsstenose kommen. Die flache Kraterbildung beeinflußt bei der Prallfüllung des Magens die Gesamtform und die Konturen des Magens gelegentlich

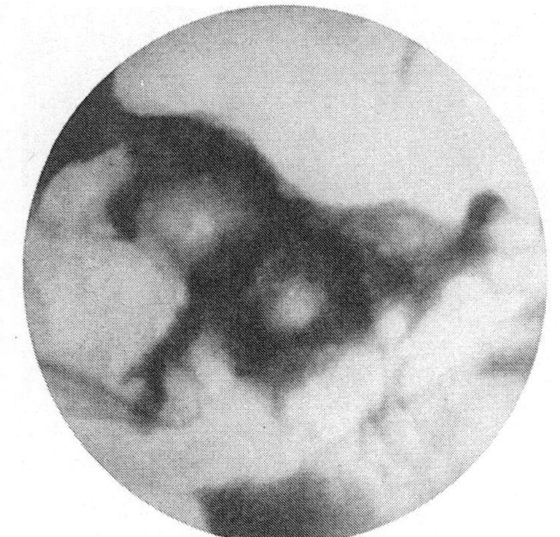

Abb. 107. Rö.Nr. 4002/57, ♂, 66 J. Schüsselförmig ulcerierendes Carcinom im Antrum. Ausgeprägter Randwall. Die dreieckige Form des flachen Kraters zeigt rundliche, polypös anmutende Füllungsdefekte

kaum, da der Kratergrund, völlig glatt oder leicht geschwungen, sich der Konturführung des Magens unauffällig anpassen kann. Peristaltikstarre und Reliefzerstörungen werden den Befund klären (Abb. 108a, b). Das an der großen Curvatur aufgeschnittene Präparat zeigt eine fünfmarkstückgroße, flache Geschwürsbildung von unregelmäßiger, zum Teil

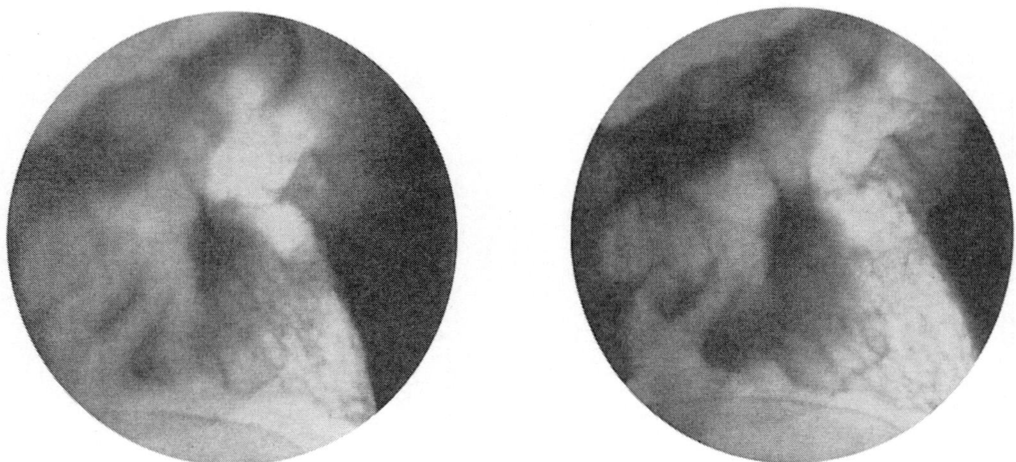

Abb. 108a. Rö.Nr. 31452/52, ♂, 54 J. Seichte Kraterbildung an der kleinen Curvatur. Randwall breit, wenig erhaben. Im Bereich der großen Curvatur grobwarzige Felderung der Schleimhaut

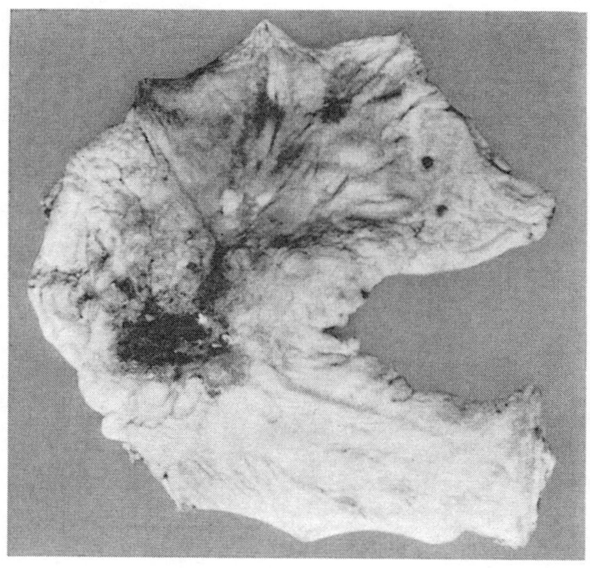

Abb. 108b. Resektionspräparat: fünfmarkstückgroßer, flacher Krater mit buchtig unregelmäßigem Rand und einer senkrecht zum Kraterrand laufenden Einsenkung. In der näheren Umgebung des Kraters sieht man große, höckerige Erhebungen. In der weiteren Umgebung eine grobe Felderung der Schleimhaut. Adenomatöses Cylinderzell-Carcinom

nierenförmiger Gestalt mit etwas erhabenem, höckerigem Rand. Die übrige Schleimhaut ist stellenweise atrophisch, stellenweise finden sich linsengroße, warzige Erhebungen. Die histologische Untersuchung ergab ein adenomatöses Cylinderzellcarcinom.

Die Abb. 109a, b zeigen einen kleinen schüsselförmigen Krebs, der besonders charakteristische Veränderungen des Randwalles und der weiteren Umgebung zeigt. Cardiawärts vom Krater wird der Wall aus erbsen- bis bohnengroßen Gewebshöckern gebildet. Pyloruswärts wird der Wall gleichförmiger, ballonreifenartig, durchquert von zarten strichförmigen Kontrastansammlungen, die den noch erhaltenen engen Faltentälern im Randwall entsprechen. Auf der Abb. 109a setzen sich diese Kontrastrinnen jenseits des Randwalles in breiten Faltentälern fort. Die Abb. 109b zeigt einen Kontraktionszustand des Antrum. Der Krater mit Randwall und Faltenrinnen bleibt unverändert — wie auf

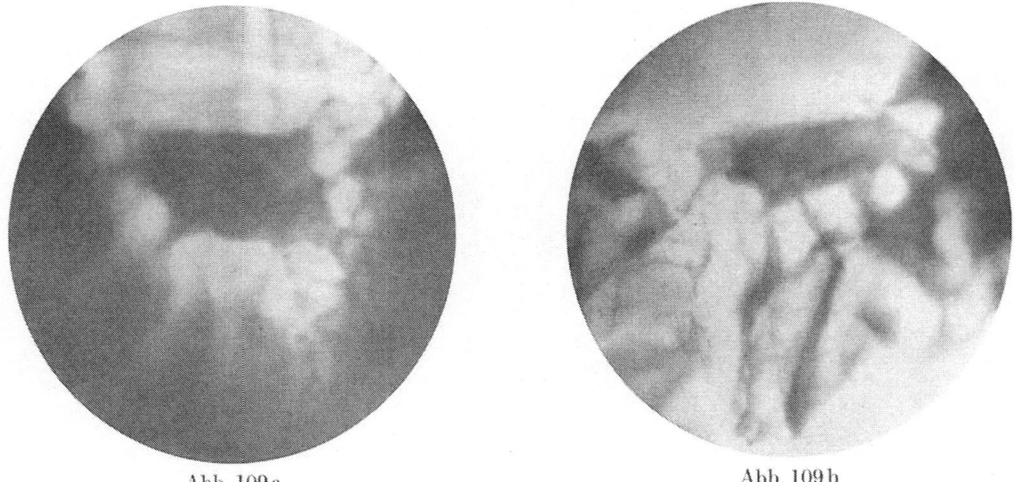

Abb. 109a. Rö.Nr. 11259, ♂, 74 J. Flache Kraterbildung, sattelförmig der kleinen Curvatur im Antrum aufsitzend. Ausgeprägter Randwall; cardiawärts rundlich höckerig, von rinnenförmigen Einsenkungen durchzogen, die sich jenseits des Randwalles als Faltentäler fortsetzen. Deutliche Radiärkonvergenz der Falten zum Krater

Abb. 109b. Derselbe Fall. Aufnahme während der Kontraktion und Entleerung des Antrum. Krater und Randwall bleiben infolge der Starre in ihrer Form unverändert, während die weitere Umgebung sich entsprechend der Funktion umbaut. Befund im Resektionspräparat bestätigt. Histologisch: klein alveoläres Carcinom

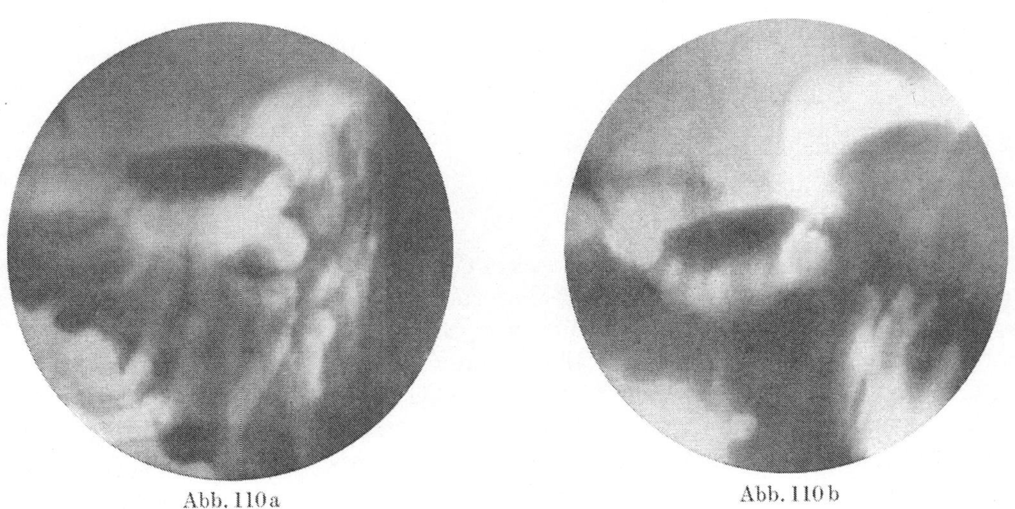

Abb. 110a. Rö.Nr. 4781/57, ♂, 79 J. Pinienkerngroße, flache Kraterbildung an der kleinen Curvatur im Antrum. Typischer Randwall, teils höckerig knotig, teils glatt von strichförmigen Einsenkungen durchzogen, die sich als Faltenrelief jenseits des Walles verfolgen lassen

Abb. 110b. Derselbe Fall. Kontraktionsphase. Der Krater mit seinem Randwall bleibt infolge der Wandstarre unverändert, während das vom Carcinom freie Gebiet sich entsprechend der Funktion umbaut

der Abb. 109a — infolge der Gewebsstarre, während die Faltenformationen jenseits des Walles auf Grund der erhaltenen Wandelastizität die typische, normale Funktionsabänderung zeigen. Die Grenze zwischen dem erstarrten Randwall und der normalen Umgebung wird so durch das Funktionsstudium besonders gut deutlich.

Den gleichen Typus, nur bereits wesentlich kleiner, zeigt die Abb. 110a, b. Ein etwa pinienkerngroßer Krater sitzt präpylorisch der kleinen Curvatur sattelförmig auf. Der Grund des Kraters ist glatt. Auch hier wird der Randwall von sehr zarten, rinnenförmigen Einsenkungen durchzogen, die sich jenseits des Walles zu breiten Faltentälern erweitern. Bei einer Funktionsprüfung mittels der Stoßpalpation baut sich das Faltenrelief jenseits des Walles in normaler Weise um, während die Fortsetzung der Faltentäler, die rinnenartigen Einsenkungen des Randwalles, in ihrer Starre verharren. Der cardiale Teil des Randwalles zeigt darüber hinaus noch rundliche, ovale Aussparungen, die sich etwa bis

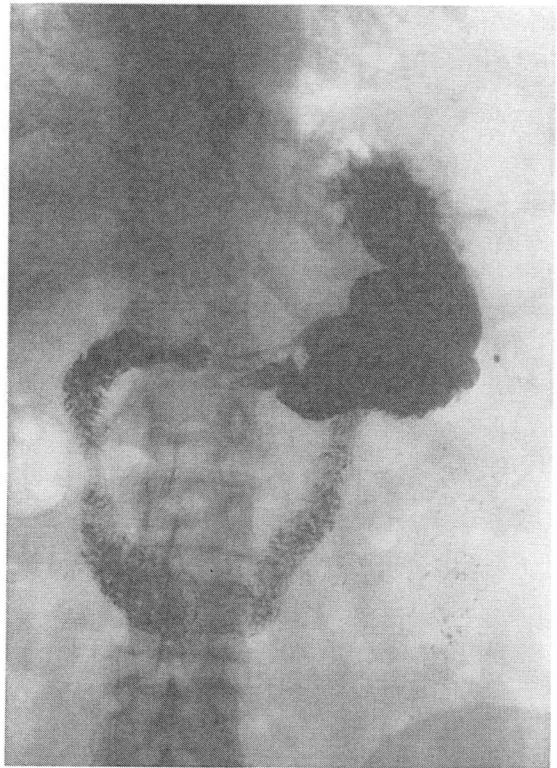

Abb. 111 a

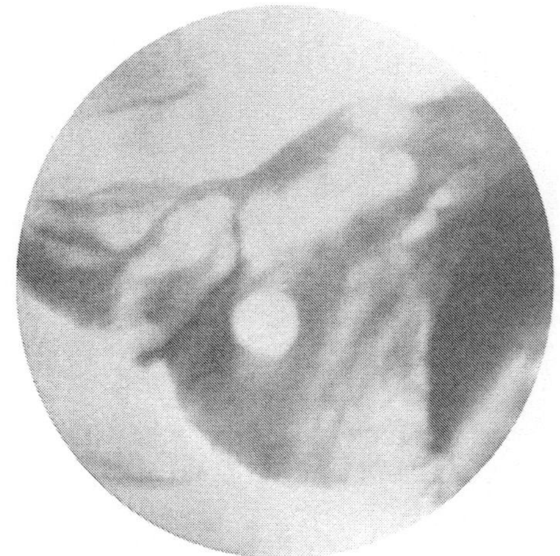

Abb. 111 b. Gezielte Aufnahme des Antrum. Längliche, seichte Kraterbildung an der kleinen Curvatur von einem Randwall umgeben, der noch zarte rinnenförmige Einsenkungen (Faltentäler) erkennen läßt. Innerhalb des Randwalles und in der Umgebung erbsgroße polypöse Aufhellungen. Das Feinrelief der weiteren Umgebung ist grob, zum Teil warzig gefeldert

Abb. 111 a. Rö.Nr. 1671/59, ♀, 70 J. Übersichtsaufnahme des Magens in Bauchlage auf dem Buckytisch. Etwas ungewöhnliches Relief im Antrum

zur Magenmitte verfolgen lassen. Das Resektionspräparat, an der kleinen Curvatur aufgeschnitten, zeigt einen unregelmäßig nierenförmig gestalteten, flachen Geschwürskrater von einer Längsausdehnung von 2,5 und einer Breite von 1 cm. Die Ulceration ist von einem wallartig erhabenen, unregelmäßigen, zum Teil groben, zum Teil feinhöckrigen Rand umgeben. Der Ulcerationsgrund ist von weißlichen Membranen bedeckt. Zur Hinterwand hin hat der Geschwürsgrund in der Nähe des Pylorus in einer etwa knapp pfennigstückgroßen Ausdehnung eine seichte Abflachung erfahren, in deren Bereich man eine unregelmäßige Erosion erkennen kann. Feine Höckerbildungen gehen auch auf die angrenzende Hinterwand des Magens über. Darüber hinaus finden sich in der Mitte der Hinterwand noch zwei beetartige Höckerbildungen von etwa Bohnengröße in einem markstückgroßen, narbig aussehenden Bezirk. Die Schleimhaut an der kleinen Curvatur ist besonders unregelmäßig höckrig. Die histologische Untersuchung ergab ein ziemlich stromareiches, adenomatöses Carcinom.

Geht man einen weiteren Schritt in der Entwicklung zurück, so sind wir bei einem frühen Stadium, bei einer Frühform des Krebses, angelangt. Auch hier wieder die seichte Ulceration mit einem Maximaldurchmesser von 2 cm (Abb. 111a—c). Typisch wieder der Wall, an dem das Relief abbricht. Einzelne quer zum Randwallverlauf ziehende Rinnen deuten noch das ehemalige Relief an. Umgeben ist der Randwall noch von mehreren

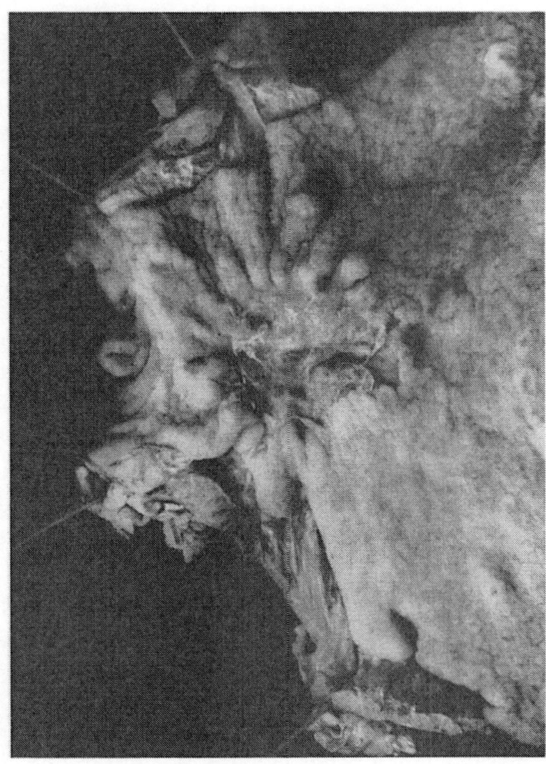

Abb. 111 c. Resektionspräparat (s. Text)

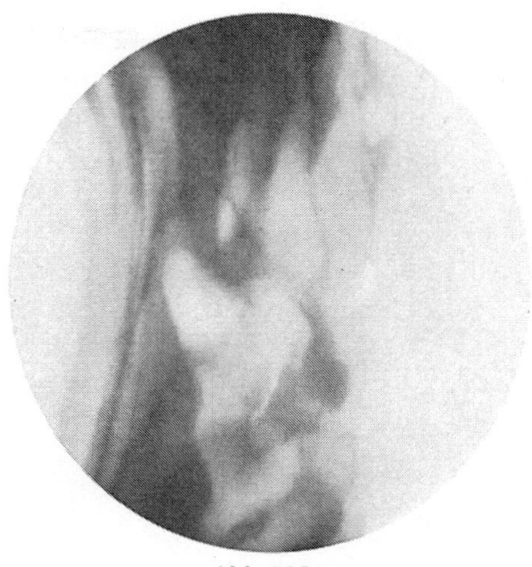

Abb. 112 a

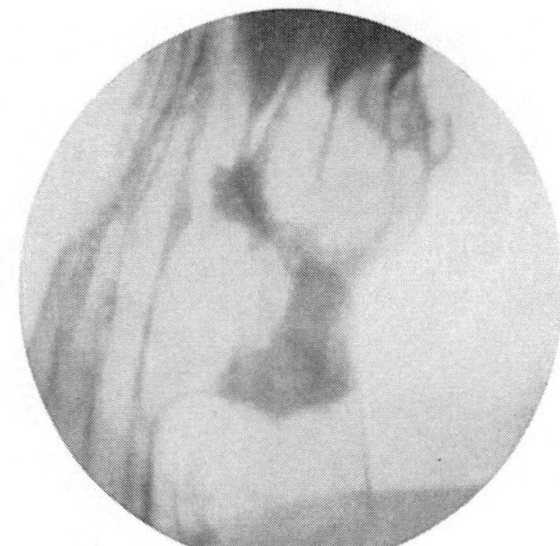

Abb. 112 b

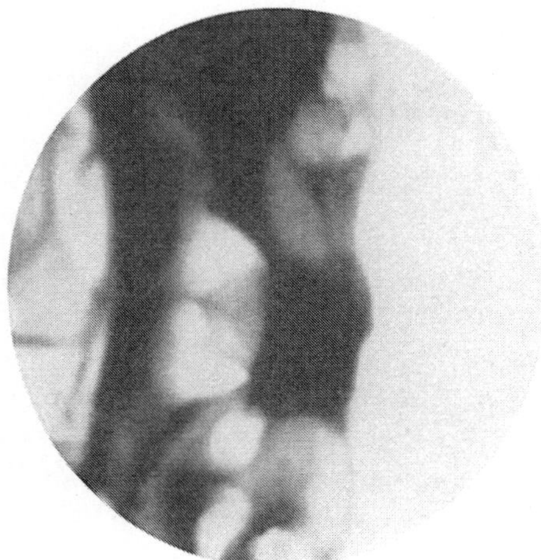

Abb. 112 c

Abb. 112 a. Rö.Nr. 74276/44, ♂, 65 J. Gezielte Aufnahme der Pars descendens des Magens. Atypische Abwandlung des Schleimhautreliefs. In einem teils relieflosen Bezirk finden sich zwei kleine formlose Kontrastflecken

Abb. 112 b. Derselbe Bezirk 4 Wochen später aufgenommen. Der untere sehr flache Schattenfleck erscheint etwas größer

Abb. 112 c. Derselbe Bezirk 6 Monate später. Ausgeprägte flache Kraterbildung mit Randwall, der aus kolbigen und rundlichen Erhebungen besteht. Deutliche Konvergenz der umgebenden Falten

bis erbsengroßen Polypen, die bei der histologischen Untersuchung kein carcinomatöses Wachstum zeigten. Die übrige Antrumschleimhaut zeigt teils eine grobe, teils eine feine Felderung im Sinne einer vergröberten Are-agastrica-Zeichnung. Die funktionelle Abänderung des Reliefs außerhalb des Randwalles steht auch hier im markanten Gegensatz zu der Starre des Kraters und des Randwalles. Die Krebsentwicklung liegt hier, wie auch beim vorigen Fall, in einem Bezirk, der noch stärkere hyperplastische gastritische Veränderungen und Polypenbildungen aufweist. Der histologische Befund lautet: Erosion, am Rande größtenteils von einem flächenhaft ausgebreiteten adenomatösen Carcinom bewachsen, das noch kaum Tiefenwachtum aufweist; nur in der Mitte der Erosion Granulationsgewebe mit fibrinös-leukocytärem Exsudat. Schleimhaut am Erosionsrande teils von Carcinom frei, teils — zum Pylorus hin — von Carcinom in der Art eines oberflächlichen Carcinoms bewachsen (Einsendungs-Nr. 270/59, Untersucher: Prof. LAAS).

Entwicklungsstadien von einer Frühform bis zur ausgeprägten Kraterbildung zeigen die Abb. 112a—d. Es wurde schon darauf hingewiesen, daß der formlose oberflächliche Substanzverlust in Gemeinschaft mit einem atypischen Relief der Umgebung ein Hinweis auf eine Frühform sein kann. Die Abb. 112a zeigt etwa in Corpusmitte, der großen Curvatur genähert, zwei kleine formlose Kontrastansammlungen, die sehr oberflächlichen Defektbildungen entsprechen. Einige Schleimhautfalten konvergieren; andere verlieren sich, indem sie schmäler werden, schon in der Umgebung, ohne den Krater zu erreichen. Zwischen den Defekten liegen relieflose Bezirke. Bei einer Kontrolluntersuchung 4 Wochen später erscheint der distal gelegene Schattenfleck größer. In cranialer und caudaler Richtung schließt sich eine veränderte Schleimhautpartie an, die spontan und auch bei der Stoßpalpation kein klares Relief mehr aufbaut. Der Bezirk ist cranial begrenzt von Schleimhautfaltentälern, die sich verjüngend hier abbrechen oder sich strichförmig bis in die Kratergegend fortsetzen. Wir haben hier das Bild zweier flacher, formloser Ulcerationen vor uns, die durch einen seichten Defekt in Verbindung stehen. Die Defekte liegen in einem pathologisch veränderten Gebiet, in dem kein normales Relief mehr aufgebaut wird. Der Abbruch und Übergang der umgebenden Faltenzüge erinnert an das Verhalten des Reliefs im Bereich des Randwalles der anfangs genannten Untergruppe. Bei einer Kontrolle 6 Monate später hat sich das Bild wesentlich geändert (Abb. 112c). Aus den beiden getrennt liegenden oberflächlichen Ulcerationen ist ein flacher Krater geworden mit deutlichem Randwall, entsprechend den vorher beschriebenen Fällen. Das anatomische Präparat zeigt einen seichten Krater, der zur kleinen Curvatur hin einen wulstigen Randwall aufweist. Die für die frühe Diagnostik bedeutsamsten Veränderungen finden sich pylorus- und kardiawärts. Hier schließt sich ein relieflosen Bezirk mit warzigen Erhebungen und flachen Einsenkungen an. Es handelt sich dabei um erosive und hyperplastische Veränderungen, also um entzündliche Veränderungen im Sinne der chronischen Gastritis. Die histologische Untersuchung der Ulceration ergab ein Carcinom.

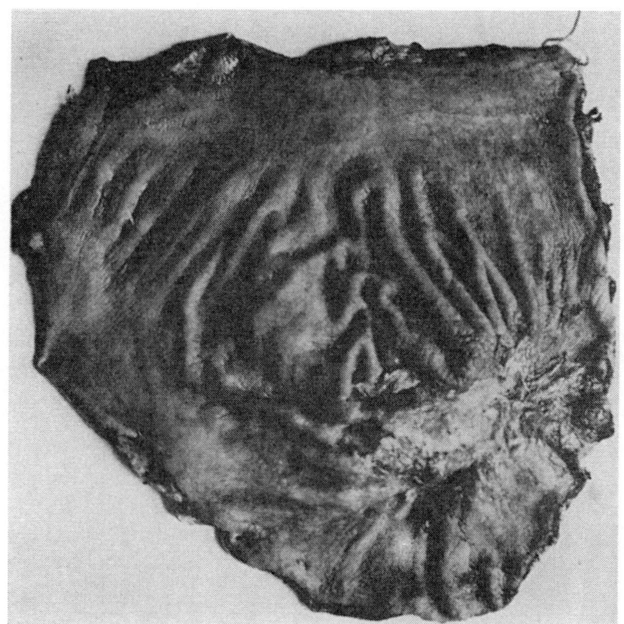

Abb. 112d. Resektionspräparat (s. Text)

Liegt der Prozeß an der Hinter- oder Vorderwand, so gelingt es meistens in einem en face-Bild, das pathologische Geschehen zur Darstellung zu bringen. Die Abb. 113a, b zeigen einen 4:3 cm messenden, ovalen Bezirk, der zentral einen länglichen, etwas unregelmäßigen Kontrastfleck, entsprechend einer Kraterbildung, aufweist. Der Schatten ist von einem ovalen Aufhellungssaum umgeben, der auf der einen Seite scharflinig begrenzt ist, in Richtung zur großen Curvatur aber weniger scharf abgesetzt ist. Bei der tangentialen Ableuchtung der Hinterwand stellt sich eine daumenendgliedgroße, in der Curvaturrichtung maximal 4 cm messende Aussparung dar. Auf der Kuppe des Füllungsdefektes findet sich eine flache Kraterbildung. Hier hat sich auf der Höhe der Tumormasse der Defekt ausgebildet. Wir haben hier eine in das Mageninnere versenkte Kraterbildung

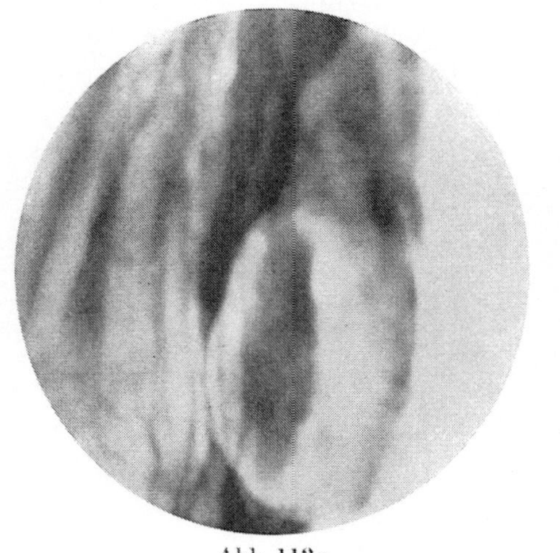

Abb. 113a

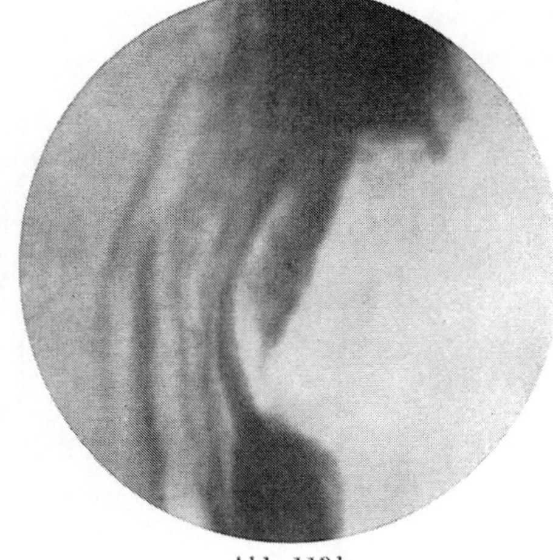

Abb. 113b

Abb. 113a. Rö.Nr. 13588/54, ♂, 61 J. Gezielte Aufnahme der Pars descendens. Ovaler Tumor mit versenktem Krater an der Hinterwand des Magens (Ringwall-Carcinom)

Abb. 113b. Derselbe Fall in tangentialer Einstellung zeigt den Defekt an der Hinterwand randständig

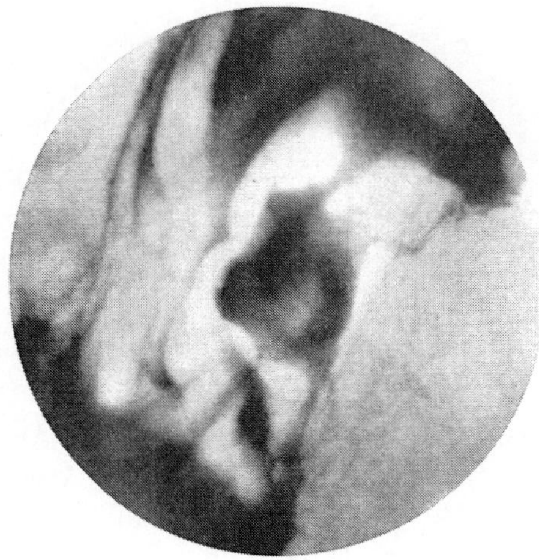

Abb. 114. Rö.-Nr. 9856/54, ♀, 58 J. Ulcusähnlicher tiefer Krater an der Hinterwand der Pars descendens. Der Krater ist vieleckig und von einem Wall umgeben, der einen Füllungsdefekt an der großen Curvatur hervorruft. Carcinom durch Operation bestätigt (s. Text)

vor uns. Diese Form kann auch als ein vorwiegend endogastral sich entwickelndes Carcinom mit zentralem Zerfall gedeutet werden.

In anderen Fällen entspricht die Randwallbildung mehr derjenigen, die wir bei den sattelförmig der kleinen Curvatur aufsitzenden Carcinomen gefunden haben, oder es treten auch ulcusähnliche Bilder auf. Die Abb. 114 zeigt inmitten der Hinterwand eine ca. 2:2,5 cm messende Kraterbildung. In Richtung zur großen Curvatur ist die Kratergrenze mehrbogig, das Schleimhautrelief in dieser Richtung auffallend spärlich, wenig gegliedert. Zum übrigen Kraterrand besteht eine gewisse Radiärkonvergenz der umgebenden Falten. Vier Monate nach der ersten Untersuchung läßt sich allseitig ein ausgeprägter Randwall nachweisen, an dem die Falten zum Teil scharflinig abbrechen. Überquert wird auch hier der Randwall durch rinnenartige Einsenkungen, die als Reste von Faltentälern aufgefaßt werden müssen. Der Krater selbst erscheint tief, vielgestaltig eckig, am Rande mit rundlich warzigen Aussparungen. Bei der Operation konnte ein markstückgroßes, tiefes Ulcus mit wallartig erhabenen, unregelmäßigen, höckrigen, starren Rändern von sehr derber Beschaffenheit getastet werden. Das Carcinom war an der Basis des Mesocolon unmittelbar an der Durchtrittsstelle der Flexura duodeno-jejunalis

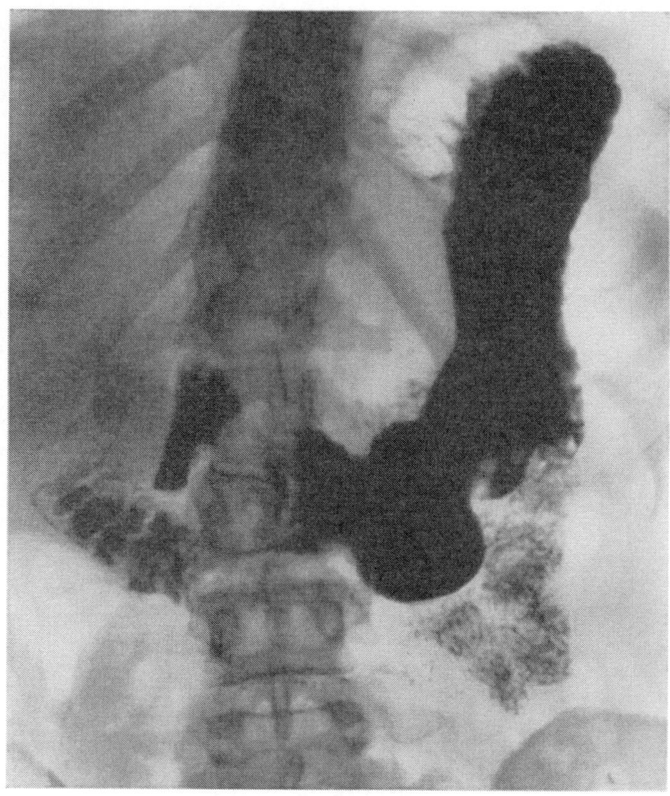

Abb. 115a. Rö.Nr. 458/59, ♀, 29 J. Magenübersichtsaufnahme in Bauchlage. An der großen Curvatur findet sich ein Füllungsdefekt mit einem zentralen Krater

in einem etwa zehnpfennigstückgroßen Gebiet penetriert. Auf eine Resektion mußte verzichtet werden. Es wurde ein Lymphknoten zur Probeexcision entnommen; er ergab Metastasen eines medullären, ziemlich großzelligen Carcinoms.

Es sei noch betont, daß die schüsselförmigen, ulcerierenden Carcinome durchaus nicht immer in typischen Bildern auftreten und Übergänge und Überschneidungen sowohl zu den polypös wachsenden als auch zu den infiltrierenden Formen vorkommen. Als Untergruppe der kraterförmigen Carcinome mit Randwall verdienen die nischenähnlichen Carcinome eine besondere Erwähnung. Wir finden hier Kraterformen, die den napf- oder pilzartigen Nischenformen des Geschwürs ähneln, ja, vielfach ist der Defekt der Ulcusnische völlig gleichgestaltet. Die ulcusähnlichen Carcinome fanden sich in unserem Material häufig in der Nähe oder direkt an der großen Curvatur. Die Stanzlochform des Kraters darf nicht dazu verleiten, ein Ulcus ventriculi anzunehmen. Einen entscheidenden Hinweis kann auch hier das zerstörte Relief der Umgebung liefern.

Auch an der großen Curvatur finden sich sattelförmig aufsitzende, flache Kraterbildungen in der gleichen Weise, wie wir sie an der kleinen Curvatur in charakteristischer Weise häufiger antreffen (Abb. 115a—c). Die Operation (Prof. PRINZ) ergab eine walnußgroße Tumorbildung mit einem zentralen Geschwürskrater. Das Präparat zeigt eine daumenkuppengroße Ulceration mit unregelmäßig höckrigem Grund und höckrig erhabenem Rand, zu dem von allen Seiten radiär gestellte, grobe Schleimhautfalten ziehen. Im Antrum sieht man knapp erbsengroße, unregelmäßig vorspringende Magenfelder neben linsengroßen Dellen, nach Art von abgeheilten Erosionen. Die histologische Untersuchung ergab: Im Geschwürsgrund ziemlich spärliche Wucherungen eines scirrhösen Carcinoms, stellenweise bis zur Serosa reichend. Die Frage, ob es sich hier um ein Ulcuscarcinom handelt, kann nicht mit Sicherheit entschieden werden (Prof. LAAS), (okkultes Blut im Stuhl 4mal negativ; Magensonde: Gesamtacidität 60, freie HCl 40).

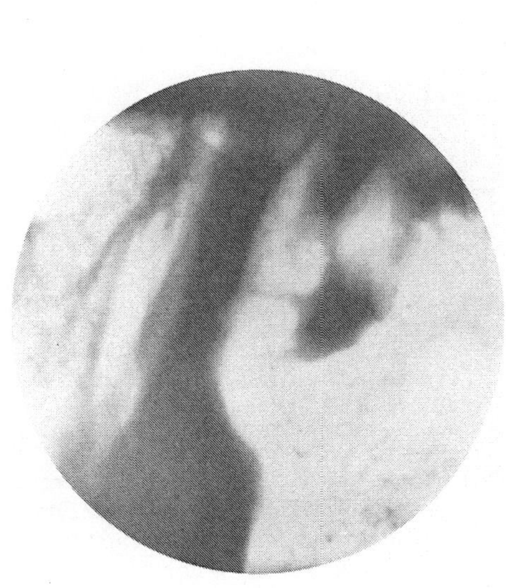

Abb. 115b

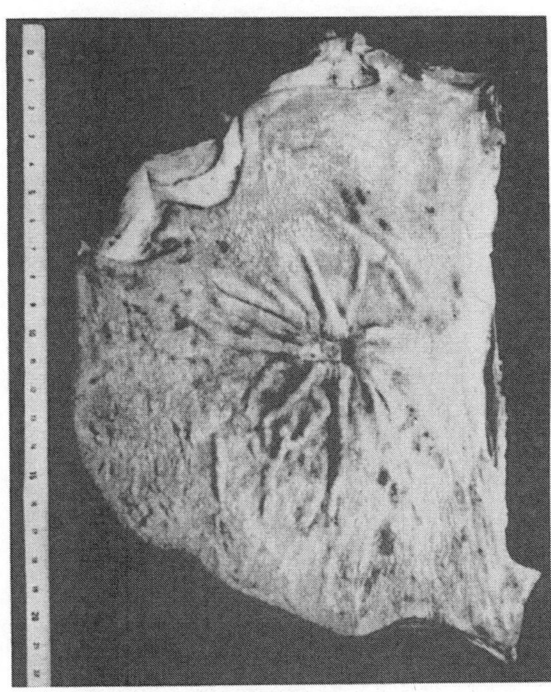

Abb. 115c

Abb. 115b. Gezielte Aufnahme. Mandelgroßer Krater, von einem Randwall umgeben. Rinnenförmige starre Einsenkungen durchqueren den Randwall. Der Befund entspricht in Form und Funktion den kleinen kraterförmigen Carcinomen der kleinen Curvatur (Abb. 108, 109, 110)

Abb. 115c. Das Resektionspräparat zeigt eine fingerkuppengroße Kraterbildung mit einem derben höckerigen Randwall, in dem einige radiär gestellte Falten kolbig verdickt enden. Stark vergröberte Magenfelderung im Antrum mit erbsgroßen Erhabenheiten und linsengroßen Dellen (abgeheilte Erosionen). Die histologische Untersuchung ergab am Grunde des Kraters Wucherungen eines scirrhösen Carcinoms, die stellenweise bis zur Serosa reichten. Die Frage, ob ein entartetes Ulcus vorlag, konnte nicht mit Sicherheit entschieden werden

ζ) Das infiltrativ-ulcerierend wachsende Carcinom ohne scharfen Randwall

Das geschwürige Carcinom ohne ausgesprochenen Wall und ohne scharfe Grenze tritt häufiger auf als das Ringwallcarcinom. Durch den Tumorbefall wird die Magenwand erheblich verdickt. Die geschwungenen Linien der Curvaturen werden unregelmäßig, teilweise gradlinig, starr, eckig. Bei zirkulärem Befall kann ein röhrenförmiges, starres, eingeengtes Lumen entstehen. Im Antrum lokalisiert, finden wir hier einen engen Kanal (Carcinomzapfen bzw. Carcinomdistanz), der gegen die intakte Magenwand so abgesetzt ist, daß die große Curvatur unvermittelt gegen die kleine Curvatur herangezogen erscheint. Bei noch begrenztem Befall der Magenwand ist die Folge ein Füllungsausfall, der aber nicht wie beim polypös wachsenden Carcinom in umschriebener Weise in das Magenlumen vorspringt; hier ist es eine Verdickung der Wand, die sich ohne scharfe Grenze verliert. Die durch die Wandverdickung hervorgerufene Einengung des Lumens ist unter Umständen wenig auffallend. Sie kann die Form einer flachen peristaltischen

Welle vortäuschen. Der Tumor hat die Tendenz, zirkulär die Wand zu durchdringen. Dabei kommt es zu einer manschettenartigen Einschnürung der Magenwand (Abb. 116). Das Corpus ventriculi kann so röhrenförmig eingeengt sein. Sind noch Bezirke frei von Tumor, z.B. das Antrum, dann läßt sich durch Vergleich mit der Antrumweite die Wandverdickung des Tumors in etwa abschätzen. Die röhrenförmige Einengung kann zu einer Sanduhrform des Magens führen. Gegenüber der beim Magengeschwür oder beim Spasmus auftretenden Enge, beruhen die Unterschiede auf den zirkulären, flächenhaften Infiltrationen der Wand. Die Mucosa wird zerstört. Es bilden sich große geschwürige Flächen

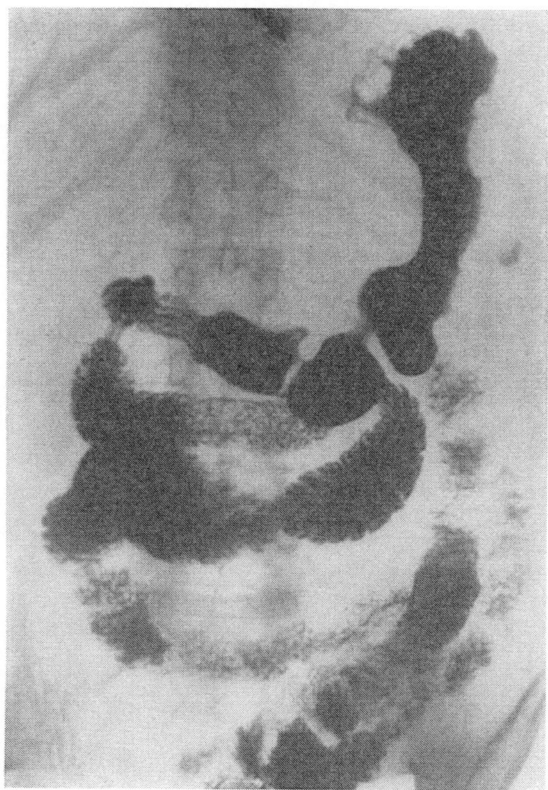

Abb. 116

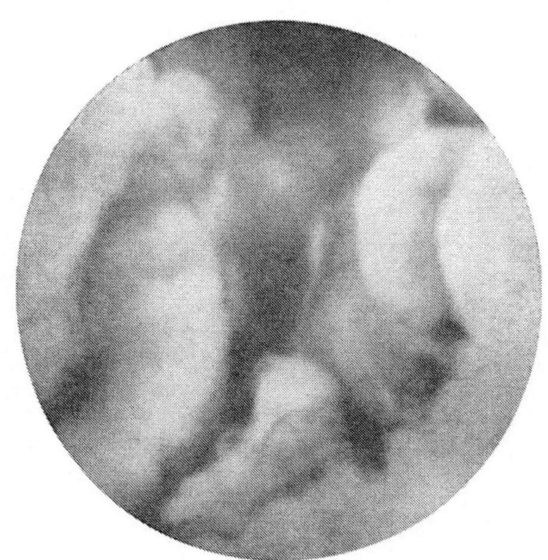

Abb. 117. Rö.-Nr. 6392/55, ♀, 46 J. Gezielte Aufnahme. Zerstörtes Magenrelief durch ein diffus infiltrativ wachsendes Carcinom der gesamten Pars descendens. Befund durch Sektion bestätigt

Abb. 116. Rö.Nr. 7307/56, ♀, 64 J. Übersichtsaufnahme des Magens in praller Kontrastmittelfüllung. Die Pars descendens des Magens ist röhrenförmig eingeengt, die Konturen sind steif, eckig. Im normalen Antrum läuft eine peristaltische Welle ab. Das Mißverhältnis in der Weite des Magenkörpers und des Antrum tritt deutlich hervor. Schnelle Magenentleerung. Infiltrativ mit starker Verdickung der Magenwand wachsender Tumor

ohne scharfen Randwall. Die Unebenheiten der Wucherungen und des Zerfalls bedingen die unebenen Randkonturen. Die Wandelastizität ist aufgehoben; Starre der Wandungen, Peristaltikriegel bzw. Peristaltikausfall ergänzen das Bild. Das Relief im Sinne von Faltenbergen und Faltentälern ist ausgelöscht. Es stellt sich eine mehr oder weniger glatte Fläche dar, oder es finden sich mitunter grabenartige Vertiefungen zwischen gratigen Erhebungen, oder man sieht auch relieffreie Bezirke. Der ehemalige Faltenverlauf kann auch angedeutet sein (Abb. 117). Manchmal gelingt es, eine Grenzlinie zwischen dem zerstörten und dem noch erhaltenen Relief darzustellen (Abb. 118a, b).

Zur Prüfung, welche Bezirke noch frei von infiltrativem Wachstum sind, wird auch die Gasfüllung des Magens herangezogen. Auch Vergleichsaufnahmen auf dem Buckytisch in Bauch- und Rückenlage können durch die Verlagerung der Magenluft und einer eventuell hieraus resultierenden Dehnung von Magenteilen bei dieser Frage Auskunft geben. Die Wanddicke des Tumors kann eventuell aus angrenzenden gashaltigen Organen (Colon) erschlossen werden. Auch durch die Parietographie bei gleichzeitigem Pneumoperitoneum ist eine entsprechende Auskunft zu erhalten.

Bei der Frühdiagnostik muß nach umschriebenen Wandverdickungen oder nach Ulcerationen, die auch im Frühstadium auftreten, gesucht werden. Man findet einen umschriebenen Peristaltikausfall oder auch eine Formveränderung der Wand unter der Peristaltik, als sei die Wand durch eine Stahlfeder versteift (Abb. 119a, b).

Eine noch auf kleinem Bezirk umschriebene Wandverdickung, die zu einem flachen Füllungsdefekt an der Hinterwand im oberen Corpusdrittel geführt hatte, zeigt die Abb. 120a, b. Kein Randwall begrenzt den Bezirk, sondern schildförmig, mit sanften Übergängen zur normalen Magenwand finden wir hier einen infiltrierten Bezirk. Inmitten des flachen Füllungsdefektes liegen zwei kleine bizarre Ulcerationen. Das Präparat zeigt nach Größe und Form einen mit dem Röntgenbild völlig übereinstimmenden Befund.

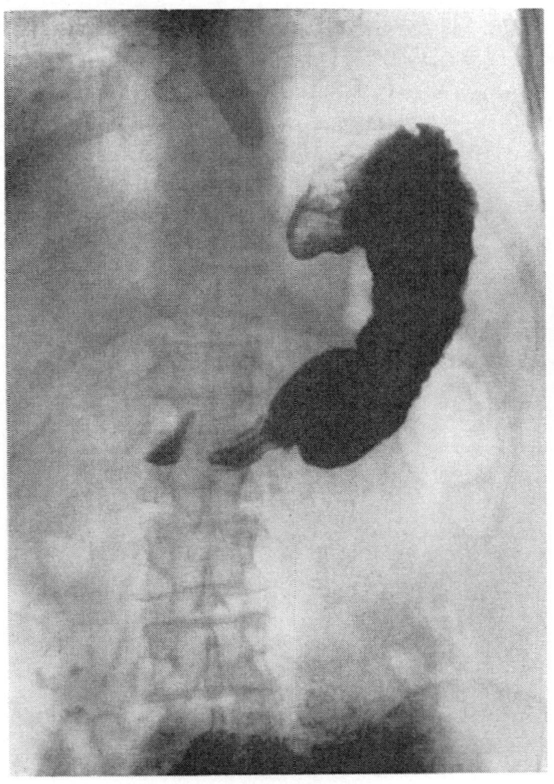

Abb. 118a

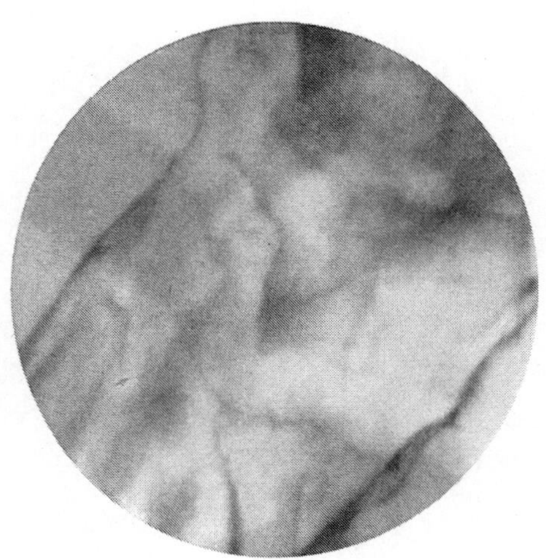

Abb. 118b. Gezielte Aufnahme des Innenreliefs. Die im distalen Abschnitt noch erhaltenen Schleimhautfalten hören an einer querverlaufenden Grenzlinie auf. Cardiawärts davon ist das Relief zerstört

Abb. 118a. Rö.Nr. 6354/59, ♀, 59 J. Infiltrativ wachsendes Carcinom der Pars descendens des Magens, die röhrenförmig, mäßig stark eingeengt ist; Mißverhältnis zur Weite des Antrum. Zerstörung der großen Kurven an der Minor- und Majorseite

An umschriebener Stelle findet sich ein fünfmarkstückgroßer, infiltrierter, verdickter Wandbezirk mit kleinen Defekten und zentralen Höckerbildungen. Trotz dieser geringen Ausdehnung bestanden bereits Lungenmetastasen. Eine Frühform, bei der ein eingehendes Schleimhautstudium möglich war, zeigt der Fall Abb. 121a. Auch hier sitzt das beginnende Carcinom an der Hinterwand im oberen Drittel des Corpus. Es findet sich hier weder ein Füllungsdefekt noch ein Krater. Das entscheidende Symptom war das Fehlen von typischem Schleimhautrelief an ganz umschriebener Stelle in einer Fläche von kaum Pfennigstückgröße.

Der Röntgenbefund lautete: Umschriebener Reliefausfall, Verdacht auf beginnendes Carcinom. Der klinische Befund ergab keinen entscheidenden Hinweis, eine gastroskopische Untersuchung ebenfalls keinen pathologischen Befund. So wurde der Patient nicht operiert. Zwei Jahre später erfolgte eine erneute Untersuchung. Es fand sich an gleicher Stelle jetzt ein größeres Carcinom, das in seiner Form noch an die Frühform erinnert. Die Aufnahmen zeigen einen großen relieflosen Bezirk. Pyloruswärts findet sich die Andeutung eines Randwalles (Abb. 121b). Bei der Operation wurde das Carcinom nach Form und Ausdehnung mit dem Röntgenbefund in Übereinstimmung gefunden. Eine Resektion konnte aber nicht mehr durchgeführt werden, da bereits Lebermetastasen bestanden.

Der Nachweis derartig kleiner infiltrierter Bezirke ist nicht in Magenregionen zu erwarten, die nicht palpabel sind und schon normalerweise an der Peristaltik nicht oder nur unbedeutend teilnehmen. Es handelt sich dabei praktisch um die gesamte Fornixregion. Es ist nicht zu erwarten, daß Frühformen des infiltrativ wachsenden Krebses die Form der Magenblase erkennbar verändern.

Bei Cardiacarcinomen kommt es bei Frühformen schon eher zur Funktionsstörung, die den Fluß des Kontrastmittels stören. Bei den Tumoren im Cardiabereich werden die selteneren Sphinctertumoren, die noch bis zu den ersten 3 cm der kleinen Kurvatur herabreichen können, von den Tumoren an der Hinterwand des oberen Magenteiles [infracardial, juxta-oesophageal (Moutier)] abgegrenzt. Röntgenologische Symptome ergeben sich aus dem gleichzeitigen Befall des Oesophagus und des Magens. Dilatationen des Oesophagus, Stop des Contrastmittels, strangförmige Deformierungen der letzten Oesophagusstrecke und Änderungen der Magenblase sind die Symptome dieser Tumoren (Santy; Vachon; Martin-Noel; Maillet). Bei noch umschriebenen Prozessen dieser Gegend können eine ruckartige oder sehr kurzzeitige Unterbrechung der Oesophaguspassage sowie eine magenwärts konvex verlaufende Fornixwand einen Hinweis geben. Bei ausgedehnteren Prozessen, die auch zur Deformierung der Magenblase führen, ist die Kontrastmittelrückstauung im Oesophagus obligat (Abb. 122). Der Abstand zwischen der restierenden Magenblase und der Zwerchfellkuppe vermag nur richtig beurteilt zu werden, wenn die wechselnde Lage der Magenblase zum Zwerchfell berücksichtigt wird. Ein vergrößerter Abstand zwischen Zwerchfellkuppe und Magenblase kann vorgetäuscht werden. Transversale Aufnahmen klären über die Lage des Fornix und über einen durch die Projektion vorgetäuschten großen Abstand auf dem Frontalbild auf. Gewöhnlich beträgt

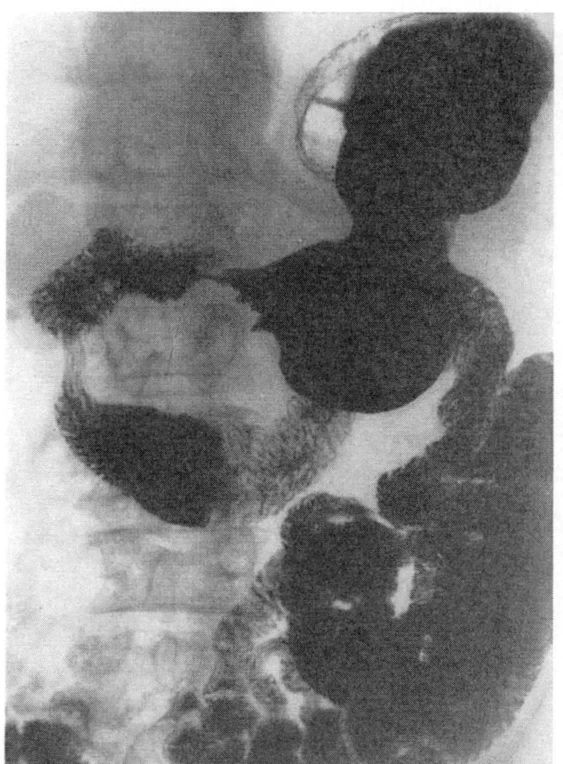

Abb. 119a

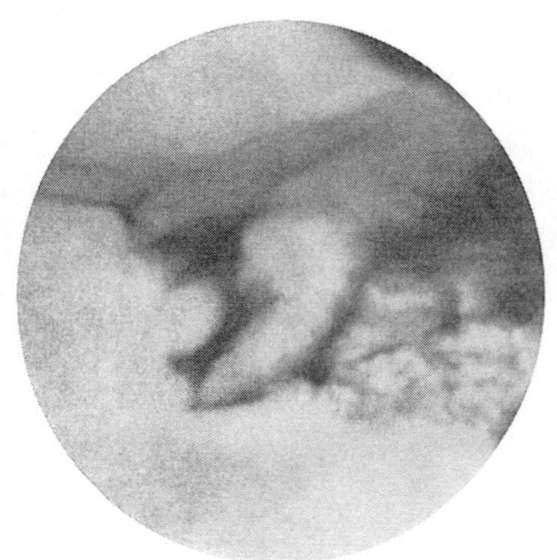

Abb. 119b

Abb. 119a. Rö.Nr. 7653/59, ♂, 71 J. Übersichtsaufnahme des Magens bei praller Füllung. Funktionszustand. Die kleine Curvatur ist streckenweise gradlinig steif, als sei sie durch eine Metallfeder verstärkt

Abb. 119b. Gezielte Aufnahme. Im Bereich der kleinen Curvatur längliches Feld ohne Faltenzeichnung, umgrenzt in Richtung zur großen Curvatur und pyloruswärts von funktionstüchtigem Relief. Das Resektionspräparat zeigt an der Stelle der kleinen Curvatur eine flache, derbe Platte mit kleiner oberflächlicher Ulceration. Die histologische Untersuchung ergibt ein kleinalveoläres Adenocarcinom, das überwiegend im Schleimhautbereich wächst mit Ausläufern bis in die Serosa

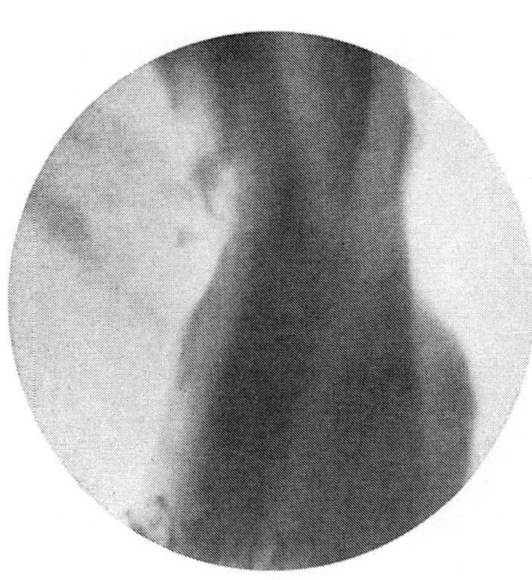

Abb. 120a

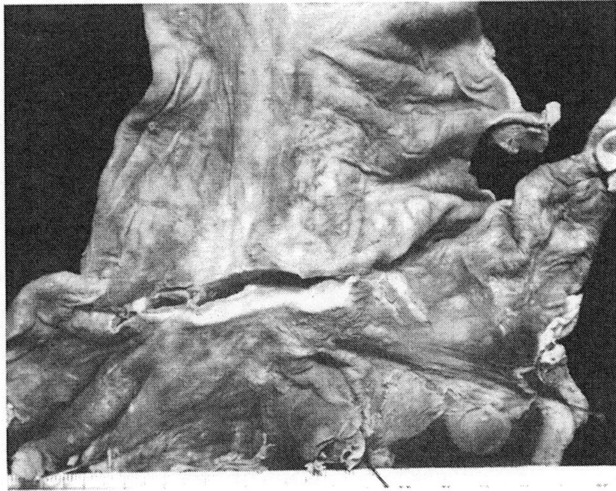

Abb. 120b

Abb. 120a. Rö.-Nr. 9875/56, ♀, 56 J. Gezielte Aufnahme. An der Hinterwand der Pars descendens des Magens im oberen Drittel findet sich eine schildförmige Aussparung ohne Randwall. Inmitten der Aussparung kleine Kontrastmittelansammlungen

Abb. 120b. Sektionspräparat: Hoch an der Hinterwand des Magens erkennt man eine ca. fünfmarkstückgroße, derbe, erhabene Wandverdickung. Oberfläche nicht glatt. Carcinom. (Lunge: Lymphangitis carcinomatosa)

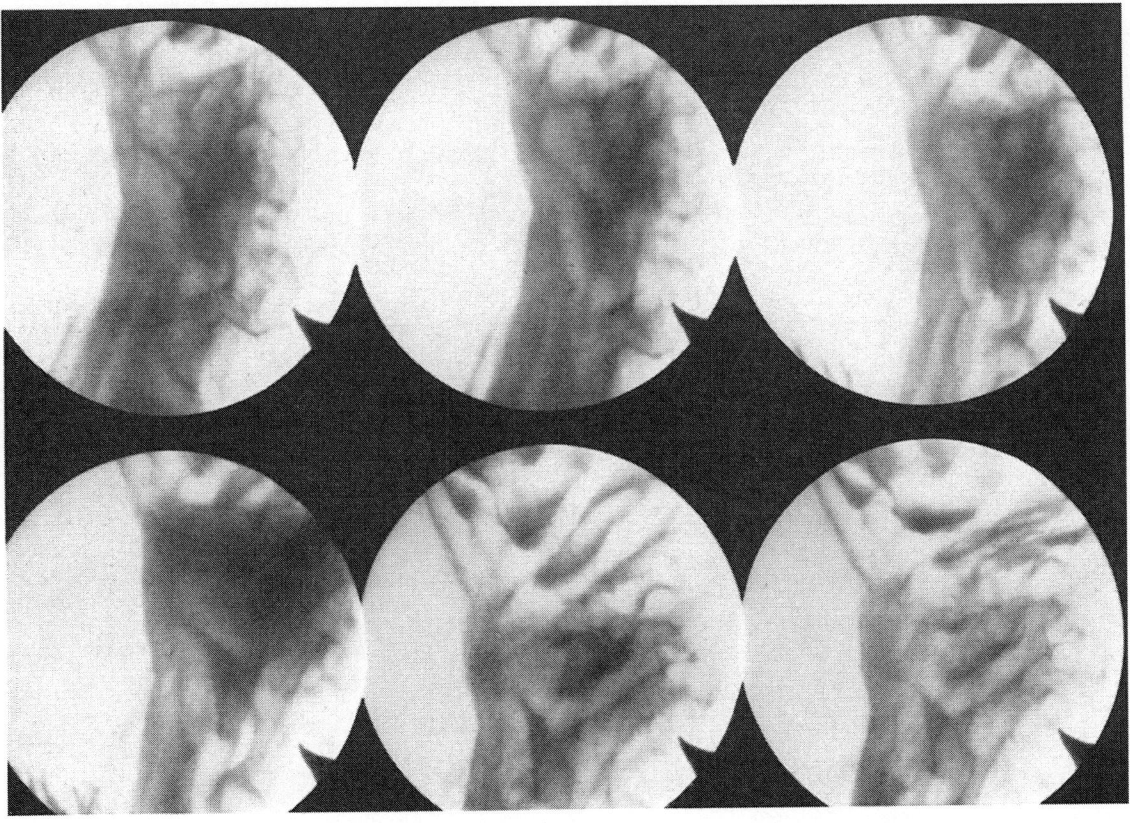

Abb. 121a. Rö.Nr. 5445/60, ♂, 56 J. Gezielte Aufnahmen vom oberen Drittel der Pars descendens. An der kleinen Curvatur befindet sich ein umschriebener relieffreier Bezirk von etwa Mandelgröße. Atypischer Verlauf der Schleimhautfalten der Umgebung. Verdacht auf beginnendes Carcinom. Die klinische Untersuchung und die Gastroskopie ergaben keinen entsprechenden Hinweis

der Abstand des oberen Randes der Magenblase von der Zwerchfellkontur 3—5 mm; aber auch eine Vergrößerung der Distanz bis zu 20 mm kann durchaus noch normal sein (LONGIN; SCHEHL). Durch Interpositionen und Pelotten (Colon, Milz, Lymphknoten,

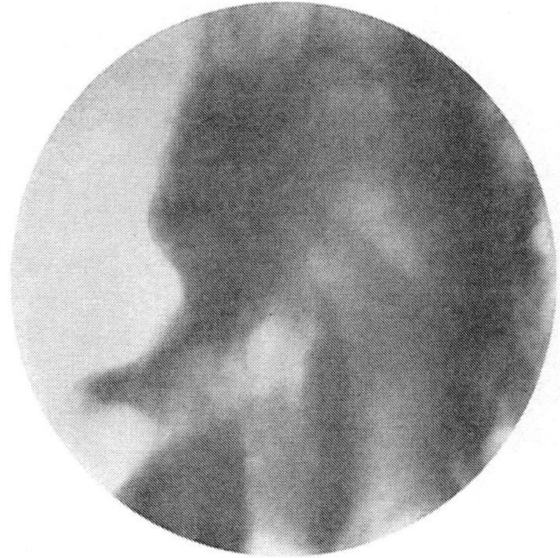

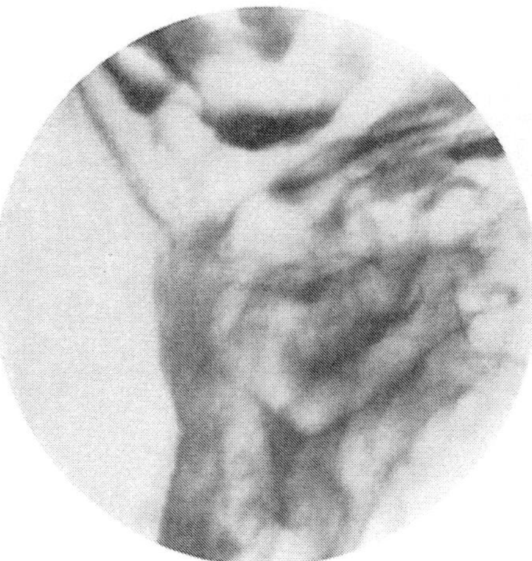

Abb. 121 b. Gezielte Aufnahme der gleichen Region 2 Jahre später. Starke Größenzunahme der relieffreien Region, die jetzt in charakteristischer Weise von einem Randwall umgeben ist. Es handelt sich um ein Carcinom, das durch die Operation bestätigt wurde. Der Abbildung wird ein Bild der Serie 121 a zum besseren Vergleich im gleichen Maßstab gegenübergestellt

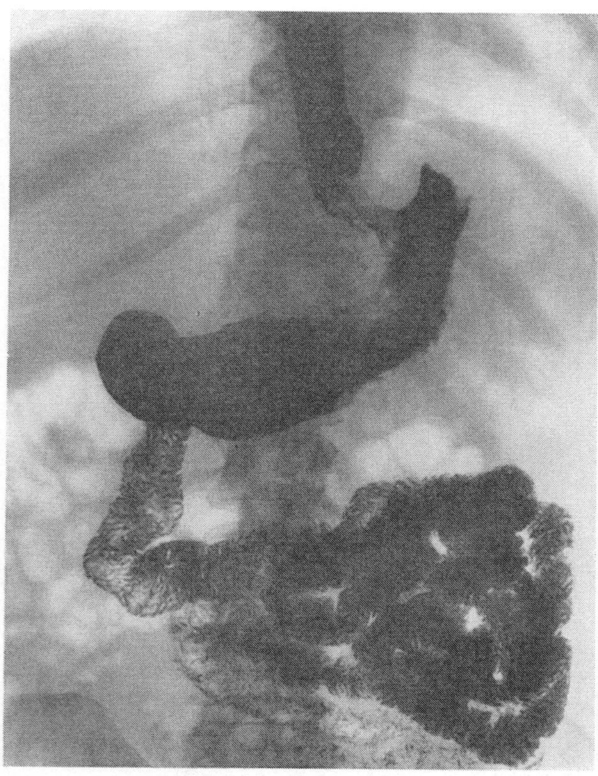

Abb. 122

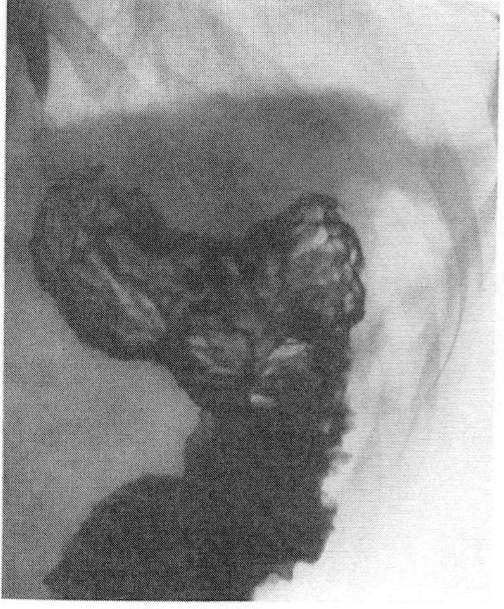

Abb. 123

Abb. 122. Rö.Nr. 12086/59, ♀, 63 J. Infiltrativ wachsendes Carcinom im Bereich des Fornix und der Cardia sowie der Pars descendens. Fehlende Magenblase. Große Zwerchfellmagendistanz. Rückstauung des Kontrastmittels im Oesophagus. Schrumpfung und Deformierung der befallenen Region. Befund operativ bestätigt. Keine Resektion

Abb. 123. Rö.Nr. 14145/59, ♂, 58 J. Deformierung und Verdrängung des Fornix des Magens, großer Abstand zur Zwerchfellkontur. Zustand nach einem entzündlichen subphrenischen Prozeß

subphrenische Abscesse) können so Carcinome vorgetäuscht werden (Abb. 123). Differentialdiagnostisch kommen noch Polypen, Magenspitzendivertikel, Varicen, Oesophagushernien in Frage (WOHL; SHORE). Da Fehlbeurteilungen im proximalen Magendrittel am häufigsten sind — 13% gegenüber nur 2% in den distalen zwei Dritteln des Magens (FINBY; EISENBUD) —, ist der Lage, Form und Größe der Magenblase schon vor Einnahme des Kontrastmittels größte Aufmerksamkeit zu schenken. Das Fehlen der Magenblase ist aber ebenso wie der vergrößerte Abstand zum Zwerchfell für das Carcinom nicht pathognomonisch. Verlagerungen, Pelottensymptome, auch Anomalien von Leberlappen können expansive Prozesse am Magen vortäuschen (MEYERS u. JACOBSON). Von ELKELES wurden in mehreren Fällen beutelartige Vorwölbungen im medialen Bereich beschrieben, deren Ursachen in funktionellen und anatomischen Besonderheiten dieser Region gesehen werden. Die Beutelbildung wird als Frühsymptom beim Cardiacarcinom gewertet. Bei Fornixtumoren hat sich die Parietographie bei einem Pneumoperitoneum bewährt (RIMONDINI; PORCHER). In 14 Fällen von 304 Magencarcinomen einer beobachteten Serie war keine Magenblase vorhanden. Bei 10% unserer Carcinomkranken fanden sich Zeichen einer Einflußstauung an der Cardia von ruckartigem Zögern des Kontrastmittels bis zur völligen Stase. Ein wenig höher lag in unserer Serie die Zahl der Pylorusstenosen.

Faßt man die Leitsymptome des vorwiegend infiltrativ, ulcerös wachsenden Carcinoms zusammen, so haben wir bei größeren und mittelgroßen Prozessen die Formveränderung und den Verlust der Peristaltik vor uns; das Relief schwindet völlig oder ist unter Formzerstörung erstarrt. Die Kombination mit stärker endogastral vorwachsenden Tumormassen und ausgedehnten Defekten gehört zum Bild eines großen Tumors. Bei Frühformen ist es die umschriebene Auslöschung des Reliefs innerhalb einer buckelförmigen Wandverdickung; eventuell lassen sich auch frühzeitig oberflächliche, ungeordnete Defekte nachweisen. Auch die flache Ulceration gehört hierher.

η) Das infiltrativ wachsende Carcinom mit starker Schrumpfungsneigung

Breitet sich das Magencarcinom am Magenausgang in zirkulärem Wachstum aus, so führt es nicht selten zur Stenose, deren Folgen die Magendilatation ist, die, wie bei einer gutartigen Stenose, als Folge eines Ulcus, den Magen in einen weiten Sack verwandeln kann. Zwischen dem erweiterten Magen und der Bulbusbasis entsteht dabei, entsprechend der Lage des Stenosekanals, der schon von HOLZKNECHT und FAULHABER beschriebene mehr oder weniger große Carcinomabstand. Der mit dem Kontrastmittel gefüllte Kanal wurde auch als Carcinomzapfen bezeichnet. Der Kanal kann zentral liegen, häufiger aber liegt er exzentrisch an der kleinen Curvatur. Im allgemeinen liegt er senkrecht zum Corpusteil des Magens. Die Konturen des Kanals sind unregelmäßig, vielfach zackig oder wie aufgerauht. Das entscheidende Kriterium ist hier der Schwund des Reliefs, das sich bei der durch entzündliche Vorgänge gebildeten Stenose so gut wie immer nachweisen läßt.

Bringt man einen Patienten nach vorheriger rechter Seitenlage auf dem Buckytisch in Rückenlage, so lassen sich bisweilen nach Zurückfließen des Kontrastmittels in den Fornix die Grenze des Tumorschattens und das verengte Lumen demonstrieren (Abb. 124). Ist der Prozeß noch auf den Pylorus begrenzt, so gilt es, ein Ulcus oder einen Spasmus auszuschließen. Ein bei der Kontrolluntersuchung konstanter Befund muß immer als suspekt gewertet werden.

Als eine Sonderform des Krebses gilt der Scirrhus mit der Sonderform des fibrösen Carcinoms. Der schrumpfende Krebs zeichnet sich bei Verdickung der Magenwände durch eine außerordentlich starke Tendenz zur Verkleinerung des Magens aus. Ist erst der gesamte Magen vom Pylorus bis zur Cardia befallen, dann bleibt vom Magen nur ein starres enges Rohr übrig (Abb. 125). An der Cardia staut sich das getrunkene Kontrastmittel vorübergehend, gleitet dann aber gewöhnlich in einem Zuge bis in den normal weiten Bulbus, wobei die normale Bulbusgröße in einem auffallenden Kontrast zu dem

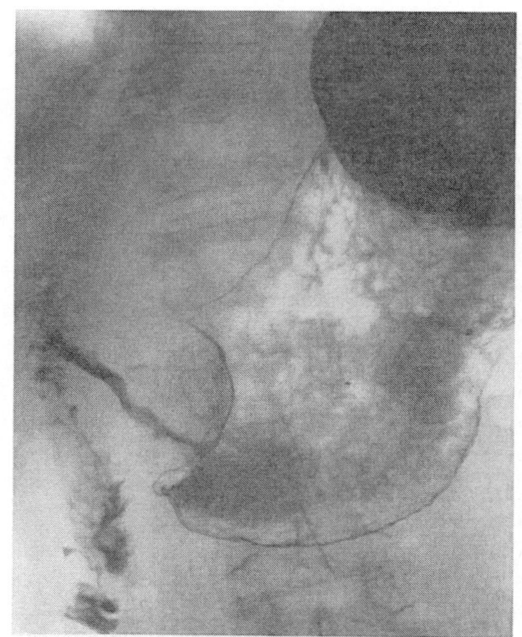

Abb. 124. Rö.Nr. 6727/60, ♂, 81 J. Stenosierendes Antrumcarcinom. Dilatierter Magen. Aufnahme in Rückenlage nach vorangegangener längerer Bauchlage des Patienten

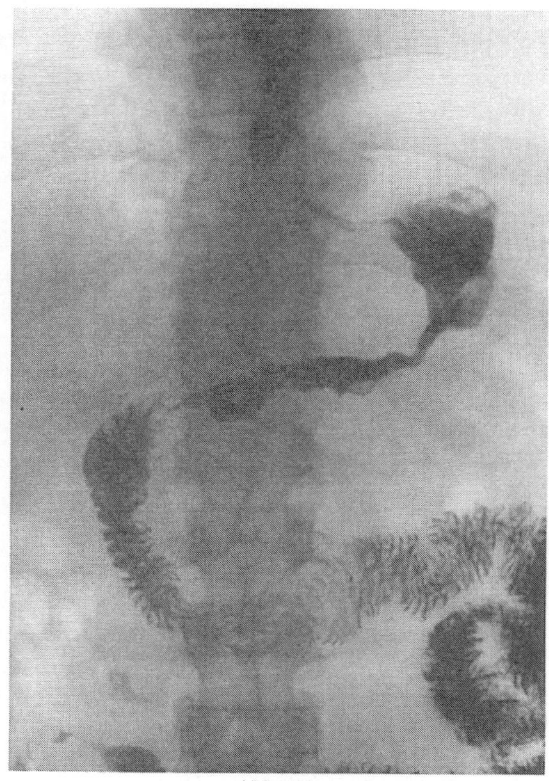

Abb. 125

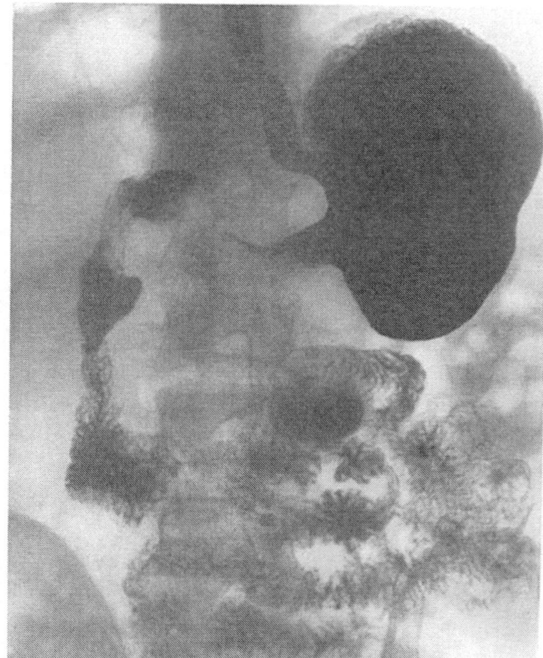

Abb. 126

Abb. 125. Rö.Nr. 15488/51, ♂, 60 J. Infiltrativ schrumpfendes Carcinom des gesamten Magens. Umwandlung des Magenlumens in ein enges, starres, unregelmäßig konturiertes Rohr. Die Sektion deckt ein unreifes Adenocarcinom mit groben Kernatypien auf

Abb. 126. Rö.Nr. 29163/52, ♂, 60 J. Sog. Feldflaschenmagen. Operationsbericht: Von der Cardia bis zum Pylorus derber Tumor mit Schrumpfung der kleinen Curvatur. Erhebliche Wandverdickung. Auf dem Schnitt erscheint die Magenwand im Bereich der Submucosa weißlich schwielig verdickt. Die Muscularis propria ist mächtig hypertrophisch. Die Muskelbündel sind durch weißliche Bindegewebszüge auseinandergedrängt. Scirrhöses Carcinom

restierenden Magenlumen steht. Ist das Antrum befallen, der übrige Magen frei, so zeigt der Magen die bekannte Feldflaschenform (Abb. 126). Stenosierung, Schrumpfung, Formveränderung, Fehlen der Reliefformationen sind die Symptome dieses sehr bösartigen Krebses. Die Magensyphilis kann das Röntgenbild eines derartigen Krebses nachahmen. Auch Schrumpfungsvorgänge nach Verätzungen können ein ähnliches Bild hervorrufen.

ϑ) *Carcinom- und Gastritishinweise zur Carcinomfrühdiagnose*

Das Ziel, um das sich die Röntgenologie seit Jahrzehnten bemüht, das Carcinom in einem frühen Stadium nachzuweisen, ist zweifellos erreicht worden. Die röntgenologischen Zeichen des kleinen Krebses, auf die oben ausführlich eingegangen wurde, sind bekannt. Entsprechendes Beweismaterial wurde von den Autoren mit verschiedenen Untersuchungsmethoden beigebracht. Verfolgt man jedoch das Schicksal von Patienten, bei denen kleine und kleinste Krebse reseziert werden konnten, so bleibt auch hier die Prognose dubiös, wenn auch ein relativ hoher Prozentsatz — verglichen mit makroskopisch größeren, aber noch gut resezierbaren Tumoren — die Fünfjahresgrenze erreicht (LINDENSCHMIDT; KUHLENCORDT). Von entscheidender Bedeutung für das Magenkrebsproblem würde sein, wenn es gelänge, über eine frühe Diagnose hinaus den Kreis der Bedrohten und Gefährdeten zu erfassen. Für die Röntgenologie kann das nur heißen: Gibt es makroskopisch

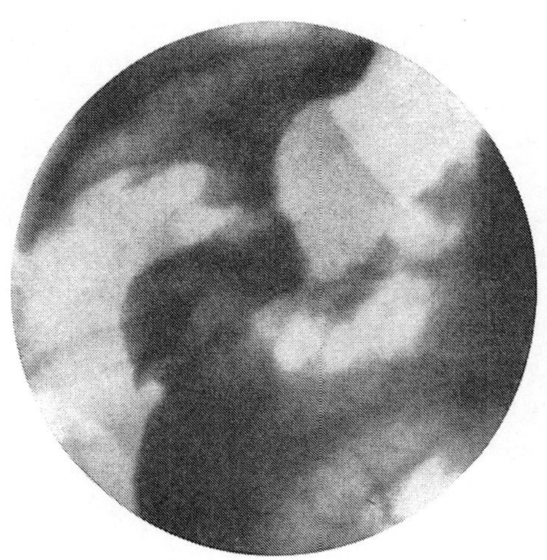

Abb. 127 a

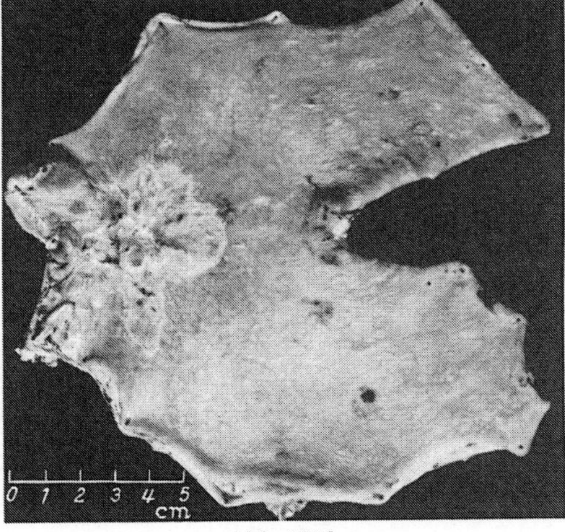

Abb. 127 b

Abb. 127a. Rö.Nr. 10584/55, ♂, 44 J. Flache Ulceration an der kleinen Curvatur des Magens präpylorisch mit einem relieffreien Bezirk, aus dem sich einzelne rundliche und ovale Aussparungen abheben

Abb. 127b. Resektionspräparat: Markstückgroße, serpiginös begrenzte Erosion. Inmitten der Erosion Höckerungen und Einsenkungen. Histologischer Befund: Schleimhautcarcinom

erfaßbare formale Schleimhautveränderungen, die nicht Einzelfälle, sondern häufig nachweisbar sind und als Vorläufer des Krebses angesehen werden können? KONJETZNY hat, wie schon erwähnt, eine Lebensaufgabe darin gesehen, die hypothetischen Vorstellungen über die Entstehung des Magenkrebses durch gesicherte Untersuchungsergebnisse zu ersetzen. Er ist auf Grund seiner histogenetischen Untersuchungen zu der Auffassung gekommen, daß sich der Magenkrebs nicht in der gesunden Magenschleimhaut entwickelt, sondern daß chronische entzündliche Vorgänge mit ihren Folgezuständen den Boden für das Krebswachstum bereitet haben. Diese beim Studium der Schleimhaut mit dem Mikroskop nachweisbaren Veränderungen ergeben auch für KONJETZNY noch nicht die Lösung des Krebsproblems; sie sind nur Teilvorgänge in jenem komplexen Geschehen, das zur Krebsentwicklung führt. Den Beweis für seine Auffassung sieht KONJETZNY in den von ihm nachgewiesenen oberflächlichen Schleimhautkrebsen. Für den Röntgenologen, der nach makroskopischen formalen Veränderungen sucht, ergibt sich aus der Lehre KONJETZNYs die Aufgabe, bestimmten röntgenologisch nachweisbaren Gastritisformen eine besondere Beachtung zu schenken. Hierzu gehört insbesondere die atrophisch-hyperplastische Gastritis mit ihrem makroskopischen Erscheinungsbild der warzigen, beetartigen oder polypösen Erhebungen, oder der flächenhaft ausgebreiteten, unregelmäßig begrenzten Erosionen [Carcinoma erosivum (H. PRINZ); Cancer érosif (J. BERTRAND)]. Die Röntgenologie kann mit ihren Mitteln in die Diskussion über die Konjetznysche Lehre nicht direkt eingreifen. Sie könnte aber beim Nachweis derartiger Gastritisformen vielleicht einen Hinweis auf eine gefahrvolle Situation geben. Die Abb. 127a, b zeigen eine Reliefveränderung an der kleinen Curvatur, präpylorisch. Wir finden mehrere flache, formlose Einsenkungen, abwechselnd mit kleinen rundlichen, warzigen Aussparungen, in deren weiterer Umgebung eine grobe Felderung der Schleimhaut erkennbar ist. Es handelt sich um eine 44jährige Patientin. Der Operationsbericht besagt: An der kleinen Curvatur fühlt man eine etwa erbsengroße Wandverdickung. Das Präparat, an der großen Curvatur aufgeschnitten, zeigt im Antrumbereich eine etwa markstückgroße Erosion mit unregelmäßiger, serpiginöser, girlandenförmiger Begrenzung. Innerhalb der oberflächlichen Erodierung sind in dem Gebiet der kleinen Curvatur ganz unregelmäßige, bis kleinbohnengroße Höckerbildungen festzustellen, die eine etwa erbsengroße Einsenkung in der Mitte der Erosion umranken. Pyloruswärts von diesem erodierten Gebiet sind gröbere, querverlaufende Schleimhautfalten festzustellen. Der histologische Befund ergab ein oberflächlich sich ausbreitendes, bis in die Submucosa reichendes Schleimhautcarcinom (s. auch Abb. 136).

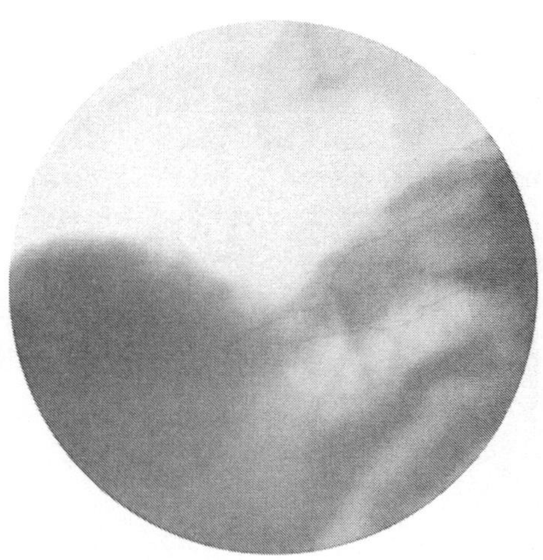

Abb. 128. Rö.Nr. 10582/50, ♀, 57 J. Relieffreier Bezirk von Zehnpfennigstückgröße in der Nähe der kleinen Curvatur des Magens. Befund röntgenologisch uncharakteristisch. Operation. Histologische Untersuchung: Schleimhautcarcinom (s. Text)

Ein weiterer Fall zeigt ebenfalls ein oberflächliches Carcinom im Sinne der Konjetznyschen Auffassung (Abb. 128). In der Angulusgegend findet sich eine ganz flache, zarte, zehnpfennigstückgroße Kontrastansammlung, die als eine flache Einsenkung gedeutet

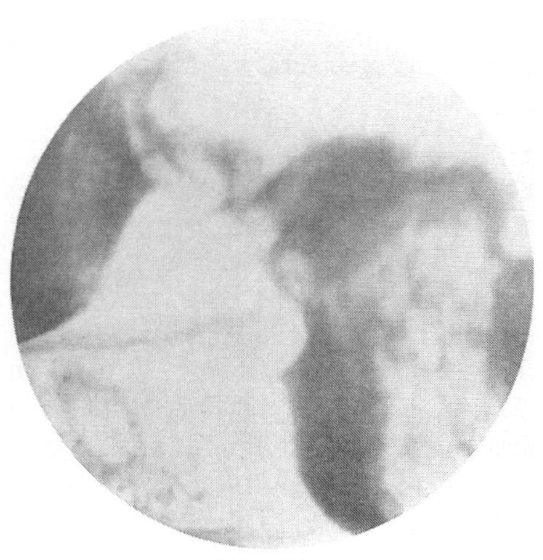

Abb. 129a

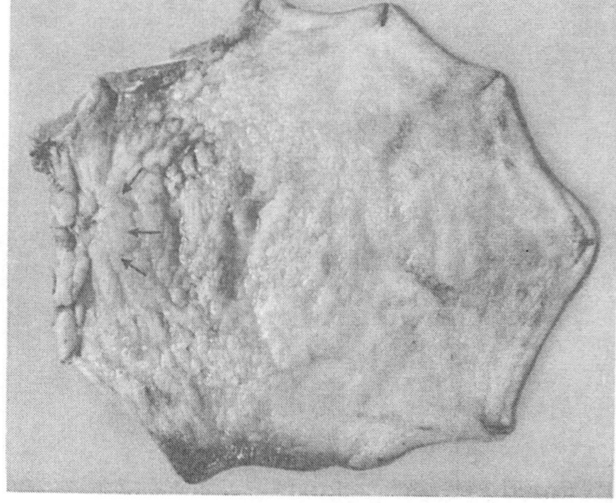

Abb. 129b

Abb. 129a. Rö.Nr. 11115/47, ♂, 59 J. Präpylorisch an der großen Curvatur des Magens sieht man eine mandelgroße Kontrastmittelaussparung, umgeben von ovalen Höckerungen. In der weiteren Umgebung ist die Schleimhaut grob unregelmäßig gefeldert

Abb. 129b. Resektionspräparat: Atrophisch-hyperplastische Gastritis (État mamelonné) mit kleiner präpylorischer Ulceration. Die histologische Untersuchung ergab ein Carcinom von fibrösem Typ

wird. Sie ist von einem etwa bleistiftbreiten Saum umgeben. Dieser Saum ist besonders kardiawärts von etwas kolbigen Reliefformationen gebildet. Bei der Operation sieht man an der kleinen Curvatur einen etwas derben, markstückgroßen Bezirk. Eine Ulceration ist dabei nicht zu tasten. Das Präparat zeigt eine flache Erosion an der kleinen Curvatur, auf Vorder- und Hinterwand übergreifend, mit unregelmäßig serpiginösen Rändern. An der kleinen Curvatur ist im Bereich der Erosion die Magenwand verdickt. Auch hier erbrachte die Histologie den Nachweis eines noch in der Schleimhaut wachsenden Carcinoms (Prof. PRINZ).

Es sei ausdrücklich vermerkt, daß der Nachweis derartiger Erosionen in ihrer serpiginösen Form in den meisten Fällen der Röntgenologie nicht gelingen wird. Er gelingt allenfalls, wenn die Erosionen als Umrandung eines Ulcus oder zusammen mit polypösen Veränderungen auftreten. Andere gastritische Veränderungen, wie z.B. der État mamelonné oder eine entzündliche, beetartige Hyperplasie, sind jedoch mit einer Reliefdiagnostik leichter zu erfassen.

So zeigt die Abb. 129 eine aus zwei Höckern bestehende Kontrastmittelaussparung vor dem Pylorus an der großen Curvatur. Darüber hinaus findet sich im ganzen Antrum eine stark vergröberte, warzige Magenfelderung. Das Präparat zeigt trotz des Rückganges der warzigen Beschaffenheit durch die Fixierung unmittelbar präpylorisch eine kissenartige Erhabenheit. Es schließt sich eine grobwarzige Schleimhautoberfläche an, die sich zum Corpus hin allmählich verliert. Die histologische Untersuchung eines Schnittes der präpylorischen Wandverdickung ergab ein Carcinom von fibrösem Typ. Im übrigen Antrum erhebliche Veränderungen im Sinne der atrophisch-hyperplastischen Gastritis unter dem makroskopischen Bild des État mamelonné.

Der röntgenologische Nachweis gewisser Formen der Gastritis, sei es die beetartige Hyperplasie, der État mamelonné oder die serpiginöse Erosion, ist nicht als Nachweis eines beginnenden Krebses aufzufassen; es sind chronisch entzündliche Prozesse. Erst wenn weitere atypische Bildungen, wie Ulcerationen oder Wucherungen, auftreten, sind wir berechtigt, auf Grund der bisher niedergelegten Befunde einen Verdacht auf maligne Entwicklung auszusprechen. Entscheidend ist hier das Ergebnis der mikroskopischen Untersuchung. Der Röntgenologie bleibt die Aufgabe, neben dem Nachweis der frühen Krebsformen auch die Umgebung nach auffälligen Veränderungen im Sinne der Gastritis abzusuchen und sie zu registrieren.

ι) *Die Wachstumsgeschwindigkeit des Magenkrebses*

Über die Geschwindigkeit des Krebswachstums im Magen liegen nur sehr wenige verläßliche Nachrichten vor. Eine exakte Erklärung für die aus klinischen Erfahrungen sehr unterschiedliche Entwicklungszeit — bald lang, bald sehr kurz — wurde bisher nicht gegeben. Nach mikroskopischen Erkenntnissen kommt der Krebszelle für sich allein keine entscheidende Bedeutung zu, eher den verschiedenen Stromareaktionen (KONJETZNY).

Bei der Auswertung eines annähernd verläßlichen Beobachtungsgutes sind wir auf Zufallsbefunde angewiesen, bei denen ein kleines Carcinom gefunden, aber nicht operativ behandelt werden konnte, oder auf Röntgenbefunde, die — anfangs verkannt oder übersehen — nach einem größeren Zeitraum zur Klärung kamen. FRANK berichtet über einen Fall, der über vier Jahre beobachtet wurde. Die erste Untersuchung ergab zwei aneinandergrenzende, etwa haselnußgroße Füllungsdefekte an der großen Curvatur des Magens. Vier Jahre später wurde bei einer Kontrolluntersuchung der Prozeß als walnußgroßer, polycyclisch begrenzter Füllungsdefekt beschrieben, nach einem weiteren Vierteljahr als flacher, schüsselförmiger von 8:2 cm. Dieser Befund wurde durch die Operation bestätigt.

Einen ähnlichen zeitlichen Verlauf demonstriert die Abb. 130. Im Herbst 1959 wurde bei dem 49jährigen Patienten die erste Magenuntersuchung vorgenommen, dabei im oberen Drittel der kleinen Curvatur eine etwa 1,5 cm lange, sehr flache, leicht unregelmäßig begrenzte Prominenz festgestellt, die nicht richtig gedeutet wurde, aber rückblickend als seichte Ulceration einer Krebsfrühform anzusprechen war. Dreieinhalb Jahre später findet man einen ca. 5 cm langen Füllungsdefekt an der gleichen Stelle, der sich

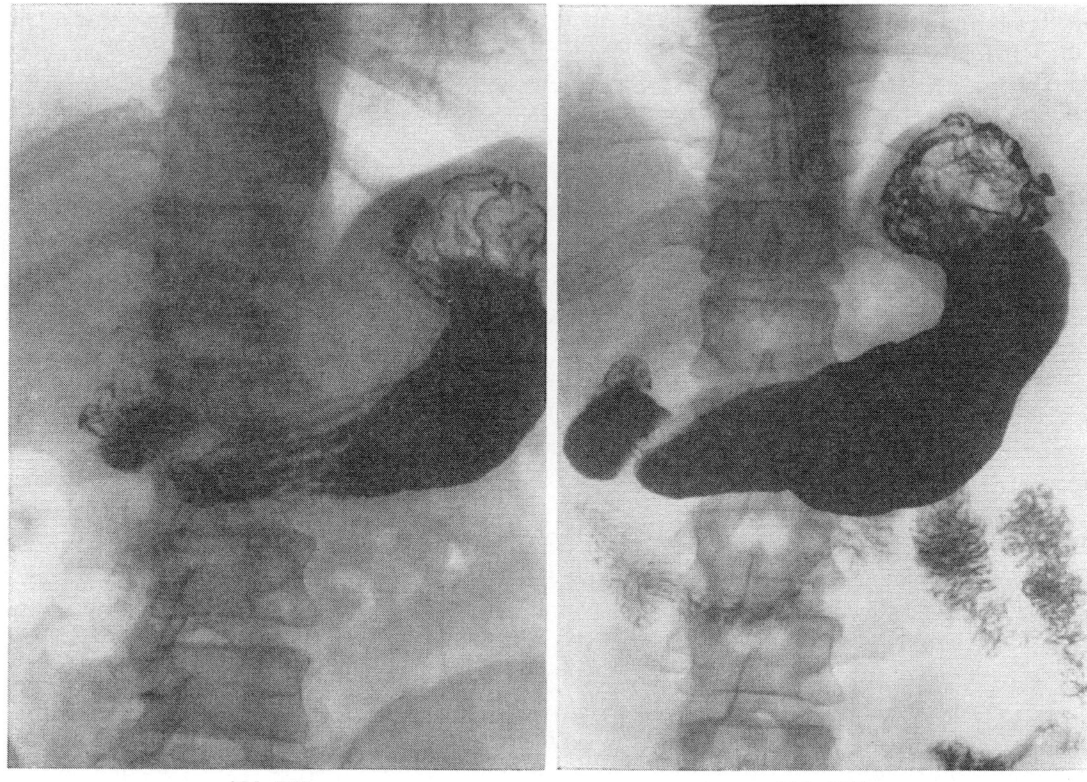

Abb. 130a Abb. 130b

Abb. 130a. Rö.Nr. 1037, ♂, 53 J. An der kleinen Curvatur des Magens im oberen Teil der Pars descendens sieht man eine gewisse Unebenheit. Hier findet sich eine flache, etwas gradlinige Prominenz von ca. 1,5 cm Länge

Abb. 130b. Befund $3^1/_2$ Jahr später: Auch jetzt wieder flache, prominente, gradlinige Konturveränderung von ca. 5 cm Länge, nach distal durch eine Stufe abgesetzt

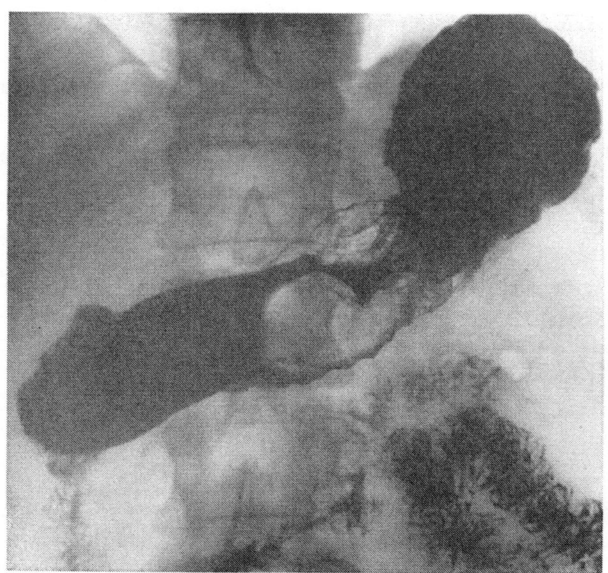

Abb. 130c. Aufnahme in Rückenlage zeigt die ganze Größe des Tumorbezirkes. Operationsbericht: Das Präparat ergibt einen kleinhandtellergroßen Tumor, teils polypös, teils mit unregelmäßigen Ulcerationen

pyloruswärts mit einem nasenartigen Vorsprung absetzt. Die Region war steif und ohne Peristaltik. Die noch erfolgreich verlaufende Resektion bestätigte den Röntgenbefund. Dem makroskopischen Aspekt nach gehörte dieser Tumor zu den geschwürig zerfallenden, infiltrativ ohne scharfen Randwall wachsenden Carcinomen.

Einen für die Wachstumsgeschwindigkeit und die frühe Diagnostik des Magencarcinoms aufschlußreichen Fall zeigen die Abb. 131a u. b. Die 69jährige Patientin war bis wenige Wochen vor der Röntgenuntersuchung gesund; sie hatte nie über Magenbeschwerden zu klagen. Bei der Untersuchung klagte sie über unbestimmte Oberbauchbeschwerden, die „kommen und gehen"; ein Zusammenhang mit der Nahrungsaufnahme bestand nicht.

Die Röntgenuntersuchung ergab einen mittelgroßen Magen mit einem zarten Hochrelief. In der Angulusgegend findet sich an der großen Curvatur eine Einziehung; zur kleinen Curvatur hin folgt auf die Einziehung ein hochrelieffreier Bezirk, an dem man in Gruppen angeordnete unregelmäßige, flachwarzige Strukturen findet.

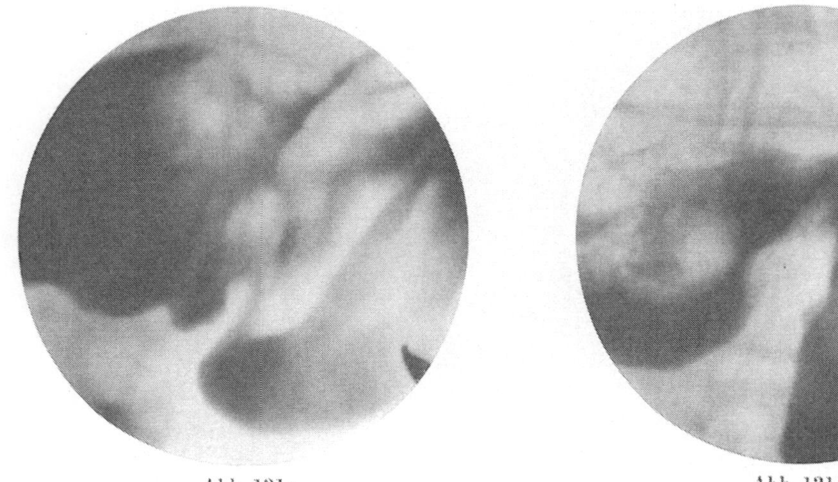

Abb. 131a

Abb. 131b

Abb. 131a. Rö.Nr. 1087/64, ♀, 69 J. Gezielte Aufnahme der Angulusgegend des Magens. In der Nähe der kleinen Curvatur findet sich eine Reliefveränderung in Form einer beetförmigen, bogig begrenzten, warzigen Kontrastmittelaussparung; kein normales Hochrelief. Leichte Einziehung an der großen Curvatur

Abb. 131b. Rö.Nr. 1087/64, ♀, 73 J. Gezielte Aufnahme der Angulusgegend des Magens, 4 Jahre später als Aufnahme a. Starrer reliefloser Bezirk an der kleinen Curvatur von Daumengliedgröße. Stärkere Einziehung an der großen Curvatur. Im Antrum rundliche Kontrastmittelaussparungen durch Blutkoagula

Dieser Bezirk, etwa markstückgroß, ist noch relativ scharf begrenzt. Hier brechen die Faltenzüge des Hochreliefs ab. Es wurden hyperplastische Wandveränderungen mit dem Hinweis auf ein beginnendes Carcinom angenommen (Abb. 131a).

Die Patientin lehnte jeden operativen Eingriff ab. Nach kurzer internistischer Behandlung war sie beschwerdefrei und nahm wie vor der Erkrankung ihren Tennis- und Schwimmsport wieder auf; sie fühlte sich wohl. Vier Jahre später erkrankte die Patientin mit den Symptomen einer Magen-Darmblutung. Bei der Untersuchung fanden sich größere Blutcoagula im Magen (runde Kontrastmittelaussparungen im Antrum). Die Einziehung von der großen Curvatur ist noch etwas tiefer als vor 4 Jahren. Die kleine Curvatur ist in diesem Bezirk jetzt unregelmäßig defekt und relieffrei. Diagnose: Kleines Magencarcinom, Blutcoagula im Magen (Abb. 131b).

Bei der Operation (Dr. H. Haferland) finden sich Verwachsungen des Magens an der Vorder- und Hinterwand. Man tastet präpylorisch an der kleinen Curvatur eine etwa daumendicke Wandinfiltration; keine Beteiligung der regionalen Lymphknoten, keine Lebermetastasen.

Das Magenresektionspräparat zeigt, abgesehen von einer leichten Raffung der großen Curvatur, an der kleinen Curvatur eine serpiginöse, teils ulceröse, teils granuläre Schleimhautveränderung. Die histologische Untersuchung (Prof. Laas) ergibt im Grunde der geschwürigen Veränderung Wucherungen eines cirrhösen Magencarcinoms, das stellenweise mit Ausläufern die Muskelwand durchdringt und noch in der Submucosa nachweisbar ist (Abb. 131c).

Wir dürfen annehmen, daß bereits bei der ersten Untersuchung (4 Jahre vorher) ein Carcinom im Beginn vorlag. Die Reliefstrukturen sind weder charakteristisch für ein Ulcus oder eine Ulcusnarbe noch für eine beetförmige Gastritis. Sie entsprechen nach unseren heutigen Erfahrungen, die inzwischen auch in großem Maßstab von japanischen Forschern (Dr. Shirakabe u. Mitarb.) bestätigt wurden, dem Bild des beginnenden Krebses.

Einen weiteren Fall, der ebenfalls über 4 Jahre beobachtet wurde, zeigen die Abb. 132a bis d (42jähriger Patient). In der Angulusgegend findet sich eine flache Kraterbildung; Längsdurchmesser entlang der Kurvatur 1 cm, Tiefendurchmesser 0,4 cm (bei praller Auffüllung gemessen). Die Reliefdarstellung auf einer gezielten Aufnahme zeigt eine rundliche, etwas zackig begrenzte Nischenbildung, die von einem deutlichen, leicht zerklüfteten Randwall umgeben ist. Radiäres Einstrahlen der umgebenden Falten. Es wurde ein chronisches Ulcus angenommen. Vier Jahre und 10 Monate später typisches größeres Carcinom, das manschettenförmig das Corpus einengt. Auf einer gezielten Aufnahme der Angulusgegend sieht man hier wieder eine flache Kraterbildung. Pyloruswärts ist

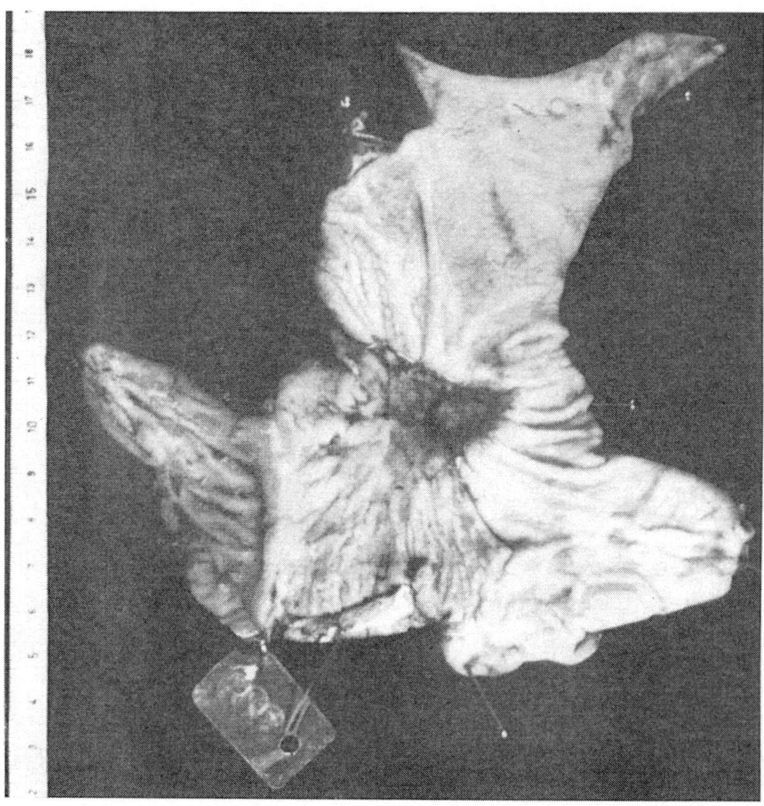

Abb. 131c. Rö.Nr. 1087/64 , ♀, 73 J. Das Magenresektionspräparat. Erläuterung siehe Text

Abb. 132a. Rö.Nr. 12580/58, ♂, 46 J. Übersichtsaufnahme des Magens in Bauchlage vom 7. 1. 54. Umschriebene flache Prominenz an der kleinen Curvatur im Angulusbereich, als Ulcus ventriculi gedeutet

Abb. 132b. Die gezielte Aufnahme zeigt einen Bezirk mit atypischen Strukturen. Es wird ein chronisches, relativ flaches Ulcus mit narbigen Veränderungen der Umgebung angenommen. Eine Gastroskopie vom 15. 2. 54 läßt eine erhebliche Faltenkonvergenz in der Angulusgegend erkennen. In einem atrophischen Bezirk von Markstückgröße sieht man einen bohnenförmigen Fibrinfleck. Magensaft fast anacide. In den Jahren 1955—1958 wurden auswärts Röntgen-Kontrolluntersuchungen durchgeführt. Immer wurden an derselben Stelle flache Ulcerationen bzw. Narbenbildungen beschrieben

Abb. 132c. 13. 10. 58 Einweisung ins Krankenhaus. Erneute Röntgenuntersuchung. Die gesamte Pars descendens und der Übergang zum Antrum sind röhrenförmig eingeengt und starr, die Konturen sind zerstört

Abb. 132d. Operationspräparat (Prof. PRINZ): In der Magenmitte fühlt man eine der kleinen Curvatur sattelförmig aufsitzende, nach hinten sich ausbreitende tumorartige Wandverdickung von Handtellergröße. Das Präparat zeigt eine oberflächliche Geschwürsbildung, von einem feinen erhabenen Saum umgeben, zentral tieferer Zerfall. Im ganzen Bereich besteht eine derbe Verdickung der Magenwand. Die histologische Untersuchung ergibt ein diffus infiltrierend wachsendes Carcinom

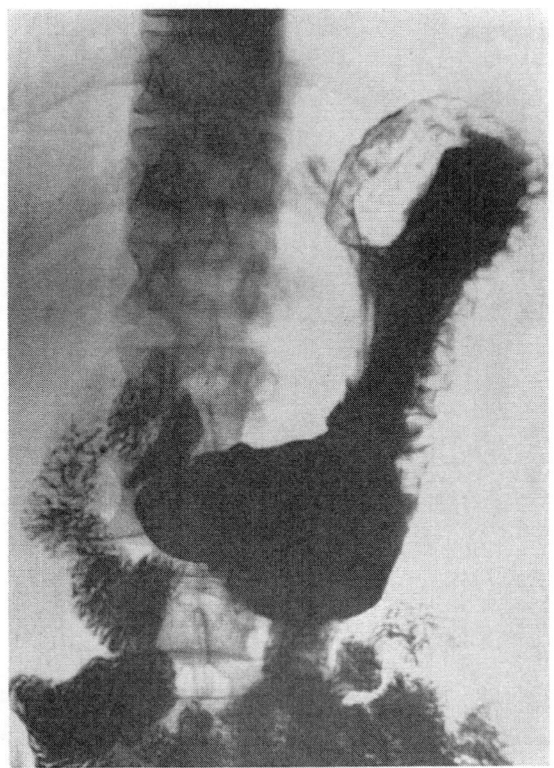

Abb. 132 a

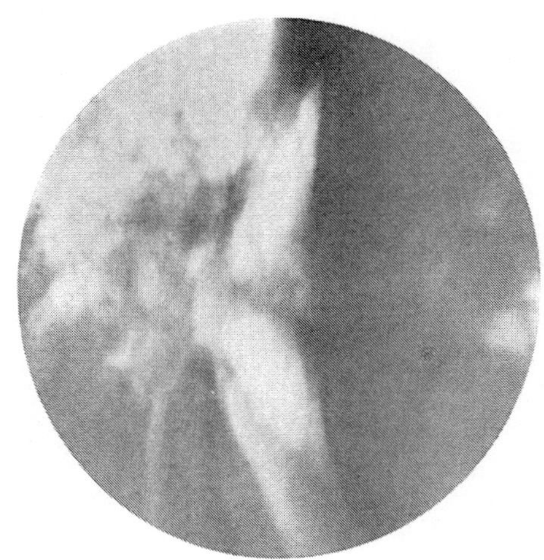

Abb. 132 b

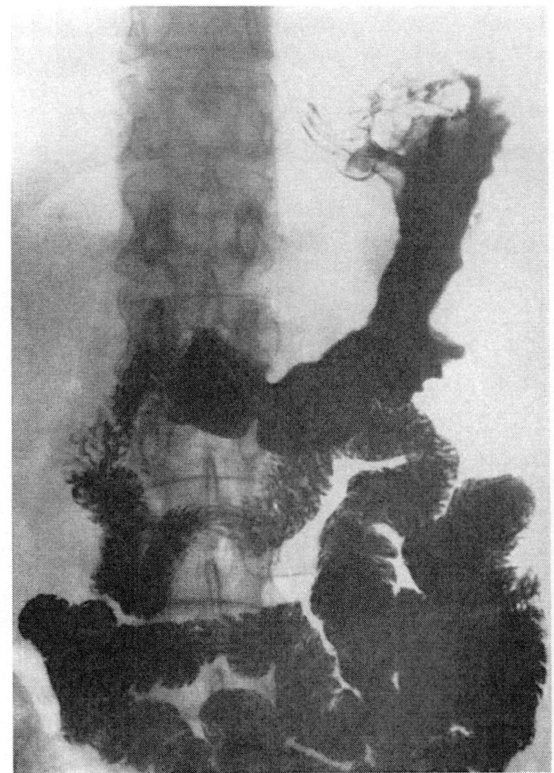

Abb. 132 c

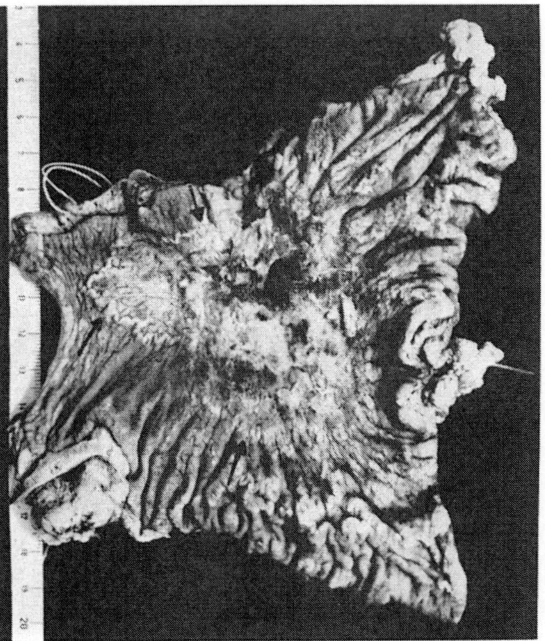

Abb. 132 d

(Legende s. S. 484)

das Faltenrelief erhalten, kardiawärts ist es zerstört. Es muß hier zweifelhaft bleiben, ob es sich bei der ersten Untersuchung noch um ein chronisches Ulcus oder bereits um eine Krebsbildung gehandelt hat; letzteres ist wahrscheinlicher. Bei einem anderen Fall,

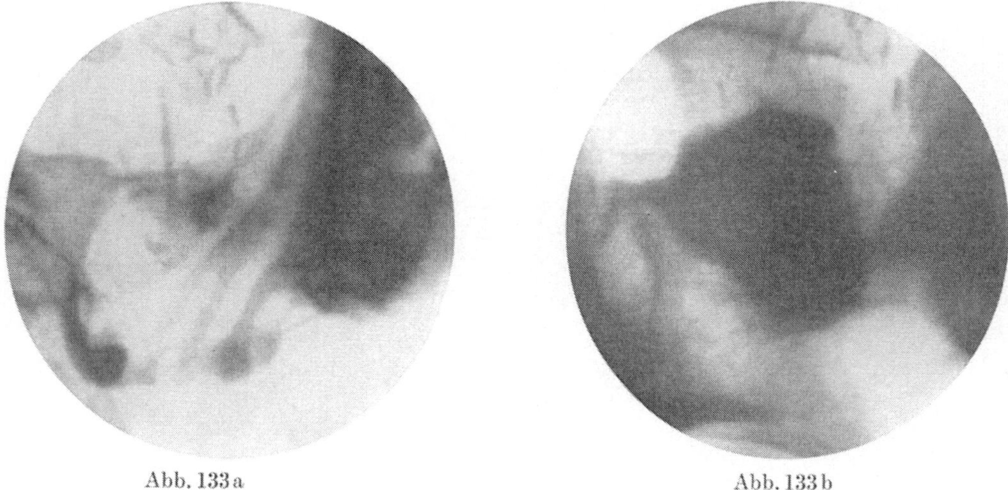

Abb. 133a. Rö.Nr. 22525/52, ♀, 46 J. Dreieckiger Kontrastfleck im Antrum des Magens von knapp Pfennigstückgröße

Abb. 133b. Kontrollaufnahme 37 Tage später. Der Kontrastfleck zeigt jetzt eine erhebliche Zunahme. 9 Tage später fand die Operation statt. Im Antrum fühlt man eine große tiefe Geschwürsbildung mit außerordentlich starren und erhabenen Rändern. Es besteht eine Perforation in den linken Leberlappen

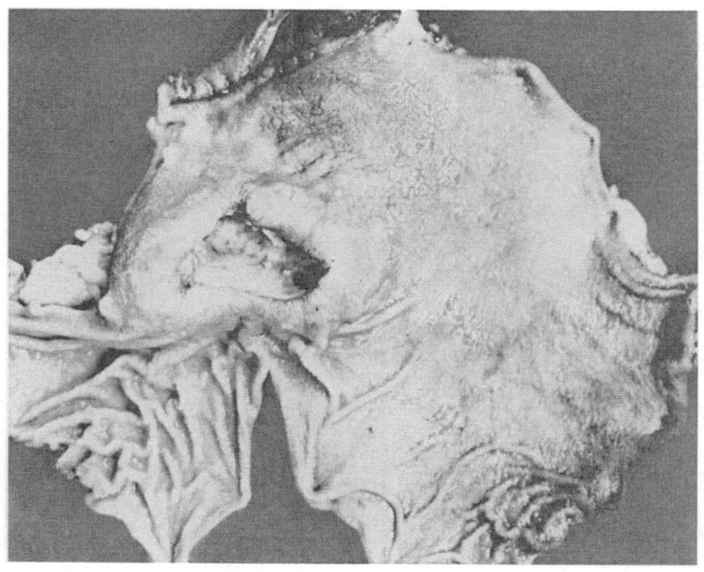

Abb. 133c. Präparat: Große trapezförmige Kraterbildung mit tiefem zerklüfteten Grund, umgeben von derben, wallartig erhabenen Rändern. Histologisch: diffus infiltrierendes scirrhöses Carcinom, reich an eosinophilen Infiltraten

der bereits vorher beschrieben wurde (Abb. 121), konnte die Entwicklung von einem Frühstadium bis zu einem mittelgroßen Tumor in einem Zeitraum von $2^1/_2$ Jahren beobachtet werden.

Die Zahl von einwandfreien Beobachtungen über die Wachstumsgeschwindigkeit der Magencarcinome ist noch viel zu gering, um auch nur zu Teilfragen des komplexen Geschehens Stellung zu nehmen. Wahrscheinlich ist, daß ein zeitweilig langsames Wachstum in ein überstürztes Fortschreiten besonders gegen Ende der Erkrankung übergeht. Einen instruktiven Beitrag hierzu liefert die folgende im Auszug wiedergegebene Krankengeschichte:

46jährige Patientin. Die Krankenhauseinweisung erfolgte am 10. 10. 51 wegen eines perforierten Zwölffingerdarmgeschwüres. Nach Eröffnung des Peritoneums entleert sich eine reichliche Menge einer gelblichen, trüben, sauer riechenden Flüssigkeit. An der Vorderwand des Bulbus duodeni, dicht hinter dem Pylorus, findet sich eine kleinfingernagelgroße Perforation, die übernäht wird. Auf die Operation folgt eine sich über Wochen hinziehende Fieberperiode, die als Restperitonitis gedeutet wird. Unter Streptomycin und Gantresinbehandlung wird schließlich die Entfieberung erreicht. Am 10. Dezember, also zwei Monate später, kann eine Kontrolluntersuchung durchgeführt werden (Abb. 133a bis c). Dabei findet sich im Angulusbereich des Magens ein dreieckiger Schattenfleck von Pfennigstückgröße, umgeben von einem faltenlosen Bezirk in Richtung zur kleinen Curvatur und pyloruswärts. Die Beurteilung heißt: Füllungsdefekt mit unregelmäßiger Oberfläche und flacher Kraterbildung (Abb. 133a). Die Gastroskopie ergibt eine portioartige Vorwölbung mit einem zentralen weißlich-schmierig belegten, flachen Geschwür. Über Weihnachen erfolgte die vorübergehende Entlassung der Patientin. Nach 3 Wochen erneute Krankenhausaufnahme und Röntgenkontrolle des Magens. Dabei zeigt sich eine erhebliche Vergrößerung des Kraters und des Randwalles, so daß ein schnell wachsendes Carcinom angenommen wurde (Abb. 133b). Darauf erfolgte am 25. 1. 52 die Magenresektion. Im Antrum findet man eine große Geschwürsbildung, in die sich der Daumen bequem hineinlegen läßt. Außerordentlich starre und erhabene Ränder. Das Geschwür ist in den linken Leberlappen penetriert. Es erfolgt eine Resektion unter Mitnahme eines Teiles des linken Leberlappens im Penetrationsbereich. Das Präparat, an der großen Curvatur aufgeschnitten, zeigt eine fast trapezförmige tiefe Geschwürsbildung mit wallartig erhabenen Rändern und einem zerklüfteten Grund.

Histologisch: Diffus, infiltrativ-scirrhös wachsendes Carcinom, größtenteils mit einem an eosinophilen Zellen reichen Infiltrat.

Nach vorübergehender Entlassung der Patientin erfolgte am 26. 2. die Wiedereinweisung. Es besteht hohes Fieber zu dieser Zeit, hohe Senkung usw. Es werden Abscesse im oberen Bauchraum gesucht. Am 22. 3. 52 tritt nach einem Schüttelfrost der Exitus ein. Die Sektion ergab unter anderem einen kindskopfgroßen, abgekapselten Leberabsceß, dorsal im rechten Leberlappen. Die innerhalb von 5 Wochen einwandfrei nachgewiesene Größenzunahme des Carcinoms mit tiefer Penetration in den linken Leberlappen ist wohl in ursächlichen Zusammenhang zu bringen mit der schweren Oberbauchperitonitis und dem Leberabsceß, dem die Patientin schließlich erlag.

ϰ) Komplikationen: Perforation, Blutung

Daß der Magenkrebs auf Nachbarorgane übergreift — allerdings handelt es sich meist um fortgeschrittene Prozesse —, ist bekannt, vom rein röntgenologischen Standpunkt aus jedoch weniger bedeutsam. Differentialdiagnostische Schwierigkeiten können gelegentlich von Pankreascarcinomen, die einwachsen, entstehen (s. dort). Von einer gewissen röntgenologischen Bedeutung sind noch die Magen-Colonfisteln, schon aus Gründen der Untersuchungstechnik.

Die ersten röntgenologischen Publikationen von Magen-Colonfisteln stammen von W. Falta, Haudek, Voorhoeve. Haudek berichtet über eine Fistel bei einem Antrumcarcinom, die bei mehrfachen Untersuchungen nicht immer nachgewiesen werden konnte; es wurde ein Ventilverschluß angenommen, wie ihn W. Falta schon einige Jahre vorher beschrieben hatte. Der primäre Prozeß hat nur ausnahmsweise seinen Sitz im Dickdarm. Fast stets geht die Perforation von der veränderten Magenwand aus. In einer Sammelstatistik von Voorhoeve, die 103 Fälle umfaßt, wurde 50mal die Fistel bei einem Magencarcinom und 20mal bei einem Magengeschwür gefunden. (Weitere Angaben über die restlichen Fälle werden in der Statistik nicht gemacht.) W. Zweig fand unter 61 Fällen

35mal ein Magencarcinom, 14mal ein Ulcus, 5mal ein Coloncarcinom, 5mal einen Absceß in der Bauchhöhle, 1mal ein tuberkulöses Geschwür und 1mal eine angeborene Fistel. Da eine Ventilwirkung die Kontrastmittelpassage in der einen oder anderen Richtung hemmen kann, müssen zur Sicherstellung der Diagnose eventuell Untersuchungen vom Magen und vom Colon her vorgenommen werden. Die Darstellung der Fistel durch einen Colonkontrasteinlauf ist gewöhnlich leichter und gibt übersichtlichere Bilder. Dieser Weg sollte immer zuerst versucht werden. Es gelingt so gut wie immer, neben der Fistel auch deren Ätiologie aufzudecken. Durchbrüche des Magenkrebses in die freie Bauchhöhle sind selten. In der Literatur findet man Angaben um 4% (KONJETZNY). Die Abb. 134 zeigt ein diffus infiltrativ wachsendes Magencarcinom, vorwiegend im Corpus und Antrumbereich, das zu einer Einengung des Lumens geführt hatte. Im Antrumbereich sieht man einen Perforationsgang, der zur Bauchwand ging. Die Sektion ergab ein manschettenförmiges, handtellergroßes, infiltrativ wachsendes, im Pylorusbereich stenosierendes Carcinom des ganzen Magens mit Ausnahme des Fundus. Es war ein Einbruch in die vordere Bauchwand erfolgt.

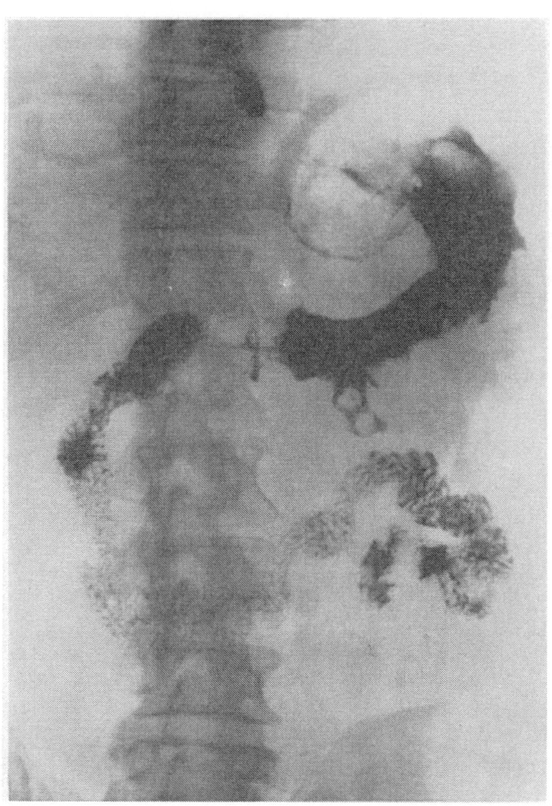

Abb. 134. Rö.Nr. 2887/57, ♂, 49 J. Umwandlung des Magens in ein starres, enges Rohr. Vom Antrum aus führt ein Perforationsgang nach ventral zur Bauchwand. Sektionsbefund: Manschettenförmiges, diffus infiltrierendes, im Pylorusbereich stenosierendes Carcinom des Magens mit Ausnahme des Fundus. Einbruch des Carcinoms in die vordere Bauchwand

Die große Magenblutung, beim Geschwür ein häufiges Ereignis, ist beim Carcinom selten. Bei 5% der Magencarcinome ist mit einer größeren Blutung zu rechnen (MARKOFF). Von wesentlicher diagnostischer Bedeutung ist indessen der Nachweis okkulten Blutes im Stuhl (KONJETZNY).

λ) *Das Ulcuscarcinom*

Die Krebsentstehung aus einem chronischen Magengeschwür ist seit der Arbeit von CRUVEILHIER, der unter bestimmten Umständen diese Möglichkeit bejaht, immer wieder diskutiert worden. In seiner Monographie über den Magenkrebs gibt KONJETZNY einen umfassenden Überblick über die bisher gesicherten Tatsachen und über die Problematik, auf die hier nicht näher eingegangen werden kann. Die Angaben über die Häufigkeit des Krebses im Gefolge eines Ulcus schwanken bei den Autoren in weiten Grenzen. Auf der einen Seite wird die Möglichkeit der Krebsentstehung auf der Grundlage eines chronischen Geschwürs sehr gering eingeschätzt oder gar abgelehnt; andere Autoren sehen im chronischen Ulcus die einzige Möglichkeit der Krebsentstehung. Die Angaben über die Häufigkeit des Ulcuscarcinoms liegen bei den meisten Untersuchern zwischen 5 und 10% (KONJETZNY; DEMOLE u. MICHAUD); FALCONER gibt 2% an. KRAMER beschreibt den extrem seltenen Fall eines Ulcuscarcinoms bei einem 17jährigen Mädchen. Über weitere Fälle bei Jugendlichen berichtet MARINI. Die Diskrepanz in den Zahlenangaben ist nach KONJETZNY möglicherweise dadurch zu erklären, daß ein ulceriertes Carcinom für ein Ulcuscarcinom gehalten wird oder dadurch, daß atypische Drüsenepithelien und Grübchen des Geschwürsrandes falsch beurteilt werden.

Im Genfer Pathologischen Institut wurde die Frage des Ulcuscarcinoms an Resektions- und Sektionspräparaten geprüft. In Resektionspräparaten wurde bei 495 Geschwüren in 13,9% eine carcinomatöse Entartung festgestellt. Diese hohe Zahl kann nicht verallgemeinert werden, da das Material eine Auslese von therapieresistenten Fällen darstellt. Bei Autopsien fanden sich unter 134 Ulcusmägen sieben maligne Degenerationen (5,2%) (DEMOLE u. MICHAUD). Einigkeit besteht allgemein darin, daß die Entartung eines Duodenalgeschwüres außerordentlich selten sein muß (E. MATĚJIČEK; RYCHLO; E. F. ROTHAUG).

In der röntgenologischen Nomenklatur finden wir unterschiedliche Benennungen. Die Bezeichnung Ulcuscarcinom sollte nur für das auf der Grundlage des Geschwürs entstandene Carcinom verwendet werden; für das zerfallende Carcinom dagegen der Begriff ulceriertes oder geschwüriges Carcinom. Eindeutige röntgenologische Zeichen des Ulcuscarcinoms gibt es nicht. Alle immer wieder angeführten Symptome sind unsicher, vieldeutig. Bei Betrachtung entsprechender anatomischer Präparate wird die ganze Schwierigkeit offenbar. Die Größe des Geschwürs gibt keinen Hinweis. Vom kleinen Geschwür, das kaum Erbsengröße hat, bis zum handtellergroßen Geschwür geht die Skala der nachgewiesenen Ulcuscarcinome. Nach eigenen Erfahrungen ist das kleine bis mittelgroße Geschwür gegenüber dem großen bei der malignen Entartung bevorzugt. Nach ELLIOT, WALD und BENZ ist kein statistisch gesicherter Beweis erbracht worden, daß große Ulcera — über 2,5 cm — und die Ulcera der präpylorischen Region besonders häufig maligne werden. Auch MERKE fand die maligne Degeneration bevorzugt beim kleinen Geschwür. Ein Punkt ist jedoch auch für die Röntgenologie von Bedeutung. Es handelt sich um chronische, eventuell callöse Geschwüre, die entarten. Damit gewinnen die für das chronische Ulcus bekannten Röntgensymptome auch für die Ulcuscarcinome Bedeutung. Die Entscheidung aber, ob noch ein chronisches Ulcus vorliegt oder ob schon eine maligne Entartung eingesetzt hat, obliegt der histologischen Untersuchung. Nach F. PEROTTI wurden bei chronischen, flachen Geschwüren mit breitem Eingang, starrer Umgebung und mit unregelmäßig papillärer Schleimhautzeichnung Krebsentwicklungen nachgewiesen. Die genannten Zeichen charakterisieren das chronische Ulcus. Nach T. E. KIRSH kann der Abbruch oder die Unterbrechung der radiären Schleimhautfalten für Malignität sprechen.

Die Abb. 135a, b stammen von einem 56jährigen Patienten, der seit $1^1/_2$ Jahren Magenbeschwerden hatte. Es fand sich ein mittelgroßes Ulcus an der kleinen Curvatur, das trotz mehrerer Ulcuskuren nach 4 Monaten keine Heilung und keine Verkleinerung aufwies. Der Geschwürsrand ist etwas höckrig unregelmäßig. Bei der Operation (Prof. KONJETZNY) fühlt man an der Innenseite des Magens eine Delle von Fingerkuppengröße, die aber recht flach ist. Direkte Anhaltspunkte für ein Carcinom sind nicht vorhanden. Das Resektionspräparat zeigt ca. 8 cm vor dem Pylorus ein flaches, pfennigstückgroßes Ulcus, dessen Grund mit grau-weißlichen Membranen bedeckt ist. Umgebung wallartig, nach dem Geschwürsgrund sich abflachend. Stellenweise deutliche Höckerung des Randes. Der histologische Befund ergab am Rande des Geschwürs ein in soliden Zellzügen wachsendes Carcinom.

Der konstante Befund einer Nische trotz sachgemäßer Behandlung gilt in erster Linie als Hinweis auf ein chronisches callöses Ulcus. Zu den weiteren Symptomen des chronischen Geschwürs gehören die bereits im Kapitel Ulcus ausführlich dargestellten Schleimhautveränderungen des Randes und der Umgebung, die eine Gewebsunruhe im Sinne der immer wieder aufflackernden Entzündung mit ihren proliferativen Bildungen verraten. Man wird jedoch, wenn es gelingt, in der Umgebung der Nische warzige, polypöse Bildungen oder flächenhafte Erosionen oder eine Kombination beider Formen nachzuweisen, bei Konstanz der Nische den Verdacht auf ein entartetes Geschwür äußern dürfen.

So zeigt die Abb. 136 ein erbsengroßes Geschwür an der kleinen Curvatur bei einem Patienten, der seit Jahren längere periodische Magenbeschwerden hatte. In der unmittelbaren Umgebung der Nische stellen sich zwei erbsengroße, scharfbegrenzte Aufhellungen dar, an die sich flachere, kleinere Aufhellungen anschließen. Das Ganze ist umgeben von einem großen relieflosen Bezirk, an dem man cardiawärts einen Faltenabbruch

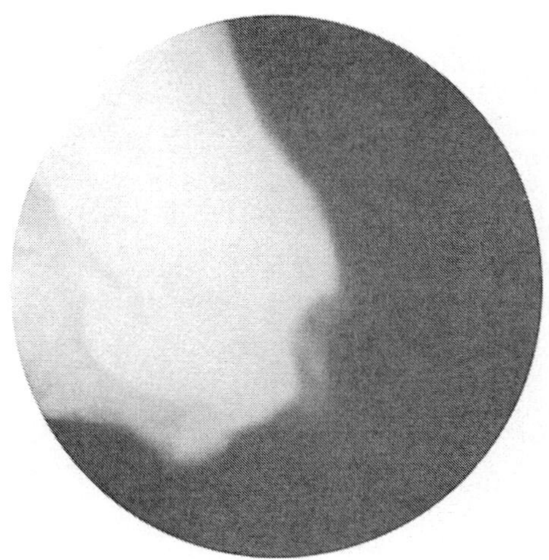

Abb. 135a. Rö.Nr. 45827/40, ♂, 56 J. Flache nischenartige Prominenz der Angulusgegend des Magens ohne besondere Merkmale

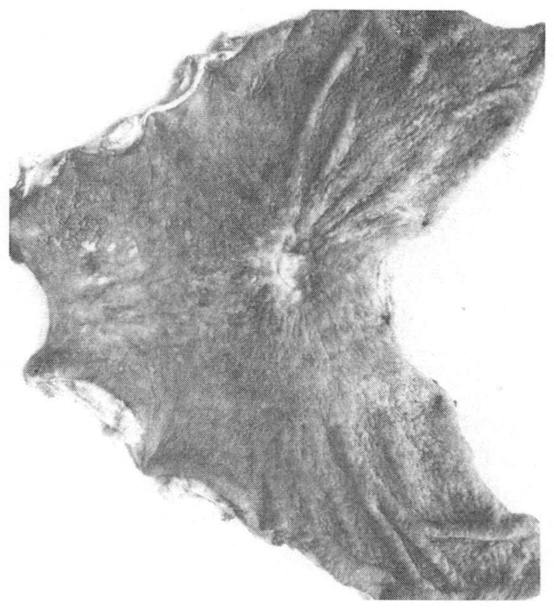

Abb. 135b. Resektionspräparat (Prof. KONJETZNY): pfennigstückgroßes, flaches Ulcus an der kleinen Curvatur. Am Rande einzelne warzige Höckerungen. Magenfelderung der näheren Umgebung vergröbert. Histologisch: Ulcus-Carcinom

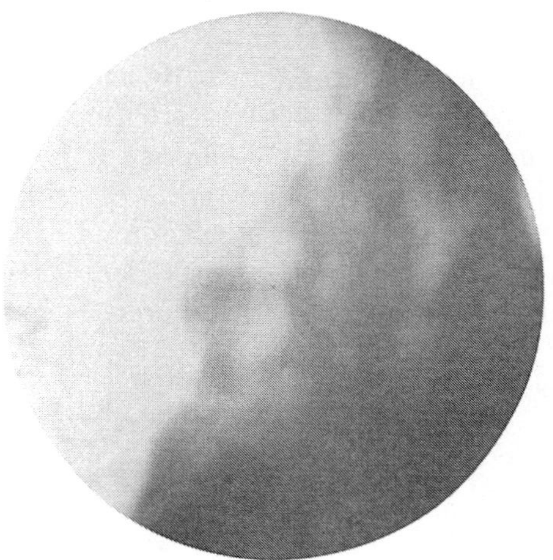

Abb. 136a. Rö.Nr. 65595/42, ♂, 69 J. Gezielte Aufnahme der Angulusgegend des Magens. Nische von Bohnengröße, umgeben von runden, scharf begrenzten Aussparungen. In der weiteren Umgebung erkennt man einen halbkreisförmigen relieflosen Bezirk, an dem cardiawärts Falten abbrechen. Der Befund ist konstant bei Kontrolluntersuchungen über 4 Monate

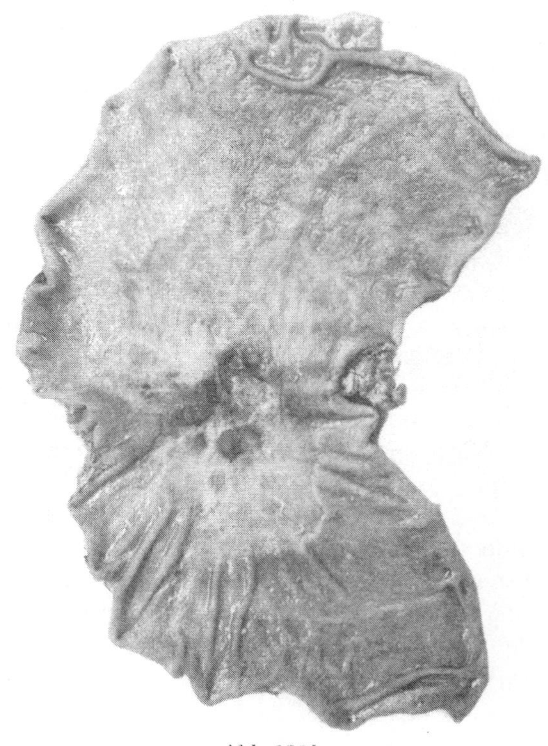

Abb. 136b

Abb. 136b. Resektionspräparat (Prof. PRINZ). (Befund s. Text!). Besonders zu beachten ist die große, flächenhafte Erosion, in deren Mitte ein Ulcus, gesäumt von polypösen Erhebungen, liegt. Histologisch: Carcinom

gerade noch erkennen kann. Nach einer Behandlung von 4 Monaten ist der Befund unverändert. Die Nische besteht etwa in der gleichen Größe. Der Operationsbericht (Prof. PRINZ) besagt: Im Bereich der kleinen Curvatur fühlt man eine flache Geschwürsbildung, die von einem leicht erhabenen, etwas höckerigen Rand umgeben ist. Präparat:

4 cm vor dem Pylorus findet sich eine flache, quergestellte Geschwürsbildung. Der Grund des Geschwürs ist mit feinen Pseudomembranen bedeckt. Der Rand zeigt zur Vorderwand hin zwei besonders hervortretende erbsengroße Höcker. Auch der zur Hinterwand gelegene Rand ist höckrig. Die Geschwürsbildung wird hufeisenförmig von einer unregelmäßig begrenzten, flächenhaften Erosion umgeben. Die nähere und weitere Umgebung des Geschwürs zeigt bei der histologischen Untersuchung die von KONJETZNY für das beginnende Carcinom beschriebenen charakteristischen Zellzüge. Auch die das Ulcus umgebenden Höckerbildungen waren von Krebszügen durchwachsen. In anderen Fällen finden wir das Bild eines chronischen Ulcus mit oder auch ohne chronisch-hyperplastische Randveränderungen, bei denen erst die histologische Untersuchung die Entartung aufweist.

Für fortgeschrittene Fälle, bei denen der Rand und der Geschwürsgrund carcinomatös umgewandelt sind und bei denen selbst der Pathologe kaum eine Entscheidung treffen kann, gelten die für das ulcerierte Carcinom beschriebenen Symptome in gleicher Weise auch für das Ulcuscarcinom. Einen Hinweis, daß derartig große Kraterbildungen auf dem Boden eines chronischen Geschwürs entstanden sind, sahen wir gelegentlich in Magenformveränderungen, die beim chronischen Geschwür als Sekundärveränderungen auftreten, z.B. beim Beutel- oder Sanduhrmagen; sie lassen sich durch ihre charakteristischen Merkmale von ähnlichen carcinombedingten Formveränderungen leicht abgrenzen (s. Ulcus ventriculi). Wie bereits oben eingehend ausgeführt, sind hier die Kardinalsymptome der Füllungsdefekt und die Kraterbildung. Auch die Lokalisation des Prozesses mag einen Hinweis geben. Bei einer Gewebszerstörung an oder in der Nähe der großen Curvatur lehrt die Erfahrung, daß maligne Prozesse hier bei weitem häufiger sind als gutartige (Abb. 114). Man wird daher bei den Prozessen der großen Curvatur, auch wenn sie den Aspekt eines Magengeschwürs bieten, an die Möglichkeit eines Krebses denken müssen. Das Verschwinden eines Nischensymptoms ist noch nicht ohne weiteres als Kriterium gegen Krebs zu verwerten (H. H. BERG; H. HELLMER).

Zusammenfassend läßt sich sagen, daß wir beim kleinen Ulcuscarcinom kaum mehr oder andere Röntgensymptome finden werden als beim chronischen Ulcus. Äußerste Wachsamkeit ist hier geboten. Falls eine Operation nicht erreicht werden kann, sind laufende Kontrolluntersuchungen in kürzeren Zeitabständen geboten. Nur ein Verschwinden der Nische unter Ausbildung der typischen Narbenzeichnung oder die Wiederherstellung eines weitgehend normalen Reliefs nach Form und Funktion kann den Verdacht aufheben.

H. HELLMER hat der Veränderung der Nische bzw. der Veränderung der Defektgröße eine differentialdiagnostische Studie gewidmet mit der besonderen Fragestellung, ob die Verkleinerung unter der Behandlung ein Zeichen der Gutartigkeit sei. In einem Fall wurde während der Behandlung von 18 Tagen eine zwar erhebliche, jedoch keine völlige Rückbildung gefunden. Die histologische Untersuchung ergab am Geschwürsgrund und an den Rändern Krebsinfiltrationen. Ein anderer Fall einer juxtapylorischen Geschwürsbildung, die sich während einer Behandlung von $4^1/_2$ Monaten laufend verkleinerte, dann aber wieder größer wurde, wird angeführt. Bei der Operation wurde ein fast hühnereigroßer Krebs gefunden mit Kraterbildung. Nach dem histologischen Befund handelte es sich um ein ulceriertes Carcinom. Zwei weitere Fälle mit Ulcerationen an der kleinen Curvatur, über längere Zeit kontrolliert, zeigten ebenfalls zeitweilig eine Verkleinerung und dann wieder eine Größenzunahme (H. HELLMER).

Ähnliche Beobachtungen wurden von SAMPSON und SOSMAN bekanntgegeben. H. GRAY betont, daß eine weitverbreitete Meinung, eine unter der Behandlung zurückgehende Geschwürsbildung könne nicht bösartig sein, falsch ist. H. H. BERG berichtet über das völlige Verschwinden eines Kraters in drei Fällen, bei denen auch das anatomische Präparat nichts mehr von einem früheren Krater zeigte. An der Stelle fand sich eine diffuse, krebsige Infiltration. In einem Fall war dort das Wachstum nach Art des oberflächlichen Schleimhautkrebses zu finden. „Ein geschwürig beginnender Krebs mit deutlicher Kraternische am Angulus kann daher nach jahrelanger, periodischer ulcusähnlicher Beschwerde, 6 Jahre nach Entdeckung der Nische, in einen fibrösen Krebs des Antrum übergehen, ohne daß klinisch oder post mortem eine Ulceration auffindbar ist“ (H. H. BERG).

Sieht man einmal von allen aufnahmetechnischen Faktoren ab, die eine Größenänderung der Nische bzw. des Kraters hervorrufen können und sicherlich auch in einigen Fällen nicht genügend beachtet werden, so muß daran festgehalten werden, daß eine echte Verkleinerung möglich ist. Bei einem degenerierten Ulcus mit noch beschränkter Krebsinfiltration kann eine Bindegewebswucherung mit Narbenschrumpfung in derselben Weise wie bei einem Ulcus zustande kommen. Bei einem ulcerierten Carcinom vermag Carcinomgewebe in den Krater hineinzuwachsen. Beim scirrhösen Krebs kann die Schrumpfungstendenz, so wie sie den ganzen Magen verkleinert, auch zu einer Reduzierung des Kraters führen. Die Folgerung aus diesen Befunden muß sein, röntgenologisch so lange zu kontrollieren, bis das Geschwür bzw. der Krater vollständig verschwunden ist. Besondere Aufmerksamkeit ist dann noch dem Schleimhautrelief der betreffenden Stelle zu widmen (H. HELLMER).

In diesem Rahmen erübrigt sich eine gesonderte Darstellung der Differentialdiagnose; nur einige wenige beachtenswerte Punkte seien nochmal hervorgehoben. Nur ein in allen Regionen normales Faltenrelief, das auch palpatorisch und funktionell keinerlei Abweichungen erkennen läßt, schließt mit größter Wahrscheinlichkeit ein Carcinom aus. Gelingt es noch zusätzlich, das normale Feinrelief darzustellen, erlangt die Diagnose weitere Sicherheit. An Stellen, die der Palpation nicht zugänglich sind — Cardia- und Fornixgegend —, kann das Relief und die Wandfunktion beim Übertritt des Kontrastmittels vom Oesophagus in den Magen durch tiefe In- und Exspiration mit Erfolg geprüft werden; dieses gelingt besonders gut, wenn man die größere Helligkeit und das gute Auflösungsvermögen eines Bildverstärkers mit Fernsehkette heranziehen kann. Wird sofort nach dem Schlucken des Kontrastbreis tief eingeatmet, dann staut sich das Kontrastmittel infolge des Hiatusverschlusses vorübergehend; erst beim Ausatmen fließt das Kontrastmittel in den Magen. Hierbei lassen sich das Relief und die Wandelastizität dieser Region besonders gut studieren. ZUPPINGER empfiehlt, den Einfluß des Zwerchfells bei der In- und Exspiration zur Deformierung der Fornixwand heranzuziehen. Auch kann die Peristaltik in diesem Bereich durch die Trendelenburg-Lage erzwungen oder durch Morphingaben verstärkt werden (PORCHER). Auch die Parietographie dürfte hier von Nutzen sein.

Jeder vom Normalen abweichende Reliefbefund muß als verdächtig angesehen und einem Spezialstudium unterzogen werden, es sei denn, er weist eindeutig nur Zeichen gutartiger Erkrankungen auf. Bei kleinen umschriebenen Prozessen im Antrum kommt differentialdiagnostisch in erster Linie die beetförmige Gastritis in Frage, sei es in Form einer pseudopolypösen Gastritis auf der Grundlage von Erosionen oder die Kombination von beetförmigen Gastritiden und atypischen Ulcera. Solche Prozesse sind viel häufiger anzutreffen als kleine Carcinome oder als gutartige Neubildungen verschiedenster Genese. Bei größeren Prozessen wird man eventuell die seltenen Erkrankungen — Lues, Tuberkulose, Aktinomykose, Sklerodermie, Amyloidose, Sarkoide, Phlegmonen, Varicen — abzugrenzen haben (s. dort).

Die Magenbiopsie kann bei gezieltem Vorgehen eine wertvolle Ergänzung und Unterstützung sein. Erstrebenswert wäre eine Methode, die unter der direkten Sicht Gewebsentnahmen gestattet. Auch bei kontrollierter Sondenlage mittels Durchleuchtung ist man nicht sicher, das Gewebsmaterial an der gewünschten Stelle entnommen zu haben. Die wenigen Publikationen über den Einsatz der Saugbiopsie beim Magencarcinom gestatten noch keine Stellungnahme. Nach eigenen Erfahrungen, die sich allerdings nur auf eine kleinere Zahl beziehen, kann das Ergebnis der Saugbiopsie vielfach nicht als verbindlich angesehen werden; das gilt besonders für den negativen Befund. Es empfiehlt sich eine sorgfältige kritische Bewertung der Befunde.

Fragen wir uns unter Anlegen eines strengen Maßstabes, ob die Röntgendiagnostik sich beim Nachweis des Carcinoms bewährt hat, so kann die Antwort nur zustimmend lauten. Wir sind in der Lage, selbst kleinste Wand- und Reliefveränderungen in morphologischer und funktioneller Hinsicht nachzuweisen. Allerdings können wir in den meisten Fällen nicht weiter vordringen, als es die Betrachtung des Präparates mit bloßem Auge gestattet. In der Differentialdiagnostik bleiben dabei leider noch manche Wünsche offen. Das gilt auch für die Artdiagnose eines Tumors. So können auch Malignome der Bindegewebsreihe (Sarkome) unter dem Bild eines Carcinoms einhergehen. Ebenso kann die Differenzierung von Tumormetastasen in der Magenwand, wenn es sich nicht gerade um melanoblastische Tumoren handelt, die recht charakteristische Bilder machen, große Schwierigkeiten bereiten. Das gilt unter Umständen auch von Pelotteneffekten extragastraler Tumoren, Lymphknoten usw. (Grimsehl; Ehlers; Wenz). Zu beachten ist auch ein pathologischer Mageninhalt (Tricho-, Phytobezoare). Lentino und Principato weisen auf diagnostische Schwierigkeiten bei fixierten Blutcoagula hin und schließlich sei noch auf die relativ häufigen gutartigen Tumoren verwiesen (s. dort).

b) Die Magensarkome

Verglichen mit den Carcinomen, treten die Magensarkome selten auf. Sie machen 1—2% der bösartigen Magengeschwülste aus. A. Gütgemann hat für eine Zeitspanne von 15 Jahren die Zahl der Carcinome und der Sarkome verglichen; 919 Carcinome stehen dabei nur 11 Sarkomen gegenüber. Ochsner fand allerdings unter 287 malignen Tumoren 17 Sarkome (5,7%). Im eigenen Material machten die Sarkome 1% aller malignen Tumoren aus. Gewöhnlich tritt das Sarkom im 5. oder 6. Lebensjahrzehnt auf. Die Lymphosarkome machen darin eine Ausnahme. Jugendliche Individuen werden bevorzugt befallen. Reissigl, Schreiber und A. Gütgemann berichten über 11- und 12jährige Patienten, die an Lymphosarkomen erkrankt waren.

Alle Magenwandschichten können Ausgangspunkt eines Sarkoms sein. An erster Stelle steht die Submucosa (65%). Es folgen die Muscularis propria (24%), die Muscularis mucosae (7%) und die Subserosa (4%). Am häufigsten sind Rundzellensarkome und Lymphosarkome. Wir finden sie in 30—40% aller Sarkome (E. Kaufmann). Es folgen Spindelzellsarkome (20%) und Leiomyosarkome (10%) (Gütgemann; E. Kaufmann). Weitere Formen sind Myxosarkome, harte Fibrosarkome, gemischtzellige Sarkome, Spindel- und Riesenzellsarkome, Angio-, Lympho- und Liposarkome. Über das gleichzeitige Auftreten eines Adenocarcinoms und eines Leiomyosarkoms hat Cimmino berichtet.

Konjetzny teilt die Sarkome nach ihren Beziehungen zur Magenwand ein. Nach Borrmann, der das Konjetznysche Schema vereinfacht hat, können exogastrische, endogastrische und intramurale unterschieden werden. Häufigster Sitz der Sarkome sind die große Curvatur und der Fornix. Die exogastrischen und endogastrischen treten breitbasig oder gestielt auf. Es sind knollige, runde Gebilde. Die Oberfläche ist, abgesehen von Ulcerationen, die vorkommen, glatt im Gegensatz zu der der Carcinome. Mannskopfgröße wird erreicht. Exogastrische Sarkome vermögen den Magen bis in das kleine Becken herabzuziehen, wobei die Magenwand trichterförmig ausgezogen wird (Schlesinger). Es entstehen so Schleimhauttrichter der Magenwand, die ein Faltenrelief zeigen. Verwechslungen mit Ovarialtumoren, Pankreascysten, Nieren- oder Milztumoren liegen in solchen Fällen nahe. Auch die Kombination von endo- und exogastrischen Tumoren findet sich. Bei den intramuralen Sarkomen unterscheidet Konjetzny die flächenhaft fungös, expansiv wachsenden, die Magenwand substituierenden: sie neigen zu jauchigem Zerfall unter Bildung eines aufgeworfenen fungös gewucherten Randes; weiterhin die flächenhaft infiltrativ vordringenden, die ohne scharfe Grenze die Magenwand durchwuchern. Zu dieser Gruppe gehören auch die Lymphosarkome, die zu einer erheblichen Wandverdickung (bis zu 3 cm) führen. Regionale Metastasen und Fernmetastasen treten bei den Sarkomen auf. Die Metastasierung soll aber später als beim Carcinom erfolgen

(Gütgemann). Relativ günstig werden wegen später Metastasierung die Leiomyosarkome beurteilt, besonders nach erfolgreicher Operation (Poskanzer u. Schmidt). Auch die vielfach hier eingeordnete Brill-Symmers-Erkrankung und die Lymphogranulomatose haben nach Resektion eine recht lange Überlebenszeit, sofern die Erkrankungen im Magen lokalisiert sind. Ist der Dünn- oder Dickdarm befallen, soll die Lebenserwartung geringer sein.

Die Lymphosarkome können sich auch gleichzeitig endo- und exogastrisch entwickeln. Balaban beschreibt einen Fall: Der kleinere Teil der Geschwulst wölbte sich in die Magenhöhle vor, der größere Teil in die Bauchhöhle. Von gutartigen Tumoren (Fibrome, Fibromyome) sind gleiche Wuchsformen bekannt. Bei sehr großen Tumoren wird man aber eher an Sarkome denken.

Naumann ordnet nur den endo- und exogastrischen Formen eine genügend charakteristische röntgenologische Symptomatologie zu. Die glatte, regelmäßige Oberfläche der endogastrischen Tumoren wird betont (Konjetzny). Aber auch Polypen und Carcinome können die gleichen Symptome machen (Keijser). Bei großen exogastrischen Tumoren mag die trichterförmige Ausziehung und die Verziehung des Magens ein wichtiger Hinweis sein. Das Symptom wird aber auch bei gutartigen Tumoren beobachtet. Ulcera auf der Höhe der Tumoren, aus denen Blutungen auftreten, sind nicht ungewöhnlich (Keijser). Auch hier keine Unterschiede gegenüber den gutartigen Tumoren. Multiple oder auch solitäre breitbasig aufsitzende Tumorknoten, die sich scharfrandig, konvex vorwölben, sitzen vielfach der großen Curvatur auf. Die Plastizität des Gesamtorgans bleibt erhalten. Die Peristaltik ist nur im Tumorbereich gestört, auch die Weite des Magenlumens bleibt auf größeren Strecken erhalten.

Die intramural, infiltrierend wachsenden Lymphosarkome können bestimmte Merkmale aufweisen, die aber allein zur Artdiagnose kaum ausreichen. Wang und Petersen haben Befunde von 165 Patienten, die lokalisiert oder generalisiert an malignen Lymphomen (Hodgkin-Sarkom, Reticulosarkom, lymphatische Lymphome) des Magen-Darmtraktes erkrankt waren, röntgenologisch ausgewertet; dabei werden charakteristische Symptome vermißt. Es sind Symptome, wie sie auch bei Schleimhauthypertrophien, Ulcera und Carcinomen gefunden werden. Über die Schwierigkeiten der Diagnostik hat G. Crile berichtet. Von 19 Fällen konnte nur einer geklärt werden, 13mal wurde ein Carcinom angenommen. Auch die Gastroskopie erbrachte keine Artdiagnose des Tumors. Wandelastizität und Peristaltik können im Verhältnis zur Ausdehnung des Prozesses auffallend gut erhalten sein. Die Begrenzung der Wandungen ist glatt, die Weite des Magens bleibt bestehen. Der Verdacht auf ein Lymphosarkom kann durch klinische Hinweise Unterstützung finden. Redd gibt eine Literaturübersicht über 850 Fälle und betont das jüngere Alter der Patienten. Gütgemann und Schreiber geben für die Lympho- und Reticulosarkome aus chirurgischer Sicht eine Einteilung in umschriebene und diffuse Formen mit Übergangsbildern. Zu den umschriebenen Formen werden endo- und exogastrische Typen gerechnet, die expansiv in das Magenlumen vorwachsen oder in die Peritonealhöhle und die Nachbarorgane einbrechen. Bei größeren exogastrischen Geschwülsten ist der Ausgangspunkt nur schwer zu ermitteln. Mit Tumoren, die den Magen sekundär befallen, muß gerechnet werden. Große zusammenhängende Tumormassen füllen dann den Oberbauch aus; die Organkonturen sind aufgehoben. Schichtaufnahmen unter Gasfüllung des Magens und des Peritonealraumes können nützlich sein. Der diffus in den tieferen Magenwandschichten wuchernde Tumor führt anfangs nicht zur Schleimhautreliefzerstörung, wohl aber zu wulstigen Verdickungen der Falten, zur Rigidität bzw. Funktionseinschränkung des Reliefs. Später treten seichte, flächenhafte Ulcerationen auf und umschriebene Wandinfiltrate, die zu Buckel- und Höckerbildungen führen. Bevorzugter Sitz der Lympho- und Retothelsarkome ist das Fornix-Corpusgebiet. Kisseler und Thurn sehen in einer gleichzeitigen Milzvergrößerung ein wichtiges Hilfssymptom der Röntgendiagnostik. Die hohe Radiosensibilität der Lymphosarkome sollte bei der Behandlung ausgenutzt werden (J. Marichau-Beauchant).

Die Abb. 137a—c stammen von einem Patienten, der 3 Jahre vor der Magenerkrankung einer Tonsillektomie wegen eines Lymphosarkoms unterzogen worden war. Die Röntgenuntersuchung des Magens zeigte eine auffallende Wulstung der gesamten Magenschleimhaut. Das Relief war steif und rigide. Im Antrum fand sich eine größere flache Kraterbildung mit Wall. Kleinere Kraterbildungen sah man in der Angulusgegend. Operationsbericht (Dr. H. HAFERLAND): Im Antrum tastet man an der kleinen Curvatur zur Hinterwand einen etwa fünfmarkstückgroßen, tumorartigen, scheibenförmigen Bezirk mit zentraler Delle. Resektion: Das Präparat, an der großen Curvatur

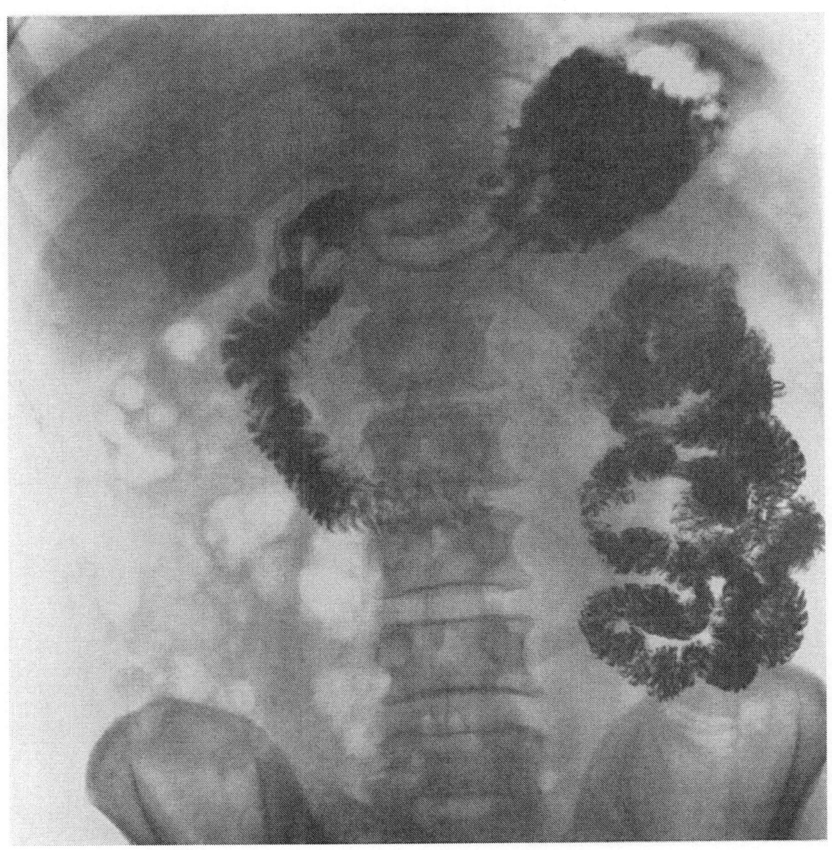

Abb. 137a. Rö.Nr. 1056/56, ♂, 51 J. Aus der Anamnese: vor 3 Jahren Tonsillektomie wegen Lymphosarkom der Tonsille. Hochgradige Wulstung der Schleimhautfalten im Magen. Die Falten sind atypisch nach Form und Verlauf und zeigen eine auffällige rigide Konsistenz

aufgeschnitten, zeigt im Antrum eine über markstückgroße unregelmäßige Geschwürsbildung mit derben, aufgeworfenen Rändern. Das Geschwür reicht bis in die Muscularis. In der Umgebung findet sich ein handtellergroßer Bezirk mit strahlig angeordneten, groben Falten. Pathologisch-anatomische Untersuchung: Handflächengroße Magenscheibe, in der Mitte mit Verdickung der Wand und mehreren flachen Geschwüren. Histologische Untersuchung: In den verdickten Magenteilen, vorwiegend in submuköser Lage, Wucherung eines stellenweise reticulären, manchmal mehr medullären Blastoms im Sinne eines Lymphosarkoms. Die Geschwulst erreicht stellenweise die Schleimhaut und durchbricht diese an den geschwürigen Stellen. Nirgendwo Einwucherung in die Serosa. Auch an makroskopisch unverdächtigen Stellen finden sich Geschwulstnester von gleichem Typ in der Submucosa (Prof. LAAS).

Das Retothelsarkom findet sich häufiger beim männlichen Geschlecht; das Verhältnis männlich zu weiblich beträgt 2:1. Die Reticulosen nehmen ihren Ausgang vom reticuloendothelialen System, so auch vom lymphatischen System des Magen- und Darmtraktes.

Sie können isoliert und generalisiert vorkommen. Der Magen ist selten Sitz des Retothelsarkoms. FRANK beschreibt flache Füllungsdefekte von 4—5 cm Durchmesser mit auffallend glatter Begrenzung, weitgehender Erhaltung der Wandelastizität und kaum gestörter Peristaltik. Es findet sich auch keine Einengung des Magens. Auch sieht man keine Passagestörungen. REZEK berichtet über einen Fall, der unter dem Zeichen einer Ulcusperforation zur Behandlung kam. Multiple Ulcera wurden von HIGHMAN und KEY erwähnt.

Häufig weist der Röntgenbefund eines Retothelsarkoms keine typischen Zeichen auf, man wird in erster Linie an ein Carcinom denken. Immerhin ist der Befund vielfach etwas ungewöhnlich. Das gilt für das Schleimhautrelief und auch für die Funktion,

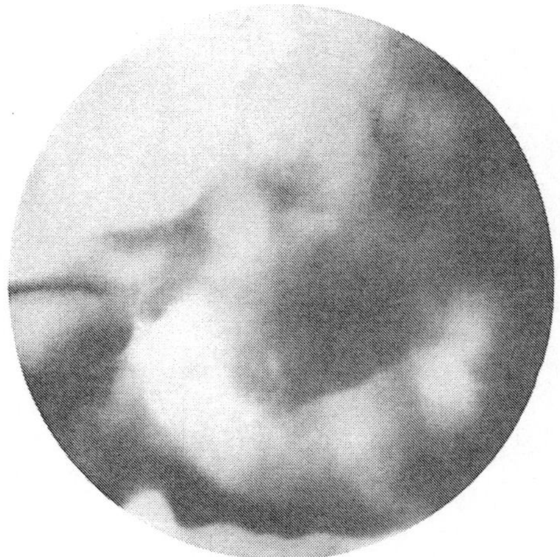

Abb. 137 b. Gezielte Aufnahme des Antrum. Flache Kraterbildung mit Randwall

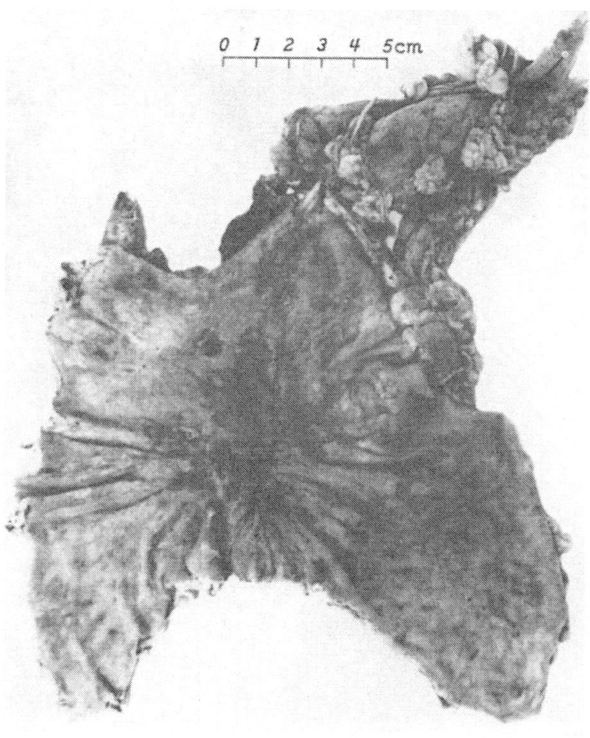

Abb. 137 c. Resektionspräparat (Dr. HAFERLAND). (Befund s. Text!) Histologisch: Lymphosarkom

Abb. 137 b

so daß die Diagnose eines malignen Tumors nicht carcinomatöser Art geäußert werden kann, besonders wenn der Patient noch relativ jung ist (HUBENY).

Die Abb. 138a, b zeigen Aufnahmen von einem 44jährigen Patienten, der am 3. 3. 53 untersucht wurde. Im Bereich der Pars descendens ließ sich kein regelrechtes Schleimhautrelief darstellen. Man sieht flache, wulstige Reliefformationen. Erst in der Angulusgegend setzt sich dieses Relief mit einem querverlaufenden Wall deutlich ab. Von hier bis zum Pylorus regelrechte Schleimhautfalten. Der obere Teil der Pars descendens zeigt eine träge, aber noch deutlich durchschnürende Peristaltik. Das Urteil lautete: Ungewöhnlicher Befund. Man muß an ein Neoplasma denken. Die Operation erfolgte am 12. 3. 53 (Prof. PRINZ):

Im Fundusbereich tastet man an der großen Curvatur in einem fünfmarkstückgroßen Bezirk eine unregelmäßige derbe Infiltration, die ganz oberflächlich in der Schleimhaut zu liegen scheint. In weiterer Entfernung hiervon sind an mehreren Stellen knapp kirschgroße Höckerbildungen zu tasten. An der großen Curavtur sieht man in der Umgebung des Tastbefundes einen erbsengroßen, derben Lymphknoten. Ein zweites, längliches Lymphknotenpaket findet sich an der großen Curvaturseite in Pylorusnähe. Das Abdomen ist sonst frei von vergrößerten Lymphknoten. Der Schnellschnitt eines Lymphknotens ergibt eine chronische Hyperplasie. Es wird eine Fundusresektion durchgeführt. Präparat: Der gesamte Fundusbereich ist in einem handtellergroßen Bezirk, bis an den Oesophagus heranreichend, von einer ganz unregelmäßig höckerigen Schleimhaut eingenommen, die, zum Teil vielgestaltig gewunden, unregelmäßige Faltenbildungen aufweist.

Vor allem an der Peripherie dieses Bezirkes sieht man überall erbsengroße, sich derb anfühlende Höckerbildungen, die anscheinend im wesentlichen in der Schleimhaut liegen. An einer Stelle ist in dem schwer veränderten Schleimhautbezirk ein oberflächliches Geschwür von sehr unregelmäßiger Gestalt sichtbar. Der Grund des Geschwürs ist zerklüftet. Es handelt sich um einen ungewöhnlichen Befund, der nur histologisch geklärt werden kann. Der mikroskopische Befund ergab ein Retothelsarkom. Neun Monate später starb der Patient. Die Sektion ergab eine grobknotige Blastomatose des Restmagens, gering auf den Pylorus und Oesophagus übergreifend. Lymphknoten am Hals, Hilus und an der Leberpforte zeigten eine gewöhnliche Hyperplasie, keine Metastasierung. Die übrigen Organe waren ohne wesentlichen pathologischen Befund.

Die myoplastischen Sarkome machen nach MASLEY 10% der Magensarkome aus. Eine eigene Symptomatik besteht nicht. Die spezielle Diagnostik der Sarkome stellt den Untersucher vor größte Schwierigkeiten. Eine gewisse Atypie der Symptomatik kann den richtigen Weg aber zeigen.

Die Lymphogranulomatose wird heute vielfach den Retikulosen zugeordnet (F. BÜCHNER). Sie kann isoliert oder als generalisierte Form auftreten. 1913 wurde von F. SCHLAGENHAUFER auf lymphogranulomatöse Veränderungen im Magendarmkanal aufmerk-

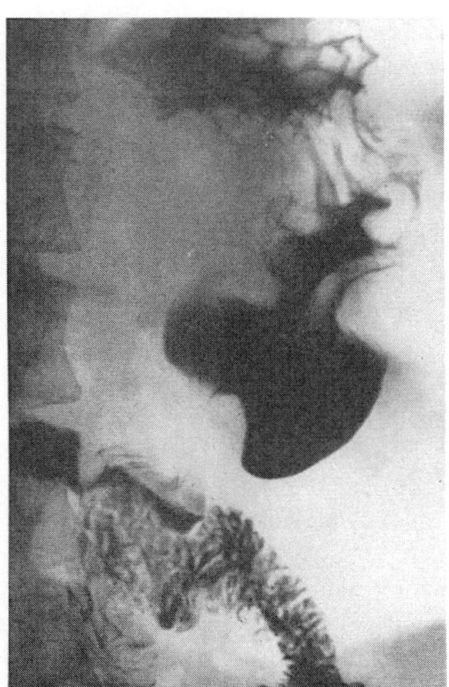

Abb. 138a

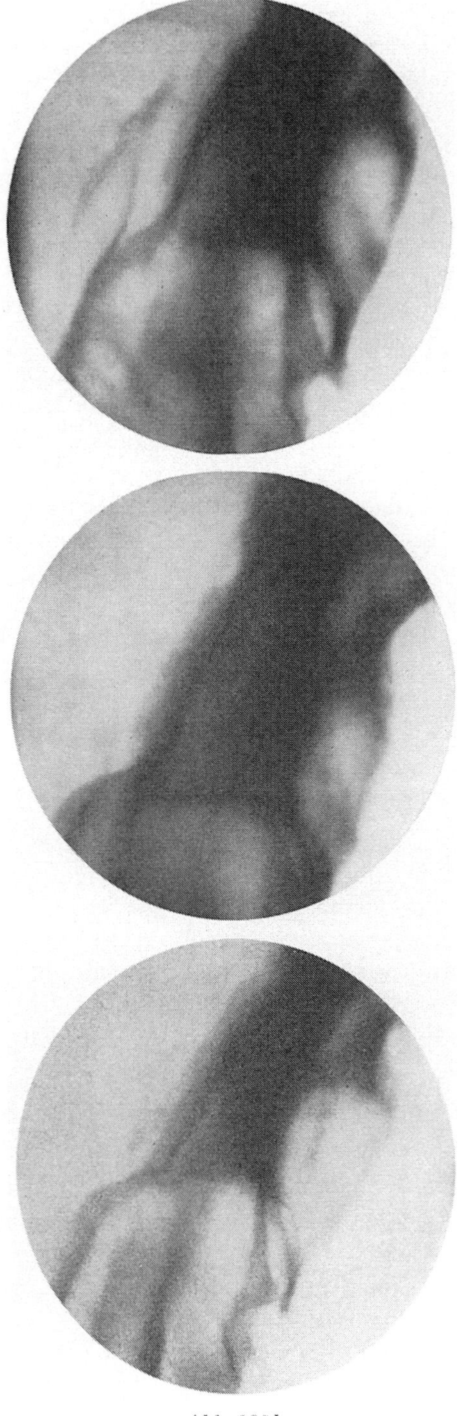

Abb. 138b

Abb. 138a. Rö.Nr. 3112/53, ♂, 44 J. Auffallend träge ablaufende Peristaltik. Reliefveränderungen im oberen Drittel des Magens

Abb. 138b. Gezielte Aufnahmen etwa aus der Mitte der Pars descendens. Man sieht eine querverlaufende Grenzlinie. Oberhalb davon ist das Relief eingeebnet, unterhalb davon sind die Falten stark wulstig verbreitert, aber noch erhalten

sam gemacht. Die isolierte Magenlymphogranulomatose des Magens gehört zu den Seltenheiten (Pirkey; Roberts). Die röntgenologischen Befunde deuten gewöhnlich auf ein Carcinom. Der Gedanke an eine Lymphogranulomatose muß aber erwogen werden, wenn sich bei einem ungewöhnlichen Röntgenbefund hohe Säurewerte finden (Schembra). Es wird eine Verdickung der Schleimhautfalten (gyrusähnlich) bis zu monströsen Gebilden angegeben, bei Erhaltung der Wandelastizität und erhaltener Peristaltik (Ruffato; E. Zulaica). Die Granulome entwickeln sich in der Lamina submucosa, während die Muscularis propria und die Muscularis mucosae lange verschont bleiben können. Nach Junghaben kann die verdickte Schleimhaut von Ulcerationen durchsetzt sein, die bis an die Serosa reichen können. Große Substanzverluste können durch Konfluenz derartiger Ulcerationen entstehen. Kaznelson berichtet über eine Ulceration, die vom Magen über den Pylorus hinweg in das Duodenum reichte. Die Größe der Ulceration betrug 6,2:5 cm. Die großen und die kleinen Ulcerationen werden in allen Berichten besonders hervorgehoben. Sie sind im allgemeinen gut begrenzt, mit scharfen, steilen Rändern. Kaznelson ist der Ansicht, daß die Diagnose nicht exakt gestellt werden kann. Multiple große Ulcerationen mit ausgebreiteten Infiltrationen, ein grobwulstiges Relief können aber Hinweise sein, besonders bei atypischer Lage der Nischen und Progression der Ulcerationen trotz Behandlung. Auch in Tumorform, meist auf den pylorusnahen Abschnitt des Magens beschränkt, kann die Lymphogranulomatose auftreten (Steindl). Pylorusstenosen, Sanduhrbildungen und Perforationen wurden beobachtet (Prévôt). Die Gefahr der Verwechslung mit einem Carcinom ist in diesen Fällen größer. Bond und Pilleggi trennen noch eine dritte, die polypöse, Form ab, bei der der ganze Magen befallen ist. Das gleichzeitige Auftreten von knotigen und ulcerösen Veränderungen kann hier auf die richtige Spur lenken. Der Pylorus stellt bei der Lymphogranulomatose keine scharfe Grenze wie beim Carcinom dar, so daß dieser Befund ein wichtiges Unterscheidungsmerkmal sein kann. Es findet sich aber auch bei leukaemischen und pseudoleukaemischen Infiltrationen ein gleichzeitiger Befall des Magens und des Duodenum. Da auch die übrigen Röntgensymptome große Übereinstimmung zeigen, kann die Abgrenzung der leukaemischen Wandveränderungen sehr schwierig sein (W. Koch; Rigler).

Zu den größten Seltenheiten gehört das *Plasmocytom* des Magens. Ende und Daron berichten über ein primäres Plasmocytom, das 8 Monate nach der Operation und Bestrahlung keine Knochenherde zeigte. Es fand sich ein großer Füllungsdefekt an der großen Curvatur und an der Hinterwand. Einige Knoten wurden am Ligamentum gastrocolicum gefunden. Ruland beschreibt einen Fall, der auf Grund eines präpylorischen Füllungsdefektes an der großen Curvatur als Neoplasma (Carcinom) aufgefaßt wurde. Die klinischen Befunde gaben hier den entscheidenden richtigen Hinweis.

Von Kommerell wurde der Fall einer *Mycosis fungoides* des Magens beschrieben. Man fand dabei knollige, multiple Aussparungen im Magen. Die Diagnose konnte nur unter Kenntnis des klinischen Befundes gestellt werden.

Eine Sonderstellung unter den Magenwandtumoren nehmen die *Magenwandmetastasen* ein und hier wieder besonders die Melanosarkommetastasen (H. Scheiblich). Für diese Metastasen werden typische Röntgenbefunde angegeben. Man findet stärker erhabene, buckelförmige, umschriebene Tumoren, vielfach mit zentraler Delle bzw. zentralem Zerfall, umgeben von einem höchst auffälligen Wall (Bullaugensymptom); ein Befund, der sich deutlich von dem übrigen intakten Relief abhebt (H. Lüdin). Es besteht eine gewisse Bildähnlichkeit mit einem Ringwallcarcinom. Die Metastasen treten häufig multipel auf und lassen sich dann auch gleichzeitig im Dünndarm nachweisen. Im Zweifelsfall werden auch hier die Anamnese und der klinische Befund zur Hilfe kommen. Abb. 139 zeigt Melanommetastasen im Magen, im Bulbus und multiple im Dünndarm. Immer in der gleichen Weise findet sich ein tiefer Krater, mal rund, mal zackig mit scharf abgesetztem hohem Randwall und von normaler zarter Schleimhaut umgeben (Sielaff). Unter 49 autoptisch gesicherten metastasierenden Melanomen wurden in 20% Magenmetastasen entdeckt (POTCHEN, KHUNG und YATSUHASHI). Weniger charakteristisch sind Carcinommetastasen (GLENK; RAVELLI; ZUPPINGER u. LÄSER).

MEINARDUS hat über eine Lymphangiosis carcinomatosa bei einem Adenocarcinom der Cardia berichtet. Zahlreiche linsengroße Knötchen überdeckten das übrige Schleimhautrelief.

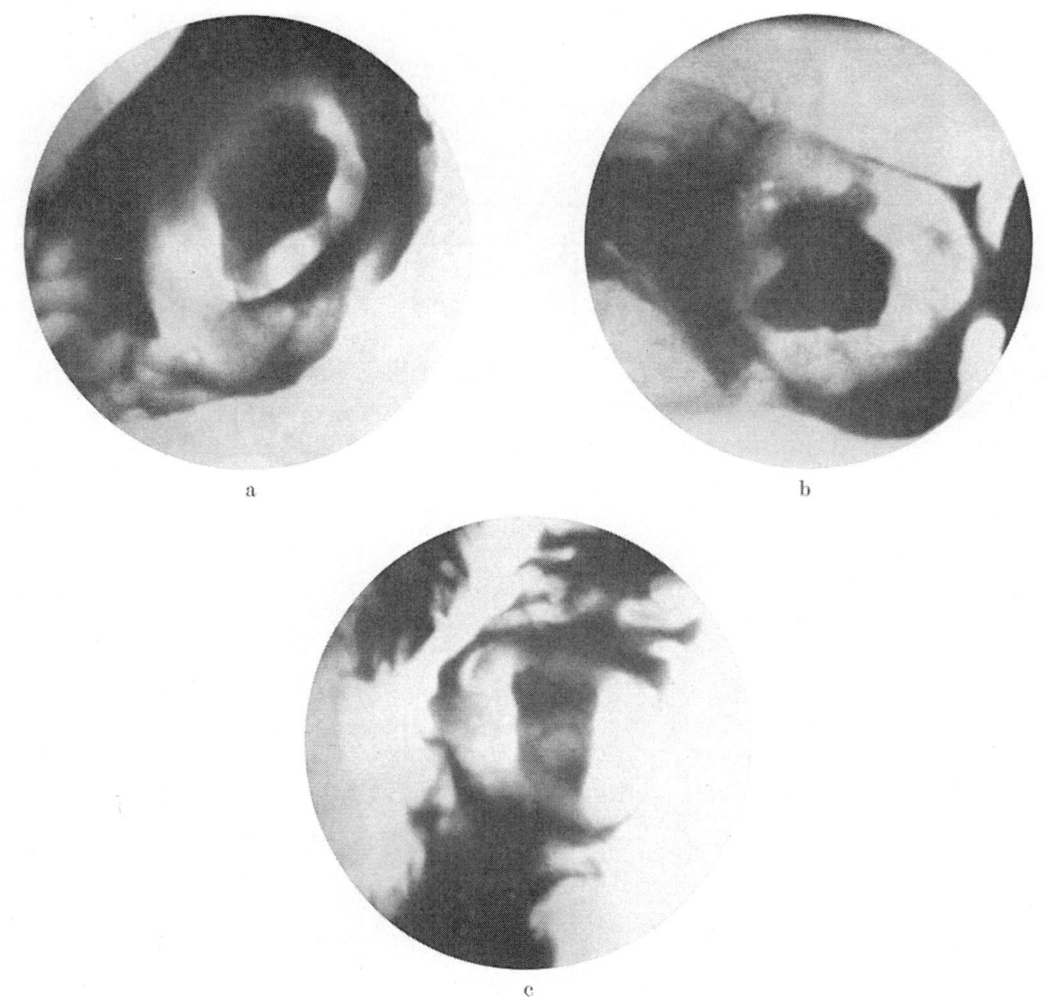

Abb. 139a—c. Rö.Nr. 12553/57, ♂, 55 J. Multiple Melanosarkommetastasen im Magen (a), Bulbus (b) und Dünndarm (c). Gezielte Aufnahmen. Typische Kraterbildung mit einem glattrandigen, scharf begrenzten Randwall. Relief der Umgebung normal

c) Die gutartigen Magentumoren

Die Röntgenliteratur der gutartigen Magentumoren ist in den letzten Jahren durch Berichte über Carcinoide, eosinophile Granulome und einige Raritäten bereichert worden. In den Statistiken machen die gutartigen Tumoren 10% aller Magentumoren aus. Diese hohe Zahl, die von den klinisch-chirurgischen Angaben stark abweicht, liegt nahe den Zahlen der pathologischen Anatomen (10—23% nach RICHARDS). Das klinische Krankengut umfaßt gewöhnlich nur die Fälle, die Beschwerden verursachen oder operativ erfaßt werden (1,3% nach RICHARDS). Der Röntgenbefund dagegen registriert auch die als Nebenbefund auftauchenden Tumoren, und im Sektionsgut sind alle makroskopisch erkennbaren zu erfassen.

Nur in Einzelfällen gelingt durch die Röntgenuntersuchung die Artdiagnose; deshalb werden im röntgenologischen Schrifttum die gutartigen Tumoren durchweg unter dem Sammelbegriff der Polypen zusammengefaßt. RICHARDS hat eine Einteilung der gutartigen polypoiden Magentumoren nach ihrem Stammgewebe gegeben, die auch für den röntgenologischen Nachweis Richtlinien enthält.

Zu den epithelialen Tumoren gehören die Adenome, denen auch Papillome und Mischformen zugerechnet werden — bei den relativ seltenen Magenpapillomen muß man trotz ihrer primären Gutartigkeit an maligne Entartung denken (IKLE) —; gewöhnlich handelt es sich um kleinere gestielte oder breitbasig aufsitzende Neubildungen, die in 60% der Fälle singulär auftreten. Bei größeren ulcerierten Gebilden muß der Verdacht auf Entartung gehegt werden. Auch die aberrierenden Pankreaskeime sind hier einzuordnen, warzenförmige 0,5—3,0 cm messende Gebilde, die submukös sitzen; häufig haben sie eine zarte Gangmündung.

Zu der größeren Gruppe der nichtepithelialen Tumoren gehören:

1. Die bindegewebigen Geschwülste, die Fibrome, sie können extreme Größen (30 cm) erreichen; es besteht die Neigung zur Ulceration. Vielfach handelt es sich um Mischgeschwülste: Myxofibrome, Fibrolipome, Osteofibrome.

2. Die Tumoren der glatten Muskulatur, die Leiomyome. Von erbsengroßen Knötchen bis zu Riesentumoren finden sich alle Übergänge. Sie treten gewöhnlich in der Einzahl auf.

3. Die Tumoren des Nervengewebes: a) die Neurilemmome, die von der Schwannschen Scheide ausgehen, b) die Neurofibrome des Endo- und Perineuriums. Oft treten Ulcerationen auf. Die Tumoren können Ausdruck eines Morbus Recklinghausen sein.

4. Die submukös liegenden Tumoren des Fettgewebes, ebenfalls mit Neigung zu Ulceration.

5. Die vasculären Tumoren: a) die Angiome; blau-schwarze Tumoren, halbkugelig oder gelappt, gestielt oder breitbasig, umschrieben oder auch diffus über größere Flächen wachsend. b) Die Endotheliome; ihre Prognose ist unsicher.

6. Die Raritäten: Lymphome, Myxome, Reticulome, Osteome, Osteochondrome, Phäochromocytome, Sarkoidosis, Echinococcusblasen, erworbene und angeborene Cysten (DARDERI; ZACCARELLI), Glomustumoren (KAY u. Mitarb.).

Der Röntgenologe wird nur in einem Bruchteil der Fälle einen histologischen Befund erhalten können. Unter 445 Magentumoren einer eigenen Beobachtungsreihe fanden sich 393 maligne und 52 gutartige Tumoren. Bei 14 von den 52 gutartigen Tumoren konnte die histologische Diagnose erreicht werden: 5 Neurofibrome, 1 Neurinom, 1 Lipom, 3 Pankreasdystopien, 2 eosinophile Granulome, 2 Adenofibrome (Pylopen). Bei den restlichen 38 handelte es sich um solitäre Polypen. In dem gleichen Zeitabschnitt, da die 445 Magentumoren registriert wurden, konnten 56 Fälle der polypös-hyperplastischen Gastritis ausgemacht werden.

Die Bezeichnung Polyp ist ein Sammelbegriff für gutartige Tumoren geworden; aber auch da, wo der Begriff noch für bestimmte Neubildungen reserviert ist, wird er mal in enger, mal in weiterer Fassung angewandt. Rechnen wir zu den Polypen die Adenome, deren Ursprung die chronisch-entzündliche Schleimhautveränderung ist, dann steht diese Gruppe der Zahl nach an der Spitze. Nach KONJETZNY bestehen fließende Übergänge zwischen hyperplastischen Schleimhautveränderungen und echten Adenomen. BORRMANN zählt sie nicht zu den Polypen. Weder Schleimhauthyperplasien genannter Art noch gestielte reine Fibrome gelten als Polypen, sondern nur fibroepitheliale Geschwülste, die Fibroadenome. So gesehen, ist die Zahl der Polypen gering. Für das Bremer Sektionsgut gibt BORRMANN 0,1% an. Sie können solitär, multipel und sehr zahlreich (Polyposis ventriculi) auftreten; hierin unterscheiden sie sich nicht von denen, die auf entzündlicher Basis entstehen. Als bedingten Hinweis für die entzündliche Natur können Schleimhautveränderungen der Umgebung, die verrucöse Gastritis bzw. der État mamelonné, angesprochen werden (Abb. 140 und 141), BEUTEL hat auf feine Granulierungen der umgebenden Schleimhaut und auf eine direkte Fortsetzung des rundlichen Füllungsdefektes in eine Schleimhautfalte aufmerksam gemacht (Abb. 142).

Ménétrier bezeichnet alle Schleimhautneubildungen als Polyadenome und unterteilt sie in Polyadénomes polypeux, wenn sie gestielt aufsitzen und in Polyadénomes en nappe, wenn sie breitbasig, fächerförmig auftreten. Da eine Artdiagnose, von Ausnahmen ab-

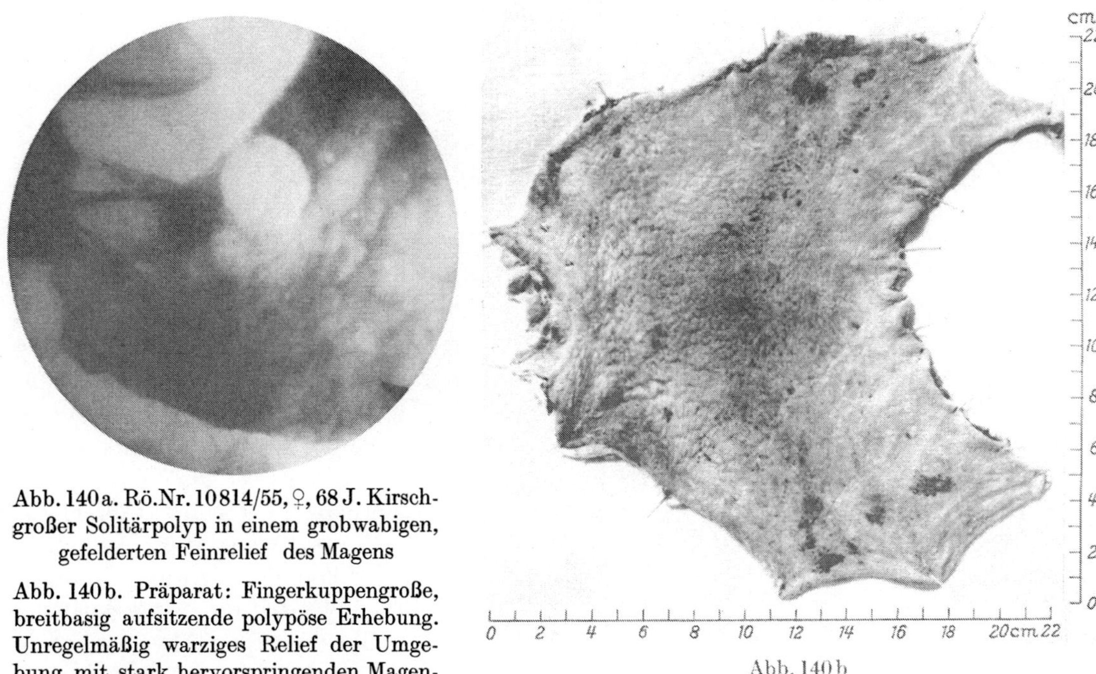

Abb. 140a. Rö.Nr. 10814/55, ♀, 68 J. Kirschgroßer Solitärpolyp in einem grobwabigen, gefelderten Feinrelief des Magens

Abb. 140b. Präparat: Fingerkuppengroße, breitbasig aufsitzende polypöse Erhebung. Unregelmäßig warziges Relief der Umgebung mit stark hervorspringenden Magenfeldern. Histologisch: Adenom

Abb. 140b

gesehen, kaum zu erreichen ist, wird sich die Röntgendiagnostik vielfach auf die Benennung Polyp beschränken müssen, um so die Gutartigkeit des Befundes anzudeuten. T. Perotti schlägt vor, da maligne Entartungen nicht mit Sicherheit auszuschließen sind, nur eine Beschreibung des Befundes zu geben und den Ausdruck Polyp zu vermeiden.

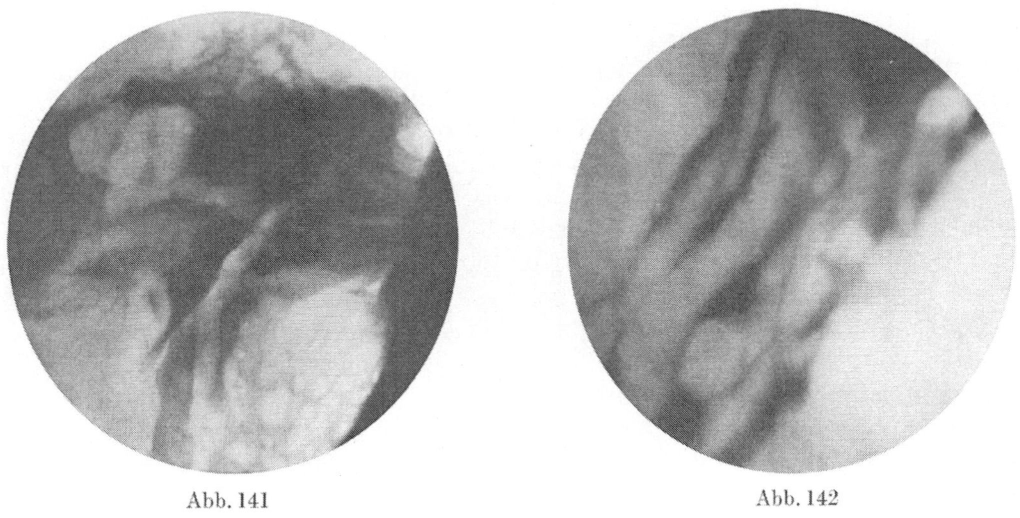

Abb. 141 Abb. 142

Abb. 141. Rö.Nr. 1575/53, ♂, 57 J. Beetförmige, polypöse Aussparungen im Antrum, stark vergröberte Felderung des Feinreliefs in der Umgebung im Sinne der chronisch-hyperplastischen Gastritis

Abb. 142. Rö.Nr. 10581/56, ♂, 58 J. Beetförmig angeordnete Gruppe von flachen, rundlichen polypösen Aussparungen, teilweise als umschriebene kolbige Verdickung der Falten hervortretend. Histologische Untersuchung: Ungleichmäßig polypös drüsige Hyperplasien der Schleimhaut, chronische Gastritis mit wechselnd dichtem Stroma-Infiltrat

Eine Ausnahme bei der Diagnostik macht die nach Peutz-Jegher benannte diffuse gastrointestinale Polyposis, die sich durch Befall des Magendarmkanals auszeichnet (Hillemand; Cottone; Aquila).

Thomsen und Oyster berichten über 94 benigne Magentumoren, von denen 29 klinische Symptome gemacht hatten. Neurome und Leiomyome traten besonders hervor. Die übrigen — zu Lebzeiten symptomlos — wurden bei der Autopsie gefunden. Im einzelnen handelt es sich um 56 epitheliale Polypen, 22 Leiomyome, 8 Neurofibrome, 7 Fibrome und um 1 Lipom. Leiomyome scheinen besonders häufig zu sein (Minnes u. Geschickter 36,6%; Eliason u. Wright 57,3%; Eusterman 25%; Tempest 60%). Zu berücksichtigen ist, daß die kleine absolute Zahl der gutartigen Tumoren eine statistisch exakte Auswertung nur bedingt zuläßt.

Gosset hat 1924 für einen Teil der Tumoren, die bis dahin als Myome oder Sarkome angesprochen wurden, den neurogenen Ursprung bestimmt und sie von einer Grundform, die als Schwannom bezeichnet wird, abgeleitet. Auch Feyrter ist der Meinung, daß früher ein Teil der Neurome für Myome gehalten wurde. Erst durch die Einschlußfärbung mit weinsteinsaurem Thionin gelingt die Trennung myogener und neurogener Tumoren; dabei färben sich die Myome blau, die neurogenen Tumoren rot. Feyrter gibt für den Magen-Darmtrakt 8% an, wobei der Magen bevorzugter Sitz der Tumoren ist. Die Bezeichnungen Neurinom und Neurofibrom werden vielfach als gleichbedeutend gebraucht. Das Neurinom stellt eine Neubildung ektodermaler Herkunft (Schwannsche Scheide) dar; das Neurofibrom geht aus dem Bindegewebe des Peri- und Endoneurium hervor. Nach Feyrter sollte als Oberbegriff die Bezeichnung Neurom gewählt werden, zumal es Mischformen verschiedenster Prägung gibt; die bindegewebige Durchsetzung eines Neurinoms kann so stark sein, daß ein fibromartiges Bild im Vordergrund steht.

Für die reinen Fibrome wird eine Verhältniszahl von 5—10% der gutartigen Tumoren angegeben. Seltener sind die Lipome. Battaglia erwähnt 58 Fälle, die bis 1949 veröffentlicht worden waren. Weiker berichtet über ein breitbasig aufsitzendes Lipom mit glatter Oberfläche von Kleinapfelgröße. Culver und Dobrak beschreiben ein frei bewegliches, präpylorisches Lipom, das einen 3,5 cm großen Füllungsdefekt gemacht hatte. Ein eigener Fall stellte sich als taubeneigroßer, scharf begrenzter, glatter Füllungsausfall der Angulusgegend dar. Bei der Operation wurde ein relativ weicher, kaum verschieblicher, gelblich durchschimmernder Tumor gefunden, von submukösem Sitz. Vier Wochen vor der Operation waren zum erstenmal krampfartige Magenbeschwerden bei der Patientin aufgetreten.

Lymphangiome und Hämangiome sind äußerst selten (Lammers; Siebner; W. Kraus; Pohl). Besondere Beachtung verdienen die Hämangiome. Differentialdiagnostisch müssen sie von den Venektasien bei portaler Hypertension (s. auch Varicen im Magen, S. 579) abgetrennt werden. Pohl beschreibt einen Fall mit polypenähnlichen Schleimhautwulstungen, großer flächenhafter Ausdehnung im Cardiabereich. Pohl verweist auf Unklarheiten bei der Einordnung. Diese aus einem System erweiterter Blutgefäße bestehenden Geschwülste werden von einigen Forschern als echte Neubildungen, Hämangiome, von anderen als cavernöse Phlebektasien aufgefaßt. R. Marine und Lattomus fassen multiple Phlebektasien, cavernöse Hämangiome, einfache capillare Hämangiome und die sog. Angiomatosis unter dem Begriff der cavernösen Hämangiome zusammen. Die Autoren verweisen auf den bei Blutungen wegweisenden Befund der multiplen Phlebolithen hin, die sich im berichteten Fall in einem Hämangiom einer Dünndarmschlinge fanden (Kaijser). Paragangliome (chromaffine Tumoren) des Magens sind absolute Raritäten (Burkhead).

Relativ häufig unter den gutartigen Magentumoren ist das verlagerte Pankreasgewebe. Bis 1955 fanden wir in der Röntgenliteratur 587 Fälle. In 0,5% aller Sektionsfälle sollen Pankreasdystopien nachgewiesen werden. Häufigster Sitz ist der Magen (70%, Littner; Kjellman). Nur die Pankreasdystopien haben unter den gutartigen Magentumoren eine eigene charakteristische Symptomatik. LITTNER hat sie wie folgt zusammengestellt: Singulärer Füllungsdefekt, Sitz im Antrum innerhalb einer 6 cm-Grenze vom Pylorus aus, selten größer als 4 cm Durchmesser, meist 1—2 cm; Form oval, scharfe Begrenzung, scharfer Winkel gegen die Umgebung, zentrale Depression (intakte Mucosa), Mobilität, keine Behinderung der Peristaltik. Die zentrale Depression entspricht einer trichterförmigen Vorstülpung der Mucosa in Richtung auf die Submucosa (Kokardenform, DEROCHE u. GERARD). Hinzuzufügen wäre die Bevorzugung der großen Curvatur bei den Pankreasdystopien (Abb. 143a, b).

Wegen der Ähnlichkeit des Röntgenbefundes sind differentialdiagnostisch von den Pankreasdystopien die ungemein seltenen Carcinoide abzugrenzen, rundliche,

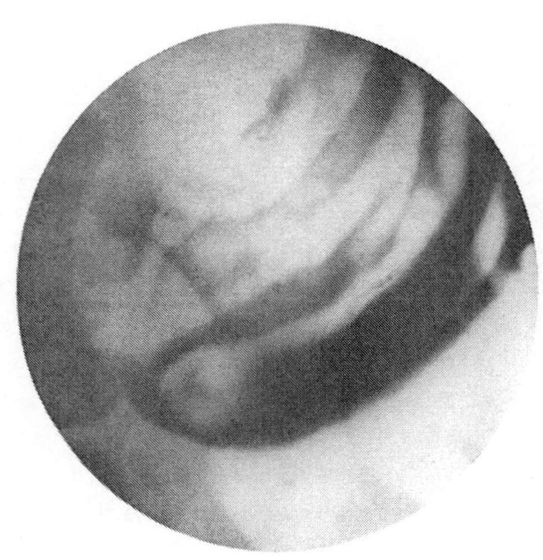

Abb. 143a

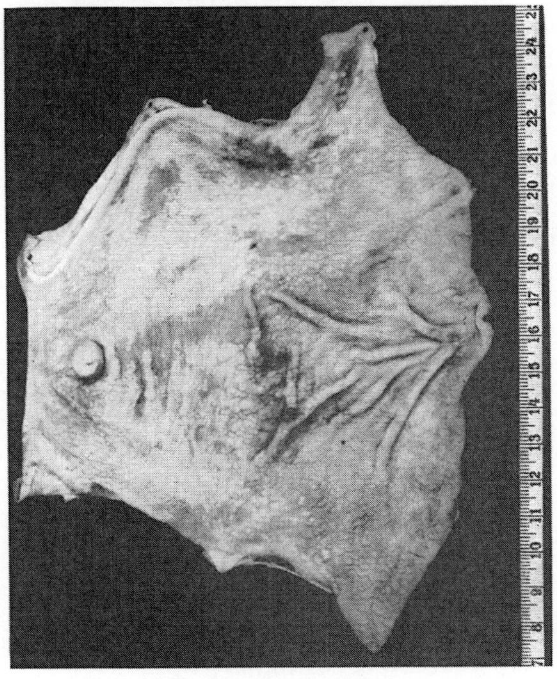

Abb. 143b

Abb. 143a. Rö.Nr. 6887/60, ♂, 57 J. Pfennigstückgroßer, scharf begrenzter Füllungsdefekt an der großen Curvatur des Magens, präpylorisch mit einem kleinen zentralen Kontrastmittelfleck

Abb. 143b. Resektionspräparat: Mamillenartiger Tumor mit zentraler, trichterförmiger Einziehung der Schleimhaut. Nebenpankreasanlage

scharf begrenzte Füllungsdefekte (MARSHAK u. FRIEDMAN), nicht selten mit einem zentralen Krater (CHRISTOPHERSON; CAPELLI). Die Entstehung eines Ulcus im carcinoiden Gewebe wird vielfach mit dem erhöhten Serotoningehalt in Verbindung gebracht, der zu einer verstärkten Freilassung von Histamin und auf diesem Weg zum Ulcus führen soll (THOMPSON und COON). Die Pars media des Magens und das Antrum sind bevorzugter Sitz. FRANK und ZANDANELL beschreiben ein Carcinoid im Antrum, das einen Füllungsdefekt von 6 cm Durchmesser hatte. Gewöhnlich sind die Carcinoide kleiner. Nach FEYRTER nehmen sie ihren Ausgang von den sog. Massonschen Epithelwucherungen der Schmidtschen gelben chromaffinen Zellen der Schleimhaut. Ihre Bedeutung liegt in der Bereitschaft zu Metastasen. Während diese Tumoren im Wurmfortsatz vorwiegend gutartig sind, wird bei 30% der publizierten 59 Magenfälle eine Metastasierung angeführt (POSCHACZEWSKY u. SHERMAN). Der Verlauf der Krankheit ist auch bei metastasierenden Formen langsam (10—13 Jahre). In der Regel sind der Serotoninblutspiegel und die Serotoninausscheidung im Urin erhöht (EKLÖF). Als äußerst seltene Tumoren des Magens, die unter Umständen für ein Carcinoid gehalten werden können, wurden 1951 drei Glomustumoren des Magens von KAY u. Mitarb. publiziert. Unter Glomustumoren werden kleine Gewächse verstanden, die aus einem Glomus neuromyoartereale entstehen; sie wachsen als abgekapselte bläulich durchscheinende Tumoren vorwiegend an Händen und Füßen subungual. Von KAY u. Mitarb. wurden 3 Fälle beschrieben. Die Tumoren liegen vorzugsweise in der Muskelschicht im Bereich des Magenausganges. Röntgenologisch weisen sie die Zeichen eines gutartigen Tumors mit glatter Begrenzung auf. Eine Magenblutung im Verlauf einer sekundär entstandenen Ulceration kann ein wichtiges klinisches Zeichen neben den üblichen Beschwerden des Ulcus sein. Auch eine Behinderung des Magens kann bei präpylorischem Sitz auftreten (KAY).

Beim eosinophilen Infiltrat handelt es sich um ein granulomatöses, von eosinophilen Zellen durchsetztes Gewebe, das, breitbasig aufsitzend, kleine und große polypöse Bildungen hervorbringt, DALICHO beschreibt einen kleinapfelgroßen Tumor mit blumenkohlartiger Oberfläche. Das Röntgenbild ist wenig charakteristisch. Die Peristaltik und die Elastizität der Magenwand werden durch die Granulome nicht beeinträchtigt (RIGLER). Man hat allergische Reaktionen mit dem Magenbefund in Verbindung gebracht. KIRCHMAIR und SCHUBERT berichten über einen 51jährigen Patienten, der seit dem 17. Lebensjahr an Bronchialasthma litt. Eine seit Jahren bestehende Ulcusbeschwerde führte zur Magenresektion. Dabei wurde ein breit ulcerierendes, eosinophiles Granulom gefunden. Nach der Operation schwand die Bluteosinophilie (12%) und schlagartig hörten die asthmatischen Anfälle auf. RUSIC beschreibt das gleichzeitige Auftreten eines flüchtigen Lungeninfiltrates (LÖFFLER) und eines eosinophilen Magenwandinfiltrates. In zwei eigenen Fällen fanden sich neben dem eosinophilen Granulom zahlreiche nabelförmige Erosionen im Antrum (Abb. 180). Die Beziehungen zu allergischen Reaktionen sind noch umstritten. In vielen anderen Fällen handelte es sich um klinisch bedeutungslose Nebenbefunde.

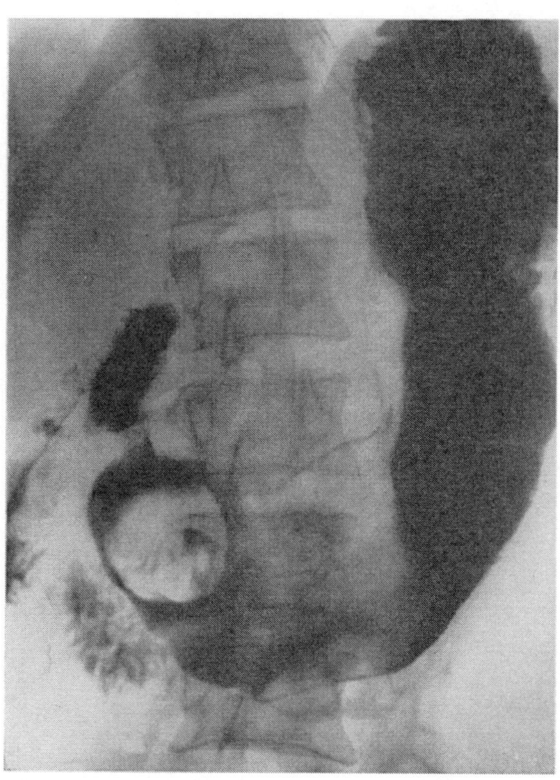

Abb. 144. Rö.Nr. 4959, ♀, 39 J. Kugeliger, scharf begrenzter Füllungsdefekt im Antrum. Innerhalb des Füllungsdefektes erkennt man einen Kontrastmittelfleck von dreieckiger Form. Aus der Anamnese: Seit 2 Jahren besteht ein empfindlicher Magen. In den letzten Wochen zunehmende Beschwerden mit Inappetenz, Erbrechen und Kräfteverlust. Resektionspräparat (Prof. PRINZ): Kastaniengroßer, bläulich-roter Tumor, der breitbasig aufsitzt. Auf der Kuppe findet sich eine flache Ulceration. Die histologische Untersuchung ergibt ein Neurofibrom (Prof. LAAS)

Einen recht seltenen Befund stellen angeborene oder auch erworbene Magencysten dar, die zu großen Füllungsdefekten führen können (HARBECK).

Erwähnt werden müssen in diesem Zusammenhang — obwohl keine Tumoren im eigentlichen Sinne — die Bezoare, eine Ansammlung von unverdaulichem Material (Haare, Pflanzenfasern, Steine, Paraffine, Teer, Medikamente — mit entsprechender Bezeichnung Tricho-, Phyto-, Silicobezoare usw.) und die sog. Speisebälle, die durch Säuren aufgelöst oder durch Magenwaschungen entfernt werden können; was für die Bezoare nicht zutrifft. Die Bezoare sind charakterisiert durch ihre große Form bzw. Oberfläche, auf der Bariumreste leicht zurückbleiben. Sie können frei beweglich, aber auch an der Schleimhaut verankert sein. In ausgesprochenen Fällen bilden sie Ausgußtumoren des ganzen Magens. Bei siliciumhaltigem Material werden Eigenschatten beobachtet (BROWN u. DAVIS).

Auch retrograd nach Perforation der Bulbuswand in den Magen gelangte Gallensteine sind gefunden worden (AFFLERBAUGH u. COLE).

Weder klinisch noch röntgenologisch ist eine klare Symptomatik der gutartigen Magentumoren zu erwarten. Viele bleiben während des Lebens unerkannt. Bei exogastrischer Entwicklung treten die Röntgensymptome in den Hintergrund — trichterförmige Ausziehung der Magenwand durch große in den Unterbauch hängende Tumoren finden sich in gleicher Weise auch bei malignen Tumoren (Sarkome). Klinische Erscheinungen treten

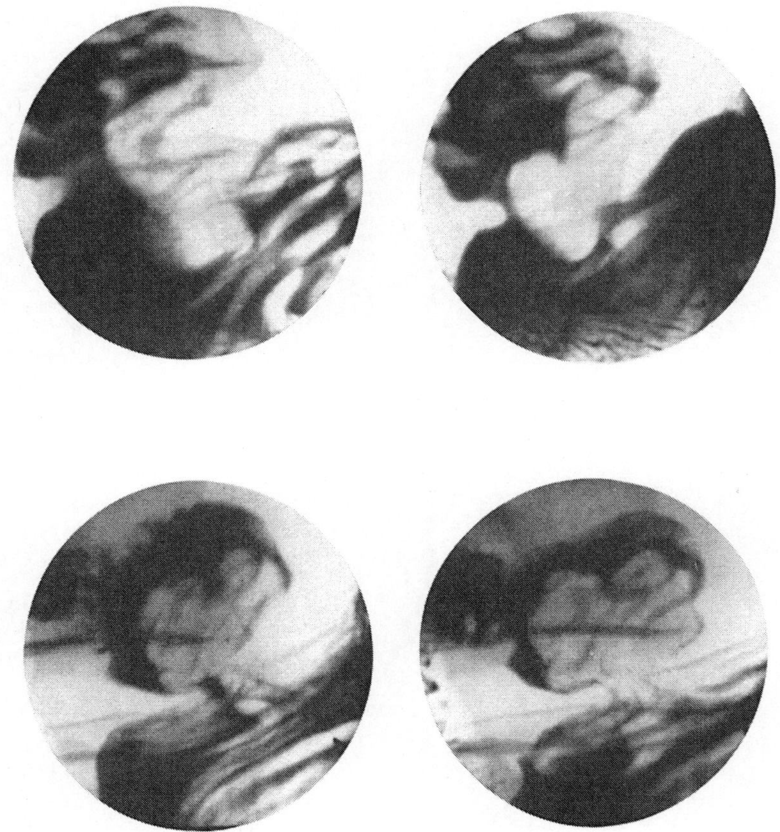

Abb. 145. Rö.Nr. 10282/57, ♂, 51 J. Gestielter, lappiger, präpylorischer Polyp. Durch Palpation läßt sich der Tumor in den Bulbus verlagern

spät auf. Stieldrehungen bei großen Tumoren, Kompressionen anderer Organe, Ileuserscheinungen, Blutungen extragastraler Tumoren in die Bauchhöhle können zum Bild des akuten Abdomens führen.

Bei den endogastrisch entwickelten Tumoren treten Magensymptome eher auf Chronisch lavierte oder akute profuse, ja tödliche Blutungen können infolge Ulceratione. der Mucosa oder infolge nekrotischer Prozesse im Innern entstehen (Abb. 144, 146). Die Ulcera können tief in die Geschwulstmassen hineinreichen und divertikelartige Bilder hervorrufen. Bei den Divertikeltumoren handelt es sich wahrscheinlich um Divertikelneurome (W. STEPP u. A. BÖGNER; C. H. SCHRÖDER). Neurome und Leiomyome neigen besonders zu regressiven Veränderungen. Verkalkungen wurden mehrfach bei Leiomyomen beschrieben. Sie können ein direktes Röntgenzeichen abgeben.

Größere, vor allem gestielte Tumoren können den Magenausgang verlegen. Der Prolaps des Tumors in den Bulbus wird häufiger beobachtet (Abb. 145). Von FLEISCHNER wurden 1926 die ersten derartigen Fälle beschrieben. Auch echte gastroduodenale Invaginationen, wobei der Tumor mit Teilen des Magens prolabierte, sind bekannt geworden (HUPPERTZ). Die freie Beweglichkeit des Tumors erlaubt keine Artdiagnose; eine Entartung schließt sie nicht aus (MAUTHE; I. STEIN). Nach O. D. SAHLER und A. O. HAMPTON ist die frei bewegliche Schleimhaut in der Tumorumgebung ein wichtiges Zeichen. Der unvermittelt auftretende Winkel zwischen Tumorrand und freier Magenwand findet sich nicht bei

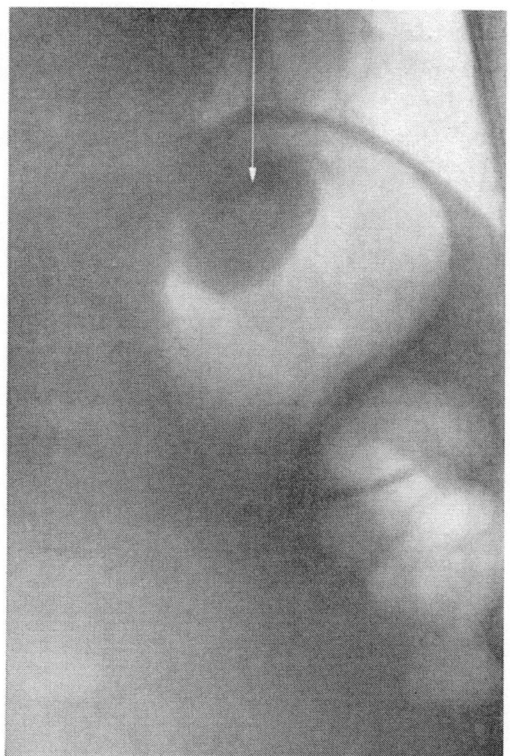

Abb. 146a

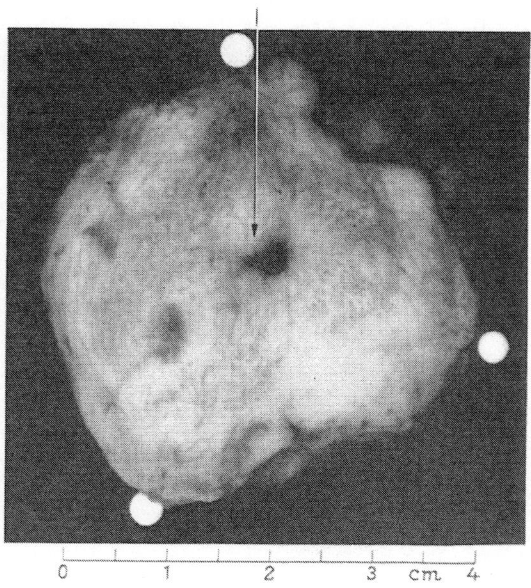

Abb. 146b. Rö.Nr. 9702/62, ♀, 68 J. Operationspräparat. Mandarinengroßer, breitbasig aufsitzender Tumor mit fingerkuppengroßer Ulceration. Histologisch: Neurinom

Abb. 146a. Rö.Nr. 9702/62, ♀, 68 J. Innerhalb des luftgefüllten Fornix sieht man den Eigenschatten eines mandarinengroßen Tumors. In der Mitte des Tumors liegt eine rundliche Aufhellung. Sie ist durch Luftansammlung in einer tiefen Ulceration bedingt

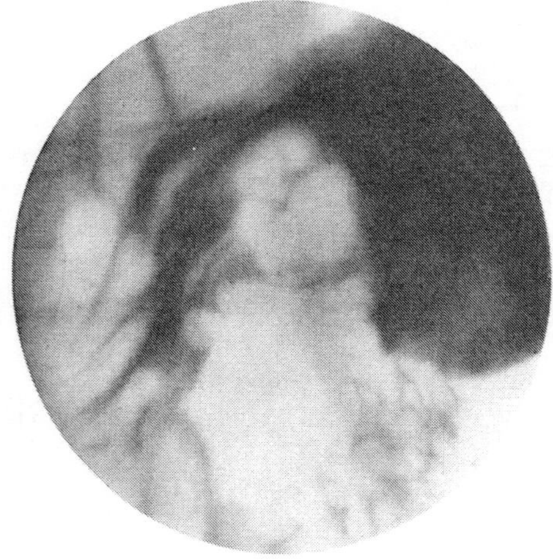

Abb. 147a

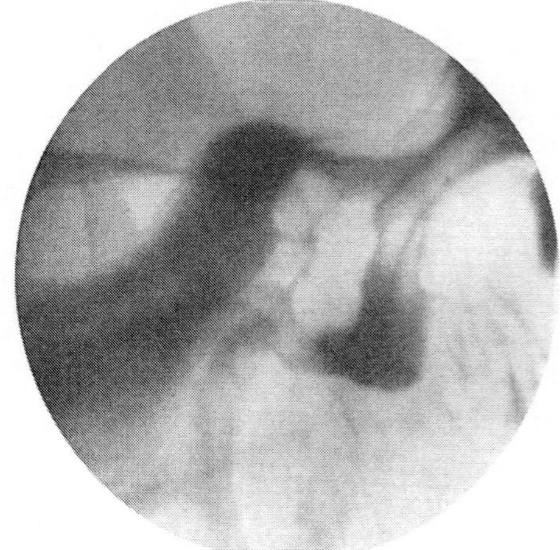

Abb. 147b

Abb. 147a. Rö.Nr. 5018/55, ♂, 50 J. Zehnpfennigstückgroßer, scharfrandiger Füllungsdefekt präpylorisch mit zarten strich- und punktförmigen Einsenkungen

Abb. 147b. Unter der Peristaltik stellt sich eine Formveränderung des polypösen Gebildes nach Art einer Rosette ein. Resektionspräparat (Prof. PRINZ): Vor dem Pylorus beetartige Erhabenheit mit höckeriger Oberfläche. Im Kardiabereich größerer, knolliger, zerfallender Tumor. Die histologische Untersuchung des Tumors im Kardiabereich ergibt ein infiltrativ wachsendes Carcinom von solidem bis drüsigem Bau. Der kleine präpylorische Tumor entspricht einem becherzelligen Schleimhautpolyp. Hier kein Anhalt für ein Carcinom

Füllungsdefekten, die durch eine Kompression von außen entstehen. PAPE weist bei neurogenen Tumoren auf die sägeblattartige Begrenzung der an den Tumor stoßenden Schleimhautzeichnung hin. Die palpatorische Beweglichkeit des Tumors innerhalb des Magens, die Mobilität, wird als Zeichen der Gutartigkeit gewertet. Bei extragastralen Tumoren folgt der Magen dem Zug und dem Druck, die den Tumor treffen; große extragastrale Tumoren vermögen die Magenwand trichterförmig auszuziehen oder sie verändern bei Lagewechsel die Magenform. Der röntgenologische Nachweis selbst kleiner Tumoren macht keine Schwierigkeiten. Beim Sitz im Fornix kann die Doppelkontrastmethode oder die Parietographie angewandt werden. Die Artdiagnose wird nur in Einzelfällen erreicht. Als Zeichen der Gutartigkeit gilt die glatte Oberfläche bzw. das erhaltene Faltenrelief, die ungestört ablaufende Peristaltik, die Verformung des Tumors unter der Peristaltik (Abb. 147a, b), die Verschieblichkeit eines gestielten Tumors bei der Palpation, die weiche Ventrikelwand unmittelbar am Füllungsdefekt (TROELL). GUTZEIT gibt an, daß bei weichen Tumoren (Polypen) im Gegensatz zu den derben Fibromen und Myomen durch stärkere Druckanwendung der Füllungsdefekt größer wird infolge leichter Kompressibilität. Auf der anderen Seite sind die unregelmäßige Oberfläche durch Ulcerationen, Zotten oder papilläre Formationen und die Unverschieblichkeit noch kein Beweis für den bösartigen Charakter (KÜBLER). Ebenso wenig ist eine ungewöhnliche Größe ein Zeichen der Malignität. W. H. SMITH beschreibt einen Füllungsdefekt, der vom Fundus bis zum Antrum reichte. Der große gelappte Tumor mit Ulcerationen erwies sich als Neurofibrom. Die Entscheidung, ob eine Entartung eingetreten ist oder ob gar ein primär maligner Prozeß vorliegt, muß der mikroskopischen Untersuchung vorbehalten bleiben. Aus der Unsicherheit der klinisch-röntgenologischen Diagnostik und aus den drohenden Komplikationen entsteht die Forderung nach operativer Behandlung.

d) Die Tumoren des Bulbus duodeni

Im Gegensatz zum Magen, der an der Spitze der vom Krebs befallenen Organe steht, wird das Duodenum höchst selten betroffen (MATEJICEK; RYCHLO). Auch ein Übergreifen eines Magencarcinoms auf den Bulbus duodeni wird nur sehr selten gesehen. Der Pylorus bildet meist eine scharfe Grenze für die Geschwulst. Nach der Nothnagelschen Statistik (HENKE-LUBARSCH, 1926) kommen auf 41838 Sektionen nur 7 Fälle von Duodenalcarcinomen. NASIO berechnet nach einer Literaturzusammenstellung von 800000 diagnostischen Untersuchungen die Zahl der Duodenalcarcinome mit 0,025%. Nach CHASSING und HINTON, HILLEMAND entfallen von den Duodenalcarcinomen rund 20% auf den Bulbus. BRENNER und BROWN berichten über 15 Fälle von primären Duodenalcarcinomen; 3 saßen suprapapillär, 5 peripapillär und 7 infrapapillär. Von den 3 suprapapillären hatte 1 Carcinom seinen Sitz im Bulbus. J. L. CHASSING und J. W. HINTON teilen das primäre Carcinom in drei Gruppen ein. Das obturierende Carcinom führt zum Verschluß. Klinisch stehen Stenoseerscheinungen, Erbrechen im Vordergrund. Die Röntgensymptome ergeben sich aus der Größe des Tumors, der Oberflächenbeschaffenheit und der Funktionsstörung. Das ulcerierende Carcinom kann typische Nischensymptome machen (BEDETTI). Zackige Nischen, Schleimhaut- und Wandzerstörungen lassen den malignen Charakter vermuten. Bei der dritten Form, dem perforierenden Carcinom, stehen Ein- und Durchbrüche in die Gallenblase, das Pankreas und die Leber im Vordergrund. Die Entscheidung, von welchem Organ der Prozeß primär ausgeht, kann unmöglich werden. BAUER und HARTWIG beschreiben ein in das obere Duodenum durchgebrochenes Pankreascarcinom, das von einem primären Bulbuscarcinom nicht zu differenzieren war. BÜCKER publizierte ein Pankreaskopfcarcinom (Abb. 148), das zu einer großen Pelottenwirkung an der Hinterwand des Bulbus duodeni geführt hatte. Die Schleimhautfalten des Bulbus waren noch nicht zerstört. Andeutungsweise waren die Falten noch zu erkennen, ein Befund, wie er für gutartige Bulbustumoren auch in Anspruch genommen wird. Beim Duodenalcarcinom treten Metastasen spät auf, Fernmetastasen sind extrem selten (HILLEMAND; SEILLÉ; PAYER; DECROIX; HARTMANN).

Von metastatischen Tumoren steht das Melanoblastom ganz im Vordergrund (BAUER u. HARTWIG). Die Röntgensymptome einer Melanommetastase sind recht charakteristisch. Die schildförmig erhabenen Metastasen ulcerieren, wobei tiefe, meist zackig begrenzte runde und längliche Krater entstehen, die von einem glatten, stark erhabenen Randwall umgeben sind. Meistens findet man auch Metastasen vom gleichen Typ im übrigen Magen- und Darmkanal. Die Schleimhaut in der unmittelbaren Umgebung des Walles ist zart und unverändert.

Die Sarkome des Bulbus duodeni sind noch seltener als die Carcinome (NASIO; ROTHE).

Auch die gutartigen Tumoren: Myome (BERNSTEIN; BAUER u. HARTWIG), Hämangiome (CARMAN), Fibromyome (BRDICZKA), Fibroadenome (BAUER u. HARTWIG) gelten als Raritäten. Sie sind jedoch nach BAUER und HARTWIG häufiger als die malignen Tumoren. Die Röntgensymptomatik stimmt weitgehend mit der der gutartigen Magentumoren überein. Infolge der engen räumlichen Verhältnisse ist ihr Nachweis leicht. Komplikationen durch Verlegungen des Lumens treten früh auf. Für die Artdiagnose gilt das, was bereits für die Magentumoren beschrieben wurde. Auf einige Besonderheiten soll noch hingewiesen werden. Dem submucösen Tuberculom des Bulbus duodeni wird von BAUER und HARTWIG ein Röntgensymptom eigener Art zugeordnet, das als Ringgrabenphänomen bezeichnet werden kann. Der glatte Füllungsdefekt, den das gegen die Duodenalwand vordringende Tuberculom hervorruft, ist von einer ringförmigen, dichten Schattenzone umgeben. Bei verstärktem Kompressionsdruck wird dieses Phänomen des Ringgrabens deutlicher. Nach BAUER und HARTWIG kommt das Phänomen dadurch zustande, daß bei der Kompression das Tuberculom wegen seines soliden festen Aufbaues nach dorsal dem Kompressionsdruck ausweicht, wobei die unmittelbar anliegenden entzündlich infiltrierten Schleimhautpartien dorsal gedrängt werden. Dabei entsteht um den Tumor ein Ringgraben, der sich mit dem Kontrastmittel füllt. SCHOEN weist darauf hin, daß dieses Symptom des Ringgrabens auch bei einem Ulcus duodeni durch geschwollene Schleimhautwülste, die sich zwischen Narbenzügen vorbuckeln, zustande kommen kann. Auch durch Fremdkörper (Steine) und Polypen können derartige Effekte auftreten. Die Verschieblichkeit von gestielten Polypen und Fremdkörpern kann zur Differenzierung herangezogen werden. SCHOEN lehnt das Symptom des Ringgrabens als typisch für das Tuberculom der Bulbuswand ab.

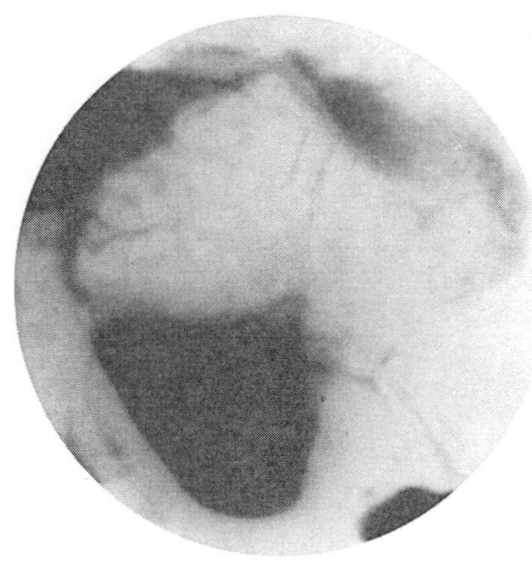

Abb. 148. Rö.Nr. 50590/41, ♂, 53 J. Größerer Füllungsdefekt am Bulbus. Man erkennt noch andeutungsweise das strichförmige Relief der Bulbusschleimhaut. Es handelt sich um ein Pankreaskopf-Carcinom, das zu einer Pelottenwirkung am Bulbus geführt hat

Auch Hyperplasien und Adenome der Brunnerschen Drüsen (HUDSON; INGRAM) treten auf. Unter 10 Duodenalpolypen fanden MC QUITTY und LEVY drei, die aus Brunnerschen Drüsen bestanden. Wie im Magen so finden wir auch im Bulbus und im übrigen Duodenum verlagertes Pankreasgewebe (KJELLMAN; LITTNER). Prolabierte, nicht mehr reponible Magentumoren können das Bild des sog. Magenschleimhautprolapses machen (Abb. 211). Als Komplikation kann es dabei zu einer — allerdings ungewöhnlich seltenen — Intussusception des Magens in das Duodenum kommen (MARSHAK; LIFSAY; BRAHMS).

Neben den Erkrankungen der Duodenalwand selbst müssen differentialdiagnostisch alle extraintestinalen Prozesse, die zu Füllungsdefekten oder Relief- und Lageänderungen führen, ausgeschlossen werden: Gallenblasentumoren, Gallensteine (BERGER), retroperitoneale Lymphknoten (POHLANDT), Lymphknotenschwellungen bei entzündlichen Magenerkrankungen (H. H. BERG), Pankreaskopftumoren (BÜCKER), Sekundärveränderungen nach Ulcus duodeni (ÅKERLUND), bei Cholecystitis. Auch ein retinierendes Bulbusdivertikel, das von außen zu einer Kompression und Einengung des Bulbus führt, kann die Symptome eines gutartigen Bulbustumors hervorrufen (BERGER). Schließlich sind noch retinierte Fremdkörper, Speiserückstände, perforierte Gallensteine zu beachten. Verwirrung kann auch ein im Bulbus aufgeringelter Ascaris schaffen, wenn innerhalb einer kreisförmigen Aufhellung Kontrastmittel liegenbleibt. Wir konnten in einem Fall durch Kompression den Ascaris bewegen, den Bulbus in Richtung Dünndarm zu verlassen (Abb. 149a, b).

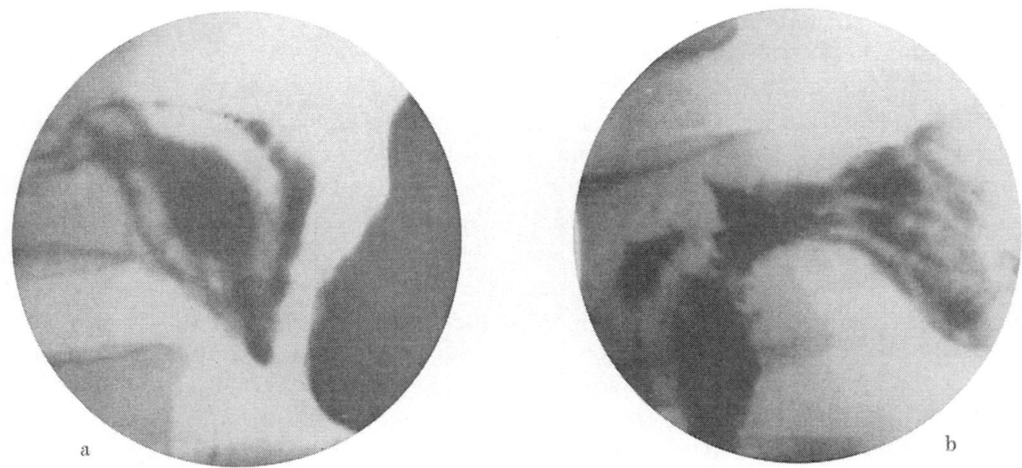

Abb. 149a u. b. Rö.Nr. 3254/44. a Ascaris im Bulbus. b Ascaris verläßt bei Kompression den Bulbus

4. Die Gastritis

a) Bemerkungen zur Entwicklung der röntgenologischen Gastritisdiagnostik

Seit mehr als zwei Jahrhunderten hat die Gastritis Ärzte und Forscher intensiv beschäftigt. Viele Einzelerkenntnisse konnten gewonnen werden, aber noch fehlt auch heute der Zusammenklang. Der Schwerpunkt der Betrachtungsweise verlagerte sich häufig. Mal standen die pathologisch-anatomischen Veränderungen, mal die Funktionsstörungen mehr im Vordergrund des Interesses.

BROUSSAIS hat 1806 mit pathologisch-anatomischen Befunden das Krankheitsbild in die medizinische Literatur eingeführt. Als sich in der Folgezeit herausstellte, daß postmortale Veränderungen in die Symptomatologie einbezogen worden waren, verlagerte sich das Interesse mehr zu den Magenfunktionen. Mit der Anwendung des Magenschlauches durch KUSSMAUL 1867 gewannen der Magensaft und die Sekretionsstörungen bei der klinischen Betrachtung den Vorrang. Erst durch HAYEM, später durch FABER und in den zwanziger Jahren durch KONJETZNY wurde die pathologische Anatomie wieder in den Vordergrund gerückt. HAYEM und FABER untersuchten Mägen, die unmittelbar nach dem Tode fixiert worden waren. KONJETZNYs Forschungen wurden am resecierten Magen durchgeführt. Zur gleichen Zeit, da KONJETZNY die pathologische Anatomie bearbeitete, wurden auch die Röntgenuntersuchung und die Gastroskopie in die Diagnostik einbezogen. GOTTWALD SCHWARZ hat als erster im Jahre 1916 die Erkennbarkeit einer bestimmten Form von chronischer Gastritis im Röntgenbild beschrieben. SCHWARZ fand bei der Untersuchung eines 35jährigen Mannes mit längerer Magenanamnese die Silhouette des mit Kontrastbrei gefüllten Magens längs der großen Curvatur in eine Anzahl kleinerer und größerer Prominenzen aufgelöst, die der Kontur ein gelapptes Aussehen verliehen. Die Prominenzen bzw. die zwischen ihnen liegenden Einbuchtungen des Schattens waren 1,5—2,5 cm tief und ließen sich bei der Palpation nicht verstreichen. Bei der Laparotomie fand sich kein Anhalt für einen Tumor, den man vermutet hatte. Es wurden am Bulbus zwei linsengroße Narben und ein Ulcus gefunden. Bei der Betrachtung der Innenwand des Magens sah man die Mucosa geschwollen, stark hyperämisch, in zahlreiche blaurote

Wülste gelegt, welche mächtig ins Magenlumen vorsprangen. Die als Gastritis gedeutete Veränderung wurde von Schwarz nach dem Begriff von Aschoff als Gastritis hypertrophicans bezeichnet. Die Schleimhaut ist verdickt, wodurch die physiologische Felderung stärker hervortritt und unregelmäßig warzige Erhabenheiten aufweist.

Die Unebenheiten der großen Curvatur waren schon 1912 von Dietlen beschrieben worden. Dietlen hielt den Befund für perigastritische narbige Veränderungen. Durch die Arbeiten von v. Elischer und insbesondere durch die Studien von Forssell waren die Schleimhautfalten des Magens auch im Röntgenbild bekannt geworden. Es wurde aber angenommen, daß bei der üblichen prallen Auffüllung des Magens mit einem Kontrastmittel normale Magenschleimhautfalten beim stehenden Patienten nicht darstellbar wären. Schwarz vermutete, daß es einerseits durch eine entzündliche Verdickung der Schleimhaut, andererseits aber auch durch einen verstärkten Kontraktionszustand der Muscularis mucosae zu einer Darstellung der Schleimhautfalten an der großen Curvatur kommen könne. Erst mit der Einführung der Reliefdiagnostik — besonders gefördert von Rendich und von H. H. Berg — wurden die entzündlichen Vorgänge in die Röntgendiagnostik einbezogen. Etwa zur gleichen Zeit begann man wieder — nach methodischer Verbesserung — die Magenschleimhaut durch das Gastroskop zu untersuchen. Die Gastroskopie fand ihren hervorragenden Bearbeiter in Rudolf Schindler. Da zu dieser Zeit Konjetzny bereits seine grundlegenden Arbeiten der pathologischen Anatomie der Magenerkrankungen verfaßt hatte, waren die Voraussetzungen für eine umfassende fruchtbare Zusammenarbeit gegeben. Zur Grundlage seiner Diagnostik machte H. H. Berg das sekretorische und das motorische Verhalten des Magens, die Konsistenz der Magenwand bzw. der Magenfalten, die Gliederung und die Kontinuität der Innenflächen. Nach H. H. Berg können gastritische Veränderungen nur dann einen Ausdruck im Reliefbild finden, wenn sie das Relief der Oberfläche makroskopisch deutlich verändern (Niveaudifferenzen) und die Konsistenz des Organs sichtbar beeinflussen. Nur ein kleinerer Teil der Zeichen hat anatomische Beweiskraft. Die größere Menge der histologisch erfaßbaren Formen dürfte dem Röntgennachweis entgehen (H. H. Berg).

Pharmakologische Prüfungen des Faltenreliefs mit Adrenalin haben unbeständige Wirkungen, mal eine Verdickung, mal eine Kräuselung der Falten, mal das Gegenteil gezeigt. Vom Pilocarpin wird angegeben, daß es eine Verstärkung der Faltenzeichnung durch Reizung des Auerbachschen und Meißnerschen Plexus hervorruft, und daß die Falten ein geschlängeltes Aussehen haben. Vom Physostigmin wird im Gegensatz dazu eine Abflachung der Falten beschrieben, die aber nicht konstant ist. Außerdem soll eine Sekretvermehrung auftreten. Nach anderen Angaben wieder soll das Schleimhautrelief auch nach Physostigmin verstärkt hervortreten. Hypophysin bewirkt eine Verdickung der Schleimhautfalten und eine Starre bei gleichzeitig einsetzender Hypersekretion. In experimentellen Versuchen konnte Thorell bei Anwendung von Acetylcholin einen tonuspositiven und bei Anwendung von Suprarenin einen tonusnegativen Effekt hervorrufen. Pilocarpin, Hypophysin und Acetylcholin sind die pharmakologischen Mittel, die am sichersten eine Änderung des Schleimhautreliefs hervorrufen. Eine deutliche Einwirkung auf die Magensekretion haben das Atropin und das Pilocarpin. Zu berücksichtigen ist in diesem Zusammenhang auch der Einfluß der nervösen Versorgung, die indirekt — über Tonus und Peristaltik — und direkt einen Einfluß auf die Reliefgestaltung ausübt. Nach Westphal tritt unter Vagusreizung am Magen sofort eine hochgradige Vermehrung und Höherstellung der Falten ein. Bei längerer Vagusreizung kommt es zu einer stärkeren Verbreiterung dieser Falten und zum Zusammenfließen mehrerer benachbarter Falten. Unter Sympathicusreizung tritt zuerst ein Absinken und Verschwinden zahlreicher Falten unter gleichzeitiger Anaemie der Schleimhaut auf, sekundär eine ausgedehnte Schwellung unter Ödembildung (Westphal). Über die Funktionen des Nervus vagus und des Nervus sympathicus sind am menschlichen Magen die Angaben noch recht widerspruchsvoll. Es ist wahrscheinlich, daß sowohl der Vagus und auch der Sympathicus excito-motorische und depresso-motorische Fasern in den Magen entsenden, und der Kontraktionszustand des Organs Einfluß darauf hat, ob jeweilig die excito-motorische oder die depresso-motorische Funktion in Kraft tritt. Auch muß man damit rechnen, daß der Sympathicus und der Parasympathicus an verschiedenen Abschnitten desselben Magens verschiedene Wirkungen haben. Ein Zentrum für die Bewegungen des Magens ist der Plexus myentericus (L. Auerbach), ein zweites der Plexus submucosus (Meissner). Bedenkt man weiterhin, daß konstitutionelle Einflüsse das Faltenbild verändern, so wird man der Breite der Falten allein keine ausschlaggebende Bedeutung in der Diagnostik zumessen können. Im Fornix sind die Falten breiter als im Corpus. Auch im Sinusgebiet erscheinen die Falten breiter und höher durch das Auseinanderweichen der Falten zur großen Curvatur. Die Angabe, daß die normale Schleimhautfalte etwa Strohhalmbreite besitze, ist nur bedingt zu verwerten. Breite Falten brauchen nicht pathologisch zu sein. Die mittlere Breite einer Falte wird im allgemeinen mit 3,5 mm angegeben. Sie schwankt aber zwischen 3 und 5 mm. Von Templeton wird als obere Grenze 1 cm angegeben. Es kommt noch die Abänderung des Faltenverlaufs während der Peristaltik hinzu, wobei auf der Höhe der peristaltischen Welle parallele längsverlaufende Falten auftreten, wo sonst vielleicht querverlaufende Falten zu finden sind. Außerdem ändern sich auf der Höhe der peristaltischen Welle die Breite und Höhe der Falten und der Faltentäler. Auch durch den Füllungsdruck des Magens — sei es durch die Menge des Kontrastmittels (flüssig oder gasförmig) oder durch den Druck von außen — läßt sich eine Veränderung der Schleimhautfalten leicht erreichen. So ist es ohne weiteres möglich, durch den Palpationsdruck die Falten völlig zum Verstreichen zu bringen; dabei werden die Falten breiter und flacher und bei stärkerem Druck verschwinden sie. Ebenso läßt sich bei wechselndem Druck auf die Magenwand auch ein Relief wieder aufbauen. Ein Hervortreten des Reliefs finden wir beim hypertonischen Magen. Auch nimmt das Vorspringen der Falten auf dem Höhepunkt der Verdauung zu. Die Frage nach der Breite der einzelnen Schleimhautfalten läßt sich also nicht mit exakten Maßen angeben, einmal weil in ein und demselben Magen in den verschiedenen Regionen die Faltenbreite unterschiedlich ist und weil all die vielen Einflüsse, die oben erwähnt wurden, die Magenfalten variieren. Auf Grund vergleichender Untersuchungen ließ sich zeigen, daß die Höhe und Breite der Falten und Faltentäler kein eindeutiges Kriterium für die Diagnose der Gastritis abgeben. Nach den Untersuchungen von FORSSELL über die Autoplastik der Schleimhaut mußte mit einer weitgehenden physiologischen Abänderung des Faltenreliefs gerechnet werden. Nach FORSSELL kommt die Faltung der Schleimhaut durch die gemeinsame Wirkung der Muscularis propria, der Muscularis mucosae und wahrscheinlich auch durch die Variationen im Flüssigkeitsgehalt zustande. Zur Entstehung der Schleimhautfalte ist zwar ein gewisser Grad von Kontraktionen der Muscularis propria erforderlich, aber bei einem bestimmten Grad der Kontraktion der Muscularis propria entsteht nicht ein konstantes Reliefbild der Schleimhaut, sondern das Schleimhautrelief kann bei derselben Weite des Lumens in sehr hohem Grade variieren, sowohl hinsichtlich der Anzahl der Falten als auch in bezug auf deren Lage und Form. So kann z. B. ein Gebiet des Magens selbst bei starker Kontraktion seiner Muskelwand einmal ohne ausgeprägte Faltenbildung sein, während es ein anderes Mal an derselben Stelle hohe Falten aufweist. Später zeigte FORSSELL (1924), daß die Muscularis mucosae in den Schleimhautfalten deutliche Zeichen einer Kontraktion aufweist: Schichtung der Muskelzellen und Verkürzung der Kerne und der Zellkörper. Die Faltenbildung ist also nicht allein das Produkt des Kontraktionszustandes eines muskulären Hohlorgans, sondern das Faltenrelief wird auch durch die Muscularis mucosae den jeweiligen Aufgaben entsprechend geformt. PERNKOPF hat Untersuchungen über die formale Genese der Magenfalte angestellt. Er fand bei menschlichen Embryonen mit einer Steiß-Scheitellänge von 21 mm erstmals Längsfalten der Magenschleimhaut. Auf dieser Entwicklungsstufe ist die Muskulatur noch nicht so weit differenziert, daß die beiden Wandschichten gegeneinander abgegrenzt sind. Danach können die Falten kein Produkt der Kontraktionen der Muscularis propria des Magens sein (PERNKOPF). Wenn auch bis heute alle Fragen der Reliefbildung noch nicht eindeutig geklärt werden konnten, so haben wir daran festzuhalten, daß das Magenrelief einem dauernden Funktionswechsel unterworfen ist. Neben dem Hochrelief zeigt die Schleimhaut des Magens noch das Feinrelief, das der Innenhaut des Magens ein gekörntes, chagrinartiges Aussehen verleiht. Das anatomische Substrat sind die Areolae gastricae. Wir verstehen darunter kleine rundliche oder polygonale Erhebungen, die durch feine seichte Furchen gegeneinander abgegrenzt sind. In den Furchen soll das Drüsengewebe weniger stark ausgebildet sein. Von VALLEBONA wurde Ende 1928 das Röntgenbild der feinen Magenschleimhautzeichnung, der Areae gastricae, zuerst beschrieben. VALLEBONA bediente sich dabei einer kombinierten Kontrastmittel-Gasmethode. Die Areolazeichnung des Magens ist konstant und ein Charakteristikum der Magenschleimhaut. Sie verändert sich kaum bei einem stärkeren Ausdehnungsgrad der Magenwände zum Unterschied der Schleimhautfalten, die bei stärkerer Ausdehnung des Magens verschwinden. Am Präparat lassen sich die Höckerchen durch Dehnen ausglätten (E. KAUFMANN). Die Areolae haben gewöhnlich eine Ausdehnung zwischen 2 und 4 mm. Die Flächen- und Höhenausdehnung der Felderung zeigt deutliche Unterschiede bei den einzelnen Individuen. Das Bild kann von einer makroskopisch am Präparat kaum erkennbaren Zeichnung bis zu deutlich vorspringenden Höckerchen reichen. Die röntgenologische Darstellung der Areae gastricae ist mit den verbesserten Untersuchungsmethoden der Hartstrahltechnik, der kurzen Expositionszeit und der guten geometrischen Darstellung möglich geworden. Bei günstigen Darstellungsbedingungen und bei genügender Größe lassen sie sich in einem bestimmten Prozentsatz nachweisen. Bei der flächenhaften Darstellung stellen sie sich als ein feines netzförmiges Relief der Magenschleimhaut dar; bei tangentialer Einstellung als sehr feine Zähnelung der Kurvaturen. Wir haben sowohl für das Hochrelief als auch für das Feinrelief mit individuellen und funktionellen Abwandlungen zu rechnen. Nehmen wir noch wirksame Beeinflussungen allgemeiner Art hinzu, z. B. Mangel an Vitaminen oder Hypoproteinämien, Leberleiden oder Herzkrankheiten mit entsprechenden Stauungszuständen, so wird ersichtlich, daß nicht jede Faltenverbreiterung mit einer entzündlichen Schwellung der Schleimhaut gleichzusetzen ist. Zusammenfassend darf festgestellt werden, daß sowohl das Hoch- als auch das Feinrelief nur unter ganz bestimmten, noch näher zu erörternden Bedingungen für die Diagnose der Gastritis Bedeutung haben.

b) Die pathologische Anatomie der Gastritis im Hinblick auf die Röntgendiagnostik unter Berücksichtigung anderer Untersuchungsmethoden

Das Bezugssystem der radiologischen Diagnostik bei der Gastritis kann — wie beim Geschwür und beim Tumor — nur die pathologische Anatomie sein. Während aber beim Geschwür und beim Tumor Größendimensionen vorherrschen, die auch röntgenologisch leicht reproduzierbar sind, liegen die Veränderungen der Gastritis vorwiegend im mikroskopischen Bereich, und erst die Sekundärvorgänge erreichen den röntgenologischen Schwellenwert. Mit ähnlichen Schwierigkeiten, wie sie die Röntgenologie hat, muß auch die Gastroskopie rechnen. Sie beurteilt auf Grund eines allerdings begrenzten Blickfeldes das Spiegelbild der Schleimhautoberfläche, wobei die Oberflächengestaltung der Mucosa, ihre Bedeckung, ihre Farbe, die Lichtdurchlässigkeit und die Bewegungsvorgänge aktiver und passiver Art, die Grundlage der Diagnostik bilden.

Bei der Biopsie hat die Beurteilung kleiner excidierter Schleimhautstückchen in den letzten Jahren durch technische Verbesserungen der Gewebsentnahmegeräte an Bedeutung gewonnen. Obwohl hier die Histologie eingesetzt wird, vermittelt die Methode auch nur einen Teilaspekt. Keine der genannten Methoden kann die umfassenden Kenntnisse der morphologischen Veränderungen erbringen, die in das Blickfeld des Chirurgen gelangen. Der Chirurg erfaßt hintereinander die Außenseite des lebenden Organs und die wichtigen Teile seiner Nachbarschaft, dann die Innenfläche und später den feineren Aufbau der Schichten des lebensfrisch aus dem Körper gewonnenen Resektionspräparates (H. H. BERG). Es leuchtet ein, daß das Resektionspräparat das Maß für die Beurteilung der Gastritis wurde, um so mehr, als all die Einwände in bezug auf verfälschende Einflüsse bei der Operationsprozedur als nicht stichhaltig oder zum mindesten als völlig unbedeutend und bei der Beurteilung leicht eliminierbar abgetan werden konnten.

Nach KONJETZNY, dem wir hier im wesentlichen folgen, unterscheidet die pathologische Anatomie zwei große Formenkreise: die atrophische und die atrophisch-hyperplastische Gastritis. Häufig tritt die Gastritis herdförmig auf, d.h. die Veränderungen sind nicht überall gleichmäßig stark. Neben schwer erkrankten Bezirken findet man weniger befallene. Das Nebeneinander von akuten, subakuten und chronischen Veränderungen ist die Regel. Die akut entzündliche Schleimhaut zeigt eine Schwellung mit Wulstung der Falten verschiedenen Grades; fest anhaftender Schleim findet sich an der Oberfläche. Die Zeichnung des Oberflächenreliefs kann verwaschen sein. Die Areae gastricae sind oft geschwollen, halbkugelig vorgewölbt, die Magenfurchen sind nicht fein, strichförmig, sondern stellen mehr keilförmige Einsenkungen dar. Kleine oder größere multiple, oberflächliche, trichterförmige, rundliche, auch streifenförmige und flächenhafte Schleimhautdefekte treten auf (Gastritis erosiva). Bevorzugt sind das Antrum und die Intermediärzone, weniger befallen ist das Fundusgebiet.

Histologisch finden sich Capillarerweiterungen. In den Capillaren liegen zahlreiche, randständige Leukocyten. Auch die Ansammlung von zahlreichen eosinophilen Zellen in der Gefäßlichtung wird von KONJETZNY beschrieben. Zum Bilde gehören die Leukocytenauswanderung durch das Epithel und das fibrinös leukocytäre Exsudat. Die Submucosa ist durch ein entzündliches Ödem verbreitert. In der Muscularis propria finden sich entzündliche Veränderungen des Bindegewebes. Es können sich auch große Exsudatmassen in den Magenleisten — und hier subepithelial — ansammeln.

Zur chronischen Gastritis gehört der Schwund der spezifischen Drüsen. Anstelle der palisadenartigen Drüsenschläuche finden sich astförmig verzweigte Drüsen. Die Hauptzellen schwinden, es erfolgt ein Ersatz durch Drüsen, die den Pylorusdrüsenepithelien ähneln (pseudopylorische Drüsen). Die Grübchen wuchern in die Tiefe vor. Ähnlich liegen die Verhältnisse im Bereich der Pylorusdrüsen: Becherzellenmetaplasie des Deck- und Grübchenepithels (Drüsenheterotopien).

Andererseits kann unter dem fortdauernden Entzündungsreiz ein Regenerationsvorgang einsetzen, der mit Überschuß- und Fehlbildungen einhergeht. Das Leistenepithel wächst zu kleinen Zotten aus, oder die Magenleisten wuchern als Ganzes. Sie bilden kolbige, zottige, büschel- oder fächerförmige Elemente, die bis zum bekannten Bild des État mamelonné führen (hyperplastische Gastritis). Zwischen den büschelartigen Überschußbildungen, deren Grundstock jugendliches Bindegewebe mit reichlich Leukocyten und eosinophilen Leukocyten bildet, liegen die schmäleren oder breiteren Furchen mit äußerst atrophischer Schleimhaut. Von den Überschußregeneraten zu makroskopisch auffallenden, beetartigen oder polypösen Schleimhautwucherungen, die oft einen adenomähnlichen Charakter haben, bestehen fließende Übergänge. Im Zwischengewebe finden sich im akuten Zustand Leukocyten und eosinophile Zellen. Im subakuten Zustand werden letztere zahlreicher. Bei der chronischen Gastritis kann die Infiltration mit eosinophilen Zellen sehr oft auffallende Grade erreichen. Auch Plasmazellen und Lymphocyten treten im chronischen Stadium auf. Die Lymphocyten finden sich mal diffus, mal als begrenzte Herde längs der Muscularis mucosae. Als keilförmige oder rundliche Haufen sitzen sie der Muscularis auf und durchsetzen die Schleimhaut in verschiedener Höhe bis an das Oberflächenepithel. Solche Lymphknötchen können so mächtig entwickelt sein, daß sie die Schleimhaut warzenähnlich vorbuckeln. Für die Fälle von Gastritis mit massenhaften, das Bild beherrschenden Lymphfollikeln ist der von DOBROWOLSKJ eingeführte und übernommene Name Gastritis follicularis bzw. nodularis berechtigt. Fast immer tritt eine Bindegewebsvermehrung auf, die um so ausgesprochener ist, je mehr die Drüsenatrophie in Erscheinung tritt. Bei sehr starker Vermehrung des Bindegewebes spricht man von Gastritis scleroticans. Auch eine Hypertrophie der Muscularis propria findet sich häufig, besonders im Antrum. Die Dicke der Muskelschicht kann dabei so hochgradig werden, daß eine Magenausgangsstenose resultiert (Gastritis stenosans). Erosionen finden sich als flache, muldenförmige Einsenkungen mit scharfem, oft gestanztem Rand, rundlich oval, selten gezackt, länglich, streifenförmig. Bei Lage auf den Schleimhautfalten imponieren sie als knotige Auftreibungen (Gastritis erosiva).

Die gastroskopische Diagnostik, die besonders durch die Arbeiten von SCHINDLER, GUTZEIT, KORBSCH, HENNING gefördert wurde, kennt zahlreiche Gastritissymptome, entsprechend den pathologisch-anatomischen Befunden. Greifen wir diejenigen Symptome heraus, die auch für die Röntgendiagnostik Bedeutung haben. Die normalen Schleimhautfalten, die vor der Aufblähung plump sind, werden mit zunehmender Luftfüllung dünner, flacher und schließlich verschwinden sie. Falten, die dem Nivellierungsdruck widerstehen, besonders die Vorderwandfalten, gelten als pathologisch. Auf Kaliberschwankungen wird hingewiesen; die einzelne Falte weist in ihrem Verlauf spindel-, keulenförmige, schmalgratige Querschnitte auf. Man findet kleine rundliche, ovale oder polygonale Hügelchen von schwankender Größe, häufig nur in den Faltentälern. Liegen sie auf den Faltenhöhen, so findet sich eine Querunterteilung der Falten. Gelegentlich sieht man raupen- oder perlschnurartige Falten. Der Faltenverlauf kann durch Wulstung, Beet- oder Leistenbildung verändert sein. Entzündliche Veränderung des Deckepithels und des Parenchyms sind durch bioptische Kontrollen nicht regelmäßig gefunden worden, so daß die endoskopisch abgrenzbare „hypertrophisch-verrucöse Gastritis“ mindestens in ihren leichten Formen als ein einheitliches Krankheitsbild fraglich geworden ist (HENNING).

Der Wunsch und das Bedürfnis, an Probeentnahmen der Magenschleimhaut histologische Studien zu treiben, hat zu einer neuen aufschlußreichen Methode, der Saugprobeexcision, geführt. TOMENIUS konstruierte ein Gerät, mit dem kleine Gewebsstückchen, ca. 2,8 mm im Durchmesser, der Mucosa entnommen werden. In Deutschland haben unter anderem HENNING und HEINCKEL umfangreiche bioptische Untersuchungen vorgenommen. Die gewonnenen Gewebsstückchen werden von HENNING der Corpusvorderwand entnommen. Es handelte sich um Schleimhautstückchen bis zur Muscularis mucosae. Die histologischen Bilder entsprechen den bekannten, in der Literatur seit langem von KONJETZNY und seinen Mitarbeitern niedergelegten Befunden. Die Einordnung der Befunde in zwei Gruppen weicht von der Konjetznyschen ab. HENNING unterscheidet

1. die chronische Oberflächengastritis und

2. die chronische atrophische Gastritis; hierbei ist die letzte Form als Endstadium der ersten anzusehen.

Henning hat die Saugbiopsie mit der gastroskopischen und der röntgenologischen Gastritisdiagnostik verglichen. Er kommt dabei zu der bemerkenswerten Feststellung, daß die Gastroskopie als Methode zur Erkennung der chronischen Gastritis untauglich sei und daß die Röntgentechnik in der üblichen Form versage. Hafter bekennt sich zu der Aussage, daß zur Gastritisdiagnose, die sich aus der Anamnese, der Symptomatologie des empfindlichen Magens, dem Magensaftbefund und der Biopsie ergibt, der *negative* Röntgenbefund gehöre. Eine exakte Diagnose der chronischen Gastritis ergebe sich nur aus dem bioptisch gewonnenen histologischen Schnitt (Henning). Für die erosive und für die polypöse Gastritis gilt die Ausnahme.

Diese Aussagen über den Wert der Röntgendiagnostik bei der Gastritis sind nicht unwidersprochen geblieben (Bücker). In einer größeren synoptischen Untersuchung, bei der klinische, bioptische und röntgenologische Befunde verglichen wurden, konnten der Wert und die Bedeutung der Röntgenuntersuchung dargelegt werden (Beckermann; Bücker; Bünger; Laas; Seitz). Über diese Ergebnisse wird weiter unten noch berichtet werden.

α) Grundlagen, Möglichkeiten und allgemeine Symptomatik der Gastritisdiagnostik

Diese entschiedene Absage an die Möglichkeiten der röntgenologischen Gastritisdiagnose erfordert eine eingehende Untersuchung der Röntgensymptome. Überblickt man die zahlreichen Symptome der Gastritis, die von der Klinik, der Gastroskopie, der Biopsie und besonders der pathologischen Anatomie zur Diagnostik aufgeboten werden, so erscheint es ohne weiteres verständlich, daß nur ein Bruchteil von ihnen für die Röntgendiagnostik Bedeutung haben kann. So wünschenswert es ist, die Symptome auf das pathologisch-anatomische Bild auszurichten und nur da von Gastritis zu sprechen, wo die Forderungen der Pathologie im strengen Sinne, d.h. in der histologischen Untersuchung aller Wandschichten erfüllt werden können, so muß man doch die Eigenart der Untersuchungsmethoden in Rechnung stellen. Es ist daher auch sinnlos, von einer im Makroskopischen fixierten Methode die Annahme oder Übernahme von Begriffen zu fordern, die der histologischen Betrachtung allein gerecht werden. Mit anderen Worten, eine Röntgendiagnose: Oberflächengastritis oder chronische atrophische Gastritis kann es nicht geben.

Da es jedoch zweifellos typische Röntgensymptome der Gastritis gibt, wird sich der Röntgenologe bei seiner Beurteilung entweder auf die Beschreibung von Symptomen beschränken müssen oder aber eine Einteilung wählen, die führende prägnante, immer wiederkehrende Röntgensymptome herausstellt. Notwendig bleibt dabei, daß die Ergebnisse verschiedener Untersuchungsmethoden mit der Röntgenologie abgestimmt werden und daß der Röntgenbefund auf die pathologische Anatomie bezogen wird. So betrachtet, wird man z.B. granuläre oder warzige Proliferationen oder Erosionen der Schleimhaut wohl als Gastritis werten dürfen, auch wenn es nicht möglich ist zu bestimmen, ob eine Oberflächengastritis oder eine chronisch-atrophische Gastritis im Sinne des bioptischen Verfahrens vorliegt.

Ein Excisionsstückchen der Mucosa kann nicht mit Exaktheit Veränderungen in der Tiefe der Magenwand wiedergeben. Die Röntgenologie vermag auch hier noch Veränderungen zu erfassen, Schwellungen und Imbibitionen der Schleimhaut zu registrieren, die der pathologische Anatom von seinem Gesichtspunkt aus nicht als Gastritis bezeichnen wird (Felci). Der pathologisch-anatomische Begriff der Gastritis muß im Bereich dessen bleiben, was mikroskopisch demonstrierbar ist. Andererseits ist die radiologische Demonstration der Mucosaveränderungen so viel umfassender als sie noch reversible, funktionelle Veränderungen sichtbar machen kann (Felci). Funktionelle Störungen oder progressive Veränderungen, Schwellungen mit ödematöser Durchtränkung sind unter Umständen für die Röntgenologie ebenso wichtig und bedeutsam wie die Verwischung von Zellgrenzen oder die Stellungsänderung des Zellkernes für die Biopsie. Es ist auch nicht verständlich, daß schwere gastritische Veränderungen existieren sollen ohne Beteiligung der unter der Mucosa liegenden Wandschichten, ohne Störung der Sekretion und der Motilität. Ebensowenig ist es verständlich, daß sich hierbei keine pathologischen Röntgenbilder ergeben sollen (Felci). Bei 1521 Patienten ohne Ulcus und ohne Carcinom, die über Magenbeschwerden klagten, war das bioptische Verfahren in 36% negativ (Henning). Bei der Gastritis erosiva ergab das bioptische Verfahren in 22% einen normalen Befund. R. Mangold rechnet mit 10—15% Fehlergebnissen bei bioptischen Untersuchungen. Das sind bemerkenswerte Zahlen. Sie lassen vermuten, daß ein Teil der Gastritisfälle mit der Saugbiopsie nicht erfaßt wird. Unklarheiten oder Widersprüche in der Bewertung der histologischen Befunde — besonders auch was die Menge und die Art der Zellanhäufungen oder die Ödembildung betrifft —, fragliche Reaktionen der Magenwand auf den Untersuchungsvorgang, noch unklare Bewertungen funktioneller Einflüsse deuten die Schwierigkeiten und Grenzen der Methode an.

Die Röntgenologie muß wie jedes andere Untersuchungsverfahren eine Klassifizierung ihrer Befunde anstreben. Sie kann aus Gründen der Didaktik und des methodischen Arbeitens nicht auf eine Einteilung verzichten, insbesondere, wenn das Erscheinungsbild eines pathologischen Prozesses trotz der Reichhaltigkeit und der individuellen Verschiedenartigkeit immer wiederkehrende Typen aufweist. Die Aufstellung eines Schemas bedeutet keine Simplifizierung, wenn man sich bewußt bleibt, daß hier wie überall fließende Übergänge sind. Eine Berechtigung zur röntgenologischen Einteilung darf auch darin erblickt werden, daß eine Klassifizierung, welche die verschiedenen Aspekte — die klinischen, gastroskopischen, bioptischen, funktionellen, pathologisch-anatomischen — umfaßt, kaum erreichbar ist.

Die Röntgenologie unterscheidet:

1. die plastische Gastritis,
2. die stenosierende Gastritis,
3. die erosive Gastritis,
4. die granuläre bzw. verrucöse Gastritis (hyperplastische Gastritis).

Unter Berücksichtigung der Ausdehnung und der Lokalisation sind die Begriffe der Pangastritis und der Antrumgastritis auch in der Röntgenologie geläufig. Die klinische Unterteilung der Gastritis in akute und chronische Formen ist in der Röntgenologie nicht geläufig; eine exakte Trennung nach röntgenologischen Symptomen wäre auch gar nicht möglich. Zwar werden vielfach funktionelle Zeichen wie pathologische Sekretion, Tonus-, Peristaltik- und Motilitätsstörungen neben Reliefschwellungen für den akuten Charakter der Gastritis in Anspruch genommen, jedoch ohne innere Berechtigung; denn wir finden sie auch immer wieder bei klinisch chronisch verlaufenden Gastritisformen. Beim Nachweis multipler Erosionen möchte man geneigt sein, von einer akuten Gastritis oder zum mindesten von einem akuten Schub der Gastritis zu sprechen. Wir wissen aber, daß die Erosionen sich mitunter monatelang unverändert nachweisen lassen, ohne daß im Röntgenbild in bezug auf das Alter typische Merkmale an den Erosionen hervortreten. Konjetzny hat nach histologischen Befunden — die ja eher eine Trennung in akute und chronische Abläufe gestatten — auf eine scharfe Abgrenzung verzichtet und betont, daß akute und chronische Prozesse meistens vergesellschaftet gefunden werden. In der Röntgenologie könnte auf eine Unterteilung verzichtet werden.

Felci schlägt eine Einteilung vor, die den sog. Reizmagen und die einfache katarrhalische Gastritis von den übrigen Formen abgrenzt. Von der erosiven Gastritis trennt Felci noch die variolaartige Gastritis ab, im wesentlichen im Hinblick auf die Ätiologie. Die plastische, ödematöse Gastritis entspricht im wesentlichen unserer plastischen Gastritis. Die hyperplastische Gastritis weicht von unserer Einteilung insofern ab, als wir sie auf Abänderungen des Feinreliefs und nicht auf das vergröberte Hochrelief beziehen. Den Begriff der atrophischen Gastritis verwenden wir nicht, da er sich im wesentlichen auf den Zustand des spezifischen Drüsenparenchyms bezieht. Wir sind nicht der Meinung, daß sich dieser Befund mit genügender Sicherheit am Hoch- oder am Feinrelief im Röntgenbild nachweisen läßt.

Nach H. H. BERG können Gastritiden nur dann im Röntgenbild erkannt werden, wenn sie das Relief der Oberfläche makroskopisch deutlich verändern (Niveaudifferenzen) und die Konsistenz des Organs sichtbar beeinflussen. Diese Feststellung traf BERG auf dem 15. Internationalen ärztlichen Fortbildungskurs in Karlsbad 1935. H. H. BERG mahnt damals schon zur Zurückhaltung. „Es ist nicht zulässig, jede Veränderung des Faltenkalibers allein als Ausdruck gastritischer Veränderungen zu werten. Nur der Röntgenuntersucher wird nicht enttäuscht, der zu unterscheiden weiß zwischen

a) der wechselnden, elastischen, leicht deformierbaren Faltung verschiedenen Kalibers des normalen Magens und

b) der gelähmten, plump deformierten, steifen, bis zur plastischen Verdickung eventuell neoplasmaartigen Starre gehenden Reliefveränderung des gastritischen Magens" (H. H. BERG).

Die Verbreiterung der Schleimhautfalten allein kann — darüber besteht seit langem eine einhellige Meinung — nicht als Symptom der Gastritis in Anspruch genommen werden (EISLER). Funktionelle Ursachen können zu einer Verbreiterung der Faltenkämme, Vertiefung der Faltentäler und zu Kräuselungen des Reliefs führen. Nach BOCKUS hängt das Röntgenbild der Schleimhautfalten nicht so sehr vom Charakter der Schleimhaut selbst als von den Bewegungen der Muscularis ab. Medikamente, welche die Aktivität der Muscularis beeinflussen, Einwirkungen des vegetativen Nervensystems, allergische Reaktionen auf Nahrungsmittel können neben Stoffwechselstörungen und allgemeinen Reaktionen die Schleimhautfalten verändern. DUBLIN ist der Ansicht, daß Röntgenbilder der sog. hypertrophischen Gastritis, der Antrumgastritis, des Mucosaprolapses und der chronischen Gastritis ebensogut auf gestörter Funktion wie auf entzündlichen Veränderungen beruhen können. R. MANGOLD hat die radiologische Gastritisdiagnose in 58 Fällen bioptisch kontrolliert. In 59% stimmten die Röntgendiagnosen mit der Histologie überein; 13mal war eine Entzündung bei normaler Schleimhaut angenommen worden, 11mal wurde die Gastritis nicht erkannt. Auch von der klinischen und der gastroskopischen Diagnostik der Gastritis sind keine besseren Resultate als von der Röntgenologie — immer bezogen auf die Biopsie — zu erwarten (R. MANGOLD; RUFFIN; ATKINS). Man wird die Frage zu prüfen haben, wie das neue Bezugssystem, die Biopsie, der Kritik standhält. Das große Erfahrungsgut, das frisch untersuchte Magenresektionspräparate geliefert haben, darf dabei nicht übersehen werden.

Berücksichtigt man all die möglichen Ursachen, die zu einer Wulstung und Konsistenzänderung der Falten führen können, so nimmt die Gastritis zweifellos die erste Stelle ein. Eingedenk der Bergschen Forderung ist die Faltenverbreiterung aber nur ein Teilsymptom. Es gehören weiter dazu: die Konsistenzänderung, die Abwandlung von Form und Verlauf und andere oben genannte Funktionsstörungen des Magens, örtlicher oder allgemeiner Art. Eine ganz wesentliche Unterstützung hat die so gesehene Gastritisdiagnostik durch den röntgenologischen häufigen Nachweis von Erosionen und hyperplastischen Veränderungen gefunden, die, wie später noch eingehend dargestellt wird, als Parallelvorgänge vielfach nachgewiesen werden konnten, wobei sich besonders eindrucksvoll zugleich mit der Rückbildung der multiplen Erosionen die Normalisierung des Hochreliefs vollzog. Bei solchen Parallelvorgängen zwischen Erosionen und Faltenwulstungen ist die Annahme einer einheitlichen Genese sicherlich berechtigt. Aber selbst wenn man den entzündlichen Charakter der Erosionen zur Debatte stellen würde, so bliebe doch die Auffassung berechtigt, daß hier ein einheitliches ätiologisches Geschehen abläuft. Wenn wir bei kritischer Bewertung auch in der Abänderung des Hochreliefs ein Zeichen der Gastritis sehen, so haben wir daran festzuhalten, daß dieses Symptom nicht zu jeder radiologischen Gastritisdiagnostik gehört; es ist ein Symptom unter anderen Symptomen.

Die starre breite Falte ist nach H. H. BERG pathologisch. Die Ursache der Konsistenzveränderung bis zur Steifheit kann das entzündliche Ödem sein. Es wird noch gezeigt werden, daß auch andere Ursachen zu einer Starre und Steife der Falten führen. Das bedeutet aber nur, daß außer der Gastritis andere Erkrankungen das Faltenrelief abändern. Wir dürfen jedoch daran festhalten, daß zur Gastritis auch das entzündliche Ödem gehört bzw. gehören kann, und zwar nicht nur das Spitzenödem der Leisten oder der gesamten Mucosa, sondern auch das Ödem der Submucosa, der Muscularis und der subserösen Schichten. Die Perigastritis, die oft zu ausgedehnten Adhäsionen der Magenhinterwand führt, ist ein dem Chirurgen bekanntes Begleitsymptom jeder einigermaßen schweren Gastritis. Man muß sich also von dem Blick auf die Epitheldecke oder auf die Drüsenschicht freimachen, will man die gesamte Symptomatik der Gastritis erfassen.

Ein schönes Beispiel für das entzündliche Wandödem und sein röntgenologisches Bild ist die perifocale Entzündung bei einer frischen Duodenalnische, die als Paradigma gelte. Bei der en face-Darstellung ist die Nische von einem Schwellungsbezirk umgeben, der zu einem weitgehenden Schwund des Lumens führen kann, so daß bei gelinder Kompression des Bulbus das Kontrastmittel sich nur noch als peripherer Saum darstellen läßt. Dabei ist jegliche Faltenzeichnung ausgelöscht. Mit dem Rückgang des Geschwürs verringert sich das Ödem. Falten können sich andeutungsweise durch zarte, strichförmige Schatten abgrenzen. Mit der fortschreitenden Heilung schwindet das Ödem. Das Faltenrelief formt sich über Zwischenstufen schließlich wieder zum zarten Hochrelief, wenn man einmal in diesem Zusammenhang von der Narbenbildung absieht. Stellt man sich den Ablauf in umgekehrter Richtung vor, dann erscheinen die durch entzündliches Ödem zuerst nur verschwollenen, dann in kissenartige Polster übergehenden Falten bis zum völligen Verstreichen eher verständlich. H. H. Berg hat das 4—6fache der normalen Wanddicke als Folge des Ödems beobachtet. Das Gewicht des Organs kann dabei auffällig zunehmen. Im Resektionspräparat verändert sich die Flüssigkeitsverteilung rasch. Dabei können sich fingerdicke Faltenwülste in kurzer Zeit wieder in ein zartes Hochrelief verwandeln. H. H. Berg hat derartige Resektionspräparate auf dem 1. Internationalen Gastro-Enterologen-Kongreß in Brüssel 1935 demonstriert. Henning hat das häufig anzutreffende Ödem der Leistenspitzen bei seinen bioptischen Untersuchungen nicht verwertet, da es nach seiner Meinung möglicherweise durch die Entnahme des Materials entsteht.

Prinz hebt hervor, daß bei der Gastritis häufig nicht nur die Schleimhaut befallen wird, sondern auch die tieferen Wandschichten an den eigentlichen entzündlichen Veränderungen beteiligt sind. Gar nicht selten finden sich entzündliche Einlagerungen oder ödematöse Veränderungen vor allem in der Submucosa, aber auch im Interstitium der Muscularis propria. Sie können eine schon makroskopisch deutlich wahrnehmbare Zunahme dieser Schicht bewirken (Prinz). Es ist zu bedenken: der Magen ist ein flächenhaft ausgebreitetes parenchymatöses Organ, das fest an einen muskulären Partner gekoppelt ist (Konjetzny). Beide zusammen — Drüsenparenchym und Muskulatur — stellen eine organische, untrennbare Einheit dar; eine Tatsache, die auch bei der Ausbreitung entzündlicher Vorgänge in Rechnung gestellt werden muß. Eine chronische Entzündung der Schleimhaut kann auf die Dauer gar nicht ohne Einfluß auf die Muskelschicht bleiben, besonders dann nicht, wenn die Vereinigung der Muskulatur durch sklerosierende Prozesse der Submucosa noch enger ist (Prinz). Sehen wir einmal von der geringen Zahl von Fällen ab, wo die Muskelhypertrophie so mächtig wird, daß daraus das Bild der stenosierenden Antrumgastritis oder der hypertrophischen Pylorusstenose entsteht, so haben wir auch bei Fällen mit geringerer Beteiligung der Muscularis mit einer Rückwirkung auf das funktionelle Verhalten der Mucosa und des ganzen Magens zu rechnen.

Scheidegger hat darauf hingewiesen, daß ein Excisionsstück, das nur gerade die Mucosa und Teile der Muscularis mucosae betrifft, kein vollständiges Bild über eine Magenerkrankung zu geben vermag. Er betont, nicht selten erkenne man in der Submucosa starke Gefäßumwandlungen, aus denen in einzelnen Fällen schwere Schleimhautveränderungen erfolgen. Weiterhin entgeht nach Scheidegger das „für viele Leiden wohl grundlegende System der Innervation“ der Untersuchung. Konjetzny und Prinz haben auf die Veränderungen des nervösen Apparates und auf deren Rückwirkung auf den gesamten Magen aufmerksam gemacht. Zusammen mit dem entzündlichen Ödem der Mucosa und der übrigen Wandschichten geben sie eine Erklärung für das nach seiner Form und Funktion abgewandelte Hochrelief. Für die Röntgendiagnose der erosiven oder verrucösen Gastritis oder des État mamelonné dürften bei der Deutung und bei der Übernahme der Befunde weniger Schwierigkeiten bestehen. Zwar ist auch hier mit funktionellen Abwandlungen zu rechnen; es stehen jedoch fixierte, auch im Präparat leichter nachweisbare Prozesse im Vordergrund.

Faßt man in einem kurzen allgemeinen Überblick die wichtigsten Röntgensymptome zusammen, so geht die Skala vom umschriebenen oder diffusen Ödem der Mucosa bzw. der gesamten Magenwand über proliferative Hyperplasien mit Einschluß der Gastritis polyposa, über die vereinzelten und multiplen Erosionen, über die Muskelhypertrophie mit ihren charakteristischen Bildern bis schließlich zu Funktionsstörungen des Fein- und Hochreliefs und des gesamten Magens.

c) Die plastische Gastritis, Abänderungen des Hochreliefs

Die röntgenologische Gastritisdiagnose ist unvergleichlich schwieriger als die Diagnostik des Geschwürs oder des Carcinoms. Zwar kennen wir heute eindeutige Symptome mit derselben Beweiskraft, die wir der Nische oder dem Randwall zuerkennen; einen Teil der klinisch an Gastritis Leidenden kann aber auch heute die Röntgenologie noch nicht genügend erfassen. Das wird von den besten Kennern der Methode nicht verhehlt. Die Röntgenologie hat sich jahrelang mit der Gastroskopie auseinandersetzen müssen, die sich bekanntlich allein für zuständig hielt. Als Ergebnis dieses rivalisierenden Einsatzes hat die Röntgenologie ihre Erfolgschancen verbessern können. Immer mehr gelang es ihr, von den indirekten Zeichen loszukommen. Die Vermehrung des Tonus, die Spastik im Antrum, die überschießende Nüchternsekretion, der Reflux von Duodenalinhalt in den Magen sind Symptome, die keinen Einzelwert mehr besitzen. Die vermehrte Sekretion geht den anatomischen Befunden nicht parallel. Wir finden sie bei schweren Faltenwulstungen ebenso wie bei einem zarten Relief. Aus dem sekretorischen Verhalten können keine bindenden Schlüsse gezogen werden. Eher schon lassen sich Tonus und Motilität, wie G. A. Weltz nachweisen konnte, diagnostisch verwerten. Eine gewisse Bedeutung kommt dem Pylorusspiel zu. Der normale Pylorusverschluß läßt sich durch den Expressionsdruck der palpierenden Hand unter Ausnutzung einer peristaltischen Welle überwinden. Der langdauernde, durch Effleurage nicht überwindbare Pylorusverschluß dürfte ebenso wie der klaffende Pylorus als indirektes Gastritiszeichen wertvoll sein. Schindlers Beobachtungen über die Starre des klaffenden Pylorus finden ihre Erklärung in den die Autoplastik der Mucosa lähmenden Entzündungsprozessen.

Felci mißt dem „Eretismo plicare“ — einem Reizzustand der Falten mit einer ungewöhnlichen Vielzahl der Falten in einem gebogenen oder gewundenen Verlauf mit leicht veränderter Richtung — im Hinblick auf die Gastritis Bedeutung zu. Das Gegenteil eines derartigen Reizzustandes, das Erliegen der Spontanbewegungen der Falten, ist leichter zu erklären durch einen lähmenden Effekt infolge einer entzündlich-ödematösen Infiltration. Sielaff hat funktionsdiagnostische und morphologische Vergleichsuntersuchungen am Schleimhautrelief des Magens angestellt unter Verwendung der Pharmakoradiographie, der Gastroskopie (Gastrophotographie) und der Saugbiopsie. Nach Buscopangabe zeigt die gesunde Magenschleimhaut einen obligaten, unmittelbaren Tonusverlust, der zu einer Änderung der Reliefstrukturen führt; ein derartiger Befund fand sich bei erhaltener palpatorischer Verstreichbarkeit der Falten; die Saugbiopsie erbrachte in derartigen Fällen eine normale Mucosa. Bei Falten mit verminderter oder aufgehobener Verstreichbarkeit bzw. erhöhter Rigidität war der Buscopantest negativ. Die Saugbiopsie weist in diesen Fällen meist gröbere lympho-plasmacelluläre und ödematöse Infiltrationen der Mucosa und der Muscularis mucosae auf, im Rahmen der chronisch-atrophischen Gastritis. Die Ergebnisse sprechen dafür, daß ein zartes und palpatorisch gut verstreichbares Schleimhautrelief gröbere gastritische Infiltrationen ausschließen läßt und ein starres Faltenrelief einen Hinweis für Tiefeninfiltrationen abgibt. Der Wert der röntgenologischen Schleimhautreliefdiagnostik für die Gastritisdiagnose kann keinesfalls bestritten werden (SIELAFF).

Die ödematöse Durchtränkung der Mucosa, der Submucosa, der Muscularis kann zu einer Verdickung einzelner Schichten oder auch der gesamten Wand bis zum Mehrfachen der normalen Dicke führen. Höhe und Breite der einzelnen Falten nehmen dabei zu. Übergänge bis zu fingerbreiten Wülsten, die nur noch entfernt an Falten erinnern, treten auf. Bei den schwersten Verschwellungen schwinden dann die Falten ganz, wobei die Täler eingeebnet werden. Flächenhafte, polsterartige Wülste haben das Relief verdrängt. Diese von Ödem durchtränkte, aufgetriebene Schleimhaut ist in ihrer Funktion

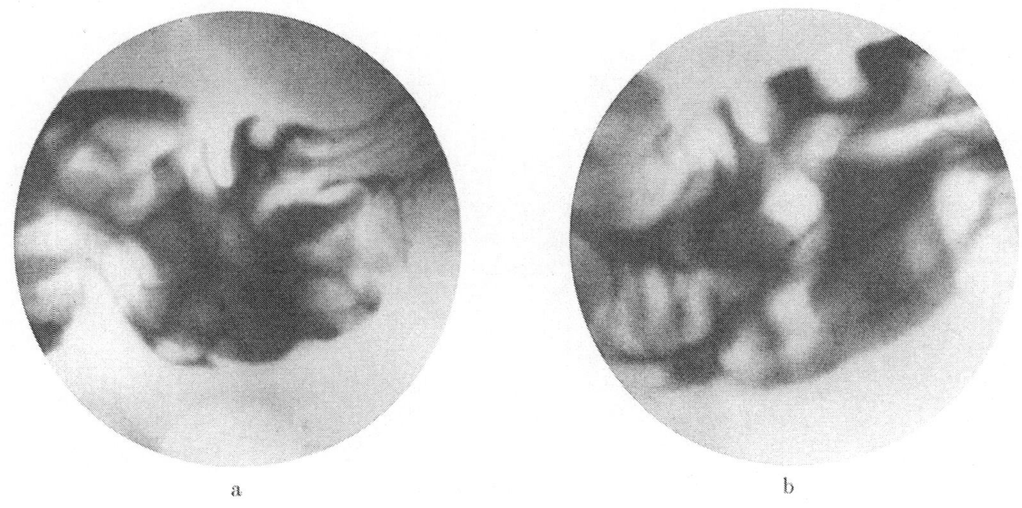

Abb. 150a u. b. Rö.Nr. 9017/59, ♂, 39 J. Unruhiges, vielgestaltiges Relief. Es herrschen kurze, teilweise quer zur Antrumrichtung verlaufende Falten vor. Keine Faltenverbreiterung

eingeschränkt, behindert. Während sich normalerweise das Hochrelief entsprechend einem wechselnden Innen- oder Kompressionsdruck um- und aufbauen läßt — von der eingeebneten bis zur hochaufgerichteten Falte —, setzt die plump gelähmte Falte der plastischen Gastritis dem Kompressionsdruck Widerstand entgegen. Was für die einzelne Falte gilt, läßt sich bei Beteiligung aller Wandschichten auch für die gesamte Magenwand bei der Palpation nachweisen. Die Wand kann eine teigige Konsistenz annehmen. Palpationseindrücke können in extremen Fällen einige Zeit bestehen bleiben. Eine lähmende Stille und Ruhe oder aber wurmförmige Kontraktionen finden sich anstelle der lebhaften Peristaltik. Nicht selten sehen wir auch formal einen anderen Faltentyp. Vielfach herrscht die kurze, bogige, quere Wulstbildung vor, eine Form, wie wir sie an der großen Curvatur in üblicher Weise finden. Teile der kleinen Curvatur, besonders im Antrum, sind dann nicht mehr glatt begrenzt, sondern grob wellig konturiert. Statt des großen, kurvenartigen Faltenverlaufs kann unter Verminderung der Faltenzahl eine Streckung bzw. eine gradlinige Verlaufsrichtung resultieren, so als seien die Falten nach dem Lineal ausgerichtet. Das Einzelsymptom einer Faltenverbreiterung hat keine Bedeutung. Nur das Gesamtbild, einschließlich der pathologischen Funktion, hat für die Diagnostik Wert. Das Reliefbild des gesamten Magens kann in dieser Weise verändert sein, der Prozeß aber auch regional begrenzt sein, sei es im Corpus oder im Antrum, während die anderen Bezirke ein unauffälliges Relief bieten.

Wir dürfen daran festhalten, daß eine Wulstung der Schleimhautfalten im Magen zusammen mit vermehrter Konsistenz, einem abgeänderten Verlauf und mit gestörter Funktion als pathologischer Befund zu werten ist. Verantwortlich ist in erster Linie das entzündliche Ödem der Gastritis. Es wird noch zu zeigen sein, daß andere Merkmale der Gastritis, lokal begrenzte beetartige Veränderungen, die zum Formenkreis der erosiven und verrucösen Gastritis gehören, die Diagnose erhärten können.

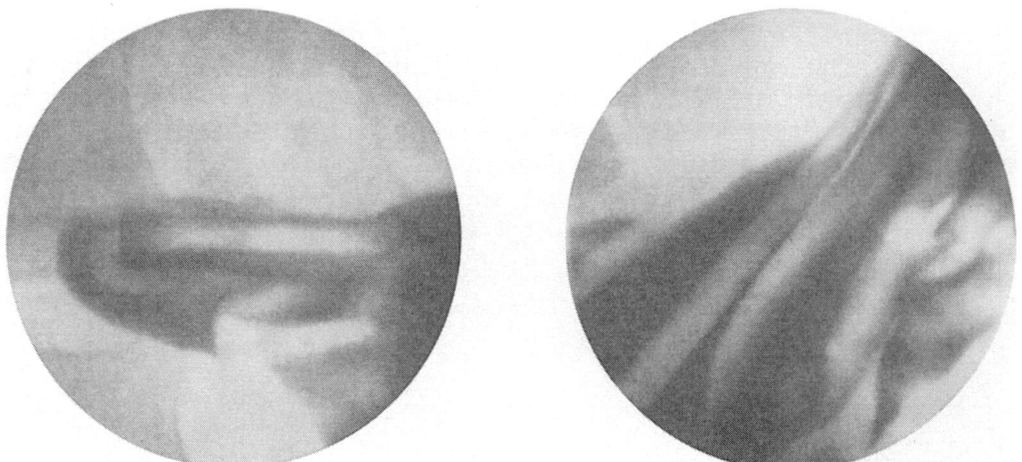

Abb. 151. Rö.Nr. 13858/59, ♂, 27 J. Falten im Antrum des Magens gleichartig, gestreckt, verbreitert, rigide. „Erstarrtes Relief"

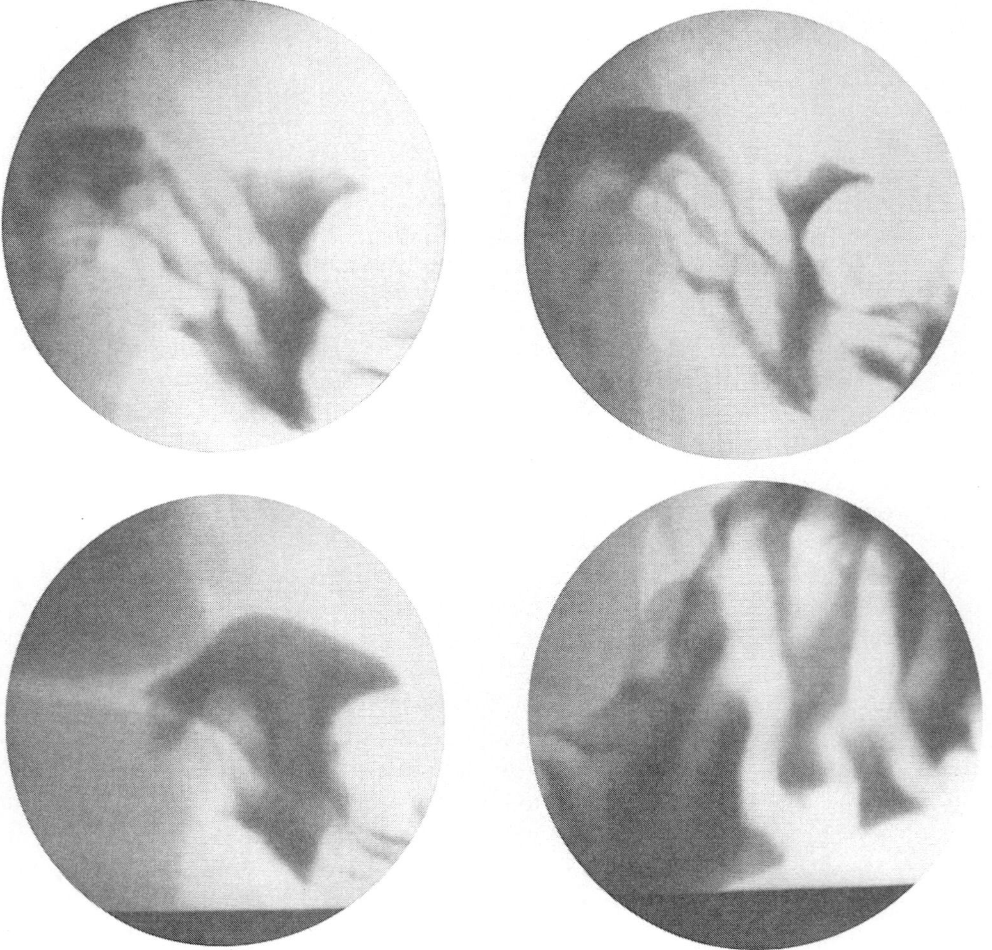

Abb. 152. Rö.Nr. 9304/59, ♂, 28 J. Verbreiterte, rigide Faltenzüge im Antrum und gleicherweise im Bulbus. Gastritis, Bulbitis

Die Abb. 150 zeigt eine ungewöhnlich reiche und vielgestaltige Reliefbildung im Antrum. Dabei sind die Falten zart, im Kontraktionsring strichförmig, schmal, parallel. Außerhalb der peristaltischen Welle bietet sich ein wirres Reliefbild. Die kleine Curvatur hat tiefe Einschnitte. Einige quergestellte Falten werden überdeckt von sternförmigen Gebilden. Das unruhige Faltenbild greift auch auf die Bulbusbasis über. Es bietet sich

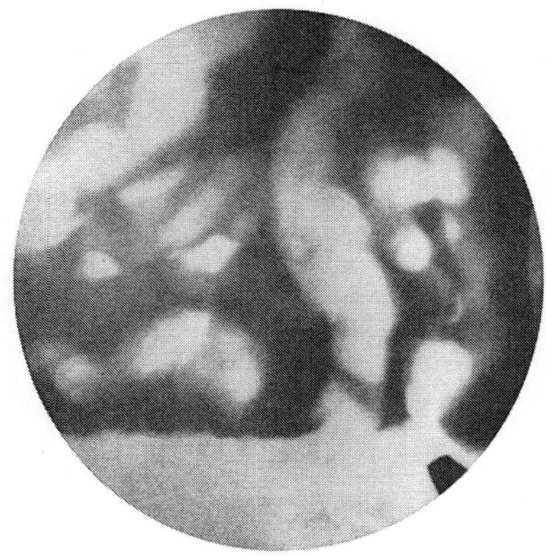

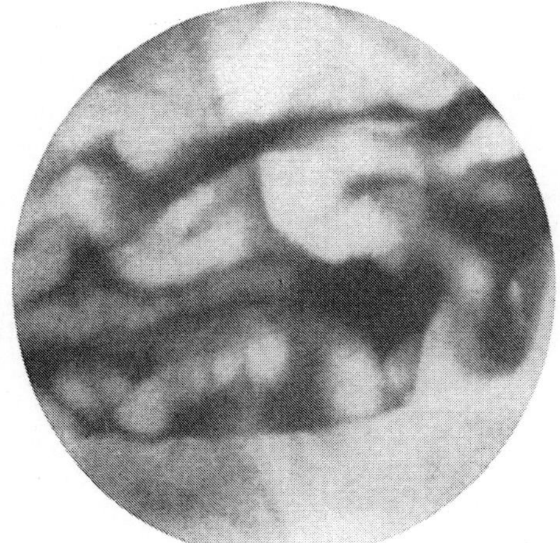

Abb. 153b

Abb. 153a. Rö.Nr. 7499, ♂, 54 J. Atypisches Relief. Faltenwulstung. Kugelige und ovale Aussparungen, in Reihen angeordnet. Der gleiche Befund im Bulbus. Pseudopolypöse Gastritis

Abb. 153b. 17 Tage später Rückbildung der Faltenwulstung. Rundliche Aussparungen mit Nabelbildungen beherrschen das Bild in der Nähe der großen Curvatur

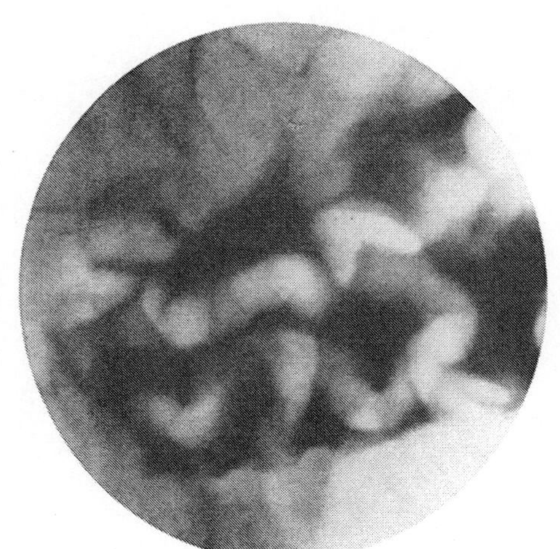

Abb. 153c

Abb. 153c. 6 Wochen später weitere Rückbildung der Faltenwulstung und der runden Aussparungen. Vorherrschend sind jetzt kurze, kommaförmige Falten. (Unruhiges Relief s. Abb. 150)

der Eindruck eines gereizten, unregelmäßigen, unruhigen Faltenreliefs, das noch in völliger Bewegungsfreiheit, schnell wechselnd in absonderlichen Formen und Verläufen, den ganzen Gestaltwandel und Reichtum seiner Möglichkeiten demonstriert.

Das Gegenstück dazu bietet die Abb. 151. Gegenüber der bewegten Dynamik, hier die statische Ruhe, die Gliederung der Fläche spärlich, die Falten gestreckt, gradlinig, wie mit dem Lineal gezogen. Kein Abweichen vom üblichen Verlauf: parallel zur kleinen Curvatur und typisches Ausstrahlen zur großen Curvatur — das Bild der steifen erstarrten Falten.

Die Abb. 152 zeigt ein akzentuiertes Faltenrelief, das durch die Kompression wenig beeinflußt wird. Dazu verbreiterte Bulbusfalten vom gleichen Typ.

Bei der Abb. 153a—c finden sich charakteristische gastritische Zeichen. Im Antrum keinerlei Andeutung des bekannten Reliefbildes. Die Abb. 153a zeigt eine fast kleinfingerbreite, bogenförmig zur großen Curvatur rückläufige Grenzfalte. Aboral davon zwischen kurzen, bogigen Faltenwülsten erbsengroße, rundliche Aussparungen; entsprechend große

(0,5 cm) halbkugelige Aussparungen an der großen Curvatur. Bei starker Kompression flachen sich die groben Wülste ab. Es tritt eine grobwabige Felderung hervor, wobei die kugeligen Aussparungen, parallel in Reihen angeordnet, auftreten. Die Kontrollunter-

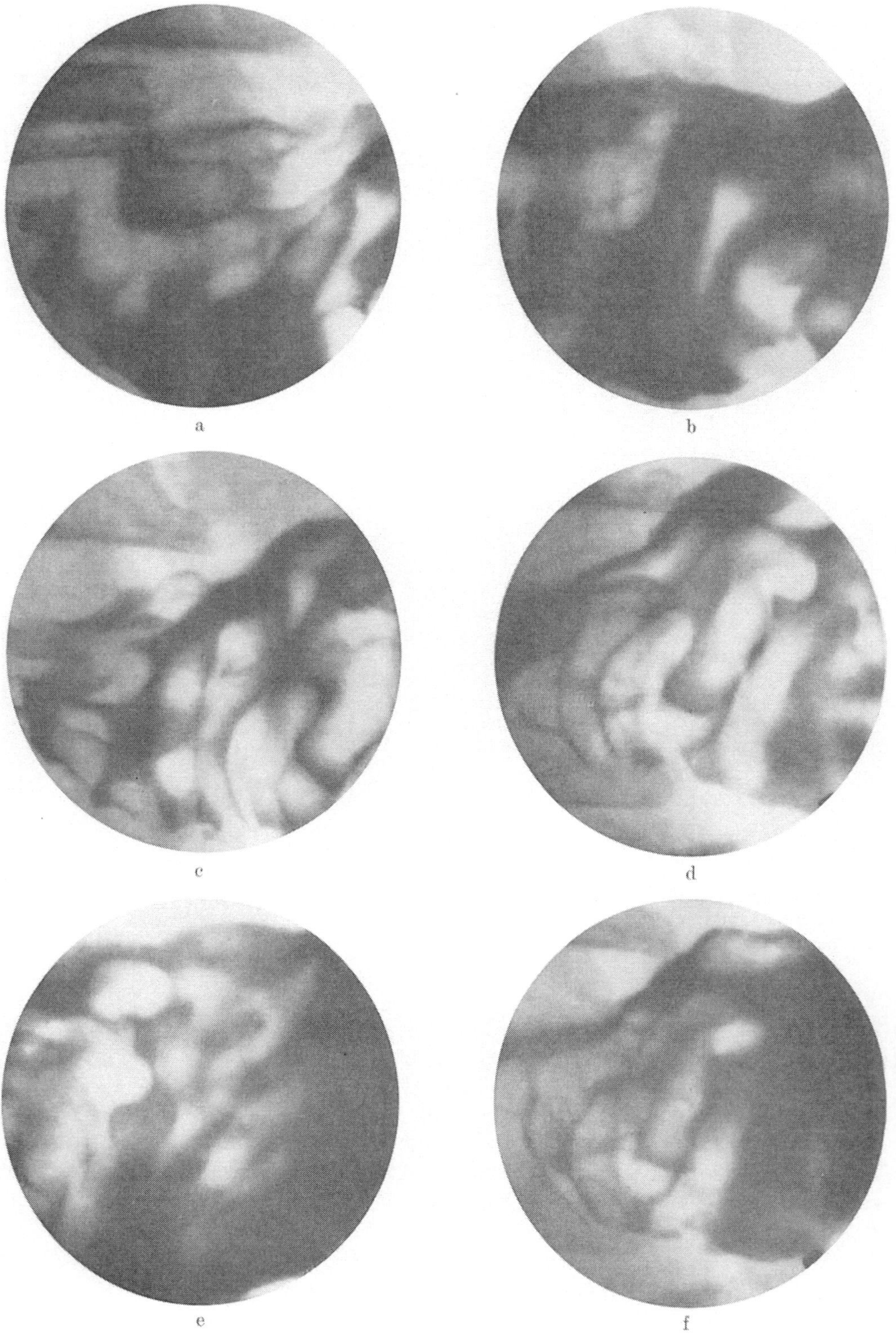

Abb. 154a—f. Rö.Nr. 7020/57, ♂, 62 J. Atypischer Faltenverlauf. Faltenwulstung. Rundliche nabelförmige Aussparungen (s. Text!). Erosive Gastritis

suchung (Abb. 153b), 17 Tage später, zeigt einen Rückgang der Wulstbildung. Jetzt treten in einigen rundlichen Aussparungen zentrale Kontrastflecken (Nabelbildungen) auf. Sechs Wochen später (Abb. 153c) finden sich kurze, krause, kommaförmige Falten, keine Wulstbildungen mehr, keine halbkugeligen Aussparungen mit Nabelbildung. Es ist nur noch das Bild der unruhigen Faltung, des Reizzustandes, geblieben.

Die Abb. 154 ist charakterisiert durch stärkere Faltenwulstung. Ein wurmförmig geschlängelter Faltenzug über 1 cm Breite verläuft in der Mitte des Antrum zum Pylorus

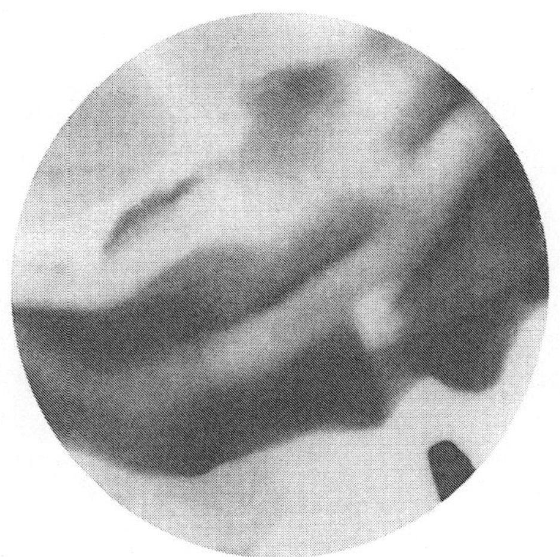

Abb. 155. Rö.Nr. 12706/59, ♀, 20 J. Faltenwulstung bis zu kissenartigen Schwellungen und Einebnungen der Falten. Faltenverarmung (s. Text!)

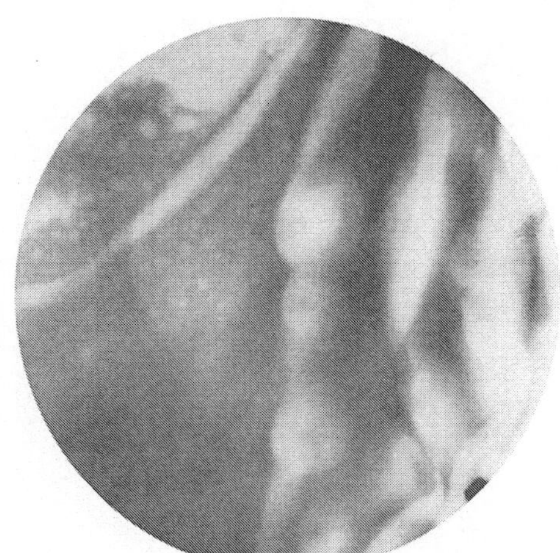

Abb. 156. Rö.Nr. 8063/54, ♂, 20 J. Rigide Falten mit perlschnurartig aufgereihten rundlichen Aussparungen mit Nabelbildungen (Erosionen)

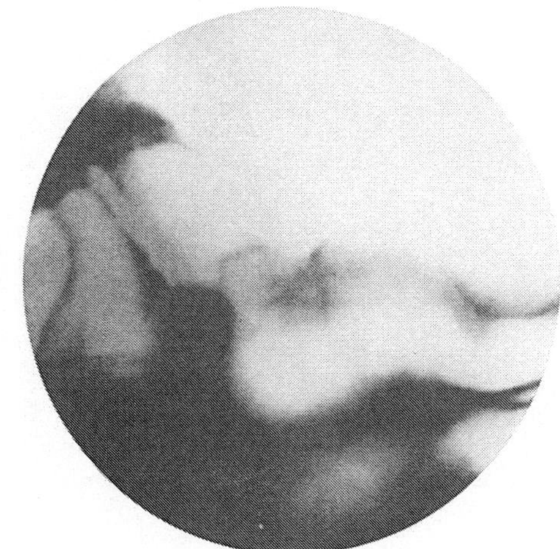

Abb. 157. Rö.Nr. 9309/59, ♀, 60 J. Flächenhaft ödematöse Schwellung unter Aufhebung der Falten im Antrum. Übergang zu annähernd normalem Relief an der Antrum-Corpusgrenze

(a und b). Von der großen Curvatur erhebt sich ein pilzförmiger Wulst im Halbschatten (b). Von der kleinen zur großen Curvatur reihen sich drei rundliche, gut erbsengroße Aussparungen, eine mit zentralem Kontrastfleck (c); weiterhin eine große ovale Aussparung in der Nähe der kleinen Curvatur (d und e), früher als pseudopolypös bezeichnet.

Die Abb. 155 zeigt ebenfalls breite, zum Teil kissenartige Wulstungen. Die Faltentäler werden eingeebnet; einzelne sogar polypöse Schwellungen in den breiten Faltenzügen an der kleinen Curvatur stellen sich dar. Das führende Kennzeichen ist hier die Faltenverarmung, der Übergang zu flächenhafter Schwellung. Die Abb. 156 zeigt gradlinige, steife, rigide Falten mit perlschnurartig aufgereihten runden Aussparungen mit Nabelbildungen (Erosionen).

Die flächenhafte Schwellung tritt bei der Abb. 157 noch deutlicher hervor. Die Abb. 158 ist schließlich charakterisiert durch große kissenartige Wulstbildungen. Hier ist die

Schleimhautfalte nach Verlauf, Form und Zahl völlig abgewandelt, aber immer noch sind es geschwungene Kurvenverläufe zum Unterschied gegenüber der Reliefzerstörung beim Tumor. Sechs Jahre nach der ersten Untersuchung befand sich die Patientin im besten Wohlbefinden.

Überblicken wir noch einmal die hier demonstrierte Symptomatik, so können wir feststellen, daß die von H. H. BERG schon vor mehr als 30 Jahren aufgestellten Forderungen an die Gastritisdiagnostik erfüllt sind. Darüber hinaus sind uns aber heute Sicherungen der Diagnostik gegeben. Es handelt sich um die für die Gastritisdiagnostik absolut beweisenden Befunde — früher polypöse Veränderungen genannt —, bei denen es sich, wie inzwischen einwandfrei geklärt werden konnte, um eine besondere Form der erosiven Gastritis handelt. Das Charakteristikum ist das hochgradige umschriebene Ödem, das den Nachweis der zentralen Erosion erschweren und manchmal verhindern kann. Auf Grund des gleichzeitigen Auftretens der alten klassischen Symptome der plastischen Gastritis, zusammen mit erosiven und warzigen Prozessen, sind wir wohl berechtigt,

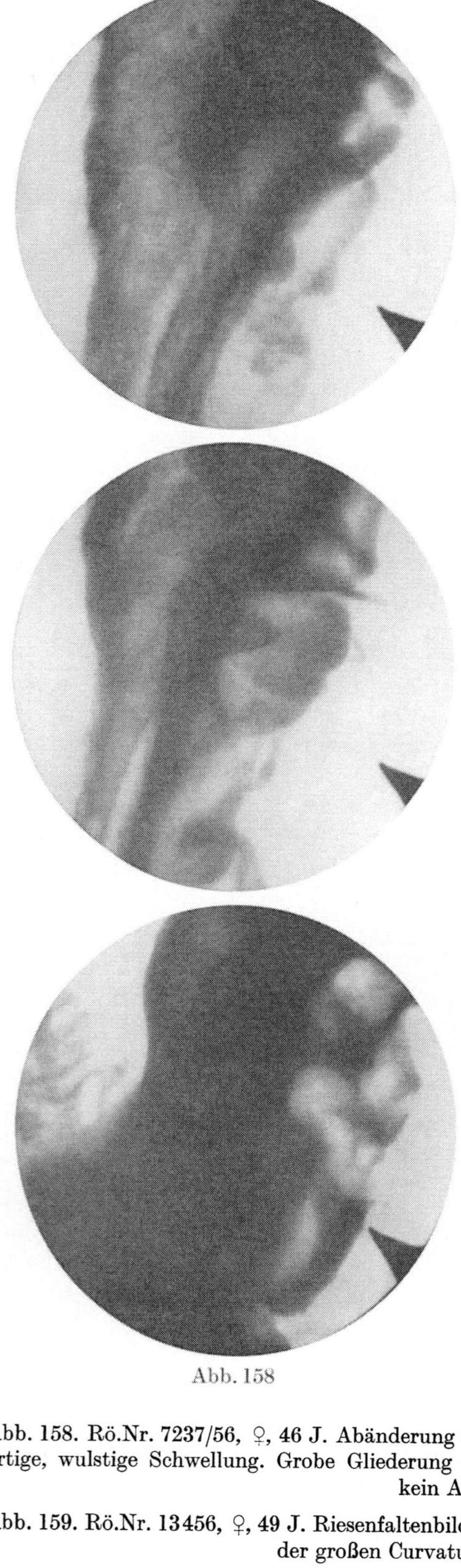

Abb. 158

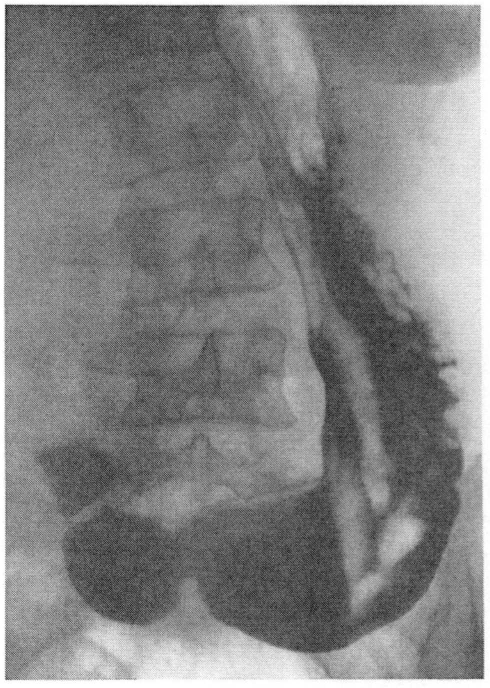

Abb. 159

Abb. 158. Rö.Nr. 7237/56, ♀, 46 J. Abänderung des Reliefs nach Form, Zahl und Verlauf der Falten. Kissenartige, wulstige Schwellung. Grobe Gliederung der großen Curvatur. Kontrolluntersuchung nach 6 Jahren: kein Anhalt für Carcinom

Abb. 159. Rö.Nr. 13456, ♀, 49 J. Riesenfaltenbildung in der Pars descendens des Magens, besonders im Bereich der großen Curvatur. Im Antrum normales Relief

auch weiterhin den Begriff der plastischen Gastritis aufrechtzuerhalten, auch wenn das Ödem bei bioptischen Kontrollen dem Nachweis entgeht. Es ist daher auch müßig zu fragen, ob hier Begriffe wie Oberflächengastritis oder chronisch atrophische Gastritis anwendbar sind. Der röntgenologische Begriff der plastischen Gastritis hat nach wie vor seine Berechtigung.

α) *Differentialdiagnostische Bemerkungen zur plastischen Gastritis: Riesenfaltenbildungen, chronisch-lymphatische Gastritis* (KONJETZNY)

Die Frage ist berechtigt, ob derartige Befunde allein für die Diagnose der Gastritis in Anspruch genommen werden können. Zunächst müssen diejenigen Formen einer überdimensionalen Schleimhautentwicklung abgegrenzt werden; die unter dem Begriff des Magenschleimhautgigantismus zusammengefaßt werden. MÉNÉTRIER hat 1888 den ersten Sektionsbefund beschrieben, 1924 hat SCHERER vier Sektionsbefunde veröffentlicht. Die Riesenfalten saßen an der Rückwand des Corpusteiles in der Nähe der großen Curvatur. SCHERER fand eine reine Hyperplasie der Magenschleimhaut ohne oder mit ganz geringen entzündlichen Veränderungen. Es wird ein congenitaler circumscripter Riesenwuchs der Schleimhaut angenommen. WINDHOLZ hat Röntgenbilder und anatomische Präparate demonstriert mit großen flächenhaften Schleimhautverdickungen in der Angulusgegend der großen Curvatur, die ihrer histologischen Struktur nach als umschriebene Schleimhauthyperplasien aufzufassen waren. Die Befunde sind selten (Abb. 159). VALLEBONA erwähnt, unter Hinzufügung eines eigenen, insgesamt 50 Fälle, die in der Literatur niedergelegt sind. Nach P. E. S. PALMER wurde bis 1958 der Befund 63mal an Lebenden beschrieben. Weitere Beobachtungen wurden in den letzten Jahren von STEINITZ, STRODE, MAIMON, AGATI, BUZZI, D. F. REESE u.a. bekanntgegeben. Man neigt heute zu der Annahme, daß es sich um angeborene Veränderungen der Schleimhaut handelt (SCHERER; GIAMPALMO; VALLEBONA). GIAMPALMO berichtet über drei Fälle von Hyperplasie des ganzen Magens. In einem Fall wog der leere Magen 6 kg. In den anderen Fällen handelte es sich um regionale, übermäßig starke Verbreiterungen und Verdickungen der Falten mit weiten, häufig auch engen, tiefen Tälern. Form und Verlauf der Falten können an Hirnwindungen erinnern. Eine Faltenhöhe bis zu 3 cm kann erreicht werden (FORRESTER-WOOD; HOWE). Die histologische Untersuchung kann im Bereich des hypertrophischen Drüsenkörpers Cystenbildungen und Metaplasien nach Art des Dünndarmepithels aufdecken. MAIMON, BARTLETT, HUMPHREYS und P. E. S. PALMER haben 6 Fälle beschrieben; zwei davon zeigten außerdem Polypen. Differentialdiagnostische Schwierigkeiten werden besonders bei tumorimitierenden Formen (P. E. S. PALMER) bestehen, oder wenn gleichzeitig eine Gastritis vorliegt. Hier sind Kontrolluntersuchungen nach Behandlung von besonderer Bedeutung.

Bei Hypoproteinämien und Avitaminosen kann ein Ödem der Mucosa oder der ganzen Magenwand zu starken Faltenwulstungen mit allen Zeichen der funktionellen Störung führen. BÜCKER hat ein derartiges Bild bei der *Pellagra* beschrieben. Die Magenfalten waren zu breiten, rigiden Wülsten geworden. Nach Behandlung mit Nicotinsäureamid ging die Wulstung der Magenfalten zurück.

Differentialdiagnostische Schwierigkeiten gegenüber malignen Prozessen können bei gewissen Formen der chronischen Gastritis auftreten, die mit geschwürigen, wulstigen Schleimhautveränderungen einhergehen. Klinisch und röntgenologisch besteht eine ungewöhnliche Krebsähnlichkeit. Die Besonderheit des histologischen Befundes liegt in der Überschwemmung des Gewebes mit Lymphocyten. KONJETZNY und H. PRINZ haben diese Formen als chronische lymphatische Gastritis abgegrenzt.

In den zur Resektion gekommenen Fällen (KONJETZNY; H. P. PRINZ) hatte die Schleimhaut größere serpiginös begrenzte Erosionen und flache chronische Ulcera, daneben einige warzige, rissige, grobknotige oder auch wulstförmige Verdickungen der Mucosa. Das histologische Bild wird beherrscht von der mächtigen Entwicklung eines vorwiegend kleinzelligen lymphatischen Gewebes, besonders von Lymphocytenhaufen; ein Befund, wie er nach Konjetzny weniger deutlich und ausgeprägt bei der chronischen folliculären Gastritis gefunden wird. Bei den im Antrum lokalisierten Fällen fanden sich Einengungen des Kanals auf Fingerdicke mit auffallend starren und zackigen Konturen und zerstörtem Relief; dieser Befund wurde in den von uns beobachteten Fällen als Carcinom gedeutet. In einer ausführlichen Studie hat sich Prinz mit der Abgrenzung gegenüber blastomatösen Zuständen beschäftigt, etwa im Sinne der Lymphoblastome bzw. Lymphosarkome und der Brill-Symmers-Erkrankung. Prinz kommt dabei zu der Konjetznyschen Auffassung, daß es sich um eine besondere Form der chronischen Gastritis handelt. Die Erkrankung ist selten; es liegen nur wenige radiologische Erfahrungen vor. Weiterhin sind von der Gastritis seltene Erkrankungen abzugrenzen, die häufig unter dem Bild der Linitis plastica beschrieben werden (s. dort).

Differentialdiagnostisch müssen auch Magenwandvaricen berücksichtigt werden. Die prall gefüllten, erweiterten Venen, die zu wulstigen Erhebungen der Schleimhaut führen, täuschen hier Faltenverdickungen vor. Auch fixierte Gewebsprozesse bei nicht epithelialen Tumoren können zu einer Erstarrung und Wulstung der Falten führen, auch wenn die Mucosa frei von Infiltraten ist. So fand sich bei einem Lymphosarkom eine Verdickung der Magenwand, die durch submucöse Wucherungen des Tumors hervorgerufen worden war. Die Röntgenuntersuchung ergab neben flachen Geschwürsbildungen ein grob gewulstetes, steif rigides Relief, das seine Erklärung in dem Tumorbefall der Submucosa hatte (Abb. 137).

d) Allergische Gastritis

Bei den allergischen Reaktionen am Magen-Darmkanal sind Röntgenbefunde der oben erwähnten Art beschrieben worden. Neben den morphologischen Veränderungen wird dem Tonus und den Motilitätsstörungen eine besondere Bedeutung zugemessen. Vorübergehende Pylorospasmen kontrastieren mit Passagebeschleunigungen im Jejunum (Leroux u. Ruyters). Innerhalb 1 Std kann der Dünndarm vom Kontrastmittel passiert sein unter den röntgenologischen Zeichen der Enteritis (Abb. 160). Auch finden sich hypotonische Sofortreaktionen mit Sistieren der Peristaltik (sympathischer Reizzustand des Magens). Hypertonische Zustände mit Pylorus- und Antrumspasmen können unvermittelt in hypotonische Zustände übergehen. K. Hansen und H. Uthgenannt beobachteten jähe arrhythmische Tonuswechsel mit unterschiedlich großer Amplitude.

Nach gastroskopischen Berichten imponieren besonders das mächtige Ödem und die Hyperämie der Schleimhaut. Röntgenologisch können starke Wulstungen und Schlängelungen der Schleimhaut auftreten, wie sie auch bei der gewöhnlichen Gastritis bekannt sind. Allergische Schleimhautschwellungen können tumorartige Bilder hervorrufen (Buffard; R. Chevalhier). Histologische Untersuchungen der Magenwand zeigen die Schleimhaut von Plasmazellen und eosinophilen Leukocyten durchsetzt, die Submucosa aufgelockert, ebenfalls mit eosinophilen Zellen; auch in erweiterten Lymphgefäßen können sich reichlich eosinophile Zellen finden. Sowohl der beschriebene Röntgenbefund als auch der histologische Befund sind kein untrügliches Zeichen für die allergische Gastritis. Die gleichen Symptome finden wir auch bei einer banalen Gastritis. Chevalhier und Moutier wie auch Byssens haben berichtet, daß die allergische Gastritis den Magen nicht diffus befällt, sondern herdförmig auftreten kann. Man findet Veränderungen, die an Urticariaquaddeln erinnern. In den letzten Jahren haben sich Publikationen gehäuft über polypöse, knotige eosinophile Granulome des Magens, die auf allergische Gewebsreaktionen hinweisen (Lenz und Tiemann) (s. gutartige Magentumoren).

Felci hat die nabelförmigen Erosionen mit allergischen Reaktionen in Verbindung gebracht, auf Grund dieser Befunde die allergische Gastritis auch röntgenologisch von der banalen Gastritis geschieden. Den zahlreichen eosinophilen Zellen im histologischen Bild wird dabei die Beweiskraft für den allergischen Charakter der Erkrankung zugesprochen. Diese pockenähnlichen Bildungen entsprechen umschriebenen Schleimhautzonen, in denen histologische Elemente eines besonderen Zustandes dokumentiert sind

(FELCI). „Die seröse Durchtränkung, das Vorhandensein einer fibrinoiden Substanz, die Nekrobiose von Epithelzügen mit mehr oder weniger ausgedehnten und tiefen Erosionen der Mucosa, die immer vorhandene und in einigen Fällen wirklich imponierende eosinophile Infiltration, die Dilatation und die bemerkenswerte Kongestion des Gefäßbettes der Submucosa, die Hyperplasie des lymphatischen Apparates stellen histologische bzw. gewebliche Äquivalente eines besonderen phlogistischen Zustandes allergischer Natur dar" (FELCI). Diese Auffassung hat bisher noch keine allgemeine Bestätigung gefunden, insbesondere wurden von Pathologen die bei der chronischen Gastritis häufig anzutreffenden eosinophilen Zellen nicht als Ausdruck einer besonderen Form der Gastritis, der allergischen Gastritis, gewertet. Der häufige Nachweis von nabelförmigen Erosionen auch bei Duodenal- und Magengeschwüren würde bei Bestätigung der allergischen Natur unter anderem auch zu einer Revision der genetischen Fragen des Ulcus führen müssen.

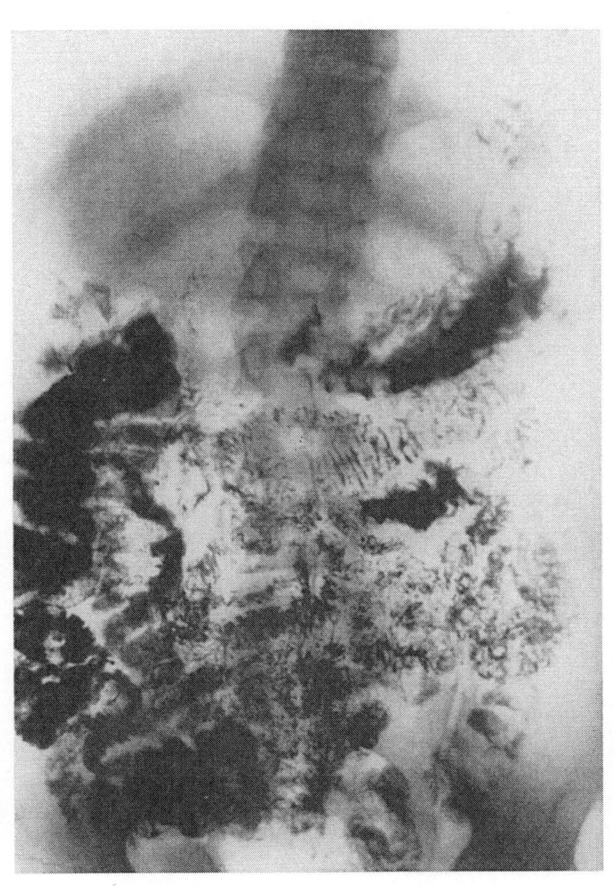

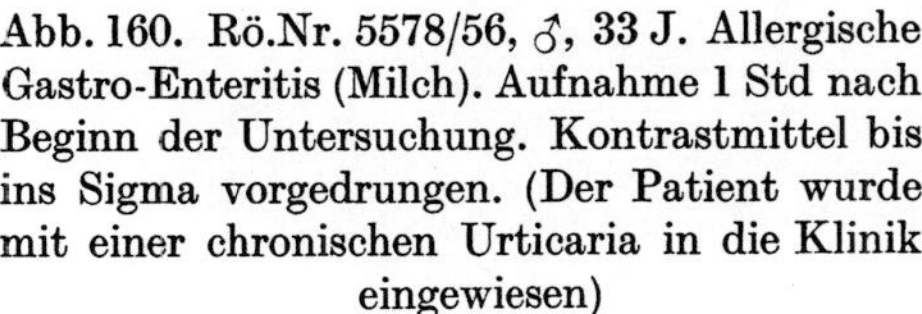

Abb. 160. Rö.Nr. 5578/56, ♂, 33 J. Allergische Gastro-Enteritis (Milch). Aufnahme 1 Std nach Beginn der Untersuchung. Kontrastmittel bis ins Sigma vorgedrungen. (Der Patient wurde mit einer chronischen Urticaria in die Klinik eingewiesen)

e) Die Antrumgastritis

Von einer den ganzen Magen oder doch größere Bezirke ergreifenden Reliefveränderung heben sich örtlich umschriebene Änderungen ab, die zweckmäßigerweise als Untergruppe im röntgenologischen Erscheinungsbild der Gastritis herausgestellt werden können. Es handelt sich um die in der Angulusgegend der großen Curvatur und um die im Antrum lokalisierten entzündlichen Prozesse. Eine Abgrenzung scheint auch dadurch berechtigt zu sein, daß einmal diese Vorgänge in differentialdiagnostischer Hinsicht eine besondere Beachtung verdienen und weiterhin eine besondere Symptomatik bei den Formen im Antrum auftritt.

Während in der Umgebung der kleinen Curvatur die längsgestreckten parallelen Faltenzüge vorherrschen, finden wir normalerweise kürzere, kommaförmige Falten an der großen Curvatur. Sie sind breiter als die der kleinen Curvatur. Sie bedingen die wellige Konturierung der großen Curvaturbezirke. Unter pathologischen Verhältnissen stellt sich ein Mißverhältnis zwischen den Falten der kleinen und der großen Curvatur ein. Die Abb. 161 zeigt an der großen Curvatur im oberen Teil des Corpus und im Canalis egestorius ein normales Verhalten. In der Angulusgegend aber fallen eine beetförmige Wulstung und Unruhe des Reliefs auf (Abb. 161 a, b). Der Unterschied wird deutlich auf gezielten Serienaufnahmen, wo die fingerbreiten Wulstbildungen im Gegensatz zum Faltenrelief der kleinen Curvatur oder des Antrum besonders hervortreten (Abb. 161 c). Am tiefsten Punkt der großen Curvatur und im Bereich der Grenzfalte finden sich ausgesprochen zarte Falten. Die Abb. 162 zeigt Wulstbildungen, die weit in das Antrum hineinreichen. Das Relief verändert sich unter der Peristaltik. Die beetförmigen Schleimhautwulstungen bleiben aber als solche erhalten. Die Abb. 163a zeigen umschriebene beetförmige Wulstungen an der großen Curvatur, während die übrigen Falten zart sind und parallel verlaufen. Eine Kontrolle nach Behandlung ergibt wieder ein für diese Region typisches Relief (Abb. 163b).

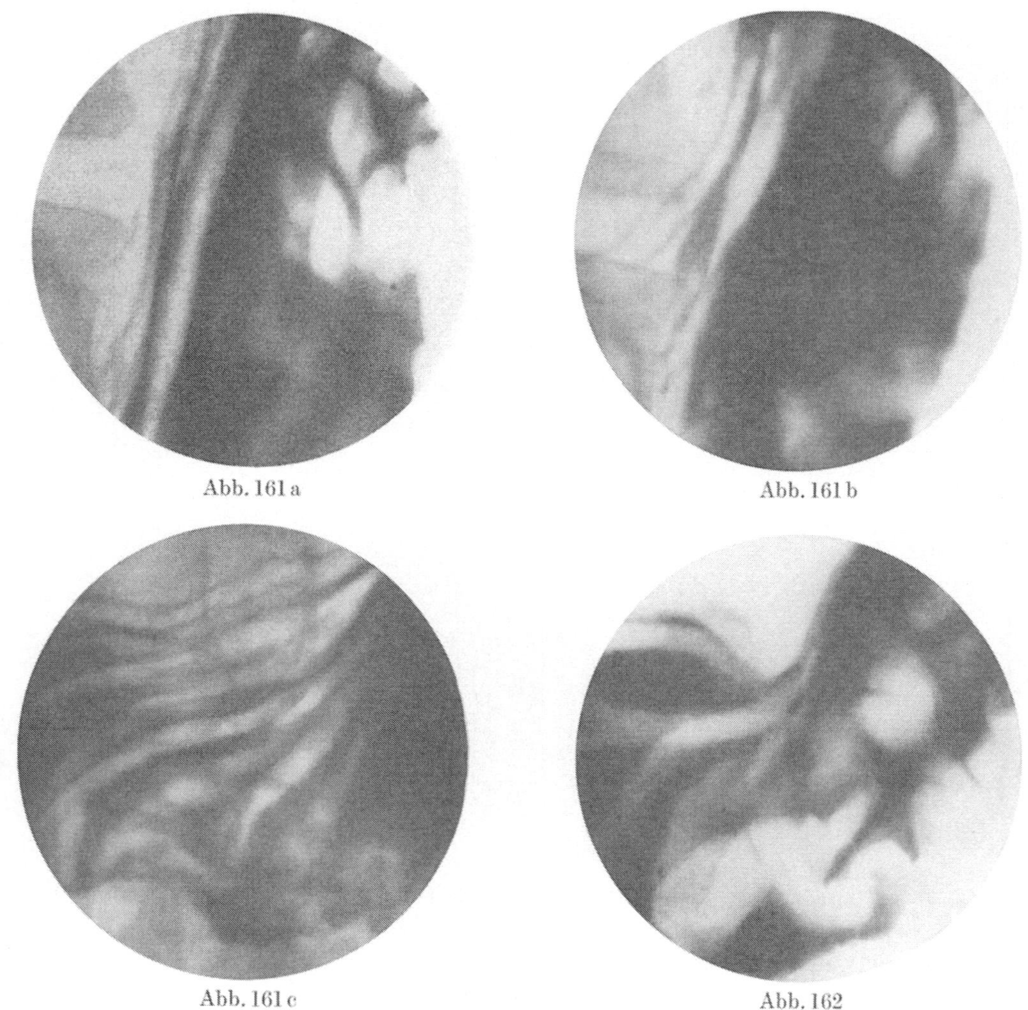

Abb. 161a Abb. 161b

Abb. 161c Abb. 162

Abb. 161. Rö.Nr. 13393/59, ♂, 55 J. Umschriebene Faltenwulstung an der großen Curvatur der Pars descendens des Magens (a, b). Im Antrum zarte Falten (c). Feinrelief grobwabig

Abb. 162. Rö.Nr. 2078/59, ♀, 68 J. Wulstiges, atypisches Faltenrelief an der großen Curvatur des Magens. (Klinisch: chronische Urämie)

Die vorwiegend im Antrum lokalisierte Gastritis hat über die bisher beschriebenen Symptome hinaus noch Besonderheiten. Es treten formelle Eigenarten auf, die auf der einen Seite die Diagnose einer Antrumgastritis erleichtern, andererseits aber der Differenzierung gegenüber Neoplasien große Schwierigkeiten bereiten können (Lohmann). Von Bedeutung ist, daß die Antrumgastritis mit dem Bild der gutartigen Muskelhypertrophie verknüpft sein kann. Zum Bild der Antrumgastritis gehört neben den Reliefveränderungen eine Einengung des Lumens; sie kann allein durch die entzündliche Schwellung der Schleimhaut hervorgerufen werden. Spasmen können hinzukommen und die Enge verstärken. Diese Formen der Antrumgastritis sind besonders im Hinblick auf ihre Abgrenzung gegenüber dem Carcinom immer wieder studiert worden (Abreu; H. H. Berg;

Prévôt; Bücker; Glauner; Golden). Während normalerweise die Magenfalten mehr oder weniger parallel verlaufen, konzentrisch in den Pylorus einmünden oder auch, schräg das Antrum durchquerend, zur großen Curvatur ausstrahlen, finden wir hier nicht selten eine Querstellung der Falten, wodurch das Antrum segmentiert wird. Die Abb. 164a, b machen andeutungsweise die Segmentierung sichtbar, wodurch die kleine Curvatur vom Pylorus bis zum Angulus eine grobwellige Konturierung, entsprechend

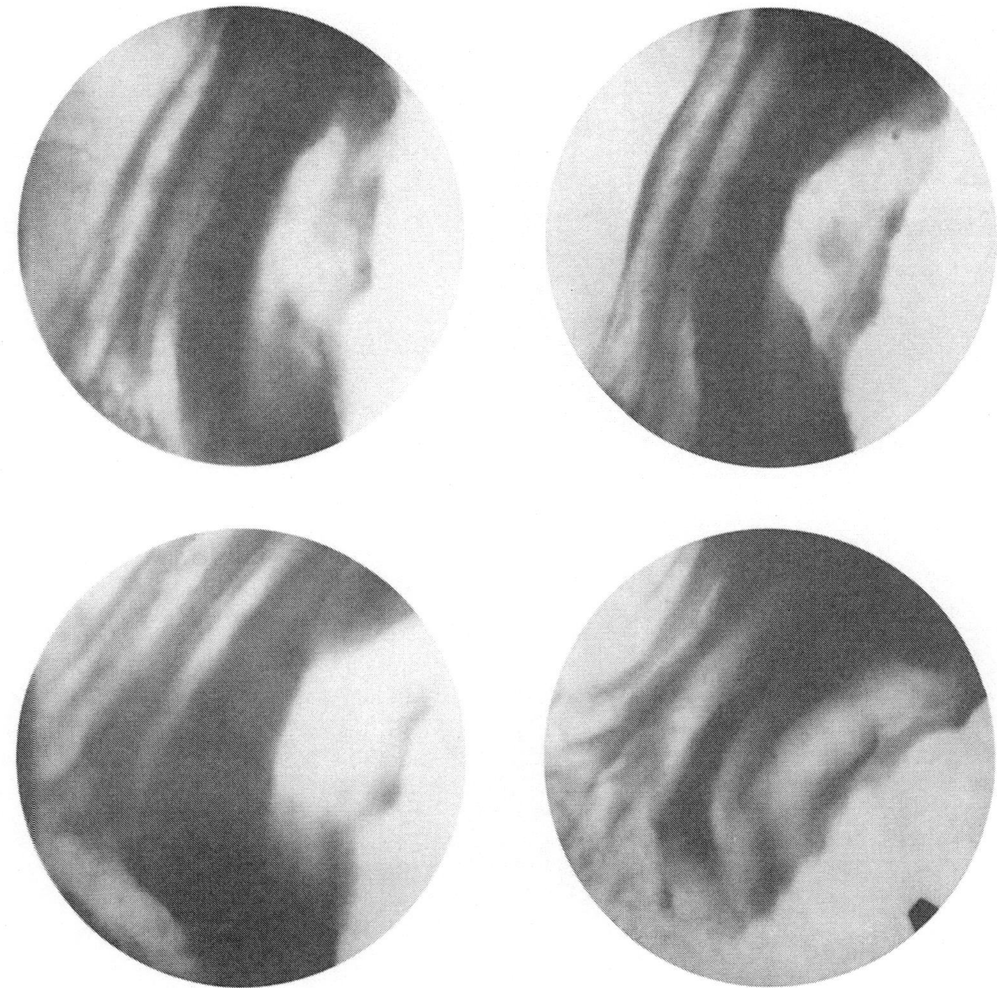

Abb. 163a. Rö.Nr. 243/54, ♀, 75 J. Flächenhaft ödematöse Verschwellung des Reliefs an der großen Curvatur des Magens

der Kontur an der großen Curve, enthält. Durchgehende Querwulstung von der kleinen zur großen Curvatur zeigt Abb. 165, wobei noch eine trichterförmige pyloruswärts gerichtete Einengung des Lumens hinzutritt. Ein anderes, ebenfalls typisches Erscheinungsbild bringt die Abb. 166. Die Antrumfalten sind auf einen einzigen raupenartig segmentierten, längsverlaufenden Faltenzug reduziert (Abb. 166d). Daneben ist eine Segmentierung der kleinen Curvatur erkennbar. Außerdem finden sich auf allen Aufnahmen (in der diastolischen Phase) zarte rundliche Aufhellungen mit zentralem Kontrastfleck, die auf nabelförmige Erosionen verdächtig sind. Die Reduktion der Faltenzahl bei gleichzeitiger Wulstung, die Segmentierung der kleinen Curvatur und die leichte pyloruswärts gerichtete Einengung des Lumens (Abb. 167) sind markante Symptome. Pseudopolypöse Schwellungen und Erosionen können das Bild ergänzen und die Diagnose sichern.

Differentialdiagnostische Schwierigkeiten können gelegentlich entstehen, zumal wenn der Prozeß durch spastische Einwirkungen an umschriebener Stelle beeinflußt wird (Beispiele dazu die Abb. 168a—e). Der Patient wurde mit der Diagnose eines Antrumcarcinoms zur Operation überwiesen. Eine Kontrolluntersuchung vor der geplanten Operation ergab einen ungewöhnlichen Befund. Man sieht im Antrum einen Kontrastfleck (28. 7. 53), die Vorderwand scheint gerafft, ein Teil der Falten pyloruswärts verzogen. Oralwärts vom

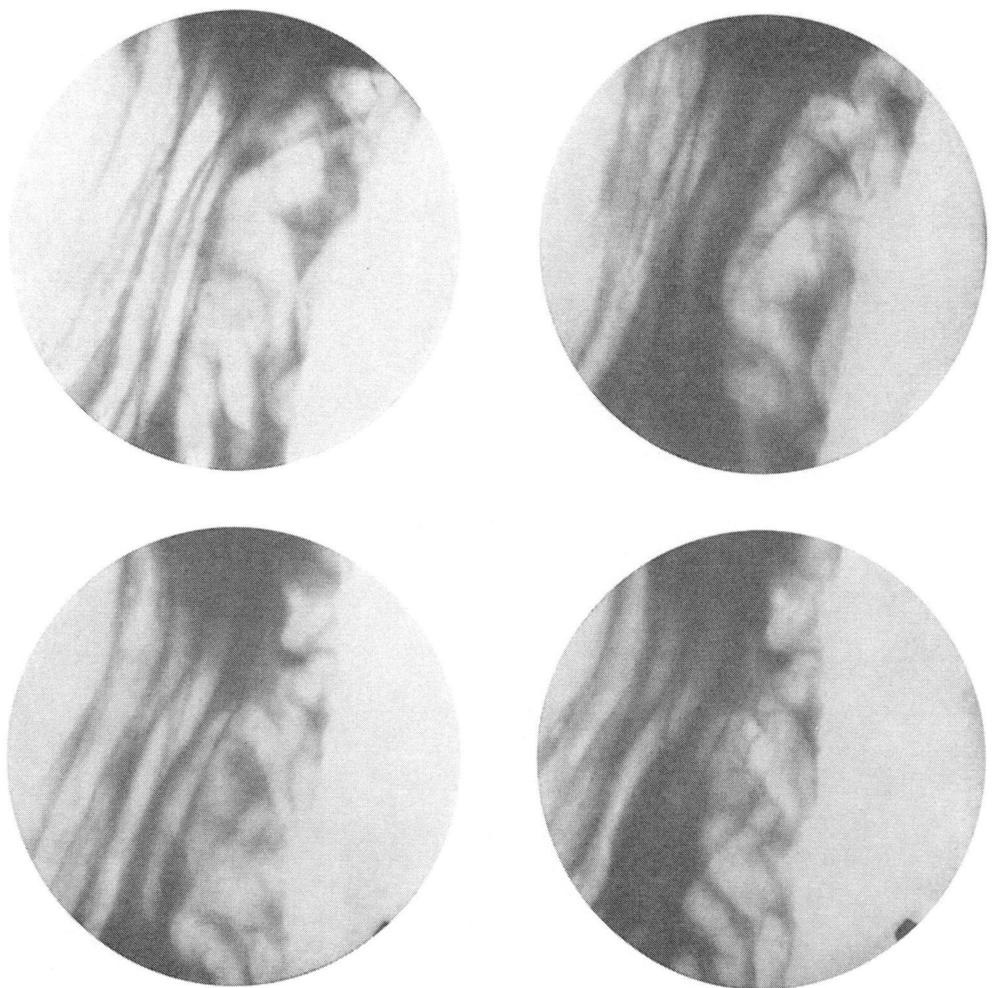

Abb. 163b. Nach Behandlung Normalisierung des Reliefs

Kontrastfleck sieht man wulstige, ödematöse Gebilde (Abb. 168a). Es wurde eine plastische Antrumgastritis angenommen und von der Operation abgesehen. Am 12. 10. 53 hatte der Befund sich verändert. Auch hierbei stellt sich eine größere Kontrastmittelansammlung, aber von anderer Form, dar. Der Faltenverlauf hat sich geändert. Die kissenförmigen Schwellungen bilden sich zurück (Abb. 168b). Am 1. 12. 53 hebt sich auch an der Stelle des Kontrastfleckes ein Faltenrelief ab. Doch ist der Verlauf der kurzen, plumpen Falten atypisch (Abb. 168c). Am 15. 4. 54 weitere Normalisierung des Reliefs, wobei noch die Grundformen des Faltenverlaufes vom 1. 12. 53 zu erkennen sind (Abb. 168d). Schließlich am 8. 6. 55 nach Form und Verlauf nahezu wieder ein normales Relief (Abb. 168e). Letzte vorläufige Kontrolle Januar 1961, Wohlbefinden des Patienten. Es ist versucht worden, durch Pharmaka die Differentialdiagnostik derartiger Antrumprozesse zu erleichtern. Grundsätzlich läßt sich jedoch sagen, daß eine sorgfältige Analyse des Reliefs eventuell durch Kontrolluntersuchungen die Medikamente entbehrlich macht (OSGOOD). An anderer Stelle wird über die Anwendung der Pharmaka ausführlich berichtet werden.

Eine Erschwerung der Diagnostik kann durch stärkere Einengung des Kanallumens auftreten, besonders wenn es nicht gelingt, das Relief darzustellen. DIETLEN hat als erster auf gutartige Antrumengen im Röntgenbild hingewiesen. Es folgen Beobachtungen und Beschreibungen von HOLZKNECHT und LUGER, die nervös-reflektorische, tetanische Ursachen hervorheben. HAUDEK weist auf die Hypertrophie der Kanalmuskulatur und auf

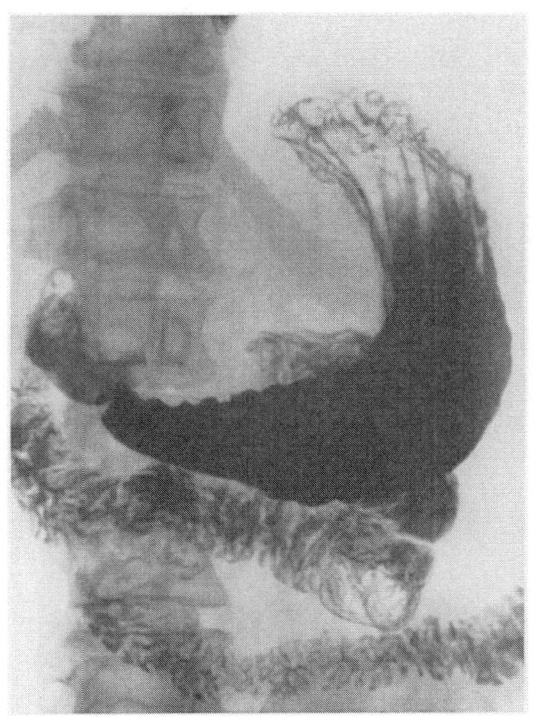

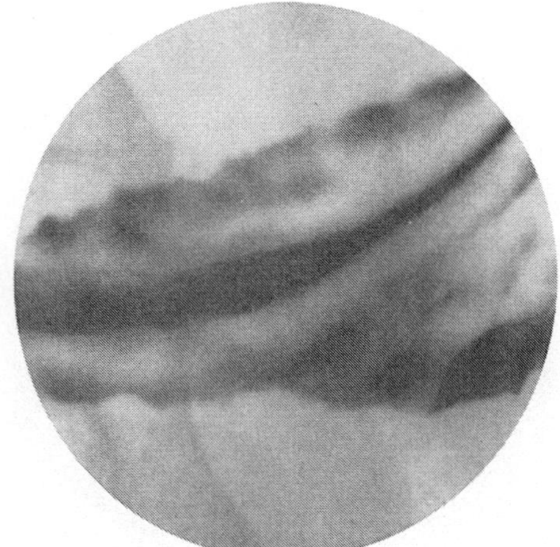

Abb. 164b

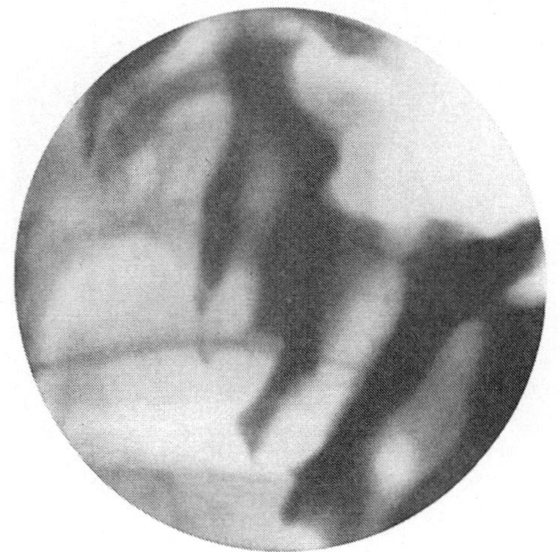

Abb. 165

Abb. 164a. Rö.Nr. 1430/50, ♀, 54 J. Grobwellige Konturierung der kleinen Curvatur im Antrum. (Pralle Kontrastmittelfüllung des Magens.) Antrumgastritis

Abb. 164b. Gezielte Aufnahme des Antrum. Faltenarmes Antrumrelief. Konsistenz der Falten rigide. Kleine Curvatur wellig begrenzt. Antrumgastritis

Abb. 165. Rö.Nr. 2588/44, ♂, 42 J. Durchgehende Querwulstung der Antrumfalten bei trichterförmiger Antrumverengung pyloruswärts

spastische Ursachen bei fehlendem anatomischem Substrat hin. Schon den älteren Pathologen war die Bevorzugung des Antrum bei der Gastritis bekannt. FÖRSTER hat nach Angaben von KONJETZNY als erster dabei auf die pyloruswärts zunehmende Muskelhypertrophie hingewiesen, die allein für sich schon eine Starrheit der Wand bedingt und zu einer Einengung des Antrum und zu einer Pylorusstenose führen kann (WANKE). BERNSTEIN beschreibt Stenosen des Magenausganges in einer Länge von mehreren Zentimetern, die auf Muskelhypertrophien zurückgeführt werden konnten. FÖRSTER hat als ätiologischen Faktor der Muskelhypertrophie die Gastritis angesprochen und die Hypertrophie als komplizierendes Begleitsymptom aufgefaßt. L. HEIDENHAIN, CHIARI, LANDERER u. a. faßten die Hypertrophie in Übereinstimmung mit der Pylorushypertrophie der Säuglinge als einen angeborenen Zustand auf. Von anderer Seite wurden Spasmen als primäre Störung und Ursache der Hypertrophie vermutet (ELMER; BOYLEN; DONATI).

KONJETZNY und PRINZ, die sich mit dem Krankheitsbild der Pylorushypertrophie des Erwachsenen besonders eingehend beschäftigt haben, fanden in all ihren Fällen erhebliche Gastritiden. Auf Grund dieser Erfahrungen wird von ihnen die Pylorushypertrophie des Erwachsenen als selbständiges Krankheitsbild mit Beziehung zur Pylorushypertrophie des Säuglings abgelehnt und die Ansicht vertreten, die wesentliche Ursache der Muskelhypertrophie sei die Gastritis. Danach gehört die Muskelhypertrophie (Abb. 173) sekundär zum Krankheitsbild der Antrumgastritis (ALBOT; MAGNIER). Sie ist als Kompli-

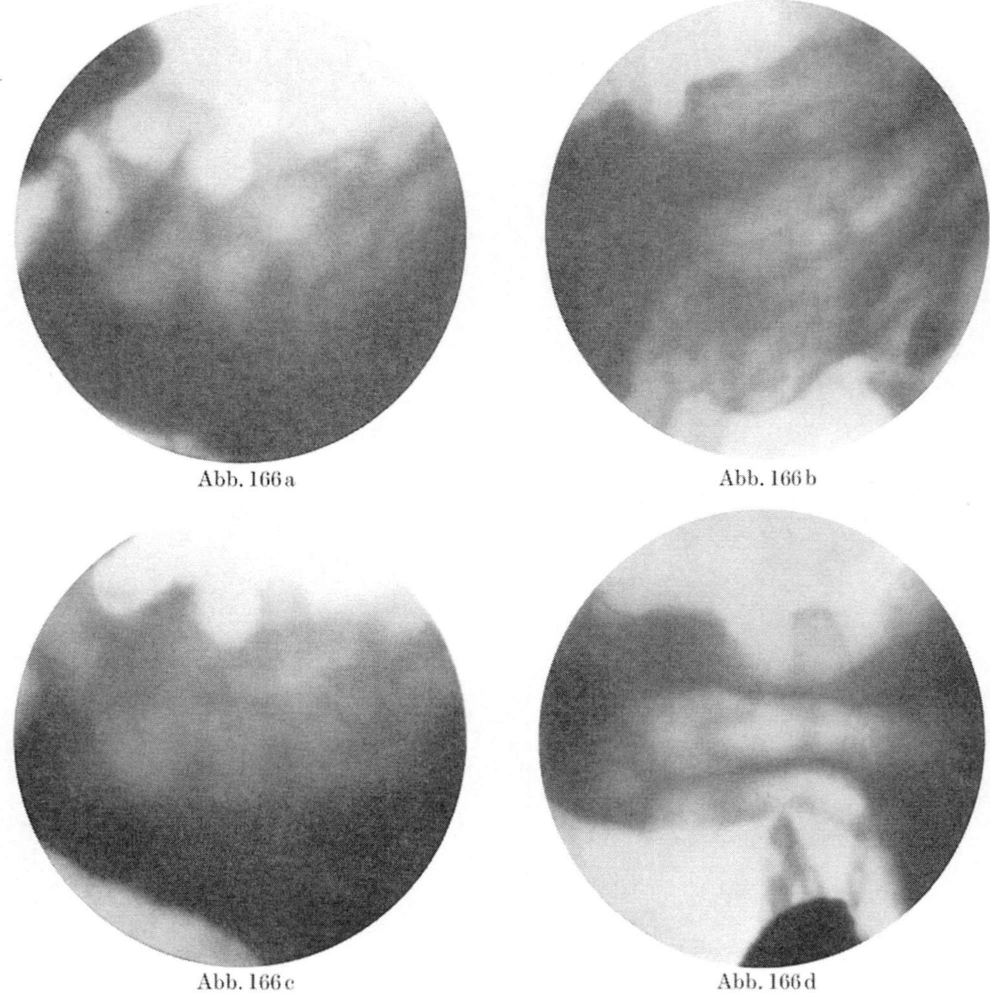

Abb. 166a Abb. 166b Abb. 166c Abb. 166d

Abb. 166. Rö.Nr. 14697/59, ♂, 72 J. Faltenverarmung. Faltenwulstung. Raupenartige Segmentierung der Faltenwulstung. Grobwellige Konturierung der kleinen Curvatur, flache rundliche Aussparungen. Gastritis

kation dieses Leidens aufzufassen. Es wird betont, daß der Spasmus nicht die primäre Ursache der Enge ist (KONJETZNY; PRINZ), sondern daß der Spasmus ein Begleitsymptom der Antrumgastritis und der muskulären Hypertrophie ist, der — als weitere Komplikation des Leidens — die durch Hypertrophie bedingte Antrumenge noch verstärken kann. HAUDEK hat die Frage im Sinne des spastischen Sanduhrmagens erörtert. Im gleichen Sinne äußern sich PORGES, HESS u. FALTISCHECK sowie STEINDL. HAUDEK hat auch die Frage aufgeworfen, ob spastische Engen am Magenausgang durch Veränderungen des Wandnervensystems entstehen. Entzündliche degenerative Veränderungen an den Nervengeflechten der Magenwand wurden bei der Gastritis beschrieben (W. KOCH; STÖHR; F. MOUTIER; DELANNOY u. PATOIR). KONJETZNY glaubt in diesen Veränderungen den morphologischen Ausdruck für die Entstehung der Spasmen bei der Gastritis zu sehen (PRINZ).

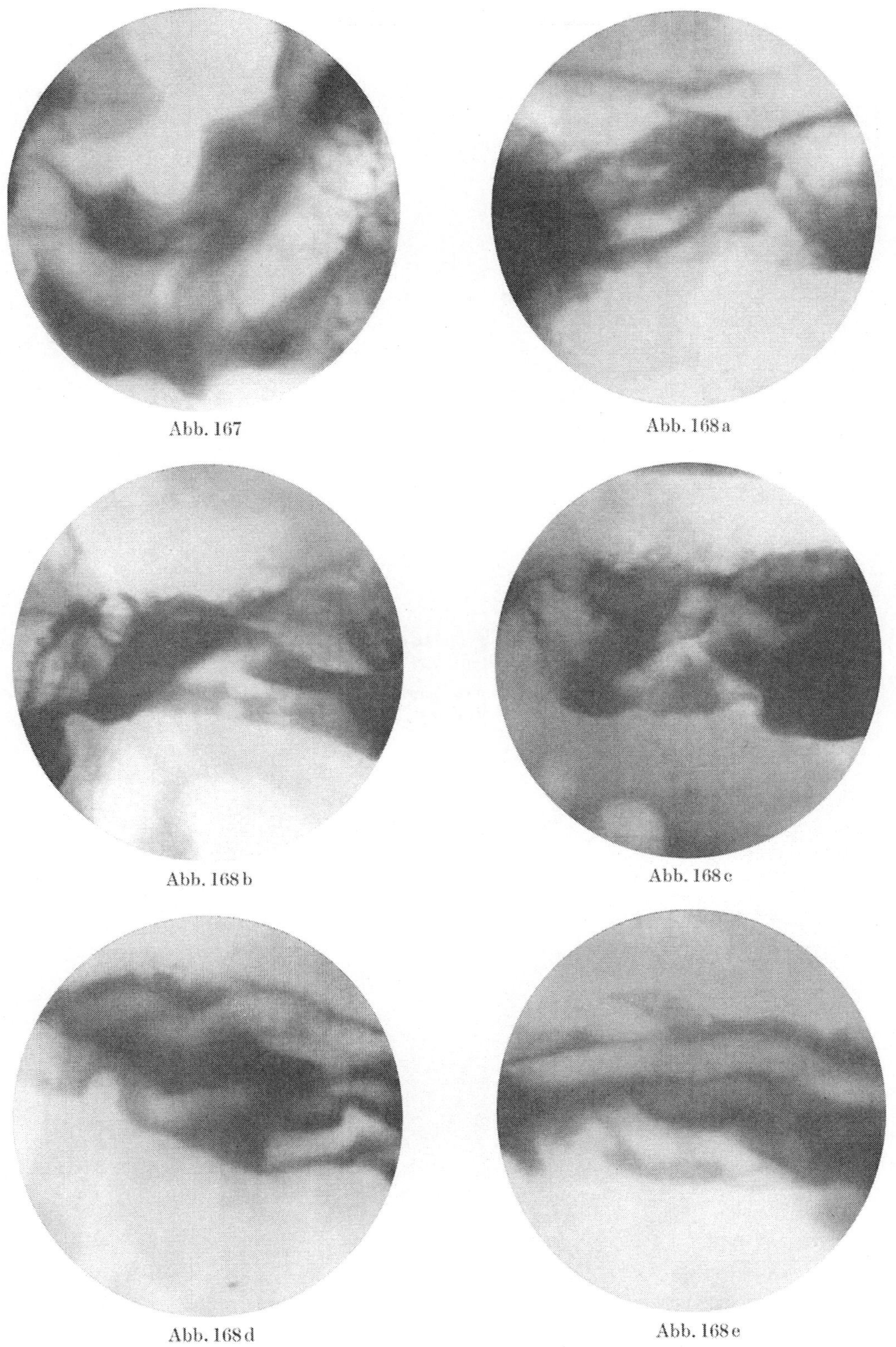

Abb. 167

Abb. 168a

Abb. 168b

Abb. 168c

Abb. 168d

Abb. 168e

Abb. 167. Rö.Nr. 12300/59, ♂, 56 J. Relief im Antrum auf einen fingerbreiten Faltenwulst reduziert

Abb. 168a—e. Rö.Nr. 10857/53, ♂, 54 J. Fünf Serienaufnahmen mit größerem zeitlichem Abstand. Schwere Antrumgastritis. Atypische Umwandlung des Reliefs. Patient wurde wegen Carcinomverdacht zur Operation eingewiesen. Im Verlauf von 2 Jahren Normalisierung des Reliefs

KONJETZNY, E. KAUFMANN, PUHL, PRINZ sind der Ansicht, daß lang andauernde Krampfzustände im Antrum bestehen können, deren anatomisches Substrat in den intramuralen Ganglien zu suchen ist. Röntgenologische Beobachtungen, insbesondere auch unter Anwendung von Pharmaka, unterstützen diese Auffassung. Die Gastritis ist danach das Primäre, die Grundkrankheit. Die Muskelhypertrophie und die Spasmen treten in ursächlicher Bindung sekundär und als komplizierende Faktoren auf.

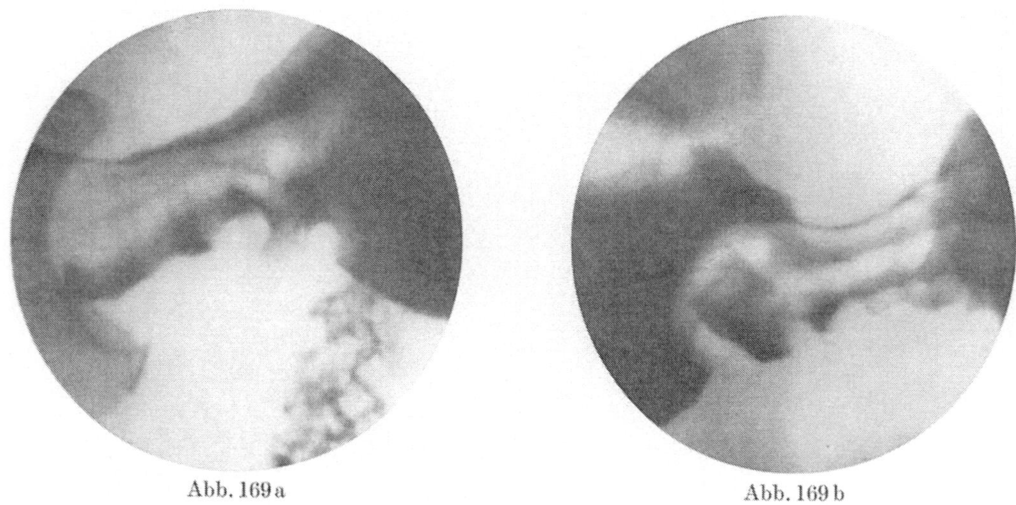

Abb. 169a   Abb. 169b

Abb. 169a. Rö.Nr. 1064/57, ♂, 61 J. Konstante Einengung des Kanallumens auf Fingerbreite. Reduktion und Atypie der Falten. Keine starke Faltenschwellung. Stenosierende Antrumgastritis

Abb. 169b. 4 Wochen später konstante Antrumenge, parallele, normal verlaufende Falten. Stenosierende Antrumgastritis

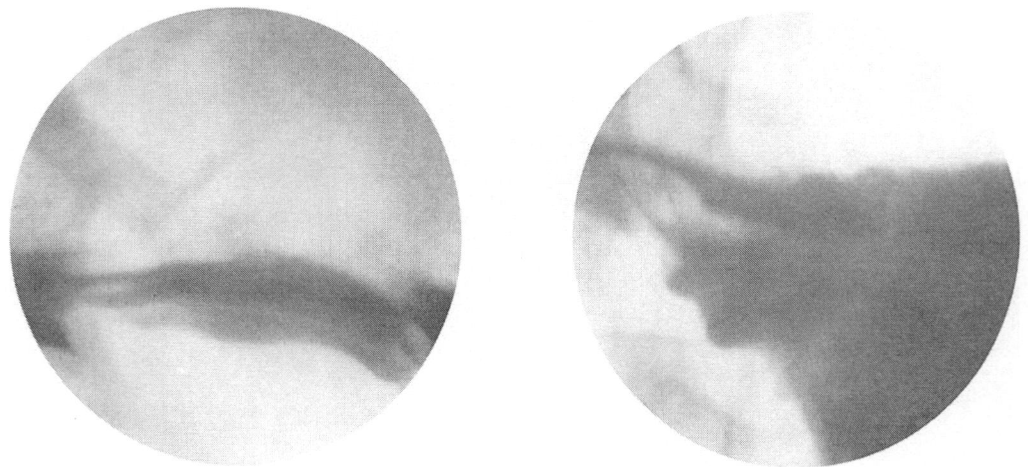

Abb. 170. Rö.Nr. 6660/59, ♂, 49 J. Trichterförmiger enger Antrumkanal. Reduziertes Faltenrelief. Konstanter Befund bei Kontrolluntersuchungen. Stenosierende Antrumgastritis

Das Ausmaß der Enge variiert von der normalen Weite bis zu stricknadeldicken, fadenförmigen Lumina. Die Abb. 169a, b zeigen auf Bild a einen fingerweiten Kanal mit spärlicher, reduzierter Reliefzeichnung. Charakteristisch ist die Zunahme der Enge pyloruswärts. Der Übergang vom normal weiten Corpus erfolgt entweder gleichmäßig trichterförmig oder nach Art eines Flaschenhalses, immer in harmonischer Abrundung (BERNSTEIN). Nach vierwöchiger Behandlung (Abb. 169b) ist die Enge unverändert. Nur die Längsfalten treten wieder deutlicher hervor. Die Abb. 170 zeigt einen langgestreckten engen Kanal. Die Konturen sind glatt, andeutungsweise längsverlaufende Falten. Innerhalb eines engen Kanals können kleine Ausbuchtungen auftreten, ohne daß dabei eckige Konturen zu finden sind. Eine Erweiterung des restlichen Magens bleibt trotz stärkerer Antrumenge fast immer aus (Abb. 171). Findet sich eine Magenerweiterung, muß mit Komplikationen gerechnet werden. In einzelnen Fällen sahen wir aber auch Erweiterungen allein auf der Grundlage der stenosierenden Gastritis. Es ist verständlich, daß bei stärkeren Engen das Faltenrelief reduziert ist. Die röntgenologische Darstellung muß jedoch den Nachweis versuchen. Ein Faltenrelief innerhalb der Enge, wenn auch reduziert und spärlich, das noch einen funktionellen Umbau erkennen läßt, ist das sicherste Symptom einer gutartigen Enge (Abb. 172a, b). Allerdings kann auch ein submukös wachsendes scirrhöses Carcinom ähnliche Bilder machen. Das erhaltene Schleimhautrelief ist jedoch äußerst wertvoll für die Diagnostik.

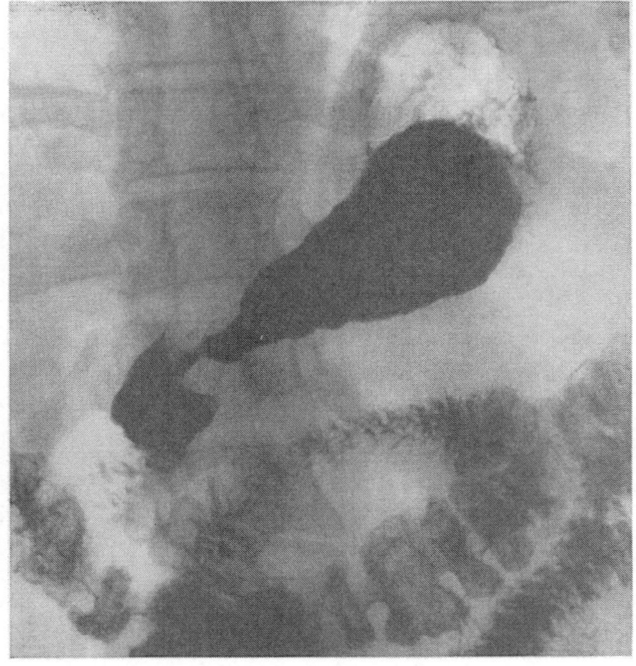

Abb. 171. Rö.Nr. 2399/56, ♂, 49 J. Gleichmäßige, trichterförmige Antrumenge. Keine Magenvergrößerung. Keine Entleerungsverzögerung. (Aufnahme in Bauchlage auf dem Buckytisch.) Stenosierende Antrumgastritis

Die stenosierenden Formen der Gastritis, Zustände eines langdauernden Leidens, treten zahlenmäßig gegenüber den anderen Formen der Gastritis zurück. Bei ihnen kann im noch weiten Abschnitt des Magens gleichzeitig der Nachweis eines pathologischen

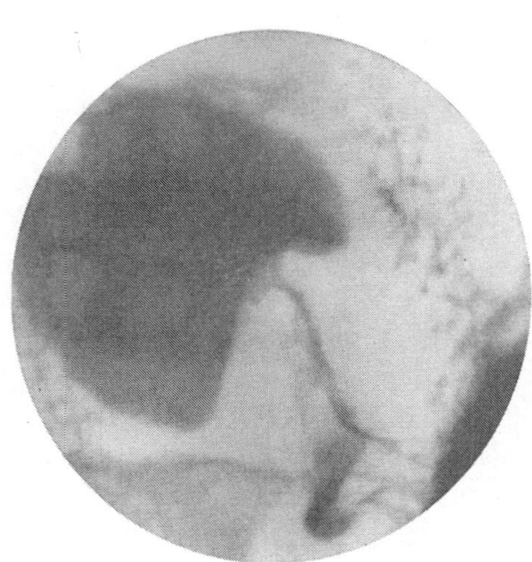

Abb. 172a. Rö.Nr. 60188/41, ♂, 64 J. Fadenförmige, konstante Antrumenge mit spärlichem, wabigem Relief

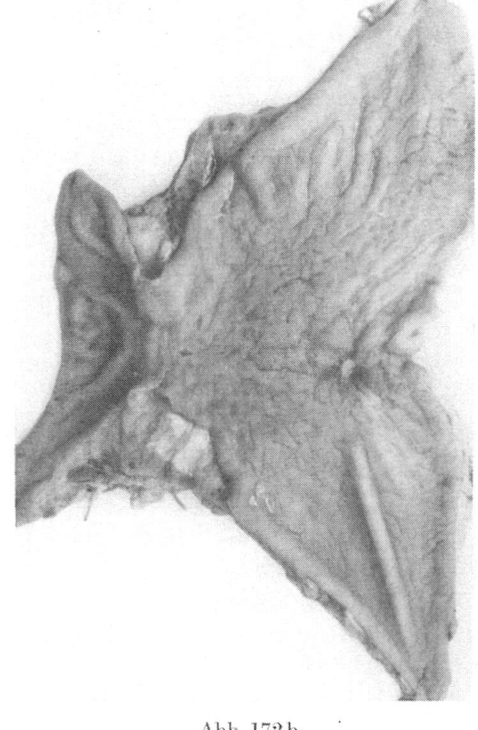

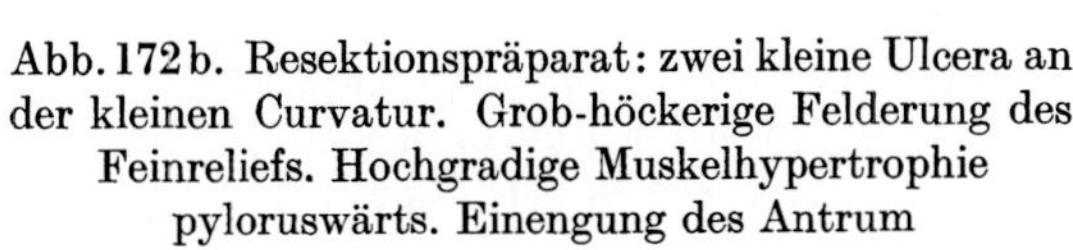

Abb. 172b. Resektionspräparat: zwei kleine Ulcera an der kleinen Curvatur. Grob-höckerige Felderung des Feinreliefs. Hochgradige Muskelhypertrophie pyloruswärts. Einengung des Antrum

Abb. 172b

Abb. 172b

Feinreliefs oder von Erosionen einen Hinweis auf den entzündlichen Charakter des Geschehens geben.

Die radiologische Gastritisdiagnostik verfügt über zahlreiche Symptome, denen eine differente Wertigkeit zugemessen wird; wobei Erosionen und pathologische Feinreliefstrukturen zu den verläßlichsten Zeichen rechnen. Die Abänderung des Hochreliefs in bezug auf Faltendicke, -verlauf und Funktion sowie die formalen Abänderungen des Antrum durch Muskelhypertrophie und Spastik sind demgegenüber etwas in den Hintergrund getreten. Der Begriff der Antrumgastritis hat sich gewandelt. Wenn wir heute von Antrumgastritis sprechen, so im Hinblick auf die Magenregion, in der der röntgenologische Nachweis geführt wurde. Wir beschränken den Begriff nicht mehr auf die stenosierenden Formen, deren Kenntnis und rechte Auswertung gegenüber malignen Stenosen nach wie vor von größter Bedeutung ist.

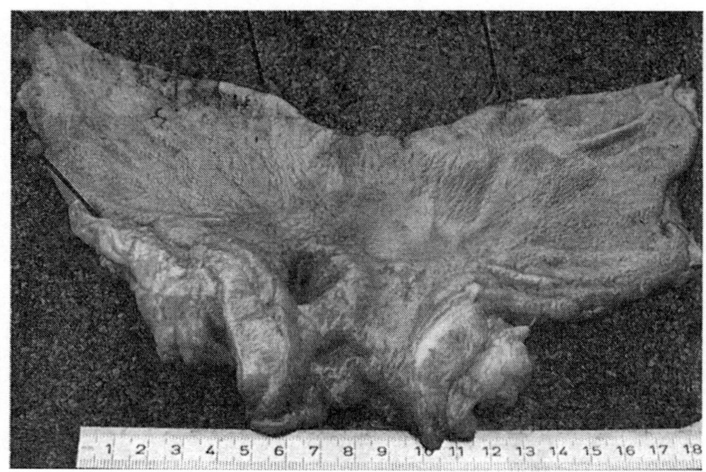

Abb. 173. Stärkste Muskelhypertrophie (farbige Aufnahme eines Resektionspräparates). (Rö.Nr. 14684/59)

α) *Die angeborene Pylorushypertrophie, Pylorospasmus*

Das anatomische Bild der sog. angeborenen Pylorusstenose ist in den achtziger Jahren des vorigen Jahrhunderts von LANDERER und MAYER beschrieben worden. Die Autoren schlossen auf die angeborene Natur der Stenose, da sonstige ursächliche pathologische Veränderungen fehlten. Zwei Typen von angeborenen Stenosen wurden unterschieden:

1. die congenitale Enge des Schleimhautrohres im Pylorusteil, die mit oder ohne Muskelhypertrophie auftreten soll, und

2. die rein muskuläre Verdickung, die hypertrophische Pylorusstenose. Hierbei ist das Pyloruskanalgebiet in ein etwa 3 cm langes, fingerdickes, hartes Rohr verwandelt. Dieser knorpelhart imponierende Tumor soll in 90% der Fälle durch die Bauchdecke tastbar sein (OBERDALHOFF). In dem verdickten Muskelkanal ist die Schleimhaut in Falten gelegt. Messungen der Weite des Schleimhautringes bestätigen, daß eine anatomische Verengung des Lumens nicht vorliegt (WERNSTEDT; PFAUNDLER). Die Genese ist strittig.

PFAUNDLER hatte auf Grund des klinischen Bildes und des Krankheitsverlaufs die tiefere Grundlage der Stenose auf einen Spasmus zurückgeführt. Ein Pylorospasmus auf angeborener Grundlage mit konsekutiver Arbeitshypertrophie gilt heute allgemein als richtige Erklärung. Unter anderem ist EHNERT der Frage nachgegangen, ob sich Restbefunde einer im Säuglingsalter nachgewiesenen Pylorushypertrophie im späteren Alter noch nachweisen lassen. Bis zum 4. Lebensjahr hatten alle Kinder noch röntgenologische Zeichen einer Wandhypertrophie. Vom 4. Lebensjahr, zunehmend zum Erwachsenenalter, trat ein normaler Befund auf, so daß mit Restbefunden gegen Ende des

Schulalters in 25% der Fälle zu rechnen ist. Bemerkenswert ist: alle nachuntersuchten Kinder bis zum 4. Lebensjahr hatten noch die röntgenologischen Zeichen der Wandhypertrophie, jedoch keine klinische Symptomatik.

Die röntgenologische Untersuchung gilt heute allgemein als entbehrlich (OBERDALHOFF; EHNERT). In Zweifelsfällen, zur Abgrenzung einer organischen Stenose im oberen Duodenalbereich, einer Zwerchfellhernie oder des sehr seltenen Pylorospasmus ohne hypertrophische Stenose ist sie jedoch indiziert.

Die Röntgenuntersuchung erstrebt nicht so sehr den Nachweis funktioneller oder sekundärer Zeichen, wie die Magendilatation, die verzögerte Entleerung, mangelnde Peristaltik im Kanalbereich, Gasarmut des Darmes, sondern die direkte Darstellung des verengten Kanals. HEFKE legt besonderen Wert auf die verspätet einsetzende Entleerung (über 10 min p.c.), nicht auf die verlängerte Entleerungszeit. Die Dilatation des Magens und die Entleerungsverzögerung können fehlen. Immer vorhanden ist die präpylorische Enge. Hier fehlt die Peristaltik (O. STEINICKE; ROELSGAARD). Gewöhnlich füllt sich erst nach längerer rechter Bauch-Seitenlage des Kindes ein fadenförmiges Kanallumen in einer Länge von 2—4 cm. Gelingt auch die Bulbusfüllung, sieht man nicht selten eine Eindellung der Bulbusbasis durch den hypertrophischen Muskel. Zum anatomischen Befund tritt der Spasmus, wodurch Länge und Enge des Kanals verstärkt werden. Der Übergang zu der weiten Magenregion kann abrupt, aber auch allmählich, flaschenhalsförmig erfolgen.

Der ohne Muskelhypertrophie auftretende Pylorospasmus kann zeitweilig das gleiche Bild der fadenförmigen Antrumenge machen. Die Eindellung der Bulbusbasis jedoch fehlt, der Gasgehalt der Dünndarmschlingen entspricht der Norm. Das Antrum ist aber häufig von normaler Weite oder nur von zeitweiliger Engstellung. Die Peristaltik läuft bis zum normal weiten und langen Pyloruskanal ab, ohne daß während längerer Zeit eine Öffnung des Pförtners beobachtet wird. Funktionelle und organische Störungen im Kardiabereich werden sowohl bei der spastisch hypertrophischen Pylorusstenose als auch beim Pylorospasmus kombiniert gefunden.

f) Die erosive Gastritis

Eine wesentliche Bedeutung für die röntgenologische Gastritisdiagnose hat der Nachweis von Erosionen. Die erosive Gastritis ist nach KONJETZNY ein häufiges Krankheitsbild. An Magenresektionspräparaten von Geschwürskranken fanden PUHL und KONJETZNY in 45% der Fälle eine ausgesprochene erosive Veränderung der Magenschleimhaut. Prädilektionsstelle der Erosionen ist das Pylorusdrüsengebiet. Sie finden sich aber auch im Corpus (SCHINDLER). Es überwiegen runde und ellipsenförmige Gebilde. Die Schleimhautdefekte haben einen wallartigen Rand, der nicht überall gleich hoch ist. Neben rundlichen und ovalen Erosionen kommen größere flächenhafte, oft etwas zackig begrenzte Erosionen nicht selten in der Umgebung von Geschwüren vor.

Die erste röntgenologische Demonstration einer Gastritis erosiva wurde von SCHATZKI 1937 publiziert. Die Abbildung zeigt in der Angulusgegend, über die Fläche der Magenwand verteilt, rundliche, scharf begrenzte Aufhellungen mit einem zentralen Kontrastmittelfleck. Die Darstellung ist äußerst charakteristisch. Der Befund galt lange Jahre als selten, die Darstellung als äußerst schwierig. Bei Untersuchungen über Frühformen des Magencarcinoms wurde von BÜCKER 1944 über serpiginöse Erosionen berichtet, die in der Umgebung von Geschwüren und kleineren Carcinomen beobachtet wurden. Diese flächenhaften Erosionen, die nicht die markanten Merkmale des von SCHATZKY dargestellten Befundes zeigen, haben für die Gastritisdiagnose noch keine Bedeutung gewonnen.

Seit 1947 mehren sich die Publikationen: FELCI berichtet in einer Zusammenstellung über Beobachtungen der Erosionen durch REDAELLI, MOUTIER und J. MARTIN und G. ALBOT, LEGER und A. TRICARD. Bedeutsam zu diesem Thema erscheinen auch die Beobachtungen von SÉNÈQUE und von GUTMANN, die über pseudopolypöse, nabelförmige

Schleimhautveränderungen berichten. SÉNÈQUE erwähnt polypenartige Veränderungen, die entlang den Antrumfalten beobachtet wurden. Er weist auch auf die schwierige Abgrenzung gegenüber wahren Polypen und auch gegenüber einem Neoplasma hin. In einem ausführlichen Referat hat FELCI 1952 die radiologische Gastritisdiagnostik abgehandelt und dabei eingehend die Gastritis erosiva gewürdigt. Weitere bedeutsame Arbeiten über das Thema verdanken wir NEUMAIER, VALLEBONA und ABEL. Im Ausland, besonders in Italien, hat sich der Ausdruck variolaartige Gastritis eingebürgert, während in Deutschland der Begriff der erosiven Gastritis aus der pathologischen Anatomie von der Röntgenologie übernommen wurde.

Die verschiedenen Bezeichnungen, wie „polypenähnlich", „nabelartig", „pockenartig", weisen darauf hin, daß das röntgenologische Erscheinungsbild nicht einheitlich ist. Die beiden Formelemente, umschriebene Schwellung und oberflächliche Erodierung, müssen, je nachdem welches Element stärker ausgeprägt ist, zu verschiedenen Röntgenbildern führen. Hinzu kommt, daß der Prozeß nach Größe und Form stark variieren kann. Von der linsengroßen Erhabenheit mit zentralem Nabel gehen die Veränderungen zu größeren flächenhaften, rundlichen oder ovalen, länglichen Schleimhautpolstern, die sicherlich — wie wir heute wissen — früher oft fälschlich zum Teil als beetförmige Hyperplasie oder als pseudopolypöse Faltenschwellung angesprochen wurden, ohne darin die Erosion zu erkennen. Als Beispiel dafür sei die Abb. 174 angeführt, auf die später noch ausführlich eingegangen werden wird. FELCI ist der Meinung, daß dieser Typ der pseudopolypoiden umbilicalen Gastritis sich von den Bildern der einfachen Schleimhauterosion unterscheidet. „Diese pockenähnlichen Formationen entsprechen mehr oder weniger umschriebenen Schleimhautzonen, in denen histologische Bilder oder Elemente eines besonderen Zustandes der Entzündung dokumentiert sind." Nach FELCI sind diese Befunde als Äquivalente eines besonderen Zustandes, nämlich der allergischen Natur dieser Veränderungen, anzusprechen.

Als KONJETZNY das Krankheitsbild der erosiven Gastritis als eine ungewöhnlich häufige Begleiterscheinung des Magen- und Zwölffingerdarmgeschwüres beschrieb und die ätiologischen Zusammenhänge prüfte, war die Diagnose der Erosion den Radiologen noch verschlossen. SCHATZKIs Demonstration der multiplen Erosionen blieb für lange Zeit ein Unikum. Das hat sich inzwischen völlig geändert. Aus einer statistischen Überprüfung eines größeren Materials wissen wir, daß die Erosionen röntgenologisch häufig gefunden werden. Wir finden sie in zahlreichen Fällen bei Magen- und Duodenalgeschwüren, sowohl im Magen als auch im Bulbus. Aber auch ohne Geschwürsnachweis werden sie jetzt häufiger gesehen. Die Erosion ist inzwischen zu einem markanten, häufigen Röntgenbefund und für die Gastritisdiagnostik zu einem Zentralproblem geworden. Die Anschauung KONJETZNYs über die Häufigkeit der Erosionen hat durch röntgenologische Befunde eine wesentliche Stütze gefunden. Es erhebt sich dabei die Frage, warum der Befund früher nicht erhoben wurde. Ein entscheidender Grund ist die Verbesserung der Aufnahmetechnik. Hier hat insbesondere die Hartstrahltechnik, die in Deutschland etwa seit 1952 eingeführt wurde und in deren Gefolge die Unschärfefaktoren ganz wesentlich reduziert werden konnten, bedeutenden Anteil. Indessen war ein echter Gewinn nur bei feinen Strukturen der Magenwand gegeben, sei es bei der Areolazeichnung und ihren pathologischen Abänderungen oder bei kleinen Erosionen ohne stärkeren Wall. Größere, nabelförmige oder pockenartige Erosionen mußten auch noch bei einer gewissen Unschärfe des Röntgenbildes hervortreten. In der Tat sind sie auch immer dargestellt worden, allerdings nicht als Erosionen, sondern unter dem Begriff der umschriebenen beetförmigen Gastritis, der pseudopolypösen oder polypoiden Gastritis. GUTMANN schreibt 1952: J'ai plusieurs fois observé des cas où la diagnostic était difficile avec la polypose. Il s'agissait de malades présentant une forme de gastrite spéciale avec muqueuse parsemée d'élevures ombiliquées ressemblant aux ventouses d'une patte de poulpe. Malgré l'apparence polypoide ainsi créée le microscope n'y montre que des lésions de gastrite. Mais radiologiquement l'image peut ressembler à un semis de petits polypes.

Wir erhielten durch ein Resektionspräparat die Bestätigung, daß das Substrat einer umschriebenen beetförmigen Gastritis Erosionen sein können (Abb. 174b). Das Röntgenbild (a) schien sich dabei ebenso wie in den Fällen der verkannten Polypen in keiner Weise mit dem Bild der Erosionen, wie SCHATZKI sie beschrieben hatte, zu decken. Schon KONJETZNY hatte unter den verschiedenen Formen der Erosionen die lenticulären und die strichförmigen hervorgehoben. Der Unterschied zum Röntgenbild lag bei den verkannten Erosionen nicht in der eigentlichen Form, sondern in der durch das hochgradige entzündliche Ödem verursachten Formabänderung, wobei der eigentliche Schleimhautdefekt durch die kissenartige Schwellung völlig in den Hintergrund trat oder nicht zur Darstellung kam. Inzwischen haben wir den bildmäßigen Formwandel — sei es durch verschiedene Stadien der Erosionen im selben Magen oder sei es bei Kontrolluntersuchungen — kennengelernt. Das Bild, das SCHATZKI publizierte, ist nur ein Aspekt — wenn auch ein höchst charakteristischer — der erosiven Gastritis.

Das häufige Auftreten, sei es mit oder ohne Ulcus, und der Formwandel lassen es auch zweifelhaft erscheinen, ob wir es hier mit einer besonderen Ätiologie im Sinne der Allergie zu tun haben. Halten wir uns vor Augen: es handelt sich um eine auf die Mucosa beschränkte Ulceration, während beim Ulcus auch die tieferen Schichten betroffen sind und die unmittelbare Umgebung durch das entzündliche Ödem stärker verändert ist. Ohne auf die ätiologischen Beziehungen eingehen zu wollen, ist, rein formal gesehen, die Ähnlichkeit mit einem frischen Ulcus duodeni auffallend. Beim Ulcus sind wir gewöhnt, im Röntgenbild mal einen stark ödematösen, entzündlichen Nischenrand, mal einen ganz und gar unauffälligen Rand zu finden. Es darf erwartet werden, daß sich bei Erosionen ähnliche formale Verhältnisse finden. Ob hier Krankheitsbilder verschiedener Ätiologie (FELCI) vorliegen, ist zur Zeit noch nicht sicher zu entscheiden. KONJETZNY hat in seiner Monographie zwei farbige Abbildungen von Resektionspräparaten gebracht, die das vielgestaltige anatomische Bild der Magen- und Bulbuserosionen in schönster Weise demonstrieren. Nach Form und Größe sind die Erosionen, soweit sie schon makroskopisch kenntlich sind, sehr verschieden: punkt- und trichterförmig, rundlich, länglich, bis linsengroß und größer, streifenförmig, unregelmäßig, flächenhaft. Die größeren sind fast regelmäßig von einem geschwollenen und geröteten Schleimhautwall umgeben.

Derartige Präparate zeigen klare und einfache Formen, die, wie man erwarten sollte, sich leicht in ein röntgenologisches Bild übertragen lassen müßten. Das ist jedoch keineswegs immer der Fall. Es können vielmehr Bilder resultieren, die an gutartige, manchmal gar bösartige Neubildungen denken lassen. Das Resektionspräparat Abb. 174b zeigt im Antrum sechs längliche, leicht gebogen verlaufende Erosionen. Die größte ist 2,5 cm lang. Dabei ist eine schmale Rinne von einem Wall umgeben. Hinzu kommen noch einige rundliche, lenticuläre Erosionen mit einem Durchmesser von 0,6 cm. Der Befund war für den Röntgenologen überraschend.

Das Röntgenbild weist im Antrum eine gut markstückgroße, scharflinig und grobbogig begrenzte Kontrastmittelaussparung auf, die drei Viertel des Antrumlumens einnimmt, aber die große Curvatur noch freiläßt (Abb. 174a). Aufgefallen war der unbehinderte Peristaltikablauf. Bei guter Palpationsmöglichkeit des Antrum erschien die Wand elastisch, nicht verhärtet, ohne palpablen Tumor. Die Patientin war wegen eines Magentumors (Röntgenuntersuchung) eingeliefert worden. Die Operation erfolgte unter der Diagnose: beetförmige, hyperplastische Veränderungen, Tumor nicht auszuschließen. Die Divergenz zwischen dem Röntgenbild und dem Resektionspräparat findet ihre Erklärung in dem schnellen Schwinden der entzündlichen Schwellung. Den gleichen Vorgang kennen wir von der Änderung des Randwalles beim Geschwür im Resektionspräparat. Auch hier fließt mit der Resektion das Randödem ab, wodurch aus der tiefen Nische des Röntgenbildes ein flaches Geschwür des Präparates wird. Da nicht selten mehrere Erosionen dicht beieinander liegen, kann durch die Schwellung ein beetförmiger Füllungsdefekt auftreten, der das Bild eines Tumors nachahmt. Auf Abb. 175a, b sieht man einen Füllungsdefekt länglicher Art, präpylorisch an der kleinen Curvatur, der unter der Diagnose eines gutartigen Tumors operiert wurde, sich aber im Präparat als ein Nest von Erosionen im Bereich des kleinen Ulcus erwies. Auch hier ein nach der Röntgenuntersuchung scheinbar pseudopolypöses Gebilde, das sich später als Gruppierung von Erosionen heraus-

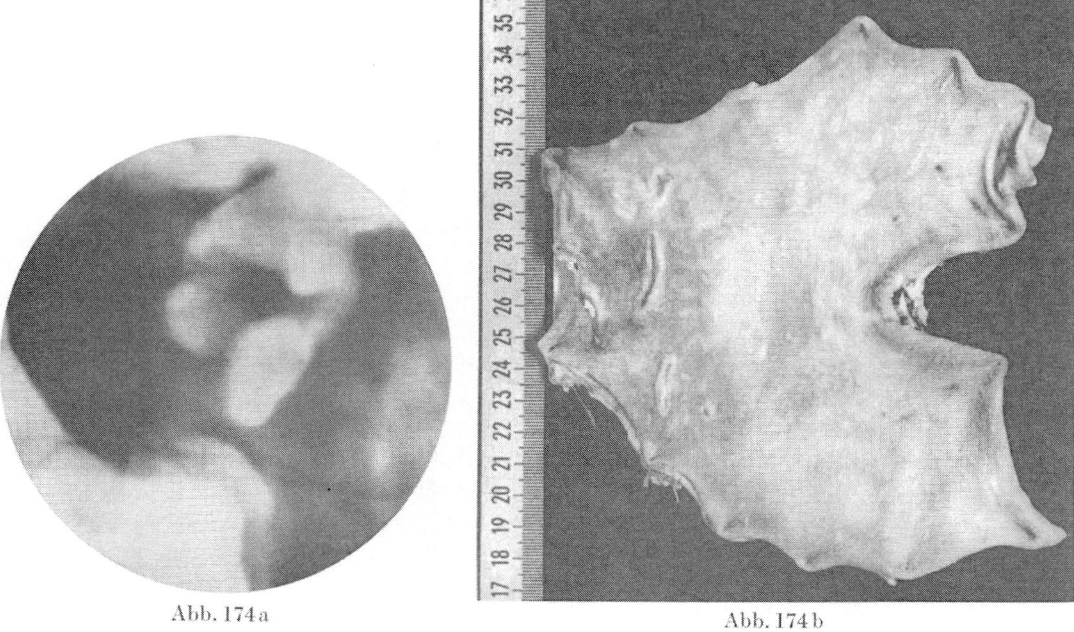

Abb. 174a Abb. 174b

Abb. 174a. Rö.Nr. 33310/52, ♀, 53 J. Seit 30 Jahren leidet die Patientin an einem Ulcus duodeni. Gezielte Aufnahme des Antrum: größerer, scharf abgesetzter Füllungsdefekt, der sich aus ovalen und rundlichen Erhebungen zusammensetzt und so das Bild eines scharf begrenzten Tumors hervorruft. Es handelt sich, wie das Resektionspräparat zeigte, um eine Gruppe von länglichen und runden ödematös geschwollenen Erosionen; die zentrale rinnen- oder nabelförmige Einsenkung der Erosionen kommt dabei nicht zur Darstellung

Abb. 174b. Das Resektionspräparat zeigt im Antrum mehrere strichförmige und rundliche Erosionen. Die Randschwellung, die am frischen Präparat noch deutlich war, hat sich inzwischen zurückgebildet

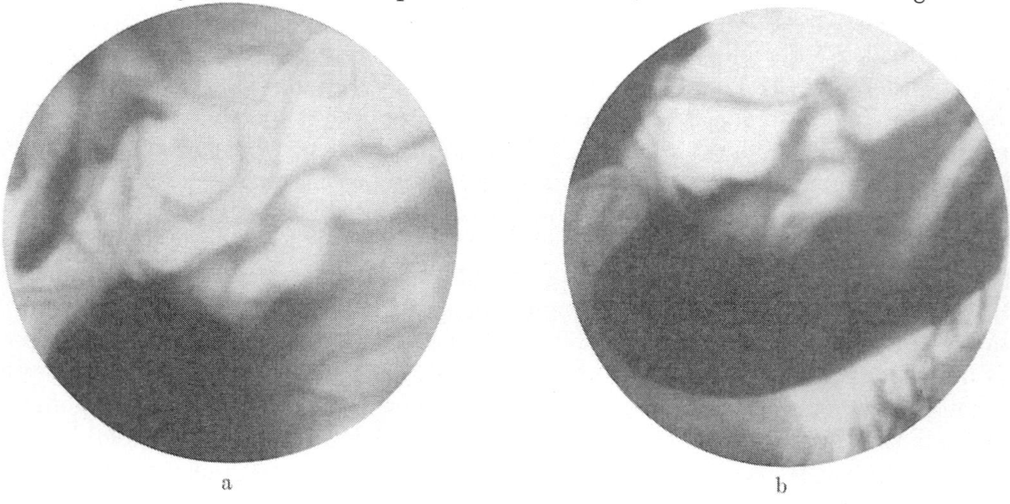

a b

Abb. 175a u. b. Rö.Nr. 1826/55, ♂, 66 J. Gruppe von ovalen und rundlichen Kontrastmittelaussparungen, die sich in Abb. 175a in einem segmentierten, verbreiterten Faltenzug an der kleinen Curvatur fortsetzen. Sie umgeben einen linsengroßen Schattenfleck (Ulcus) an der kleinen Curvatur des Magens

stellt. Diese ödematöse entzündliche Schwellung kann das Bild der Erosion völlig abwandeln. Es muß damit gerechnet werden, daß der oberflächliche Schleimhautdefekt von der überquellenden, ödematösen Schleimhaut mehr oder weniger überdeckt wird.

Diese starke kissenartige Schwellung wird um so leichter die Schleimhautläsion überdecken, wenn es sich um längliche Erosionen mit einer strichförmigen, rinnenartigen Epithelläsion handelt.

Auf Abb. 176a, b erkennt man neben großen nabelförmigen Erosionen an der großen Curvatur längliche, bogige, scharf begrenzte Kontrastmittelaussparungen an der kleinen

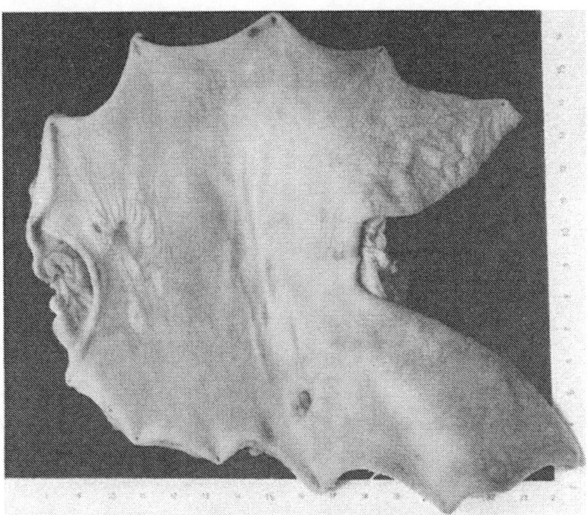

Abb. 175c. Resektionspräparat (Dr. H. HAFERLAND): Vor dem Pylorus an der kleinen Curvatur findet sich eine flache Einsenkung der Schleimhaut, die von mehreren rundlichen Höckerbildungen, Erosionen, umgeben ist. Nach der histologischen Untersuchung ist die flache Einsenkung kein Ulcus sondern eine abgeheilte Erosion. Hier ist die Schleimhaut verdünnt. Sie besteht aus Drüsenresten und einem glatten Oberflächenepithel. In der Schleimhaut fanden sich unspezifische gastritische Stromainfiltrationen, überwiegend Plasmazellen und einige eosinophile Zellen (Prof. LAAS)

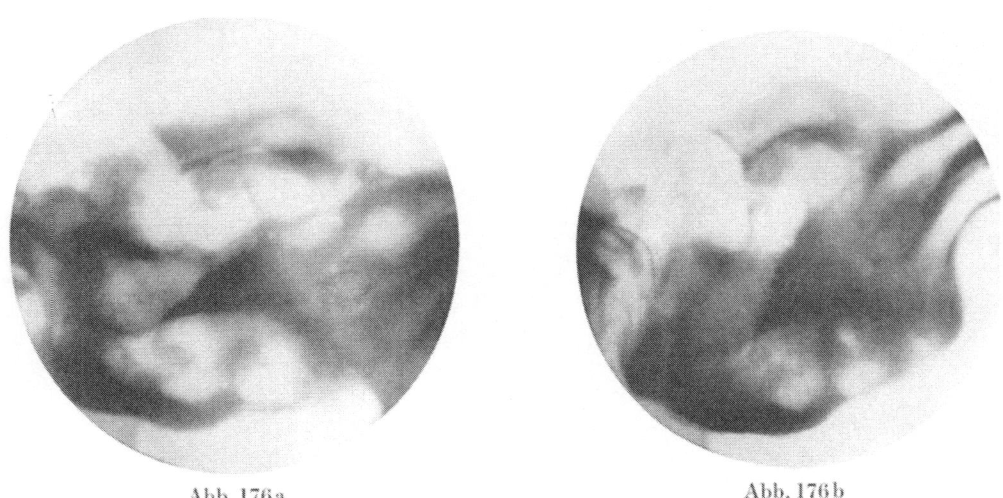

Abb. 176a. Rö.Nr. 6570/58, ♀, 46 J. Große rundliche und ovale Reliefformationen z.T. mit zentralem Kontrastmittelfleck, das ganze Antrum einnehmend. Erosionen

Abb. 176b. Übergang zwischen dem erosiven Bezirk und der normalen Faltenstruktur im Angulusbereich des Magens

Curvatur, die in ihrem röntgenologischen Erscheinungsbild dem der vorhergehenden Abbildung entsprechen. Auch hier keine zentrale Delle oder Rinne, in der sich Kontrastmittel ansammeln könnte. Hier wird durch die starke kissenartige Schwellung das Bild einer polypösen Schleimhautveränderung vorgetäuscht. In jedem größeren Röntgenarchiv wird man polypöse oder pseudopolypöse Schleimhautveränderungen finden, die diesen

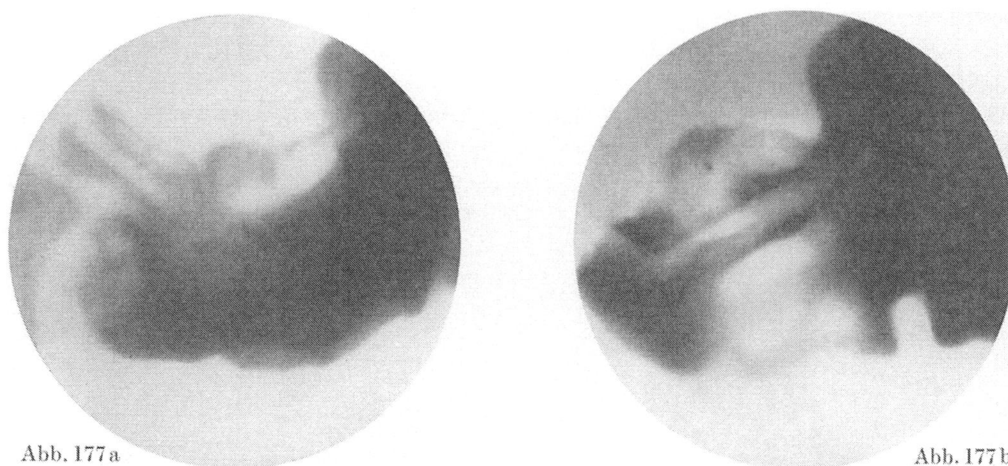

Abb. 177a. Rö.Nr. 1189/53, ♂, 49 J. Ovaler scharf abgesetzter Füllungsdefekt an der kleinen Curvatur des Magens

Abb. 177b. Aufnahme 4 Wochen später. Es gelingt jetzt noch zusätzlich rundliche Aussparungen nach Art von Erosionen im übrigen Antrum nachzuweisen. Dadurch wird der ursprünglich gehegte Tumorverdacht aufgegeben. Es handelt sich danach um lenticuläre, kleine rundliche und kissenförmig auftretende Erosionen

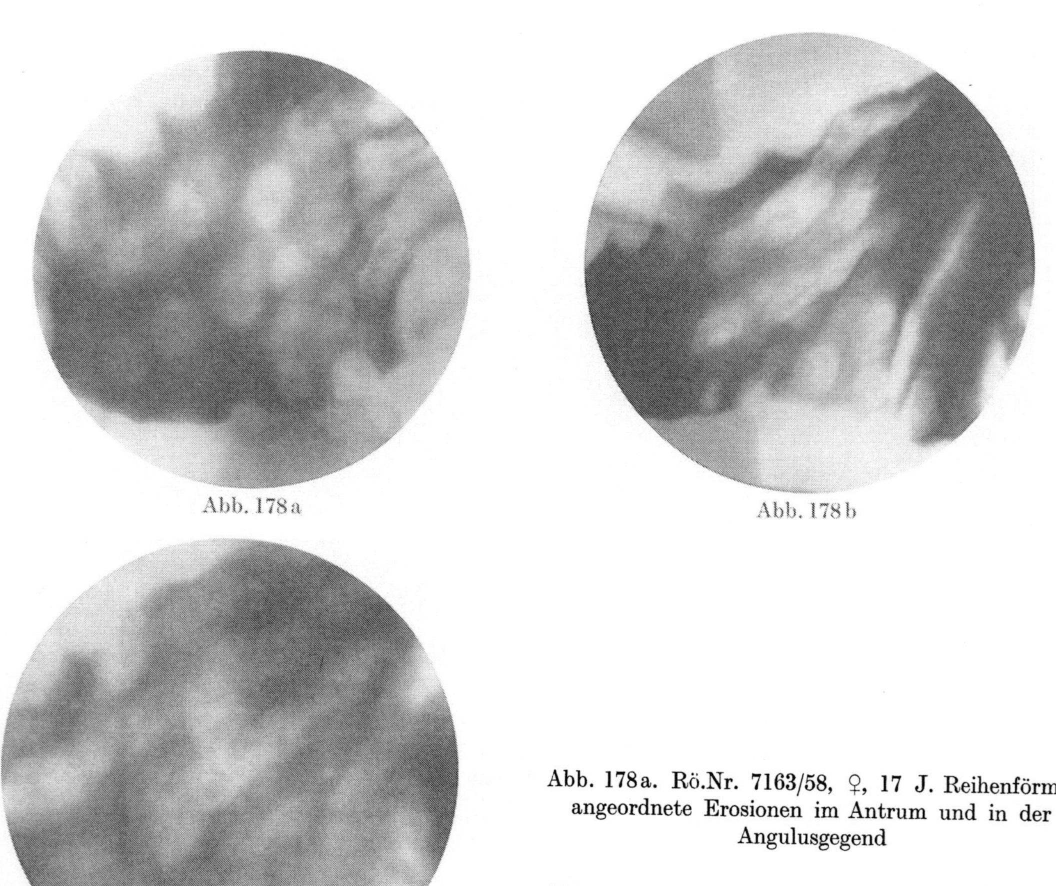

Abb. 178a. Rö.Nr. 7163/58, ♀, 17 J. Reihenförmig angeordnete Erosionen im Antrum und in der Angulusgegend

Abb. 178b. 3 Wochen nach Behandlung Rückgang der Schwellung. Die Erosionen bestehen aber weiterhin

Abb. 178c. 4 Monate später: Der Befund ist unverändert. Das ganze Antrum ist von nabelförmigen Erosionen übersät

Erosionsformen entsprechen. Gelingt es, in der Nachbarschaft derartiger pseudopolypöser Reliefveränderungen diese charakteristischen, runden nabel- oder pockenähnlichen Erosionen nachzuweisen, dann dürfte die Zuordnung eines pseudopolypösen Befundes zu den Erosionen leicht sein. Im einzelnen Fall wird man zu prüfen haben, ob eine nicht geeignete Untersuchungstechnik oder die Folgen der starken Schwellung die Darstellung

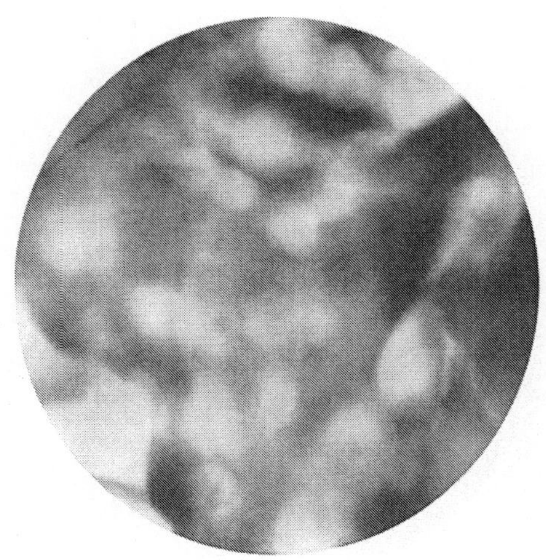

Abb. 179a. Rö.Nr. 5517/58, ♂, 48 J. Lenticuläre Erosionen bei starker Faltenschwellung

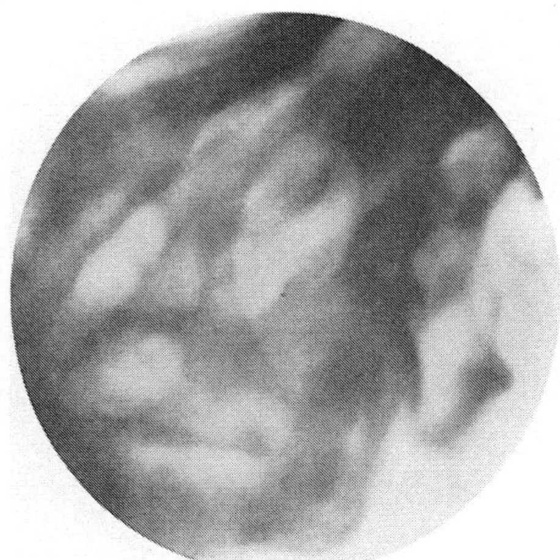

Abb. 179b

Abb. 179b. 3 Monate später: Geringer Rückgang der pseudopolypösen rundlichen Schwellungen

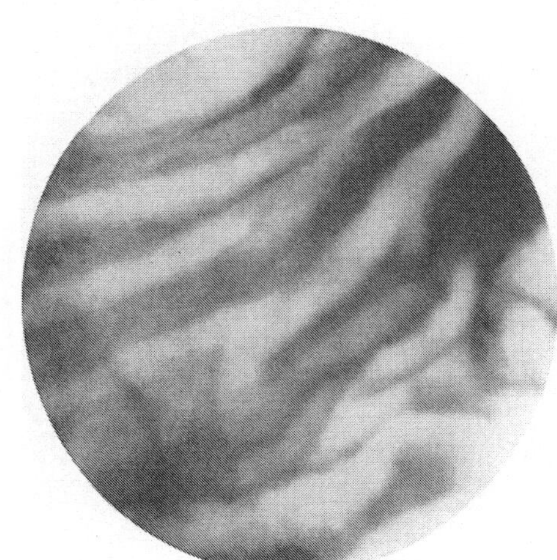

Abb. 179c

Abb. 179c. 1 Jahr später: Keine Erosionen mehr nachweisbar. Normales, zartes Faltenrelief

der eigentlichen Schleimhautläsion verhindert haben. Eventuell kann auch eine Kontrolluntersuchung nach Behandlung aus der Diagnose Polypenbildung die Diagnose einer erosiven Gastritis machen (Abb. 177).

Aus den Konjetznyschen Untersuchungen wissen wir, daß die Schleimhaut von Erosionen übersät sein kann. So wird das gesamte Antrum in eine Mondkraterlandschaft umgewandelt. Nicht selten finden wir sie dicht nebeneinander auf den Faltenkämmen angeordnet, man möchte gleichsam von „einer Straße der Erosionen" sprechen, eine Anordnung, die auch bei der Gastritis polyposa gefunden wird (s. Abb. 184b u. 188).

Die Heilungstendenz kann nicht so günstig eingeschätzt werden, wie man früher glaubte. So zeigt die Abb. 178a, die von einem 17jährigen Mädchen stammt, nabelförmige Erosionen (Untersuchung 3. 6. 58). Der Durchmesser der runden Kontrastaussparung beträgt 0,8 cm bei breiten rigiden Schleimhautfalten. Am 27. 6. (b) Rückgang der Schleimhautschwellung und Rückgang der rundlichen Aussparungen auf etwa 0,5 cm

Durchmesser. Trotz fortlaufender Behandlung wurde kein weiterer Rückgang erzielt. Am 9. 10. 58 (c) hat sowohl die Schwellung der Falten als auch die rundliche Aussparung der Erosionen wieder zugenommen.

In anderen Fällen, bei denen der typische Erosionsbefund sofort hervortrat, ließ sich der Parallelvorgang der Faltenschwellung und der Ringschwellung der Erosion immer wieder demonstrieren.

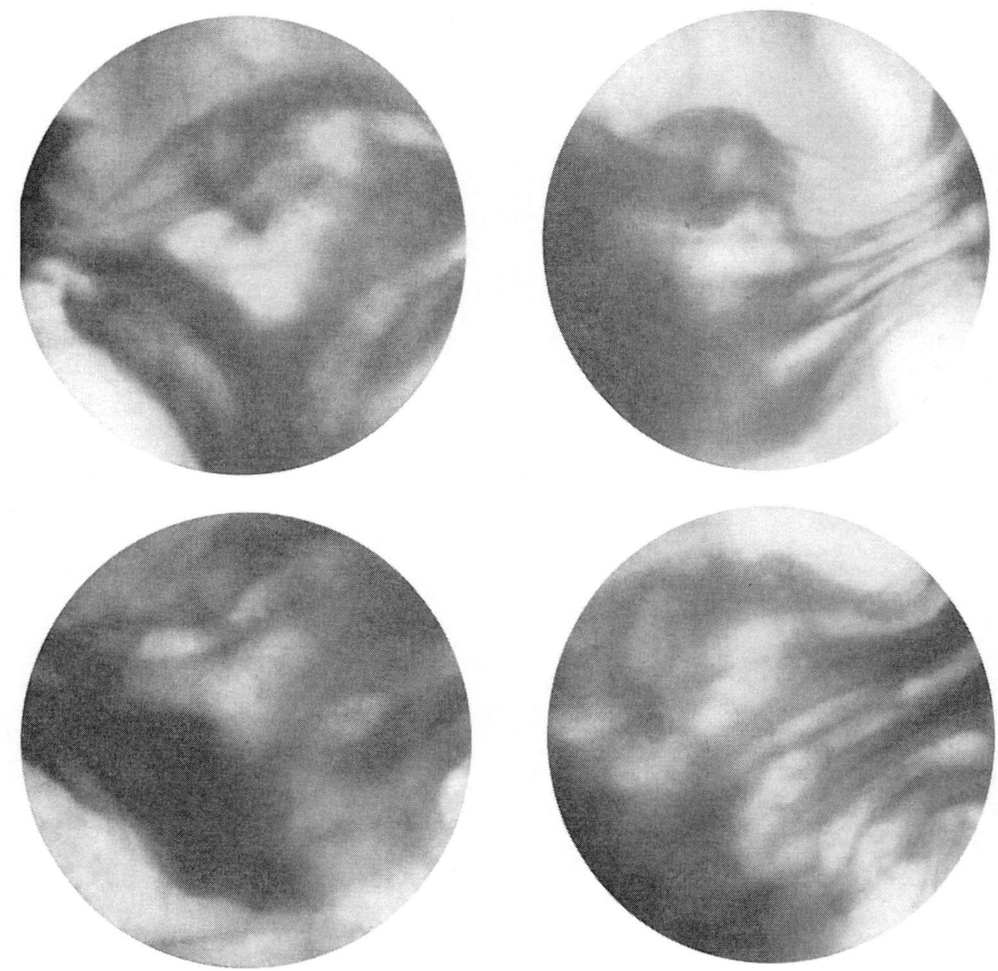

Abb. 180a. Rö.Nr. 4167/57, ♂, 51 J. Flacher großer Füllungsdefekt an der kleinen Curvaturseite des Magens. Formveränderung unter der Peristaltik; außerdem nabelförmige Erosionen im übrigen Antrum. 4 Monate später: Füllungsdefekt an der kleinen Curvatur unverändert. Die nabelförmigen Erosionen haben sich bis auf einige zurückgebildet

Der folgende Fall (Abb. 179) wurde von Mai 1958 bis Dezember 1959 fortlaufend behandelt und kontrolliert. Bei der ersten Untersuchung (28. 5. 58) ist das Antrum von nabelförmigen Erosionen übersät, daneben eine größere pseudopolypöse Aussparung in der Nähe der großen Curvatur. Allgemeine Schleimhautschwellung (Abb. 179a). Am 10. 9. 58 sind die pseudopolypösen Aussparungen nicht mehr sicher nachzuweisen. Die Zahl der nabelförmigen Erosionen ist geringer (Abb. 179b). Im Laufe des folgenden Jahres immer noch Erosionen nachzuweisen. Erst am 9. 12. 59 sind alle Erosionen verschwunden und gleichzeitig sieht man wieder ein zartes Hochrelief (Abb. 179c). Einen ähnlichen gleichlaufenden Wandel in der Faltenbreite und in der Breite des Schwellungsringes der Erosionen zeigt die Abb. 178. Hier wie in vielen anderen Fällen verliefen die Ringschwellung der Erosionen und die Wulstung des Hochreliefs völlig parallel. Mit dem

Verschwinden der Erosionen wurden gleichzeitig aus den gewulsteten Falten des Hochreliefs wieder zarte Schleimhautfalten. Auch hierin dürfen wir einen strikten Beweis für den Einfluß des entzündlichen Ödems des Hochreliefs sehen.

Ein weiterer Fall, Abb. 180a, b, der 4 Monate lang intensiv behandelt und dann operiert wurde, sei noch angefügt, zumal sich hier noch differentialdiagnostische Schwierigkeiten besonderer Art ergaben. Die Untersuchung am 23. 3. 57 (Abb. 180a) ergab neben nabelförmigen Erosionen in größerer Zahl einen dreieckigen großen Füllungsdefekt präpylorisch an der kleinen Curvatur. Die Wandelastizität war erhalten. Zeichen für Malignität bestanden nicht. Neben den nabelförmigen Erosionen wurde der Befund für eine größere, unter dem Bild einer pseudopolypösen Veränderung erscheinenden Erosion gehalten. Bei den laufenden Kontrolluntersuchungen bildeten sich die nabelförmigen Erosionen zurück. So wurden am 3. 7. 57 nur noch drei lenticuläre, sehr flache Erosionen festgestellt. Unverändert geblieben war jedoch der größere Füllungsdefekt an der kleinen Curvatur. Der Patient verlangte aus beruflichen Gründen (Seemann) die Operation, die am 16. 7. 57 durchgeführt wurde. Das Operationspräparat läßt noch fünf sehr kleine lenticuläre Erosionen und eine polypöse Bildung erkennen, die sich histologisch als ein eosinophiles Granulom erwies (Abb. 180b).

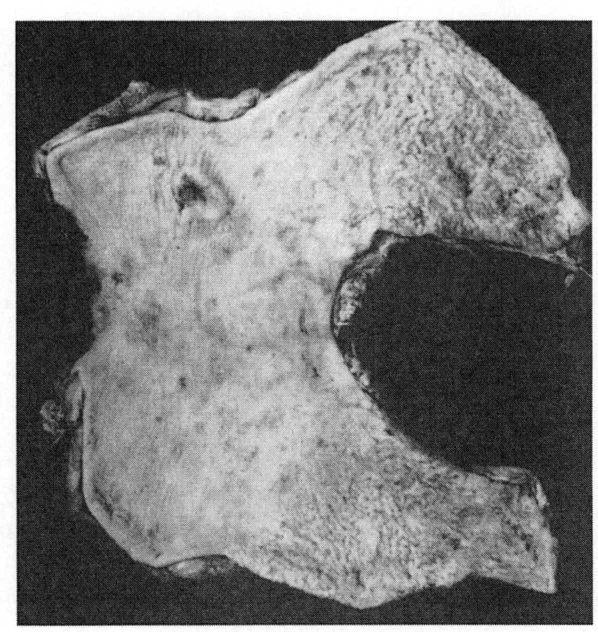

Abb. 180b. Resektionspräparat: Größerer, flacher eosinophiler Polyp im Antrum. Außerdem einige lenticuläre Erosionen

Der Nachweis der Erosionen gelingt aus technischen Gründen am leichtesten im Antrum. Aber auch im Corpus lassen sie sich, falls sie nicht zu klein sind, darstellen. Die Erfassung gelingt ganz mühelos und auch überzeugend in der en face-Darstellung. Die Serration der Curvaturen (Kirklin) hat gegenüber der en face-Darstellung an Bedeutung verloren.

Es muß betont werden, daß die Heilung der Erosionen nicht immer Monate in Anspruch nimmt. Die Abb. 181 zeigt sechs kleine nabelförmige Erosionen ohne starke Schwellungszeichen, die nach dreiwöchiger Behandlung nicht mehr nachweisbar waren.

Die Erosionen sind keineswegs auf den Magen beschränkt (Konjetzny). Wir finden sie auch im Bulbus duodeni. Die Abb. 182 zeigt eine lenticuläre, 0,5 cm große Erosion im Bulbus, während am Magen, abgesehen von einem verstärkten Feinrelief, Besonderheiten nicht zu finden waren. Auch größere bis 1 cm messende nabelförmige Erosionen mit stärkerer Schwellung lassen sich im Bulbus nachweisen. Einen gleichzeitigen Befall von Erosionen im Antrum und im Bulbus zeigt die Abb. 183.

Die Erosionen bei gleichzeitigem Magen- oder Duodenalgeschwür bieten gegenüber denen ohne Ulcus, formal gesehen, keine Besonderheiten. Auf zwei Fälle sei jedoch noch näher eingegangen. Die Abb. 184a—c zeigen u. a. ein Resektionspräparat eines Magens (Abb. 184c), bei dem durch die Röntgenuntersuchung die in sechs Reihen nebeneinanderliegenden Erosionen nachgewiesen wurden (Abb. 184b). Außerdem fand sich ein Ulcus an der kleinen Curvatur des Angulus. In der Umgebung des Ulcus stellt sich ein reliefloser, größerer Saum dar. Bei dieser relieflosen Umgebung handelt es sich nach dem histologischen Untersuchungsbefund um eine größere flächenhafte Erosion (Abb. 184a). Derartige serpiginös begrenzte Erosionen wurden von Bücker röntgenologisch bei beginnenden Carcinomen mehrfach nachgewiesen. Der Nachweis derartiger flächenhafter Erosionen ist sehr schwer. Er gelingt am ehesten bei gleichzeitigem Nachweis eines Ulcus. Bei der Kombination von lenticulären Erosionen und Ulcus ventriculi mit flächenhafter, reliefloser Umgebung wird die Diagnose leichter zu stellen sein. Gelegentlich gelingt es, das gesamte entzündliche Geschehen in den verschiedenen Stadien bei einem Untersuchungsgang zu erfassen. Die Abb. 185a—d zeigen lenticuläre, nabelförmige Erosionen in der Angulusgegend, im Antrum eine trichterförmige Lumenverengerung im Sinne einer stenosierenden Antrumgastritis. Am Trichtereingang findet sich eine Ulcusnarbe mit Schleimhautraffung, und schließlich stellt sich noch eine Narbe an der Bulbusbasis mit Raffung der Basis dar. Ob es sich hier um ein zufälliges Zusammentreffen von akuten und chronischen Entzündungen und Geschwüren im Magen und Duodenum handelt oder um pathogenetische Beziehungen, darüber kann nach dem Einzelfall kaum etwas ausgesagt werden. Von Aussagewert könnten jedoch größere statistische Erhebungen über das gleichzeitige Auftreten von Ulcus ventriculi oder duodeni und Erosionen sein. Die Abb. 186 demonstrieren eine Kombination von Bulbusnarbe, frischen Erosionen im Antrum, plastischer Schleimhautschwellung im Corpus, vergröbertem Feinrelief in der Angulusgegend der großen Curvatur.

Nach KONJETZNY, KALIMA, PUHL ist bei Magen- und Zwölffingerdarmgeschwüren so gut wie immer eine mehr oder weniger ausgedehnte Gastritis zu erkennen. Gegen

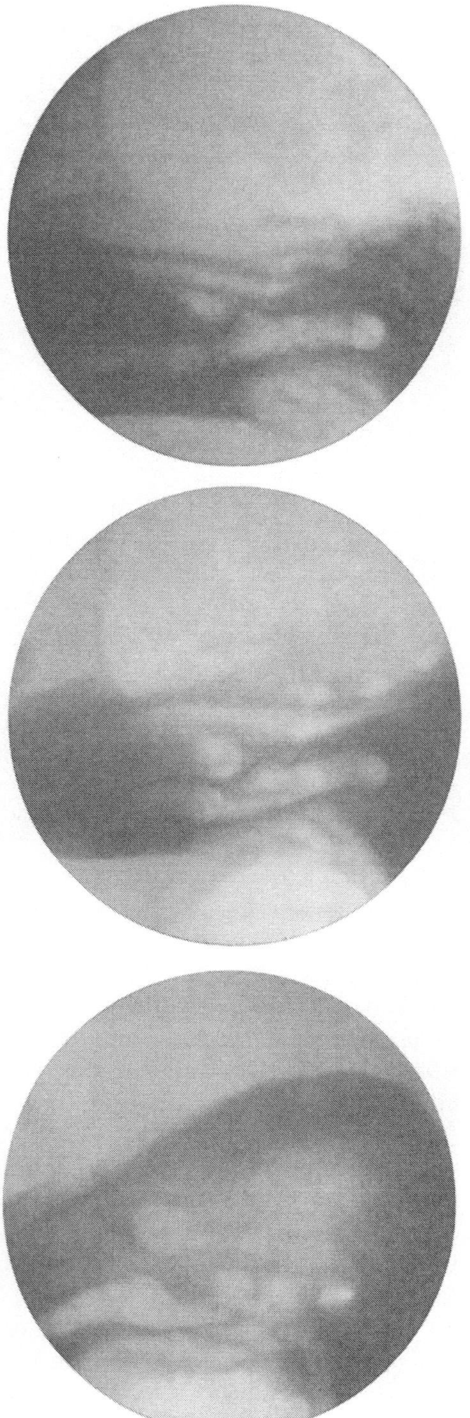

Abb. 181. Rö.Nr. 7149/58, ♀, 50 J. Multiple nabelförmige Erosionen im Antrum des Magens. Das Hochrelief ist zart, das Feinrelief etwas vergröbert. Aus der Anamnese: vor 6 Jahren Cholecystitis. Seit der Zeit nach Diätfehlern Oberbauchbeschwerden mit Schmerzanfällen

Abb. 182. Rö.Nr. 447/59, ♀, 46 J. Nabelförmige Bulbus-Erosion

diese Auffassung sind immer wieder Einwände erhoben worden, zuletzt auf Grund von bioptischen Untersuchungen von HENNING. Nach den Untersuchungen im Jahre 1956 betrug die Zahl der entzündlichen Veränderungen im Magen bei einem Ulcus duodeni 10%. Nach neueren Untersuchungen 1959 ist die Zahl aber bereits auch bei HENNING auf 56% gestiegen, während beim Ulcus ventriculi die Zahl der entzündlichen Magenschleimhaut-

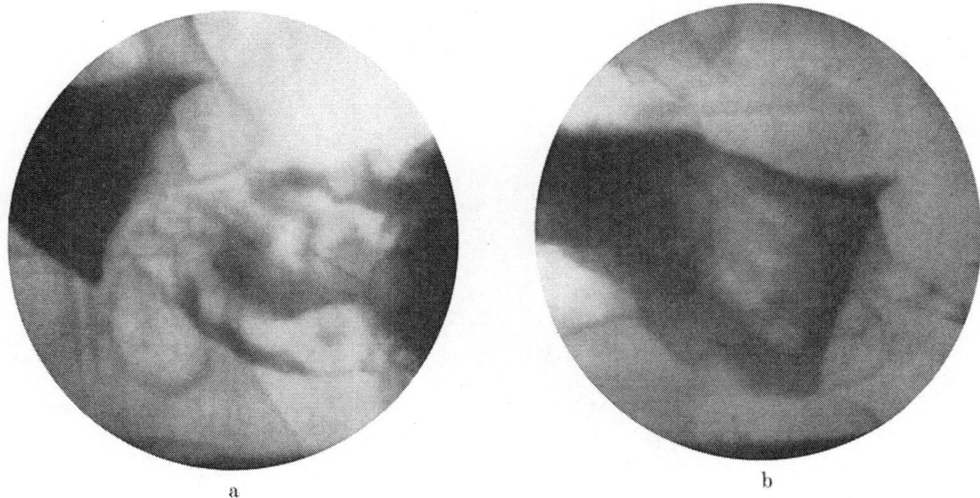

a b

Abb. 183a u. b. Rö.Nr. 722/57, ♀, 77 J. Erosionen im Antrum (a) und im Bulbus (b)

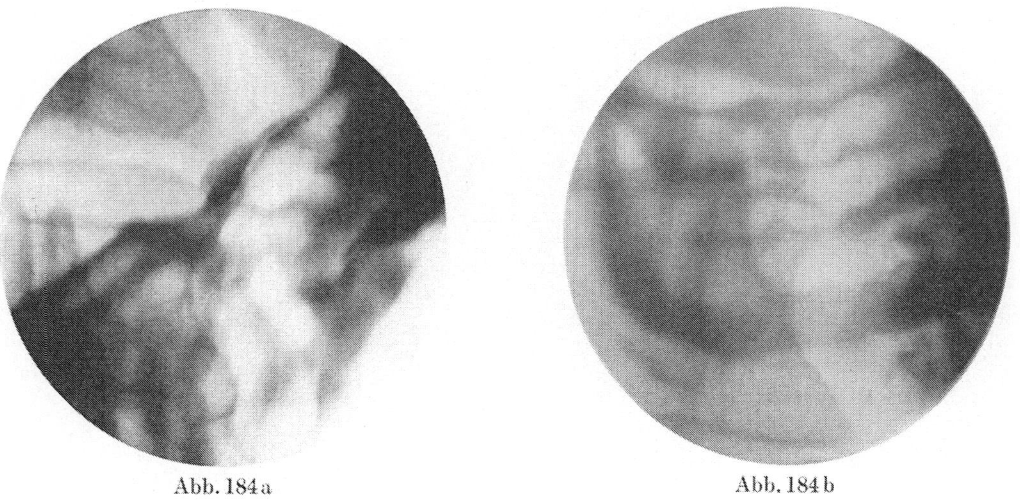

Abb. 184a Abb. 184b

Abb. 184a. Rö.Nr. 11663/58, ♀, 49 J. In der Angulusgegend flacher Nischenfleck, umgeben von einem größeren aufgehellten, relieffreien Bezirk, an dem die Schleimhautfalten der Umgebung aufhören

Abb. 184b. Gezielte Aufnahme des Antrum: Reihenförmig angeordnete rundliche Aussparungen (Erosionen) (Papieraufnahme)

veränderungen bei 78% liegt. Man nähert sich den Konjetznyschen Zahlen, doch bleibt nach den Henningschen Untersuchungen noch ein deutlicher Unterschied zwischen Ulcus duodeni und Ulcus ventriculi in bezug auf die Gastritis bestehen. Eigene Untersuchungen über die Häufigkeit der Erosionen beim Ulcus ventriculi und duodeni ergeben ein anderes Bild. Zur Beurteilung der Häufigkeit von Erosionen wurden die Röntgenaufnahmen von zehn Jahrgängen durchgesehen. Dabei fanden sich bei rund 1000 Duodenalgeschwüren 60mal Erosionen; bei rund 500 Magengeschwüren 22mal Erosionen. Die Gesamtzahl der in diesem Zeitraum beobachteten Erosionen betrug 187. In 4% der

Magengeschwüre und in 6% der Duodenalgeschwüre wurden gleichzeitig also Erosionen nachgewiesen. Berücksichtigt man, daß bei der Röntgenuntersuchung beim Nachweis eines Geschwürs der Untersucher in vielen Fällen sicherlich nicht nach feineren Schleimhautveränderungen gesucht hat und keine Spezialuntersuchungen angewandt wurden, so

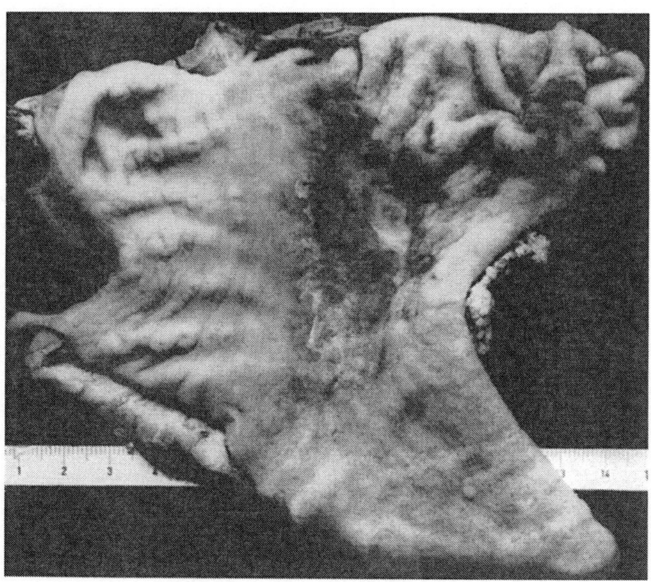

Abb. 184c. Resektionspräparat: In der Angulusgegend findet sich ein flaches Ulcus ventriculi, umgeben von einer großen serpiginös begrenzten Erosion mit Begrenzung der Schleimhautfalten. Im Antrum sieht man in Reihen angeordnete nabelförmige Erosionen

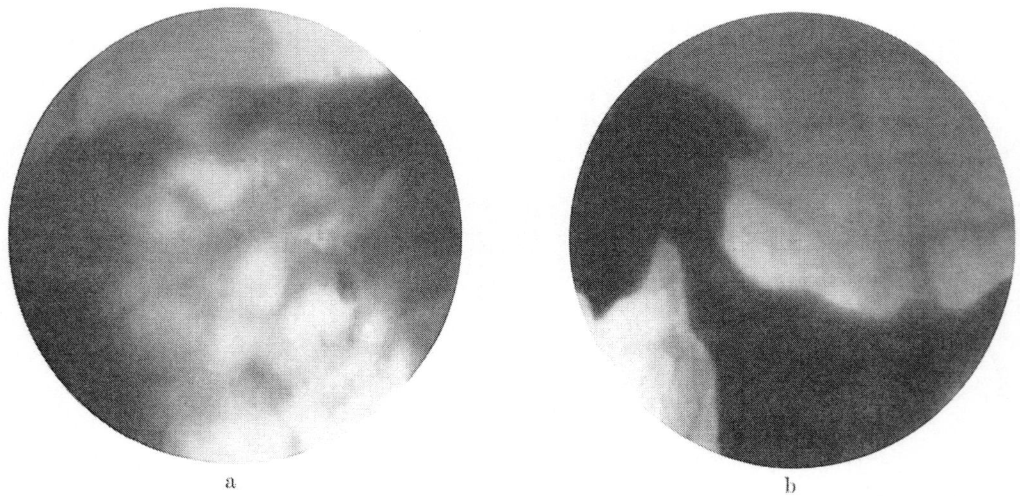

Abb. 185a u. b. Rö.Nr. 6819/59, ♂, 63 J. a Nabelförmige Erosionen im Antrum. b Stenosierende Antrumgastritis

darf man als sicher unterstellen, daß die Zahlen der erosiven Schleimhautveränderungen beim Geschwür zweifellos bedeutend höher liegen müssen. Nach ABEL fanden sich unter 389 Patienten, die wegen eines Magen- oder Zwölffingerdarmgeschwürs operiert wurden, in 10% der Fälle Erosionen im Resektionspräparat. Bedeutsam ist die relativ hohe Zahl der Magenerosionen beim Ulcus duodeni, wodurch die Ansicht von KONJETZNY über entzündliche Veränderungen des Magens beim Ulcus duodeni unterstützt wird.

Der Einfluß der Untersuchungstechnik beim Nachweis von feineren Schleimhautveränderungen — das gilt auch für Erosionen — geht aus folgender Aufstellung hervor.

Im Jahre 1952 wurde in unserem Institut die Magendiagnostik auf Hartstrahltechnik umgestellt. Die dadurch erzielten bildmäßigen Verbesserungen sind oben ausführlich behandelt worden.

Die Zahl der erosiven Gastritiden stieg ab 1952 auf das Vierfache gegenüber den Vorjahren an. Die Zahl der in diesen Jahren nachgewiesenen Geschwüre des Magens

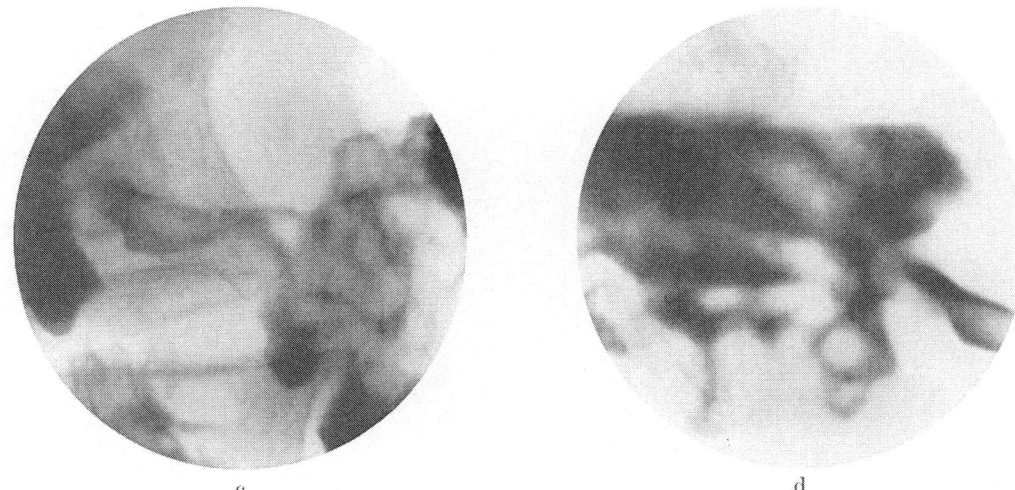

Abb. 185c u. d. Reliefdarstellung. c Narbe am Ausgang der trichterförmigen Enge mit rundlichen hyperplastischen Schleimhautveränderungen und einigen nabelförmigen Erosionen in der Umgebung. Radiärkonvergenz der Falten. d Narbige Bulbusraffung an der Ausflußbahn des Pylorus

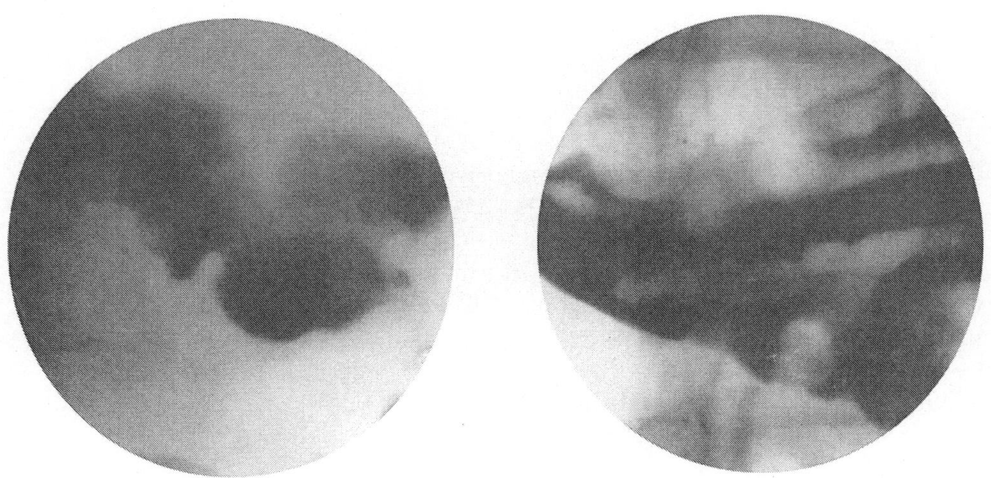

Abb. 186. Rö.Nr. 7008/55, ♂, 58 J. Kombination: Narbenbulbus, Erosionen im Antrum. Plastische Schleimhautschwellung der Pars descendens, vergröbertes Feinrelief

und des Duodenum nahm demgegenüber durch die inzwischen verbesserte Technik nicht weiter zu. Da auch die Gesamtzahl der Magenuntersuchungen in allen Jahren etwa gleich blieb, dürfen wir die sprunghafte Zunahme im wesentlichen auf die verbesserte Untersuchungstechnik zurückführen.

Beim Nachweis von Erosionen ist die Röntgenuntersuchung die Methode der Wahl, zumal sie auch Erosionen des Bulbus duodeni erfassen kann.

Die radiologische Gastritisdiagnose ist in den letzten Jahren durch die bioptische Methode kontrolliert und vielfach als untauglich abgetan worden (Henning; Atkins, Benedict u. Dreyfuss; R. Mangold; Kabisch u. Gruner; Cheli, Oliva, Dodero u. Celle). Man ist allzu leicht geneigt, auch gesichertes Erfahrungsgut der radiologischen

Diagnostik aufzugeben. Auch wir sind der Meinung, daß man z.B. einer größeren radiologischen Statistik, die sich mit der „hypertrophischen oder atrophischen Gastritis" beschäftigt, aber keinen Fall von erosiver Gastritis aufweist, keine Bedeutung zumessen kann; denn die Gastritis erosiva gehört heute zum sicheren Bestand der radiologischen Gastritisdiagnostik. Man sollte aber, bevor ein Urteil von so großer Tragweite gefällt wird, überlegen, ob man Vergleichbares verglichen hat.

g) Die Gastritis granularis (État mamelonné, hyperplastische Gastritis)

Von der erosiven Gastritis abzugrenzen ist eine Form der hyperplastischen Gastritis, die zum Formenkreis der von Konjetzny als État mamelonné bezeichneten Veränderungen gehört. Nach Konjetzny zeigt der Magen auch bei der chronischen Gastritis

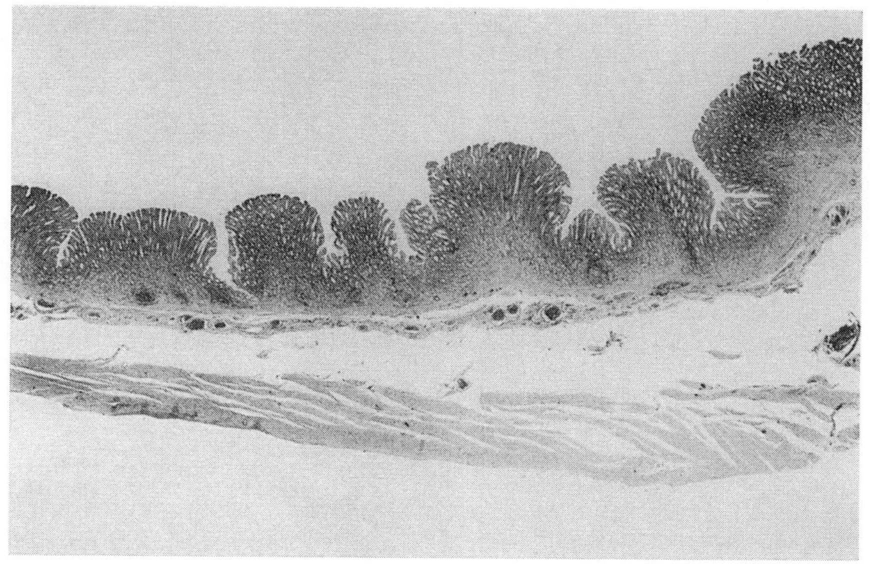

Abb. 187. Schnitt durch die Magenwand, Lupenvergrößerung zur Darstellung der höckerig-warzigen Oberflächengestaltung (État mamelonné)

makroskopisch sichtbare Veränderungen, die in erster Linie das Schleimhautrelief betreffen. Es gehört dazu die unregelmäßige Felderung der Magenschleimhaut. Die Areae gastricae sind von ungleicher Größe und Höhe, bald sind sie flach, bald warzig höckrig, so daß eine kopfsteinpflasterartige Oberfläche resultieren kann. Es kann dabei zu Überschußbildungen der Leisten und Grübchen kommen, wobei solche Leistenwucherungen büschel- oder fächerförmige Gebilde darstellen, zwischen denen sich schmälere oder breitere Täler finden. Von diesen makroskopisch wahrnehmbaren Hyperplasien zu größeren, beetartigen oder flächenhaften, polypösen Schleimhautwucherungen mit adenomähnlichem Charakter bestehen fließende Übergänge (Abb. 187).

Die Abänderung des Feinreliefs im Sinne granulärer, warziger Veränderungen hat eine wesentliche Bedeutung für die röntgenologische Gastritisdiagnose. Die ersten röntgenologischen Beobachtungen über Veränderungen des Feinreliefs bei der Gastritis verdanken wir H. H. Berg und Gutzeit. Gutzeit berichtet 1926 über vergleichende Untersuchungen eines Befundes, der gastroskopisch und röntgenologisch erhoben und im Resektionspräparat nachgeprüft wurde. Gutzeit fand bei diesem Fall, der gastroskopisch eine auffallende Felderung, Höckerung und Furchung der Schleimhaut aufwies, im Röntgenbild zahlreiche, dicht nebeneinanderliegende, ungleich große und ungleich gestaltete Aufhellungen bis Hanfkorngröße, die stellenweise nur durch feinste Leisten getrennt waren. Das Präparat zeigte die Magenschleimhaut übersät von zahlreichen ungleich breiten und ungleich hohen Erhebungen von körniger, warziger Gestalt. Zwischen den Höckern lagen furchenartige Vertiefungen. Eine halbe Stunde nach erfolgter Resektion hatten sich die Schleimhautveränderungen dem übrigen Schleimhautniveau so stark angeglichen, daß sie kaum noch Ähnlichkeit mit dem gastroskopischen Bild hatten. Aus dem eingehend geschilderten histologischen Befund sei hier gekürzt wiedergegeben die hochgradige Hyperplasie der ganzen Magenschleimhaut mit ödematöser Durchtränkung und Rundzellenwucherung. Einen wertvollen Beitrag lieferte PRÉVÔT (1930), der zwei Fälle von diffuser grobhöckeriger Reliefveränderung als Ausdruck einer hypertrophischen Gastritis veröffentlichte. Die Veränderungen des Feinreliefs sind bei der Diagnostik der Magenkrankheiten in den folgenden zwei Jahrzehnten kaum beachtet worden. Erst 1946 und 1950 wurden Röntgenbilder und entsprechende Resektionspräparate mit granulären und warzigen Veränderungen der Magenschleimhaut publiziert, mit der Feststellung, daß mit dem Nachweis der durchaus nicht seltenen granulären Gastritis — wie auch Resektionspräparate zeigen — ein größerer Teil der bis dahin nicht diagnostizierbaren Gastritisfälle durch direkte röntgenologische Symptome darstellbar wird (BÜCKER). Mit der verbesserten Aufnahmetechnik, insbesondere durch die Hartstrahlaufnahme, gewann das Feinrelief stärkeres Interesse, da jetzt auch die Darstellung der normalen Areazeichnung keine größeren Schwierigkeiten mehr bot. FRIK hat auf den Einfluß der Belichtungszeit für die Darstellung des normalen Feinreliefs hingewiesen. Die Wahrscheinlichkeit für das Mißlingen der Feinreliefdarstellung (p) beträgt nach FRIK bei einer Belichtungszeit von 0,03 sec 0,445; bei 0,02 sec ist $p = 0,26$. Es ist verständlich, daß bei den relativ langen Belichtungszeiten vor der Hartstrahl-Ära das normale Feinrelief praktisch kaum zur Darstellung kam. Indessen ist es nun notwendig geworden, zwischen einer normalen Areazeichnung und einem pathologischen Feinrelief zu differenzieren. Maßstab kann hier nur das pathologisch-anatomische Substrat sein: Vergröberung der Felderung, Ungleichheit der warzigen Veränderungen, zunehmende Breite und Tiefe der Furchen geben hier die Grundlage zur Beurteilung. In letzter Zeit hat auch FRIK sich eingehender mit dem Problem des Feinreliefs und seiner Bedeutung für die Gastritisdiagnose beschäftigt, wobei bestimmte Formen der Feinreliefabänderung, die früher bereits von BÜCKER für die Diagnose der Gastritis herausgestellt wurden, als Zeichen der chronisch-atrophischen Gastritis gewertet werden. Nach W. FRIK muß der Nachweis eines unregelmäßig vergröberten Areareliefs im eigentlichen Antrum als Beweis für das Vorhandensein einer diffusen, ausgeprägten atrophischen Gastritis angesehen werden. Unregelmäßig vergröberte Areae sprechen im Canalis pyloricus mit 90% Wahrscheinlichkeit für eine diffuse chronisch-atrophische Gastritis. Mit der Feinreliefdiagnostik können sichere Aussagen über das Vorhandensein oder Fehlen einer chronisch-atrophischen Gastritis im Corpusgebiet gemacht werden (W. FRIK). Auch von HENNING wird die Bedeutung dieser Reliefänderung vermerkt. VALLEBONA hingegen glaubt, aus der Nichtdarstellbarkeit der Areazeichnung bei der Doppelkontrastmethode auf eine Atrophie der Drüsenschicht schließen zu können.

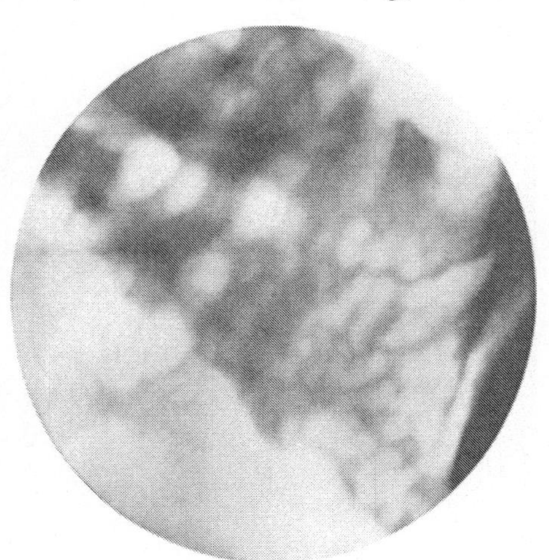

Abb. 188a. Rö.Nr. 4734/58, ♀, 49 J. Hyperplastische Schleimhautveränderungen vom vergröberten Feinrelief über warzige Erhebung bis zu gröberen polypösen Bildungen

Es sind nicht immer fixierte Gewebsprozesse, die ein warziges Oberflächenrelief hervorrufen. Erinnert sei auch an das Leistenspitzenödem. Wie schnell das entzündliche Exsudat im Präparat verschwindet, sei durch zwei Aufnahmen — die erste unmittelbar nach der Resektion, die zweite 24 Std später — demonstriert. Die Abb. 188b zeigt im Bereich des Antrum zahllose rundliche oder ovale polypenartige Erhabenheiten; die großen haben einen Durchmesser von 0,8:0,5 cm. Sie sind in vier parallelen Reihen angeordnet. Zwischen diesen perlschnurartig angeordneten finden sich flächenhaft dicht aneinanderstehende Knötchen mit einem Durchmesser von etwa 0,3 cm. Sie sind besonders stark ausgeprägt an der großen Curvatur vertreten und reichen hier oralwärts bis in die Angulusgegend. Ganz allmählich gehen hier die Granulierungen in die feine Area-

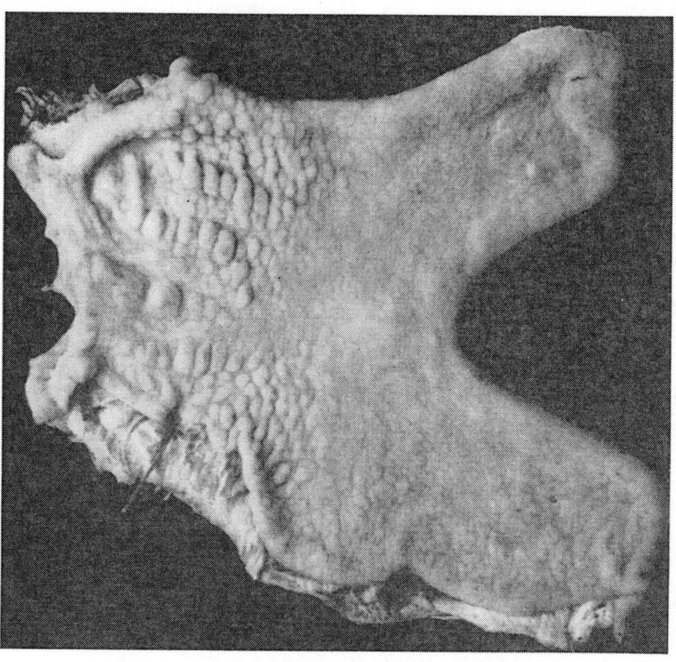

Abb. 188b. Resektionspräparat einige Stunden nach der Operation zeigt die im Röntgenbild dargestellten hyperplastischen Bildungen sehr ausgeprägt

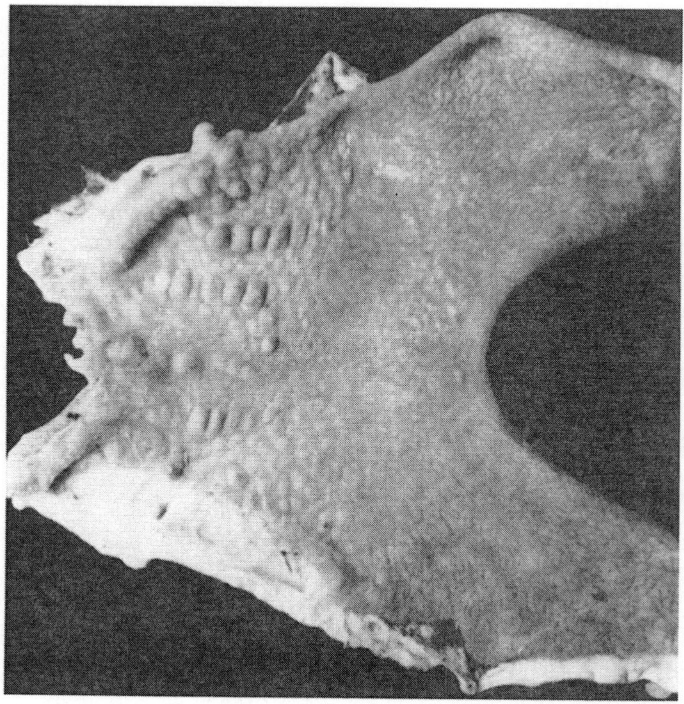

Abb. 188c. Resektionspräparat, 24 Std später photographiert, zeigt eine Einebnung der Schleimhauterhebungen, stellenweise bis zum Schwund der Erhabenheiten. Histologisch: Chronisch hyperplastische Gastritis mit vorwiegend lymphatischen Infiltraten

zeichnung über, in der aber immer noch einzelne stärker hervorragende Knötchen zu erkennen sind. An der kleinen Curvatur im Antrum sieht man noch zwei größere Knoten von 0,8 cm Durchmesser. Sie sind von einer grob gefelderten Schleimhaut umgeben. Der Durchmesser der Felderung beträgt hier 0,4—0,5 cm. Die Furchen der Felderung sind hier flach. In Abb. 188c, 24 Std später weitgehender Schwund aller Schleimhauterhabenheiten. Nur die perlschnurartig angeordneten sind noch deutlich sichtbar, alle anderen Granula sind eingeebnet. Geblieben ist im Antrum eine etwas grobe Felderung. Wir haben auch hier das gleiche Phänomen: die schnelle Wandlung des Oberflächenreliefs

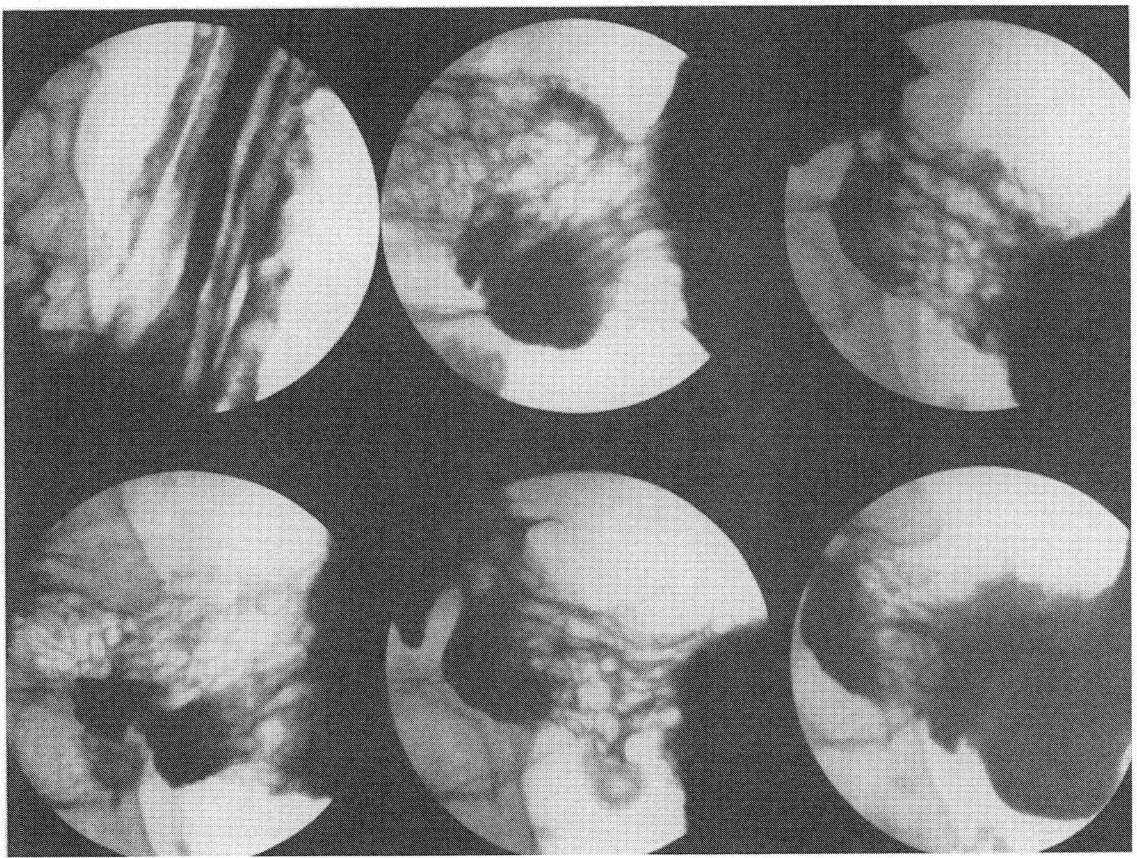

Abb. 189a. Rö.Nr. 18576/51, ♀, 53 J. Grobe netzförmige Reliefstrukturen im Antrum. In der Pars descendens noch zartes Relief. Der Befund ist bei 4jähriger Kontrolle unverändert

am Resektionspräparat, die bei der Deutung der Nischentiefe so bedeutungsvoll ist. Das entsprechende Röntgenbild zeigt bei der en-face-Darstellung, analog dem Präparat, flächenhaft und in Reihen angeordnet, runde und ovale Kontrastmittelaussparungen in den Größenabstufungen, wie sie das Präparat zeigt. Dabei müssen sich an den Curvaturen feinbogige Konturen, eine Zähnelung der Kontur ergeben, die die Ausmessung der einzelnen Knötchen nach dem Flächen- und Tiefendurchmesser gestattet (Abb. 188a).

Die Abb. 189a, b zeigen einen ähnlichen Befund, doch ist hier das gesamte Antrum von groben Knötchen übersät. Da sich Vorder- und Hinterwand bei den Aufnahmen aufeinander projizieren, entsteht ein wirres Netzwerk größerer und kleinerer Felder, rundlicher oder ovaler Aufhellungen. Sie beherrschen die Flächen und die Curvaturen. Auch hier an den Curvaturen ist die Größenbestimmung der Knötchen leicht möglich. Die Darstellung dieser warzigen Veränderungen gelingt am leichtesten, wenn man durch entsprechend dosierte Kompression das Hochrelief verdrängt, was gewöhnlich leicht gelingt, da stärkere Faltenschwellungen bei diesen chronischen, hyperplastischen Gastritiden vielfach nicht vorhanden sind. Die Aufnahmen sollen in der diastolischen Phase gemacht werden, wobei ein dünner Kontrastmittelschleier das Relief bedecken muß (Abb. 190). Diese Schleimhauthyperplasien sind häufig auf das Antrum beschränkt. Die Abb. 191 zeigt die typische Veränderung der granulären, hyperplastischen Gastritis flächenhaft im Antrum. In der Angulusgegend findet sich ein Übergang in normales Faltenrelief. Bei gleichzeitiger Darstellung der Falten und der warzigen Veränderungen sehen wir eine raupenartige Segmentierung der Faltenzüge, eine feinbogig gezähnte Kontur an der Curvatur bei Prallfüllung (Abb. 192). Bei der Darstellung dieser feinen Veränderungen hat sich die Feinfokustechnik durchaus bewährt. Sie setzt allerdings voraus, daß der Durchmesser des Patienten nicht zu groß ist.

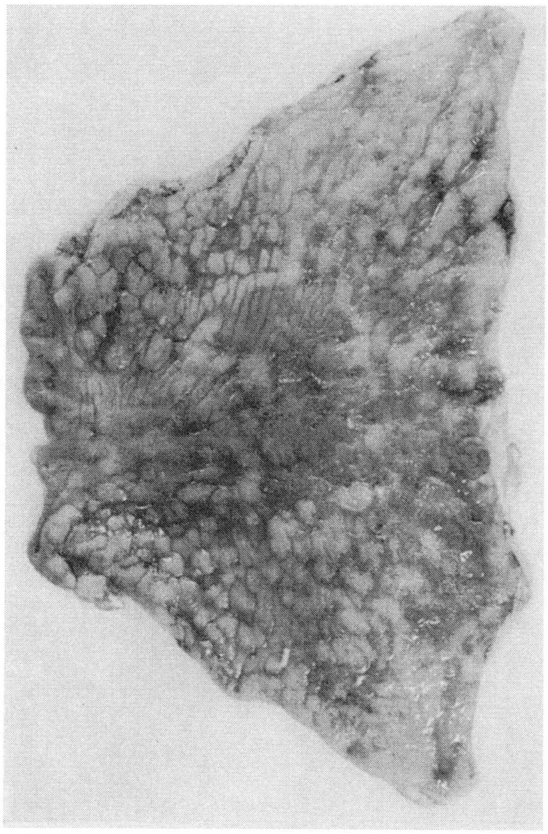

Abb. 189 b. Resektionspräparat: Hyperplastische Veränderungen von vergröberter Felderung über größere Wärzchen bis zu kleinen Polypen

Die Vielgestaltigkeit der Knötchen, die Größenunterschiede nach Fläche und Höhe, die Kombination von flächenhafter Granulierung mit einzelnen größeren Hyperplasien in ein und demselben Magen erwecken den Verdacht, daß zwischen dem État mamelonné und den Polypen keine prinzipiellen Unterschiede bestehen, sondern hier ein gradueller Unterschied vorliegt, wenn wir von dem Befund der Solitärpolypen einmal absehen. So zeigt die Abb. 193 neben einer unregelmäßig vergröberten Felderung mehrere, größere polypenartige Bildungen. Einen ähnlichen Befund zeigen die Abb. 140 a, b. Man sieht einen größeren Polypen inmitten eines grob gefelderten Feinreliefs. Die große Curvatur ist entsprechend gezähnelt. Das Resektionspräparat zeigt an der Vorderwand einen fingerkuppengroßen, breitbasig aufsitzenden Polypen, in dessen Umgebung die Schleimhaut ein ganz unregelmäßiges feinwarziges Relief aufweist.

Konjetzny hat darauf hingewiesen, daß der größte Teil der Magenadenome erworbene Geschwulstbildungen sind, die auf dem Boden chronisch-entzündlicher Schleimhautveränderungen entstehen. Es darf angenommen werden, daß fließende Übergänge zwischen sicher nur hyperplastischen Schleimhautveränderungen und echten Adenomen vorkommen. Es ist wahrscheinlich, daß sich Polypen aus den unregelmäßigen, warzenähnlichen Schleimhautveränderungen, welche die chronische, atrophische, hyperplastische Gastritis begleiten, entwickeln (Chr. Overgaard). Die Gastritis granularis bzw. verrucosa dürfte daher für die Frage der Polypenbildung von Bedeutung sein. Daß in diesem Zusammenhang auch Fragen des Carcinoms berührt werden, sei nur angedeutet. Die Abb. 194 zeigt präpylorisch einen größeren Polypen, an der großen Curvatur im Antrum ein vergröbertes Feinrelief, das auch im histologischen Bild dargestellt ist. Das Präparat zeigt darüber hinaus noch ein grobknolliges, polypöses Carcinom im Corpus des Magens.

Wenn seit Jahren gegen die Röntgendiagnose der Gastritis Einwände erhoben wurden, sei es von der klinischen oder gastroskopischen Seite, so fehlte all diesen Behauptungen eine letzte Beweiskraft, da der Maßstab, mit dem gemessen wurde, nicht über jeden Zweifel erhaben war. Erst mit der Einführung der Saugbiopsie, die sich auf das lebens-

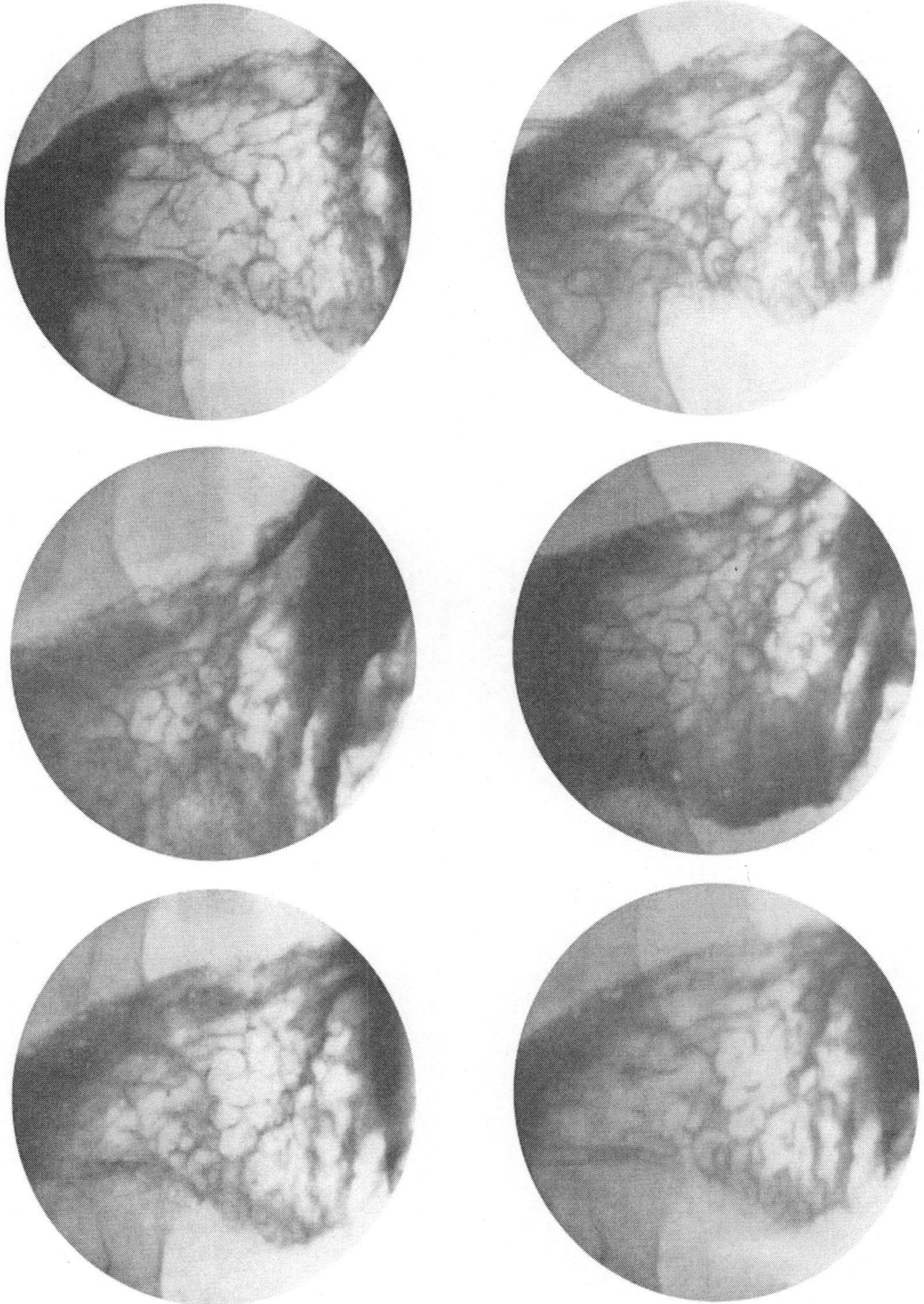

Abb. 190. Rö.Nr. 1993/53, ♀, 56 J. Ausgesprochen grobwabige Netzstrukturen im gesamten Antrum. Atrophisch-hyperplastische Gastritis

frisch entnommene histologische Präparat stützt, schien eine Methode verfügbar zu sein, an der sich alle anderen zu orientieren hatten. Aber auch die Saugbiopsie ist mit einer nicht zu übersehenden Fehlerquote behaftet, die im wesentlichen auf folgenden Punkten beruht: Die Gastritis ist nicht selten regional oder beetförmig umschrieben begrenzt.

Auch bei Entnahme an mehreren Schleimhautstellen kann die krankhaft veränderte Region verfehlt werden. Die punktförmige Entnahme einer bei gleichzeitiger Durchleuchtung markierten Schleimhautstelle ist äußerst schwierig. Eine gezielte und dabei

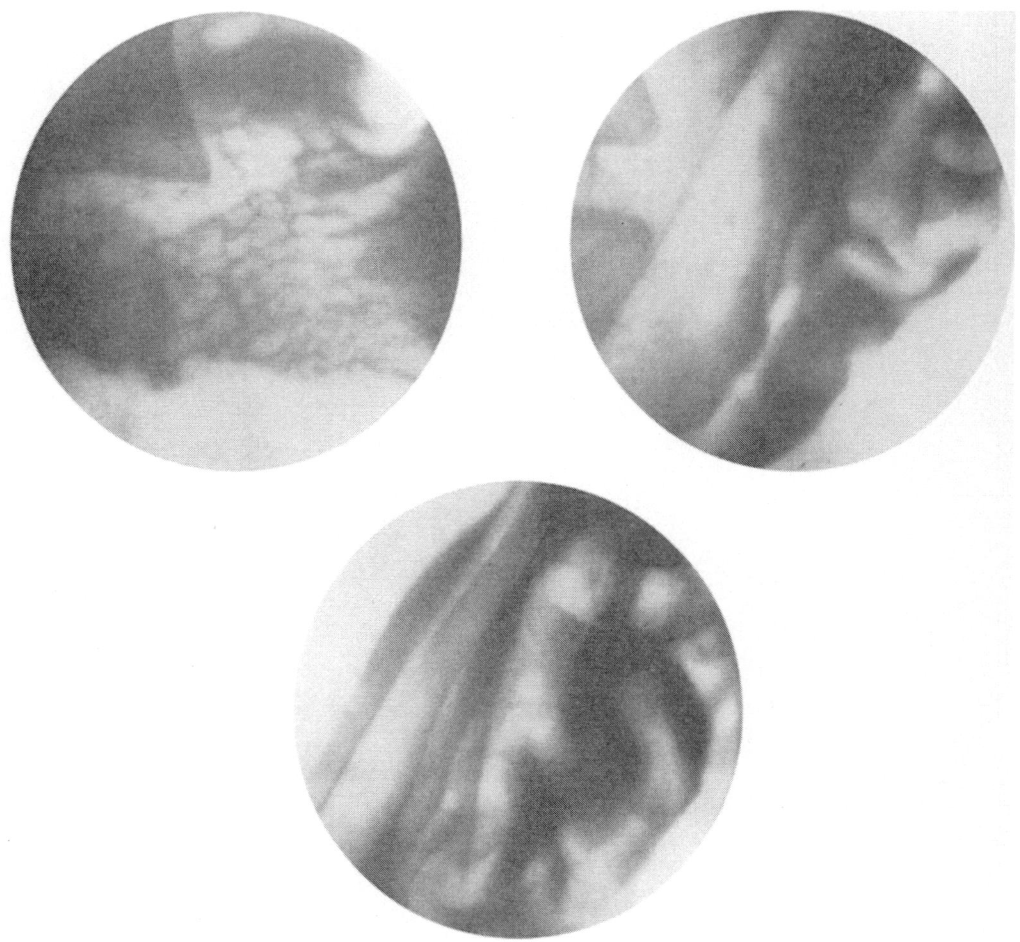

Abb. 191. Rö.Nr. 2145/53, ♀, 48 J. Granuliertes Antrumrelief. Faltenverbreiterung in der Pars descendens des Magens, hier keine Granulierung

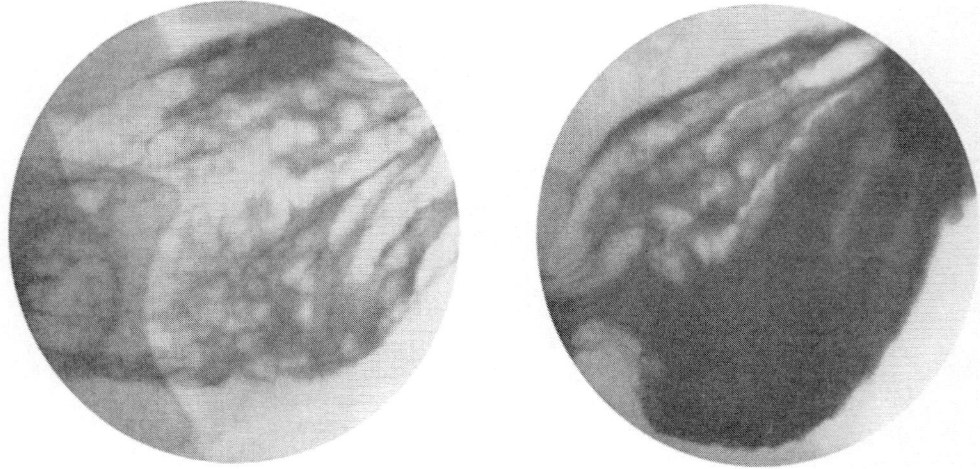

Abb. 192. Rö.Nr. 16866/51, ♀, 47 J. Granulierung der gesamten Antrumschleimhaut, feine bis mittelgroße Schleimhautfelderung. Bei Prallauffüllung des Magens zeigt die gezähnte Kontur der großen Curvatur die Größe und Form der hyperplastischen Schleimhautveränderungen

auch treffende Gewebsentnahme wäre wünschenswert. Die so wichtige Beurteilung des Wandödems stößt auf Schwierigkeiten. Das Excisionsstück umfaßt die Mucosa bis eventuell zur Muscularis mucosae. Ein vollständiges Bild einer Magenerkrankung vermag ein derartiges Excisionsstückchen nicht zu geben. Nach SCHEIDEGGER sind nicht selten in der Submucosa Gefäßumwandlungen zu erkennen, aus denen in einzelnen Fällen schwere Schleimhautveränderungen resultieren; auch das für viele Leiden wohl grundlegende System der Innervation entgeht der Untersuchung. Artifizielle und funktionelle Abwandlungen im Bereich der Mucosa sind noch nicht eindeutig abzugrenzen.

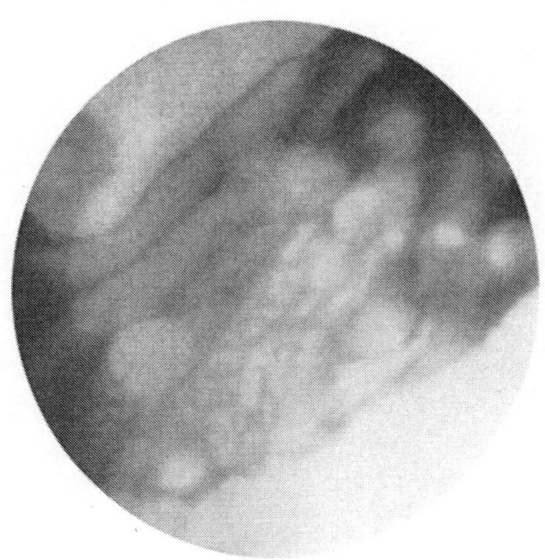

Abb. 193. Rö.Nr. 647/59, ♂, 75 J. Innerhalb der feinen Areazeichnung sieht man vergröberte Magenfelder und flache, rundliche, polypöse Aussparungen

Eine verläßliche Zahl über die Fehlerquote der Saugbiopsie liegt noch nicht vor. Man wird noch darauf verzichten müssen, in der Saugbiopsie ein absolutes Maß für die Gastritisdiagnostik zu sehen. Aus der Gegenüberstellung der klinischen, röntgenologischen, gastroskopischen und bioptischen Befunde wird sich der Wert der einzelnen Methoden abzeichnen.

Um die Leistungsfähigkeit der röntgenologischen Gastritisdiagnostik aufzuklären, wurden bei 369 Patienten, die mit den klinischen Symptomen der Gastritis in Krankenhausbehandlung waren, die Befunde der Klinik, der Röntgenologie und der Biopsie miteinander verglichen. Unabhängig und ohne Kenntnis der Ergebnisse der übrigen Untersucher legten dabei der Kliniker, der Röntgenologe und der Pathologe ihre Ergebnisse auf entsprechenden Fragebogen fest, die später nach dem Lochkartensystem ausgewertet wurden (BECKERMANN;

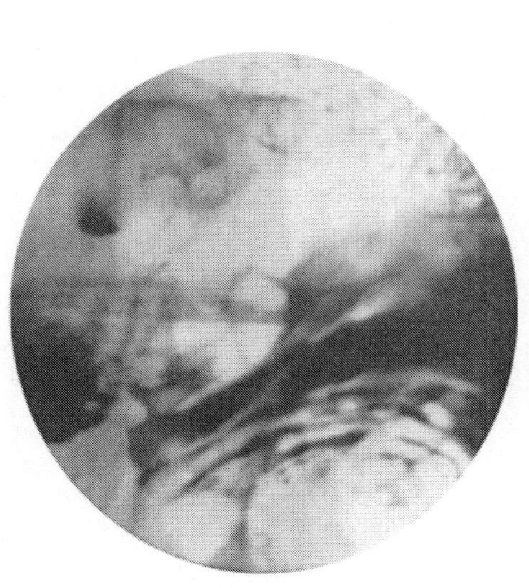

Abb. 194a

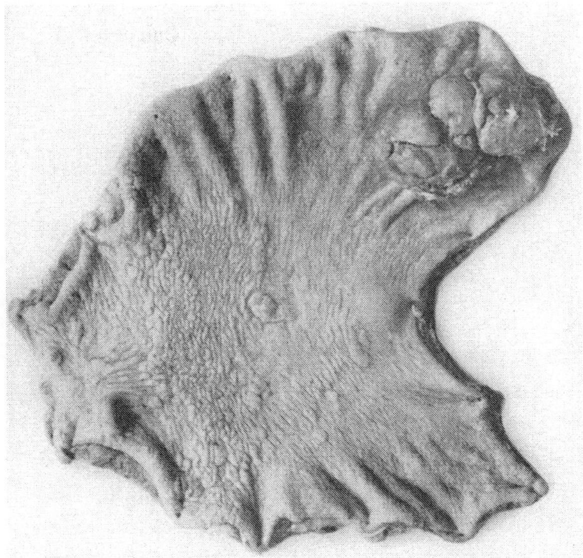

Abb. 194b

Abb. 194a. Rö.Nr. 6448, ♂, 60 J. Gezielte Aufnahme des Antrum. Im Bereich der großen Kurve finden sich vergröberte Granulierungen des Reliefs. An der kleinen Curvatur präpylorisch sieht man eine Aussparung durch Polypen

Abb. 194b. Resektionspräparat (Prof. KONJETZNY): Unregelmäßig vergröberte Felderung, mehrere über bohnengroße Polypen. Knollig polypöses Carcinom im oberen Teil der Pars descendens

Bücker; Bünger; Laas; Seitz). Von den zahlreichen Ergebnissen der Auswertung seien einige für unsere Fragestellung wichtige herausgegriffen (Tabelle 20).

Tabelle 20

Patienten	Röntgen positiv	Röntgen negativ	Histologisch positiv	Histologisch negativ
1. 369	72,6%	27,4%	77,5%	22,5%
2. 268	alle Patienten	—	84,7%	15,3%
3. 101	—	alle Patienten	58,4%	41,6%
4. 286	79,4%	20,6%	alle Patienten	—
5. 83	49,4%	50,6%	—	alle Patienten

Alle Patienten litten nach klinischen Symptomen an einer Gastritis. Auffallend ist eine gute Übereinstimmung der Befunde der Röntgenologie und der Biopsie, sowohl in ihren positiven als auch in ihren negativen Ergebnissen. 72,6% der positiven Röntgenbefunde stehen 77,5% der positiven Biopsiebefunde gegenüber (Rubrik 1). Von der

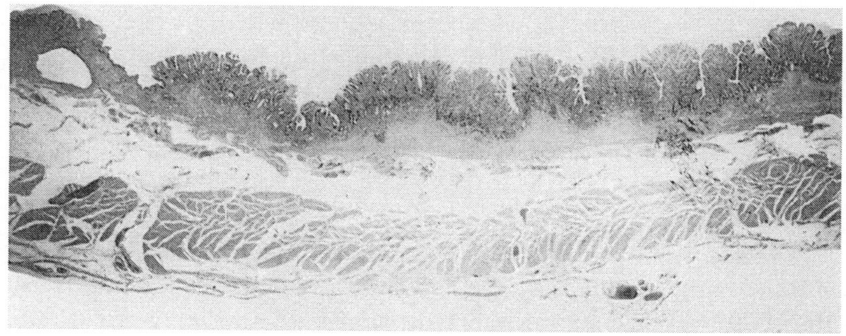

Abb. 194c. Schnitt durch die Antrumschleimhaut (Lupenvergrößerung). Darstellung der unregelmäßig warzigen Oberfläche der Schleimhaut

Gesamtzahl (268) aller Patienten mit einem röntgenologisch positiven Gastritisbefund ergab auch die Biopsie in rund 85% einen positiven gastritischen Befund (Rubrik 2). Geht man umgekehrt von der Gesamtzahl (286) aller histologisch positiven Fälle aus, so ergab die Röntgenuntersuchung in rund 80% der Fälle auch einen positiven Gastritisbefund (Rubrik 4). Die Abweichungen betragen also in beiden Fällen nicht mehr als 20%. Es darf bei Kenntnis der übrigen, hier nicht näher erörterten Untersuchungsergebnisse vermutet werden, daß Fehler bei beiden Methoden vorkommen. Geht man von der Gesamtzahl der negativen Fälle einer Methode aus und kontrolliert sie durch die andere Methode, so ergibt sich bei der jeweiligen kontrollierenden Methode in rund 50% noch ein positiver Befund (Rubrik 3 und 5).

Unter den Röntgensymptomen, die oben im einzelnen dargestellt wurden, dürften besonders das pathologische Feinrelief und die Gruppe der Erosionen in bezug auf ihren bioptischen Befund von Interesse sein. Unter 268 röntgenologisch positiven Gastritisfällen fanden sich 43 mit Erosionen bzw. pseudopolypösen Schwellungen. Bei 36 von diesen war auch der histologische Befund positiv. Da bei diesen Symptomen der Röntgenologie kaum Fehler unterlaufen, werden hier die Grenzen der Biopsie sichtbar.

In 93 Fällen führte ein pathologisches Feinrelief zur Gastritisdiagnose, die in 83 Fällen histologisch bestätigt wurde. Von den 10 Fällen, bei denen die Histologie keinen pathologischen Befund ergab, war die Gewebsentnahme 9mal aus dem Fundus und 1mal aus dem Grenzgebiet erfolgt. Da der Röntgenbefund sich hier im wesentlichen auf das Antrum bezieht, kann die Region der Gewebsentnahme die Divergenz erklären. An die vielfach bestätigte Auffassung KONJETZNYs von der Bevorzugung des Antrum für die Gastritis sei verwiesen.

Aus diesen Untersuchungen geht die Bedeutung der röntgenologischen Gastritisdiagnostik hervor. Nicht die Überlegenheit oder Ausschließlichkeit einer Methode, sondern die ergänzende Zusammenarbeit der Methoden ist aus diesen Vergleichsuntersuchungen zu folgern.

Der Nachweis eines sehr zarten Feinreliefs dürfte für die röntgenologische Gastritisdiagnostik keine Bedeutung besitzen, da der Nachweis jetzt auch im gesunden Magen zu erreichen ist. Die Auffassung von W. FRIK, diese Formen würden nur bei verstrichenen Falten erkennbar, kann nicht vertreten werden. Bei entsprechender Technik stellen sich diese kleinen Areae auch an den Falten dar, die dadurch segmentiert erscheinen (Abb. 195).

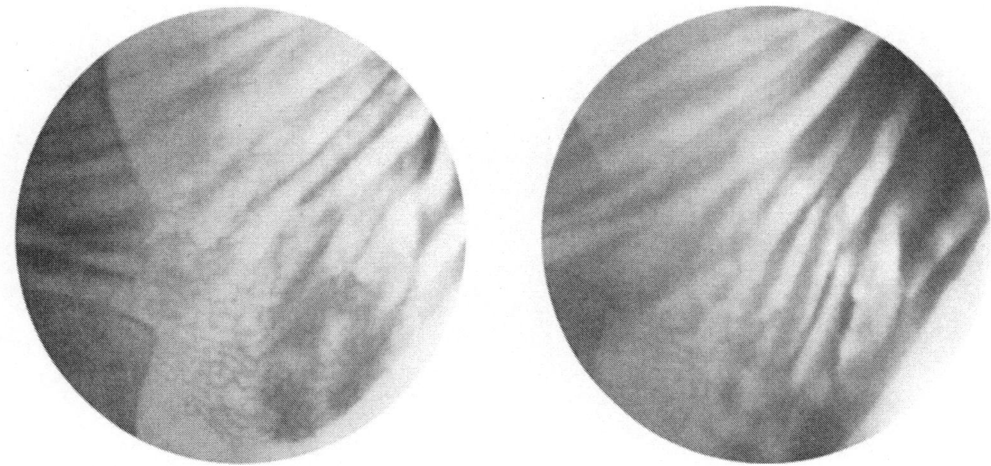

Abb. 195. Rö.Nr. 24246/52, ♀, 37 J. Zartes Fein- und zartes Hochrelief des Magens. Die Konturen der Falten zeigen dabei auch die sehr feine Zähnelung

h) Das granuläre Schleimhautrelief bei Jugendlichen

Ungeklärt ist zur Zeit noch ein feinwarziges Relief, das häufig ganz gleichmäßig große Magenflächen bedeckt. Es handelt sich dabei um halbkugelige Erhabenheiten: Flächendurchmesser 2—2,5 mm, Höhe etwa 1—1,5 mm. Zwischen den Erhabenheiten liegen keilförmige Furchen, deren Seitenwände schräg zur Tiefe abfallen. Sind die Furchen weitgehend mit dem Kontrastmittel ausgefüllt (geringe Kompression), so erscheint bei flächenhafter Darstellung ein Netzwerk aus groben Fäden. Enthalten die Furchen bei stärkerer Kompression weniger Kontrastmittel, so finden wir gleichsam ein zartfädiges Netzwerk. Wegen der starken halbkugeligen Prominenz und der tiefen keilförmigen, an der Oberfläche breiten Furchen, gelingt die Darstellung leicht und besonders gut bei nicht zu starker Kompression. Dieses auffallende Bild hebt sich markant von der übrigen Areazeichnung ab, wobei die Regelmäßigkeit, ja fast Einförmigkeit, trotz der Größe der halbkugeligen Prominenzen direkte Beziehungen zur atrophischen hyperplastischen Gastritis wenig wahrscheinlich macht. Bei der Durchsicht der Anamnesen fiel immer wieder das jugendliche Alter der betroffenen Patienten auf, weswegen wir in Ermangelung histologischer Befunde diese Gruppe vorerst unter der Bezeichnung der „Granulierung bei Jugendlichen" zusammengefaßt haben (Abb. 196 und 197).

In drei Fällen, bei denen eine Untersuchung des Dünndarmes vorgenommen worden war, wurde eine Pseudopolyposis lymphatica ilei festgestellt. Das anatomische Substrat dieser Reliefveränderungen in der letzten Ileumschlinge stellten hyperplastische Lymphknötchen dar (GOLDEN; BÜCKER; SEITZ; FEINDT). Die Dünndarmschleimhaut ist in diesen Fällen übersät von sagokorngroßen Knötchen. Das Röntgenbild zeigt eine auffallende Ähnlichkeit mit den Granulierungen der Magenschleimhaut. Bei den Patienten mit Hyperplasien der Lymphfollikel im Ileum fanden sich durchweg auch Hyperplasien der Rachen- und Gaumenmandel und anderer Lymphknoten, z. B. in den Achseln und in der Inguinalgegend. Um zu prüfen, ob bei Jugendlichen mit der auffallenden Granulierung der Magenschleimhaut — in Analogie zur Pseudopolyposis lymphatica ilei — Hyperplasien des lymphatischen Gewebes gehäuft vorkommen, wurden 30 entsprechende Krankengeschichten durchgesehen. In 15 Fällen bot sich kein Hinweis, in 7 Fällen waren Erkrankungen des lymphatischen Rachenringes (Tonsillektomien, Hyperplasien, Anginen) vermerkt, in 8 Fällen war eine Behandlung wegen einer Appendicitis (zum Teil mit Appendektomie) erfolgt.

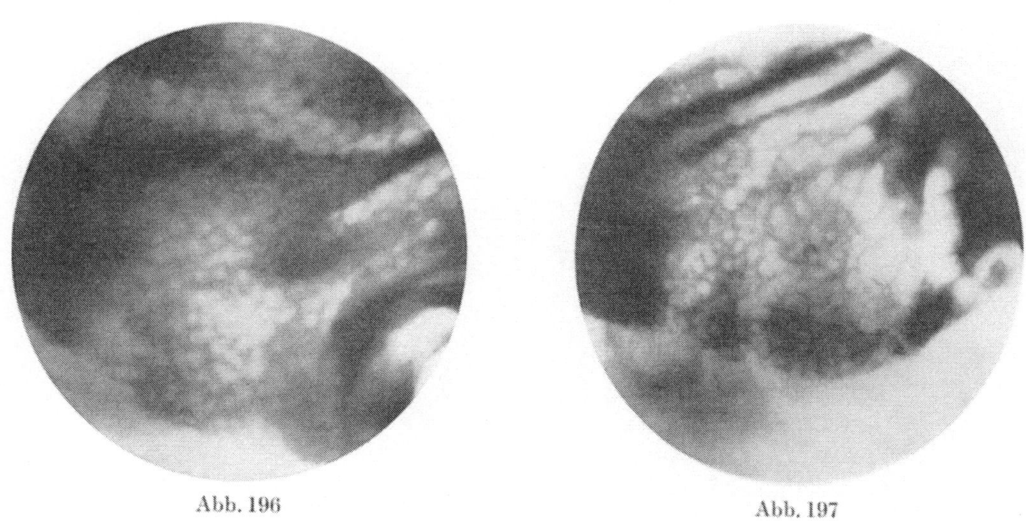

Abb. 196 Abb. 197

Abb. 196. Rö.Nr. 5779/53, ♀, 25 J. Auffallend gleichmäßiges, körniges Feinrelief der Magenschleimhaut. Die streichholzkopfgroßen Aussparungen sind rund bis polygonal. Die Furchen sind relativ breit. Dadurch entsteht das sehr grobe Kontrastmittelnetz. Das Hochrelief ist zart

Abb. 197. Rö.Nr. 9658/53, ♂, 16 J. Körniges Feinrelief des Magens bei einem Jugendlichen. Hochrelief der Pars descendens wulstig und rigide

J. BARTEL hat 1912 in einer Arbeit über den Status thymo-lymphaticus auf Veränderungen des Magenfeinreliefs aufmerksam gemacht: „Bei den höchsten Graden eines Status thymo-lymphaticus ist der État mamelonné ein fast regelmäßiger Befund. Diesen Zustand als chronische Gastritis zu bezeichnen, halte ich nicht für gerechtfertigt. Ich glaube vielmehr, daß der État mamelonné des Magens unter die Anzeichen konstitutioneller Beschaffenheit zu rechnen ist." Auch E. KAUFMANN weist auf die durch vergrößerte Lymphfollikel bedingte körnige Beschaffenheit der Schleimhaut beim Status thymo-lymphaticus hin, die nicht mit dem entzündlichen État mamelonné verwechselt werden darf. Als Nodularhypertrophie gekennzeichnet, ist sie das Gegenstück zur sog. Enteritis nodularis (E. KAUFMANN).

Wir halten es für möglich, daß die oben beschriebene Granulierung der Magenschleimhaut bei Jugendlichen Ausdruck einer Lymphknötchenhyperplasie ist. Exakte Beweise liegen aber zur Zeit noch nicht vor. In diesem Zusammenhang wäre dann auch noch die von DOBROWOLSKY beschriebene Gastritis follicularis bzw. nodularis zu berücksichtigen. Man findet dabei keilförmige oder rundliche Lymphocytenhaufen, die der Muscularis mucosae aufsitzen und so mächtig entwickelt sein können, daß sie die Schleimhaut warzenähnlich vorbuckeln. Auch die seltene Gastritis cystica, bei der die Innenfläche des Magens dicht sitzende, tröpfchenartige Cysten aufweist, müßte berücksichtigt werden.

Es wurde eingangs schon die Übernahme der nach histologischen Befunden gekennzeichneten Gastritisformen oder -typen in die röntgenologische Nomenklatur bzw. Einteilung als unzweckmäßig abgelehnt. Das hervorragende Röntgensymptom sollte für die jeweilige Gastritisform herausgestellt werden. Jede eingehende Bearbeitung des Gastritisproblems wird den Röntgenologen mit einer Fülle von Symptomen konfrontieren. Immer wieder überraschend ist die Fülle der Zeichen in ein und demselben Magen oder die Kombination von gastritischen Symptomen mit dem Magen- oder Duodenalgeschwür und dem Magenkrebs, Befunde, die KONJETZNY zu der Konzeption eines inneren Zusammenhanges der drei großen Krankheitsäußerungen des Magens kommen ließen.

5. Das Schleimhautrelief des Bulbus duodeni und seine Abänderungen bei Entzündungen

Das Schleimhautrelief des Bulbus duodeni ist weniger konstant und gleichförmig als das des Magens. Es wurde früher bereits darauf hingewiesen, daß ein typisches Relief, wie es im gesamten übrigen Duodenum und Dünndarm auftritt, im Bulbus fehlt oder doch nur ausnahmsweise angetroffen wird; ja, es kann besonders in den diastolischen Phasen des Bulbus jede Reliefbildung der Schleimhaut fehlen. Tritt eine Faltenbildung auf, so können wir drei Haupttypen der Faltenformation unterscheiden.

1. Falten, die aus dem Pyloruskanal kommen, über die Bulbusbasis ziehen und vom Ringrecessus der Basis aus leicht konvergierend der Bulbusspitze zustreben. Hier erfolgt dann der Übergang in das typische Dünndarmrelief.

2. Falten, die schräg, mehr oder weniger parallel den Bulbus durchziehen. Die Verlaufsrichtung der Falten geht von der unteren Kante des Recessus an der großen Curvatur schräg aufwärts zur Minorseite des Bulbus, zur Nähe der Bulbusspitze.

3. Falten, die annähernd parallel zur Bulbusbasis verlaufen, mit Unterbrechungen und Einschaltungen kurzer, senkrecht oder schräg zu den Hauptfalten verlaufender Formationen, in etwa das bekannte Dünndarmrelief nachahmend.

Unter pathologischen Verhältnissen kann es ähnlich wie im Magen zu einer Vergröberung und Verplumpung des Reliefbildes kommen, wobei aber der ursprüngliche Typ meistens erhalten bleibt. Auch bei der Gastritis erosiva beschriebene kissenförmige, runde oder ovale Aussparungen können im Bulbus auftreten und dabei das eigentliche Faltenrelief völlig verdrängen (Abb. 198—200). Das gleiche gilt für die hyperplastische Duodenitis, die, entsprechend dem État mamelonné im Magen, zu einem warzigen, unregelmäßigen Feinrelief des Bulbus führen kann (Abb. 201). Als ein Feinrelief besonderer Art muß eine sagokornartige Granulierung herausgestellt werden, die in ihrem röntgenologischen Erscheinungsbild eine auffallende Ähnlichkeit mit einem Feinrelief des Magens hat, das besonders bei jugendlichen Individuen gefunden wurde (s. Abb. 197 und Abb. 202). Bei den Reliefveränderungen des Bulbus sind Hyperplasien der Brunnerschen Drüsen nachgewiesen worden (DODD, FISHER und PARK; BERMAN und GOLDBERG). K. POHLAND konnte den histologischen Befund eines derartigen Falles gewinnen. Im Magen fand sich eine hochgradige chronische Gastritis mit büschel- und fächerförmigen Hyperplasien, entsprechend dem bekannten Bild des État mamelonné. Auch die Schleimhaut des Bulbus zeigt unregelmäßige, zottige Wucherungen des Deckepithels. Darüber hinaus zeigt der beigegebene histologische Schnitt drei dicht nebeneinanderstehende kegelförmige Erhabenheiten von Brunnerschen Drüsen, die nach Größe und Ausmaß anscheinend das anatomische Substrat der körnigen Oberflächenbeschaffenheit abgegeben haben. Es scheint sich demnach bei dem sagoartigen Bulbusrelief um eine Hyperplasie der Brunnerschen Drüsen und nicht um Hyperplasie der Mucosa zu handeln. Ob diese Hyperplasien, wie ERB und JOHNSON, DODD und FISHER annehmen, zum Schutz des Duodenum vor superacidem Magensaft entstehen, ist zweifelhaft und nicht bewiesen. BERMAN und GOLDBERG betonen gerade die Normacidität bei der Drüsenhyperplasie. BAENSCH hat einen

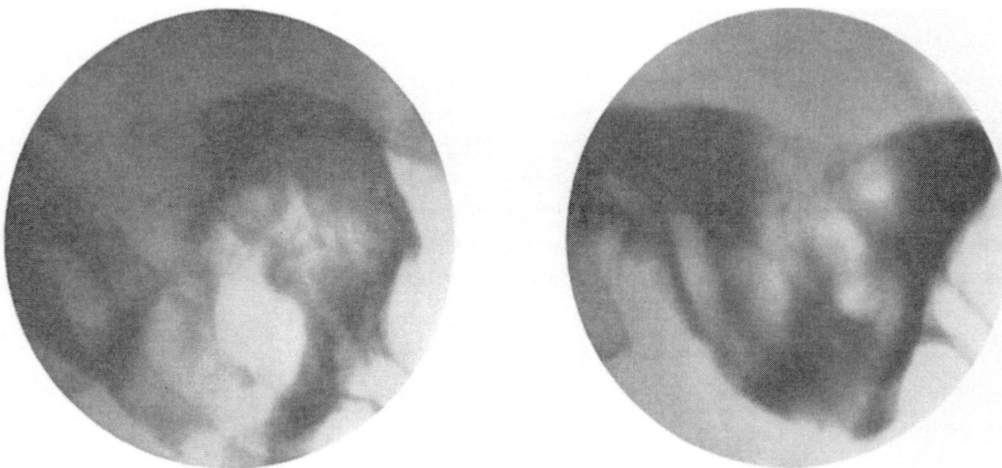

Abb. 198. Rö.Nr. 800/60, ♀, 39 J. Rundliche bis ovale Kontrastmittelaussparungen im Bulbus (Pseudopolypöses Bild)

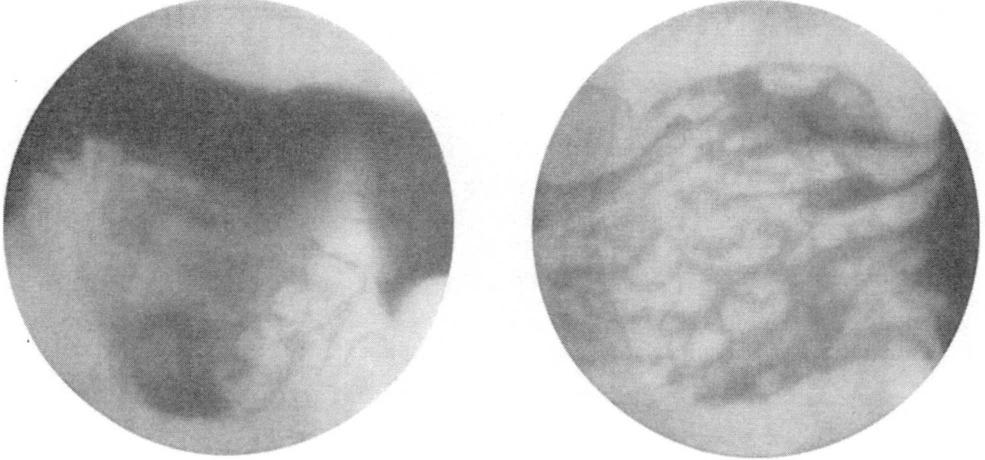

Abb. 199. Rö.Nr. 4351/58, ♀, 31 J. Faltenwulstungen im Bulbus und pseudopolypöse Bildungen

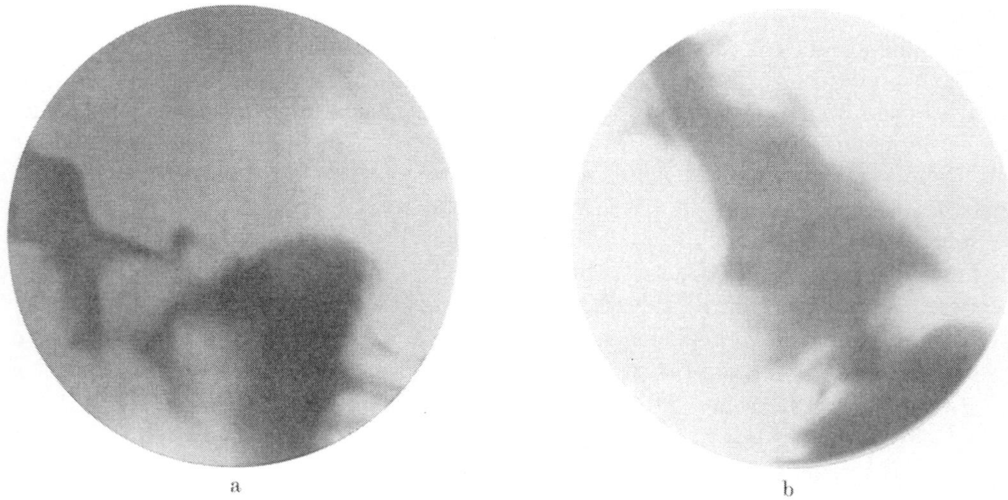

a b

Abb. 200a u. b. Rö.Nr. 13091/52, ♂, 57 J. Runde, halbkugelige Kontrastmittelaussparungen mit zentraler Nabelbildung an der Bulbusspitze (a). Die grobwulstige Konturierung kommt bei praller Füllung besonders gut zur Darstellung (b)

bildmäßig gleichartigen Fall veröffentlicht (SCHINZ-BAENSCH-FRIEDL), bei dem sich histologisch der Befund einer Polyposis nachweisen ließ. In der Röntgenliteratur sind die warzigen Veränderungen des Bulbus allgemein unter dem Namen „Schrotkornbulbus“ bekannt geworden.

Hinter diesem Begriff verbergen sich aber verschiedene anatomische Zustandsbilder. Ein Befund hebt sich bildmäßig aus dieser Gruppe heraus, der durch eine ungewöhnlich

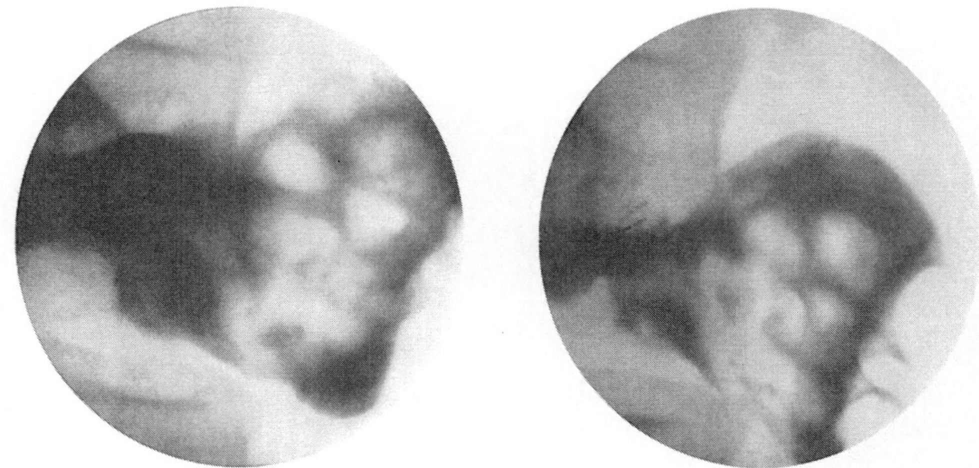

Abb. 201. Rö.Nr. 236/55, ♀, 49 J. Grobe unregelmäßige Felderung der Magen- und der Bulbusschleimhaut

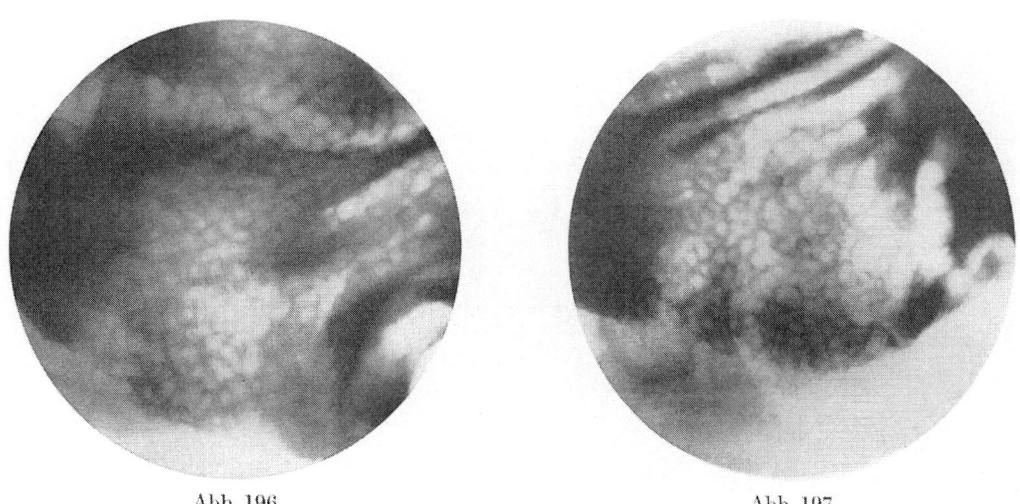

Abb. 196 Abb. 197

Abb. 202. Rö.Nr. P. 2614/57, ♀, 61 J. Sagokornartiges Feinrelief im Bulbus. Form und Größe der halbkugeligen Schleimhautprominenzen sind deutlich an der Zähnelung der Curvaturen zu erkennen

Abb. 203a. Rö.Nr. 5112/62, ♂, 48 J. Gezielte Aufnahme des Bulbus duodeni. Das Schleimhautrelief ist charakterisiert durch stark hervortretende, gleichmäßige, halbkugelige Kontrastmittelaussparungen; sie ergeben das Bild des Schrotkornbulbus

gleichmäßige Beschaffenheit und durch halbkugelige, scharf abgesetzte kleine Prominenzen sich dem Bild des État mamelonné oder dem der Drüsenhyperplasien nicht einfügen will. Das Röntgenbild zeigt eine auffallende Ähnlichkeit mit dem Befund der hyperplastischen Lymphfollikel des Ileum, wie sie unter dem Bild der Pseudopolyposis lymphatica ilei beschrieben wurden (BÜCKER und FEINDT). Weiterhin besteht eine fast übereinstimmende Form mit Feinstrukturen, die gelegentlich im Reliefbild des Magens bei Jugendlichen gefunden werden (Abb. 197). Unsere Vermutung, daß derartige hyperplastische Lymphfollikel nicht nur im Dünndarm, sondern auch im Bulbus und wahrscheinlich auch im Magen auftreten und nachgewiesen werden können, ließ sich für den Bulbus bestätigen.

Das Röntgenbild (Abb. 203a) des Bulbus zeigt die Bulbusschleimhaut übersät von kugeligen, gleichförmigen Aussparungen von der Größe eines Streichholzkopfes. Das Resektionspräparat (es lag ein Antrumcarcinom vor) zeigt an der erhaltenen Bulbus-

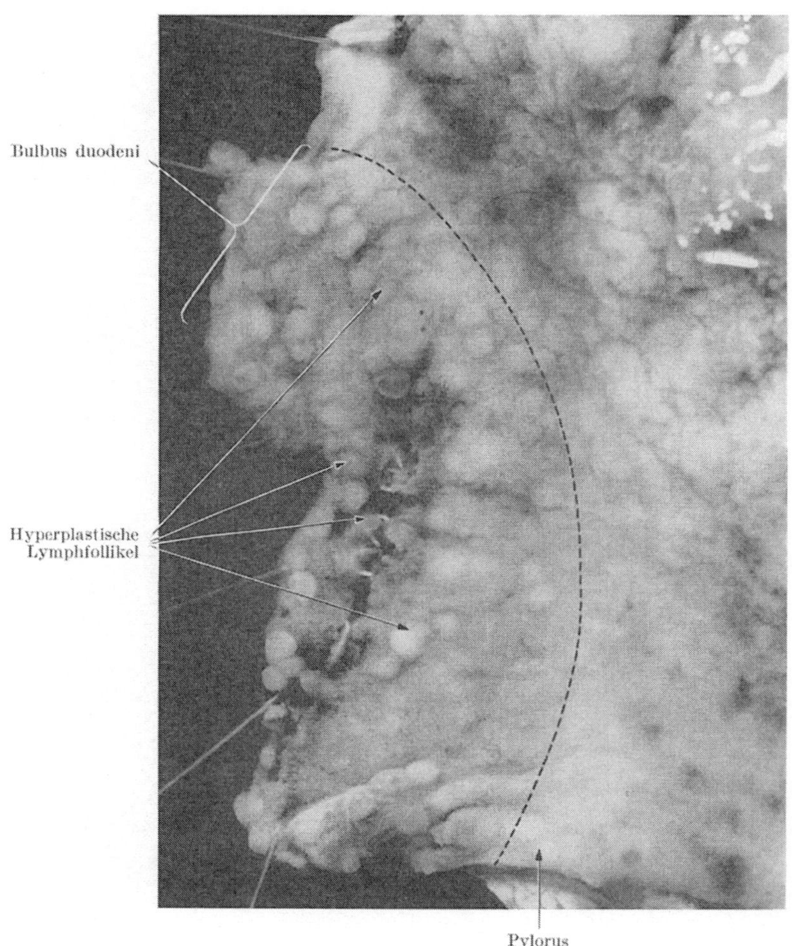

Abb. 203b. Rö.Nr. 5112/62, ♂, 48 J. Resektionspräparat des Magens (ulcerierendes Antrumcarcinom) mit den basalen Anteilen des Bulbus duodeni. Die gesamte Schleimhaut des Bulbus bis zum Pylorus zeigt kleine halbkugelige Höckerchen

schleimhaut die dichtgedrängt stehenden halbkugeligen Erhabenheiten alle von gleicher Größe (Abb. 203b). Im histologischen Präparat des Bulbus (Abb. 203c) sieht man eine auffällige Häufung besonders großer hyperplastischer Lymphfollikel mit sehr großen Keimzentren; sie überragen polypenartig das Niveau der übrigen Schleimhaut und sind zweifellos die gewebliche Grundlage für das ungewöhnliche Röntgenbild. Die Schleimhaut des Bulbus bietet sonst histologisch nichts Besonderes bis auf eine geringe Vermehrung des reaktiven Stromazellinfiltrates.

Da hier der Vergleich mit Schrotkörnern evident ist, sollte der Begriff des Schrotkornbulbus für derartige Lymphfollikelhyperplasien reserviert bleiben.

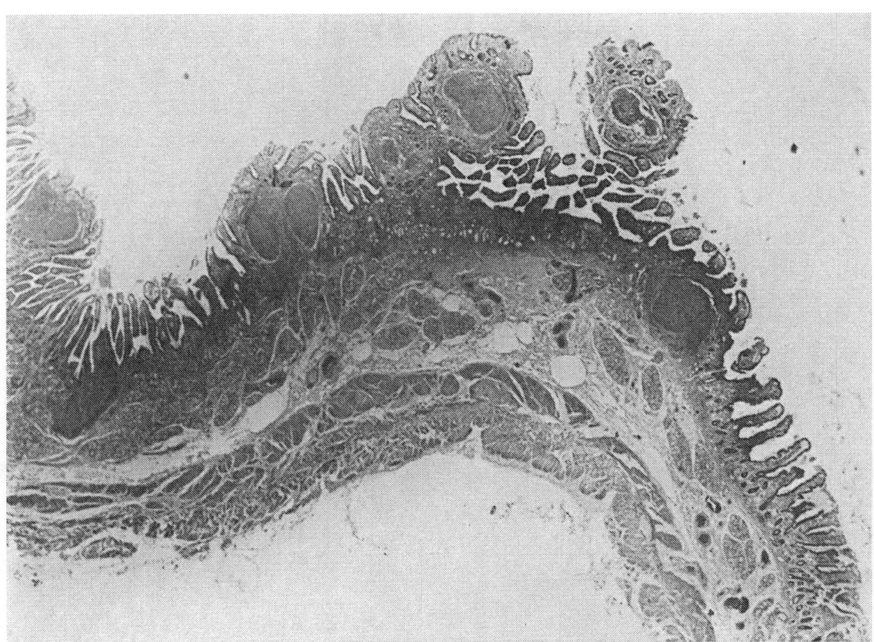

Abb. 203 c. Rö.Nr. 5112/62, ♂, 48 J. Das histologische Präparat der Bulbusschleimhaut zeigt, daß die halbkugeligen Schleimhauthöcker hyperplastischen Lymphfollikeln entsprechen

6. Der Magenschleimhautprolaps in den Bulbus duodeni

Der Prolaps von Magenschleimhaut in den Bulbus duodeni ist ein seit Jahren vielfach erörtertes und umstrittenes Problem. Von vielen Autoren als Krankheit sui generis angesprochen, sehen andere Autoren in dem Röntgenbefund einen klinisch bedeutungslosen Vorgang oder eine physiologisch-funktionelle Variante der Antrumschleimhaut; wieder andere Autoren kommen zu einer strikten Ablehnung des Prolapses überhaupt, sie sehen in dem Befund ein mißdeutetes Projektionsphänomen.

Zimmer betont, daß es sich um ein praktisch wichtiges, fest umrissenes Krankheitsbild von markanten, klinischen und radiologischen Erscheinungsformen handelt. A. Melamed gibt eine Einteilung, in der primäre und sekundäre Formen unterschieden werden, wobei unter den letzteren zahlreiche gut- und bösartige Ursachen angeführt werden. Nach Loéwy nimmt die Anzahl der diagnostizierten Fälle von Jahr zu Jahr zu. Die Häufigkeit hat danach 2—5% der untersuchten Magenfälle erreicht (P. Wellens und G. Spyckerelle). Das Maximum liegt bei Männern jenseits des 50. Lebensjahres; vor dem 20. Lebensjahr ist der Befund praktisch nicht zu erheben. Ätiologisch wird dem primären Prolaps mit angeborener Hypertrophie der Schleimhaut der sekundäre Prolaps gegenübergestellt, der seine Ursache in gutartigen Erkrankungen, wie Gastritis, Ulcera, Ödemen der Submucosa, Mangel an Vitamin B, Traumen oder in einem Neoplasma haben soll. Zur erleichterten Darstellung wird die Untersuchung beim liegenden Patienten im ersten schrägen Durchmesser empfohlen. Rappaport und Alpez fanden bei 1000 Untersuchungen das Bild des Prolapses gar in 15%. Auch hier handelt es sich um Personen jenseits des 30. Lebensjahres. Bei übergewichtigen Personen mit quergelagertem hypertonem Magen wird der Befund häufiger angetroffen (Abb. 204). Die Flüchtigkeit des Bildes wird betont. Die Antrumsystole ist der günstigste Zeitpunkt der Darstellung.

Am Leichenpräparat konnte gezeigt werden, daß fast in jedem Magen die Schleimhaut über die Submucosa hinweg in das Duodenum geschoben werden kann. Das kann bedeuten, daß ein Prolaps auch unter physiologischen Verhältnissen in der Antrumsystole entstehen kann (Rappaport und Alper). Manning und Gunter berichten über sechs Sektionspräparate, bei denen eine chronische Entzündung der antralen Schleimhaut und eine Lockerung von der Submucosa gefunden wurde; es wird für möglich erachtet, daß die hypertrophische Mucosa fähig war, unter der Peristaltik über die Muscularis und über den Pylorus zu schlüpfen. Auch Auflockerungen der Submucosa durch Fetteinlagerungen sollen das Gleiten der Schleimhaut begünstigen (Frank). Auch über einen retrograden Prolaps von Duodenalschleimhaut in den Magen (Seyss; Mendl und Sharp) und von Schleimhautvorfällen vom Magen in die Speiseröhre und umgekehrt wird berichtet (G. D. Palmer).

W. G. Scott, Baensch, Kleitsch und Lawton, Pendergrass sehen in dem Prolaps einen häufigen, aber bedeutungslosen Vorgang bzw. eine physiologische Variante des Normalen. Schroeder bezweifelt, daß Schleimhautprolapse häufig und in nennenswertem Maße vorkommen. Er hält das Auftreten immerhin für möglich und denkbar; es dürfte sich aber in den meisten Fällen um entzündliche Schleimhautveränderungen des Antrum, Pylorus bzw. des Bulbus handeln. Die typischen Röntgensymptome, wie z. B. das Pilzbild und die Regenschirmform des Bulbus, lassen sich meistens auch ohne Annahme eines Schleimhautvorfalles erklären, wenn man die besonderen Raum- und Projektionsverhältnisse am Magenausgang genügend berücksichtigt (W. Schröder).

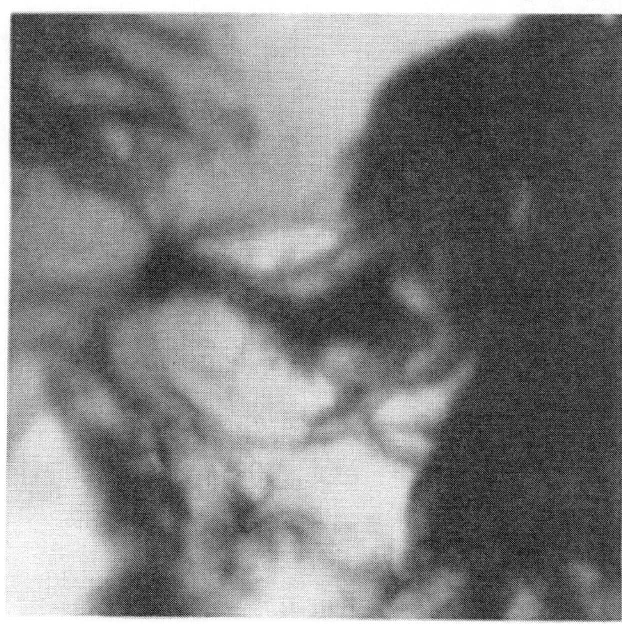

Abb. 51 f

Abb. 204. Rö.Nr. 17612/51, ♀, 50 J. Magenaufnahme in Bauchlage auf dem Buckytisch. Hoch und quer im Oberbauch liegender Magen (Adipositas). Rundliche Kontrastmittelaussparung der Bulbusbasis

Mit diesen besonderen Projektionsverhältnissen hat sich K. Pohland eingehend beschäftigt. In einer umfassenden Darstellung des Problems kommt er zu dem Schluß, daß die Röntgendiagnose „Prolaps" im allgemeinen als Fehldeutung wechselnder physiologischer Formationen des Pylorusmuskels und der ihn duodenalwärts begleitenden Schleimhaut aufzufassen ist. Auch die Erklärung von W. Frik, der ein neues Symptom zur Röntgendiagnostik des transpylorischen Schleimhautprolapses beisteuerte, um eine Abgrenzung des echten Prolapses gegen eine Impression der Bulbusbasis oder eine Faltenwulstung im Bulbus abzugrenzen, wird von K. Pohland abgelehnt.

Das Röntgenbild des Magenschleimhautprolapses in das Duodenum zeigt an der Bulbusbasis einzelne kolbige oder zungenförmige Aussparungen, die scheinbar aus dem Pylorus kommen. Die Aussparungen können einseitig oder auch zirkulär vom Pyloruskanal auftreten. Die Recessus sind dabei oft asymmetrisch. Die Bulbusbasis kann insgesamt tief eingedellt erscheinen, wodurch das Bild eines Pilzes entsteht. Der Stiel des Pilzes wird durch den Pyloruskanal dargestellt. Der proximale Teil des Bulbus, der basale Recessus, kann arkadenförmig gewellt sein. Finden sich noch zarte Kontrastmittelschatten, die von den Arkaden konvex zum Zentrum der Aussparung verlaufen, dann kann das Bild eines aufgespannten Regenschirmes entstehen. Fast alle derartigen Bilder zeigen einen langen Pyloruskanal (Stiel des Pilzes oder des Regenschirmes). Man unterscheidet einen zeitweiligen von einem dauernden Prolaps.

Eine kritische Würdigung des Problems ist ohne Berücksichtigung der anatomischen Formen der Pylorus-Bulbusregion, ihrer funktionellen Formveränderungen und der durch die Topographie sowie der durch die Projektion bedingten Abwandlungen nicht möglich. Berücksichtigt man ferner die erhebliche Verschieblichkeit der Schleimhaut am Präparat, die, von SCOTT an 100 Präparaten geprüft, normalerweise zwischen 2,5 und 3,8 cm schwankt, so erscheint in jedem Fall eine sorgfältige Analyse, die Bewegungs- und Funktionsstudien einschließt, notwendig zu sein.

L. G. COLE hat 1928 eine Arbeit über Bewegungsphänomene am Magen veröffentlicht, die von ganz wesentlicher Bedeutung für das anstehende Problem ist; allem Anschein nach aber wurde die Arbeit nicht genügend beachtet. COLE unterscheidet die Pylorusklappe und den Pyloruskanal. Die Verdickung der Magenwand, die der Chirurg und der Pathologe am Pylorus fühlen, ist nicht der Pylorussphincter, sondern der Pyloruskanal. Die Pylorusklappe hat keinen Anteil an der eigentlichen Muskelschicht. Sie ist lediglich eine Falte, die nur Mucosa, Muscularis mucosae und eine Kernschicht von der Submucosa enthält. Man hat zu unterscheiden zwischen der Pylorusklappe und dem sich unter der Entleerungsfunktion bildenden Pyloruskanal. Dieser Pyloruskanal formiert sich während der letzten Phase der gastrischen Systole. Der Pyloruskanal ist von einer dicken, pyloruswärts zunehmenden Ringmuskelschicht umgeben. Er kontrahiert sich in einer konzentrischen, nicht fortschreitenden Art. Im Augenblick der maximalen Kontraktion des Pyloruskanals wird die proximale Region des Bulbus (die Recessusgegend) magenwärts gezogen (Längsmuskelschicht). Die proximale Oberfläche der Klappe, dem distalen Ende des Pyloruskanals benachbart, ist während der Kontraktion nicht zu erkennen. Erst im Augenblick der Erschlaffung tritt die Pylorusklappe deutlich als Grenze hervor. Aus den von COLE beigegebenen Abbildungen ist zu unterscheiden einerseits zwischen der Bildung des Pyloruskanals, einer Kontraktionsphase der breiten Ringmuskelschicht mit autoplastischer Umformung der Pylorusklappe und ihrer Einbeziehung in den Kanal und andererseits zwischen dem selbständigen Auftreten der Pylorusklappe, die dann als Grenze zwischen der Bulbusbasis und dem weiten, erschlafften Kanalgebiet in Erscheinung tritt. Auch KEET betont, daß es am Schluß der Magenaustreibung zu einer zirkulären Kontraktion des präpylorischen Abschnitts kommt; erst dann kann man von einem Pyloruskanal sprechen. Im Erschlaffungszustand dagegen schwindet der Kanal. Im ersten Fall muß ein langer, im zweiten Fall — wenn nur die Pylorusklappe die Grenze bildet — ein kurzer Kanal erscheinen. Die Ausbildung des Pyloruskanals und die in Abhängigkeit davon sich umformende Bulbusbasis läßt sich leicht durch röntgenkinematographische Darstellung dieser Gegend demonstrieren. JANKER hat 1953, ohne allerdings zu dem entstehenden Problem Stellung zu nehmen, instruktive röntgenkinematographische Studien der Pylorusgegend publiziert, die in gleicher Weise wie die hier vorgelegten Serienaufnahmen den funktionellen Umbau dieser Region zeigen. Die Serienaufnahmen gestatten unter Ausnutzung der jeweils notwendigen Kompression eine Einbeziehung des Reliefstudiums unter der Funktion. BERNSTEIN hat diesen den Pyloruskanal bildenden Muskel mit dem aboralen Schleimhautüberzug als Portio duodenalis ventriculi bezeichnet, wodurch die Prominenz dieser den Verschluß bewirkenden Muskelmasse in das Lumen des Bulbus treffend charakterisiert wird. Ob dieser portioartige Muskelwulst eine pilzförmige Kontrastmittelaussparung der Bulbusbasis und damit ein Bild des Prolapses hervorruft, hängt von verschiedenen Faktoren ab; Faktoren, die einerseits vom pyloralen Teil des Magens, andererseits vom Bulbus selbst und schließlich nicht zuletzt von den Projektionsbedingungen und der Topographie bestimmt werden.

Die Abb. 205 a, b, d zeigen die Basisfläche des Bulbus noch annähernd gerade, leicht bogig, in etwa parallel zu der gegenüberliegenden Kontur des diastolischen Antrum. Auf den Abb. 205c, e und f ist eine systolische Antrumphase dargestellt. Die seitlichen basalen Bulbuskonturen erscheinen jetzt magenwärts herangezogen. Die untere Abschlußlinie des Bulbus, die auf den ersten vier Aufnahmen nur leicht bogenförmig verläuft, erscheint infolgedessen jetzt halbkreisförmig. In der Mitte der Bulbusbasis tritt jetzt angedeutet eine Pilzform auf.

Die Abb. 206a zeigt eine wellige, arkadenartige Kontur an der Bulbusbasis, entsprechend der Breite der Bulbusfalten, Abb. 206b die beginnende Bulbuskontraktion. Die Bulbusbasis hebt sich unter Schrägstellung, die Arkadenkontur verschwindet dabei.

Die Abb. 207b zeigt einen Bulbus im erschlafften Zustand und einen kontrahierten Pyloruskanal. Im Zentrum der Bulbusbasis, als Ausstrahlung des Pyloruskanals, findet sich eine flache, zungenförmige Kontrastmittelaussparung. Die beiden Bilder (Abb. 207a, c)

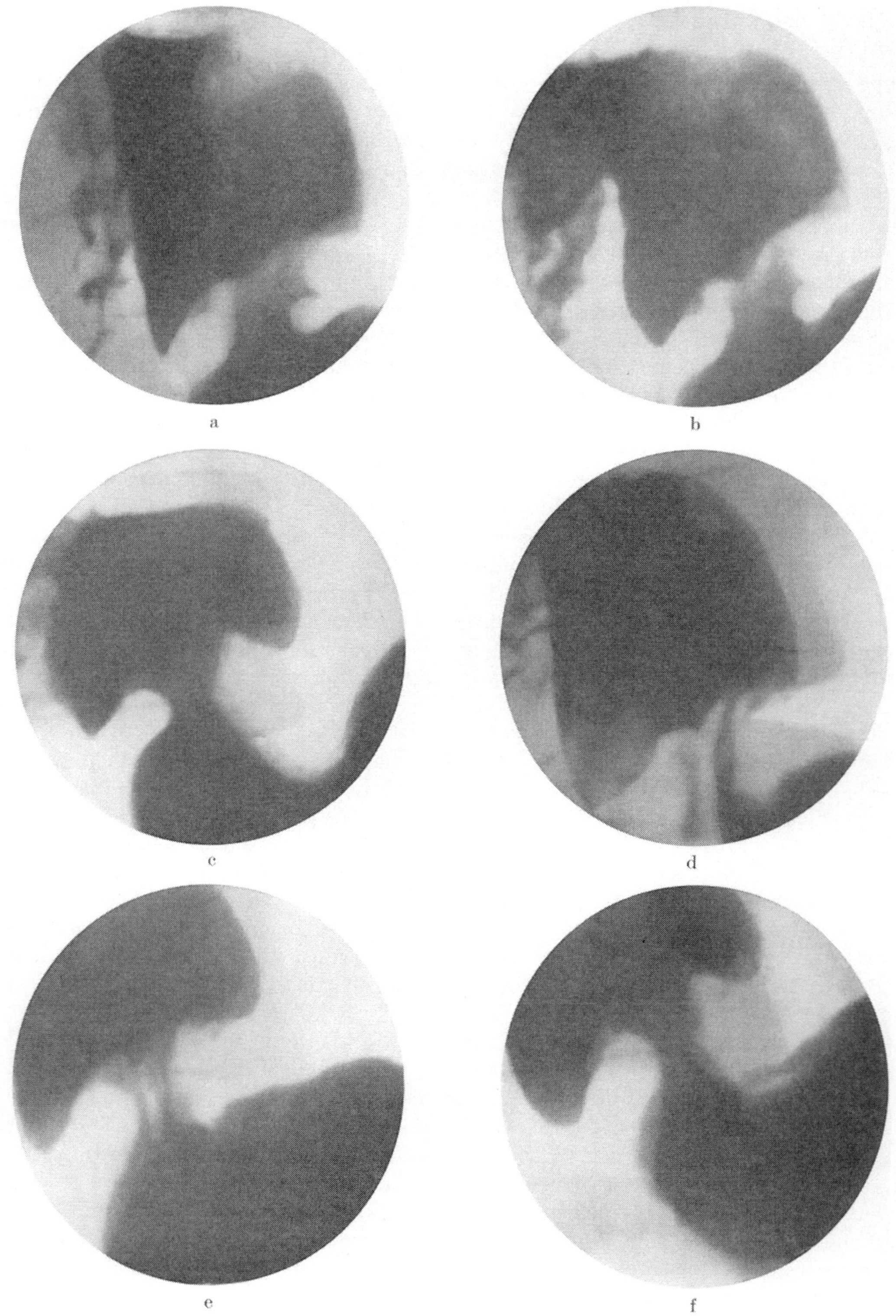

Abb. 205a—f. Rö.Nr. 13529/59, ♀, 30 J. Normaler Bulbus. Funktionelle Stellungs- und Formänderung der Bulbusbasis (s. Text!)

lassen die beginnende Bulbuskontraktion bei diastolischer Stellung des Antrum erkennen; die Bulbusbasis hebt sich aboral schräg an; die kleine portioartige zentrale

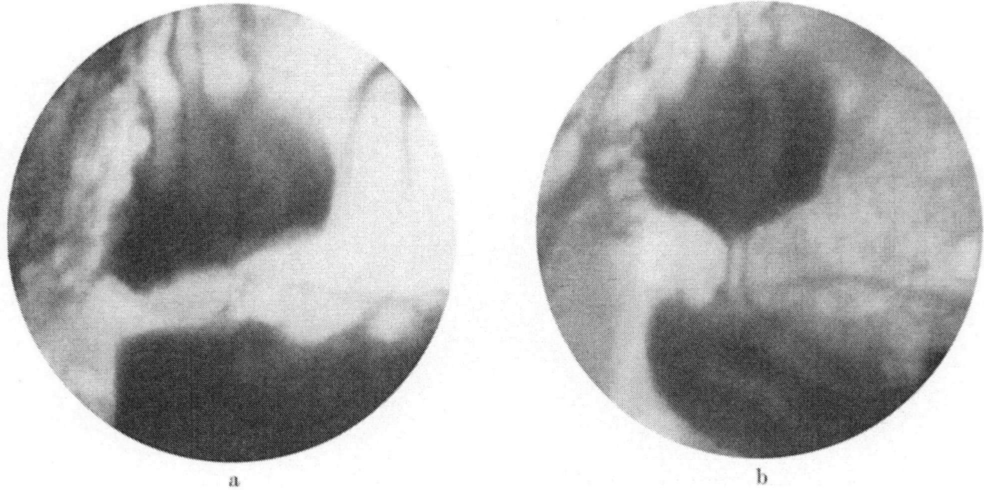

Abb. 206 a u. b. Rö.Nr. 14379/59, ♂, 65 J. Normaler Bulbus in diastolischer und beginnender systolischer Stellung der Bulbusbasis. In der diastolischen Phase geradlinige Bulbusbasis mit arkadenartiger Konturierung, entsprechend der Breite der Bulbusfalten. Bei beginnender Bulbuskontraktion schräge, ypsilonförmige Stellung der Bulbusbasis. Schwund der arkadenartigen, kleinbogigen Konturierung

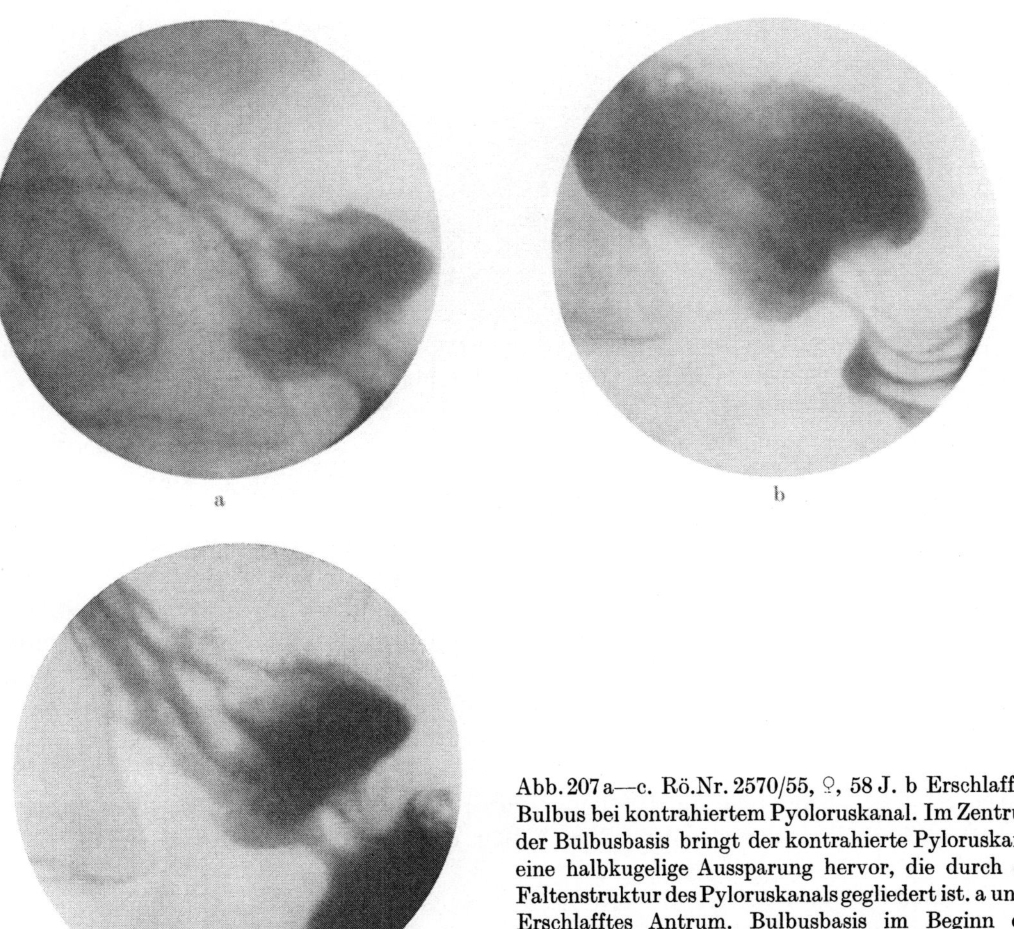

Abb. 207 a—c. Rö.Nr. 2570/55, ♀, 58 J. b Erschlaffter Bulbus bei kontrahiertem Pyloruskanal. Im Zentrum der Bulbusbasis bringt der kontrahierte Pyloruskanal eine halbkugelige Aussparung hervor, die durch die Faltenstruktur des Pyloruskanals gegliedert ist. a und c Erschlafftes Antrum. Bulbusbasis im Beginn der Kontraktion mit beginnender ypsilonförmiger Schrägstellung der Basisfläche, Verschwinden der zentralen Pyloruskanalaussparung

Aussparung verschwindet. Es scheint aus diesen Beispielen hervorzugehen, daß bei der Deutung die Funktion des Pyloruskanals zusammen mit der Bulbusfunktion und unter Berücksichtigung der vom Magen auf den Bulbus übergehenden Längsmuskelschicht gesehen werden muß. Bildet sich der Pyloruskanal aus, dann tritt bei gleichzeitiger Erschlaffung des Bulbus die portioartige Aussparung an der Bulbusbasis auf. Die basale Begrenzung des Bulbus wird halbkreisförmig konkav, die Konturen der Bulbusbasis können arkadenartig erscheinen. Kontrahiert sich der Bulbus, dann hebt sich die Basis schräg ansteigend aboralwärts, der Portiowulst tritt bildmäßig zurück, es sei denn, er behält einen zarten Breibeschlag, wie die Abb. 208a zeigt. Man erkennt bei maximaler Kontraktion den Pyloruskanal, der sich portioartig darstellt. Die Größe derartiger pilzförmiger Aussparungen ist dabei nicht zuletzt abhängig von der Muskel-

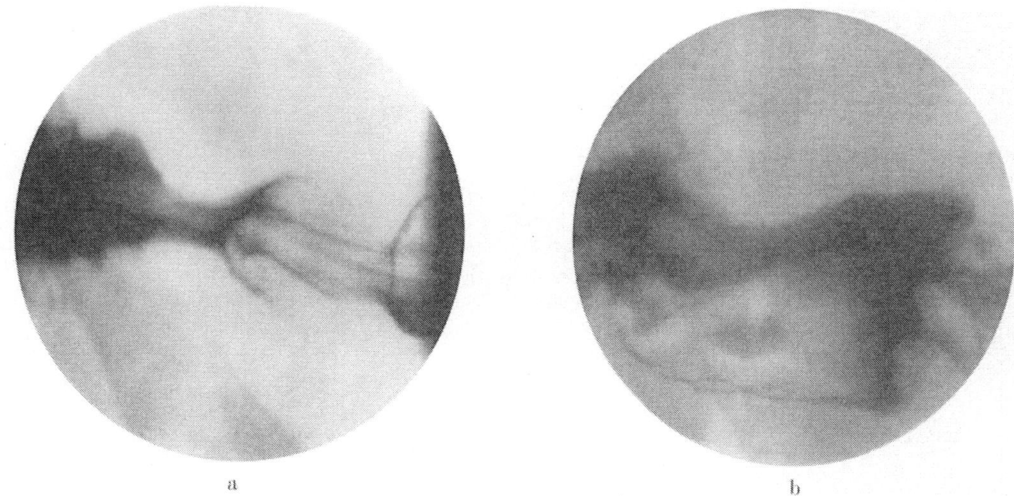

Abb. 208a u. b. Rö.Nr. 13501/57, ♂, 46 J. Maximale Kontraktion des Bulbus und des Pyloruskanals. Durch den zarten Breibeschlag bleibt von der Bulbusbasis nur der zentrale Teil, die portioartig vorgetriebene Ausflußbahn des Pyloruskanals sichtbar (a). Diastolische Phase (b)

masse und der Dicke der Schleimhaut. Es ist zu erwarten, daß bei einer Muskelhypertrophie und bei entzündlichen Schleimhautschwellungen große, die Bulbusbasis mehr oder weniger einnehmende Füllungsdefekte entstehen können.

Die Abb. 209a—f zeigen die Verhältnisse bei einer hochgradigen Schleimhautwulstung. In der Ruhephase zeigt der Bulbus die typische Form, die Basis ist eine ebene Fläche. Der Pyloruskanal ist kurz, durch die „Pylorusklappe" geschlossen (Abb. 209d). Die beginnende Systole des Antrums zeigt die Abb. 209f, die Bulbusbasis wölbt sich vor. Die Abb. 209c und e zeigen die zunehmende Antrumkontraktion bis zur vollen Ausbildung des Pylorus-Antrumkanals. Die Bulbusbasis wölbt sich weiter vor, dadurch entsteht eine pilzartige Aussparung an der Bulbusbasis mit arkadenartigen Konturen, sie entsprechen den Antrumfalten, die noch auf die Bulbusbasis übergehen (kein Prolaps). Die beginnende Systole des Bulbus zeigen die Abb. 209b und a. Die große pilzförmige Aussparung der Bulbusbasis schwindet. Die Basis erscheint anfangs als ebene Fläche, dann heben sich die Randbezirke der Bulbusbasis an, so daß zusammen mit der Pyloruslinie sich eine ypsilonförmige (Y) Figur ergibt.

Die Abb. 210 zeigt das Auftreten des pilzartigen Basisdefektes in Abhängigkeit von der Ausbildung des Pyloruskanals bei einem deformierten Bulbus nach einem Ulcus duodeni.

K. Pohland weist darauf hin, daß die stärker ausgebildete Portio duodenalis ventriculi eine besonders große Rolle bei mehr horizontalem Verlauf der Bulbuslängsachse für die Darstellung der pilzförmigen Aussparung spielt. Werden bei solchen meist pyknischen Patienten Aufnahmen in Bauchlage gemacht, so findet sich nicht selten eine zentrale

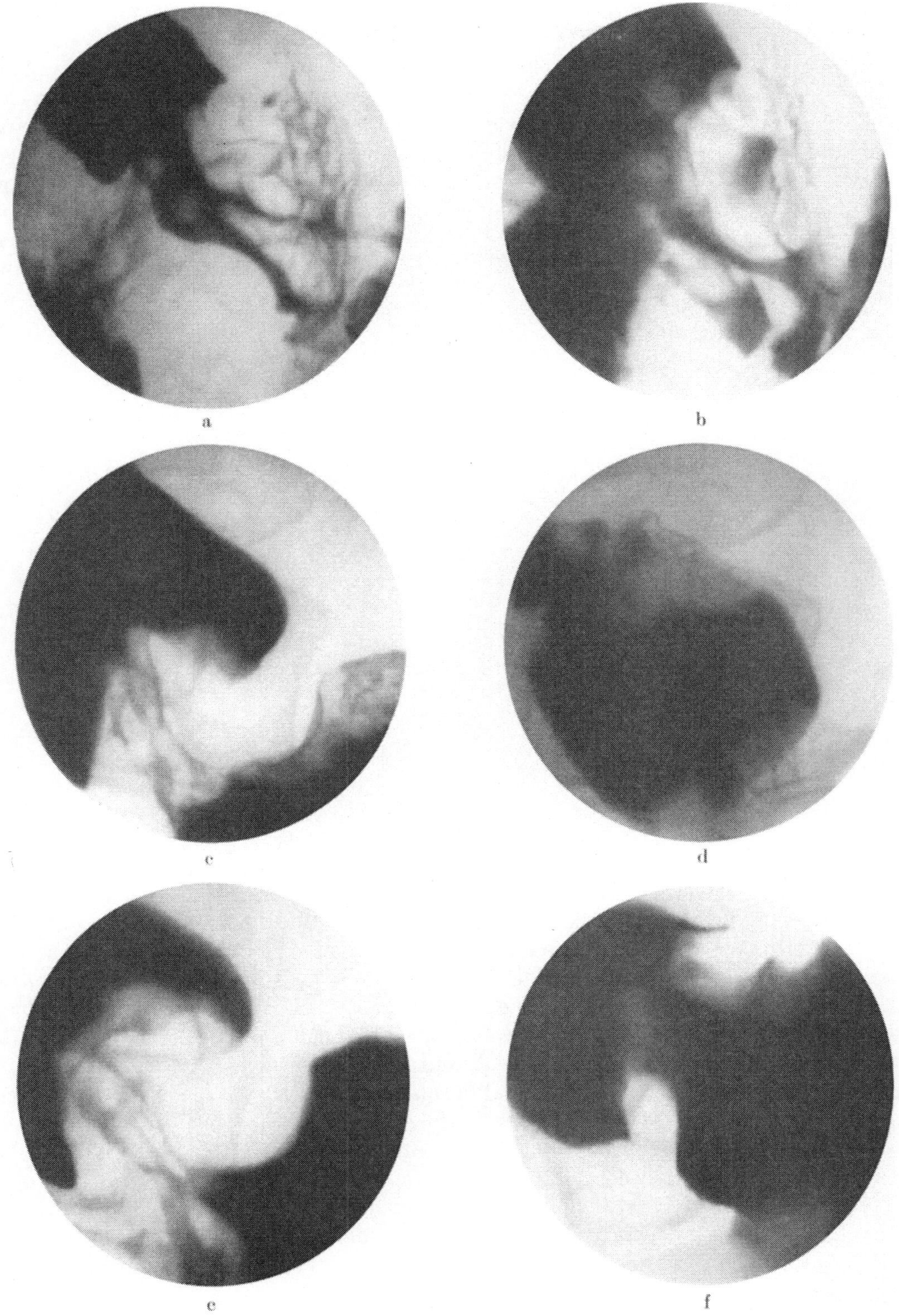

Abb. 209a—f. Rö.Nr. 11888/59, ♀, 61 J. Funktionsbilder der Bulbusbasis und des Pyloruskanals bei starker Schleimhautschwellung. d Ruhephase des Bulbus. Die Pylorusgrenze ist jetzt durch die Pylorusklappe gegeben. f Beginnende Systole des Antrum. c und e Volle Ausbildung des Pyloruskanals, dabei pilzartige Aussparungen an der Bulbusbasis mit arkadenartigen Konturen (kein Prolaps). a und b Beginnende Systole des Bulbus. Die große pilzförmige Aussparung schwindet; man erkennt an der Bulbusbasis jetzt arkadenartige Strukturen; sie entsprechen den verbreiterten Schleimhautfalten der Bulbusbasis. Bei der Entleerungsphase hebt sich die Recessusregion der Bulbusbasis unter allseitiger Verkleinerung des Bulbus

Aufhellung innerhalb des Bulbusumrisses. K. POHLAND hat auch darauf hingewiesen, daß bei stehenden Patienten, unter Kompression der Muskelmasse des Pylorus gegen die schiefstehende Bulbusbasis der gleiche bildmäßige Eindruck hervorgerufen werden kann.

Das unter den Röntgensymptomen der pilzförmigen oder regenschirmartigen Aussparung an der Bulbusbasis beschriebene Krankheitsbild des Magenschleimhautprolapses hat keine allgemeine Anerkennung gefunden. Geht man davon aus, daß die Magenschleimhaut gegen die Submucosa verschieblich ist und autoplastische Umformungen gegeben sind, so wird man unter besonderen Bedingungen eine Verschiebung der Schleimhaut mit krankhaften Folgen nicht völlig ablehnen können. Am Beispiel des prolabierten Polypen ließe sich das nachweisen. Die Frage, die jedoch hier entschieden werden müßte, geht aber primär um das anatomische Substrat der pilzförmigen Basisaussparung. Die funktionellen Umformungen des Pyloruskanals, der Pylorusklappe zusammen mit den

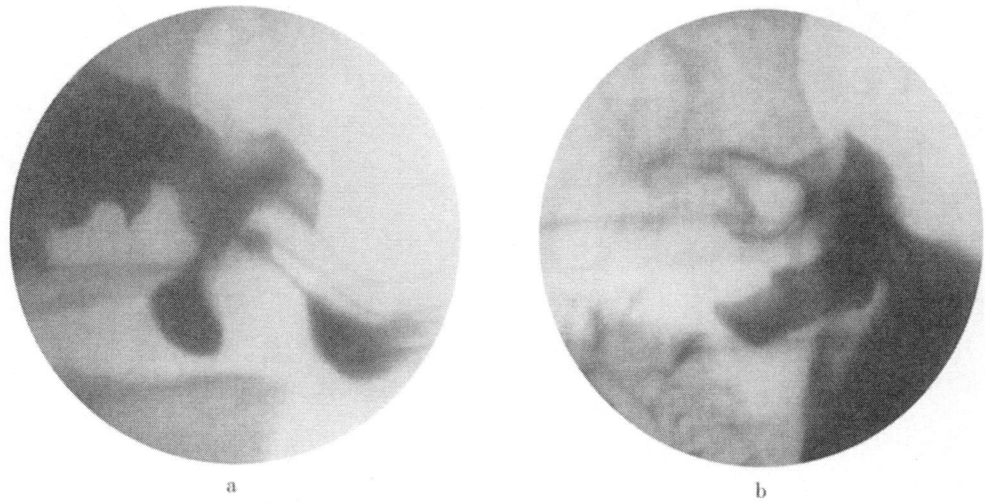

Abb. 210a u. b. Rö.Nr. 7985/55, ♂, 64 J. Auftreten des Bulbusbasisdefektes mit Abhängigkeit von der Funktion des Pyloruskanals bei einem deformierten Bulbus (kein Prolaps)

der Formveränderungen des Bulbus machen es in höchstem Grade wahrscheinlich, daß in überwiegenden Mehrzahl der Fälle nicht ein Mucosavorfall das bekannte Röntgenbild erzeugt. Nach GIMES beweisen Untersuchungen nach Morphingaben klar, daß es falsch ist, den Schleimhautprolaps als selbständiges Krankheitsbild zu bezeichnen. Nach W. SCHRÖDER können die Befunde — unabhängig davon, ob man an einen Prolaps glaubt oder nicht — meistens dahingehend ausgewertet werden, daß erhebliche entzündliche Schleimhautschwellungen im Antrum, Pylorus und Bulbus vorhanden sind. Man wird dabei nicht übersehen dürfen, daß auch die den Kanal formierende Muskulatur schon in ihren physiologischen Varianten, besonders aber auch infolge von Hypertrophien angeborener oder erworbener Art eine erhebliche Bedeutung beim Zustandekommen des Bildes haben können. Eine große Anzahl der irrtümlicherweise im Schrifttum als Schleimhautprolaps aufgeführten Fälle sind Pylorushypertrophien, bei denen unter kräftigen peristaltischen Kontraktionen die präpylorische Gegend sich kolbenartig in die Bulbusbasis eindrückt (SCHRADE; PRÉVÔT). GIL und VISCAINO haben kürzlich Vergleichsuntersuchungen beim stehenden und liegenden Patienten durchgeführt. Sie erachten es für erwiesen, daß durch Kompression und Lagerung, durch Schleimhautschwellung und einen rigiden Pylorus auf den Aufnahmen der gastroduodenale Schleimhautprolaps vorgetäuscht werden kann, aber nicht den anatomischen Verhältnissen entspricht. Man spricht dabei von einem Pseudoprolaps, ein Ausdruck, der keine innere Berechtigung hat und daher besser vermieden werden sollte. PRÉVÔT fordert, daß Schleimhautprolapse prinzipiell in einem überdrehten schrägen Durchmesser dargestellt werden, also in einer Projektion, in der eine Täuschung durch Aufsicht auf die Bulbusbasis ausgeschlossen ist.

Schon die Tatsache der physiologischen Verschieblichkeit der Mucosa, außerdem der Befund des Überganges normaler Schleimhautfalten aus dem Pyloruskanal über die Bulbusbasis zu den Seitenwänden des Bulbus, die Autoplastik der Mucosa und die Stellungsänderung der Pylorusklappe lassen eine exakte Definierung, was als Prolaps zu gelten hat, nur schwerlich zu. Das Symptom einer pilzartigen Aussparung der Bulbusbasis kann als Beweis nicht anerkannt werden. Das gleiche gilt auch von einem Symptom, das FRIK beschrieben hat (Abb. 211); es läßt nach K. POHLAND auch andere Deutungen und Möglichkeiten zu. Das Zeichen läßt sich vielfach beim prolabierten Magenpolypen nachweisen (Abb. 145). Es ist daher zum mindesten kein eindeutiges Symptom für einen Schleimhautprolaps. Da jedoch beim vorgefallenen Magenpolypen und beim Schleimhautprolaps ähnliche topographische Verhältnisse denkbar sind, möchten wir dem Symptom eine gewisse Bedeutung bei der Frage des Schleimhautprolapses zuerkennen. Berücksichtigt man ferner,

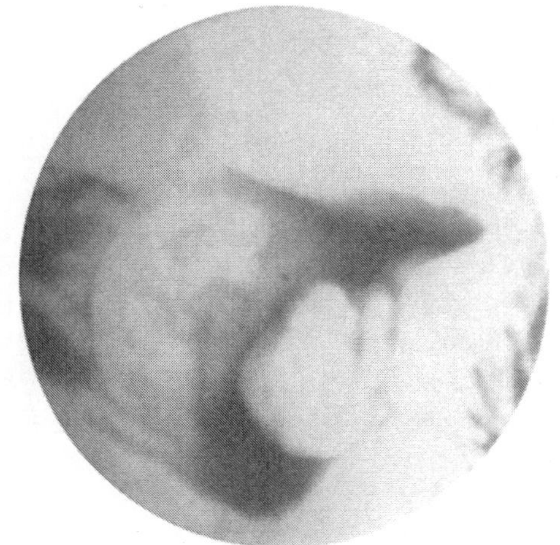
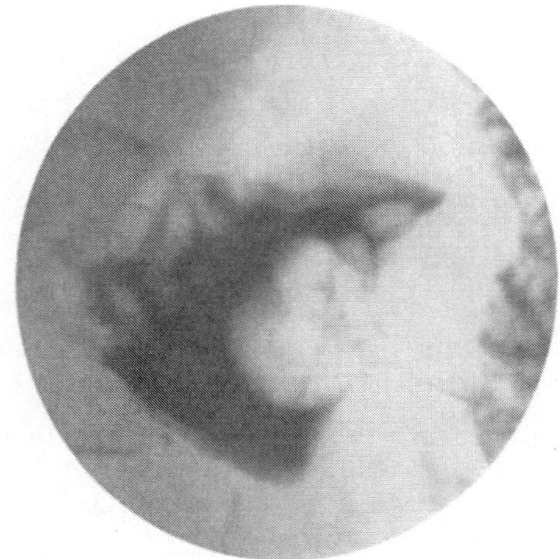

Abb. 211. Rö.Nr. 20185/51. Prolabierter Magenpolyp. Sichelförmiger Kontrastmittelschatten bis zum Pyloruskanal

daß kein markantes klinisches Krankheitsbild vorliegt, so wird man sich zweckmäßigerweise auf die Beschreibung der Symptome beschränken und auf die Diagnose „Schleimhautprolaps" verzichten.

7. Seltene Magenerkrankungen

a) Magenlues

Im Mittelalter war die Lehre von der Viscerallues bekannt. Die Grundlage der Kenntnisse ihrer Anatomie und Histologie haben VIRCHOW und WAGNER geschaffen. FAUVEL beschrieb als erster 1858 eine auf dem Sektionstisch gefundene Magenlues. Es wurden die hyperplastische Verdickung der Magenwand und die Ulcerationen genannt. KLEBS und CORNIL publizierten histologisch gesicherte Fälle von Magenlues. Man unterschied nach der Symptomatik: Geschwüre, Tumoren und Pylorusstenosen.

Nach pathologisch-anatomischen Gesichtspunkten unterscheidet man

1. Gummen und gummöse Ulcera;
2. diffuse fibröse Hyperplasien.

Die seltene Erkrankung — weniger als 0,1% der mit Syphilis behafteten Patienten — beginnt meist in der Submucosa und greift von hier auf die Mucosa und Muscularis über (MITCHELL; C. H. GEORG). Es stellen sich buckel- oder plattenförmige Erhabenheiten (Plaques) von Linsen- bis Handflächengröße dar. Die Erhebung über das Schleimhautniveau kann 1 cm betragen. Die Entwicklung des Prozesses geht in zwei Richtungen: die fibröse Umwandlung und der nekrotisch fettige Zerfall. Überwiegt die Fibrose, dann kommt es zu narbigen Verformungen und Schrumpfungen, die unter dem Bild der Linitis plastica (s. später) verlaufen können (NAVA). Nach GOTTLIEB, BERANBAUM und WEINER trifft man röntgenologisch in 70% der Fälle zapfenartige, an ein Carcinom erinnernde Einengungen des Antrum, in 22% Sanduhrmägen und in 8% eine diffuse Infiltration.

Auf dem Plateau eines größeren Gumma kann die Geschwürsbildung an mehreren Stellen auftreten. Im Gegensatz zum Magengeschwür mit den terrassenförmig absteigenden Rändern hat das gummöse Geschwür meist wallartig verdickte, überhängende Ränder. Die Kombination von mehreren Ulcerationen mit umschriebenen Erhabenheiten und starren, infiltrierten Bezirken, bei einer Diskrepanz zwischen dem röntgenologischen Magenbefund und dem guten Allgemeinbefinden, kann richtungsweisend sein.

Wichtig ist die positive Wassermannsche Reaktion und der Rückgang auf antiluetische Behandlung. Durch die diffuse, fibröse Hyperplasie kann die Magenwand eine Dicke von 2—3 cm erreichen. Mit dem Fortschreiten der fibrösen Umwandlung tritt eine sklerotische Schrumpfung des Magens mit Verkleinerung des Lumens auf.

b) Magentuberkulose

Die Magentuberkulose ist im Gegensatz zur Darmtuberkulose sehr selten. Immerhin ist in 1—2% der Fälle, die an Tuberkulose sterben, mit einer Magentuberkulose zu rechnen. Kinder werden häufiger befallen als Erwachsene. Bei Männern soll die Erkrankung doppelt so häufig sein wie bei Frauen (BINDER).

Von den vier Formen der Magentuberkulose entzieht sich die miliare Form der röntgenologischen Darstellung; es sei denn, es treten größere, warzige Knötchen auf (MELCHIOR; KELLER). Der Solitärtuberkel, die ulceröse und die pseudoneoplastische Form machen grob formale Veränderungen, die röntgenologisch nachweisbar sind. Spezielle Röntgensymptome sind nicht bekannt. H. SCHLESINGER hat 1914 über einen von HAUDEK untersuchten Fall berichtet, bei dem es durch rings um den Pylorus sitzende tuberkulöse Abscesse zu einer Pylorusstenose gekommen war. Das präpylorische Gebiet wird von der Tuberkulose bevorzugt (RENANDER; R. HÖFER; HALBEIS). Auch im übrigen Magen können sich bei Geschwüren Stenosen ausbilden mit dem bekannten Bild des Sanduhrmagens (BIERNATH; POHL). Das tuberkulöse Geschwür ist relativ flach, die wulstigen Ränder sind unterminiert; hierin und auch in dem multiplen Auftreten verhalten sich die tuberkulösen Geschwüre wie die Geschwüre bei der Lymphogranulomatose. Bis zu handtellergroße, flache, aber auch penetrierende Geschwüre wurden beobachtet (BAETZNER; FLACHSMANN-DUTTWILER). Auch die große Curvatur wird bevorzugt befallen. In all diesen Symptomen kann ein gewisser differentialdiagnostischer Hinweis liegen. Für den Solitärtuberkel im Bulbus duodeni wurde das Symptom des Ringgrabens angegeben (s. dort). Im Magen ist dieses Symptom bisher nicht bestätigt worden.

Die hypertrophischen bzw. pseudoneoplastischen Formen sind schwerwiegender in ihren Folgen als die Geschwürsformen. Sie breiten sich vorwiegend submukös aus, ahmen nach Ausdehnung und Gestalt maligne Tumoren nach. Das Röntgenbild ähnelt weitgehend dem eines Carcinoms. Oberflächliche Schleimhautzerstörungen lassen sich oft in größerer Ausdehnung nachweisen (POHL). Auch bei den tumorartigen Formen wird ein kaum beeinträchtigter Peristaltikablauf beobachtet (BINDER). Die Füllungsdefekte können über den Pylorus hinausgreifen. Komplikationen durch Blutungen und Perforationen sind selten (RENANDER). Bei Berücksichtigung des klinischen Befundes kann die Vermutungsdiagnose gestellt werden.

c) Magenaktinomykose

Auch die Magenaktinomykose ist äußerst selten. Im Vordergrund stehen große, flächenhafte Wandinfiltrationen, entzündliche Tumoren nach Art von Konglomerattumoren, die sich zusammen mit den betroffenen Nachbarorganen ausbilden. Fistelgänge in Nachbarorgane oder auch in die Bauchdecken können einen Hinweis geben. Sonst herrscht das Bild des großen, mit der Umgebung verwachsenen Tumors vor. Der häufigste

Sitz ist das präpylorische Gebiet. SCHMIDT beschreibt einen Fall, bei dem sich ein großer Füllungsdefekt an der großen Curvatur im Antrum fand. Die Schleimhaut war, wie auch das Resektionspräparat zeigte, unversehrt. Der Patient war unter der Diagnose eines Carcinoms zur Operation gekommen. Der erste Beitrag zu diesem Thema stammt aus dem Jahre 1920 von SCHINZ. Auch hier fand sich ein großer, zackig begrenzter Füllungsdefekt an der großen Curvatur. Es wurde ein Magencarcinom angenommen. Das bei der Operation gewonnene Präparat zeigt eine faustgroße, derbe Masse zwischen Magen und Colon, die makroskopisch weder den Magen noch den Dickdarm infiltriert hatte. Über dieser Masse zog der Magen mit stark ödematöser und gefältelter Schleimhaut hinweg. Auffallend waren noch eine einwandfrei strahlige Narbe und eine tief eingezogene Stelle, die offenbar mit dem Tumor verwachsen war.

d) Sklerodermie des Magens

Veränderungen des Oesophagus sind bei der Sklerodermie häufig. Von GEBAUER und HALTER wurde bei der diffusen Sklerodermie in 13 von 14 Fällen eine Oesophagusbeteiligung nachgewiesen. Erscheinungen am übrigen Verdauungstrakt fand man nicht. Der Befall des Magens gilt als selten. PINKER und BRAUN beschreiben einen Fall circumscripter Sklerodermie, bei dem die Veränderungen am Colon und am Magen nachzuweisen waren, bevor sich Hautveränderungen einstellten. Man wird daher bei schwer oder gar nicht einzuordnenden Magenbefunden auch einmal an die Sklerodermie denken müssen. Die resultierende bindegewebige Induration der Submucosa und der Muscularis bestimmt dabei die Röntgensymptome. Hypotonie, Hypokinese, verzögerte Entleerung gelten als funktionelle, wichtige Zeichen. Die Schleimhautzeichnung bzw. die Reliefzeichnung ist spärlich. Röhrenförmige Einengungen und starre, zackige Konturen im Antrumbereich können das Bild des Magenscirrhus vortäuschen. Differentialdiagnostisch sind alle Krankheiten, die das Bild der Linitis plastica machen können, abzugrenzen.

e) Die Crohnsche Krankheit des Magens

Im Jahre 1932 hatte CROHN einen entzündlich granulomatösen Prozeß unklarer Ätiologie als regionale Enteritis mit bevorzugter Lokalisation in der terminalen Ileumschlinge beschrieben. Inzwischen ist die Literatur, die sich mit dem Befall des Dünndarmes befaßt, mächtig angeschwollen. Die Krankheit befällt aber nicht ausschließlich den Dünndarm. 13 Fälle, bei denen der Magen befallen war, sind bisher bekannt geworden. Zuletzt haben JOHNSON, HOSKINS, TODD und THORBJARNASON über einen Fall bei einem 35jährigen Mann berichtet, der seit mehreren Jahren an Magenbeschwerden litt. Die Röntgenuntersuchung zeigte ein verengtes Antrum, das sich nicht entfalten ließ, mit unregelmäßigen Konturen und vergröbertem Faltenrelief. Da ein Neoplasma — auch gastroskopisch — nicht ausgeschlossen werden konnte, erfolgte eine Magenresektion. Die histologische Untersuchung ergab eine unspezifische ulcerierende Infiltration der gesamten Magenwand im Sinne der Crohnschen Krankheit. Röntgenologisch sind die Veränderungen von einer malignen Infiltration nicht abzugrenzen. Die Diagnose läßt sich vermuten, wenn zusätzlich Zeichen einer Enteritis regionalis des Dünndarmes bestehen.

f) Linitis plastica

Unter dem Begriff der Linitis plastica (BRINTON, 1864) wurde ursprünglich eine entzündliche Magenerkrankung verstanden, die mit starker Verdickung der Magenwände, Einengungen des Lumens und Magenschrumpfung einhergehen sollte. Das Krankheitsbild ist in der Literatur unter den Bezeichnungen Cirrhosis ventriculi hyperplastica, chronisch hypertrophische Sklerose des Magens, einfach entzündlicher Schrumpfmagen, Fibromatosis des Magens, stenosierende Gastritis bekannt. Der Krankheitsprozeß spielt sich vorwiegend in der Submucosa und Muscularis ab; es kommt zur Bildung dicht ineinander verflochtener fibröser Fasern. Durch das schwielige Bindegewebe entsteht eine mächtige

Verbreiterung der Submucosa. Die hypertrophische Muscularis propria wird durch gewuchertes Zwischenbindegewebe aufgeteilt und in Felder zerlegt. Auch die Subserosa kann durch Bindegewebsmassen verdickt sein. Der Prozeß ist häufig im Antrum lokalisiert, kann sich aber über den ganzen Magen ausbreiten. Ist das Antrum ringförmig befallen, resultiert eine Walzenform. Die Gesamtform des Magens erscheint dann feldflaschenförmig.

Spätere Untersucher haben ein einheitliches Krankheitsbild auf entzündlicher Basis in Frage gestellt. Eingehend hat sich auch KONJETZNY mit diesem Problem befaßt. Danach können auch bestimmte Magencarcinome, die KONJETZNY als fibröse Carcinome bezeichnet, das Bild der von BRINTON beschriebenen Linitis plastica machen. Es kann zum örtlichen Untergang der Krebszellen in der Magenwand kommen, so daß die typischen Merkmale des Carcinoms im histologischen Bild zurücktreten. Für die Röntgenologie liegt die Bedeutung darin, daß maligne und benigne Prozesse, die zu einer starken Bindegewebswucherung führen, unter dem Bild der Magenschrumpfung, der Verkleinerung, der Magenstarre, der Linitis plastica, auftreten können. Es werden in erster Linie das schrumpfende Magencarcinom, dann die Magenlues, die Lymphogranulomatose, die Tuberkulose des Magens, das Boecksche Sarkoid und eventuell auch Folgezustände nach Verätzungen und schließlich auch die primäre Amyloidose, die Magenwandphlegmone und die Crohnsche Krankheit in Frage kommen.

g) Magenamyloidose

Die primäre Amyloidose des Magens ist nach COOLEY dadurch charakterisiert, daß vorangehende disponierende Krankheiten fehlen und spezifische Amyloidfärbungen negativ ausfallen. Nach LUBARSCH sind in diesen Fällen die Organe, die gewöhnlich von Amyloid betroffen sind, frei. Weiterhin tritt die Amyloidose dann gewöhnlich auch in Tumorform auf. Bis 1950 waren nur 70 Fälle von primärer Amyloidose bekannt geworden (W. H. HIGGINS und W. H. HIGGINS jr.). Darunter waren 7 Fälle von Magenamyloidose, bei denen die Ablagerungen über geringe Veränderungen der Gefäßwände hinausgingen. COOLEY berichtet über einen Fall, der unter anderem sehr schwere Veränderungen im Antrum aufwies, wodurch ein Carcinom vorgetäuscht wurde. Auf Motilitätsstörungen ohne Wandverdickungen weist COOLEY hin. Die Mucosa zeigt ausgedehnte Atrophien mit Degeneration der Drüsenzellen. Multiple Erosionen mit Hämorrhagien und Geschwüren, ähnlich den üblichen Magengeschwüren, kommen vor.

h) Boecksche Magenerkrankung

Das Boecksche Sarkoid kann das Bild der Linitis plastica hervorrufen (ALLEN, BARTLEN und JEFFERSON; HOCHULI). Aber auch flache Ulcerationen wurden beim Morbus Boeck gesehen (PEARCE und EHRLICH). Trotz des generalisierten Charakters der Krankheit ist der Befall des Magens extrem selten.

i) Die Magenwandphlegmone

Die Magenwandphlegmone kann ebenfalls das Bild der Linitis plastica bieten. Es handelt sich um einen eitrig phlegmonösen Prozeß der Submucosa mit Beteiligung auch der übrigen Wandschichten. Der Prozeß kann von Geschwüren oder geschwürigen Schleimhautveränderungen ([Magentuberkulose (OLSSON), Geschwürsresektion (LINDBLOM)] ausgehen oder, fortgeleitet aus der Nachbbarschaft, auch hämatogen entstehen. Obwohl das Bild unter akuter Dramatik verlaufen kann (ASZTALOS und HORVÁTH), sind schleichende Prozesse die Regel. Der auffallendste Befund ist die Verdickung der Wand, die von der purulenten Infiltration der Submucosa bestimmt wird. Die Verdickung kann das 20fache der ursprünglichen Wanddicke betragen. Auch wenn nur umschriebene Magenregionen befallen sind, so handelt es sich doch immer um große flächenhafte Bezirke. Bevorzugt ist der aborale Magenteil, die Pylorusregion; so können trichterförmige Einengungen im Antrum auftreten (W. Schröder). Ähnliche Bilder sind von der Antrumgastritis bekannt; es besteht keine absolute Wandstarre, aber eine ausgesprochene Rigidität.

Olsson betont die auffallenden Unterschiede in der Ausdehnung und Schwere der Veränderungen in der Submucosa und den tieferen Magenwandschichten gegenüber den Veränderungen in der Mucosa. Das Schleimhautbild zeigt gewöhnlich Zeichen der schweren plastischen Gastritis mit Reliefwulstungen, aber keine unregelmäßige Unterbrechungen wie beim Neoplasma (Buetti und Lonstalot). In anderen Fällen entstehen durch multiple Prozesse rundliche, buckelförmige Aussparungen. Gegenüber dem Carcinom, bei dem ja auch eine starke Wandverdickung außer den Zerstörungen der Schleimhaut auftreten kann, bietet das zwar nach Form und Funktion abgeänderte, aber nicht zerstörte Relief die Möglichkeit der Abgrenzung.

Von der Krankheit werden Männer dreimal häufiger befallen als Frauen (P. C. Guzetta; H. W. Southwich). In seltenen Fällen tritt eine spontane Heilung unter Ausbildung von Granulations- und Narbengewebe ein. Bei starker Ausbildung des Granulationsgewebes an umschriebener Stelle können Scheingeschwülste auftreten.

k) Magenwandemphysem

Gasansammlungen in der Magenwand gehören zu den ganz seltenen Befunden. Es werden unterschieden:

1. die emphysematöse Gastritis,
2. das interstitielle Emphysem,
3. die Pneumatosis cystoides.

Der Ausdruck emphysematöse Gastritis stammt von A. Fraenkel, der 1889 eine durch gasbildende Bakterien entstandene Erkrankung des Magens beschrieb. Es handelte sich um eine phlegmonöse Entzündung der Magenwand. Lumsden hat fünf Fälle zusammengestellt; einer war nach Salzsäurevergiftung aufgetreten. In einem der Fälle konnten Gasblasen röntgenologisch nachgewiesen werden.

Das interstitielle Emphysem kann spontan (Brechakt) bei wandzerstörenden Prozessen (Carcinom) entstehen. Lumsden sah den bariumgefüllten Magen umgeben von Aufhellungslinien, die an der kleinen Curvatur eine Breite bis zu 3 mm und an der großen Curvatur bis zu 9 mm hatten. Das interstitielle Magenemphysem wurde nach Gastroskopien, Oesophagussondierungen (Cancelmo) und beim Anlegen eines Pneumoperitoneums beobachtet (Buetti und Lonstalot).

Bei der Pneumatosis cystoides handelt es sich um gasgefüllte Cysten verschiedener Größe, die einzeln oder in Gruppen am Mesenterialansatz auftreten. Häufig ist eine traubenartige Form (Henry). Der Befund hat keine klinische Bedeutung. Am Dünndarm ist er häufiger als am Magen.

8. Magenverätzung

Durch konzentrierte Ätzgifte entsteht eine hämorrhagische, seröse oder gar phlegmonöse Entzündung der Mucosa und der Submucosa. Auch die tiefen Wandschichten können betroffen sein. Art und Ausmaß des Schadens hängt von dem Gift, der Konzentration, der Menge und von dem momentanen Zustand der Speiseröhre und des Magens ab, wobei der Füllungszustand wesentliche Bedeutung hat.

Zu den Ätzgiften, die eine Koagulation der Eiweißkörper bewirken, gehören die Säuren (Schwefel-, Salpeter-, Salz-, Carbol-, Oxalsäure) und die Schwermetallverbindungen. Ätzgifte, die zur Kolliquation der Eiweißkörper führen, sind Kali- und Natronlaugen.

Der älteste verfügbare Bericht über eine Schwefelsäureverätzung stammt von Robert aus dem Jahre 1828. Bei dem 9 Wochen nach Giftaufnahme Verstorbenen fand man Ulcerationen im Cardiabereich und eine bedeutende Einengung des Pylorus. 1902 berichteten Quénu und Petit über die Narbenstenosen im Pylorusbereich auf Grund von

84 Fällen der älteren französischen Literatur. 1912 hat SICK eine radiologische und klinische Beobachtung bei einer Salzsäureverätzung veröffentlicht.

Laugen und Säuren können verschiedenartige Schäden machen. Wegen der meist hohen Konzentration kommt es infolge des Cardiospasmus vorwiegend zu Verätzungen des Oesophagus. Neutralisation kann durch den sauren Magensaft eintreten. In 10—20 % finden sich auch Antrumschäden (NEVIN, TURNER und GARDNER). Der Röntgenbefund hängt unter anderem auch vom Zeitpunkt der Untersuchung ab. Kurze Zeit nach der Vergiftung steht die mächtige Schwellung der Schleimhaut durch das entzündliche Ödem ganz im Vordergrund. Als Folge der Verätzung entstehen Geschwüre, die, wenn sie zur

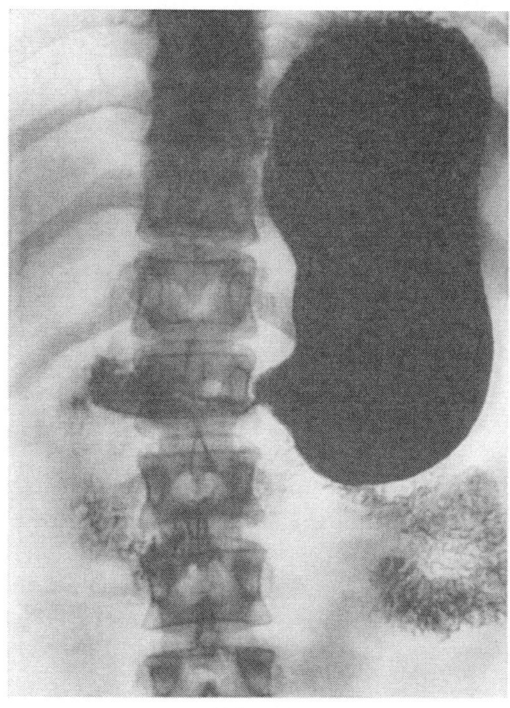

Abb. 212a

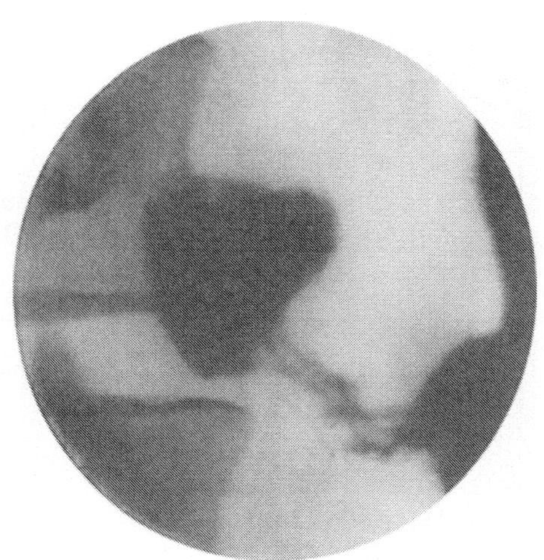

Abb. 212b. Gezielte Aufnahme der Antrumstenose. Fadenförmige Enge, Höckerung des Reliefs

Abb. 212a. Rö.Nr. 44964/40, ♀, 41 J. Antrumstenose nach HCl-Verätzung. Dilatation des Magens

Heilung kommen, deformierende Narben hinterlassen. Darüber hinaus bildet sich fibröses Gewebe, das die Muskulatur ersetzt und zu stärkeren Magenschrumpfungen führt (Abb. 212a, b). MCLANAHAN berichtet über eine Serie von Röntgenuntersuchungen in kürzeren Abständen nach einer Salzsäurevergiftung (60 cm³). Am 5. Tag nach der Vergiftung fand sich eine stärkere Schleimhautschwellung im ganzen Magen. Bereits am 12. Tag sah man eine Einengung des Pylorus-Antrumgebietes, und am 23. Tag einen vollständigen Verschluß des Antrum. $1^1/_2$ Jahre später verstarb der Patient an den Folgen eines Verkehrsunfalles. Das Sektionspräparat zeigte Ätzschäden am Oesophagus, an der kleinen Curvatur des Magens und im Pylorusgebiet. Hier fand sich eine Obliteration. Die Muskulatur war durch fibröses Gewebe ersetzt. Vor und hinter der Stenose war die Schleimhaut atrophisch. Die Stenosierungen, mit denen etwa 6—8 Wochen nach der Verätzung zu rechnen ist, liegen in den allermeisten Fällen im Antrum-Pylorusgebiet. Aber auch Sanduhrmägen können entstehen. Nach G. MATTEO, der 2 Monate nach einer Salzsäureverätzung einen Sanduhrmagen fand, sind derartige Stenosen sehr selten. Unter 150 in der Literatur mitgeteilten Magenverätzungen fanden sich nur 5 Sanduhrmägen. Differentialdiagnostisch muß das Antrumcarcinom (Scirrhus) oder bei stärkeren allgemeinen Schrumpfungen die Magenlues ausgeschlossen werden. Nach Abklingen der akuten Erscheinungen lassen sich keine funktionstüchtigen Schleimhautfalten darstellen. Die spärliche Reliefzeichnung macht einen knittrigen, atrophischen Eindruck. PRÉVÔT, der über eine hochgradige präpylorische Stenose nach Verätzung berichtet, weist auf die Blutungs- und Perforationsgefahr bei Ätzgeschwüren hin, die eine besondere Vorsicht bei der Untersuchung erfordert. Spätperforationen, phlegmonöse Begleitprozesse sind, abgesehen von Schrumpfungen, häufige Komplikationen (PRÉVÔT).

9. Magenvaricen

Bei Einengung der Blutstrombahn im Pfortaderbereich, die zu Stauungen und Abflußbehinderungen des Blutes und portaler Hypertension führen, kommt es zur Umkehr des Blutstromes. Das Geflecht der Magen- und Oesophagusvenen — die Vena gastrica sinistra,

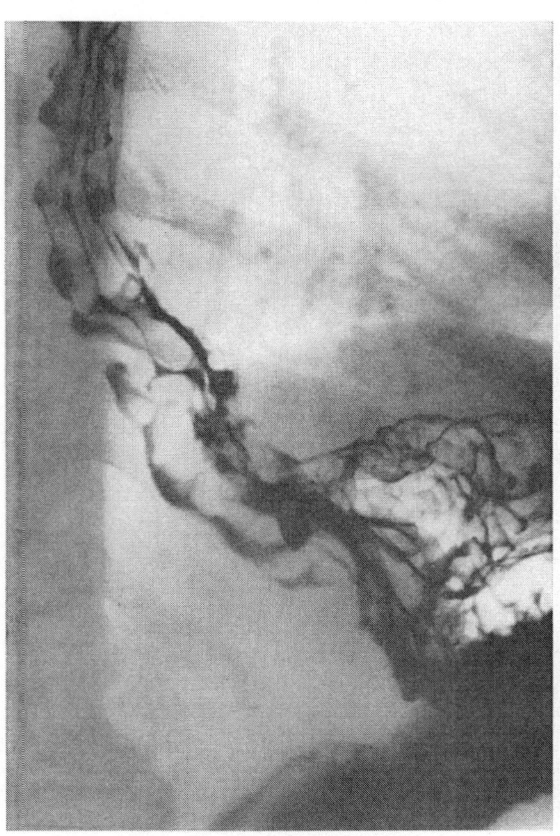

Abb. 213a

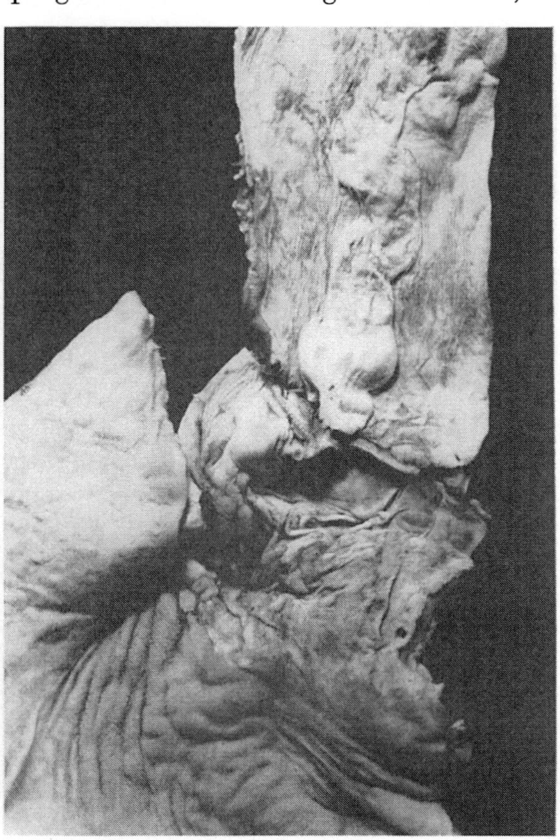

Abb. 213b

Abb. 213a. Rö.Nr. 3540/60, ♂, 59 J. Varicen im Oesophagus und im Cardiabereich des Magens

Abb. 213b. Das entsprechende Sektionspräparat

der Ramus oesophageus der Vena gastrica — ist nicht mehr Abflußgebiet in Richtung zur Vena portae, sondern das in ihnen fließende Blut muß über den perioesophagealen Plexus und die Vena azygos in die Vena cava superior strömen. Bevor das Blut aus der Vena coronaria ventralis, der Vena lienalis, der Vena lienalis polaris superior die perioesophagealen Geflechte erreicht, werden die Venennetze der Cardia und — über die Venae gastricae breves — die Fornixvenen passiert. Die unter Umständen hieraus resultierenden Venenerweiterungen sind für das Oesophagusgeflecht 1928 von WOLF röntgenologisch nachgewiesen worden. Im Bereich der Cardia hat SCHATZKI die Varicen als bandförmige Aufhellungen nachgewiesen. Für die Diagnose der Leberscirrhose war der Befund von Oesophagusvaricen ein gesuchtes und auch häufig erreichbares Symptom. Der Nachweis von Magenvaricen trat demgegenüber ganz in den Hintergrund. Durch Untersuchungen von GÜTGEMANN und PARCHWITZ; J. A. EVANS; BRECKOFF und HERZOG; SCHÄFER; wurden die Varicen der Cardia und der Fornixregion sowohl im Hinblick auf die Haematemesis bei varicenfreiem Oseophagus als auch in differentialdiagnostischer Hinsicht gegenüber dem Ulcus und dem Tumor stärker betont. Die Kombination von Oesophagus- und Magenvaricen ist nicht ungewöhnlich (Evans und Delany). Es sollte sogar erwartet werden, daß die Dilatation der Venengeflechte der oberen Magenregion als Frühsymptom einer Varicosis erscheinen müßte, und bei verbesserter Untersuchungstechnik der Nachweis dieser Varicen leichter erreicht werden könnte. Gütgemann stützt diese Meinung auf Erfahrungen, die operativ bei Scirrhotikern und bei Patienten mit Milzvenenstenosen gewonnen wurden; fast in jedem Fall konnten Magenvaricen nachgewiesen werden. Bei eindeutigen Oesophagusvaricen wurden auch meistens Magenvaricen angetroffen. Bei Magenvaricen erheblichen Umfanges waren häufig nur mäßig stark ausgebildete Oesophagusvaricen vorhanden (Gütgemann). Auch eine isolierte Magenvaricosis, wobei röntgenologisch und operativ bzw. durch Sektion Oesophagusvaricen nicht mehr nachweisbar waren, ist beschrieben worden (Breckoff und Herzog; Schäfer). Unter Umständen müssen cavernöse Haemangiome vom Phlebektasietyp abgegrenzt werden (Cottier), die zu massiven Magenblutungen führen können (s. gutartige Magentumoren). Der Nachweis der Magenvaricen stützt sich auf die gleichen Symptome, die auch für die Oesophagusdiagnostik gelten. Die Abb. 213a zeigt im unteren Oesophagus ein wulstiges Relief, das aus aneinandergereihten, olivenartigen, plumpen Kontrastmittelaussparungen besteht. Die groben Wulstbildungen reichen bis zur Mitte der kleinen Curvatur hinab; betroffen ist dabei die nähere Umgebung der Cardia, das Fornixgebiet ist frei. Das Sektionspräparat bestätigt den Befund der Magen- und Oesophagusvaricen bei einer Leberscirrhose (Abb. 213b).

Das schon wenig geordnete, gyrusähnliche Relief des Fornix erfährt durch die Varicosis eine Vergröberung und Verplumpung, die bis zu erheblichen, vielfach geschlängelten Füllungsdefekten gehen kann. Weichteilschatten von Traubenform können auftreten. Wenn der Zustand des Patienten den Müllerschen Versuch oder den Versuch nach Valsalva gestattet, kann eine Differenzierung zwischen einer Varicosis und einem Tumor gelingen. Differentialdiagnostisch ist besonders die Abgrenzung eines Tumors wichtig. Kontrastmittelansammlungen zwischen den groben Varixknoten können zur Vortäuschung einer Ulcusnische führen (Breckoff). Ein genaues Studium des Randes und der Umgebung wird aber in den meisten Fällen auf den richtigen Weg führen. Verkalkungen nach Art von Phlebektasien sollen vorkommen.

Literatur

Geschichtliche Bemerkungen und Untersuchungstechnik

Alvarez, W. C., and A. Zimmermann: Movements of the stomach. Amer. J. Physiol. **84**, 261 (1928).

Aschoff, L.: Das Relief der Magenschleimhaut und seine Bedeutung für die Lokalisation und Formgebung der Magengeschwüre. Z. angew. Anat. **2**, 222 (1918).

Attinger, E.: Die Röntgenuntersuchung des Bulbus duodeni mittels der Methode der dünnen Schicht. Schweiz. med. Wschr. **1925**, 841.

Bachem, A., u. H. Günther: Bariumsulfat als schattenbildendes Kontrastmittel bei Röntgenuntersuchungen. Z. Röntgenkd. Radiumforsch. **12**, 369 (1910); **13**, 61 (1911).

Bade, P.: Eine neue Methode der Röntgenphotographie des Magens. Dtsch. med. Wschr. **1899**, 627.

Barclay, A. E.: The dangerous art of palpation. Brit. J. Radiol. **31**, 315, u. Acta radiol. (Stockh.) **6**, 135 (1926).

—, and S. Cox: Die Strahlengefährdung des Röntgenologen. Fortschr. Röntgenstr. **38**, 311 (1928).

Bardachzi, F.: Zur Technik der Magenaufblähung. Münch. med. Wschr. **1911**, 620.

Bauer, H.: Wieviel kann uns die Röntgenbreipassage über die Magen-Darmmotilität aussagen? Med. Welt **1938**, 1058.

Bauermeister, W.: 10 Jahre Cytobarium-Praxis. Fortschr. Röntgenstr. **31**, 761 (1923/24).

Bayer, L.: Röntgenologische Beiträge zur Physiologie und Pathologie des Magen-Darmkanals. Fortschr. Röntgenstr. **49**, 547 (1934).

Beaumont, W. B.: Experiments and observations on the gastric juice and the physiology of digestion. Edinburgh: A. Combe 1838 (s. Templeton).

Becher, W.: Zur Anwendung des Röntgenschen Verfahrens in der Medizin. Dtsch. med. Wschr. **1896**, 202, 432.

— Bestimmung der unteren Magengrenze vermittels Röntgendurchleuchtung. Dtsch. med. Wschr. **1901**, 22.

Beek, H. V.: Der diagnostische Wert und die therapeutische Wirkung der Wismutpräparate bei chronischen Eiterungen. Münch. med. Wschr. **1910**, **33**.

Behrend, M.: The danger of inflating the stomach with CO_2 gas; its diagnostic value; report of three cases with autopsies. Medical News (N.Y.) **83**, 1165 (1903).

Bennecke, H., u. K. Hoffmann: Wismutvergiftung infolge stomachaler Verabreichung bei einem drei Wochen alten Kinde. Münch. med. Wschr. **53**, 945 (1906).

Berg, H. H.: Die direkten Symptome des Ulcus duodeni in ihrer klinischen Bedeutung. Ergebn. med. Strahlenforsch. **2**, 249 (1926).

— Röntgenuntersuchung am Innenrelief des Verdauungskanals, 2. Aufl. Leipzig: Georg Thieme 1930.

Berning, H.: Klinisch röntgenologische Untersuchungen über die Magendilatation. Fortschr. Röntgenstr. **73**, 165 (1950).

— Internistische Gesichtspunkte der Lähmung des Magen-Darmkanals. Chirurg **28**, 337 (1957).

— Pathologie und Therapie des Wasser- und Elektrolythaushaltes. Gastroenterologia (Basel) **90**, 149 (1958).

Bernstein, A.: Das Studium der normalen und pathologischen Röntgenperistaltik des Magens mit Hilfe der Polygraphie. Zugleich ein Beitrag zur Frage des Ulcusriegels. Fortschr. Röntgenstr. **39**, 598 (1929).

Bianchi, G.: Examen de la grosse tuberosité. Stereographie et insufflation. Radiol. clin. (Basel) **24**, 24 (1955).

Boas, H., u. M. Levy-Dorn: Zur Diagnostik der Magen- und Darmkrankheiten mittels Röntgenstrahlen. Dtsch. med. Wschr. **1908**, 18, 78.

Böhme, A.: Über Nitritvergiftung nach interner Darreichung von Bismutum subnitricum. Naunyn-Schmiedebergs Arch. exp. Path. Pharmak. **57**, 441 (1907).

Bonte, G., et G. Trimez: Pariétographie gastrique. Arch. Mal. Appar. dig. **42**, 1318 (1953).

Bouwers, A., u. H. J. Oosterkamp: Die Unschärfe einer Röntgenaufnahme. Fortschr. Röntgenstr. **54**, 1 (1936).

Brauner, L.: Über eine Röntgenmethode zur Magenuntersuchung. Berl. klin. Wschr. **29**, 930 (1905).

Breuer, K., K. Krautzun u. H. Vogler: Strahlengefährdung des Röntgenpersonals bei der Durchleuchtungsarbeit. Fortschr. Röntgenstr. **84**, 223 (1956).

Brooks, F. P., L. W. Stevens, E. P. Pendergrass, and F. Bassols: Experimental studies on the motility of the gastric mucosa in dogs. Amer. J. Roentgenol. **59**, 482 (1948).

Bruns, O.: Reflektorische Bauchmuskelerschlaffung bei Füllung des Magen-Darmkanals. Münch. med. Wschr. **1920**, 654.

Büchner, H.: Magen-Kymo-Kassette und Kymo-Zeitschreiber, zwei neue technische Entwicklungen. Röntgen- u. Lab.-Prax. **11**, R 152—R 158 (1958).

Bücker, J.: Erfahrungen mit der Hartstrahltechnik und der Feinfokusröhre. Fortschr. Röntgenstr. **77**, 153 (1952).

— Über die technischen Voraussetzungen und die Feinfokusröhre in der Magendiagnostik. Röntgenstrahlen, Geschichte und Gegenwart, S. 10. Hamburg: C. H. F. Müller 1952.

— Die Bedeutung der Hartstrahltechnik und der Feinfokusröhre. Fortschr. Med. **1953**, 149.

Cannon, W. B.: The motor activities of the stomach and the small intestine. Amer. J. Physiol. **7**, 17, 429 (1906).

Carman, R. D.: A new roentgen-ray sign of ulcerating gastric cancer. J. Amer. med. Ass. **77**, 990 (1921).

Capretti, G., e I. Orlandini: Studio clinico-radiologico sul comportamento della bolla gastrica in relazione di vari stati di acidità. G. Clin. med. **34**, 431 (1953).

Case, J. T.: Die Bedeutung der Stereoröntgenographie, speziell des Verdauungstraktes. Fortschr. Röntgenstr. **18**, 399 (1911/12).

Chérigié, E., et A. Jutras: Le théléradiodiagnostic en pathologie digestive. Ann. Radiol. **4**, 503 (1961).

Cohn, M.: Zur Untersuchung des Magens mit Wismutkapseln. Berl. klin. Wschr. **39**, 1780 (1910).

Cohnhein, P.: Krankheiten des Verdauungskanals. Berlin: S. Karger 1905.

Cole, L. G.: Die Diagnose der bösartigen und gutartigen Magen- und Duodenalläsionen und ihre Unterscheidung durch Serienröntgenaufnahmen. Z. klin. Med. **79**, 371 (1914).

— The living stomach and its motor phenomenon. Acta radiol. (Stockh.) **9**, 533 (1926).

Courmelles, Foveau de: Première radiographie totale de l'estomac par le lait de bismuth, p. 179. Paris: Académie de médicine 1899.

Cramer, H., u. J. Pinke: Zur Kymographie des Magens. Verh. dtsch. Röntgenges. **27**, 18 (1934). Beih. zu Fortschr. Röntgenstr. **50** (1934).

— — Physiologische und pathologische Bewegungsfunktion des Magens im Kymogramm. Fortschr. Röntgenstr. **53**, 634 (1936).

Davis, L. A., P. K. Knoefel, and E. L. Pirkey: Factors influencing the roentgen visualization of the gastric mucosa. Radiology **64**, 29 (1955).

Demuth, F.: Motilitätsprüfungen mit Eiweiß, Fett und Kohlehydraten am kranken Magen. Dtsch. Arch. klin. Med. **137**, 292 (1921).

Dietlen, H.: Beobachtungen über Magenperistaltik. Verh. dtsch. Röntgenges. **7**, 66 (1911).

— Ergebnisse des medizinischen Röntgenverfahrens für die Physiologie des Magens. Ergebn. Physiol. **13**, 44 (1913).

Dinkin, L.: Röntgenuntersuchungsverfahren mit Wasserstoffsuperoxyd. Klin. Wschr. **1927**, 2454.

Doyen, E.: Traitement diagnostical des affections de l'estomac et du duodenum. Paris: Rueff & Cie. 1895.

Duhamel, J., et Cl. Audat: Exploration tomographique de la grosse tubérosité gastrique. J. Radiol. Electrol. **38**, 18 (1957).

Durham, M. W.: Billroth I resection clinical summary of results in 200 cases. Northw. Med. (Seattle) **55**, 1361 (1960).

Dyes, O.: Das Röntgenrelief der Magenschleimhaut. Fortschr. Röntgenstr. **43**, 1 (1931).

Eisler, F., u. R. Lenk: Die Bedeutung der Faltenzeichnung des Magens für die Diagnose des Ulcus ventriculi. Dtsch. med. Wschr. **1921**, 1459.

Elischer, J. v.: Über eine Methode zur Röntgenuntersuchung des Magens. Fortschr. Röntgenstr. **18**, 332 (1911).

Ellenberger, W., u. A. Scheunert: Lehrbuch der vergleichenden Physiologie der Haustiere. Berlin: Paul Parey 1914.

Elze, K.: Über Form und Bau des menschlichen Magens. S.-B. Akad. Wiss. Heidelberg, math.-nat. Kl. 1919, 10. Abh.

Faulhaber, M.: Die Röntgenuntersuchung des Magens. Arch. physikal. Med. med. Techn. **3**, 203; **4**, 3 (1908).

Fauré, C., C. Tavernier et R. Verspyk: Un modificateur de comportement de routine en radiologie gastro-duodenale: le repas baryté glacé. J. Radiol. Electrol. **39**, 216 (1958).
Forssell, G.: Über die auf den Röntgenbildern hervortretenden Formen des menschlichen Magens und die Muskelarchitektur der Magenwand. Verh. dtsch. Röntgenges. 8, 164 (1912).
— Über die Beziehungen der Röntgenbilder des menschlichen Magens zu seinem anatomischen Bau. Fortschr. Röntgenstr. Erg.-Bd. **30**, 1 (1913).
— Beobachtungen über die Autoplastik des Digestionskanals. Fortschr. Röntgenstr. **37**, 393 (1928).
Frerichs: Zit. nach G. Rosenfeld. Zbl. inn. Med. **20**, 1 (1899).
Freude, E., u. W. Ruhmann: Das thermoreflektorische Verhalten von Tonus und Kinetik am Magen. Z. ges. exp. Med. **52**, 338 (1926).
Freund, R.: Eine für Röntgenstrahlen undurchlässige biegsame Sonde. Münch. med. Wschr. **1906**, 29.
— Zur Röntgendiagnostik der Erkrankung des Duodenums. J.kurse ärztl. Fortbild. 8, 40 (1917).
Gebauer, A.: Vergleichende Untersuchungen über Vor- und Nachteile der Aufnahmetechnik mit Spannungen von 85 kV bis 150 kV in der Magen-Darmdiagnostik mit Hilfe der Belichtungsautomatik. Fortschr. Röntgenstr. **89**, 606 (1958).
Geerts, A., P. Lison et E. Lebacq: Intérêt de la pariétographie dans le diagnostic des affections gastriques. Acta gastro-ent. belg. **19**, 185 (1956).
Gianturco, C., and G. A. Miller: Barium in hydrogen peroxide in esophagial and gastric diagnosis. Radiology **65**, 569 (1955).
Glènard, F.: Zit. nach M. Simmonds.
Gocht, H.: Handbuch der Röntgenlehre, 4. Aufl. Stuttgart: Ferdinand Enke 1914.
Goette, K.: Untersuchungen zur Physiologie der Magenmotilität. Dtsch. Arch. klin. Med. **190**, 210 (1943).
Goetze, O.: Die Mechanik des normalen Magens. Fortschr. Röntgenstr. **56**, 255 (1937).
Groedel, F. M.: Über den schädlichen Einfluß des Schnürens auf den Magen. Med. Klin. **1907**, 574.
— Die röntgenologisch nachweisbaren Merkmale der Gastrektasie und der Pyloroptose. Berl. klin. Wschr. **1908**, 742.
— Zur Topographie des normalen Magens. Dtsch. Arch. klin. Med. **90**, 433 (1907).
— Über die Zulässigkeit der Verabreichung großer Wismutdosen. Wien. klin. Wschr. **1908**, 17. Ref. Fortschr. Röntgenstr. **12**, 361 (1907—1908).
— Einige Streitfragen aus der Röntgenologie des Magens. Arch. Verdau.-Kr. **16**, 558 (1910).
— Die Zähnelung der großen Kurvatur des Magens im Röntgenbild. Fortschr. Röntgenstr. **15**, 493 (1917/18).
Gross, G. W., u. A. G. Weyer: Zur chirurgischen Behandlung parenchymatöser Blutungen. Chirurg **25**, 337 (1954).
Grunmach, E.: Über Röntgenstrahlen zur Diagnostik innerer Krankheiten. Berl. klin. Wschr. **1896**, 574.
Günther, H., u. A. Bachem: Bariumsulfat als schattenbildendes Kontrastmittel bei Röntgenuntersuchungen. Z. Röntgenkd. **12**, 369 (1910).
Heeren, J. G.: Temporäre Magendilatation bei Ulcus duodeni. Fortschr. Röntgenstr. **62**, 57 (1940).
Hejgaard, J. J., E. Ratjen u. K. Schulze: Eine objektive Methode zur Bestimmung der Suspensionsstabilität von Bariumsuspensionen. Fortschr. Röntgenstr. **84**, 349 (1956).
Hemmeter, J. C.: Photography of the human stomach by the Roentgen-method, a suggestion. Boston med. surg. J. **134**, 609 (1896).
Hildebrand, H.: Über die Methode, durch Einbringen von schattengebenden Flüssigkeiten Hohlorgane des Körpers im Röntgenogramm sichtbar zu machen. Fortschr. Röntgenstr. **11**, 96 (1907).
Hilpert, F.: Das Pneumorelief des Magens. Fortschr. Röntgenstr. **38**, 80 (1929).
Hoffmann, K.: Röntgenologische Größenbestimmung des Magens. Fortschr. Röntgenstr. **16**, 263 (1910).
Hofmeister, F., u. E. Schütz: Naunyn-Schmiedebergs Arch. exp. Path. Pharmak. **20** (1885). Zit. nach G. Schwarz.
Holthusen, H.: Diskussionsbemerkungen. Verh. dtsch. Röntgen-Ges. **20**, 86 (1929).
Holzknecht, G.: Die Röntgendiagnostik des Magens. Jahreskursus ärztl. Fortbild. 8, 88 (1911).
— Der Distinctor. Fortschr. Röntgenstr. **17**, 170 (1911).
— Zur Röntgendiagnose der Magenatonie. Wien. med. Wschr. **1912**, 1045.
—, u. L. Brauner: Die Grundlagen der radiologischen Untersuchung des Magens. Mitteilung aus dem Labor für radiologische Diagnostik und Therapie im k.k. allg. Krankenhaus in Wien, Bd. 1, S. 1 (1906).
Hunt, J. N., and I. MacDonald: The influence of volume on gastric emptying. J. Physiol. **126**, 459 (1954).
— —, and W. R. Spurrel: The gastric response to pectin meals of high osmotic pressure. J. Physiol. **115**, 185 (1951).
—, and W. R. Spurrel: The pattern of emptying of the human stomach. J. Physiol. **113**, 157 (1951).
Jacobson, G., Cl. J. Berne, H. J. Meyers, and L. Rosoff: The examination of patients with suspected perforated ulcer using a water-soluble contrast medium. Amer. J. Roentgenol. **86**, 37 (1961).
Janker, R.: Die röntgenkinematographische Darstellung der Pylorusgegend und des Bulbus duodeni ohne und mit Bildverstärkung. Fortschr. Röntgenstr. **79**, 104 (1953).
Jolasse, O.: Zur Motilitätsprüfung des Magens durch Röntgenstrahlen. Fortschr. Röntgenstr. **11**, 47 (1907/08).
Jonas, S.: Über Anti-Peristaltik des Magens. Dtsch. med. Wschr. **1906**, 916.
Jungmann, H., and P. Venning: Some data on the normal variation of the stomach observed radiologically. Brit. J. Radiol. **25**, 25 (1952).
— — Radiological investigation of stomach changes following a low auditory stimulus. Brit. J. Radiol. **25**, 202 (1952).
— — Radiological observations of stomach changes accompaying the threat of an injection and further data on the normal variation of peristaltic rate. Brit. J. Radiol. **26**, 93 (1953).
Kadrnka, S.: Beitrag zur Kenntnis der Schleimhautbewegung am Magen bei Fleischverdauung. Fortschr. Röntgenstr. **50**, 43 (1934) (Kongr. Beih. Nr 2).

KAESTLE, C.: Bolus alba und Bismutum subnitricum, eine für die röntgenologische Untersuchung des Magen-Darm-Kanals brauchbare Mischung. Fortschr. Röntgenstr. **11**, 266 (1907).
— Die Wismutverbindungen und ihre Ersatzpräparate in der Röntgenologie des menschlichen Magen-Darmkanals. Münch. med. Wschr. **1909**, 919.
— Vereinfachte Magen-Bio-Röntgenographie. Münch. med. Wschr. **1913**, 326.
— Zur Technik der röntgenoskopischen Magenuntersuchung. Münch. med. Wschr. **1916**, 968.
— Zur vergleichenden Röntgenphysiologie der Magenbewegung. Fortschr. Röntgenstr. **26**, 181 (1918/19).
—, H. RIEDER u. J. ROSENTHAL: Über kinematographisch aufgenommene Röntgenogramme (Bioröntgenographie) der inneren Organe des Menschen. Münch. med. Wschr. **1909**, 280.
KAUFMANN, R., u. R. KIENBÖCK: Über den Rhythmus der Antrumperistaltik des Magens. Münch. med. Wschr. **1911**, 1237.
— — Überschichtung der Speisen im Magen. Med. Klin. **1911**, 1150.
KEET, A. D., and D. G. LE ROUX: Practical possibilities with the radiology of the greater curvature of the stomach. S. Afr. med. J. **1956**, 1097 (engl. Zusammenfassung).
KOBERT, R.: Lehrbuch der Intoxikationen, 11. Aufl. Stuttgart: Ferdinand Enke 1906.
KRÄMER, W.: Verwendung von Netzmitteln in der Magendiagnostik. Fortschr. Röntgenstr. **84**, 740 (1956).
KRAUS, F.: Radiographische Verdauungsstudien. Fortschr. Röntgenstr. **6**, 252 (1903).
KRAUSE, P.: Empfehlung des Bariumsulfates als Kontrastmittel. Verh. Dtsch. Röntgenkongr. 1910, S. 98.
— Kontrastbildende Mittel in der Magen-Darmröntgenologie. Verh. Dtsch. Röntg.-Ges. 1910, 6 (Diskussion).
—, u. TH. SCHILLING: Die röntgenologische Untersuchungsmethode zur Darstellung des Magen-Darmkanals mit besonderer Berücksichtigung der Kontrastmittel. Fortschr. Röntgenstr. **20**, 455 (1913).
KRONBERG, K.: Über Anwendung der X-Strahlen in Verbindung mit Quecksilber zur Diagnose bei Darmstenosen und Fistelgängen. Wien. med. Wschr. **46**, 962 (1896).
LEB, A.: Die Röntgenuntersuchung des resezierten Magens mit Eiweiß- und Fett-Bariumkernen. Fortschr. Röntgenstr. **75**, 106 (1951) (Sonderh.).
LEHNER, H. H., W. MÄRKI u. E. ZIMMER: Über ein neues Bariumkontrastmittel, zugleich ein Beitrag zur Prüfung solcher Substanzen. Gastroenterologia (Basel) **74**, 193 (1948/49).
LESSMANN, F., u. H. TRÜBESTEIN: Niveaubildung im Bulbus. Ärztl. Wschr. **1948**, 361.
LETTERS, K., u. M. GAUL: Neue Untersuchungen zur Charakterisierung von Röntgenkontrastmitteln für Magen und Darm. Fortschr. Röntgenstr. **74**, 229 (1951).
LEVEN, G., u. G. BARRET: Bestimmung der Magengröße mit Hilfe der Röntgenstrahlen. Soc. Biol. **12**, 24 (1903). Ref. Wien. med. Wschr. **1904**, 1588.
— — Radioscopie gastrique, technique speciale et application clinique. Presse méd. **1905**, No 74.
LEVEN, G., u. G. BARRET: Radioscopie gastrique, forme, limite inférieure et mode de remplissage d'estomac. Presse méd. **1906**, No 9. Ref. Fortschr. Röntgenstr. **10**, 259 (1909).
LEVY-DORN, M.: Zum Gebrauch des Bismutum carbonicum bei Magen-Darmuntersuchungen. Verh. Dtsch. Röntg.-Ges. **5**, 152 (1909) (Diskussion).
—, u. O. SILBERBERG: Polygramme zur Magendiagnostik. Verh. dtsch. Kongr. inn. Med., 29. Kongr. 1912, S. 294, Wiesbaden.
LEWIN, L.: Über Wismutvergiftung und einen ungiftigen Ersatz des Wismuts für Röntgenaufnahmen. Münch. med. Wschr. **1909**, 643.
LIDL, H.: Über die röntgenologische Prüfung der Fettaufbereitung im Magen-Darm-Trakt. Fortschr. Röntgenstr. **79**, 70 (1953).
LILJA, B.: Gastric motive function with particular reference to the activity of the conducting system in the stomach. Acta radiol. (Stockh.) **41**, 225 (1954).
— Motor activity of the stomach. Acta radiol. (Stockh.) Suppl. **180**, 3 (1954).
LINDEMANN, E.: Demonstration von Röntgenbildern des normalen und erweiterten Magens. Dtsch. med. Wschr. **1897**, 266.
LOICHINGER, C.: Zur Geschichte der röntgenologischen Magendarmuntersuchung. Fortschr. Röntgenstr. **38**, 1067 (1928).
LUSCHKA, H. V.: Die Lage der Bauchorgane des Menschen. Karlsruhe 1873.
MAGNUS, R.: Die experimentellen Grundlagen der Röntgenuntersuchung des Magen-Darmkanals. Verh. dtsch. Kongr. inn. Med., 29. Kongr. 1912, S. 42, Wiesbaden.
MANNKOPF: Zit. nach G. ROSENFELD. Zbl. inn. Med. **20**, 1 (1899).
MARKOVIC, A., u. F. PERUSSIA: Die Entleerungszeit des Magens in rechter und linker Seitenlage und ihre diagnostische und therapeutische Bedeutung bei Hypermotilität, Pylorusinsuffizienz, Atonie und Pylorusstenose. Med. Klin. **1910**, 542.
MATTERSTOCK: Zit. nach P. KRAUSE u. TH. SCHILLING. Fortschr. Röntgenstr. **20**, 455 (1913).
MEINERT, E.: Über normale und pathologische Lage des menschlichen Magens und ihr Nachweis. Zbl. inn. Med. **12**, 297, 321 (1896).
MENKES, B.: Zur Röntgenanatomie der Magenschleimhaut des Menschen. Fortschr. Röntgenstr. **48**, 17 (1933).
MEYER, H.: Vergiftung durch Bismutum subnitricum und sein Ersatz durch Bismutum carbonicum. Ther. Mh. **22**, 388 (1908).
MEYER, R. R.: Air contrast study of the duodenal bulb, its importance in the diagnosis of duodenal ulcer. Radiology **58**, 393 (1952).
MORGAN, R. H., and R. E. STURM: Roentgen-ray motion pictures by means of screen intensification. Amer. J. Roentgenol. **70**, 136 (1953).
MORITZ, F.: Über die Funktionen des Magens. Münch. med. Wschr. **1895**, 1143.
— Studien über die motorische Tätigkeit des Magens. Z. Biol. **32**, 313 (1895).
MUNK, F.: Zur Geschichte der Röntgendiagnostik des Ulcus ventriculi. Fortschr. Röntgenstr. **71**, 844 (1949).

MUNTEAN, E.: Neue Ergebnisse der Röntgendigestionsprüfung. Fortschr. Röntgenstr. **79**, 329 (1953).

NIEDEN, F.: Kohlensäureaufblähung des Magens zwecks Röntgenuntersuchungen und ihre Gefahren. Dtsch. med. Wschr. **1911**, 1515.

NITSCHKE, D.: Die Polygraphie des Magens und Ösophagus. Röntgen- u. Lab.-Prax. **10**, 75 (1957).

NOWAK, J., u. C. GÜTIG: Nitritvergiftungen durch Bismutum subnitricum. Berl. klin. Wschr. **1908**, 1764.

ODIER: Zit. nach P. KRAUSE u. TH. SCHILLING. Fortschr. Röntgenstr. **20**, 455 (1913).

OPENCHOWSKI, TH. v.: Über die gesamte Innervation des Magens. Dtsch. med. Wschr. **1889**, 717.

OSER, L.: Die Magenausspülung mittels des elastischen Schlauches. Wien. med. Presse **18**, 3 (1877).

— Die Ursache der Magenerweiterung und der Wert der mechanischen Behandlung derselben. Wien. Klin. **7**, 1 (1881).

— Zit. nach G. ROSENFELD. Zbl. inn. Med. **20**, 1 (1899).

OSTERKAMP, W. J., s. unter: TEWES, M. C., T. TOL u. W. J. OSTERKAMP: Die Röntgenbildverstärkerröhre. Fortschr. Röntgenstr., Beih. zu Bd. **76**, 26 (1952).

PALUGUAY, J.: Zur Technik der Darstellung der Cardia und des unteren Oesophagusabschnittes im Röntgenbilde. Med. Klin. **1920**, 1179.

PENZOLDT, F., u. R. STINTZING: Handbuch der Therapie innerer Krankheiten, 3. Aufl., Bd. 4. Jena: Gustav Fischer 1903.

PEYER, W.: Das Bariumsulfat des Handels und seine Verwertbarkeit als schattengebendes Mittel bei Röntgenuntersuchungen. Z. Röntgenkd. **14**, 41 (1912).

PFAHLER, G. E.: The Roentgen-rays as an aid in the diagnosis of carcinoma of the stomach. J. Amer. med. Ass. **52**, No 11 (1909).

PICK, L.: Behandlung des chronischen Magenkatarrhs mit großen Wismutdosen. Berl. klin. Wschr. **30**, 31 (1893).

PIRKEY, E. L.: Double contrast roentgenograms of the stomach. Amer. J. Roentgenol. **62**, 70 (1949).

—, H. D. KERMAN, and E. S. REED: Clinical studies of the use of controlled intragastric pressure for the roentgen-diagnostic of lesions in and about the fundus in the stomach. Amer. J. Roentgenol. **67**, 211 (1952).

PLAATS, G. J. VAN DER: Fluoroscopy with reference to new data on the image amplifier. Ned. T. Geneesk. **1935**, 1056 (engl. Zusammenfassung 1063).

POHLAND, K.: Der Ringrezessus des Bulbus duodeni als Ursache typischer Fehldiagnosen von Ulcusnischen. Fortschr. Röntgenstr. **44**, 425 (1931).

PORCHER, P.: Sur quelques perfectionements techniques en radiologie digestive: tomographie des parois gastriques en double contraste gazeux. Acta gastro-ent. belg. **16**, 15 (1953).

RÁTKOCZI, N.: Neue Grundsteine zur funktionellen Röntgendiagnostik des Magens. Fortschr. Röntgenstr. **53**, 343 (1936); **43**, 22 (1936).

— Die diagnostische Bedeutung des Magentonus. Fortschr. Röntgenstr. **56**, 46 (1937).

REICH, L.: Antrum cardiacum, Incisura cardiaca und Gasblase des Magens. 2. Tagg. österr. Ges. Röntgenkunde. 2. Beih. zu Fortschr. Röntgenstr. **56**, 37 (1937).

REINDELL, H.: Vergleichende Untersuchungen an Magen-Darm-Kontrastmitteln. Fortschr. Röntgenstr. **56**, 653 (1937).

RENDICH, R. A.: The roentgenographic study of the mucosa in normal and pathological states. Amer. J. Roentgenol. **10**, 526 (1923).

RIEDER, H.: Beiträge zur Topographie des Magen-Darmkanals beim lebenden Menschen. Fortschr. Röntgenstr. 8, 141 (1904/05).

— Radiologische Untersuchung des Magen und Darmes beim lebenden Menschen. Münch. klin. Wschr. **1904**, 35.

— Das Röntgenverfahren im Dienste der Pathologie und Therapie des Magen-Darmkanals. Verh. dtsch. Kongr. inn. Med., 29. Kongr. Wiesbaden 1912, S. 17.

—, K. KAESTLE u. J. ROSENTHAL: Über kinematographisch aufgenommene Röntgenogramme (Bioröntgenogramme) innerer Organe des Menschen. Münch. med. Wschr. **1909**, 280.

RÖNTGEN, W. C.: Über eine neue Art von Strahlen. S.-B. phys.-med. Ges. Würzb. **9**, 132 (1895).

ROSENFELD, G.: Die Diagnostik innerer Krankheiten mittels Röntgenstrahlen, zugleich Anleitung zum Gebrauch von Röntgenapparaten. Wiesbaden: J. F. Bergmann 1897.

— Beiträge zur Magendiagnostik. Z. klin. Med. **37**, 81 (1899).

— Klinische Diagnostik der Größe, Form und Lage des Magens. Zbl. inn. Med. **20**, 1 (1899).

— Zur Topographie und Diagnostik des Magens. Münch. med. Wschr. **1900**, 1204.

— Zur Diagnostik des Sanduhrmagens. Zbl. inn. Med. **24**, 177 (1903).

ROSENTHAL, J.: Röntgenologisch beobachtete Magenperforation. Berl. klin. Wschr. **1916**, 945.

ROUX, J. C., et V. BALTHAZARD: Sur les fonctions motrices de l'estomac. Société de biologie 10. et 24. 7. 1897. Arch. Physiol. (Paris) **1898**, 85.

RUFFLIN, J. M., D. H. JOHNSTON, and D. D. CARTER: Clinical picture of pyloric channel ulcer. J. Amer. med. Ass **159**, 668 (1955).

RUMPEL, O.: Die klinische Diagnose der spindelförmigen Speiseröhrenerweiterung. Münch. med. Wschr. **1897**, 420.

SALOMON: Fall von funktionellem Sanduhrmagen. Ges. inn. Medizin u. Kinderklinik, Wien, 21. Febr. 1907.

SCHICKER, A.: Röntgenuntersuchungen über Form und Rhythmus der Magenperistaltik beim Menschen. Dtsch. Arch. klin. Med. **104**, 566 (1911).

SCHILLING, C.: Über die Kymographie des Magens. Fortschr. Röntgenstr. **50**, 31 (1934).

— Magenulcus und Magenmechanismus im Röntgenkymogramm. Fortschr. Röntgenstr. **51**, 29 (1935).

SCHLESINGER, E.: Zur Diagnose der sekretorischen Funktion des Magens mittels des Röntgenverfahrens. Dtsch. med. Wschr. **1019**, 657.

— Die Grundformen des normalen und pathologischen Magens und ihre Entstehung. Berl. klin. Wschr. **1910**, 1977.

SCHMIEDEN, V.: Die Differentialdiagnose zwischen Magengeschwür und Magenkrebs; die pathologische Anatomie dieser Erkrankungen in Beziehung zu ihrer Darstellung im Röntgenbilde. Langenbecks Arch. klin. Chir. **96**, 253 (1911).

—, u. F. HAERTEL: Röntgenuntersuchungen chirurgischer Magenerkrankungen. Berl. klin. Wschr. **1909**, 669, 721, 773.

SCHNEIDER, A.: Vergleichende röntgenologische Untersuchungen über Form und Lage des Magens nach Aufblähung mit Kohlensäure und nach Eingabe der Bariumsulfatmahlzeit mit besonderer Berücksichtigung der Perkussion des aufgeblähten Magens. Fortschr. Röntgenstr. **22**, 330 (1914/15).

SCHOCH, G. A.: Barotrast. Radiol. clin. (Basel) **28**, 304 (1959).

SCHUMM, O., u. A. LOREY: Beitrag zur Frage der Giftwirkung von Bismutum subnitricum und anderen in der Röntgendiagnostik angewandten Bismutpräparaten. Fortschr. Röntgenstr. **15**, 150 (1910).

SCHÜTZE, J.: Was bedeutet im Röntgenbild die Zähnelung der großen Kurvatur? Fortschr. Röntgenstr. **25**, 208 (1917/18).

SCHWARZ, G.: Radiologische Methode zur Prüfung der Magenfunktion. Z. ärztl. Fortbild. **3**, 306 (1906).

— Versuch eines Systems der physiologischen und pathologischen Magenperistaltik. Fortschr. Röntgenstr. **17**, 128 (1911).

— Zur Aciditätsbestimmung des Mageninhaltes mittels des Röntgenverfahrens. Dtsch. med. Wschr. **1911**, 1608.

SEELENTAG, W.: Strahlenschutz bei Röntgenuntersuchungen. Fortschr. Röntgenstr., Beih. 41 zu **90** (40. Tagg d. DRG), 57 (1959).

SHAPIRO, J., and H. G. JACOBSEN: Oral 76 per cent sodium and methylglucamine diatrizoates, a new contrast medium for the gastrointestinal tract. Ann. N.Y. Acad. Sci. **78**, 966 (1959).

SIMMONDS, M.: Über Form und Lage des Magens. Jena: Gustav Fischer 1902.

SIMONS, A.: Röntyum, ein neues Röntgenkontrastmittel zur Darstellung des Magen-Darmkanals. Fortschr. Röntgenstr. **31**, 90 (1923/24).

STEINER, G.: Schichtenbestimmungen von Wandveränderungen des Magens. Röntgenpraxis **10**, 507 (1938).

STEINFELD, W., u. H. MEYER: Untersuchungen über die toxischen und therapeutischen Wirkungen des Wismuts. Naunyn-Schmiedebergs Arch. exp. Path. Pharmak. **20**, 40 (1886).

STILLER, B.: Kritische Glossen eines Klinikers zur Radiologie des Magens. Arch. Verdau.-Kr. **16**, 121 (1910).

STRAUSS, H.: Diagnostische Bedeutung der Röntgendurchleuchtung. Verein f. inn. Medizin, Berlin 29. 4. 1896. Ref. Dtsch. med. Wschr. **1896**, 161.

— Zur Diagnostik von Magen- und Darmkrankheiten mittels Röntgenstrahlen. Dtsch. med. Wschr. **1898**, 77.

STRNAD, F., u. H. STEIN: Die Rieder-Mahlzeit. Münch. med. Wschr. **1959**, 468.

STUMPF, PL.: Zur Kymographie des Magens. Fortschr. Röntgenstr. **50**, 37 (1934).

—, H. W. WEBER u. G. H. WELTZ: Röntgenkymographische Bewegungslehre innerer Organe. Leipzig: Georg Thieme 1936.

TABORA, D. v.: Über motorische Magenreflexe. Verh. dtsch. Kongr. inn. Med. **28**, 378 (1911).

TAEGE, K.: Eisen als Ersatz des Wismuts für Röntgenaufnahmen. Münch. med. Wschr. **56**, 758, 1184 (1909).

TEMPLETON, F. E.: X-ray examination of the stomach. Chicago: Chicago University Press 1947.

TESCHENDORF, W.: Über den Wert des Schleimhautreliefbildes bei Magen- und Darmkrankheiten. Fortschr. Röntgenstr. **37**, 267 (1928).

— Das Schleimhautrelief des Magens im Röntgenbild. Med. Klin. **1929**, 1535.

THORELL, G.: Untersuchungen über die Bewegungen und Innervationsverhältnisse der Muscularis mucosae des Magens. Skand. Arch. Physiol. **50**, 206 (1927).

TILLE, D.: Meteorologische Einwirkungen auf die Magenfunktion. Fortschr. Röntgenstr. **90**, 88 (1959).

TORNAY, J.: Beiträge zur Röntgendiagnose der Stenose des Verdauungstraktus. Berl. klin. Wschr. **1910**, 1353.

VALLEBONA, A.: I metodi speciali nell'esame radiologico dello stomaco. Radiol. med. (Torino) **13**, 241 (1926).

WACHNER, G., u. J. BARTSCH: Bisherige Beobachtungen der Funktion des Duodenums. Fortschr. Röntgenstr. **56**, 60 (1937). Ber. ü. d. österr. Röntgenologen-Kongr. 1936 (Wien).

WEGELE, C.: Ein Vorschlag zur Anwendung des Röntgenverfahrens in der Medizin. Dtsch. med. Wschr. **1896**, 287.

WEINBERGER, A.: Die Entwicklung und der gegenwärtige Stand der Röntgentechnik und Röntgendiagnostik innerer Krankheiten. Berlin u. Wien: Urban & Schwarzenberg 1906.

WEITZ, W., u. W. VOLLERS: Über rhythmische Kontraktionen der glatten Muskulatur an verschiedenen Organen. Z. exp. Med. **52**, 723 (1926).

WELTZ, G. A.: Magenphysiologie für Röntgenzwecke. Leipzig: Georg Thieme 1940.

— Über Peristaltik und Tonus des Magens. Münch. med. Wschr. **1950**, 490.

— H. J. WENDT u. W. BROKSCHMIDT: Die Periodendauer der Magenperistaltik. Fortschr. Röntgenstr. **69**, 1 (1944).

WILLIAMS, F. H.: The Roentgen-rays in medicine and surgery. New York and London: Macmillan & Co. 1901.

ZABEL, E.: Zur Kasuistik und Symptomatologie der Vergiftungen mit Bismutum subnitricum. Dtsch. med. Wschr. **35**, 200 (1909).

Ulcus

ABERCROMBIE, J.: Pathological and practical research on diseases of the stomach. (Deutsch von GERHARD VON DEM BUSCH.) Edinburgh: Livingstone 1830.

ABREU, M. DE: Entzündliche Verengerung des Pylorus. Fortschr. Röntgenstr. **48**, 558 (1933).

ÅKERLUND, Å.: Drei Fälle von röntgendiagnostizierten, kombinierten Magen- und Duodenalgeschwüren, zu wiederholten Malen kontrolliert unter interner Behandlung. Fortschr. Röntgenstr. **27**, 40 (1919—1921).

— Röntgenologische Studien über den Bulbus duodeni mit besonderer Berücksichtigung des Ulcus duodeni. Acta radiol. (Stockh.), Suppl. **1** (1921).

ÅKERLUND, Å.: Later experiences concerning the niche diagnosis in cases of duodenal ulcer. Acta radiol. (Stockh.) **8**, 538 (1927).
— Ulcer niches with stopper-shaped vascular defect. Radiology **33**, 203 (1939).
ALBRECHT, H. U.: Das Ulcusproblem im Lichte moderner Röntgenforschung. Leipzig: Georg Thieme 1930.
ALNOR, P. C.: Die akute profuse Magenblutung ohne röntgenologisch oder palpatorisch faßbaren Befund. Langenbecks Arch. klin. Chir. **27**, 241 (1952).
ALTSCHUL, W.: Die Geschwüre des Magenausganges. Fortschr. Röntgenstr. **31**, 640 (1923/24).
ASCHOFF, L.: Über die mechanischen Momente in der Pathogenese des runden Magengeschwürs und über seine Beziehungen zum Krebs. Dtsch. med. Wschr. **1912**, 494.
— Das Relief der Magenschleimhaut und seine Bedeutung für die Lokalisation der Formgebung des Magengeschwürs. Z. angew. Anat. **1918**, 222.
— Über den Engpaß des Magens. Jena: Gustav Fischer 1918.
— Über die Beziehungen der Schleimhauterosionen zum Ulcus rotundum. Jena: Gustav Fischer 1925.
— Über das chronische Magengeschwür und seine Pathogenese. Schweiz. med. Wschr. **1939**, 261.
ATTINGER, E.: Die Röntgenuntersuchung des Bulbus duodeni mittels der Methode der dünnen Schicht. Schweiz. med. Wschr. **1925**, 841.
AXMANN, K.: Geschwüre an der großen Magenkurvatur. Fortschr. Röntgenstr. **85**, 303 (1956).
BAENSCH, W.: Röntgendiagnose des Ulcus. Fortschr. Röntgenstr. **35**, 669 (1927).
BAILLIE, M.: Morbid anatomy of the human body and appendix to the first edition of the morbid anatomy, fasc. 3, pl. V. London 1788.
— Series of engravings to illustrate the morbid anatomy of the human body. London 1799.
— Morbid anatomy of some of the most important parts of the human body. London 1807.
BARCLAY, A. E.: Gastric radioscopy. Arch. Roentg. Ray **1910**, 167.
BARON, A., u. TH. BÀRSONY: Über die Röntgendiagnostik des Ulcus duodeni und andere duodenale Affektionen. Wien. klin. Wschr. **1912**, 1521.
BAUHIN, J.: Entnommen: Boneti Sepulchretum Lib. III, 21, Obs. 25, 1700. Zit. nach LEBERT.
BAYER, L.: Röntgenologische Beiträge zur Physiologie und Pathologie des Magen-Darmkanals. Fortschr. Röntgenstr. **49**, 547 (1934).
BEAUMONT, W. B.: Experiments and observations on the gastric juice and the physiology of digestion. Boston 1833.
BELLINGER u. JONAS: Zit. nach H. RIEDER, Das chronische Magengeschwür und sein röntgenologischer Nachweis. Münch. med. Wschr. **57**, 2508 (1910).
BENECKE, L.: Über die hämorrhagischen Erosionen des Magens. Stigmata ventriculi. 12. Tagg. Verh. dtsch. Path. Ges. Kiel 1908, S. 284.
BERG, H. H.: Die direkten Röntgensymptome des Ulcus duodeni und ihre klinische Bedeutung. Ergebn. Strahlenforsch. **2**, 249 (1925).
— Röntgenuntersuchungen am Innenrelief des Verdauungskanals. Leipzig: Georg Thieme 1931.
BERG, H. H.: Grundlagen der Darstellung von Gastritis und Ulcus im Röntgenbild. Med. Klin. **1953**, 1245.
BERGMANN, G. v.: Ulcus pepticum. Dtsch. med. Wschr. **1939**, 1069, 1112.
BERNSTEIN, A.: Das Studium der normalen und pathologischen Röntgenperistaltik des Magens mit Hilfe der Polygraphie. Zugleich ein Beitrag zur Frage des Ulcusriegels. Fortschr. Röntgenstr. **39**, 598 (1929).
BIER, A.: Über das Ulcus duodeni. Dtsch. med. Wschr. **1912**, 788, 836.
BIRD, C. E., M. A. LIMPER, and J. M. MAYER: Surgery in peptic ulceration of the stomach and duodenum in infants and children. Anal. Surg. **1941**, **114**.
BOCKUS, H. L.: Gastro-enterology, vol. I. Philadelphia and London: W. B. Saunders Co. 1949.
BRAUNE, W.: Über die Beweglichkeit des Pylorus und des Duodenums. Arch. Heilkde **15**, 76 (1874).
BRDIECKA, J. G.: Das große Ulcus duodeni im Röntgenbilde. Fortschr. Röntgenstr. **44**, 177 (1931).
BRENNER, A. J.: Über die chirurgische Behandlung des kallösen Magengeschwürs. Langenbecks Arch. klin. Chir. **69**, 704 (1903).
BRINTON, W.: Ulcer of the stomach. London 1857.
— The dieseases of the stomach. London 1864. (Deutsche Übersetzung von H. O. BAUER, Würzburg, Stahelsche Buchhandlung).
BROOKS, F. P., L. W. STEVENS, E. P. PENDERGRASS, and F. BASSOLS: Experimental studies on the motility of the gastric mucosa in dogs. Amer. J. Roentgenol. **59**, 482 (1948).
BROUSSAIS, C. A. M.: Vorlesungen über die gastrischen Entzündungen, 2. Ausg. (übersetzt von JOH. CHRIST. FLECK). Rudolstadt 1829.
BROWN, F. S.: Benign ulcer of the greater curvature of the stomach. Amer. Surg. **21**, 318 (1955).
BRUNNER, F.: Das akut in die freie Bauchhöhle perforierende Magen- und Darmgeschwür. Dtsch. Z. Chir, **69**, 101 (1903).
BÜCHNER, F.: Magensaft, Gastritis und peptisches Geschwür. Klin. Wschr. **1930**, 9.
BÜCKER, J.: Röntgenologische Untersuchungen bei Hämatemesis und Melaena. Fortschr. Röntgenstr. **59**, 407 (1939).
BUYSSENS, N.: L'endoscopie dans l'allergie digestive. Acta gastro-ent. belg. **16**, 373 (1953).
CARMAN, R.: Roentgen diagnosis of concurrent gastric and duodenal ulcer. Amer. J. Roentgenol. **4**, 552 (1917).
— The roentgen diagnosis and localization of peptic ulcer. Calif. State J. Med. **18**, 377 (1929).
—, and C. D. MILLER: The roentgen-diagnosis of diseases of the alimentary canal. Philadelphia and London: W. B. Saunders Co. 1917.
CASE, J. T.: Roentgen observations on the duodenum with special reference to lesions beyond the first portion. Amer. J. Roentgenol. **3**, 314 (1916).
CHAOUL, H.: Über ein Verfahren zur radiologischen Untersuchung des Duodenums. Dtsch. Z. Chir. **138**, 161 (1916/17).
—, u. R. STIERLIN: Zur Diagnose und Pathologie des Ulcus duodeni. Münch. med. Wschr. **1917**, 1551.
CLAIRMONT, P.: Die pathologisch-anatomische Veränderung des Duodenums bei Ulcus und deren Darstellung im Röntgenbild. Würzburg. Abh. Med., N.F. **1**, 1 (1923).

CODMAN, E. A.: On the import of distinguishing simple round ulcer of the duodenum from those ulcers which involve the pylorus or are above it. Boston med. surg. J. **160**, 550 (1909); **161**, 161 (1909).

— The diagnosis of ulcer of the duodenum. Boston med. surg. J. **161**, 767, 816, 853, 887 (1909).

COLE, L. G.: Artificial dilatation of the duodenum for radiographic examination. Amer. Quart. Roentgenol. **3**, 204 (1911).

— A radiographic study of the pylorus and duodenum with and without artificial dilatation of the duodenum. Arch. Roentg. Ray **16**, 425 (1912).

— Die Diagnose der bösartigen und gutartigen Magen- und Duodenalläsionen und ihre Unterscheidung durch Serien-Röntgenaufnahmen. Z. klin. Med. **79**, 371 (1914/15).

— The value of serial radiography in gastro-intestinal diagnosis. J. Amer. med. Ass. **1912**, 1947.

— Relation of lesions of the small intestine to disorders of the stomach and cap as observed roentgenologically. Amer. med. Sci. **148**, 92 (1914).

— The diagnosis of the post-pyloric (duodenal) ulcer by means of serial radiography. Lancet **1914 I**, 1239.

COLL, E.: Über die Röntgendiagnose von Geschwür und Neubildung am luftgeblähten Magen. Fortschr. Röntgenstr. **24**, 294 (1916/17).

COLLIN, H.: Étude sur l'ulcère simple du duodénum. Paris: Steinheil 1894.

CRUVEILHIER, J.: Anatomie pathologique du corps humain. Paris: Baillière 1828—1835.

COURMELLES, FOVEAU DE: L'existance d'un rétrécissement bi-trapézoidal de l'estomac, constatée par les rayons X. Academie de med., 23. Mai 1899. Sem. méd. (Paris) **23**, 179 (1899).

DAVID, O.: Dilatationen des Duodenums im Röntgenbild bei direkter Füllung. Fortschr. Röntgenstr. **22**, 208 (1914/15).

DAWSON, J.: Giant duodenal ulcer. Brit. J. Radiol. **31**, 666 (1958).

DIETRICH, A.: Statistische und ätiologische Bemerkungen zum Ulcus pepticum duodeni. Münch. med. Wschr. **1912**, 638.

DONATUS, M.: De medica historia mirabili. Lib. 4, Mantua 1586. Zit. nach LEBERT, Die Krankheiten des Magens. Tübingen: H. Laupp 1878.

DOYEN, E.: Traitement diagnostical des affections de l'estomac et du duodenum. Paris: Rueff & Cie. 1895.

DUSCHL, L.: Anatomische Untersuchungen am Ulcusmagen. Dtsch. Z. Chir. **187**, 55 (1924).

EBSTEIN, W.: Experimentelle Untersuchungen über das Zustandekommen von Blutextravasaten in der Magenschleimhaut. Naunyn-Schmiedebergs Arch. exp. Path. Pharmak. **2**, 183 (1874).

EISLER, F.: Über funktionelle Symptome des Magendarmtraktes. Bericht über den österreichischen Röntgenkongr. 1936 (Wien). Ref. Fortschr. Röntgenstr. **56**, 60 (1937).

—, u. R. LENK: Bedeutung der Faltenzeichnung des Magens für die Diagnose des Ulcus ventriculi. Dtsch. med. Wschr. **1921**, 1459.

ELZE, K.: Über Form und Bau des menschlichen Magens. S.-B. Akad. Wiss. Heidelberg, math.-nat. Kl. 1919, 10. Abhdlg.

EPPINGER, H.: Ulcusgenese und Ulcustherapie. Dtsch. med. Wschr. **1941**, 1111, 1143.

ESCHBACH, H.: Die Röntgenbeurteilung der Ulcuskrankheit. Leipzig: Georg Thieme 1949.

— Röntgenstudium zur Geschwürskrankheit. Fortschr. Röntgenstr. **71**, 436 (1949).

EWALD, C. A.: Klinik der Verdauungskrankheiten, 2. Aufl. Berlin: August Hirschwald 1889.

— Diagnose und Behandlung des Ulcus oesophagi pepticum und Ulcus duodenale. Berl. klin. Wschr. **1910**, 180.

FALCONER, B.: Über die peptischen Läsionen. Jena: Gustav Fischer 1943.

FAULHABER, M.: Zur Röntgendiagnostik des tiefgreifenden (kallösen) Ulcus ventriculi. Münch. med. Wschr. **1910**, 2073.

— Zur Diagnose und Behandlung des chronischen Ulcus pylori. Münch. med. Wschr. **1913**, 983.

— Die Röntgendiagnostik der Magenkrankheiten. Slg. zwangloser Abhandlgn. auf dem Gebiete der Verdauungs- und Stoffwechselkrankheiten, Bd. 4, S. 5. 1, 1913 (Bearbeitung von KATZ 1922)

FELDMAN, M.: Perforation of peptic ulcer. Radiology **55**, 217 (1950).

FINSTERER, H., u. K. GLÄSSNER: In die Milz penetrierendes Ulcus der großen Kurvatur des Magens. Mitt. Grenzgeb. Med. Chir. **27**, 126 (1913).

FRAENKEL, A.: Dynamische Röntgenzeichen des Magengeschwürs, erstrebte Steigerung ihrer diagnostischen Ausbeute. Fortschr. Röntgenstr. **36**, 687 (1927).

FRANK, A.: Zur Frage der Malignität von Geschwüren an der großen Magenkurvatur. Fortschr. Röntgenstr. **77**, 492 (1952).

—, u. I. LEODOLDER: Über funktionelle Störungen der Magenmotilität bei der Ulcuskrankheit. Wien. med. Wschr. **1950**, 337.

FREUD, J.: Zur Röntgendiagnostik der Erkrankung des Duodenums. Jkurse ärztl. Fortbild. 8, 40 (1917).

FRIEDENWALD, F.: A clinical study of a thousand cases of ulcer of the stomach and duodenum. Amer. J. med. Sci. **144**, 157 (1912).

FRIMANN-DAHL, J.: Direct demonstration of perforated ulcers. Acta radiol. (Stockh.) **30**, 177 (1948).

GEORGE, A. W.: The Roentgen diagnosis of surgical lesions of the gastro-intestinal tract. Boston: Colonial Medical Press 1915.

—, and I. GERBER: The direct method of diagnosis of duodenal ulcer by means of the Roentgen-ray. Amer. Quart. Roentgenol. **4**, 187 (1913).

— — The direct method of diagnosis of duodenal ulcer by means of the Roentgen-ray. Amer. J. Roentgenol. **1**, 287 (1914).

GEORGE, F., and CH. L. LEONARD: The pathological gall-bladder. Ann. Roentgenology **2**, 76 (1922).

GIRARD, M., et J. MOUBARBON: Valeur de signes radiologique dans le diagnostic de L'ulcère peptique. A propos d'une statistique de 57 cas. Arch. Mal. Appar. dig. **41**, 128 (1952).

GLAESSNER, K., u. S. KREUZFUCHS: Über den Pylroospasmus. Münch. med. Wschr. **1913**, 582.

GLÉNARD, FR.: Application de la methode naturelle à l'analyse de la dyspepsie nerveuse. Lyon méd. **48**, 449 (1885). Zit. nach SIMMONDS.

GOETZE, O.: Die Funktion des operierten Magens im Röntgenbild. Fortschr. Röntgenstr. **30** (1. Kongr.-H.), 6 (1922).

Goetze, O.: Die Mechanik der normalen Magenaustreibung und ihre Begründung. Fortschr. Röntgenstr. **56**, 255 (1937).
Goldammer, F.: Die Röntgendiagnostik der chirurgischen Erkrankungen des Verdauungskanals. Fortschr. Röntgenstr., Erg.-Bd. **15**, 1 (1916).
Golden, R.: Antral gastritis and spasm. J. Amer. med. Ass. **19**, 1497 (1937).
Gould, L. V.: Spontaneous gastro-duodenal fistula. Brit. J. Radiol. **34**, 619 (1961).
Griffin, B. G.: Benign ulcer of the greater curvature of the stomach. Gastroenterology **27**, 178 (1954).
Groedel, F., u. A. Levy: Über einen Fall von doppeltem kallösem Ulcus ventriculi. Z. Röntgenkd. Radiumforsch. **14**, 121 (1912).
Gruber, G. B.: Zur Statistik der peptischen Affektionen im Magen, Oesophagus und Duodenum. Münch. med. Wschr. **199**, 1668, 1730 (1911).
— Zur Lehre über das peptische Duodenalgeschwür. Mitt. Grenzgeb. Med. Chir. **25**, 465 (1912/13).
— Zur Frage über das Zustandekommen des peptischen Magen- und Duodenalgeschwürs. Dtsch. Arch. klin. Med. **110**, 481 (1913).
— Über Entstehung und Folgen des Ulcus ventriculi und duodeni. Wien. klin. Wschr. **1925**, 48.
Grunmach, E.: Über einen neuen Kinematographen zur Diagnostik mittels Röntgenstrahlen bei inneren Leiden. Dtsch. med. Wschr. **1912**, 58.
Günzburg, F.: Zur Kritik des Magengeschwürs, insbesondere des perforierenden. Arch. physiol. Heilkde **11**, 516 (1852).
Gutzeit, K., u. F. Kuhlmann: Über die Symptomatik der Ulcera ventriculi an der großen Kurvatur. Fortschr. Röntgenstr. **49**, 613 (1934).
—, u. H. Teitge: Die Gastroskopie. Berlin: Urban & Schwarzenberg 1937.
Hamberger, G.: De ruptura intestini duodeni. Jena 1746.
Hart, C.: Erhebungen und Betrachtungen über das Geschwür des Zwölffingerdarmes. Mitt. Grenzgeb. Med. Chir. **31**, 291 (1918/19).
Hartwig, H.: Das Steroidulcus. Fortschr. Röntgenstr. **99**, 744 (1963).
Haudek, M.: Zur röntgenologischen Diagnose der Ulcerationen in der Pars media des Magens. Münch. med. Wschr. **1910**, 1587.
— Das penetrierende Magengeschwür und der Wert seines radiologischen Nachweises. Vortrag 82. Verslg. der Ges. Deutsch. Naturforscher u. Ärzte (Königsberg) 1910. Ref. Dtsch. med. Wschr. **1910**, 1935.
— Radiologische Beiträge zur Diagnostik des Ulcus und Carcinoma ventriculi. Münch. med. Wschr. **1911**, 399.
— Die Diagnose des Ulcus duodeni im Röntgenbilde und seine Unterscheidung vom Ulcus pyloricum. Verh. dtsch. Ges. Chir. Berlin 40. K., 191 (1911).
— Der radiologische Nachweis des Ulcus duodeni. Med. Klin. **1912**, 181, 224.
— Über Beobachtungsfehler bei der radiologischen Untersuchung des Magens. Fortschr. Röntgenstr. **21**, 699 (1914).
— Die Röntgenuntersuchung des Duodenums. In: Lehrbuch der Röntgenkunde, Bd. 2, S.175 (Hrsg. Rieder u. Rosenthal). Leipzig: Johann Ambrosius Barth 1925.
Haudek, M.: Wandlungen in der Magendiagnostik im Laufe von zwei Dezennien. Münch. med. Wschr. **1928**, 1111.
Hauser, G.: Die peptischen Schädigungen des Magens, des Duodenums und der Speiseröhre und das peptische postoperative Jejunalgeschwür. In: Henke-Lubarsch, Handbuch der speziellen pathologischen Anatomie und Histologie. Berlin: Springer 1926.
Hemmeter, J. C.: Photography of the human stomach by the Roentgen-method, a suggestion. Boston med. surg. J. **84**, 609 (1896).
— History of the clinical recognition of gastric ulcer. J. Amer. med. Ass. **44**, 1 (1905).
— Neue Methoden zur Diagnose des Magengeschwürs. Arch. Verdau.-Kr. **12**, 357 (1906).
Hilgenreiner, H.: Die erworbenen Fisteln des Magen-Darmkanals. Chirurg Lief. 46c, 364 (1905).
Hinds, S. J., and R. A. Kemp Harper: Shortening of the lesser curvature in gastric ulcer. Brit. J. Radiol. **25**, 451 (1952).
Hofmeister, F., u. E. Schütz: Zit. nach Schwarz. Fortschr. Röntgenstr. **17**, 128 (1911).
Holitsch, R.: Differentialdiagnose auf röntgenologischer Basis zwischen kallösen und karzinomatös entarteten Magenulcera. Verh. dtsch. Röntgenges. **9**, 60 (1913).
Holzknecht, G.: Das normale röntgenologische Verhalten des Duodenum (Peristaltik, Mischfunktion, Form, Lage und Füllung; Bedeutung der Valvulae coniventes). Zbl. Physiol. **23**, 974 (1910).
— Die Duodenalstenose durch Füllung und Peristaltik, radiologisch erkennbar. Dtsch. Z. Chir. **105**, 54 (1910).
— Über eine Methode zur Dauerfüllung des Duodenums. Fortschr. Röntgenstr. **21**, 469 (1914).
—, u. S. Jonas: Die Röntgenuntersuchung des Magens und ihre diagnostischen Ergebnisse. Ergebn. inn. Med. Kinderheilk. **4**, 455 (1909).
— — Die radiologische Magenuntersuchung. In: Sommers Röntgentaschenbuch, Bd. 2, S. 20. Leipzig: Otto Nemnich 1909.
—, u. C. W. Lippmann: Der Cole'sche Duodenaldefekt und die Schlauchfüllung des Duodenums. Verh. dtsch. Röntgenges. **10**, 76 (1914).
—, u. A. Luger: Zur Pathologie und Diagnostik des Gastrospasmus. Mitt. Grenzgeb. Med. Chir. **26**, 669 (1913).
—, u. M. Sgalitzer: Papaverin zur röntgenologischen Differentialdiagnose zwischen Pylorospasmus und Pylorusstenose. Münch. med. Wschr. **1913**, 1989.
Huley, T. J., and W. M. Senoth: The diagnostic accuracy of the Roentgen examination in disease of the upper gastro-intestinal tract. Radiology **56**, 416 (1951).
Hunter, J.: John Hunters Versuche über das Blut, die Entzündung und die Schußwunden. Aus dem Englischen übersetzt u. hrsg. mit Anmerkungen von G.B.G. Habenstreit, Bd. 1 u. 2. Leipzig 1797–1800.
Hurst, A.: L'ulcère gastrique et duodénal. Étude historique. Arch. Mal. Appar. dig. **16**, 753 (1926).
Hussar, A. E.: Benign ulcer of the greater curvature with case report. Gastroenterology **9**, 778 (1947).
Jolasse, O.: Über den derzeitigen Stand der Röntgendiagnostik bei Magen- und Darmkrankheiten. Ärztl. Verein in Hamburg, 11.6. u. 25. 6. 1907. Ref. V.-B. Dtsch. med. Wschr. **1907**, 1974, 2021.

JONAS, S.: Zur Symptomatologie der beginnenden Pylorusstenose. Wien. med. Wschr. **1912**, 1063.

KAESTLE, C.: Die Pars superior duodeni und der Massentransport in ihr. Dtsch. med. Wschr. **1925**, 39.

KALIMA, T.: Pathologisch-anatomische Studien über die Gastritis des Ulcusmagens nebst einigen Bemerkungen zur Pathogenese und pathologischen Anatomie des Magengeschwürs. Arch. klin. Chir. **128**, 20 (1924).

KALK, H.: Magen- und Duodenalgeschwür. Neue dtsch. Klin. **6**, 607 (1930).

— Einiges über die große Blutung bei der Geschwürskrankheit des Magens und des Zwölffingerdarmes. Dtsch. med. Wschr. **1936**, 1202.

KAUFMANN, E.: In: Lehrbuch der speziellen pathologischen Anatomie, 11. u. 12. Aufl., bearb. von STAEMMLER. Berlin: W. de Gruyter & Co. 1956.

KELLOG, E. L.: The duodenum. New York: P. B. Hoeber 1933.

KEUTNER, H.: Die heutige Treffsicherheit der Röntgendiagnostik bei Erkrankungen des Magens und Zwölffingerdarmes. Fortschr. Röntgenstr. **60**, 421 (1939).

KEY, A.: Über die Entstehung des corrosiven Magengeschwürs. In: SCHMIDTs Jahrbücher der in- und ausländischen gesamten Medizin, S. 158. Leipzig: O. Wigand 1871.

KIENBÖCK, R.: Zur radiologischen Diagnose der Magen- und Darmerkrankungen. Wien. med. Wschr. **1912**, 1049.

— Über Magengeschwüre bei Hernie und Eventratio diaphragmatica. Fortschr. Röntgenstr. **21**, 322 (1914).

KIRSH, I. E.: Benign and malignant ulcers of the greater curvature of the stomach. Amer. J. Roentgenol. **75**, 318 (1956).

KLEBS, E.: Handbuch der pathologischen Anatomie, Bd. 1. Berlin: Hirschwald 1868.

KNUTSSON, F.: Die Nischendiagnostik bei sehr großen Duodenalgeschwüren. Acta radiol. (Stockh.) **13**, 35 (1932).

KOHLER, V., u. L. PENEW: Über die Lokalisation des Ulcus-Recidivs am Magen. Med. Wschr. **1951**, 21.

KONJETZNY, G. E.: Die entzündlichen Grundlagen der typischen Geschwürsbildung im Magen und Duodenum. Ergebn. inn. Med. Kinderheilk. **37**, 184 (1930).

— Die Geschwürsbildung im Magen, Duodenum und Jejunum. Stuttgart: Ferdinand Enke 1947.

— Zur Frage der sogenannten idiopathischen parenchymatösen Magenblutung. Chirurg **26**, 1 (1955).

KOSSINSKY, J.: Laesiones pepticae erosiones, ulcera, cicatrices ventr. et duodeni. Inaug.-Diss. Erlangen 1913. Zit. nach G. HAUSER, Handbuch der speziellen pathologischen Anatomie und Histologie, Bd. 4, Teil I. Berlin: Springer 1926.

KRAFT, FR.: Ulcus penetrans an der großen Kurvatur. Fortschr. Röntgenstr. **27**, 632 (1919—1921).

KRAUS, J.: Das perforierende Geschwür im Duodenum. Berlin: August Hirschwald 1865.

KRETSCHMER, F.: Zur Differentialdiagnose des benignen und malignen Sanduhrmagens. Berl. klin. Wschr. **29**, 1319 (1911).

KRÜGER, R.: Kolloidales Wolfram als Ersatz für Wismut bei Röntgenaufnahmen des Magen-Darmkanals. Münch. med. Wschr. **35**, 1910 (1912).

KÜMMELL, H.: Zur Chirurgie des Ulcus duodeni. Bruns' Beitr. klin. Chir. **92**, 290 (1914).

KUSSMAUL, AD.: Über die Behandlung der Magenerweiterung durch eine neue Methode mittels der Magenpumpe. Dtsch. Arch. klin. Med. **6**, 455 (1869).

LANDERER, H.: Über angeborene Stenose des Pylorus. Inaug.-Diss. Tübingen 1879.

LANGE, C.: Zit. nach F. FABER, Die chronische Gastritis. Ergebn. inn. Med. Kinderheilk. **6**, 491 (1910).

LAWS, J. W.: Gastro-pleural fistula: review of the literature with a report of a case due to reticulosarcoma of the stomach. Gastroenterology **21**, 351 (1952).

LEBERT, H.: Die Krankheiten des Magens. Tübingen: H. Laupp 1878.

LENTINO, W., and D. J. PRINCIPATO: Blood clot in the stomach simulating neoplasma. Amer. J. Roentgenol. **75**, 308 (1956).

LEO, H.: Über die Funktion des normalen und kranken Magens und die therapeutischen Erfolge der Magenausspülung. Berlin. klin. Wschr. **25**, 981 (1888).

LEUBE, W.: Die Krankheiten des Magens und Darms. In: Handbuch der Krankheiten des chylopoetischen Apparates, S. 3—358. Leipzig: F. C. W. Vogel 1876.

LILJA, B.: Gastric motive function with particular reference to the activity of the conducting system in the stomach. Acta radiol. (Stockh.) **41**, 225 (1954).

LUST, F. J.: Roentgenologic findings in gastric and duodenal ulcers in children. Amer. J. dig. Dis. **22**, 189 (1955).

MADELUNG, W.: Häufigkeit und Folgezustände von Magen- und Duodenalgeschwüren. Z. klin. Med. **136**, 727 (1939).

MANDL, F.: Über die Periodizität der Erscheinungen beim Magen- und Zwölffingerdarmgeschwür. Wien. klin. Wschr. **1920**, **337**.

MANGOLD, E.: Zit. nach H. LEBERT, Die Krankheiten des Magens. Tübingen: H. Laupp 1878.

MAYER, R.: Beiträge zur angeborenen Pylorusstenose. Virchows Arch. path. Anat. **102**, 413 (1885).

MAYO, W. J.: Duodenal ulcer. Amer. J. Surg. **14**, 900 (1904).

— A discussion of the surgical treatment of duodenal ulcer. Brit. med. J. **1906 II**, 1209.

— A study of gastric and duodenal ulcers. Ann. Surg. **1**, 885 (1908).

MELCHIOR, E.: Das Ulcus duodeni. Ergebn. Chir. Orthop. **2**, 210 (1911).

— Die Chirurgie des Duodenums. Neue dtsch. Chir. **25**, 1 (1917).

— Klinisch-anatomische Streitfragen zum Ulcus duodeni. Berl. klin. Wschr. **1919**, 458.

MEYER, R. R.: Air-contrast study of the duodenal bulb. Its importance in the diagnosis of duodenal ulcer. Radiology **58**, 393 (1952).

MILLER, G. F., and H. P. DOUB: Ulcer associated with diaphragmatic hernia. Amer. J. Roentgenol. **62**, 368 (1949).

MOGENA, H. C., y F. A. ALVAREZ: La ulcera gastroduodenal de origen endocrinico. Rev. clin. esp. **81**, 387 (1961).

MOORE, H. D.: Treatment of acutely perforated peptic ulcers. Radiological diagnosis of site of perforation. Lancet **1955 I**, 163.

Morgagni, G. B.: De sedibus et causis morborum. Padua 1760. Übersetzt von Konigsdorfer und Hermann. Altenburg 1771/72.
Morin, J.: Zit. nach G. Hauser, Handbuch der speziellen pathologischen Anatomie und Histologie, Bd. 4, Teil I. Berlin: Springer 1926.
Moszkowicz, L.: Zur Histologie des ulcusbereiten Magens. Langenbecks Arch. klin. Chir. **122**, 444 (1923).
Moutier, F., A. Cornel et P. Court: Les ulcères gastriques de la région sous cardiale. Arch. Mal. Appar. dig. **46**, 1237 (1952).
Moynihan, B. G.: On duodenal ulcer; with notes of 52 operations. Lancet **1905**, 83, 340.
— Ulcus duodeni. (Übersetzt von Kreuzfuchs.) Dresden u. Leipzig: Theodor Steinkopff 1913.
Müller, O.: Über die Entstehung des runden Magengeschwürs. Münch. med. Wschr. **1924**, 572.
—, u. H. Heimberger: Über die Entstehung des runden Magengeschwürs. Dtsch. Z. Chir. **187**, 33 (1924).
Mur, J., and J. Králik: A high gastric ulcer with perforation into the left ventricle of the heart. Čs. Gastroent. Výž. **9**, 281 (1958) (engl. Zusammenfassung).
Nauwerck, C.: Mykotisch-peptisches Magengeschwür Münch. med. Wschr. **1895**, 877, 908.
— Gastritis ulcerosa chronica. Münch. med. Wschr. **1897**, 955, 987.
Ochsner, S.: Benign ulceration on the greater curvature of the stomach. Amer. J. Roentgenol. **75**, 312 (1956).
Openchowski, Th. v.: Über die gesamte Innervation des Magens. Dtsch. med. Wschr. **1889**, 717.
Oppenheimer, H.: Das Ulcus pepticum duodenale. Inaug.-Diss. Würzburg 1891.
Oser, L.: Die Magenspülung mittels des elastischen Schlauches. Wien. med. Presse **18**, 3 (1877).
— Die Ursache der Magenerweiterung und der Wert der mechanischen Behandlung derselben. Wien. Klin. **7**, 1 (1881).
— Die Neurosen des Magens. Wien: A. Holder 1885.
Palmer, W. L., R. Schindler, and F. E. Templeton: The development and healing of gastric ulcer. A clinical, gastroscopic and roentgenologic study. Amer. J. dig. Dis. **5**, 501 (1938).
Pape, R.: Besondere Formen peptischer Geschwüre im Röntgenbild. Wien. med. Wschr. **1956**, 23.
Pariser, C.: Über hämorrhagische Erosionen der Magenschleimhaut. Berl. klin. Wschr. **1900**, 954.
Perry, C., and L. Shaw: Diseases of the duodenum. Guy's Hosp. Rep. **37**, 436 (1893).
Petrén, K., u. L. Edling: Eine bisher nicht beschriebene Form des sogenannten Nischensymptoms bei Ulcus ventriculi. Fortschr. Röntgenstr. **21**, 45 (1914).
Pfahler, G. E.: Gastric and duodenal adhesions in the gall-bladder region and their diagnosis by the Roentgen-rays. J. Amer. med. Ass. **56**, 1777 (1911).
Polzien, F.: Der Formwechsel des Magens und seine Gleitfunktion als Ursache für die Entstehung pathologischer Veränderungen bei Ulcuskrankheit. Fortschr. Röntgenstr. **66**, 1 (1942).
Prévôt, R.: Ulcus duodeni im Säuglings- und Kindesalter. Kinderärztl. Prax. **1935**, 492.
— Symptomlose Perforation am Magen-Darmkanal. Röntgenpraxis **10**, 303 (1938).
Prévôt, R.: Die Röntgen-Diagnostik des Ulcus ventriculi und duodeni. Ärztl. Wschr. **1951**, 553.
Puhl, H.: Über die Bedeutung entzündlicher Prozesse für die Entstehung des Ulcus ventriculi et duodeni. Virchows Arch. path. Anat. **260**, 1 (1926).
Quervain, F. de: Zur Röntgendiagnostik des runden Magengeschwürs. Münch. med. Wschr. **1911**, 884.
— Chirurgische Erfahrungen mit der Radiologie des Magen-Darmkanals. Verh. dtsch. Ges. inn. Med. Kongr. (Wiesbaden) 1912, S. 64.
— Die Diagnose des Magen- und Duodenalgeschwürs. Korresp.-Bl. schweiz. Ärz. **44**, 1089 (1914).
— Ulcus ventriculi et duodeni. Zbl. Chir. **12**, 935 (1914).
Rasmussen, A. F.: Über die Magenschnürfurchen und die Ursachen des chronischen Magengeschwürs. Zbl. med. Wiss. **25**, 162 (1887).
Rausch, W.: Zum Röntgenbefund bei Ulcus perforans. Fortschr. Röntgenstr. **79**, 309 (1953).
Reiche, F.: Zur Diagnose des Ulcus ventriculi im Röntgenbild. Fortschr. Röntgenstr. **14**, 171 (1909/10).
— Die Röntgendiagnose des penetrierenden Magengeschwürs. Münch. med. Wschr. **1911**, 30.
Rendich, R. A.: The roentgenographic study of the mucosa in normal and pathological states. Amer. J. Roentgenol. **10**, 526 (1923).
Retzius, A.: Antrum pylori hos människan och nagra djus. Oversikt av K.V.A. förh. Arg. **12**, 5, 219 (1855). Zit. nach Hauser.
Rieder, H.: Das chronische Magengeschwür und sein röntgenologischer Nachweis. Münch. med. Wschr. **1910**, 2508.
Robson, A. W. M.: The Hunterian lecture on duodenal ulcer and its treatment. Brit. med. J. **1907 I**, 248.
Roemheld, L.: Pneumatose des Magens und gastrokardialer Symptomenkomplex. Ther. Gegenw. **20**, 344 (1918).
Rokitansky, K.: Handbuch der speziellen pathologischen Anatomie. Wien: Braumüller & Seidel 1842.
Röntgen, W.: Über eine neue Art von Strahlen. S.-B. phys.-med. Ges. Würzb. **9**, 132 (1895).
Röpke, W.: Das chronische Magenulcus im Röntgenbild des luftgeblähten Magens. Mitt. Grenzgeb. Med. Chir. **26**, 307 (1913).
Rosenfeld, G.: Beiträge zur Magendiagnostik. Z. klin. Med. **37**, 81 (1898).
Rösler, O. A.: Über die verschiedenen Formen des Geschwürs der Pars media des Magens in klinischer, röntgenologischer und therapeutischer Hinsicht. Arch. Verdau.-Kr. **23**, 577 (1917).
Ruffin, J. M., D. H. Johnston, D. D. Carter, and G. J. Baylin: Clinical picture of pyloric channel ulcer. J. Amer. med. Ass. **159**, 668 (1955).
Russel, W. A.: Ulcer of greater curvature of stomach: benign or malignant? Radiology **51**, 387 (1948).
—, S. Weintraub, and H. L. Temple: An analysis of X-ray findings in 405 cases of benign gastric and pyloric ulcer. Radiology **51**, 790 (1948).
Rütimeyer, L.: Über die geographische Verbreitung und die Diagnose des Ulcus rotundum ventriculi. Wiesbaden: J. F. Bergmann 1906.
Salomon: Frau mit funktionellem Sanduhrmagen. Ges. innere Medizin u. Kinderheilkunde Wien, Sitzg 7. 3. 1907. Ref. Fortschr. Röntgenstr. **11**, 217 (1907).

SALTZSTEIN, H. C., A. A. FARBMAN, and D. J. SANDWEISS: The sex incidence of peptic ulcer in children. Endocrinology 27, 400 (1940).
SCHLESINGER, E.: Die Röntgendiagnostik der Magen- und Darmkrankheiten. Berlin u. Wien: Urban & Schwarzenberg 1917.
SCHMIDT, W.: Über das Vorkommen peptischer Geschwüre bei Kindern. Berl. klin. Wschr. **1913**, 593.
SCHMIEDEN, V., u. F. HÄRTEL: Die Differentialdiagnose zwischen Magengeschwür und Magenkrebs. Langenbecks Arch. klin. Chir. **96**, 253 (1911).
SCHMINKE, A.: Über anatomische Befunde am Ulcusmagen. Münch. med. Wschr. **1923**, 1525.
SCHÜTZ, E.: Über das Ulcus duodeni. Wien. klin. Wschr. **1914**, 1.
— Über intermittierenden Krankheitsverlauf beim Magen- und Zwölffingerdarmgeschwür und über das Nischensymptom. Wien. klin. Wschr. **1920**, 336.
SCHWARZ, G.: Die Sonderstellung der Pars horizontalis superior des Duodenums in röntgenologischer und anatomischer Beziehung. Berl. klin. Wschr. **1908**, 1142.
— Röntgenologischer Beitrag zur Lehre vom Ulcus ventriculi et duodeni. Dtsch. med. Wschr. **1918**, 597.
SIMMONDS, M.: Über Form und Lage des Magens unter normalen und abnormen Bedingungen. Jena: Gustav Fischer 1907.
STIERLIN, E.: Röntgenologische Erfahrungen über Magenspasmen. Münch. med. Wschr. **1912**, 796.
— Klinische Röntgendiagnostik des Verdauungskanals. Wiesbaden: J. F. Bergmann 1916.
STOERK, E.: Ulcus rotundum ventriculi und Lymphatismus. Dtsch. med. Wschr. **1913**, 496.
STRAUSS, H.: Diagnostik und interne Therapie des Duodenalgeschwürs. Z. ärztl. Fortbild. **1913**, 97.
— Über Beobachtungsfehler bei der radiologischen Untersuchung des Magens. Fortschr. Röntgenstr. **21**, 291 (1914).
STROMEYER, F.: Die Pathogenese des Ulcus ventriculi, zugleich ein Beitrag zur Frage nach den Beziehungen zwischen Ulcus und Karzinom. Beitr. path. Anat. **54**, 1 (1912).
SUETUGU, J.: Bericht Acta med. Univ. Kioto **27**, 133 (1949).
TEMPLETON, F. E., and R. SCHINDLER: Roentgenologic and gastroscopic studies in chronic gastritis and peptic ulcer. Amer. J. Roentgenol. **41**, 354 (1939).
TRAVERS, B.: Zit. nach LEBERT.
TRIER, F.: Ulcus corrosivum duodeni. Kopenhagen 1863. Zit. nach LEBERT.
VIRCHOW, R.: Zit. nach KONJETZNY, Die Geschwürsbildung im Magen, Duodenum und Jejunum. Stuttgart: Ferdinand Enke 1947.
VOGT, A.: Über die Bedeutung der Magenform für das Auftreten der Ulcuskrankheit und der übrigen Erkrankungen des Magens und des Zwölffingerdarmes. Fortschr. Röntgenstr. **71**, 861 (1949).
VOIGTEL, F. W. L.: Handbuch der pathologischen Anatomie, Bd. 1 u. 2. Halle: Wilhelm Knapp 1874.
WACHNER, G., u. J. BARTSCH: Bisherige Beobachtungen der Funktion des Duodenums. Fortschr. Röntgenstr. **56**, 60 (1937).
WALCHSHOFER, E. O.: Gedanken und Ratschläge zur Röntgenuntersuchung des Magens. Dtsch. Gesundh.-Wes. **1954**, 342.
WEBER, K.: Über die Zuverlässigkeit des röntgenologischen Ulcusnachweises im deformierten Bulbus. Dtsch. Gesundh.-Wes. **1952**, 309.
WELTZ, G. A.: Magenphysiologie für Röntgenzwecke. Leipzig: Georg Thieme 1940.
WILMS, M. (Basel): Das Erkennen und die Behandlung des nicht perforierten Duodenalulcus. Münch. med. Wschr. **57**, 673 (1910).
WINDHOLZ, F.: Zur Frage der Röntgendarstellbarkeit blutender Magengeschwüre. Fortschr. Röntgenstr. **56**, 309 (1937).
WRIGHT, C. B.: Zit. nach W. DIETRICH. Münch. med. Wschr. **59**, 638 (1912).
ZIEMSSEN, H. v.: Über die Behandlung des einfachen Magengeschwürs. Volkmann's klinische Vorträge. Leipzig 1871.
— Zur Technik der Lokalbehandlung des Magens. Dtsch. Arch. klin. Med. **10**, 65 (1872).
— Die künstliche Gasaufblähung des Dickdarms zu diagnostischen und therapeutischen Zwecken. Dtsch. Arch. klin. Med. **33**, 235 (1883).

Magencarcinom

ABEL, W.: Ist bei Magenkranken eine weitgehende Verbesserung der Heilungserfolge zu erwarten? Röntgenpraxis **13**, 85 (1941).
— Grundsätzliches zur Röntgendiagnose des kleinen Magenkrebses. Bruns' Beitr. klin. Chir. **184**, 1 (1952).
— Oberflächlicher Schleimhautkrebs des Magens. Fortschr. Röntgenstr. **77**, 743 (1952).
ÅKERLUND, Å.: Das Nischensymptom bei Carcinoma ventriculi. Acta radiol. (Stockh.) **1**, 274 (1922).
AMBERG, J. R., E. N. GIPSON, A. R. MARGULIS, and L. G. RIGLER: Yield of gastric carcinoma from radiologic screening. Gastroenterology **36**, 796 (1959).
BALFOUR, W. O., and E. H. HARGIS: Cancer of the stomach. Amer. J. med. Sci. **173**, 773 (1927).
BATLAN, L. E.: Calcification within the stomach wall in gastric malignancy. Case report and review of literature. Amer. J. Roentgenol. **72**, 788 (1954).
BATTAGLIA, S.: Zur Kenntnis der Kollisionstumoren des Magens. Krebsarzt **6**, 129 (1951).
BAYER, L.: Über die Möglichkeit klinisch-röntgenologischer Unterscheidung zwischen gutartigen und bösartigen Geschwüren des Magens. Fortschr. Röntgenstr. **55**, 51 (1937).
BEEK, H. R.: Über hochsitzende Magendivertikel. Fortschr. Röntgenstr. **74**, 47 (1951).
BELICZAY, P.: Ausgebreitete Verkalkung der Magenwand. S.-B. der Röntgenvereinigg Ungar. Ärzte, 28. Jan. 1937. Ref. Fortschr. Röntgenstr. **56**, 570 (1937).
BENEKE, L.: Über die hämorrhagischen Erosionen des Magens. (Stigmata ventriculi.) Verh. Dtsch. Path. Ges., 12. Tagg, Kiel 1908, S. 284.
BERG, H. H.: Röntgenuntersuchungen am Innenrelief des Verdauungskanals, 2. Aufl. Leipzig: Georg Thieme 1930.
— Über Taktik und Technik der Röntgenuntersuchung im Rahmen der klinischen Bauchdiagnostik. Med. Welt **1932**, 1641.
— Einfluß des Flüssigkeitsgehalts auf die Schleimhautfaltenbildung. IV. Internat. Radiologenkongr. Zürich 1934.
— Erkennung des Magenkrebses mit Röntgenstrahlen. Med. Klin. **1939**, 1328.

BERG, H. H.: Wegweiser zur Frühdiagnostik des Magenkrebses. Z. klin. Med. **145**, 258 (1949).
— El Crecimiento del Cancer Gastrico y su Diagnostico Radiologico Precoz. Rev. Policlin. Caracas **18**, 1 (1950).
— Über das Wachstum des Magenkrebses und die Frühdiagnose. Münch. med. Wschr. **1950**, 1.
BERGMANN, G. v.: Zur Diagnostik des Magenkarzinoms mittels der Röntgenkinematographie. Verh. dtsch. Ges. inn. Med., 29. Kongr., S. 99 (1912).
BERTRAND, J.: Diagnostic histologique précoce du cancer de l'estomac. 2. intern. Kongr. f. Gastroenterologie, Paris 1937.
BOCKUS, H. L.: Gastro-enterology. Philadelphia and London: W. B. Saunders Co. 1949.
BORRMANN, R.: Geschwülste des Magens und Duodenums. In: HENKE-LUBARSCH, Handbuch der speziellen pathologischen Anatomie und Histologie, Bd. IV, S. 812. Berlin: Springer 1926.
BRAUNER, L.: Ein kasuistischer Beitrag zur radiologischen Frühdiagnose des Magenkarzinoms. Arch. physik. Med. med. Techn. **1**, 11 (1906).
BRODERS, A. C.: Carcinoma: Grading and practical application. Arch. Path. **2**, 376 (1926).
BROWN, CH. H., and M. F. MOOTS: Multiple gastric carcinoma. Gastroenterology **26**, 846 (1954).
BÜCHNER, F.: Spezielle Pathologie. München u. Berlin: Urban & Schwarzenberg 1955.
BÜCKER, J.: Die Frühdiagnose des Magenkrebses im Röntgenbild. Fortschr. Röntgenstr. **63**, 1 (1941).
— Der Pelotteneffekt am Bulbus duodeni, ein Symptom des Pankreaskopfkarzinoms. Fortschr. Röntgenstr. **63**, 303 (1941).
— Die Diagnose des kleinen Magenkrebses. Berlin: Springer 1944.
— Gastritis, Ulcus und Carcinom. Stuttgart: Georg Thieme 1950.
CARMAN, R. D.: Benign and malignant gastric ulcers from a roentgenologic viewpoint. Amer. J. Roentgenol. **8**, 695 (1921).
— A new roentgen-ray sign of ulcerating gastric cancer. J. Amer. med. Ass. **77**, 990 (1921).
CHATTON, P., M. PELISSIER, L. FRANCHEBOIS, L. BELTRANDO et F. LEVÈRE: A propos des tumeurs du pole supérieur de l'estomac. J. Radiol. Electrol. **35**, 321 (1954).
CIMMINO, CH. V.: Roentgenographically characteristics adenocarcinoma and leiomyosarcoma in the same stomach. Radiology **61**, 373 (1953).
COLE, L. G.: Malignancy of gastric ulcer. Radiology **12**, 48 (1929).
COOPER, W. A.: The problem of gastrical cancer. J. Amer. med. Ass. **116**, 2125 (1941).
— The gastric cancer problem. Surg. Clin. N. Amer. **32**, 587 (1952).
CRISNER, R.: Le diagnostic radioclinic du cancer du pole supérieur de l'estomac et en particulier du cancer juxtacardiaque. Acta gastro-ent. belg. **11**, 84 (1948).
DAHM, M., u. C. MAYER: Befunde am Schleimhautrelief des Magens und ihre pathologisch-anatomische Klärung. Fortschr. Röntgenstr. **53**, 327 (1936).
DEMOLE, M., et P. MICHAUD: Fréquence et évolution de l'ulcère gastrique cancérisé. Arch. Mal. Appar. dig. **41**, 393, 404 (1952).
DIETLEN, H.: Röntgenologische Fehldiagnose bei Magenerkrankungen. Verh. dtsch. Ges. inn. Med., 29. Kongr., S. 103 (1912).
DORMANNS, E.: Beitrag zur Frage der Zunahme der Krebskrankheit. Z. Krebsforsch. **39**, 40 (1933).
— Die vergleichende geographisch-pathologische Reichs-Karzinom-Statistik 1923—1933. II. Internat. Kongr. f. Krebsforschung u. Krebsbekämpfung, Brüssel 1936.
DUBLIN, L.: Statistics on mortality from cancer in the United States. Amer. J. Cancer **29**, 312 (1939) und 2. Internat. Kongr. f. Krebsforschung und Krebsbekämpfung, Brüssel 1936.
ELKELES, A.: Pouch formation of the gastric fundus as a radiological sign of carcinoma of the cardia. Brit. J. Radiol. **32**, 404 (1959).
ELLIOT, G. V., M. WALD, and R. BENZ: A roentgenologic study of ulcerating lesions of the stomach. Amer. J. Roentgenol. **77**, 612 (1957).
EUSTERMANN, G. E., and A. C. BALFOUR: The stomach and duodenum. Philadelphia and London: W. B. Saunders Co. 1936.
EWING, J.: Neoplastic diseases. Philadelphia: W. B. Saunders Co. 1940.
FALCONER, B.: Über die peptischen Läsionen. Jena: Gustav Fischer 1943.
FALTA, W.: Ein Fall von Fistula gastrocolica. Protokolle der k. u. k. Ges. der Ärzte in Wien, 8. 11. 1907. Wien. klin. Wschr. **20**, 1451 (1907).
FAULHABER, M.: Die Bedeutung der Röntgenuntersuchung für die Diagnose des Magenkarzinoms. Dtsch. Arch. klin. Med. **100**, 177 (1911).
FENWICK, S.: Zit. nach G. E. KONJETZNY.
FINBY, N., and M. EISENBUD: Carcinoma of the proximal third of the stomach. J. Amer. med. Ass. **154**, 1155 (1954).
FINDLEY, J. W., J. B. KIRSNER, and W. L. PALMER: Difficulties in recognition at laparotomy. Gastroenterology **14**, 502 (1950).
FINSTERER, H.: Frühdiagnose des Magenkrebses während der Operation. 2. Intern. Gastro-Enterologen-Kongr., Paris 1937.
FRAENKEL, A.: Diagnostische und operationsprognostische Bedeutung der Röntgenkymographie beim Magencarcinom. Verh. dtsch. Ges. inn. Med., 29. Kongr., S. 153, 1912.
FRANK, A.: Beobachtungen über Wachstumsgeschwindigkeit einer polypösen Magengeschwulst. Radiologia Austriaca **5**, 105 (1952).
FRIK, K., u. P. OTT: Tumoren des Magen-Darmtraktus, welche sich im Röntgenbild umschrieben begrenzt darstellten und die Schwierigkeiten bei ihrer differential-diagnostischen Bilddeutung. Fortschr. Röntgenstr. **49**, 441 (1934).
GOLDEN, R., and A. P. STOUT: Superficial spreading carcinoma of the stomach. Amer. J. Roentgenol. **59**, 157 (1948).
GRAY, H.: Carcinoma of the stomach. J. Amer. med. Ass. **116**, 22 (1941).
GRIMSEHL, H., P. N. EHLERS u. WL. WENZ: Röntgenbefund und Operationsbefund beim fehldiagnostizierten Magencarcinom. Chirurg **30**, 393 (1959).
GRUNMACH, E.: Röntgenologische Diagnostik der Magentumoren. Verh. dtsch. Röntg-Ges. **3**, 83 (1907).

GUERRIN, F., J. G. V. DEVAMBEZ et M. G. SOOTS: Ulcère gastrique ou duodénal associé à un ulcère dégénéré ou à un cancer gastrique. Arch. Mal. Appar. dig. **46**, 735 (1957).

GULEKE, N.: Wie können die Heilungsaussichten der Krebskranken gebessert werden? Med. Klin. **1939**, 13.

— Krebserkrankung und Krebsdisposition. Dtsch. med. Rdsch. **1949**, 1233.

GUTMANN, R.: Le diagnostic précoce du cancer gastrique. 2. Internat. Kongr. f. Gastroenterologie, Paris 1937.

— Le diagnostic du cancér d'estomac à la période utile. Paris: Gaston Doin 1956.

— Gastric cancer. Amer. J. Gastroent. **33**, 482 (1960).

—, G. ALBOT, A. TRICARD et D. GUTMANN: Les gastrites atrophiques en plage (éléments de diagnostic radiologique avec les cancers de l'estomac au début). Arch. Mal. Appar. dig. **40**, 1139 (1951).

— TH. BERTRAND et J. PERISTIANY: Le cancer de l'estomac au début. Paris: Gaston Doin 1939.

HAENISCH, F.: Die Röntgenstrahlen bei der Frühdiagnose des Magenkarzinoms. Ref. Fortschr. Röntgenstr. **17**, 393 (1911).

HAUDEK, M.: Radiologische Beiträge zur Diagnostik des Ulcus und Carcinoma ventriculi. Münch. med. Wschr. **1911**, 399.

— Über den radiologischen Nachweis der Magen-Colon-Fistel. Wien. med. Wschr. **62**, 3103 (1912).

— Zur Deutung der Veränderungen am präpylorischen Abschnitt. Fortschr. Röntgenstr. **39**, 829 (1928).

HECKER, H. v.: Beitrag zur Frage der Wachstumsgeschwindigkeit des Magenkrebses. Röntgenpraxis **15**, H. 2, 63 (1943).

HELLMER, H.: Über die Größenabnahme der Nische bei Carcinoma ventriculi. Acta radiol. (Stockh.) **27**, Fasc. 2, 30, III (1946) No 1, 56, 154 (1946).

HENNING, N.: Die Frühdiagnose des Magenkarzinoms. Gastroskopie und Gastrophotographie. 2. Internat. Gastro-Enterologen-Kongr. Paris 1937.

HILLEMAND, P., C. NARDI, R. VIGUIÉ et LEBONC: A propos des cancers gastriques à évolution lente en surface. Cancers muco-érosifs et muco-infiltrants. Bull. Mém. Soc. méd. Hôp. Paris, Sér. 4, **70**, 1047 (1954).

HOLZKNECHT, G.: Die diagnostische Röntgendurchleuchtung des Magens mit besonderer Berücksichtigung der Anfangsstadien des Magenkarzinoms. Berliner Med. Ges. 10. 1. 1906. Ref. Münch. med. Wschr. **1906**, 190.

— Über die radiologische Untersuchung des Magens im allgemeinen und ihre Verwertung für die Diagnose des beginnenden Carcinoms im besonderen. Berl. klin. Wschr. **1906**, 127.

— Jkurse ärztl. Fortbild. 8, 88 (1911).

—, u. S. JONAS: Die radiologische Diagnostik der intra- und extraventrikulären Tumoren und ihre spezielle Verwertung zur Frühdiagnose des Magencarcinoms. Wien: Moritz Perles 1908.

HORNYKIEWYTSCH, TH.: Differentialdiagnostik des Ballonreifensymptoms. Fortschr. Röntgenstr. **79**, 323 (1953).

KADE, H.: Die Bedeutung der chronischen Gastritis als präcarcinomatöse Erkrankung. Hamburg: H. H. Nölke 1949.

KAPP, H.: Zur Bedeutung der Anamnese des Magenkarzinoms. II. Internat. Kongr. Gastroenterologie Paris 1937.

— Das Magenkarzinom. In: R. BOLLER, Der Magen und seine Krankheiten. Wien u. Innsbruck: Urban & Schwarzenberg 1954.

KENDIG, A. T., M. R. GASPAR, P. G. SECREST, and B. C. SHACKFORD: Calcification in gastric carcinoma. Case report. Radiology **68**, 80 (1957).

KIRKLIN, B. R., and W. C. MACCARTY: Incidence of malignancy in prepyloric ulcers. J. Amer. med. Ass. **120**, 733 (1942).

KIRSH, T. E.: Benign and malignant gastric ulcers: Roentgen differentiation. Radiology **3**, 357 (1955).

KNOTHE, W.: Zur Frühdiagnose des schüsselförmigen Karzinoms. Klin. Wschr. **1931**, 520.

— Fortschritte der Gastroenterologie. München u. Berlin: Urban & Schwarzenberg 1960.

KOLOSKI, E. L., P. L. SHALLENBERGER, and G. W. HAWK: Large partially calcified gastric leiomyoma. Amer. J. Surg. **80**, 245 (1950).

KONJETZNY, G. E.: Der Magenkrebs. Stuttgart: Ferdinand Enke 1938.

— Der oberflächliche Schleimhautkrebs des Magens. Chirurg **1940**, 192.

— Gastritis und Magenkrebsentwicklung. Langenbecks Arch. klin. Chir. **204**, 4 (1942).

— Zur Magenkrebsfrage. Zbl. Chir. **71**, 137 (1944).

— Magenkrebs-Probleme. Med. Welt **1951**, 1463, 1507, 1541.

KRAMER, H.: Ulcus-Karzinom des Magens im Jugendalter. Fortschr. Röntgenstr. **80**, 277 (1954).

KUHLENCORDT, FR.: Das Carcinoma in situ des Magens und der kleine Magenkrebs. Dtsch. med. Wschr. **1959**, 2111.

LEIGH, T. F.: Calcified gastric leiomyoma. Radiology **55**, 419 (1950).

LENTINO, W., and D. J. PRINCIPATO: Blood clot in the stomach simulating neoplasma. Amer. J. Roentgenol. **75**, 308 (1956).

LEVEN, G., u. G. BARRET: Die radiographische Untersuchung des Magens mit neuen Ergebnissen. Ref. Fortschr. Röntgenstr. **16**, 300 (1910/11).

LINDENSCHMIDT, TH.: Über die Vorgeschichte von in frühen Stadien erfaßten Magenkrebsen. Dtsch. med. Wschr. **1948**, 214.

LIVINGSTON, E. M., and G. T. PACK: End-results in the treatment of gastric cancer. New York: Hafner 1939.

LONGIN, F., u. R. SCHEHL: Die vergrößerte Zwerchfell-Magendistanz im Röntgenbild. Ursache und Täuschung. Fortschr. Röntgenstr. **92**, 20 (1960).

LÜDIN, M.: Die röntgenologische Frühdiagnose des Magenkarzinoms. Radiol. clin. (Basel) **29**, 193 (1950).

MALLORY, T.: Carcinoma in situ of the stomach and its bearing on the malignant histogenesis of ulcers. Arch. Path. **30**, 348 (1940).

MARKOFF, N. G.: Klinik und Therapie der massiven Magendarmblutung. Bern: Huber 1951.

MASSA, J.: Le petit cancer de l'estomac. Paris: Masson & Cie. 1961.

Masson, J. C.: Cancer of the stomach. Canad. med. Ass. J. 11, 247 (1921).
Matejicek, E., u. A. Rychlo: Über das Ulcuscarcinom des Duodenums. Zbl. Chir. 79, 2117 (1954).
Mayo, W.: Cancer of the stomach. Surg. Gynec. Obstet. 26, 367 (1918).
McCarty, W. C.: Cancer of the stomach. Radiology 34, 1 (1940).
McGinnis, G. O.: Adenocarcinoma of the stomach with calcification. A case report. Gastroenterology 39, 90 (1960).
Merke, F.: Über das Ulcuscarcinom. Helv. chir. Acta 16, 105 (1949).
Meyers, H. J., and G. Jacobson: Displacements of stomach and duodenum by anomalous lobus of the liver. Amer. J. Roentgenol. 79, 789 (1958).
Moersch, H. J., and B. R. Kirklin: Gastroscopy and its relationship to roentgenology in the diagnosis of carcinoma of the stomach. Gastroenterology 7, 285 (1946).
Moutier, F.: La gastroscopie dans le diagnostic précoce de l'estomac. 2. Intern. Gastro-Enterologen-Kongr., Paris 1937.
Muller, G.: Surgical problems of cancer of the stomach. Wkly Roster Med. Dig. Philadelphia 36, 1295 (1941).
Neel, H. B.: Multiple carcinoma of the stomach and choledocholithiasis in a patient with pernicious anemia. Minn. Med. 31, 1077 (1948).
Oppolzer, R.: Zehn Jahre chirurgische Therapie des Magenkarzinoms. Wien. med. Wschr. 1937, 701.
Osler, W., and T. McCrae: Cancer of the stomach in the young. N.Y. St. J. Med. 71, 581 (1900).
Ottoman, R. E., and J. H. Woodruff: Polypoid diseases of the stomach. Radiology 64, 34 (1955).
Pack, G. T., and E. M. Livingston: End-results in the treatment of gastric cancer. New York: Hafner 1939.
Palmer, W. L.: The duration of gastric cancer. Gastroenterology 1, 723 (1943).
— Cancer of the stomach. Gastroenterology 95, 5 (1960).
—, and E. M. Humphreys: Gastric carcinoma: Observations on peptic ulceration and healing. Gastroenterology 3, 257 (1944).
Palugyay, J.: Die röntgenologische Untersuchung des Kardiakarzinoms mittels der Beckenhochlagerung. Med. Klin. 1921, 439.
Payne, R. T.: Cancer of stomach as a surgical problem. Brit. J. Surg. 27, 740 (1940).
Perotti, F.: Alcuni aspetti della diagnosi di cancerizzazione dell'ulcera gastrica. Radiol. med. (Torino) 40, 758 (1954).
Perussia, F.: La diagnosi radiologica del carcinoma gastrica. Ref. Zbl. Chir. 51, 1682 (1911).
Petersen, O.: Calcification in carcinoma of the stomach. Acta radiol. (Stockh.) 49, 416 (1958).
Pfahler, G. E.: The Roentgen rays as an aid in the carcinoma of the stomach. Ref. J. de Radiol. 3, 454 (1909).
— The Roentgen-rays in the diagnosis of carcinoma of the stomach. N.Y. med. J. 90, 353 (1909).
Porcher, P., H. Stössel u. P. Mainguet: Klinische Radiologie des Magens und des Zwölffingerdarmes. Stuttgart: Georg Thieme 1959.
Prévot, R.: Zur Frühdiagnose des Magenkrebses. 2. Intern. Kongr. Gastroenterologie, Paris 1937.
— Über das Karzinom im operierten Ulcusmagen. Fortschr. Röntgenstr. 68, 75 (1943).
Prinz, H.: Über Krebsbildung im Gastroenterostomiering und deren Bedeutung für die Lehre von der Krebsentstehung im Magen. Langenbecks Arch. klin. Chir. 191, 140 (1938).
— Zur Frage der Pylorushypertrophie des Erwachsenen unter besonderer Berücksichtigung bestimmter Formen des Pförtnerkrebses. Langenbecks Arch. klin. Chir. 197, 1 (1939).
— Frühformen des Magenkrebses. Hamburg: H. H. Nölke 1947.
— Der Magenkrebs als gutachterliches Problem. Dtsch. med. J. 11, 153 (1960).
Ramseyer, M.: A propos d'une tumeur pédiculée de l'estomac présentant tous les caractères radiologiques d'une tumeur bénigne. Radiol. clin. (Basel) 15, 69 (1946).
Rigler, L. G., and H. W. Kaplan: Pernicious anemia and tumors of the stomach. J. nat. Cancer Inst. 7, 327 (1947).
Rimondini, C.: Considerazioni clinico-radiologiche sulle neoplasie del fornice gastrico. Radiol. med. (Torino) 41, 540 (1955).
Roach, J. F., R. D. Sloan, and R. H. Morgan: The defection of gastric carcinoma by photofluorographic methods. Amer. J. Roentgenol. 67, 68 (1952).
Rosenfeld, G.: Beiträge zur Magendiagnostik. Z. klin. Med. 37, 81 (1898).
Rothaug, E. F.: Über das Ulcuskarzinom des Duodenum. Frankfurt. Z. Path. 54, 275 (1940).
Sampson, D. A., and M. C. Sosman: Prepyloric ulcer and carcinoma. Amer. J. Roentgenol. 42, 797 (1939).
Sander, R. L.: Multiple dissimilar carcinomas of the stomach. Surgeon 10, 695 (1941).
Santy, P., A. Vachon, P. Martin-Noel et P. Maillet: Les tumeurs malignes de la région sous-cardiaque. Arch. Mal. Appar. dig. 39, 717 (1950).
Schabad, L. M., u. R. W. Goriainowa: Zur Frage der Todesursache bei Krebskranken. Z. Krebsforsch. 1, 33 (1931).
Schindler, R.: The incidence of the various types of gastric disease as revealed by gastroscopic study. Amer. J. med. Sci. 197, 509 (1939).
— Early diagnosis and prognosis of gastric carcinoma. J. Amer. med. Ass. 115, 1693 (1940).
Schmieden, V.: Die Differentialdiagnose zwischen Magengeschwür und Magenkrebs. Die pathologische Anatomie der Erkrankungen in Beziehung zu ihrer Darstellung im Röntgenbild. Langenbecks Arch. klin. Chir. 96, 253 (1911).
—, u. F. Härtel: Röntgenuntersuchung chirurgischer Magenkrankheiten. Berl. klin. Wschr. 1909, 669, 721, 773.
Schwaiger, M., u. H. van Lessen: Das Magenkarzinom. Mkurse ärztl. Fortbild. 14, 324 (1964).
Shahon, D. B., S. Horowitz, and W. D. Kelly: Cancer of the stomach. An analysis of 1152 cases. Surgery 39, 204 (1956).
Shirakabe, H., H. Ichikawa, K. Kumakura, M. Nishizawa, K. Higurashi, H. Hayakawa, and T. Murakami: Atlas of X-ray diagnosis of early gastric cancer. Tokyo: Igaku Shoin 1966.

STAEMMLER, M.: Über Frühformen des Magenkrebses. 2. Intern. Gastro-Enterologen-Kongr., Paris 1937.
— Präcancerosen. Med. Welt **1941**, 812, 837, 861.
TORGERSEN, J.: Localization of gastritis and gastric cancer especially in cases of pernicious anemia. Acta radiol. (Stockh.) **25**, 845 (1944).
USLAND, O.: Über die Bedeutung der chronischen Gastritis für die Entwicklung des Magenkrebses. Acta chir. scand. **76**, 485 (1935).
VERSTRAETEN, J., u. L. DE VOS: Verkalktes Magenkarzinom. Fortschr. Röntgenstr. **100**, 662 (1964).
VOORHOEVE, N.: Die klinische und radiologische Diagnose der Fistula gastrocolica. Dtsch. Arch. klin. Med. **106**, 294 (1912).
WALTERS, W., H. K. GRAY, and J. F. PRIESTLEY: Carcinoma and other malignant lesions of the stomach. Philadelphia and London: W.B.Saunders Co. 1943.
— — —, E. B. LEWIS, and J. BERKSON: Malignant lesions of the stomach: Results of treatment from 1907 through 1938. Proc. Mayo Clin. **15**, 625 (1940).
WALTON, J.: Carcinoma of the stomach. Brit. med. J. **1939**, 1127.
WANSER, R.: Bericht: Die chronische Gastritis und ihre Beziehungen zum Magenkarzinom. Med. Welt **1939**, 547.
WEESE, K.: Ergebnisse der Magenkrebsbehandlung bei 883 Fällen im Zeitabschnitt 1921—1932. Langenbecks Arch. klin. Chir. **198**, 202 (1940).
WEIL, S.: Über die an der Breslauer Chirurgischen Klinik von 1891—1911 wegen Krebs ausgeführten Magenresektionen und ihre Endresultate. Bruns' Beitr. klin. Chir. **115**, 461 (1919).
WILHELM, G., u. J. SCHAAF: Zur Analyse von Bewegungsvorgängen am karzinomatösen Magen. Radiol. clin. (Basel) **26**, 160 (1959).
WOHL, G. T., and S. SHORE: Lesions of the cardiac end of the stomach, simulating carcinoma. Amer. J. Roentgenol. **82**, 1048 (1959).
ZUPPINGER, A., u. S. LÄSER: Die Röntgenuntersuchung des Magens mit besonderer Berücksichtigung der Tumordiagnostik. Radiol. clin. (Basel) **22**, 400 (1953).
ZWEIG, W.: Ein Fall von Fistula gastro-colica. Wien. klin. Rdsch. **1900**, 309 und Wien. klin. Wschr. **1912**, 1234.

Magensarkome

BALABAN, I. J.: Zur Frage des primären Magensarkoms. Fortschr. Röntgenstr. **49**, 513 (1934).
BIRCH, C. A.: Primary sarcoma of the stomach. Brit. med. J. **1954 I**, No 4884, 393.
BOND, L. M., and J. PILLEGGI: Primary Hodgkin's disease of the stomach. Amer. J. Roentgenol. **67**, 592 (1952).
BORRMANN, R.: Die Geschwülste des Magens. In: HENKE-LUBARSCH, Handbuch der speziellen pathologischen Anatomie und Histologie. Berlin: Springer 1926.
BÜCHNER, F.: Spezielle Pathologie. München u. Berlin: Urban & Schwarzenberg 1955.
CIMMINO, CH. V.: Roentgenographically characteristic adenocarcinoma and leiomyosarcoma in the same stomach. Radiology **61**, 373 (1953).
CRILE, G., J. B. HAZARD, and K. L. ALLEN: Primary lymphosarcoma of the stomach. Amer. Surg. **135**, 38 (1952).
CULVER, G. J., B. D. BEAN, and D. L. BERENS: Gastric lymphoma. Radiology **65**, 518 (1955).
DAGRADI, A. E., I. M. REINGOLD, and R. E. BORRESON: Primary Hodgkin's disease of the stomach. Gastroenterology **30**, 824 (1956).
DEEB, P. H., and W. L. STILSON: Roentgen manifestation of lymphosarcoma of the stomach. Radiology **58**, 529 (1952).
EKER, R., and J. EFSKIND: Rare types of malignant gastric tumors. Hemangioendotheliomas. Acta path. microbiol. scand. **38**, 14 (1956).
ENDE, N., P. B. DARON, L. K. RICHARDSON, L. RAIDER, and J. ZISKIND: Plasma-cell tumor of the stomach with report of a case. Radiology **55**, 207 (1950).
FRANK, A.: Zur Röntgensymptomatologie des Retothelsarkoms des Magens. Fortschr. Röntgenstr. **83**, 200 (1955).
GLENK, M.: Magenwandmetastasen nach Epi-Mesopharynx-Carcinom. Fortschr. Röntgenstr. **85**, 244 (1956).
GOSSET, A., I. BERTRAND et G. LOEWY: Tumeurs pédiculées de l'estomac, dites sarcomes. J. Chir. (Paris) **23**, 578 (1924).
GÜTGEMANN, A., u. H. SCHREIBER: Über das Magensarkom. Bruns' Beitr. klin. Chir. **198**, 334 (1959).
HEYROWSKY, H.: Histologische Untersuchungen der Magenschleimhaut bei Ulcus ventriculi und Karzinom. Z. Chir. **122**, 359 (1913).
HIGHMAN, J. H., and J. J. KEY: Multiple ulceration of the stomach in reticulum cell sarcoma. Brit. J. Radiol. **35**, 614 (1962).
HUBENY, M. J., and D. P. J. COOK: Retothel sarcoma of the stomach. Radiology **34**, 366 (1940).
JUNGHAGEN, S.: Lymphogranulomatose im Ventrikel. Acta radiol. (Stockh.) 8, 318 (1927).
KADRNKA, M. S., et A. SIERRO: Le sarcome primitif de l'estomac. Diagnostic clinique et radiologique. Paris: Masson & Cie 1933.
KAUFMANN, E.: Lehrbuch der pathologischen Anatomie. Berlin: W. de Gruyter & Co. 1956.
KAZNELSON, P.: Über einen Fall von Nischenbildung und Pylorusstenose infolge Lymphogranulomatosis des Magens. Wien. Arch. inn. Med. **7**, 117 (1924).
KEIJSER, S.: Sarkom des Magens und seine röntgenologische Diagnose. Fortschr. Röntgenstr. **53**, 331 (1936).
KESSLER, E.: Das Magensarkom. Fortschr. Röntgenstr. **50**, 247 (1934).
KISSELER, B., u. P. THURN: Zur Röntgenologie des Magensarkoms. Fortschr. Röntgenstr. **91**, 14 (1961).
KOCH, C. E.: Leukämische und pseudoleukämische Wandveränderungen des Magens im Röntgenbild. Fortschr. Röntgenstr. **48**, 271 (1933).
KONJETZNY, G. E.: Das Magensarkom. Ergebn. Chir. Orthop. **14**, 256 (1921).
LÜDIN, H.: Melanommetastasen im Magen und Bulbus duodeni. Oncologia (Basel) **6**, 221 (1953).
MARICHAU-BEAUCHANT, J.: Notes zur le diagnostic radiologique die lymphosarcome de l'estomoe. Arch. Mal. Appar. dig. **38**, 116 (1949).
MARSHALL, S. F., and L. BROWN: Primary malignant lymphoid tumors of the stomach. Surg. Clin. N. Amer. **30**, 885 (1950).
MASLEY, P. N.: Leiomyosarcoma of the stomach. Amer. J. dig. Dis. N.S. **4**, 792 (1959).

Meinardus, Kl.: Lymphangiosis carcinomatosa des Magens mit Schleimhautmetastasen bei Magenkarzinom und hypertrophisch-polypöser Gastritis. Fortschr. Röntgenstr. **74**, 361 (1951).

Morichau-Beauchant, J.: Notes sur le diagnostic radiologique du lymphosarcome de l'estomac. Arch. Mal. Appar. dig. **38**, 116 (1949).

Naumann, W.: Zur Röntgendiagnostik des Magensarkoms. Fortschr. Röntgenstr. **75**, 72 (1951).

Ochsner, S., and A. Ochsner: Sarcoma of the stomach. Analysis of 17 cases. Amer. Surg. **142**, 804 (1955).

Pelliance, A. J., N. Rosenberg, and S. E. Moolten: Follicular lymphoblastoma of the stomach with ulceration simulating gastric ulcer. Arch. Surg. **70**, 424 (1955).

Pendl, O.: Über angioblastische Geschwülste des Magens. Krebsarzt **2**, 155 (1947).

Pearson, B., J. Stasney, and Ph. Pizzolato: Gastrointestinal involvement in lymphatic leukemia. Arch. Path. **35**, 21 (1943).

Pirkey, E. L., and S. M. Roberts: Diagnose of primary Hodgkin's disease of the stomach. Radiology **52**, 75 (1949).

Pomerantz, H., and N. H. Margolin: Metastases to the gastrointestinal tract from malignant melanoma. Amer. J. Roentgenol. 88, 712 (1962).

Poskanzer, Ch. L., and R. Schmidt: Leiomyosarcoma of the stomach. Amer. J. Surg. **86**, 696 (1953).

Potchen, E. J., Ch. L. Khung, and M. Yatsuhashi: X-ray diagnosis of gastric melanoma. New Engl. J. Med. **271**, 133 (1964).

Ravelli, A.: Metastase eines Pankreaskarzinoms in der Magenwand. Radiol. clin. (Basel) **24**, 118 (1955).

Redd jr., B. L.: Lymphosarcoma of the stomach. Amer. J. Roentgenol. **82**, 634 (1950).

Reissigl, H., u. W. Schirmer: Lymphosarkom bei einem 12jährigen Mädchen. Bruns' Beitr. klin. Chir. **190**, 129 (1955).

Rezek, Ph. R.: Über das gehäufte Vorkommen der Reticulumzellsarkome des Magens. Wien. klin. Wschr. **1954**, 612.

Ruffato, C.: Limiti e possibilità diagnostiche dell'indagine radiologica nelle forme patologiche di raro risconto a localizzazione gastro-duodenale. Reticulosarcoma e linfogranuloma maligno. Arch. ital. Mal. Appar. dig. **23**, 143 (1957).

Ruland, L.: Primäres Gamma-Globulin-Plasmozytom mit generalisierter Aussaat ins Knochensystem. Fortschr. Röntgenstr. **80**, 782 (1954).

Scheiblich, H.: Röntgenologischer Nachweis von Melanommetastasen im Magen. Z. ärztl. Fortbild. **46**, 386 (1952).

Schembra, F. W.: Über Lymphogranulomatose des Magens. Ärztl. Wschr. **1956**, 711 u. Fortschr. Röntgenstr. **84**, 756 (1956).

Schlagenhaufer, Fr.: Beiträge zur pathologischen Anatomie der Granulomatosis des Magendarmtraktus. Virchows Arch. path. Anat. **227**, 81 (1920).

Schlesinger, H.: Unterscheidet sich das Magensarkom klinisch vom Karzinom? Wien. klin. Wschr. **1916**, 785.

Sperling, L.: Malignant lymphoma of the gastrointestinal tract. Arch. Surg. **68**, 179 (1954).

Vernejoul, R. de, et E. Jean: Les reticulopathies gastriques. J. Chir. (Paris) **71**, 935 (1955).

Wang, C. C., and J. A. Petersen: Malignant lymphoma of the gastrointestinal tract: roentgenographic considerations. Acta radiol. (Stockh.) **46**, 523 (1956).

Zulaica-Arzua, E. de, J. T. Toledo y C. Osadny: Sarcoma de Hodgkin de localization gastrica. Rev. clin. esp. **74**, 178 (1959).

Zuppinger, A., u. S. Läser: Die Röntgenuntersuchung des Magens mit besonderer Berücksichtigung der Tumordiagnostik. Radiol. clin. (Basel) **22**, 400 (1953).

Gutartige Magentumoren

Afflerbaugh, J. K., and H. A. Cole: Intragastric gallstone. Radiology **64**, 581 (1955).

Battaglia, S.: Su un lipoma sotto-mucosa dello stomaco. Arch. ital. Anat. Istol. pat. **24**, 159 (1951).

Benell, O. E.: Silicobezoar. Report of a case. Amer. J. Roentgenol. **68**, 639 (1952).

Beutel, A.: Schleimhautpolypen im Magen. Röntgenpraxis **1**, 735 (1929).

Boeck, C.: Ein Beitrag zur Neurofibromatose des Magens. Fortschr. Röntgenstr. **73**, 101 (1950).

Borrmann, R.: Geschwülste des Magens. In: Handbuch der speziellen pathologischen Anatomie und Histologie, Bd. IV. Berlin: Springer 1926.

Brown, W. H., and Fr. W. Davis: Bezoar and its potential imitator. Amer. J. Roentgenol. **82**, 1041 (1959).

Bücker, J., u. H. G. Stössel: Über gutartige Magentumoren. Fortschr. Röntgenstr. **94**, 159 (1961).

Burkhead, H. C., W. Svan, and J. M. Dorsey: Paraganglioma of the stomach. A case report. Radiology **61**, 944 (1953).

Camp, W. H.: Carcinoid of the stomach. Radiology **65**, 753 (1955).

Capelli, P., e R. Stigliani: Patologia del neurinoma gastrico. Arch. De Vecchi Anat. pat. **10**, 233 (1947).

Christopherson, W. M., J. R. Higgins, J. Y. McCullough, and N. H. Wolfe: Carcinoid tumors of the stomach. Amer. J. Surg. **86**, 224 (1953).

Cimmino, Ch. V.: Gastric adenomyosis, aberant pancreas. Radiology **65**, 73 (1955).

Cottone, D., e N. Aquila: Sulla sindroma di Peutz-Jeghers. Radiol. med. (Torino) **44**, 113 (1958).

Culver, G. J., and A. Dobrak: Submucosal gastric lipoma. Amer. J. Roentgenol. **64**, 938 (1950).

Dalicho, A. W.: Eosinophiles Granuloblastom des Magens. Fortschr. Röntgenstr. **74**, 726 (1951).

Darderi, M., e B. Zaccarelli: Cisti mucosa congenita dello stomaco. Ann. Radiol. diagn. (Bologna) **28**, 452 (1955).

Deneke, K.: Über zwei Fälle von metastasierenden Neurinomen des Magendarmkanals. Beitr. path. Anat. **89**, 242 (1932/33).

Deroche, P., et G. Gérard: Das röntgenologische Bild des Pankreas aberrans des Magens. J. Radiol. Electrol. **33**, 251 (1952). Ref. Fortschr. Röntgenstr. **77**, 511 (1952).

Eklöf, O.: Carcinoid tumors of the stomach. A report of three cases with a review of the literature. Acta chir. scand. **121**, 118 (1961).

Eustermann, G. B., and E. G. Senty: Benign tumors of the stomach. Surg. Gynec. Obstet. **34**, 5 (1922).

Eliason, E. L., and Z. W. M. Wright: Benign tumors of the stomach. Surg. Gynec. Obstet. **40**, 461 (1925)

FEYRTER, F.: Über Neurome und Neurofibromatose nach Untersuchungen am menschlichen Magen-Darm-Schlauch. Wien: W. Maudrich 1948.

— Über die chirurgisch bedeutsamen Neurome des Magen-Darmschlauches. Langenbecks Arch. klin. Chir. **274**, 320 (1953).

FLEISCHNER, M.: Über seltene Magentumoren. Sitzg. Wien. Röntgen-Ges. 7. Dez. 1926. Ref. Fortschr. Röntgenstr. **30**, 1074 (1926).

FRANK, A.: Über das eosinophile Granulom des Magens. Gastroenterologia (Basel) **80**, 9 (1953).

—, u. E. ZANDANELL: Über das Karzinoid des Magens. Radiol. austriaca **9**, 47 (1956).

GABY, F., et J. ANDRIEUX: Le granulome eosinophile de l'estomac. J. Chir. (Paris) **87**, 181 (1964).

GAMBACCINI, P.: Quadri radiologici operatori e anatomo-pathologici di una casistica di polipi gastrici. Radiol. med. (Torino) **38**, 217 (1952).

GEBHARDT, H.: Über die röntgenologische Darstellung eines Magenmyoms. Röntgenpraxis **2**, 913 (1930).

GHIRARDINI, R.: Un caso di fitobezoario dello stomaco. Radiol. med. (Torino) **39**, 434 (1952).

GOLDGRABER, M. B., J. B. KIRSNER, and H. F. RASKIN: Nonspecific granulomatous disease of the stomach. Arch. intern. Med. **102**, 10 (1958).

GUTZEIT, K.: Über gutartige Magentumoren. Dtsch. Arch. klin. Med. **135**, 346 (1926).

HARBECK, K.: Beobachtung einer seltenen Magencyste. Fortschr. Röntgenstr. **93**, 518 (1960).

HILLEMAND, P., J. PATEL, P. CHERIGIÉ, R. ROSENSTIEL et PH. MANTEAU: Polypose adenomateuse de jéjunum et de l'iléon associée à une polypeuse adenomateuse colique droite et à deux gros polypes gastriques. Presse méd. **1952**, 911.

HINES, C. R., and J. L. SAVAGE: Carcinoid tumors of the stomach. Ann. intern. Med. **43**, 859 (1955).

HUPPERTZ, A.: Gastroduodenale Invagination eines Kapillarhämangioendothelioms. Fortschr. Röntgenstr. **86**, 655 (1957).

IKLE, A.: Beitrag zur Klinik und Pathologie der papillären Schleimhautgeschwülste des Magens. Helv. chir. Acta **14**, 435 (1947).

JOHNSON, G. F., and O. WRIGHT: Eosinophilic infiltration of the stomach. Radiology **71**, 415 (1958).

JUDD, CH., H. CIVIN, and M. L. MCILHANY: Eosinophilic granuloma of the stomach. Gastroenterology **28**, 452 (1955).

KAIJSER, R.: Diagnostik kavernöser Hämangiome im Verdauungskanal. Acta radiol. (Stockh.) **22**, 665 (1941).

KAY, S., W. P. CALLAHAN, M. R. MURRAY, H. T. RANVALL, and A. P. STOUT: Glomus tumors of the stomach. Cancer (Philad.) **7**, 26 (1951).

KIRCHMAIR, W., u. O. SCHUBERT: Das eosinophile Granulom des Magens in seiner Beziehung zur Allergie. Wien. klin. Wschr. **1955**, 558.

KJELLMAN, L.: Aberrant pancreas. Acta radiol. (Stockh.) **34**, 225 (1950).

KÖNIG, E.: Neurinome des Magen-Darmkanals. Chirurg **4**, 636 (1932).

KOLOSKI, E. L., P. L. SCHALLENBERGER, and G. W. HAWK: Large partially calcified gastric leiomyoma. Amer. J. Surg. **80**, 245 (1950).

KONJETZNY, G. E.: Über Magenfibrome. Bruns' Beitr. klin. Chir. **119**, 53 (1920).

KONJETZNY, G. E.: In: W. ANSCHÜTZ-KONJETZNY. Die Geschwülste des Magens. Stuttgart: Ferdinand Enke 1921. (In der Reihe Deutsche Chirurgie, Lfg. 46.)

KRAUS, W.: Haemangioma simplex des Magens. Ein Beitrag zu den gutartigen Magentumoren. Chirurg **21**, 369 (1950).

KÜBLER, E.: Über das Neurinom des Magens. Fortschr. Röntgenstr. **79**, 398 (1953).

LAMMERS: Inaug.-Diss. 1933, Greifswald, zit. nach W. KRAUS.

LEIGH, T. F.: Calcified gastric leiomyoma. Radiology **55**, 419 (1950).

LITTNER, M., and I. KIRSH: Aberrant pancreatic tissue in the gastric antrum. Report of seven cases. Radiology **59**, 201 (1952).

MARINE, R., and W. W. LATTOMUS: Cavernous hemangioma of the gastrointestinal tract. Radiology **70**, 860 (1958).

MARSHAK, R. H., and A. J. FRIEDMAN: Carcinoids (argentofinomas) of the stomach. Amer. J. Roentgenol. **66**, 200 (1951).

MAUTHE, H., and G. ZWICKY: Gastroduodenal intussusception. Radiology **65**, 86 (1955).

MINNES, J. F., and C. F. GESCHICKTER: Benign tumors of the stomach. Amer. J. Cancer **28**, 136 (1936).

NATORP, W.: Gestielter Polyp des Magengewölbes. Röntgenpraxis **3**, 456 (1931).

OVERGAARD, CHR.: Polyps of the stomach and duodenum. Acta radiol. (Stockh.) **30**, 343 (1948).

PAPE, R., u. H. A. HACKENSELLNER: Das röntgenologische Erscheinungsbild der neurogenen Tumoren. Fortschr. Röntgenstr. **76**, 691 (1952).

PEROTTI, T.: Possibilità limiti, cause di incertezze della diagnostica radiologica differenziale. Radiol. med. (Torino) **36**, 918 (1950).

POHL, R.: Kavernöses Hämangiom des Magens. Fortschr. Röntgenstr. **86**, 518 (1957).

POIRIER, J. P., et FOUASSIER: Granulome eosinophilique de l'estomac. Arch. Mal. Appar. dig. **52**, 544 (1963).

POSCHACZEWSKY, R., and S. SHERMAN: The roentgen appearance of gastric argentaffinoma. Radiology **72**, 330 (1959).

PUSINELLI, W.: Über ein Fibromyom des Magens mit beginnender sarkomatöser Entartung. Zbl. Chir. **80**, 249 (1955).

RICHARDS, H. G. H.: Die Pathologie der gutartigen polypoiden Magentumoren. Brit. J. Radiol. **26**, 301 (1953) (Referat).

RIGLER, L. G., L. BLANK, and R. HELBEL: Granuloma with eosinophils. Benign inflammatory fibroid polyps of the stomach. Radiology **66**, 169 (1956).

RUZIC, J. P., J. M. DORSEY, H. L. HUBER, and S. H. ARMSTRONG: Gastric lesion of Loeffler's syndrome. J. Amer. med. Ass. **149**, 534 (1952).

SAHLER, O. D., and A. O. HAMPTON: Bleeding in Hiatus Hernia associated with extramucosal tumors of the stomach. Amer. J. Roentgenol. **49**, 442 (1943).

SCHMIDT, H.: Beitrag zum Neurinom des Magen-Darmkanals. Fortschr. Röntgenstr. **76**, 262 (1952).

SCHNEIDER, H. J.: Glomus tumors of the stomach. A case report. Amer. J. Roentgenol. **92**, 1026 (1964).

SCHRÖDER, C. H.: Das Divertikelmyom des Magens. Bruns' Beitr. klin. Chir. **176**, 73 (1944).

Siebner, M.: Hämangiom des Magens. Dtsch. Z. Chir. **241**, 176 (1933).
Smith, M. J.: Gastric granuloma with eosinophilic infiltration. Radiology **66**, 177 (1956).
Smith, W. H.: Neurofibroma of the stomach. Brit. J. Radiol. **25**, 110 (1952).
Stein, J., B. Perlmann, and A. Povalski: Gastroduodenal intussusception. Radiology **71**, 412 (1958).
Stepp, W., u. A. Bögner: Beitrag zur Kenntnis eines seltenen Bauchtumors unter Berücksichtigung der retroperitonalen Sarcome. Münch. med. Wschr. **80**, 1362 (1933).
Tempest, M. N.: Leiomyom des Magens mit wiederholten schweren Blutungen. Brit. J. Surg. **40**, 178 (1952). Ref. Zbl. Radiol. **40**, 38 (1953).
Thompson, H. L., and J. M. Oyster: Neoplasmas of the stomach (other than carcinom). Gastroenterology **15**, 185 (1950).
Thompson, N. W., and W. W. Coon: Carcinoid of the stomach. Amer. J. Surg. **108**, 798 (1964).
Troell, A.: Les tumeurs bénignes de l'estomac, au point de vue surtout diagnostique. Acta radiol. (Stockh.) **7**, 568 (1926).
Weicker, B.: Über ein Lipom des Magens. Zbl. Chir. **55**, 20 (1928).
Zielstra, L. J.: Leiomyom des Magens. Ned. T. Geneesk. **1952**, 1705.

Bulbustumoren

Bauer, R., u. H. Hartwig: Röntgenologische Differentialdiagnose der Tumoren des Bulbus duodeni. Fortschr. Röntgenstr. **76**, 468 (1952).
Bedetti, D.: Sul particolare aspetto radiologica que possono assumere i canceri primitivi della prima porzione duodenale. Arch. ital. Mal. Appar. dig. **13**, 353 (1947).
Bergendahl, A.: A contribution to the knowledge of primary duodenal cancer. Acta radiol. (Stockh.) **20**, 417 (1939).
Berger, S. N.: Pseudotumors of the duodenal bulb. Amer. J. Roentgenol. **74**, 590 (1955).
Berman, V., and M. J. Goldberg: Hyperplasia of Brunner's glands. Brit. J. Radiol. **32**, 241 (1950).
Bernstein, A.: Myom des Bulbus duodeni. Bruns' Beitr. klin. Chir. **145**, 532 (1929).
Brenner, R. L., and Ch. H. Brown: Primary carcinoma of the duodenum. Gastroenterology **29**, 189 (1955).
Brdiczka, I. G.: Die Tumoren des Bulbus duodeni und ihre röntgenologische Diagnose. Röntgenpraxis **3**, 623 (1931).
Carman, R. D.: Hemangioma of the duodenum. Amer. J. Roentgenol. 8, 481 (1921).
Chassin, J. L., and J. W. Hinton: Primary carcinome of the duodenum, imitating duodenal ulcer. Gastroenterology **12**, 312 (1949).
Eger, S. A.: Primary malignant disease of the duodenum. Arch. Surg. **27**, 1087 (1933).
Goetze, O., u. H. Klose: Tuberkulom des Bulbus duodeni. Zbl. Chir. **50**, 756 (1923).
Hillemand, P., G. Seillé, H. Payer, G. Decroix et L. Hartmann: Le cancer de duodénum. Arch. Mal. Appar. dig. **38**, 867 (1949).
Hudson, G. W., u. M. D. Ingram: Adenome der Brunnerschen Drüsen. Amer. J. Roentgenol. **67**, 777 (1952).
Kjellman, L.: Aberrant pancreas. Acta radiol. (Stockh.) **34**, 225 (1950).
— Weitere Fälle von aberrierendem Pankreas im Bereich des Bulbus. Acta radiol. (Stockh.) **26**, 89 (1951).
Littner, M.: Aberrant pancreas tissue in the first portion of the duodenum. Radiology **55**, 716 (1950).
Lüdin, H.: Melanommetastasen im Magen und Bulbus duodeni. Oncologia (Basel) **6**, 221 (1953).
Marshak, R. H., J. Lifsay, and S. Brahms: Gastroduodenal intussusception. Amer. J. Roentgenol. **66**, 87 (1951).
Mateer, I. O., and F. W. Hartman: Primary carcinoma of the duodenum. J. Amer. med. Ass. **99**, 1853 (1932).
Matejicek, E., u. A. Rychlo: Über das Ulcuskarzinom des Duodenums. Zbl. Chir. **79**, 2117 (1954).
McQuitty, J. T., and M. Levy: Benign polyps of the duodenum. Amer. J. Gastroent. **32**, 59 (1959).
Nasio, J.: Tumores malignos de duodeno. Sem. med. (B. Aires) **115**, 521 (1959).
Pohland, K.: Die röntgenologische Diagnose und Differentialdiagnose der Tumoren des Bulbus duodeni. Fortschr. Röntgenstr. **43**, 337 (1931).
Rothe, H.: Kasuistischer Beitrag zum Sarkom des Bulbus duodeni. Ärztl. Wschr. **1956**, 325.
Schoen, D.: Füllungsdefekt mit Ringgraben. Bemerkungen zu der Arbeit von H. Bauer und H. Hartwig. Fortschr. Röntgenstr. **77**, 717 (1952).
Sielaff, H. J.: Der Röntgenbefund von multiplen Melanommetastasen im Duodenum und Dünndarm. Fortschr. Röntgenstr. **71**, 592 (1949).

Gastritis

Abel, W.: Die Röntgendiagnose der Gastritis erosiva. Fortschr. Röntgenstr. **80**, 39 (1954).
Abreu, M. de: Entzündliche Verengerung des Pylorus. Fortschr. Röntgenstr. **48**, 558 (1933).
Agati, D., e G. Buzzi: Gigantismo plicare circoscritto della mucosa gastrica. Radiol. med. (Torino) **36**, 829 (1950).
Albot, G., L. Leger et A. Tricard: Formations polypoides à sommet ombilique de la muqueuse gastrique simulant le polyadénome. Presse méd. **17**, 190 (1947).
—, et F. Magnier: L'atrésie fibro-musculaire de l'antre pré-pylorique ou linite plastique. Arch. Mal. Appar. dig. **37**, 560 (1948).
Albrecht, U.: Über das pathologische Schleimhautrelief des Magens im Röntgenbild und seine Bedeutung für die Klinik. Fortschr. Röntgenstr. **39**, 231 (1929).
— Zur Röntgendiagnose und Klinik der Magenpolypen. Röntgenpraxis **1**, 241 (1929).
Aschoff, L.: Über die Beziehungen der Schleimhauterosionen zum Ulcus rotundum chronicum. Vorträge über Pathologie. Jena: Gustav Fischer 1925.
Atkins, L., E. B. Benedict, and J. R. Dreyfuss: Correlation of symptoms with gastroscopic findings, x-ray findings and gastroscopic biopsy in gastritis. Gastroenterology **33**, 385 (1957).
Bartel, Jul.: Status thymo-lymphaticus und Status hypoplasticus. Wien: Franz Deuticke 1912.
Beckermann, F., J. Bücker, P. Bünger, E. Laas, E. Seeberger, R. Seitz u. G. Waldmann: Zur Diagnostik der Gastritis; Versuch einer Synopsis

klinischer, bioptischer und röntgenologischer Befunde. 2. Weltkongr. für Gastroenterologie München, Bd. II. Basel u. New York: S. Karger 1963.
BECKERMANN, F., R. SEITZ, J. BÜCKER u. P. BÜNGER: Der derzeitige Stand der Gastritisdiagnostik im Krankenhaus. Gesehen aus dem Blickwinkel des Internisten, des Gastroskopikers, des Röntgenologen, des Bioptikers und des Pathologen. Ärztl. Verein Hamburg, Sitzg 27. Nov. 1962. Ref. Münch. med. Wschr. **11**, 602 (1963).
BEITZKE, H.: Zur Histologie der chronischen Gastritis. Verh. dtsch. Path. Ges. 17. Tagg, S. 432 (1914).
BERG, H. H.: Schleimhautrelief und Gastritis. Referat 6. Tagg d. Ges. f. Stoffwechsel u. Verdauung, Berlin, Okt. 1926.
— Gastritis. Vortrag 15. Internat. ärztl. Fortbildungskurs Karlsbad, Nov. 1935, S. 354.
— Die Gastritiden. Auszug aus dem Bericht vom 1. Gastro-Enterologie-Kongr., Brüssel, 1935, S.171
— Ergebnisse des Röntgenstudiums der Magendarmschleimhaut. Schweiz. med. Wschr. **1930**, 1126.
— Elementos anatomicos que permiten la demostración de la gastritis y de la ulcera gastrica en la imagen radiologica. Reimpreso de la Revista de la Policlinica Caracas, Bd. XVIII, No 112 (1950).
— Grundlagen der Darstellung von Gastritis und Ulcus im Röntgenbild. Med. Klin. **1953**, 1245.
BERNSTEIN, A.: Die Diagnose der idiopathischen Pylorushypertrophie des Erwachsenen. Röntgenpraxis **4**, 673 (1932).
BOCKUS, H. L.: Gastro-enterology, vol. 1. Philadelphia and London: W. B. Saunders Co. 1949.
BOLLER, R.: Der Magen und seine Krankheiten. Wien u. Innsbruck: Urban & Schwarzenberg 1954.
BROUSSAIS, C. A. M.: Siehe Literatur Ulcus ventriculi.
BÜCKER, J.: Die Pellagragastritis im Röntgenbild. Dtsch. Z. Verdau.- u. Stoffwechselkr. **3**, 76 (1940).
— Die hyperplastische Gastritis im Röntgenbild. Fortschr. Röntgenstr. **71**, 246 (1949).
— Feinreliefstudien bei der Gastritis erosiva. Fortschr. Med. **1959**, 359.
— Irrungen und Wirrungen in der Gastritisdiagnostik. Fortschr. Röntgenstr. **94**, 149 (1961).
— Zur Röntgendiagnostik der Gastritis erosiva. Radiologe **3**, 78 (1964).
— Die Antrumgastritis. Radiologe **7**, 264 (1966).
—, u. H. R. FEINDT: Pseudopolyposis lymphatica ilei (Pseudoileitis). Fortschr. Röntgenstr. **74**, 59 (1951).
BUFFARD, P., u. R. CHEVALLIER: Röntgenzeichen der allergischen Magendarmkrankheiten. Verh. dtsch. Ges. Verdau.- u. Stoffwechselkr., 18. Tagg, Bad Homburg, S. 199, 1955. Stuttgart: Georg Thieme 1956.
—, et R. GILLY: A propos d'une observation d'allergie au lait chez un nourisson. Arch. Mal. Appar. dig. **48**, 953 (1959).
BUYSSENS, N.: L'endoscopie dans l'allergie digestive. Acta gastro-ent. belg. **16**, 373 (1953).
CHELI, R., L. OLIVA, M. DODERO u. G. CELLE: Das bioptische, sekretorische und endoskopische Bild der Magenschleimhaut bei Röntgenbefund hypertrophischer Gastritis. Fortschr. Röntgenstr. **90**, 403 (1959).
CHEVALLIER, R.: L'expression radiographique de l'oedème allergique gastro-duodénal. Acta gastroent. belg. **16**, 535 (1953).
CHIARI, H.: Zur Kenntnis der gutartigen Pylorushypertrophie. Virchows Arch. path. Anat. **213**, 262 (1913).
CRAMER, H., u. J. PINKE: Physiologische und pathologische Bewegungsfunktion des Magens im Kymogramm. Fortschr. Röntgenstr. **53**, 634 (1936).
DELANNOY, E., et G. PATOIR: La sténose hypertrophique du pylore chez l'adulte. Arch. Mal. Appar. dig. **26**, 260 (1936).
DIETLEN, H.: Röntgenologische Fehldiagnosen bei Magenerkrankungen. Verh. dtsch. Ges. inn. Med., 29. Kongr. Wiesbaden, 1912, S. 105.
DOBROWOLSKI, Z.: Lymphknötchen in der Schleimhaut der Speiseröhre, des Magens, des Kehlkopfes, der Luftröhre und der Scheide. Beitr. path. Anat. **16**, 43 (1894).
DONATI, G. S.: L'ipertrofia pilorica pura idiopatica nell'adulto. Ann. ital. Chir. **14**, 1145 (1935). Zit. nach PRINZ.
EHNERT, A.: Röntgenologische Nachuntersuchung nach spastisch-hypertrophischer Pylorusstenose. Fortschr. Röntgenstr. **89**, 33 (1958).
EISLER, F.: Zur Röntgendiagnose der Schleimhautverdickung des Magens. Vereinsbericht, Vereinigg. dtsch. Röntgenologen u. Radiologen in der Tschechoslowakischen Republik, Tagg. Okt. 1935, Prag. Ref. Fortschr. Röntgenstr. **53**, 172 (1935).
ELISCHER, J. v.: Über eine Methode zur Röntgenuntersuchung des Magens. Fortschr. Röntgenstr. **18**, 332 (1911/12).
ELMER and BOYLEN: Hypertrophic pyloric stenosis in the adult. Amer. J. Surg. **25**, 499 (1934). Zit. nach PRINZ.
FABER, K. G.: Über angeborene Stenosen am Magenausgang und Duodenum im Kindesalter. Jb. Kinderheilk. **43**, 98 (1920).
FELCI, L.: Gastriti. Relazione al XVII Congr. Naz. di Radiologia Medica. Verbania-Pallanza 1952.
FORRESTER-WOOD, W. R., and G. HOWE: Giant hypertrophic gastritis. Brit. J. Surg. **37**, 147 (1949/50).
FORSSELL, G.: Normale und pathologische Reliefbilder der Schleimhaut. Ein Überblick über die Autoplastik des Digestionskanals. Verh. dtsch. Ges. Verdau.- u. Stoffwechselkr., 7. Tagg. Wien 1927, S. 199. Leipzig: Georg Thieme 1928.
— Bewegungsmechanismus der Magenschleimhaut. Fortschr. Röntgenstr., Kongr.-H. 50, 1 (1935).
FREUDE, E., u. W. RUHMANN: Das thermoreflektorische Verhalten von Tonus und Kinetik am Magen. Z. ges. exp. Med. **52**, 338 (1926).
FRIK, W.: Röntgenuntersuchung des Magenfeinreliefs. II. Mitt. Fortschr. Röntgenstr. 88, 546 (1958).
— Röntgenbefunde bei der Gastritis. Fortschr. Röntgenstr. (Beih.) **93**, 32 (1960).
— Die Technik der Feinreliefdarstellung am Magen. Röntgen-Bl. **17**, 181 (1964).
GIAMPALMO, A.: Su un caso di gigantismo dello stomaco. Pathologica **31**, 409 (1939).
GLAUNER, R.: Antrumgastritis und Magenkarzinom. Röntgenpraxis **14**, 121 (1942).
GOLDEN, R.: Bemerkungen über präpylorische Gastritis und Spasmen. Bericht der Jahresversammlung der radiologischen Sektion der Amer. med. Ass. Surg. 1937. Ref. Fortschr. Röntgenstr. **56**, 767 (1937).
— Radiologic examinations of the small intestine. Philadelphia-London-Montreal: J. B. Lippincott Co. 1945.

GRETVE, S.: Morphologische und tierexperimentelle Studien über das Schleimhautrelief des Magendarmkanals. Acta radiol. (Stockh.), Suppl. **31**, 1 (1936).

GUTMANN, R.: Les syndromes douloureux de la région épigastrique. Paris: Gaston Doin 1952.

GUTZEIT, K.: Über die Magenschleimhaut bei chronischer Gastritis. Dtsch. Arch. klin. Med. **153**, 334 (1926).

— Über die Magenschleimhaut bei chronischer Gastritis. Ihre endoskopischen, röntgenologischen und pathologisch-anatomischen Erscheinungen. Dtsch. Arch. klin. Med. **153**, 334 (1926).

— Zur Frage des röntgenologischen Nachweises gastritischer Veränderungen. Med. Klin. **1927**, 1145.

— Die Röntgendiagnose der Gastritis. Sitzg. Breslauer Röntgen-Vereinigg, 27. Jan. 1927. Ref. Fortschr. Röntgenstr. **30**, 1270 (1927).

— Die Gastroskopie im Rahmen klinischer Magendiagnostik. Ergebn. inn. Med. Kinderheilk. **35**, 1 (1929).

HAFTER, E.: Das klinische Bild der Gastritis. Fortschr. Röntgenstr. (Beih.) **93**, 30 (1960).

HANSEN, K.: Allergie, 3. Aufl. Stuttgart: Georg Thieme 1957.

HAUDEK, M.: Zur Deutung der Veränderungen am präpylorischen Magenabschnitt. Fortschr. Röntgenstr. **39**, 583, 829 (1928).

HAYEM, G.: Zit. nach G. E. KONJETZNY.

HECKER, H. v., u. R. PRÉVOT: Zur Röntgendiagnostik der hypertrophischen Gastritis. Fortschr. Röntgenstr. **42**, 325 (1932).

HEFKE, H. W.: Reliability of roentgen examination in hypertrophic stenosis in infants. Radiology **53**, 789 (1949).

HEIDENHAIN, L., u. G. B. GRUBER: Über kongenitale Pylorusstenosen bei Erwachsenen. Dtsch. Z. Chir. **179**, 330 (1923).

HEINKEL, K.: Histologie der chronischen Gastritis im Biopsiematerial. Gastroenterologia (Basel) **92**, 322 (1959).

—, K. ELSTER u. N. HENNING: Untersuchungen über die Erkennung der Oberflächengastritis. Gastroenterologia (Basel) **83**, 203 (1955).

— — — Untersuchungen über die Fundusschleimhaut beim Ulcus ventriculi. Dtsch. Arch. klin. Med. **202**, 675 (1956).

— N. HENNING, K. ELSTER u. J. LANDGRAF: Über den Wert der histologischen Untersuchung kleiner Biopsiepartikel für die Diagnose diffuser Entzündungen der Fundusschleimhaut des Magens. Dtsch. med. Wschr. **1956**, 503.

HENNING, N.: Lehrbuch der Verdauungskrankheiten, 2. Aufl. Stuttgart: Georg Thieme 1955.

— Die chronische Gastritis im Lichte moderner Untersuchungsmethoden. Gastroenterologia (Basel) **92**, 306 (1959).

— K. HEINKEL u. K. ELSTER: Ergebnisse bioptischer und gastroskopischer Untersuchungen der Magenschleimhaut bei Ulcus duodeni. Klin. Wschr. **1954**, 1088.

— — — Ergebnisse bioptischer Untersuchungen bei atrophischer Gastritis. Gastroenterologia (Basel) **83**, 203 (1955).

HENNING, N., u. R. SCHATZKI: Gastrographisches und röntgenologisches Bild der Gastritis ulcerosa. Fortschr. Röntgenstr. **48**, 177 (1933).

—, u. S. WITTE: Atlas der gastroenterologischen Cytodiagnostik. Stuttgart: Georg Thieme 1957.

HESS, L., u. J. FALTISCHEK: Über Gastrospasmus bei organischen Nervenleiden. Wien. klin. Wschr. **41**, 1366 (1928).

HEYMANN, P.: Über die Wirkung kleinster Säure- und Alkalimengen auf die Gefäße glattmuskeliger Organe. Naunyn-Schmiedebergs Arch. exp. Path. Pharmak. **90**, 27 (1921).

HOLTERMANN, A., and H. MYHRE: On gastritis. Acta med. scand. **120**, 130 (1945).

HOLZKNECHT, G., u. A. LUGER: Zur Pathologie und Diagnostik des Gastrospasmus. Mitt. Grenzgeb. Med. Chir. **26**, 669 (1913).

KABISCH, G., u. H. J. GRUNER: Die blinde Saugbiopsie der Magenschleimhaut in der klinischen Diagnostik. Ärztl. Wschr. **41**, 647 (1958).

KALIMA, T.: Pathologisch-anatomische Studien über die Gastritis. Langenbecks Arch. klin. Chir. **128**, 20 (1924).

KAUFMANN, E.: Experimentelles zur Gastritisfrage. Dtsch. med. Wschr. **1929**, 1363.

— Lehrbuch der speziellen pathologischen Anatomie, 11. u. 12. Aufl., bearb. v. STAEMMLER. Berlin: W. de Gruyter 1956.

KLOSE, H., u. A. BERNSTEIN: Die Pylorushypertrophie des Erwachsenen als selbständiges Krankheitsbild. Med. Welt **1932**, 440.

KOCH, W.: Zit. nach H. PRINZ. Frankfurt. Z. Path. **16**, 198 (1915).

KONJETZNY, G. E.: Die Entzündungen des Magens. In: HENKE-LUBARSCH, Handbuch der speziellen pathologischen Anatomie und Histologie, Bd. IV/2. Berlin: Springer 1928.

— Die Pylorushypertrophie des Erwachsenen als selbständiges Krankheitsbild. Med. Welt **1932**, 728.

— Eine besondere Form der chronischen hypertrophischen Gastritis unter dem klinischen und röntgenologischen Bild des Karzinoms. Chirurg **1938**, 260.

— Die Beziehungen zwischen Gastritis und Magenkrebsentwicklung. Langenbecks Arch. klin. Chir. **204**, 4 (1942).

— Zur Frage der sogenannten idiopathischen parenchymatösen Magenblutung. Chirurg **26**, 1 (1955).

KORBSCH, R.: Endoskopische Magenpathologie. Leipzig: Georg Thieme 1941.

KRENTZ, KL.: Zur Diagnostik der chronischen Gastritis. In: Wissen und Praxis, H. 15. Berlin: Lüttge 1960.

LANDERER, H. D.: Über angeborene Stenosen des Pylorus. Inaug.-Diss. Freiburg 1879.

LEROUX, G. F., et L. RUYTERS: Les possibilités radiologiques pour le diagnostic de l'allergie digestive. Acta gastro-ent. belg. **16**, 349 (1953).

LOHMANN, C. W.: Zur Differentialdiagnose präpylorischer Magenerkrankungen im Röntgenbild. Fortschr. Röntgenstr. **54**, 327 (1936).

LOUIS, F.: Recherches sur la maladie connue sous le nom de gastro-enterite fièvre putride etc. Paris: Baillière 1827.

MAIMON, S. N., J. P. BARTLETT, E. M. HUMPHREYS, and W. L. PALMER: Giant hypertrophic gastritis. Gastroenterology 8, 397 (1947).

MANGOLD, R.: Die chronische Gastritis, ihre Erkennung und Bedeutung. Helv. med. Acta **27**, 439 (1960).

MAYER, R.: Beiträge zur angeborenen Pylorusstenose. Virchows Arch. path. Anat. **102**, 413 (1885).

MÉNÉTRIER, P.: Des polyadénomes gastriques et leurs rapports avec le cancer de l'estomac. Arch. physiol. norm et path. **32**, 236 (1888).

MENKES, B.: Zur Röntgenanatomie der Magenschleimhaut des Menschen. Fortschr. Röntgenstr. **48**, 17 (1933).

MOUTIER, F.: Anatomie pathologique des gastrites. I. Intern. Kongr. Gastroenterol., Brüssel 1935 (Kongr.-Bericht).

— Zit. nach HANSEN.

—, et A. CORNET: Les gastrites. Paris: Masson & Cie. 1955.

—, et J. MARTIN: Deux cases de gastrite varioloforme. Arch. Mal. Appar. dig. **36**, 155 (1947).

NAUWERCK, C.: Gastritis ulcerosa chronica. Ein Beitrag zur Kenntnis des Magengeschwürs. Münch. med. Wschr. **1897**, 955, 987.

NEUMAIER, F.: La gastrite erosiva. Ed. Arch. Maragliano, Genova 1955.

OBERDALHOFF, H.: Erfahrungen über die operative Behandlung der spastisch-hypertrophischen Pylorusstenose der Säuglinge. Chirurg **31**, 397 (1960).

OSGOOD, E. C.: Diagnosis of prepyloric lesions in the stomach. Rev. Gastroent. **15**, 11 (1948).

OVERGAARD, K.: Polyps of the stomach and duodenum. (Polypen des Magens und Duodenums.) Acta radiol. (Stockh.) **30**, 343 (1948).

PALMER, E. D.: Chronic hypertrophic gastritis. Gastroenterology **26**, 496 (1954).

— Erosive gastritis in cirrhosis. Amer. J. dig. Dis. **2**, 31 (1957).

PALMER, P. E. S.: Giant hypertrophic (tumour simulating) gastritis. J. Fac. Radiol. (Lond.) **9**, 175 (1958).

PARISER, C.: Über hämorrhagische Erosionen der Magenschleimhaut. Berl. klin. Wschr. **37**, 1954 (1900).

PERNKOPF, E.: Die Entwicklung der Form des Magendarmkanals beim Menschen. Z. Anat. Entwickl.-Gesch. **64**, 96 (1922); **73**, 1 (1924).

PFAUNDLER, M.: Beiträge zur Frage der Pylorusstenose im Säuglingsalter. Jb. Kinderheilk. **70**, 253 (1909).

PORGES, O.: Über Pylorospasmus bei einem Kleinhirntumor. Wien. klin. Wschr. **1925**, 173.

PRÉVOT, R.: Zur röntgenologischen Diagnose des sog. État mamelonné. Fortschr. Röntgenstr. **71**, 55 (1949).

— Gutartige Pylorushypertrophie des Erwachsenen. In: Röntgendiagnostik, Ergebnisse 1952—1956. Stuttgart: Georg Thieme 1957.

PRINZ, H.: Über Krebsbildung im Gastroenterostomiering und deren Bedeutung für die Lehre der Krebsentstehung im Magen. Langenbecks Arch. klin. Chir. **191**, 140 (1938).

— Zur Frage der Pylorushypertrophie des Erwachsenen unter besonderer Berücksichtigung bestimmter Formen des Pförtnerkrebses. Langenbecks Arch. klin. Chir. **197**, 1 (1939).

PRINZ, H.: Über die chronisch-lymphatische Gastritis (KONJETZNY), ihre klinische Bedeutung und Beziehung zur Brill-Symmersschen Krankheit. Bruns' Beitr. klin. Chir. **183**, 129 (1951).

PUHL, H.: Über die Bedeutung entzündlicher Prozesse für die Entstehung des Ulcus ventriculi et duodeni. Virchows Arch. path. Anat. **260**, 1 (1926).

REDAELLI: Zit. nach L. FELCI.

REESE, D. F., J. R. HODGSON, and M. B. DOCKERTY: Giant hypertrophie of the gastric mucosa (Ménétrier's disease). A correlation of the roentgenographic, pathologic and clinical findings. Amer. J. Roentgenol. **88**, 619 (1962).

RENDICH, R. A.: The roentgenographic study of the mucosa in normal and pathological states. Amer. J. Roentgenol. **10**, 526 (1923).

RUFFIN, J. M., J. W. BROWN, and E. H. CLARK: The occurrence of gastritis as diagnosed by gastroscopy. Amer. J. dig. Dis. **7**, 414 (1940).

SCHATZKI, R.: Siehe HENNING u. SCHATZKI.

SCHEIDEGGER, S.: Beiträge zur Histopathologie der Gastritis und zur Frage der Epithelatypien der Magenmucosa. Gastroenterologia (Basel) **92**, 367 (1959).

SCHERER, H. J.: Über Riesenfaltenbildung der Magenschleimhaut. Frankfurt. Z. Path. **40**, 357 (1930).

SCHINDLER, R.: Lehrbuch und Atlas der Gastroskopie. München: J. F. Lehmann 1923.

— Gastritis. New York: Grune & Stratton 1947.

— H. NECHELES, and R. L. GOLD: Surgical gastritis a study of genesis of gastritis found in resected stomach, with particular reference to the so called antral gastritis associated with ulcer. Surg. Gynec. Obstet. **69**, 281 (1939).

SCHWARZ, G.: Über die Erkennbarkeit einer bestimmten Form von chronischer Gastritis im Röntgenbilde und deren Bedeutung für die Ulcusdiagnose. Wien. klin. Wschr. **1916**, 1554.

SEITZ, R.: Die Pseudopolyposis lymphatica ilei. Dtsch. med. Wschr. **1951**, 110.

SÉNÈQUE: Zit. nach FELCI.

SETALÄ, K., and M. SIRULA: Roentgenologic signs of chronic gastritis. Acta radiol. (Stockh.) **45**, 199 (1956).

SIELAFF, H. J.: Röntgenologisch-gastroskopische Funktionsdiagnostik der Gastritis. Fortschr. Röntgenstr. (Beih. 42) zu **93**, 34 (1960).

STEINDL, H.: Neue Gesichtspunkte zum Problem des Enterospasmus. Langenbecks Arch. klin. Chir. **141**, 60 (1926).

STEINICKE, O., and M. ROELSGAARD: Radiography of the stomach in hypertrophic pyloric stenosis in acute phase and the first few months after surgical or spasmolytic treatment. Acta paediat. (Uppsala) **48**, 245 (1959).

STEINITZ, H.: Gastritis hypertrophica gigantea. Gastroenterologia (Basel) **82**, 348 (1955).

STÖHR jr., PH.: Die Nerven des Magens und ihre Veränderungen beim Ulcus. Dtsch. med. Wschr. **1932**, 640.

STOERK, E.: Ulcus rotundum ventriculi und Lymphatismus. Dtsch. med. Wschr. **1913**, 496.

— Über Gastritis chronica. Wien. klin. Wschr. **1922**, 855.

Strode, J. E.: Giant hypertrophy of gastric mucosa. Surgery **41**, 236 (1957).
Stumpf, Pl.: Die Bewegungen der Schleimhautfalten des Magens im Flächenkymogramm. Fortschr. Röntgenstr. **53**, 356 (1936).
Templeton, F. E.: X-ray examination of the stomach. Chicago: Chicago University Press 1944.
—, and R. Schindler: Roentgenologic and gastroscopic studies in chronic gastritis and peptic ulcer. Amer. J. Roentgenol. **41**, 354 (1939).
Thorell, G.: Untersuchungen über die Bewegungen und Innervationsverhältnisse der Muscularis mucosae des Magens. Scand. Arch. Physiol. **50**, 206 (1927).
Tiemann, F., u. H. Lenz: Röntgenologische Beiträge zur Diagnostik gastrointestinaler Allergien. Fortschr. Röntgenstr. **90**, 351 (1959).
Tomenius, J.: A new instrument for gastric biopsies under visual control. Gastroenterology **21**, 544 (1952).
— Suction biopsy of the gastric mucosa. Acta med. scand. **159**, 353 (1957).
Vallebona, A.: Il disegno della mucosa gastrica. Radiol. med. (Torino) **15**, 990 (1928).
— Quadri radiologici della gastriti. Relazione al LVII. Congr. della Società Italiana di Medicina Interna. Roma: Luigi Pozzi 1956.
Velde, G.: Zum Röntgenbild der Gastritis. Röntgenpraxis **2**, 290 (1930).
Vidal-Colomer, E.: Gastritis. Madrid: Montalvio 1951.
Viesca, P. de la: Die große Magenblutung. Arch. Verdau.-Kr. **58**, 22 (1935).
Wanke, R.: Über die Behandlung des chronischen Ulcusleidens im Magen und Duodenum und die Indikation zum chirurgischen Eingriff. Dtsch. Z. klin. Chir. **228**, 41 (1930).
— Zur Röntgendiagnostik und Therapie der hypertrophischen Pylorusstenose auf dem Boden der chronischen Gastritis. Zbl. Chir. **59**, 896 (1932).
Weltz, G. A.: Magenphysiologie für Röntgenzwecke. Leipzig: Georg Thieme 1940.
Wernstedt, E.: Beiträge zum Studium des Pylorospasmus mit besonderer Berücksichtigung seiner Angeborenheit. Jb. Kinderheilk. **65**, 519 (1907).
Westphal, K.: Aussprache zum Vortrag von H. H. Berg, Über Röntgendiagnostik am Magen-Darmkanal. Fortschr. Röntgenstr. **48**, 16 (1933).
—, u. W. Kuckuck: Der Reizmagen. Untersuchungen über Funktion und Pathologie der Magenschleimhaut. Z. klin. Med. **124**, 583 (1933).
Windholz, Fr.: Zur Röntgendiagnostik der Faltenhyperplasien der Magenschleimhaut. Med. Klin. **1931**, 163.
— Über Faltenhyperplasie (diffuse Polyadenie der Magenschleimhaut). Beitr. path. Anat. **86**, 465 (1931).
— Zur Differentialdiagnose gutartiger und bösartiger Schleimhauthyperplasien des Magens. Radiol. Rdsch. **5**, 93 (1936).
— Zur Differentialdiagnose gutartiger und bösartiger Hyperplasien des Magens. Vortr. Wien. klin. Ges. Röntgenkunde, Sitzg Jan. 1936. Ref. Fortschr. Röntgenstr. **53**, 707 (1936).
Wood, T. J., R. K. Doig, R. Motteram, and A. Hughes: Gastric biopsy report on fifty-five biopsies using a new flexible gastric biopsy tube. Lancet **1949 I**, 18.

Bulbusschleimhaut

Bermann, V., and M. J. Goldberg: Hyperplasia of Brunner's glands. Brit. J. Radiol. **32**, 241 (1959).
Baensch, W.: In: Schinz, Baensch, Friedl u. Uehlinger, Lehrbuch der Röntgendiagnostik. Stuttgart: Georg Thieme 1952.
Bücker, J., u. E. Laas: Das Schleimhautrelief des Bulbus duodeni und seine Abänderungen bei Entzündungen und Lymphfollikelhyperplasien. Fortschr. Röntgenstr. **97**, 588 (1962).
Conway-Hughes, J. H. L.: Oesophageal reflux. An analysis of 453 consecutive barium meal examinations. Brit. J. Radiol. **29**, 321 (1956).
Dodd, G. D., J. S. Fischer, and O. K. Park: Hyperplasia of Brunner's glands. Report of two cases with review of the literature. Radiology **60**, 814 (1953).
Erb, W. H., and Th. Johnson: Hyperplasia of Brunner's glands simulating duodenal polyposis. Gastroenterology **11**, 740 (1948).
Frik, W.: Beziehungen zwischen Schrotkornbulbus und Magenfeinrelief. Fortschr. Röntgenstr. **81**, 757 (1954).
Gil, M. E., y J. M. Viscaino: Influencia postural en la obtenciòn radiografica de la imagen gastroduodenal del seudoprolapso mucoso. Rev. esp. Enferm. Apar. dig. **18**, 732 (1959).
Mendl, K., and M. E. Sharp: Redundant duodenal mucosal folds and retrograde prolapse through the pylorus. Brit. J. Radiol. **33**, 36 (1960).
Palmer, E. D.: Mucosal prolapse at the esophagogastric junction. Amer. J. Gastroent. **23**, 530 (1955).
Pohland, K.: Detailstudium am pylorusnahen Duodenalabschnitt. Fortschr. Röntgenstr. **72**, 564 (1950).
Sarasin, R., et A. Hoch: Les invaginations oesophagogastriques. Arch. Mal. Appar. dig. **41**, 434 (1952).
Seyss, R.: Retroprolaps der Duodenalschleimhaut. Gastroenterologia (Basel) **80**, 208 (1953).
Taylor, G. D.: Reflux esophagitis. Laryngoscope (St. Louis) **65**, 589 (1955).

Magenschleimhautprolaps in den Bulbus duodeni

Abel, W.: Zur Diagnose gut- oder bösartiger Veränderungen der Magenschleimhaut im Röntgenbild. Röntgenpraxis **13**, 98 (1941).
Bernstein, A.: Die Diagnose der idiopathischen Pylorushypertrophie des Erwachsenen. Röntgenpraxis 5, 895 (1932).
Cole, L. G.: The living stomach and its motor phenomenon. Acta radiol. (Stockh.) **9**, 533 (1928).
Frank, A.: Der transpylorische Schleimhautprolaps. Fortschr. Röntgenstr. **85**, 534 (1956).
Frik, W.: Die röntgenologische Differentialdiagnose des echten transpylorischen Schleimhautprolapses. Fortschr. Röntgenstr. **80**, 587 (1954).
Gil, E. M., y J. Viscaino Montanana: Influencia postural en la obtenciòn radiografica de la imagen gastroduodenal del seudoprolapso mucoso. Rev. esp. Enferm. Apar. dig. **18**, 732 (1959).
Gimes, B.: Pharmako-radiologischer Beitrag zur Frage des sogenannten Magenschleimhautprolapses. Fortschr. Röntgenstr. **84**, 288 (1956).

KEET, A. D.: The prepyloric contractions in the normal stomach. Acta radiol. (Stockh.) **48**, 413 (1957).
KLEITSCH, W. P., and R. L. LAWTON: Transpyloric prolapse of gastric mucosa. Amer. J. dig. Dis. **20**, 67 (1933).
KÖBLER, R.: Prolapse of redundant gastric mucosa into the duodenum. Acta radiol. (Stockh.) **33**, 69 (1950).
LOÉWY, G.: Les aspects radiologiques du prolapsus de la muqueuse gastrique dans le bulbe duodénal. J. Radiol. (Paris) **38**, 916 (1957).
MANNING, J. H., J. U. GUNTER, and N. C. DURHAM: Prolapse of redundant gastric mucosa through the pyloric canal into the duodenum. Amer. J. Path. **26**, 57 (1950).
—, and G. P. HIGHSMITH: Prolapse of the gastric mucosa through the pyloric canal into the duodenum. Gastroenterology **10**, 643 (1948).
MELAMED, A.: Radiological aspects of gastric lesions prolapsing into the duodenal bulb. Amer. J. Gastroent. **26**, 399 (1956).
MENDL, K., and M. E. SHARP: Redundant duodenal mucosal folds and retrograde prolapse through the pylorus. Brit. J. Radiol. **33**, 36 (1960).
PALMER, G. D.: Mucosal prolapse at the esophagogastric junction. Amer. J. Gastroent. **23**, 530 (1955).
PENDERGRASS, E. P., V. M. W. WRIGHT, and E. L. ELIASON: Roentgen-ray-diagnosis of pedunculated growths and gastric mucosa prolapsing through the pylorus. Amer. J. Roentgenol. **15**, 295 (1926).
POHLAND, K.: Detailstudium am pylorusnahen Duodenalabschnitt. Fortschr. Röntgenstr. **72**, 564 (1950).
— Der sogenannte Prolaps von Magenschleimhaut in den Bulbus, eine röntgenologische Fehldiagnose. Fortschr. Röntgenstr. **82**, 445 (1955).
PRÉVÔT, R.: Der Magenschleimhautprolaps. Röntgendiagnostik, Ergebnisse von 1952—1956, 405. Stuttgart: Georg Thieme 1957.
RAPPAPORT, E. M., E. O. RAPPAPORT, and A. ALPEZ: Incidence and clinical significance of transpyloric prolapse of gastric mucosa. J. Amer. med. Ass. **150**, 182 (1952).
SARASIN, R., et H. HOCH: Les invaginations oesophago-gastriques. Arch. Mal. Appar. dig. **41**, 434 (1952).
SCHMIEDEN, V., u. H. WESTHUES: Über Invagination am Magen. Dtsch. Z. Chir. **200**, 251 (1927).
SCHRÖDER, W.: Über den Prolaps von Magenschleimhaut in das Duodenum. Fortschr. Röntgenstr. **75**, 601 (1951).
SCOTT, W. G.: Gastric mucosal prolapse. Radiology **46**, 547 (1946).
SEYSS, R.: Retroprolaps der Duodenalschleimhaut. Gastroenterologia (Basel) **80**, 208 (1953).
WELLENS, P., et G. SPYCKERELLE: Le prolapsus de la muqueuse gastrique à travers le pylore, syndrome souvent mecounu et son aspect radiologique. J. belge Radiol. **32**, 157 (1949).
WITT, H.: Über einen operativ bestätigten Prolaps von Magenschleimhaut in den Bulbus duodeni. Fortschr. Röntgenstr. **91**, 145 (1959).
ZIMMER, E. A.: Klinik und Röntgenologie des Prolapses von Magenschleimhaut in den Pylorus und den Bulbus duodeni. Schweiz. med. Wschr. **1950**, 351.

Lues des Magens

CORNIL, V.: Leçons de la syphilis, 1879. Zit. nach HAUSSMANN.
GEORG, C. H.: Die Magenlues im gastroskopischen Bild. Dtsch. Z. Verdau.- u. Stoffwechselkr. **14**, 49 (1954).
GOTTLIEB, CH., S. L. BERANBAUM, and M. L. WEINER: Syphilis of the stomach. Radiology **59**, 193 (1952).
HAUSSMANN, TH.: Die luetischen Erkrankungen der Bauchorgane. Samml. zwangl. Abh. Gebiet der Verdauungs- u. Stoffwechselkr. **4**, 5 (1913).
HENKE, V.: Beitrag zur Lungen- und Magenlues bei Erwachsenen. Z.ärztl. Fortbild. **46**, 420 (1952).
KAUFMANN, W.: Gummös-ulceröse Magenlues. Fortschr. Röntgenstr. **74**, 460 (1951).
KLEBS, E.: Handbuch der pathologischen Anatomie, Bd. I. Berlin: Hirschwald 1869. Zit. nach HAUSSMANN.
MENDL, K., R. T. JENKINS, and J. R. HUGHES: Congenital and acquired syphilis of the stomach. Brit. J. Radiol. **29**, 48 (1956).
MITCHELL, H. S.: Congenital syphilis of the stomach. Ann. intern. Med. **40**, 369 (1954).
NAVA, S.: Osservationi sulla Gastrite Luetica. Arch. ital. Chir. **87**, 258 (1961).
SIELMANN, H.: Zur Diagnose der Syphilis des Magens. Fortschr. Röntgenstr. **85**, 515 (1956).
VIRCHOW, R.: Die krankhaften Geschwülste, Bd. 2. Berlin: A. Hirschwald 1864, 65. Zit. nach HAUSSMANN.
WAGNER, E.: Das Syphilom. Arch. Heilkde. **4**, 1 (1863). Zit. nach HAUSSMANN.

Tuberkulose des Magens

BAETZNER, W.: Beitrag zur Magentuberkulose. Berl. klin. Wschr. **57**, 1237 (1920).
BINDER, J., V. N. RUBY, and B. J. SHUMAN: Tuberculosis of the stomach. Gastroenterology **5**, 474 (1945).
DEMEL, R.: Zur Pylorusstenose auf tuberkulöser Basis. Dtsch. Z. Chir. **183**, 348 (1923).
FLACHSMANN-DUTTWILER, H.: Das tuberkulöse Magengeschwür. Schweiz. med. Wschr. **95**, 1032 (1965).
HALBEIS, H.: Zur Diagnose der Magentuberkulose. Radiol. clin. (Basel) **29**, 47 (1960).
HOEFER, R.: Zur Kasuistik der Magentuberkulose. Bruns' Beitr. klin. Chir. **126**, 555 (1922).
KELLER, K.: Zur Pathologie und Therapie der Magentuberkulose. Bruns' Beitr. klin. Chir. 88, 586 (1914).
MELCHIOR, E.: Zur Kenntnis der chirurgischen Magentuberkulose. Mitt. Grenzgeb. Med. Chir. **39**, 205 (1926).
PEROTTI, BR.: La tuberculosi chirurgica dello stomaco. G. ital. Tuberc. **9**, 386 (1955).
POHL, R.: Über Tuberkulose des Magens. Röntgenpraxis **4**, 423 (1932).
RENANDER, A.: Einige röntgenologisch beobachtete Fälle von Magentuberkulose. Acta radiol. (Stockh.) **11**, 636 (1930).
SCHLESINGER, H.: Die Pylorustuberkulose und der tuberkulöse Wandabszeß des Magens. Münch. med. Wschr. **1914**, 987.

Weitere seltene Erkrankungen des Magens

ALBOT, G., et F. MAGNIER: L'atrésie fibro-musculaire de l'antre pré-pylorique ou linite plastique. Arch. Mal. Appar. dig. **37**, 560 (1948).

Allen, E. H., J. C. Bartlen, and K. Jefferson: Sarcoidosis of the alimentary tract. Brit. J. Radiol. **29**, 56 (1956).

Asztalos, T., u. J. Horvath: Beiträge zur Frage der nicht akut verlaufenden Gastritis phlegmonosa. Fortschr. Röntgenstr. **82**, 581 (1955).

Brinton, W.: The diseases of the stomach. London 1854. (Deutsche Übersetzung von O. Bauer.) Würzburg: Stahelsche Buch- und Kunsthandlung 1862.

Buetti, C., u. Ö. Lonstalot: Zum röntgenologischen und pathologisch-anatomischen Bild der chronischen Magenphlegmone. Radiol. clin. (Basel) **19**, 65 (1950).

Cancelmo, J. J.: Interstitial gastric emphysema with report of a case. Radiology **63**, 81 (1954).

Clausen, A.: Ein Fall von röntgenologisch wahrnehmbarer Magenamyloidose. Fortschr. Röntgenstr. **51**, 528 (1935).

Cooley, R. N.: Primary amyloidosis with involvement of the stomach. Amer. J. Roentgenol. **70**, 428 (1953).

Darderi, M., e B. Zaccarelli: Cisti mucoza dello stomaco. Ann. Radiol. diagn. (Bologna) **28**, 452 (1955).

Garland, L. H., and M. A. Sisson: Roentgen-findings in the "collagen" diseases. Amer. J. Roentgenol. **71**, 581 (1954).

Gebauer, A., u. K. Halter: Röntgenologische und endoskopische Studien bei progressiver Sklerodermie. Arch. Derm. **186**, 283 (1948).

Gigli, U.: Il carcinoma diffuso dello stomaco e la linite plastica. Arch. ital. Chir. **78**, 461 (1954).

Goetsch, E.: Über röntgenologisch nachweisbare Veränderungen bei diffuser Sklerodermie. Fortschr. Röntgenstr. **82**, 247 (1955).

Guzetta, P. C., and H. W. Southwich: Acute phlegmonous gastritis. Surgery **22**, 453 (1947).

Henry, G. W.: Emphysematous gastritis. Amer. J. Roentgenol. **68**, 15 (1952).

Higgins, W. H., and W. H. Higgins jr.: Primary amyloidosis, a clinical and pathological study. Amer. J. med. Sci. **220**, 610 (1950).

Hochuli, R.: Pylorusstenose bei Morbus Boeck des Magens. Schweiz. med. Wschr. **1959**, 1341.

Johnson, O. A., D. W. Hoskins, J. Todd, and Bjorn Thorbjarnarson: Crohn's disease of the stomach. Gastroenterology **50**, 571 (1966).

Kommerell, B.: Mycosis fungoides ventriculi. Fortschr. Röntgenstr. **76**, 661 (1952).

Konjetzny, G. E.: Die sogenannte Linitis plastica des Magens. Mitt. Grenzgeb. Med. Chir. **31**, 282 (1918/19).

Lewald, L. T.: Leather-bottle stomach (Linitis plastica). Amer. J. Roentgenol. **8**, 163 (1921).

Lindbloom, K.: Roentgen diagnosis of phlegmonous gastritis. Acta radiol. (Stockh.) **28**, 33 (1947).

Lubarsch, O.: Zur Kenntnis ungewöhnlicher Amyloidablagerungen. Virchows Arch. path. Anat. **271**, 867 (1929).

Lumsden, K.: Radiological demonstration of gas in the stomach wall. Brit. J. Radiol. **29**, 596 (1956).

Olsson, Y.: Two cases of phlegmonous gastritis. Acta radiol. (Stockh.) **13**, 134 (1932).

Pearce, J., and A. Ehrlich: Gastric sarcoidosis. Ann. Surg. **141**, 115 (1955).

Pérez, M. A., y M. Barbieri: Manifestaciones digestivas de las enfermedades del colageno. Rev. clin. esp. (Montevideo) **73**, 116 (1959).

Pinker, H., u. H. Braun: Ein Beitrag zur Frage der Beteiligung innerer Organe bei zirkumskripter Sklerodermie. Dtsch. med. Wschr. **1950**, 113.

Schinz, H.: Ein Beitrag zur Röntgenologie der Magenaktinomykose. Dtsch. Z. Chir. **159**, 242 (1920).

Schmidt, H. G.: Ein Fall von Magenaktinomykose. Fortschr. Röntgenstr. **74**, 110 (1951).

Schröder, W.: Chronische abscedierende Gastritis. Fortschr. Röntgenstr. **79**, 658 (1953).

Verätzungen des Magens

Elischer, J. v.: Pylorusstenosen, hervorgerufen durch Ätzsäuren und Ätzlaugen. Zbl. Chir. **50**, 165 (1923).

Kaufmann, E.: Lehrbuch der speziellen pathologischen Anatomie, 11. u. 12. Aufl., bearb. von Staemmler. Berlin: W. de Gruyter & Co. 1956.

Koberg, H.: Verätzungen des Magens im Röntgenbild anhand eines Falles von Salzsäureverätzung. Fortschr. Röntgenstr. **80**, 784 (1954).

Lossen, H., u. R. Dorn: Über Spätfolgen der Salzsäureverätzung des Magens im Röntgenbild. Fortschr. Röntgenstr. **29**, 813 (1922).

McLanahan, S.: Pyloric reclusion following the ingestion of corrosive liquids. J. Amer. med. Ass. **102**, 735 (1934).

Matteo, G. di: Stenosi mediogastrica da caustici. Arch. ital Chir. **80**, 406 (1955).

Nevin, N. J., W. W. Turner, and H. T. Gardner: Early and late roentgenologic findings in corrosive gastritis. Amer. J. Roentgenol. **81**, 603 (1959).

Olsson, Y.: Two cases of phlegmonous gastritis. Acta radiol. (Stockh.) **13**, 134 (1932).

Prévot, R.: Zur Röntgendiagnosis der Ätzgastritis. Röntgenpraxis **8**, 372 (1936).

Quénu, E., et J. Petit: Des sténoses cicatricielles du pylore consecutives à l'ingestion de liquides caustiques. Rev. Chir. (Paris) **25**, 51, 176 (1902).

Schröder, W.: Chronische abscedierende Gastritis. Fortschr. Röntgenstr. **79**, 658 (1953).

Sick, K.: Radiologische und klinische Beobachtungen zur Mechanik des Magens. Med. Klin. **1912**, 682.

Magenvaricen

Breckoff, K., u. K. Herzog: Zur Röntgendiagnostik der Magenvarizen. Fortschr. Röntgenstr. **78**, 724 (1953).

Cottier, H.: Umschriebene Varicosis des Fornix ventriculi. (Haemangioma cavernosum vom Phlebektasietyp.) Fortschr. Röntgenstr. **79**, 395 (1953).

Evans, J. A., and F. Delany: Gastric varices. Radiology **60**, 46 (1953).

Evans, K. T.: Oesophageal and gastric varices. Brit. J. Radiol. **32**, 233 (1959).

Gütgemann, A., u. H. K. Parchwitz: Oesophagus- und Magenvarizen und ihr röntgenologischer Nachweis. Fortschr. Röntgenstr. **90**, 547 (1959).

Schatzki, R.: Die Röntgendiagnose der Oesophagus- und Magenvarizen und ihre Bedeutung für die Klinik. Fortschr. Röntgenstr. **44**, 28 (1931).

Schäfer, H.: Pseudotumor im Fornix durch isoliertes Varizenkonvolut. Fortschr. Röntgenstr. **91**, 812 (1959).

Wolf, G.: Die Erkennung von Oesophagusvarizen im Röntgenbild. Fortschr. Röntgenstr. **37**, 890 (1928).

V. Fremdkörper im Magen

Von

W. Frik

Mit 10 Abbildungen

1. Allgemeines

Bereits 1 Jahr nach der Entdeckung der Röntgenstrahlen wurde von FRICKER der Einsatz des Röntgenverfahrens zum Fremdkörpernachweis im Magen in Erwägung gezogen, aber noch nicht praktisch erprobt. Der erste Bericht über einen röntgenologisch erkannten schattengebenden Fremdkörper stammt aus dem Jahre 1898 (SCHUCHARDT). Einige Jahre später hat SCHULTZE noch die Möglichkeit der röntgenologischen Erkennung von Bezoaren angezweifelt. KAMPMANN berichtete 1911 erstmalig über die präoperative Darstellung eines Trichobezoars im Magen bei einer Kontrastmitteluntersuchung. Seit diesem Zeitpunkt sind die Fälle, in denen der präoperative Nachweis von Fremdkörpern röntgenologisch nicht gelang, zu einer ausgesprochenen Seltenheit geworden. Wesentliche diagnostische Schwierigkeiten können nur noch bei ungewohnten Typen von Fremdkörpern auftreten (BRACCO). Dagegen ist eine Artdiagnose nichtschattengebender Fremdkörper auch heute noch nicht in jedem Fall möglich (BROWN u. DAVIS). In der pathologisch-anatomischen Literatur hat PETRI 1929 einen umfangreichen Überblick über Fremdkörper im Magen gegeben. Die von dieser Autorin aufgestellte systematische Ordnung der Fremdkörper nach Herkunft und Zusammensetzung bedarf für die Zwecke der röntgenologischen Erfassung allerdings noch der weiteren Untergliederung in schattengebende und nicht schattengebende Fremdkörper. Nach SCHENCK sind rund 50% der Fremdkörper nichtschattengebend.

2. Spezielle Nachweismethoden

Bei der zufälligen Entdeckung von Fremdkörpern im Magen im Verlaufe einer Kontrastmitteluntersuchung unterscheidet sich der weitere Untersuchungsgang nicht grundsätzlich von der sonst bei Magenuntersuchungen üblichen Technik, zumal in diesen Fällen in der Regel auch keine dringende Indikation zur beschleunigten Entfernung des betreffenden Fremdkörpers besteht. Wenn Füllungsdefekte durch nichtschattengebende Fremdkörper vorliegen, bei denen die Differentialdiagnose gegenüber einem Polypen und einem Carcinom in Frage kommt, ist nach KERR, DABNEY und RYPINS die Anfertigung einer Spätaufnahme 6 Std p. c. angezeigt, ohne daß der Patient in der Zwischenzeit andere Nahrung zu sich genommen hat. Zu diesem Zeitpunkt ist ein Kontrastmittelbeschlag oder eine Kontrastmitteldurchtränkung der den Füllungsdefekt verursachenden Masse weitgehend für einen Fremdkörper im Sinne eines Bezoars oder Speiseballs und gegen ein Carcinom beweisend.

Besteht bereits klinisch der Verdacht auf einen Fremdkörper, so ist in jedem Fall, unabhängig von der Art des vermuteten Fremdkörpers, eine Übersichtsaufnahme ohne Kontrastmittel als erste Maßnahme angezeigt. Eine eindeutige Zuordnung eines ohne Kontrastmittel in der Magengegend nachgewiesenen schattengebenden Fremdkörpers zum Magen selbst ist aber nur unter drei verschiedenen Voraussetzungen möglich:

1. wenn der betreffende Fremdkörper bei Lagewechsel und Palpation im Magen so stark verschieblich ist, daß er bei entsprechendem Lagewechsel vom Fornix bis zum Canalis pyloricus verschoben werden und in Beziehungen zur Magenblase gebracht werden kann,

2. wenn Größe und Form des Fremdkörpers der des Magens entsprechen,

3. mit überwiegender Wahrscheinlichkeit, wenn der nachgewiesene Fremdkörper mehr als 12 cm lang ist, da nach Rauch derartige Fremdkörper in der Regel im Magen liegenbleiben.

Sind diese Voraussetzungen nicht gegeben, oder besteht der Verdacht auf einen nichtschattengebenden Fremdkörper, so sind weitere röntgendiagnostische Maßnahmen erforderlich. Die Art des Vorgehens wird dadurch bestimmt, daß nach erfolgtem röntgenologischem Nachweis eines Fremdkörpers im Magen u. U. eine anschließende Gastroskopie viel zur Klärung der Art des Fremdkörpers beitragen kann (Ruffin u. Reeves; Patterson u. Rouse; Palmer; Henning). Tucker empfiehlt deshalb die Einführung einer schattengebenden Sonde in den Magen. Dieses Verfahren allein ist jedoch relativ unsicher, so daß der gleiche Autor bereits die Anwendung negativer Kontrastmittel in Form der Luftinsufflation durch die Sonde vorschlägt. Roberts empfiehlt statt dessen kohlensäurehaltige Getränke. In vielen Fällen wird allerdings die Anwendung positiver Kontrastmittel nicht zu umgehen sein. Ward Mc. Quaid und Schinz betonen den Vorteil der Beschränkung auf kleine Kontrastmittelmengen, durch die sowohl die Gefahr der Überdeckung kleiner Fremdkörper mit Kontrastmittel (z. B. bei kleinen Nadeln) als auch die Störung der Gastroskopie vermindert wird. Die gastroskopische Diagnostik wird durch wasserlösliche Kontrastmittel weniger als durch Bariumsulfat behindert.

3. Schattengebende Fremdkörper

a) Fremdkörper aus der Außenwelt

α) Durch natürliche Körperpforten eingedrungene Gegenstände

αα) Zu Nahrungszwecken eingeführte Gegenstände

Sämtliche der menschlichen Ernährung dienenden tierischen und pflanzlichen Nahrungsmittel sind als nichtschattengebend anzusehen, d. h. sie haben eine annähernd gewebsäquivalente Schwächung. Es kommt allerdings vor, daß mit der Nahrung auch stärker schattengebende Objekte in den Magen gelangen, die an sich nicht als Nahrungsbestandteil anzusehen sind, insbesondere Knochen und Schrotkörner. In der röntgenologischen Literatur konnten wir mit Ausnahme einer Erwähnung durch Schinz keine Angaben über Knochen als Fremdkörper im Magen finden. Hieraus ist zu schließen, daß kleinere Knochenstücke den Magen im allgemeinen reaktionslos passieren, sofern sie sich nicht schon weiter oberhalb in die Oesophaguswand eingespießt haben. Auch Schrotkörner werden als Fremdkörper im Magen nirgends genannt, während sie in der Appendix einen häufigen Befund darstellen.

ββ) Zu medizinischen Zwecken eingeführte Gegenstände

Arzneimittel

Friedl berichtet über den Nachweis von in Auflösung befindlichen Eisenpillen im Magen (Ferrum reductum). Die Auflösung war durch unscharfe Schattenbänder in der Umgebung der schattengebenden Pillen erkennbar. Über die Dauer des Aufenthaltes der Pillen im Magen wird nichts berichtet, doch teilen u. a. Patterson und Rouse mit, daß Tabletten u. U. mehrere Tage und Wochen auch ohne organische Entleerungsbehinderung des Magens in diesem liegenbleiben können. Seltener ist die Anfärbung primär nichtschattengebender Fremdkörper durch Medikamente. Canlas und Fildes berichten über einen Phytobezoar, der durch Reste von Calciumcarbonattabletten und Wismutbicarbonat- sowie Wismutnitrattabletten schattengebend geworden war. Von volksmedizinischen Medikamenten ist u. a. ein durch Schleim gebundenes Konglomerat von mehr als 1 kg Sand von Benell beobachtet worden.

Sonden und Gastrokope

Für die Beurteilung einer korrekten Lage von Magen- und insbesondere von Duodenalsonden ist häufig eine röntgenologische Beobachtung unerläßlich. Diese wird in der Mehrzahl der Fälle als kurzdauernde Durchleuchtung erfolgen. Dabei ist zu beachten, daß bei mehrfacher Einführung einer Duodenalsonde, z.B. bei Spülbehandlungen, und entsprechend häufiger Röntgenkontrolle der Sondenlage eine recht hohe Strahlenbelastung des Patienten entstehen kann. Es ist deshalb dringend anzuraten, die Durchleuchtungsdosis bzw. wenigstens die Durchleuchtungszeit oder besser das Flächendosisprodukt auch bei Sondendurchleuchtungen in den Karteiunterlagen für den betreffenden Patienten festzuhalten.

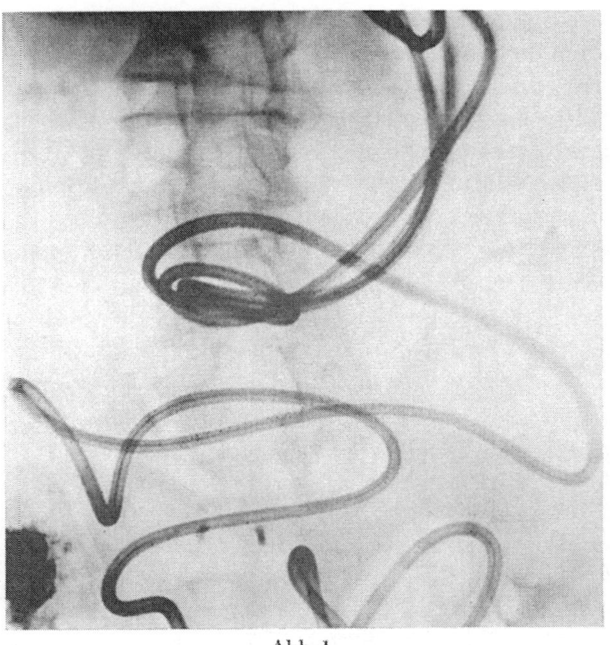

Abb. 1

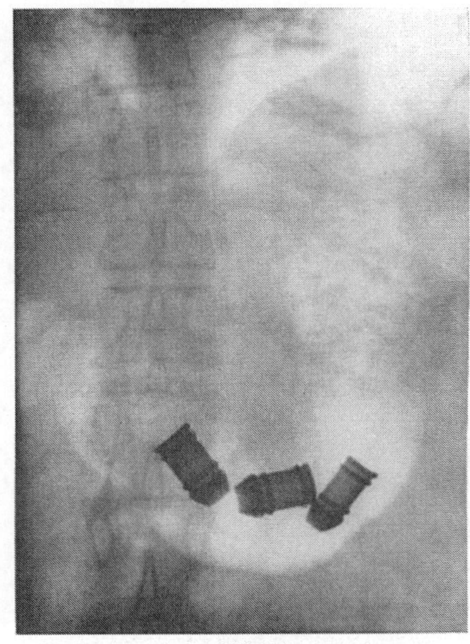

Abb. 2

Abb. 1. Mehrfache Schlingenbildung einer Dünndarmsonde im Magen mit echter Knotenbildung

Abb. 2. Teile einer metallischen Endoprothese im Magen nach Operation von Oesophagusvaricen. Mehrmonatige Retention im Magen infolge funktioneller Entleerungsbehinderung bei Lebercirrhose

Bei allen Typen von Magen- und Dünndarmsonden, einerlei, ob es sich nur um schlauchförmige Sonden zur Entnahme von Flüssigkeit oder um Spezialsonden, z.B. zur Saugbiopsie (Henning u. Heinkel), handelt, ist darauf zu achten, daß nicht nur der Sondenkopf, sondern auch die Sonde selbst aus einem schattengebenden Material besteht oder zum mindesten mit schattengebender Flüssigkeit auffüllbar ist. Irrtümer über die Sondenlage sind sonst nicht zu vermeiden.

Bei Magensonden schützt nur der Nachweis einer ventralen Lage der Sonde, mit der Spitze mindestens 10 cm unterhalb des Zwerchfelldurchtrittes des Oesophagus, vor einer fehlerhaften Sondenlage in einer Kaskade. Semiflexible Sonden, wie sie zur Saugbiopsie benutzt werden, können auch mit hinreichender Sicherheit unter Durchleuchtungskontrolle so eingeführt werden, daß ihr Kopf der großen Curvatur des Canalis pyloricus anliegt (Heinkel, Henning u. Elster). Bei Duodenalsonden genügt im Regelfall die Feststellung, daß das aborale Sondenende rechts von der Wirbelsäule in einem nach dorsal führenden Bogen abwärts gerichtet ist, um die Lage in Papillennähe zu bestätigen.

In seltenen Fällen kann auch eine zusätzliche Gabe von Kontrastmittel in den Magendarmtrakt nötig werden, um die Sonde exakt zu lokalisieren. Dieses Kontrastmittel kann entweder getrunken oder durch die Sonde gegeben werden. Bei beiden Methoden ist es zweckmäßig, wasserlösliche jodhaltige Kontrastmittel zu benutzen, um sowohl die Gefahr der Verstopfung englumiger Sonden als auch — z.B. bei der Saugbiopsie — die Haftung von Bariumsulfataufschwemmungen auf der Schleimhautoberfläche zu vermeiden.

Seit Einführung der Glasfaseroptiken in die Gastroskopie (Fiberskop) hat die radiologische Beobachtung der Lage derartiger Instrumente ebenfalls eine gewisse Bedeutung erlangt, vor allem für die Beurteilung des präpylorischen Magenabschnittes. Die Beobachtung wird durch die bei der Gastroskopie erfolgende Luftinsufflation des Magens erleichtert (Heinkel u. Frik).

Gelegentlich werden in Magen oder Dünndarm Sonden, deren orales Ende geschluckt wurde, oder die gerissen sind, auch als echte Fremdkörper beobachtet. Dabei ist es von besonderer Bedeutung festzustellen, ober der Sondenkopf bereits den Pylorus passiert hat, da in diesen Fällen eher mit einem spontanen Abgang der Sonde gerechnet werden kann. Weiterhin kommen, insbesondere bei Kaskadenmägen, auch Knotenbildungen an Sonden im Magen vor (Abb. 1). Durchleuchtung und Aufnahmen in mehreren Ebenen müssen klären, ob eine echte Knotenbildung vorliegt, oder eine solche nur durch eine Schleifenbildung vorgetäuscht wird. Auch echte Knotenbildungen lösen sich nach eigener Beobachtung gelegentlich dann, wenn durch Nachschieben der Sonde die Schleife relativ groß gehalten wird und keine weiteren Maßnahmen ergriffen werden. Lederer beschreibt einen mit Kalk inkrustierten Teil eines Magenschlauches als Fremdkörper im Magen.

Früher spielte der sog. Murphyknopf, der bei der Gastroenterostomie eingesetzt wurde, gelegentlich eine Rolle als Fremdkörper (z.B. Petri; Bücker). Ähnliche Bedeutung hat heute der von Vossschulte zur operativen Abschnürung der Oesophagusvaricen in den Oesophagus eingesetzte dreiteilige Metallzylinder. Dessen drei Teile werden gelegentlich infolge einer durch das Grundleiden bedingten funktionellen Entleerungsbehinderung des Magens in diesem längere Zeit beschwerdefrei retiniert (Abb. 2).

γγ) Aus anderer Absicht oder unabsichtlich eingeführte Gegenstände

Hierunter sind in erster Linie die zahlreichen von Geisteskranken in selbstmörderischer oder unbekannter Absicht verschluckten Gegenstände sowie die von Gefangenen zur Erreichung der Einweisung in eine Krankenabteilung geschluckten Metallteile zu nennen. Weiterhin kommen bei Handwerkern Nägel und Nadeln sowie bei Kindern als Spielzeug angesehene Gegenstände in Frage.

Die wichtigsten schattengebenden Fremdkörper dieser Art bestehen aus Metall und Glas. Gelegentlich werden von Geisteskranken auch Steine verschluckt, die dann sowohl im Magen als auch in anderen Teilen des Magendarmtraktes nachgewiesen werden können (Hayer). Brochado berichtete über einen Bleistift und eine Zahnbürste im Magen eines Schizophrenen, die dort 18 Monate ohne Beschwerden lagen. Aus der Heil- und Pflegeanstalt Erlangen stammt der in Abb. 3 dargestellte Fall eines verschluckten Thermometers. Hier konnte aus Lage und Größe des Fremdkörpers ohne weiteres auf die Zugehörigkeit zum Magen geschlossen werden.

Bei Geisteskranken werden die absurdesten Metallteile im Magen gefunden (Abb. 4). Buckstein berichtet z.B. über Bettsprungfedern, Türbeschläge und Schloßteile. Bei Gefangenen überwiegen die Besteckteile, insbesondere die Löffelstiele, von denen Revenstorf 1906 den ersten beschrieben hat. Wenn die Löffelstiele nicht zu lang sind, können diese allerdings den Magen auch wieder verlassen, um u. U. im Duodenum steckenzubleiben. Ein für die Magenmotorik sehr aufschlußreicher Fall wird von Salinger berichtet: Ein Gefangener, der in der Bürstenfabrikation eingesetzt war, hatte Hunderte von Bürstendrähten verschluckt. Soweit diese im Magen verblieben waren, hatten sie sich zu einem unentwirrbaren Knäuel vereinigt. Die übrigen einzelnen Bürstendrähte waren nur auf der Aufnahme und nicht bei der Durchleuchtung zu sehen. Dies ist ein gutes Beispiel dafür, daß auch bei Gefangenen, wenn aus disziplinären und finanziellen Gründen die Untersuchungen eingeschränkt werden sollen, auf Aufnahmen nicht verzichtet werden darf.

Glassplitter im Magen, die sich vorwiegend bei Psychopathen finden, sind ebenfalls schattengebend (Abb. 5). Sie werden, wenn es sich um kleinere Teile handelt, bei der Kontrastmitteluntersuchung leicht überdeckt. Größere Glassplitter sind dagegen durch die auffallend scharfkantigen Füllungsdefekte auch bei der Kontrastmitteluntersuchung gut nachweisbar (SCHINZ).

Knöpfe (Abb. 5) und Sicherheitsnadeln finden sich vorwiegend bei Kindern. DÖHNER berichtet über eine im Magen zerbrochene Sicherheitsnadel, OTTEN über eine Sicherheitsnadel, die sich im Magen geöffnet hat.

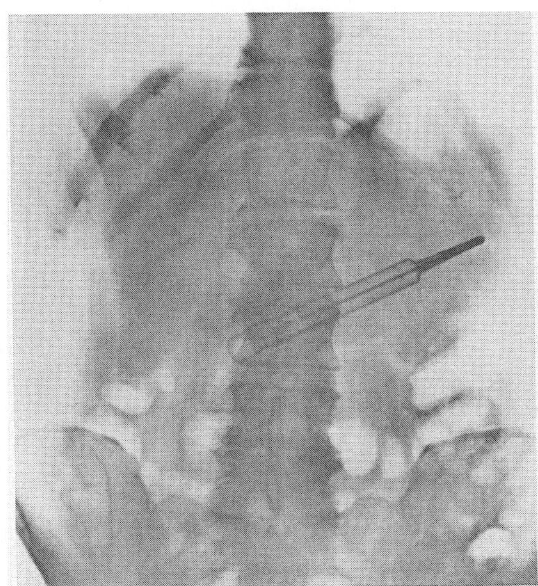

Abb. 3. Fieberthermometer im Magen (Heil- und Pflegeanstalt Erlangen)

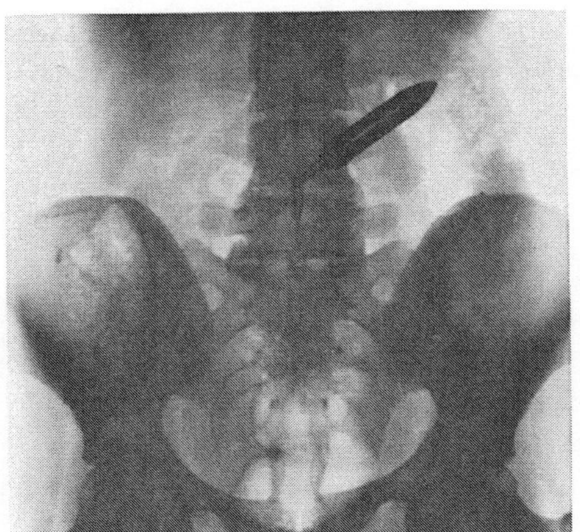

Abb. 4

Abb. 4. Kleiner metallener Zirkel im Magen (Heil- und Pflegeanstalt Erlangen)

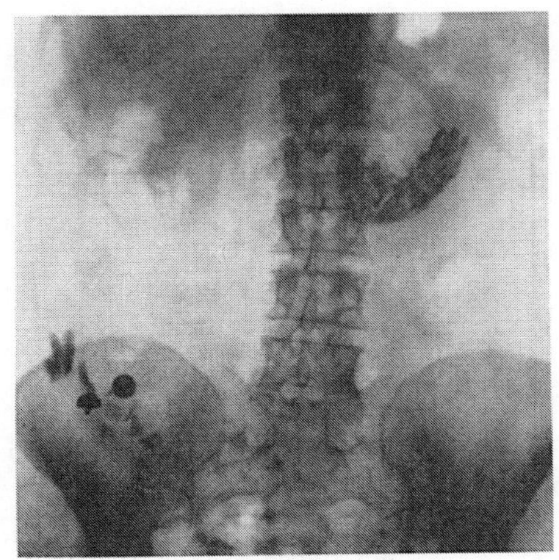

Abb. 5

Abb. 5. Glassplitter und Stoffteile im Magen. Im Darm Metallknöpfe (Heil- und Pflegeanstalt Erlangen)

Näh- und Stecknadeln können den Magendarmtrakt reaktionslos passieren, wenn sie sich nach dem von EXNER beschriebenen Modus mit ihrem Kopf nach vorn gedreht haben. Bleibt diese Drehung im Magen aus, so können sich Nadeln in die Magenwand einspießen. Das Phänomen, daß spitze Fremdkörper über den Kontrastmittelschatten des Magens hinausragen, konnten KÜBLER und DORTENMANN dahingehend erklären, daß an der lebenden Magenwand die Schleimhaut und die Muscularis mucosae von den Nadeln durchstoßen werden, während sich die tieferen Schichten fingerförmig ausstülpen. Am Leichenmagen werden dagegen alle Schichten nur ausgestülpt. Die Perforation des Magens durch Nähnadeln erfolgt in der Regel in der Pars pylorica, wobei die Nadeln anscheinend bevorzugt in das kleine Netz eintreten (TESCOLA; PRÉVÔT u. LASSRICH). Sie können aber auch bis in die Nähe der Gallenblase vordringen (DEVOIS u. PROUX) sowie in Beziehung zur Leber treten (PAUCHET). Bei der Suche nach Nähnadeln und Stecknadeln mit kleinem Kopf ist es in jedem Fall zweckmäßig, Aufnahmen in verschiedenen Ebenen anzufertigen, um der Gefahr zu entgehen, daß eine zufällig orthoröntgenograd getroffene Nadel übersehen wird. Der oft erhebliche Grad der Arrosion metallischer Fremdkörper im Magen ist röntgenologisch nicht oder nur unvollkommen nachweisbar, da die gebildeten Metallverbindungen im allgemeinen weniger schattengebend sind als das reine Metall.

β) Durch die Wandungen in den Magen eingedrungene Gegenstände

Als solche kommen vor allen Dingen Geschosse oder Geschoßteile oder von Geschossen mitgerissene Gegenstände in Frage. Nach Petri sind derartige Ereignisse in Kriegszeiten nicht selten, wurden aber offenbar meist erst durch den spontanen Abgang der Fremdkörper mit dem Stuhl bekannt. Gelegentlich verlassen sie den Magen auch wieder durch Fistelgänge, die im Bereich infizierter Schußkanäle bestehenbleiben.

b) Fremdkörperbildung im Körperinnern

Im Magen gebildete Konkremente und Bezoare sind in der Regel nicht oder nur schwach schattengebend, wenn sie nicht zusätzlich durch anorganische Substanzen durchtränkt sind. Als schattengebend wird von Inlow ein größerer Schellackstein beschrieben, der dadurch erkennbar war, daß er bei Untersuchung im Stehen auf dem Bariumbrei schwamm und in die Magenblase hineinragte. Solche Schellacksteine fanden sich früher häufig bei trunksüchtigen Tischlern (Grauer; Vonnegut; Manasse; Wendt), bedingt durch das Trinken von zur Möbelpolitur benutzten alkoholischen Schellacklösungen. Nach Petri kommen Schellacksteine im Magen auch multipel vor. Infolge der Änderung der Möbelbearbeitungsmethoden werden jetzt allerdings kaum mehr Schellacksteine gefunden. Andere, sehr schwach schattengebende Steinbildungen im Magen bestehen aus Asphalt (Davies) und Teer (Mararenko). Man muß an derartige Bilder vor allem bei in den entsprechenden Industrien Beschäftigten denken. Aus dem Darm gelangen gelegentlich auch schattengebende Gallensteine in den Magen (s. S. 614).

4. Nichtschattengebende Fremdkörper

a) Fremdkörper aus der Außenwelt

α) Durch natürliche Körperpforten eingedrungene Gegenstände

αα) Zu Nahrungszwecken eingeführte Gegenstände

Grundsätzlich kann jedes physiologische Nahrungsmittel durch seine Form und Größe oder durch eine Entleerungsbehinderung des Magens zum Fremdkörper werden. So berichtet z.B. Kaufmann über das Liegenbleiben einer in toto verschluckten Birne im Magen. Der Nachweis von Speiseresten im Magen stellt einen häufigen radiologischen Befund dar. Auch ohne organische Ursachen für eine Entleerungsbehinderung findet man gelegentlich noch nach 24 Std gesicherter Nahrungskarenz gröbere Speisereste im Magen. Besonders häufig ist die Retention cellulosereicher Nahrungsbestandteile, wobei der Übergang zur später beschriebenen Phytobezoarbildung fließend ist. Vor allem bei Diabetikern stellt die Retention von Resten reichlicher Gemüsemahlzeiten im Magen einen sehr typischen Befund dar (Bryan). Auch Heißhunger kommt als Ursache der Fremdkörperwirkung von Nahrungsmitteln nach Petri in Frage. Dabei kann übermäßiger Fettgenuß zur Bildung von Fettsteinen (Nauwerck; Hayem u. Carrion) führen. Bei übermäßigem Obstgenuß bilden relativ häufig Weintraubenschalen (Traubenkuren!) Speisebälle im Magen (Peronato; Bryan; Zanetti). Bei jedem mehr oder weniger frei beweglichen Füllungsdefekt im Magen muß deshalb differentialdiagnostisch eine Speisenretention in Erwägung gezogen werden. Über die Art der retinierten Speisen geben die Füllungsdefekte nur in seltenen Fällen Aufschluß, so z.B. gelegentlich bei Erbsen und in dem in Abb. 6 dargestellten Fall bei Bandnudeln.

Besonderer Erwähnung bedürfen Pfirsichkerne als Fremdkörper im Magen, da diese anscheinend häufiger als andere unverdauliche Teile von Nahrungsmitteln an der Magenwand festhaften und so zu Verwechslungen mit Polypen Anlaß geben (v. FRIEDRICH; GOLDSCHMIDT; ZACCARIA; FINZI). Auch Konglomerate von anderen Obstkernen (Datteln, Aprikosen usw.) können an der Magenwand festhaften (CAMP, J. D.; LENARDUZZI; RODGERS) und die Differentialdiagnose gegenüber Tumoren erschweren.

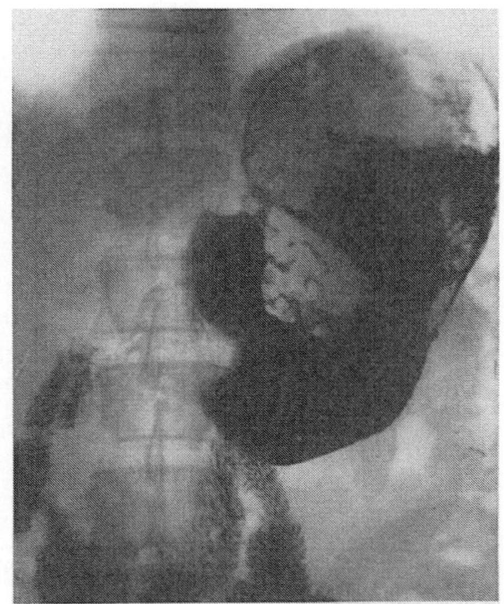

Abb. 6. Retention von Speiseresten im Magen, 24 Std p. c.; keine organische Ursache für die Entleerungsbehinderung. Anamnestisch handelt es sich bei den Speiseresten um Bandnudeln

Bei röntgenologisch und gastroskopisch begründetem Verdacht auf Speisereste im Magen ist eine röntgenologische Verlaufsbeobachtung nach Spülbehandlung angezeigt, um die Diagnose endgültig zu sichern (BROWN u. DAVIS). Beim Verdacht auf das Vorhandensein eines an der Magenwand haftenden Pfirsichkerns scheint allerdings nach den oben genannten Autoren immer die operative Entfernung angezeigt.

ββ) Zu medizinischen Zwecken eingeführte Gegenstände (Arzneimittel)

Schleimige oder halbfeste, ballähnliche, z. T. multiple Fremdkörperbildungen im Magen entstehen vorwiegend als Folge überreichlichen Genusses von Quellsubstanzen, wie sie heute vielfach zu Abführzwecken eingenommen werden. So berichten z. B. DUFLOUR, HUTINELLI und CROZET über mehrere kartoffelförmige Fremdkörper aus Carboxymethylcellulose. Auch sehr reichlicher Genuß paraffinhaltiger Abführmittel kann offenbar, allerdings vorwiegend bei gleichzeitig gestörter Magenentleerung, zur Fremdkörperbildung im Magen Anlaß geben (TONDREAU u.

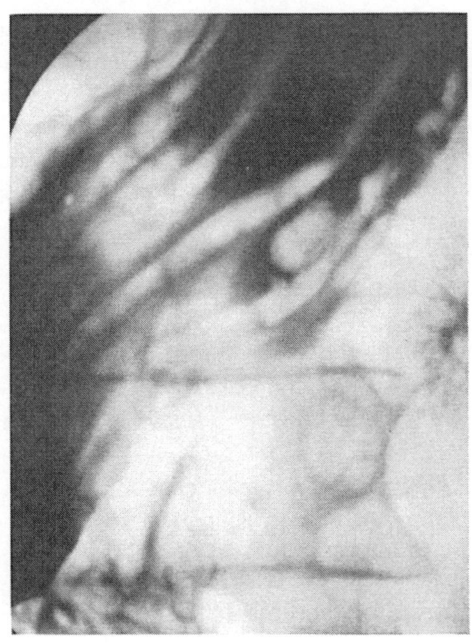

a

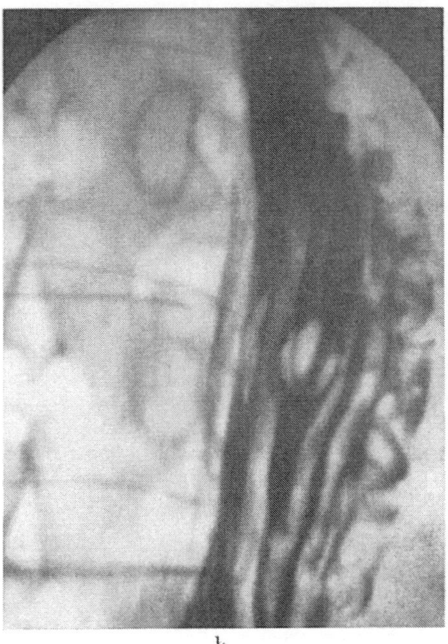

b

Abb. 7a u. b. Arzneimittelkapsel im Magen. a 1 Tag nach der Einnahme, Vortäuschung eines Polypen, Kapsel nicht verschieblich. b 2 Tage nach der Einnahme: die erste Kapsel ist verschwunden. Gleichartige Kapsel zur Demonstration der Identität des früheren Füllungsdefektes mit der Arzneimittelkapsel geschluckt

Kirklin). Als Folge der Einnahme von Volksheilmitteln erwähnt Haug die Bildung zweier Fremdkörper im Magen nach Genuß eines Breis aus Schwarzwurzeln, Öl und Honig (zur Bekämpfung von Lungenbeschwerden!), die allerdings schon als echte Phytobezoare anzusprechen sind.

Schlecht lösliche Arzneimittelkapseln können u.U. tagelang im Magen liegenblieben, insbesondere bei Anacidität (Abb. 7).

γγ) Aus anderer Absicht oder unabsichtlich eingeführte Gegenstände

Das Verschlucken nichtschattengebender Gegenstände aus organischen Substanzen bei Geisteskranken und Gefangenen ist entweder tatsächlich seltener als das Verschlucken „schwerer" Gegenstände, oder es wird nur wesentlich seltener entdeckt, da es nicht zur eigentlichen Fremdkörperbildung oder zu Beschwerden kommt. Petri erwähnt Tuchfetzen, Toilettenpapier und Tapetenstücke als im Magen nachgewiesene Fremdkörper. Die röntgenologische Literatur enthält hierüber keine detaillierten Angaben. Ein unbewußt verschlucktes Holzstück von 4 cm Länge, das im Canalis pyloricus eingekeilt war, konnte von Bracco bei der Kontrastmitteluntersuchung nicht sicher nachgewiesen werden, so daß wegen des klinisch vorhandenen Carcinomverdachtes operiert wurde. Zu den unabsichtlich geschluckten Gegenständen gehört auch der verschluckte Kaugummi. Mit Kaugummigenuß vor der Magenuntersuchung zur Bekämpfung des Hungergefühls muß gelegentlich gerechnet werden, da dieser oft nicht ausdrücklich verboten wird.

β) Durch die Wandungen in den Magen eingedrungene Gegenstände

Der röntgenologische Nachweis derartiger nichtschattengebender Gegenstände ist selten und praktisch bedeutungslos. Unter Umständen können nichtresorbierte Catgutfäden nach Magenoperationen sichtbar werden (v. Friedrich).

b) Fremdkörperbildung im Körperinnern

Während die meist schattengebenden Konkrementbildungen weiter oben beschrieben wurden, sollen hier zunächst nur die eigentlichen Bezoare genannt werden. Bei strenger Definition sind unter dem Begriff „Bezoar" nur solche Gebilde zu verstehen, bei denen tierische oder pflanzliche Fasern durch Verknäuelung und Hinzutritt von Kittsubstanzen zu einem einheitlichen Fremdkörper im Magen geworden sind. Nach Tondreau und Kirklin sind bis 1950 rund 400 Fälle von Bezoaren in der Literatur beschrieben worden, davon kanpp 200 Trichobezoare, das sind Konglomerate von tierischen oder menschlichen Haaren. Die restlichen Fälle der Statistik von Tondreau und Kirklin betreffen Phytobezoare und sonstige Konkrementbildungen im Magen, von denen jedoch nur etwas mehr als die Hälfte der strengen Definition des Bezoars standhält. Bei den übrigen handelt es sich um die oben genannten Speisebälle oder um Stein- bzw. andere Konkrementbildungen im Magen.

Während die Trichobezoare der Tiere (Ziegen, Antilopen, Hirsche usw.) in der Regel einen glatten anorganischen Überzug aufweisen und häufig Kugelform zeigen, stellen die Trichobezoare des Menschen Haarknäuel ohne Überzug dar, deren Form meist mit einem Ausguß des ganzen Magens übereinstimmt. Dabei reicht die Spitze des Trichobezoars häufig in das Duodenum hinein (Petri; Conte; Butters u.a.). Gelegentlich kommt es auch zu umschriebenen Wandausstülpungen des Magens in der Pylorusgegend (Schultén). Die röntgenologische Symptomatologie des Trichobezoars wurde bereits von Kampmann 1911 beschrieben: Während ohne Kontrastmittel in der Regel kein Fremdkörperschatten erkennbar ist, zeigt sich nach der Kontrastmittelmahlzeit ein Umfließen des Trichobezoars durch das Kontrastmittel, so daß nur in der Gegend der Kurvaturen bzw. bei Drehung des Patienten an Vorder- und Hinterwand eine schmale Kontrastmittelstraße erkennbar bleibt. In der Regel gelingt es dabei nicht, das Faltenrelief des Magens zu erkennen. Bei Spätaufnahmen (Kerr, Dabney u. Rypins) erkennt man noch

Kontrastmittelreste, die in den Trichobezoar eingedrungen sind. Die Differentialdiagnose gegenüber Tumoren bereitet wegen des typischen Bildes der Trichobezoare in der Regel keine Schwierigkeiten. Nur EKLÖF hat einen myogenen benignen Magentumor beschrieben, der mit einem Bezoar verwechselt werden konnte.

Trichobezoare stellen heute einen wesentlich selteneren Befund als in früheren Jahrzehnten dar. Sie werden vorwiegend bei Psychopathen, Infantilen und kleineren Kindern gefunden. SCHWARTZMAN konnte bereits bei einem $2^1/_2$jährigen Mädchen einen größeren Trichobezoar nachweisen. Das Auftreten von Trichobezoaren ist jedoch nicht ausschließlich auf das weibliche Geschlecht beschränkt. MÉTIVET und TRUCHOT haben bei einem 12-jährigen Jungen ebenfalls einen Trichobezoar gefunden, der aus eigenen Haaren sowie aus gekauten Wollhaaren von Polstermöbeln und Gardinen bestand. Der Fall von CONTE betrifft einen 47jährigen Mann, der von KERR und RYPINS ebenfalls einen Mann, der im landwirtschaftlichen Betrieb Pferdehaare gekaut hatte. Mit einer wiederholten Bildung von Trichobezoaren im Magen des gleichen Patienten muß gerechnet werden (HARRIS, R.; BENETT).

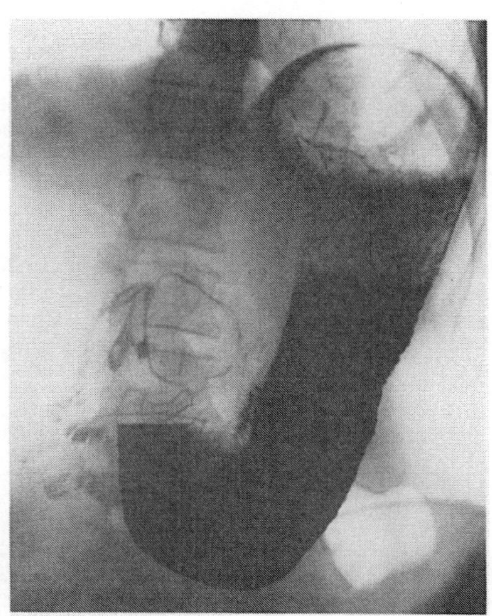

Abb. 8. Großer Speiseball im Magen, angeblich Gemüsereste, bei Diabetiker

Echte Phytobezoare entstehen am häufigsten aus Faserresten unreifer Früchte von Diospyrosarten. Diese zu den Ebenazeen gehörenden Sträucher und Bäume tragen dattel-, pflaumen-, quitten-, und z. T. auch orangenähnliche Früchte. Sie sind ursprünglich in Ostasien heimisch. Diospyros kaki und insbesondere Diospyros lotus werden aber auch in Süditalien kultiviert. Die Früchte beider Arten werden als „Cacchifrüchte" verkauft und gegessen, in größeren Mengen jedoch offenbar nur von den ärmeren Bevölkerungsschichten. Im Südteil Nordamerikas sind Diospyros virginiana und Diospyros taxana heimisch. Die Früchte beider Pflanzen werden als „Persimmon" bezeichnet, Nach HAMDI ist das Vorhandensein freier Salzsäure im Magen Voraussetzung für die Bildung von Phytobezoaren aus unreifen Diospyrosfrüchten. Nach GHIRARDINI besteht die Klebsubstanz dieser Phytobezoare aus gallensaurem Phloroglucin. Auch Steine von Diospyrosfrüchten sind gelegentlich in die Phytobezoare einbezogen. Unreife echte Datteln, Schwarzwurzelfasern und Kürbisfasern können ebenfalls das Gerüst von Phytobezoaren darstellen.

Echte Phytobezoare werden deshalb vorwiegend im Südteil von Nordamerika, in Ostasien, in Süditalien und in Nordafrika gefunden. Bei den in der mitteleuropäischen Literatur beschriebenen Phytobezoaren handelt es sich im wesentlichen nur um Speisebälle, die das Kriterium der festen Agglomeration durch eine Kittsubstanz nicht erfüllen (Abb. 8). Eine röntgenologische Unterscheidung zwischen den verschiedenen Typen von Fremdkörpern aus Pflanzenresten ist kaum möglich (BROWN und DAVIS). Wenn durch die Spülbehandlung der Speiseball nicht aufgelöst werden kann, muß ein echter Phytobezoar angenommen werden, bei dem die chirurgische Entfernung immer angezeigt ist. Die röntgenologische Differentialdiagnose gegenüber einem Carcinom kann bei Phytobezoaren schwieriger als bei Trichobezoaren sein, so daß die Gastroskopie zu Hilfe genommen werden muß.

Als Komplikation von Bezoaren werden häufig Ulcerationen der Magenwand gefunden, und zwar nach DE BAKEY und OCHSNER bei Trichobezoaren in 9,6% und bei Phytobezoaren in 24,4% der Fälle. Der röntgenologische Nachweis der Ulcerationen ist häufig nicht möglich (DE BAKEY u. OCHSNER). Weiterhin muß beim Nachweis von echten Bezoaren und auch beim Nachweis von einfachen Speisebällen mit dem gleichzeitigen Vorhandensein von Carcinomen gerechnet werden. Ob diese sekundär entstanden sind oder bereits vorher vorhanden waren, läßt sich gelegentlich nicht entscheiden. In jedem Fall ist nach Entfernung des Bezoars eine weitere röntgenologische Verlaufsbeobachtung erforderlich (Frank).

Aus dem bereits oben als Fremdkörper erwähnten Kaugummi können bezoarartige Fremdkörper im Magen entstehen, wenn der Kaugummi regelmäßig verschluckt und nicht ausgespien wird (Wachsmuth) (Abb. 9).

Gallensteine im Magen stellen einen relativ seltenen Befund dar (Petri; Kaiser; Haas u. Mitarb.; Domke; Braxton u. Jacobsen). Die Deutung eines solchen Befundes ist bei nichtschattengebenden Gallensteinen oft nur bei Kenntnis des klinischen Befundes

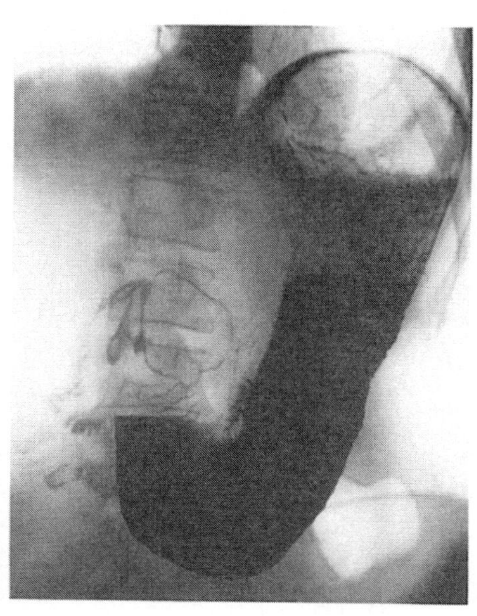

Abb. 10. Gallenstein, in Bulbus duodeni perforiert

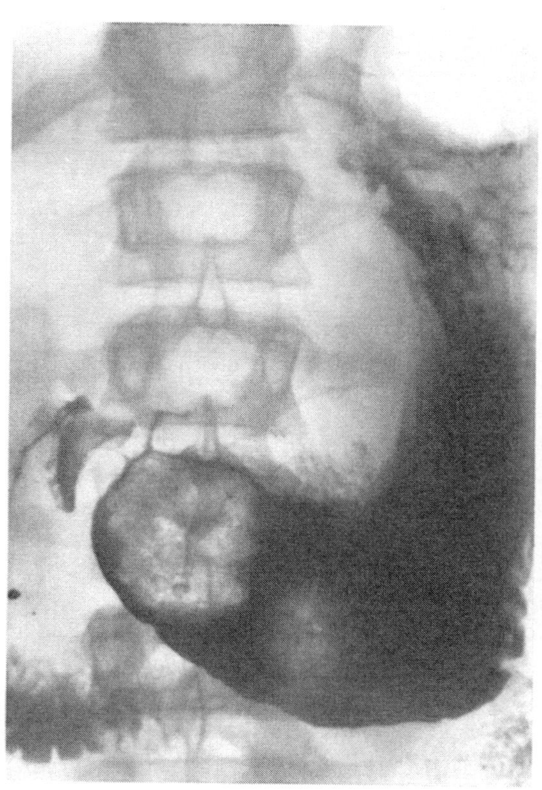

Abb. 9. Kaugummikonglomerat im Magen (Röntgen-Abt. der Chir. Univ.-Klinik Würzburg)

möglich. Häufiger werden Gallensteine im Bulbus duodeni (Presser u.a.) angetroffen (Abb. 10). Auch wenn die Gallensteine im Magen nachgewiesen werden, ist der Durchbruch in der Regel zunächst in den Bulbus duodeni erfolgt. Der Übertritt in den Magen erfolgt dann entweder per vias naturales durch den Pylorus oder gelegentlich auch durch eine sekundäre Fistelbildung zwischen Duodenum und Magen.

Als weitere im Körperinnern entstandene Fremdkörper müssen noch Blutcoagula genannt werden. Diese werden jedoch im allgemeinen schnell abgebaut und weitertransportiert, so daß eine Kontrolluntersuchung nach wenigen Tagen meist keine Reste mehr erkennen läßt. Fibrinkugeln, wie sie im Pleuraraum vorkommen, sind im Magen bisher nicht beschrieben worden.

c) Parasiten als Fremdkörper

Als einzige echte Parasiten kommen im menschlichen Magen aus dem Darm ascendierte Ascariden vor. Auch dieser Befund ist selten (Laschi; Barbieri; Huard u. Mitarb.; Snejderis). Nach Barbieri halten sich Ascariden nur bei Anacidität längere Zeit im Magen auf.

Ältere Berichte über das „Aquarium vivum" von Huismans, Sternberg u.a. betreffen das Verschlucken lebender Kleintiere, insbesondere Frösche und Fische, bei Gauklern, die diese Tiere dann binnen kurzer Zeit wieder durch Rumination an das Tageslicht brachten. Hier kann man aber wohl nicht von echten Fremdkörpern sprechen. Im übrigen wurde dabei gelegentlich sogar nicht einmal der Magen, sondern ein großes Zenkersches Divertikel als vorübergehender Aufbewahrungsort für die Frösche benutzt (K. Frik).

Alte Berichte über Fliegenlarven im Magendarmtrakt (z.B. Aschoff; Peiper) halten bezüglich des längeren Aufenthaltes solcher Larven im Magen der heutigen Kritik nicht stand.

Literatur

Aguzzi, A., e G. Mazzoleni: Pseudobezoar. Policlinico, Sez. prat. **60**, 1500—1502 (1953).

Alexander, R. C.: Acute intestinal obstruction due to undigested fruit. Edinb. med. J. **31**, 617—619 (1924).

Aschoff, L.: Pathologische Anatomie, 8. Aufl. Jena: Gustav Fischer 1936.

Aubourg: Corps étranger de l'estomac. Bull. Mém. soc. rad. (Paris) **1913**, 296.

Bakey, M. de, and A. Ochsner: Bezoar and concretions. Surgery **4**, 934—963 (1938); **5**, 132—160 (1939).

Barbieri, A.: L'indagine nell'ascaridiase. Radiol. med. (Torino) **26**, 475—506 (1939).

Benell, O. E.: Silicobezoar; report of a case. Amer. J. Roentgenol. **68**, 639—643 (1952).

Benett, D. E.: Recurrent trichobezoar; report of a case. New Engl. J. Med. **210**, 307—309 (1934).

Bergmann, G. v.: Fremdkörper des Magens. In: Handbuch der inneren Medizin, 2. Aufl., Bd. 3, Teil 1, hrsg. von G. v. Bergmann u. R. Staehlin. Berlin: Springer 1926.

Blackburne, G.: Mass of safety pins in the stomach. J. Amer. med. Ass. **89**, 1059—1060 (1927).

Bracco, R.: Corpo estraneo nello stomaco con sintomatologia di neoplasma gastrico. Boll. Soc. piemont. Chir, **7**, 489—503 (1937).

Braxton, M., and G. Jacobson: Intragastric gallstone. Amer. J. Roentgenol. **78**, 631—632 (1957).

Brochado, A.: Ein in der Art seiner Ausführung ungewöhnlicher Selbstmordversuch durch Verschlucken von Fremdkörpern. Ärztl. Sachverständ. Ztg **44**, 169—171 (1938).

Brown, C. H., and R. W. Schneider: Large gastric bezoar; report of case, treated medically. Cleveland Clin. Quart. **18**, 203—206 (1951).

Brown, W. H., and F. W. Davis jr.: Bezoar and its potential imitator. Amer. J. Roentgenol. **82**, 1041—1047 (1959).

Bruce, G. G.: A case of hair-ball of the stomach and duodenum in a child of $3^1/_2$ years. Brit. J. Surg. **23**, 855—857 (1936).

Bryan, L.: The retention of vegetable material in the stomach. Report of case. J. Amer. med. Ass. **87**, 397—399 (1926).

Buckstein, J.: Unusual foreign bodies in the gastrointestinal tract. J. Amer. med. Ass. **87**, 661 (1926).

Bücker, J.: Fremdkörper im Magen. Röntgenpraxis **12**, 284—286 (1940).

Burchard, A.: Bezoare in der alten und in der modernen Medizin. Fortschr. Röntgenstr. **22**, 321—326 (1914/15).

Butters, F.: Komplikationen bei einem Trichobezoar des Magens. Bruns' Beitr. klin. Chir. **170**, 466—471 (1939).

Camp, de la: Demonstration eines Bezoarsteins. Dtsch. med. Wschr. **1915**, 1175.

Camp, J. D.: Phytobezoar in the stomach. Case report. Amer. J. Roentgenol. **23**, 413—414 (1930).

Canlas, E. M., and C. E. Fildes: Radiopaque phytobezoar; case report. Radiology **60**, 261—264 (1953).

Castellani, F.: Corpo estraneo endogastrico simulante un tumore. Riv. Radiol. Fisc. med. **3**, 338—340 (1931).

Caylor, H. D., and A. G. Nickel: Intestinal obstruction from food bolus; two episodes in the same individual. Ann. Surg. **104**, 151—154 (1936).

Chalk, S. G., and H. O. Foucar: Foreign bodies in the stomach. Report of a case in which more than 2,500 foreign bodies were found. Arch. Surg. **16**, 494—500 (1928).

Chaudhuri, M.: Large trichobezoar in childhood; report of a case. Brit. J. Surg. **43**, 441—444 (1935—1956).

Chont, L. K.: Phytobezoar and its formation in vitro. Radiology **38**, 14—21 (1942).

Clairmont, P.: Trichobezoare kombiniert mit Ulcus ventriculi. Wien. klin. Wschr. **1911**, 714.

—, u. M. Haudek: Die Bedeutung der Magenradiologie für die Chirurgie. Jena: Gustav Fischer 1911.

Clayton, M. M.: Large foreign bodies in stomach, with complete absence of usual symptoms. Brit. med. J. **1945 I**, 631.

Cohnheim, P.: Über Infusorien im Magen und im Darmkanal des Menschen und ihre klinische Bedeutung. Dtsch. med. Wschr. **1903**, 206—208.

Conte, E.: Röntgenologische Beobachtungen über einen Fall von Trichobezoar. Röntgenpraxis **4**, 809—813 (1932).

Cook: Passage of foreign bodies through the intestinal canal. Brit. med. J. **1877 I**, 480.

Costa, A., e M. Tasca: Un caso di trichobezoar. Su diagnosi avanti l'operazione. Minerva med. **2**, 72—76 (1932).

Davies, E. R.: Pyloric obstruction by mass of asphalt. Lancet **1946 I**, 651.

Davies, I. J.: Hair-balls or hair-casts of stomach and gastro-intestinal tract. Lancet **1921 II**, 791—795.

Delkeskamp, G.: Fremdkörper im Magen. Zbl. Chir. **54**, 3189—3190 (1927).
Devois, A., et Ch. Proux: Un corps étranger gastrique longtemps méconnu et à symptomatologie curieuse. Bull. Mém. Soc. Électroradiol. méd. France **26**, 564—565 (1938).
Döhner, B.: Bruch einer geschlossenen Sicherheitsnadel im Magen. Röntgenpraxis **1**, 896—897 (1929).
Domke, H. H.: Klinisch symptomloser Durchbruch eines Gallensteins in den Magen mit anschließender Einklemmung im Bulbus duodeni. Fortschr. Röntgenstr. **90**, 261—262 (1959).
Donner, K.: Fremdkörper im Magen-Darm-Kanal und ihre Behandlung. Diss. Königsberg i. Pr. 1939.
Droegemüller, E. H.: Phytobezoar. J. Amer. med. Ass. **181**, 1870—1875 (1923).
Duflour, P., J. Hutinelli et L. Crozet: Un cas de xylo-bézoar d'origine médicamenteuse. J. Radiol. Électrol. **34**, 440—441 (1953).
Dufresne, E.: Corps étrangers de l'éstomac et de l'intestin. Un. méd. Can. **64**, 1323—1329 (1935).
Eiselsberg, v.: Das Röntgenbild zeigt einen verschluckten Taler in der Magengegend. Verein f. wissenschaftliche Heilkunde, Königsberg, 11. 12. 1899. Ref. Fortschr. Röntgenstr. **3**, 196 (1900).
Eklöf, O.: Benign tumours of the stomach and duodenum. Acta radiol. (Stockh.) **57**, 177—198 (1961).
Elliot, A. H.: Intestinal obstruction caused by food; review of literature and case report. Amer. J. med. Sci. **184**, 85—94 (1932).
Exner, A.: Wie schützt sich der Verdauungstrakt vor Verletzung durch spitze Fremdkörper? Pflügers Arch. ges. Physiol. **89**, 253—280 (1902).
Fantus, B., and G. G. Kopstein: Does bran produce intestinal obstruction? Amer. J. dig. Dis. **7**, 60—63 (1904).
Finzi: Duskission zu Bracco.
Fox, M. J., and F. C. Stiles: Trichobezoar; discussion and report of case. Amer. J. Dis. Child. **82**, 717—720 (1951).
Frank, A.: Klinischer Beitrag zur Diagnose des Phytobezoars des Magens. Gastroenterologia (Basel) **92**, 30—41 (1959).
Fricker: Ein seltener Fall von Fremdkörpern im Magen. Dtsch. med. Wschr. **1897**, 56—61.
Friedl, E.: In Auflösung begriffene, eisenhaltige Pillen im Magen. Röntgenpraxis **6**, 47 (1934).
Friedrich, L. v.: Interessante Fremdkörperfälle in der Speiseröhre und im Magen. Gastroenterologia (Basel) **65**, 172—178 (1940).
Frik, K.: Persönliche Mitteilung.
Gaffney, C. J.: Acute intestinal obstruction due to trichobezoar, case report. J. nat. med. Ass. (N.Y.) **49**, 236—238 (1957).
Ghirardini, R.: Un caso di fitobezoario dello stomaco. Radiol. med. (Torino) **38**, 434—440 (1952).
Goldschmidt, W.: Ein präpylorisch eingeklemmter Pfirsichkern unter der Diagnose „Magenpolyp". Dtsch. Z. Chir. **225**, 409—412 (1930).
Grauer: Schellackstein im Magen. Ugeskr. Læg. **1892**, 359.
Grekin, T. D., and N. M. Musselmann: The management of foreign bodies in the alimentary tract. Ann. Surg. **135**, 528—535 (1952).
Haas, L., Z. Ernst, and C. Szigeti: Gallstone in the stomach proved by x-rays. Radiol. clin. (Basel) **10**, 31—39 (1941).
Hamdi, H.: Drei Horot- und Phytobezoarfälle beim Menschen. Dtsch. med. Wschr. **1926**, 2122—2123.
Harper, R. A. Kemp: Retained food in stomach simulating pathology. Brit. J. Radiol. **7**, 43—44 (1934).
Harris, R.: Case of recurrent hair-ball of stomach. Lancet **1925 II**, 1066.
Harris, V. C. J.: Unusual case of intestinal obstruction in child. Brit. med. J. **1942 II**, 754.
Hart, W. E.: Phytobezoars. J. Amer. med. Ass. **81**, 1870—1875 (1923).
Haug, K.: Über einen Fall von Bezoaren. Röntgenpraxis **2**, 520—522 (1930).
Hayem et Carrion: Corps étrangers de l'estomac. Bull. Soc. méd. Hôp. (Paris) **1898**. Zit. n. E. Petri.
Hayer, E.: Ein Fall von Lithophagie. Fortschr. Röntgenstr. **36**, 1049—1051 (1927).
Heazlit, L.: Hair-balls of stomach and intestine. J. Amer. med. Ass. **62**, 107—110 (1914).
Heinkel, K., u. W. Frik: Die Gastroskopie unter Röntgenkontrolle mit Dokumentation der Befunde auf Magnetband. SRW-Nachr. (Erlangen) **28**, 3—5 (1966).
—, N. Henning u. K. Elster: Die Saugprobeexzision aus dem Antrum ventriculi. Methodik und histologische Befunde. Dtsch. med. Wschr. **86**, 325—329 (1961).
Heitzer, Ch.: Fremdkörper im Magen. Münch. med. Wschr. **1924**, 1725.
Henning, N.: Lehrbuch der Verdauungskrankheiten, 2. Aufl. Stuttgart: Georg Thieme 1956.
—, u. K. Heinkel: Die Saugbiopsie als Untersuchungsmethode in der Magendiagnostik. Münch. med. Wschr. **1955**, 832—834.
Holland, C. T.: A hal pin in the stomach. Arch. Roentg. Ray. **7**, 53 (1902).
— Radiography in a case of hair-ball in the stomach. Arch. Roentg. Ray. **18**, 46 (1913).
— Three pieces of glass in the stomach of an adult female. Arch. Roentg. Ray (London) **19**, 234 u. 237 (1914).
Huard, P., A. Olivier et Trau-Thou: Les images radiologiques de l'ascaridiose du tube digestif. Sem. Hôp. Paris **1956** 159—164.
Hüttenbach, : Ein Fall von Trichobezoar des Magens bei Infantilismus. Mitt. Grenzgeb. Med. Chir. **24**, 85 (1912).
Huismans: Über das Aquarium vivum. Münch. med. Wschr. **1915**, 1616.
Husebye, O. W.: Case of benign myoma in stomach. Acta radiol. (Stockh.) **29**, 525—528 (1948).
Inlow, H. H.: Schellac bezoars. Radiology **34**, 618—625 (1940).
Israelski, M.: Multiple Aufhellungen des Magenfüllungsbildes, bedingt durch Nahrungsreste. Fortschr. Röntgenstr. **39**, 472—473 (1929).
Izumi, S., and K. Isida: Influence of shiboul, specific constituent of persimmon kaki upon digestion of foods. Abstracted in: Jap. J. med. Sci. Tr. II, **3**, 41 (1937).
— —, and M. Iwamoto: Mechanism of formation of phytobezoars with special reference to persimmon ball. Jap. med. J. Sci. Tr. II, **2**, 21—35 (1933).

KAISER, R.: Zur Röntgendiagnostik der Gallensteinperforation und des Gallensteinileus. Röntgenpraxis **6**, 12—16 (1934).

KAMPMANN, E.: Ein Trichobezoar im Magen. Münch. med. Wschr. **1911**, 413—415.

KAUFMANN, E.: Lehrbuch der speziellen pathologischen Anatomie, 12. Aufl. Berlin: W. de Gruyter & Co. 1956.

KERR, G. P., H. DABNEY, and E. L. RYPINS: Trichobezoar. Amer. J. Roentgenol. **29**, 638—640 (1933).

KLOTZ, A. P., and J. B. KIRSNER: Mucus bezoar with partial gastric obstruction. Gastroenterology **28**, 124—128 (1955).

KÜBLER, E., u. S. DORTENMANN: Über ein röntgenologisches Phänomen als Ursache von Fehldiagnosen bei der Lokalisation spitzer metallischer Fremdkörper im Magen-Darm-Trakt. Fortschr. Röntgenstr. **78**, 429—436 (1935).

LASCHI, G.: Iconografia di ascaridi nello stomaco e nel duodeno. Riv. Radiol. Fisc. **7**, 113—115 (1933).

LEDERER, A.: An unusual foreign body in the stomach. Radiology **19**, 57—59 (1932).

LEHMANN, C.: Trichobezoar des Magens im Röntgenbilde. Verh. dtsch. Röntg.-Ges. **10**, 68 (1914) u. Disk. HAUDEK.

LENARDUZZI, G.: A proposito di bezoari. Quad. Radiol. (Padova) **4**, 199—204 (1933).

LORENZ, B.: Perforierter Fremdkörper als Ursache einer Magenblutung. Münch. med. Wschr. **1927**, 897.

LYONS, C. G., and G. L. CODY: Bezoar. Radiology **31**, 225—229 (1938).

MAES, U.: Bezoars with report of additional case of phytobezoar. Ann. Surg. **88**, 685—692 (1928).

MANASSE, P.: Über einen Magenstein. Berl. klin. Wschr. **1895**, 723—724.

MARARENKO, T. P.: Stone in stomach due to tar chewing habit. Soviet. Chir. **5**, 100—101 (1933).

MASY, S.: Un cas extraordinaire de nombreux corps étrangers de l'estomac. J. belge Radiol. **22**, 246—248 (1933).

MATAS, R.: Hair balls or hair casts of stomach and gastrointestinal tract. Surg. Gynec. Obstet. **21**, 594—608 (1915).

MCCARLEY, T. H., and E. D. GREENBERGER: Persimmon phytobezoar mistaken for gastric cancer. Radiology **36**, 232—233 (1941).

MCGEE, A. R., and R. LOBB: Trichobezoar. With a case report. Radiology **69**, 860—862 (1957).

MÉTIVET et TRUCHOT: Un cas de tumeur libre dans l'estomac. Bull. soc. radiol. méd. France **21**, 746—748 (1933).

METZNER: Zur Kasuistik von Fremdkörpern im menschlichen Digestionstrakt. Fortschr. Röntgenstr. **2**, 181 (1899).

MOREY, D. A. J., R. L. MEANS, and E. L. HIRSLEY: Diospyrobezoar in postgastrectomy stomach. Arch. Surg. **71**, 946—948 (1955).

MORRIS, H.: Unusual trichobezoar. Case reports. Brit. J. Radiol. **25**, 672 (1952).

NAUWERCK: Zit. nach ASCHOFF.

NESE, G.: Fremdkörper im Verdauungskanal. T. norske Lægeforen. **72**, 155—156 (1952).

OTTEN, H.: Open safety pin in the stomach of a two months old baby. J. Amer. med. Ass. **100**, 736 (1933).

PALMER, E. D.: Stomach diseases as diagnosed by gastroscopy. Philadelphia: Lea & Febiger 1949.

PATTERSON, C. O., and M. O. ROUSE: Foreign bodies in stomach observed through gastroscopy (5 cases). Tex. J. Med. **36**, 238—242 (1940).

PAUCHET, V.: Faux ulcères gastriques par corps étrangers du pylore (épingles et aiguilles). Bull. Acad. Méd. (Paris) **95**, 470—471 (1926).

PEAKE, J. D.: Trichobezoar or hairball. Radiology **51**, 816—819 (1948).

PEIPER, E.: Fliegenlarven als gelegentliche Parasiten des Menschen. Berlin: L. Marcus 1900.

PÉREZ, A.: Cas d'épingle à nourrice dans un estomac de nourrisson. Conduite à tenir. Bull. Soc. radiol. méd. France **21**, 365—368 (1933).

PERONATO, G.: Fitobezoari dello stomaco, del tenue, del colon. Arch. ital. Chir. **61**, 174—190 (1941).

PETRI, E.: Zusammenhangstrennungen und Fremdkörper des Magens und Darms. In: Handbuch der speziellen pathologischen Anatomie und Histologie, hrsg. von F. HENKE u. O. LUBARSCH, Bd. 4. Berlin: Springer 1929.

POTTER, R. P.: Phytobezoar. Radiology **15**, 685—690 (1930).

PRESSER, H.: Röntgenbilder eines Falles von kompletter Pylorusstenose, verursacht durch einen im Bulbus duodeni inkarzerierten Gallenstein. Mitt. Ges. inn, Med. Wien **27**, 81—82 (1928).

PRÉVÔT, R., u. M. A. LASSRICH: Röntgendiagnostik des Magendarmkanals. Stuttgart: Georg Thieme 1959.

RAMSBOTTOM, A., and A. E. BARCLAY: The diagnosis of a hairball in the stomach. Arch. Roentg.-Ray. **18**, 167—169 (1913).

RAUCH: Verschluckte Fremdkörper im Magendarmkanal. Dtsch. med. Wschr. **1927**, 174.

REVENSTORF: Gastrostomie behufs Entfernung von Fremdkörpern. Münch. med. Wschr. **1906**, 1232.

RIVERS, A. B., and H. L. DAVISON: Foreign bodies in the stomach. Ann. intern. Med. **4**, 742—751 (1930/31).

ROBERTS, W. E.: Carbonated soft drinks in roentgen diagnosis of foreign bodies in the stomach. Amer. J. Roentgenol. **71**, 239—242 (1954).

RODGERS, F. D.: Phytobezoar of persimmon origin. Radiology **29**, 494—495 (1937).

ROTHE, E.: Seltene Fremdkörper im Magendarmtrakt eines Kleinkindes. Kinderärztl. Prax. **27**, 562—565 (1939).

ROVSING, C. M.: Trichobezoars in the stomach and their demonstration by roentgen examination. Acta radiol. (Stockh.) **2**, 491—496 (1923).

RUFFIN, J. M., and R. J. REEVES: Value of gastroscopy in diagnosis of phytobezoar. Amer. J. dig. Dis. **5**, 745—746 (1939).

SALINGER, H.: Demonstration von Röntgenbildern zweier bemerkenswerter Fälle. Berl. Ärzte-Ver. f. Strahlenkunde, Sitzg v. 8. 6. 1926. Ref. ges. Zbl. Radiol. **2**, 336 (1926).

SANTY, P.: Sténose duodénale par invagination cystico-duodénale d'un volumineux calcul. Lyon chir. **28**, 376—380 (1931).

SCHENCK, C. P.: Nonopaque foreign bodies in the food and his passages. Ann. Otol. (St. Louis) **42**, 1128—1135 (1933).

Schinz, H. R., W. E. Baensch, E. Friedl u. E. Uehlinger: Lehrbuch der Röntgendiagnostik, 5. Aufl. Stuttgart: Georg Thieme 1952.

Schuchardt: Lagebestimmung von Fremdkörpern im Magen durch Röntgenstrahlen. Wissenschaftl. Verein d. Ärzte, Stettin, 6. 12. 1898. Ref. Berl. klin. Wschr. **1899**, 66.

Schultén: Haargeschwulst im Magen. Mitt. Grenzgeb. Med. Chir. **2**, 289 (1897).

Schultze, K.: Über einen Fall von Magensteinen. Dtsch. med. Wschr. **1906**, 1885.

Schwarz, K.: Ein Fall von Trichobezoar. Med. Klin. **1913**, 2148—2149.

Schwartzman, J.: Trichobezoar. J. Pediat. **11**, 691—696 (1937).

Schwellnus, U.: Ein seltsamer Fremdkörper im Magen. Dtsch. Z. ges. gerichtl. Med. **33**, 244—247 (1940).

Sinna, I. A.: Bezoars of the gastro-intestinal tract with report of case of trichobezoar of the stomach. J. Egypt. med. Ass. **37**, 170—174 (1954).

Smith, L. A.: Hematemesis from phytobezoar. Amer. J. Surg. **22**, 565—567, 569 (1933).

Snejderis, M. B.: Zur Kasuistik der Röntgendiagnose der Ascaridose im Magen. Vestn. Rentgenol. Radiol. **32**, Suppl. 1, 28—29 (1957).

Sternberg, W.: Das menschliche Aquarium. Dtsch. med. Wschr. **1913**, 375.

Temel, T.: A propos d'un phytobézoard. J. Radiol. Électrol. **33**, 151—152 (1952).

Tescola, C.: Sindrome di lesione ulcerativa da corpo estraneo (ago). Radiol. med. (Torino) **13**, 5—10 (1926).

Thorek, Ph., u. C. Rutter: Trichobezoar und Phytobezoar. Amer. J. Surg. **35**, 603—606 (1937).

Tondreau, R. L., and B. R. Kirklin: Symposium on abdominal surgery; bezoars of stomach. Surg. Clin. N. Amer. **30**, 1097—1108 (1950).

Trafford, H. S.: Trichobezoar. Lancet **1954 I**, 761.

Tucker, G.: A method of Roentgen localisation of foreign bodies in the stomach prior to gastroscopic removal. J. Amer. med. Ass. **103**, 1440—144 (11941).

Upson: Roentgenologic findings in a case of phytobezoar. Radiology **4**, 49 (1925).

Utili, V.: Eccezionale reperto di corpi estranei nello stomaco. Radiol. med. (Torino) **16**, 785—789 (1929).

Vaughn, A. M., and J. A. Rooney: Foreign body in the stomach wall simulating a neoplasm. J. Amer. med. Ass. **151**, 990—991 (1953).

Vonnegut: Ein Fall von Schellacksteinen im menschlichen Magen. Dtsch. med. Wschr. **1897**, 418.

Vossschulte, K.: In: Leistungen und Ergebnisse der modernen Chirurgie. Stuttgart: Ferdinand Enke 1958.

Wachsmuth, W.: Persönliche Mitteilung.

Ward McQuaid, N.: Intestinal obstruction due to food. Brit. med. J. **1950 I**, 1106—1109.

Watt, C. H., and J. W. Harner: Bezoars causing acute intestinal obstruction. Ann. Surg. **126**, 56—63 (1947).

Weitzen, M.: Chronic gastritis caused by gastric bezoar. N.Y. St. J. Med. **40**, 136—138 (1940).

Wendt, W.: Ein Fall von Schellacksteinen im Magen. Mitt. Grenzgeb. Med. Chir. **30**, 609—614 (1918).

Wheeler, Ph.: Removal of over 1,300 foreign bodies from stomach. New Engl. J. Med. **224**, 57—59 (1941).

Willmoth, A. D.: Fecal obstruction due to foreign bodies lodged in intestinal tract. Kentucky med. J. **19**, 188 (1921).

Wölfler, A., u. V. Lieblein: Fremdkörper des Magen-Darm-Kanals des Menschen. Stuttgart: Ferdinand Enke 1909.

Zaccaria, A. A.: Corpi estranei nello stomaco, simulanti il tumore. Quad. Radiol. **2**, 118—121 (1931).

Zanetti, D.: Considerazione radiologiche su di un caso fitobezoar. Quad. Radiol. **4**. 96—100 (1933).

VI. Der operierte Magen — Folgezustände und Komplikationen

Von

H. Casper

Mit 59 Abbildungen

Allgemeine Einleitung

Zum Thema gehört das an Einzelheiten reiche Bild von operativen Veränderungen mit ihren regelrechten, typischen Befunden und einer Fülle spezieller und allgemeiner postoperativer Störungen. Unter dem Titel „Der operierte Magen" läßt es sich nicht in seiner ganzen Bedeutung vorstellen. Auch die vielfältigen Verknüpfungen internistischer, chirurgischer und röntgenologischer Probleme innerhalb des Themas bleiben verborgen. Die Interpreten laufen Gefahr, den Begriff „Der operativ veränderte Magen" all zu sehr auf solche Aspekte zu vereinfachen, die ihrem eigenen Fachgebiet am nächsten liegen. Andererseits müssen sich die beteiligten, heute so hochspezialisierten Disziplinen auf die unumgänglich notwendigen Kontakte in ihren Grenzgebieten beschränken. Dabei verlieren sie oft genug das umfassendere Verständnis füreinander. Das Operationsergebnis ist nur aus den Zusammenhängen der gesamten prä- und postoperativen Krankengeschichte zu beurteilen. Kliniker und Röntgenologen sollen sich untereinander verständigen, wie sie die verschiedenen Spezialergebnisse ihrer Nachuntersuchungen sinnvoll zu einem Gesamtbild abstimmen. Welche Aufgaben und welche Stellung hat der Röntgenologe bei der Beurteilung des operierten Magens?

In der röntgenologischen Fachliteratur wird meist vorausgesetzt, daß der Leser mit den klinischen und chirurgischen Problemen vertraut ist oder in den einschlägigen Lehr- und Handbüchern nachsieht. Der Röntgenologe soll die Untersuchungstechnik für den operierten Magen beherrschen und die Operationsmethoden genau kennen. Von diesen oft wiederholten Forderungen ist keine eine abgedroschene Phrase über Selbstverständliches, vielmehr bleiben sie bis heute aktuell: An Routinemethoden entdeckt man in den letzten Jahren, erstmalig oder erneut, daß sie röntgenologisch noch nicht ausgeschöpft sind; längst vergessene Operationstypen werden wieder modern und neu eingeführte sind in ihrer röntgenologischen Morphologie noch nicht allgemein bekannt.

In erster Linie geht es um die Beurteilung der Resektionsmethoden. Das Interesse richtet sich wieder auf Beobachtungen aus den Anfängen der postoperativen Röntgenuntersuchungen über dynamische Vorgänge, die man damals für wesentlich hielt, später aber kaum noch erwähnte. In die Erstarrung der vorwiegend statisch orientierten klassischen Röntgensymptomatologie, wie wir sie z.B. von der Standardmethode nach Billroth II seit langem kennen, dringt in den letzten Jahren eine neu belebte funktionelle Morphologie ein. Ihren Forschungen kommt die moderne Technik zu Hilfe. Bewegungsabläufe, die man bis vor kurzem relativ umständlich an konventionellen Serienaufnahmen oder im Kymogramm studieren mußte, kann man heute bequem unter anderem mit der Röntgenkinematographie analysieren. Übrigens muß zugegeben werden, daß die röntgenkinematographischen Befunde den glänzenden kymographischen Analysen (s. Kapitel Billroth II und I) einiger älterer Autoren bisher nichts wesentlich Neues hinzufügen konnten. In den folgenden Kapiteln sind an entsprechender Stelle die alten Arbeiten wieder aufgenommen worden.

Mit der Wiederentdeckung des Resektionstyps nach Billroth I tritt die funktionelle Bedeutung der duodenalen Passage und die Depotfunktion des Restmagens in den Vordergrund der Studien. Von hier geht die Forschung konsequent weiter zur Beurteilung von

Ersatzmagenbildungen und Rekonstruktionen des physiologischen Verdauungsweges nach totalen Gastrektomien. Die Röntgenmorphologie der Kardiaresektion und der verschiedenen plastischen Operationen nach der totalen Gastrektomie wird bei uns erst seit etwa 10 Jahren klassifiziert.

Die Auswahl der folgenden Beispiele ist unvermeidlich subjektiv. Der Historie wegen seien hier erwähnt: die Meinung von HÄRTEL (1911), wie Kontrollen nach Frakturstellung „sollte man das gleiche auch nach Magenoperationen erstreben", und: Was die postoperative Röntgenuntersuchung für die klinische Forschung bedeutet, darüber orientieren am besten die Diskussionen der beteiligten Fachvertreter. Die Zweifel der Chirurgen am Nutzen der röntgenologischen Magenuntersuchung aus dem Zitat von LÉRICHE (1927), das PORCHER seiner Monographie 1957 voranstellt.

Wenig später fährt PORCHER fort: der Klinik seien bei der Aufklärung postoperativer Störungen Grenzen gesetzt, aber es wird „alles oder fast alles von der Radiologie in der Diagnostik dieser Störungen verlangt". Nach dem Internisten KATSCH (1953) kann der Röntgenologe kein verbindliches Urteil über den Wert einer Operationsmethode abgeben, z.B. für die Ulcustherapie (verschiedene postoperative Prognose je nach dem Alter des Operierten, der Anamnese etc.). Der Röntgenologe TESCHENDORF (1954) u.a., will nur das „Resultat" einer Operation, nicht deren Fehler oder Güte beschrieben wissen. Ähnlich wie der Radiologe PORCHER fordert der Chirurg E.L. BERESOW (1957) die „unentbehrliche" Zusammenarbeit zwischen Röntgenologen und Chirurgen; der Röntgenologe soll den gesamten klinischen Befund und die Angaben aus dem Operationsbericht genau beachten und die Chirurgen müßten am Krankenbett auch „röntgenologisch" denken!

Der Internist HAFTER (1963) verlangt vom Röntgenologen: „Keine ausführlichen Beschreibungen normaler Befunde, sofern sie nicht ausdrücklich eine klinische Vermutungsdiagnose widerlegen sollen, dagegen ausführliche Beschreibung pathologischer oder zweifelhafter Befunde und Lokalisation umschriebener Druckempfindlichkeiten". Andererseits muß der einweisende Arzt einige Wünsche des Röntgenologen berücksichtigen: „Orientierung über die vorausgegangene Operation, klinische Symptomatologie und sich daraus ergebende Vermutungsdiagnose, exakter Röntgenauftrag", nachträgliche Orientierung über das operative oder autoptische Ergebnis. Anders als bei den bekannten subtotalen Resektionen liegt die Problematik für noch nicht genügend erforschte Gebiete. Der Chirurg SCHREIBER u. Mitarb. (1963) erwarten, daß das „anatomische und funktionelle Verhalten sogenannter Ersatzbildungen nach Magenexstirpation — im deutschsprachigen Schrifttum noch relativ spärlich abgehandelt —" röntgenologisch ausführlicher beschrieben wird. Die Befunde seien insofern entscheidend, als man nach ihnen „die operative Methodik und damit die totale Gastrektomie schlechthin zu kontrollieren und zu bewerten vermag". Der Chirurg will in diesem Zusammenhang erfahren, welche Morphologie und Funktion sich überhaupt einstellt.

Fassen wir zusammen: Die röntgenologische Untersuchung soll eine genaue Darstellung und Beschreibung der Form und Funktion des operierten Magens ergeben. Welche Einzelheiten besonders und ausführlicher hervorzuheben sind, muß mit dem Kliniker unter Berücksichtigung des präoperativen Zustandes und des gegenwärtigen klinischen Befundes besprochen werden. Der Röntgenologe soll die gewöhnliche Prognose der verschiedenen Operationsmethoden kennen und soviel von der Symptomatik postoperativer Beschwerden verstehen, daß er seine Untersuchungstaktik danach einzurichten weiß. Ein Werturteil über die Operationsmethoden läßt sich aus dem Befund nicht ableiten, dagegen muß der Bericht angeben, welche postoperativen Veränderungen die Röntgenologie allein nicht erklären kann. In der folgenden Bearbeitung wird versucht, diese Gesichtspunkte bei der Gliederung und Darstellung der einzelnen Abschnitte zu berücksichtigen. Die Einleitungen mit den wichtigsten Daten aus den klinischen, operativen und anatomisch-funktionellen Grundlagen sollen gleichzeitig dem Auffinden der Literatur dienen. Da eine größere Anzahl vorzüglicher Spezialarbeiten und Monographien existiert, wird auf eine Wiederholung vieler Literaturangaben wie auch auf Operationsskizzen verzichtet.

Zu besonderem Dank für wertvolle Hinweise, Überlassung von Spezialarbeiten und Originalröntgenaufnahmen oder -befunden ist der Autor verpflichtet den Herren Prof. E. L. BERESOW, Gorki; Prof. HOLDER und Dr. WENZ, Heidelberg (Abb. 29—31); Dr. G. BECK, jetzt Augsburg; Dr. HUNNICUT, Oakland, California (Abb. 36—38); Dr. KARNBAUM und Dr. SCHNUR, Chirurgische Universitätsklinik München (Abb. 33); Dr. LESZLER, Budapest (Abb. 54c und d); Dr. MAURI-PAOLINI, Dr. GARBERINI, Dr. MARINOINI, Mailand; Dr. NEVILLE, Cleveland, Ohio (Abb. 35, 41); Prof. PRÉVÔT, Hamburg (Abb. 3c, 6d, 11, 18c); Doz. Dr. ROSSETTI aus der Chirurgischen Universitätsklinik Basel — Dir. Prof. NISSEN — (Abb. 1c, 34, 43, 44 aus dem Röntgeninstitut der Universität Basel, Vorstand Prof. E. ZDANSKY); Doz. Dr. RUEFF aus der Chirurgischen Universitätsklinik München, Dir. Prof. ZENKER; Prof. E.I. SACHAROW, Simferopol (Abb. 32, 39, 40); Prof. M. SAEGESSER, Bern; Prof. SPATH, Graz (Abb. 9a und b, 15a und b, 16a und b, 17 aus „Zentral-Röntgen-Institut und Radiologische Universitätsklinik, Landeskrankenhaus Graz, Vorstand Hofrat Prof. A. LEB); Prof. VIETEN, Medizinische Akademie Düsseldorf (Abb. 57); Prof. O.H. WANGENSTEEN, Minneapolis, Minnesota; Dr. WIELAND, Röntgeninstitut des Städt. Krankenhauses Moabit, Berlin (Abb. 55). Herr Prof. Dr. R. GEISSENDÖRFER, Dir. der Chirurgischen Universitäts-Klinik Frankfurt a.M. hat freundlicherweise die Krankengeschichten zu den veröffentlichten Röntgenaufnahmen zur Verwertung überlassen.

I. Teil: Die operativen Veränderungen am Magen; regelrechte, typische Befunde

1. Gastropexie

Eine Gastropexie wird der Röntgenologe nach Operationen wegen Hiatushernie oder Volvulus des Magens zu kontrollieren haben. Als selbständige Methode, wie zur operativen Behandlung der Gastroptose, sieht er sie heute nur ausnahmsweise.

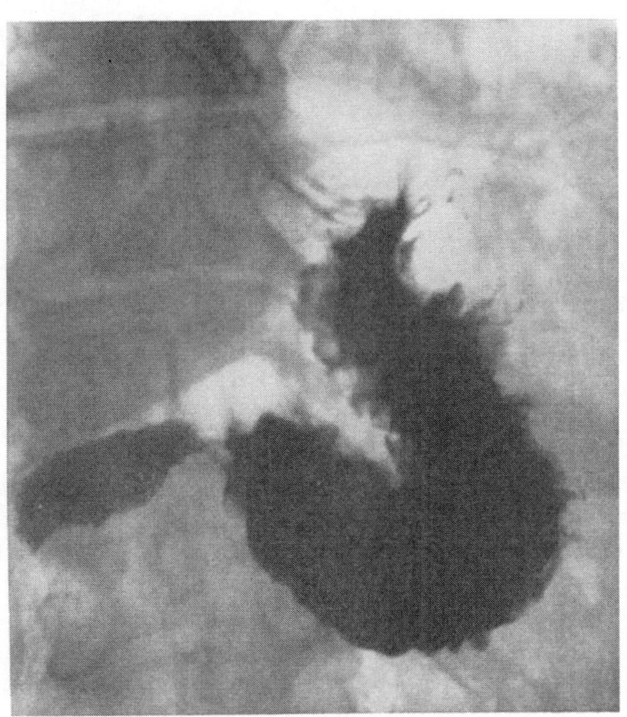

Abb. 1a

Abb. 1a—c. Zustand nach Fixierung einer Gleithernie des Magens. Der fixierte Fundusteil ist zipfelig nach links ausgezogen, die Pexiestelle der Magenvorderwand nach ventral zur vorderen Bauchwand: a im Liegen, b im Stehen, leicht gedreht. c Seitliche Aufnahme (NISSEN und ROSSETTI) einer Gastropexie nach der Methode Nissen

Die Magenvorderwand (der Fundus und die Magenvorderwand) werden am Peritoneum parietale der vorderen Bauchwand fixiert und zusätzlich durch einen Faszienstreifen aus der Rectusscheide befestigt.

Röntgenologisch sieht man einen quer- oder schräggestellten und nach ventral verlagerten Magen. Die Zusatzbefestigung kann sich durch eine Wandausziehung an der großen Curvatur im Bereich der Magenvorderwand markieren. Differentialdiagnostisch sind Magenkaskaden oder Verwachsungen nach entzündlich-narbigen Prozessen der Umgebung auszuschließen (Abb. 1a—c).

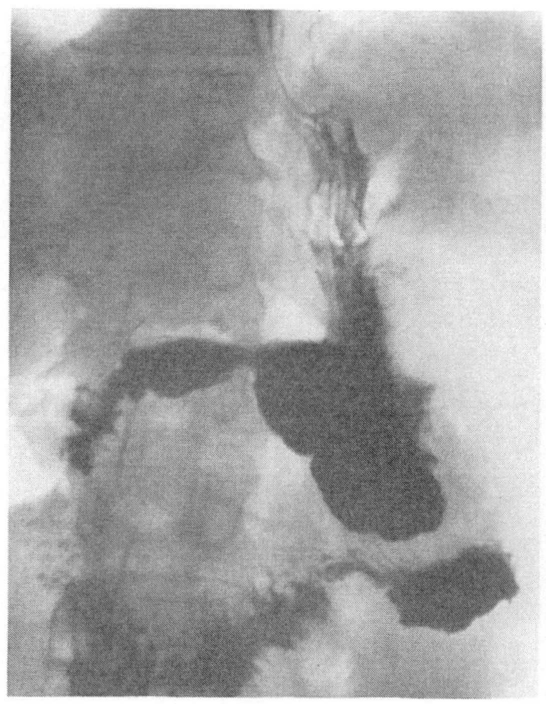

Abb. 1b

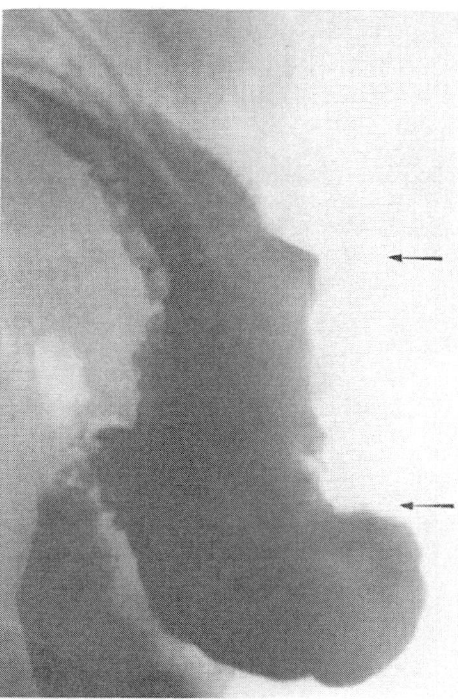

Abb. 1c

2. Gastrostomie

Bei der Röntgenuntersuchung von Kranken mit künstlichen Ernährungsfisteln geht es in erster Linie darum, die Lage des Schlauches, die Ausdehnung des ursprünglichen Prozesses und — nach Eingehen der Fistel — ein mögliches andersartiges Leiden festzustellen (Abb. 2).

3. Naht der Magen- oder Duodenalwand nach Perforation, Gastrotomie, Excision

a) Geschwürsübernähung

Klinische Vorbemerkungen. Nach älteren und jüngeren Statistiken ist in 25% der Fälle von übernähten perforierten Ulcera mit neuen oder persistierenden Geschwüren zu rechnen — darunter Blutungen und erneute Perforationen — und in etwa 50% mit funktionsstörenden Bulbusdeformierungen, so daß bei einem Teil der Patienten mit Geschwürsübernähung — Zahlen von 50% werden genannt — sekundäre Resektionen indiziert sind.

Operative und anatomische Grundlagen. Bei der Einstülpung oder Überdeckung der Perforationsstelle entstehen aus der verbrauchten Wand lappige und lippenförmige, ins Lumen des Magens oder Duodenum hineinragende Wülste. Am Resektionspräparat ähneln sie pilzförmigen Polypen. Der Geschwürsgrund liegt auf der Höhe des Wulstes, mehr oder weniger flächenhaft ausgebreitet, oder ist im Ganzen versenkt.

Das weitere Schicksal des übernähten Geschwürs selbst gleicht dem eines nicht-übernähten Ulcus. Die wulstförmigen Einstülpungen der benachbarten Wand können bestehen bleiben oder in der Reparationsphase in das angrenzende Niveau umgebaut, schließlich auch in ein Narbengebiet des Ulcus einbezogen werden.

Röntgenuntersuchung und -befunde. Über das klinische und anatomische Resultat der Übernähung soll der Röntgenbefund in folgenden Punkten Auskunft geben: Sind Form- und Funktionsänderungen am Magen oder Duodenum festzustellen? Speziell für das röntgenologische Interesse: gibt es direkte Zeichen der Naht? und ist ein Ulcus — noch oder wieder — nachzuweisen?

Während der ersten 3—4 Wochen nach der Übernähung gelingt es meistens, die Übernähungsstelle als wallartigen Füllungsdefekt im tangentialen Strahlengang darzustellen,

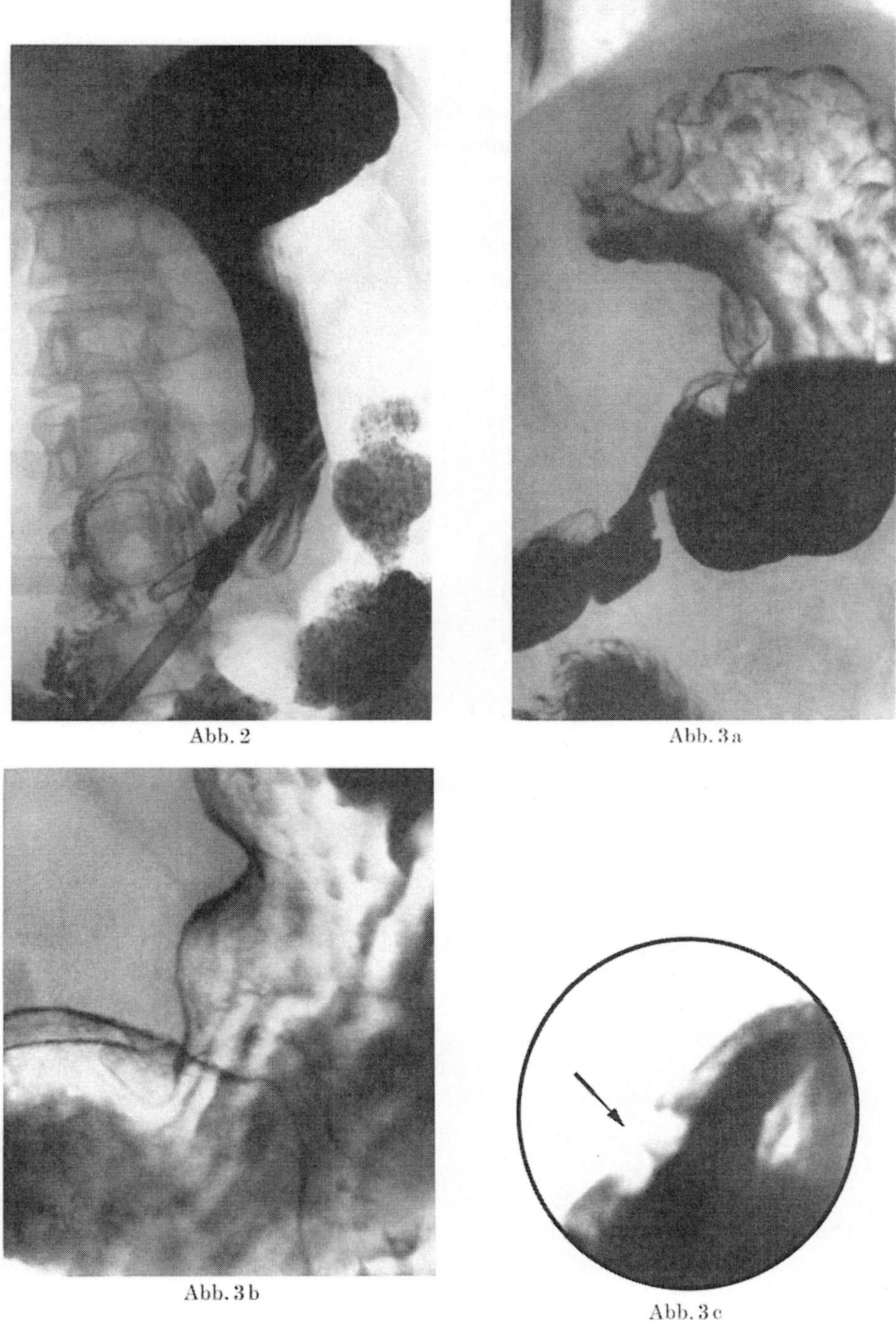

Abb. 2. Liegender Schlauch im Magen nach Anlegung einer Witzel-Fistel wegen Carcinosis peritonei

Abb. 3a u. b. Wallartiger Füllungsdefekt 5 Monate nach Übernähung eines perforierten Ulcus ventriculi an der kleinen Curvatur dicht oral des Angulus. Die Kontrollen zeigen eine zunehmende Einrollung der kleinen Magenkurve. c (Prévôt) übernähtes Ulcus duodeni. An der Bulbusvorderwand stellt sich eine zweilappige wandständige Füllungsaussparung dar, nach Prévôt ein direktes Zeichen der Naht. Über die Erklärung der Figur der liegenden 3 nach Grunberg und Jongkheere siehe im Text

am leichtesten bei Übernähung in der Nachbarschaft der kleinen Magencurvatur. Eine Nische braucht nicht sichtbar zu sein. Bei entzündlichem Ödem der eingestülpten Wand zeigen sich manchmal tumorartige Aussparungen an den Konturen (Abb. 3a und b). Im Duodenum können solche Schwellungen das Lumen temporär verschließen.

Bei anderen Operierten, vor allem nach Übernähung eines kleinen, wenig infiltrierten Magengeschwürs gehen die wulstigen Einstülpungen oft in den stark gezähnelten Wandkonturen unter und lassen sich röntgenologisch nicht abgrenzen. Form und Funktion des Magens erscheinen normal oder gleichen dem präoperativen Befund.

PRÉVÔT (1935), später GRUNBERG und JONGKHEERE (1937) haben untersucht, wie die Morphologie der Übernähungsstelle röntgenologisch in ihre Einzelteile aufzulösen sei. Als direkte röntgenologische Zeichen der Naht beschreibt PRÉVÔT: randständige, bogig begrenzte, zweilappige Füllungsdefekte oder Kerben (s. Abb. 3c), GRUNBERG und JONGKHEERE halten die Konfiguration einer liegenden 3 = ω für typisch.

Die beiden Bögen der 3 entsprechen den eingestülpten Wandteilen, der mittlere Zipfel dem bis zur Verklebungsstelle der Serosaflächen vorgedrungenen Kontrastmittel. Von der Menge des versenkten Wandmaterials — dem Abstand des Nahteinstiches von der Perforationsöffnung — hängt es ab, in welcher Variation sich die 3 darstellt.

Nach GRUNBERG und JONGKHEERE ist die Figur der 3 am Magen pathognomonisch für ein übernähtes Geschwür. Im Bulbus duodeni unterscheide sich die ähnlich aussehende Profilnische eines nichtübernähten Ulcus dadurch, daß ihre Bögen abgeflachter, die Mitte unregelmäßiger und weniger ausgezogen seien. Vor allem könne man nach einstülpender Naht eine Nische nicht mehr darstellen.

PORCHER hält diese Deutung für sehr theoretisch. Indes mißlingt es in der Hälfte der Fälle die direkten Zeichen der Übernähung nachzuweisen.

Auch nach GRUNBERG und JONGKHEERE ist die Konfiguration der 3 im tangentialen Strahlengang nicht faßbar, wenn die Übernähungsstelle an der Magenvorderwand in der Mitte zwischen kleiner und großer Curvatur liegt.

Jahre nach der Übernähung sieht man häufig nur eine zipfelige Ausziehung des Wandkontur oder — nach NORBERG — eine transversale Schrumpfung.

Andere Befunde zeigen eine Morphologie, die narbigen Veränderungen eines nicht übernähten Geschwürs gleicht:

zackige Unebenheiten der Konturen, Peristaltikhemmung und Fixierung umschriebener Wandabschnitte bis zu schweren Deformierungen mit Passagestörungen: Einrollung der kleinen Curvatur, divertikelartige Aussackungen des Antrum, Beutel-, Sanduhrmagen, Schrumpfung und Stenosen im Bulbus duodeni.

Operationsnarbe und Ulcusnarbe sind röntgenologisch nicht mehr auseinanderzuhalten. Ohne Kenntnis der Anamnese kann dann der Röntgenologe nicht klären, ob überhaupt eine Übernähung vorgenommen wurde.

Bei einer Anzahl von Operierten dagegen wird wieder eine Geschwürsnische festgestellt, morphologisch braucht sie sich nicht von dem präoperativ bekannten oder einem älteren nichtübernähten Ulcus zu unterscheiden. Für postoperative Ulcera in einem deformierten Bulbus duodeni gibt es nach PORCHER keine sicheren differentialdiagnostischen Merkmale gegenüber einem nichtübernähten Geschwür.

Fehlt ein Nischensymptom, so muß der klinische Befund darüber urteilen, ob das Geschwür abgeheilt ist. Nach LOB (1934), wie auch TESCHENDORF, kann sich das übernähte Ulcus der Darstellung entziehen, da es bei der Einstülpung seine Kratertiefe verliert.

Zusammenfassend läßt sich aus den verschiedenen Mitteilungen folgendes entnehmen:

Wandständige zweilappige Füllungsdefekte oder das Bild der liegenden 3 können bei entsprechender Anamnese als direkte Hinweise auf die Naht gelten. Sind diese direkten Zeichen nicht darzustellen, so muß sich die Röntgenuntersuchung mehr darauf beschränken, nachgewiesene Deformierungen, Funktionsstörungen und nischenverdächtige Kontrastmitteldepots im Zusammenhang mit der Geschwürsentwicklung zu sehen, als Unterschiede zwischen dem Effekt der Naht und dem des Ulcus präzisieren zu wollen.

b) Übernähung nach perforierenden und stumpfen Bauchverletzungen

Kleine Löcher in der Magen- oder Duodenalwand können übernäht werden. Große Defekte, vor allem völlige Zerreißung, zwingen zu primären Resektionen.

Die Magenvorderwand kann isoliert verletzt sein, sie ist in nur 35% bei offenen Verletzungen allein geschädigt. Kardiaverletzungen werden häufig übersehen. Am Duodenum ist nach der Znsammenstellung von KÜTTNER (1930) bei stumpfen Verletzungen der absteigende Schenkel und die pars horizontalis inferior am häufigsten betroffen (Übergang vom freien zum fixierten Teil des Duodenum). Hier gibt es auch Spätperforationen, mit Abscessen und Fisteln, infolge Nekrose der gequetschten, primär nicht perforierten Wand.

Gleichzeitig können außer der Leber Gallenblase, Niere, Milz, Pankreas, Dünn- und Dickdarm mitverletzt werden, ferner Netz, Mesenterium, Mesocolon.

Operative und anatomische Grundlagen. Bei der Übernähung der Lücken mit Albert-Lembertschen Nähten entstehen, ähnlich wie bei der Ulcusübernähung, im Magen-Duodenallumen vorgestülpte Wandwülste.

Die Regenerationskraft vermag kleine Wandbürzel ins Niveau der übrigen Wand einzuebnen. Wird mehr Wandmaterial verbraucht, so besteht die Gefahr späterer narbig-schrumpfender Deformierungen.

Röntgenuntersuchung und -befunde. Für die Röntgenuntersuchung ist es weniger wichtig die Übernähungsstellen nachzuweisen als vielmehr eine Reihe von Spätschäden am Magen, Duodenum und ihrer Umgebung zu analysieren.

Bei Routineuntersuchungen einige Zeit nach der Übernähung, z.B. bei Entlassungsuntersuchungen, läßt sich die Nahtstelle meistens nur noch als umschriebene Stufe an der Wandkontur und als scharf abgegrenzter Faltenabbruch, ohne Zeichen von Destruktionen, darstellen. Andere Mägen zeigen regelrechte Form und Funktion und normales Relief, die Nahtstelle kann übersehen werden, z.B. im Bereich der Kardia.

In erster Linie sieht der Röntgenologe jedoch Patienten mit Übernähung, wenn Spätbeschwerden bestehen. Für die röntgenologische Klärung sollten möglichst die Angaben aus dem Operationsbericht über Lokalisation und Therapie der Verletzung benutzt werden.

Zu achten ist auf Deformationen und Passagestörungen am Magen und Duodenum durch Einrollung, Einschnürung von Wandteilen, Pylorusstenose, Duodenalschrumpfung; auf Zeichen von Verwachsungen zwischen Magen oder Duodenum und Leber-Gallenblasenbereich, Mesocolon, Bauchwand; ferner auf einen Darmverschluß als Ausdruck narbiger Wandstenosen oder Darmeinklemmung in traumatisch entstandenen Lücken des Gekröses oder des Netzes. Bei der Darstellung von Fisteln und ihrem Ursprungsgebiet sind die bevorzugten Stellen, z.B. am Duodenum, zu berücksichtigen.

Im angrenzenden Thoraxbereich muß vor allem nach Zwerchfellschäden, z.B. diaphragmaler Hernie, gesucht werden.

c) Gastrotomie und Excision

In ähnlicher Weise lassen sich die Befunde nach der Gastrotomie und der Excision, z.B. kleiner gutartiger Geschwülste, ableiten. Bei der Vernähung der Gastrotomiewunde und der Excisionswunde wird Magenwand eingestülpt. Kleine Einstülpungen verstreichen in der Reparationsphase, röntgenologisch entgehen sie gewöhnlich dem Nachweis oder zeigen als Residuen umschriebene Kontur- und Reliefunregelmäßigkeiten.

Nach Vernähung längerer Schnittflächen können Narbenschrumpfungen einsetzen, die gefürchtet sind nach Excisionen aus der kleinen Magencurvatur. Röntgenologisch findet man Verkürzung, Einrollung der kleinen Curvatur, sanduhrförmige Einschnürungen des Magens.

Fehlschlüsse gibt es, wenn die Anamnese nicht bekannt ist. Differentialdiagnostisch gegenüber einem vernarbten Geschwür verwertet TESCHENDORF eine Eindellung der Wandkontur, z.B. an der verkürzten kleinen Kurve, als Hinweis auf die Excisionsstelle.

Im übrigen muß aber der Befund des ursprünglichen Prozesses nach der Excision oder der Gastrotomie interessieren (Abb. 4a—c). Reste, Rezidive oder maligne Neubildungen müssen ausgeschlossen werden, z.B. nach Entfernung von Polypen.

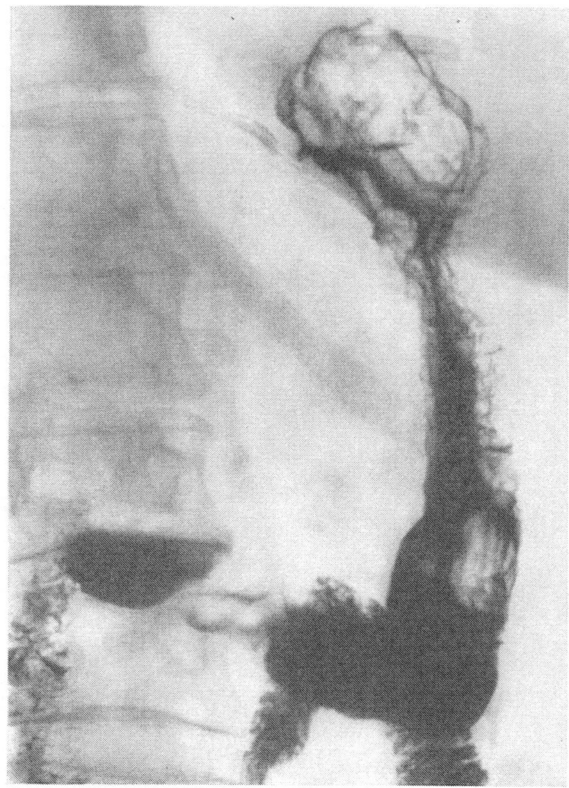

a

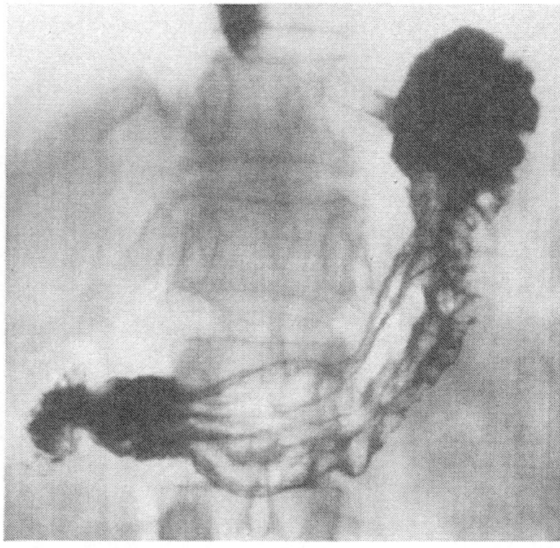

b

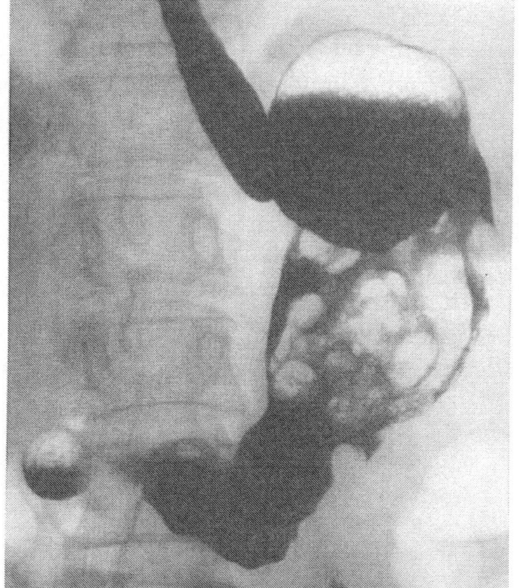

c

Abb. 4a—c. Verlauf nach Excision eines Stück Magenwand mit einem Polypen in Angulushöhe; a präoperativ; b 1 Jahr und 4 Monate post operationem sieht man an der Stelle der Excision eine umschriebene Faltenkonvergenz und geringe Eindellung der Kontur. c $2^1/_2$ Jahre später (oder 4 Jahre post operationem) findet man einen ausgedehnten polypös wachsenden malignen Tumor des Magenkörpers bis zur Cardia

4. Gastroenterostomie, Gastrojejunostomie

Klinische Vorbemerkungen. Heute hat die Gastroenterostomie, nach Ansicht der Chirurgen, nur noch praktische Bedeutung als Palliativoperation (oder wenn eine Resektion nicht indiziert ist) und in Verbindung mit einer Magenresektion, Typ Billroth II. Für die Ulcustherapie haben sich die Theorien über die „innere Apotheke" nach ROUX (1897), über die „Ruhigstellung" des Ulcus etc. nicht bestätigt oder genügen nicht den heutigen Vorstellungen über die Ulcusentstehung. Einige Erfolge sieht man beim Ulcus duodeni. Dafür muß man als häufige Komplikationen das Ulcus postoperativum jejuni und hartnäckige, oft schwere Gastritiden mit oder ohne Wegestörungen an der Anastomose in Kauf nehmen, so daß man mit B. PRIBRAM (1923) von der „Gastroenterostomie als Krankheit" gesprochen hat.

Die wichtigsten Grundlagen der einfachen Gastroenterostomie müssen dem Röntgenologen bekannt sein, allein schon für das Verständnis der Anastomosenfunktion des Billroth-II-Magens. Außerdem lebt noch ein Teil der früher Operierten, mit Kontrollen ist daher zu rechnen.

Operative und anatomisch-funktionelle Grundlagen. Die praktisch wichtigsten Kombinationen sind: die Gastroenterostomia retrocolica posterior mit der ersten und die Gastroenterostomia antecolica anterior mit der zweiten Jejunumschlinge. Einen schweren Irrtum bedeutet die Anastomosierung mit einer tiefen Jejunumschlinge oder einer Ileumschlinge oder etwa mit dem Colon (s. Komplikationen). Die Anastomose soll am tiefsten Punkt des Magens liegen. Eine Braunsche Anastomose zwischen den Jejunumschenkeln wird angelegt um einen Circulus vitiosus zu verhindern.

Der abführende Schenkel einer isoperistaltisch anastomosierten Schlinge liegt, bei querem Verlauf zur Magenachse, an der großen Curvatur, bei parallelem Verlauf rechts unterhalb des tiefsten Punktes des Magens. Nach retrocolischer Anlegung bleibt die Anastomose unterhalb des Mesocolon. Die an der Magenhinterwand angehefteten Ränder des Mesocolonschlitzes dürfen weder Darmschlingen durchschlüpfen lassen noch die Anastomose einklemmen.

In den ersten Wochen post operationem besteht, nach gastroskopischen und pathologisch-anatomischen Befunden, eine purulente Entzündung der eingestülpten Schleimhautwülste um die Anastomose herum. Entzündungen werden auch im Dünn- und Dickdarm beobachtet, darunter — zwar seltener — schwere, destruierende Enterocolitiden. Die Anastomose ist in den Tagen unmittelbar nach der Operation nicht durchgängig, in unkomplizierten Fällen jedoch nur vorübergehend. Manche Autoren machen ödematöse Zuschwellungen des Anastomosenringes dafür verantwortlich, andere Spasmen im anastomosierten Jejunum. Seit den Arbeiten von REISCHAUER (1928, 1929) sind die Diskussionen über diese Fragen noch nicht abgeschlossen.

Wenige Wochen nach der Operation haben sich die entzündlichen Prozesse zurückgebildet, die Anastomose ist stabilisiert.

Indessen verändern sich die motorisch-funktionellen und physikalischen Abläufe; funktionell geht dem Magen die „formbildende Kraft" des Pylorus verloren, da der zweite Ausgang, die Anastomose, anatomisch offensteht.

Die Speisen verlassen mehr oder weniger der Schwere nach die Anastomose. Liegt die Anastomose zu hoch, zu weit links oder pylorusnahe (Täuschungen während der Operation, Erholung des Tonus oder Schrumpfung der Magenwand nach der Operation) so kann sie diesen Mechanismus weder einleiten noch ausnutzen. Dennoch gleicht die Anastomose nicht einem Loch, durch das die Speisen mechanisch hindurchfallen; vielmehr hält der oberste Jejunalabschnitt, als Teil der Anastomose, den Zustrom durch seine Muskelkraft auf. Von seiner Anpassungsfähigkeit hängt es ab, ob der Magen periodisch oder kontinuierlich entleert. Das Stoma selbst ist nicht aktiv tätig. Einen neuen Schließmuskel in seiner Wand konnte man anatomisch nicht nachweisen. Mit dem Modus der Magenentleerung bestimmen die Dünndarmkräfte konsekutiv Entfaltung, Gestalt und Funktion des Magens. Diese „formbildenden Kräfte" des Jejunum sind aber nach GOETZE (1927) schwach im Vergleich zur normalen Pylorusfunktion.

Der Magen soll hauptsächlich über die Anastomose entleeren. CANNON und BLAKE (1905), KELLING (1900), HÄRTEL (1911) fanden in ihren Experimenten, daß die ursprüngliche Austreibungsrichtung über den physiologischen Weg erhalten bleibt und beide Entleerungswege benutzt werden.

Die präoperative Erkrankung wird von der Gastroenterostomie primär nicht verändert. Breitet sich das Grundleiden (Carcinom, Entzündung, Schrumpfung etc.) weiter aus, so kann die Anastomose in den Prozeß miteinbezogen, d.h. verlegt, abgeknickt, stenosiert, destruiert werden. Ein bleibendes Ulcus bietet alle Gefahren des zurückgelassenen Geschwürs. Vermag sich der Dünndarm der unphysiologischen Passage nicht anzupassen, so treten verschiedene Schäden im Jejunum auf: Wegestörungen mit Rückstauung im Magen, und — unter Umständen — Verschlimmerung der bestehenden oder der ursprünglichen Krankheit sind die Folgen.

Röntgenuntersuchung und -befunde. Der morphologische Befund wird bestimmt von der Tätigkeit der Gastroenterostomose, ihren Einflüssen auf den Magen, den Reaktionen im Dünndarm und von der Entwicklung des Grundleidens.

Im einzelnen hat der Röntgenologe die Schleimhaut sowie Form und Funktion des Magens zu untersuchen, dazu die Durchgängigkeit des Pylorus; an der Anastomose: Lage, Gestalt, Funktion und Entleerungsdauer; in den Jejunumschenkeln: Relief und Passagewege. Er muß dabei feststellen, ob ein Hindernis an der Anastomose besteht, falsche Wege eingeschlagen werden (in die zuführende Schlinge; Circulus vitiosus) und ob sich Komplikationen im Jejunum entwickeln. Die klinisch wichtigsten Fragen an den Röntgenologen sind: funktioniert die Anastomose ohne Behinderung, heilt die präoperative Krankheit ab und läßt sich ein Ulcus postoperativum jejuni ausschließen (Abb. 6a—c).

Frühstadium. Bei einem Teil der Operierten mit unkompliziertem Verlauf läßt die Anastomose in den ersten Tagen nach der Operation das Kontrastmittel zunächst nicht

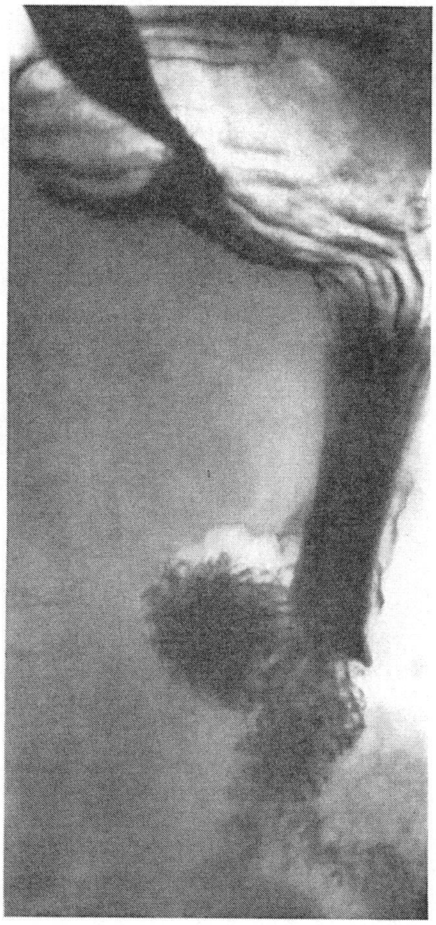

Abb. 5a

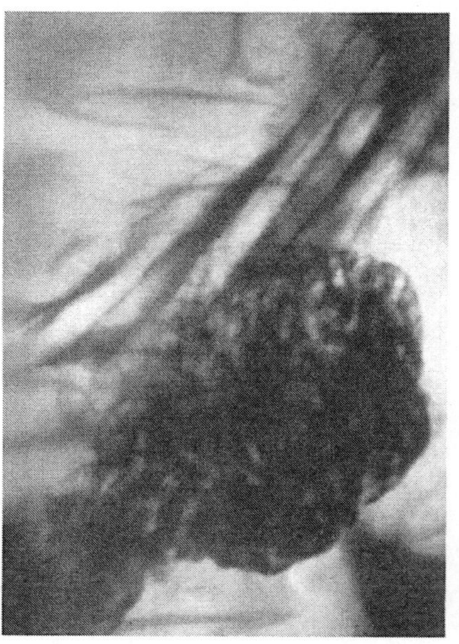

Abb. 5b

Abb. 5a—e. Gastroenterostomie. a—c Gastroenterostomie bei unvollständiger Entfaltung des Magens, dadurch wird eine „kleine Resektion nach Billroth II" vorgetäuscht. Die Falten der kleinen Magencurvatur laufen jedoch oberhalb der Anastomose nach rechts vorbei, brechen ohne scharfe Begrenzung ab. Nach erneuter Füllung des Magens und Abklemmung der Anastomose stellt sich eine typische Gastroenterostomie dar. d Gastroenterostomose, retrocolisch-posterior, in der Aufsicht, unter Kompression in den Magenschatten projiziert; e Anastomose im Profil

passieren, vom zweiten bis dritten Tage an wird sie zunehmend durchgängig. Man sieht einen weitgestellten Magen mit einer hohen Flüssigkeitsschicht. Die Motorik ruht. Von Zeit zu Zeit können unkoordinierte Kontraktionen auftreten. Die Anastomose selbst läßt sich oft nicht darstellen, oder es sind nur ihre Ränder als plumpe, wulstige Füllungsdefekte zu erkennen. Manchmal zeigt die zuführende Schlinge eine angedeutete Füllung vom physiologischen Wege her, die abführende Schlinge ist nicht sichtbar.

Diese Passagestörungen werden nach GUTMANN und JAHIEL (1931) als „gutartige vorübergehende Stenosen" beschrieben, andere Bezeichnungen sind „funktionelle vorübergehende Stenosen" (PORCHER).

Wird die Anastomose einige Tage später passiert, dann kann man Schleimhaut- und Wandveränderungen im Dünndarm beobachten. Nach PRÉVÔT und SEYSS (1953) sind sie viel häufiger als nach Resektionen. SEYSS beschreibt halskrausenartige Schwellungen der Anastomosenfalten, GUTMANN (1926) beschreibt Befunde, die einer Invagination des Jejunum in die Anastomose ähneln. Im oberen Jejunum findet man alle Grade der Faltenverbreiterung, unregelmäßige Zacken der Konturen bis zur Wandstarre; die Passage ist beschleunigt, im Ileum verlangsamt. Häufig sind längere Darmabschnitte betroffen. In tieferen Darmschlingen fehlen meist pathologische Reliefänderungen.

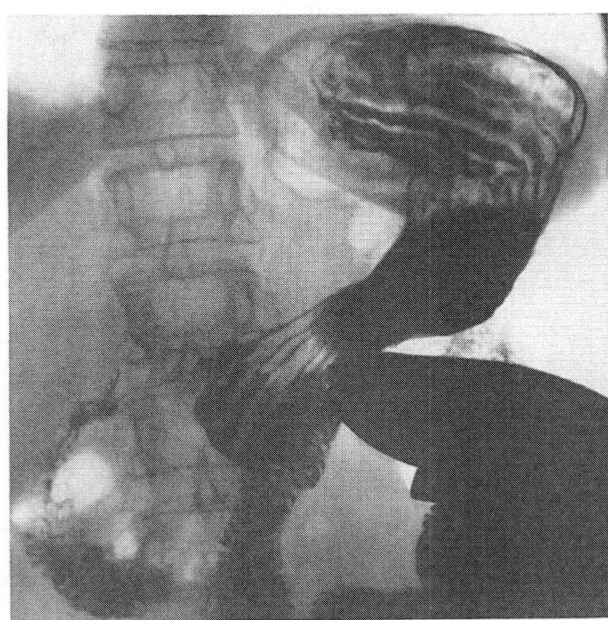

Abb. 5c

Stadium der Stabilisierung. Die Form des Magens zeigt in unkomplizierten Fällen am wenigsten Veränderungen. Die meisten Mägen erscheinen nach der Operation kleiner als vor dem Eingriff, erreichen aber nicht immer eine normale Größe. Der Tonus eines sekundär erschlafften Magens kann sich nach der Gastroenterostomie erholen. Mit solchen postoperativen Form- und Tonusänderungen sind bisweilen Lagewechsel der Anastomose verbunden. Sie sollen hier besprochen werden. Von einer „falschen Wanderung“ der Anastomose spricht PORCHER, wenn die Anastomose mit dem wiedereinsetzenden Tonus höher rückt, eine echte Wanderung kommt zustande, wenn die Magenwand postoperativ „Chagrin-lederartig einläuft“.

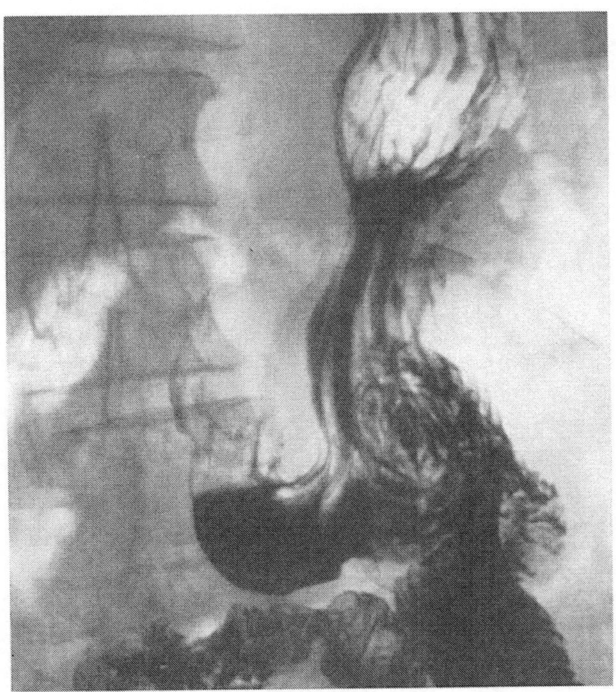

Abb. 5d

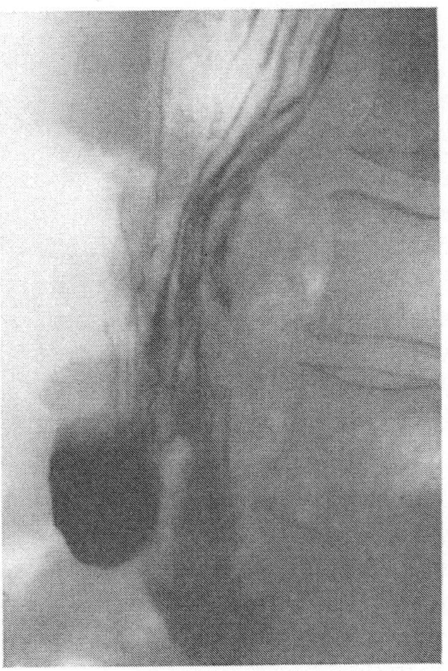

Abb. 5e

Die Entfaltung des Magens hängt von seiner Entleerung über die Anastomose und damit, wie wir seit den Arbeiten von Härtel (1911), Goetze (1922, 1927), Schüller (1911), Lob (1935), Smidt (1923, 1949) wissen, von der Funktion der Anastomose ab. Bei gut schließender Anastomose entfaltet sich der Magen schnell, im Corpus und Antrum setzt bald eine Peristaltik ein. Die Kontraktionen im Antrum und fundusnahen Corpus sind nicht immer koordiniert. Fließt das Kontrastmittel kontinuierlich rasch über die Anastomose ab, so entfaltet sich der Magen nur unvollständig, eine Peristaltik kann dann fehlen. Erst nach einer gewissen Füllung des oberen Dünndarms entfaltet sich der Magen rückläufig, zunächst im Corpus, dann im Antrum. Entleert sich der Magen über Pylorus und Anastomose, dann beobachtet man häufig eine deutliche Antrumperistaltik.

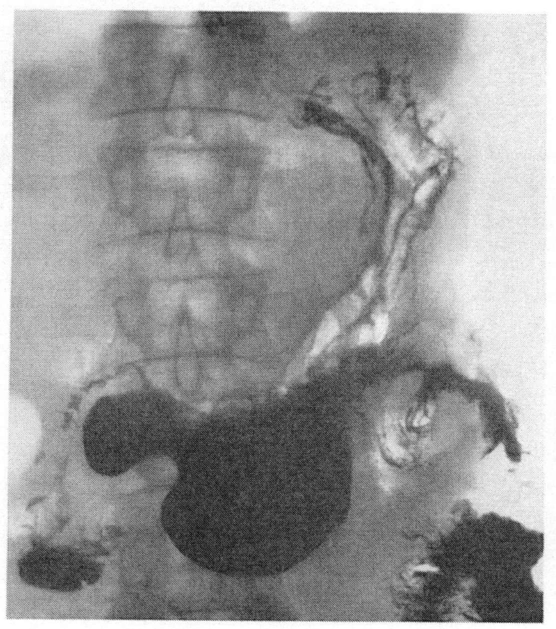

Abb. 6a

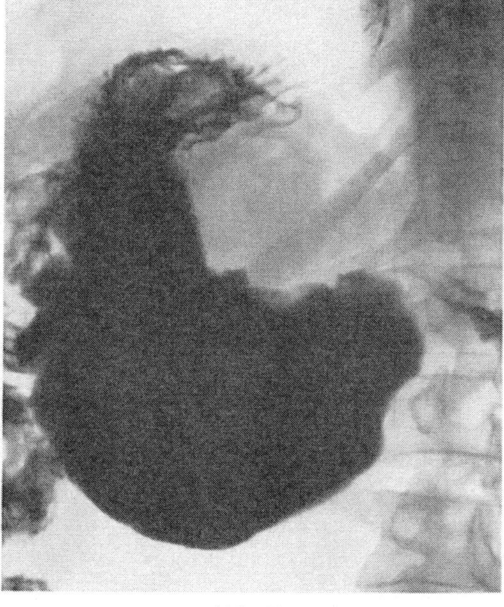

Abb. 6b

Abb. 6a—c. Hochliegende Gastroenterostomie mit bleibendem Geschwür an der kleinen Curvatur und hochgradiger postoperativer Gastritis und Jejunitis. a Im Stehen; b in Bauchlage; c Ausschnitt von der Anastomose

Eine Austreibung über den Pylorus kann spontan einsetzen. Aber auch dann wird der größere Teil des Kontrastmittels meistens über die Anastomose entleert. Wenn sich Pylorus und Duodenum nicht darstellen, muß man versuchen, sie durch bestimmte Kunstgriffe aufzufüllen (Abb. 5c) (Rechtslage, Abklemmen der Anastomose, Einführen von Sonden nach Teschendorf, Applikation von Morphin nach Porcher). Die Untersuchung der Duodenalpassage ist aber erst sinnvoll, wenn damit der anatomische Befund, d.h. vor allem der Entwicklungsstand des präoperativen Ulcus beurteilt und, bei doppeltem Weg über Anastomose und Pylorus, Stauungen im Duodenum und in der zuführenden Schlinge ausgeschlossen werden sollen.

Die Magenschleimhaut zeigt entweder ein normales Relief oder das gleiche Bild wie vor der Operation; häufiger aber erscheinen die Schleimhautfalten vergröbert und unregelmäßig, auch wenn kein Ulcus besteht. Porcher führt solche Strukturen als Grenzbefunde zum Normalen unter der Bezeichnung „Katarrhalische Gastritis“ auf. Solche Veränderungen könnten auch der Ausdruck einer verminderten Wandspannung des Magens sein, dessen Austreibungs- und Reservoirfunktion zum Teil aufgehoben sind.

In der Umgebung älterer Anastomosen konvergieren die Magenschleimhautfalten der großen Curvatur zum Stoma hin.

HELLMER nimmt eine aktive Umgruppierung der Falten an („Autoplasie“ nach H. HELLMER, 1925). Auf der Magenseite stehen die konvergierenden Falten dichter und sind höher als am nichtoperierten Magen; auch auf der Dünndarmseite sammeln sich die Falten in größerer Anzahl als normalerweise. Das Relief der Magenstraße bleibt erhalten.

An unkomplizierten Gastroenterostomosen ziehen die umgruppierten Falten aus dem Magen durch die Anastomose ins Jejunum. Dieser Befund kann den Eindruck erwecken, es fehle ein Dünndarmrelief unmittelbar unterhalb des Stoma. Wahrscheinlich kommt diese Formation durch einen Längszug am Jejunum unterhalb der Anastomose zustande (Abb. 5c).

Unter Durchleuchtung in verschiedenen Ebenen informiert man sich über die Lage der Anastomose und des zu- und abführenden Jejunumschenkels (Abb. 5d, e).

Liegt die Anastomose nicht am tiefsten Punkt des Magens, sondern zu hoch, zu weit links oder pylorusnahe, dann erfüllt sie meistens nicht ihren Zweck. Wenn der untere Magenpol in dieser Situation dilatiert bleibt oder sich nachträglich ausweitet und gleichzeitig der Pylorus nicht durchgängig ist, treten gewöhnlich schwere Entleerungsstörungen ein (Abb. 6a).

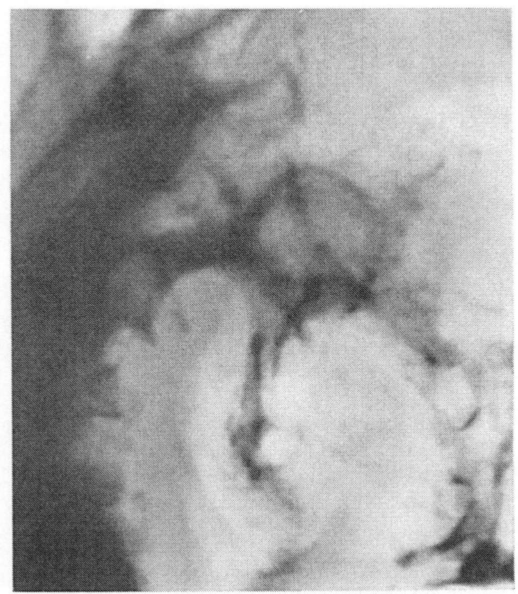

Abb. 6c

In der Regel stellt sich bei retrocolischer isoperistaltischer Anastomose die abführende Schlinge zuerst dar, die zuführende Schlinge füllt sich auf einige Zentimeter Länge; der Befund ist nicht pathologisch. Das Kontrastmittel wird nach kurzer Zeit in die abführende Schlinge befördert.

Bei antecolischer Gastroenterostomie füllen sich oft beide Schenkel gleichzeitig; passiert das Kontrastmittel schnell weiter in den anschließenden Dünndarm, dann überlagern sich die Schlingen häufig so rasch, daß eine Unterscheidung zwischen ab- und zuführendem Schenkel schwierig wird. Es empfiehlt sich daher, die Untersuchung mit kleinen Kontrastmittelmengen zu beginnen.

In der älteren Literatur berichten u.a. GOETZE (1921, 1922), MEYER und SCHMIDT (1930), daß sich bei antecolischer Gastroenterostomie die zuführende Schlinge immer zuerst auffüllt; dieser Befund konnte von anderer Seite jedoch nicht als konstant bestätigt werden.

An einer Braunschen Anastomose muß man prüfen, ob sie durchgängig ist, ob ein falscher Weg von der abführenden in die zuführende Schlinge eingeschlagen wird — „Überkippen“ des Kontrastmittels, gewöhnlich bei ungleichlangen Jejunumschenkeln oberhalb der Braunschen Anastomose —, schließlich ob Ulcera oder narbige Veränderungen zu finden sind.

In unkomplizierten Fällen ist das Schleimhautbild im Dünndarm normal, vielfach sieht man aber auch ein höheres Relief, manchmal quergelagerte Falten — wahrscheinlich eine Reaktion des Jejunum auf die verkürzte Speisenpassage —, die Struktur ist jedoch regelmäßig und nicht starr.

Die Entleerung des Magens und den Weitertransport in den Dünndarm reguliert der Jejunalteil der Anastomose dicht unterhalb des Stoma.

Die Weite des Stoma ist — außer bei pathologischen Verengungen — dafür nicht maßgebend. Vielmehr läßt sich schon nach den älteren Befunden von JONAS (1908), PERS (1909), MAUNZ (1910), HÄRTEL (1911) vermuten, daß sich die Dünndarmperistaltik dem rasch übertretenden Mageninhalt in verschiedener Stärke anpassen kann.

An stabilisierten Anastomosen mit rhythmischer Entleerung des Magens sieht man zirkuläre Kontraktionen am Eingang der abführenden Schlinge und einen fraktionierten Weitertransport im Jejunum, so daß eine ungehemmte Überflutung des Dünndarms ausbleibt. Die Abschlußfähigkeit des Jejunum, d.h. die Retentionskraft der Anastomose kann jedoch die normale Pylorusfunktion nicht ersetzen.

Wird der physiologische Weg über den Pylorus mitbenutzt, so soll es eine alternierende Entleerung mit der Anastomose geben.

Nach dem Schema von HOFFMANN (1932) entleert der Magen kurz nach dem Eingriff nur über die Anastomose. Heilt das ausgeschaltete Ulcus duodeni ab, verschließt sich die Anastomose (spastisch? reflektorisch?) und die Passage nimmt den physiologischen Weg. Darauf rezidiviert das Ulcus. PORCHER erinnert an diese Beschreibung; er konnte das Phänomen aber nicht regelmäßig beobachten.

Die Gesamtdauer der Entleerung eines Magens mit einer Gastroenterostomie ist auch bei rhythmisch arbeitenden Anastomosen kürzer als die eines nichtoperierten Magens. Von einer Sturzentleerung sollte man erst sprechen, wenn das Kontrastmittel sofort bis in untere Abschnitte des Dünndarms förmlich stürzt. Ist die Entleerung verlangsamt, oder setzt sie überhaupt nicht ein, muß man prüfen, ob sie nicht in Rückenlage möglich wird. In einer Reihe von Fällen sieht man auch bei funktionstüchtiger Anastomose und offenem Pylorus eine hohe Flüssigkeitsschicht im Magen. Ob es sich dabei um gastritische Folgen oder um eine „nutritive Hypersekretion" nach HOFFMANN handelt, ist röntgenologisch allein nicht zu entscheiden.

Bei fehlendem Operationsbericht oder unsicherer Anamnese muß der Röntgenologe in einigen Fällen entscheiden, ob überhaupt eine Gastroenterostomie angelegt wurde, gelegentlich auch, ob eine Gastroenterostomie oder eine Resektion nach Billroth II vorliegt.

Eine Gastroenterostomie mit nichtdurchgängigem Pylorus unterscheidet sich von der Resektion nach Billroth II dadurch, daß die Falten der kleinen Curvatur oberhalb der Anastomose nach rechts an ihr vorbeilaufen und unmotiviert ohne Abschlußbegrenzung abbrechen. Bei Kontrolluntersuchungen läßt sich der Pylorus zuweilen doch auffüllen (Abb. 5a—c).

Entleert sich der Magen nur über den Pylorus, so soll man auf folgende Merkmale achten: Gelingt es in Kopftieflage, den Magen über drei Querfinger von der Flexura duodenojejunalis manuell abzudrängen, so ist nach PRÉVÔT eine Gastroenterostomie unwahrscheinlich. Nach TESCHENDORF bilden sich Fixationen des Magens an der vorderen Bauchwand eher nach Eingriffen am Magen selbst als nach einfacher Laparatomie. Verziehungen der Schleimhautfalten am unteren Magenpol, bzw. an der — zu erwartenden — alten Operationsstelle sind nach TESCHENDORF das sicherste Kennzeichen der ausgeführten Gastroenterostomie mit nicht funktionierender Anastomose. Eine ähnliche Umgruppierung der Falten zur Gastroenterostomie findet man nach völliger Verödung der Anastomose.

5. Zustand nach Degastroenterostomie

Bei schlecht oder nicht funktionierenden Gastoenterostomien haben die Chirurgen schon früher zu Nachoperationen geraten, auf jeden Fall, wenn der Operierte starke Beschwerden hat, gleichgültig, ob ein Ulcus postoperativum jejuni besteht oder nicht. Als Methode der Wahl wird die typische Resektion — unter Einschluß der Anastomose — empfohlen.

Eine einfache Degastroenterostomie hätte nach theoretischen Überlegungen ihre Berechtigung, wenn die vorausgegangene Gastroenterostomie eine reine „Verlegenheitsoperation" (ohne Ulcus oder anderen pathologischen Befund) gewesen wäre. Nach HUBER (1949) hat man die einfache Degastroenterostomie auf solche Fälle beschränkt, in denen kein Zweifel an der Indikationslosigkeit der ursprünglichen Gastroenterostomie bestand.

Im ganzen gesehen wird man selten den Zustand nach einer einfachen Degastroenterostomie zu kontrollieren haben.

Röntgenuntersuchung und -befund. Da der Substanzverlust am Magen meist nicht sehr groß ist, bildet sich nur eine kleine Narbe mit strahliger Konvergenz der Schleimhautfalten an der großen Magencurvatur. Man muß sie im Reliefbild darzustellen suchen. An der neuen Verbindungsstelle der Jejunumquerschnitte kann man im frühen postoperativen Stadium die Nahtwülste in typischer Form erkennen. In späteren Stadien gleicht sich das Relief so aus, daß man die Enteroenterostomie röntgenologisch nicht mehr findet. Ähnlich ist der Befund im Jejunum nach Umwandlung der Gastroenterostomie in eine Resektion nach Billroth I (s. auch Abb. 6d).

Anhang. Über Befunde nach Verwendung eines Murphyknopfes bei der Anastomosierung von Magen und Jejunum findet man differentialdiagnostische Hinweise bei TESCHENDORF (1937) und einen Abschnitt bei PORCHER (1957).

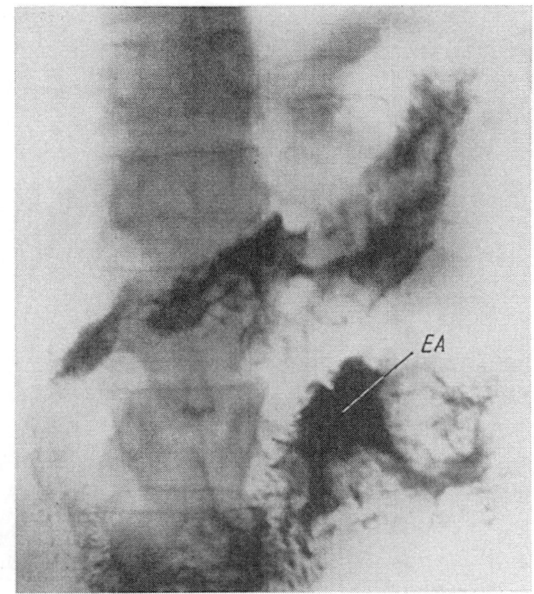

Abb. 6d. Frühstadium nach Degastroenterostomie (PRÉVÔT). An der Entero-enterostomose sieht man eine Einziehung des Wandkonturs und eine Zusammenballung des Kontrastmittels, auch die Schleimhaut des übrigen Magen-Dünndarmabschnittes ist hochgradig unregelmäßig geschwollen. Ohne Kenntnis der Anamnese läßt sich der Befund schwer deuten

6. Die Magenresektionen

a) Subtotale distale Resektionen

Allgemeine klinische, operative und anatomisch-funktionelle Grundlagen. Die Resektion entspricht bei allen Magenerkrankungen, für die sie indiziert ist, ungeachtet der Ätiologie und Pathogenese der einzelnen Prozesse, formal und funktionell einer Ulcusresektion. Von dieser Form abweichend kann die Tumorresektion extrem subtotal, die Resektion bei den anderen Erkrankungen unter Umständen weniger ausgedehnt werden. Nach allen Resektionen gelangt der Mageninhalt unter unphysiologischen Bedingungen in den unvorbereiteten Dünndarm.

Über das Operationsresultat entscheidet nicht nur der chirurgisch-technische Erfolg, sondern ebenso sehr das Wesen der primären Erkrankung und die Anpassungsfähigkeit des Organismus an den neuen Verdauungsweg.

Für die chirurgische Ulcustherapie spielt die richtige Stellung der Operationsindikation aus der Anamnese: präoperativer Befund, ausgeschöpfte internistische Behandlung, Alter des Kranken, Vorwiegen der Ulcuskrankheit eine wichtige Rolle.

Die unberechenbaren Zusammenhänge zwischen den Tumoreigenschaften und den operativen Spätresultaten werden im Abschnitt „Tumorrezidiv" besprochen.

Nach der Resektion wegen Polyposis findet man in einem bestimmten Prozentsatz Rezidive und maligne Umwandlungen im Restmagen und an der Anastomose. Nach Verätzungen ist auf (präoperativ) übersehene Geschwüre in zurückgelassenen Narben zu achten (hierzu siehe auch: maligne Umwandlung in Ätzstrikturen im Gastroenterostomiemagen), bei der Magenphlegmone auf nachträgliche Abscesse und Schrumpfungen in präoperativ noch nicht demarkierten Abschnitten. Über seltene Erkrankungen wie Tuberkulose, Lues, Aktinomykose, Lymphogranulomatose des Magens liegen nur einige Sammelreferate über postoperative Befunde vor (s. Literaturverzeichnis; dort auch mehr über Verletzungen, bestimmte Formen des „Magenschleimhautprolaps", „Pylorushypertrophie beim Erwachsenen").

Die Resektion erfaßt ($^1/_2$) $^2/_3$ bis $^3/_4$ des distalen Magenabschnittes, den Pylorus und die erste Portion des Duodenum bis dicht oberhalb der Papille. Der Verdauungsweg kann durch eine Gastroenterostomie (Typ Billroth II und Varianten) oder durch eine Gastroduodenostomie End-zu-End oder End-zu-Seit (Typ Billroth I) wiederhergestellt werden.

SPATH (1954) variiert den Typ Billroth II, indem er an einen stark eingeengten Magenquerschnitt das Jejunum parallel zur Körperachse anlegt. — Nach der Resektion nach KELLING-MADLENER (1919—1939) und der Resektion zur Ausschaltung nach FINSTERER (1918) bleibt ein kardianahes oder ein duodenales Ulcus zurück.

Nach anatomischen und gastroskopischen Beobachtungen bestehen in den ersten Wochen, ähnlich wie bei der Gastroenterostomie, eine purulente Entzündung um die Anastomose herum und Gastritiden verschiedener Form. Im Jejunum findet man die stärksten Veränderungen kurz nach der Operation in einiger Entfernung von der Anastomose.

In unkomplizierten Fällen bilden sich die Schleimhautveränderungen nach einigen Wochen zurück, mit zunehmender Anpassung erhält der Darm wieder ein normales Aussehen.

Die geschwollenen Nahtwülste werden einige Wochen post operationem zu kleinen, länglichen, zirkulär aneinander gereihten Verdickungen, die Muscularis ist an der Verbindungsstelle zwischen Magenrest und Dünndarm durch Narbengewebe ersetzt. Histologisch findet man oft Fremdkörpergranulome um die Nahtstellen.

Morphologisch-funktionell kann, nach GOETZE, der Restmagen nicht mit dem einfachen Ergebnis einer Subtraktion des distalen Abschnittes gleichgesetzt werden. Die Eingriffe an der Muskelmasse (Tonus, Peristaltik), den Sekretionsflächen (Antrum, Corpusteile) und am Pylorus (Retentionsorgan) ändern alle Funktionen des Restmagens. Den Röntgenologen interessiert die Umwandlung der „formbildenden Kräfte". Nach dem Wegfall des Pylorus und seiner formbildenden Kraft folgt die Austreibung der Ingesta hauptsächlich hydrodynamischen Gesetzen. Die Wandkräfte des Magenrestes verlieren ihre Angriffsflächen, entsprechend der Geschwindigkeit des Abflusses. Tatsächlich entsteht aber an der Anastomose eine neue Funktionseinheit, der „Neopylorus", zu dem funktionell ein Abschnitt Magen- und Dünndarmwand um das Stoma herum gehören. Der „Neopylorus" übernimmt in bestimmtem Umfang eine retinierende und „formbildende" Funktion. Die Wände des Restmagens und des Dünndarms behalten dabei ihre ursprünglichen Eigenschaften (Contractilität, Tonus, Fähigkeit zu anomalen Bewegungen etc.). Das Stoma dient rein mechanisch als Abflußöffnung. Die Entleerung des Mageninhaltes aus dem Stoma reguliert dagegen der Dünndarm mit seinen Wandkräften. Beim Billroth-II-Magen ist die Retentionskraft der Anastomose leichter zu überwinden als beim Billroth-I-Magen. Eine wichtige Rolle für die Anastomosenfunktion spielt auch die Regeneration der gastroenteralen-visceralen Reflexe und eine richtige Koordination der Leber-Gallenwegs- und Pankreastätigkeit, die bei der Duodenalpassage des Billroth-I-Magens besser sein sollen als beim Billroth-II-Magen, dessen zuführender Dünndarmschenkel im Nebenschluß liegt.

Beide Operationstypen sind von einer Reihe von Störungen und Komplikationen bedroht:

Der *Billroth II-Magen* ohne anatomisches Substrat: durch funktionelle Passageänderungen mit den Symptomen des „kleinen Magens", dem „Dumping-syndrom", der „Sturzentleerung"; mit anatomischen Veränderungen: postoperative Gastritis, Jejunitis, Ulcus postoperativum jejuni, retrograde Invagination, Schlitzeinklemmung, Wegestörungen an der Anastomose. Das „Syndrom der zuführenden Schlinge" kann funktionelle und mechanische Ursachen haben.

Beim *Billroth I-Magen* stehen mehr Stenosen, Ulcerationen an der Anastomose im Vordergrund, ferner Störungen der Duodenalpassage mit akuter Dilatation des Duodenum.

(a) Röntgenuntersuchung und -befund bei Zustand nach Resektion nach Billroth II

Die Röntgenuntersuchung hat zunächst das Operationsresultat im engeren Sinne zu prüfen: die Größe und das funktionelle Verhalten des Restmagens, den Schleimhautbefund im Magen, an der Anastomose und im Jejunum; die Art der Anastomosierung sowie die Funktion der Anastomose und die Passage in der Jejunumschlinge. Im Zusammenhang damit ist auf funktionelle Störungen, anatomische Prozesse und typische Komplikationen zu achten.

α) Überblick

Röntgenologisch stellen sich lediglich der Magenrest, die Anastomose und der neu geschaffene Weg über das Jejunum dar. Das Duodenum (und die zuführende Schlinge) füllen sich in der Regel nicht spontan, sondern erst nach Anwendung bestimmter Kunstgriffe. Die Anastomose soll den Mageninhalt anstandslos in den Dünndarm leiten, eine rasche Entleerung ist in bestimmten Grenzen als regelrecht anzusehen. In vielen Fällen entleert der Magen jedoch periodisch, dadurch wird eine gewisse Entfaltung möglich, eine überstürzte Überflutung des Dünndarms bleibt aus.

β) Postoperatives Frühstadium

In den ersten Tagen nach der Operation bestehen bei einem Teil der Kranken reversible Entleerungsstörungen.

Systematische Forschungen wurden bis vor kurzem nur von wenigen Röntgenologen durchgeführt. Neben den Autoren, die PORCHER zitiert, sollen von uns noch CHOCHOLÁČ, (1960), PIPKO (1958), SEYSS (1953) genannt werden. Auch bei uns haben diese Arbeiten bisher zu wenig Interesse gefunden. Ihre Ergebnisse sind nicht allein von akademischem Interesse; sie können für dringliche Untersuchungen wertvolle Vergleiche bieten: was ist noch als postoperativ „regelrecht" und was als pathologisch anzusehen.

Die Deutung der Röntgenbefunde kann schwer sein und setzt Erfahrung voraus. Man soll die Untersuchung zunächst ohne Kontrastmittel beginnen.

Bei der Durchleuchtung vor Kontrastmittelgabe sieht man freie Luft unter dem Zwerchfell als Reste nach der vorangegangenen Laparatomie. Wichtig ist es zu entscheiden, ob ihre Menge dem postoperativen Zeitpunkt entsprechen kann, postoperative Perforationen, z.B. im Darm, Nahtdehiszenzen sind auszuschließen.

Im Dünndarm zeigt sich eine diffuse Luftfüllung, Fehlen von Luft ist nach PORCHER der beste Hinweis für ein Hindernis im Bereich der Anastomose.

Die Befunde nach Kontrastmittelgabe lauten verschieden, PORCHER faßt sie folgendermaßen zusammen:

„Der Magen ist atonisch, groß, hoch mit einer Flüssigkeitsschicht angefüllt, entleert nicht",

„oder ist hypertonisch, klein, entleert rasch durch ein enges Stoma; der Magen entleert nur in die zuführende Schlinge — manchmal bis zum Duodenalstumpf —, ihr Lumen erreicht die Maße eines Unterarmes".

Aus den Details der Arbeiten von E. LIBERATORI (1937) und CHOCHOLÁČ (1960) lassen sich diese Widersprüche verständlich machen.

Das Wichtigste aus der Arbeit von CHOCHOLÁČ sind folgende Befunde: In den ersten beiden Tagen post operationem ist der Magenstumpf längsoval, kugelig bis birnenförmig, mit einer zipfeligen Ausziehung des unteren Abschnittes in das Stoma. Neopylorus und abführende Schlinge sind spastisch verengt. Füllt sich die Anastomose, so bietet sie das Bild eines engen Kanals. Der Magenfornix enthält in der Regel eine Lufthaube. Am zweiten Tag erhöht sich der Tonus des unteren Stumpfendes. Wegen des steigenden Spasmus und des Schleimhautödems gelingt es nicht, den Neopylorus, manchmal auch nicht den unteren Magenabschnitt zu füllen. Vom dritten Tage ab wird die Anastomose erst kurzfristig, dann zunehmend länger durchgängig. Ab vierten oder sechsten bis achten Tage kann man flache Kontraktionen und peristaltische Wellen an der großen Magencurvatur sehen. An der Anastomose zeigen sich zu- und abnehmende Kontraktionen. Zwischen dem vierten und achten Tage beobachtet man manchmal verstärkte Spasmen, Entleerungsverzögerung, große 24 Std-Reste im Magen, bei vorübergehender Stenose der Anastomose Stenosenperistaltik. Bei langdauernder Stenose kann eine Dilatation und sekundäre Atonie des Magenrestes resultieren. Erneute spastische Störungen können nach dem achten bis zum 16. Tage auftreten — wie es auch schon die älteren Autoren beschrieben haben (Abb. 7a—b). Subjektiv muß sich der Allgemeinzustand nicht verschlechtern. Objektiv findet man tiefe peristaltische Wellen, bisweilen Stenosenperistaltik am Magenrest, die Weite des Anastomosenlumen wechselt stark. Bei Spasmen der abführenden Schlinge füllt sich der zentrale Teil des zuführenden Schenkels. Der Magen entleert langsam und fraktioniert. Diese spastischen Vorgänge dauern manchmal bis in die sechste und achte Woche hinein. Nach CHOCHOLÁČ sind die Spasmen durch das Operationstrauma und die entzündlich-reaktiven Prozesse um die Anastomose herum verursacht.

Durch eine Entlastung des Magens (Sonde) kann man eine sekundäre Atonie rückgängig machen und die Zeiten des vorübergehenden Passagestops überbrücken. Nach diesen Beobachtungen sind die so gegensätzlichen Befunde wie Hypertonie-Atonie, Passageanomalien in die zuführende Schlinge etc. Teilerscheinungen einer einzigen Entwicklung und nicht getrennt voneinander ablaufende Regenerationsarten.

Sobald die Anastomose durchgängig wird, lassen sich auch Einzelheiten an der Schleimhaut beurteilen: in schweren Befunden zeigt der Anastomosenring unregelmäßig verdickte Wülste. Die geschwollenen Falten und Polster können wallartige bis mandarinengroße Füllungsdefekte hervorrufen; sie entsprechen den Nahtwülsten und sind bis in die 3. bis 6. Woche in abnehmender Stärke und wechselnder Form sichtbar. Im oberen Jejunum sind die Falten hochgradig verdickt, unregelmäßig konturiert und schlecht wegdrückbar. Die tiefen Jejunumabschnitte zeigen bei den Röntgenkontrollen von SEYSS in 60% keine Veränderungen. In 40% ist das Kontrastmittel klecksig verteilt, der Tonus wechselt unregelmäßig. Flüssigkeitsspiegel werden nicht festgestellt. Im Jejunum ist die Passage beschleunigt, im unteren Ileum verlangsamt.

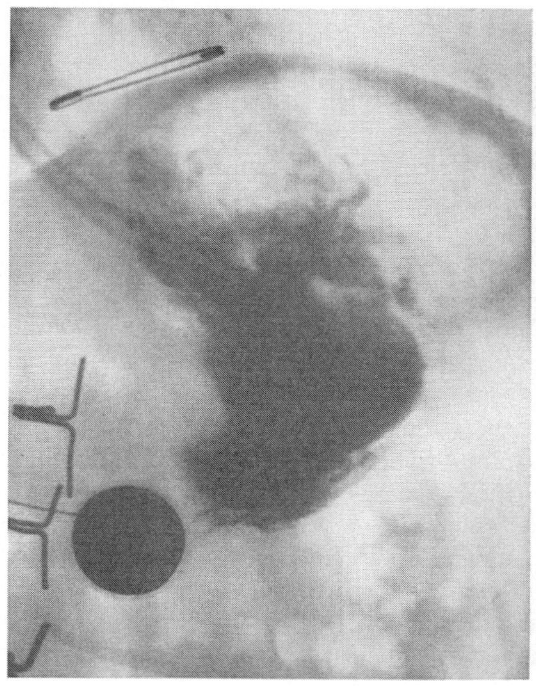

a

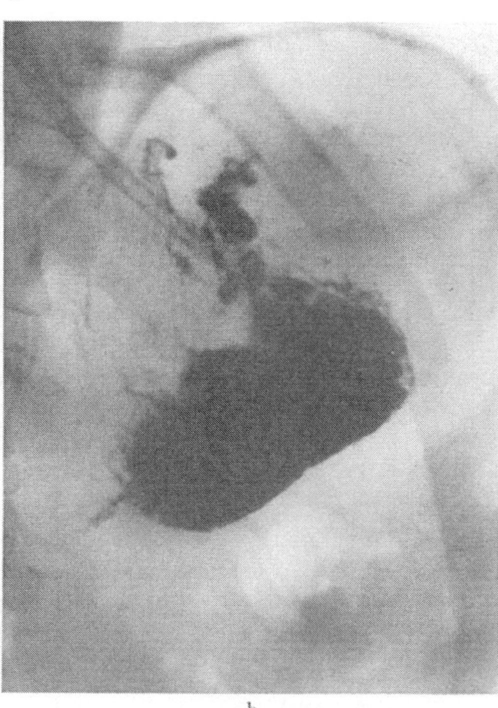

b

Abb. 7a u. b. Resektion nach Billroth II wegen Fibrohämangiom im Antrumgebiet: a 10 Tage post operationem: die Anastomose ist nicht durchgängig, im Restmagen Retention von Flüssigkeit, im Fundus eine große Lufthaube. Die Anastomose wird als fadendünner, knapp 2 cm langer unregelmäßiger Kanal sichtbar. b 16. Tag post operationem: erneute Undurchgängigkeit der Anastomose, am unteren Magenstumpfende angedeutete Kontraktionen

Die meisten Resezierten haben jedoch weniger ausgeprägte Befunde.

Auch über das Jejunum im frühen postoperativen Stadium gibt es bei uns, wie schon früher PRÉVÔT betont, eher selten ausführliche Berichte oder systematische Nachforschungen im Gegensatz zu den zahlreichen anatomischen-pathologischen Untersuchungen.

γ) Der Befund nach der Stabilisierung (4. Woche bis 6 Monate post operationem)

Der Restmagen entspricht in seiner Größe nicht unmittelbar der Resektionsgröße, Tonusänderungen können ihn kleiner oder größer erscheinen lassen als der Operationsbefund angibt. In der Regel ist er bei $^2/_3$—$^3/_4$-Resektion 4—5 Querfinger lang. Bei periodischer Entleerung hat er eine dreieckig-trichterähnliche Form, bei verlangsamter Entleerung (Passagehindernis) wird er kugelig. Im übrigen gibt es zylindrische, kegelförmige, tonnenförmige Restmagen. Auch die Gestalt des Rumpfes (Konstitutionstyp) spielt in gewissem Maße eine Rolle für die Magenform. Bei überstürzter Entleerung bleibt der Restmagen schmal und entfaltet sich nicht (Hungerform nach GOETZE).

Geringe Kontrastmengen verweilen wenige Minuten im Magen, treten dann in die abführende Schlinge über. Nach stärkerer Auffüllung und bei rhythmischer Funktion der Anastomose entfaltet sich der Magenrest zu der operativ bestimmten Größe und Form. Die zuführende Schlinge stellt sich auf einige Zentimeter Länge dar.

αα) Morphologie

Das Schleimhautbild im Restmagen gleicht oft dem präoperativen Befund im Fundus. Meistens erscheinen die Falten im Kontrast zu dem Dünndarmrelief auffallend grob. Solche Befunde werden häufig als ,,Gastritis" beurteilt. Eine Entscheidung darüber ist aber röntgenologisch schwierig, zumal auch im nichtoperierten Magen der Fundus, dem der Restmagen entspricht, breitere Falten hat. Weiteres zur Frage ,,postoperative Gastritis" wird im entsprechenden Abschnitt ,,Komplikationen" besprochen.

Das Relief wird teilweise von der Retentionskraft des neuen Magenausganges beeinflußt. Bei zu starker Retention und sekundärer Dilatation des Magenrestes ist, nach GOETZE, die große Curvatur glatt, ohne Relief. Hierbei spielt die Dehnung der Wand eine Rolle für den Verlauf der Falten.

Bei Typ FINSTERER enden die Falten der Magenstraße an den blinden Suturen.

Die Nahtwülste der Anastomose stellen sich als halbbogenförmige, elliptische Aussparungen oder zweilappige Kerben dar.

Dicht unterhalb des Stoma nehmen die Dünndarmfalten einen direkten Verlauf zu den Nahtwülsten (Autoplasie nach H. HELLMER, 1925), entweder parallel zur Darmachse oder sie sind an der Anastomosenseite im Darmlumen quer gestellt und zum Stoma gerichtet, meistens setzen sie den Verlauf der Magenfalten fort.

Die Querstellung der Falten kann durch einen Zug des an der Anastomose hängenden Dünndarms hervorgerufen sein. Im Liegen entfaltet sich die Fiederung zum gewohnten Aussehen.

Die Anastomose verläuft quer (Typ POLYA-REICHEL, 1907) oder schräg bis steil (Typ HOFMEISTER-FINSTERER, 1911, 1914), sehr steil, fast parallel zur Körperachse bei der Methode nach SPATH. Entsprechend dem verwendeten Magenquerschnitt ist das Stoma breit oder eingeengt, beim Typ HOFMEISTER-FINSTERER liegt es an der großen Curvatur.

Die anastomosierte Schlinge ist im abführenden Schenkel nach caudal in den linken Ober-Mittelbauch gerichtet und bleibt links der Wirbelsäule wie der Magen. Der Magenrest entfaltet sich senkrecht nach caudal, die Entleerungsrichtung verläuft entsprechend der Resektionsrichtung und der Lage der abführenden Schlinge (Abb. 8).

Pathologisch sind Abweichungen des Magens nach der Seite, meistens nach rechts, mit Rotation um seine senkrechte Achse, Deformierungen der Dünndarmschlingen und Rückstauungen im Magen (s. Abschnitt Komplikationen).

Bei antecolischer Gastroenterostomie ist darauf zu achten, ob sich die abführende Schlinge und das Colon gegenseitig imprimieren.

Manchmal läßt sich die Anastomose schlecht darstellen; Magen und Jejunumschlinge überlagern sich. Das kann geschehen, wenn anfangs zu viel Kontrastmittel eingenommen wird, so daß ein überfüllter „Beutel" des Jejunum das Stoma verdeckt, in anderen Fällen, wenn durch Narbenschrumpfung der Magenwand das angrenzende Jejunum miteingerollt wird („physiologische Invagination" nach PIERGROSSI und D. RODINO, 1945).

Beim Typ Finsterer sieht man zuweilen eine pelottenartige Impression an der kleinen Curvatur des Magens durch die hochgenähte zuführende Schlinge. Man muß sie von einem Carcinomrezidiv unterscheiden (Konstanz des Befundes bei mehreren Kontrollen) Abb. 8a—d.

Von der Regel abweichende Formationen an der Anastomose hat PRÉVÔT unter der Bezeichnung *Beutel*, *Taschen*, *Bürzel* beschrieben und ihre Entstehung angegeben.

Postoperativ, nach Wiederkehr des Tonus, kann sich der die Anastomose begrenzende Teil eines nicht sparsam genug gefaßten Jejunum durch Kontraktionen einengen, während sich die gegenüberliegende Wand ausbeutelt. Wenn diese *Beutel* klein bleiben, sind sie belanglos. Große, prall sich füllende Beutel mit Retentionsneigung dagegen können durch Druck auf die zu- und abführende Schlinge die Passage behindern. Pathologische Ausbeutelungen gibt es auch bei Schlitzeinklemmung und Abknickung der abführenden Schlinge und wenn die Passage über eine Braunsche Anastomose ungleichmäßig verläuft.

Als *Taschen* beschreibt PRÉVÔT sekundäre Veränderungen neben einem Ulcuspannus im Jejunum. Sie sind wie die Bulbustaschen konstante Veränderungen. Ihre Wand ist elastisch, zeigt zuweilen eine gewisse Lappung, ein Relief fehlt meistens. Am Magenstumpf, in der Nähe der kleinen Curvatur, beobachtet man gelegentlich kleine nischenartige Vorwölbungen. Sie sind meistens durch Ausbuchtungen um eine Nahteinstülpung herum bedingt. Gegenüber Ulcera bleibt ihre Form und Größe konstant. *Bürzel* nennt PRÉVÔT wand-

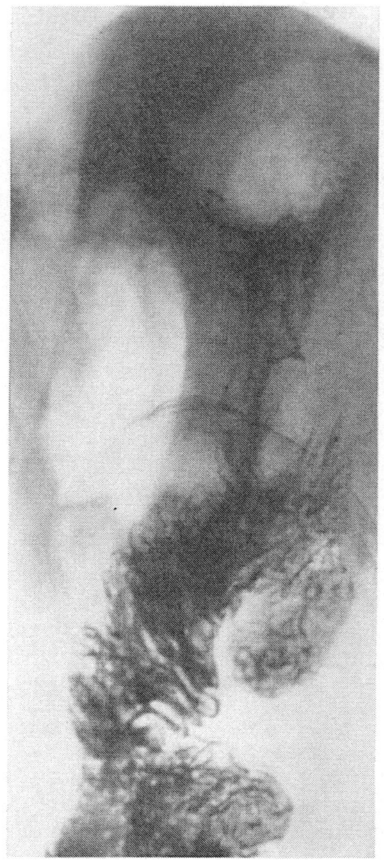

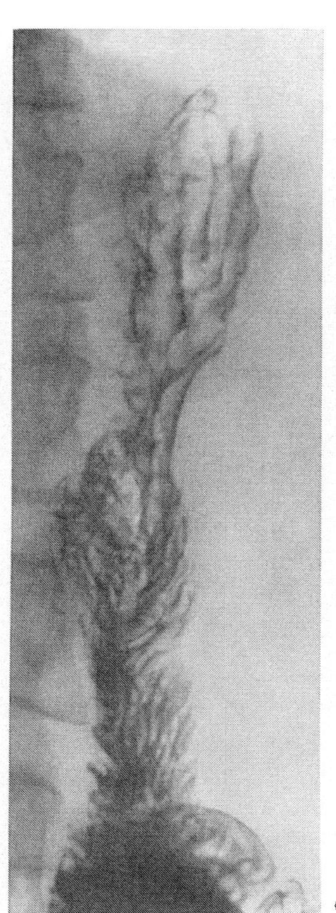

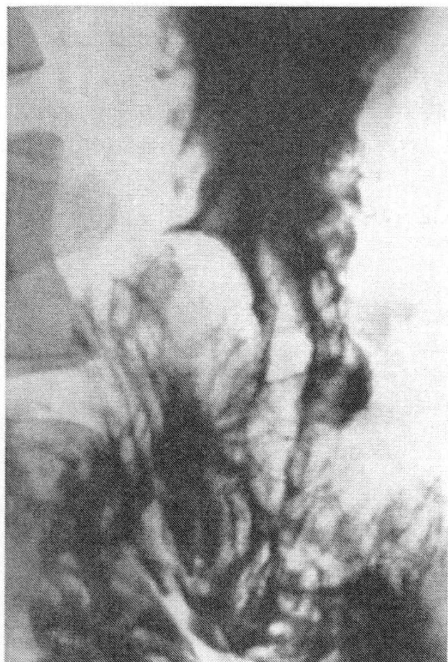

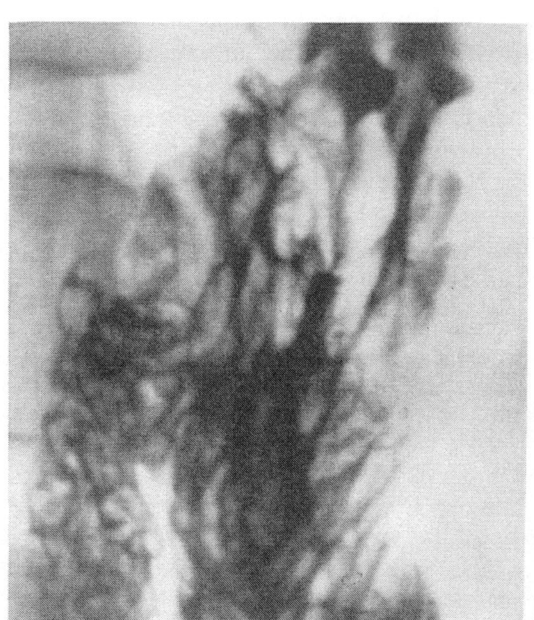

Abb. 8a—d. Resektion nach Billroth II wegen Antrumcarcinom. Impression des angehefteten hochgenähten zuführenden Jejunumschenkels am unteren Magenstumpfende. Bei weiteren Kontrollen läßt sich ein Carcinomrezidiv ausschließen. a (Bauchlage) und b (Ausschnitt) 6 Monate post operationem sieht man in Höhe des zuführenden Schenkels eine zweibogige Impression am Magenstumpf. c und d $3^1/_2$ Jahre nach der Operation keine Zeichen für ein Rezidiv, in die Füllungsaussparung am Magenstumpf legt sich der fixierte zuführende Schlingenteil, die Impression läßt sich durch manuelle Kompression reproduzieren (nicht gezeigt)

ständige, rundliche elliptische verschieden große Füllungsdefekte von glatter Begrenzung. Man muß sie tangential aufnehmen um zu beweisen, daß sie im Magen liegen. Sie liegen entlang den eingestülpten Wandschichten blinder Suturen und an der Anastomose und entstehen, wenn Wandmaterial zu breit eingestülpt wird. Bei der Auffüllung des Magens können sie sich wie ein Ventil über die Anastomose legen (Kugelventilverschluß) (Abb. 9; ferner auch Abb. 51h und i).

Differentialdiagnostisch sind von besonderer Bedeutung polypenartige Bildungen an der Anastomose (Abb. 10a und b). EDELHOFF (1952) hält sie für ein alarmierendes Zeichen, als Vorstadium eines Carcinom. Sie stellen sich als hasel- bis kleinkirschgroße, scharf begrenzte Füllungsdefekte an der Anastomose dar, umgeben von regelrechten Faltenzügen; Destruktionen sind nicht nachzuweisen. Es kann sich um neu auftretende Veränderungen handeln oder um ein Fortbestehen eines präoperativen Leidens.

Kleine lagunenartige Defekte bis Erbsgröße beschreibt u.a. CHAOUL (1931) am Jejunumrand gegenüber dem Stoma, sie sollen durch Spasmen oder Schleimhautirritation entstehen und seien ohne pathologische Bedeutung.

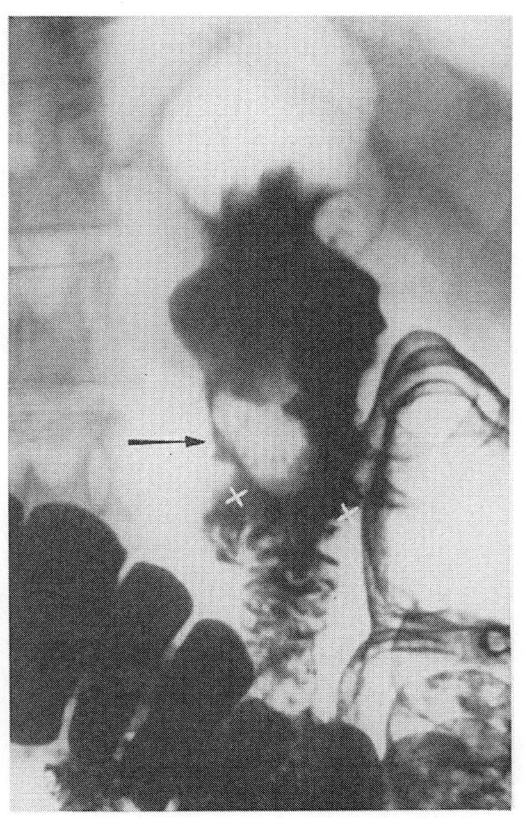

Abb.9. Bürzel an der Anastomose (PRÉVÔT). Wandständiger bohnenförmiger glatt begrenzter Füllungsdefekt im Magen im Bereich eingestülpter Wandschichten blinder Suturen. Differentialdiagnostisch sind maligne Neubildungen auszuschließen; das Bild einer retrograden Invagination zeigt Abb. 53c—d

ββ) Funktionen des resezierten Magens und der Anastomose

Aus experimentellen (Einführung eines Gummiballons in den Restmagen u.ä.) und röntgenologischen Studien (einschließlich der Kymographie und Röntgenkinematographie) u.a. bei absichtlich oder sekundär verengter Anastomosenöffnung hat man geschlossen, daß Tonus und Peristaltik am Restmagen in bestimmter Stärke erhalten bleiben. (Angaben über die z.T. sich widersprechenden Berichte s. Literaturverzeichnis.)

Der Tonus des Restmagens. Man findet sowohl Tonuserhöhung wie Tonusminderung des Restmagens. Die verschiedenen Tonuslagen kommen bei allen Resektionstypen vor.

Beim Typ Polya-Reichel sollen mehr hypotonische Mägen zu finden sein als beim Typ Hofmeister-Finsterer, diese Angabe kann jedoch nicht als Regel bestätigt werden.

SÉNÈQUE und MARX (1936) nennen nach ihrer Einteilung im Stadium I: Atonie, Dilatation und Hypersekretion des Restmagens; im Stadium II: (6. bis 12. Woche post operationem) Wiederherstellung des Tonus, Rückgang der Dilatation und der Hypersekretion; im Stadium III: endgültiger Zustand mit Kontinenz der Anastomose und pylorusähnliche Funktion der Anastomose. PORCHER hält dieses Schema für zu theoretisch. Eine ähnliche Entwicklung beschreibt SASONTOW (1958); in seiner 3. Phase (vom 6.—7. Monat nach der Operation) ist der Tonus in den meisten Fällen normal.

Nach FEDJUSCHIN (1938) ist in 20% der Fälle der Tonus erhalten, in den übrigen abgeschwächt oder er fehlt ganz. Bei Tonusminderung, bis zur Atonie, fehlt auch im Liegen das Pylorusspiel der Anastomose. Andererseits gibt es häufig muskelkräftige Restmägen mit einer physiologischen Kaskade, worauf GOETZE verweist. Trotz erhöhtem Tonus kann sich der Restmagen nach RAFFAELLI (1937) nicht aktiv um seinen Inhalt schließen.

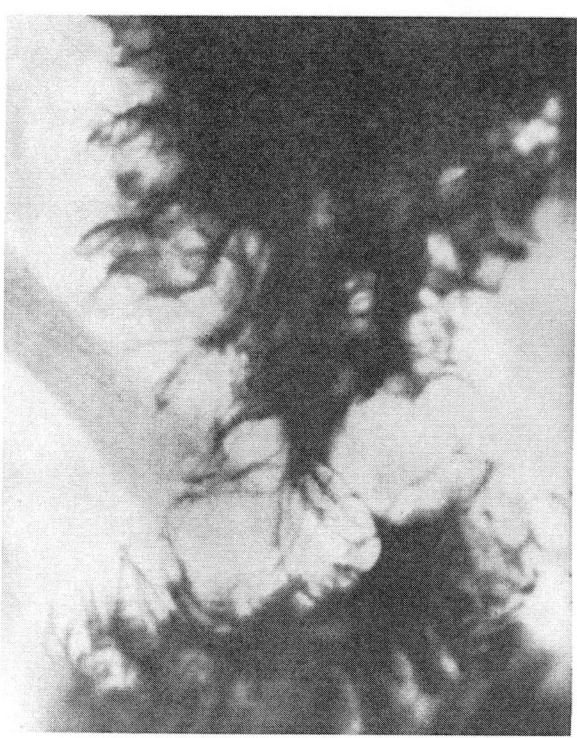

a

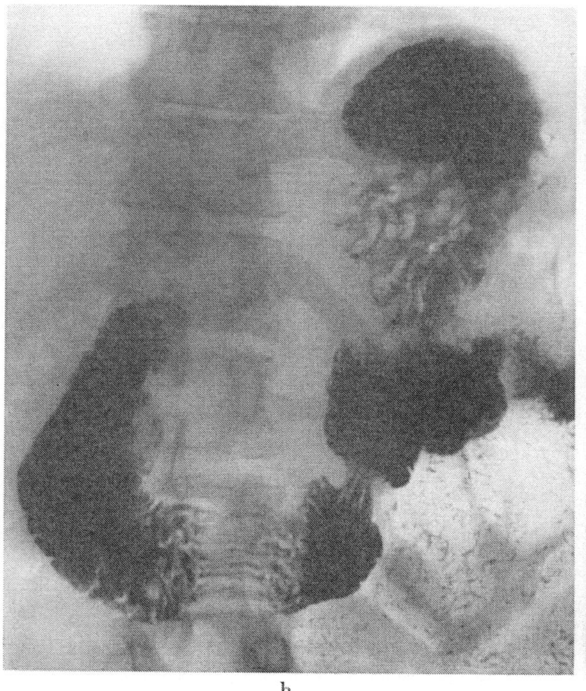

b

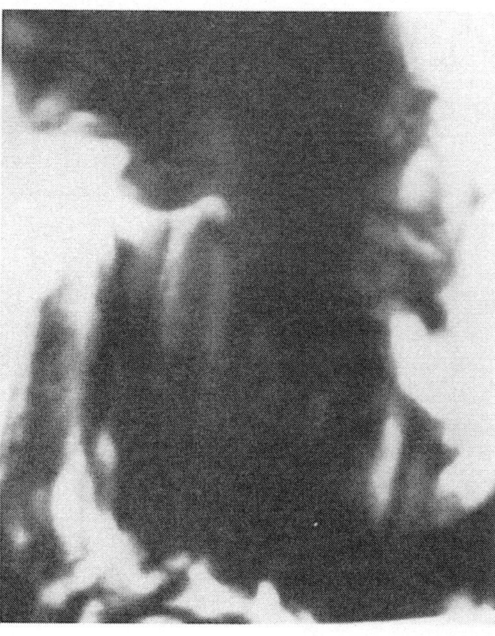

c

Abb. 10a—c. Evagination einer polypenartig geschwollenen Schleimhaut in die Anastomose nach Resektion nach Billroth II (wegen Verdacht auf Polyposis reseziert; histologischer Befund des Operationspräparates: hypertrophische Magenschleimhaut mit entzündlichen Infiltraten, keine Zeichen für Polyposis, Ulcus oder Carcinom). a Ausschnitt der Anastomose: scharf begrenzte kleinkirschgroße Füllungsdefekte am Anastomosenring mit Impression auf die anastomosierte Jejunumschlinge. b Dabei wird eine temporäre Auffüllung der zuführenden Schlinge bis zum Duodenalstumpf beobachtet. c Kontrolle 4 Jahre später: (Ausschnitt) deutliche grobe Schleimhautwulstung im Magenstumpf und im Jejunum sowie an der Anastomose, kein Anhalt für einen destruierenden Prozeß

Peristaltik. Manche Autoren beschreiben deutlich sichtbare Peristaltik bei gut ausgebildetem Tonus, andere beobachten eine Peristaltik nur am großen Restmagen oder wieder andere nur bei pathologischen Zuständen. Dieser letzte Befund wird den „praktischen“ Röntgenologen am meisten interessieren: eine echte Peristaltik hält LOB (1935) für das Zeichen eines Carcinomrezidiv mit Passagebehinderung an der Anastomose. Auch BOLLER (1947, 1954) sieht tief einschnürende peristaltische Wellen bei schlecht funktionierender Anastomose, CHOCHOLÁČ beschreibt den gleichen Befund.

Entleerung des Restmagens und Funktion der Anastomose. Der Mageninhalt wird hauptsächlich durch den hydrostatischen Druck ausgetrieben. Im Liegen wirkt bei manchen

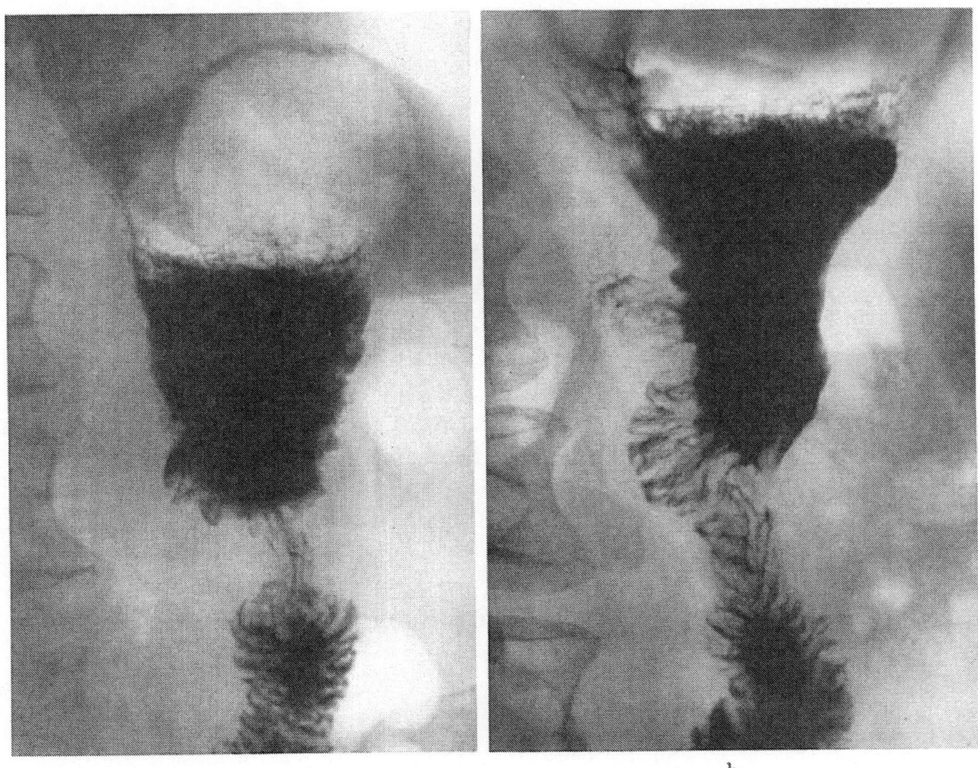

a b

Abb. 11 a u. b. Funktionsaufnahmen von zwei verschiedenen Resezierten nach Billroth II, antecolisch mit eingeengtem Querschnitt und Kappelerschen Nähten, Modifikation nach SPATH: (SPATH, LEB) a Kontrolle 1 Jahr post operationem: Gute Portionierung und Speicherung. Anastomose durch Kontraktion der abführenden Schlinge geschlossen. b Anastomose nach Entleerung einer Portion noch nicht ganz geschlossen. Das Relief der hochgenähten zuführenden Schlinge ist gut sichtbar. (Kontrolle 3 Jahre post operationem)

Resezierten die noch vorhandene Systole mit. Dabei hat GOETZE ein Verweilen der Speisen, in extremen Fällen, bis zu 2 Std beobachtet.

Eine gut funktionierende Anastomose reguliert die Entleerung indem sie den austretenden Mageninhalt durch rhythmische Kontraktionen aufhält und periodisch weitergibt. In der Hälfte bis zu Zweidrittel der Fälle wird eine rhythmische Entleerung gefunden, in bis zu 10% beschleunigte Entleerung und „Sturzentleerung“. Der Mechanismus der Anastomosenfunktion stellt sich so dar (Abb. 11):

Bei fraktionierter Entleerung zeigt die abführende Schlinge direkt unterhalb des Stoma rhythmische Kontraktionen und Erweiterungen — von KENNEDY (1947) bioptisch bestätigt. Eine aktive Verengung des Stoma konnte nicht nachgewiesen werden. Der Anastomosenring ist ein Narbenring, LOB fand an ihm keine Bewegungen im Kymogramm. Vielmehr reagiert das Jejunum auf den eintretenden Mageninhalt in einem bestimmten Rhythmus nach dem Darmgesetz. Die Anastomose wird durchlässig, wenn das Jejunum erschlafft und abgesperrt bei Kontraktionen des Jejunalquerschnittes. Bei der kymographischen Untersuchung sieht man, nach LOB, unterhalb der Anastomose am Jejunum stehende Ringwellen, die in regelmäßigen Zeitabständen wieder verschwinden. Die Abschnürungen — nach v. CHLAPOBIERSKI 2—4 cm lang — lösen sich, wenn die — im übrigen schwachen systolischen — Kontraktionen des Restmagens aufhören oder nachlassen. Der Kontrastbrei tritt in die nächsttiefere Schlinge, danach verengt sich das Lumen an der vorhergehenden Stelle, der Mechanismus setzt sich sofort. Auch in tieferen Jejunumschlingen entstehen solche Ringwellen; sie wirken wie Schleusen und verhindern eine zu schnelle Überflutung des Dünndarms. Fortschreitende peristaltische Wellen sind dagegen nach LOB nicht festzustellen.

In manchen Fällen entfaltet sich der Restmagen erst nach einer gewissen Auffüllung des oberen Dünndarms. Darauf kann die weitere Entleerung fraktioniert ablaufen.

Bei rhythmischer Anastomosentätigkeit und portionsweiser Entleerung ist eine gewisse Speicherung möglich, sie beträgt aber oft nur einen Bruchteil gegenüber der eines nichtoperierten Magens. Eine Mischung der Speisen geschieht nach BOLLER in noch geringerem Maße, da die dazu benötigte Peristaltik nicht tief genug ist.

Andererseits findet man trotz offener Anastomose eine Sekretionsschicht in manchen Restmägen. HOFFMANN bezeichnet sie als „alimentäre Hypersekretion“ und zählt sie zu den postoperativen Störungen. PORCHER macht darauf aufmerksam, daß man solche Befunde häufiger bei Krankenhaus-Patienten morgens nach dem Aufstehen sieht als bei ambulanten, die bereits einen Weg zur Klinik hinter sich haben.

Im ganzen gesehen entleert der Restmagen rascher als ein nicht operierter, meistens ist er nach 30 min leer. Bei der Beurteilung der Entleerungsdauer spielt die Auffassung des Untersuchers eine Rolle. Man darf aber nicht übersehen, daß die Untersuchung mit dem flüssigen, chemisch indifferenten Kontrastmittel keinen Schluß auf die Verarbeitung alltäglicher Speisen im Restmagen zuläßt. Für BOLLER ist die Tätigkeit der Anastomose ideal, wenn sie flüssigen Mageninhalt am Stehenden unmittelbar passieren läßt, und wenn sie feste Speisen beim Liegenden rhythmisch befördert mit langsamer geordneter Entleerung des Restmagens. MADSEN (1964) benutzt bei seinen kinematographischen Untersuchungen ein „physiologisches Kontrastmittel“.

γγ) *Passage im Jejunum*

Während der Weiterpassage im Jejunum stellt sich die zuführende Schlinge gelegentlich flüchtig bis zum Duodenum dar. Solange keine stärkere Erweiterung, Überfüllung oder Retention besteht, ist dies Ereignis belanglos. Mit einigen kräftigen Kontraktionen wirft die zuführende Schlinge das Kontrastmittel in die abführende Schlinge aus. Es gibt allerdings Resezierte, die auch gegen eine flüchtige Füllung des zuführenden Schenkels überempfindlich sind (s. Syndrom „zuführende Schlinge“).

Den abführenden Schenkel passiert das Kontrastmittel kontinuierlich oder in Schüben, meistens jedoch schneller als bei Nichtresezierten. Im unteren Jejunum wird die Passage normal oder kann wie im Ileum langsamer fortschreiten. Bei reflektorischer Atonie bleiben die Darmbewegungen und die Passage auf der Stelle. Antiperistaltische Bewegungen im Dünndarm deuten auf einen anatomischen Widerstand hin.

Im unkomplizierten Befund ist die Schleimhaut des Jejunum regelrecht gefiedert oder auch quergestellt, ohne die Zeichen der Infiltration; häufig trifft man verstärkte „Transportformationen“ an.

(b) Zustand nach Resektion nach Billroth I

α) *Überblick*

Die Röntgenmorphologie des Billroth I-Magens wird bestimmt vom Umfang der Antrumresektion, den Varianten der Anastomosierung und der Entwicklung eines neuen Funktionsmechanismus zwischen Magen- und Duodenalrest.

Der Magen ist verkleinert, der Passageweg über das Duodenum ist wiederhergestellt. Anastomose und blinde Suturen markieren sich durch „Kerben" und „Wülste" der Nahtreihen. Ihre Strukturen werden im Verlauf der Zeit in das umgebende Relief eingeordnet. Um die Narbe an der Anastomose kann sich ein pylorusartiger Wulst mit einer Einschnürung bilden („Neopylorus"), bei der termino-terminalen Anastomosierung formt sich der anschließende Duodenalabschnitt häufig zu einem „Bulbus" um („Neobulbus"). „Neopylorus" und „Neobulbus" oder — bei terminolateraler Anastomose — Duodenum regulieren als neue Funktionseinheit die Magenentleerung. Ihre Retentionsfähigkeit ist aber im Vergleich zum normalen Pylorus begrenzt.

Bei der Röntgenkontrolle muß auf „Betriebsstörungen", Verengungen an der Anastomose und auf Rezidivulcera geachtet werden.

Nach dem Frühstadium von etwa 4 Wochen stabilisiert sich innerhalb von 6 Monaten Gestalt und Funktion des nach Billroth I resezierten Magens.

β) Postoperatives Frühstadium

In den ersten Tagen nach der Operation bestehen bei einem Teil der Operierten Zeichen der Entleerungsbehinderung. Wie bei der Resektion nach Billroth II verschwinden die Störungen bei den meisten unter konservativer Behandlung.

Bei solchen Kranken findet man einen weitgestellten Magen mit einem breiten Flüssigkeitsspiegel und großer Lufthaube. Schon geringe Mengen des Kontrastmittels werden stundenlang retiniert. Die Anastomose ist in den ersten beiden Tagen post operationem nicht durchgängig. Der weitere Verlauf ähnelt dem Frühstadium der Resektion nach Billroth II. Wird die Anastomose zunehmend passierbar, sieht man die eingestülpten Schleimhautfalten der Nahtreihen als wulstige Füllungsdefekte. In manchen Magen erinnern sie an „Tumoraussparungen". Die Anastomose kann verkürzt oder als langausgezogenes enges Rohr erscheinen. Am Relief des Duodenum und des oberen Jejunum beobachtet man verschiedene Grade der Faltenvergröberung bis zur Aufhebung der Fiederung, unregelmäßig wellige oder zackige Konturen der Wandbegrenzung. Nach Seyss sind die Dünndarmveränderungen meistens weniger ausgeprägt als nach der Resektion nach Billroth II, es kommen aber auch schwerste Veränderungen vor. Die Passage kann langsam, träge verlaufen, bei anderen Kranken entleert der Magen rasch durch ein ungleichmäßig weites oder enges Duodenum bis in den oberen Dünndarm.

γ) Befund nach der Stabilisierung

αα) Morphologie

Nach Entfernung eines kleinen Antrumteils und bei genügender Retentionskraft der Anastomose kann der resezierte Magen wie ein nichtoperierter Magen aussehen. Fehlen größere Antrumabschnitte, erhält der Restmagen die Gestalt eines mit der Spitze nach caudal gerichteten Dreiecks oder Stierhornform. Die Magenachse verläuft schräg von links oben nach rechts unten gegen die Wirbelsäule, der untere Magenteil überragt in der Regel nicht die Wirbelsäule. Das Duodenum gibt — bei termino-terminaler Anastomose — der Verkleinerung des Magens nach. Überraschend ist der freie Blick auf die Flexura duodenojejunalis. Eine Hubhöhe fehlt bei kleinem Antrumrest (Abb. 12). Andererseits können sich Aussackungen an der großen Curvatur bilden, verursacht entweder durch Nachlassen des zunächst erhöhten Tonus oder, nach Schümann (1954), durch „Beuteln" während der Vereinigung der ungleichen Magen- und Duodenalquerschnitte.

Die kleine Magencurvatur ist bei bestimmten Resektions- und Nahttechniken unregelmäßig konturiert, zeigt Kerben, Taschen und Kontrastansammlungen, die mit Ulcera verwechselt werden können (Abb. 13).

An den blinden Suturen, vor allem bei schräger Schnittrichtung, hoch zur Cardia reichender Resektion oder treppenförmiger Resektion sieht man eine unregelmäßige Zähnelung, mehrbogige Einbuchtungen, kleine treppenförmige Absätze, die dem Verlauf der eingestülpten Schleimhautränder entsprechen. Taschenförmige

Ausstülpungen oder Aussackungen sind vorgewölbte Wandteile zwischen den Nähten. Die Differentialdiagnose gegenüber einem Ulcus kann schwierig sein, zumal in solchen Taschen bei Säureanwesenheit — häufiger als beim Typ Billroth II — Ulcera entstehen können.

Eine weitere Täuschungsmöglichkeit bietet eine zackige Ausziehung der ehemaligen Stelle der Haltefäden. Sie liegt vor der Resektionsstelle, meistens an der kleinen, seltener an der großen Curvatur.

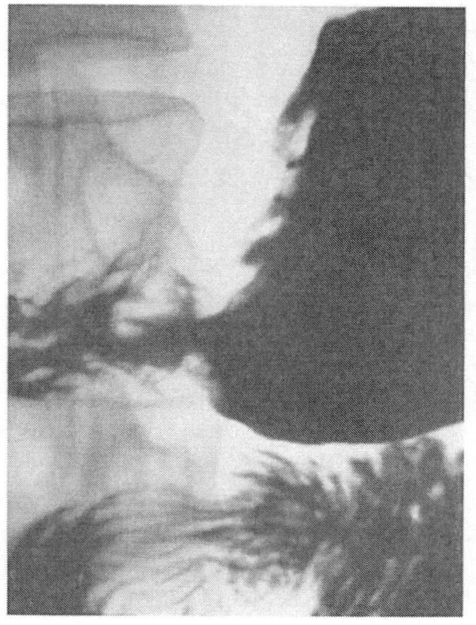

Abb. 12a

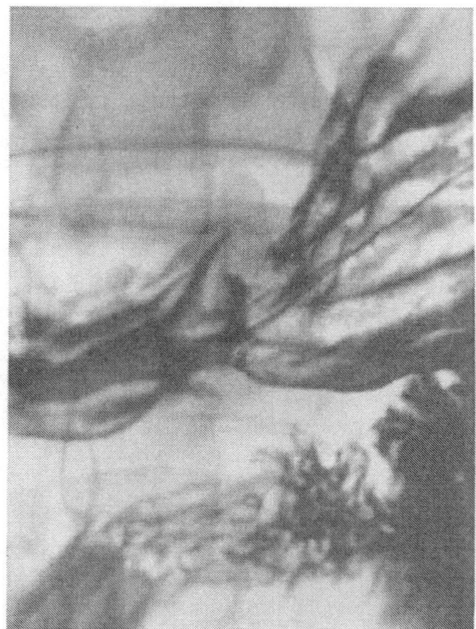

Abb. 12b

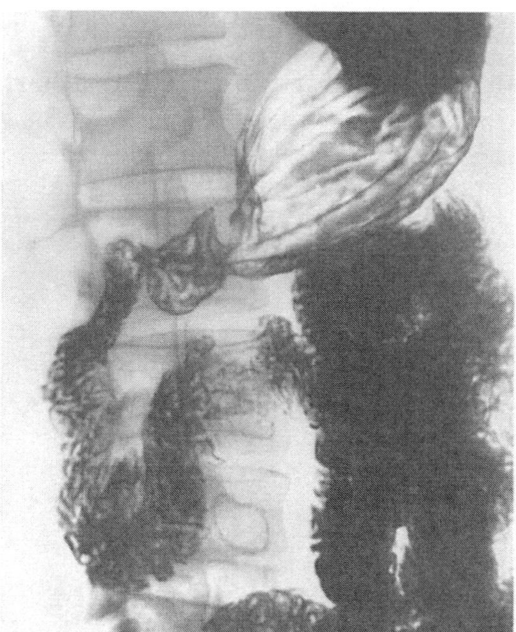

Abb. 12c

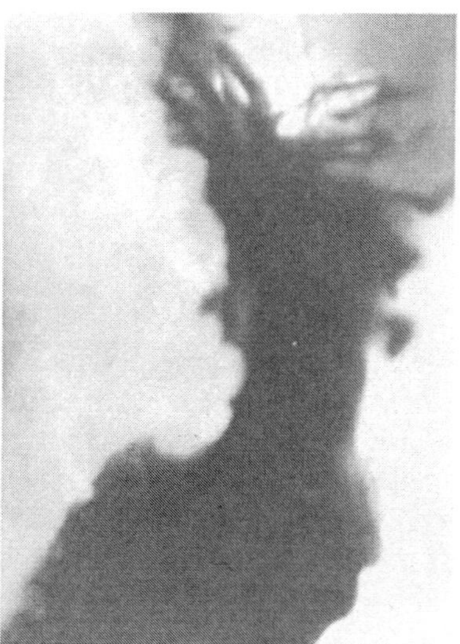

Abb. 13

Abb. 12a—c (Ausschnitte). Resektion nach Billroth I (termino-terminal inferior) mit ausgebildetem „Neobulbus". a und b (im Stehen): Anastomose geschlossen und offen, das Relief im „Neobulbus" gleicht dem eines normalen Bulbus. c Im Liegen verlaufen die Falten im Neobulbus weniger horizontal

Abb. 13 (Ausschnitt). Resektion nach Billroth I mit hochreichendem schrägen Verlauf der Resektion, die Konturunregelmäßigkeiten an der kleinen Curvatur entsprechen den eingestülpten Wandteilen blinder Suturen und der ehemaligen Lage der Haltefäden proximal der Resektion. (Der untere Magenstumpf bildet mit dem anastomosierten Duodenum ein Knie)

Ist nach einer kleinen Resektion die Resektionsstelle eines Magens mit gut ausgebildetem Neobulbus fixiert, dann kann der Befund mit einer Gastropexie oder, nach TESCHENDORF, mit „gewissen Befunden bei einem präpylorischen Ulcus ventriculi" verwechselt werden.

Solche unregelmäßigen Konturen und Formationen sprechen am ehesten für Artefakte, wenn sie in der Nahtlinie blinder Suturen liegen, ihre Begrenzung, Form und Größe bei Kontrollen konstant bleiben und wenn es sich um einen zufälligen Fund handelt, bei dem Beschwerden fehlen.

Für die Funktion haben die Einbuchtungen und Zacken an den blinden Suturen keine Bedeutung. Dagegen können größere polypenartige Wülste oder Taschen die Passage behindern.

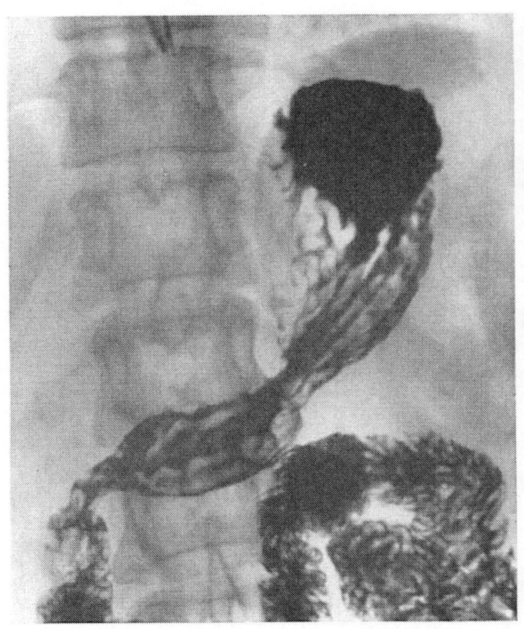

a

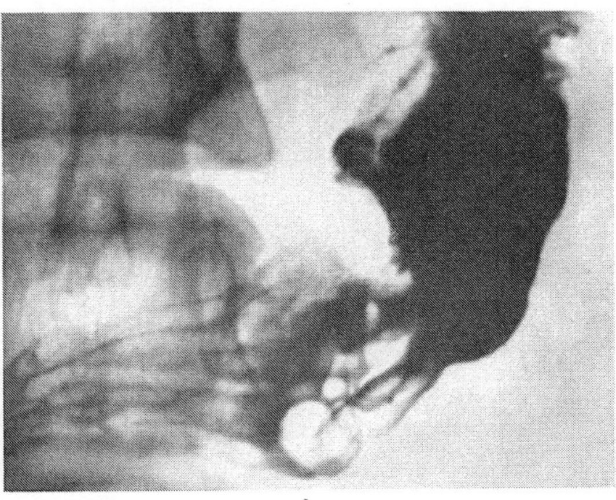

b

Abb. 14a u. b (Ausschnitt). Resektion nach Billroth I termino-terminal inferior: eingestülpte Magenfalte an der Anastomose, an einen Polypen erinnernd (4 Jahre konstant nachweisbar)

Im allgemeinen verlaufen die Magenfalten regelmäßig longitudinal, bei termino-terminaler Anastomose schließen sie sich an die ebenfalls längsverlaufenden Duodenalfalten an. Mitunter ist der Übergang so gleichmäßig, daß das Duodenum dicht hinter der Anastomose für einen Magenteil gehalten wird (Abb. 14a).

Der Anastomosenring zeigt die bogenförmigen oder elliptischen Aussparungen der Nahtwülste. Dicht vor ihnen bildet sich meistens ein pylorusähnlicher Wulst, der „Neopylorus".

Das Stoma ist nach der Operation oft enger als man nach dem Operationsbericht annehmen sollte. Die Differenz erklärt sich zum Teil aus dem verschiedenen Tonus während und nach der Narkose, zum anderen aus später einsetzenden Narbenschrumpfungen.

Differentialdiagnostische Bedeutung haben wulstförmige, polypenartige Strukturen und Lumeneinengungen an der Anastomose. Nach den bereits beschriebenen entzündlich-ödematösen Verschwellungen im Frühstadium sind abzugrenzen:

Knollige Tumorrezidive und primäre Tumoren, Magenschleimhautvorfall (Evagination) und die retrograde Invagination des Duodenum. Eine einzelne, in den Anastomosenring verlagerte Magenschleimhautfalte (z.B. Operationseffekt) kann einem Polypen ähneln (Abb. 14). Verengungen entstehen durch narbige Schrumpfungen, fibroplastische Vorgänge, durch besondere Verstärkungen der Naht und durch maligne Infiltrationen (s. auch differentialdiagnostische Beispiele bei TESCHENDORF).

Das Duodenum verläuft bei termino-terminaler Anastomose mit seinem Anfangsteil in leicht schräger oder horizontaler Fortsetzung des Magenstumpfes, ein „oberes Duodenal-

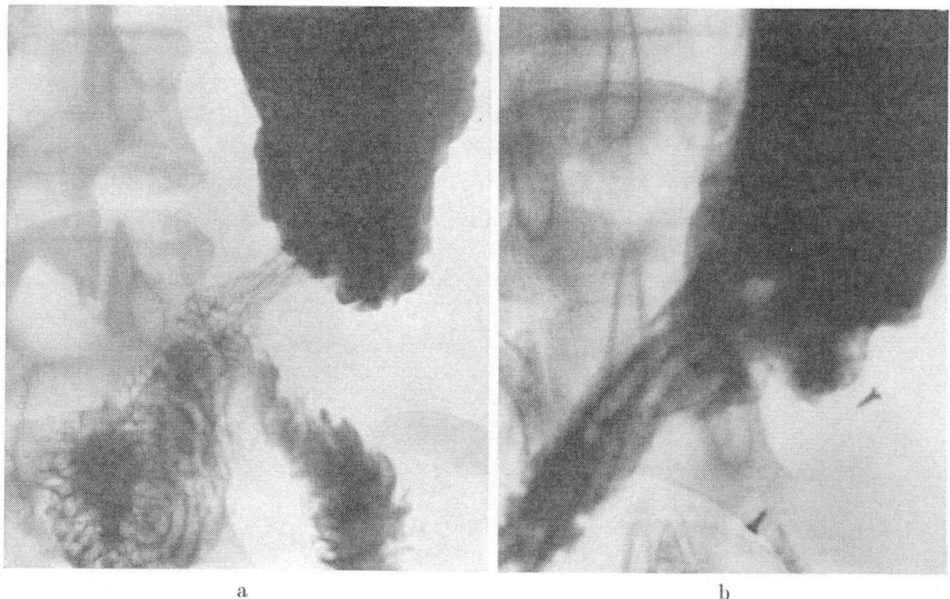

a b

Abb. 15a u. b (Ausschnitte, SPATH, LEB). Resektion nach Billroth I mit eingeengtem Querschnitt (SPATH) Kontrolle 6 Jahre post operationem. a Anastomose geschlossen, b 20 sec später öffnet sich die Anastomose und es entleert sich eine Kontrastmittelportion in das Duodenum

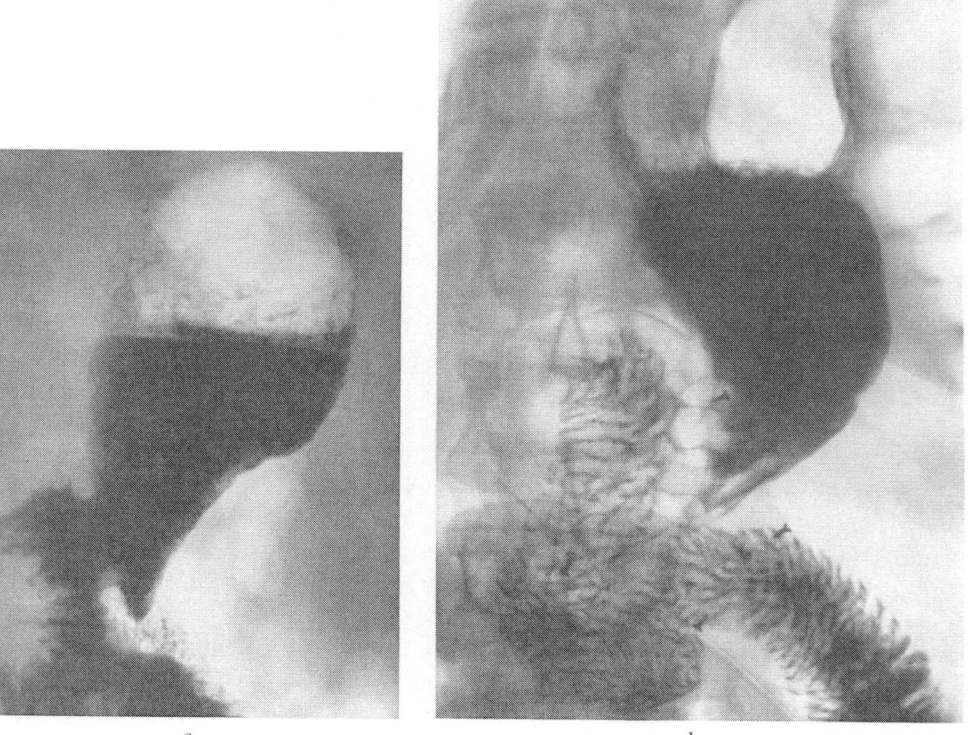

a b

Abb. 16a u. b (SPATH, LEB). Resektion Billroth I mit termino-lateraler Gastroduodenostomie nach v. HABERER-SPATH. a Der blind verschlossene Duodenalstumpf ist glatt begrenzt, ein zuführender Schenkel läßt sich gegenüber dem ähnlich aussehenden Bild einer Resektion nach Billroth II nicht nachweisen. b Deutlich sichtbarer Verlauf des Duodenum vom absteigenden Teil bis zur Flexura duodeno-jejunalis

knie“ ist meistens deutlich ausgebildet (Abb. 14). Der „Neobulbus“ kann in seiner Gestalt und Funktion sowie im Relief einem normalen Bulbus täuschend ähnlich nachgebildet sein.

Bei der Entstehung des „Neobulbus“ scheinen Adhäsionen am „oberen Duodenalknie “eine Rolle zu spielen. Die Umgruppierung seiner Falten erklärt man mit CHAOUL aus der Beobachtung, daß die Schleimhautfalten des Dünn- und Dickdarmes eine Tendenz zur Längsrichtung haben. Zugwirkungen am gespannten Duodenum mögen diese Tendenz fördern. Bei der Untersuchung im Stehen verlaufen die Falten im Neobulbus, nach LOB, oft unregelmäßiger, weniger longitudinal.

Differentialdiagnostische Schwierigkeiten gegenüber einem Ulcus bieten Kontrastansammlungen um einen ins Duodenum eingewachsenen Seidenfaden oder Verwachsungen, Briden mit Ausziehungen an der Hinterwand des „Neobulbus“. In den mitgeteilten Fällen von TESCHENDORF konnte bei einer Relaparatomie kein Ulcus nachgewiesen werden. Bei derartigen Veränderungen muß man beachten, ob es zufällige Befunde sind oder ob der Operierte Beschwerden hat.

Nach termino-lateraler Anastomose entwickelt sich kein „Neobulbus“, der blind verschlossene Duodenalschenkel überragt die kleine Curvatur nach cranial, der abführende Teil verläuft schräg nach caudal-links. Gegenüber einem ähnlich aussehenden Billroth-II-Magen unterscheidet sich dieser Typ durch folgende Symptome: bei Prallfüllung füllt sich keine zuführende Schlinge, der blind verschlossene Duodenalstumpf ist glatt begrenzt. Sicher gelingt die Differenzierung, wenn die Flexura duodeno-jejunalis und die weitere Richtung der Passage im Dünndarm klar zu erkennen ist (s. Abb. 16).

ββ) Funktion des Restmagens und des Duodenums

Gewöhnlich stellt sich der Tonus des Restmagens innerhalb der ersten Wochen nach der Operation wieder ein. Echte Peristaltik hat LOB kymographisch nach kleinen Resektionen festgestellt. Nach ausgedehnten Resektionen kommen nur flache Kontraktionen am unteren Magenabschnitt zustande oder Bewegungsausschläge, die gleichzeitig am gesamten Magenstumpf sichtbar werden und in den distalen Teilen größer sind als im Fundus.

Am hochresezierten Magen sieht LOB im Kymogramm ausgeprägte Kontraktionen, ungefähr gleichzeitig mit den „Bulbus“-Kontraktionen, GOETZE dagegen stellt keine Peristaltik fest.

PORCHER meint, daß echte Peristaltik kein Beweis für eine zu sparsame Resektion sei. Nach ACQUATI (1960) läuft die Peristaltik oft auch an der großen Curvatur unregelmäßig ab. CHOCHOLÁČ beobachtet seichte peristaltische Wellen an der großen Curvatur der unteren Magenhälfte, die Peristaltik ist besser ausgeprägt als beim Typ Billroth II.

Der Restmagen kann kontinuierlich oder fraktioniert entleeren. Nach großer Resektion ist die Entleerung oft beschleunigt. In der Mehrzahl der Beobachtungen wird angegeben, daß die Anastomose bei mittlerer Resektion kontinent sei. Nach PORCHER zeigt der Typ Pean-Kocher-Santy immer eine rhythmische Austreibung. Die Abb. 15 und 16 lassen die fraktionierte Entleerung beim Typ v. Haberer und v. Haberer-Spath (1950) erkennen.

Wenn die Anastomose eine genügende Retentionskraft entwickelt, entfaltet sich der Magen schon nach den ersten Schlucken. Läßt sie den Inhalt rasch abfließen, bleibt der Restmagen schmal (Hungerform nach GOETZE). Bei anderen Beobachtungen entfaltet sich der Magen rückläufig nach einer gewissen Füllung des Duodenum.

Die Anastomose öffnet sich, wenn sich das angrenzende Duodenum erweitert, eine gut funktionierende Anastomose vollführt fast rhythmische Kontraktionen alle 10—60 sec (Abb. 15—17).

Bei der termino-terminalen Anastomose mit ausgebildetem „Neobulbus“ gehört nach CHOCHOLÁČ der „Bulbus“ funktionell zum Retentionsorgan der Anastomose. Während des Übertritts von Mageninhalt zeigt der „Bulbus“ regelmäßig etwa zweimal in der Minute eine allseitige Verschmälerung mit gleichzeitiger Abschnürung am distalen Ende, wie LOB im Kymogramm feststellt. Dabei kann Kontrastmittel in den Restmagen zurückfließen, meistens tritt keine wesentliche Regurgitation ein.

Ein morphologisch schöner „Neobulbus“ hat manchmal zur Überraschung des Untersuchers eine schlechte Funktion. Es können Beschwerden unter dem Bilde des „kleinen

Magens“ bestehen. TESCHENDORF, der in diesem Zusammenhang auf SÉNÈQUE und MARX (1936) verweist, meint, bei der Verziehung des „oberen Duodenalknies“ nach rechts könne der Anfangsteil des Duodenum nicht normal funktionieren, der Transport im Duodenum ist ungenügend, ohne daß eine eigentliche Anstauung eintritt. In ähnlichem Sinne äußert sich PORCHER, für den ein zu schön ausgebildeter und zu beständig gefüllter Neobulbus auf ein Hindernis in der Duodenalpassage deutet.

Bei der termino-lateralen Anastomose reguliert das absteigende Duodenum durch alternierende Bewegungen die Entleerung des Mageninhaltes (Abb. 17). Die Austreibung

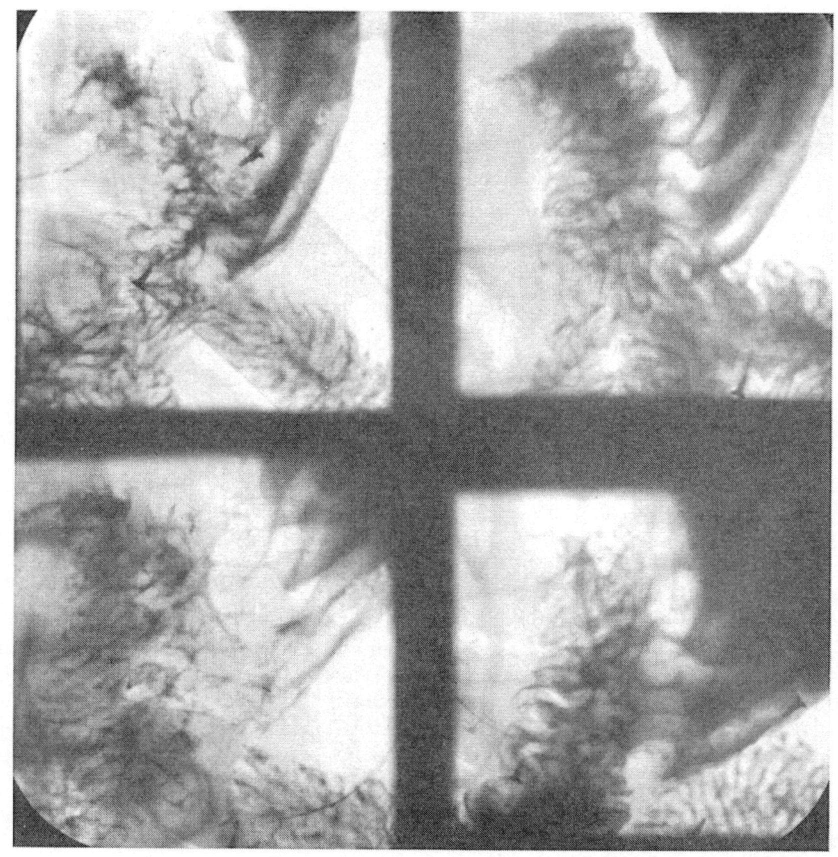

Abb. 17 (Ausschnitte, SPATH, LEB). Resektion nach Billroth I mit termino-lateraler Gastroduodenostomie nach v. HABERER-SPATH. Serienaufnahmen in 20 sec Abstand zeigen die geschlossene Anastomose, ihre Öffnung und die Entleerung einer Kontrastmittelportion

aus dem Magen erfolgt mehr kontinuierlich und hydrodynamisch. Gegen eine zu rasche Überflutung des Jejunum schützen Ringwellen im Duodenum (LOB 1935).

Die Gesamtdauer der Entleerung ist auch bei fraktionierter Austreibung bei allen Varianten der Anastomosierung kürzer als am nichtoperierten Magen. Auch eine Sturzentleerung wird wie beim Typ Billroth II beobachtet.

Das übrige Duodenum behält im wesentlichen seine Funktion wie vor der Operation. Die Passage muß bis hinter die Flexura duodeno-jejunalis verfolgt werden. Eine zeitweilige Verlangsamung der Passage scheint physiologisch zu sein, temporäre Hypotonien beobachtet man bei einem Teil der Operierten. Jedoch konnten eine Sphincterfunktion der Flexur — wie MEYER und SCHMIDT (1930) diskutierten — oder eine Magenersatzfunktion des Duodenum, bekannt als „Nachmagen“, nicht als normale Befunde bestätigt werden. Pathologisch dagegen ist eine postoperative Duodenalatonie mit Stase und abwechselnden anomalen Bewegungen (s. Abschnitt Komplikationen).

(c) Querresektion

Von der Querresektion als Methode der Ulcustherapie ist man in Europa längst abgekommen. Es ist etwas Besonderes, wenn man heute eine frische Querresektion nachkontrollieren kann.

Als „segmentale Resektion" hat WANGENSTEEN (1952) den Operationstyp wieder aufgenommen, mit der Entfernung des Ulcus soll gleichzeitig die gestörte Sekretionsfunktion behandelt werden; WANGENSTEEN setzt große Hoffnungen auf die „Segmental gastric resection" mit Pyloroplastik, dagegen hat er seine „tubular section" aufgegeben.

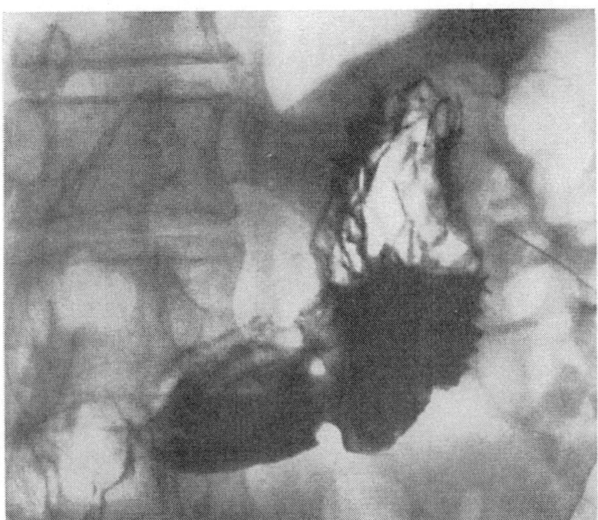

a

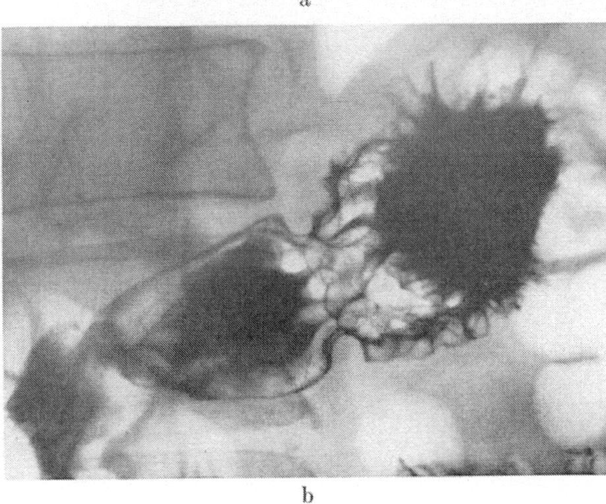

b

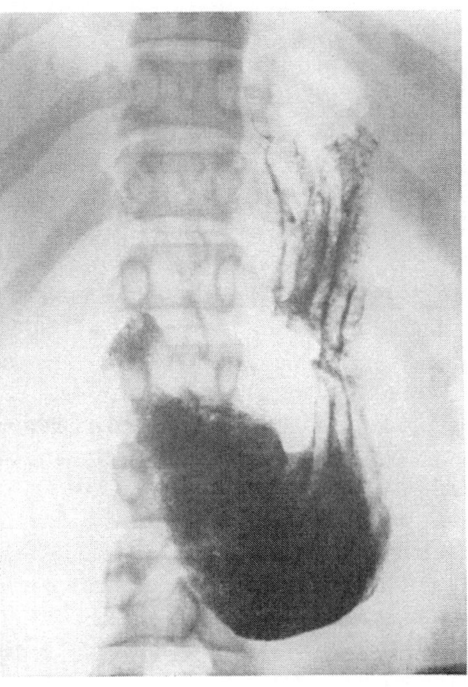

c

Abb. 18a—c. Querresektion. a und b 8 Wochen nach Querresektion wegen Ulcus ventriculi (histologisch als Carcinom ausgewiesen, 1961). Die Gastro-gastrostomose ist deutlich an den ringförmig angeordneten Nahtwülsten zu erkennen. Der Magen zeigt zwei Einschnürungen: eine im Magenkörper an der Anastomose, die zweite am Pylorusring. c (PRÉVÔT): Befund viele Jahre nach Querresektion. Der Magen zeigt im mittlerenAbschnitt eine stufenförmige Verschmälerung, die Falten an der großen Curvatur ziehen vom proximalen Magenabschnitt durch die Anastomose zum unteren Magenpol

Röntgenologisch hängt das morphologische und funktionelle Resultat von der Größe der Antrumresektion ab. Sind nur kleine Antrumteile entfernt, so kann der operierte Magen einem nichtoperierten ähneln; nach den älteren Berichten besteht im Frühstadium eine Entleerungsverzögerung, die man auf Spasmen und entzündliche Schwellungen an der Anastomose zurückführte. Später ist der Pylorus mehr oder weniger insuffizient (GÖCKE 1916). Nach der Methode von WANGENSTEEN werden Befunde beschrieben, in denen sich mit der Zeit ein „Miniatur-Magen" mit guter Reservoirfunktion entwickelt.

Die Nahtwülste sind in den ersten Wochen noch deutlich zu erkennen (Abb. 18a und b), der Magen zeigt zwei Einschnürungen, eine an der Anastomose, die andere im Bereich des Pylorus. Später werden die Nahtverdikkungen eingeebnet und sind nicht mehr sicher von der Umgebung zu unterscheiden. Streckt sich der Restmagen in der weiteren Entwicklung, so sieht man im Reliefbild stufenförmige Absätze der Faltenreihen im Bereich der alten Anastomose (Abb. 18c).

In anderen Fällen können postoperative Deformierungen (Beutel-, Sanduhrmagen) und Rezidive des Grundleidens nachgewiesen werden.

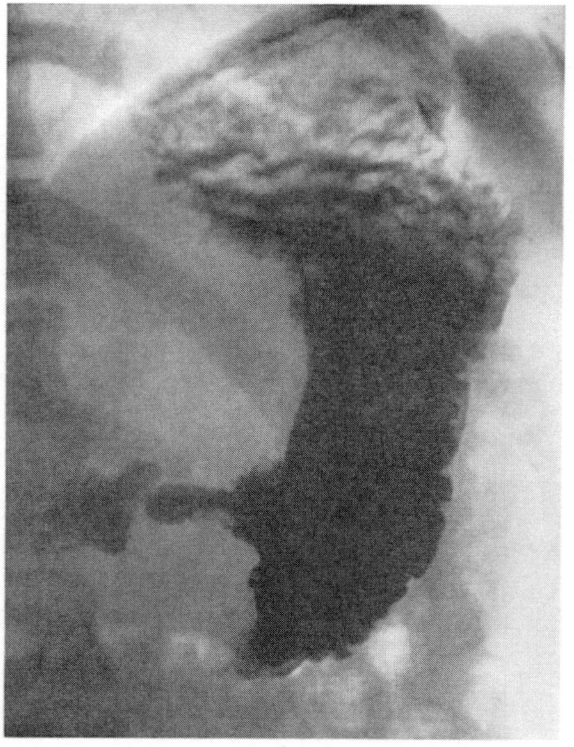

a

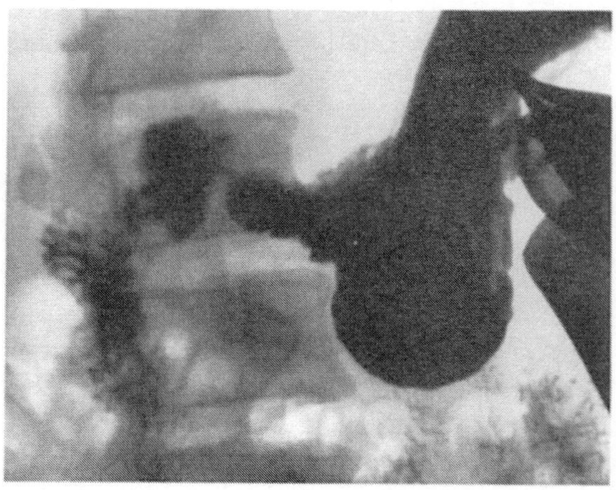

b

Abb. 19a u. b. Zustand nach Pyloromyotomie wegen Pylorospasmus als Säugling; jetzt 23jähriger Mann. Auffallende, jedoch im Kaliber variable Engstellung des präpylorischen Antrum, kein Anhalt für ein Ulcus oder einen anderen Wandprozeß. Anfangsentleerung verzögert, Gesamtentleerungszeit nicht wesentlich verlängert

b) Cardiaresektion

Klinische, operative und anatomisch-funktionelle Grundlagen. An erster Stelle ist das Resektionsergebnis des Cardiacarcinom zu analysieren. Seltener wird eine Cardiaresektion bei einem cardianahen Ulcus, z.B. in einer fixierten Hiatushernie nötig. Eine modifizierte Cardiaresektion war die „physiologische Operation“ nach O. H. WANGENSTEEN zur Behandlung der idiopathischen Oesophagusdilatation. Die „Gastrectomie inversée“ von DELOYERS (1955) hat sich nicht allgemein durchgesetzt.

Um das Carcinom radikal zu resezieren, wählt der Chirurg in bestimmten Situationen den thorakalen Zugang, damit er Infiltrationen ins Zwerchfell und in die Lymphverbindungen zwischen Oesophagus und Magen bis weit ins Mediastinum sicher erfassen kann.

Die Resektion entfernt verschieden lange Abschnitte des unteren Oesophagus und die Cardia mit einem Sicherheitsstreifen geschwulstfreier Magenwand. Beide Nervi Vagi werden durchtrennt. Einige Chirurgen machen gegen den konsekutiven Pylorospasmus eine Pylorotomie oder Pyloroplastik. Der Verdauungsweg wird durch eine Oesophagogastrostomie wiederhergestellt. Dabei kann der Oesophagusstumpf in die Magenwand eingescheidet werden. Der Magenstumpf wird am Zwerchfell oder im Mediastinum durch Nähte gesichert. Zur Vermeidung der Refluxoesophagitis hat man verschiedene Methoden ausgearbeitet, hier sei auf die Arbeiten von NISSEN (1958) und FRANKE (1957) verwiesen.

Die Röntgenmorphologie des rein technisch-chirurgischen Resultates wird oft durch schwer zu deutende anatomische und pathophysiologische Komplikationen überlagert.

Morphologisch und funktionell ähnelt der distale Magenrest weniger einem normalen als viel mehr einem pathologisch veränderten Antrum. Ein hypotonisch-atonisch deformierter Restmagen mit unkoordinierter Motorik, einem insuffizienten „Mageneingang" und gleichzeitig funktionsgestörtem Pylorus, sind der Effekt der Vagotomie, des Pylorospasmus und des Cardiaverlustes. Am häufigsten findet man Störungen und Komplikationen an der Anastomose: mit der Ausrottung der anatomischen Cardia gehen auch die wesentlichen Elemente der „funktionellen" Cardia verloren, ein unkontrollierter Reflux mit allen seinen Folgen ist möglich — begünstigt zum Teil noch durch den Pylorospasmus und die Retention im Restmagen —. Oesophagitis, Ulcera und Narbenstrikturen zerstören weiterhin die Anatomie und Funktion der Anastomose. Zusätzliche komplizierte Veränderungen treten bei Nahtinsuffizienz mit Fisteln und Abscessen auf. Unter solchen komplizierten Befunden gilt es rechtzeitig die Symptome von Rezidiven und Metastasen zu erkennen.

Am Restmagen können sich die funktionellen Störungen des Vagotomieeffektes später teilweise verlieren, bei länger Überlebenden formt sich der Antrumrest scheinbar zu einem kleinen etwas sackartig weiten „Magen" um.

Röntgenuntersuchung und -befunde. Die Röntgenuntersuchung soll zunächst analysieren, wie die Anastomosierung zwischen dem Stumpf des serosafreien Oesophagus und des cardialosen Magenrestes anatomisch und funktionell gelöst ist:

die Funktion des Oesophagus, die Morphologie und Funktion der Anastomose, den Befund am blind verschlossenen Magenquerschnitt; Gestalt und Funktion des Restmagens. Sie muß die Folgen der Vagotomie und des Cardiaverlustes beurteilen, den Befund im Thorax, am Zwerchfell und im Abdomen kontrollieren und prüfen, ob Komplikationen im Bereich der Nahtverbindungen bestehen und ob das Primärleiden beherrscht ist.

α) Überblick

Der kleine Magenrest ist nach abdominaler Resektion unter das Zwerchfell verlagert, das Duodenum folgt nach cranial. Die Anastomose liegt in unmittelbarer Nähe des Hiatus, der Oesophagus kann normal lang erscheinen.

Nach thorakaler Resektion liegt der Magenrest ganz oder teilweise im Thorax mit einer größeren Portion des Duodenum. Entsprechend dem Grad der Vaguslähmung besteht ein Pylorospasmus, bei einer Anzahl von Operierten bleibt der Dünndarm mehr oder weniger lange weitgestellt.

Einschränkungen der Zwerchfellbeweglichkeit, pleurale und pulmonale Residuen findet man mehr nach thorakalem Eingriff, weniger ausgeprägt nach abdominalem Vorgehen.

Als seltenes Ereignis wird ein Prolaps von Eingeweiden durch einen insuffizienten Zwerchfellschlitz beobachtet.

Die meisten Autoren raten, Röntgenkontrollen noch vor Entlassung der Operierten vorzunehmen, man erleichtert es sich damit zu unterscheiden, welche — oft schwer zu deutenden — Veränderungen später hinzugekommen sind.

β) Postoperatives Frühstadium

Berichte und Aufnahmen aus der Reparationsphase des Frühstadiums dienen für spätere Kontrollen als Vergleich bei der so entscheidenden Differenzierung von: Operationseffekten (postoperative Verschwellungen des Lumens, Wandeinstülpungen), Narbenengen; Carcinomrezidiven, zurückgelassenen Tumorresten, Metastasen sowie Motilitäts- und Funktionsstörungen.

Die erste Besichtigung gilt dem Thoraxbefund.

Eine Anastomose im Thorax markiert sich oft durch die Aufhellung der Magenblase.

Die Kontrastuntersuchung beginnt man mit kleinen Mengen verschiedener Konzentration; bei Verdacht auf Fisteln soll jodiertes Kontrastmittel verwendet werden.

Das Kontrastmittel wird im Oesophagus allein der Schwere nach transportiert, die Oesophaguswand ist nach der bilateralen Vagotomie hypotonisch. In den ersten Tagen nach der Operation besteht eine Schwellung der Anastomosenfalten mit temporärer Einengung des Lumens, die Konturen des unteren Oesophagusabschnittes sind unregelmäßig wellig, das Kaliber kann verschmälert sein, die eingestülpte Magenwand benetzt sich schlecht und läßt sich schwer abgrenzen. Ist die Nasensonde bereits entfernt, kann die Passage in den Magen behindert sein, ein totaler Stop ist seltener (Abb. 20).

Häufiger dagegen findet man eine langanhaltende Retention in einem weitgestellten atonischen, mit Sekret angefüllten Magenrest. Ein Pylorospasmus unterhält oder begünstigt die Retention. Der Pylorus stellt

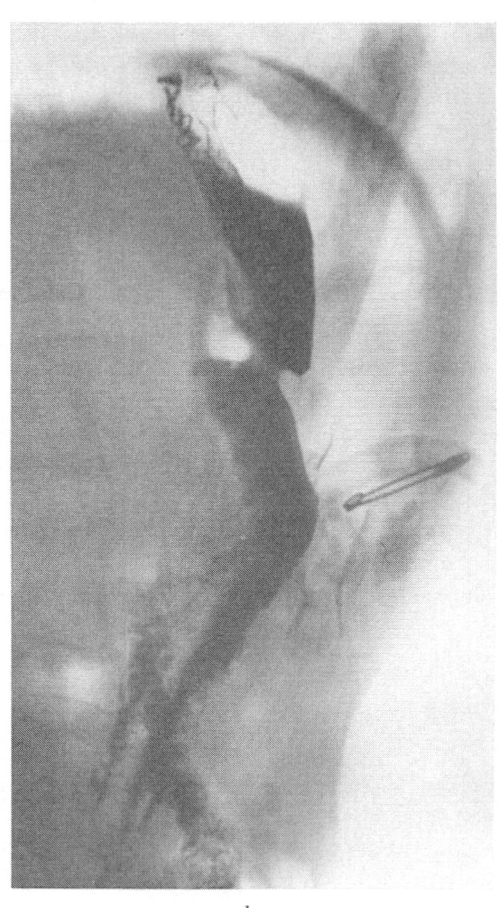

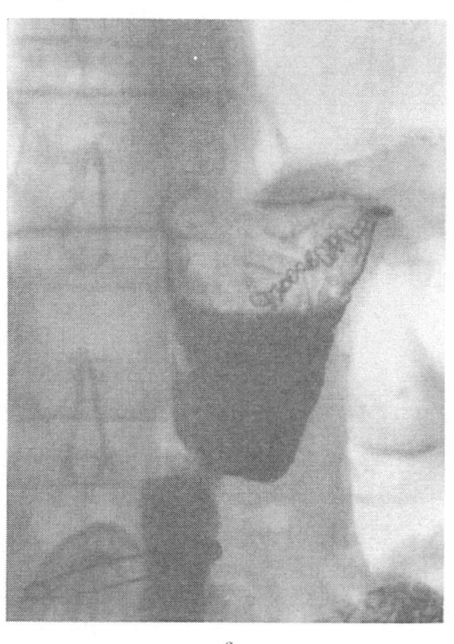

a b

Abb. 20a. Zustand nach Cardiaresektion. Die Nahtreihe am Magenquerschnitt ist durch Petzsche Klammern markiert, der obere linke Rand des Magenstumpfes ist am Zwerchfell fixiert. b Wegen Pylorospasmus und Passagestop wurde eine Witzel-Fistel angelegt. Der Schlauch liegt im Duodenum; die Entleerung hat wieder spontan eingesetzt

sich als enges, durch Hochraffung langgestrecktes Rohr dar, durch das das Kontrastmittel von Zeit zu Zeit in kleinen Schüben oder auch rasch in dünnem Strahl passiert.

Am Duodenum und oberen Dünndarm hingegen fällt eine hypo- oder atonische Erschlaffung auf; nicht selten ist der Bulbus duodeni atonisch dilatiert.

Dieses „Denervationssyndrom" ist postoperativ anfänglich stark ausgeprägt, am deutlichsten nach hoher Resektion; bei Anastomosierung in Höhe des Aortenbogens sieht man, nach ROSSETTI (1956/57), manchmal „monströse Ausweitungen". Nach tiefer Oesophagogastrostomie sind die Erscheinungen selten extrem.

Der Befund im Frühstadium wird unübersichtlich bei Komplikationen durch Nahtinsuffizienz und Wandnekrosen. Fisteln und Abscesse treten einige Tage oder noch Wochen nach der Operation auf. Kleine Fisteln sind oft Zufallsbefunde, in anderen Fällen folgen schwere Komplikationen mit Empyemen und Mediastinitis (Abb. 21a und b). Ein System bizarrer Kontrastmittelstraßen und -depots überdeckt zuweilen die Anastomosengegend.

Später, wenn die Wandlücke verschlossen ist, bleibt als Rest eines Abscesses eine Aufhellung (Gasdepot) neben dem Magen- oder Oesophagusstumpf (Abb. 26).

Differentialdiagnostisch sind Kontrastmittelansammlungen in Zipfeln, Beuteln und Taschen einer Wandduplikatur des Magens bei versenkter Anastomose (Abbildungen bei Beck) von Fisteln abzugrenzen.

Nach Abklingen der ganz frischen postoperativen Verschwellungen des Anastomosenringes findet man wenig später zweilappige bogig begrenzte, konzentrisch oder exzentrisch gelegene Einbuchtungen an der Oesophagusmündung, wie sie Rossetti als Reaktionen

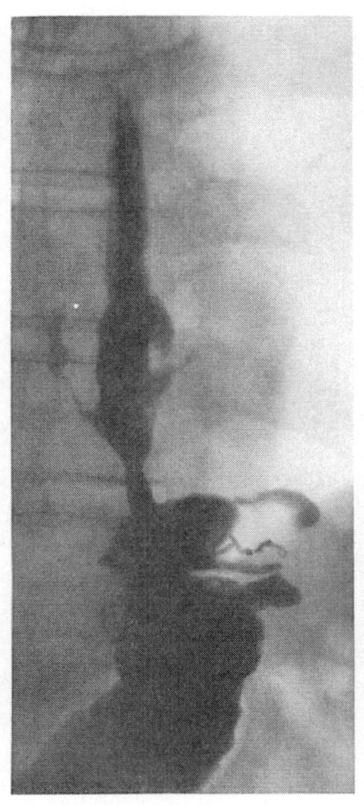

a

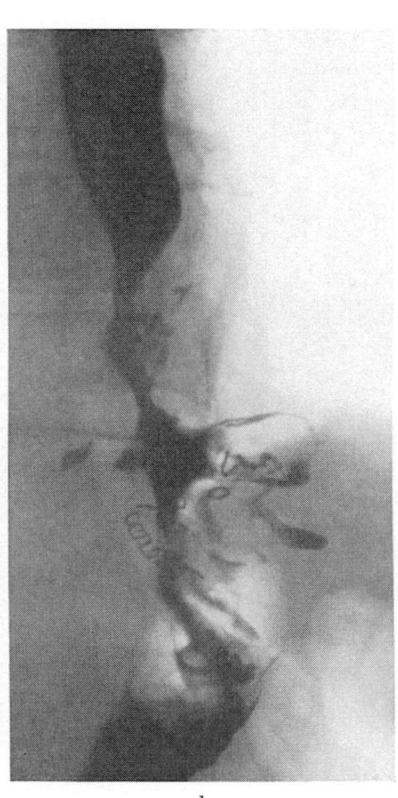

b

Abb. 21 a u. b. Fisteln an der Anastomose nach Cardiaresektion, 12. Tag post operationem, mit folgendem Empyem und Mediastinitis

oesophagealer Anastomosen beschrieben hat. Bei unkompliziertem Verlauf bilden sich innerhalb von 4 Wochen die deutlich sichtbaren Einbuchtungen zurück, man sieht danach eine gleichmäßige Lumenweite und einen glatten Verlauf der Falten im unteren Oesophagus, lediglich an der Nahtreihe stellen sich noch kleinere Verdickungen dar.

γ) Spätere Entwicklung

In den folgenden Stadien ist auch bei unkompliziertem Verlauf die Anastomose enger als das Lumen des Oesophagus, der einmündende Teil hat auf eine wenige Millimeter lange Strecke eine Taille, die Schleimhaut zeigt jedoch kontinuierliche Längsfalten.

Knollige, mehrbogige Einbuchtungen an der Oesophagusmündung, nach Ablauf des Frühstadiums, sind verdächtig auf Reste oder ein Weiterwachsen nicht radikal entfernten Tumorgewebes. Durch Kontrollen muß geklärt werden, wieweit noch reparative Prozesse bestehen. In Zweifelsfragen tritt die Oesophagoskopie in ihre Rechte. Echte Rezidive oder Metastasen kommen in diesem Stadium gewöhnlich noch nicht vor.

αα) Lage und Morphologie der Anastomose und des Magens

Es kann schwierig sein, die Anastomose zu lokalisieren, wenn der Oesophagus in einen schrägen Magenquerschnitt versenkt ist. Man muß sie in der optimalen Projektion darstellen. Petzsche Klammern erleichtern die Orientierung. Ist über die Nahtreihe eine Wandduplikatur des Magens gelegt, dann entstehen komplizierte Bilder durch Taschen-Zipfelbildungen, die — mit Luft oder partiell mit Kontrastmittel gefüllt — sich auf oder um die Anastomose herum projizieren. Ein Relief ist in ihnen nicht immer zu erkennen. Glatte Begrenzungen und wechselnde Füllung kleiner Zipfel sprechen eher gegen Fisteln.

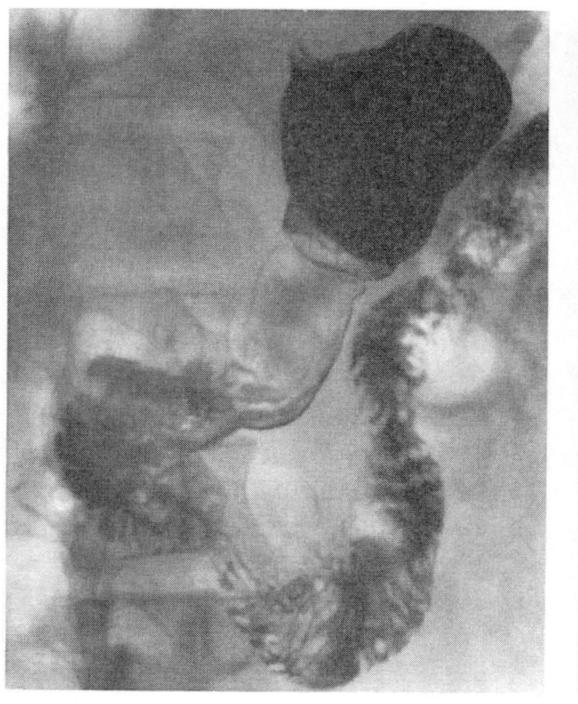

a

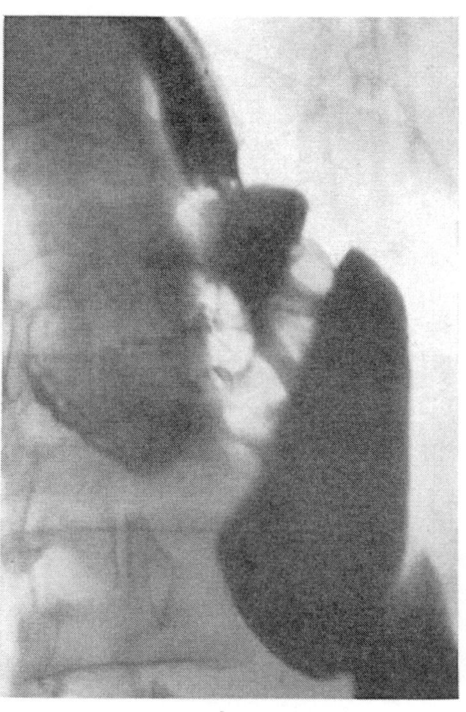

b

Abb. 22a u. b. Zustand nach Cardiaresektion wegen Carcinom. $^1/_2$ Jahr post operationem mit noch deutlichem Denervationssyndrom, starke Segmentation des Restmagens, Weitstellung des atonischen Bulbus duodeni und des extrabulbären Duodenum. b Die eingestülpten Wandteile des Magenquerschnittes liegen dorsal

Die abdominale Anastomose liegt dicht unterhalb des Hiatus, nach termino-terminaler Verbindung („umgekehrter Billroth I") gut frei zu projizieren, oder im Hiatus: der anastomosierte Magenquerschnitt reicht trichter-zapfenförmig in den Hiatus. Der Magenrest ist in der Regel klein, nach medial-cranial verlagert, der Palpation gewöhnlich nicht zugänglich. Zipfelige Ausziehungen des oberen Magenteils am oberen linken Rand und am Hiatus deuten auf Fixierungen am Zwerchfell hin, der fixierte Magenabschnitt kann beutelförmig nach links und hinten durchhängen (s. Abb. 22). Pylorus und Bulbus duodeni verlaufen schräg oder steil nach distal, das Duodenum liegt mit seiner ersten Portion zum Teil links der Wirbelsäule.

Am blind verschlossenen Magenquerschnitt stellen sich die eingestülpten Wandteile als wulstige, knotig-knollige Füllungsaussparungen dar. Sie liegen dorsal und linksseitig, oder auch mehr nach rechts, entsprechend der Technik des Operateurs (s. Abb. 22—24).

Solche Wand-Nahtbürzel lassen sich manchmal schwer von Carcinomknoten unterscheiden, zumal aus Wandbürzeln Rezidive hervorgehen können. Der Befund muß weiterkontrolliert werden, bleibt er nach kurzfristigen Nachuntersuchungen unklar, dann führt die Oesophago-gastroskopie noch zum Ziel, wenn der Wulst erreichbar ist.

Füllungsdefekte durch gutartige Wulstbildungen bleiben konstant oder werden nach längerer Zeit teilweise in das umgebende Relief eingeebnet (Abb. 23, 24).

Nach thorakaler Anastomosierung kann ein ganz im Thorax liegender Magen die eine Thoraxhälfte fast völlig besetzen. Beim Durchtritt durch das Zwerchfell wird ein teilweise verlagerter Magen sanduhrförmig eingeengt. Das Duodenum ist noch stärker als nach der abdominalen Anastomosierung nach cranial verlagert.

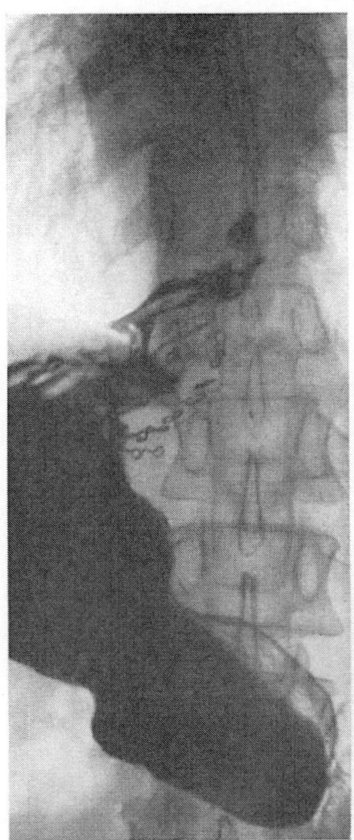

a

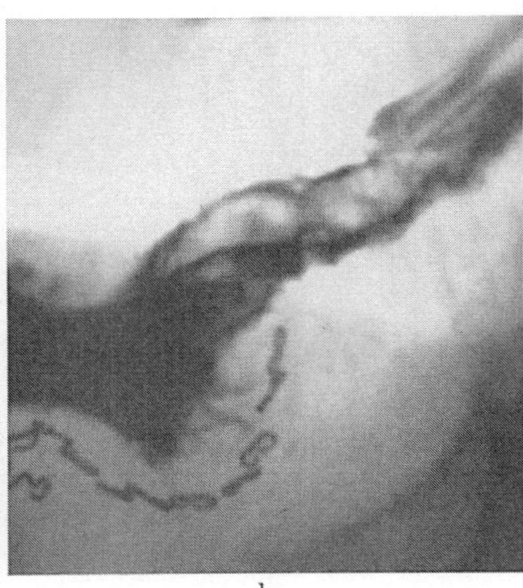

b

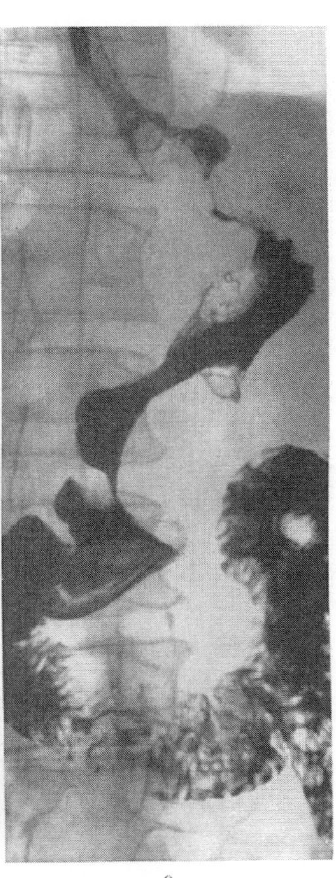

c

Abb. 23a—c. Kontrollbefunde der Wandeinstülpungen am Magenquerschnitt nach Cardiaresektion wegen Carcinom. a und b 3 Monate post operationem: die Anastomose liegt im Hiatus oesophagi, Petzsche Klammern markieren die Lage der Anastomose und des Magenquerschnittes. c 2 Jahre post operationem: ausgeprägtes Rezidiv, knollige destruierende Einbuchtungen bis zum unteren Oesophagus, ein Teil der (markierenden) Petzschen Klammern ist ausgestoßen

ββ) Die Funktion des Oesophagus, der Anastomose und des Restmagens

Während des Denervationsstadiums bleibt der Oesophagus weit. Nach Rossetti fehlen zweckmäßig orientierte Wellen. Unterhalb der Vagotomiestelle beobachtet Rossetti segmentäre Spasmen, sie sind die Folge einer Drucksteigerung gestauter Ingesta. Das Verhalten des Oesophagus erlaubt damit bestimmte Rückschlüsse auf die Funktion der Anastomose. Bei erschwerter Durchgängigkeit reagiert der Oesophagus zuerst mit peristaltischen Bewegungen danach mit Antiperistaltik und Regurgitation. Auch bei guter Schluckfähigkeit kann die Anastomose eine vorübergehende Passagesperre hervorrufen. Nach kymographischen Befunden hat man vermutet, daß die Oesophaguswand in einen Pseudosphincter umgewandelt wird. Der röntgenologische Befund stimmt nicht immer mit den klinischen Beschwerden überein.

Der Magenrest ist infolge der Atonie taschenartig ausgebuchtet, an der ausgeweiteten Wand vermißt man eine Peristaltik. Ein Pylorospasmus kann sehr hartnäckig sein, der Magen bleibt dann lange mit Speisen und Sekret gefüllt (Abb. 20, 22, 24).

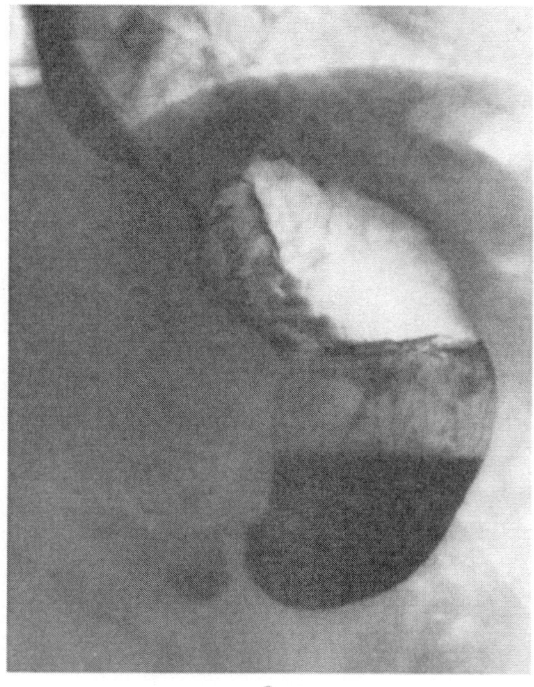

a

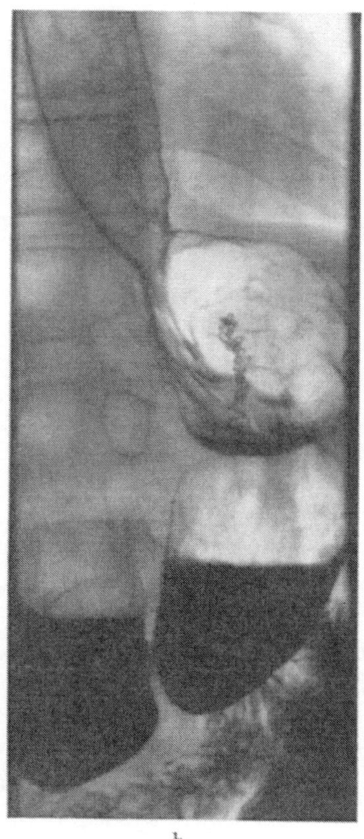

b

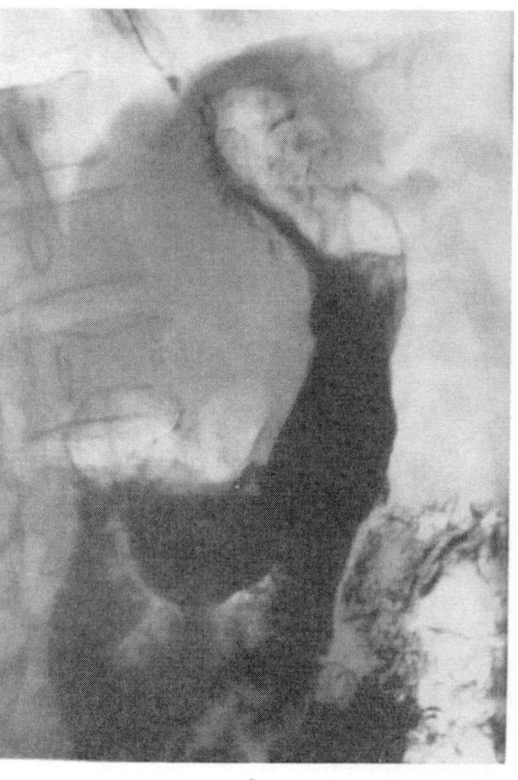

c

Abb. 24a—c. Kontrollbefunde der Wandeinstülpungen am Magenquerschnitt, innerhalb von 6 Jahren keine Zeichen für ein Rezidiv, die Einstülpungen werden eher eingeebnet. Das Denervationssyndrom mit Weitstellung des Oesophagus und des Bulbus duodeni sowie die Tonusänderungen des Restmagens sind bei den einzelnen Untersuchungen verschieden stark ausgeprägt. a $^3/_4$ Jahr post operationem, b 2 Jahre, c 6 Jahre später als a

Von dieser Rückwirkung der Vagotomie werden nach ROSSETTI auch $^2/_3$ der Operierten mit tiefer Oesophagogastrostomie betroffen.

Die Störungen sind innerhalb einiger Wochen bis zu einem halben Jahr partiell rückbildungsfähig (Abb. 24). Tonus und Peristaltik stellen sich in gewissem Umfang wieder ein, jedoch unterscheiden sie sich von normalen Abläufen durch ihre Automatik. Die Peristaltik schnürt oft tief durch, dabei bilden sich kaskadenähnliche Formationen und multiple voneinander abgesetzte Segmente am Magen, die aber regelmäßiger auftreten als die „Gastrospasmen" von ROSSETTI. Andere Autoren wie SOLOTAREWSKIJ (1957) beobachten eine rhythmische Peristaltik mit guter Amplitude.

Die Wiedererhöhung des Tonus führt ROSSETTI auf die autonome Funktion des Plexus Auerbach zurück. Auch am gut tonisierten Restmagen gibt es Störungen der Pylorusfunktion mit und ohne Rückstauung.

Bleiben die Denervationserscheinungen ein Dauerzustand, dann entsteht keine geordnete Peristaltik mehr, es lassen sich nur inkonstante nicht durchschnürende Wellen nachweisen. ROSSETTI beobachtet in manchen Fällen konzentrische oder exzentrische segmentäre Gastrospasmen im Antrum, sie sollen durch eine unkontrollierte Reizung der intramuralen Ganglien ausgelöst werden.

γγ) Cardiaverlust mit Reflux und Refluxoesophagitis

Den Mechanismus des Refluxes muß man provozieren durch Hustenlassen, Schnupfversuch, forciertes Inspirium, Beckenhochlage u.ä. Sehr oft läßt er sich röntgenologisch nicht nachweisen. Das bedeutet jedoch nur, daß für unser Kontrastmittel kein Reflux möglich ist, dagegen darf man annehmen, daß dünnflüssige Verdauungssäfte von der Anastomose durchgelassen werden.

Nach reichlicher Breigabe zeigt sich häufiger ein Reflux. Bei anderen Operierten sieht man, wie das Kontrastmittel, im Liegen wie im Stehen, bis zum Jugulum hochsteigt.

Auch bei klinisch stärkeren oesophagitischen Beschwerden brauchen röntgenologisch Veränderungen an der Oesophagusschleimhaut nicht festzustellen sein. WENZ (1959) schreibt, ein „verwaschenes unruhiges Relief", manchmal mit kleinen Ulcerationen, lasse sich relativ leicht erkennen. ROSSETTI dagegen hält die Schleimhautbeurteilung für eine „Domäne der Oesophagoskopie", der gleichen Ansicht ist PORCHER. Errosionen und selbst große Ulcusnischen könnten dem röntgenologischen Nachweis entgehen.

Die röntgenologischen Merkmale der Refluxoesophagitis gleichen denen der lokalisierten Oesophagitis des nichtoperierten Magens; Strikturen entstehen nach HOLLE (1959) leichter, da in den ersten Tagen post operationem alle Wandschichten offen sind und vom Lumen her entzündlich infiltriert werden.

Die Hauptsymptome sind Spasmus und Stenose. Eine schwere Oesophagitis kann zunächst zur spastischen, dann zur narbigen Enge führen.

Die narbige Struktur unterscheidet sich von der frühen postoperativen ödematösen Enge und der Carcinomstenose durch eine gradlinige, spitzkonisch zulaufende, oft lang ausgezogene Verengung des unteren Oesophagus mit starren, zackigen, aber scharf begrenzten Konturen.

Bei starrer Stenose kann der proximale Oesophagus sich stark ausweiten.

c) Totale Gastrektomie

Allgemeine klinische, operative und anatomisch-funktionelle Grundlagen. Seit der technischen Vollendung der totalen Gastrektomie und den Fortschritten in der Thoraxchirurgie sind die Ansprüche der modernen Chirurgie an die Radikalität der Krebsausrottung immer weiter gegangen, von der Forderung der „gastrectomie totale de principe" bis zu kombinierten Resektionen und en-bloc-Exstirpationen des Magens mit der Milz, Teilen der Leber, des Pankreas, des Darmes, des Zwerchfells und radikaler Ausräumung aller — immer besser bekannten — Ausbreitungswege in den Lymphbahnen.

Mit dem Verlust des ganzen Magens ergab sich das Problem einer möglichst physiologischen Wiederherstellung des Verdauungsweges und des Magenersatzes. Zur Minderung oder Verhütung der — in großen Reihen studierten — Ausfallserscheinungen des „agastrischen Syndrom" (nach TSURUMARU, 1951; TOMODA, 1954: Kohlenhydrat-Fett-Eiweiß-, Mineral- und Vitaminhaushaltstörungen; Störungen der Erythropoese, Osteoporose) wurden verschiedene Techniken zum plastischen Magenersatz ausgearbeitet. Neben Konstruktionen künstlicher Taschen benutzt man Zwischenschaltungen von Dünndarm (Typ Henley, 1952; Longmire, 1952; Sacharow, 1938—1948) und Dickdarm (Typ Moroney, 1951: Querdarm; Typ Hunnicut, 1951; Lee, 1951; Carleson, 1952: rechtes Colon). Unter diesen Methoden bevorzugt man in den letzten Jahren solche Lösungen, die die Passage über das Duodenum wiederherstellen und ein neues „Reservoirorgan" schaffen. Ohne Substitutionstherapie (u.a. Vitamin B12 etc.) kommen diese Plastiken jedoch nicht aus. NISSEN hat daher vorgeschlagen, wenn es möglich ist, einen kleinen Magenrest (Blutbildung) zu belassen (antrumerhaltende Resektion).

Trotz technischer Hochleistung, Erhöhung der Operabilität, Senkung der Mortalität kommen selbst ausgezeichnete Anfangserfolge nur einem Teil der Resezierten auf die Dauer zu gute, d.h. der kleinen Zahl von „Fünfjahresheilungen". Von einigen Chirurgen wurde daher empfohlen, die Indikation für die extrem radikalen, schweren und aufwendigen Operationen auf solche Krebsstadien zu beschränken, deren Träger erfahrungsgemäß länger überleben. Zu diesen Gruppen gehören nach HOLLE und HEINRICH (1960) große resezierbare Tumoren, die die Magengrenzen noch nicht überschritten haben und bei denen in einem, höchstens zwei Lymphknotengebieten Metastasen zu finden sind. Die Diskussionen zu diesen Fragen sind noch nicht abgeschlossen, sie sollen hier nur angedeutet werden.

Röntgenuntersuchung und -befunde. Die Röntgenuntersuchung findet bestimmte, allen Methoden gemeinsame Befunde, die sich aus der Anatomie, Funktion und dem cardialosen Zustand oesophagealer Anastomosen sowie der Tätigkeit des anastomosierten Darmes ergeben.

Allgemein ist zu kontrollieren: die Sicherheit der Naht, Durchgängigkeit und Funktion der Anastomosen; Morphologie und Transportfunktion des angeschlossenen Darmes; die Folgen der Vagotomie und der „Cardialosigkeit"; Störungen an der Anastomose: Komplikationen durch Reflux aus dem Darm; Rezidive, Metastasen des Primärleidens an der Anastomose, am Darm und in der Umgebung.

Spezielle Beachtung verdienen die Plastiken für den Magenersatz und die Darmzwischenschaltungen:

Entsteht eine magenähnliche Gestalt und Funktion, arbeiten die zusätzlichen Anastomosen einwandfrei, gibt es Passagestörungen und anatomische Komplikationen?

Spezieller Teil

(a) Oesophago-jejunostomie

Am häufigsten wird die End-zu-Seit-Anastomose gebraucht, seltener, bei uns, die Y-förmige End-zu-End-Anastomose nach ROUX.

α) *End-zu-Seit-Anastomose*

Der Lungenbefund bietet, entsprechend dem abdominalen oder thorakalen Vorgehen, ähnliche Veränderungen wie nach der Cardiaresektion.

Während des postoperativen *Frühstadiums* findet man nach Rückgang der unmittelbaren postoperativen Verschwellungen des Anastomosenringes die Reparationszeichen oesophagealer Anastomosen mit zweilappigen Kerben oder Einbuchtungen an der Oesophagusmündung. Sie können bei verlängertem Entzündungsstadium einige Wochen post operationem noch nachzuweisen sein. Weitere Kontrollen müssen klären, ob sich diese Füllungsdefekte zurückbilden oder ob sie der Ausdruck eines weiterwachsenden Tumorrestes oder eines Rezidives sind (Abb. 25). Fistelgänge mit kleinen Absceßhöhlen notiert man manchmal als Nebenbefund, später stellen sich ihre Reste als Luftaufhellung in der Nähe der Anastomose dar (Abb. 26).

Das Denervationssyndrom mit Hypotonie des Oesophagus und atonischer Weitstellung des Dünndarms ist bei tiefer Anastomose gewöhnlich nur mäßig oder gering ausgeprägt (Abb. 27).

Bei unkompliziertem Verlauf glätten sich innerhalb der nächsten Wochen die Konturen des unteren Oesophagus, die Schleimhautfalten ziehen regelmäßig parallel gerichtet zur Anastomose (Abb. 27d und e).

Morphologie der Oesophagoenterostomose. An der Anastomose mündet der Oesophagus oft leicht zugespitzt ein. Die Jejunumschlinge geht hufeneisenförmig ab, die anastomosierte Darmwand zeigt eine zipfelige Ausziehung nach cranial, die durch eine Retraktion des Oesophagus erzeugt wird.

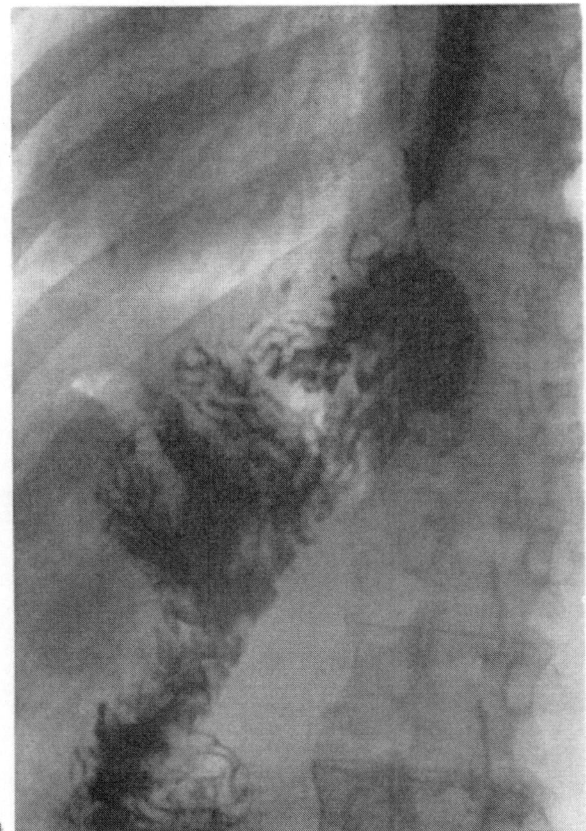

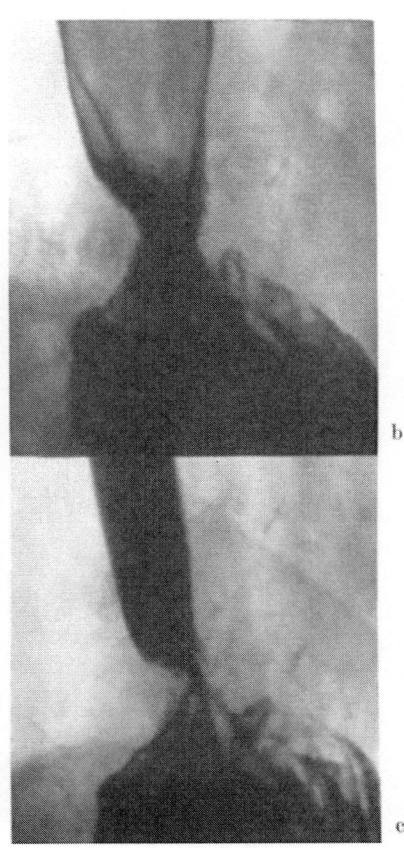

Abb. 25a—c. Oesophago-jejunostomie nach totaler Gastrektomie wegen paraoesophagealer Hernie mit Ulcus im hernierten Teil. 8 Wochen post operationem: zweilappige Einbuchtungen an der einmündenden Oesophaguswand als Ausdruck des Reparationsstadiums. b und c Die Lumenweite ist variabel (Ausschnitte)

Funktion der Oesophago-jejunostomie. Im Oesophagus passiert das Kontrastmittel mehr oder weniger der Schwere nach. Die Anastomose erscheint immer etwas eng; sie kann aber bei stärkerer Füllung ihr Kaliber variieren (Abb. 25b und c).

Ein Stop vor der Anastomose ist meistens eine funktionelle Erscheinung, die durch eine Pseudosphincter-Wirkung der Oesophaguswand ausgelöst wird, wie man sich unter Durchleuchtungskontrolle überzeugen muß. Vor einem anatomischen Hindernis reagiert der Oesophagus mit verstärkten Bewegungen, Retroperistaltik und schließlich mit Dilatation.

Die beiden Jejunumschenkel füllen sich meistens gleichzeitig. Das Kontrastmittel tritt an der Braunschen Anastomose von der zuführenden in die abführende Schlinge und passiert von dort weiter in den unteren Dünndarm. Bei raschem Transport wird die Braunsche Anastomose durch die gefüllten Schlingen überlagert und läßt sich schwer frei projizieren. Die zuführende Schlinge stellt sich zuweilen flüchtig bis zum Duodenum dar. Pathologisch ist ein stark erweiterter zuführender Schenkel mit Rückstauung bis zum Duodenalstumpf. Der Befund entspricht dem Syndrom der zuführenden Schlinge beim Billroth II-Magen, wie eine rasche Überflutung des Dünndarms dem Symptom der abführenden Schlinge der Resektion nach Billroth II analog ist.

Tonus und Motilität des Dünndarms, „funktioneller Ersatzmagen“. Extreme Atonien (Denervationssyndrom) der Jejunumschlinge oder des übrigen Dünndarms mit Passagestörungen sind selten.

Dagegen ist bei vielen Operierten schon bald nach dem Eingriff der obere Dünndarm unterhalb der Anastomose fornixartig dilatiert, geschlängelt und mit Luft gefüllt. Von der

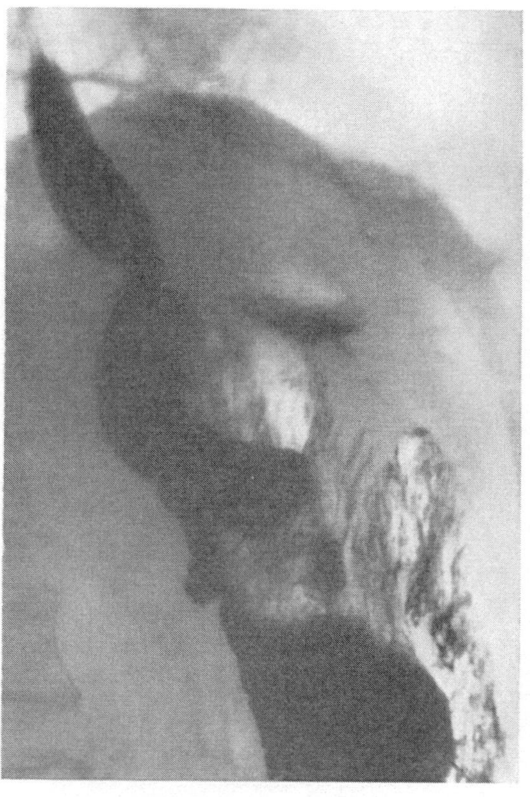

a

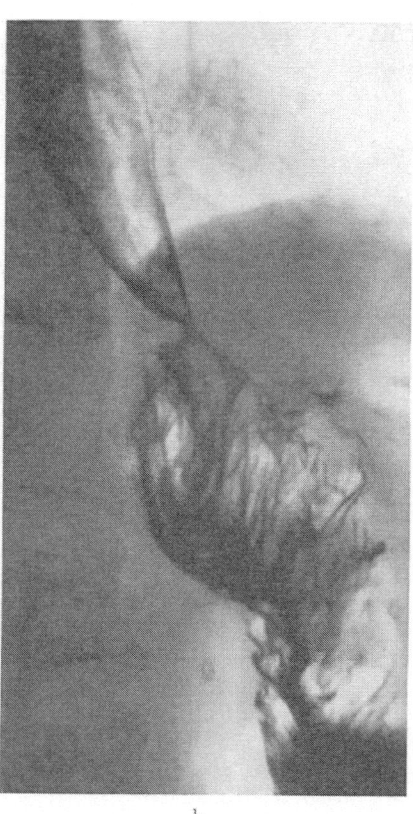

b

Abb. 26a u. b. Oesophago-jejunostomie nach totaler Gastrektomie mit Fistel im Bereich der Anastomose. a 4 Wochen post operationem füllt sich die Fistel und eine kleinkirschgroße Höhle mit Kontrastmittel. b 3 Monate post operationem: geringer Kontrastmittelbeschlag im Fistelgang, in der Höhle sieht man eine Luftaufhellung

Erweiterung werden gewöhnlich beide Schenkel der Schlinge betroffen. Das Relief zeigt quergestellte Falten von verschiedener Breite. Am deutlichsten sind die Veränderungen zwischen der Oesophago-jejunostomie und der Braunschen Anastomose. Das Kontrastmittel verweilt längere Zeit in solchen weitgestellten Darmabschnitten und wird von dort häufig in Portionen weitertransportiert (Abb. 27).

Der Befund gilt als normal. Es kommen magenähnliche Formationen des anastomosierten Jejunum zustande. Man hat von einer zweckmäßigen Anpassung des Dünndarms an die veränderte Belastung gesprochen und die neue Gestalt auch als „Ersatzmagen“ bezeichnet. Zum Teil beruhen diese Erscheinungen auf dem Einfluß der Denervation. Der Braunschen Anastomose wurde übrigens eine pylorusähnliche Funktion zugesprochen.

Die beschriebenen magenähnlichen Umformungen des Dünndarms halten jedoch nur optisch einen Vergleich mit der Gestalt und Motorik eines Magens aus, seine physiologischen Aufgaben können sie nicht ersetzen.

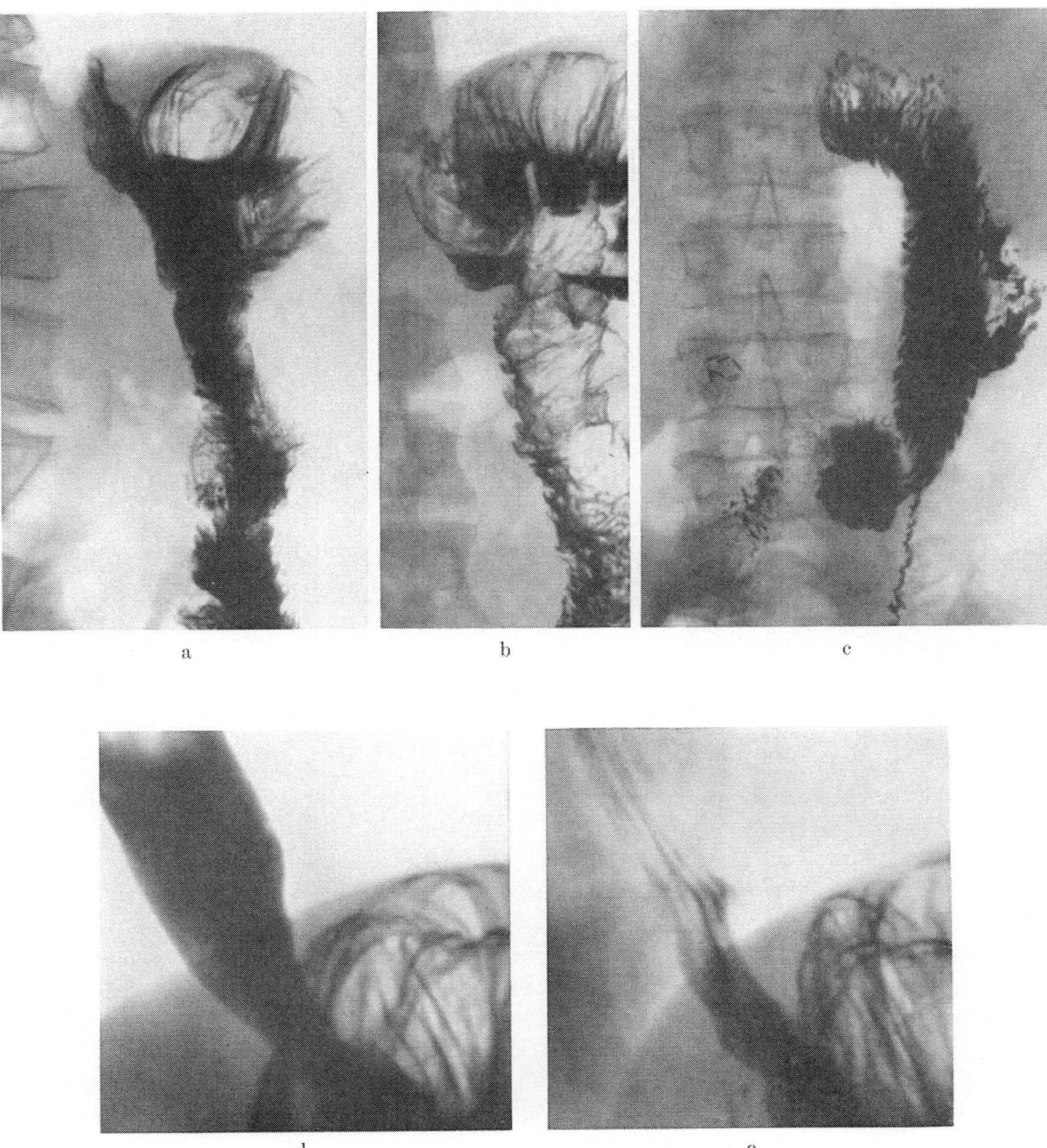

Abb. 27a—e. Verschiedene Grade einer magenähnlichen Umformung der Jejunumschlingen nach totaler Gastrektomie mit Oesophago-jejunostomie (End-zu-Seit-Anastomose). a und b Luftfüllung und Weitstellung der Schlingen. c Partielle Füllung der zuführenden Schlinge und des Duodenum. d und e Oesophagus und Anastomose zeigen regelrechte Strukturen (Ausschnitte von Abb. 27b)

Die *Cardialosigkeit* wird bei unkontrolliertem Reflux von Darmsaft durch frühzeitig auftretende und schwere Ätzstrikturen im Oesophagus kompliziert.

Rezidive und Metastasen sind sowohl im Bereich der Anastomose als auch in der Umgebung des alten Magenbettes zu suchen (Abb. 28). Bogig begrenzte, oft glatt und scharf konturierte, asymmetrisch oder symmetrisch gelegene Einbuchtungen am Oesophagus und Jejunum sind in späteren Stadien immer verdächtig auf maligne Prozesse, die entweder in der Wand der Anastomose oder im benachbarten Gewebe liegen.

In der weiteren Nachbarschaft der Anastomose ist auf Raumbeschränkungen im Leberbereich zu achten; sie sprechen für Lebermetastasen.

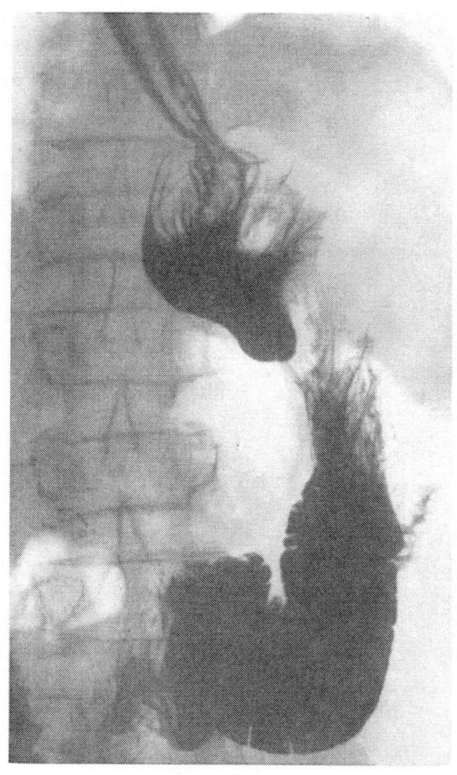

a

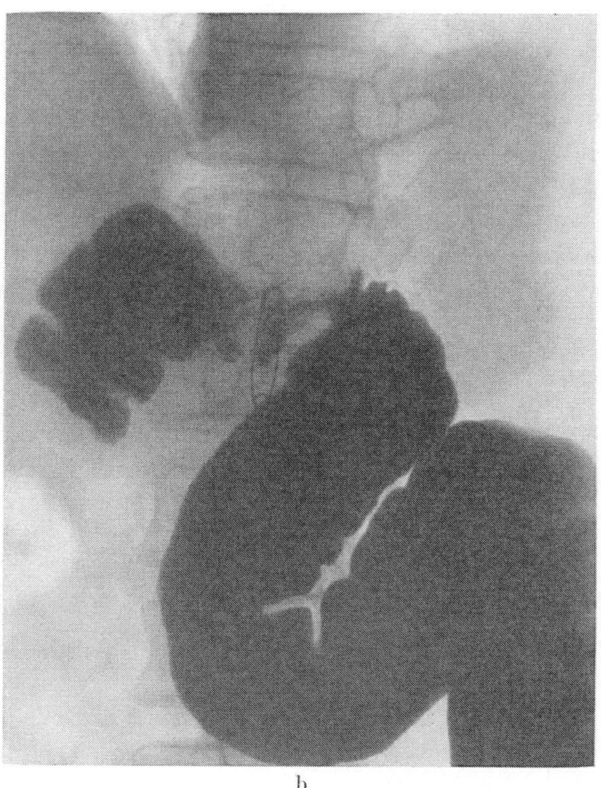

b

Abb. 28a u. b. Derselbe Kranke wie Abb. 26, $1^1/_2$ Jahre später. a Anastomose frei, b Tumoreinbruch ins Colon transversum

β) Y-förmige End-zu-End-Anastomose nach ROUX

Der anastomosierte Teil des Dünndarms bildet an der Anastomose die unmittelbare Fortsetzung des Oesophagusverlaufes. Auf manchen Bildern erkennt man eine kurze rückläufige Schlinge des Jejunum nach links einige Zentimeter unterhalb der Anastomose und eine Verjüngung des abführenden Schenkels am Eintritt der zuführenden Schlinge. Das System der zuführenden Schlinge stellt sich gewöhnlich nicht dar (Abb. 29).

In der weiteren Entwicklung kann sich die abführende Schlinge oberhalb der Enteroanastomose in verschiedenem Umfang ausweiten und eine magenähnliche Gestalt annehmen.

(b) Oesophago-duodenostomie

Das mobilisierte Duodenum wird meistens End-zu-End mit dem Oesophagus verbunden.

An der oesophago-duodenalen Anastomose sieht man im Frühstadium wulst- und polsterfömige oder doppellappige Einbuchtungen.

Später hat der Oesophagus ein glattes Relief. Im Bereich der Anastomose verjüngen sich Duodenum und Oesophagus zu einer umschriebenen Einschnürung.

Das Duodenum ist nach links verlagert, es setzt zunächst die Richtung des Oesophagus fort, die C-Schlinge bildet mit ihrem distalen Ende eine Angelhakenform. Das obere Knie ist aufgehoben (Abb. 30).

Im Duodenum sieht man normale Fiederung oder auch quergelagerte Falten. Die Papillengegend ist im Schleimhautbild darzustellen. Werden die Gallengänge gleichzeitig dargestellt, so erkennt man, daß sie nach medial-cranial verlagert sind (nach WENZ).

Funktion: Das Kontrastmittel passiert das Duodenum häufig rasch, selbst im Liegen. In der späteren Entwicklung kann sich das Duodenum ausweiten (Denervationssyndrom) und das Kontrastmittel einige Minuten retiniert werden. Manchmal entsteht dabei eine sack- oder taschenartige Ausbuchtung am unteren Knie. Nach PORCHER ist eine länger als 10 min dauernde Stase verdächtig auf ein anatomisches Hindernis (z. B. Lymphknotenmetastase).

Eine häufige Komplikation der Oesophago-duodenostomie ist die Refluxoesophagitis.

Auf entzündliche Veränderungen im Duodenum und Jejunum deuten vermehrte Darmbewegungen, Spastik, beschleunigte Entleerung und Passage hin.

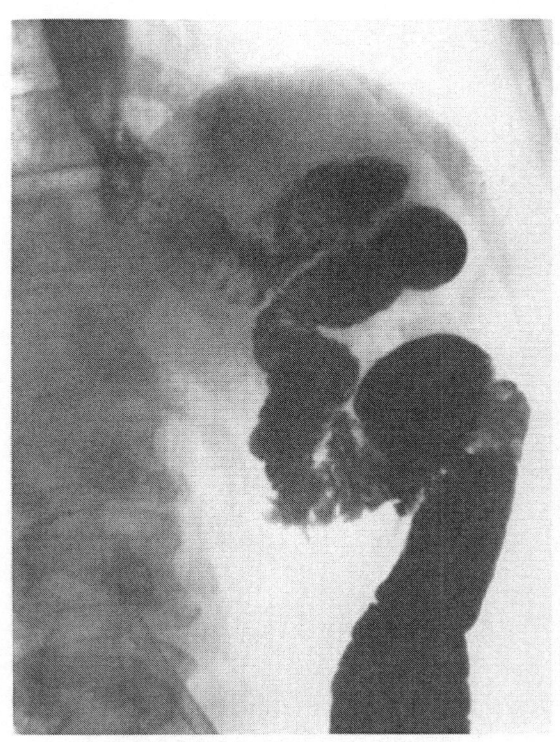

Abb. 29

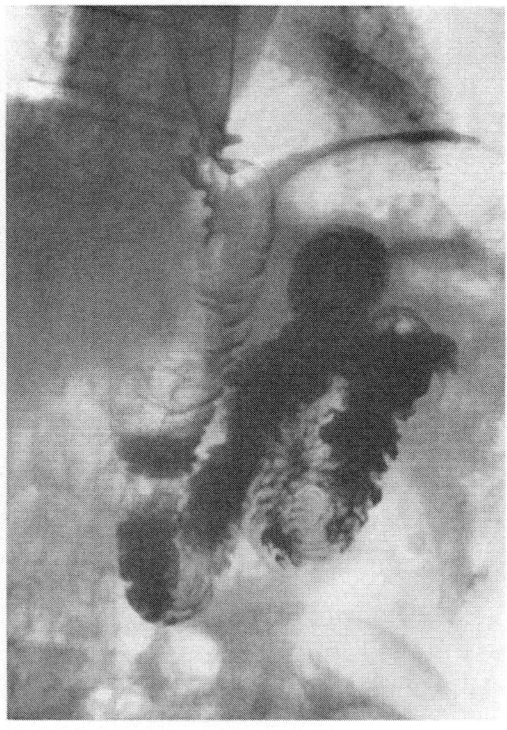

Abb. 30

Abb. 29. Y-förmige End-zu-End-Anastomose nach ROUX nach totaler Gastrektomie (WENZ, HOLDER). Die abführende Jejunumschlinge biegt unterhalb der Anastomose zunächst nach links ab. Der zuführende Schenkel füllt sich nicht

Abb. 30. Oesophago-duodenostomie nach totaler Gastrektomie (WENZ, HOLDER). Unterhalb der Anastomose, markiert durch eine Einschnürung zwischen Oesophagus und Duodenum, setzt das Duodenum die Richtung des Oesophagus fort und bildet mit seinem unteren Knie eine Angelhakenform. Die Falten im Duodenum sind vorwiegend quergestellt

(c) Plastischer Magenersatz (Bildung von Taschen aus Jejunum)

Die Befunde sind bei PORCHER beschrieben. Man findet große Taschen unterhalb der Anastomose, in denen die Dünndarmfalten eine magenschleimhautähnliche Formation annehmen können.

(d) Dünndarmzwischenschaltung

Im Frühstadium sind die Anastomosen zwischen Oesophagus und Jejunum sowie zwischen Jejunum und Duodenum an den geschwollenen Nahtreihen gut zu erkennen.

Später werden die Nahtwülste zwischen Jejunum und Duodenum mehr oder weniger eingeebnet. Die End-zu-End-Anastomose zwischen den Jejunumquerschnitten entzieht sich gewöhnlich dem Nachweis.

(Operationsskizzen über die Verbindung des isolierten Dünndarmtransplantates mit dem Oesophagus und dem Duodenum sowie über die Wiedervereinigung der Dünndarmquerschnitte an der Entnahmestelle s. auch bei BECK, 1959 und PORCHER, 1957.)

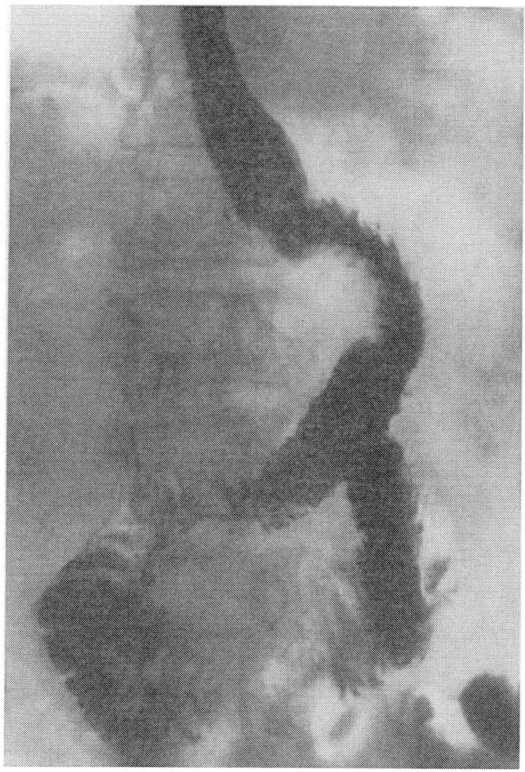

Abb. 31. Dünndarmzwischenschaltung nach totaler Gastrektomie, 4 Wochen post operationem (WENZ, HOLDER). Das Dünndarmsegment ahmt die Krümmung des Magens nach. Die Anastomosen sind deutlich abgrenzbar. Das Duodenum ist weitgestellt

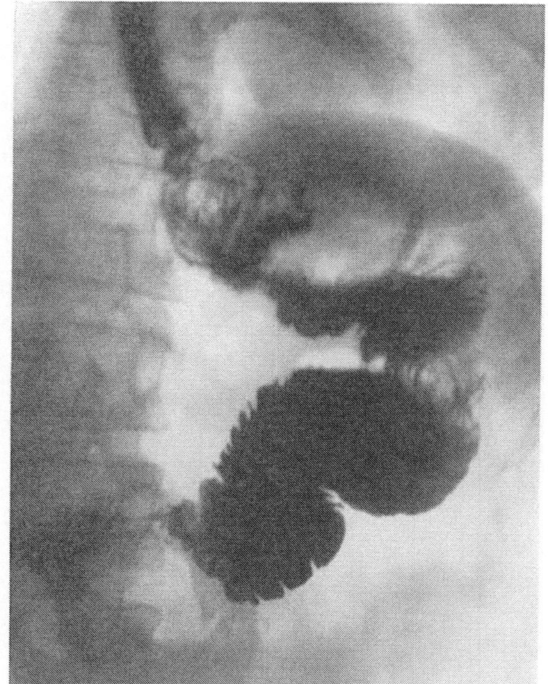

Abb. 32a

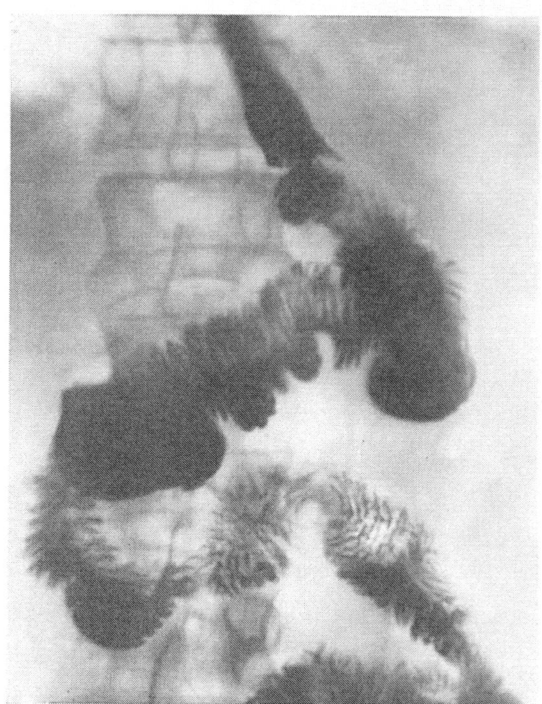

Abb. 32b

Abb. 32a u. b (zwei Operierte). Jejunumzwischenschaltung nach totaler Gastrektomie (SACHAROW, E.I.). Die Anastomosen sind gut zu erkennen, die Dünndarmschlinge hat sich erweitert, das Transplantat entleert fraktioniert innerhalb 1—1,5 Std, keine Regurgitation. Nach 4—5 Std erreicht das Kontrastmittel das Coecum. a Kontraktionsphase an der jejuno-duodenalen Anastomose. b Entleerungsphase des „Ersatzmagens", das Dünndarmrelief ist deutlich zu erkennen

Die zwischengeschaltete Dünndarmschlinge ahmt in vielen Fällen die Krümmung des Magens nach (Abb. 31).

Das Relief im Jejunum läßt sich trotz Anpassung von dem des Duodenum unterscheiden.

Im Verlauf der weiteren Entwicklung dehnt sich die zwischengeschaltete Schlinge oft auf beträchtliche Weite aus, so daß die Form eines Magens entsteht, der sich rhythmisch in das Duodenum entleert. Einzelne Durchmischungsbewegungen sind festzustellen. An der Jejuno-duodenostomie beobachtet man eine gewisse Pylorusfunktion, sie entwickelt jedoch wie alle Ersatzfunktionen des Pylorus nur eine unvollkommene Retentionskraft. Bei guter Funktion entleert das Transplantat manchmal in 1—$1^1/_2$ Std (Methode SACHAROW, E. I., 1960) (Abb. 32).

Das Duodenum ist ebenfalls dilatiert, in ihm sieht man Pendelbewegungen zwischen Anastomose II und III (F. HOLLE 1957).

Erhaltung eines Pylorusmuskelteils bei der Magenresektion mit Dünndarmplastik. Das zwischengeschaltete Dünndarmstück ist aboral nach der Methode A. E. SACHAROW mit dem halben Pförtnerteil anastomosiert. Die Röntgenuntersuchung zeigt schon 3 Wochen nach der Operation deutlich die periodischen Schließungen im Pylorus und den allmählichen portionsweisen Austritt des Kontrastmittels ins Duodenum.

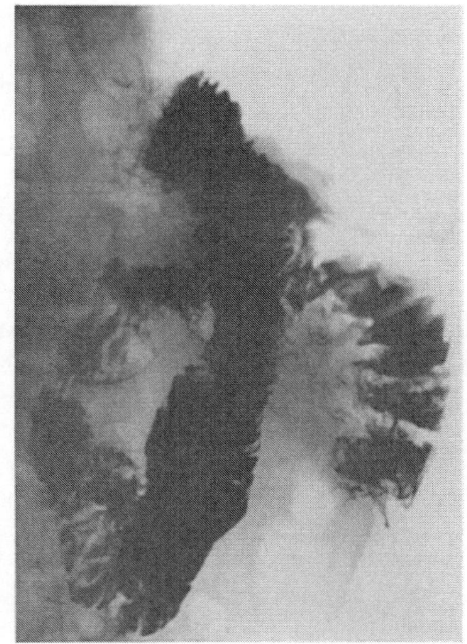

Abb. 33. Jejunummagen mit -anastomose nach KARNBAUM und SCHNUR, anisoperistaltische Anastomose zwischen Oesophagus und oralem Jejunumquerschnitt. An der Überkreuzung der Schlingen kann es zu gegenseitigen Impressionen kommen

Anhang. Über den „*Jejunummagen*" nach KARNBAUM und SCHNUR, die ähnliche Methode nach CHIRCUTA sowie über die Methode von TOMODA liegen nur einzelne Berichte der Initiatoren vor (Abb. 33).

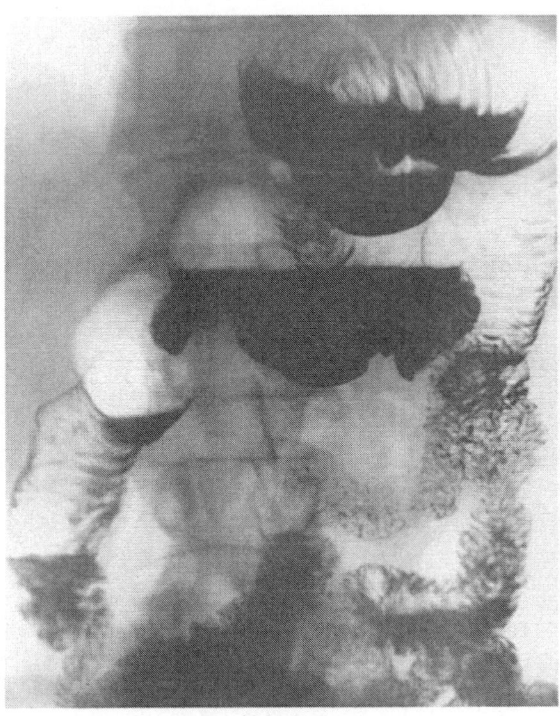

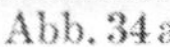

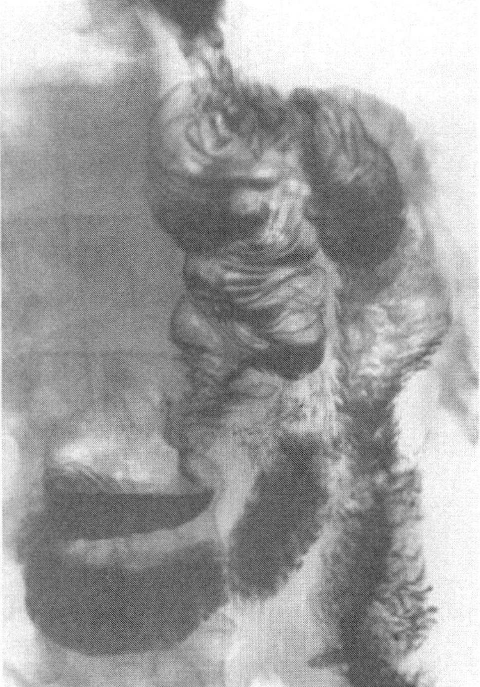

Abb. 34a Abb. 34b

Abb. 34a. Antrumerhaltende Gastrektomie nach NISSEN. Erweiterung des „postoesophagealen Kammersystems". Luftfüllung im Bulbus duodeni, Antrumtasche gefüllt (ROSSETTI).

Abb. 34b. Analog der antrumerhaltenden Gastrektomie (NISSEN): Einpflanzung des Duodenalstumpfes in die zuführende Schlinge. Erweiterter Bulbus duodeni (ROSSETTI)

„Antrumerhaltende Gastrektomie" nach Nissen. Die Jejunumschenkel sind meistens erweitert und lufthaltig, sie bilden mit dem antralen Magenrest und dem Duodenum ein „postoesophageales Kammersystem", das eine gute Speicherfähigkeit aufweist. Das Kontrastmittel benutzt die Duodenalpassage entweder über den Antrumrest oder bei Pylorospasmus, über die zuführende Schlinge retrograd und wird über die Braunsche Anastomose entleert. In beiden Fällen erfolgt ein reichlicher Kontakt mit der antroduodenalen Schleimhaut. 2 Std post cönam ist das Kammersystem gewöhnlich leer, das Kontrastmittel im ganzen Dünndarm verteilt, mit seiner Spitze im Coecum angelangt (ROSSETTI) (Abb. 34).

(e) Colonzwischenschaltung

α) Querdarmzwischenschaltung

Das Transplantat kann anisoperistaltisch und isoperistaltisch angelegt werden. Seine lebhaften peristaltischen und antiperistaltischen Bewegungen empfinden manche Operierte als krampfartige Schmerzen im Oberbauch, unbehagliche Bewegungen hinter dem Sternum, oder als Völlegefühl. In den späteren Phasen klagt ein Teil der Operierten über vorwiegend nächtliche Regurgitationen.

Durchfälle im Frühstadium halten die meisten Autoren für einen Vagotomieeffekt. — Bei der nahen Beziehung der Lymphbahnen zwischen Magen und Querdarm sind Rezidive und Metastasen am Transplantat eher zu erwarten. Als Komplikationen sind Fisteln an der oesophago-colischen und der colo-duodenalen Anastomose beschrieben worden.

Röntgenbefunde. Das zwischengeschaltete Dickdarmsegment ist gekennzeichnet durch die erhaltene Haustrierung. Infolge der Vagotomie erweitert sich das Colontransplantat und nimmt magenähnliche Gestalt an. Die Anastomosen markieren sich meistens gut. Die Funktion des Ersatzmagens hängt zu einem gewissen Grade von der Länge des Segmentes ab.

Man sieht eine normal anmutende Oesophaguseinmündung; hinter einer kaum angedeuteten Einschnürung in Höhe der Anastomose schließt sich die „Magengestalt" des Dickdarmsegmentes an.

An ihr kann man eine kleine und eine große „Curvatur" unterscheiden, beide Krümmungen sind leicht gezähnelt. Die coloduodenale Anastomose ist gering eingeschnürt. Weiter aboral stellt sich das Duodenum in Transportphase dar (Abb. 35).

Die Kontrolle der Funktionen ergibt eine unbehinderte Oesophaguspassage. Bei der Durchleuchtung erkennt man eine rückläufige Peristaltik des sich entfaltenden „Ersatzmagens" und eine Regurgitation geringer Kontrastmengen in den Oesophagus. An langen Colonsegmenten sieht man tiefe Abschnürungen mit ausgeprägter Haustrierung. Gewöhnlich entleert das Transplantat rasch, größere 1 Std-Reste deuten eher auf eine Enge an der distalen Anastomose hin.

β) Zwischenschaltung des „rechten Colon", „Ileocolon"

Überblick. Das „Ileocolon" wird isoperistaltisch zwischengeschaltet, und zwar verbindet man den Stumpf des terminalen Ileum mit dem Oesophagusstumpf, den Colonstumpf (der rechten Flexur) mit dem Duodenalstumpf. Die Operation wird mit einer Ileo-colostomie beendet (Ileotransversostomie).

Zur Terminologie: HUNNICUT betont, daß es sich bei seiner Methode um eine „Ileo-colon"-Zwischenschaltung handelt und nicht, wie von Zeit zu Zeit in der Literatur berichtet wird, um einen Ersatz mit dem „Ileo-Coecum"; die funktionellen Resultate mit dem Ileo-Coecum seien schlechter als mit dem Ileo-Colon.

Als Komplikationen werden im Frühstadium außer der Gangrän des Transplantates in vereinzelten Fällen Fisteln an den Anastomosen beobachtet. Ein Teil der Operierten leidet in den ersten 3 Wochen an Durchfällen. In den späteren Stadien findet man bei einigen Operierten Stenosen an der ileo-oesophagalen und der colo-duodenalen Anastomose.

Das Transplantat vermag eine durchschnittlich große Nahrungsmenge aufzunehmen. Seine Peristaltik verläuft im Gegensatz zu der des Querdarmes in einer Richtung. Es ist nicht ungewöhnlich, daß das Kontrastmittel 2 Std und länger im „neuen Magen" bleibt. Die Ileocoecalklappe kann einen Reflux in den Oesophagus verhindern und damit eine kardiaähnliche Funktion nachahmen.

Röntgenbefunde. In der postoperativen *Frühperiode* (1.—4. Woche) beobachtet man manchmal vorübergehende Schluckstörungen im Oesophagus, an der ileo-oesophagealen Anastomose tritt das Kontrastmittel mit leichter Verzögerung ein, die Schleimhaut erscheint an dieser Stelle gering unregelmäßig, cranial davon ist der Oesophagus vorübergehend dilatiert. Die Hemmung dauert nur wenige Minuten. Die Schleimhaut im „Ersatzmagen“ kann bei bestimmter Füllung Magenfalten imitieren.

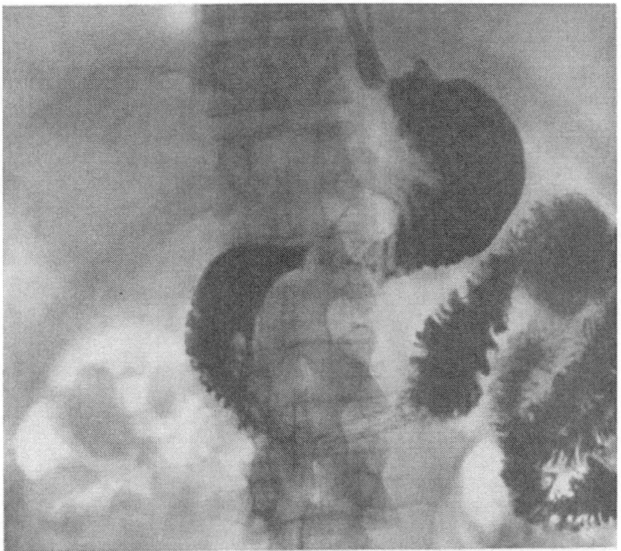

Abb. 35. Zwischenschaltung des Querdarmes nach totaler Gastrektomie (NEVILLE). Die colo-oesophageale Anastomose ist deutlich abzugrenzen, an der colo-duodenalen Anastomose besteht eine Kontraktionsphase. Das Querdarmsegment ist gefüllt und ahmt eine Magenform nach

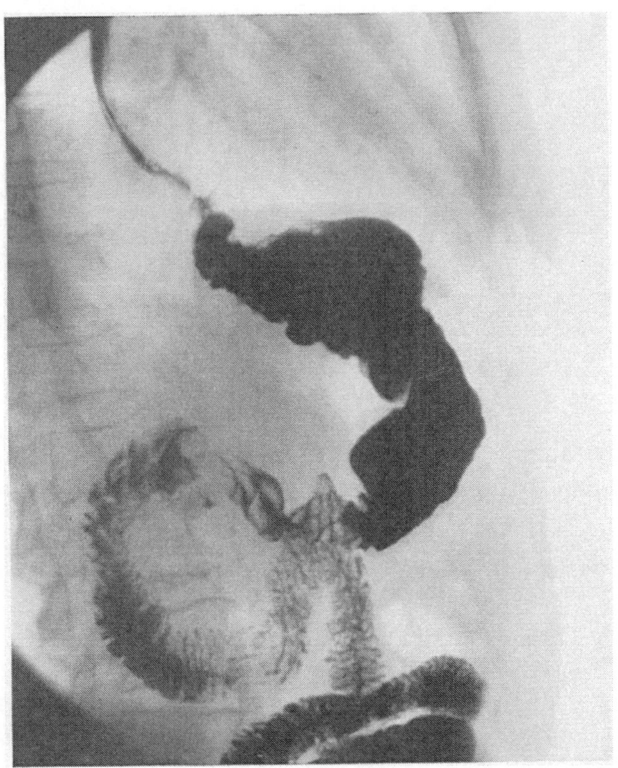

Abb. 36. Zwischenschaltung des „Ileocolon“ (HUNNICUT). (Patient R.) 4 Wochen post operationem: Das Colonsegment ahmt eine Magenform nach. Die Schleimhaut im „Ersatzmagen“ ist geschwollen, im „distalen Abschnitt“ wie bei einer „Antrumgastritis“. Deutlich kann man unterscheiden: das Relief des Oesophagus von dem des terminalen Ileum, den Eintritt des als abdominaler Abschnitt des Oesophagus fungierenden terminalen Ileum in die „Fundusform“ des Coecum. Alle Anastomosen arbeiten gut, nach 9 Std findet man eine 15%-Restfüllung im „Ersatzmagen“

In den *späteren Stadien* passiert das Kontrastmittel ohne Behinderung den Oesophagus, die Oesophagusschleimhaut ist zart. An der Anastomose erkennt man deutlich den Übergang vom Oesophagusrelief zum Schleimhautbild des Ileum, bei bestimmter Drehung den Eintritt des Ileum ins Coecum. Die Teleskopanastomose zeigt die leichte Umscheidung des einmündenden Oesophagus durch das angrenzende Ileum (Abb. 38a).

Das Coecum ist fornixartig ausgeweitet. Bei Prallfüllung sieht man eine große und eine kleine Curvatur des „neuen Magens", ein „Angulus" ist oft deutlich ausgebildet. Bei luft-

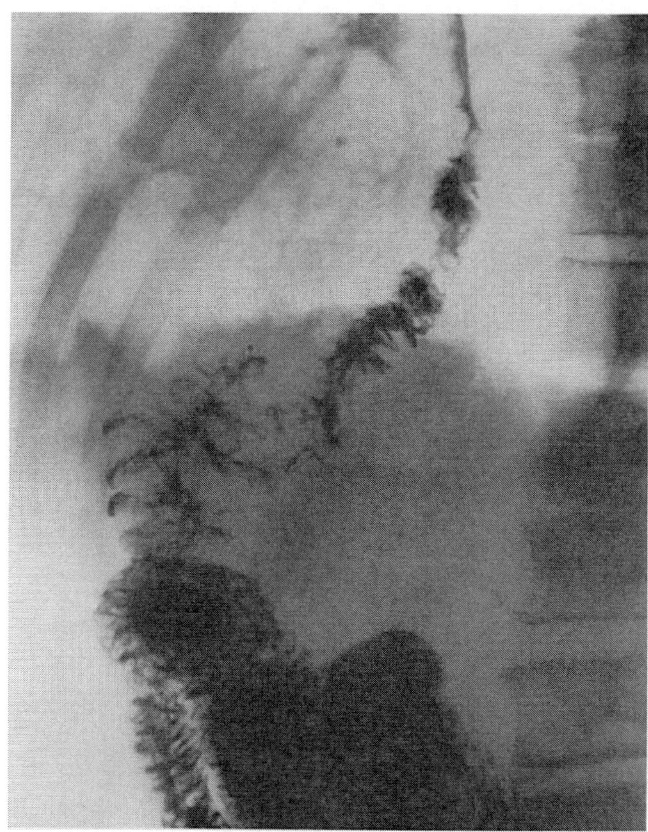

Abb. 37. Ileocolonzwischenschaltung nach totaler Gastrektomie (Hunnicut, Patient M.). 7 Wochen post operationem: deutliche Darstellung des Relief von Oesophagus, terminalem Ileum und Colon

gefülltem Darm — auf anderen Bildern bei Prallfüllung — wird die Dickdarmhaustrierung sichtbar. Die Coloduodenostomie läßt sich klar vor dem Duodenalrelief abgrenzen (Abb. 36—38).

Bei der Untersuchung der Funktionen läßt sich eine Regurgitation an der ileo-oesophagealen Anastomose nicht nachweisen.

Der „Ersatzmagen" füllt sich gut auf; nach einigen Berichten speichert er das Kontrastmittel etwa solange wie ein normaler Magen. In anderen Beobachtungen wird eine kontinuierliche Entleerung notiert. Periodische Einschnürungen im „Antrum" und an der Colo-duodenostomie sieht man bei fraktionierter Entleerung. Meistens findet man kleine Reste des Kontrastmittels noch 4—6 Std p.c. im Ersatzmagen. Die Passage im Jejunum ist normal, der Dünndarm zeigt eine regelrechte Fiederung. Dilatationen werden nicht beobachtet, gelegentlich sieht man eine mäßige Luftfüllung im Jejunum oder Ileum. Nach 4—6 Std erreicht das Kontrastmittel die Ileo-transversostomie. 9 Std p.c. ist das Kontrastmittel im übrigen Dickdarm verteilt.

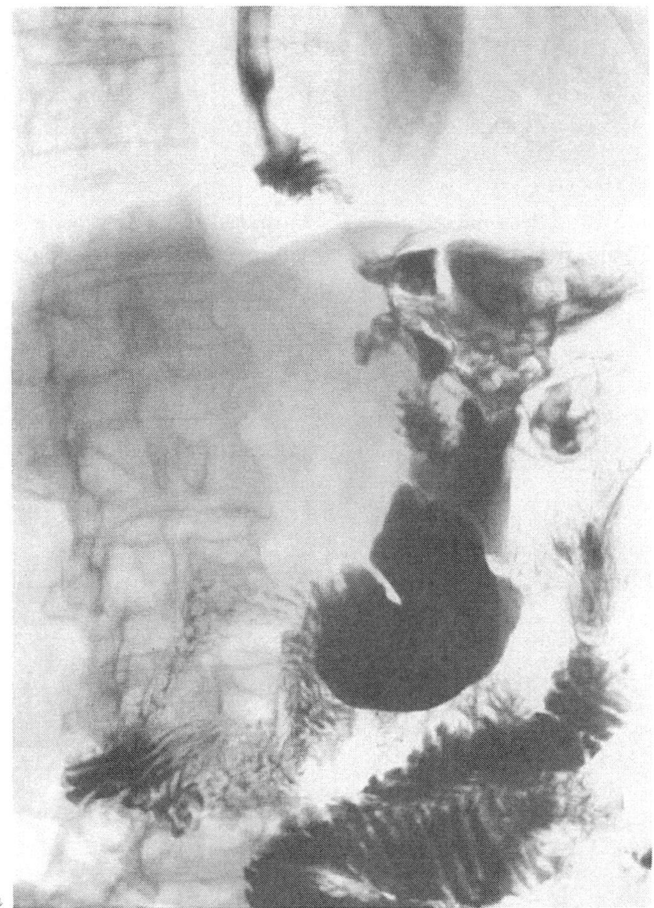

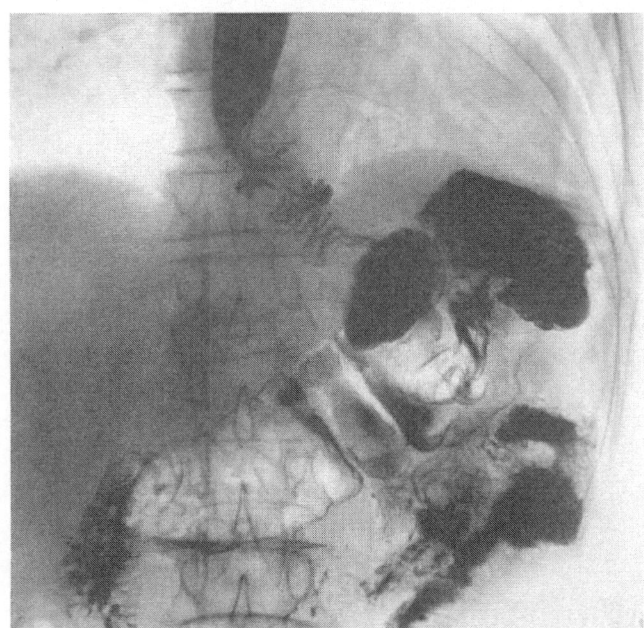

Abb. 38a u. b. Ileocolonzwischenschaltung nach totaler Gastrektomie, Teleskopanastomose (HUNNICUT). a 4 Jahre post operationem, leichte Einscheidung des einmündenden Oesophagus durch das terminale Ileum, glatte Funktion aller Anastomosen, kleiner Rest des Barium 4 Std post cenam im „Ersatzmagen" (Patient C.). b Derselbe Kranke wie Abb. a: deutlich ist die Haustrierung des Colonsegmentes sichtbar

7. Zwischenschaltungen nach subtotaler Resektion zur Wiederherstellung der physiologischen Duodenalpassage

Gestützt auf experimentelle Vorarbeiten älterer Autoren haben E. I. SACHAROW (1938), HENLEY (1952), ein Jejunumsegment, MORONEY (1951) ein Querdarmsegment zwischen Magen- und Duodenalstumpf eingesetzt. Bei beiden Methoden können postoperative Anastomosenulcera entstehen.

Röntgenologisch findet man nach der Jejunumzwischenschaltung Befunde, die einem normalen Magen ähneln können; die Jejunumschlinge weitet sich auf den Umfang des

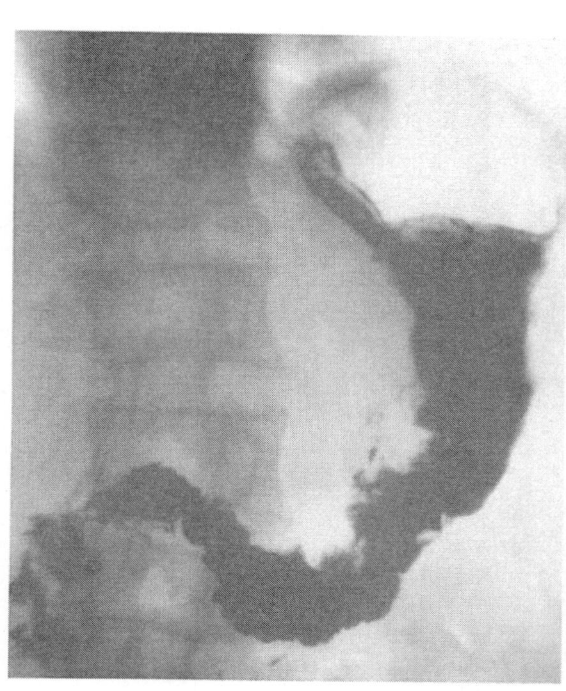

Abb. 39

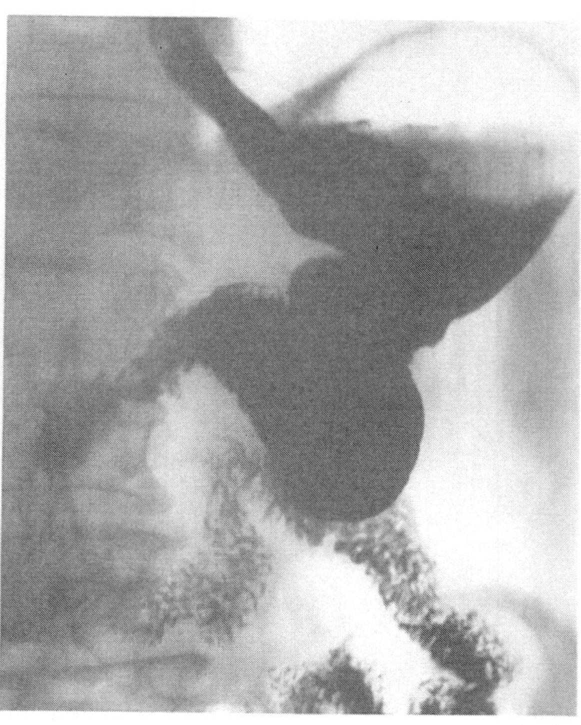

Abb. 40

Abb. 39. Subtotale Resektion des Magens mit Dünndarmplastik (SACHAROW, E. I.). Ein Dünndarmsegment ist zwischen dem distalen Magenquerschnitt und dem Duodenalstumpf eingepflanzt, das Dünndarmrelief läßt sich von der Magenform gut unterscheiden, der Übergang zum Duodenum ist unübersichtlicher. Der Restmagen entleert innerhalb von $1^1/_2$ Std, das Kontrastmittel erreicht nach 4 Std das Coecum

Abb. 40. Subtotale Resektion des Magens mit Dünndarmplastik (SACHAROW, E. I.). Das Dünndarmsegment hat sich in einer Kontraktionsphase in einem Doppelknie an den Restmagen angelegt, bei der Prallfüllung läßt sich der Übergang vom Magenrest zum Jejunum nicht auf den ersten Blick feststellen. Der Restmagen entleert fraktioniert innerhalb von 2 Std, nach 6 Std Coecumfüllung. Einzelheiten der Strukturen, der Form von Magen und Jejunum und der beiden Anastomosen gewinnt man erst bei der Durchleuchtung mit Serienaufnahmen (Umwandlungsoperation eines Billroth II-Magens in einen Billroth I-Magen)

Magenquerschnittes, gewöhnlich ist das Relief bei genauem Studium vom Magenrelief zu unterscheiden. Es entstehen andererseits zunächst schwer zu deutende Formationen, wenn sich das Jejunumsegment durch Kontraktion gegen den Magenstumpf zusammenzieht (Abb. 39, 40).

Bei der Röntgenuntersuchung muß der Befund an beiden Anastomosen (gastro-jejunal und jejuno-duodenal) beachtet werden (Engen, Ulcera, Entleerungsmodus). Nach den Beobachtungen von E. I. SACHAROW und den Ausführungen von PORCHER ist das funktionelle Ergebnis gut, der Magen entleert in Portionen (SACHAROW: in $1^1/_2$ Std, Coecumfüllung nach 4—5 Std).

Nach der Querdarmzwischenschaltung kann man im Frühstadium entzündliche Schleimhautschwellungen, Entleerungsverzögerung und Motilitätsstörungen beobachten. In der Spätphase übernimmt das Dickdarmsegment eine Reservoirfunktion, man sieht regelmäßige Kontraktionen und eine portionsweise Entleerung des Magens.

Ein nach subtotaler proximaler Resektion zwischengeschaltetes Querdarmsegment zeigt mehr oder weniger eine Dilatation infolge der Vagotomie (Abb. 41).

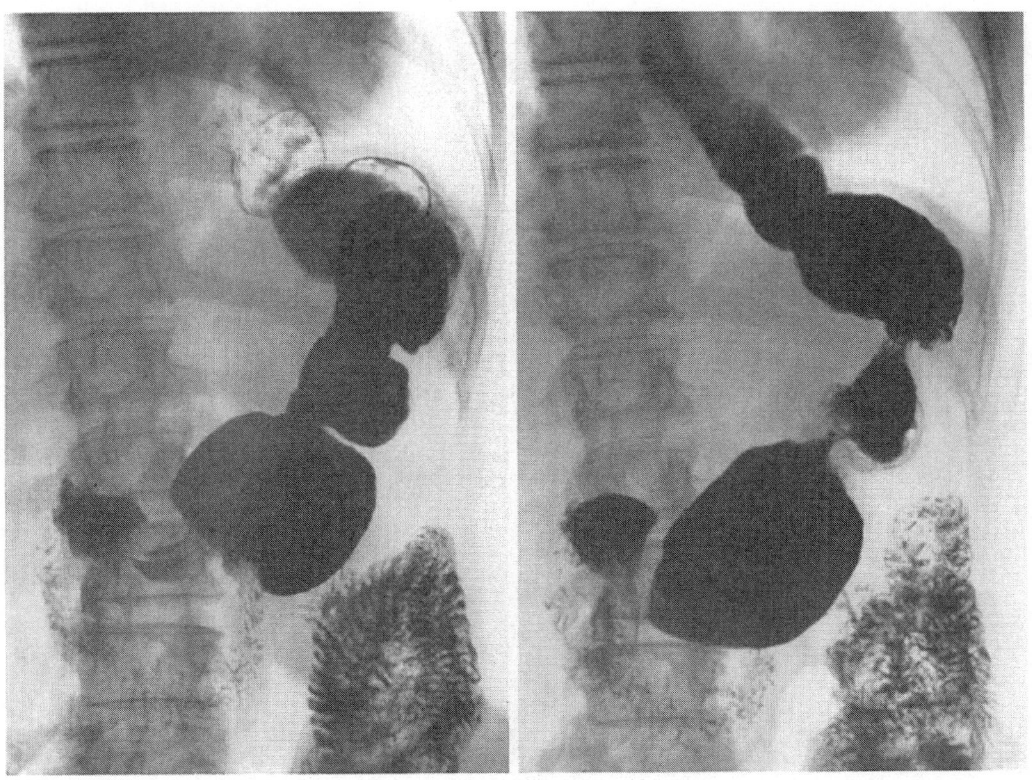

a b

Abb. 41 a u. b. Zwischenschaltung von Querdarm zwischen Oesophagus und Antrum des Magens nach subtotaler proximaler Resektion des Magens (NEVILLE). Die Haustrierung des Dickdarms unterscheidet sich deutlich von der Morphologie des Antrumrestes, Bulbus duodeni und extrabulbäres Duodenum sind klar zu erkennen. Am Übergang vom Querdarmsegment zum Antrum wird eine temporäre Einschnürung beobachtet

Anhang. Umwandlungsoperationen

Umwandlung eines Billroth II-Magens in einen Billroth I-Magen mit Zwischenschaltung eines Jejunumsegmentes.

Die Methoden werden zur Bekämpfung des „Dumping-Syndroms" empfohlen. Der physiologische Weg über das Duodenum soll wiederhergestellt werden. Abb. 40 zeigt den Befund nach der Umwandlung (E.I. SACHAROW) mit fraktionierter Entleerung des Restmagens innerhalb von 2 Std. Nach 5 Std erreicht das Kontrastmittel das Coecum.

Die analogen Verfahren von SOUPAULT-BUCAILLE sind in einem Abschnitt bei PORCHER beschrieben.

8. Pyloromyotomie

Die Indikation zur Operation ist Angelegenheit des Pädiaters in Zusammenarbeit mit dem Chirurgen.

Nach der Methode RAMSTEDT (1912) wird die hypertophische Muskulatur im Bereich vom Antrum bis zum Pylorus durchtrennt (lineare extramucöse Pyloromyotomie).

Röntgenologisch sind oft keine Residuen der Operation oder des ehemaligen Leidens festzustellen. Selbst bei Kindern mit verdächtigen Bauchbeschwerden findet man keinen auffälligen Befund am Magen. Nach der vorherrschenden Meinung soll sich die Kontrolle nicht auf eine Röntgenuntersuchung des Magens beschränken, sondern sie muß eine allgemeine klinische Überprüfung umfassen, wie die zahlreichen Mitteilungen der letzten Jahre bestätigen. Unter diesen Kindern gibt es eine Anzahl psychisch oder vegetativ labiler Individuen.

Bei anderen Nachkontrollen hat man gewisse Ausziehungen oder Engen des Pylorus gefunden; ohne Kenntnis der Anamnese lassen sich diese Veränderungen nicht von narbigen Deformierungen Nichtoperierter unterscheiden. Jede Kontrolle soll aber nach einer möglichen neuen Erkrankung am Magen oder im Abdomen forschen (Abb. 19).

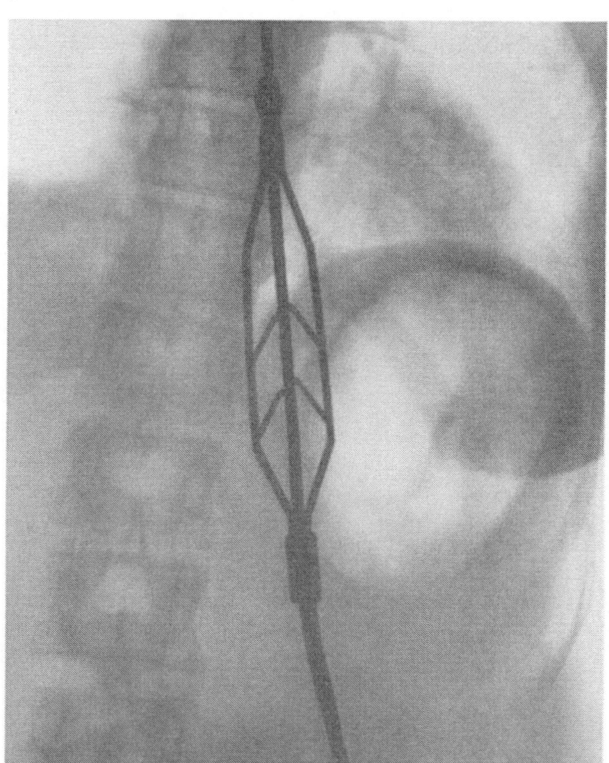

Abb. 42. Starcksche Sonde in der Cardia liegend, halb gespreizt

9. Operationen am Mageneingang

Extramucöse Cardiomyotomie, Oesophagogastrostomie, Dehnung mit der Starkschen Sonde als Behandlungsmethoden der idiopathischen Oesophagusdilatation sollen hier im Anhang mitbesprochen werden.

Die Vorschläge zur Behandlung der idiopathischen Oesophagusdilatation (nach anderen noch Cardiospasmus genannt) sind nicht ganz einheitlich. Im wesentlichen werden aber heute folgende Wege bevorzugt:

Im Stadium I (Inkoordination oder Fehlen des Oesophagusreflexes am Magenmund — kardialer Oesophagusabschnitt) hat eine konservative Behandlung mit der Sonde in 80% der Fälle dauernden Erfolg. Führt die Sondenbehandlung nicht zum Ziel, dann können operative Verfahren gewählt werden: Im Stadium II, entsprechend einem Typ 2 bei Sweet und Terracol, bei starker Hypertrophie der Muskulatur des Oesophagus, soll die Cardiomyotomie nach Heller vollen Erfolg bringen. Bei stark ausgeweitetem Oesophagus komme in besonderen Fällen die Oesophago-gastrostomie nach Heyrowski-Frey in Frage. Nach Nissen sind die Spätergebnisse aller mechanischen Maßnahmen (Operationen wie Dehnung) nicht ideal; allerdings bedeute eine Retention von Speisen im postoperativ noch erweiterten Oesophagus keine schwerwiegende Störung; hingegen sei als unangenehme Komplikation nach der Operation einer bloßen Muskelhypertrophie ein sich auf die ganze Speiseröhre ausdehnender Oesophagospasmus möglich, der konsequente Bougierung nötig mache. Schmidt nennt als Komplikation der Hellerschen Operation eine „foudroyant verlaufende entzündliche Sklerose mit totaler Stenose des unteren Oesophagus-Cardiaabschnittes".

Röntgenuntersuchung und -befunde. Bei der *Dehnung mit der Starckschen Sonde* hat der Röntgenologe die richtige Lage der Sonde in der Cardia zu kontrollieren. Tumorstenosen müssen vorher ausgeschlossen werden (Abb. 42).

Nach der *Hellerschen Operation* ist die Dilatation nach der Operation oft nur geringer als präoperativ. Die Einschluckfunktion an der Kardia ist aber meistens überraschend gut. Einige Monate nach der Operation kann der einmündende Oesophagus wieder enger erscheinen, trotzdem bleibt die Passage in die Cardia unbehindert. In einigen Fällen wird aber auch der Einschluck wieder erschwert. Für die röntgenologische Beurteilung spielt nur die funktionelle Änderung eine Rolle (Abb. 43).

Bei der *Oesophago-gastrostomie* in der abgewandelten Form nach Frey wird eine neue breite Verbindung des unteren Oesophagus mit dem Magenfundus hergestellt.

Röntgenologisch sieht man bei guter Passage ein weites Lumen an der Oesophaguseinmündung und unbehinderten Übertritt in den Magen. Eine Passage über zwei Einmündungen (falsche Wege) führt zu Einschluckstörungen und Rückstauung im Oesophagus. Ein Teil der Operierten verliert 2 Jahre nach der Operation auch seine postoperativen Beschwerden; die Prognose ist aber durch eine Refluxoesophagitis mit ihren Folgen belastet.

Fundoplicatio. Zur Vermeidung einer Refluxoesophagitis bei Anomalien im Bereich des Hisschen Winkels hat NISSEN die Fundoplicatio angegeben. Der suprakardiale Oesophagus wird mit einer Magenmanschette aus dem Fornix eingescheidet. Röntgenologisch zeigt sich außer einer tiefergetretenen Cardiaeinmündung eine Impression im medialen Anteil der Cardia durch die eingefaltete Wand; diese Impression muß von einem Fundustumor unterschieden werden (Abb. 44) (s. auch röntgenkinematographische Kontrollen von GRECO und STIPA, 1965).

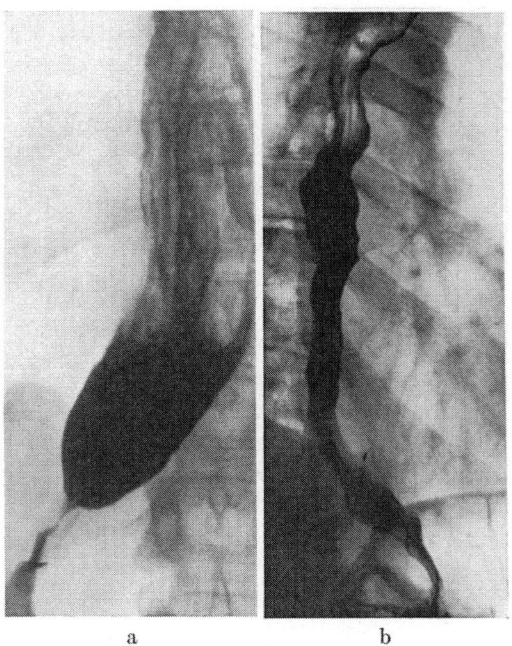

Abb. 43a u. b (ROSSETTI). Zustand nach extramucöser Cardiomyotomie nach HELLER wegen idiopathischer Oesophagusdilatation. a Präoperativ, b postoperativ: die Dilatation ist deutlich zurückgegangen, der Einschluck in die Cardia gebessert, eine gewisse Engstellung des einmündenden Oesophagus ist noch nachzuweisen

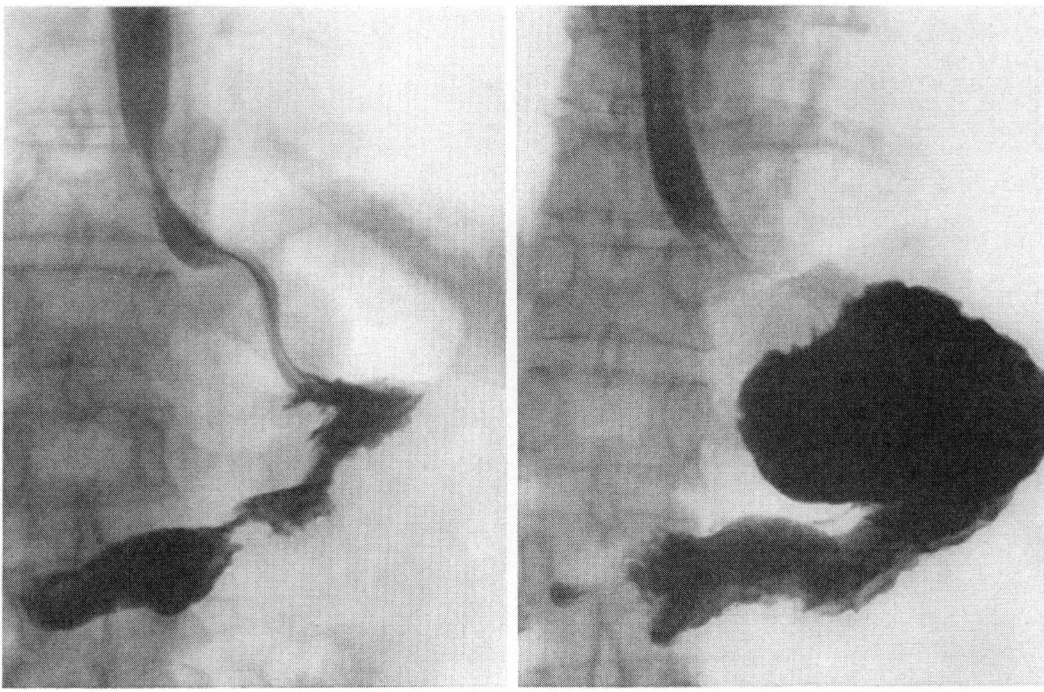

Abb. 44a u. b (ROSSETTI). Typischer Zustand nach Fundoplikatio wegen cardiofundaler Fehlbildung und Refluxoesophagitis. a Postoperativ: caudale Verlagerung der Cardiaeinmündung, Herstellung eines stark zugespitzten Hisschen Winkels. Im Stehen stellt sich die operative Faltenbildung als Weichteilschatten medial im Fundus innerhalb der Luftblase dar. b Im Liegen füllt sich der Magenfundus, ein Reflux ist nicht nachweisbar

10. Operationen an den Magennerven

Die modernen Operationen an den Magennerven, die Vagotomie von DRAGSTEDT, 1943, Sympathikotomie etc. von BAUMGARTNER, JOB und KUX, 1948, 1950, gehen auf ältere Methoden und Arbeiten zurück und stützen sich auf die Theorien der neurogenen-spasmogenen (vasculären) Geschwürsentstehung. — Zum Thema der Nervenoperationen gibt es bis in die Fünfziger Jahre ein großes Schrifttum, auf das im Anhang verwiesen ist.

Mit der Vagotomie will man den (erhöhten) Tonus und die (gesteigerte) Motilität herabsetzen und die Magensaftproduktion (cephalische Phase nach PAWLOW) drosseln; mit der Sympathicotomie, Sympathektomie, Splanchnicotomie etc. die Durchblutung der Magenwand verbessern, d.h. eine (angenommene) Vasoconstriction lösen. Nach beiden Operationen hat man aber auch neue Ulcera gefunden. Perforationen solcher Ulcera sind heimtückisch; sie verlaufen schmerzlos, da bei beiden Nervenoperationen afferente Bahnen mitdurchtrennt werden.

a) Vagotomie

Entscheidend für den Effekt der Vagotomie ist die sichere Auffindung und Durchtrennung aller Fasern beider Nervi-Vagi. Postoperative Störungen sind: Magenatonie, Pylorospasmus, Darmatonien mit Früh- und Spätdiarrhoen (Komplikationen: Mediastinitis, Oesophagusperforation).

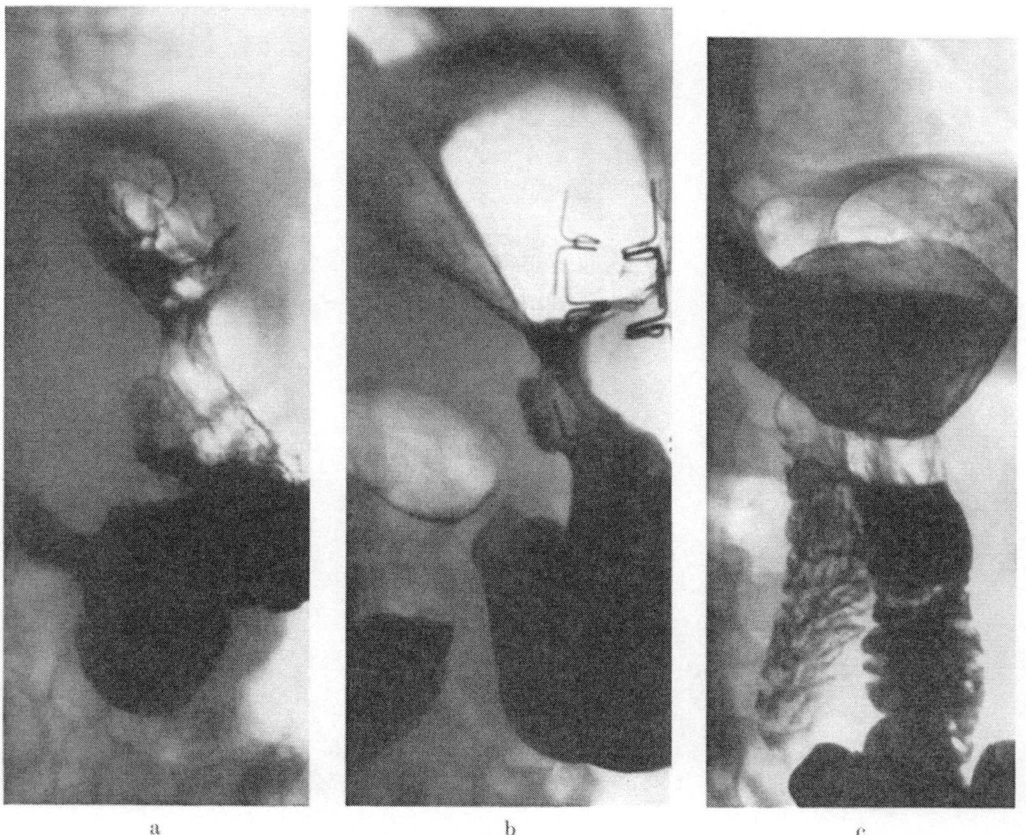

Abb. 45a u. b. 4 Wochen nach Vagotomie wegen eines großen Ulcus ventriculi in der pars media. a Präoperativ, b postoperativ: Weitstellung des Magenfundus, der untere Magenpol ist stärker als präoperativ ausgesackt, enthält zahlreiche Speisereste, die Entleerung ist erheblich verzögert. Der Bulbus duodeni und das extrabulbäre Duodenum sind hypotonisch-atonisch. Das Ulcus erscheint um ein Drittel kleiner als präoperativ

Abb. 45c. Zustand nach Vagotomie wegen Ulcus postoperativum jejuni. Der Magenrest ist hypotonisch-atonisch ausgeweitet, beide Jejunumschenkel weitgestellt; bei Kompression stellt sich das Kontrastmittel mit Niveau ein. Ein Ulcus ist zur Zeit nicht nachzuweisen

Röntgenbefunde. Der Magen ist dilatiert, er enthält eine hohe Flüssigkeitsschicht. Zeiten motorischer Ruhe wechseln ab mit Phasen unkoordinierter Kontraktionen. Manche Magen retinieren große Mengen des Kontrastmittels bis 1 und 2 Tage lang. Die Entleerung ist verlangsamt, es besteht ein Pylorospasmus verschiedener Stärke und Dauer. Das Duodenum ist weitgestellt, die Passage kann langsam oder auch unregelmäßig beschleunigt sein. Für die röntgenologische Beurteilung ist es wichtig, festzustellen, ob sich das Ulcus noch darstellt und ob etwa ein neues Geschwür nachzuweisen ist. Bei der Retention von Sekret und Kontrastmittel im Magen läßt sich die Feinstruktur meistens nicht studieren (Abb. 45).

Als isolierter Eingriff hat sich die Vagotomie bei der Behandlung des Ulcus ventriculi oder duodeni nicht durchgesetzt, beim Ulcus postoperativum jejuni hat man bessere Erfolge gesehen. Zur Zeit wird empfohlen, die Vagotomie mit einer partiellen Resektion, Hemigastrektomie oder mit einer Antrumresektion zu kombinieren (Wiederherstellung des Verdauungsweges nach Typ Billroth II oder I). Durch eine „selektiv gastrische Vagotomie" sollen die Nebenwirkungen der Vagotomie am Magenstumpf und am Darm, sowie auf die Leber- und Pankreasfunktion auf ein Minimum reduziert sein.

b) Sympathicotomie

Nach der Sympathicotomie zeigt der Magen röntgenologisch keine Veränderungen gegenüber einem normalen Magen. Auch nach dieser Operation muß nach dem alten und nach einem neuen ulcerösen Prozeß geforscht werden.

II. Teil: Postoperative Folgezustände und Komplikationen

Die Früh- und Spätstörungen gehören zum Teil zu den allgemeinen Komplikationen nach Magenoperationen und Laparotomien. Bei anderen sind die Zusammenhänge nicht immer eindeutig: sie können nach einem bestimmten Operationstyp auftreten oder ausgelöst sein durch die veränderten Verdauungsprozesse, die Nachwirkungen des Grundleidens, durch eine fehlende Anpassung des Organismus oder werden schließlich bestimmt von den individuellen physischen und psychischen Reaktionen des Operierten. Verschiedene postoperative Erscheinungen verstärken sich gegenseitig, so daß der Röntgenologe auf komplizierte, oft schwer durchschaubare Befunde gefaßt sein muß.

1. Postoperative Frühstörungen

a) Allgemeines

Von den frühen postoperativen Störungen und Komplikationen, die nach jeder Magenoperation oder Laparatomie eintreten können, wie Infektionen des Verdauungstraktes, Blutungen, Peritonitis, Ileus, Herz-Kreislauf-Lungenkomplikationen, Leber-Nierenschädigungen, sieht der Röntgenologe nur einzelne. Der Situation entsprechend wird er in bestimmten Fällen Veränderungen im Thorax, am Zwerchfell, einen subphrenischen Absceß oder einen Darmverschluß bestätigen oder ausschließen müssen oder eine äußere Stumpffistel darzustellen haben.

Auch schwere Komplikationen nach bestimmten Magenoperationen wie destruierende Enterocolitiden, die akute Duodenumdilatation nach Billroth II und totaler Gastrektomie sowie die akute Pankreatitis werden fast ausschließlich vom Kliniker diagnostiziert. Über die beiden zuletzt genannten haben vor kurzem Gomkötö (1958) (akute Duodenumdilatation) und Ton that tung, A.K. Schmauss und Nguyen Duong Quang (1958) in größeren Übersichten berichtet.

Ähnlich liegen die Probleme für die Diagnostik nach Verletzung der Gallengänge, die nach der Weltliteratur in etwa 1% der Resektionen, vor allem wegen Ulcus duodeni, vorkommen. Schwielen, atypischer Verlauf der Gänge werden u.a. als disponierende Faktoren angesehen.

Dagegen wird häufiger eine Röntgenuntersuchung zur Klärung der frühen Komplikationen der Entleerung des resezierten Magens und der Gastroenterostomie verlangt.

b) Komplikationen der Entleerung und Passage im Frühstadium

Bei einer kleinen Anzahl von Operierten nach Resektionen und einfacher Gastroenterostomie lassen sich die frühen Entleerungsstörungen nicht durch konservative Behandlung beherrschen. In einem Prozentsatz zwischen 0,37% (Huber: Billroth II) und 6% muß relaparatomiert werden. Über die Ursachen des Passagestop gibt es verschiedene Theorien, einzelne haben sich operativ bestätigen lassen, bei anderen Reinterventionen bleibt die Ursache unbekannt.

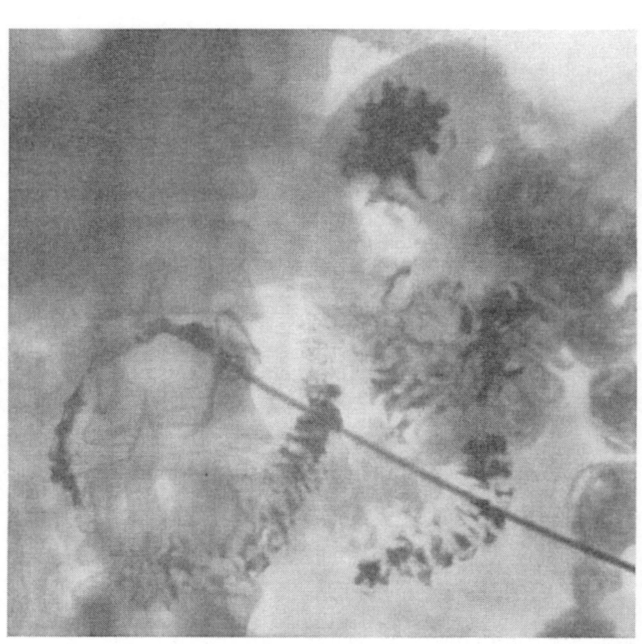

Abb. 46

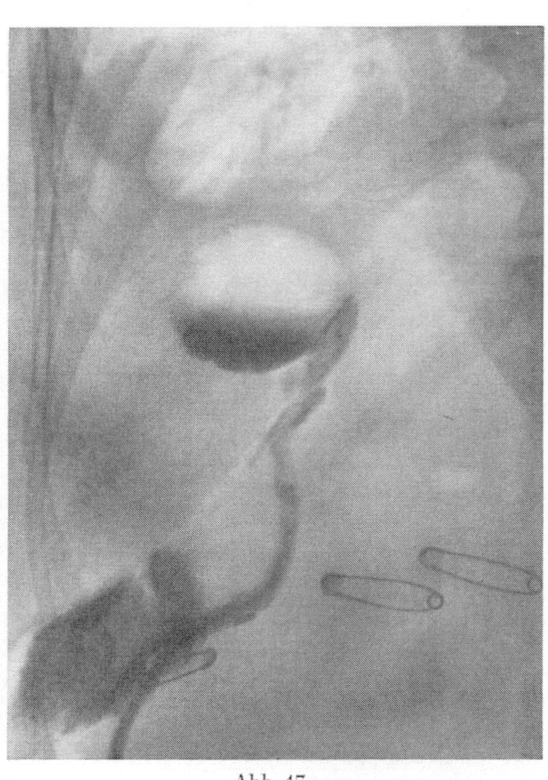

Abb. 47

Abb. 46. Äußere Fistel bei Duodenalstumpfinsuffizienz nach Magenresektion Typ Billroth II. Von der Fistel im Duodenum läßt sich über die zuführende Schlinge die Anastomose, der Magenrest und die abführende Schlinge auffüllen

Abb. 47. Subphrenischer Absceß 10 Tage nach Magenresektion

Von Chirurgen wird immer wieder berichtet, daß bei der Zweitoperation die Anastomose selbst offen war. Man hat daher das Hindernis im abführenden Schenkel gesucht und funktionelle oder mechanische Ursachen vermutet. Zweig, Urrutia, Reischauer, Meyer-Burgdorff, van Gelderen nehmen spastische oder spastisch-funktionelle Sperren an. Rieder verneint Krampfzustände, da Koliken als ihr Kennzeichen fehlten. Hoffmann hat nach der Operation kleine Kontrastmittelmengen in den Magenstumpf, in das Duodenum und in die abführende Schlinge gegeben. Nach einigen Tagen war nur noch Kontrastmittel im Restmagen, nicht mehr im Dünndarm nachzuweisen. Hoffmann spricht daher von einer „Immobilität des Restmagen". Prévôt macht mehr das Ödem an der Anastomose verantwortlich. Nach anderen soll eine Gastritis oder ein Ödem der Magenwand die Sperre hervorrufen. Auslösende Faktoren für solche Ödeme seien: Intoxikationen durch Zerfallsprodukte, durch Galle bei Gallenschädigung, ferner eine Hypoproteinämie, Hypochlorämie, Hypokaliämie.

Als weitere Ursachen werden angeschuldigt: technische Fehler bei der Operation, Verstopfung der Anastomose durch Blutcoagula, präoperativ bestehende Abnormitäten; fibroplastische, peritoneale Entzündungen im Bereich der Anastomose und im Mesocolonschlitz. — In einigen Fällen bei Huber bestand das Hindernis im Darm, entfernt von der Anastomose (mechanischer, paralytischer Ileus) oder es wurde ein subphrenischer Absceß entdeckt, der mittelbar (reflektorisch?) den Passagestop hervorgerufen hatte.

Röntgenuntersuchung und -befunde. Es kommt darauf an, röntgenologisch den totalen und absoluten Entleerungsstop nachzuweisen. Der Magen ist hochgradig überdehnt oder erschlafft. Nach 1—2 Tagen ist noch kein Kontrastmittel im Darm zu sehen. Auch nach

Absaugung des Mageninhaltes erholt sich der Tonus nicht, im Gegensatz zu den reversiblen Störungen (s. I, 6, (a), α). — Bei anderen Kranken besteht ein Stop unterhalb der Anastomose mit Stauung in der zuführenden Schlinge, die über Tage anhält. Dadurch kann die Naht am Duodenalstumpf gefährdet werden. — Nach einer Gastroenterostomie ist in solchen Situationen ein Circulus vitiosus möglich: der Mageninhalt zirkuliert über die zuführende Schlinge durch den offenen Pylorus in den Magen zurück.

Alle diese Symptome unterscheiden sich durch ihre absolute Konstanz von den früher beschriebenen vorübergehenden Störungen; das Allgemeinbefinden des Kranken verschlechtert sich dabei rapid.

2. Spätere Stadien

In der weiteren Entwicklung sind in erster Linie die Spätfolgen und -komplikationen der typischen Resektionen und der einfachen Gastroenterostomie zu analysieren. Über Deformierungen etc. nach einigen begrenzten Eingriffen an der Magenwand wurde in den entsprechenden Abschnitten berichtet.

Die postoperativen Folgen werden eingeteilt in Gruppen funktioneller und anatomischer Störungen. Besondere Kapitel sind die Studien über Zusammenhänge zwischen Magenoperationen und postoperativen Leber-Pankreaseerkrankungen sowie Tuberkulose.

Unter diesen postoperativen Beschwerden nehmen die funktionellen Störungen einen breiten Raum in der Diagnostik ein (bis zu 50% der Resezierten sollen daran leiden).

a) Funktionelle Störungen und Stoffwechselanomalien

Zu den funktionellen Störungen rechnet man das „Dumpingsyndrom". Einige Autoren trennen davon ab die Symptome des „kleinen Magens" und der „Gasblähung des Restmagens", andere auch als „Spätsyndrom" eine Hypoglykämie. Das „Syndrom der zuführenden Schlinge" kann funktionell und mechanisch ausgelöst sein. Ein „Symptom der abführenden Schlinge"=„Sturzentleerung" wird in manchen früheren Arbeiten dem „Dumpingsyndrom" gleichgesetzt.

Stoffwechselstörungen entstehen zum Teil durch eine ungeeignete Diät oder eine verminderte Nahrungszufuhr aus Angst vor „postcibalen" Beschwerden, andere durch den anatomischen Verlust von säure- und fermentsezernierenden Magen-Darmabschnitten, der Reservoirfunktion des Magens, Teilen der Blutbildungsstätten, durch Ausschaltung der physiologischen Passage oder wichtiger Resorptionsflächen, Änderung der Passagedauer, schließlich durch eine sekundäre pathologische Keimbesiedlung des Dünndarmes, um nur die wichtigsten Ursachen zu nennen. — In der Folge treten Mangelsymptome der Hauptnahrungsstoffe auf, Maldigestion und Malabsorption, Steatorrhoen, Avitaminosen, Anämien.

Der Röntgenologe kann von allen diesen Störungen nur einzelne direkt nachweisen. Er soll daher bei Operierten mit Unterernährung, Verdauungsbeschwerden, Schmerzen, Anämien abschätzen können, ob die klinischen Symptome eher für anatomische Komplikationen oder für funktionelle Störungen sprechen und nach welchen indirekten Zeichen er seinen Untersuchungsplan einrichten muß.

α) Dumping-Syndrom (Klinische Symptomatik)

Das Schrifttum zum Dumping-Syndrom ist größer als das über alle Komplikationen des operierten Magens zusammen. Es können daher nur kurze Angaben gemacht werden.

Die Zahlen über die Häufigkeit des Syndroms liegen zwischen 1 und 30%. Bei genauer Prüfung stellt es sich heraus, daß keine Anastomosenart davon verschont bleibt. Einige Symptome gleichen dem „Dünndarmkatarrh" bei Nichtoperierten, nach Porges (1947) dem „Jejunalsyndrom". Unter den Resezierten soll ein Teil in Wirklichkeit nicht an einem Magenleiden, sondern an einem präoperativ nicht erkannten Jejunumsyndrom operiert worden sein.

Einige Kranke reagieren nach jedem Essen mit diesen Symptomen, manche nach heißen oder süßen Speisen, nach reichlicher Nahrungsaufnahme, zu schnellem Essen, nach Milchgenuß. Es bestehen Beschwerden von Seiten des Magens: Völlegefühl, Druckgefühl bis zu Schmerzen, Übelkeit, Aufstoßen; von Seiten des Darmes: Darmgeräusche, Stuhldrang (manchmal nach jedem Essen), Koliken; ferner vasomotorische Beschwerden: Herzklopfen, Schwitzen, Zittern, Schwindelgefühl, Benommenheit bis zum Kollaps. Man hat diese Symptome auch in Früh- und Spätbeschwerden eingeteilt.

Als Ursachen werden diskutiert: Sturzentleerung, Dünndarmüberdehnung, Hyperämie im Splanchnicusgebiet, Hypo- und Hyperglykämien, thermische und chemische Überempfindlichkeit des Dünndarmes, osmotische Störungen, Eisenmangel.

β) Symptom des „kleinen Magens“. Gasblähung des Restmagens

Als Symptome des *kleinen Magens* werden beschrieben: schnelles Sättigungsgefühl, Druck im linken Oberbauch. Bei der *Gasblähung* des *Restmagen* soll ein Druck im linken Oberbauch oder im linken Brustraum bis zu pectanginösen Schmerzen empfunden werden.

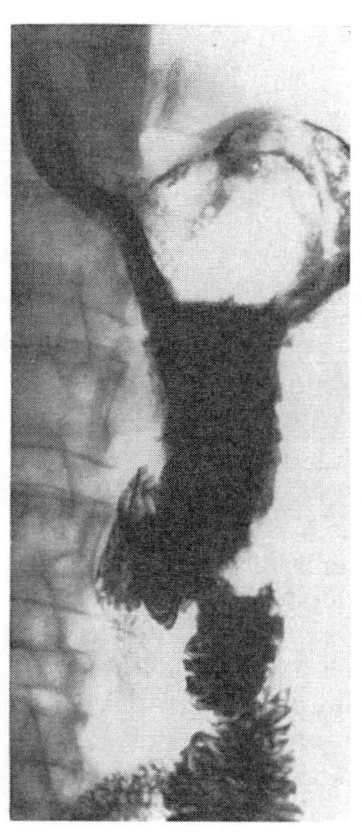
a

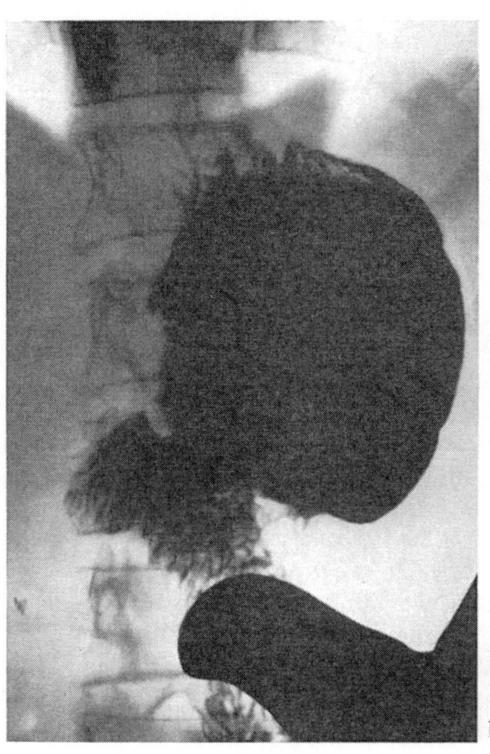
b

Abb. 48a u. b. Beispiel der Dehnbarkeit des Restmagens. a Befund einer Magenresektion nach Billroth II, gute Funktion der Anastomose. b Beim Versuch, durch Abklemmen der abführenden Schlinge die zuführende darzustellen, füllt sich der zuführende Schenkel nur auf wenige Zentimeter, dagegen läßt sich der Restmagen auf das 2—3fache seines Volumens ausdehnen. Dabei werden vom Operierten keine Beschwerden im Sinne des kleinen Magens angegeben

Röntgenuntersuchung und -befunde. Die Symptome des „*kleinen Magens*“, der „*Gasblähung*“ oder der Senkung des Restmagens nach distal werden sehr unterschiedlich bewertet. Den Befund eines kugelig ausgeweiteten Magenrestes — ohne Passagestop — oder eine große Lufthaube findet man bei Operierten mit und ohne Beschwerden. Man kann auch eine Überfüllung des Restmagens durch Abklemmen der abführenden Schlinge provozieren, ohne daß der Untersuchte Beschwerden empfindet. In jedem Fall muß aber bei verzögerter Entleerung ein anatomisches Hindernis (siehe unter Komplikationen) an der Anastomose oder in der Jejunumschlinge ausgeschlossen werden (Abb. 48).

Das *Dumpingsyndrom* kann man nur klinisch diagnostizieren. Die meisten Kranken mit einem Dumpingsyndrom haben im Anfall eine Sturzentleerung oder Motilitätsstörungen im Dünndarm. Andererseits gibt es Operierte mit Sturzentleerung, die beschwerdefrei sind (HOFFMANN, 1954: die „nichtregulierte Sturzentleerung").

Röntgenkinematographische Untersuchungen von MADSEN (1964) mit einem „physiologischen Kontrastmittel" bestätigen im wesentlichen diese älteren Befunde und auch die voneinander abweichenden Berichte.

γ) Die Sturzentleerung

Von einer Sturzentleerung sollte man erst dann sprechen, wenn das Kontrastmittel ohne Halt durch den Magen bis in tiefe Abschnitte eines schlecht tonisierten Dünndarms förmlich stürzt (nach BOLLER). BOLLER (1947) beobachtet bei manchen Operierten eine mächtige Erweiterung des Jejunum bis ins kleine Becken; die erweiterten Schlingen können sich wieder nach aufwärts wenden, so daß der Eindruck einer kompensatorischen Speicherfunktion des Dünndarms entsteht.

δ) Syndrom der zuführenden Schlinge

Klinisch findet man oft einen schmerzhaften Wulst im rechten Oberbauch — manche Operierte können ihn wegmassieren —, Übelkeit, Elendsgefühl, Widerwillen gegen Speisen, plötzliches galliges Erbrechen — bei einigen Kranken ohne Mageninhalt. Danach hören die Beschwerden auf.

Röntgenologisch kann das Syndrom direkt oder nach bestimmten Kunstgriffen nachgewiesen werden: entweder füllt sich die zuführende Schlinge spontan, noch vor der abführenden; die Schlinge ist erweitert, das Kontrastmittel pendelt in ihr hin und her und wird plötzlich schwallartig ausgeworfen. In solchen Fällen soll der zuführende Schenkel zu tief angelegt sein. Der Röntgenologe beschränke sich jedoch auf eine reine Beschreibung des Befundes. Operierte mit Galleerbrechen haben eine Intermediärschicht im Restmagen.

Beim zweiten Mechanismus kann man die zuführende Schlinge erst nach Umlagerung des Kranken, Einführung von Sonden, Abklemmen der abführenden Schlinge darstellen; danach sieht man eine erheblich erweiterte Schlinge mit Stase des Inhaltes, das Kontrastmittel wird darin verdünnt. Nach Stunden ist noch Kontrastmittel im zuführenden Schenkel nachzuweisen. In solchen Fällen kann man eine Abknickung des zuführenden Teils vor der Anastomose feststellen; der Duodenalinhalt gelangt zu spät oder gar nicht in den übrigen Dünndarm. Nach MADSENs Ansicht (1964, Röntgenkinematographie) ist die „Neopylorusfunktion" der Anastomose von der abführenden in die zuführende Schlinge verlagert, so daß der Inhalt des zuführenden Schenkels periodisch gestaut und fehlgeleitet wird. Die abführende Schlinge ist vom Restmagen her passierbar.

Stagnation in einer zu langen zuführenden Schlinge kann eine Besiedlung mit einer für den Dünndarm pathologischen Darmflora begünstigen und führt zu dem, jetzt oft genannten „Blind-Loop-Syndrom". Röntgenologisch läßt sich wegen der Verdünnung des Kontrastmittels ein Relief nicht darstellen.

Von diesen Mechanismen der zuführenden Schlinge muß man die flüchtige Auffüllung des zuführenden Schenkels, die man als belangslosen Befund kennt, und die Überfüllung durch mechanische Hindernisse an der Anastomose, z.B. bei Narbenschrumpfungen im Mesocolon oder bei Tumormetastasen, unterscheiden.

b) Stoffwechselstörungen (Verdauungs- und Resorptionsstörungen)

Überblick. Nach der Resektion nach Billroth II ist die gewünschte Verminderung der Säureproduktion am stärksten (um 68—81%). Normale Säurewerte nach einer genügenden Resektion hat man mit der Funktion versprengter Pylorusdrüsen im Fundus erklären wollen. (Siehe auch unter „Ulcus postoperativum jejuni.) Säuremangel kann andererseits Resorptionsstörungen verstärken.

Ganz allgemein sind die Stoffwechselstörungen durch einen Mangel an Reserven charakterisiert. Vermag sich der Organismus den postoperativen Bedingungen nicht anzupassen, so entwickeln sich Beschwerden und Ausfallserscheinungen verschiedenen Grades. Es gibt aber völlig normal reagierende, beschwerdefreie Resezierte.

Auffallende Mangelsymptome im Eiweiß- und Fetthaushalt sind nach subtotalen Resektionen selten und haben dann oft besondere Ursachen. Bei schweren Hypoproteinämien hat man Darmwandödeme und eine Verminderung der Peristaltik beobachtet. Für die Fettausnutzung soll der Passageweg nach dem Resektionstyp Billroth I günstiger sein.

Nach der totalen Gastrektomie tritt in der ersten Zeit post operationem fast immer eine Steatorrhoe auf, nach subtotalen Resektionen lassen sich bei einem Teil der Operierten leichtere Erscheinungen nachweisen, die nach wenigen Monaten verschwinden. Mit der Steatorrhoe können sich Calcium- und Phosphatverluste einstellen, ferner ein Mangel an Vitamin A, D und K, gefolgt von Osteomalacien (oder Osteoporose), Blutungen, Augen-Hautveränderungen, schließlich Mangelsymptome bei den übrigen Nahrungsstoffen.

Bei fehlender Säure und pathologischer Keimbesiedlung im Dünndarm sind Avitaminosen des B-Komplexes beobachtet worden.

Anämien findet man nach subtotalen Resektionen häufiger als früher angenommen wurde. Es sind vorwiegend hypochrome Anämien. Frauen — vor der Menopause — werden häufiger als Männer betroffen. Die postoperativen Anämien entstehen bei einem Teil der Resezierten durch Störungen der Resorption von Eisen, Folinsäure und Vitamin B 12, bei anderen wird eine präoperativ latente Anämie jetzt manifest. Eine beschleunigte Dünndarmpassage und die Ausschaltung der Duodenalpassage begünstigen die Resorptionshemmung, wie die Berichte angeben.

Nach der totalen Gastrektomie haben etwa 5 Jahre post operationem alle Resezierten eine hyperchrome Anämie, nach dieser Zeit sind die Reserven der Blutbildungsstätten erschöpft.

Die Stoffwechselstörungen können einzeln und kombiniert miteinander auftreten (z.B. Fett- und Eisenresorptionsstörungen), so daß die klinischen Symptome nicht immer einen bestimmten Ausfall anzeigen.

Röntgenologisch lassen sich die Stoffwechselstörungen nicht dokumentieren. Dagegen müssen dem Röntgenologen die wenigen indirekten Zeichen für bestimmte Ursachen bekannt sein: Entwickelt sich nach subtotaler Resektion ein ausgesprochenes Spruesyndrom, so suche man nach einem Syndrom der zuführenden Schlinge, nach einer gastrocolischen Fistel oder nach einer — seltenen, irrtümlich angelegten — Gastro-ileostomie. Auch bei schweren Avitaminosen in Verbindung mit anderen erheblichen Mangelsymptomen soll der Befund in der zuführenden Schlinge geklärt werden („Blind-Loop-Syndrom“). Man denke ferner an Skeletveränderungen. Eine Osteoporose bei älteren Operierten ist mit Vorsicht zu verwerten, sie kann bereits präoperativ bestanden haben.

Ausgeprägte Anämien, besonders bei männlichen Resezierten — d.h. nach subtotalen Resektionen — sind jedoch vor allem anderen verdächtig auf eine Blutung (Carcinom, Carcinomrezidiv im Restmagen, Ulcus postoperativum jejuni, Darmblutung).

In diesem Zusammenhang schließlich interessiert es den Kliniker, welcher Resektions- oder Operationstyp für die Verdauungsprozesse am günstigsten ist. Der Röntgenologe sollte daher einen detaillierten Befund abgeben über die Morphologie und Funktion der gastro-jejunalen, gastro-duodenalen und oesophago-duodenalen Anastomosen sowie der Magenersatzbildungen (Darmzwischenschaltungen).

Anhang. Über die Ursachen und die Häufigkeit postoperativer Leber-Gallengangs- und Pankreaserkrankungen gibt es noch keine einstimmige Meinung; eine Gruppe von Autoren hält sie für eine unmittelbare Folge der Resektionen oder der postoperativen Störungen, andere weisen auf die bekannte Erfahrung hin, daß pathologische Leber- etc. Veränderungen präoperativ gleichzeitig mit einem Magenleiden vorkommen können.

Nach den Arbeiten von Demole und Rentschnik (1955), sollen Magenoperierte gegen eine Tuberkuloseinfektion anfälliger sein als vergleichbare Kontrollpersonen. Neuere Berichte scheinen diesen Befund nicht allgemein zu bestätigen.

3. Komplikationen mit anatomischem Substrat

Stumpfgastritis oder postoperative Gastritis, Jejunitis, Ulcus postoperativum jejuni. Jejuno- oder gastro-colische Fisteln. Wegestörungen oder falsche Wege bei: retrograder Invagination; Evagination; Stenosen an der Anastomose, falscher Sitz der Anastomose; Schlitzeinklemmung und Vovulus der Gastroenterostomose; innere Hernien. Irrtum in der Wahl der Darmschlinge. Carcinomrezidiv. Primärcarcinom am operierten Magen.

a) Die postoperative Gastritis, Stumpfgastritis

Für den Röntgenologen besteht, kurz gesagt, das Problem: kann er eine postoperative Gastritis diagnostizieren, allgemeiner, wie darf und soll er die anatomischen, klinischen oder gastroskopischen Befunde der postoperativen Gastritis seiner Diagnostik zugrunde legen?

Nach den älteren gastroskopischen Befunden und den neueren Berichten der Biopsie und Saugbiopsie besteht in vielen operierten Magen eine mehr oder weniger starke Entzündung. Die schwersten Veränderungen findet man nach der einfachen Gastroenterostomie, weniger ausgeprägt nach der Resektion nach Billroth II, seltener nach Billroth I. Die Mitteilungen unterscheiden sich jedoch oft erheblich voneinander. Nach der Saugbiopsie soll der Befund einer postoperativen Gastritis in etwa 50% nach Resektionen vorkommen, dabei überwiege die chronische oberflächliche Entzündung. Nach den Tierexperimenten von MUNAKATA (1940), und aus jüngerer Zeit von TÖRÖK et al. (1958) entstehen die Entzündungen im Magen, an der Anastomose und im Dünndarm unmittelbar durch den operativen Eingriff.

Für die bleibende Gastritis gibt es verschiedene Erklärungen („Umbaugastritis" nach KONJETZNY, 1947) begünstigt durch eine schlechte Funktion der Anastomose (SCHINDLER 1926) oder durch Reizung von Galle oder Darmsekret; andere halten sie für die Fortsetzung einer präoperativen Entzündung.

Die abweichenden Ansichten über die klinischen Symptome sollen hier nicht erörtert werden (siehe u.a. bei MANGOLD, 1960). Dagegen sind sich die meisten Kliniker und Vertreter der Gastroskopie darin einig, daß der Röntgenologe nach der Morphologie der Falten auch eine postoperative Gastritis nicht diagnostizieren kann. Röntgenologen, u.a. PRÉVÔT, oder auch PORCHER, hingegen halten den Röntgenologen für berechtigt, einen Befund mit so hochgradigen Faltenveränderungen, wie man ihn nur nach der Gastroenterostomie sieht, als postoperative Gastritis zu beurteilen.

Röntgenbefunde. Man findet alle Formen der Reliefveränderungen bis zur Rigidität. Die Anastomose kann durch erhebliche Schwellungen der Falten eingeengt sein. In manchen Fällen muß man durch Kontrolluntersuchungen eine Tumorinfiltration ausschließen.

Am resezierten Magen beobachtet man während der selben Untersuchung einmal breite, geschwollene Falten und einige Zeit später, bei einem anderen Tonus, ein normal anmutendes Relief wie im Fundus eines nichtoperierten Magens. Erhebliche Faltenverbreiterung im Restmagen sieht man häufig bei einem Ulcus postoperativum jejuni.

Auch gegenüber solchen Befunden argumentieren verschiedene Klinker, daß bei röntgenologisch breiten Falten eine Gastritis bioptisch fehlen, bei normal breiten Falten dagegen nachweisbar sein kann. Im übrigen sei eine postoperative Gastritis selten Ursache für intensive Beschwerden.

Die Diskussionen zu den Fragen der Gastritis-Diagnostik am operierten Magen gehen weiter. Eine befriedigende Antwort scheint man auch auf röntgenologischer Seite noch nicht gefunden zu haben.

Wie dem auch sei, der Röntgenologe muß die Breite, die Form und den Verlauf der Falten im Zusammenhang mit den Funktionen des operierten oder resezierten Magens beschreiben, Befunde, die nach den Erfahrungen nicht mehr der Regel entsprechen auch als morphologische Abweichungen beurteilen. In bestimmten Fällen wird er solche Strukturveränderungen als Begleitsymptom bei Komplikationen an der Anastomose oder im Jejunum finden: ein Ulcus postoperativum, ein Carcinom oder ein Carcinomrezidiv aufzudecken, kann ihn weit mehr interessieren.

Besondere Beachtung sollen aber polypenartige Bildungen an der Anastomose erfahren, sie gelten als verdächtige Vorstadien einer malignen Umwandlung (siehe unter Billroth II).

Eine Sonderform der Anastomositis (nach BOLLER, 1947) ist von anderen Autoren (KATSCH 1953) nicht bestätigt worden.

Auch die „Perigastritis" nach GUTMANN (1926), mit lacunenartigen Aussparungen an der Magenwand um die Anastomose haben andere Autoren nicht als ein besonderes Krankheitsbild anerkannt. Pseudopolypen in der Anastomose findet VARGHA u.a. (1964) bei der „Peristomitis" (VARGHA; mehr s. Kapitel 6).

b) Jejunum, Jejunitis

Der Dünndarm beginnt sich etwa 14 Tage nach der Operation den veränderten Bedingungen im neuen Passageweg anzupassen, die frühen postoperativen Strukturveränderungen bilden sich zurück. Bei mangelnder Regulierung oder bei fehlender Anpassung an die unvorbereiteten Speisen aus dem Magen, die andere Zusammen-

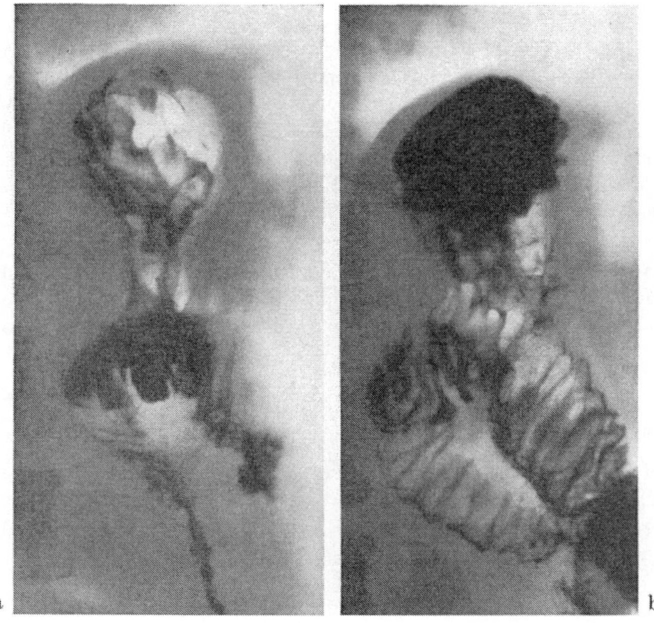

Abb. 49a u. b. Magenresektion nach Billroth II und Braunsche Anastomose mit Jejunitis. Quergestellte Falten im Jejunum, deutliche Kaliberschwankungen, der Tonus wechselt, die Passage ist unregelmäßig, beschleunigt. Der Befund spricht für ein Stadium vom Übergang funktioneller Störungen zu infiltrierenden entzündlichen Wandveränderungen

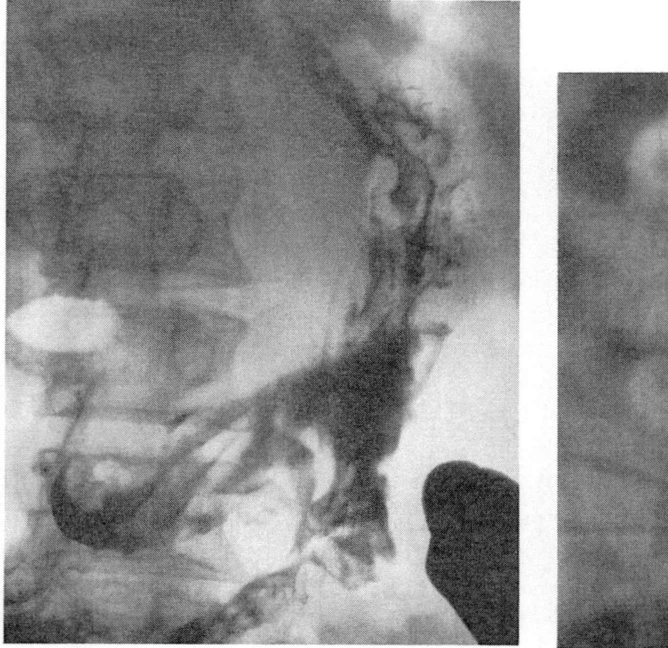

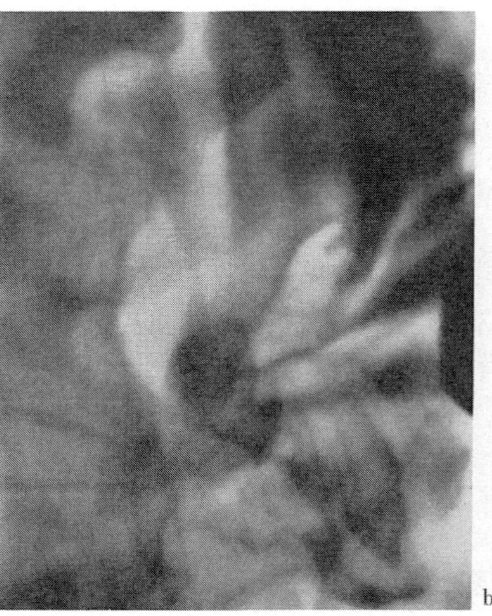

Abb. 50a u. b. Ulcus postoperativum jejuni bei hinterer Gastroenterostomie. Gegenüber dem Anastmosenring im Jejunum ein bohnengroßes Kontrastmitteldepot mit strahliger Schleimhautkonvergenz. Zeichen einer ausgeprägten Gastroduodenitis und Jejunitis

setzung der Duodenalsekrete, auf thermische und mechanische Reize und bei einer pathologischen Dünndarmflora können verschiedene Störungen von funktionellen Veränderungen bis zu oberflächlichen Darmentzündungen und zu schweren destruierenden, hämorrhagischen Enterocolitiden auftreten.

Die klinischen Beschwerden äußern sich in Symptomen der einfachen Enteritis, der Sprue, der regionalen Enteritis; die leichten Formen überwiegen, schwere Enterocolitiden sind selten. Bei einem Teil der Operierten mit Beschwerden beobachtet man die oben genannten Verdauungs- und Resorptionsanomalien. Nach klinischen Erfahrungen sei die Jejunitis jedoch nur ausnahmsweise Ursache wesentlicher Beschwerden und könne röntgenologisch nicht diagnostiziert werden.

Nach neueren bioptischen Untersuchungen mit lupenmikroskopischer und histologischer Technik wird berichtet, daß die proximalen, anastomosennahen Jejunalabschnitte stärkere Strukturveränderungen gegenüber normalen Kontrollpersonen zeigen, darunter findet man Oberflächenveränderungen wie bei der idiopathischen Sprue. In den distalen Jejunalteilen, 30 cm unterhalb der Anastomose, unterscheiden sich die Strukturen nicht mehr von denen der Kontrollen. Eine Übereinstimmung zwischen den morphologischen Befunden und den funktionellen Ausfallserscheinungen können die Autoren nicht feststellen (LEUTHOLD et coll. 1964).

Der **röntgenologische Befund** ist eindeutig bei der regionalen Enteritis und bei schweren Reliefveränderungen mit allen Zeichen der Dünndarmentzündung, wie sie PRÉVÔT bei den Operierten mit Beschwerden nach der einfachen Gastroenterostomie beschrieben hat.

Die anderen Befunde im Jejunum sind inkonstant. Man kann Motilitäts- und Tonusstörungen, Faltenverbreiterungen, Passagebeschleunigung oder -verlangsamung, klecksige Verteilung des Kontrastmittels, Gasblähung, beobachten. Ein Teil dieser Operierten hat keine Beschwerden. Andererseits sieht man regelrechte Strukturen und Passagezeiten bei Resezierten mit und ohne Beschwerden. Ernährungsstörungen sollen nach HILLEMAND et coll. (1960), VIKARRI und KLOSSNER (1956) häufiger bei dyskinetischen Störungen als bei regelrechter Motilität vorkommen. Röntgenologisch lassen sich alle diese Befunde nur zum Vergleich mit anatomisch oder bioptisch gesicherten Symptomen notieren. (Abb. 49, vgl. Abb. 50 und 51).

c) Ulcus postoperativum jejuni

Da die Auffassungen über die Entstehung des postoperativen Ulcus auseinandergehen, hat man statt der Bezeichnung *Ulcus pepticum* auch die allgemeinere Bezeichnung *Ulcus postoperativum jejuni* gewählt. Nach den einen Autoren entsteht es aus entzündlichen Prozessen, die von den Nähten an der Anastomose ausgehen, andere halten es für eine peptische Schädigung.

Es sitzt in der Mehrzahl der Fälle gegenüber dem Anastomosenring, jedoch wurden auch Ulcera in der zuführenden Schlinge und 30—50 cm distal der Anastomose in der abführenden Schlinge beobachtet. Meistens tritt das Ulcus postoperativum in späteren Stadien auf, in 1—4 % nach den typischen Resektionen, häufiger nach der einfachen Gastroenterostomie (12 % und mehr). In einigen Beobachtungen fand sich auch eine Nische in den ersten 14 Tagen nach der Operation, die spontan verschwand. Da diese Nischen in der Nahtlinie liegen, können sie „iatrogen" erzeugten Taschen entsprechen. Bei PORCHER wie auch in unserem eigenen Krankengut bestand dabei einmal eine ausgesprochene Hämatemesis.

Die klinischen Hauptsymptome sind der Schmerz oder die Blutung oder beides zusammen. Nach der Resektion nach Billroth II wird der Schmerz im linken Oberbauch, nach Billroth I mehr im mittleren Oberbauch angegeben. Die Schmerzen sind oft unerträglich (von Suicidversuchen wird berichtet).

Postoperative Ulcera können immer wieder rezidivieren, selbst am nachresezierten Restmagen. Bei einigen dieser Fälle findet man ein Zollinger-Ellison-Syndrom.

Röntgenologisch ist das sichere Zeichen eine Ulcusnische (Abb. 50). In früheren Jahren wird berichtet, daß ein postoperatives Ulcus jejuni in den hochgradig geschwollenen Falten meistens nicht gefunden wurde. Nach neueren Arbeiten gelingt in 90 % der Fälle der Ulcusnachweis (s. auch Phantomversuche von VARGHA, 1965).

Als indirektes Zeichen hat schon ZOLLSCHAN (1918) eine umschriebene Ausweitung der Schlinge in Höhe der befallenen Falte beobachtet. Andere indirekte Zeichen sind eine erhebliche Motilitätssteigerung des Jejunum bei gleichzeitiger hochgradiger Faltenschwellung.

In manchen Fällen wird die Anastomose im Bereich der abführenden Schlinge durch die entzündlichen Verdickungen eingeengt oder völlig verschlossen.

Ferner hat man Spasmen lokal an der Anastomose, in Höhe des Geschwürs oder auch circuläre Spasmen am Restmagen beobachtet. Aboral des Ulcus sieht man oft eine umschriebene Tasche am Jejunum, sie kann mit dem Ulcus verwechselt werden, bei genauem Studium erkennt man in solchen Taschen ein Jejunalrelief. Das Ulcus kann durch eine

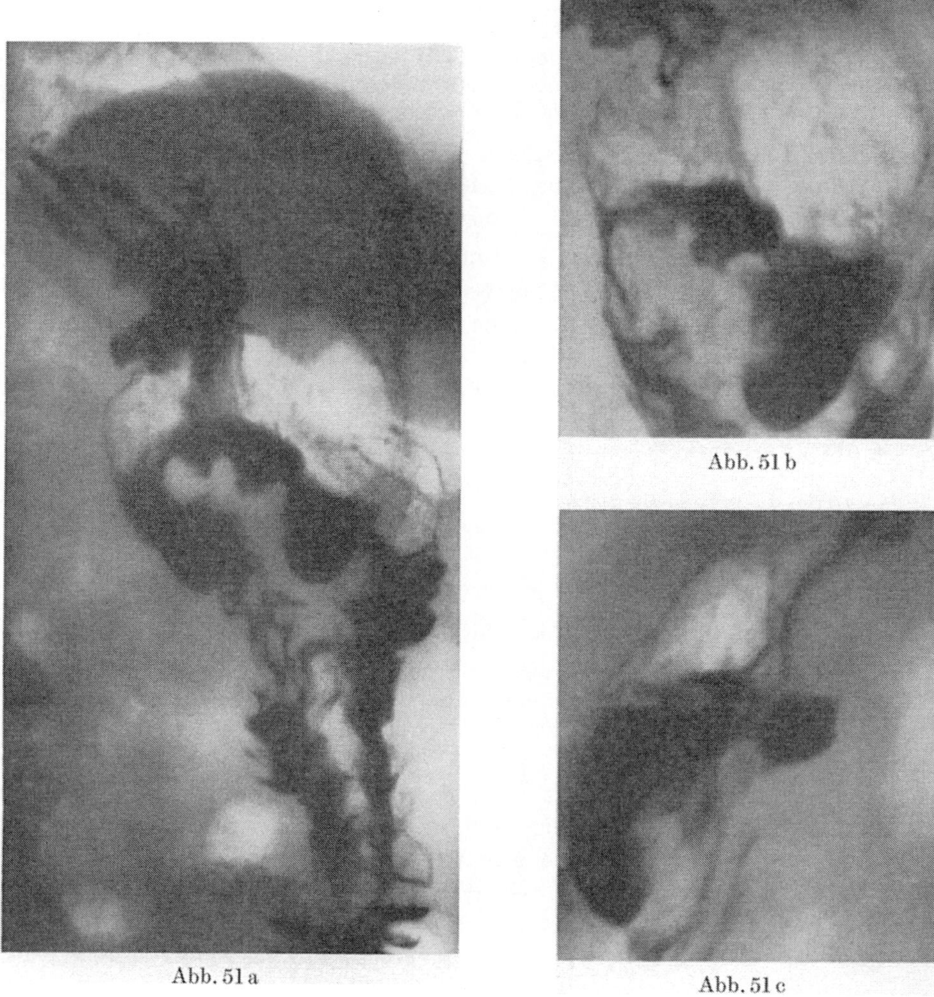

Abb. 51a—i. Beispiele mit verschiedener Symptomatologie des Ulcus postoperativum jejuni. a und b Das Ulcus wird durch die Kontrastmittelfüllung zum Teil verdeckt, aboral neben dem Ulcus eine säckchenförmige Ausweitung der Jejunumschlinge im abführenden Schenkel. c Im seitlichen Strahlengang wird das Ulcus deutlich als Nische sichtbar. d—f Zustand nach Vagotomie vor 2 Jahren wegen Ulcus postoperativum jejuni: jetzt besteht eine sehr unregelmäßige Entleerung des Magenrestes, zeitweise ist der Tonus im Restmagen und Jejunum herabgesetzt, die Anastomose wird überlagert durch luftgeblähtes Jejunum (d); nach teilweiser Entleerung (e) stellt sich eine Enge im Bereich der Anastomose dar, das Ulcus wird im stark gedrehten schrägen Durchmesser mit strahliger Konvergenz der Schleimhautfalten sichtbar (f). g—i Ulcus jejuni postoperativum im abführenden Schenkel, gegenüber der Anastomose ist die Schlinge sackförmig ausgeweitet

Tasche verdeckt werden, in anderen Fällen stellt sich das Ulcus selbst taschenförmig dar (Abb. 51a—i). Mit spasmolytischen Medikamenten gelingt es, störende Spasmen für die Röntgenuntersuchung zu lösen und das Geschwür sichtbar zu machen.

Über Taschen neben Ulcusnarben hat Prévôt berichtet (siehe Kapitel: Billroth II).

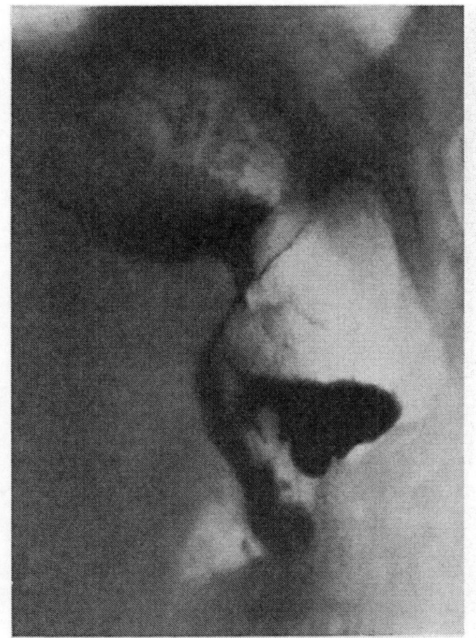

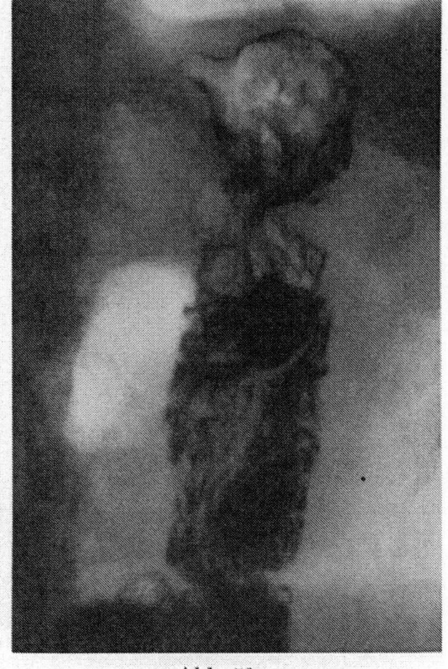

Abb. 51 d

Abb. 51 e

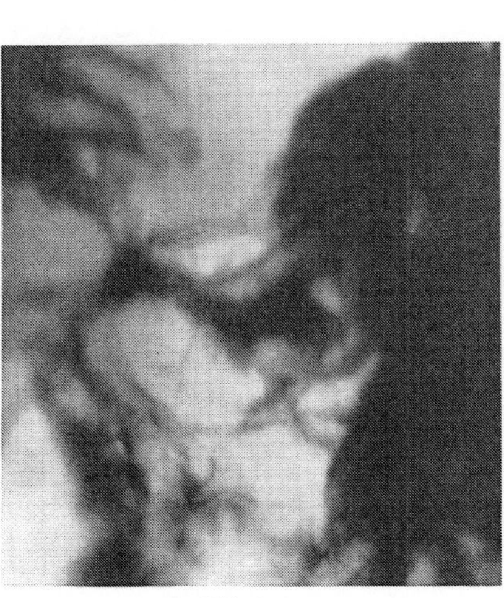

Abb. 51 f

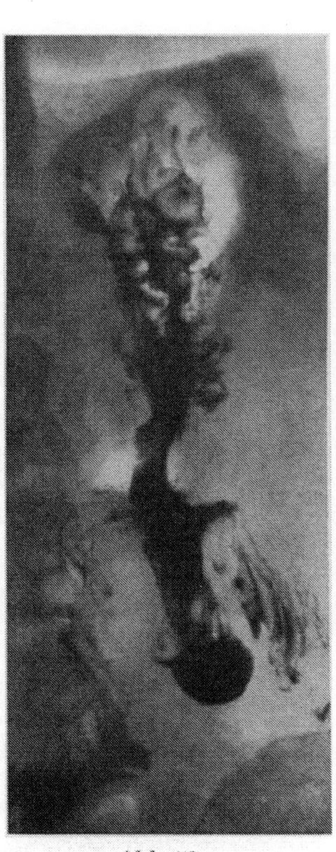

Abb. 51 g

Rezidivulcera am Magenstumpf sind nach der Resektion nach Billroth II selten, nach den älteren Mitteilungen liegen sie häufig kardianahe (siehe Zusammenstellung bei PORCHER). Über die schwierige Diagnose eines postoperativen Ulcus im „Neobulbus" nach der Resektion nach Billroth I wurde im entsprechenden Abschnitt berichtet (Abb. 52).

Ein Teil der postoperativen Ulcera jejuni perforiert in die freie Bauchhöhle oder in den Dickdarm.

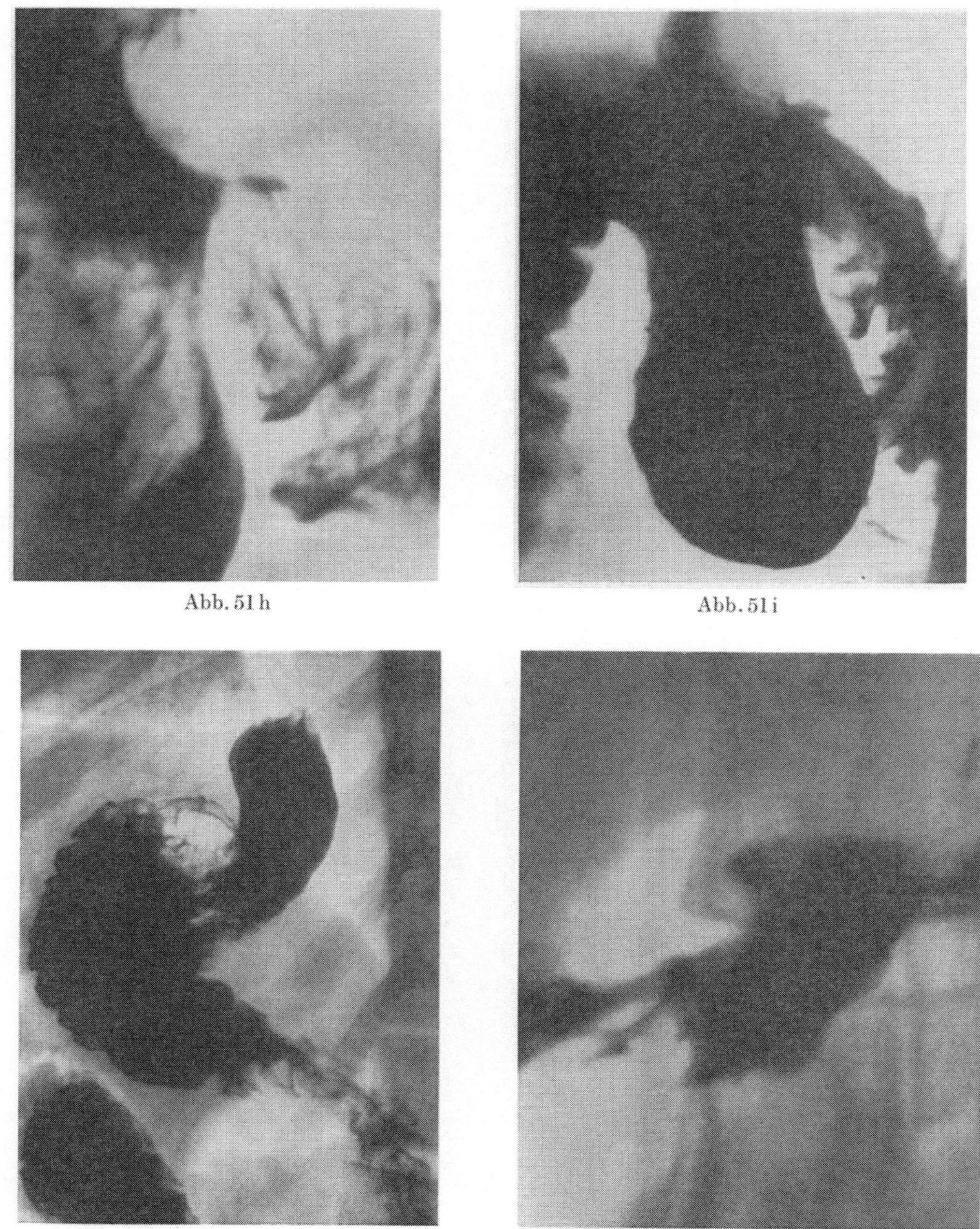

Abb. 51 h

Abb. 51 i

a

b

Abb. 52a u. b. Magenresektion nach Billroth I (a Übersicht, Bauchlage). Im End-zu-End vereinigten Duodenalstumpf an der „Minorseite" des „Neobulbus" dicht aboral der Anastomose eine zapfenförmige Ausziehung der Kontur, mehr in der Mitte des „Neobulbus" ein reiskorngroßes Kontrastmitteldepot mit strahliger Konvergenz der Falten (b Ausschnitt). Solche Befunde sind schwer zu deuten; Operationseffekte bei der Versorgung des Duodenalstumpfes, postoperative Adhäsionen können Veränderungen hervorrufen, die morphologisch einem Ulcus duodeni gleichen. Der klinische Befund und das internistische Behandlungsergebnis müssen beim Verdacht auf ein postoperatives Ulcus duodeni entscheiden. Weitere Röntgenkontrollen sind danach angezeigt

d) Gastrocolische Fisteln

In älteren Arbeiten wird angegeben, daß in 20% der Fälle beim Ulcus postoperativum jejuni jejuno- oder gastro-colische Fisteln auftreten. Fisteln werden beobachtet 8 Monate bis 26 Jahre nach der Operation. Die drohende Fistel kündigt sich durch verstärkte Schmerzen beim Pressen (Defäkation) und steigende Neigung zu Durchfällen an. Nach dem Durchbruch setzt fäkulent riechendes Aufstoßen, gelegentlich Koterbrechen ein, man findet unverdaute Speisen im Stuhl, Abmagerung und Unterernährung des Kranken.

Röntgenologisch läßt sich die pathologische Verbindung nach der vorherrschenden Ansicht besser durch eine Irrigoskopie als durch eine orale Passage darstellen. Das Ulcus

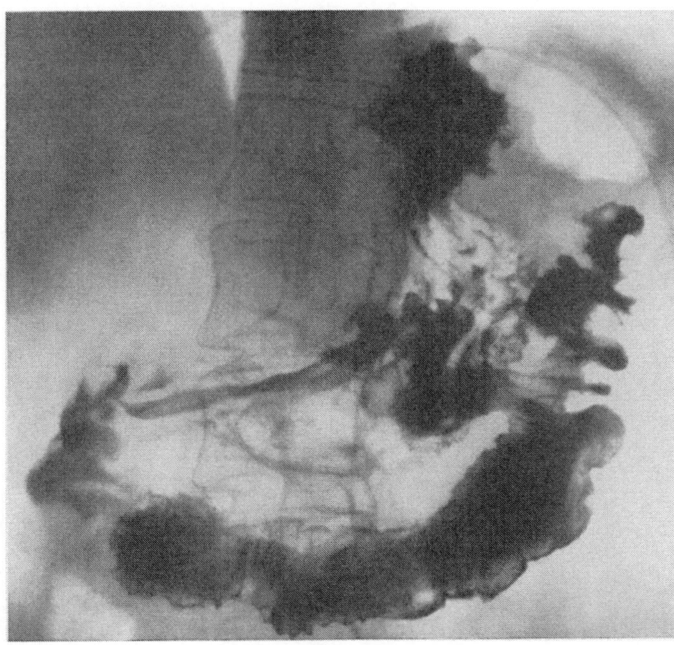

Abb. 53a

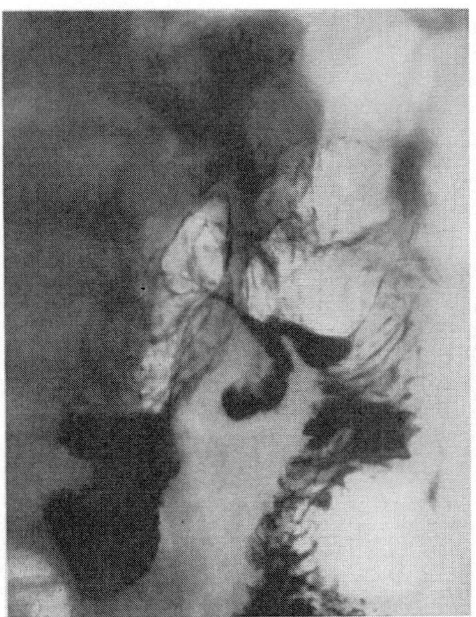

Abb. 53b

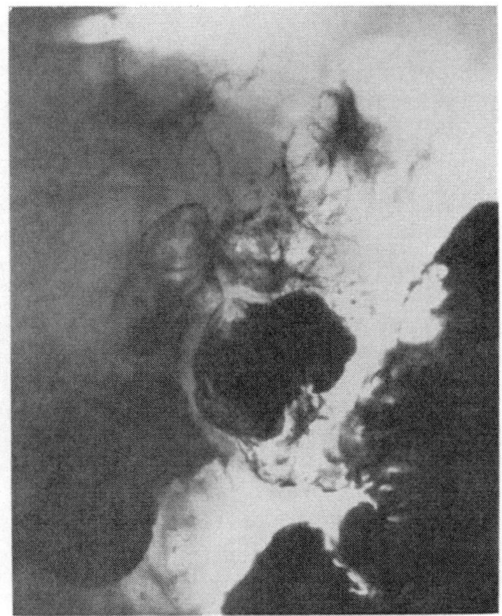

Abb. 53c

Abb. 53a—d. Colo-jejuno-gastrische Fisteln. (Darstellung nach peroraler Füllung.) a In die linke Colonflexur perforiertes Ulcus postoperativum jejuni nach hinterer Gastro-enterostomie mit innerer Fistel. Die pathologische Verbindung ist deutlich sichtbar. b Colo-gastrische Fistel nach Resektion nach Billroth II, die pathologische Verbindung ist in verschiedener Ansicht dargestellt, das Colon erkennt man an seiner Haustrierung (c). d 24 Std später ist der Restmagen und die Jejunumschlinge rückläufig vom Colon gefüllt

ist dabei nicht nachzuweisen. Das Kontrastmittel kehrt via Dünndarm-Colon über die Fistel nach Stunden in den Magen zurück. Die pathologische Verbindung ist meistens kurz, ihr Lumen kann eng und weit sein.

Bei zu rascher Füllung überlagern von der Fistel aus gefüllte Dünndarmschlingen (retrograd) den Fistelabgang, häufig wird bei der peroralen Passage die Untersuchung dadurch erschwert.

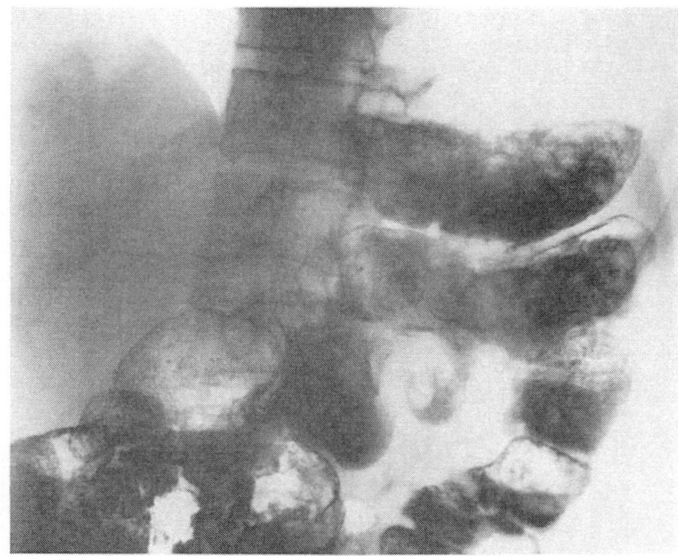

Abb. 53d

4. Wegestörungen und Unwegsamkeiten

a) Die retrograde Invagination

Die retrograde Invagination oder Intussusception jejuno-gastrica galt längere Zeit als seltene Komplikation. Die präoperative Diagnose war oft eine Vermutungsdiagnose. Seit den ersten röntgenologischen Berichten von Bozzi (1914) sind inzwischen über 200 Beobachtungen bekannt geworden. Bis 1954 hatte E. D. Palmer 125 Mitteilungen gesammelt. Leszler (1957) führt die Häufung auf eine Zunahme der Magenoperationen und auf eine Verfeinerung der Röntgendiagnostik zurück. Von Ledoux-Lebard und Garcia Calderon (1933) stammt die klassische Beschreibung der Röntgensymptomatologie.

Die Invagination ist meistens ein Spätereignis, sie kann bis 30 Jahre post operationem auftreten, in wenigen Fällen wurde auch eine Invagination in den ersten Tagen nach der Operation beobachtet.

Der Dünndarm gelangt antiperistaltisch mit umgestülpter Schleimhautoberfläche in den Magen. Man unterscheidet vier Formen: die Invagination der abführenden Schlinge, als vorherrschende Form; der zuführenden Schlinge, weniger häufig; der zuführenden und der abführenden Schlinge en-bloc; eine Invagination durch die Braunsche Anastomose wird sehr selten beobachtet[1]. Die Einstülpung beginnt mehr oder weniger weit von der Gastroenterostomie entfernt; bei antecolischer Gastroenterostomie mit Braunscher Anastomose unterhalb der Entero-enterostomose, das Invaginat gelangt dabei durch die Braunsche Anastomose in die zuführende Schlinge, in der Hälfte der Fälle bis in den Magen. Die Schwere der Erscheinungen hängt von der Größe des Verschlusses und der Länge des invaginierten Darmteiles ab. Das Invaginat kann wenige Zentimeter bis mehrere Meter lang sein. Auslösend wirken drucksteigernde Faktoren: brüske Erhöhung des abdominalen Druckes, Einengung der Bauchhöhle, irreguläre Spasmen der abführenden Schlinge, ferner wurden auch ein Ulcus postoperativum oder Diätfehler angeschuldigt.

Klinisch kennt man die akute, die chronische Form und die wiederholte Invagination nach spontaner Desinvagination. Auch während der Operation kann eine invaginierte Schlinge spontan zurückschlüpfen.

[1] Die Krankengeschichte zu Abb. 54a und b wurde während der Abfassung dieses Manuskriptes inzwischen bei uns von Weber und Eisenbach (1966) veröffentlicht.

Die *akute Form* bietet schwere Symptome mit unstillbarem Erbrechen, vernichtenden epigastrischen Schmerzen, Bluterbrechen, blutigen Durchfällen; der Kranke verfällt rapide. Eine Relaparatomie ist dringend angezeigt.

Eine *Röntgenaufnahme des Abdomens* zeigt keine Symptome eines Ileus.

Bei der *chronischen Form* bestehen intermittierende Beschwerden mit krampfartigen Schmerzen, Erbrechen; die Symptome sind jedoch milder, der Verschluß ist nicht vollständig, die Invagination löst sich spontan.

Röntgenologisch sieht man bei größeren Invaginationen einen scharfrandigen, abgerundeten oder ovalären, weichteildichten oder aufgehellten Füllungsdefekt (lufthaltige Schlinge) im Magen, umgeben von kreisförmig, spiralig oder schräg angeordneten Streifen

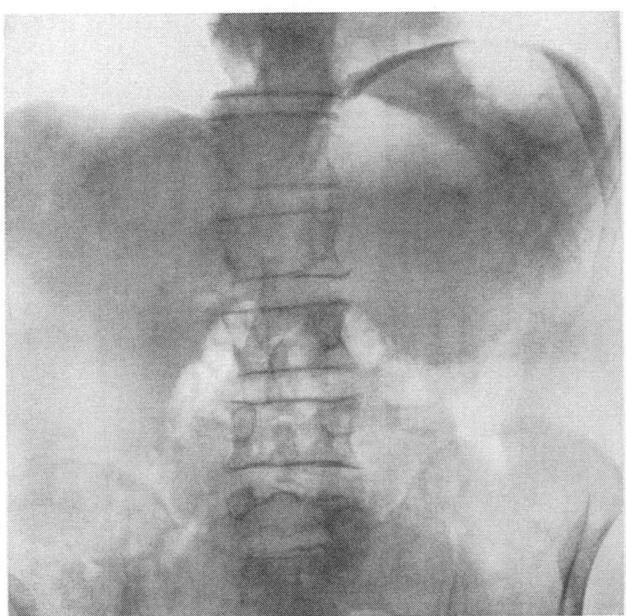

Abb. 54a

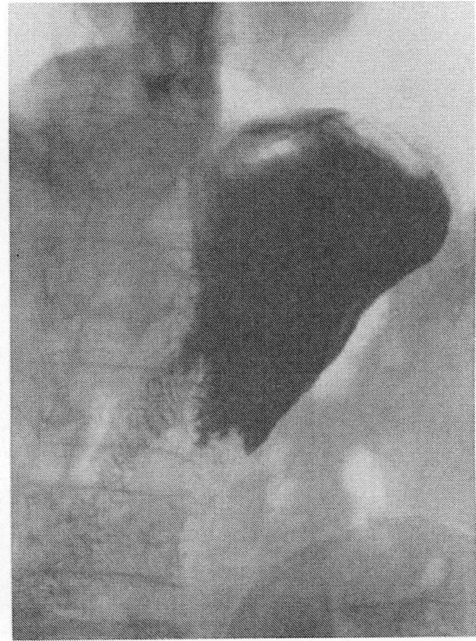

Abb. 54b

Abb. 54a—d. Retrograde Invagination des Jejunum nach Magenresektion. a Abdomenübersichtsaufnahme wegen „akutem Abdomen" mit heftigsten Oberbauchschmerzen, Erbrechen, teilweise blutig tingiert, Passage stop: liegende Magensonde; keine Zeichen für einen Ileus. Im linken Oberbauch, bis unter das Zwerchfell reichend zeigt sich eine überfaustgroße, weichteildichte Verschattung mit Flüssigkeitsspiegel, großer Lufthaube; nach caudal ist die Verschattung spitzbogig abgegrenzt. b Bei der folgenden Kontrastfüllung vermischt sich das Kontrastmittel sofort mit der großen Sekret- und Flüssigkeitsmenge, die Anastomose ist überlagert, man erkennt einen Restmagen nach Magenresektion, die Jejunumschlinge unterhalb der nicht sichtbaren Anastomose zeigt einen zarten Kontrastmittelbeschlag. Röntgenologisch wurde das Krankheitsbild nicht erkannt, es wurde der Verdacht auf einen „raumbeschränkenden Prozeß" im Bereich der Anastomose geäußert. Befund bei der anschließenden Operation: Invagination der abführenden Schlinge in Braunsche Anastomose. c (LESZLER) Typischer Befund einer retrograden Invagination mit einem scharf begrenzten Füllungsdefekt im Magen, am unteren Rand des Füllungsdefektes Kerckringsche Falten, die sich in die partiell gefüllte abführende Jejunumschlinge fortsetzen. d Ausschnitt von c

(Kerckringsche Falten), je nach dem Umfang der Invagination. Die Füllungsaussparung verläuft mit ihrer Längsachse meistens parallel zu der des Magens, ist an der Basis scharf reifenförmig gegen die Magenschleimhaut abgesetzt und bildet an ihrer Berührungsfläche mit der großen Magencurvatur einen Winkel. Manchmal kann man bei der Palpation ein Flottieren der eingedrungenen Schlinge feststellen. Es empfiehlt sich, zunächst mit kleinen Kontrastmittelmengen zu beginnen, sonst überdeckt man sich das Invaginat, in Bauchlage und bei dosierter Kompression erhält man meistens gute Befunde. Bei Überfüllung des Magens erscheint das Invaginat zuweilen als isolierte Aufhellung im Magenschatten (Abb. 54a—d).

Die abführende Schlinge füllt sich langsam auf. Liegt die Invagination mit einer Braunschen Anastomose im Magen und ist noch eine Passage möglich, so findet man einen zarten Beschlag in beiden Jejunumschenkeln unmittelbar unter dem Magenschatten.

Kleine Invaginationen lassen sich oft nur gastroskopisch nachweisen (MOUTIER 1952, BOLLER 1958 „Atlas" u.a.).

Die Invagination ist nicht darzustellen, wenn die Schlinge bei der Untersuchung mit Kontrastmittel spontan zurückschlüpft. Ein Invaginat fehlt im Magen, wenn die abführende Schlinge entfernt von der Anastomose in sich invaginiert ist. Man muß dann die weitere Passage im Jejunum verfolgen. Eine Invagination der zuführenden Schlinge in sich selbst entgeht dem röntgenologischen und gewöhnlich auch dem gastroskopischen Nachweis.

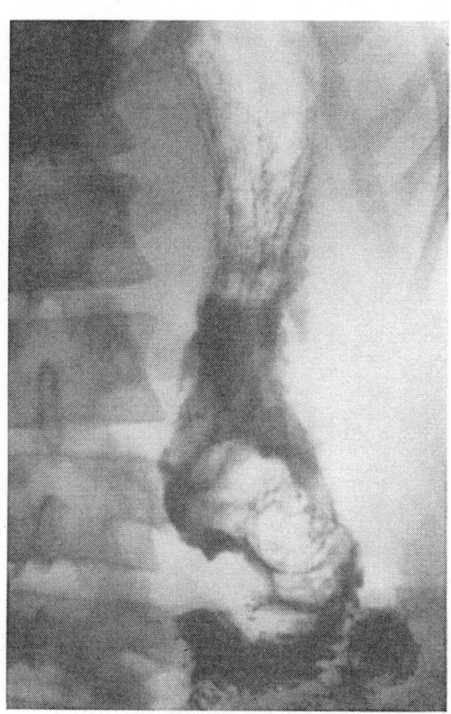

Abb. 54c

Differentialdiagnostisch unterscheidet sich der Füllungsdefekt eines Carcinom oder eines entzündlichen Tumors hauptsächlich dadurch, daß er nicht isoliert im Magen liegt, sondern von der Magen-Darmwand ausgeht und ihre Konturen fortsetzt, nicht lufthaltig ist und beim Carcinom unregelmäßige Begrenzungen zeigt. (Retrograde Invagination von Duodenalschleimhaut siehe bei WELLAUER, 1964.)

b) Die Evagination

Das Gegenstück zur Invagination ist die Evagination von Magenschleimhaut. Sie kann nach der Resektion Typ Billroth II und Typ Billroth I entstehen. Es werden u.a. polypenartige ins Jejunum hineinragende Wülste gefunden. Breit vorgefallene Schleimhautwülste können die Passage behindern oder die Anastomose verlegen. (Weiteres siehe Literaturverzeichnis: LINDENSCHMIDT, PORCHER) (Abb. 10).

c) Stenosen an der Anastomose

Von den *stenosierenden Tumorinfiltrationen* und den Verengungen als Begleitsymptom beim Ulcus postoperativum jejuni sind die *entzündlich-narbigen* Stenosen zu unterscheiden.

Nach der *Gastroenterostomie* hat man, nach HOFFMANN (1952), früher häufig Stenosen bis zur völligen Abtrennung der Anastomose beobachtet. Gastritiden, nicht abheilende Geschwüre, Verwachsungen wurden als Ursachen angeschuldigt.

Klinisch besteht Brechreiz, Erbrechen, Schmerzen vom Typ einer Gastritis oder eines Ulcus.

Röntgenologisch findet man hochgradige, unregelmäßige Schleimhautwulstungen an der Anastomose mit Pelottenwirkung auf die umgebende Magenwand oder ein rigides Lumen, langsame, über Stunden währende Entleerung. Bei völliger Verödung ist ein Stoma nicht nachzuweisen. Der Magen retiniert Kontrastmittel und große Mengen von Sekret, wenn der Pylorus nicht durchgängig ist. Trichterförmige Taschen oder eine Raffung der Falten an der großen Magencurvatur können auf eine völlige Verödung der Anastomose hinweisen.

Seltener sind Beobachtungen über *Stenosen nach der Resektion nach Billroth II*. Man sieht längere Abschnitte des abführenden Schenkels ungleichmäßig eingeengt, die Konturen sind jedoch glatt. Röntgenologisch kommt es darauf an, die Stenose überhaupt nachzuweisen, die Kranken müssen relaparatomiert werden, eine sichere Diagnose erlaubt oft erst die histologische Untersuchung (Abb. 55).

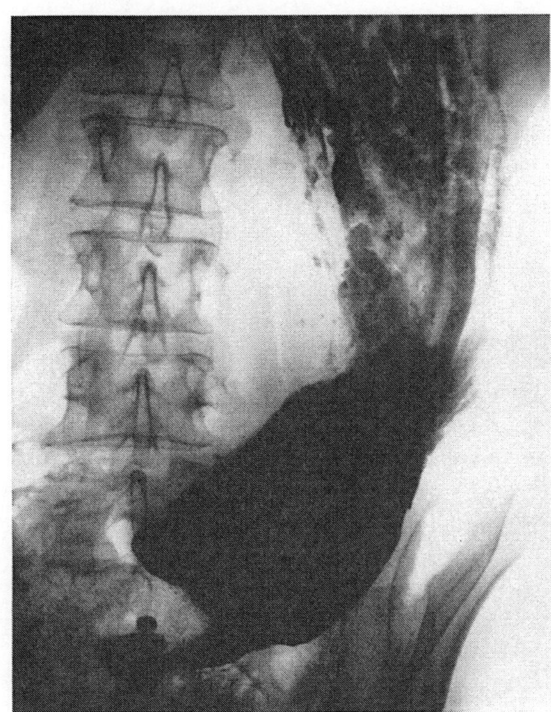

a

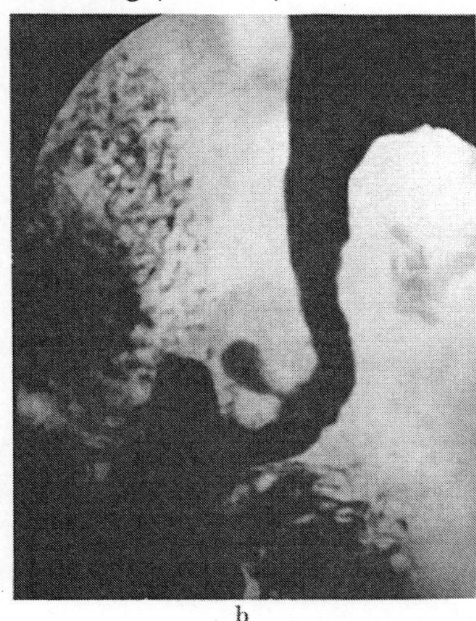

b

Abb. 55a u. b. Röhrenförmige Stenose der Anastomose nach Resektion nach Billroth II (WIELAND), operativ als gutartige Stenose bestätigt

Nach der *Resektion nach Billroth I* gibt es, auch nach neueren Berichten, in etwa 3% der Fälle Stenosen an der Anastomose. Röntgenologisch sieht man einen ausgeweiteten Magenrest, der Anastomosenring ist eingeengt durch Schwellungen um die Nahtbürzel, bei anderen Kranken stellt sich eine röhrenförmige Enge dar. Ein Ulcus muß ausgeschlossen werden.

Anhang. Die chronische Stenose im Duodenum unterhalb der Papille nach einfacher Gastroenterostomie: Klinisch äußert sich die Duodenalstenose in Galleerbrechen ohne oder fast ohne Beimischung von Speiseresten aus dem Magen.

Röntgenologisch sieht man eine gut funktionierende Anastomose. Die Verbindung von Galleerbrechen mit röntgenologisch intakter Anastomose ist typisch für dieses Krankheitsbild. PORCHER (1957) hat über die Kasuistik ausführlicher berichtet, Mitteilungen bringt auch TESCHENDORF (1937).

Läßt sich das Duodenum vom Pylorus aus füllen, dann kann man ein hochgradig aufgetriebenes Duodenum nachweisen, je nach dem Sitz der Stenose findet man eine Ausweitung bis zur Überkreuzung mit der Radix mesenterii. Bei Pylorusverschluß muß man die Diagnose aus den Symptomen der Spannung, Steifigkeit, Auftreibung im rechten Oberbauch in Verbindung mit einer intakten Anastomose stellen.

5. Falscher Sitz der Anastomose im Mesocolonschlitz

Die Anomalie kann nach einfacher Gastroenterostomie wie nach Resektion nach Billroth II auftreten.

Die Magenwand mit der Anastomose liegt unterhalb des Mesocolonschlitzes, wenn primär die Anheftung des Schlitzes zu hoch am Magen vorgenommen wurde oder wenn postoperativ die Nähte nachgeben und der Magen sekundär nach caudal gleitet.

Röntgenologisch sieht man eine trichterförmige Aussackung der Magenwand, an deren unterem Ende die Anastomose liegt oder eine Tasche der Magenwand, deren oberer Zugang teilweise eingeschnürt ist (siehe bei PORCHER).

6. Einklemmung im Mesocolonschlitz

Die Jejunumschlinge gleitet mehr oder weniger weit durch den insuffizienten Mesocolonschlitz nach cranial. Dabei droht eine akute oder chronische Incarcerierung, manchmal eine intermittierende Einklemmung. Klinisch kann der Zustand eines hohen Dünndarmileus bestehen, in anderen Fällen werden dyspeptische Störungen, Seitenstechen, Magenvölle angegeben.

Röntgenologisch werden verschiedene Befunde erhoben: Die eingeklemmte Schlinge markiert sich als große Luftblase neben oder hinter dem Magen, sie kann Flüssigkeit mit einem Sekretspiegel enthalten. In anderen Beobachtungen sieht man, daß die abführende Schlinge nach einem normalen Verlauf von 10 cm an der linken Seite des Magens nach cranial steigt und in Form eines Omega (nach PORCHER, 1957) umbiegt, sein Scheitel ist ausgeweitet auf die Größe einer Magenblase, das Kontrastmittel stellt sich mit Niveau ein, darüber liegt eine Lufthaube. — Beim intermittierenden Ereignis mit unregelmäßigen Beschwerden gelingt es manchmal erst nach mehreren Kontrollen die Schlitzeinklemmung nachzuweisen.

Anhang. Torsion der Radix mesenterii, Verwachsungen, Schwielen um den Mesocolonschlitz führen zu einem Volvulus des Magens um seine Längsachse, zu zipfeligen, divertikelartigen Ausziehungen der Jejunumschlinge an der Anastomose, Rückstauungen in die zuführende Schlinge und zu Entleerungsstörungen des Magens.

Eine pathologische Fixierung der Anastomose (an der Hinterwand der Bursa omentalis) beschreibt VARGHA (1964) als das erste Röntgensymptom der „Peristomitis“ (VARGHA 1961). Mit der funktionellen Röntgenuntersuchung kann er die Fixierung nachweisen. Bei der pharmakoröntgenologischen Untersuchung läßt sich die Anastomose aufdehnen im Gegensatz zur Fixierung beim Anastomosencarcinom. (Detaillierte Angaben s. bei VARGHA, 1964.)

7. Innere Hernien

sind selten. Jejunumschlingen, weit ab von der Anastomose, können durch einen zu weiten Mesocolonschlitz oder zwischen Anastomose und Rückwand des Bauches oder zwischen Braunscher Anastomose und Colon transversum durchschlüpfen und eingeklemmt werden (Typen siehe bei ZENKER). Die Folge ist ein kompletter oder inkompletter Dünndarmileus. Die eingeklemmte Schlinge findet man luftgebläht hinter oder vor dem Magen.

8. Irrtum in der Wahl der Darmschlinge

Statt einer oberen Jejunumschlinge wird irrtümlich Ileum oder auch Colon zur Anastomose verwendet. HOFFMANN (1952) hat die Beobachtungen gesammelt, bei PORCHER (1957) findet man eine Übersicht aus der Literatur.

Die Folge der falschen Anastomosierung ist ein zu schneller Transport des Mageninhaltes. Im einzelnen hängen die Erscheinungen davon ab, wie weit caudal die Schlinge gewählt wurde und, bei der Gastroenterostomie, ob der Pylorus offen oder undurchgängig ist. Der Irrtum kann auch bei der Resektion nach Billroth II vorkommen.

Die Diagnose ist klinisch manchmal nur eine Verdachtsdiagnose (frühzeitige Durchfälle, Schweregefühl im Abdomen, Kotgeruch aus dem Mund, schwere Ernährungsstörungen vom Typ des Spruesyndrom, bohrende Schmerzen bei gleichzeitig bestehendem Ulcus an der falschen Anastomose).

Röntgenologisch findet man bei undurchgängigem Pylorus eine überraschende Füllung des Coecum nach Passage einiger weniger Dünndarmschlingen. Wenn der physiologische Weg durch einen offenen Pylorus teilweise mitbenutzt wird, kann es schwierig sein, festzustellen, ob Dünndarmschlingen von der Passage ausgeschlossen sind. Als indirektes Zeichen soll man folgendes Phänomen beachten: füllt man den Magen eine halbe Stunde nach völliger Entleerung noch einmal mit Kontrastmittel, dann kehrt das auf normalem Wege entleerte Kontrastmittel über die falsche Anastomose in den Magen zurück.

An der falschen Anastomose gibt es wie an den lege artis angelegten Anastomosen Ulcera mit allen Komplikationen.

9. Tumorrezidiv

Die „Rezidivfrage“ ist keine rein operativ-technische Frage der Radikalität des Eingriffes, sondern hängt eng mit dem allgemeinen „Krebsproblem“ und den besonderen Problemen des Magenkrebses zusammen. Trotz radikaler Erweiterung der Resektionen bleibt die Zahl der „Fünfjahresheilungen“ klein (abgesehen von den besseren Resultaten einiger Spezialkliniken), durchschnittlich überleben etwa 20% der Operierten 5 Jahre, $^2/_3$ sterben in den beiden ersten Jahren nach der Operation. Im anderen Extrem hat man nach unbewußten oder absichtlichen Palliativresektionen nicht schlechtere Resultate gefunden als nach „Radikalresektionen“; für bestimmte Fälle trifft dieses Ergebnis auch absolut zu, so daß man annimmt, gewisse Magenkrebse hätten von vorneherein einen günstigeren Verlauf.

Nach pessimistischen Statistiken tritt nach partieller Resektion ein Rezidiv in 50% (bis 78%) am Magenstumpf auf, in rund 10% am Duodenalstumpf, die übrigen in den Lymphknoten und im alten Magenbett. Bei

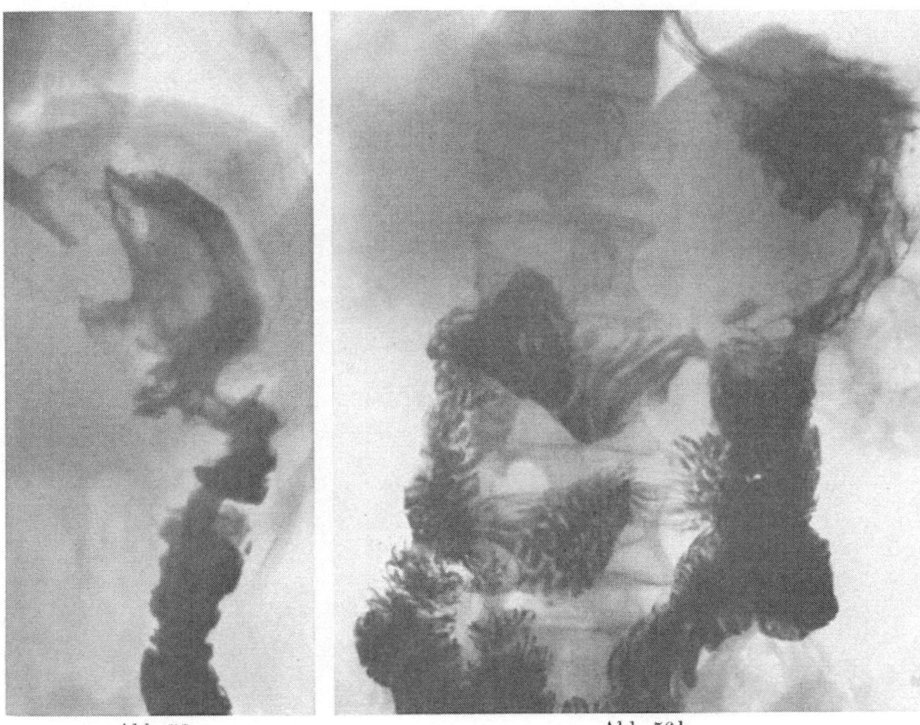

Abb. 56a   Abb. 56b

Abb. 56a—f. Tumorrezidive nach Magenresektion mit typischer Morphologie des bösartigen Wachstums. a Resektion nach Billroth II, die Tumorknollen nehmen den gesamten Restmagen bis zum Oesophagus ein, Impressionen an der Jejunumschlinge. b Resektion nach Billroth I, das Rezidiv besetzt die distale Hälfte des Restmagens, dicht an der Anastomose erkennt man ein Kontrastmitteldepot. c und d Zustand nach Cardiaresektion mit knolligen und röhrenförmig stenosierendem Rezidiv des Restmagen und des unteren Oesophagus. e Rezidiv nach totaler Gastrektomie, vorwiegende Ausbreitung des Rezidiv oder der Metastasen entlang dem Oesophagus, zum Teil auch am Jejunum in Höhe der Anastomose. f Ausgedehntes Rezidiv oder Metastasen am Jejunum in Höhe der Anastomose und weit distal von der Anastomose

Befall der subpylorischen Lymphknoten zur Zeit der Operation sterben 70% der Resezierten innerhalb des ersten Jahres post operationem. Das am häufigsten vorkommende, relativ gut operable Antrumcarcinom hat wegen seiner regelmäßigen Metastasierung in diese Lymphknoten eine Fünfjahresheilung von 26% gegenüber dem Corpuscarcinom mit 37% (nach Denk, 1958). Eine günstigere Prognose sollen die besser differenzierten und abgegrenzten Carcinome haben, zu ihnen können die Schleimhautkrebse und die polypoiden Carcinome gehören. Nach dem Schema von Borrmann (v. Mikulicz, 1926) und seinen Varianten (siehe bei Konjetzny, Saegesser, M., 1955; Beresow, E. I., 1957; Ribinskij et al., 1941; Gutmann 1936) kommen diese Carcinome mit einer 3 Jahresheilung zwischen 60—90% nur in etwa je 3% der Carcinomarten vor, dagegen bilden das Gros der Carcinome die Typen mit einer Überlebenszeit von 5—10%. Bei allen Formen gibt es Ausnahmen, daher können die Voraussagen im einzelnen im Stich lassen.

Für Sarkome wird von Gütgemann in einer großen Zusammenstellung eine Fünfjahresheilung von insgesamt 53,7% (alle resezierten Typen) angegeben.

Röntgenbefunde. Der Röntgenologe sieht von dem ganzen Geschehen „Rezidiv“ nur einen kleinen Teil und, auch bei der heutigen Situation, nur bestimmte Phasen. Die Mehr-

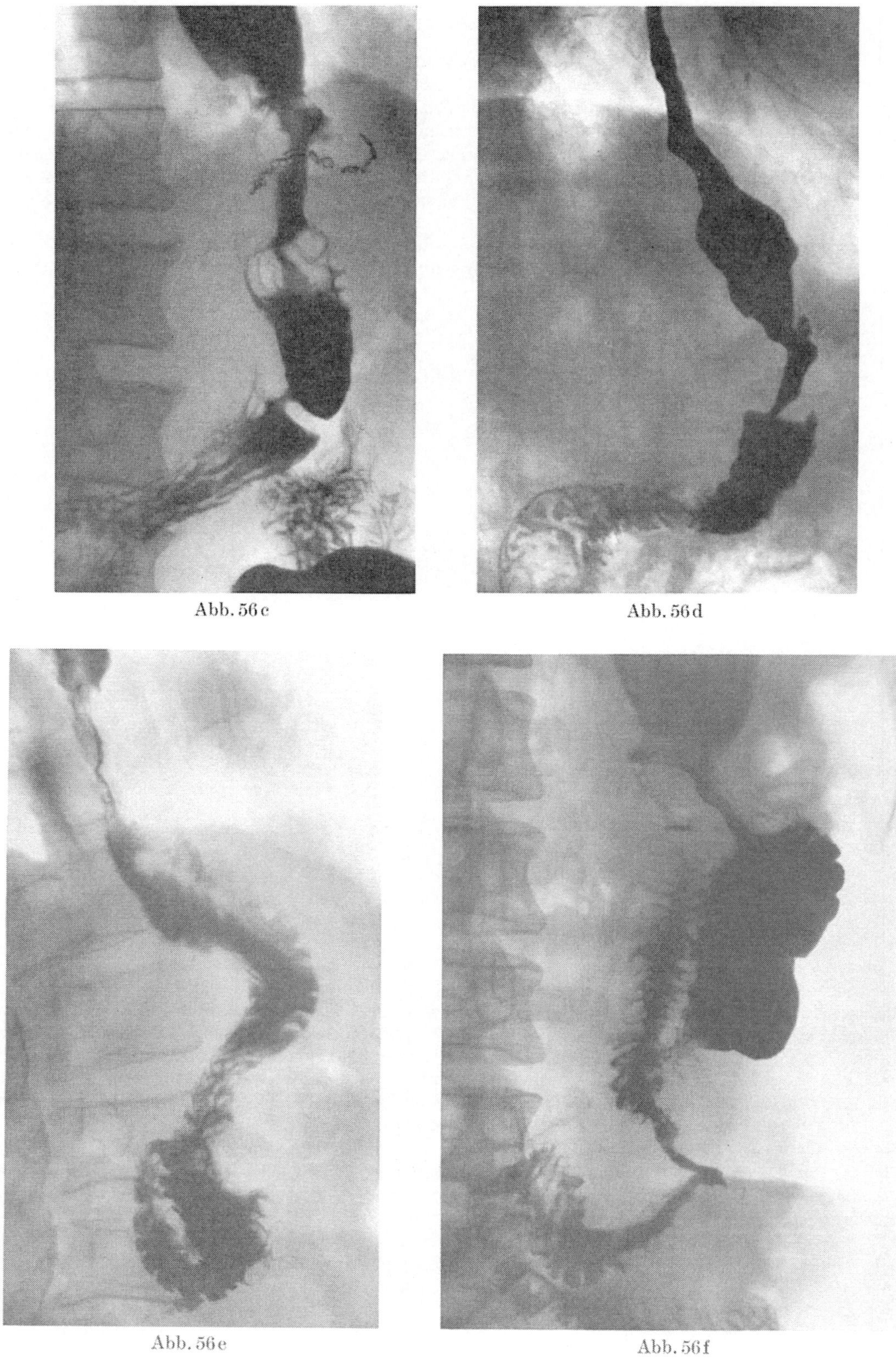

Abb. 56c

Abb. 56d

Abb. 56e

Abb. 56f

zahl der Nachkontrollierten hat bereits den ausgedehnten oder massiven Befund eines inoperablen Stadiums. Seine röntgenologischen Symptome brauchen hier nicht wiederholt zu werden (Abb 56).

Bei anderen Operierten findet man lediglich an bestimmten Stellen des Magenrestes und der Anastomose mehr oder weniger deutliche oder diskrete Zeichen für raumbeschränkende Gebilde: das Relief ist erhalten, man sieht dellenförmige Impressionen am unteren Stumpfende, die Jejunumschlinge erscheint vom Magenrest abgedrängt; die Passage wird nicht behindert. Der Befund ist im Beginn der Entwicklung unauffällig und wird oft falsch gedeutet, da Wanddestruktionen fehlen. Die Carcinominfiltration geht in diesen Fällen nicht von der Schleimhaut, sondern von äußeren Wandschichten oder vom umgebenden Gewebe des Mesenterium aus. Differentialdiagnostisch kommen umschriebene fibroplastische gutartige Veränderungen in Frage, auch das „Rezidiv" kann noch lokal begrenzt sein. Zur

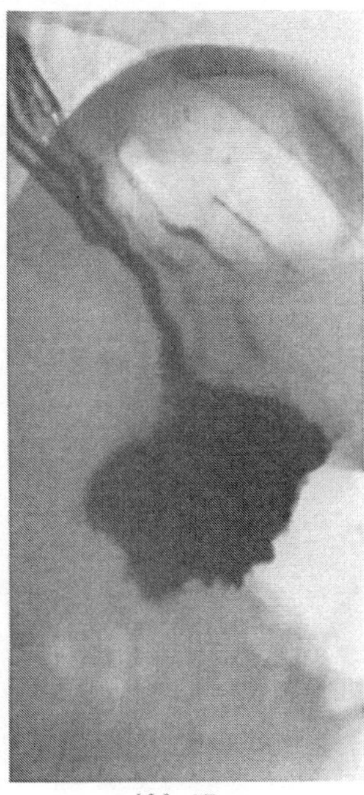

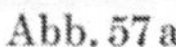

Abb. 57a

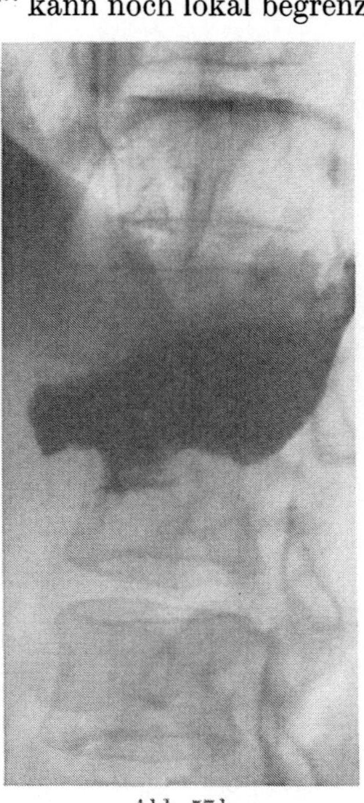

Abb. 57b

Abb. 57a—d. Morphologische Besonderheiten von Carcinomrezidiven nach Magenresektion (operativ bestätigt). a Resektion nach Billroth II: Das untere Magenstumpfende ist trichterförmig deformiert, von den Seiten her unregelmäßig bogige Impressionen oder Füllungsaussparungen, die Anastomose ist „verschwunden". Das Bild erinnert wie b an gewisse Befunde der früheren postoperativen Entleerungsstörungen, siehe Abb. 7b, c. c (Patient wie in a): Der Restmagen ist mit einer hohen Flüssigkeitsschicht über dem Kontrastmittel angefüllt, die Anastomose ist zum Teil verdeckt, die Jejunumschlinge zeigt einen zarten Kontrastmittelbeschlag; der Befund hat Ähnlichkeit mit der Abb. 54b. d (Patient wie in b): Seitlich am unteren Magenstumpfende und an der Jejunumschlinge in Höhe der Anastomose erkennt man unregelmäßig bogige Füllungsaussparungen, Abdrängung der Anastomose vom Magenstumpf, atypisches Relief am Anastomosenring. Solche Befunde findet man bei Tumorknoten, die auch außerhalb der Magen-Darmwand, im Mesocolonschlitz oder im umgebenden Peritoneum liegen. — Die zuführende Schlinge ist bis zum überdehnten Duodenum gefüllt. Differentialdiagnostisch kommen schwielige Veränderungen um die Anastomose in Frage

Beurteilung des postoperativen Verlaufes hat man daher empfohlen, eine Kontrolluntersuchung wenige Wochen nach der Resektion und dann spätestens nach einem Jahr vorzunehmen (röntgenologischer „second look" nach Nissen). Solche begrenzt erscheinenden Raumbeschränkungen sind jedoch oft nur der röntgenologisch sichtbare Teil eines viel weiter ausgebreiteten Prozesses.

In anderen Fällen ist die Anastomose oder die anastomosierte Jejunumschlinge erheblich eingeengt, das Kontrastmittel passiert den abführenden Schenkel in einem dünnen Strahl, die zuführende Schlinge stellt sich mehr oder weniger stark gefüllt dar. Ähnliche Befunde beobachtet man auch bei narbigen Schrumpfungen im Bereich des Mesocolonschlitzes. Für den Röntgenologen kommt es darauf an, die Stenose oder Passagebehinderung festzustellen, die Komplikation muß operativ behandelt werden.

Schließlich kann röntgenologisch der Magenrest oder die Anastomose frei sein von Tumorinfiltration, dagegen findet man Stenosen und destruierende Veränderungen am Dünn- oder Dickdarm.

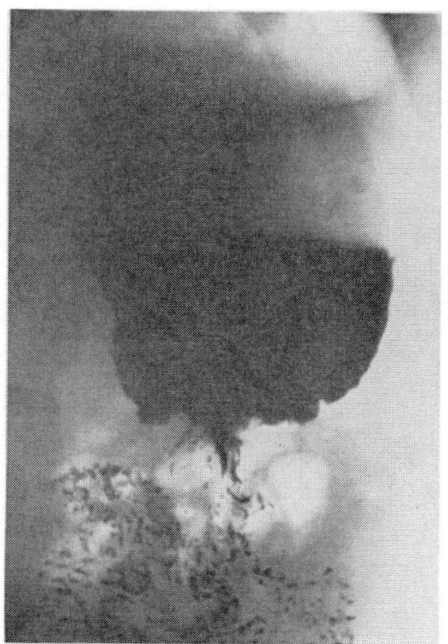
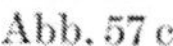

Abb. 57 c

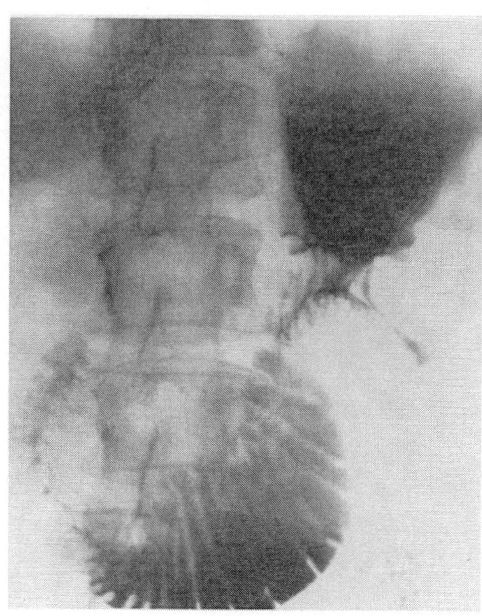

Abb. 57 d

10. Das primäre Carcinom am operierten Magen nach Operationen wegen Ulcus oder anderer nicht maligner Prozesse

Primäre Carcinome im operierten Magen waren lange Zeit unbekannt. Vielmehr hielt man, nach den Beobachtungen von WOLFSOHN (1928) an der großen statistischen Zahl von 1200 Gastroenteromien ohne primäres Carcinom, die Gastroenterostomie für einen Schutz gegen einen späteren Befall durch ein Carcinom. REHLI berichtet 1951 über zwölf primäre Carcinome nach Resektionen. Inzwischen sind immer mehr Arbeiten erschienen, die eine viel größere Häufigkeit des Carcinom am Restmagen aufdeckten. DEBRAY u. Mitarb. hatten 1958 allein 113 Fälle gesammelt.

Als Ursachen des primären Carcinom werden angegeben: chronischer mechanischer Reiz der Anastomose, fortbestehende Gastritis, Gallerückfluß; auch an eine maligne Entartung eines zurückgelassenen Ulcus wird gedacht. Eine besondere Häufung der Carcinomfälle im Restmagen haben N. HELSINGEN und HILLESTAD (1956) nach der Resektion eines Ulcus ventriculi gefunden. Andere Autoren konnten diese Befunde nicht bestätigen, vielmehr stimmten die Zahlen mit der Relation: Funduscarcinom zu anderen Carcinomen der Nichtoperierten überein, oder es wird errechnet, daß die Resezierten im selben Alter wie Nichtoperierte an einem Funduscarcinom erkranken können. Je nach dem klinischen, röntgenologischen oder anatomisch-pathologischen Untersuchungsgut wird berichtet, daß 1—10% der Resezierten an einem primären Carcinom erkranken.

Nach klinischen und röntgenologischen Befunden geht das Carcinom häufiger vom Anastomosenring aus, nach pathologisch-anatomischen Untersuchungen entsteht es im Restmagen an jeder Stelle.

Für die Diagnose des primären Carcinom am Restmagen wird gefordert, daß mindestens 5 Jahre nach einer Operation wegen eines nicht malignen Magenprozesses vergangen sein müssen. Man hat Carcinome bis zu 13 und 39 Jahren post operationem auftreten gesehen.

Die Anfangsbeschwerden sind uncharakteristisch wie beim Carcinom des nicht operierten Magens. Schwierig kann die Diagnose sein bei Resezierten, die nach der Operation nie beschwerdefrei geworden sind. Alle anderen Resezierten, die nach einem langen beschwerdefreien Intervall Schmerzen im Epigastrium, Gewichtsabnahme, Aufstoßen, Brechreiz feststellen, sind verdächtig.

Röntgenologisch kann ein kleines Carcinom im Anastomosenring bei Faltenschwellung schwer zu diagnostizieren sein. Für Zweifelsfälle wird eine Gastroskopie empfohlen.

In fortgeschrittenem Stadium findet man unregelmäßige Wulstungen am Anastomosenring, die sich von der gesunden Magenschleimhaut scharf abheben, der Anastomosenkanal kann in ein starres Rohr mit angenagten Konturen umgewandelt sein, bei anderen Beobachtungen findet man nischenähnliche Depots. Der Restmagen retiniert Kontrastmittel und Sekret und reagiert mit verstärkter, pathologischer Peristaltik (Abb. 58, 59).

Im Bereich der Kardia und des Fundus dehnt sich das Carcinom auf die Oesophagusmündung aus, der Oesophagus füllt sich stärker und ist manchmal abgeknickt.

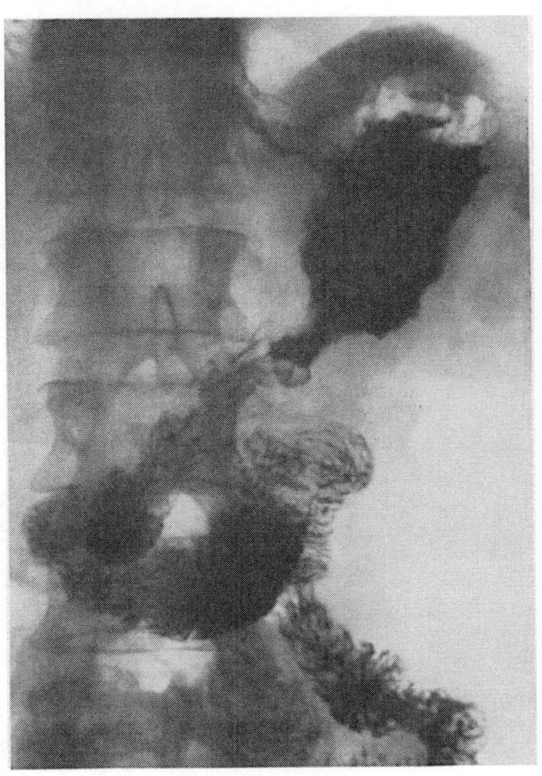
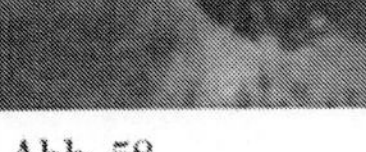

Abb. 58

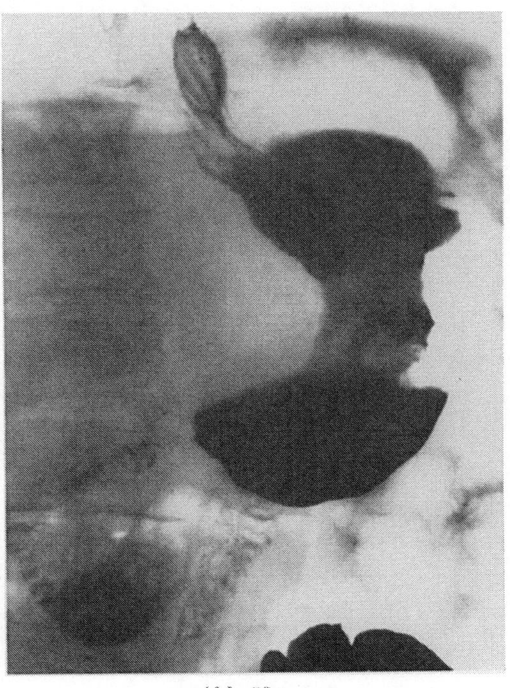

Abb. 59a

Abb. 58. Primäres Carcinom im nach Billroth I resezierten Magen (Vieten). Die Tumorknollen reichen bis zum unteren Oesophagus und nach distal bis an die Anastomose, unmittelbar an der Anastomose eine depotähnliche Formation

Abb. 59a—c. Primäres Carcinom im Magen mit einer einfachen Gastroenterostomie. a Die Anastomose ist zunächst nicht sichtbar. In ihrer Umgebung grobknollige Tumoraussparungen in der Magenwand. b Die Anastomose stellt sich als zapfenförmige Fortsetzung der großen Curvatur dar, umgeben von unregelmäßig großbogigen Füllungsaussparungen. Die Passage erfolgt zum größten Teil über den Pylorus. c Im duodenum und in der zuführenden Schlinge erhebliche Stase und Überdehnung. Die Stenose der Anastomose unterscheidet sich von einer entzündlichen Enge (z.B. bei Ulcus postoperativum jejuni) durch die starren Wanddefekte in der umgebenden Magenwand, über die die nichtbefallene Magenwand herüberhängt, bei stärkerer Kompression treten immer weitere Teile der infiltrierend destruierenden Geschwulst hervor

Auch das primäre Carcinom am operierten Magen wird oft erst in einem späten Stadium entdeckt und ist so ausgedehnt, daß man nicht entscheiden kann, von welchem Abschnitt es ausgegangen ist. Nach einigen Beobachtungen soll die Anastomose frei bleiben.

Differentialdiagnostisch kann ein polypöses Carcinom an der Anastomose von einem echten Polypen oder polypenartigen Bürzel schwer abzugrenzen sein, beide Prozesse sind jedoch selten. Auch hier hilft die Gastroskopie weiter, oder der Befund wird erst nach einer Gastrotomie und Probeexcision geklärt.

Leichter fällt die Entscheidung bei den Füllungsaussparungen durch ein Petz-Klammer-Granulom oder durch Impressionen nach der Übernähung eines perforierten Ulcus postoperativum jejuni (Anamnese).

Parietographische Untersuchungen bringen nach den Phantomversuchen von VARGHA (1965) beim Anastomosencarcinom keine weitere Klärung als Routineuntersuchungen. Dagegen sollen sie beim Stumpfcarcinom (gemeint ist Carcinom im Magenrest) guten Aufschluß über den Sitz und die Ausbreitung des Tumors in der Magenwand geben.

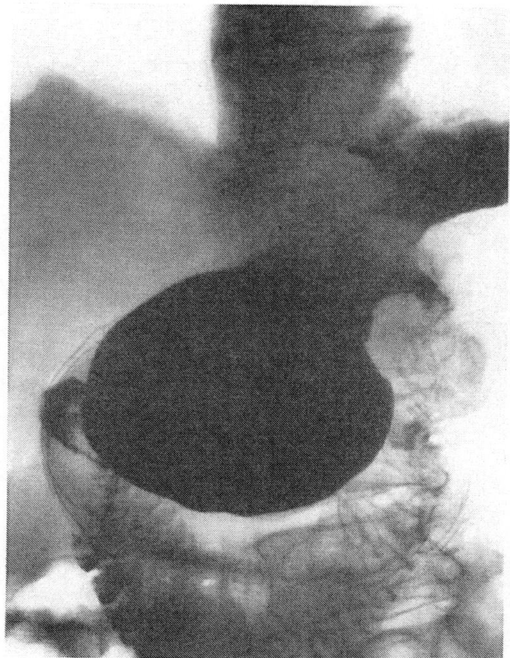

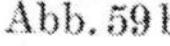

Abb. 59 b

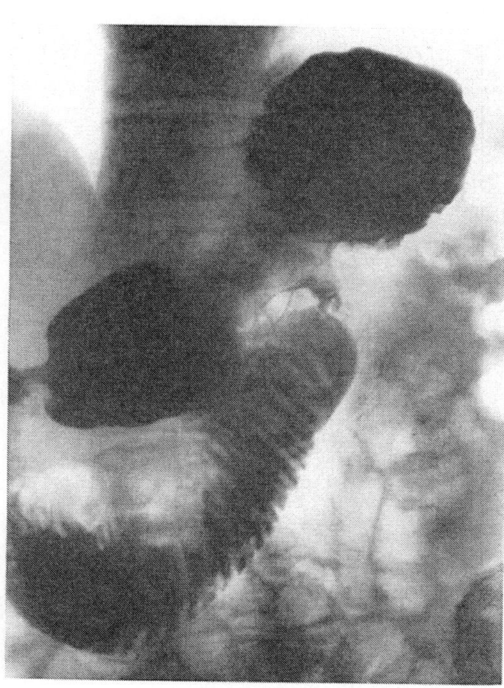

Abb. 59 c

Literatur

Im Literaturverzeichnis „Gesamtdarstellungen“ sind auch die chrirurgischen Lehr- oder Handbücher aufgeführt, die für die operativ-technischen Fragen in unserem Kapitel zu Rate gezogen wurden. Erscheint ein Autor mit seiner entsprechenden Arbeit aus „Gesamtdarstellungen“ auch in späteren Abschnitten des Literaturverzeichnisses, so wird er dort nur unter seinem Namen mit Jahreszahl der Publikation und Hinweis auf „Gesamtdarstellungen“ angegeben.

Gesamtdarstellungen

ALBRECHT, H. U.: Die Röntgendiagnostik des Verdauungskanals. Leipzig: Georg Thieme 1931.

BABCOCK, W. W.: Principles and pratice of surgery. Philadelphia: Lea & Febiger 1944; 1946.

BEAUMONT, W.: His studies upon Alexis St. Martin's stomach. — Experiments and observations on the gastric juice and the physiology of digestion. Plattsburgh 1833. [Deutsche Übersetzung von Duden.] Leipzig 1838.

BERESOW, E. L.: Über Magenoperationen. In der „Großen Medizinischen Enzyklopädie“, Bd. 10, 2. Teil, S. 159—207. Moskau 1959 [Russisch].

BOLLER, R.: Der operierte Magen. Wien: Urban & Schwarzenberg 1947.

— In: Der Magen und seine Krankheiten (BOLLER u. Mitarb., Hrsg. R. BOLLER). Wien u. Innsbruck: Urban & Schwarzenberg 1954. (Fernerhin nur abgekürzt: BOLLER 1954, s. Gesamtdarstellungen.)

BUCKSTEIN, J.: The digestive tract in roentgenology. Philadelphia: J. B. Lippincott Co. 1948.

CASE, J. T.: Gastric and duodenal roentgenfindings after operation. J. Amer. med. Ass. **85**, 1385 (1925).

CHAOUL, H. H.: In STIERLIN, Klinische Röntgendiagnostik des Verdauungskanals, 2. Aufl. Berlin: Springer 1928.

CHOCHOLÁČ, J.: Klinická rentgenologie resekovaného žaludku. Praha: Státní zdravotnické nakladatelství 1966. [Tschechisch; engl. Résumé. Lit., besonders auch osteuropäische Arbeiten.] Die Monographie, von Dr. CH. freundlicherweise überlassen, konnte im Textteil des Hdb. nicht mehr bearbeitet werden.

DZIALOSZYNSKI: Über das postoperative Röntgenbild des Magens. Langenbecks Arch. klin. Chir. **148**, 221 (1927).

FERRI, L.: Gli aspetti radiologici del digiceno a distanza di tempo da interventi chirurgici sullo stomaco. G. ital. Chir. **8**, 348 (1952).

FINSTERER, H.: Chirurgische Behandlung der Magenkrankheiten. In: BOLLER 1954, s. Gesamtdarstellungen; dort weitere Lit.

GOETZE, O.: Das Röntgenbild des operativ veränderten Verdauungstraktus. In: Grundriß und Atlas der Röntgendiagnostik in der inneren Medizin und den Grenzgebieten, von F. M. GROEDEL, Lehmanns med. Atlanten, 3. Aufl., Bd. 7. München: J. F. Lehmann 1921.

— Die Funktion des operierten Magens im Röntgenbild. Fortschr. Röntgenstr. **30**, 5 (1922).

— Die Motilität und Sekretion des operativ veränderten Magens. In: Handbuch der normalen und pathologischen Physiologie, Bd. III. Berlin: Springer 1927. (Weitere Lit. in den genannten Arbeiten von GOETZE.)

GROSS, C.M.: L'estomac opéré: étude radiologique. Arch. Mal. Appar. dig. **25**, 243 (1935).

GULEKE, N.: Neuere Probleme der Magenchirurgie. Langenbecks Arch. klin. Chir. **267**, 319 (1951).

— H. NIEDEN u. H. SMIDT: Die Chirurgie des Magens und Zwölffingerdarms. In: KIRSCHNER-NORDMANN, Die Chirurgie, Bd. 5. Berlin u. Wien: Urban & Schwarzenberg 1927; Bd. VI. Berlin 1941.

HENNING, N., u. W. BAUMANN: In: Lehrbuch der Verdauungskrankheiten. Stuttgart: Georg Thieme 1949; 2. Aufl. 1956.

HUBER, P.: Schattenseiten der Ulkuschirurgie. Wien: W. MAUDRICH 1949.

KATSCH, G.: Magenkapitel in: Handbuch der Inneren Medizin, von L. MOHR u. R. STAEHELIN, 4. Aufl. Bd. III, 1. Teil. Berlin-Göttingen-Heidelberg: Springer 1953.

KAUSCH, W.: Chirurgie des Magens. In: Handbuch der praktischen Chirurgie. Stuttgart: Ferdinand Enke 1913.

KLEINSCHMIDT, O.: Operative Chirurgie, 3. Aufl. Berlin-Göttingen-Heidelberg: Springer 1948 (dort ausführliche Lit., auch über Geschichte der Magenchirurgie).

KOHLMANN, G.: Handbuch der gesamten Röntgendiagnostik und Therapie. Berlin: S. Karger 1928.

LEDOUX-LEBARD, R., et J. GARCIA-CALDERON: Technique du Radiodiagnostic. Paris: Masson & Cie 1956.

MEUWISSEN, T. J. J. H.: X-ray atlas and manual of esophagus, stomach and duodenum. Amsterdam-Houston-London-New York: Elsevier 1955.

MEYER, H., u. W. SCHMIDT: Der operierte Magen. Ergebn. med. Strahlenforsch. **4**, 481 (1930).

MEYER-BURGDORFF, H., u. W. SCHMIDT: Der operierte Magen. Leipzig: Georg Thieme 1930.

NISSEN, R.: In: Lehrbuch der Chirurgie, von H. HELLNER, R. NISSEN u. K. VOSSSCHULTE. Stuttgart: Georg Thieme 1957.

— Speiseröhre. In: Handbuch der Thoraxchirurgie, Bd. III. Berlin-Göttingen-Heidelberg: Springer 1958.

Operierte Magen, der. Vorträge, gehalten an der Jahresverslg. der Schweizerischen Ges. für Gastroenterologie, Solothurn, 24.—26. Oktober 1963. Bibliotheca Gastroenterologica, Fasc. 6 (ed. F. DEUCHER, AARAU et G. MÜLLER, SOLOTHURN). Basel u. New York: S. Karger 1964. (Das Thema der einzelnen Autoren ist auf die chirurgische Therapie der Ulkuskrankheit beschränkt.) Fernerhin abgekürzt: Der operierte Magen. Basel u. New York: S. Karger 1964.

PORCHER, P., et P. BUFFARD (Avec coll. GUILLET, R. et CL. COUINAUD): Radiologie clinique de l'éstomac opéré. Paris: Masson & Cie. 1957. (Abgekürzt: P. PORCHER (1957)).

PRÉVÔT, R.: Ergebnisse neuzeitlicher Röntgenuntersuchungen am operierten Magen. Fortschr. Röntgenstr. **56**, 369—386, 499, 520 (1937).

— Röntgenologie des Magendarmtrakts. Hamburg: H. H. NÖLKE 1947.

—, u. M. A. LASSRICH: Röntgendiagnostik des Magen-Darmkanals. Stuttgart: Georg Thieme 1959. (Lit. auch über weitere Arbeiten von PRÉVÔT, fernerhin abgekürzt: PRÉVÔT u. LASSRICH 1959).

QUÉNU, J., et J. PERROTIN: In: Traité de Technique chirurgicale, Bd. VI. Abdomen, Tube digestif. Paris: Masson & Cie. 1955.

REDWITZ, E. v.: Die Operationen am Magen und Duodenum. In: Chirurgische Operationslehre von BIER-BRAUN-KÜMMELL, Bd. 4. Leipzig: Johann Ambrosius Barth 1955.

RIBINSKIJ, A. D.: Der operierte Magen bei der Röntgendurchleuchtung. Chirurgija (Moskwa) 8, 46 (1937) [Russisch].

SAEGESSER, M.: In: Spezielle Chirurgische Therapie. Bern u. Stuttgart: H. Huber 1959.

SCHINZ, H. R., W. E. BAENSCH, E. FRIEDL u. E. UEHLINGER: Typische Magenoperationen und ihre Komplikationen im Röntgenbild. In: Lehrbuch der Röntgendiagnostik, 5. Aufl., Bd. IV, Teil 2, S. 3183—3206. Stuttgart: Georg Thieme 1952. (Siehe auch SCHINZ-BAENSCH-FRIEDL, 4. Aufl. Leipzig: Georg Thieme 1939, fernerhin abgekürzt: SCHINZ-BAENSCH. Stuttgart: Georg Thieme 1952; 6. Aufl. Stuttgart: Georg Thieme 1965 (SCHINZ, R., W. E. BAENSCH, W. FROMMHOLD, R. GLAUNER, E. UEHLINGER u. J. WELLAUER); Bd. V (FRIK, W.) konnte im Textteil des Hdb. nicht mehr verwertet werden.

SCHRIEFERS, H.: Zur Geschichte der Biochemie des Magensaftes. Materia Medica Nordmark **16/7**, 275—289 (1962).

SHANKS, S. C.: Stomach and duodenum after operations. Brit. med. J. **2**, 1032 (1934).

—, and P. KERLEY: A textbook of X-ray diagnosis. Philadelphia: W. B. Saunders Co. 1950.

SMIDT, H., N. GULEKE u. H. NIEDEN: In KIRSCHNER-NORDMANN, Die Chirurgie, Bd. VI, S. 206. Berlin u. Wien: Urban & Schwarzenberg 1941.

SPATH, F.: Studien über die Funktion des resezierten Magens. Dtsch. Z. Chir. **233**, 563 (1931).

STICH, R., u. K. H. BAUER: Lehrbuch der Chirurgie. Berlin-Göttingen-Heidelberg: Springer 1958.

TEMPLETON, F. E.: Radiology of the stomach. In: Surgery of the stomach and duodenum (ed. H. N. HARKINS and L. M. NYHUS). Boston: Little, Brown & Co. 1962.

TESCHENDORF, W.: Lehrbuch der röntgenologischen Differentialdiagnostik der Erkrankung der Bauchorgane, Leipzig: Georg Thieme 1937; dito Stuttgart: Georg Thieme 1954.

VIDAL, C., und R. CALATAYUD: El estomago operado. Barcelona: Salvat 1946.

ZENKER, R.: Eingriffe am Magen und am Zwölffingerdarm. In KIRSCHNER: Operationslehre, 2. Aufl., Bd. VII, Teil 1. Berlin-Göttingen-Heidelberg: Springer 1951. (Siehe dort auch Vorwort.)
ZUBIAURRE, L.: Radiologie del estomago operado. (Edit. Universitaria, S. 69.) Buenos-Aires (1953).

Gastropexie

Über die Operationsmethoden zur Behandlung der Gastroptose nach ROVSING, PERTHES-VOGEL, BIER-BEYA, *ihre Erfolge und Bewertung siehe unter Gesamtdarstellungen bei*

KLEINSCHMIDT (1948), BABCOCK (1944, 1946), ZENKER (1951), HENNING (1949), KATSCH (1953), FINSTERER (1954), v. REDWITZ (1955), PORCHER (1957) [ältere Rö.: KOHLMANN (1928), PRÉVÔT (1937), TESCHENDORF (1937), SCHINZ-BAENSCH (1939)] *ferner bei*

BROHÉE, G., u. J. MASSION: Gastroptose. In: BOLLER, 1954. (S. Gesamtdarstellungen.)
LAMBRET, O.: Traitement de la ptose gastrique. Bull. Mém. Acad. Chir. **65**, 68 (1939). (Dort eigene Methode.)
MIRALLIÉ, CH., et A. JOUQUAN: Contribution au traitement des ptoses gastriques. Arch. Mal. Appar. dig. **31**, 501 (1942).

Gastropexie bei Volvulus und Hiatushernie

BOEREMA, J., u. R. GERMS: Gastropexia anterior geniculata wegen Hiatusbruch des Zwerchfells. Zbl. Chir. **80**, 1585 (1955).
BROHÉE, G.: Volvulus. In: BOLLER, 1954. (S. „Gesamtdarstellungen.")
DIAMANT-BERGER, L.: Volvulus de l'éstomac, sa forme chronique ou intermittente. J. int. Coll. Surg. **30**, 609—614 (1958).
NISSEN, R., u. M. ROSSETTI: Zur Indikation der Fundoplicatio und der Gastropexie bei der Hiatushernie. Schweiz. med. Wschr. **92**, 533 (1962).
ROSSETTI, M.: Zwerchfellbedingter Magenvolvulus, Pathogenese, Diagnose und Therapie. Chir. Praxis **5**, 275—290 (1961).

Gastrostomie

(Operationsmethoden nach WITZEL, SENN-KADER, STAMM, DÉPAGE, JANEWEY, FONTAN, THOREK, TROFIMOW *siehe bei*

KLEINSCHMIDT, ZENKER, v. REDWITZ, M. SAEGESSER. *Röntgenologie bei:* PRÉVÔT (1937), PORCHER (1957) (Lit.), SCHINZ-BAENSCH (1939, 1952), TESCHENDORF (1937, 1954) *s. „Gesamtdarstellungen".) Außerdem:*

DECKER, P.: La place de la chirurgie dans le traitement du carcinom de l'oesophage (Fälle S. 117). In: Chirurgische Indikationen. (R. NISSEN zum 60. Geburtstag.) Stuttgart: Georg Thieme 1956.
RUDLER, J.C., J.L. LORTAT-JACOB, MIALARET, EDELMANN, ALAIN MOUCHET, POILLEUX, FRILEUX, REDOU, MONOD-BROCA et DENOIX: Sur 28 oesophagoplastics préthoraciques avec le côlon, pratiquées pour cancer de l'oesophage. Enquête chirurgicale. Rev. Chir. (Paris) **70**, 193—205 (1951).
TERRACOL, J., and R.H. SWEET: Diseases of the esophagus. Philadelphia and London: W.B. Saunders Co. 1958.

Naht der Magen- oder Duodenalwand
Nach Ulcusperforation:

(weitere Literatur s. „Resektionen").

BARROW, D.W., L.W. WORMAN, and J.D. HURLEY: Treatment of patients with acute perforation of peptic ulceration. Arch. Surg. **77**, 256—260 (1958).
FRANGENHEIM, H.: Klinische und anatomische Befunde nach Übernähung frei perforierter Magen-Zwölffingerdarmgeschwüre. Chirurg **19**, 403—407 (1948) (Lit.).
GRUNBERG, M., u. F. JONGKHEERE: Der direkte Röntgennachweis des übernähten eingestülpten Magen-Duodenalgeschwürs. Fortschr. Röntgenstr. **55**, 586—592 (1937) (Lit. mit älteren Autoren).
— — L'image en oeil de pigeon de l'ulcère perforé traité per la suture en bourse. Brux. med. **1936**, 52.
GURTOWOI, N.W.: Suturing of perforated peptic ulcers of the stomach and duodenum and its remnant results. Chirurgija (Moskau) **35**, 28—32 (1959) [Russisch].
JAEGER, F.: Das Ulcus ventriculi perforatum. Langenbecks Arch. klin. Chir. **197**, 558—613 (1940).
LOB, A.: Die Ergebnisse nach Übernähung durchgebrochener Magen- und Zwölffingerdarmgeschwüre im Röntgenbild. Fortschr. Röntgenstr. **50**, 317 (1934) (ältere Lit.).
LOMONACO, F.: Il trattamento dell'ulcera gastroduodenale perforata. G. ital. Chir. **14**, 800—807 (1958).
LORENZ, D.: Spätergebnisse nach Übernähung perforierter Magen-Zwölffingerdarmgeschwüre. Dtsch. med. Wschr. **78**, 1549—1552 (1953).
MARWEGE, H.: Erfolgreiche Operation einer Magenperforation bei einem 4 Tage alten Neugeborenen. Chirurg **31**, 522—523 (1960) (Lit. mit Sammlung von Ulkusperforationen bei Säuglingen).
MCCAUGHAM jr., J.J., and R.F. BOWENS: Simple closure for perforated peptic ulcer. Surgery **42**, 476—483 (1957).
NORBERG, P. B.: Results of the surgical treatment of perforated peptic ulcer. Acta chir. scand., Suppl. **249**, 5—128 (1959).
PACE, L.: Sugli esiti a distanza della duodenorafia. Studio radiologico su 300 casi di ulcera duodenale della prima porzione, operata di affondamento. Rif. med. **74**, 16—20 (1960).
PORCHER, P.: 1957 s. „Gesamtdarstellungen".
PRÉVÔT, R.: Zur Röntgendiagnostik des übernähten perforierten Duodenalgeschwürs. Fortschr. Röntgenstr. **51**/3, 273 (1935). (S. auch unter 1959 „Gesamtdarstellungen".)
TESCHENDORF, W.: 1937, 1954 s. „Gesamtdarstellungen".
SCHINZ-BAENSCH: FRIEDL-UEHLINGER 1952 s. „Gesamtdarstellungen".
UNGEHEUER, E.: Zur Therapie des durchgebrochenen Magen- und Zwölffingerdarmgeschwürs. Med. Mschr. **5**, 318—321 (1951).
ZETTEL, H.: Zur Behandlung des frei perforierten Geschwürs des Magens und Zwölffingerdarms. Med. Klin. **55**, 1184 (1960).

Nach Verletzungen:

ARNEMANN, W.: Über die Behandlung offener Bauchverletzungen s. „Resektionen".

FINSTERER, H.: In: BOLLER 1954, s. „Gesamtdarstellungen" (dort weitere Lit.).

FISCHER, A. W.: In: Handbuch der gesamten Unfallheilkunde. Bd. II, (Hrsg. H. BÜRKLE DE LA CAMP u. P. ROSTOCK). Stuttgart: Ferdinand Enke 1955.

KUTTNER, H.: Die Spätschädigungen des Darmes nach stumpfer Bauchverletzung. Ergebn. Chir. Orthop. **23**, 205—316 (1930). (Ausgiebige Lit.-Sammlung. Die Arbeit ist röntgenologisch noch zu wenig verwertet.)

SEEMEN, H. v., u. M. A. SCHMIDT: Über stumpfe Bauchverletzungen. (S. „Resektionen".)

Nach Gastrotomie und Excision:

(Über Entfernung von Fremdkörpern, Besichtigung des Mageninneren (Blutungsquelle, verdächtige Schleimhautveränderungen, Geschwülste) geben die chirurgischen Werke in „Gesamtdarstellungen" Auskunft, ebenso über die Technik der Excision von Ulcera (heute weitgehend verlassen) oder kleiner gutartiger Geschwülste (Fibrome, versprengte Pankreaskeime etc.); weitere klinisch-chirurgisch-prognostische Beiträge zu „Excisionen" s. „Resektionen".)

Sonderfragen behandeln:

GROB, M.: Entfernung von metallischen Fremdkörpern aus dem Magen von Kindern mit dem Magensolenoid (1942 von GROB angegeben). In: Lehrbuch der Kinderchirurgie. Stuttgart: Georg Thieme 1957.

NISSEN, R.: Die massive Magenblutung jenseits des 70. Lebensjahres. Dtsch. med. Wschr. **84**, 366—369 (1959). *(Excision von kleinen gutartigen Tumoren und penetrierendem Ulcus bei Greisen in bestimmten Situationen.)*

Anhang: Über Einstülpung oder Abtragung von Magen- oder Duodenaldivertikeln siehe u.a. bei

BABCOOK, W. W.: 1944, 1946 (s. „Gesamtdarstellungen").

FINSTERER, H.: In: BOLLER 1954, s. „Gesamtdarstellungen" (Lit.).

WALTERS, W.: Diverticula of stomach. J. Amer. Ass. med. **131**, 954 (1946).

ZENKER, R.: 1951 (s. „Gesamtdarstellungen").

(Die spärlichen röntgenologischen Befunde nach Gastrotomie und die Röntgenbefunde nach Excisionen sind hier am schnellsten bei PRÉVÔT (1937, 1959), TESCHENDORF (1937, 1954), SCHINZ-BAENSCH (1952), PORCHER (1957) *zu finden.)*

Gastroenterostomie, Gastrojejunostomie

(Über die neuzeitlichen Urteile über die Gastroenterostomie unterrichten die modernen chirurgischen und internistischen Lehr- und Handbücher (s. „Gesamtdarstellungen", dort auch bei H. FINSTERER (1954) *in:* BOLLER, 1954 *umfassende Übersicht des Schrifttums). Weitere Diskussionen zum Wert der G.E. in der Ulcustherapie s. „Resektionen". Technische Einzelheiten bringen die „Operationslehren" in „Gesamtdarstellungen".)*

Die anatomischen, physiologischen, funktionellen und röntgenologischen Kenntnisse sind bereits in der älteren Literatur erarbeitet, die Erfahrungen in den dreißiger Jahren im wesentlichen abschließend gesammelt. Neuere Werke bringen Ergänzungen und Rückblicke.)

BERNAY, P., et R. PEYCELON: La sténose transitoire de la bouche. Arch. Mal. Appar. dig. **23**, 801 (1933).

BLAD, A.: Über die Wirkungsweise und Indikation der Gastroenterostomose. Langenbecks Arch. klin. Chir. **62**, 725 (1910).

BORSZÉKY, K.: Über Magen- und Duodenalgeschwür. Bruns' Beitr. klin. Chir. **57**, 156—181 (1908).

CANNON, W. B., and J. B. BLAKE: Gastroenterostomy and pyloroplasty. Ann. Surg. **1905**, 686—711.

CLARK, D. H.: Results of gastroenterostomy for duodenal ulcer. Gastroeneterologia (Basel) **83**, 41—45 (1955).

DUNIN, TH.: Über die Resultate der Gastroenterostomie bei narbiger Verengung des Pylorus. Berl. klin. Wschr. **31**, 56—58, 90—93 (1894).

EVANS, R. M.: Gastroenterostomy. Gastroenterologia (Basel) **83**, 45—48 (1955).

FOA, A., u. A. BOBTIO: Über Deformitäten des Colon transversum nach Gastro-Entero-anastomia transversocolica. Zbl. Chir. **1938**, 798—800.

GOETZE, O.: 1922, 1927 s. „Gesamtdarstellungen".

GUTMANN, R. A.: Les diverses lésions des bouches de GE. Arch. Mal. Appar. dig. **16**, 1130 (1926).

GUTMANN, R. A., et R. JAHIEL: Les sténoses transitoires bénignes des bouches de GA. Presse méd. **1931**, 61.

HÄRTEL, F.: Die Gastroenterostomie im Röntgenbild. Dtsch. Z. Chir. **109**, 317—395 (1911).

HELLMER, H.: Etude sur la muqueuse gastrointestinale aprés gastroénteroanastomose. Acta radiol. scand. **4**, 32—43 (1925).

HOFFMANN, V.: Dauererfolge der Gastroenterostomie. Bruns' Beitr. klin. Chir. **155**, 325 (1932).

HOLZKNECHT, G.: Das normale röntgenologische Verhalten des Duodenum. Zbl. Physiol. **23**, Nr. 26 (1911).

HÜRTER, J.: Unsere Erfahrungen in der Radiologie des Digestionstractus. Arch. Verdau.-Kr. **16**, 1—25, 202 (1910).

JONAS, S.: Über die nach Gastroenterostomie auftretenden Beschwerden und das radiologische Verhalten des anastomosierten Magens. Arch. Verdau.-Kr. **14**, 656—669 (1908).

KATZENSTEIN, M.: Über die Änderungen des Magenchemismus nach Gastroenterostomie und den Einfluß der Operation auf das Ulcus und Carc. ventriculi. Dtsch. med. Wschr. **1907**, 95 u. 138.

KAUSCH, W.: Über funktionelle Ergebnisse nach der Operation am Magen bei gutartigen Erkrankungen. Bruns' Beitr. klin. Chir. **4**, 347 (1899).

KELLING, G.: Studium zur Magenchirurgie. Langenbecks Arch. klin. Chir. **62**, 1—42 (1900).

KÖVESI, G.: Einfluß der Gastroenterostomie auf die Sekretionsvorgänge des Magens. Münch. med. Wschr. **1898**, 1081—1083

KRAMER: Beiträge zur Pathologie und Therapie der gutartigen Pylorusstenose. Bruns' Beitr. klin. Chir. **51**, 289 (1906).

KREUZER, F.: Die chirurgische Behandlung des runden Magengeschwürs und seiner Folgezustände. Bruns' Beitr. klin. Chir. **49**, 380 (1906).

Maunz, C.: Mechanismus der Magenentleerung bei Magenoperierten. Bruns' Beitr. klin. Chir. **70**, 343—349 (1910).
Mering, J. v.: Zur Funktion des Magens. Verhandlungen Kongr. inn. Med., 15. Congress, Bd. 15, S. 433. Wiesbaden: J. F. Bergmann 1897.
Neuhaus: Ergebnisse funktioneller Magenuntersuchungen bei Gastroenterostomie hinsichtlich der Früh- und Spätresultate. In: v. Volkmanns Sammlg. klinischer Vorträge der Chirurgie, Nr 141. 335—367. Leipzig: Johann Ambrosius Barth 1908.
Palugyay, J.: Röntgenologische Untersuchungen des funktionellen Verhaltens des Magens bei den verschiedenen Arten der Gastroenterostomia retrocolica posterior und Vergleich ihrer Wertigkeit beim Ulcus ventriculi und duodeni. Dtsch. Z. Chir. **173**, 197 (1922).
Pers: Über die Wirkungsweise der Gastroenterostomie. Zb. Chir. **1909**, 1417.
Peterson u. Machol: Anatomische und chirurgische Beiträge zur Gastroenterostomie. Bruns' Beitr. klin. Chir. **27**, 597 (1901).
— — Beiträge zur Pathologie und Therapie der gutartigen Magenkrankheiten. Bruns' Beitr. klin. Chir. **33**, 297 (1902) (dort auch Hartmann und Soupault zitiert).
Porcher, P.: 1957 s. „Gesamtdarstellungen. (Lit. französische und anglo-amerikanische Autoren).
Prévôt, R.: 1937 u. 1959. In: Prévôt u. Lassrich 1959 s. „Gesamtdarstellungen".
Pribram, B.: Die Gastroenterostomie als Krankheit. Klin. Wschr. **2**, 1542 (1923); Dtsch. Z. Chir. **1929**, S. 1174.
Reischauer, F.: 1928/1929 s. II. Teil „Komplikationen" unter Frühkomplikationen.
Rosenheim: Über das Verhalten der Magenfunktion nach Ausführung der Gastroenterostomie. Berl. klin. Wschr. **1894**, Nr. 50.
Schinz-Baensch: Friedl-Uehlinger 1952 s. „Gesamtdarstellungen".
Schüller, L.: Funktion des Magens nach Gastroenterostomie und Pylorusresektion. Mitt. Grenzgeb. Med. Chir. **22**, 715 (1911).
Schoemaker, J.: Über die normale Funktion des Magens. Mitt. Grenzgeb. Med. Chir. **21**, 719—728 (1910).
Siegel: Über die funktionellen Erfolge nach Operationen am Magen. Mitt. Grenzgeb. Med. Chir. **1**, 328 (1896).
Swynnerton, B.F.A.: The late results of gastrojejunostomy for duodenal ulcer. Gastroenterologia (Basel) **83**, 51—53 (1955).
Teschendorf, W.: 1937, 1954 s. „Gesamtdarstellungen".
Widenhorn, H.L.: Zur Ätiologie und Behandlung des gastroduodenalen Ulcus. Med. Med. Welt **36**, 1771—1776 (1963).

Resektionen

Subtotale distale Resektionen; Billroth II

Allessandrini, J., R.A. Cruz, J. Bahr y E. Salinas: Mesa redonda sobre „tratamiento de la hemorragia massiva por ulcera gastrica o duodenal". Rev. méd. Chile **86**, 273—287 (1958).
Alnor, P.Chr., E.W. Kricke u. H.J. Werner: Der Magenschleimhautprolaps. München u. Berlin: Urban & Schwarzenberg 1962.
Archer, G.F.: Histopathology of old anastomic wounds of the gastrointestinal tract. Surgery **7**, 589—598 (1940).
Arnemann, W.: Über die Behandlung offener Bauchverletzungen. Bruns' Beitr. klin. Chir. **197**, 96—115 (1958). (Lit. u.a. Verwertung: Sympos. Surg. in acute Trauma, Letterman Army Hosp. April 1956).
Artjuschkow, W.N.: Neurofibroma of the duodenal bulbus. Westn. Rentg. i Radiol. **5**, 75—76 (1960) [russisch, engl. Zusammenfassung].
Barrow, D.W., L.W. Worman, and J.D. Hurley: Treatment of patients with acute perforation of peptic ulceration. Arch. Surg. **77**, 256—260 (1958).
Bauer, K.H.: Unsere Vorstellungen von der Entstehung des Magengeschwürs und die daraus sich ergebenden Leitsätze für dessen Behandlung. Chirurg **9**, 250 (1937).
— 1958, Lehrbuch der Chirurgie, mit R. Stich, s. „Gesamtdarstellungen".
— Das Krebsproblem, 2. Aufl. Berlin-Göttingen-Heidelberg: Springer 1963.
Behrends, W., u. N. Steinhardt: Das Spätschicksal blutender Gastro-Duodenalulzera. Dtsch. med. Wschr. **84**, 216—218 (1959).
Bellmann, G., u. F. Sieber: Ergebnisse der Resektion zur Ausschaltung nach Finsterer aus klinischer und röntgenologischer Sicht. Langenbecks Arch. klin. Chir. **291**, 98—106 (1959).
Benkö, G.: Lymphogranulomatose des Magens. Z. ges. inn. Med. **15**, 375—380 (1960).
Beresow, E.L., u. N. Stern: Physiologie des operierten Magens. Dtsch. Z. Chir. **67**, 236, 466 (1932).
Betzler, H.J.: 80 Jahre Chirurgie des Ulcus duodeni. Med. Welt **50**, 2684—2687 (1962).
Bogoslawski, A.L.: Kliniko-rentgenologitscheskije nabljudenija nad tak nasiwajemim isolirowannim limfogranulomatosom scheludka. Klin. Med. (Moskau) **35**, 2, 55—57 (1967) [Russisch].
Bolck, F.: Der Verdauungstrakt und die großen Drüsen. In: Handbuch der allgemeinen Pathologie (Hrsg. F. Büchner, E. Lettner u. F. Roulet), Bd. III, Teil 2. Berlin-Göttingen-Heidelberg: Springer 1960.
Boller, R.: 1947 u. 1954 s. „Gesamtdarstellungen".
Brauch, F.: Zur pathologischen Physiologie des resezierten Magens. Klin. Wschr. **1**, 53 (1938).
Bruce, J., and H.A.F. Dudley: Gastrectomy for massiv gastrointestinal haemorrhage of inknown cause. Lancet **1959/II**, 992—994.
Brunner, A.: Tuberkulose, Aktinomykose, Syphilis des Magen-Darmkanals. Dtsch. Z. Chir. (1907).
Büchner, B. F.: Die Pathogenese des peptischen Geschwürs. Jena: Gustav Fischer 1931.
— Über den heutigen Stand der Lehre von der Pathogenese des peptischen Geschwürs. Langenbecks Arch. klin. Chir. **267**, 302 (1951) (Kongreßbl. 1950, 67. Tgg. d. Dtsch. Ges. Chir.)
Bücker, J., u. H.G. Stössel: Über gutartige Magentumoren. Fortschr. Röntgenstr. **94**, 156—175 (1961).

BURMEISTER, H.: Zur Chirurgie der Magen-Darmblutung. Z. ärztl. Fortbild. **52**, 665—672 (1958).

CHAOUL, H., u. A. ADAMS: Schleimhaut des Verdauungskanals im Röntgenbild. Berlin: Urban & Schwarzenberg 1931.

CHLAPOBIERSKI, V., u. M. NEPORENT: Zum Mechanismus der Regulierung der Entleerung aus dem Magen nach B II-Resektion. Chirurgija (Moskau) **8**, 80 (1939). Zit. Z. org. Chir. **96**, 498 (1940).

CHOCHOLÁČ, J.: Die Bildung der Funktion der Anastomose bei Magenresektion nach J. E. PÉAN, L. RYDYGIER u. F. HOFMEISTER, H. FINSTERER. Fortschr. Röntgenstr. **92**, 33—47 (1960).

— Die Bewegungsvorgänge des Magens und des Dünndarms nach den Resektionstypen PÉAN-RYDIGIER u. HOFMEISTER-FINSTERER im frühen postoperativen Zeitabschnitt. Radiol. diagn. (Berl.) **1**, 46—62, 551—535 (1960).

— 1966, s. „Gesamtdarstellungen".

CINIMATA, A.: Effetti della resezione. Arch. ital. chir. **21**, 15 (1926).

COFFEY, R. J., F. NIEDFIELD, W. D. BYRNE, J. J. BLUMBERG, and M. J. LAPADERLA: Vagectomy, hemigastrectomy and gastroduodenostomy in treatment of duodenal-ulcer. Amer. J. dig. Dis. N. S. **5**, 4 (1960).

DAGAJEW, W. F.: Änderungen in den Verdauungsprozessen nach Gastroduodenostomie und Gastrojejunostomie und nach totaler Magenexstirpation. Mitt. Grenzgeb. Med. Chir. **26**, 176—194 (1913).

DENK, H., u. F. HELMER: Zur Prognose des Magencarcinoms. Chirurg **29**, 289—294 (1958).

DRESCHER, CHR.: Über die Magenphlegmone. Zbl. Chir. **83**, 1808—1816 (1958). (Resektion; Lit.)

ECKMANN, L.: Prognose palliativer Eingriffe am Magen. Helv. chir. Acta **22**, 354 (1955). (Mit Disk.-Bemerkung von M. SAEGESSER.)

EDELHOFF, J.: Das Carcinom und die Polyposis im Gastroenterostomiering. Langenbecks Arch. klin. Chir. **271**, 145—164 (1952).

EKLÖF, O., E. ERIKSSON, and O. SAHLIN: Benigne epithelial tumours of the stomach and duodenum. Diagnosis and treatment. Acta chir. scand., Suppl. **255**, 1—32 (1960).

ENDERLEN, E., u. L. ZUKSCHWERDT: Die Erregung der Magensaftsekretion nach Resektion des Antrum-Pylorusanteils des Magens. Dtsch. Z. Chir. **232**, 290 (1931).

FEDJUSCHIN, M. P.: Zur Frage der Form und Funktion des Magens nach Resektion. Nov. chir. Arch. **40**, 273 (1938). [Russisch]. Zit. Z. org. Chir. **92**, 284 (1939).

FELLINGER, K., u. V. LACHNIT: Vergiftungen. In: BOLLER 1954, s. „Gesamtdarstellungen".

FINSTERER, H.: Das akut blutende Magen- und Duodenalgeschwür. Ergebn. Chir. Orthop. **35**, 174 (1949).

— In: BOLLER 1954, s. „Gesamtdarstellungen".

FISCHER, A. W.: Verätzungen. In: Handbuch der gesamten Unfallheilkunde, Bd. II. Stuttgart: Ferdinand Enke 1955.

FRIEDEMANN, M.: Das Magen- und Zwölffingerdarmgeschwür. Jena: Gustav Fischer 1950.

GELDEREN, CHR. VAN: Nochmals die postoperative Magenretention und ihre Einschränkung. Klin. Med. **3**, 793—796 (1948).

GOECKE, C.: Beiträge zur Morphologie des Magens nach Resektionen. Bruns' Beitr. klin. Chir. **99**, 294, 382 (1916).

GOETZE, O.: 1922, 1927 s. „Gesamtdarstellungen".

GOIDSENHOVEN, F. VAN: Die Indikationsstellung zur Operation in der Pathologie des Magens. In: BOLLER 1954, s. „Gesamtdarstellungen".

GOMBKÖTÖ, B.: Die Atonie des resezierten Magens. Bruns' Beitr. klin. Chir. **196**, 366 (1958).

GRASSBERGER, A.: Chirurgische Behandlung und Nachuntersuchung von 392 Ulcuspatienten. Bruns' Beitr. klin. Chir. **197**, 56—71 (1958).

GREMMEL, H.: Die primäre Lymphogranulomatose des Magens. Medizinische **1958**, 977—980. (Resektion und Nachbestrahlung; Lit.)

GROMOTKA, R.: Zur Pathogenese und konservativen Behandlung des Ulcus pepticum. Med. Welt **19**, 1062—1067 (1963).

GÜTGEMANN, A.: Radikalität und Prognose bei Eingriffen wegen Magen-Carcinom. Dtsch. Z. Chir. **287**, 377—381 (1957).

HABERER, H. v.: Operative Behandlung des Ulkus ventrikuli et duodeni. Ärztl. Wschr. **8**, 1—3 (1—25—49) (1953).

HAEMMERLI, P.: Physiologische Grundlagen der Resektionstherapie bei gastroduodenalem Ulcus. In: Der operierte Magen. Basel u. New York: S. Karger 1964, (S. „Gesamtdarstellungen".)

HALLENBECK, G. A.: Gastric resection with end-to-end cholecystoduodenostomy in a case of duodenal ulcer with obstruction to common bile duct. Surgery **44**, 850—853 (1958).

HARMS, E.: Die Spätergebnisse nach chirurgischer Behandlung des Magen-Zwölffingerdarmgeschwürs und des Magenkrebses. Langenbecks Arch. klin. Chir. **185**, 241 (1936).

HARTEL, W.: Die Bedeutung von Zweiterkrankungen beim Ulcus pepticum. Med. Welt **11**, 527—531 (1965).

HINZE, R.: Zur Statistik und Technik der Magenresektion wegen Karzinom. Zbl. Chir. **83**/I, 1142—1158 (1958).

HOCHE, O.: Zur Klinik und Therapie der Magengeschwulstbildung unter besonderer Berücksichtigung seltener gutartiger Magentumoren. Zbl. Chir. **68**, 633—643 (1941).

HOFFMANN, V.: Klinische Krankheitsbilder nach Magenoperationen: Die nicht regulierte Sturzentleerung. Die nutritive Gastrojejunitis. Münch. med. Wschr. **86**, 332 (1939).

HOLLE, F.: Heutige Indikationen und Möglichkeiten der operativen Therapie des Gastro-Duodenalulcus. Chir. Praxis **2**, 295—300 (1958).

HUBER, P.: Schattenseiten der Ulkuschirurgie. Wien: W. Maudrich 1949.

HUDSON, R. V., and W. W. RICHARDSON: Intramural gastric tumours. Report of three cases. (1605 Fälle aus Weltlit.) Brit. J. Surg. **46**, 361—367 (1959).

HUPPLER, E. G., J. T. PRIESTLEY, C. G. MARLOCK, and R. P. GAGE, Mayo Clinic: Diagnosis and results of treatment in gastric polyps. (300 Fälle operiert; s. dort Malignität, Überlebenszeit etc.) Surg. Gynec. Obstet. **110**, 309—313 (1960).

IVY, A. C., M. J. GROSSMANN, and W. H. BACHRACH: Peptic ulcer. London: Churchill Ltd. 1951.

JORDAN, G.L., H.L. BARTON, and W.A. WILLIAMSON: A studie of motility in the gastric remnant following subtotal gastrectomy. Surg. Gynec. Obstet. **104**, 257—262 (1957).

KATSCH, G.: 1953, s. „Gesamtdarstellungen". (Ausgieb. Lit.)

KENNEDY, CH.S., R.P. REYNOLDS, and M.O. CANTOR: Demonstration at operation of sphincteric action at the true gastric stoma. Amer. J. Surg. **74**, 808—810 (1947).

KÖLE, W., u. L. KRONBERGER: Die Beurteilung der verschiedenen operativen Methoden in der chirurgischen Behandlung des Magenkarzinom. Klin. Med. (Wien) **15**, 316—325 (1960).

KONJETZNY, G.E.: Der Magenkrebs. Stuttgart: Ferdinand Enke 1938. (Reichh. Lit.-Verzeichn.) Langenbecks Arch. klin. Chir. **264**, 331 (1950).

— Die Geschwürsbildung im Magen, Duodenum und Jejunum. Stuttgart: Ferdinand Enke 1947.

KRONBERGER, L.: Der modifizierte antekolische B. II. und seine Ergebnisse. Zbl. Chir. **84**, 1972—1977 (1959).

KUŚ, H.: Die chirurgischen Probleme der Magenverätzung mit besonderer Berücksichtigung der Magenstenosen. Chirurg **31**, 360—365 (1960).

LAMBLEY, A., et J. SOUILLARD: Indications respectives des traitements medicaux et chirurgicaux des ulceres gastro-duodenaux. Rev. Pract. (Paris) **1**, 23—30 (1951).

LEB, A.: Die Röntgenuntersuchung des resezierten Magens. Fortschr. Röntgenstr. **75**, 106 (1951).

LEGER, L., et J. MAES: Les ruptures spontanées de l'estomac. J. Chir. (Paris) **63**, 35—47 (1947).

LIBERATORI, E.: Osservazioni radiologiche sullo stomaco resecato nei giorni immediamente successivi all intervento. Prat. chir. **4**, 428—441 (1937).

LOB, A.: Über die Anpassung der Funktion an die veränderte Form. Bruns' Beitr. klin. Chir. **167**, 229—250 (1935).

MADSEN, P.: Cinematographic evaluation of Gastroenterostomy. Preliminary report. Acta radiol. scand., N. S. **2/5**, 385—393 (1964).

MANDL, W., u. P. REPP: Zum sogenannten Altersulkus am Magen- und Zwölffingerdarm. Wien. med. Wschr. **110**, 526—528 (1960).

MERMAN, A.M.: Leiomyosarcoma of the duodenum. Westn. Rentg. Radiol. (Moskau) **5**, 76—77 (1960) [Russisch, engl. Zussfassung].

MERREM, K.TH.: Animadversiones quaedam chirurgicae in animalibus factae. Diss. Giessae 1810.

MEYER-BURGDORFF, H., u. W. SCHMIDT: 1930 s. „Gesamtdarstellungen".

NAEGELI, TH.: In: ROST-NAEGELI, Pathologische Physiologie chirurgischer Erkrankungen, 4. Aufl., 1. Teil. Berlin: Springer 1938.

NEVIN, N., W.W. TURNER, and H.T. GARDNER: Early and late roentgenologic findings in corrosive gastritis. Amer. J. Roentgenol. **81**, 603—609 (1959).

NIEDEN, H.: 1941, s. „Gesamtdarstellungen" bei GULEKE 1941.

NISSEN, R.: Neuere Gesichtspunkte in der operativen Behandlung des Magenkarzinoms. Neue med. Welt **1**, 735 (1950).

— Die chirurgische Behandlung des chronischen Magen- und Zwölffingerdarmgeschwürs. Dtsch. med. Wschr. **77**, 42, 1277 (1952).

OCHSNER, A., and J. BLALOCK: Carcinoma of the stomach. Industr. Med. Surg. **27**, 406—409 (1958). [Radikal-Op. bei chron. Gastritis, Perniciosa und bei jedem Ulkus ventrikuli].

ORATOR, V.: Säureverätzungen des Magens und Zinkdampfschäden. Zbl. Chir. **1929**, 514.

OTTO, K.: Die Motilität des Magens nach der Resektion. Langenbecks Arch. klin. Chir. **197**, 448—476 (1940).

PEARL, F., and H. BRUNN: Multiple gastric polyposis. Surg. Gynec. Obstet. **76**, 257 (1953).

PEIPER, H.J.: Zur Krankheit der Magenneurinome. Bruns' Beitr. klin. Chir. **194**, 139 (1957).

PENITSCHKA, W.: Ergebnisse der operativen Behandlung des Magenkrebses an der Bonner Chirurgischen Universitätsklinik. Langenbecks Arch. klin. Chir. **266**, 582 (1950).

PICCININO, G.: Lo stomaco operato. Nunt. radiol. (Roma) **4**, 277—286 (1936).

PIERGROSSI, A., e D. RODINO: La funzione motoria degli stomachi resecati con le diverse tecniche derivate dalla Billroth II. Policlinico (Roma) **52**, 69—92 (1945).

PIPKO, A.S.: Rentgenodiagnostika rannich oslosch-nenij posle resekzii scheludka. Moskwa: Medgis. 1958 [Russisch]. (Monographie.)

—, i N.J. RIBAKOWA: O rentgenoterapii ostrich posleoperazionnich anastomositow. Chirurgija (Moskwa) **35**, 478 (1959) [Russisch].

PONS, H., A. BRU et ANDRIEU: Etude radiologique des gastrectomies pour ulcere. J. de Radiol. **28**, 457 (1947).

POPOVICI, GH.I., C. GEORGESCU, CH.GH.POPOVICI: In legatura cu unele disfunctii precoce a le anastomozei dupa gastrectomie. Rev. med.-chir. Iasi **61**, 2, 417 (1957).

PORCHER, P.: 1957 s. „Gesamtdarstellungen".

PRÉVÔT, R.: Über Beutel, Taschen, Bürzel am operierten Magen. Röntgenpraxis **5**, 101 (1933).

—, u. M.A. LASSRICH: 1959 s. „Gesamtdarstellungen".

PRINZ, H.: Pylorushypertrophie des Erwachsenen unter besonderer Berücksichtigung bestimmter Formen des Pförtnerkrebses. Langenbecks Arch. klin. Chir. **197**, 1—114 (1940).

RAFFAELLI, M.: Studio seriografico delle pliche e studio chimografico delle peristalsi nello stomaco resecato. Quad. Radiol. **1**, 385—408 (1937).

REDWITZ, E. v., u. H. FUSS: Die Pathogenese des peptischen Geschwürs des Magens und der oberen Darmabschnitte. Stuttgart: Ferdinand Enke 1928.

— — Zur Pathogenese, Klinik und Behandlung des Magen- und Duodenalgeschwürs. Langenbecks Arch. klin. Chir. **271**, 219—239 (1952).

REIFFERSCHEID, M., u. H.W. SCHREIBER: Indikationen der präventiven operativen Behandlung gutartiger Veränderungen des Magen-Darmkanals. Dtsch. med. Wschr. **85**, 668—672 (1960).

REISCHAUER, F.: 1928/1929 s. Teil „Komplikationen" unter „Frühkomplikationen".

RIEDER, W.: Röntgenologische Beobachtungen über die Verweildauer verschiedener Kontrastspeisen im resezierten Ulkusmagen. Zbl. Chir. **66**, 898 (1939).

—, u. E.F. MÜLLER: Münch. med. Wschr. **2**, 1033 (1931).

RIENITS, J.H., and A.C. BRODERS: Gastric adenoma; a pathologic study. West. J. Surg. **54**, 21, 65 (1946).
SAEGESSER, M.: S. „Gesamtdarstellungen“ 1959.
SAGORSKI, W.: Early results of stomach resection in the peptic ulcer disease. Pol. Tyg. lek. **1958**, 475—479 [Polnisch; engl. Résumé].
SANTLER, R., u. A. WIEDMANN: Die Syphillis des Magens. In: BOLLER 1954, s. „Gesamtdarstellungen“.
SANTY, P., et P. MALLET-GUY: Modalités radiologiques du fonctionnement des gastrectomies. Rev. Chir. (Paris) **77**, 247 (1939).
SASONTOW, W.J.: O naruschenijach i kompensazii nekotorich funkzii organow pischtschewaritelnoi sistemi posle resekzii scheludka po powodu jaswennoi boljesni. Nov. chir. Arch. **5**, 87—95 (1958) [Russisch].
SATTLER, A.: Magen und Tuberkulose. In: BOLLER, 1954, s. „Gesamtdarstellungen“.
SCHINDLER, R.: Lehrbuch und Atlas der Gastroskopie. München: J. F. Lehmann 1923.
SCHINZ, H.R.: Ein Beitrag zur Röntgenologie der Magenaktinomykose. Dtsch. Z. Chir. **159**, 242 (1920) (Querresektion).
SCHÜLLER, L.: Funktion des Magens nach Gastroenterostomie und Pylorusresektion. Mitt. Grenzgeb. Med. Chir. **22**, 715 (1911).
SEEMEN, H. v., u. M.A. SCHMIDT: Unfall- und Versicherungsmedizin. Über stumpfe Bauchverletzungen. Münch. med. Wschr. **93**, 2617—2620 (1951); **94**, 38—43 (1952).
SÉNÈQUE, J., et CH. MARX: Le fonctionnement de l'estomac après gastrectomie. J. Chir. (Paris) **47**, 1 u. 177 (1936).
SEYSS, R.: Dünndarmveränderungen nach Magenoperationen in der Frühperiode. Bruns' Beitr. klin. Chir. **187**, 376—381 (1953).
SCHOEMAKER, J.: s. „Gastroenterostomie“.
SIGAL, F.M., u. W.A. SILAJEWA: Primary actinomycosis of the stomach. Westn. Rentg. i Radiol (Moskau), **5**, 83—84 (1960) [Russisch; engl. Zusammenfassung].
SMIDT, H.: Experimentelle Studien am nach PAWLOW isolierten kleinen Magen über die sekretorische Arbeit der Magendrüsen nach der ResektionBILLROTH I u. BILLROTH II sowie nach Pylorusausschaltung nach v. EISELSBERG. Langenbecks Arch. klin. Chir. **26**, 125 (1923).
SCHKROB, O.S., u. W. A. MARINBERG: Differenzialnij diagnos naruscheni ewakuatornoi funkzii scheludka posle jewo resekzii. Chirurgija (Moskwa) **35**, 33—41 (1959) [Russisch].
SOLER-ROIG, J.: La Indicacion quirurgica en el cancer gastrico. In: Chirurgische Indikationen. Stuttgart: Georg Thieme 1956.
SOLOTAREWSKIJ, W.J.: The motor function of the stomach after resection for ulcer disease and cancer. Westn Chir. **80**, 55—62 (1958) [Russisch, engl. Zusammenfassung].
SPATH, F.: Die chirurgische Therapie des Magen-Duodenalulkus in der Schule von HABERER. Wien: Springer 1950.
— Unsere Ergebnisse der operativen Behandlung des Magen-Duodenalulkus. Wien. klin. Wschr. **66**, 899—901 (1954).
SPATH, F., u. L. KRONBERGER: Über die Vermeidung und operative Korrektur schlecht funktionierender Ulkus-Resektionsmägen. Med. Klin. **1958**, 553; Langenbecks Arch. klin. Chir. **271**, 219 (1952).
STRAHL, S.: Über den Zusammenhang zwischen Anamnesenlänge und Prognose beim Magenkarzinom. Med. Welt **48**, 2558—2561 (1962).
STREICHER, H.J., V. SCHLOSSER u. K. HUPE: Ist beim Ulcus pepticum heute noch eine Magenresektion angezeigt? Med. Welt **6**, 265—271 u. **7**, 319—324 (1964).
TANAKA, K.: Über die Bewegungen des operierten Magens. Z. jap. chir. Ges. **36**, 122 (1935). Zit. nach BOLLER 1947. (S. „Gesamtdarstellungen“.)
TANNER, N.C.: Neue Probleme der Magenchirurgie. Langenbecks Arch. klin. Chir. **267**, 66, 369 (1951).
TAVERNIER, C. et A. DEPORTE: Examen radiocinématographique des gastrectomisés. In: Der operierte Magen. S. Karger 1964, s. „Gesamtdarstellungen“.
TESCHENDORF, W.: 1937, 1954 s. „Gesamtdarstellungen“.
THOMMEN, B.: Quelques aspects radiologiques de l'estomac réséqué. Radiol. clin. (Basel) **23**, 339—342 (1954).
TSCHAIKOW, J.M.: O polipach scheludka (Über Magenpolypen). Chirurgija (Moskwa) **33**, 107 (1957) [Russisch].
UNGEHEUER, E.: Beitrag zur Behandlung der massiven Magenblutung bei nicht nachgewiesenem Ulkus. Chirurg **28**, 111—113 (1957).
WALK, L.: Villous tumor of the stomach. Arch. intern. Med. **87**, 560 (1951).
WANGENSTEEN, O.H.: A critique of operations for peptic ulcer. Postgr. Med. **5**, 466—483 (1958) (alte und neue Lit.).
WIDENHORN, H.L.: Zur Ätiologie und Behandlung des gastroduodenalen Ulkus. Med. Welt **36**, 1771—1776 (1963).
ZUKSCHWERDT, L., u. M. GIEBEL: Die Indikation zur Behandlung der massiven Magenblutung. In: Chirurgische Indikationen. Stuttgart: Georg Thieme 1956.
—, u. H. HORSTMANN: Die operative Behandlung des nicht oder schwer resezierbaren peptischen Geschwürs. Ergebn. Chir. Orthop. **29**, 440 (1936).

Zusätzliche Literatur zu Resektion nach Billroth I

ACQUATI, A.: La resezione gastrica Billroth I nei suoi aspetti morfologici e funzionali. Studio radiologica di 107 casi. Chir. Pat. sper. 8, 405—446 (1960).
D'Allaines, F., A. LE ROY et C. DUBOST: La gastrectomie avec anastomose a la Péan. Bull. Mém. Acad. Chir. **70**, 356 (1944).
BUGYI, J., M. HORVÁTH u. F. ZSOLDOS: Die Magengeschwüroperation nach BILLROTH I. Erfahrungen auf Grund von 662 Gastroduodenostomien. Chirurg **30**, 66 (1959).
DRÜGG, W.: Duodenumfunktion und Magenchirurgie. Dtsch. Z. Chir. **238**, 451—465 (1933).
FUSI, G., e J. SALOMONI: Considerazioni su alcuni particolari aspetti della piccola curvatura nei gastroresecati. Radiologia (Roma) **12**, 909—926 (1956).

GARCIA BARON: Las caracteristicas radiologicas normales y patologicas del estomago operado con la technica de Haberer del Billroth I. Rev. clin. esp. **9**, 318 (1943).
GOETZE, O.: 1922, 1927 s. „Gesamtdarstellungen".
HELD, H.: Der Billroth I nach v. HABERER Technik im Röntgenbilde. Fortschr. Röntgenstr. **47**, 77 (1933).
HERRINGTON, J.L. jr.: The Billroth I and Billroth II reconstructions. A clinical comparison of results of the two methods. Surgery **44**, 1040—1953 (1958).
KIM, S.Y., and J.A. EVANS: The Roentgen appearance of the stomach and duodenum following the Billroth I gastric resection. Amer. J. Roentgenol. **81**, 576—681 (1959).
KNOTHE, W.: Ein Beitrag zur Röntgenuntersuchung operierter Magen. Fortschr. Röntgenstr. **34**, 688 (1926).
KOSTLIVY, J.: Akute postoperative Duodenalparalyse nach Billroth I. Zbl. Chir. **50**, 1367 (1923).
LOB, A.: S. „Billroth II".
LOCALIO, S.A., and W. DWEYER: The results of adequate gastrectomy with gastroduodenostomy. Surg. Gynec. Obstet. **108**, 207—210 (1959).
MALLET-GUY, P., et P. MARION: Dilatation atonique du duodénum après gastrectomie duodénojéjunostomie. Lyon chir. **38**, 286 (1943).
MEISSNER, FR.: Funktionelle Ergebnisse der Magenresektion nach BILLROTH I u. II. Zbl. Chir. **83**, 2269—2275 (1958).
PORCHER, P.: S. „Billroth II".
PRÉVÔT, R.: S. „Billroth II".
SCHÜMANN, H.: Betriebsstörungen der Anastomose beim Billroth I-Magen. Bruns' Beitr. klin. Chir. **88**, 316—327 (1954).
SMIDT: 1941, mit GULEKE, s. „Gesamtdarstellungen" u. BILLROTH II.
SZIBERTH, K.: Die postoperative Entleerungsstörung nach Billroth I termino-lateral, Ursache, -Vorbeugung. Zbl. Chir. **84**, 1978—1982 (1959).
TESCHENDORF, W.: 1937, 1954, s. „Gesamtdarstellungen" u. BILLROTH II.
WALLENSTEN, ST.: Surgical treatment of gastric ulcer in the vicinity of the cardia. Acta chir. scand. **115**, 263—269 (1958).
WILLENEGGER, H.: Operationsmethode und Ergebnisse Bi I. In: Der operierte Magen. Basel u. New York: S. Karger 1964. (Dort weitere Lit. auch von WILLENEGGER.)

Querresektion

CLAIRMONT, P.: Ergebnisse der operativen Behandlung der Ulkuskrankheit. Schweiz. med. Wschr. **54**, 209 (1924).
FAULHABER, M., u. E. v. REDWITZ: Über den Einfluß der zirkulären Magenresektion auf die Sekretion und Motitilität des Magens. Chir. Klin. **16**, 680 (1914); Mitt. Grenzgeb. Med. Chir. **28**, (1914). (S. auch v. REDWITZ 1955, „Gesamtdarstellungen".)
GÖCKE, C.: Beiträge zur Morphologie des Magens nach Resektion. Bruns' Beitr. klin. Chir. **99**, 294—382 (1916).
GULEKE, N.: 1941, s. „Gesamtdarstellungen".
OTTO, K.: Die Motilität des Magens nach der Resektion. Langenbecks Arch. klin. Chir. **197**, 448—476 (1940).
PORCHER, P.: 1957, s. „Gesamtdarstellungen".
PRÉVÔT, R.: 1937, s. „Gesamtdarstellungen".
SMIDT, H.: mit GULEKE, s. „Gesamtdarstellungen".
TESCHENDORF, W.: 1937, s. „Gesamtdarstellungen".
WANGENSTEEN, O. H.: Segmental gastric resection for peptic ulcer. J. Amer. med. Ass. **149**, 18—23 (1952).
— A critique of operations for peptic ulcer. Postgr. Med. **23**, 466—483 (1958).
— Segmental resection for peptic ulcer. Sonderdruck: Current surgical management II, p. 25—33. Philadelphia: W. B. Saunders Co. 1960.
WORTMANN, H.: Beitrag zur Differentialdiagnostik von Querresektion und Resektion nach BILLROTH I. Röntgenpraxis **10**, 119—120 (1938).

Anhang: Die Methoden von STEINBERG, CONNELL (1929), DELOYERS *u.* JOHNSON (1929), WATSON (1933), SEELY *u.* ZOLLINGER (1935), LEGER-KANOUI (1953), ARNOUS *u.* GIBERT (1953) *mit Teilresektionen des Magenkörpers, mit und ohne Gastroenterostomie sind bei* P. PORCHER (1957) *(s. „Gesamtdarstellungen") beschrieben, abgebildet und ihre Literatur angegeben.* WANGENSTEEN, H. O. *hat seine frühere „tubular resection" zugunsten der segmental gastric-resection aufgegeben.*

Kardiaresektion

[VOELCKER (1908), WENDEL (1906), BIONDI (1895)]

(Die verschiedenen Techniken der thorakalen oder transthorakalen Kardiaresektion — Vorarbeiten SAUERBRUCH (1905), KIRSCHNER (1920) *— und ihre Initiatoren seit* NISSEN (1937), PHEMISTER *u.* ADAMS (1938) *sind in den Operationslehren verzeichnet. Einzelheiten können dort nachgelesen werden.)*

BABAIANTZ, L.: Aspects radiologiques de l'oesogastrectomie pour sténoses organiques de l'oesophage et du cardia. Radiol. clin. (Basel) **21**, 394 (1952).
BARRAYA, L., et D. MINICONI: Documents cliniques et radiologiques à propos de l'oesophago-gastrectomie. Bull. Mém. Acad. Chir. **78**, 471 (1952).
BECK, G.: Über postoperative Röntgenbefunde nach Gastrektomie bzw. Cardiaresektion. Fortschr. Röntgenstr. **89**, 291—301 (1958).
BELLONI, C., e C. COLOSIMO: Risultati immediati e a distanza dell esofago-gastroplastica transtoracica destra. Arch. Chir. Torace **15**, 225—267 (1958).
BERESOW, J.E.: Otdalennije resultati operatiwnowo udalenija kardii po powodu raka. Chirurgija Moskwa) **34**, 40—46 (1958) [Russisch, mit Lit.].
CHOCHOLÁČ, J.: 1966, s. „Gesamtdarstellungen".
EBNER, E.: Die Radikaloperation des Kardiacarcinoms mit End-zu-End Vereinigung des Magens mit der Speiseröhre. Langenbecks Arch. klin. Chir. **271**, 375—380 (1952).
FRANKE, H.: Zur Frage der Vermeidung einer Refluxoesophagitis. Langenbecks Arch. klin. Chir. **287**, 407—413 (1957).
DELOYERS, L.: Les fondements physiologiques de la gastrectomie inversée. In: Der operierte Magen. Basel u. New York: S. Karger 1964. (Ältere Lit. über DELOYERS bei P. PORCHER.)

HARTENBACH, W.: Eingriffe an der Kardia. Schwierigkeiten und Gefahren und deren Behebung. Stuttgart: Ferdinand Enke 1963.

HOLLE, F., u. G. VIEHWEGER: Ösophagealer Reflux nach subdiaphragmatischer Fundektomie. Seine klinische und röntgenologische Erkennung und seine Vermeidung. Fortschr. Röntgenstr. **90**, 564—572 (1959). (Weitere Lit. auch von HOLLE.)

KALLENBERG, A., u. K. MOHR: Darstellung von Fisteln und Perforationen mit einer wässerig suspendierten mikrokristallinen Kontrastsubstanz. Röntgen-Bl. **11**, 161 (1958).

KARCHER, H.: Erfahrungen an 75 Fällen von Osophagus-Kardiacarcinom unter Berücksichtigung der Fundektomie. Langenbecks Arch. klin. Chir. **280**, 408 (1954/55) (weitere Lit.).

KARNBAUM, S., u. F. RUEFF: Die prä- und postoperative Behandlung bei der Resektion des Kardiakarzinoms. Münch. med. Wschr. **1958**, 1122—1125.

NISSEN, R.: In: Handbuch der Thoraxchirurgie. Berlin-Göttingen-Heidelberg: Springer 1958. (S. „Gesamtdarstellungen", dort weitere Arbeiten von NISSEN.)

PETROWSKIJ, B.W.: Chirurgische Behandlung des Kardiakarzinom. Bull. Soc. int. Chir. (Bruxelles) **3**, 320 (1957) (kymographische Untersuchungen). [S. 318—330; russisch, mit deutscher, englischer, spanischer, französischer, italienischer Übersetzung.]

PORCHER, P.: 1957 s. „Gesamtdarstellungen".

RAPANT, W.: Operative Mortalität und Spätergebnisse nach subtotaler und totaler Resektion beim Magen- und Kardiakarzinom. Chirurg **29**, 529—533 (1958).

ROSSETTI, M.: Der postoperative Oesophagus im Röntgenbild. Thoraxchirurgie **4**, 379—413 (1956/57).

— Die operierte Speiseröhre. Stuttgart: Georg Thieme 1963.

SCHAEFER, W.: Röntgenologische Beobachtungen nach Kardiaresektion und Gastrektomie. Zbl. Chir. **84**, 2017—2023 (1959).

SOLOTAREWSKIJ, W.J., i E.A. PECHATNIKOWA: Motorno-sekretornaja funkzija scheludochnoi kulti posle resekzii proksimalnich otdelow scheludka (motorisch-sekretorische Funktion des Magenstumpfes nach proximaler Magenresektion). Chirurgija (Moskwa) **33**/6, 24—28 (1957) [Russisch, engl. Résumé].

SPATH, F.: Zur Behandlung des Kardia- und thorakalen Ösophaguskarzinoms. Zbl. Chir. **75**, 644 (1950).

UNGEHEUER, E.: Ergebnisse mit der Kardiaresektion und der totalen Magenexstirpation bei 100 Carcinomkranken. Langenbecks Arch. klin. Chir. **287**, 385—388 (1957).

WANGENSTEEN, O.H.: A physiological operation for megaesophagus. (Dystonia, cardiospasm, achalasia). Ann. Surg. **134**, 301 (1951).

WASSNER, N.J.: Kardiachirurgie. Med. Welt **42**/65, 2359—2365 (1965).

WATKIN, D. H., A. PREVEDEL, and F. R. HARPE: A methode of preventing peptic esophagitis following esophagogastrostomy. J. thorac. Surg. **28**, 367 (1954).

WENZ, W.: Die Röntgenuntersuchung nach Kardiaresektion und Gastrektomie. Bruns' Beitr. klin. Chir. **198**, 237—248 (1959).

Totale Gastrektomie

Oesophagojejunostomie. Oesophagoduodenostomie. Plastischer Magenersatz. Dünn- und Dickdarmzwischenschaltungen. Varianten. Antrumerhaltende Gastrektomie. — Dünn- und Dickdarmzwischenschaltungen nach partieller Gastrektomie. Historisches, chirurgische Technik und spezielle Operationsmethoden, ferner klinische Daten und Laboratoriumbefunde nach den Dünn- und Dickdarmzwischenschaltungen sind in den chirurgischen Lehr- und Handbüchern unter „Gesamtdarstellungen" und in den Originalarbeiten weiter unten beschrieben.

ALLISON, P.R., and J. BORRIE: The treatment of malignant obstruction of the Cardia. Brit. J. Surg. **37**, 145 (1945).

BECK, G.: Über postoperative Röntgenbefunde nach Gastrektomie bzw. Cardiaresektion. Fortschr. Röntgenstr. **89**, 291—301 (1958).

BEPLER, G.: Die röntgenologische Morphologie bei Zustand nach totaler Magenexstirpation. Diss. Frankfurt a.M. 1954.

BERESOW, E.L.: Otdaljennije resultati raschirennich kombinirowannich resekzii scheludka pri rake. Chirurgija (Moskwa) **32**, 12, 3—7 (1956) [Russisch].

BERESOW, E.L.: Rasschirennije i kombinirowannije reskzii scheludka pri rake. (Die erweiterten und kombinierten Magenoperationen bei Krebs.) Medgis (Moskwa) 1957. [Russisch, Monographie. Lit.].

BOEREMA, J.: Total gastrectomy for carcinoma. J. int. Coll. Surg. **29**, 135—140 (1958).

CARLESON, R., and Y. EDLUND: Colon transposition in total gastrectomy. Acta chir. scand. **103**, 249—257 (1952).

CHIRICUTA, J.: Le rétablissement du tractus digestif après gastrectomie par l'inversion du transit duodénal. (Bucarest). Acta chir. belg. **57**, 242—250 (1958).

CHOCHOLÁČ, J.: 1966, s. „Gesamtdarstellungen".

DICK, W.: Ist die Anastomosierung des Duodenum mit dem Ösophagus nach Magenexstirpation zweckmäßig? Zbl. Chir. **78**, 865 (1953).

DOUBILET, H.: Esophagoduodenostomy after total gastrectomy. S. Clin. North. Amer. **34**, 44 (1954).

D'ERRICO, G.: Ricostruzione della continuita del tubo digerente dopo gastrectomia totale mediante un segmento di colon trasverso. G. ital. Chir. **6**, 262—269 (1950).

FLETSCHER jr. A.G.: The present status of total Gastrectomy. Surgery **30**, 403 (1951).

GADE, H.G.: Die Darmfunktion nach totaler Magenentfernung. Norsk. Mag. Laegevidensk. **98**, 692 (1937).

GEERTRUYDEN, J.J., VAN: Failure of a double jejunal lumen gastrojejunal anastomosis to protect against the histamine-provoked ulcer. Surgery **29**, 459—462 (1950).

GÜTGEMANN, A.: Radikalität und Prognose bei Eingriffen wegen Magen-Carcinom. Dtsch. Z. Chir. **287**, 377—381 (1957).

HENLEY, A.: Gastrectomy with replacement. Brit. J. Surg. **40**, 118 (1952).
— Gastrectomie avec remplacement par le jéjunum. Une étude des suits éloignes (pendant 5 ans) dans la gastrectomie partielle et totale. Arch. Mal. Appar. dig. **46**, Suppl. **9**, 95—107 (1957).
HOFFMANN, V.: Eine Methode zum plastischen Magenersatz. Zb. Chir. **49**, 477 (1922).
HOLDER, E.: Die totale Gastrektomie. Indikation, Methodik und Prognose. Dtsch. Z. Chir. **287**, 388—395 (1957).
HOFSTETTER, J., et R. MOSIMANN: Resultats immédiats et éloignés de la gastrectomie totale pour cancer de l'estomac. Gastroenterologia (Basel) **93**, 193—210 (1960).
HOLLE, F.: Technik und postoperative Funktion der Totalresektion mit Dünndarmzwischenschaltung. Dtsch. Z. Chir. **287**, 382—385 (1957).
HUNNICUT, A. J.: Replacing stomach after total gastrectomy with right ileocolon. Arch. Surg. **65**, 1—11 (1952).
—, and L. W. KINSELL: Ileocolon replacement of stomach after total gastrectomy. Clinical observations and physiological studies. Arch. Surg. **68**, 511—518 (1954).
HUNT, C. J.: Construction of food pouch from segment of jejunum as substitute for stomach in total gastrectomy. Arch. Surg. **64**, 601—608 (1952) (s. dort auch Diskussionen über den Wert der großen Darmzwischenschaltungen.
JUDD, E., and J. R. HOON: Reconstruction with esophago-duodenostomy after total Gastrectomy. Arch. Surg. **61**, 102 (1950).
JEZIORO, Z., u. H. KUŚ: Sacharow-Henleysche Operationstechnik. Zbl. Chir. **83**, 1229—1234 (1958).
KARNBAUM, S., u. A. SCHNUR: „Jejunum-Magen" nach Totalresektion des Magens. Chirurg **30**, 5, 231—233 (1959).
KOCHER, TH.: Gastroplastik. In: Chirurgische Operationslehre. Jena: Gustav Fischer 1902.
KUNTZEN, H.: Indikation und Ergebnisse der erweiterten Magenresektion. Dtsch. Z. Chir. **287**, 353—377 (1957) (reichl. Lit.).
KUSS, B.: Zur Pathophysiologie des Magen-Darm-Traktes nach erweiterter Teilresektion und totaler Gastrektomie. Dtsch. Z. Chir. **287**, 427—430 (1957).
LAHEY, F. H., and S. F. MARSHALL: Should total gastrectomy be employed in early carcinoma of the stomach? Exp. with 139 total gastrectomy. Ann. Surg. **132**, 546 (1950).
— — Total gastrectomy for all patients with operable cancer of stomach. Surg. Gynec. Obstet. **90**, 246 (1950).
LEE jr. C. M.: Transposition of a colon segment as gastric reservoir after total gastrectomy. Surg. Gynec. Obstet. **92**, 456—465 (1951).
LEFÈVRE, H., et J. C. LORTAT-JACOB: Indications et resultats de la gastrectomie total dans le cancer de l'estomac. J. Chir. (Paris) **66**, 670 (1950).
LONGMIRE, W. P., and J. M. BEAL: Construction of a substitute gastric reservoir following total gastrectomy. Ann. Surg. **135**, 637, 645 (1952).
MAURI-PAOLINI, A., S. GARBERINI, E. MORINONI: La ricostruzione dello stomacho dopo gastrectomia totale. I.: Le gastroplastiche digiunali. Arch. ital. Chir. **10**, 38—51 (1955). II. Le gastroplastiche con il colon. Arch. ital. Chir. **84**, 393—441 (1959).
MORENO, A. H.: Studies on nutritional and other disturbances following operations for cancer of the stomach. Ann. Surg. **144**, 779 (1956).
MORONEY, J.: Colonic replacement and restoration of the human stomach. Ann. roy Coll. Surg. Engl. **12**, 328—348 (1953).
MOUCHET, A., et M. CAMEY: Présentation de radiographies de gastrectomie totale. Bull. Mém. Acad. Chir. **77**, 1105 (1951).
— J. MARQUAND, M. CAMEY et J. P. GURCIN: La gastrectomie totale dans le cancer de l'estomac. Technique, indications, resultats. J. Chir. (Paris) **80**, 38—53 (1960).
NAKAYAMA, K.: Die Ergebnisse der totalen Magenresektion bei Magenkrebs. Chirurg **29**, 1—3 (1958).
NEVILLE, W. E., and G. H. A. CLOWES jr.: Reconstruction of upper gastrointestinal tract with colon segment after esophagogastrectomy. Arch. Surg. **77**, 376—385 (1958).
— — Reconstruction of the esophagus and stomach with segment of the colon. Arch. Surg. **77**, 816—823 (1958).
NISSEN, R.: Erhaltung des Antrum statt totaler Gastrektomie bei der Operation des hochsitzenden Magenkarzinoms. Schweiz. med. Wschr. **84**, 439 (1954).
PERNOD, R.: La gastrectomie totale dans la maladie ulcéreuse. In: Der operierte Magen. Basel u. New York: S. Karger 1964. (Dort weitere Lit. zu diesem Thema.)
REGENSBURGER, K.: Zur Frage der totalen Gastrektomie bei ausgedehntem Magengeschwür. Zbl. Chir. **83**, 266—269 (1958).
ROSSETTI, M.: Radiologische Aspekte der Antrum erhaltenden Gastrektomie. Gastroenterologia (Basel) **83**, 330—342 (1955).
— Der postoperative Ösophagus im Röntgenbild. Thoraxchirurgie **4**, 379—413 (1956/57).
SACHAROW, A. E.: Die Erhaltung eines Pylorusmuskelanteils bei der Magenresektion mit Dünndarmplastik. Zbl. Chir. **84**, 1156—1159 (1959).
SACHAROW, E. J.: Sameschtschenije resezirowannowo scheludka tonkoi kischkoi. Chirurgija (Moskwa) **36**, 3—8 (1960) [Russisch].
—, u. A. E. SACHAROW: Dünndarmplastik bei der Magenresektion. Zbl. Chir. **83**, 1221—1229 (1958) (Lit. über subtotale und totale Gastrektomie mit Dünndarmzwischenschaltung).
SCHAEFER, W.: Röntgenologische Beobachtungen nach Kardiaresektion und Gastrektomien. Zbl. Chir. **84**, 2017—2023 (1959).
SCHLATTER, C.: Über Ernährung und Verdauung nach der vollständigen Entfernung des Magens — Ösophagoenterostomie — beim Menschen. Bruns' Beitr. klin. Chir. **19**, 757—776 (1897).
SCHREIBER, H. W., H. J. MAURER u. A. BERNHARD: Der operierte Magen. Ergänzende Bemerkungen zur totalen Magenresektion. Dtsch. med. Wschr. **88**, 945—949 (1963).
SIRCUS, W.: The resistance to digestion of the stomach implanted dog's colon. Gastroenterologia (Basel) **83**, 58—60 (1955).

SOUPAULT, R.: La jejuno-oesophago-duodénoplastie. Bull. Mém. Acad. Chir. **79**, 601—605 (1953).

STATE, D., T.H.C. BARCLAY, and W.O. KELLY: Total gastrectomy with utilization of a segment of transverse colon to replace the excised stomach. Ann. Surg. **134**, 1035 (1951).

STEINBERG, M.E.: Pantaloon anastomosis. Surg. Gynec. Obstet. **88**, 453 (1949).

STEINGRÄBER, M.: Form und Funktion der Anastomose nach Gastrektomie. Das Dtsch. Gesundh.-Wes. **6**, 81 (1951).

— Klinische und experimentelle Beiträge zur Gastrektomie. Bruns' Beitr. klin. Chir. **186**, 358 (1953).

STRODE, J. E.: Total gastrectomy. Amer. Surgeon **26**, 384—390 (1960).

STUCKE, K.: Zur „totalen Magenresektion". Langenbecks Arch. klin. Chir. **265**, 17 (1950).

TOMODA, M.: Technik der totalen Gastrektomie mit Ersatzmagen. Chirurg **23**, 267 (1952).

TSURUMARU, H.: Kyushu Memoirs Med. Sci. **2**, 145 (1951). Zit. nach M. ROSSETTI. (S. dort 1955.)

WENZ, W.: Die Röntgenuntersuchung nach Kardiaresektion und Gastrektomie. Bruns' Beitr. klin. Chir. **198**, 237—248 (1959).

Extramucöse Pyloromyotomie
(WEBER, RAMSTEDT: siehe Operationslehren)

FEGETTER, ST.: A review of 1018 cases of congenital pyloric stenosis treated by the Ramstedt operation. J. int. Coll. Surg. **30**, 696—700 (1958).

FINSTERER, H.: 1954. In: BOLLER, Der Magen 1954, s. „Gesamtdarstellungen".

KOTIKAS, A.: Spastische hypertrophische Pylorusstenose beim Kinde. Med. Welt **44**, 2237—2240 (1963) (Lit. konservative und operative Therapie).

LUMSCHEN, K., and S.C. TRUELOVE: Primary hypertrophic pyloric stenosis in the adult. Brit. J. Radiol. Elektrol. **31**, 261—266 (1958).

MONTENOVESI, P.: Diagnosis e cura della stenosi ipertrofica del piloro. Clin. pediat. (Bologna) **40**, 833—851 (1958).

PFEIFER, K.: Über Späterfolge der behandelten hypertrophischen Pylorusstenose der Säuglinge. Med. Welt **37**, 1946 (1962) (dort auch ältere Lit.).

PORCHER, P.: 1957, s. „Gesamtdarstellungen" (dort weitere Lit.).

RUNSTRÖM, G.: On the roentgen anatomical appearance of congenital pyloric stenosis during and after the manifestage of the disease. Acta paediat. scand. **26**, 383 (1939).

TESCHENDORF, W.: 1937, s. „Gesamtdarstellungen".

WIEDEHOPF, O.: Die Bedeutung des Pylorusringmuskels bei der Operation der Säuglinge. Dtsch. Z. Chir. **257**, 445 (1943).

WODARZ, W.: Die operative Behandlung der hypertrophischen Pylorusstenose beim Säugling. Chirurg **29**, 272—273 (1958).

ZENKER, R.: 1951, s. „Gesamtdarstellungen".

— „Fortschritte und Probleme der Bauchchirurgie". Münch. med. Wschr. **15**, 681—690 (1952).

Operationen am Mageneingang

(Dehnung mit der Starckschen Sonde. Oesophagogastrostomie nach HEYROWSKI, FREY. Kardiomyotomie nach HELLER. Fundoplicatio.)

ALNOR, P., u. R. WANKE: Spätergebnisse der Ösophago-Gastrostomie beim sogenannten Kardiospasmus. Dtsch. med. Wschr. **81**, 696—700 (1956). (Lit. und ausführliche Tabellen über Erfolge nach HELLER, HEYROWSKI, MARWEDEL-WENDEL und Sondendehnung.)

BARRET, W.R., and R.H. FRANKLIN: Concerning the unfavorable late results of certain operations performed in the treatment of cardiospasm. Brit. J. Surg. **37**, 194 (1949).

BENEDICT, E.B., and G.L. NARDI: The esophagus, medical and surgical management. London: J & A Churchill Ltd. 1958.

BRAIZEWA, M.D.: O chirurgitscheskom letschenim idiopatitschekowo rasschirenija pischewoda. Chirurgija (Moskwa) **33**, 7, 13 (1957).

FOGEL, M.: Röntgenologische Veränderungen an der Kardia nach Ösophagofundostomie. Radiol. clin. biol. **34**, 254—260 (1965).

FREY, E.K.: Die cardioplastische Ösophago-Gastrostomie. Zbl. Chir. **1938**, 2—5. (Die ältere Methode ist heute aufgegeben, bevorzugt wird jetzt die bei ZENKER 1951, s. „Gesamtdarstellungen", mit Abb. 113, 114 u. 115 wiedergegebene Methode.)

GRASER, F.: Die Dysfunktion der Cardia ventriculi im frühen Kindesalter (mit Therapie). Med. Welt **6**/64, 271—276 (1964).

GRECO, S., e S. STIPA: Osservazioni roentgencinematografiche ed elletromanometriche sul reflusso gastro-esofageo e sulle tecniche chirurgiche atte a prevenirlo. Riv. di Radiologia **5**/3, 543—601 (1965).

GRIESSER, G., u. F. GSCHNITZER: Der sogenannte Kardiospasmus und seine Behandlung. Med. Welt **19**, 1068—1072 (1962).

MCBREWER, S. H., W. A. BARMS, and S. F. REDS: Evaluation of operative procedures for achalasia. Ann. Surg. **144**, 823 (1956).

NISSEN, R.: 1958, s. „Gesamtdarstellungen".

—, u. M. ROSSETTI: Zur Indikation der Fundoplicatio und Gastropexie bei der Hiatushernie. Schweiz. med. Wschr. **92**, 533 (1962).

ROSSETTI, M.: Der postoperative Ösophagus im Röntgenbild. Thoraxchirurgie **4**, 379—413 (1956/57).

SCHMIDT, W.E.: Die Kardiomyoektomie, ein Vorschlag zur operativen Kardio-spasmus Behandlung nach HELLER. Chirurg **29**, 268—272 (1958).

WANGENSTEEN, O. H.: 1951, s. „Kardiaresektion".

WENSE, G.: Über die chirurgische Behandlung des Cardiospasmus. Chirurg **25**, 512—513 (1954).

Nervenoperationen am Magen
Vagotomie, Sympathektomie und Varianten

ALVAREZ, W.C.: Sixty years of vagotomy: a review of some 200 articles. Gastroenterology **10**, 413—441 (1948).

BAUMGARTNER, W.: Vagotomie oder Splanchnicotomie zur Behandlung des peptischen Geschwürs? Gastroenterologia (Basel) **74**, 156 (1948/49).

BAUMGARTNER, W.: Die Behandlung des Magen- und Zwölffingerdarmgeschwürs mit Splanchnicotomie. Europ. Rdsch. **1949**, 83.

BINGHAM, J. R., F. J. INGELFINGER, and R. H. SMITHWICK: Effects of sympathectomy on the motility of the human gastrointestinal tract. Gastroenterology **15**, 6 (1950).

BSTEH, F.: Das peptische Ulkus und intrakranielle Prozesse. Wien. klin. Wschr. **63**, 310—313 (1951).

COLP, R.: Subtotal gastrectomy without vagotomy for duodenal and gastrojejunal ulcer. Present status. J. Amer. med. Ass. **162**, 1599—1603 (1956).

CUSHING, H.: Peptic ulcers and the interbrain. Surg. Gynec. Obstet. **55**, 1 (1932).

DRAGSTEDT, L. R., E. H. CAMP, and J. M. FRITZ: Recurrence of peptic ulcer after complete vagotomy. Ann. Surg. **130**, 843 (1949). (Weitere Nachweise zu der umfangreichen Lit. von DRAGSTEDT findet man bei NIETLISPACH 1964, s. weiter unten).

FONTAINE, R.: Die Sympathicuschirurgie gestern und heute. Triangel (De.) **5**, 220—233 (1962).

GAGEL, O.: Zur Klinik und Physiologie des zentralen vegetativen Nervensystems. Dtsch. Z. Neur. **162**, 139—173 (1950).

— In: Handbuch innere Medizin, 4. Aufl. Bd. V, 1. Teil, S. 453—703. Berlin-Göttingen-Heidelberg: Springer 1953.

HOFF, H.: In: BOLLER 1954, s. „Gesamtdarstellungen".

JOB, C., u. E. KUX: Beitrag zur Physiologie des thorakalen Sympathicus. Klin. Wschr. **28**, 130—132 (1950).

JORDAN, S.: Report of the chairman of the subcomittee on surgical processus in peptic ulcer of the American Gastroenterological Association. Gastroenterology **19**, 599 (1951).

KATSCH, G.: 1953, s. „Gesamtdarstellungen".

KENZIE, W. C., G. L. WILLOX, R. C. HARRISON, and ST. T. NORVELL jr.: The choise of operation in the treatment of peptic ulcer. Surg. Clin. N. Amer. **38**, 1253—1262 (1958).

KRICKE, E.: Die akuten Erosionen und Ulzerationen des Magens als chirurgisches Problem. Med. Welt **5**, 258—265 (1965).

MANDL, F.: In: BOLLER 1954, s. „Gesamtdarstellungen". (Dort weitere Lit.)

MASON, ST. C., and H. M. POLLARD: Peptic ulcer following splanchnicectomy. A report of thirteen cases. Surg. Gynec. Obstet. **89**, 271 (1949).

NIETLISPACH, L., F. DEUCHER u. E. KAISER: Antrumresektion mit Vagotomie (AV-Resektion) bei Ulcus duodeni. In: Der operierte Magen. Basel u. New York: S. Karger 1964. (Dort Lit., s. „Gesamtdarstellungen").

PAWLOW, J. P.: The work of the digestive glands. 2. Aufl. London: C. Griffin & Co. 1910.

PISKORZ, A., B. GŁADYSZ, J. WÓJTOWICZ, J. HRYNIEWIECKI i J. STRYCZYŃSKI: Badanie radiologiczne czynności żołądka i dwunastnicy po wagoantrektomii z powodu choroby wrzodowej dwunastnicy. [Polnisch, engl. Résumé.] Pol. Tyg. lek. **25**, 915—918 (1965).

SMITHWICK, R. H.: Surgery of duodenal ulcer. Amer. J. Gastroent. **30**, 145—160 (1958). (Hemigastrektomie mit Vagotomie.)

TÖNNIS, W.: In: Handbuch der Neurochirurgie, I. Bd., Teil 1, S. 397—400 (Hrsg. W. TÖNNIS u. H. OLIVECRONA). Berlin-Heidelberg-Göttingen: Springer 1959.

—, u. W. BISCHOFF: Störungen innerer Organe bei Erkrankungen des Gehirns und des Rückenmarks. Beitr. Neurochir. N. **4**. Leipzig: Johann Ambrosius Barth 1961.

WALTERS, W., H. A. NEIBLING, W. F. BRADLEY, J. T. SMALL, and J. W. WILSON: 1) Gastric neurectomy, anatomic and physilogic studies with favorable and unfavorable results in the treatment of peptic ulcer. Arch. Surg. **55**, 151 (1947).

— Vagotomy in peptic ulcer. Minn. Med. **40**, 965 (1947).

WIDENHORN, H. L.: Vagusresektion und gastroduodenales Ulcus. Langenbecks klin. Chir. **263**, 388—401 (1950). (Dort auch über postoperative Komplikationen im Bereich des Operationsgebietes.)

WOODWARD, E. R.: Hyperfunction of gastric antrum following vagotomy and pyloroplasty. Arch. Surg. **77**, 289—293 (1958).

Postoperative Folgezustände und Komplikationen

Frühkomplikationen der Passage etc., Stoffwechselstörungen. Funktionelle Störungen. Dumping-Syndrom. Kleiner Magen. Zuführende Schlinge. Sturzentleerung.

BALINT, J. A.: Pulmonary tuberculosis and partial gastrectomy. Gastroenterologia (Basel) **90**, 65—84 (1958).

BAMA, S., F. HELL, F. ERÖDI u. P. ANTAL: Biligrafinuntersuchungen bei Geschwürskranken nach Magenresektion. Röntgen-Bl. **11**, 137—140 (1958).

BERESOW, E. L.: Bolesni operirowannowo scheludka i jich letschenije. Klin. Med. (Moskau) **35 2**, 24—32 (1957). [Russisch.]

BERG, H. H.: Mißerfolge nach Magenoperationen. Chirurg **4**, 318—333 (1932).

BERNDT, H.: Das Dumping-Syndrom. Med. Welt **11**, 557 (1963).

—, u. G. WOLFF: Bioptische Untersuchungen an der Leber nach Magenoperationen. In: Der operierte Magen. Basel u. New York: S. Karger 1964.

— H. ERNST, J. HILLER u. B. E. OHMSTEDE: Steatorrhoe nach Magenoperationen. Dtsch. med. Wschr. **88**, 225—233 (1963).

BOLLER, R.: In: BOLLER 1954, s. „Gesamtdarstellungen".

BRUCH, H.: Über die Ursachen funktioneller Beschwerden nach Resektionen wegen Magen- oder Zwölffingerdarmgeschwüren. Bruns' Beitr. klin. Chir. **187**, 355—375 (1953). (Lit. Dumping-Syndrom.)

BUFFET, A.: Magenresektion und Arbeitsfähigkeit. Münch. med. Wschr. **102**, 793—794 (1960).

CELIO, A., W. HESS u. M. ROSSETTI: Klinische und röntgenologische Untersuchung über funktionelle Beschwerden nach Magenresektion. Helv. chir. Acta **23**, 359—364 (1956).

CHAPA, J. S., and G. C. ENGEL: Biliary tract disease following Billroth II subtotal gastrectomy. Arch. Surg. **78**, 307—309 (1959).

CHERRY, J.W.: Conversion of gastrojejunostomy to gastroduodenostomy in treating the dumping syndrom. Amer. Surg. **26**, 396—399 (1960).

COJAN, P.: Contribution à la radiologie de l'estomac opéré. J. de Radiol. **38**, 1062—1068 (1957).

DELOYERS, L.: Les suites précoces et tardives de la gastrectomie au point de vue physiologique. Physiopathologie de la gastrectomie subtotale pour l'ulcère. Acta gastro-ent. belg. **9**, 318 (1946).

DEMOLE, M., et P. RENTSCHNIK: Facteurs pathogéniques de la tuberculose des gastrectomisés. Gastroenterologia (Basel) **84**, 17—30 (1955).

—, P. PIZZO et K. NGUYEN: Le traitement préventif des consequences nutritionelles de la gastrectomie partielle. In: Der operierte Magen. Basel u. New York: S. Karger 1964.

EGRY, G., u. P. RÓNAY: Über die nach Magenresektionen entstandenen sogenannten äußeren Magenstumpffisteln. Zbl. Chir. **85**, 453—460 (1960).

ENTZ, A., J. MARK u. G. ROKA: Ulkuskrankheiten und Lungentuberkulose. Tuberk.-Arzt 8, 834—835 (1954).

FISCHER, H.G.: Zur postoperativen Magenatonie. Zbl. Chir. **78**, 450—458 (1953).

GIMES, B.: Phantomschmerz der Magenresezierten. Fortschr. Röntgenstr. **82**, 605—609 (1955).

GOMBKÖTÖ, B., u. G. LÜKÖ: Die akute Duodenumdilatation als Komplikation der Magenresektion. Zbl. Chir. **83**, 676—678 (1958).

GOODMAN, E.N., H. COLCHER, and R. SCHLAEGER: Electrogastrographic and radiologic studies in patients postgastrectomy. Bull. N.Y. Acad. Med. **35**, 765—777 (1959).

GOVAERTS, J., M. COLAND, R. KIEKENS et J. VAN GEERTRUYDEN: Troubles digestifs et metaboliques après gastrectomie totale. Resultats des divers modes de rétablissement de la continuité digestive. Arch. Mal. Appar. dig. **46**, Suppl. **9**, 109—153 (1957).

HÄRING, R.: Die Folgeerscheinungen nach totaler Gastrektomie, ihre Behandlung und Verhütung. Chirurg **31**, 163—168 (1960).

HESS, W.: Resorptionsstudien nach partieller, totaler und erweiterter Gastrektomie. Dtsch. Z. Chir. **287**, 423—427 (1957).

HIENZSCH, E.: In vivo-Untersuchungen zum Problem der Eiweißverdauung im Magen vor und nach operativen Eingriffen. Dtsch. Z. Chir. **287**, 420—423 (1957).

HILLEMAND, P., J. MIALARET et D. BONTELIER: Exclusion duodénale et ostéomalacie des gastrectomisés. Presse méd. **69**, 627—630 (1961).

HÖGMAN, C.F., and O. SAHLIN: Infections complicating gastric surgery. 1. Bacterial flora of the upper portion of the alimentary tract and its reponse to antibiotics administred in connexion with gastric surgery. Acta chir. scand. **112**, 271 (1957).

HOFFMANN, V.: Über die Säureverhältnisse im Geschwürsmagen und ihre Beeinflussung durch die Resektion. Langenbecks Arch. klin. Chir. **205**, 76 (1943).

— Störungen nach Eingriffen am Magen. Münch. med. Wschr. **104**, 2089—2097 (1962); Münch. med. Wschr. **94**, 691—821 (1952).

— Magenresektion und Leberschaden. Münch. med. Wschr. **105**, 609—614 (1963).

HOFSTETTER, J.R., A. JOST, G. CHAPUIS et J.P. RUTSCHMANN: Analyse des troubles et resultats éloignés de la resection d'estomac. In: Der operierte Magen. Basel u. New York: S. Karger 1964. (S. „Gesamtdarstellungen".)

HOTZ, H.W.: Mangelzustände und Syndrom der zuführenden Schlinge. In: Der operierte Magen. Basel u. New York: S. Karger 1964. (S. „Gesamtdarstellungen".)

HUBER, P.: Schattenseiten der Ulkuschirurgie. Wien: W. Maudrich 1949.

JANSCHULTE, B.: Zur Frage des Auftretens von Lungentuberkulose nach Magenresektionen. Tuberk.-Arzt **11**, 28—32 (1957).

JASINSKI, B., u. O. ROTH: Larvierte Eisenmangelkrankheit. Basel: Benno Schwabe & Co. 1954.

—, u. W. OTT: Larvierter Eisenmangel, ein wesentlicher Teilfaktor des Dumping-Syndroms bei Magenresezierten. Schweiz. med. Wschr. **81**, 1141 (1951).

JEWETT jr., TH.C., M. CARBERRY, and R.H. ADLER: The metabolic effects of an intrathoracic stomach on a growing child. J. thorac. Surg. **37**, 118—126 (1959).

JORDAN, G.L., H.L. BARTON, and W.A. WILLIAMSON: S. „Resektionen".

JOST, A.: Resultats éloignes de la resection d'estomac pour ulcère pyloro-duodénaux. Helv. chir. Acta, Suppl. **23**, 1—136 (1956).

KALK, H.: Histologische Befunde an der Leber von Patienten mit Magenresektionen. In: Der operierte Magen. Basel u. New York: S. Karger 1964. (S. „Gesamtdarstellungen".)

KARITZKY, B.: Spätdehiszenz und Nahtsicherung bei Ösophagusanastomosen. Chirurg **25**, 167—170 (1954).

KATSCH, G.: 1953 s. „Gesamtdarstellungen".

KELLNER, H.C.: Dumping-Syndrom. In: Der operierte Magen. Basel u. New York: S. Karger 1964. [S. „Gesamtdarstellungen", die wichtigsten Arbeiten seit MIX (1922) nochmals gesammelt und analysiert.]

KINSELLA, V.J., and W.B. HENNESSY: Gastrectomy and the blindloop syndrom. Lancet **1960/II**, 1205—1209.

KLINGREEN, R.: Gallenwegserkrankungen als Folge von Magenresektionen? Med. Welt 8/64, 387—390 (1964).

KRACHEEL, E.: Hypochlorämischer Zustand bei Magenoperierten. Zbl. Chir. **78**, 2148—2154 (1953).

KOTHE, W.: Hämatologische Veränderungen nach totaler Gastrektomie. Bruns' Beitr. klin. Chir. **197**, 184—191 (1958).

KRUSE, H.D.: Entzündliche Spätkomplikationen nach Magenresektionen. Zbl. Chir. 665—675 (1958).

KUNTZEN, H.: Ursachen und Behandlung von Störungen nach Magenresektionen wegen Ulkus. Med. Klin. **53**, 1441—1447 (1958) II (Lit.).

LAMBLING, A., J.-J. BERNIER et J. BADOZ-LAMBLING: L'exploration functionelle de l'estomac. Arch. Mal. Appar. dig. **49**, 1073 (1960).

LANDA, E.M.: Der Effekt der Gastrektomie auf die Leberfunktion bei Patienten mit peptischen Geschwür. Wratsch. Delo, **1959**, 1079—1082 [Russisch].

LAWROWA, W. S.: Der Einfluß der partiellen und totalen Gastrektomie auf den Gehalt von Vitamin B 12 im Blutserum. Protl. Gematol. i Perel. Krowi **3**/1, 13—17 (1958) [Russisch].

LINDENSCHMIDT, TH. O.: Pathologische und therapeutische Probleme des operierten Magens. Chirurg **25**, 299—301 (1954).

—, u. F. BRAMSTEDT: Indikationen zur Pankreasfermenttherapie bei chirurgischen Krankheitsbildern. Chirurg **30**, 241—247 (1959). (Dort weitere Arb. von LINDENSCHMIDT u. Mitarb.

MADSEN, P.: 1964, s. „Resektionen".

— The afferent-loop syndrome. A roentgen and cineroentgenographic study. Acta chir. scand. **129**, 417—424 (1965).

MAROSKE, FR.: Zum Beschwerdebild des resezierten Magens. Zbl. Chir. **83**, 1018—1025 (1959).

MEDWID, A., J. WEISSMANN, H. J. RANDALL, H. N. BANE, P. VANAMEE and K. E. ROBERTS: Physiologic alterations resulting from carbohydrate, protein and fat meats in patients following gastrectomy: the relationsship of these changes to the dumping syndrome. Ann. Surg. **144**, 953—960 (1956).

MEYER-BURGDORFF, H., u. W. SCHMIDT: 1930 s. „Gesamtdarstellungen".

MICHLIN, S. JA., i L. M. LEWITSKIJ: K isutscheniju sostojanija fermentowi-delitelnoi funkzii kischetschnika i podscheludotschnoi schelesi u bolnich, perenesschich resekziju scheludka po powodu raka. Klin. Med. (Moskau) **35**/4, 56—60 (1957). [Russisch.]

MOESCHLIN, S., u. J. R. SCHMIDT: Anaemien nach Gastrektomie. (Hier ausgiebige Verwertung der bisher vorliegenden Lit.) In: Der operierte Magen. Basel u. New York: S. Karger 1964. (S. „Gesamtdarstellungen".)

NICOLAESCU, T., L. CLEJAN, P. STOICULESCU, S. SCHIAU, R. STOENESCU et E. BITTMANN: L'absorption des graisses marquées (Trioléine 131 I, acide oléique 131 I) pendant l'évolution des malades après gastrectomie. Arch. Mal. Appar. dig. **51**, 148 (1962).

NISSEN, R.: Der operierte Magen. Dtsch. med. Wschr. 88, 742—747 (1963).

PAMPARI, D. e U. PARISOLI: L'occlusione acuta dell' ansa afferente o del duodeno dopo la resezione gastrica. Minerva chir. (Torino) **13**, 1148—1158 (1958).

PFISTERER, H. G.: Die Gastrektomie im Fermentbild und Proteolysechromatogramm. Dtsch. Z. Chir. **287**, 417—420 (1957). — Weitere Arbeiten: Langenbecks Arch. klin. Chir. **275**, 528 (1953); **280**, 123 (1955); **286**, 539 (1958).

— Zur Pathophysiologie und Biologie des resezierten Magens und der Gastrektomie. Langenbecks Arch. klin. Chir. **301**, 189—194 (1962).

PORGES, O.: The jejunal syndrom. Amer. J. Med. **3**, 177 (1947).

PORCHER, P.: 1957, s. „Gesamtdarstellungen" (weitere Lit.).

PRÉVÔT, R., u. M. A. LASSRICH: 1959, s. „Gesamtdarstellungen".

PRÉVÔT, R.: Die Röntgendiagnostik des operierten Magens. Dtsch. med. Wschr. 88, 942—949 (1963).

REISCHAUER, F.: Der Anastomosenileus. Bruns' Beitr. klin. Chir. **144**, 639—700 (1928).

— Der spastische Magen-Darmblock. Bruns' Beitr. klin. Chir. **145**, 101—131, 229—248 (1929).

— Die postoperative Magenlähmung. Bruns' Beitr. klin. Chir. **145**, 397—439 (1929).

— Über die Ursachen des spastischen Magen-Darmblocks. Bruns' Beitr. klin. Chir. **146**, 140—178 (1929).

REITTER, H.: Innere und äußere Faktoren bei der Entstehung postoperativer Magenbeschwerden. Dtsch. Z. Chir. **287**, 413—416 (1957).

RIEDER, W.: S. „Resektionen".

SCHKROB, O. S.: Treatment of hight digestive tract obstruction following resection of the stomach. Chirurgija (Moskau) **35**, 38—44 (1959) [Russisch].

SCHUMANN, H. D., u. E. RUICKOLDT: Zur Behandlung der Mißbildungen des Zwölffingerdarms. Bruns' Beitr. klin. Chir. **187**, 195—203 (1953) (dort Sammlung von GE bei Neugeborenen mit Anastomosenundurchgängigkeit bzw. Passagestörung; Einzelheiten dort).

SCHWAIGER, M., H. OEHMIG u. J. STAUB: Die nichtmechanischen postoperativen Darmunwegsamkeiten. Dtsch. med. Wschr. **86**, 579—588 (1961).

SPATH, F., u. L. KRONBERGER: Über die Vermeidung und operative Korrektur schlecht funktionierender Ulkus-Resektionsmagen. Med. Klin. **1958**, S. 553.

STARR, K. W.: Acute postoperative dilatation of stomach. Ann. roy Coll. Surg. Engl. **12**, 471 (1953).

STÖR, O.: Die totale Magenresektion und der Wert des Vitamin B 12 in der Behandlung der Folgezustände. Langenbecks Arch. klin. Chir. **272**, 326 (1952).

STRODE, J. E.: Subphrenic abscess. Surgery **44**, 1054—1061 (1958).

STUCKE, K.: Zur totalen Magenresektion. Langenbecks Arch. klin. Chir. **265**, 17 (1950).

TELFORD, D.: Postoperative acute pancreatitis. Canad. J. Surg. **2**, 22—28 (1958).

TOMODA, M.: Agastrische perniziöse Anämie. Chirurg **25**, 49—58 (1954).

TON THAT TUNG, A. K. SCHMAUSS u. NGUYEN DUONG QUANG: Die akute postoperative Pankreatitis nach Resektion von Magen-Zwölffingerdarmgeschwüren. Chirurg **29**, 413—423 (1958).

TSCHUDAKOW, M. J.: Funktionelle Störungen in den extrahepatischen Gallengängen in Verbindung mit Magenresektionen. Westn. Chir. **1959**, 43—46. [Russisch, engl. Res.]

UEBERMUTH, H.: Chirurgische Probleme nach Magenresektion. Zbl. Chir. **76**, 368—380 (1951).

URRUTIA, L.: Sur l'occlusion spasmodique de la bouche anastomotique comme cause d'insuccès de la gastroenterostomia. Arch. Mal. Appar. dig. **9**, 84 (1916).

VIDAL, A. M.: Resultado del tratamiento quirurgico de la úlcera péptica en el Hospital Espanõl. Ciruj. **27**, 483—513 (1959).

VIIKARI, S. J., and O. KLOSSNER: The primary and late results of 1050 partial gastrectomies for chronic gastroduodenal ulcer. A clinical study. Acta chir. scand., Suppl. **220**, 1—69 (1956).

WALLENSTEEN, ST., P. GARSTER, M. JONSON, and G. T. SALTZMANN: The dumping syndrome. I. Roentgencinematographic study of the motility of the small intestine in the dumping syndrome following partial gastrectomy. Acta chir. scand. **118**, 117—122 (1959).

WELLAUER, J.: Röntgentaktik und -technik. In: Der operierte Magen. Basel u. New York: S. Karger 1964. (S. „Gesamtdarstellungen".)

WILLENEGGER, H., u. R. KREYDEN: Zur Symptomatologie und Therapie des afferenten Schlingensyndroms bei Magenresektionen nach Billroth II. Gastroenterologie (Basel) **94**, 90 (1960).

YOVANOVITCH, B.Y.: Les blessures biliaires et pancreatiques des gastro-duodenectomies difficiles. Lyon chir. **55**, 538—550 (1959).

ZWICKER, M.: Über die Nahtinsuffizienz in der Bauchchirurgie. Bruns' Beitr. klin. Chir. **196**, 189—201 (1958).

Postoperative Gastritis. Stumpfgastritis. Jejunum. Jejunitis

ABARBANEL, E.E.: Die motorische Funktion des Dünndarms und der Magendarmreflex nach Magenresektion wegen Ulkuskrankheit. Ter. Arkh. **22**, 78—86 (1950) [Russisch].

BERG, H.H.: Röntgenuntersuchung am Innenrelief des Verdauungskanals. Leipzig: Georg Thieme 1930.

— Mißerfolge nach Magenoperationen. Chirurg **4**, 318 (1932).

BOLLER, R.: In: BOLLER 1954, s. „Gesamtdarstellungen".

— Atlas der Gastro-Enterologischen Endoskopie. Wien u. Insbruck: Urban & Schwarzenberg 1958.

BROHÉE, G.: La radiologie de l'intestin grêle normale et de l'intestin grêle pathologique. Bruxelles: J. Vromans 1937.

BROWNE, D.C., and G. MCHARDEY: Postgastrectomy gastritis. Ann. intern. Med. **20**, 789 (1944).

BUCKSTEIN, J.: The digestive tract. (1948, s. „Gesamtdarstellungen".)

— The digestive tract in roentgenology. Philadelphia-London-Montreal: J.B. Lippincott Co. 1953.

BUSACCHI, V.: Sindrome di sprue in resecato gastrico. Arch. Pat. Clin. med. **22**, 169 (1941).

CLAIRMONT, P.: Ergebnisse der operativen Behandlung der Ulkuskrankheit. Schweiz. med. Wschr. **54**, 209 (1924).

COJAN, P.: Contribution à la radiologie de l'estomac opéré. J. de Radiol. **38**, 1062—1068 (1957).

CHRISTIANSON, J.: Über postoperative Gastritis. Gastroskopische Untersuchungen. Gastroenterologia (Basel) **67**, 309 (1942).

— Om gastritis postoperative. Nord. Med. **25**, 300 (1945).

CUSTER, M.D., H.R. BULL, and J.M. WAUGH: The so-called "dumping-syndrome" after subtotal gastrectomy. Ann. Surg. **123**, 410 (1946).

DAGAJEW, W.F.: K utscheniju o pischtschewaritelnom chimisme posle tschastitschnoi resekzii i polnowo udalenija scheludka. Diss. Petersburg 1911.

— Änderungen in den Verdauungsprozessen nach Gastroduodenostomie und Gastrojejunostomie und nach totaler Magenexstirpation. Mitt. Grenzgeb. Med. Chir. **26**, 176—194 (1913). (Ältere Lit.)

GLAZEBROOK, A.J., and R.B. WELBOURN: Some observations on the function of the small intestine after gastrectomy. Brit. J. Surg. **40**, 111—117 (1952).

GOLDEN, R.: Radiologic examination of the small intestine. Philadelphia: J. B. Lippincott Co. 1945.

GOLDSCHMIDT, W., u. A. MÜLLEDER: Über postoperative Darmstörungen mit besonderer Berücksichtigung der Colitis. Mitt. Grenzgeb. Med. Chir. **32**, 567 (1920).

GUTMANN, R.A.: Les images lacunaires des estomacs opérés. Presse méd. **65**, 96 (1957).

GUTZEIT, K., u. H. TEITGE: Die Gastroskopie. Berlin u. Wien: Urban & Schwarzenberg 1937.

HEINKEL, K.: Die Gastroskopie bei Magenoperierten In: Der operierte Magen. Basel u. New York: S. Karger 1964. (S. „Gesamtdarstellungen".)

HEINRICH, G.: Die enterale Eisenresorptionsstörung nach Magenresektion. Chirurg **25**, 496—493 (1959).

HENNING, N.: Die Gastritis des operierten Magens. Mtt. Grenzgeb. Med. Chir. **42**, 401 (1951).

—, u. W. BAUMANN: 1949, 1956 s. „Gesamtdarstellungen".

HEINKEL, K., u. J. LANDGRAF: Die Faseroptik, eine Bereicherung der Gastroskopie. Dtsch. med. Wschr. 88, 807—810 (s.d. 809) (1963).

HESSE, E.: Ileitis und Colitis neurotrophica alimentaria postoperativa. Mitt. Grenzgeb. Med. Chir. **35**, 205 (1922).

HILLEMAND, P., E. CHÉRIGIÉ, R. BOURDON et G. URBAIN: Ètude du comportement radiologique du grêle après gastrectomie 2/3 pour ulcère. Arch. Mal. Appar. dig. **49**, 1441—1457 (1960).

HOFFMANN, V.: Beschwerden nach Magenoperationen. Münch. med. Wschr. **94**, 691, 821 (1952). — S. auch Münch. med. Wschr. **86**, 332 (1939).

HUBER, P.: Schattenseiten der Ulkuschirurgie. Wien: W. Maudrich 1949.

JOSKE, R.A., E.S. FINCKH, and J.J. WOOD: Gastric mucosa after partial resection. Quart. J. Med. **24**, 269 (1955).

KATSCH, G.: 1953, s. „Gesamtdarstellungen".

KNOTHE, W.: Röntgenuntersuchung operierter Magen. Fortschr. Röntgenstr. **34**, 688 (1926).

KONJETZNY, G.E.: Mißerfolge nach Magenoperationen. Teil I: Gastritis, Duodenitis, Jejunitis. Chirurg **4**, 402 (1932).

KORBSCH, R.: Endoskopische Magenpathologie. Leipzig: Georg Thieme 1941.

KUHLMANN, F.: Der Dünndarm im Röntgenbild. München: Urban & Schwarzenberg 1951.

LAWRENCE jr., W., P. VANAMEE, A.S. PETERSON, G. MC NEER, L. LEVIN, and H.T. RANDALL: Alterations in fat and nitrogen metabolism after total and subtotal gastrectomy. Surg. Gynec. Obstet. **110**, 601—616 (1960).

LEUTHOLD, E., R. AMMANN, E. PFENNINGER u. U.P. HAEMMERLI: Bioptische Befunde am Dünndarm nach Magenresektionen. In: Der operierte Magen. Basel u. New York: S. Karger 1964.

MANGOLD, R.: Die chronische Gastritis, ihre Erkennung und Bedeutung. Helv. med. Acta **27**, 439—464 (1960). (Dort Lit. über Saugbiopsie am operierten Magen.)

Moutier, F.: Elimination des fils et accidents douloureux ou hémorragiques après gastrectomie. Arch. Mal. Appar. dig. **33**, 45 (1944). S. auch: Acta gastro-ent. belg. **13**, 973 (1950).

Munakata, M.: Experimentelle Beiträge zur Gastritis-Frage nach der Magenresektion. Langenbecks Arch. klin. Chir. **197**, 256—282 (1940).

Naumann, W.: Dünndarmdiagnostik im Röntgenbild. Stuttgart: Georg Thieme 1948.

Nemilow, A.: Über den Heilungsprozeß in der Gastroenterostomiewunde. Langenbecks Arch. klin. Chir. **1925**, 135.

Palmer, E. D.: Stomach disease as diagnosed by gastroscopy. Philadelphia: Lea & Febiger 1949.

— Further observations on postoperative gastritis. Gastroenterology **25**, 405 (1953).

Perman, E.: The so-called dumping syndrome after gastrectomy. Acta med. scand., Suppl. **196**, 361 (1947).

Porcher, P.: 1957, s. „Gesamtdarstellungen".

Prévôt, R.: 1959, s. „Gesamtdarstellungen" u. Fortschr. Röntgenstr. **72**, 547 (1950).

Pribram, B. O.: Die Gastroenterostomie als Krankheit. Klin. Wschr. (Berlin) **2**, 1542 (1923).

Rainer, O., u. S. Zollner: Die Folgen der totalen Gastrektomie und ihre Behandlung. Langenbecks Arch. klin. Chir. **286**, 539—553 (1958).

Schindler, R.: S. auch unter „Resektionen" (1923) u. Gastroskopische Beobachtungen am operierten Magen. Zbl. Chir. **53**, 2959 (1926).

— Gastroscopy: The endoscopic study of gastric pathology. Chicago: University of Chicago Press 1950.

Seyss, R.: S. „Resektionen".

Swyngedaur, A. J., F. Guerrin et J. Rohart: L' absorption jejunale après gastrectomie. Recherches faites au moyen de l'iode radioactif. Arch. Mal Appar. dig. **45**, 181—188 (1956).

Teschendorf, W.: 1937, 1954 s. „Gesamtdarstellungen".

Török, B., u. T. Karlinger: Der resezierte Magen. Experimentelle endoskopische Untersuchungen über die Gestaltung der postoperativen Verhältnisse am Magenstumpf. Bruns' Beitr. klin. Chir. **197**, 1—10 (1958).

Vargha, J.: Peristomitis. Fortschr. Röntgenstr. **101**, 473—482 (1964).

Ulcus postoperativum jejuni, einschließlich Ulcusrezidiv. Gastrocolische Fistel

Alnor, P. C., u. C. Th. Ehlers: Ursachen und Behandlung des postoperativen Jejunalgeschwürs. Langenbecks Arch. klin. Chir. **300**, 26 (1962).

Arvay, N.: L'ulcère peptique post-opératoire. Presse méd. **65**, 97 (1957).

Barber, J., S. Robert, and C. Madden: Gastrojejunocolic fistula. Surgery **4**, 657 (1947).

Berg, H. H.: Mißerfolge nach Magenoperationen. (1932, s. „Komplikationen".)

Börger, G.: Klinische Erfahrungen in der operativen Behadlnung des Anastomosengeschwürs. Chirurg **31**, 278—282 (1960).

Boller, R.: 1954, s. „Gesamtdarstellungen".

Bürkle de La Camp, H.: Gastrokolische Fisteln. Dtsch. Z. Chir. **220**, 31 (1929). (Alte Lit. siehe bei Katsch, 1953.)

Burney, Mc., R. P., T. Farrar, and R. L. Sanders: Gastrojejunal ulcer and gastrojejunocolic fistula. Amer. Surg. **24**, 709—713 (1950).

Camp, J. D.: Jejunal and gastrojejunal ulcer, their associated roentgenologic signs. J. Amer. med. Ass. **91**, 1436 (1928).

Cojan, P.: Contribution à la radiologie de l'estomac opéré. J. de Radiol. **38**, 1062—1068 (1957).

Deucher, F.: Operationen am operierten Magen. In: Der operierte Magen. Basel u. New York: S. Karger 1964.

Ellis, K.: Gastrojejunal ulcer. Radiology **71**, 187—196 (1958).

Finsterer, H.: 1954, s. „Gesamtdarstellungen".

Fontaine, R., P. Warter, G. Apprill et P. Buck: A propos de 2 cas d'UPP à forme anomal. J. de Radiol. **30**, 215 (1949).

Friedemann, M.: 1950, s. „Resektionen".

Gall, F.: Das Ulcus pepticum jejuni. Med. Klin. **53**, 2133—2140 (1958).

— Das Anastomosengeschwür nach Magenoperationen. Dtsch. med. Wschr. 88, 468—475 (1963).

Girard, M., et J. Montbarbon: Valeur du syndrome radiologique dans le diagnostic de l'UPP. Arch. Mal. Appar. dig. **41**, 128 (1952).

Gold, E.: Zur Kenntnis der radikalen Operation von gastrojejunocolischen Fisteln. Wien. klin. Wschr. **62**, 630 (1950).

Gutmann, R. A.: L'ulcère peptique post-opératoire: La maladie ulcéreuse de l'éstomac. Actualités hépato-gastro-entérologiques de l'Hótel-Dieu. Paris: Masson & Cie. 1961.

—, et J. Arnous: Diagnostic précoce de l'UPP. Arch. Mal. Appar. dig. **26**, 68 (1936).

Haberer, H. v.: Ulcus pepticum jejuni und Magen-Dünndarm-Dickdarmfisteln. Zbl. Chir. **67**, 1182 (1942).

— Ulkus jejuni postoperativum nach Resektion Billroth II. Chirurg **23**, 164—169 (1952).

Hafter, E.: Der operierte Magen. Aus der Sicht des Internisten. Dtsch. med. Wschr. 88, 937—942 (1963).

Harms, E.: Die Spätergebnisse nach chirurgischer Behandlung des Magenzwölffingerdarmgeschwüres und des Magenkrebses. Langenbecks Arch. klin. Chir. **185**, 241 (1936).

Hartl, H.: Erwiesene und unwahrscheinliche Ursachen des Ulcus pepticum jejuni. Wien. klin. Wschr. **63**, 945 (1951).

Hepp, J., et J. Lagrange: A propos du traitement des fistules gastrojéjunocoliques. J. Chir. (Paris) **66**, 116 (1950).

Hoffmann, V.: Störungen nach Eingriffen am Magen. Münch. med. Wschr. **104**, 2089—2097 (1962); Münch. med. Wschr. **94**, 693 (1952).

Ligdas, E.: Über die Pathogenese und die chirurgische Behandlung des Ulkus pepticum jejuni. Chirurg **26**, 247—252 (1955) (Lit.).

Kalk, H.: Die Krankheiten nach Magenoperationen. Das postoperative Geschwür. In Handbuch der inneren Medizin, 3. Aufl., Bd. III, Teil 1, S. 654—685. Berlin: Springer 1938.

KALLENBERG, A.: Die pharmakologische Röntgenuntersuchung des operierten Magens, besonders beim Ulcus jejuni postoperativum. Materia Medica Nordmark XV/11, August 1962.

KATSCH, G.: 1953 s. „Gesamtdarstellungen".

KONJETZNY, G. E.: Erfahrungen bei der chirurgischen Behandlung des Magenduodenalgeschwürs und operativen Mißerfolge bei diesen, besonders des ulcus postoperativum jejuni. Langenbecks Arch. klin. Chir. **182**, 685 (1935).

— Die Geschwürsbildung im Magen, Duodenum und Jejunum. Stuttgart: Ferdinand Enke 1947.

MCKEOWN, K. C., et C. A. MULLER: Résultats de 1000 gastrectomies subtotales pour ulcères duodenaux et gastriques. In: Der operierte Magen. Basel u. New York: S. Karger 1964. (S. „Gesamtdarstellungen".)

MOUTIER, F.: Ulcères et ulcérations gastriques et jéjunales après gastrectomie. Acta gastro-ent. belg. **13**, 973 (1953).

NEUMANN, R.: Magencolonfisteln mit klinischen und radiologischen Befunden. Fortschr. Röntgenstr. **20**, 398 (1913).

OPPOLZER, R.: Zur Chirurgie des Ulcus pepticum jejuni. Zeitlicher Heilungsverlauf des Ulcus pepticum jejuni nach Vagotomie. Wien. klin. Wschr. **70**, 885—890 (1958).

PALUGYAY, J.: Zur Röntgendiagnose des Ulkus pepticum jejuni. Dtsch. Z. Chir. **181**, 303 (1923).

PEYCELON, R., et P. REPLUMAZ: Les ulcères peptiques après gastrectomie. A propos de 24 observations. Lyon chir. **54**, 641—656 (1958).

PIÑERO, T.: Patologia del Estomago Operado, p. 53. Buenos Aires: Edit. Universitaria 1952.

PORCHER, P.: S. 1957 „Gesamtdarstellungen". (Ältere Lit. Rezidivulkus.)

PRÉVÔT, R., u. M. A. LASSRICH: S. 1959 „Gesamtdarstellungen".

RANSOM, H. K.: Gastrojejunocolic fistula. Surgery **18**, 177 (1945).

RENSHAW, R. J., F. E. TEMPLETON, and R. M. KISKADDEN: Gastrojejunal fistula. Gastroenterology **7**, 511 (1946).

ROTHE, G.: Über Behandlung und Prognose der Magenjejunocolonfisteln. Langenbecks Arch. klin. Chir. **205**, 93 (1941).

RUDLER, J. C.: Ulcère post-operatoire. In: Der operierte Magen. Basel u. New York: S. Karger 1964.

SARLES, R., et H. SARLES: UPP après gastrectomie avec sténose de l'anse afférente et énorme dilatation duodénale. Arch. Mal. Appar. dig. **39**, 1174 (1950).

SCHIEGL, R.: Die Ulcera peptica jejuni. Res. med. (Roma) **2**, 317—333 (1959).

SCHIMERT, A., u. D. VAJDA: Das Röntgenbild der Komplikationen der Resektionen nach Billroth II. Magy. Radiol. **8**, 67—81 (1956) (ungar., deutsche Zusammenfassung).

SCHOLER, H., u. GH. GERMANO: Ergebnisse der Resektion nach Billroth I. In: Der operierte Magen. Basel u. New York: S. Karger 1964. (S. „Gesamtdarstellungen".)

SCURSATONE, M., e G. SECUNDO: Considerationi cliniceradiologiche sull ulcera peptica post-operatoria dopo gastroresezione. Radiol. med. (Torino) **46**, 5—27 (1960).

SIFFERT, G.: Patologia del Estómago Operado, p. 399. Buenos Aires: Edit. Universitaria 1953.

STARLINGER, F.: Das Rückfallgeschwür nach Magenresektion wegen Ulcus ventriculi oder duodeni. Langenbecks Arch. klin. Chir. **162**, 564 (1930).

— Das Ulcus pepticum postoperativum. Ergebn. Chir. Orthop. **25**, 381 (1932).

TESCHENDORF, W.: 1937, 1954 s. „Gesamtdarstellungen".

URRUTIA, L.: Das Ulkus pepticum jejuni nach Magenoperationen in Spanien. Arch. Verdau.-Kr. **40**, 339 (1927).

VARGHA, J.: Phantomversuche am operierten Magen von Hunden. Fortschr. Röntgenstr. **103**, 301—308 (1965).

WANKE, R., u. P. ALNOR: Über das post-operative Ulkus jejuni. Zbl. Chir. **75**, 1157 (1950).

WILMANS, E.: Das Anastomosenulkus. Dtsch. med. Wschr. **84**, 88 (1959).

ZOLLINGER, R. M., and E. H. ELLISON: Primary peptic ulcerations of the jejunum associated with islet cell tumours of the pancreas. Ann. Surg. **142**, 709—728 (1955).

ZOLLSCHAN, J.: Zum röntgenologischen Nachweis des Ulcus pepticum jejuni. Dtsch. mod. Wschr. **7**, 177 (1918).

ŽUJOVIĆ, D. J.: Contribution a l'étude radiologique de l'ulcère peptique postopératoire. Srpski Arkh. tselok. Lek **85**, 391—396 (1957) [Serbisch, französische Zusammenfassung].

Wegestörungen an der Anastomose
Retrograde Invagination — Evagination

(Die vorliegende Liste umfaßt hauptsächlich Sammelarbeiten.)

ALEMAN, S. T.: Jejuno-gastric intussuception: a rare complication of the operated stomach. Acta radiol. scand. **29**, 383 (1948).

BONOMINI, B.: Un nuovo caso di invaginazione digiunogastrica retrograda in gastroenterostomia. G. Med. de'Alto Adige **9**, 351 (1937).

BOZZI, E.: Invaginazione digiunogastrica retrograda. Boll. Accad. med. (Genova) **3/4**, 122 (1914).

FRAZAO, M., e A. SALDANHA: Una complicaçao dos gastrectomizados: prolapsoda mucosa gastrica. Gaz. med. Portuguesa **3**, 711 (1950).

GIRAUD, M., et A. ANJOU: Evagination gastro-jéjunale après gastrectomie. J. Électrol. Radiol. **34**, 843 (1953).

GUTMANN, R. A., et P. JOBIN: L'invagination des anses dans la bouche de gastroentérostomie. Presse méd. **45**, 923 (1937).

HEBOLD, G.: Seltene Befunde nach Gastroenteroanastomose. Münch. med. Wschr. **1958**, 1602—1604.

HOFFMANN, V.: 1952, 1962, s. „Frühkomplikationen" etc.

KAUFMANN, A.: Ileus durch retrograde Invagination in eine alte Gastroenterostomie. Bruns' Beitr. klin. Chir. **181**, 94 (1951).

KRÖNKE, E.: Die retrograde Invagination des Jejunum nach Magenoperation. Zbl. Chir. **83**, 58—67 (1958) (Lit. Sammlung).

KUNTZEN, H.: Ursachen und Behandlung von Störungen nach Magenresektionen wegen Ulkus. Med. Klin. **53**, II, 1441—1447 (1958).

LAMBRECHT, R.: Jejunogastrische Invagination nach Magenresektion. Zbl. Chir. **84**, 287—291 (1959).

LEDOUX-LEBARD, R., et J. GARCIA CALDERON: Radiographie de l'invagination Jéjunogastrique après Gastroenterostomie. Arch. Mal. Appar. dig. **23**, 553 (1933) (röntgenologische Hauptarbeit).

LESZLER, A.: Intussusception jejunogastrica als seltene Komplikation nach Magenoperationen. Radiol. clin. (Basel) **26**, 21—25 (1957) (Lit. Sammlung).

LINDENSCHMIDT, TH. O.: Zur Pathologie und Klinik der Invagination im Bereich des Magens. Bruns' Beitr. klin. Chir. **182**, 191 (1951).

MORONEY, J.: Some interesting gastrojejunal lesions. Brit. J. Surg. **35**, 374 (1948).

MOUTIER, F., A. CORNET et F. SUKAN: Invagination chronique de l'anse jejunal dans la bouche de G.E. Sem. Hôp. Paris **28**, 2785 (1952).

PALMER, E. D.: Retrograde intussusception at the gastrojejunal stoma: Two cases. Amer. J. dig. Dis. **21**, 309—313 (1954) (Samml.).

PORCHER, P.: 1957, s. „Gesamtdarstellungen".

PRÉVÔT, R. u. M. A. LASSRICH: 1959, s. „Gesamtdarstellungen".

SCHINZ-BAENSCH et coll.: 1952, s. „Gesamtdarstellungen".

SCHMID, R.: Invagination an der Anastomose. Wien. med. Wschr. **99**, 170 (1949).

UTHGENANNT, H.: Die Dünndarminvagination in den Magen bei der Gastroenterostomie. Fortschr. Röntgenstr. **90**, 577—587 (1959).

WEBER, W., u. J. EISENBACH: Retrograde Invagination der abführenden Dünndarmschlinge durch die Braunsche Anastomose. Zbl. Chir. **91**, 1079—1083 (1966).

WISOFT, C. P.: Jejunogastric intussusception. Radiology **61**, 363 (1953).

Stenosen an der Anastomose, Schlitzeinklemmung, falsche Wege. Innere Hernien

COJAN, P.: Contribution à la radiologie de l'estomac opéré. J. de Radiol. **38**, 1062—1068 (1957).

COX, K. R.: Oesophageal strictures after partial gastrectomy. Brit. J. Surg. **49**, 307—313 (1961).

FINSTERER, H.: In: BOLLER 1954, s. „Gesamtdarstellungen".

GOLDEN, R.: Functional obstruction of the efferent loop of jejunum following partial gastrectomy. J. Amer. med. Ass. **148**, 721—724 (1952).

HAJDU, N., M. A. HARRIS, and R. GORDONS: Closed loop obstruction of the afferent limb. A late complication of antecolic partial gastrectomy. Brit. Radiol. **29**, 418—422 (1956).

HEINZMANN, F.: Die Bedeutung der Lage des Mesokolonschlitzes für die Funktion der Anastomose beim Billroth II. Chirurg **30**, 39—40 (1959).

HIBNER, R., and V. RICHARDS: Stomal or small bowel obstruction following partial gastrectomy. Report of thirty cases. Amer. J. Surg. **96**, 309—318 (1958).

HOFFMANN, V.: 1952, 1962, s. „Frühkomplikationen" u. „Postoperative Gastritis".

— Ileus bei vorderer Gastro-Enterostomie. Zbl. Chir. **64**, 691—692 (1937).

KRUSE, H. D.: Entzündliche Spätkomplikationen nach Magenresektionen. Zbl. Chir. **83**, 665—675 (1958).

LUKÖ, G., u. T. NAGY: Die Herniation der abführenden Jejunumschlinge nach Magenresektion. Chir. Praxis **2**, 197—200 (1958).

MALLET-GUY, P., P. MAILLET et Y. ROCHET: Incarcération chronique de l'anse anastomotique dans la brèche mesocolique après gastrectomie. Lyon chir. **54**, 12—25 (1958).

MCKEOWN, K. C.: Oesophageal stenosis after partial gastrectomy. Brit. med. J. **1958/II**, 819—823.

NARAT, J. K., and L. A. MANELLI: Postgastrectomy stricture of the efferent loop and its treatment. Arch. Surg. **66**, 192—197 (1953).

PORCHER, P.: 1957, s. „Gesamtdarstellungen".

REBOUL, J., et J. BROUSSIN: Transit du grêle chez les gastrectomisés. Arch. Mal. Appar. dig. **40**, 1081 (1951).

ROUX, G., E. NÈGRE et G. MARCHALL: Les étranglements dans l'hiatus retroanastomotique après gastrectomie. J. Chir. (Paris) **70**, 472—480 (1954).

SCHINZ-BAENSCH-FRIEDL-UEHLINGER: 1952, s. „Gesamtdarstellungen".

TESCHENDORF, W.: 1937, 1954, s. „Gesamtdarstellungen".

VARAY, A., et P. J. DIONISI: Le fonctionnement du grêle après gastrectomie. Arch. Mal. Appar. dig. **38**, 636 (1949).

VARGHA, J.: 1964, s. „Postoperative Gastritis" etc.

WIELAND, CH.: Benigne Jejunalstenose nach Magenresektion. Fortschr. Röntgenstr. **90**, 516—517 (1959).

ZENKER, R.: 1951, s. „Gesamtdarstellungen". (Dort Typeneinteilung der inneren Hernien nach Magenoperationen.)

Irrtum in der Wahl der Schlinge

(Bei HOFFMAN *und* PORCHER *finden sich die größten Sammlungen von Fällen.)*

BELING, C. A., and P. J. RUSSOMANO: Inadvertant gastrocaecostomy. Amer. J. dig. Dis. **19**, 115 (1952).

BELSLAJA, T. P., i A. S. PIPKO: On erroneous anastomose in gastroenterostomy and resection of the stomach. Chirurgija (Moskau) **36**, 8—13 (1960) [Russisch, engl. Zusammenfassung].

BOICE, C. L.: Gastroileostomy: case report. Amer. J. Roentgenol. **66**, 601 (1951).

BROWN, CH. H., J. R. COLVERT, and B. E. BRUSH: Gastroileostomy, a rare surgical error: Symptoms and X-rays findings. Gastroenterology **8**, 71 (1947).

CASTLETON, K. B., and F. B. BAILLAY: Syndrome following gastroileostomy. Amer. J. Surg. **79**, 736 (1950).

GROSS, J. B., and J. M. WAUGH: The clinical manifestations of gastroileal anastomosis with particular reference to potassium deficienzy. Arch. intern. Med. **102**, 722 (1958).

HOFFMANN, V.: 1952, 1962, s. „Frühkomplikationen".

PORCHER, P.: 1957, s. „Gesamtdarstellungen".

TESCHENDORF, W.: 1954, s. „Gesamtdarstellungen".

USBECK, W.: Über einen verhängnisvollen Fehler bei der Magenresektion nach Billroth II: Die Anastomose des Restmagens mit einer Ileumschlinge. Zbl. Chir. **85**, 1274—1280 (1960).

Tumorrezidiv

BARBER, W., and R. W. TAYLOR: Primary gastric lymphosarcoma with ten years survival. Illinois med. J. **114**, 230—233 (1958).

BAUER, K. H.: Das Krebsproblem. Berlin-Göttingen-Heidelberg: Springer 1949, u. 2. Aufl. 1963.

BENEDINI, E.: Risultati immediati e a distanza nella terapia chirurgica del carcinoma gastrico. Acta chir. ital. **14**, 397—415 (1958).

BERESOW, E. L.: Rasschirennije i kombinirowannije resekzii scheludka pri rake. Moskwa: Medgis 1957 [Monographie, russisch; vgl. dort das Schema mit dem BORRMANNSCHEN-(v. MIKULICZ) über die Gruppeneinteilung der Karzinome; ferner bei KONJETZNY, M. SAEGESSER, A. D. RIBINSKIJ s. weiter unten].

—, i E. M. BUDARINA: Snatschenije kliniko-rentgenologitscheskoi-chirurgitscheskoi klassifikazii raka scheludka dlja charaktera chirurgitscheskowo wmeschatelstwa. Westn. chir. (Leningrad) **72**, 40—46 (1952).

BOGOSLAWSKIJ, A. L.: Magenkrebs-Rezidive nach Resektion. Westn. rentgenol. **1954**, 50—53 [Russisch].

BORRMANN, R.: In: Handbuch der speziellen Anatomie und Histologie. Hrsg. HENKE-LUBARSCH, Bd. **4**, 1. Teil, S. 865. Berlin: Springer 1926.

DENK, H., u. F. HELMER: Zur Prognose des Magencarcinoms. Chirurg **29**, 289—294 (1958).

ECKMANN, L.: Prognose palliativer Eingriffe am Magen. Helv. chir. Acta **22**, 354 (1955).

GÜTGEMANN, A.: Totale Gastrektomie bei Magencarcinom. Chirurg **23**, 474—482 (1952). (Lit., besonders auch über Formen der Rezidive an den Resektionsquerschnitten.)

—, u. H. W. SCHREIBER: Über das Magensarkom. Bruns' Beitr. klin. Chir. **198**, 332—357 (1959). (Lit., Spätergebnisse etc.)

GUEST jr., J. L.: Lymphosarcoma of the stomach: a review and analysis of twenty-one cases. Sth. med. J. (Bghm. Ala.) **54**, 175—179 (1961)

GUMMEL, H., u. G. P. WILDNER: Die Beziehung der biologischen Wertigkeit maligner Geschwülste zur Überlebenszeit der Geschwulstträger. Chirurg **29**, 14—18 (1958).

GUTMANN, R. A.: Le problème pratique de l'ulcérocancer. Presse méd. **1935**, 2.

— Les ulcerès, les ulcères cancérisés et les cancers ulcériformes. Mém. Acad. Chir. **1936**, 62.

HOFFMANN, V.: Das Problem des Karzinomrezidiv im Magen-Darmkanal. Münch. klin. Wschr. **97**, 34 (1955); **98**, 428—433 (1956).

HOLLE, F., u. G. HEINRICH: Über die Indikationen zur partiellen und totalen Resektion des Magens bei Carcinom. Chirurg **31**, 103—110 (1960).

KETTUNEN, K.: Sarcoma of the stomach. Ann. Chir. Gynaec. Fenn. **48**, 66—73 (1959).

KNY, W.: Über die Ausbreitung des Kardiakarzinoms. Bruns' Beitr. klin. Chir. **197**, 463—468 (1958).

KONJETZNY, G. E.: In: BOLLER, 1954, s. „Gesamtdarstellungen". Langenbecks Arch. klin. Chir. **264**, 331 (1950).

— Der Magenkrebs. Stuttgart: Ferdinand Enke 1938. (Zum Thema s. besonders S. 215—259; vgl. auch Anmerkung zu BERESOW, E. L.)

KONTZEN, H.: Ergebnisse der Carcinomrezidivoperationen. Langenbecks Arch. klin. Chir. **284**, 531—534 (1956).

LIVINGSTON, E. M., and G. T. PACK: End-results in the treatment of gastric cancer. New York: Hoeber 1939.

MANEWITSCH, W. L.: Untersuchungen der regionalen Lymphknoten beim operablen Magenkrebs. Chirurgija **35**/11, 47—54 (1959) [Russisch].

MOUCHET, A., J. MARQUAND, M. CAMEY et J. P. GURCIN: La gastrectomie totale dans le cancer de l'estomac. J. Chir. (Paris) **80**, 38—53 (1960).

NISSEN, R.: Leistungen und Ergebnisse neuzeitlicher Chirurgie. Stuttgart: Georg Thieme 1958.

— Der operierte Magen. Dtsch. med. Wschr. 88, 742—748 (1963). (S. auch: "second look".)

PALMER, W. L.: The duration of gastric cancer. Gastroenterology **1**, 723 (1943).

PENITSCHKA, W.: 1950, s. „Resektionen".

PÓKA, L., u. A. TÓTH: Klinische Auswertung der Pathologie des Magenkrebses. Klin. Med. (Wien) **15**, 105—116 (1960).

PORCHER, P.: 1957, s. „Gesamtdarstellungen" (weitere Lit.).

PRÉVÔT, R., u. M. A. LASSRICH: 1959, s. „Gesamtdarstellungen". (Dort weitere Arbeiten von PRÉVÔT.)

REDD jr., B. L.: Lymphosarcoma of the stomach. Review and case report. Amer. J. Roentgenol. **82**, 634—650 (1959).

RIABTSEW, W. G.: Ergebnisse über 80 totale Gastrektomien wegen Magenkrebs. Chirurgija **35**, 106—113 (1959) [Russisch].

RIBINSKIJ, A. D., E. CH. ROLLOWA i A. L. SCHAFRAN: Rak scheludka. (Magenkrebs). Gorjki: Medgis. 1941. (Vgl. Anmerkung zu E. L. BERESOW.)

RÖSSLE, R.: Stufen der Malignität. Berlin: Akademie Verlag 1950.

SAEGESSER, M.: Diskussionsbeitrag zu L. ECKMANN. Helv. chir. Acta **22**, 354—358 (1955). (Vgl. Anmerkung zu E. L. BERESOW.)

— 1959, s. „Gesamtdarstellungen".

SPERLING, E.: Zur Frage der abdominalen Gastrektomie. Zbl. Chir. **82**, 256—264 (1957).

STATE, D., C. MOOR, and O. H. WANGENSTEEN: The gastric cancer: a study after 10 years. J. Amer. med. Ass. **135**, 262 (1947).

STEINER, P. E., S. N. MAIMAN, W. L. PALMER, and J. B. KIRSNER: Gastric cancer: Morphologic factors in five years survival after gastrectomy. Amer. J. Path. **24**, 947 (1948).

TESCHENDORF, W.: 1937, 1954, s. „Gesamtdarstellungen".

TESLER, J., and A. J. BRENNER: Primary lymphosarcoma of the stomach. Fifteen years after surgery and radiation. Amer. J. Gastroent. **32**, 557—564 (1959).

THORBJARNARSON, B., J. M. PEARCE, and J. M. BEAL: Sarcoma of the stomach. J. Surg. **97**, 36—42 (1959).

Tomoda, M.: Spätresultate der Frühoperation von Magenkrebs in seinen Frühstadien. Dtsch. med. J. **11**, 178—188 (1960).

Vajda, D., E. Nagy u. G. Molnár: Magenstumpfkarzinom (Differentialdiagnose). Fortschr. Röntgenstr. **92**, 653—658 (1960).

Walters, W.: Development in the treatment of cancer of the stomach at the Mayo clinic since 1907 (10626 Operierte wegen Krebs). Arch. Surg. **80**, 1043—1047 (1960).

Welch, C.E., and E.W. Wilkins jr.: Carcinoma of the stomach. Ann. Surg. **148**, 666—681 (1958).

Winkelbauer, A.: Die totale Gastrektomie in der Therapie des Magencarcinomes. Langenbecks Arch. klin. Chir. **271**, 263—280 (1952).

— Zur erweiterten Magenresektion. Dtsch. Z. Chir. **287**, 395—397 (1957).

Zinninger, M.M., and W.T. Collins: Extension of Carcinoma of the stomach in to the duodenum and esophagus. Ann. Surg. **130**, 557 (1949). (Vgl. mit Konjetzny, Gütgemann, Winkelbauer u.a.!)

Primäres Carcinom am operierten Magen

Braun, W.: Diskussionsbemerkung über „Karzinom an alter Gastroenterostomiestelle". (Berliner Ges. für Chirurgie, Sitzg. 12. Dezember 1927.) Berl. Z. Chir. **55**, 539 (1928).

Busset, F.: Cancer de l'estomac développé sept ans après une pylorectomie pour ulcère. Mém. Soc. nat. Chir. **58**, 1433 (1932).

— E. Goidin et J. Morel: Sem. Hôp. Paris **31**, 87 (1955).

Cóte, R., Malcolm, B. Dockerty, and J.C. Cain: Cancer of the stomach after gastric resection for peptic ulcer. Surg. Gynec. Obstet. **107**, 200—204 (1958).

Debray, Ch., M. Bouvry, u. Ph. Roches: Über das Stumpfkarzinom nach Magenresektion wegen Ulkus. Schweiz. med. Wschr. 88, 631—634 (1958).

—, M. Roux, R. Chevillotte et S. Segals: Gastrectomie pour ulcus et cancer du moignon gastrique. Arch. Mal. Appar. dig. **39**, 702 (1950).

Delannoy, E.: Cancer de la bouche de GEA. Lyon chir. **40**, 489 (1945).

Edelhoff, J.: Das Carcinom und die Polyposis im Gastroenterostomiering. Langenbecks Arch. klin. Chir. **271**, 145—164 (1952).

Freedman, M. A., and C. Berne: Gastric carcinoma of gastrojejunal stoma. Gastroenterology **27**, 210—217 (1954).

Gremmel, H.: W. Schulte-Brinkmann u. H. Vieten: Karzinome nach Magenoperationen wegen nicht-blastomatöser Erkrankungen. Fortschr. Röntgenstr. **90**, 342—350 (1959).

Griesser, G., u. H. Schmidt: Statistische Erhebungen über die Häufigkeit des Karzinoms nach Magenoperationen wegen eines Geschwürleidens. Med. Welt **35**/64, 1836—1840 (1964).

Hebold, G.: Das Carcinom im Restmagen. Med. Klin. **42**, 1813—1815 (1958).

Heinzel, J., H. Hess u. H. Laqua: Karzinombildung in Magen, die wegen Ulcus ventriculi bzw. duodeni reseziert wurden. Bruns' Beitr. klin. Chir. **201**, 156—170 (1960).

Helsingen, N., and L. Hillestad: Cancer development in the gastric stump after partial gastrectomie for ulcer. Ann. Surg. **143**, 173 (1956).

Kuschtsch, A. J.: Karzinom am Magen 25 Jahre nach Gastroenterostomose. Nov. khir. Arkh. **1958**, 110—111 [Russisch].

Kyrle, P., u. H. Wild: Über Magenstumpfkarzinom. Zbl. Chir. **77**, 1481—1488 (1952).

Lurje, A.: Carcinom am Gastroenteroanastomosenring. Zbl. Chir. **62**, 2304 (1935).

Luze, W.: Über das Carcinom am Anastomosenring nach chirurgischer Behandlung wegen Ulcus. Wien, med. Wschr. **101**, 804 (1951).

McCall, R. A., F. A. Selecman, and L. A. Arnspiger: Carcinoma of the stomach developing after surgery for duodenal ulcer. Case report. Amer. Surg. 526—529 (1958).

Pack, G.T., and R.C. Banner: The late development of gastric cancer after gastroenterostomy and gastrectomy for peptic ulcer and benigne pyloric stenosis. Surgery **44**, 1024—1033 (1958).

Prévôt, R.: Über das Karzinom am operierten Ulcusmagen. Fortschr. Röntgenstr. **68**, 75 (1943).

—, u. M. A. Lassrich: 1959 s. „Gesamtdarstellungen".

Prinz, H.: Über Krebsbildung am Gastroenterostomiering und deren Bedeutung für die Lehre von der Krebsentstehung im Magen. Langenbecks Arch. klin. Chir. **191**, 140 (1938).

Rehli, P.: Das Carcinom des Restmagens. Gastroenterologia (Basel) **77**, 28 (1951).

Salzer, G.: Der operierte Magen — Spätresultate, eigene Ergebnisse. In: Der operierte Magen. Basel u. New York: S. Karger 1964.

Schönbauer, L.: Lehrbuch der Chirurgie. Wien: Franz Deutike 1950.

Vajda, D., E. Nagy u. G. Molnár: Magenstumpfkarzinom. Fortschr. Röntgenstr. **92**, 653—658 (1960).

Vargha, J.: 1965, s. „Ulcus postoperativum".

Wolfsohn: Magenkarzinom nach Gastroenterostomie. Berl. Ges. Chir., Sitzg vom 12. Dez. 1927. Ber.: Zbl. Chir. **55**, 539 (1928).

Namenverzeichnis — Author Index

Die *kursiv* gesetzten Seitenzahlen beziehen sich auf die Literatur

Page numbers in *italics* refer to the bibliography

Sachverzeichnis

(Deutsch-Englisch)

Bei gleicher Schreibweise in beiden Sprachen sind die Stichwörter nur einmal aufgeführt

Subject Index

(English-German)

Where English and German spelling of a word is identical the German version is omitted

Errata

Der zweite Absatz auf Seite 620 muß lauten:

Was die postoperative Röntgenuntersuchung für die klinische Forschung bedeutet, darüber orientieren am besten die Diskussionen der beteiligten Fachvertreter. Die Auswahl der folgenden Beispiele ist unvermeidlich subjektiv. Der Historie wegen seien hier erwähnt: die Meinung von HÄRTEL (1911), wie Kontrollen nach Frakturstellung „sollte man das gleiche auch nach Magenoperationen erstreben", und: die Zweifel der Chirurgen am Nutzen der röntgenologischen Magenuntersuchung aus dem Zitat von LÉRICHE (1927), das PORCHER seiner Monographie 1957 voranstellt.

Handbuch der med. Radiologie, Bd. XI/1